Ex libris

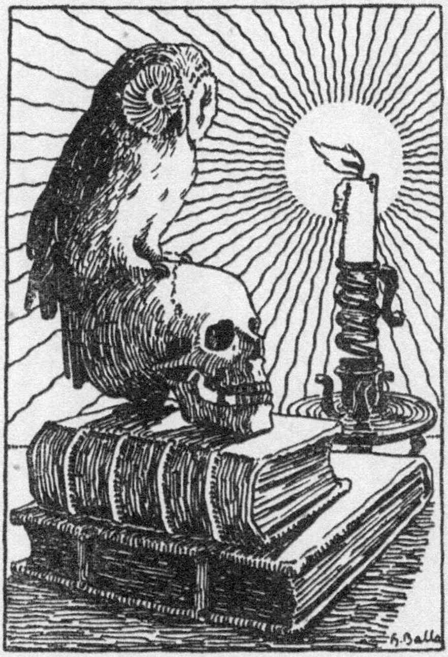

Dr. Hermann Kellner

Die Therapie des praktischen Arztes

Herausgegeben von

Professor Dr. **Eduard Müller**
Direktor der medizinischen Univ.-Poliklinik in Marburg

Dritter Band

Grundriß der gesamten praktischen Medizin

Bearbeitet von

Professor Dr. **G. v. Bergmann,** Marburg a. L.; Professor Dr. **A. Bittorf,** Breslau; Professor Dr. **Georg Boenninghaus,** Breslau; Chirurg Dr. **Wilhelm Danielsen** †, Beuthen O.-S.; Professor Dr. **P. Esch,** Marburg a. L.; Professor Dr. **Guido Fischer,** Marburg a. L.; Professor Dr. **E. Frank,** Breslau; Nervenarzt Dr. **W. Fürnrohr,** Nürnberg; Professor Dr. **W. Grüter,** Marburg a. L.; Oberarzt Dr. **Christof Harms,** Mannheim; Professor Dr. **H. Hübner,** Elberfeld; Professor Dr. **M. Jahrmärker,** Marburg a. L.; Professor Dr. **G. Katsch,** Marburg a. L.; Professor Dr. **L. Kirchheim** †, Marburg a. L.; Professor Dr. **F. Kirstein,** Marburg a. L.; Kinderarzt Dr. **M. Klotz,** Lübeck; Professor Dr. **F. Löning,** Marburg a. L.; Professor Dr. **G. Magnus,** Marburg a. L.; Professor Dr. **Eduard Müller,** Marburg a. L.; Dr. **P. Neukirch,** Kiel; Privatdozent Dr. **F. Rosenthal,** Breslau; Kreisassistenzarzt Dr. **H. Viereck,** Marburg a. L.; Professor Dr. **F. Volhard,** Halle a. S.

Erster Teil

Mit 6 Textabbildungen

Berlin
Verlag von Julius Springer
1920

ISBN 978-3-642-89095-6 ISBN 978-3-642-90951-1 (eBook)
DOI 10.1007/978-3-642-90951-1

Softcover reprint of the hardcover 1st edition 1920

Im Weltkrieg starben drei Mitarbeiter dieses Werkes für ihr Vaterland!

Sofort nach Kriegsbeginn zog Prof. L. Kirchheim als Stabsarzt d. Res. mit dem Marburger aktiven Jägerbataillon ins Feld. Schon im ersten Gefecht bewies er bei dringlichem ärztlichem Handeln rücksichtslose Einsetzung seiner Persönlichkeit auch in höchster Lebensgefahr: mit umsichtiger Kaltblütigkeit schaffte er einen verwundeten Hauptmann aus schwerem Feuer. Offiziere und Mannschaften sprachen mit höchster Anerkennung von diesem vorbildlichen Truppenarzt, bei dem sich männliche Entschlossenheit und edle Begeisterung mit Aufopferungsfähigkeit paarten. Sein von Schneid und Hilfsbereitschaft geborener, aber gefahrvoller Wunsch, mit dabei zu sein, wo es am heißesten herging, führte ihn weit öfter, als es seine Dienststellung eigentlich erforderte, in die vorderste Linie. Schon am 9. September 1914, wenige Stunden vor Beginn des unglückseligen Rückzuges, der das traurige Geschick unseres Vaterlandes mit entschieden hat, traf ihn bei Sompuis, südwestlich von Chalons, der tödliche Granatschuß. Eine durch zahlreiche und gediegene wissenschaftliche Arbeiten vielversprechend begonnene akademische Laufbahn wurde damit jäh unterbrochen.

Einem Granatvolltreffer fiel auch der Chirurg Wilhelm Danielsen, eine lebensfrohe, kraftstrotzende Siegfriedsgestalt, am 2. April 1916 bei den schweren Kämpfen vor Verdun zum Opfer. Schon im Frühjahr 1915 erhielt er als einer der ersten Sanitätsoffiziere der Westfront aus der Hand des deutschen Kronprinzen das Eiserne Kreuz I. Kl. — als dankbare Anerkennung der Fronttruppe für unermüdliche und hervorragende chirurgische Leistungen in der Feuerzone, für unerschütterliche Ruhe und kühnen Wagemut auch in vorderster Linie. In seinem „Frontlazarett" bei Drillancourt — einem großen, von ihm selbst geschaffenen mustergültig eingerichteten Sanitäts-Unterstand unmittelbar hinter dem vordersten Grabensystem — operierte er mit Geschick und Erfolg zahllose Frischverletzte, denen der schwierige Weitertransport verhängnisvoll geworden wäre. In seinem „Frontlazarett", das oft unter schwerem feindlichen Feuer lag, fand er trotz Überfülle an chirurgischer Arbeit noch Ruhe und Zeit zur Durchsicht und Ergänzung seines Beitrages zu diesem Grundriß. In seinem unverwüstlichen Optimismus schrieb er dem Herausgeber kurz vor dem Tode, daß er bestimmt hoffe, bald mit seiner siegreichen oberschlesischen Division in das bezwungene Verdun einzuziehen. Das stete Bestreben, auch in vorderster Linie ärztlich zu helfen, wurde ihm im Verein mit tollkühner Todesverachtung zum Verhängnis. Auch er tat unter rücksichtsloser Einsetzung seiner Persönlichkeit in der Feuerlinie wesentlich mehr, als seine Pflicht war. — Oberschlesien, wo er nach langjähriger Fachausbildung und reicher literarischer Arbeit (auch als Privatdozent in Breslau) eine umfassende Friedenstätigkeit ausübte und zahlreichen Kollegen der anerkannte chirurgische Berater war, verlor in diesem temperamentvollen Germanen, dem Kaiser und Reich buchstäblich über alles ging, eine feste unbeugsame Stütze des Deutschtums.

Prof. Paul H. Römer erlag am 30. März 1916 an der Ostfront jener Seuche, die er bekämpfen und erforschen wollte — dem Fleckfieber. Mit männlicher Würde nahm er in klarer Erkenntnis der tödlichen Erkrankung von seinen Angehörigen noch brieflichen Abschied. Römer war zweifellos einer der bedeutendsten jüngeren Vertreter seines Faches. Mit stolzer Freude hörten seine Marburger Freunde, als sie zur Feier von Behrings 60. Geburtstag versammelt waren, den Altmeister der Serumforschung in Anspielung an die Fabel Aesops sagen, daß er eigentlich nur einen einzigen wissenschaftlichen Schüler habe, aber „es ist ein Löwe“. Seine zahlreichen Arbeiten, namentlich auf dem Gebiete der Immunitätslehre und der Tuberkulose, sind Beweise für seinen Ideenreichtum, seine wissenschaftliche Gründlichkeit und experimentelle Geschicklichkeit. Auch sein kurzer Beitrag in Bd. I dieses Werkes über die Grundlagen der Serumtherapie zeigt sein didaktisches Geschick zu klarer Darstellung schwieriger Probleme. Seine näheren Bekannten lobten seine liebenswürdige vornehme Persönlichkeit, sein bestimmtes klares Wesen.

Auch er zog im Kriegsbeginn als Truppenarzt ins Feld; nach monatelangem, anstrengendem Schützengrabendienst wurde er Korpshygieniker. Ein tragisches Geschick wollte es, daß er bald, nachdem er eine selbständige große Stellung durch rasch aufeinanderfolgende Berufungen nach Greifswald und Halle erlangt hatte, sein zukunftsreiches Leben für das Vaterland lassen mußte.

Diese Worte dankbarer Erinnerung an drei hervorragende Ärzte und Gelehrte waren für Herausgeber und Verlag eine liebe Pflicht.

Zur Einführung[1].

Die therapeutische Schulung des praktischen Arztes soll das Leitmotiv dieses Werkes sein!

Klinische Behandlung und ärztliche „Alltagstherapie“ zeigen tiefgreifende Unterschiede. Der Praktiker arbeitet eben unter anderen, meist ungünstigeren Bedingungen als der Krankenhausarzt. Zahlreiche diagnostisch-therapeutische Forderungen, die der Kliniker stellt, kann er nicht erfüllen. Es fehlt schon der große, teure Hilfsapparat zur Krankenbeobachtung und Krankenbehandlung, den sich die Klinik nutzbar macht — von vielen anderen, wohlbekannten Schwierigkeiten abgesehen. Junge Kollegen, die sich niederlassen, empfinden oft bitter die gewaltige Spannung zwischen „Theorie“ und „Praxis“.

Diesen Unterschieden will unser Werk Rechnung tragen. Es soll auch die besonderen Schwierigkeiten der Alltagspraxis beleuchten und vorwiegend die für den Haus- und Kassenarzt gültigen besten Behandlungsmethoden schildern. Der Praktiker, dem ermüdende, ja erschöpfende Tätigkeit nur wenig Muße läßt, verlangt von seiner Fachlektüre in erster Linie Brauchbares für sein eigenes Handeln; er wünscht Verständnis und Rücksichtnahme auf die besonderen Verhältnisse der häuslichen Krankenbehandlung und der Sprechstundenpraxis. Dem Herausgeber, dessen Lehraufgabe der poliklinische Unterricht ist, lag eine solche Gedankeneinstellung auf die Erfordernisse der Alltagspraxis nahe. So reifte der Plan zu diesem Werke, das in den Brennpunkt der Darstellung das für den Praktiker Gültige rücken soll.

Weitgehendes Entgegenkommen, das der Herausgeber bei seinen zahlreichen Mitarbeitern und beim Verlag gefunden hat, war eine Bürgschaft für das Gelingen des Werkes.

Band I brachte eine stattliche Sammlung von Aufsätzen, die nach Form und Inhalt der therapeutischen Fortbildung dienen und den Arzt in den heutigen Stand der für ihn gültigen Krankenbehandlung einführen sollen. Für die Auswahl der Themata war das praktische Interesse entscheidend. Die Behandlung des Plattfußes erschien z. B. hier viel wichtiger als die Magendarmchirurgie. Besser fundierte therapeutische Neuigkeiten, die sich für die Praxis zu eignen schienen, fanden zwar gleichfalls Raum, im wesentlichen aber reife, zuverlässige Behandlungsmethoden. Vielfach leidet die Therapie des Praktikers unter dem Haschen nach neuen Medikamenten und Verfahren, die durch literarische und geschäftliche Reklame angepriesen, aber bald wieder eingeschränkt oder ganz verworfen werden. Der Praktiker braucht eine größere Skepsis gegen das Neue und angeblich Bessere.

---

[1]) Vgl. Vorwort zu Bd. 1 und Bd. 2.

An Band I (therapeutische Fortbildung) sollen sich spätere Ergänzungsbände anschließen. Schon die Fülle des Materiales und die Notwendigkeit, berechtigtem Wechsel in den Anschauungen sowie aktuellen therapeutischen Fragen Rechnung zu tragen, machen dies erforderlich. Der erste Ergänzungsband befindet sich in Vorbereitung.

Band II bildete ein Rezepttaschenbuch mit Anhang. Für seine Ausgestaltung war gleichfalls das Bedürfnis des praktischen Arztes entscheidend. Ein Beitrag Heubners war das äußere Zeichen dafür, daß sich das Rezepttaschenbuch auch in den Dienst der Arzneimittelkommission des deutschen Kongresses für innere Medizin stellen, also die Bestrebungen unterstützen will, die groben Mißstände in der Herstellung und vor allem in der Anpreisung neuer Heilmittel allmählich einzudämmen. Die beste Waffe im Kampfe gegen den Heilmittelschwindel liegt in der Selbsthilfe der praktischen Ärzte!

Durch den Weltkrieg hat sich das zum Wintersemester 1914/15 geplante Erscheinen von **Band III**, des nunmehr vorliegenden Grundrisses der gesamten praktischen Medizin, jahrelang verzögert. Zwei Bearbeiter der wichtigsten Disziplinen starben den Heldentod; bei fast allen anderen, auch dem Herausgeber, erschwerte der Aufenthalt im Felde oder angestrengte Lazarett-tätigkeit in der Heimat die geregelte wissenschaftliche Friedensarbeit. Erst die Einstellung der Kampfhandlungen machte die Fertigstellung möglich. Den Herausgeber drängt es, hierfür allen Mitarbeitern — auch für die einsichtige Anpassung an die Richtlinien der Bearbeitung —, nicht zuletzt aber jenen hilfsbereiten Kollegen, die die Ausgeschiedenen ersetzten, den gebührenden Dank auszusprechen.

Das Gesamtgebiet der praktischen Medizin ist in diesem Grundriß nach einzelnen Disziplinen und innerhalb dieser Spezialgebiete in „Stichworte" geordnet. Als Stichworte dienen nicht nur Krankheiten, besondere Behandlungsmethoden und Technizismen, sondern auch wichtige Einzelsymptome, wie Atembeschwerden, Hals- und Leibweh, Kopfschmerzen usw. Die klinische Analyse solcher subjektiven Klagen ist für den Praktiker von höchster Wichtigkeit. Die meisten Patienten befragen ihn nicht wegen bestimmter Erkrankungen, sondern wegen dieses oder jenes störenden Einzelsymptoms! Namentlich die wichtigeren Kapitel erhielten Literaturangaben. Es wurden vornehmlich solche Arbeiten zitiert, die einen möglichst erschöpfenden Überblick geben oder sich an leichter zugänglichen Stellen, besonders in den Wochenschriften, finden.

Eine ganz gleichmäßige Bearbeitung aller Disziplinen nach einem starren Schema wurde absichtlich vermieden. Einzelne Gebiete, wie die Psychiatrie, lassen sich z. B. ohne störende inhaltliche Wiederholungen gar nicht in kleinere „Stichworte" zwängen. Die Bedürfnisse des Praktikers verlangen hier in erster Linie eine Darstellung der Alarmsymptome, die der Umgebung die beginnende Geisteskrankheit offenbaren, der Indikationsstellung zur Anstaltsüberweisung und der hierzu notwendigen Formalitäten, sowie der häuslichen Vorbehandlung bis zur Anstaltsaufnahme. In anderen Gebieten, z. B. der inneren Medizin, ist die eingehendere Berücksichtigung der therapeutischen Maßnahmen wichtiger als bei der sog. „großen Chirurgie". Die chirurgische Tätigkeit des praktischen Arztes besteht, von der ersten Hilfe bei Unglücksfällen, von Frakturen und Luxationen, sowie Noteingriffen und der sog. „kleinen Chirurgie" abgesehen, weit mehr als in der inneren Medizin in der Vorarbeit und Mitarbeit mit dem Fachmann. Dem Hausarzt bleibt die erste Auswahl der Fälle für den Operateur; er muß deshalb die Indikationsstellung zur Überweisung an den Spezialisten beherrschen. Die Darstellung muß also mehr auf die Eigenart der Einzeldisziplinen und auf die Bedürfnisse des praktischen Arztes als auf schematische Gleichmäßigkeit Rücksicht nehmen. Mit besonderer Ausführlichkeit sind die praktisch wichtigsten Krankheiten, z. B. die Tuberkulose, behandelt.

Die Darstellung hat wohl auch in Band III ein individuelles Gepräge dadurch erhalten, daß alle Mitarbeiter bestrebt waren, möglichst ihre eigenen Erfahrungen und ihren eigenen wissenschaftlichen Standpunkt mit zum Ausdruck zu bringen und damit dem Werke den gefährlichen Charakter der „gedrängten Übersicht" aus Angaben von Lehr- und Handbüchern zu nehmen. Leider ließ sich der Konflikt zwischen Raumeinsparung und möglichst erschöpfender Darstellung des praktisch Wichtigsten nur durch Volumzunahme dieses Bandes lösen. Hierbei mußte die unliebsame Verteuerung, auch infolge der außerordentlich gestiegenen Kosten der Drucklegung, in Kauf genommen werden.

Die Textanordnung soll es ermöglichen, daß dieser Grundriß der gesamten praktischen Medizin in handlicher Form auch dem eiligen Arzt ein diagnostisch-therapeutischer Ratgeber in der Not der täglichen Praxis sein kann, aber auch ein zusammenhängenderes Studium, ja ausführliche Belehrung in den praktisch wichtigsten Dingen ermöglicht. Ein erschöpfendes, möglichst bequemes Sachverzeichnis soll hierbei helfen.

Der Herausgeber verkennt die Schwierigkeiten einer solchen Textgestaltung keineswegs. Er ist deshalb herzlichst dankbar allen Kollegen, die durch Anregung von Verbesserungen das dem Praktiker dienende Werk vervollkommnen wollen.

Marburg (Medizinische Poliklinik), im Dezember 1919.

Professor Eduard Müller.

Inhaltsverzeichnis.

(Erster Teil.)

Chirurgie[1]).

Von **Dr. Wilhelm Danielsen,**
Chirurg in Beuthen O.-S.
(Gefallen in den Kämpfen um Verdun am 2. April 1916.)

Mit 6 Abbildungen.

A. Allgemeines.

Aktinomykose: Diese Pilzerkrankung wird durch den besonders an Getreidegrannen haftenden Strahlenpilz hervorgerufen. Er gelangt durch den Mund oder kleine Hautverletzungen in den menschlichen Körper und siedelt sich mit Vorliebe im Munde und seiner Umgebung an (oder bei Aspiration in der Lunge und nach Verschlucken im Darm). Er macht jedoch vor keinem Gewebe halt und führt zum Tode, wenn lebenswichtige Organe befallen sind. Die Aktinomykose wächst infiltrativ wie die bösartigen Geschwülste. Charakteristisch ist die Furchenbildung der Haut. Unter fast schmerzlosem Verlauf bilden sich multiple kleine Erweichungsherde, die nach Perforation dünnflüssiges Sekret mit kleinen gelblichen Körnchen entleeren: die Pilzdrusen.

Nach Auskratzung und großen Jodkaligaben innerlich erfolgt schließlich kosmetisch befriedigende Heilung. Neuerdings versucht man auch die Röntgentherapie mit anscheinend gutem Erfolge.

Lit.: Melchior, Berl. klin. Wochenschr. 1916. Nr. 22.

Anthrax. Die Milzbrandbazillen siedeln sich außer in inneren Organen (Lungen, Darm) auch in der Haut an, meist an unbedeckten Körperstellen (Gesicht, Hals, obere Extremität). An der Stelle der Infektion bildet sich ein kleines, blaurotes, blutig-seröse Flüssigkeit enthaltendes Bläschen (Milzbrandpustel). Nach Eintrocknung entsteht ein schwarzer Schorf, an welchen ringsum eine entzündliche Infiltration grenzt. Behandlung möglichst schonend: Jodtinktur, Salbenverband, Ruhigstellung.

Lit.: Lexer, Allgemeine Chirurgie. Enke, Stuttgart 1916.

Amputation. Die Indikationen zur Amputation werden bei dem ausgesprochenen konservativen Zug in der Chirurgie immer enger gezogen. Jetzt wird ein Glied nur abgesetzt:

1. bei schweren angeborenen Deformitäten, welche nicht einmal den Gebrauch einer Prothese zulassen;

[1]) Ergänzungen stammen von Privatdozent Dr. G. Magnus-Marburg, Stabsarzt Bamberg-Werder, sowie vom Herausgeber. Die von Magnus bearbeiteten Teile tragen seine Unterschrift.

2. bei schweren Erkrankungen der Knochen durch akute oder chronische Infektion, sei es im Anschluß an eine Osteomyelitis oder eine vereiterte komplizierte Fraktur, oder infolge von Tuberkulose. Die Amputation wird aber nur dort gemacht, wo von der Knocheninfektion aus Gefahren für das Leben bestehen;
3. bei schweren Gefäßerkrankungen (Arteriosklerose, Diabetes) mit Gangrän und jauchenden Geschwüren (z. B. große Ulcera cruris);
4. bei schweren Verletzungen, Verbrennungen und Erfrierungen, aber nur da, wo bereits Gangrän besteht;
5. bei allen malignen Tumoren.

Die Technik der Amputation richtet sich nach Glied, allgemeinen und örtlichen Verhältnissen. Ihr Zweck ist die Erreichung eines stets tragfähigen Stumpfes. Diese Forderung muß die Technik im Auge haben bei Durchtrennung der Weichteile und des Knochens.

Als Hautschnitt wählt man in der Regel entweder den Zirkel- oder den Lappenschnitt. Ausschlaggebend ist die Überlegung: „Wie bekomme ich zur Bedeckung die meiste und besternährte Haut?" Die Narbe soll womöglich nicht auf der Unterstützungsfläche liegen. Die Nerven werden vorgezogen und möglichst weit zentral durchtrennt, so daß sie nach Retraktion hoch über dem Stumpfe liegen.

Bei Durchtrennung des Knochens ist für den praktischen Arzt die einfachste und sicherste Methode die beste, und das ist die **aperiostale Amputation nach Bunge.** Hierbei wird der Knochen in gewöhnlicher Weise quer durchsägt, dann zur Vermeidung eines schmerzhaften Kallus das Periost nicht in die Höhe gehebelt, sondern im unteren Teil des Stumpfes in einem etwa 2—3 cm breiten Ringe völlig abgekratzt und das Mark in gleicher Höhe ausgelöffelt.

Vorbereitung: Sorgfältige Asepsis! Ätherrausch bzw. bei Diabetes Lokalanästhesie bes. geeignet Venenanästhesie. Stets Blutleere nach vorausgegangener Elevation der Extremität.

Ausführung: 1. Zirkelschnitt mit langem Messer und langen Zügen, stets senkrecht zur Haut und Weichteilen. Bei einzeitigem Zirkelschnitt (bei Diabetes, Phlegmone) werden Haut und Weichteile bis auf den Knochen in einem Zuge durchtrennt, zusammenhängend zurückgezogen und der Knochen möglichst hoch durchsägt. Bei zweizeitigem Zirkelschnitt Durchtrennung der peripherwärts angespannten Haut in einem Zuge aber nur bis auf die Faszie. Zentrales Zurückziehen ev. Präparieren der Haut zu einer Hautmanschette, indem das Messer stets senkrecht zur Achse des Gliedes die Haut von der Faszie ablöst. Höhe der Hautmanschette gleich $^2/_3$ des Durchmessers der Extremität. Jetzt wird in einer Ebene die Muskulatur durchtrennt und der Knochen durchsägt.

2. Lappenschnitt, meist 2 Lappen, ein größerer auf der Streck- und ein kleiner auf der Beugeseite oder umgekehrt. Sie treffen sich im spitzen Winkel. Länge des größeren Lappens gleich Durchmesser des Gliedes. Beide Lappen werden mit scharfen Haken nach aufwärts gehalten und zurückpräpariert. An Umschlagstelle Durchtrennung von Muskeln und Knochen in einer Ebene.

Zur Blutstillung Isolierung und Unterbindung der Gefäße. Besondere Vorsicht bei Arteriosklerose und Diabetes! Resektion der großen Nervenstämme wie oben angegeben. Lüftung der Konstriktion und Unterbindung der noch blutenden Gefäße. Fasziennaht über dem Knochenstumpf. Hautnaht aber nur, wenn im Gesunden operiert ist und nicht bei Sepsis oder Gangrängefahr. Drain in jeden Wundwinkel. Verband. Sofort Sandsack auf Extremität.

Nachbehandlung: Cave Delirium. Schon nach wenigen Tagen Massage des Stumpfes, Tretübungen gegen einen ins Bett gelegten Schemel. Sobald wie möglich Prothese, aber zunächst nur provisorische, da Stumpf im Laufe der nächsten Zeit dünner wird. Die provisorische Prothese besteht aus Stelze, Brettchen mit Filzlappen und Blechstreifen (s. Abb. 1). Der Stumpf wird zirkulär eingegipst unter Freilassung der unteren Fläche. Dann Anlegung der provisorischen Stelze und Befestigung mit weiteren Gipsbinden.

Ist die Haut über dem Stumpf nicht genäht oder gehen die Nähte auf, legt man zur Verhütung einer Muskelretraktion entweder einen regelrechten Extensionsverband an oder zieht mit Heftpflasterstreifen die Weichteile zusammen. Tritt trotz dieser Vorsicht eine Konizität des Stumpfes ein, muß sekundär reamputiert werden.

Amputation im Oberarm: Zweizeitiger Zirkelschnitt, bei starker Muskulatur besser Lappenschnitt.

Amputation im Unterarm: Zweizeitiger Zirkelschnitt. Hautmanschette ev. spalten. Nach Muskeldurchtrennung wird mit feinem Messer das Lig. inteross. durchschnitten. Knochen in einer Ebene durchsägen, erst Radius, dann Ulna.

Amputation im Oberschenkel: Meist Lappenschnitt, ev. zweizeitiger Zirkelschnitt. Fürsorge, daß Narbe nicht direkt unter den Knochenstumpf fällt. Das Knochenende wird am besten mit der Feile abgerundet.

Amputation im Unterschenkel: Lappenschnitt, am besten großer hinterer und ganz kleiner vorderer Lappen. Nach Durchtrennung der Muskulatur und der Weichteile zwischen den Knochen Durchsägung in einer Ebene, erst Tibia dann Fibula. Versorgung der Knochen wie oben, Abrunden der Knochenkanten mit Feile oder Luerscher Zange.

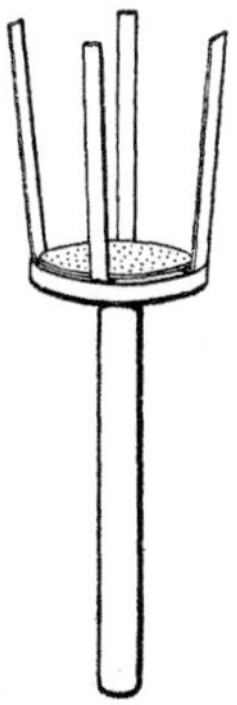

Abb. 1.

Lit.: Janssen, Münch. med. Wochenschr. 1915. Nr. 44 u. 45. — Kocher, Chirurg. Operationslehre. Fischer, Jena. — Pels-Leusden, Operationslehre. Urban u. Schwarzenberg, Berlin 1915. — Ritter in Wullstein-Wilms, Lehrbuch und in Ergebnisse der Chirurgie. II. — Schmieden, Operationslehre. — Seefisch, Deutsche med. Wochenschr. 1916. Nr. 15.

Anästhesie. I. Allgemeine Anästhesie. Narkose. Die Narkose ist nach Verworn ein die Oxydationsprozesse in den Zentralnervenzellen hemmender Erstickungsvorgang. Im allgemeinen sind in der Praxis nur die Inhalationsnarkosen verwertbar. Die intravenösen und rektalen sind nicht genügend sicher. Zur Inhalationsnarkose muß Patient vorbereitet werden: 1 Stunde vor Beginn 0,01—0,02 Morphium + 0,001 Atropin, Mund leer (kein falsches Gebiß, Kautabak oder dergleichen), Magen leer, sonst Magenspülung. Narkoseninstrumente zur Hand.

Chloroform, gefährlich wegen unberechenbarer Herzlähmungen, daher zu vermeiden bei Herzaffektionen, ebenso bei Lebererkrankungen. Es wird in einer Tropfenfolge von 30—60 Tropfen in der Minute auf die Esmarchsche Maske geträufelt. Wegen seiner Gefährlichkeit ist es jetzt großenteils verdrängt vom **Äther,** welcher entweder auch auf die Esmarchsche oder auf die Sudeck sche Maske oder auf ca. 20 übereinanderliegende Mullkompressen Tropfen auf Tropfen (ca. 120 in der Minute) getropft wird. Da bisweilen starke Salivation, wird Kopf weit hintenübergelegt.

Bei jeder Narkose achte auf: 1. Pupille, welche klein ist und noch gerade auf Lichteinfall reagiert. Wird Pupille weit, Narkose weg! 2. ruhige gleichmäßige Atmung. 3. gleichmäßigen kräftigen Puls.

Störungen der Narkose. 1. Schlechte Atmung: entweder, weil Patient preßt, dann mehr Narkotikum, oder weil Kiefer zurückgefallen, dann Kiefer vor, oder weil Zunge zurückgesunken, dann Zunge vor mit Zungenzange, oder weil zuviel Narkotikum, siehe weite Pupillen, dann Narkose weg, künstliche Atmung. 2. Herzstillstand: meist nur bei Chloroform, subkutan 3—4 ccm Kampfer, künstliche Atmung, Insufflation von Luft in die Trachea, Herzmassage. 3. Erbrechen: Zeichen, daß Reflexe noch nicht erloschen, Kopf seitwärts drehen, mehr Narkotikum.

Bei Stillstand des Herzens kommt neben der mindestens 1 Stunde lang fortzusetzenden künstlichen Atmung die Herzmassage in Anwendung. Sie wird entweder indirekt durch rhythmische Kompression des Brustkorbes oder direkt am Herzen selbst ausgeübt. Die direkte Massage kann weit wirksamer sein; sie ist aber ebenso eingreifend wie häufig erfolglos. Nach Eröffnung des Abdomens wird durch das Zwerchfell das Herz rhythmisch komprimiert, während zu gleicher Zeit künstliche Atmung ausgeführt wird. Es wird behauptet, daß nur durch diese Methode Menschenleben gerettet worden seien.

Chloroform und Äther werden auch kombiniert angewendet: 1. Billrothsche Mischung: 3 Teile Chloroform, 1 Teil Äther, 1 Teil Alkohol. 2. Schleichsche Mischung: Chloroform 45, Äther 150, Äther petrol. 15. Für kurzdauernde Narkosen wird Stickoxydul, Bromäthyl und Äthylchlorid angewandt, doch stehen diese Narkosenarten weit hinter dem für solche Zwecke brauchbarsten Sudeckschen Ätherrausch zurück. Bei dieser meist nur wenige Minuten anhaltenden Allgemeinanästhesie werden einige Tropfen Äther in die Juillardsche Maske gegossen. Sobald der Kranke sich an den Geruch gewöhnt hat, ca. 30 ccm Äther in die Maske. Nach ca. 15—20 tiefen Atemzügen kann er spitz und stumpf nicht mehr unterscheiden, dann Beginn der vollständig vorbereiteten Operation.

Lit.: v. Brunn, Die Allgemeinnarkose. Neue deutsche Chir. Bd. 5. Enke, Stuttgart 1913. Preis 20 M. — Grunert, Allgemeinnarkose. Ergebnisse der Chir. Bd. 5.

II. Lokalanästhesie hat im Laufe des letzten Jahrzehntes immer mehr an Bedeutung gewonnen, so daß an einigen Krankenhäusern das Verhältnis der Operationen in Lokalanästhesie zu denen in Narkose wie 2:3 ist. Am ältesten ist der Gebrauch der Lokalanästhesie in der Ophthalmologie, Rhinologie und Laryngologie, wo die Schleimhautanästhesie mit 20% Kokainlösung noch heute ausgeführt wird.

In der Chirurgie ist das Kokain wegen seiner Giftigkeit ganz verdrängt worden, und zwar durch das Novokain[1]), welches unter Zusatz von Suprarenin in ½—2 %iger Lösung angewandt wird. Man kann getrost ziemlich große Mengen (sogar bis 2 g Novokain) anwenden. Als Instrumentarium bewährt sich am besten die Rekordspritze, doch darf sie nicht in Sodalösung ausgekocht sein.

In der Lokalanästhesie werden 4 verschiedene Methoden unterschieden: 1. Die Infiltrations-, 2. die Venen-, 3. die Arterien-, 4. die Leitungsanästhesie.

1. Die Infiltrationsanästhesie wird an der Operationsstelle ausgeführt. Es wird die ganze Gegend, welche empfindungslos gemacht werden soll, mit einer ½ %igen Lösung infiltriert, und zwar Muskulatur und Unterhautzellgewebe für sich. Die Haut ist dann wie der ganze Bezirk nach ca. 15 Minuten anästhetisch.
2. Die Venenanästhesie ist 1908 von Bier eingeführt worden. Dabei injizieren wir Novokainlösung in eine freigelegte Subkutanvene eines von 2 abschnürenden Gummibinden eingeschlossenen Abschnittes der zuvor blutleer gemachten Extremitäten. Durch die Berührung mit den Nerven entsteht in dem ganzen distal gelegenen Abschnitt der Extremität totale Anästhesie. Das Verfahren ist in der Praxis bei Fingeroperationen brauchbar, doch leistet dort die einfachere Leitungsanästhesie dasselbe.

[1]) Novokain ist in Tabletten wie in fertigen ½%igen Lösungen in den Apotheken zu erhalten.

3. Die Arterienanästhesie wird auch nach Aufsuchen und Freilegung der zuführenden Arterie ausgeführt. Auch sie hat keine praktischen Vorteile vor der
4. Leitungsanästhesie, bei welcher die das Operationsgebiet versorgenden Nerven unempfindlich gemacht werden, sei es dadurch, daß man rings um das Operationsgebiet das Gewebe mit Novokainlösung umspritzt und so die Leitung unterbricht, oder daß man direkt an bzw. in die zuführenden großen Nervenstämme eine 1%ige Lösung spritzt, z. B. an den Plex. bracchialis, sei es, daß man die anästhesierende Flüssigkeit an das Zentralnervensystem (Rückenmark) bringt (Lumbalanästhesie). Für die allgemeine Praxis ist das brauchbarste Verfahren, daß man mit einer fertigen 1/2- oder 2%igen Novokainlösung das Operationsfeld subkutan umspritzt, bei tieferen Operationen natürlich auch die tiefere Schicht durchtränkt. Bei Fingern genügt die Anlegung eines subkutanen 1%igen Novokainringes an der Basis, um nach 1/4 Stunde völlig schmerzlose Operationen ausführen zu können. Zur Rippenresektion wegen Empyem legt man oberhalb und unterhalb zu beiden Seiten des zu resezierenden Rippenstückes unter die Interkostalmuskulatur je ein Depot von 5 ccm einer 1%igen Lösung. Darauf zirkuläre subkutane Umspritzung mit 1/2%iger Lösung. Bei der Tracheotomie injiziert man zu beiden Seiten des beabsichtigten Schnittes in die Tiefe gegen die Seiten der Trachea, dann subkutan einige Kubikzentimeter der 1%igen Lösung.

Man ist häufig erstaunt, wie außerordentlich wenig von den Wohltaten der Lokalanästhesie Gebrauch gemacht wird. Es ist keine Mär, sondern unumstößliche Tatsache, daß mit diesen ganz geringen Mitteln und Vorbereitungen unter Lokalanästhesie wirklich schmerzlos operiert wird.

Lit.: Braun, Ergebnisse der Chirurgie. Bd. 4. — Härtel, Die Lokalanästhesie. Neue deutsche Chir. Bd. 21. Enke, Stuttgart 1916. Preis 14,20 M. — Hirschel, Lehrbuch der Lokalanästhesie. Bergmann, Wiesbaden. Preis 5,80 M. — Hohmeier, Die Anwendungsweise der Lokalanästhesie in der Chirurgie. Hirschwald, Berlin 1913. — Läwen, Die Extraduralanästhesie. Ergebn. d. Chir. u. Orthop. Bd. 5. 1913. — Michelsson, Lumbalanästhesie. Ergebn. d. Chir. Bd. 4. — Schleich, Schmerzlose Operationen. Springer, Berlin. Preis 6 M.

Ankylose ist die Versteifung eines Gelenkes. Die Ursache kann entweder in einer Erkrankung des Gelenkes selbst oder seiner Umgebung liegen. Bei den eigentlichen akuten oder chronischen Gelenkentzündungen kommt es zu einer Zerstörung des Gelenkknorpels und infolgedessen zu bindegewebigen oder knöchernen Verwachsungen der Gelenkflächen. In anderen Fällen spielt sich der Entzündungsprozeß besonders in der Gelenkkapsel ab; hier kommt es zur Kapselschrumpfung, zur Kontrakturstellung und im Anschluß daran zur Ankylose. Diese Kontrakturen mit nachfolgender Ankylose treten auch im Anschluß an Entzündungen und Verletzungen der Umgebung des Gelenkes auf z. B. nach Phlegmonen, rheumatischen Affektionen, Frakturen, Verbrennungen usw.

Zu einer rationellen Behandlung bedarf man daher zunächst der Feststellung, ob überhaupt eine Ankylose und nicht etwa nur eine Kontraktur vorliegt. Ist wirklich das Gelenk ankylosiert, werden wir die Ursache und die Art eruieren. Die Behandlung richtet sich zunächst nach der Art der Ankylosen. Ist die Ankylose knöchern, dann ist es nicht mehr möglich, durch konservative Maßnahmen eine Beweglichkeit herbeizuführen. In solchen Fällen kann nur — falls notwendig — operativ vorgegangen werden. Ist das Gelenk in ungünstiger Stellung versteift, wird man wohl stets zu einer operativen Korrektur raten. Sie besteht am zweckmäßigsten in paraartikulären Osteotomien mit Korrektur der Stellung. Ist das Gelenk aber in günstiger Stellung knöchern versteift, wird man sich klar machen müssen, daß die Stellung gut ist, die Beweglichkeit schlecht. Neuerdings hat man teilweise mit gutem Erfolge versucht, die knöcherne Vereinigung zu sprengen und durch Interposition von Muskelfaszienlappen neue Verwachsungen zu verhindern. Hervorzuheben sind hier Biers Resultate bei Ellenbogenversteifungen.

Ist die Ankylose bindegewebig, dann kann noch auf konservativem Wege viel erreicht werden. Bei der unteren Extremität ist meist Entlastung des Gelenkes durch Bettruhe und Extension zweckmäßig, dazu kommt täglich Heißluftbehandlung und versuchsweise Injektion von Fibrolysin Merk: Täglich 1 Injektion des auf 45° erwärmten Inhaltes einer Ampulle subkutan. Vorsichtige Bewegungen, beginnend etwa nach der 5.—7. Injektion. Bei den kleinen Gelenken fällt Bettruhe und Extension fort. Selbstverständlich muß stets das Grundübel ganz besonders sorgfältig behandelt werden, so z. B. ist bei gonorrhoischen Ankylosen die gleichzeitige Behandlung mit Gonokokkenvakzine von guter Wirkung.

Arthrodese ist eine Operation, durch welche eine knöcherne Verwachsung der Gelenkenden erstrebt wird. Die Indikation ist dann gegeben, wenn ein Gelenk infolge Lähmung der umgebenden Muskeln nicht gebrauchsfähig ist. Auch bei Schlottergelenken ist die Arthrodese angezeigt. Jedoch darf die Arthrodese erst dann ausgeführt werden, wenn man alle Hilfsmittel der konservativen Behandlung mindestens ein halbes Jahr lang erfolglos angewendet hat. Die Technik besteht darin, daß entweder durch Injektionen die Gelenkknorpel zerstört werden, oder daß die feste Vereinigung durch Bolzung langer Nägel oder Elfenbeinstifte herbeigeführt wird. Beide Verfahren sind nicht zu empfehlen, besser ist die blutige Eröffnung des Gelenkes, Anfrischung der Gelenkenden und Adaption derselben. Diese Art der Arthrodese ist ungefährlich und sicher.

Lit.: Hoffa, Orthopädische Chirurgie. Enke, Stuttgart. — Lange, Lehrbuch der Orthopädie. Fischer, Jena 1914.

Arthrolysis ist ein Operationsverfahren, durch welches ein knöchern ankylosiertes Gelenk freigelegt und die Gelenkenden skelettiert werden. Muskulatur oder Faszienlappen werden zwischen die Gelenkenden gelegt, um eine neue Verwachsung zu verhindern und Bewegungen zu ermöglichen.

Asepsis des Arztes: Ausführliche Darstellung durch Fritz König-Marburg in Bd. I. S. 731—748.

Brisement forcé ist ein Verfahren, in falscher Stellung ankylosierte Gelenke durch Gewaltanwendung in ihre richtige Stellung zu überführen und möglichst beweglich zu machen. Es handelt sich hierbei weniger um ein Brechen als um ein gewaltsames Dehnen und Zerreißen der Adhäsionen.

Die Indikation richtet sich nach der Ursache der Ankylose. Ist die Ankylose traumatischen Ursprungs, liegt gegen die Anwendung des Brisement forcé kein triftiger Grund vor. Vorsicht aber nach Entzündungen! Nach akuten Entzündungen sieht man den Prozeß bisweilen neu aufflackern, nach chronischen, z. B. tuberkulösen, eine allgemeine Verbreitung. Da solche Ereignisse selten sind, wird nach Abheilung dennoch das Brisement forcé auch hier angewendet.

Die Technik des Brisement forcé muß so sein, daß Frakturen vermieden werden, daher vor allem tiefe Narkose! Beim Biegen hüte man sich vor langen Hebeln, suche auch nicht plötzlich mit großer Gewalt die Adhäsionen zu sprengen, sondern durch allmählich immer größer werdende Flexions- und Extensionsbewegungen. Häufig ist es angebracht, mehrere Sitzungen zu machen. Nach vollendetem Brisement forcé stelle man für kurze Zeit (2 Tage) das Gelenk ruhig, gegen Schmerzen und zur schnellen Resorption: Heißluftkasten, oft auch Morphium. Nach 2 Tagen Beginn mit Bewegungen und Massage, bei stärkeren Schmerzen unter Gelenkanästhesie.

Blutgefäßchirurgie hat erst praktische Bedeutung durch Carrel bekommen. Nach ihm werden die Blutgefäße End zu End unter Auskrämpelung der Intima aneinandergenäht. Zur besseren Ausführung der Naht werden die beiden Gefäßenden durch 3 gleichmäßig verteilte Haltefäden aneinandergebracht. Durch Anziehen dieser 3 Haltefäden wird der runde Querschnitt zu einem Dreieck, dessen Seiten leicht fortlaufend genäht werden können.

Diese Technik ist experimentell zur Transplantation — bisher ohne praktische Resultate — angewandt worden.

In der Praxis hat sie sich eingeführt:

1. Zur Naht verletzter Gefäße. Es sind bereits viele erfolgreiche Arteriennähte und noch mehr Venennähte bei Verletzungen veröffentlicht worden.
2. Zur Naht erkrankter Gefäße: z. B. bei Aneurysmen werden nach Exstirpation des Sackes die Gefäßenden direkt oder vermittelst eines transplantierten Gefäßes miteinander in Verbindung gebracht.
3. Zur direkten Bluttransfusion nach sehr schweren Blutungen, ev. bei Blutvergiftungen chemischer oder bakterieller Natur. Hierbei wird die Arteria radialis des Spenders mit der V. cubiti des Empfängers direkt vereinigt und so das Blut direkt in den neuen Kreislauf überführt.

Lit.: Borchard und Schmieden, Lehrbuch der Kriegschirurgie. Barth, Leipzig 1917. — Danielsen, Klin. therap. Wochenschr. 1913, 33. — Guthrie, Blood-vessel surgery. Arnold. London 1912.

Blutstillung:

1. arterielle Blutung: bei kleiner Arterie Unterbindung, bei großer Gefäßnaht. Schlagaderverletzung ist nicht mehr Indikation zur Amputation;
2. venöse Blutung: bei kleinen Venen Kompression, ev. Hochlagerung, bei mittleren und großen Unterbindung, bei Hauptvenenstämmen Naht nach Carrel;
3. parenchymatöse Blutung wird am besten gestillt durch einfache Kompression. Zweckmäßig Tupfer mit 5 %iger Wasserstoffsuperoxydlösung oder einigen Tropfen Suprarenin. Häufig bewährt sich als bestes Mittel Verschorfung mit Thermokauter. Nach Wirkung eines dieser Blutstillungsmittel feste Tamponade mit Jodoformmull.

Bei Blutern kommt hauptsächlich die parenchymatöse Blutung in Frage. Wenn die eben erwähnten Hilfsmittel nicht ausreichen, dann gebe man subkutan 100—200 ccm sterile auf ca. 50° erwärmte Gelatinelösung (1—2 %). Die Lösung ist gebrauchsfertig in den Apotheken erhältlich. Bisweilen hilft auch gut die subkutane Injektion einer Dosis Diphtherieheilserum; einerlei welcher Konzentration, da lediglich die Wirkung des Serums gerinnungsbefördernd ist. Wirksam ist oft der Thermokauter.

Lit.: v. Heincke, Blutung, Blutstillung, Transfusion nebst Lufteintritt und Infusion. Enke, Stuttgart. Preis 4,80 M.

Combustio - Verbrennung: Behandlung:

I. Örtlich:

a) I°: Verbände mit Salbe oder mit Natron bicarb.

b) II°: Anstechen der Blasen mit steriler Schere, Verband mit Natron bicarb. oder Streupulver: Dermatol, Lenicet usw. oder mit Bardella oder Vasenol Brandbinde.

c) III°: Wundversorgung durch Entfernung der nekrotischen Teile. Desinfektion der Umgebung mit Jodtinktur. Brandbinde. Darüber reichlich Zellstoff oder Watte. Bei Verbandwechsel bleibt die Brandbinde mehrere Tage liegen, gewechselt werden nur täglich die aufsaugenden Auflagen.

II. Allgemein:

1. Sorge für Schmerzstillung: Morphium nicht sparen! ev. ständiges Wasserbad. Bei Kindern:

Chlorali hydrati	5,0
Mucil. Amyl. trit.	50,0
Aquae	50,0

S. 10—20 ccm je nach Alter auf 1 Klistier.

2. Sorge für Entgiftung: Zufuhr großer Flüssigkeitsmengen per os (Wasser, Tee, Kaffee) oder subkutan (Kochsalzinfusionen). Bei allen ausgedehnteren Verbrennungen gebe man möglichst bald täglich 2—3 l Kochsalzlösung subkutan.
3. Sorge für Herztätigkeit durch die eben erwähnten Kochsalzinfusionen und subkutane Kampferinjektion. Da die Wirkung einer Kampferspritze nicht über 2 Stunden hinausreicht, müssen diese Einspritzungen alle 2 Stunden während der ersten Tage fortgesetzt werden. Man gebe bald Kampfer und warte nicht erst auf das Einsetzen des Kollapses.

Congelatio-Erfrierung. Auch hier werden, wie bei der Verbrennung dieselben 3 Grade: Rötung, Blasenbildung, Nekrose unterschieden.

Behandlung:

I. Örtlich:

a) I°: bei Ohren, Händen, Zehen: Abreibung mit Schnee.
b) II°: Desinfektion der Umgebung mit Jodtinktur, Abtragen der Blasen, Zinkvaselineverbände.
c) III°: Wundreinigung, Desinfektion, Salbenverbände.
d) Bei allen Graden besteht eine mehr oder weniger ausgesprochene Stauung, welche die Gefahr der Nekrose mit sich bringt. Zu ihrer Beseitigung hilft in leichten Fällen vertikale Suspension, oder arterielle Hyperämie im Heißluftkasten, bei schwereren Graden ist die Beseitigung der Stauung am sichersten durch einen queren Entspannungsschnitt zu erreichen. Da die Gefahr der Nekrose groß ist, muß stets auf die Stauung geachtet werden.
e) Frostbeulen - Perniones werden durch regelmäßige tägliche Heißluftbäder sehr günstig beeinflußt. Zweckmäßig ist auch, abends die gerötete Stelle etwa 5 Minuten lang mit folgender Salbe (1 g Chlorkalk und 9 g Paraffinsalbe gut zusammengerieben) einzureiben und während der Nacht mit Handschuh oder Strumpf zu bedecken. Im Feld tägliche Einpinselung von Frostbeulen von Tinctur. jodi 15,0 mit Acid. tannic. 5,0. Kälteschutz und heiße Waschungen der Füße und Hände. Bei allen Arten und Graden des Frostes, auch bei „offenem", Eintrocknenlassen von unverdünntem Ichthyol an Sohle, Seitenkanten und Zehen, Bekleben des so eingefirnißten Fußes mit drei breiten Leukoplaststreifen, von denen der erste die Sohle von hinten nach vorne bedeckt, und über die Zehen nach oben bis zur Mitte des Fußrückens reicht, während die anderen Streifen die Seiten des Fußes decken. Verband kann ev. 1—2 Wochen, d. h. bis zur Heilung liegen bleiben (P. G. Unna, Berl. klin. Wochenschr. 1915, 482).

II. Allgemein:

Bei allgemeiner Erfrierung Vorsicht beim Transport, um nichts abzubrechen. Langsam erwärmen, nicht gleich in geheiztes Zimmer, zuerst auch hier abreiben mit Schnee, zu gleicher Zeit Kampferinjektionen, dann Vollbad bi 15—20° C, welches allmählich zu erwärmen ist. Bei Schluckfähigkeit heißer Wein, heißer Kaffee etc. Auch hier reichliche Anwendung von Kochsalzinfusionen (subkutan 2—3 l täglich).

Lit.: Sonnenburg und Tschmarke, Die Verbrennungen und Erfrierungen. Neue deutsche Chir. Bd. 17. Enke, Stuttgart 1916.

Dekubitus bildet sich dort leicht, wo die wenig gepolsterte Haut längere Zeit an derselben Stelle zwischen Knochen und Unterlage resp. Verband gepreßt wird. Begünstigend wirkt schlechter Allgemeinzustand des Kranken, starke Abmagerung, Fettleibigkeit, Lähmungen; ferner von außen her mangelhafte Sauberkeit und vor allem Mazeration der Haut durch Naßliegen. So ist z. B. bei allen Einläufen, besonders aber beim Tropfeneinlauf sehr darauf zu achten, daß der Patient trocken liegt resp. auf einer gut aufsaugenden, öfter zu erneuernden Unterlage. Da der Dekubitus immer dieselben Stellen — Kreuzbeingegend, Fersen, Innenfläche beider Knie und Knöchel, Ellenbogen — bevorzugt, so sucht man durch besonders große Sauberkeit, öfteres Waschen, gutes Abtrocknen, Abreiben (mit Franzbranntwein, Vasenolpuder) und durch geeignete Lagerung (Spreu-, Luft-, Wasserkissen) dem Wundwerden vorzubeugen. Nicht immer gelingt dies: oft bildet sich an den Druckstellen Schmerzhaftigkeit und Rötung, dann kleine Bläschen, schließlich Geschwüre; in anderen Fällen treten von Anfang an blaurote Flecken auf, welche bald zu brandigen Geschwüren werden. Hier können nur größte Sauberkeit (wie oben) ein Fortschreiten verhüten, zu gleicher Zeit regt man die Zirkulation durch Heißluftduschen an, legt Salbenläppchen mit Ung. plumbi tannici, Zinksalbe oder dergleichen auf und verhüte jede sekundäre Infektion (z. B. Tetanus!). Wo bei sehr heruntergekommenen Kranken sich viele Dekubitalgeschwüre gebildet haben, empfiehlt sich die Anwendung des permanenten Wasserbades, welches oft geradezu Wunder wirkt.

Druckdifferenzverfahren. In der Entwicklung der Thoraxchirurgie bedeutet die Einführung des Unterdruckverfahrens durch Sauerbruch einen sprungartigen Fortschritt. Der Sinn der Methode ist der, daß man den Körper des Patienten in einen Raum legt, in dem der Luftdruck herabgesetzt wird, während sein Kopf und damit der Eingang zu seinen Luftwegen in der unveränderten Außenwelt liegen. Am Hals muß auf luftdichten Abschluß der Unterdruckkammer gegen die Außenwelt ganz besonders sorgfältig geachtet werden. Auf diese Weise herrscht in der Lunge des Kranken der normale Atmosphärendruck, während auf seiner Thoraxwand verminderter Druck ruht. Wird die Pleura jetzt eröffnet, so kollabiert die Lunge nicht, es strömt keine Luft in die Pleurahöhle, im Gegenteil: der negative Druck in der Kammer saugt die Lunge an die Wunde heran oder sogar aus ihr heraus, je nachdem man die Differenz steigert.

Die Methode wurde wesentlich vereinfacht durch Brauer, der das Überdruckverfahren schuf: der Körper des Kranken bleibt unter normalem Druck, während der Kopf und somit der Eingang zu den Luftwegen in einer Kammer mit erhöhtem Druck untergebracht ist; der Abschluß am Halse muß wieder luftdicht sein. Auf diese Weise wird ebenfalls eine Druckdifferenz erzeugt, wiederum mit dem höheren Druck in der Lunge. Bei Eröffnung der Pleura wird die Lunge durch den im Innern herrschenden Überdruck an die Wunde herangedrängt.

Dies Verfahren vereinfachte den Apparat sehr erheblich und bahnte den Weg zu Improvisationen, die gelegentlich im Felde und in der Praxis lebensrettend wirken können. Es genügt eine Sauerstoffbombe mit Reduktionsventil und Windkessel vollkommen, um einen Überdruck herzustellen. Man braucht nur eine um Mund und Nase fest schließende Maske und kann dann mit dem komprimierten Sauerstoff die Lunge beliebig aufblähen. Ein Apparat, den die Industrie unter dem Namen „Pulmotor" in den Handel bringt, erfüllt diesen Zweck in besonders schöner und vollkommener Weise, ebenso der Narkose-Apparat von Roth-Träger.

Sehr einleuchtend ist der von Lorenz[1]) angegebene Vorschlag: Man nimmt aus einer Heißluftdusche „Fön" den Heizkörper heraus, setzt das Rohr an den Mund des Kranken und läßt den Motor laufen. Der entstehende Luftstrom genügt, um die Lunge aufzublähen. Die Wirkung läßt sich noch dadurch verstärken, daß man die Lippen des Kranken an das Rohr andrückt und ihm die Nase zuhält. G. Magnus-Marburg.

Lit.: Dreyer, Die jetzige Gestaltung des Druckdifferenzverfahrens. Berl. klin. Wochenschr. 1914. 6. 1605. — Jehn, Über die chirurgische Behandlung bestimmter Formen von Brustverletzungen im Felde. Med. Klin. 1915. 6. 749. — Sauerbruch und Schuhmacher, Technik der Thoraxchirurgie. Julius Springer. Berlin. 1911. Pr. 24 Mk.

Erysipel-Wundrose ist eine Streptokokkendermatitis, welche stets von irgend einer Haut- oder Schleimhautwunde aus durch Infektion entsteht. Unter plötzlichem Temperaturanstieg und Erbrechen tritt ein lokaler Entzündungsprozeß in der Haut auf mit Schwellung und hochroter Farbe. Die Ränder zeigen meist die charakteristischen Flammenzacken, sind besonders intensiv gerötet, die Mitte verblaßt. Bisweilen kann das Erysipel zu ausgedehnter Gangrän führen. Oft ist das Krankheitsbild durch Endokarditis, selbst Nephritis, Gelenkentzündungen kompliziert, nicht selten führt sie zur Allgemeininfektion und zum letalen Ausgang. Rezidive sind, da die Streptokokkeninfektion keine Immunität schafft, recht häufig.

Die Behandlung hat 1. allgemein den Kräftezustand zu erhalten bzw. zu heben, besonders der Herztätigkeit nachzuhelfen. Sorge für Stuhl und Urin.

Die Behandlung mit Antistreptokokkenserum ist oft versucht worden, hat aber keine Erfolge gezeigt. Bei schweren Allgemeininfektionen empfiehlt sich Kollargol entweder rektal 2 mal täglich 1,0—2,0 oder intravenös 10—20 ccm der 2 %igen Lösung täglich oder jeden zweiten Tag. Die Injektion muß außerordentlich langsam geschehen, dann ist sie völlig gefahrlos.

2. Örtlich hat man mit wechselndem Erfolge die mannigfachsten Mittel angewendet. Zur Desinfektion wird empfohlen, das erysipelatöse Gebiet täglich mit 10 % Jodtinktur zu bestreichen (in die Nasenlöcher ev. Tampons mit 20 % Unguent. hydrarg. flav.), in demselben Sinne wirken nasse Umschläge mit Buttermilch, Alkohol, Erysol usw. Zur Abgrenzung wird außerhalb der Grenzen das Erysipel mit 10 % Ichthyolkollodium gegen die Umgebung ausgeschaltet. Anwendung von heißer Luft oder Rotlicht nach Finsen soll die Heilung befördern. Die wichtigste Maßnahme ist wohl die Aufsuchung und gründliche Freilegung bzw. Desinfektion des Ausgangspunktes und Inzision bei Abszedierung und Fasziennekrose. Bei Kopferysipel Rasur.

Günstige Beeinflussung, namentlich hinsichtlich Fieber und Verhinderung weiterer Ausbreitung wird der Höllensteinbehandlung des Wunderysipels von Gaugele zugeschrieben: „mit dem oft anzufeuchtenden und fest anzudrückenden Höllensteinstift (non mitigatus) wird das erkrankte Glied ungefähr handbreit oberhalb der Röte zirkulär umfahren, bis zu leichter Blasenabhebung der Oberhaut. Das Ganze distal von dieser Stiftsfurche gelegene Gebiet wird mit 20%iger Höllensteinlösung bepinselt und am nächsten Tage nochmals mit 10%iger nachgepinselt."

Lit.: Carl, Deutsche med. Wochenschr. 1916. Nr. 20. — Lexer, Allgemeine Chirurgie. — Schüßler, Zentralbl. f. Chir. 1916. Nr. 8.

Extensionstechnik. Die Extensionsbehandlung der Frakturen wäre schon sehr viel schneller aus dem Krankenhause in die Praxis übergegangen, wenn die Technik einfacher wäre. Aber 1. war die Anlegung des Verbandes ziemlich mühsam und 2. mußte der Verband oft schon bald erneuert werden, weil das Heftpflaster nachgegeben hatte. Sehr einfach ist die Technik aber jetzt

[1]) Münch. med. Wochenschr. 1917. Nr. 14.

unter Anwendung des Mastix oder Mastisols. Nach Rasieren bestreicht man z. B. das Bein mit Mastix und rollt dann einen vorher abgepaßten Trikotschlauch darüber. An den Trikotschlauch wird der Spreizbügel mit Schnur und Gewicht befestigt. Man bandagiert das Bein entweder auf einen Volkmannschen Schlitten oder legt es unmittelbar auf eine Gummiunterlage. Durch Gegenzüge und Kontraextension müssen etwaige Ungleichheiten korrigiert werden. — Neuerdings wird zur Verstärkung der Extensionstechnik der Zug direkt am Knochen ausgeübt, indem man an der zu extendierenden Stelle jederseits einen Nagel in den Knochen schlägt und hieran den Zug wirken läßt. Zuppinger hat darauf aufmerksam gemacht, daß die Wirkung der Extension in flektierter Stellung viel wirksamer ist, er hat daher durch sinnreiche Apparate die Extension in der Semiflexion d. h. der leichten, die Muskeln entspannenden Beugung der anstoßenden Gelenke ermöglicht. Wo diese Apparate nicht vorhanden resp. zu beschaffen sind, kann man die Semiflexion auch z. B. beim Oberschenkel dadurch erreichen, daß man den Kranken bei erhobenem Oberkörper extendiert.

Lit.: Bardenheuer, Die allgemeine Lehre von den Frakturen und Luxationen. Enke, Stuttgart. Preis 12,20 M. — Bardenheuer und Graeßner, Die Technik der Extensionsverbände. Stuttgart. — Fr. Steinmann, Die Nagelextension. Ergebn. d. Chir. u. Orth. Bd. 9 (24 Abb.). Vgl. auch F. König, Die blutige Reposition (Osteosynthese) bei frischen subkutanen Knochenbrüchen in Bd. 8 der Ergebn. d. Chir. u. Orth. (37 Abb.); ferner Bardenheuer-Graeßner, Behandlung der Frakturen in Bd. 1, ebenda.

Fettembolien treten auf:

1. nach Traumen (Knochenbrüchen, Verletzungen von Weichteilen und inneren Organen; 2. nach Entzündungen im fetthaltigen Gewebe, in serösen Höhlen; 3. nach Vergiftungen (Phosphor, Kohlenoxyd, Alkohol usw.); 4. nach Verbrennungen; 5. bei Anomalien des Stoffwechsels (Diabetes). Die Symptome der Fettembolie sind verschieden, je nachdem die Embolie die Lungen oder das Gehirn am meisten betroffen hat:

a) Lungen: Dyspnoe, Hautblutungen, Hämoptoe, Lungeninfarkt.

b) Gehirn: Somnolenz, Delirien, Zuckungen, Erbrechen, Lähmungen, Koma.

Prognose bei b) sehr ungünstig, bei a) kommen Heilungen nach Wochen vor.

Behandlung: Stärkung der Herzkraft. Unterbindung des Duct. thorac. bisher noch nicht genügend erprobt.

Furunkel durch Ansiedelung von Staphylokokken (besonders Staphylococcus pyogenes aureus) in den Haarbälgen und Schweißdrüsen hervorgerufene knötchenförmig umschriebene Entzündung der Cutis unter Bildung nekrotischer Pfröpfe. Prädilektionsstellen: Nacken, Extremitäten, Achselhöhle, äußerer Gehörgang, Gesicht. Disponierend zur Furunkulose: Diabetes (Urinuntersuchung). Es ist zu achten auf etwa eintretende Lymphangitis und auf die regionären Lymphdrüsen. Besondere Aufmerksamkeit beim Gesichtsfurunkel: Gefahr der Meningitis und Sepsis. Konfluieren mehrerer dicht nebeneinander sitzender Furunkel zu einem größeren Infiltrat-Karbunkel (siehe dieses).

Therapie: a) Passive Hyperämie mittelst Saugglas nach den unter Hyperämie gegebenen Regeln. Beginnende Furunkel gelangen dadurch oft ohne Eiterung zur Abheilung. Gute kosmetische Resultate ohne nennenswerte Narbe.

b) Zur Unterdrückung im Entstehen begriffener Furunkelknötchen z. B. in Umgebung von Erstlingsfurunkeln, im Anschluß an eitrige Hauterkrankungen, feuchte Umschläge und reizende Verbände Salizylkollodiumfirnis (15—29% Salizylkollodium). Er nützt als Deck- und Schutzverband, sowie durch Ruhigstellung der erkrankten Stelle und stillt die Schmerzen. Möglichst frühzeitige Anwendung erforderlich. Bei schon ausgeprägten Furunkelknoten wirkt jedoch besser die Ausbrennung des Propfens, d. h. Kauterisation mit Zerstörung des im Haarbalg lokalisierten Kokkenherdes durch eine rotglühende, in der Richtung der Haarwurzel eingestochene Nadel. Zu diesem Eingriff bedient man sich des Mikrobrenners, eines dünnen Paquelinbrenners, oder in Ermangelung dieser Instrumente einer einfachen, in einem Korken befestigten spitzen Nadel (Stopfnadel, Präparationsnadel), die man in einer Spiritusflamme zu Rotglut erhitzt. Nach Aufhebung einer Hautfalte, deren Kuppe der Furunkel bildet, wird diese einige Sekunden sanft komprimiert und der nunmehr als weiße anämische Stelle sich abhebende Kokkenherd durch einen 3—4 mm tiefen Einstich, der entsprechend der Haarrichtung meist schräg zu erfolgen hat, zerstört. Auf Fingerdruck muß jetzt die betreffende Hautstelle schmerzlos sein, andernfalls ist der Herd nicht in seinem ganzen Umfang getroffen und muß durch nochmaligen Einstich völlig zerstört werden. Nachfolgender Salbenverband.

c) Inzision (Kreuzschnitt) unter lokaler Chloräthylanästhesie mit nachfolgendem sterilem Verband nach den allgemeinen Regeln der Wundbehandlung; Hautdesinfektion durch Jodanstrich.

d) Kataplasmen (Liquor aluminii acetici) und Quecksilberpflastermull gelten als die Erweichung und Abstoßung der Nekrose fördernde Mittel; kommen jedoch nur für den Sonderfall in Frage.

Zur Vermeidung der Infektion der angrenzenden Haut wird die Umgebung des Furunkels eingefettet oder wiederholt mit Sublimatspiritus abgerieben. Bei ausgedehnter Furunkulose häufigere Vollbäder mit einem Zusatz von 5—10 g Sublimat (Vorsicht!) oder Kalium permanganicum. Bei Furunkulose des Nackens das Tragen hoher, steifer Kragen verbieten. Zur unterstützenden internen Behandlung werden Bierhefe (3 bis 10 Teelöffel täglich in Wasser verrührt), Levurinose und die allerdings teuren Cerolin-Pillen empfohlen.

Bei den multiplen Furunkeln der Säuglinge und kleinen Kinder kommen als ursächliche Momente alimentäre Intoxikationen, Magen-, Darmerkrankungen und juckende Hautleiden in Frage, deren kausaler Therapie zu genügen ist. Eröffnung der oft zahlreichen Furunkel durch einfachen Einstich mit spitzem Skalpell am besten im Bade. Die gesunde Haut mit Zinkpaste bedecken. Tägliche Bäder mit einem Zusatz von Kal. sulfurat. pro balneo, Sublimat oder Kal. permangan. Neuerdings ist die Behandlung mit Opsonogen (polyvalente Staphylokokken-Vakzine) empfohlen.

Bei der furunkulösen Entzündung des äußeren Gehörganges werden Gasedochte, die mit einer Lösung: Liqu. Alum. acet. 10, Spirit. 10, Aqu. dest. ad 50, getränkt sind, locker eingeführt und darüber ein abschließender feuchtwarmer Verband angelegt. Bei deutlicher Abhebung des Infiltrats (Furunkel) ausgiebige Spaltung. (Bearbeitet von Stabsarzt Bamberg-Werder.)

Vgl. hier Hohmeier-Magnus in Bd. I. S. 798.

Gelenkpunktion wird in der Regel mit einer 10 ccm Rekordspritze mit dicker Kanüle ausgeführt. Die häufigste Gelenkpunktion wird am Knie ausgeführt, und zwar unter dem lateralen Rande der Patella. Nach gründlicher Desinfektion wird zunächst mit feiner Kanüle die Einstichstelle durch eine subkutane Injektion einiger Kubikzentimeter 2 % Novokainlösung anästhesiert. Nach ca. 5 Minuten umgreift der Operateur die Patella mit der linken Hand von unten, so daß sie zwischen Daumen einerseits und den vier Fingern andererseits liegt und von diesen proximalwärts gedrängt wird. Jetzt stößt man die Kanüle unter die Patella und hüte sich vor Berührung des Periostes. Jetzt fließt die Flüssigkeit ab; bei Stockungen genügt eine gleichmäßige Kompression des Kniegelenkes mit beiden flachen Händen. — Soll im Anschluß an die Punktion das Gelenk gespült werden, bedarf man einer ca. 50 ccm fassenden Spritze, welche mit 3 % Karbolsäurelösung gefüllt ist. Man füllt das Gelenk mit dieser Flüssigkeit und leert es, wie oben ausgeführt, bis die Spülflüssigkeit klar abfließt.

Vgl. Hohmeier-Magnus in Bd. I. S. 796 u. f.

Gelenktuberkulose entsteht entweder durch Ausbreitung eines primär in der Epiphyse gelegenen Herdes oder durch Ansiedelung in der Synovialmembran. Wir unterscheiden daher eine primär synoviale und eine primäre ossale Form der Gelenktuberkulose. Klinisch trennen wir voneinander 3 Formen: 1. den Hydrops, 2. den Fungus, 3. den kalten Abszeß der Gelenke.

Der Hydrops verläuft chronisch; auffallend ist meist die geringe Schmerzhaftigkeit und gute Beweglichkeit, auffallend auch, daß trotz der großen Neigung des Publikums, jede Erkrankung auf ein Trauma zurückzuführen, gerade hier so häufig von den Patienten hervorgehoben wird, es sei kein Trauma vorausgegangen. Der Fungus charakterisiert sich durch seine spindelförmige Schwellung bei gleichzeitig atrophischer Muskulatur. Im Gegensatz zum Hydrops finden wir bei dieser Form in der Regel Schmerz und beschränkte Beweglichkeit, oft auch schon Kontrakturstellung des Gelenkes. Beim kalten Abszeß fluktuiert das Gelenk, und wir finden bei der Punktion den tuberkulösen Detritus.

Die Diagnose der Gelenktuberkulose macht in den vorgeschrittenen Stadien — wie überall — keine Schwierigkeiten, aber auch hier versagt sie oft dort, wo sie am wichtigsten ist, in den **Anfangsstadien.** Außerordentlich häufig erleben wir, daß ein chronischer Kniegelenkserguß als eine harmlose Affektion angesehen wird. Immer wieder müssen wir Gelenktuberkulosen behandeln, welche lange Zeit als Rheumatismus gegolten haben. Man tut gut, jede chronische Gelenkentzündung, für welche man keine stichhaltige andere Erklärung hat, als tuberkulös anzusehen und so zu behandeln. (Genaueres über Diagnose bei den einzelnen Gelenken.)

Für die Behandlung hat uns Garrè einige — mir scheint durchaus richtige — Behandlungsregeln der einzelnen Gelenke mitgeteilt.

Schultergelenk, im Kindesalter und in den Frühstadien: Jodoforminjektion und Ruhigstellung, sonst Langenbecksche Resektion.

Ellenbogengelenk: bei Kindern: Jodoforminjektion und Fixation. Bei Erwachsenen soll man nicht zu lange warten; durch Resektion mit Muskelinterposition lassen sich auch funktionell gute Resultate erzielen.

Handgelenk: möglichst lange konservativ mit Injektionen. Operativ erst bei ausgedehnter Fistelbildung.

Hüftgelenk: bei Abszessen Jodoform, keine Operation sondern nur Gipsgehverband mit Fixation des Beckens und Knies. Bei Kontrakturen Extension. Bei guter Aufsicht und Pflege statt des Gipsverbandes ev. Hessingscher Hülsenapparat. Mit Resektionen sei man möglichst zurückhaltend.

Kniegelenk, nur bei Kindern und in den allerersten Anfangsstadien konservativ, tritt nicht innerhalb ½ Jahres deutliche Besserung ein, Resektion.

Fußgelenk: Konservativ in frischen Fällen ohne Fisteln und ohne ausgedehnte Knochenveränderungen, ev. auch in vorgerückten Jahren, sonst Resektion.

Kalte Abszesse soll man nie spalten, immer nur punktieren und nachher 10 % Jodoformöl injizieren. Stauungshyperämie unterstützt oft die konservative Behandlung wirksam. Die Einflüsse des Tuberkulins sollen in einzelnen Fällen günstig sein (versuchsweise Tuberkulin Rosenbach; Prospekte durch Apotheke einverlangen). Die Resultate der Röntgenbestrahlung sind zweifelhaft, Versuche haben höchstens bei Fuß- und Handgelenkstuberkulose Aussicht auf Erfolg.

Von größter oft überragender Wichtigkeit ist eine **sorgfältige Allgemeinbehandlung.** Neben guter Ernährung, sorgfältiger Haut- und Körperpflege neben Solbädern und Schmierseifenbehandlung (am besten mit Sapo kalinus Duvernoy) müssen Freilicht- und Sonnenbehandlung angeordnet werden. Höhen- und Seeklima sind besonders geeignet, doch dauert die Behandlung unter Umständen mehrere Jahre. Auch in der Ebene können durch günstigste Ausnutzung aller Sonnentage, wie wir an verhältnismäßig großem Material auch in Oberschlesien gesehen haben, recht nette Erfolge erzielt werden. Zweckmäßig scheint die medikamentöse Unterstützung durch Verabreichung von 2—3 g Jodkali pro die zu sein; versuchsweise Tuberkulin Rosenbach.

Lit.: Backer, Die Sonnen-Freiluftbehandlung der Knochen-, Gelenk- wie Weichteiltuberkulosen. Enke, Stuttgart 1916. Preis 3 M. — Bernhard, Heliotherapie im Hochgebirge. Enke, Stuttgart. Preis 4 M. — Dollinger, Die Behandlung tuberkulöser Knochen und Gelenke. Wiener med. Wochenschr. 1916. Nr. 1—5. — Krause, Die Tuberkulose der Knochen und Gelenke. Enke, Stuttgart. Preis 13 M. — Payr in Wullstein-Wilms, Lehrbuch der Chirurgie. — Verh. d. deutsch. Ges. f. Chir. 1913.

Geschwulstdiagnose (allgemeine). Bei jeder Schwellung ist festzustellen, ob eine echte oder eine scheinbare Geschwulst vorliegt. Die echte Geschwulst oder Neubildung ist ein Komplex von Zellen, der sich von seinem Mutterboden freigemacht hat und einer völligen Rückbildung kaum mehr fähig ist. Sie ist wohl zu unterscheiden von manchen Gewebsänderungen, welche äußerlich eine echte Geschwulst vortäuschen, in Wirklichkeit entweder reine Hyperplasien oder entzündlicher Natur sind. Die Aufgabe unserer Diagnostik ist, Art und Sitz der Geschwulst zu erkennen.

Wir erreichen dies Ziel durch eine genaue Untersuchung des völlig entkleideten Kranken, die sich über die Vorgeschichte und den augenblicklichen Befund erstreckt. Um von dem bestehenden Zustand ein genaues Bild zu bekommen, muß bei Organerkrankungen auch die Funktion des Organs geprüft werden. Sehr häufig gelingt erst durch Zusammenstellung und Vergleichung der verschiedenen Untersuchungsergebnisse eine exakte Diagnose.

Der Anfänger tut gut, „Anhiebsdiagnosen" zu vermeiden und sich zunächst möglichst genau an folgenden Untersuchungsverlauf zu halten.

A. Vorgeschichte:

- a) der Person (hereditäre Verhältnisse, Alter, Beruf, frühere Erkrankungen);
- b) der Erkrankung;
  1. Entstehung (kongenital, traumatisch, mit Fieber).
  2. Entwicklung (langsames, plötzliches, sprungweises Wachstum, rapide Zunahme durch Blutung).
  3. Funktion (Erbrechen, Verdauung, Miktion, Menses).

B. Anatomischer Befund:

- I. Betrachtung.
  - a) allgemein (Anämie, Kachexie);
  - b) lokal.
    1. Sitz, Farbe, Größe, Gestalt des Tumors.
    2. Oberfläche.
       - a) bedeckt mit Haut (Haut normal, entzündlich, zeigt deutliche Venen, pigmentiert, gespannt, glänzend, durchscheinend);
       - b) geschwürig:
         Rand des Geschwürs (scharf, unregelmäßig, zernagt, wallartig, flach, weich, derb, festsitzend, unterwühlt).
         Grund des Geschwürs (kraterförmig vertieft, flach, mit Eiter, Granulationen, nekrotischem Gewebe bedeckt).
    3. Umgebung (Narben, Fisteln).

II. Betastung.

a) Bestimmung der Form des Tumors:

1. Oberfläche (glatt, lappig, höckrig);
2. Grenzen (zirkumskript, diffus, gestielt, freibeweglich, folgend der Atmung, dem Schlucken, mit der Umgebung verwachsen).

b) Bestimmung der anatomischen Lage des Tumors (Verhältnis zur Haut, Unterhautzellgewebe, Faszien, Muskulatur, Sehnen, Knochen, Organe);

c) Bestimmung der Metastasen (Drüsen; regionäre, entfernte; Hautmetastasen, Transplantationsmetastasen, metastat. Tumoren, vaginale und rektale Untersuchung, Aszites, Ikterus).

C. Funktioneller Befund:

Blut, Mageninhalt, Fäzes, Urin.

D. Diagnostische Hilfsmittel:

1. Physikalische (Röntgenstrahlen, Endoskopie),
2. biologische (Lues-Tuberkulinreaktion etc.),
3. chirurgische (Probepunktion-schnitt-exzision),
4. histologische (Mikroskop).

Charakteristische Geschwürsformen:

1. Das karzinomatöse Geschwür hat einen derben, wallartigen unregelmäßigen Rand, mit einem mehr oder weniger zerklüfteten, oft mit Borken bedeckten, leicht blutenden Grunde.
2. Tuberkulöse Ulzerationen besitzen flache, zernagte und oft weit unterminierte Ränder mit rötlichen oder gelblichen, verkästen Granulationen im Grunde.
3. Syphilitische Geschwüre zeigen einen nekrotischen Grund mit ausgestanzten, kreisrunden oder ovalen, unterwühlten Rändern.

Von größter praktischer Bedeutung ist die Bestimmung des Charakters einer Geschwulst. Ist sie gutartig oder bösartig? Der bösartige Tumor wächst schnell und destruktiv; er läßt sich meistens nicht von der Nachbarschaft abgrenzen, setzt bald Metastasen, schädigt in hohem Maße die Funktion des befallenen Organes, führt zur Geschwulstkachexie und neigt zu Rezidiven. Doch alle diese Charakteristika zeigen sich erst deutlich im vorgeschrittenen Stadium. Unbedingt aber muß unser ganzes Bemühen darauf gerichtet sein, bereits in den **Anfangsstadien** durch genaue Untersuchung und richtige Kombination eine sichere Diagnose zu stellen. Im Zweifelsfalle handle man, als sei die Malignität erwiesen.

Für die Differentialdiagnose zwischen Sarkom und Karzinom sind folgende Erfahrungen zu verwerten:

Sarkome treten mit Vorliebe in der Blütezeit des Lebens auf, Karzinome in späteren Jahren. Sarkomen gehen häufig Verletzungen, Karzinomen Reizzustände vorauf. Die Sarkome sind mehr abgekapselt, die Karzinome nicht. Die Bildung eines Karzinoms setzt epitheliale Gebilde, die des Sarkoms bindegewebige voraus. Während bei Sarkomen öfter Blutungen in die Substanz des Tumors beobachtet werden, treten bei Karzinomen eher Blutungen arrodierter Gefäße der Umgebung auf. Im Gegensatz zum Sarkom neigt das Karzinom zu Drüsenmetastasen und oberflächlichen Vernarbungen.

Da Knochentumoren sehr oft nur Metastasen sind, versäume man nie, Prostata, Mamma und Schilddrüse zu untersuchen.

Geschwulsttherapie in inoperablen Fällen. Die Behandlung bösartiger Geschwülste stellt überall da, wo die Unheilbarkeit und die infauste Prognose feststeht, große Anforderungen an den Arzt, nicht nur an seine medizinischen, sondern auch an seine ethischen Qualitäten. Es gehört große Geduld und viel Selbstbeherrschung dazu, immer wieder zu trösten und aufzurichten und auf eine Besserung hinzuweisen, an die man selbst nicht glaubt. Das Wort „Karzinom" oder gar „Krebs" darf dabei dem Kranken gegenüber unter keinen Umständen fallen; meist beruhigt er sich ja bei der Auskunft, daß es sich bei ihm um ein „Gewächs" handele. — Die Narkotika werden in den allerwenigsten Fällen entbehrt werden können. Da man nie weiß, wie lange die Behandlung noch dauern wird, ist von Anfang an mit großer Sparsamkeit vorzugehen. Vor allem ist es ratsam, mit den subkutanen Injektionen so lange zu warten wie irgend möglich. Bis dahin hilft Morphium, Kodein, Dionin, auch Opium per os. In den Endstadien, wenn man bei hohen subkutanen Morphiumdosen angelangt ist, empfiehlt sich ein kleiner Zusatz von Skopolamin (0,0005—0,001 g). Die eigentliche chirurgische Behandlung des inoperablen Tumors besteht im wesentlichen in Palliativoperationen. Dazu gehören alle die Eingriffe, die eine Umgehung der Geschwulst bezwecken: so die Tracheotomie beim Carcinoma laryngis, die Gastrostomie beim Tumor des Ösophagus, die Gastroenterostomie beim Pylorusverschluß, die Enteroanastomose oder der Anus praeternaturalis beim drohenden oder bereits bestehenden Obturationsileus. Zu den Palliativoperationen gehört auch die entlastende Trepanation beim Hirntumor. — Der Versuch, eine bösartige Geschwulst ganz oder teilweise zu entfernen, wird häufig auch dann angezeigt sein, wenn eine Radikalheilung nicht mehr in Frage kommt. Das gilt vor allem für Neubildungen, die an der Oberfläche zerfallen und stark jauchen, oder die durch Sitz oder Größe sehr stören. Im letzteren Falle kann es einmal durchaus richtig sein, eine Metastase zu entfernen, auch wenn dem Primärtumor in keiner Weise beizukommen ist. Sitzt die Geschwulst an einer Extremität, so kann eine Amputation oder Exartikulation bei besonders heftigen Beschwerden in Frage kommen. In manchen Fällen läßt sich der Tumor mit dem Thermokauter verkleinern. Ob die Bestrahlung mit Radium oder Röntgenstrahlen Dauerheilungen zeitigen wird, bleibt abzuwarten. Unter allen Umständen ist sie bei inoperablen Geschwülsten anzuwenden. Ein Aufhalten des Wachstums, eine Verkleinerung des Tumors ist immerhin möglich, ein Trost für den Kranken gewiß. Eine Schrumpfung der Geschwulst, sobald sie an der Oberfläche zerfällt, läßt sich durch 20—50 %ige Chlorzinkpaste erreichen, ebenso durch Umschläge mit Aceton oder 1—5 %iger Formalinlösung. Alle diese Mittel bieten gleichzeitig den Vorteil, daß sie die Jauchung und den üblen Geruch bekämpfen; auch die Absonderung läßt in der Regel nach. Den gleichen Erfolg haben Umschläge mit 3—10 %igem Wasserstoffsuperoxyd. Auch essigsaure Tonerde, pulverisierte Kohle und Streuzucker kann versucht werden. Magnus (Marburg).

Vgl. H. Simon, Die Behandlung der inoperablen Geschwülste in Bd. 7 der Ergebn. der Chir. u. Orthop.

Gipstechnik: Zur Anlegung eines Gipsverbandes bedarf man sehr guten Alabastergipses. Am besten ist es, die Binden selbst anzufertigen, indem man Mullbinden (besser als Stärkebinden) aufrollt und gleichmäßig mit Gips bestreut. Im Notfalle genügen die käuflichen fertigen Gipsbinden. Ferner gebraucht man Alaun, welches dem Wasser zugesetzt wird, etwa 25,0 auf 1 Liter, damit der Gips schneller erhärtet. Der Arzt fettet seine Hände mit Borvaseline ein, damit der Gips nicht so fest haftet.

Soll ein Gipsverband gemacht werden, mache man sich vorher klar, ob man die Extremität polstern oder nur mit einem Trikotschlauch schützen will oder ob der Gipsverband der Haut direkt aufliegen soll. In letzterem Falle werden erst die Haare abrasiert und die Haut mit Borvaseline eingefettet. Ist alles vorbereitet, werden die Gipsbinden in das warme oder kalte Wasser gelegt und erst, nachdem keine Blasen mehr aufsteigen, aus dem Wasser herausgenommen und wie ein Schwamm ausgedrückt. Dann kann man ohne sich oder die Umgebung zu sehr zu beschmutzen, überall einen Gipsverband richtig anlegen. Verstärkungsmittel wie Schusterspan, Aluminiumschienen werden nur gebraucht, wenn an die Stabilität besonders große Ansprüche gestellt werden wie z. B. beim Gipsgehverband.

Der Gipsgehverband wird mit Vorliebe bei Malleolen- und Unterschenkelfrakturen angewendet. Nachdem ich die Fraktur eingerichtet habe, lege ich unter die Planta pedis eine Pappsohle, auf welche ich eine ca. 3—4 cm dicke Zellstoffschicht gewickelt habe. Diese Pappsohle wird mit der Zellstoffschicht der Planta pedis aufgelegt und ohne Zug angewickelt. Jetzt wird auf die vorher rasierte und eingefettete Haut der Gipsverband unmittelbar aufgelegt. Er reicht nach oben bis an den Kniegelenksspalt heran. Unten ist es zweckmäßig, durch eine steigbügelförmig um den Absatz herumgelegte Longuette das Fußgelenk zu verstärken. Zum Schluß schneidet man über dem Dorsum pedis bis an das Fußgelenk einen breiten Streifen heraus. Auf diese Weise hat das Bein den nötigen Halt zum Gehen, ohne daß die benachbarten Gelenke in ihrer Funktion gestört werden.

Die Technik der Gipshanfschiene ist ebenfalls leicht. Man macht sich eine Lage Hanf in passender Länge und Dicke zurecht. Länge und Breite richtet sich nach dem zu verbindenden Gliede. Passend dazu wird ein Trikotschlauch bereit gehalten. Nachdem man den Hanf in einem mäßig dicken Gipsbrei gut durchgeknetet hat, zieht man über seinen rechten Arm den Trikotschlauch bis an das Handgelenk, packt das eine Ende des Hanfstreifens und läßt nun von einem Gehilfen den oberen Rand des Trikotschlauches ergreifen und kräftig über Arm und Hanf hinwegstreifen, so daß der gipsgetränkte Hanf vom Trikotschlauch eingehüllt ist. Jetzt legt man diese Wurst schnell auf einen Tisch, verteilt durch Klopfen schnell den Gips gleichmäßig und legt unter modellierendem Streichen diese Schiene der Extremität an. Nach ganz kurzer Zeit ist sie erstarrt.

Die Entfernung eines fest sitzenden Gipsverbandes kostet oft manchen Schweißtropfen. Zweckmäßig ist es, bei ungenügendem Instrumentarium die Schnittlinie vorher mit Essig aufzuweichen. Besser ist ein gutes Instrument: die Stillesche Gipsschere oder das Gipshebelmesser.

Lit.: Lewy, Die ärztliche Gipstechnik. Enke, Stuttgart 1912. Preis 8,20 M. — Peltesohn, Zur Technik des Gipsverbandes im Felde. Deutsche med. Wochenschr. 1915. Nr. 41.

Heftpflasterverbände haben, seit es der Industrie gelungen ist, wirklich gut klebendes, nicht reizendes und billiges Pflaster herzustellen, immer größere Ausdehnung gewonnen. Abgesehen von der großen Anzahl von Fällen, wo es zur Befestigung von Verbandstoffen dient, ist neuerdings für kleine Wunden und Verletzungen die Verwendung des Traumaplast sehr beliebt. Das Traumaplast ist ein 4—12 cm breiter Heftpflasterstreifen, in dessen Mitte der Länge nach ein Streifen Vioform-, Dermatol- oder Jodoformgaze läuft. Für Verletzungen und kleine Chirurgie außerordentlich praktisch.

Bei einigen Erkrankungen und Verletzungen benutzen wir gern das Heftpflaster zu ganz typischen Verbänden. Nachdem die Haut vorher gereinigt, rasiert und mit Benzin abgerieben ist, werden die Heftpflasterstreifen in vorgeschriebener Weise angeklebt.

1. Sayres Verband bei Klavikularfraktur mit 3 je 5 cm breiten und 1 m langen Streifen.

Der I. Streifen wird um den Oberarm der verletzten Seite in Form einer Schlinge, welche zur Verhütung von Zirkulationsstörungen etwas weiter ist als der Oberarm, herumgelegt und unter Zug am Rücken angeklebt und dann nach vorn um die Brust herumgeführt.

Der II. Streifen geht von der gesunden Schulter über den Rücken zum Ellenbogen der verletzten Seite und schräg über ihn und die Brust hinweg zum Ausgangspunkt. Am Oberarm Längsschlitz in das Pflaster zur Druckverhütung.

Der III. Streifen: Schlinge um das Handgelenk der verletzten Seite in derselben Weise wie bei I. Der Pflasterstreifen geht von dort über die Frakturstelle, welche durch ein Filzstückchen bedeckt wird, nach dem Rücken.

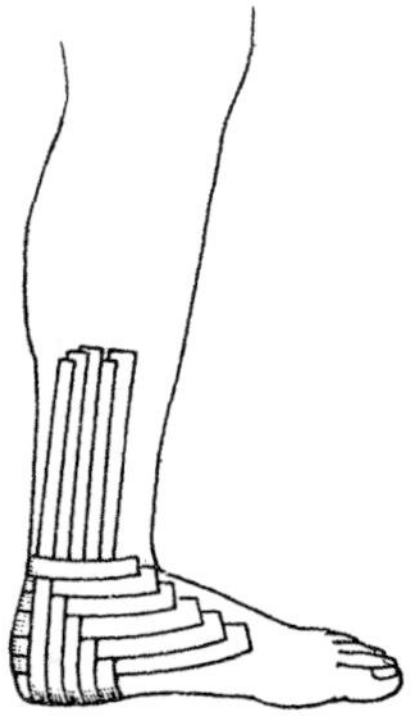

Abb. 2. Gibney Verband.

2. Bayntons Verband bei Ulcus cruris. Er beginnt unterhalb des Geschwürs und reicht darüber hinaus. Die ca. 3 cm breiten und 1½ Gliedumfang langen Streifen werden mit ihrer Mitte an der dem Geschwür gegenüberliegenden Seite des Unterschenkels angelegt und die Enden nach Art einer zweiköpfigen Binde unter gleichmäßigem, nicht zu schwachem Zug herumgelegt und vorn gekreuzt. Der Verband steigt dachziegelartig an.

3. Gibney-Verband zur Feststellung des Fußgelenkes bei Distorsionen und nach Frakturen. Sehr empfehlenswert! Er besteht aus Steigbügeltouren und Horizontaltouren um den Fuß. Er geht von vorn nach hinten und von unten nach oben, abwechselnd eine Steigbügel- und eine Horizontaltour. Nach dem Anlegen wird zur besseren Befestigung noch eine Mullbinde darüber gelegt. Der Verband bleibt 14 Tage liegen. (Siehe Abb. 2.)

Lit.: van Eden, Verbandlehre. Fischer, Jena. Preis 6 M. — Hoffa, Verbandlehre; besser Hofmeister, Verbandtechnik.

Hyperämie. Während die aktive Hyperämie durch warme Umschläge, heiße Luft etc. schon lange zur Bekämpfung von Schmerzen, zur Vermehrung der Resorption usw. zu den am meisten angewandten physikalischen Heilmitteln gehört, ist die passive Hyperämiebehandlung erst durch August Bier eingeführt worden. Damit hat Bier die Frage der Behandlung entzündlicher Erkrankungen auf einen ganz neuen Weg geführt. Er sagt, daß die Entzündung eine Menge von Abwehrkräften mobil macht, wir sollen es nur verstehen, diese zur Bekämpfung der Entzündung heranzuziehen und auszunützen. Außer der Entleerung des Eiters durch ausgiebige Inzision, steigert er die Hyperämie, den wesentlichsten Teil der Entzündung und das gelingt nur durch die passive Hyperämie. Sie wird am zweckmäßigsten erzeugt durch die Staubinde und durch das Saugglas.

Die Staubinde muß fern vom Entzündungsherd ganz locker — sie wird fast immer zu fest angelegt! — um die Extremität gelegt werden. Sie liegt richtig, wenn der Puls keine Änderung erfährt, die Temperatur des gestauten Gliedes wärmer ist als die der anderen Seite, die Farbe im gestauten Bezirk hochrot bis bläulichrot, jedenfalls nicht scheckig ist, wenn die Schmerzen gelindert werden.

Die mit den Sauggläsern wird dadurch hervorgerufen, daß der Gummiballon soweit zusammengedrückt wird, daß das Glas eben gut haftet und die Hautpartie in ihm hochrot wird.

Die Dauer der täglichen Bindenstauung soll 22 Stunden nicht überschreiten, die der Sauggläser sich über ¾ Stunden erstrecken, wobei alle 5 Minuten kurze Zeit ausgesetzt wird.

Die passive Hyperämiebehandlung hat sich bewährt bei der Behandlung von Furunkeln, Karbunkeln, Mastitis, Periproktitis, Bubonen, Panaritien, Phlegmonen, eiterigen und gonorrhoischen Gelenkentzündungen, und bei infizierten Wunden.

Lit.: Baruch, Ergebnisse der Chirurgie. Bd. 2. Über improvisierte Heißluftapparate vgl. Münch. med. Wochenschr. 1913, S. 2169. — Bier, Hyperämie als Heilmittel. Vogel, Leipzig.

Infusionen. Zur Hebung der Herzkraft bei Wasserverarmung des Gewebes und zur Ausschwemmung des Blutes bei Vergiftungen (Sepsis, Peritonitis, Verbrennung etc.) werden Infusionen von physiologischer Kochsalzlösung gemacht. 3 Ausführungsarten: 1. rektal, 2. subkutan, 3. intravenös.

Rektal. In das Rektum Nélatonkatheter, welcher an den Hahn eines Irrigatorschlauches angeschlossen ist. Im Irrigator „physiologische“ Kochsalzlösung (40—45°), Irrigator nur wenig (bis ½ Meter) erhöht, damit Lösung langsam einläuft Aus dem Grunde ist der Hahn fast zugedreht, so daß Lösung tropfenweise ausfließt. Sehr zweckmäßig ist die Einschaltung einer Martinschen Glaskugel mit Schlauchklemme. Dadurch kann die Tropfenfolge kontrolliert und reguliert werden (Glaskugel mit Klemmenschraube erhältlich bei Faust, Köln, Neue Langgasse 4). Auf diese Weise kann man täglich 4—6 Liter einlaufen lassen. Wird die Lösung im Irrigator kalt, dann Erneuerung oder Erwärmung.

Subkutan. Anwendung der Spritze zu verwerfen, besser der Irrigator, am besten ein ausgekochter gläserner Kochsalzkolben mit Thermometer. Die sterilisierte und auf ca. 45° abgekühlte Flüssigkeit läßt man unter Erhebung des Kolbens bis etwa ¾ m über den Kranken durch ausgekochten Schlauch und ausgekochte Kanüle in das Unterhautzellgewebe einlaufen. Man sticht die Nadel nach Sterilisierung der Haut unter die Mamma, unter die Haut am Bauch, besser an der Außenseite des Thorax oder Innenseite des Oberschenkels. Man muß darauf achten, daß im Schlauch keine Luft ist. Ist Haut sehr prall, wird Schlauch zeitweise abgeklemmt, und Flüssigkeit unter der Haut wegmassiert. Man kann meist ohne Bedenken täglich 3—4 Liter infundieren.

Intravenös. Freilegung der V. cubiti unter Infiltrationsanästhesie und Einbinden der an den Kochsalzkolben angeschlossenen Infusionskanüle. Zweckmäßigerweise schaltet man auch hier die Martinsche Glaskugel ein und gestaltet durch Regulierung der Tropfenfolge diese Infusion zu einer Dauerinfusion. Bei äußerster Gefahr, läßt man zuerst schnell einfließen, wenn der Puls fühlbar wird, tropfenweise 200—100—50 und weniger in der Minute. Diese Infusion kann 24 Stunden fortgesetzt werden, so daß der Kranke ca. 5 Liter Flüssigkeit erhält.

Die Infusionsflüssigkeit ist entweder physiologische Kochsalzlösung, welche am besten so hergestellt wird, daß mit 1 Liter Wasser eine in der Apotheke erhältliche Kochsalztablette im Kolben ausgekocht wird. Neuerdings benutzen wir gern die Kochsalzpastillen nach Thies: sie bestehen aus NaCl 4,25, KCl, $CaCl_2$ āā 0,15 und werden in der klinischen Apotheke in Gießen hergestellt. Selbstverständlich können Zusätze zur Kochsalzlösung gegeben werden, so z. B. bei Gefäßkollaps 10 Tropfen Suprarenin, bei Herzschwäche Digalen usw.

Trotz der außerordentlich großen Wirksamkeit der Infusionen werden sie in der Praxis zumal von älteren Kollegen wenig angewendet. Und doch ist Technik und Anwendung zumal der rektalen und subkutanen Infusion so einfach und bequem, daß sie nicht genügend empfohlen werden kann.

Ausführliches über Transfusion und Infusion bei Dreyer, Ergebn. d. Chir. u. Orthop. Bd. 6. 1913.

Karbunkel sind eine Mehrheit ganz dicht beieinandersitzender Furunkel. Hauptsächlicher Sitz Nacken und Rücken. Handtellergroßes Infiltrat mit multiplen Eiteröffnungen. Therapie: Entweder kreuzförmige Inzision mit Zurückpräparieren der Ränder oder Totalexstirpation. Lockere Tamponade. Herzmittel, kräftige Nahrung. Achtung: Diabetes (vgl. Bd. I. S. 314)!

Vgl. Hohmeier-Magnus in Bd. I. S. 798.

Katheterismus. Bei Frauen nimmt man Glaskatheter, bei Männern 1. weiche Nélatonsche oder Tiemannsche Katheter, 2. steife Seidenkatheter mit Mercierscher Krümmung und 3. Metallkatheter. Zum Untersuchen und zum Selbstbehandeln eignet sich am besten der Tiemannsche Katheter mit Mercierkrümmung, welcher auskochbar ist. Die Verletzungsgefahr ist hierbei am geringsten. Metallkatheter sind schwerer einzuführen, verursachen leichter Läsionen und veranlassen leichter zu größerer Kraftentfaltung, welche falsch ist. Bei ganz großen Prostatahypertrophien leistet Gelys Metallkatheter die besten Dienste.

Die Gummi- und Metallkatheter sind stets durch Kochen sofort sterilisierbar. Schwierig ist aber die Forderung der Sterilität bei Seidenkathetern, wie sie häufig täglich bei Prostatikern gebraucht werden. Da ist es sehr zweckmäßig, eine Sektflasche mit einer 1‰ Hydrarg.-oxycyanat-Lösung zu füllen. Über das obere Ende des Katheters wird ein Gummiring gestreift, wie er zum Patentverschluß der Bierflaschen gehört. An diesem Gummiring, der zugleich die Flasche verschließt, hängt der Katheter in der desinfizierenden Flüssigkeit und ist jederzeit gebrauchsbereit.

Beim Katheterisieren: sauberes Operationsfeld, saubere Hände, sterile Instrumente! Reichlich Einfetten mit sterilem Öl oder Katheterpurin. Katheter wird am besten mit Gottsteinscher Zange (von G. Härtel in Breslau) eingeführt. Arzt steht an linker Seite des liegenden Patienten, faßt mit linker Hand den Penis, zieht ihn in die Höhe und führt mit der Rechten in Schreibfederhaltung den Katheter ein. Gewaltanwendung ist Kunstfehler. Grundsatz: Man wende stets zuerst ein weiches und dickes Instrument an. Bei überfüllter Blase und Sphinkterkrampf vergesse man nie Morphium! Häufig gelingt der Katheterismus im warmem Bade!

Soll der Katheter in der Harnröhre liegen bleiben, z. B. bei Harnretention, Verletzungen der Harnröhre, Harnröhrenstriktur, Blutungen, bedient man sich am besten eines Pezzerkatheters oder eines weichen Kautschukkatheters. Man achte beim Einführen darauf, daß das Auge des Katheters gerade über der Blasenmündung liegt. Nur wenn der Harn Tropfen für Tropfen abläuft, liegt der Katheter richtig. Zur Befestigung bediene man sich des Heftpflasters und einer Sicherheitsnadel, welche vor dem Orifizium quer durch den Katheter geführt wird. Unter der Nadel wird die Spitze der Glans mit Heftpflaster eingehüllt. Darauf wird ein bis zur Hälfte gespaltener Heftpflasterstreifen durch die Nadel geführt und beiderseits am Penis festgeklebt. Sodann wird ein Heftpflasterstreifen, welcher in der Mitte ca. 2 cm gespalten ist, über den Katheter gezogen, so daß er die Nadel auf ihrer Grundlage fixiert. Durch einen zirkulär angelegten Streifen werden unterhalb der Korona die einzelnen Pflasterstreifen festgehalten. Der Verweilkatheter muß nach 48 Stunden gewechselt werden.

Vgl. Abschnitt: Katheterismus in Bd. I. S. 808!

Krämpfe. Alle Krämpfe sind nur Symptome irgendeiner Erkrankung. Durch genaue Beobachtung und Untersuchung muß das ursächlich bedeutsame Leiden festgestellt werden.

Es gibt klonische (fortwährende, kurzdauernde Zuckungen) und tonische Krämpfe (langanhaltende Kontraktionen). Rein tonische Krämpfe beobachten wir besonders beim Tetanus. Ähnlich ist der Zustand bei der Tetanie, einer vielleicht durch Epithelkörperchenveränderung (Schilddrüse!) hervorgerufenen Erkrankung.

Während die Diagnose bei den tonischen Krämpfen meist in die Augen springt, bereitet sie bei den klonisch-tonischen Krämpfen bisweilen erhebliche, ja unüberwindliche Schwierigkeiten. Wir beobachten sie bei schweren Nieren- und Gehirnerkrankungen: bei Nierenerkrankung unter dem Bilde der Urämie und der Eklampsie, bei Gehirnerkrankung unter dem Bilde der Epilepsie. Die Urämie und Eklampsie sind von der Epilepsie durch die Anamnese, sowie durch den hohen Eiweiß-, vor allem aber durch den reichlichen Zylindergehalt des Urins zu unterscheiden. Der Name Epilepsie drückt nur eine besondere Form von Krämpfen aus. Unter dieser Bezeichnung steckt also eine ganze Reihe von Gehirnerkrankungen. Der epileptische Anfall nimmt direkt oder indirekt von der Hirnrinde seinen Ausgang; „Reizungen" der Hirnrinde lösen gerne Anfälle aus. Wenn die „Reizung" auf die motorische Region wirkt, werden die dortigen motorischen Zentren erregt und die von ihnen versorgten Muskelgruppen geraten in klonisch-tonische Zuckungen (Jacksonscher Anfall). Wird die Hirnrinde in der sog. „stummen" Region gereizt, können andere, vor allem allgemein epileptische Krämpfe in die Erscheinung treten. Diese Reize werden oft durch ein Trauma am Schädel gesetzt, durch einen Bluterguß, einen Knochensplitter oder eine Depression, durch Zysten oder Narbenbildung, sowie durch entzündliche oder eiterige Prozesse. Geht der Reiz stets von derselben Stelle aus, so kann ein Krampfanfall wie der andere verlaufen, sich gewissermaßen kinematographisch gleichen. Sitzt der Reiz in der motorischen Region, zeigen die Krämpfe den Jacksonschen Typus (kortikale Zuckungen in bestimmten Muskelgruppen, meist bei freiem Bewußtsein!).

In den Bereich der „traumatischen Formen" gehört auch ein großer Teil der „Reflexepilepsien". Jede Narbe an beliebiger Körperstelle soll zum Ausgangspunkt für die Krämpfe werden können. Das ausnahmsweise Vorkommen solcher Reflexepilepsien (denke bei Kindern auch an Eingeweidewürmer!) soll nicht bestritten werden. Jedenfalls ist größte Vorsicht bei dieser Diagnose geboten. Häufig werden durch solche diagnostischen Irrtümer andere Gehirnerkrankungen, vor allen Dingen aber Hysterien der richtigen Behandlung entzogen. Tumoren, die dicht unter der Hirnrinde liegen, können gleichfalls epileptische Anfälle auslösen.

Schließlich bleiben aber noch eine ganze Reihe von Epilepsien übrig, bei denen wir keine sicheren Krankheitsursachen und keine gröberen pathologischen Veränderungen im Gehirn finden. Wir sind deshalb gezwungen, aus praktischen Gründen vorläufig an der alten, rein symptomatischen Unterscheidung zwischen der „Jacksonschen", „partiellen" und der allgemeinen, genuinen Epilepsie festzuhalten. Zwischen beiden Formen gibt es außerordentlich viele Übergänge. Die Unterscheidung ist um so schwerer, weil auch die sog. genuine Epilepsie keine einheitliche Erkrankung ist, sondern auch ihrerseits eine Gruppe von Krankheitsformen darstellt.

Bei der Jacksonschen Epilepsie handelt es sich meist um klonische Zuckungen, die in ihrer gesetzmäßigen Ausbreitung durchaus auf die Rinde der motorischen Region als ihren Ausgangspunkt hinweisen. In gleicher Weise, wie dort die Zentren anatomisch angeordnet sind, verbreiten sich die Zuckungen von dem erstergriffenen Gebiet auf die benachbarten, um bei noch weiteren Fortschritten von der einen Körperseite auf die andere überzugehen und schließlich zu einem allgemeinen Krampfanfall sich auszubilden. Der konstante Beginn in einem ganz bestimmten Muskelgebiet (z. B. in einer Hand oder ganz speziell im Daumen einer Hand) zeigt dann — wenigstens mit Wahrscheinlichkeit — auf eine Entstehung durch eine umschriebene Rindenerkrankung hin. Und diese Rindenerkrankung befällt meist jenes Gebiet allein, zuerst oder am stärksten, welches beim Krampf den Anfang macht. Die Entfernung des kortikalen oder subkortikalen Herdes oder die Ausschneidung des primär krampfenden Rindenzentrums kann die Krämpfe beseitigen. In der Kategorie der Jacksonschen Anfälle überwiegen an Zahl diejenigen Kranken, welche an Hirngeschwülsten leiden, Schädelverletzungen erlitten haben oder im Anschluß an zerebrale Kinderlähmungen zu „Epileptikern" geworden sind.

Die allgemeine genuine Epilepsie charakterisiert sich gewöhnlich durch Bewußtseinsverlust und motorische Krämpfe tonischer und klonischer Art. Während des kurzen tonischen Krampfstadiums gleicht der Anfall sehr dem Tetanus; allein es besteht vollständige Bewußtlosigkeit, Konjunktival- und Korneal-Reflexe sind völlig aufgehoben, die Pupillen reagieren nicht auf Lichteinfall. Hiernach folgen dann klonische Zuckungen, welche sich in scheinbar regelloser Weise über die ganze Körpermuskulatur ausbreiten. Differentialdiagnostisch ist die Unterscheidung epileptischer von hysterischen und simulierten Krämpfen wichtig. Erblassen des Gesichts im Beginn des Anfalls, Erweiterung und Reflextaubheit der Pupillen, unwillkürliche Harn- und Stuhlentleerungen sowie der Nachweis von Zungenbissen und venösen Stauungsblutungen in Gesicht und Konjunktiven, wirkliche Bewußt- und Erinnerungslosigkeit an den Anfall sind verläßliche Zeichen der Epilepsie. Die gelungene künstliche Auslösung eines gleichen Anfalls durch suggestive Mittel (Druck auf den „großen Bauchnerven" und andere Kniffe) ist wohl das rascheste und sicherste Unterscheidungsmittel zwischen Epilepsie und Hysterie. Erwähnt sei noch, daß wir gelegentlich bei der Meningitis umschriebene tonische Krämpfe, z. B. Trismus, wie auch choreatische Bewegungen beobachten. Danielsen-Eduard Müller.

Lipom - Fettgeschwulst, kommt solitär oder multipel, bisweilen symmetrisch vor, meist im vorgerückten Lebensalter. Die Geschwulst wächst langsam und ist gutartig. Mit der Haut und der Unterlage nicht verwachsen, ganz zirkumskript, fühlt sich deutlich gelappt an, von bald weicher, bald derber Konsistenz erreicht sie oft beträchtliche Größe. Lieblingssitz im Unterhautzellgewebe, besonders an Schultern und Rücken. Die Exstirpation nach Umspritzung mit Novokain ist außerordentlich leicht. — Im Gegensatz zu dem zirkumskripten Lipom stellen die diffusen Lipome keine eigentliche Neubildung, sondern eine Zunahme des Fettgewebes dar. Man sieht sie am häufigsten am Halse = Fetthals, wo sie unter Umständen infolge des Druckes auf die Halsorgane zur partiellen Exstirpation Veranlassung geben können.

Lupus: siehe bei Hübner im Abschnitt über Haut- und Geschlechtskrankheiten.

Muskelhernie nennt man einen Zustand, bei welchem Muskelpartien aus einem Faszienspalt unter die Haut treten. Der Muskel ist unverletzt, wenn er in der Entspannung vortritt und sich bei Kontraktion zurückzieht. Tritt bei Spannung der Muskel hervor, besteht eine Zerreißung des Muskels. Dementsprechend muß entweder Faszie allein oder Muskel und Faszie genäht werden.

Nachbehandlung chirurgischer Krankheiten[1]). Es spielen bei dieser Nachbehandlung Forderungen allgemeiner Natur eine große Rolle, die zum Teil in das Gebiet der Krankenpflege fallen. In der Krankenbeobachtung und der Ausführung von Verordnungen wird der praktische Arzt nicht immer mit geschultem Personal rechnen können; er wird manche Handreichung selbst tun und den mit der Pflege betrauten Angehörigen des Patienten zeigen müssen, um sich vor Beobachtungsfehlern und falschen Maßnahmen zu schützen.

Temperaturmessung und Zählen des Pulses zweimal am Tage ist absolut notwendig bei jeder Wundbehandlung. Im allgemeinen wird die axillare Messung genügen. Sehr empfehlenswert ist das Führen einer Kurve; Notizen auf Zetteln sind unübersichtlich und gehen leicht verloren. Auf der Kurve sind auch Stuhlgang, Bäder und die Medikationen zu notieren. Alle Ausscheidungen soll sich der Arzt zeigen lassen, besonders Auswurf und

[1]) Mit Ausnahme der Nachbehandlung von Knochenbrüchen (besonderes Stichwort!).

Erbrochenes. Der Urin muß bei fieberhaften Erkrankungen ab und zu auf Eiweiß untersucht werden. Bei positivem Ausfall der Probe wird er zentrifugiert und das Sediment mikroskopisch nachgesehen.

Bei der Unterbringung des Kranken ist auf manches zu achten. Daß Heizung, Lüftung und Beleuchtung den Anforderungen der Hygiene entsprechen müssen, bedarf kaum der Erwähnung. Die Lüftung soll, wenn möglich, durch das Nebenzimmer erfolgen; eine etwa zur Beleuchtung verwandte Petroleumlampe darf nicht in der Krankenstube ausgelöscht werden. Räume mit unruhigem Tapetenmuster sind möglichst zu vermeiden. Die Temperatur soll 16—18° C betragen. Das Bett ist, mit dem Kopfende an der Wand, so aufzustellen, daß es von beiden Seiten zugänglich ist. Im Zimmer soll ein zweites Bett oder ein Ruhebett stehen; das Umbetten wird dadurch erheblich erleichtert. Eine Unterlage aus wasserdichtem Stoff mit einer zweiten Unterlage aus Leinen oder Baumwolle darüber spart sehr viel Wäsche. Federbetten zu verbieten ist falsch; wer an sie gewöhnt ist, braucht sie während einer Krankheit erst recht. Um das Aufrichten des Patienten zu erleichtern, wird am Fußende ein starker Zügel angebracht, an dem sich der Kranke selber in die Höhe ziehen kann. Das Sitzen im Bett ist sehr ermüdend ohne Rückenstütze; eine solche ist leicht zu improvisieren, indem man einen umgekehrten Stuhl unter das Keilkissen schiebt, die Lehne nach dem Fußende gerichtet, den Sitz nach abwärts. Ein Keilkissen unter den Oberschenkeln, die Schneide des Keils nach aufwärts gerichtet, kann das Sitzen im Bett ebenfalls erheblich erleichtern. Unter die Knie gehört, besonders nach Bauchoperationen, eine Rolle oder ein dickes Kissen, um die Bauchdecken zu entspannen. Eine Erhöhung des Fußendes läßt sich bequem durch ein paar Backsteine bewerkstelligen. Ein Bettisch, der über das ganze Bett geschoben werden kann, ist eine wesentliche Hilfe bei der Pflege, ebenso ein Unterschieber für die Stuhlentleerungen, eine Urinflasche und eine Schnabeltasse. Auf Anschaffung dieser Dinge ist zu dringen, sobald es sich um eine längere Bettruhe handelt. Besteht Auswurf oder Brechneigung, so ist für ein Speiglas oder eine Brechschale zu sorgen; auch tun diese bei der Mundpflege gute Dienste. Sehr bequem und für manche Zustände notwendig ist Wäsche, die nicht vorn, sondern auf dem Rücken geschlossen wird, und die sich ohne Neuanschaffungen aus vorhandenen Stücken mit geringen Änderungen herstellen läßt. Die Klingel muß dem Kranken stets erreichbar sein; wo elektrische Leitung liegt, wird die Druckbirne an der Bettdecke festgesteckt.

Eine große Rolle bei der Sorge für den Kranken spielt die Hautpflege, in erster Linie die Verhütung des Durchliegens. Stellen, die dem Druck ausgesetzt sind, müssen entlastet werden, besonders bei unbesinnlichen und stark abgemagerten Patienten. Am meisten gefährdet ist das Kreuzbein. Wenn möglich ist häufiger Lagewechsel vorzunehmen; außer der Seiten- ist die Bauchlage durchaus zu erwägen; sie wird recht oft vertragen und kann im Kampf mit dem Dekubitus eine sehr wesentliche Hilfe sein. Ist die Rückenlage nicht zu umgehen, so muß ein Luftring oder Wasserkissen beschafft werden. Beide werden häufig zu prall gefüllt und sind dann eher eine Last als eine Hilfe. Das Wasserkissen wird vor der Füllung zusammengerollt, dann läßt man warmes Wasser mit einem Trichter oder einer Gießkanne einlaufen; dabei rollt sich das Kissen auf und bleibt luftleer, was durchaus notwendig ist. Das gefüllte Kissen muß sich mit der flachen Hand eben bis auf die Unterlage durchdrücken lassen; dann ist der richtige Grad der Füllung erreicht. Im Bett soll der Verschluß nach außen hängen, um den Kranken nicht zu drücken und um bei Undichtigkeit das Bett nicht naß zu machen. Auf das Wasserkissen gehört eine Unterlage, die ganz glatt liegen muß. Jede Falte bedeutet eine große Gefahr, ebenso jede schlecht gestopfte Stelle in der Wäsche und jeder Krümel, der etwa ins Bett gefallen ist. Auch beim Luftring ist darauf zu achten, daß der Verschluß nicht drückt; auch hier ist eine Unterlage zu verwenden, da der Gummi auf die Dauer die Haut sehr angreift. Die Fersen sind am besten durch Watteringe zu entlasten, die sich leicht im Hause herstellen lassen.

Die Haut muß sehr sorgfältig gepflegt werden. Abreibungen mit Alkohol, Franzbranntwein, Essigwasser oder Zitronenscheiben sind zweckmäßig. Ist die Haut erst rot oder ist gar bereits Dekubitus eingetreten, so ist nach den bewährten Regeln zu verfahren; Zinkpaste und feuchte Verbände, Trockenbehandlung mit Puder, je nach dem Stadium des Prozesses.

Die übrige Körperpflege muß ebenfalls mit großer Sorgfalt betrieben werden. Häufige Teil- oder Vollbäder, häufiger Wäschewechsel, bei dem die frischen Stücke gut vorzuwärmen sind, peinlichste Sauberkeit der Mundhöhle, möglichst täglich Stuhlentleerung, falls die Krankheit nicht eigene Indikationen stellt, — das alles sind Dinge, um die sich der Arzt unter allen Umständen selber kümmern muß.

Daß er den Zustand einer Wunde persönlich überwacht, versteht sich von selbst, und hier kann in der Nachbehandlung viel Gutes und viel Böses geschehen.

Die aseptische Wunde macht bei normalem Verlauf sehr wenig Mühe. Am 7. Tage werden die Fäden entfernt, bis dahin ist keinerlei Verbandwechsel nötig, wenn nur die Wunde gut abgeschlossen und so die nachträgliche Infektion verhütet ist. Am besten ist es, nach einer aseptischen Operation die Verbandstoffe zuerst mit Heftpflaster festzukleben und dann eine Binde darüber zu legen. Dieser Verband muß sorgfältig kontrolliert werden, ob er sich verschiebt, und bleibt bis zum 7. Tage unberührt, wenn alles in Ordnung ist. Treten Störungen auf, so wird er früher entfernt. Auch zum einfachsten Verbandwechsel müssen Instrumente ausgekocht sein; eine Kornzange zum Entnehmen der frischen Verbandstoffe, eine Pinzette und eine Schere genügen vollkommen. Nach Entfernung des alten Verbandes wird der Knoten der Naht gefaßt und leicht angezogen; dadurch hebt sich der Faden von der Haut ab. Dann wird die Naht dicht an der Haut durchschnitten und herausgezogen. Die Stichkanäle sind als offene Wunden zu betrachten und zu behandeln. Die junge Narbe wird mit Jodtinktur bestrichen und für 2 bis 3 Tage mit einem Schutzverband bedeckt. Dann sind die Stichkanäle verschlossen und der Wundprozeß kann als abgelaufen angesehen werden.

Weder die Wunde noch die Verbandstoffe dürfen mit den Fingern berührt werden. Bei aseptischen wie bei unsauberen Wunden wird lediglich mit Instrumenten hantiert. Einmal würde das Desinfizieren der Hände vor jedem Verbinden zu viel Zeit erfordern. Dann aber ist erfahrungsgemäß das Anfassen infektiöser Stoffe eine große Gefahr für die Asepsis; die einmal verunreinigten Hände beherbergen und verschleppen die anhaftenden Keime sehr lange. Im übrigen ist das „fingerlose“ Arbeiten beim Verbinden lediglich Gewohnheitssache. Wer sich von Anfang an in diesem Sinne schult, wird sehr bald gar nicht mehr in die Versuchung kommen, mit den Fingern zuzufassen.

Als Verbandstoffe für die Wunde genügen Mull und Zellstoff; Watte ist lediglich zum Polstern notwendig. Der Zellstoff ist ein vollwertiger Ersatz, saugt besser auf als die Watte und kostet nur etwa ein Drittel. Man hält sich den Zellstoff vorrätig teils in Rollen von verschiedener Breite, teils in abgepaßten verschieden großen Kissen, die in ein bis zwei Lagen Mull eingeschlagen sind. In dieser Form können die Kissen unmittelbar auf die Wunden gelegt werden. Ein Instrumentenkocher ist ja heutzutage in jeder Praxis vorhanden. Für diese Kocher gibt es kleine Trommeln, deren Inhalt während des Auskochens der Instrumente im strömenden Dampf sterilisiert wird. In diese Trommeln kommen lose Tupfer, kleine Kompressen, Mullstreifen zum Austamponieren und Zellstoffkissen verschiedener Größe. Die ausgekochten Instrumente werden mit einer Kornzange dem Kocher entnommen und in ein Handtuch gepackt, das ebenfalls vorher in einer der Trommeln sterilisiert worden ist. Dies Paket ausgekochter Instrumente und die aseptische Trommel werden mitgenommen, wenn in der Praxis Wunden zu verbinden sind. Will man zum Tamponieren antiseptische Gaze benutzen, so ist dagegen nichts einzuwenden. Jodoform- oder die geruchlose Vioformgaze können gebraucht werden, sind jedoch in der Praxis entbehrlich; sie komplizieren den Betrieb, und der Vorteil ist sicher verhältnismäßig gering.

So einfach es ist, eine aseptische Wunde nachzubehandeln, so schwierig ist dies bei einer infizierten Wunde, sei es, daß die Infektion von vornherein bestanden hat, wie bei den meisten Gelegenheitswunden, oder daß eine aseptische Operationswunde nicht keimfrei geblieben ist. Besonders der letztere Fall erfordert große Aufmerksamkeit, damit der richtige Zeitpunkt des Eingreifens nicht verpaßt wird. Kurve und Allgemeinbefinden geben die ersten Warnungssignale. Puls und Temperatur steigen an, meist langsam und ohne stürmische Erscheinungen. Der Kranke gibt an, es sei ihm nicht gut, er habe klopfende Schmerzen in der Wunde; Schlaf und Appetit leiden. Besichtigt man die Wunde, so sieht man häufig im Anfang gar nichts, später ist die ganze Gegend rot, heiß und geschwollen; besonders stark gereizt sind die Stichkanäle. Schon früh ist die Wunde oder ihre nächste Umgebung umschrieben druckempfindlich, oft sind die regionären Lymphdrüsen geschwollen und schmerzhaft.

Ist auf diese Weise die Infektion einer Wunde festgestellt, so darf mit der breiten Eröffnung nicht gezögert werden. Die Nähte werden entfernt, dann die Ränder mit Kornzange, Pinzette oder Schere stumpf auseinander gedrängt. In den allermeisten Fällen wird in irgendeiner Schicht Eiter erscheinen. Manchmal sieht man nur Ödemflüssigkeit abfließen, sieht hier und da kleine nekrotische Herde im Fettgewebe. Auch in diesem Falle ist die Eröffnung nicht überflüssig gewesen; es wäre doch zur Eiterung gekommen. Aber auch wenn sich gar nichts findet, wenn die Wunde bis in die Tiefe hinein sauber ist, bedeutet eine unnötige Eröffnung kein Unglück, wenn sie nur unter aseptischen Kautelen erfolgt ist. Die Ränder legen sich sehr bald wieder zusammen, und die Heilung erleidet keine oder doch keine nennenswerte Verzögerung. Es gibt da mancherlei Momente, die den Arzt irreführen können. Eine Fiebersteigerung kann auch von einer Angina oder einer Bronchitis herrühren, und ehe man eine Wunde eröffnet, wird man versuchen, diese Erkrankungen auszuschließen.

Hat sich eine Infektion der Wunde durch den Befund im Gewebe bestätigt, so ist bei der weiteren Behandlung die Wunde genau so anzusehen wie eine primär infizierte. Die beiden wichtigsten Punkte dieser Therapie sind die Sorge für ausreichenden Sekretabfluß und die Ruhigstellung.

Die Ableitung des Wundsekretes erfolgt durch Drainage und Tamponade. In die tiefste Stelle der Wunde hinein, in die äußerste Tasche oder Nische wird das Drain gestellt, das in der Regel aus Gummi besteht und an den Seiten gelocht ist. Das Gummidrain hat den großen Vorteil, daß es sich in der erforderlichen Länge zurechtschneiden und nach Bedarf kürzen läßt. Auch Glasdrains sind sehr brauchbar, besonders dort, wo die Gefahr besteht, daß das Rohr zusammengedrückt wird. Neben das Drain wird ganz locker Mull gestopft, um es in seiner Lage zu erhalten. Praktisch und bei der Drainage der großen Körperhöhlen absolut erforderlich ist es, das Rohr mit einer Sicherheitsnadel an dem Hineinschlüpfen zu verhindern.

In der Nähe großer Gefäße soll von der Drainage kein Gebrauch gemacht werden. Die Gefahr der Druckusur und der tödlichen Blutung ist durchaus ernst zu nehmen. In diesen Gegenden muß man mit der Tamponade auskommen. Sie ist in Mißkredit geraten, weil sie häufig falsch angewendet wurde: es handelt sich natürlich nicht um ein festes Ausstopfen der Wundhöhle, sondern um ein ganz lockeres Hineinstecken eines Dochtes von sterilem Mull oder Vioformgaze. Diese Form der Wundversorgung, die man zweckmäßig die „kapilläre Drainage“ nennt, ist durchaus gut und richtig. Sie leitet die Sekrete nach außen ab, und die Verhaltung hinter dem Tampon ist kein allzu häufiges Ereignis.

Tritt es ein, steht irgendwo in einer Wunde Eiter, der keinen Abfluß hat, so äußert sich das sofort im Allgemeinbefinden und auf der Kurve. Die Temperatur, die nach Spaltung einer Phlegmone, eines Abszesses, nach Eröffnung einer infizierten Naht prompt abgefallen ist, steigt wieder an, die Wunde brennt und klopft, die nächste Umgebung ist druckempfindlich. Stürzt nach Entfernung des Drains oder des verstopften Drains der retinierte Eiter hervor, so ist das Übel wieder behoben. Sitzt die Verhaltung jedoch tiefer in einer verklebten Bucht oder in einer Tasche, die sich erst später gebildet hat, ist der Eiter der Schwere folgend oder einer Gefäßscheide, einem Muskelinterstitium entlang, gewandert, so ist es manchmal gar nicht leicht, ihn zu finden und abzuleiten. Vorsichtiges Tasten mit der geschlossenen Kornzange führt häufig zum Ziele.

In manchen Fällen empfiehlt es sich, den verhaltenen Eiter nicht von der Wunde aus aufzusuchen, sondern von einer Stelle außerhalb, nämlich dann, wenn sich entfernt von der Wunde eine umschriebene Druckempfindlichkeit, Schwellung und Rötung oder gar Fluktuation nachweisen läßt. Eine solche Gegeninzision spart häufig einen großen Schnitt und tut denselben Dienst wie eine breite Spaltung.

Besonders dringend nötig wird die Revision einer infizierten Wunde, wenn die Entzündung progredient ist, wenn eine Phlegmone in der Umgebung oder eine aufsteigende Lymphangitis hinzutritt. Dieser Zustand ist sehr viel ernster zu nehmen als eine einfache Retention, und breite Spaltungen sind in der Regel unumgänglich. Auch auf später auftretende Abszesse im Verlauf der entzündeten Lymphbahnen ist sorgfältig zu achten. Sind Gelenke infiziert, so gehört der Patient in ein Krankenhaus. Die Entscheidung, wann ein Gelenk eröffnet oder rezesiert, wann ein Glied abgesetzt werden muß, gehört zu den schwersten Aufgaben der großen Chirurgie. Kommt es zur Allgemeininfektion, zur Sepsis, so ist diese nach den üblichen Regeln zu behandeln.

Die Nachbehandlung einer septischen Wunde stellt an das ärztliche Wissen und Können die allerhöchsten Anforderungen, weil sich allgemeine Regeln nicht aufstellen lassen. Dagegen ist das Weiterbehandeln mancher an sich größerer chirurgischer Krankheitsbilder deshalb leichter, weil sich für sie ein gewisses Schema fixieren läßt. Dahin gehört die Laparotomie, wie sie der Arzt häufig genug in Gestalt einer Appendektomie, einer Herniotomie, einer Gallenblasenoperation zur Nachbehandlung bekommen wird.

Für das glatt verlaufende Krankenlager gelten ganz bestimmte Regeln. Der Patient kommt in das gut vorgewärmte Bett mit flacher Rückenlage und einem Kniekissen unter den Oberschenkeln. Läßt man die Wärmflaschen im Bett, so ist sehr darauf zu achten, daß sie sorgfältig eingewickelt sind, da sonst schwere und schlecht heilende Verbrennungen entstehen können. Solange Brechneigung vorhanden ist, bekommt der Kranke nichts zu trinken. Nur die Lippen dürfen angefeuchtet werden. Bei schwerem Blutverlust oder großem Durstgefühl wird die Flüssigkeitszufuhr durch Tropfeneinläufe ins Rektum, oder, falls diese nicht gehalten werden, durch subkutane Kochsalzinfusionen hergestellt. Ist die Brechneigung vorüber, so wird teelöffelweise kalter Tee gegeben, bei dem es auch für den ersten Tag nach der Operation bleibt. Schon gegen Ende der ersten 24 Stunden wird mit dem Versuch begonnen, den Darm in Gang zu bringen: kleine Einläufe von 150—200 ccm lauwarmen Wassers oder eine kleine Glyzerinspritze von 5 ccm, das Darmrohr für 10—20 Minuten mehrmals am Tage, und schließlich die Heißluft, deren Wichtigkeit bei der Nachbehandlung von Laparotomien gar nicht genug betont werden kann. Praktisch und sauber sind die Lichtbügel, die mit Stechkontakt an die elektrische Leitung angeschlossen werden. Es erfüllen jedoch auch die Heißluftkästen mit Spiritus- und Gasbetrieb durchaus ihren Zweck, und ihre Anschaffung dürfte in der Praxis lohnen, zumal sie auch bei Rheumatismus gute Dienste leisten, bei der Nachbehandlung der Knochenbrüche eigentlich unentbehrlich sind. Die Heißlufttherapie wird am ersten Tage nach der Laparotomie begonnen, einmal um die erste Peristaltik anzuregen, dann aber, um später die Bildung von Adhäsionen zu verhüten. Daß niemals Opium nach Bauchoperationen gegeben werden darf, versteht sich wohl von selbst. Dagegen ist eine subkutane Injektion von 0,01 g Morphium am Abend der Operation und vielleicht noch am nächsten Abend in der Regel nicht zu umgehen. Sind nach 24 Stunden die ersten Winde abgegangen, ist am zweiten Tage der erste Stuhlgang erfolgt, so schreitet die Rekonvaleszenz schnell vorwärts. Schon am 2. Tage kann etwas Suppe gegeben werden, etwas Apfelmus, allenfalls ein weiches Ei; vom 3. Tage ab Kartoffelbrei, Weißbrot, leichtes Gemüse wie Spinat oder Spargel, auch etwas Fleisch: Geflügel, Kalbsmilch, Gehirn; vom 4. Tage ab eine leichte volle Kost. Drängt der Kranke sehr aus dem Bett oder ist es ein alter Mensch, bei dem man wegen der Pneumoniegefahr ein längeres festes Krankenlager fürchtet, so ist gegen ein kurzes Aufstehen vom 3. oder 4. Tage an nichts einzuwenden. Als normaler Termin für das Aufstehen hat der 7. oder 8. Tag zu gelten, wenn die Fäden entfernt und die eigentliche Wundbehandlung abgeschlossen ist, wenn der Darm in Gang und der Kranke über die Folgen der Narkose hinweg ist. An 4 Wochen Schonzeit muß nach jeder unkomplizierten Laparotomie festgehalten werden.

Ist die Operation nicht aseptisch gewesen oder tritt im Verlauf der Nachbehandlung Fieber auf, so ist nach den allgemeinen Regeln der Wundbehandlung bzw. der Peritonitisbehandlung zu verfahren. War die Wunde von vornherein tamponiert, so bleibt der erste Tampon 48 Stunden liegen und wird dann sehr vorsichtig gelockert. Unter täglichem Verbandwechsel werden die ersten Drains und Tampons mit größter Schonung bis zum 5. oder 6. Tage gänzlich entfernt und im Bedarfsfalle durch neue ersetzt. Bei Appendiziten, die nicht entfiebern wollen, ist an die Möglichkeit eines weiter entfernten Abszesses zu denken. Häufig liegt er auf der linken Seite oder im Douglas und kann durch die Bauchdecken oder von der Vagina oder dem Rektum aus eröffnet und drainiert werden. In der weiteren Behandlung ist, wie bei allen infizierten Wunden, von warmen Bädern ausgiebiger Gebrauch zu machen. G. Magnus-Marburg.

Lit.: Behrend, Die Nachbehandlung nach chirurgischen Eingriffen. Springer, Berlin 1914. Preis 3,40 M. — Reichel, Lehrbuch der Nachbehandlung nach Operationen. Bergmann, Wiesbaden. Preis 12 M.

Nachbehandlung von Knochenbrüchen. Das Ziel der Frakturbehandlung ist, anatomisch und funktionell möglichst die alten Verhältnisse wieder herzustellen, und der Wege zu diesem Ziele sind vier: 1. die funktionelle Therapie, 2. der fixierende Verband, 3. die Extensionsmethode, 4. die blutig operative Behandlung der Fraktur. Für sich allein oder miteinander kombiniert sind alle vier Methoden imstande, Gutes zu leisten. Alle aber stellen an die Sorgfalt der Nachbehandlung ganz besonders hohe Ansprüche.

1. Die funktionelle Therapie bedeutet ein Extrem: sie verzichtet auf das anatomische Resultat zugunsten der Funktion. In dieser Form ist die Methode für die Praxis nur in den Fällen brauchbar, in denen überhaupt keine oder eine nur ganz unerhebliche Dislokation besteht, so bei manchen Brüchen der unteren Radiusepiphyse, des äußeren Knöchels, der Klavikula.

Im übrigen ist die funktionelle Behandlung eine wesentliche und absolut notwendige Komponente aller anderen Verfahren.

Sie besteht in Massage und Bewegungsübungen; ihr Sinn ist der, daß die Stoffe, die an der Stelle der Fraktur außer Kurs geraten sind, dem Körper wieder zugeführt werden, und daß Muskelatrophien und Kontrakturen unterbleiben. Sobald die anatomischen Verhältnisse es zulassen, d. h. sobald eine wesentliche Verschiebung der Bruchenden nicht mehr zu befürchten ist, wird mit der Behandlung begonnen. Die Massage überspringt im Anfang die Bruchstelle, umfaßt im übrigen das ganze Glied und besteht in der Hauptsache in Streichmassage. Die Bewegungsübungen sind sowohl aktive wie passive und sollen alle Gelenke und Muskelgruppen des verletzten Gliedes berücksichtigen. Als Maßstab, ob man zu energisch vorgegangen ist, kann die Angabe des Kranken gelten, daß ihm die Behandlung Schmerzen mache. Die Sitzungen dauern 15—20 Minuten und sollen täglich vorgenommen werden.

2. Der fixierende Verband ist in der Praxis die herrschende Methode für eine große Reihe von Frakturen. Fast alle Brüche der oberen Extremität und alle Knöchelfrakturen können so behandelt werden, und bei richtiger Nachbehandlung sind die Resultate ideal. Die beiden Verfahren sind die Fixation auf der Schiene und der zirkuläre Gipsverband.

Für die Herstellung der Schiene ist jedes Material recht: Pappe, Holz, Blech oder Draht, am besten in der Form einer Kramerschen Schiene. Sehr praktisch ist die Gipsschiene. die kein Halten von großen Vorräten erfordert, gut transportabel ist und immer paßt. Entweder wird etwas Gipsbrei angerührt, ein Streifen Tragmaterial — Hanf, Jute, Sackleinewand — eingetaucht und anmodelliert, oder man legt eine angefeuchtete Gipsbinde in der erforderlichen Länge auf ebener Unterlage 20—30 mal hin und her, streicht diese Schiene glatt an und drückt sie in weichem Zustand an das zu fixierende Glied. Für die Brüche des Unterarmes, im besonderen für die typische Radiusfraktur, ist diese Gipsschiene ein sehr empfehlenswertes Verfahren.

Ein sehr wichtiger Punkt bei jedem fixierenden Verband ist die Polsterung. Alle vorspringenden Knochenteile müssen sorgfältig mit Watte bedeckt werden, ehe die Schiene angelegt wird. Und klagt der Kranke über Druck, so beruhige man ihn und sich nicht damit, daß er sehr empfindlich sei und sich schon daran gewöhnen würde, sondern wickle die Schiene ab und sehe nach. In den allermeisten Fällen hat der Patient recht, und mindestens eine schlaflose und sehr qualvolle Nacht oder aber Druckstellen und Dekubitalgeschwüre sind die schweren Folgen, wenn der Arzt die kleine Mühe des Nachsehens scheut.

Sitzt der Schienenverband gut, so kann er im Anfang mehrere Tage liegen bleiben. Im allgemeinen wird er ja nur dort Verwendung finden, wo die Dislokation gering ist. Nach 3—5 bis allenfalls 7 Tagen wird der erste Verband entfernt und mit der funktionellen Behandlung begonnen. Anfangs wird die Schiene bis zur nächsten Sitzung wieder angewickelt, und ganz allmählich, etwa vom Anfang der 3. Woche an, wird die Fixation lockerer, um in der 4.—5. Woche ganz aufzuhören. Ist die Nachbehandlung sorgfältig durchgeführt, so ist gleichzeitig mit der Konsolidierung auch die Resorption des Blutergusses und die Wiederherstellung der Funktion erreicht: die Gelenke sind beweglich, Muskeln und Sehnen arbeiten ungestört.

Der zirkuläre Gipsverband hat eine andere Indikationsstellung und dementsprechend will auch die Nachbehandlung anders gehandhabt werden. Er wird dort zur Anwendung kommen, wo ein fixierender Verband zwar ausreichend erscheint, wo aber doch mit einer Neigung zur Redislokation zu rechnen ist. Je größer diese Gefahr ist, desto länger soll der Gipsverband liegen, jedoch niemals über den Anfang oder spätestens das Ende der 3. Woche hinaus. Im Zweifelsfalle kann der Grundsatz gelten, daß häufiger durch zu langes Liegenlassen Schäden entstehen als durch zu frühes Abnehmen des Verbandes.

Der zirkuläre Gipsverband ist in der Praxis kein ganz ungefährliches Verfahren. Druckstellen kommen vor, und irgendwelchen Klagen des Kranken nach dieser Richtung muß auf das Sorgfältigste nachgegangen werden. Prinzipiell soll der Arzt nach Anlegung eines Gipsverbandes im Laufe der nächsten 24 Stunden den Kranken noch einmal besuchen und sich davon überzeugen, daß die abhängigen Teile — Zehen oder Finger — weder blau, noch blaß sind und frei bewegt werden können; auch auf abnorme Sensationen ist zu achten. Die Gefahr des Dekubitus, der ischämischen Lähmungen, ja der Gangrän darf nicht unterschätzt werden. Für die Praxis muß deshalb auch davor gewarnt werden, auf Trikotstrumpf oder gar auf die bloße Haut zu gipsen. Eine reichliche Polsterung ist unerläßlich. Graue Watte wird in mehrfacher Lage aufgelegt und mit einer Mull- oder Kalikobinde stramm angewickelt. Darüber wird dann gegipst. Der Zusatz von Alaun zum Wasser ist ebenso überflüssig wie die Stärkeimprägnierung der Gipsbinden oder das Einlegen von Metallschienen oder Schusterspan in den Verband. Will man eine Stelle besonders verstärken, so tun die oben beschriebenen Gipsschienen gute Dienste, die dem Verbande an der gefährdeten Stelle eingefügt werden.

Liegt der Gipsverband gut, so bleibt er unberührt, bis im Verlauf der 3. Woche mit einer Verklebung der Bruchenden gerechnet werden darf. Ist der Bruch dann nach Abnahme des Verbandes noch ganz beweglich, so wird ein neuer Gipsverband für weitere 14 Tage angelegt. Sind die Bruchenden bereits fixiert, so ist es Zeit, mit der funktionellen Behandlung zu beginnen. Die Entfernung des Verbandes geschieht am besten so, daß er als Hülse oder Lade weiter benutzt werden kann. Zu diesem Zwecke wird er an beiden Seiten mit der Gipsschere vorsichtig aufgeschnitten. Man kann dann die beiden Hälften wieder zusammenwickeln oder die hintere allein als Schiene weiter gebrauchen. Dieser offene Gipsverband wird nun täglich entfernt, das verletzte Glied mit Massage und Bewegungen, mit Heißluft und heißen Bädern behandelt, bis der Bluterguß resorbiert ist, bis alle Gelenke, Muskeln und Sehnen wieder ungestört arbeiten.

Gleichzeitig wird die Fraktur fest, die Fixation hört allmählich auf. Die nächste wichtige Frage ist die, wann ein gebrochener Knochen gebraucht und belastet werden darf. Besonders schwierig ist diese Entscheidung naturgemäß an der unteren Extremität. Wird einerseits die Fixation fehlerhafterweise häufig zu lange fortgesetzt, so wird andererseits zweifellos sehr oft mit der Belastung zu früh begonnen. Ein schlechtes Endresultat ist die notwendige Folge. Solange der Bruch auch nur noch eine Spur federt, darf der Knochen nicht belastet werden. Ist man unsicher, so kann man sich mit einem leichten Gehgipsverbande helfen, der 14 Tage liegen bleibt.

3. Die Heftpflasterextensionsbehandlung ist auch in der Praxis für alle Frakturen im Bereich der Diaphyse an der unteren Extremität das Normalverfahren. Auf die rasierte Haut werden zwei Längsstreifen geklebt, welche die ganze Länge des Gliedes einnehmen, also bei tief sitzenden Brüchen über die Frakturstelle hinausgreifen. Diese beiden Längsstreifen werden durch Spiraltouren befestigt, die das Glied in steilen Gängen umkreisen. Dann wird der ganze Verband mit einer Mull- oder Stärkebinde umwickelt. Vorspringende Knochenteile wie Schienbeinkante und Knöchel sind vorher sorgfältig gepolstert worden. Unten wird der Längsstreifen durch ein Spreizbrett auseinander gehalten, an diesem greift der Zug an. Quer- und Rotationszüge werden nachträglich nach Bedarf angebracht, um eine etwa bestehende Dislokation auszugleichen. Das Bein wird in eine Schwebe gehängt oder auf glatte Unterlage gelegt, in beiden Fällen möglichst in Semi-

flexionsstellung. Der Gegenzug wird durch Hochstellen des Bettes bewirkt; ein paar untergelegte Ziegelsteine erfüllen diesen Zweck vollkommen. Bei Kindern wird die Extension am besten in vertikaler Richtung angebracht; die kleinen Patienten vertragen diese Lage sehr gut und der Verband bleibt sauberer.

Auch der Streckverband bringt gewisse Gefahren. Einmal kann Dekubitus entstehen, und zwar sind die Schienbeinkante, die Knöchel und die Achillessehne besonders gefährdet. Dann aber besteht die Neigung zu ganz bestimmten Deformitäten. Das ist in erster Linie der Spitzfuß bei allen Streckverbänden an der unteren Extremität, ferner das Genu valgum, das Crus recurvatum und der Plattfuß bei den Brüchen im Bereich des Knies, der Unterschenkeldiaphyse und der Knöchelgegend.

Über die Höhe der Belastung lassen sich prinzipielle Regeln nicht aufstellen. Der Zweck des Zuges ist der Ausgleich der Dislokation, und ob dieser Zweck erreicht ist, muß dauernd mit dem Auge, dem Bandmaß, und, wenn möglich, der Röntgenplatte kontrolliert werden. Im Mittel sind 10 bis 25 kg gebräuchliche Belastungen für die Brüche der unteren Extremität beim Erwachsenen. Auch über die Dauer ist Prinzipielles nicht zu sagen. Im allgemeinen wird der Bruch im Verlauf der 4. Woche so weit konsolidiert sein, daß die Extension aufgegeben werden kann. Von da ab genügt leichte Fixation auf der Schiene kombiniert mit funktioneller Behandlung. Massage und Bewegungstherapie soll jedoch auch schon während der Extension getrieben werden, soweit sich das durchführen läßt. Erst wenn die Fraktur vollkommen fest ist und keine Spur mehr federt, darf an die Belastung gedacht werden. Beim Erwachsenen ist es gewöhnlich im Laufe der 7. bis 9. Woche so weit. Die Schenkelhalsbrüche brauchen erheblich länger; diese sollen vor Ablauf eines Vierteljahres nicht belastet werden, und auch dann empfiehlt es sich, den Patienten für die nächsten 9 Monate einen Schienenhülsenapparat tragen zu lassen. Das letztere gilt auch für die Brüche im Bereich des Kniegelenks; hier erfordert die Neigung zur Valgusstellung das Tragen des Apparates. Bei den Frakturen in der Nähe des Knöchelgelenks muß dem Kranken eine Plattfußeinlage gegeben werden, sobald er den verletzten Fuß belasten soll.

An der oberen Extremität spielt die Extension eine geringe Rolle. Manche Brüche der Oberarmdiaphyse lassen sich ambulant mit Streckverband behandeln, doch ist für die Praxis im allgemeinen der Triangelverband empfehlenswerter, so früh wie irgend möglich kombiniert mit Übungstherapie und Massage.

Die Überleitung zur operativen Frakturbehandlung bildet die Nagelextension. Sie ist überall dort am Platze, wo die Heftpflasterextension indiziert, aber nicht ausführbar ist, z. B. bei großen Wunden, starkem Fettpolster oder Neigung zu Ekzem. Die Nagellöcher bilden eine Gefahr, da hier ein Fremdkörper die Verbindung zwischen Außenwelt und Knochen herstellt. Die Wunden müssen deshalb sorgfältig vor Infektion geschützt werden. Die Höhe der Belastung ist bei der Nagelextension geringer, weil der Zug direkt am Knochen angreift und deshalb wirksamer ist. Die Dauer der Extensionsbehandlung kann 4—5 Wochen betragen, falls nicht große Schmerzen oder eine eingetretene Infektion ein früheres Entfernen notwendig macht.

4. Die blutige Frakturbehandlung ist eine Methode, die in der Praxis keine Anwendung finden wird. Alle Operationen an gebrochenen Knochen — sei es, daß man ein störendes Fragment entfernen oder Bruchenden zusammenstellen will — sind große und technisch sehr schwere Eingriffe, die außerdem an Asepsis und Assistenz sehr erhebliche Anforderungen stellen.

Auch die Nachbehandlung ist schwierig, weil zwischen zu früher und zu später Mobilisierung des gebrochenen Gliedes gerade hier der Mittelweg nicht leicht zu finden sein wird. Früh bewegen und spät belasten muß auch hier als Grundsatz gelten. In der Regel wird am 3.—5. Tage mit ganz vorsichtigen Bewegungen begonnen werden können, mit Massage erst, wenn es die Wunde erlaubt, also nicht vor dem 10. Tage. Die Fixation zwischen den Sitzungen soll sehr lange fortgesetzt werden, da häufig bei blutig operierten Frakturen die Kallusbildung verlangsamt ist.

Lit.: Böhm, Leitfaden der Massage. Enke, Stuttgart. Preis 3,60 M. — Gocht, Anleitung zur Anfertigung von Schienenverbänden. Enke, Stuttgart. Preis 1,20 M. — Helferich, Atlas und Grundriß der traumatischen Frakturen und Luxationen. Lehmann, München. Preis 12 M. — Hoffa, Technik der Massage. Enke, Stuttgart. Preis 4 M. — Lewy, Die ärztliche Gipstechnik. Enke, Stuttgart. Preis 8,20 M. — Scholz, Grundriß der Mechanotherapie (Massage und Gymnastik). Fischer, Jena. Preis 4 M. — Zabludowski, Technik der Massage. Thieme, Leipzig. Preis 5 M.

G. Magnus - Marburg.

Narbenkontrakturen sehen wir häufig nach ausgedehnten Wunden, zumal in Gelenkgegenden entstehen. Am bekanntesten sind die Kontrakturen nach Verbrennungen, wo sie ganz erheblichen Umfang erreichen können, ferner nach Inzisionen bei Sehnenscheidenphlegmonen.

Therapie: Versuch mit Thiosynamininjektionen (Thiosynamin 4,0, Glyzerin 4,0, Aq. dest. 40,0) alle 3—4 Tage eine Einspritzung, daneben Heißluftbehandlung und passive Dehnung. Wo kein Erfolg, Exzision des Narbengewebes und Kutistransplantation.

Naht. Die Naht dient zur Vereinigung wunder Flächen: Haut, Sehnen, Knochen, Gefäße, Darm, sowie aller inneren Organe. Nahtmaterial ist Seide, Silkworm, Zwirn, Katgut; Draht. Nahtmaterial muß steril sein. Die jetzt noch gebräuchlichsten Nähte sind die Knopfnaht und die fortlaufende Naht. Wo die Wunde nicht mit Sicherheit keimfrei ist, verzichte man auf primäre Naht, allenfalls lege man wenige Fixationsnähte. In den letzten Jahren haben sich für die Hautnaht die Michelschen und die Herffschen Wundklammern sehr eingebürgert. Zumal in der Verletzungschirurgie sind die ersteren sehr zu empfehlen.

Lit.: Kocher, Chirurgische Operationslehre. Fischer, Jena.

Nervenpfropfung ist ein Operationsverfahren, bei welchem ein peripherer verletzter oder erkrankter Nerv mit einem benachbarten unverletzten Nerven verbunden wird, sei es durch seitliche Annäherung, sei es durch Einfügung in einen Schlitz. Bei Verletzung großer Nerven wird dieses Verfahren dort, wo eine direkte Vereinigung der Nervenenden nicht erfolgen kann, häufig ausgeführt, aber auch bei Lähmungen z. B. bei Fazialislähmungen Vereinigung mit dem Akzessorius oder Hypoglossus. Bis zu Wiederkehr der Funktion vergeht meist ½—1 Jahr bei gleichzeitiger Faradisation und Bewegungsübungen.

Lit.: Auerbach, Die chirurgischen Indikationen in der Nervenheilkunde. Springer, Berlin. Preis 6,40 M. — Enderlen und Kneuer, Münch. med. Wochenschr. 1915. Nr. 49. — v. Hofmeister, Beitr. z. klin. Chir. 1915. Bd. 96.

Osteoklase ist eine Operation, bei welcher pathologisch verkrümmte oder nach einem Knochenbruch schlecht verheilte Knochen gewaltsam gebrochen und in ihrer richtigen Stellung fixiert werden. Diese Operation wird entweder mit den Händen ausgeführt, indem man den Knochen wie einen Stab biegt und bricht, oder man bedient sich, um die einwirkende Kraft besser lokalisieren zu können, eines Lorenzschen Osteoklasten.

Osteom. Die Knochengeschwülste sind in der Regel langsam wachsende, gutartige Tumoren, oft von entzündlichen und einfach hyperplastischen Knochenneubildungen nicht zu unterscheiden. Osteome unterscheidet man in Exostosen, welche vom Periost, und Enostosen, welche vom Mark ausgehen. Während die bindegewebigen Exostosen nicht häufig sind und besonders am Schädeldach und den Gesichtshöhlen sitzen, sind die kartilaginären Exostosen gar nicht selten. Diese, meist an der Metaphyse der langen Röhrenknochen aufsitzenden Geschwülste haben recht verschiedene Formen: rund, keilförmig, kammförmig, blumenkohlartig. In vielen Fällen treten sie multipel auf. Echte Enostosen sind selten und treten am häufigsten in der Diploe der Schädelknochen auf. Behandlung: bei Funktionsstörungen Exstirpation.

Osteomyelitis (Ostitis, Periostitis) acuta ist die akute eitrige Entzündung des Knochens, der Knochenhaut und des Knochenmarkes. Sie wird durch sämtliche Arten pyogener Mikroorganismen hervorgerufen, ganz besonders häufig durch den Staphyl. pyogenes aureus. Zu Entstehung der Knochenentzündung bedarf es nach Payr einer dreifachen Voraussetzung.

1. Anwesenheit von pathogenen und virulenten Mikroorganismen in größerer Zahl an einer Stelle des Körpers, also ein primärer Krankheitsherd.

2. Von diesem Krankheitsherde aus muß eine Invasion der Mikroorganismen in die Blut- oder Lymphbahn stattfinden.

3. Es müssen die in das Knochensystem hineingeschleuderten Mikroorganismen sich daselbst dauernd ansiedeln, weiter entwickeln und zu krankhaften Veränderungen führen.

Außerordentlich häufig wird die Entzündung durch ein Trauma ausgelöst, dessen Bedeutung für die Entstehung klinisch und experimentell feststeht. Dabei bedarf es keiner besonders starken Gewalteinwirkung, häufig genügen schon Überanstrengungen, Quetschungen usw.

Die Erkrankung beginnt mit hohem Fieber, oft mit Schüttelfrösten: Bald treten lokal am Orte der Entzündung die Zeichen einer Phlegmone auf: Schmerz, Schwellung und aufgehobene Funktion der Gelenke. Die Diagnose kann unter Umständen sehr schwierig sein. In dubio: Probepunktion oder -inzision. Die Behandlung besteht in möglichst baldiger Freilegung des Knochens und breiter Eröffnung der Markhöhle.

Ist der Abszeß spontan durchgebrochen, dann bildet sich in der Tiefe der osteomyelitische Sequester, als solcher zu erkennen 1. durch die Anamnese, 2. durch Sondierung der auf ihn führenden Fisteln. Therapie: Nekrotomie nach $1/4$ Jahr. Kontrolle durch Röntgenbild.

Lit.: Lexer, Allgemeine Chirurgie. — Payr in Wullstein-Wilms, Lehrbuch der Chirurgie.

Phlebitis ist die Entzündung einer Venenwand, übergreifend entweder direkt von einer eitrigen Entzündung aus oder durch Vermittlung einer Lymphangitis.

In solchen Fällen ist die Venenwand gelblich verfärbt und stark verdickt, stets ist der Inhalt thrombosiert. Daher besteht die Gefahr, daß die Eiterung auf dem Wege der Vene weiterwandert, oder daß kokkenhaltige Blutpfröpfe durch die Blutbahn verschleppt werden und an anderen Orten metastasierende Eiterungen hervorrufen. Die allgemeinen Zeichen der Entzündung im Gebiete einer Vene führen zur Diagnose.

Die Behandlung besteht in vollkommener Ruhe. Gehen die Entzündungserscheinungen nicht bald zurück oder nehmen sie gar zu, dann ist der abführende Venenstamm zu unterbinden ev. der erkrankte Teil zu resezieren, die Vene selbst zu eröffnen und zu tamponieren.

Prothesen für Bein und Arm. Eine sachgemäße Amputation, ein gut gepflegter Stumpf und eine richtig gebaute Prothese, — diese drei Dinge gehören dazu, einen Beinamputierten wieder zum Laufen zu bringen. Die Operation soll, wenn irgend möglich, so ausgeführt werden, daß ein tragfähiger Stumpf resultiert[1]). Pirogoff und Gritti sind die idealen Methoden. Wird mitten in der Diaphyse abgesetzt, so soll aperiostal operiert

[1]) König, Med. Klin. 1916. Nr. 21.

werden: Periost und Mark werden 1 cm weit abgeschoben und ausgelöffelt, um die lästigen und schmerzhaften Randwucherungen zu verhüten [1]). Der leider im Anfang des Krieges empfohlene einzeitige Zirkelschnitt ist wohl überall wieder verlassen. Trotzdem bleiben Fälle genug übrig, bei denen die Wunde nicht geschlossen werden konnte, oder später wieder geöffnet werden mußte; die Weichteile ziehen sich weit vom Knochen zurück, es gibt den konischen Stumpf. Oder aber die Wunde schließt sich und die Narbe liegt auf dem Knochen, drückt und neigt zu Exkoriationen. In allen diesen Fällen ist eine sorgfältige Reamputation notwendig; das Geschwür oder die Narbe wird mit möglichst geringer Opferung von Knochen umschnitten und entfernt, die Wunde plastisch gedeckt. Das beste Verfahren ist die Helmvisierplastik: ein querer Entspannungsschnitt trennt einen doppelt gestielten Lappen vom Rande der gesunden Haut ab. Der Lappen wird unterminiert, auf den Defekt geschoben und mit ein paar Nähten befestigt. Die neue Wunde läßt sich durch Zuasmmenziehen oder Transplantation decken, oder sie bleibt der Granulation überlassen. Das Resultat ist eine mit gesunder Haut bedeckte Tragfläche [2]). — Schon während der Wundbehandlung, sobald nur die akut entzündlichen Erscheinungen abgeklungen sind, ist mit der Stumpfpflege zu beginnen. Die Muskulatur wird massiert, es werden fleißig aktive und passive Bewegungen gemacht, um die Muskeln zu kräftigen und Kontrakturen zu verhindern. Der Kranke muß in Seitenlage richtige Gehübungen machen. Ist die Tragfläche erst überhäutet, so wird sie durch Beklopfen oder durch Treten gegen einen Widerstand abgehärtet. — Oft schon vor abgeschlossener Wundheilung kann man dem Amputierten sein Behelfsbein [3], [4], [5]) geben. Es besteht aus einem Korb, der zur Aufnahme des Stumpfes bestimmt ist, der Stelze und dem Fuß. Der Korb wird so angefertigt, daß zuerst eine oben reichlich überstehende Filzmanschette über den Stumpf gezogen wird. Darüber kommen mehrere Lagen von Gipsbinden. Dann wird die Stelze angesetzt, die aus Gasrohr, Holz oder Bambus besteht und oben mehrere auseinanderlaufende Spangen trägt. Diese werden auf den Gipskorb gelegt und durch weitere Gipsbindentouren befestigt. Dann wird der überstehende Filzrand umgeschlagen und ebenfalls festgegipst, und schließlich werden noch zwei Ösen angebracht, an welchen der Traggurt angreift. Bei hohen Amputationen endet der Gipsbecher oben in einem Sitzring, der besonders hinten am Tuber ischii gut anliegen muß. Die Stelze soll bei Oberschenkelamputierten von vornherein ein Kniegelenk haben, das sich feststellen läßt. Es ist wichtig, daß seine Achse etwas nach hinten verlagert ist, um ein Einknicken des Beines zu verhindern. Vorn ist ein Federzug angebracht, der das Knie beim Gehen selbsttätig streckt. Die meisten Amputierten lernen sehr bald, mit beweglichem Gelenk zu laufen. Der Fuß ist kurz, etwa der Fußwurzel entsprechend; er ist mit der Stelze ungelenkig verbunden und hat eine leicht konvex gewölbte Sohle. Dieses Behelfsbein reicht für ungefähr 4 Wochen aus, dann wird der Gipsbecher infolge Atrophie der Muskulatur zu weit und muß erneuert werden. Dasselbe wiederholt sich noch einige Male. Die definitive Prothese soll erst angefertigt werden, wenn die endgültige Herrichtung des Stumpfes mindestens 6 Monate zurückliegt. Während man die Behelfsprothese jeder Art mit Hilfe eines geschickten Schmiedes oder Schlossers herstellen kann, gehört die Ausführung des Kunstbeines in die Werkstatt des Orthopädie-Mechanikers.

So tröstlich die Erfolge der Prothesenbehandlung bei den Beinamputierten, so unerfreulich sind sie bei den Verlusten der oberen Extremität,

---

[1]) Ballner, Wiener klin. Wochenschr. 1915. Nr. 11.

[2]) Rydigier v. Ruediger, Zentralbl. f. Chir. 1916. Nr. 8.

[3]) Spitzy, Deutsche med. Wochenschr. 1916. Nr. 24.

[4]) Janssen, Was muß der Lazarettarzt von der Prothese wissen. Münch. med. Wochenschrift 1917. Nr. 12. S. 398 (182).

[5]) Spitzy, Münch. med. Wochenschr. 1917. Nr. 15.

trotz der Unsumme von Intelligenz, die zum Bau eines Kunstarmes aufgeboten ist. Alle Modelle (Borchard, Carnes, Hildebrand, Jagenberg, Rota, Siemens-Schuckert usw.) leisten Vorzügliches, aber alle nur in ganz vereinzelten Fällen. Die große Mehrzahl der Amputierten weiß mit ihrer Prothese nichts anzufangen. Die Leute tragen am liebsten nur ihren „Schönheitsarm" oder allenfalls eine ganz einfache Arbeitsprothese mit Ring oder Haken, wenn sie es nicht vorziehen, ganz ohne Ersatz zu bleiben und sich mit dem Stumpf zu behelfen. Die geniale Methode von Vanghetti-Sauerbruch[1]) bezweckt, aus der Stumpfmuskulatur eine Kraftquelle für die willkürlich bewegliche Prothese zu schaffen. Ob sie für die große Masse verwertbar ist, bleibt abzuwarten. Zu erwähnen ist, daß sie seit 9 Jahren besteht und daß sie bereits wieder völlig in Vergessenheit geraten war.

Lit.: Biesalski, Kriegskrüppelfürsorge. Leipzig 1916. Preis 0,35 M. 46 S. — Gocht, Künstliche Glieder. Enke, Stuttgart. Preis 6 M. — v. Künßberg, Einarm-Fibel. Karlsruhe 1915. 85 S. — Ritschl, Amputationen und Ersatzglieder an den unteren Gliedmaßen. Stuttgart 1915. Preis 2,40 M.

G. Magnus-Marburg.

Pseudoarthrose oder **Pseudarthrose** wird der Zustand genannt, welcher nach einem Knochenbruch besteht, wenn die knöcherne Vereinigung fehlt.

Dabei sind die Bruchenden entweder durch zwischengeschobene Weichteile voneinander getrennt, oder es hat sich statt des Kallus zwischen ihnen eine bindegewebige Verbindung hergestellt. Ganz selten schleifen sich die beiden Bruchenden aneinander ab, überziehen sich mit Knorpel und bilden so ein neues Gelenk = Nearthrose.

Ist eine ausgebildete Pseudoarthrose vorhanden, welche an der abnormen Beweglichkeit in der Kontinuität eines Knochen erkannt wird, dann gelingt es bisweilen, durch Aneinanderreiben der Bruchenden oder durch Injektion von 10—20 ccm Blut, welches der Kubitalvene entnommen wird, an den Ort der Pseudarthrose die Kallusbildung anzuregen und nachträgliche Heilung zu erzielen. Wird die feste Vereinigung auf diese Weise nicht erreicht, dann müssen operativ die Bruchenden angefrischt und durch Bolzung aneinandergehalten werden. Zweckmäßig ist auch die freie Transplantation eines Periostlappens.

Wichtig ist es, bei verzögerter Konsolidation — falls es nicht schon vorher geschehen ist — darauf zu achten, ob die zur Knochenheilung erforderliche innige Koaptation der Knochenenden vorhanden ist, oder ob in der allgemeinen Konstitution des Verletzten Gründe gefunden werden können: Diabetes, Lues, chronischer Alkoholismus, Skorbut, Tabes, Syringomyelie oder progressive Paralyse. Selbstverständlich muß solche Allgemeinerkrankung in geeigneter Weise in Behandlung genommen werden. Gelingt es aber weder durch lokale noch durch allgemeine Maßnahmen, die Pseudoarthrose zu beseitigen, dann ist der Schienenhülsenapparat nach Hessing das einzige Mittel, die Funktion wiederherzustellen.

Schleimbeutel haben bei offenen Verletzungen eine ausgesprochene Neigung zur Vereiterung. Gute Asepsis und Einlegung eines Mullstreifens sichern davor. Bei Verletzungen ohne Durchtrennung der Haut kommt es zu serösen Ergüssen, welche durch Hyperämie wieder verschwinden.

Bei den akuten Entzündungen, welche bei der meist exponierten Lage leicht zu erkennen sind, führt nur gründliche Inzision und Tamponade zur Heilung. Von den chronischen Entzündungen haben eigentlich nur die tuberkulösen größeres praktisches Interesse und von diesen wieder in erster Linie die sog. Reiskörperhygrome.

Hier fühlen wir ein deutliches Knirschen und Reiben in dem befallenen Schleimbeutel. Jodoformglyzerininjektionen, besser noch Totalexstirpation, ist die geeignetste Behandlung. Einen gewissen Einfluß hat die chronische

[1]) Sauerbruch, Med. Klin. 1915. Nr. 41; 1916. Nr. 6.

Entzündung auch bei der Bildung der Schleimbeutelhygrome, deren bekannteste Typen das Hygroma bursae praepatellaris (Dienstmädchenknie) und das Hygroma bursae olecrani sind. Solche Hygrome bilden sich meist dort, wo bestehende Schleimbeutel dauerndem Druck ausgesetzt sind. Auch können sich über besonders vorstehenden Knochen infolge fortwährender mechanischer Einwirkung sog. akzessorische Schleimbeutel bilden, welche ihrerseits wieder zu Hygromen degenerieren. Die Diagnose gründet sich auf den Nachweis der Schwellung, Fluktuation und etwaiger Wandverdickungen in einem Schleimbeutel.

Einspritzung von Jodtinktur soll in einzelnen Fällen Heilung bringen. Wir haben nur von der Totalexstirpation gute Erfolge gesehen.

Schußverletzungen. Der Krieg hat gezeigt, daß die abwartende Haltung der Schußwunde, sowohl der reinen Weichteilverletzung wie auch der Eröffnung von Gelenken und der Schußfraktur gegenüber, die in älteren Büchern empfohlen wird, nur in der Minderzahl der Fälle angezeigt ist. Der glatte Durchschuß des Infanteriegeschosses und allenfalls der Schrapnellkugel heilen in der Regel aseptisch, der Gewehrsteckschuß hin und wieder, die Granatsplitterverletzungen, soweit sie Durchschüsse sind, selten, die Steckschüsse so gut wie nie. Eine wesentliche Ursache sind die schweren Verbrennungen, welche der Granatsplitter infolge seiner hohen Temperatur im Bereich des Geschoßbettes macht und die daraus entstehenden Nekrosen an Knochen und Weichteilen.

Die überwiegende Mehrzahl der Verwundungen erfolgt durch das Artilleriegeschoß, die Steckschüsse bilden unter diesen die Überzahl. Für sie muß als Regel gelten, daß sie ausgiebig zu revidieren sind. Schußkanal und Geschoßbett werden breit freigelegt, das Projektil, Schmutz und Kleiderfetzen wenn möglich gleich entfernt; die Wunde ist bis in die tiefsten Taschen hinein zu spalten und zu drainieren. Die breite Eröffnung ist die Hauptsache, die Entscheidung, ob man antiseptisch mit Jodtinktur, mit Karbolsäure oder Dakinlösung weiterbehandeln will, mit offener Wundversorgung, Zucker, Perubalsam, Tierkohle oder der Quarzlampe, — das sind Kleinigkeiten im Verhältnis zu dieser großen Forderung. Eine Exzision der Wunde mit nachfolgender Naht kann einmal Erfolg haben, als Methode darf sie nicht empfohlen werden.

Die Minderheit der Schußverletzungen, bei denen ein aseptischer Verlauf zu erwarten ist, kann abwartend behandelt werden. Ein- und Ausschuß werden mit sterilem Verband bedeckt, entweder mit einem Tupfer, der durch Mastisol oder Heftpflaster befestigt wird, oder mit dem sehr brauchbaren Verbandpäckchen, das jeder Soldat bei sich trägt. Ist die Wunde infiziert, so wird nach den üblichen Regeln der Wundbehandlung verfahren, über welche anderwärts nachzulesen ist, ebenso über die spezifischen Wundinfektionen.

Lit.: Borchard und Schmieden, Lehrbuch der Kriegschirurgie. J. A. Barth, Leipzig. — Magnus, Über Verbrennungen durch das Geschoß. Med. Klin. 1916. Nr. 45.

Schußverletzungen der drei großen Körperhöhlen. Im Beginn des Krieges stand man den Bauchschüssen abwartend gegenüber; hatten doch die letzten Feldzüge auf Grund besonderer Verhältnisse das konservative Verfahren als das richtige erscheinen lassen. Sehr bald jedoch trat ein Umschwung ein; die Resultate bei den nichtoperierten Fällen waren trostlos, während überall, besonders nach Ausbildung des Stellungskrieges, über die Besserung der Prognose durch die operative Behandlung berichtet wurde. Heute darf als Norm gelten, daß ein Bauchschuß chirurgisch angegriffen werden soll, wenn er innerhalb der ersten 12 Stunden zur Behandlung kommt, wenn das chirurgische Können des operierenden Arztes und die äußeren Umstände eine aseptische Laparotomie gestatten, wenn der Zustand des Verwundeten einen Eingriff noch erlaubt und wenn ein richtiger Bauchschuß vorliegt, d. h. wenn die Eröffnung eines Hohlorgans in der Bauchhöhle nicht ausgeschlossen werden kann. Dabei kann der letzte Punkt erfahrungsgemäß sehr große diagnostische Schwierigkeiten machen. Treffen alle diese Bedingungen zu, so ist man zur Operation verpflichtet. Der Bauch wird mit großem Schnitt eröffnet, die Perforation aufgesucht und beseitigt, entweder durch Übernähung oder durch Resektion des verletzten Abschnittes. Gespült soll nur werden bei Überschwemmung der Bauchhöhle mit Magen- oder Darminhalt, da sonst die Gefahr besteht, die Infektion in noch saubere Teile hineinzutragen. — Treffen die genannten Bedingungen nicht zu, so wird der Bauchschuß konservativ behandelt. Die Hauptsache ist absolute Enthaltung jeder Zufuhr per os, die sich unter Morphium und subkutanen Kochsalzinfusionen auch durchführen läßt. Das Ziel ist die Abkapselung des peritonitischen Prozesses, und diese muß mit allen Mitteln gefördert werden. Also Opium, Eisblase, absolute Ruhe. Gelingt es dem Bauchfell, die Infektion auf ihren Herd zu beschränken durch Verklebung von Netz und benachbarten Darmschlingen, dann kommt als spätere Sorge die Behandlung der Abszesse und Kotfisteln.

Lit.: Enderlen und Sauerbruch, Med. Klin. 1915. Nr. 30. — Fehling, Beitr. z. klin. Chir. Bd. 98. — Kausch, Berl. klin. Wochenschr. 1915. Nr. 52. — Kraske, Münch. med. Wochenschr. 1915. Nr. 22. — Rotter, Med. Klin. 1915. Nr. 1. — Schmieden, Zeitschr. f. ärztl. Fortb. 1916. Nr. 15. — Wieting Pascha, Deutsche med. Wochenschr. 1915. Nr. 52.

Der Brustschuß macht der Indikationsstellung erheblich geringere Schwierigkeiten. Glatte Durchschüsse, die nur Bluthusten, Stiche bei der Atmung, kleine Mengen Luft oder Blut im Pleuraraum aufweisen, werden konservativ mit absoluter Ruhe und Morphium behandelt. Geht der Erguß nicht zurück, so soll er nach einigen Tagen punktiert werden; trübt er sich unter Temperatursteigerungen, so wird er durch Rippenresektion abgelassen. — Große Zertrümmerungen der Thoraxwand mit schwerer Zerstörung des Lungengewebes, mit weit offenem Pneumothorax und gefährlicher Blutung werden operativ behandelt: die Lungenwunde und ebenso der Thoraxdefekt wird verschlossen, oder aber die Lunge wird in die Brustwandlücke eingenäht, am zweckmäßigsten unter Überdruck. Sekundär auftretendes Empyem wird durch Rippenresektion am günstigsten Ort bekämpft. Tritt Spannungspneumothorax mit hochgradiger Atemnot und Zyanose auf, indem Luft aus der verletzten Lunge in den Pleuraraum einströmt ohne einen Ausweg zu finden, so wird zur Entlastung ein offener Pneumothorax durch Punktion oder Thorakotomie hergestellt, oder aber die Lunge wird freigelegt, wiederum unter Überdruck, und der Riß vernäht. Eine Druckdifferenz läßt sich durch eine Sauerstoffbombe mit Reduktionsventil herstellen. — Herzschüsse kommen nur extrem selten zur Behandlung. Bei Verletzungen in dieser Gegend ist auf die Symptome der Herztamponade zu achten: Zyanose mit hochgradiger Atemnot, sehr kleiner und frequenter Puls, große Dämpfung wie bei exsudativer Perikarditis. In diesem Falle kann nur die Freilegung des Herzens und die Naht der Wunde die drohende Gefahr beseitigen.

Lit.: Brandes, Deutsche med. Wochenschr. 1916. Nr. 23. — Burckhardt und Landois, Münch. med. Wochenschr. 1915. Nr. 31. — Kehl, Beitr. z. klin. Chir. Bd. 100. — Rotter, Med. Klin. 1915. Nr. 4.

Der Kopfschuß verlangt in den allermeisten Fällen ein aktives Vorgehen. Will man sicher oberflächliche Weichteilwunden und glatte Durchschüsse ohne jede Komplikation davon ausnehmen, so mag das erlaubt sein. Falsch ist es gewiß nicht, auch bei diesen die Wunde zu revidieren und den Knochen freizulegen. Unter allen Umständen muß der ganze Kopf geschoren oder noch besser rasiert werden, weil man sonst zu leicht eine zweite Wunde, etwa einen Ausschuß, übersieht. Ist der knöcherne Schädel verletzt, so wird er, auch wenn nur eine Fissur vorliegt, mit dem Meißel oder mit der Doppelhohlmeißelzange vorsichtig eröffnet und die Dura besichtigt. Ist diese intakt, so bleibt sie geschlossen, falls nicht etwa ein subdurales Hämatom besteht, das eine entlastende Blutstillung verlangt. Lose Knochensplitter werden entfernt, ebenso Geschoßteile, die oberflächlich liegen. Tiefen Steckschüssen ohne gute Röntgenaufnahmen nachzugehen, ist aussichtslos. Stark gequetschte Wundränder werden exzidiert, die Knochenkanten geglättet, vorquellender Hirnbrei wird schonend abgespült. Dann wird die Wunde locker tamponiert und offen gelassen. Ein primärer Schluß der Wunde kann trotz mancher Vorteile nicht empfohlen werden. Bildet sich im Laufe der Behandlung ein Prolaps aus, so ist die Knochenlücke vorsichtig zu erweitern. Hört ein Prolaps auf zu pulsieren, wird seine Oberfläche belegt, treten Temperatursteigerungen, Bewußtseinsstörungen oder Krämpfe auf, so ist in der Tiefe ein Abszeß anzunehmen, und es ist mit größter Schonung der Versuch zu machen, ihn zu lokalisieren und zu entleeren.

Lit.: Axhausen, Zeitschr. f. ärztl. Fortb. 1915. Nr. 15. — Boit, Med. Klin. 1916. Nr. 25. — Guleke, Münch. med. Wochenschr. 1915. Nr. 29. — Matti, Deutsche med. Wochenschrift 1916, S. 636, 817, 871. — Sick, Münch. med. Wochenschr. 1915. Nr. 40. — Wilms, Münch. med. Wochenschr. 1915. Nr. 42. — Kriegs-Chir. Tagung in Brüssel. Ref. Zentralbl. f. Chir. 1915. Nr. 20.

G. Magnus-Marburg.

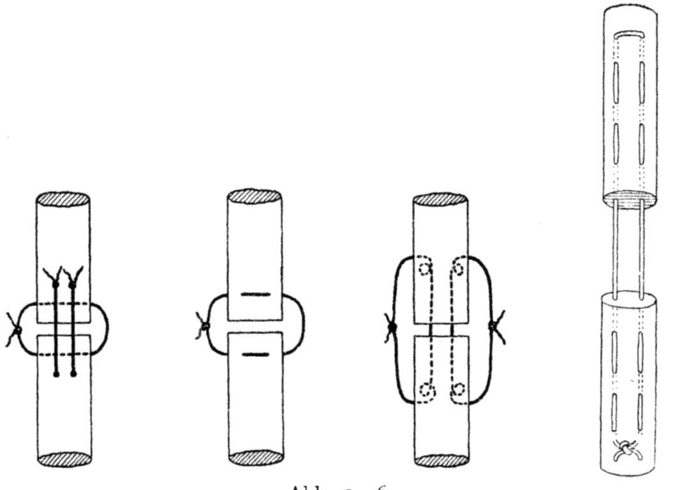

Abb. 3—6.

Sehnenplastik wird dort angewendet, wo der Zwischenraum zwischen zwei zu vereinigenden Sehnenenden zu weit ist, um sie direkt vereinigen zu können. In solchen Fällen wird die Vereinigung dadurch erzielt, daß man von einer oder von beiden Sehnen Läppchen abspaltet, umklappt und so den Defekt überbrückt, oder daß man den Zwischenraum mit Seiden- oder Katgutfäden ausfüllt. An diesen entlang als Stützgewebe bildet sich neues Sehnengewebe.

Sehnentransplantation: Sehnenüberpflanzung oder -verlagerung. Bei dieser von Nicoladoni eingeführten Operation wird bei Verletzungen und Erkrankungen von Sehnen, sowie bei Muskellähmungen die Kraft eines gesunden Muskels auf die Sehne eines unwirksamen übertragen. Dies geschieht, indem man die Sehne eines gesunden Muskels spaltet und die so frei werdende Hälfte mit dem peripheren Stumpf der defekten oder gelähmten und vorher durchschnittenen Sehne vereinigt, oder indem man die gesunde Sehne direkt an das Periost der Ansatzstelle des gelähmten Muskels annäht. Besonders bei schlaffen Kinderlähmungen wird diese Operation gern und mit gutem Erfolge ausgeführt (siehe Lange: Ergebnisse der Chirurgie. Bd. 2).

Sehnenverletzungen. Bei jeder Verletzung mit einem scharfen Instrument muß vor Versorgung der Wunde untersucht werden, ob die Sehnen intakt sind. Gerade bei ganz kleinen Wunden ist Durchtrennung einer oder mehrerer Sehnen nichts Seltenes. Jede zerschnittene Sehne muß sofort genäht werden, auch bei verschmutzter Wunde. Heilt sie nicht, ist nichts verloren, meist aber heilt sie.

Technik der Sehnennaht: Gründliche Desinfektion. Um die Sehnenstümpfe einander zu nähern, wickelt man mit elastischer Binde die betroffenen Muskeln von ihrem anderen Insertionsort her ein. Ev. Erweiterung der Hautwunde. Sorgfältige Naht mit dünner Nadel und feiner Seide (s. Abb. 3—6).

Nach einer dieser Methoden ist die durchtrennte Sehne fest zu vereinigen, darüber sorgfältige Naht der Sehnenscheide. Unter die Hautnaht kleiner Tampon. Nur für wenige Tage (3—4) Ruhigstellung, dann zur Vermeidung von Verwachsungen Beginn mit passiven Bewegungen.

Strahlenbehandlung in der Chirurgie. Die beiden großen Gebiete, bei denen der Strahlentherapie Erfolge zugeschrieben werden, sind die malignen Neubildungen und die Tuberkulose. Für die Tumoren werden die Strahlen des Radiums, des Mesothoriums und der Röntgenröhre verwandt, die ihrem Wesen nach keine prinzipiellen Unterschiede aufweisen. Die Anwendung und besonders die Dosierung ist so kompliziert und schwierig, der Erfolg noch so umstritten, daß dem praktischen Arzt nicht geraten werden kann, bösartige Neubildungen der Bestrahlungsbehandlung zu unterwerfen. Es gehört diese vorläufig durchaus in die Hände des Spezialisten. — Die Tuberkulose wird ebenfalls mit Röntgenstrahlen behandelt, und für diese Methode gilt dasselbe: sie ist für den Praktiker nicht durchführbar. Dagegen ist es möglich, die Behandlung der chirurgischen Tuberkulose mit dem Sonnenlicht[1]) und ihrem Ersatz, dem Quarzlicht, der „künstlichen Höhensonne" oder dem Lichte der Kohlenbogenlampe, zu versuchen. Als Norm gilt die Ganzbestrahlung des Körpers, die mit kleinen Dosen in wenigen Minuten beginnt und ganz langsam bis auf mehrere Stunden am Tage ansteigt. Die Vorteile der Liegekur im Freien können leicht mit der Bestrahlungstherapie vereinigt werden. Schon aus diesem Grunde ist das natürliche Sonnenlicht seinen Surrogaten überlegen. — Die Lichtbehandlung von Hauterkrankungen gehört in das Gebiet der Dermatologie.

Lit.: Baisch, Die Röntgentherapie bei chirurg. Tuberkulose in Bd. 7 der Ergebn. d. Chir. u. Orth. — Bernhard, Heliotherapie im Hochgebirge. Enke, Stuttgart 1912. Preis 4 M. — Bruns' Beitr. z. klin. Chir. Bd. 95. — A. Rollier, Die Heliotherapie der Tuberkulose usw. mit 138 Abb. in Bd. 7 der Ergebn. d. Chir. u. Orth. Springer, Berlin. — Fortschr. a. d. Gebiet der Röntgenstrahlen. Bd. 33.

G. Magnus-Marburg.

Transplantation ist die Verpflanzung von Gewebe, welches völlig aus dem Zusammenhange gelöst in eine entfernt liegende Wunde gebracht wird. Der Stand der Transplantation ist nach Lexer:

1. Transplantation von Epidermis (nach Thiersch) und Hautlappen (Reverdin, Krause) eignet sich nur zur Deckung großer Wunden. Nach sorgfältiger Blutstillung legt man unter größter Schonung die entnommenen Lappen auf die trockene Wunde.
2. Transplantation von Schleimhautläppchen, z. B. aus den Lippen zum Ersatz der Konjunktiva und des Lidrandes sind mit Erfolg ausgeführt.

[1]) Rollier, Beitr. z. klin. Chir. Bd. 100.

3. Transplantation von **Fett** gelangt zur Unterpolsterung eingesunkener Stellen des Gesichtes, nach Mammaamputation etc., zur Ausfüllung von Hohlräumen, z. B. nach Entfernung des osteomyelitischen Sequesters, zur Verhinderung von Verwachsungen zwischen Dura und Knochen, zwischen getrennten synostotischen Gelenkflächen.
4. Transplantation von **Muskeln** und **Nerven** hatte bisher keine praktischen Erfolge.
5. Transplantation von **Gefäßen** mit Hilfe der zirkulären Gefäßnaht findet besonders Anwendung zur Erhaltung der Zirkulation bei größeren Gefäßdefekten, zum Ausfüllen von Nerven- und Sehnendefekten, zur Einscheidung von Nerven- und Gefäßnähten, weniger erfolgreich zum Ersatz röhrenförmiger Gebilde, wie Harnröhre, Ureter etc.
6. Transplantation von **Sehnen** wurde experimentell und klinisch erprobt bei Sehnendefekten, zum Ersatz von Sehnen bei Lähmungen.
7. Transplantation von **Periost** und **Faszien**, besonders aus der Fascia lata, wird sehr viel angewandt, vor allem zur Verstärkung von Nähten, z. B. der Bruchpforte; zur Zwischenlagerung behufs Vermeidung von Verwachsungen, z. B. nach Durchtrennung von Ankylosen, zwischen Schädel und Dura; zur Suspension dystopischer Organe, z. B. der Wanderniere.
8. Transplantation von **Serosa**, z. B. Bruchsack- oder Hydrozelenhautstücke, wurde mit und ohne Erfolg zum Ersatz von Duradefekten ausgeführt.
9. Transplantation von **Knochen** hat großen Spielraum gewonnen. Leider hat man häufig tatsächlich den Eindruck technischer Spielerei, da in manchen Fällen dort Transplantation von Knochen gemacht wird, wo besser eine Amputation am Platze gewesen wäre. Spätere tödliche Rezidive hätten vermieden werden können. Am besten eignet sich frischer periostgedeckter Knochen, nächstdem frisch aus der Leiche entnommener periostgedeckter Knochen, schließlich auch toter Knochen. Die transplantierte Knochensubstanz wird nekrotisch, aber ersetzt vom einwandernden Kallus, dem mitverpflanzten Periost und Knochenmarke her.
10. Transplantation eines ganzen **Gelenkes**. **Lexer** und **Enderlen** haben in einigen Fällen ein Kniegelenk mit Erhaltung der Funktion überpflanzt.
11. Transplantation ganzer Glieder hat bisher nur experimentell Erfolg gehabt.
12. Transplantation **ganzer Organe** hat sich bei Organen mit innerer Sekretion (Nebenschilddrüsen, Ovarien) bewährt, während sie bei Organen mit äußerer Sekretion (Niere etc.) auch nur im Tierversuch gelang.

Die Transplantation ist im allgemeinen fast nur erfolgreich, wenn sie an demselben Individuum erfolgt, Autoplastik. Die Transplantation von Mensch zu Mensch (Homoplastik) gelang nur bei Haut, Faszie, Knochen, Gelenken und Organen mit innerer Sekretion. Die Überpflanzung von Tier auf Mensch (Heteroplastik) ist wegen der großen Artverschiedenheit des Eiweißes erfolglos und daher zu verwerfen.

Lit.: E. **Heller**, Über freie Transplantation in Bd. 1 der Ergebn. d. Chir. u. Orthop. — O. **Kleinschmidt**, Die freie autoplastische Faszientransplantation in Bd. 8 der Ergebn. d. Chir. u. Orthop. — **Lexer**, Münch. med. Wochenschr. 1913. — **Lexer**, Die praktische Verwendung der freien Transplantation. Münch. med. Wochenschr. 1913, S. 2059. — **Marchand**, Der Prozeß der Wundheilung mit Einschluß der Transplantation. Enke, Stuttgart. Preis 20 M. — **Schöne**, Die heteroplastische und homöoplastische Transplantation. Springer, Berlin. Preis 8 M. — **Stich**, Über Gefäß- und Organtransplantation in Bd. 1 der Ergebn. d. Chir. u. Orthop.

Trepanation ist die Operation, welcher man sich zur Freilegung des Schädelinneren bedient.

Um keinen bleibenden Defekt der Decken (Schädel, Galea) zu bekommen, wird heute allgemein die temporäre oder osteoplastische Trepanation nach Wagner (Königshütte) gemacht, wobei der Knochenlappen in Verbindung mit Periost und Weichteilen aus dem Schädelgewölbe losgelöst und nach Beendigung der Operation zurückgeklappt wird. Dabei wird die Hautwunde primär verschlossen. Diese Operation wird jetzt sehr häufig unter Lokalanästhesie ausgeführt. Zur Vermeidung stärkerer Blutung aus der Galea wird diese entweder durch starke Klammern oder mit Rückstichnähten dicht außerhalb des beabsichtigten Hautschnittes umstochen. Der Knochen wird entweder mit Hammer und Meißel oder mit der Kreissäge oder, am besten mit der Sudeckschen Fraise umschnitten und zurückgeklappt.

Lit.: Kirschner, Technik der modernen Schädeltrepanation. Ergebn. d. Chir. Bd. 4.

Verletzungen (erste Versorgung). Die beiden Ereignisse, die unser ärztliches Handeln beim Notverband bestimmen, sind die Wunde und der Knochenbruch. Sind beide vorhanden, liegt eine komplizierte Fraktur vor, dann wird die Versorgung der Verletzung naturgemäß besonders schwer.

Die beiden Gefahren der Wunde sind die Blutung und die Infektion. Ist kein chirurgisches Instrumentarium zur Hand, um die Blutung in der Wunde kunstgerecht durch Unterbindung zu stillen, so wird der Versuch gemacht, sie durch Hochlagern des Gliedes zu beherrschen, durch den Druckverband, oder, wenn eine große Schlagader spritzend blutet, das betreffende Glied zwischen Herz und Wunde abzubinden. Nur Oberarm und Oberschenkel sind dazu geeignet, auch wenn die Blutung ganz peripher liegt, weil nur dort die Kompression gegen einen Knochen möglich ist. Als Material am geeignetsten ist die Gummibinde, also auch ein Hosenträger oder ein Strumpfband. Ist sie nicht vorhanden, so wird ein nasses Tuch, etwa ein Handtuch, fest um das Glied geknotet oder vermittels eines Stockes oder Schirmes zu einem Knebel zusammengedreht. Diese Blutleere kann 2—3 Stunden liegen. —Bei der Bekämpfung der Infektion ist die Hauptsache, nicht zu schaden. Keime, die gleich bei der Verletzung in die Wunde gerieten, sind vor unserer Verfolgung sicher. Eine antiseptische Wundbehandlung schädigt Körperzellen ebenso oder stärker als die Mikroorganismen, ein Auswaschen der Wunde spült Keime aus der Nachbarschaft hinein. Die Blutung ist eine gute Selbsthilfe des Körpers, und im übrigen müssen wir hoffen, daß er mit den eingedrungenen Krankheitserregern fertig wird. Nur ganz grobe Verunreinigungen dürfen entfernt werden — Schmutz, Erde, offen daliegende Geschoßteile oder andere Fremdkörper — und zwar durch ganz vorsichtiges Abnehmen oder durch behutsames Berieseln mit steriler Flüssigkeit. Gute Dienste leistet das Wasserstoffsuperoxyd, das durch das Schäumen des entweichenden Sauerstoffes rein mechanisch die Verunreinigungen heraustreibt. Bei der eigentlichen Versorgung muß verhindert werden, daß der Keimgehalt der Wunde vermehrt wird. Die Umgebung wird vorsichtig gereinigt, die Haare an den Rändern mit einer Schere kurz geschnitten. Ist ein Antiseptikum vorhanden — am besten Jodtinktur oder Thymolspiritus —, so werden die Wundränder damit bestrichen, nicht die Wunde selbst. Und dann muß die Wunde bedeckt werden, und zwar mit möglichst keimfreien oder doch keimarmen Stoffen. Wo kein steriles Verbandzeug zu haben ist, entspricht frisch geplättete Wäsche noch am ersten den Anforderungen, also ein Taschentuch, das sorgfältig auseinander gefaltet und mit einer frischen Fhiche nach außen gekehrt wird. Mit dieser wird, ohne daß sie mit den Fingern berührt werden darf, die Wunde bedeckt und dann das Wäschestück befestigt, wenn möglich mit einer Binde oder aber mit einem zusammengefalteten Tuch, einer Wickelgamasche usw. — Auch die

Klebstoffe wie das Mastisol können diesen Zweck erfüllen. Sehr praktisch und nachahmenswert ist das Verbandpäckchen, das der Soldat bei sich zu führen hat. Liegt eine Beschmutzung der Wunde mit Erde vor, so ist so bald wie möglich prophylaktisch Tetanus-Antitoxin zu geben. — Niemals wird eine Gelegenheitswunde durch Naht verschlossen. Klaffen die Ränder übermäßig stark, so dürfen einige Situationsnähte gelegt werden, doch ist auch dann ein Tampon oder ein dünnes Drain einzuschieben.

Beim Knochenbruch ist die Hauptforderung die Fixation, entweder durch Schiene oder Gipsverband. Als Prinzip gilt: es müssen die beiden der Fraktur benachbarten Gelenke ruhiggestellt werden, also beim Knöchelbruch das Knie und das Fußgelenk. Daraus folgt, daß die Volkmannsche Schiene für die Oberschenkelfraktur unbrauchbar ist. Bei dieser muß die Hüfte mit ruhiggestellt, die Schiene also bis zum Brustkorb hinaufgeführt werden und zugleich das Knie überragen. Muß man die Schiene improvisieren, so wird das Resultat von der Geschicklichkeit und Umsicht des Arztes abhängen. Zaunlatte, Gewehr, Säbelscheide, Regenschirm sind brauchbares Material, ein Ski, ein Ruder, Bergstock oder Eispickel. Scheint die Schiene zu lang, so schadet es nichts; dann steht sie eben irgendwo über. Wichtig ist eine gute Polsterung, die sich mit Kleidungsstücken, mit Moos oder Heu gut bewerkstelligen läßt. Zum Befestigen ist wiederum die Wickelgamasche ganz besonders gut geeignet. Manches an sich schwache Material gibt eine brauchbare Schiene, wenn man die Tatsache berücksichtigt, daß eine Fläche durch Biegung an Stabilität gewinnt. So läßt sich aus dünnem Blech oder auch aus Baumrinde eine Schiene improvisieren, indem man die Fläche zu einer Rinne umformt. In demselben Sinne kann auch eine dicke Lage Papier oder Pappe als Schiene dienen, ebenso eine Strohmatte.

Besteht Wunde und Knochenbruch, also eine komplizierte Fraktur, so wird zuerst die Wunde versorgt und dann der Bruch. Etwa herausstehende und beschmutzte Knochenenden werden nicht beim Notverband reponiert, sondern sie werden später bei der endgültigen Versorgung abgetragen und dann der Rest zurückgebracht. Brauchbarer als die Schiene, besonders zum Zwecke des Transportes, ist der gefensterte Gipsverband oder der Bügelgipsverband. Nach guter Polsterung wird oberhalb und unterhalb der Fraktur je ein zirkulärer Gipsverband angelegt, und die Bruchstelle durch einen Faßreifen oder ein Stück Bandeisen überbrückt.

G. Magnus-Marburg.

Wundbehandlung.

A. Verbote bei der ersten Wundversorgung:

1. Sondieren.
2. Berühren.
3. Spülen, Waschen.
4. Suchen nach Kugeln.
5. Unnötiger Verbandwechsel.
6. Fortlaufende primäre Naht.

B. Gebote:

1. Desinfektion der eigenen Hände mit Spiritus.
2. Desinfektion der Umgebung der Wunde mit Jodtinktur, ev. trockenes Rasieren.
3. Desinfektion der Instrumente und Verbandmittel durch Kochen.

C. Einteilung der Verwundungen:

1. Wunden mit kleiner Öffnung: praktisch keimfrei, mit größerer Öffnung: infiziert verdächtig.
2. Biß- und Quetschwunden gelten als infiziert verdächtig, Schnittwunden als praktisch keimfrei.

D. Behandlung:

1. Der Wunden mit kleiner Öffnung: bei Schnittwunden ev. Situationsnaht. Bedeckung stets mit sterilem Mull. Befestigung: Heftpflaster (Traumaplast), Klebemittel (Kollodium, Mastix).
2. Größerer Wunden, Biß- und Quetschwunden: Mechanische Säuberung mit steriler Pinzette, Auseinanderziehen der Wundränder mit Haken, Abtragung stark gequetschten Gewebes, in Taschen Gegeninzision, Drainage, Tamponade, Ruhigstellung. Ist Gift in die Wunde eingedrungen, z. B. bei Schlangenbiß, Biß tollwütiger Hunde, sofort Biersche Stauung.
3. Gelenkwunden: gefensterter Gipsverband.
4. Bauchwunden (s. Bauchverletzungen): bei geringstem Verdacht der Perforation: Laparotomie. Möglichst schonender Transport. Darmvorfall: abtupfen, reponieren. Darmvorfall mit Verletzung: am Zurückgleiten hindern.

E. Blutungen:

Im allgemeinen nur Schlagaderblutung wichtig.

1. Schlagaderblutung am Rumpf: Sofort Finger in die Wunde! Auch ohne Desinfektion.
2. Schlagaderblutung an Extremitäten: Abschnürung. Meist fehlerhaft, d. h. zu locker angelegt.

Achtung: Schlagaderblutungen sind heute nicht mehr Indikation zur Amputation, weil Arterie genäht wird.

3. Venöse Blutungen stehen auf Kompression und Hochlagerung.

Das außerordentlich wichtige Gebiet der orthopädischen Behandlung Kriegsverwundeter bedarf eingehender Studien, am besten bei Spitzy: Orthop. Beh. Kriegsverwundeter; Verlag von Urban und Schwarzenberg. Preis geb. 7 Mk.

Lit.: Brunner, Handbuch der Wundbehandlung. N. Deutsche Chir. Bd. 20. Enke, Stuttgart.

Wundbehandlung (neuere Methoden). Das Thema der Wundbehandlung schien vor dem Kriege erschöpft. Die herrschende Methode war die Asepsis. Man hatte sich daran gewöhnt, der Wunde verhältnismäßig passiv gegenüberzustehen. Es wurde wohl die Umgebung gereinigt und mit Jodtinktur bestrichen, um die Einwanderung von Keimen aus der Nachbarschaft zu verhindern; auch wurden ganz grobe Verunreinigungen aus der Wunde entfernt, wobei das Wasserstoffsuperoxyd ausgezeichnete Dienste leistete. Im übrigen beschränkte sich die Behandlung darauf, Schädlichkeiten abzuwehren: ausgiebige Fixation der verletzten Partie, gute Ableitung des Sekretes und ein keimfreier Okklusivverband, allenfalls mit Jodoformgaze, — das war eigentlich alles, was unternommen wurde.

Demgegenüber bedeutete das Verfahren von Friedrich[1]) ein sehr aktives Vorgehen. Ausgehend von der Vorstellung, daß die Keime im Wundgebiet eine Inkubation von 6—8 Stunden durchmachen, ehe sie in den Körper übergehen, machte Friedrich den Vorschlag, bei frischen Verletzungen innerhalb dieser ersten 8 Stunden das gesamte Wundgebiet zu exzidieren. Das sehr radikale Verfahren hat im Frieden wenig Anhänger gefunden. Dagegen hat es bei den gehäuften infizierten Verletzungen im Kriege durchaus seine Berechtigung. Ist man doch hier überall zu sehr aktiver Therapie übergegangen. Breite Spaltung der Schußkanäle, wenn möglich primäre Entfernung von Geschossen, von etwa mitgerissenen Uniformteilen und losen Knochensplittern, Abtragung stark gequetschter oder verschmutzter Wund-

[1]) Arch. f. klin. Chir. Bd. 57. — Zonhard, Deutsche med. Wochenschr. 1916. Nr. 19. — Hufschmid und Preuße, Deutsche med. Wochenschr. 1917. Nr. 8.

partien ist die herrschende Methode geworden. Jedenfalls ist das Verfahren der totalen Wundexzision berechtigt, vorausgesetzt, daß die Verletzung frisch ist, daß mit Wahrscheinlichkeit eine schwere Infektion vorliegt und daß die Operation keine unverhältnismäßigen funktionellen Störungen verursacht.

Eine Wundantisepsis, eine Bekämpfung der Krankheitskeime in der Wunde selbst, wurde im Frieden nur vereinzelt geübt. Es überwog die Anschauung, daß die Infektion im Wundgebiet nicht zu beeinflussen sei, weil die Antiseptika die Körperzellen in höherem Maße schädigen als die Bakterien. Hier und da wurde empfohlen, Jodtinktur [1]) oder Perubalsam in die Wunden zu gießen, um den Keimen ihre Lebensbedingungen zu verschlechtern. Der gleiche Gedanke sprach mit bei der Wundbehandlung mit Zucker [2]). In der Tat läßt sich nachweisen, daß Zucker in höherer Konzentration nicht nur das Wachstum der Keime verzögert, sondern direkt bakterizid wirkt. Daneben spielen biologische Prozesse bei der Zuckerbehandlung eine wesentliche Rolle: Umwandlung der alkalischen Fäulnis in saure Gärung. Und schließlich, vielleicht als wesentlichster Punkt, kommt die Osmose diesem therapeutischen Handeln zu Hilfe, die Neigung des Zuckers, stark Wasser an sich zu ziehen. Dadurch wird eine heftige Wundsekretion angeregt, die imstande ist, schädliche Stoffe aus der Wunde herauszuspülen. Es ließ sich der Beweis führen, daß käuflicher Zucker als fast steril, jedenfalls frei von pathogenen Keimen anzusehen ist. Man kann deshalb den gewöhnlichen Streuzucker unbedenklich ohne jede Vorbereitung zur Wundbehandlung gebrauchen. — Karlsbader Salz wurde ebenfalls empfohlen, im wesentlichen mit der gleichen Motivierung. Sterilisierte Tierkohle [3]) und sterilisierter Sand [4]) sollten in ähnlicher Weise auf physikalischem Wege eine starke und nützliche Sekretion anregen.

Die Wundantisepsis ist nun ebenfalls im Kriege viel aktiver geworden. Die kapilläre Drainage mit Jodoformgaze trat wieder stark in den Vordergrund, ebenso das Auswischen und Ausgießen der revidierten Wunden mit 5—10%iger Jodtinktur oder mit 3—5%iger Karbollösung. Viel Aufsehen erregten die Publikationen des feindlichen Auslandes über die Behandlung mit Dakinlösung [5]). (200 g Chlorkalk werden in 10 l Wasser gelöst und 140 g Natrium carbonicum hinzugesetzt. Die Mischung wird gut geschüttelt und nach 30 Minuten filtriert, das Filtrat wird mit Phenolphthalein als Indikator durch Zusatz von Borsäure neutralisiert.) Mit dieser Lösung werden die Wunden ausgewischt, gespült, werden Umschläge gemacht und feuchte Verbände: die berichteten Resultate sind gut.

Eine viel gerühmte Methode ist die offene Wundbehandlung [6]). Die Wunden bleiben ohne jede Bedeckung dem Einfluß von Licht und Luft ausgesetzt, das Sekret tropft in eine darunter gestellte Schale. Besonders in den ersten Stadien der Wundinfektion hat das Verfahren große Vorzüge, ganz abgesehen davon, daß es eine gute Beobachtung der Wundverhältnisse ermöglicht, dem Kranken die Schmerzen des Verbandwechsels erspart und erheblich weniger Verbandstoffe erfordert als die anderen Methoden der Wundbehandlung.

Ein sehr wichtiges Hilfsmittel in der Behandlung infizierter Wunden ist das heiße Bad [7]). Sobald die Blutungsgefahr vorüber ist, also vom 2.—3. Tage ab, wird die Wunde 1—2 mal täglich in heißem Wasser von

---

[1]) Schuhmacher, Deutsche med. Wochenschr. 1915. Nr. 23.
[2]) Magnus, Münch. med. Wochenschr. 1913. Nr. 8. — Ther. Monatsh. 1916.
[3]) v. Knappl-Lenz, Münch, med. Wochenschr. 1915. Nr. 18.
[4]) Klapp, Münch. med. Wochenschr. 1916. Nr. 12.
[5]) v. Bruns, Beitr. z. klin. Chir. Bd. 98.
[6]) Braun, Beitr. z. klin. Chir. Bd. 98. — Schede, Münch. med. Wochenschr. 1914. Nr. 45.
[7]) Küttner, Zentralbl. f. Chir. 1916. S. 164.

40—41° eine halbe bis eine ganze Stunde gebadet. Zusatz von Seife ist nützlich, aber nicht notwendig. Der Keimgehalt des Leitungswassers kann vernachlässigt werden. Erscheint die Sauberkeit des Wassers zweifelhaft, so ist vorheriges Abkochen am Platze.

Für die späteren Stadien des Wundverlaufes wird das Granugolen[1]) zur Anregung der Granulationsbildung empfohlen. Das Scharlachrot in 5%iger Salbe oder die Pellidolsalbe[2]) soll die Epithelisierung beschleunigen. Das Sonnenlicht hat zweifellos einen sehr guten Einfluß auf die Wunde; es läßt sich zum Teil durch das Licht der Quarzlampe[3]), die künstliche Höhensonne, ersetzen. Auch Heißluft und Biersche Stauung werden gern angewendet. Schließlich kann in sehr vielen Fällen der Heilverlauf durch Thierschsche Transplantationen um Wochen abgekürzt werden.

G. Magnus-Marburg.

Wundinfektionskrankheiten (Sepsis, Tetanus, Gasbrand). Die Sepsis stellt eine pyogene Allgemeininfektion des Körpers mit Bakterien oder deren Produkten dar. Beide Formen, die Bakteriämie und die Toxinämie, sind klinisch nicht zu trennen. Dagegen ist eine Allgemeininfektion mit und ohne Metastasen wohl zu unterscheiden.

Die erste Form wird auch mit dem alten Namen der Pyämie bezeichnet. Klinisch beginnt die Erkrankung mit Schüttelfrost, hoher Temperatur und schwerem Allgemeinzustand. Das Fieber wird im weiteren Verlauf meist remittierend, entsprechend wechselt auch das Befinden. Milzschwellung, Ikterus, Leukozytose treten auf; bald erscheinen die Metastasen in den Lungen, der Pleura, im Knochenmark oder in den großen Gelenken, auch im Unterhautzellgewebe. — Die schwerere Form ist die ohne Metastasen. Meist besteht von Anfang an hohes Fieber ohne Remissionen, dabei schwerste Allgemeinerscheinungen: Bewußtseinsstörungen, profuse Durchfälle, Blutungen unter der Haut, hier und da Exantheme. Die weißen Blutkörperchen sind nicht vermehrt, die roten und das Hämoglobin wesentlich vermindert. — Die Diagnose macht häufig große Schwierigkeiten, besonders Verwechslungen mit Meningitis, Typhus abdominalis und Miliartuberkulose sind naheliegend. Im Zweifelsfalle entscheidet mehrfache bakteriologische Untersuchung des Blutes mit Hilfe des Untersuchungsamts. — Die Behandlung muß in erster Linie dafür sorgen, daß der Zustrom von Keimen in die Blutbahn aufhört. Der Herd — und ein solcher ist immer vorhanden, auch bei der „kryptogenen Sepsis" — muß durch umfangreiche Spaltung, durch Resektion eines erkrankten Gelenks oder durch Amputation des betreffenden Gliedes unschädlich gemacht werden. Auch die Unterbindung großer Venenstämme ist zu erwägen. Metastasen sind zu operieren, sobald sie erkannt sind. Für die Allgemeinbehandlung ist das Wichtigste die häufig wiederholte Kochsalzinfusion, in Verbindung mit Herzmitteln. Antiseptika, z. B. das Kollargol, in die Blutbahn einzuführen, ist nicht zu raten.

Lit.: Lexer, Allg. Chir. Bd. 1.

Der Tetanus als ausgesprochenes Krankheitsbild macht keinerlei diagnostische Schwierigkeiten. Dagegen werden manche Frühsymptome leicht übersehen. Zu diesen gehört der „lokale Tetanus" (Ed. Müller)[4]), der gern dem Trismus vorangeht: schmerzhaftes Ziehen und Muskelsteifigkeit in dem verletzten Gliede. Auch eine Neigung zu gesteigerter Schweißsekretion wird häufig beobachtet. Schließlich ist lokal hin und wieder ein sehr wichtiges Symptom vorhanden, nämlich ein ganz charakteristischer Geruch der Wunde. Therapeutisch ist das Wesentlichste die Antitoxin-

[1]) Fiedler, Deutsche med. Wochenschr. 1915. Nr. 39. — Kolb, Münch. med. Wochenschrift 1915. Nr. 25.

[2]) Bandorf, Münch. med. Wochenschr. 1914. Nr. 45.

[3]) Mayer, Med. Klin. 1915. Nr. 8.

[4]) Eduard Müller, Münch. med. Wochenschr. 1914, S. 2257.

behandlung[1]) und zwar die prophylaktische. Jede Verletzung, bei der an Wundstarrkrampf überhaupt nur zu denken ist — und das sind in erster Linie alle Wunden, die mit Erde oder Straßenschmutz verunreinigt sind —, erfordert die Injektion von 20 A. E. des Tetanus-Antitoxins unter die Haut. Da die Immunität nur etwa eine Woche anhält, so muß diese Einspritzung ein zweites oder drittes Mal wiederholt werden, sobald die Gefahr besteht, daß nach Ablauf dieser Frist Keime mobilisiert werden, z. B. durch einen sehr eingreifenden Verbandwechsel, eine Wundrevision oder eine Geschoßentfernung[2]). — Ist der Tetanus einmal ausgebrochen, so ist von einer kurativen Serumeinspritzung nicht allzu viel zu erwarten. Immerhin sollen 200 A. E. gegeben werden, um neu entstehendes Toxin abzufangen, ehe es sich am Nervensystem verankern kann. Die Wunde wird nach allgemeinen chirurgischen Grundsätzen behandelt. Taschen und Buchten werden gespalten, mit Wasserstoffsuperoxyd ausgespült und ausgiebig drainiert. Auf Fremdkörper, wie Geschosse, Holzsplitter und Tuchfetzen ist besonders zu fahnden. Bei stark jauchenden Wunden mit schweren Zertrümmerungen wird ein ausgebrochener Tetanus den Entschluß der Amputation erleichtern; prinzipiell das infizierte Glied abzusetzen ist nicht richtig. — Sehr wichtig ist die Allgemeinbehandlung, das Verhüten der quälenden und gefährlichen Krampfanfälle. Jeder akustische und optische Reiz wird ferngehalten; täglich werden zweimal sehr heiße Bäder von 20—30 Minuten Dauer verabreicht. Narkotika werden in großen Dosen verwendet. Gut bewährt hat sich das Luminalnatrium in Gaben von 0,4 g bis zu 5 mal am Tage subkutan, Chloralhydrat und Sulfonal zu 2,0 g mehrmals am Tage im Klysma; in leichteren Fällen Salizylpräparate. Auch das Magnesiumuslfat[3]) sollte versucht werden, entweder 30—45 ccm der 25%igen Lösung subkutan oder 7—10 ccm der 15%igen Lösung lumbal. Bei hochgradiger Zyanose und Erstickungsanfällen infolge von Muskelspasmen in den oberen Luftwegen kann Tracheotomie in Frage kommen.

Lit.: Matti, Deutsche med. Wochenschr. 1915, S. 1517. — Pribram, Berl. klin. Wochenschr. 1915. Nr. 33. — Pribram, Med. Klin. 1916, S. 1124.

Eine Wundinfektion, die erst im Kriege ihre große Bedeutung erlangt hat, ist der Gasbrand. Phlegmonen und Abszesse mit Gasentwicklung kamen auch im Frieden hier und da zur Beobachtung, besonders dort, wo eine Infektion mit Kotbakterien vorlag. Die Erscheinung wurde mit Recht nicht sehr ernst genommen; sie ging auf Spaltung gewöhnlich zurück. Dieselbe Form der „Phlegmone mit Gas" kommt auch im Kriege vor. Sie bietet weder hinsichtlich der Indikation noch der Therapie noch der Prognose irgendwelche Besonderheiten. Sie ist der chirurgischen Behandlung nach allgemeinen Gesichtspunkten durchaus zugänglich und klingt auf breite Spaltung in der Regel ab. — Etwas wesentlich anderes bedeutet der Gasbrand, der ätiologisch dem malignen Ödem und dem Rauschbrand der Tiere sehr nahe steht[4]). Lokal tritt eine sehr erhebliche progrediente Gasbildung auf mit deutlichem Knistern beim Betasten, außerdem ein brandiger Zerfall der Muskulatur, der mit erschreckender Schnelligkeit um sich greift. Für den Gesamtorganismus bedeutet der Gasbrand eine Allgemeininfektion schwersten Grades. Klinisch fällt frühzeitig auf, daß der Kranke schlecht aussieht, sich elend fühlt und einen sehr frequenten Puls hat, ohne daß Fieber dabei nötig ist. Das befallene Glied ist blaß, ödematös, meist sehr schmerzhaft. Die Venen treten als rote bis bräunliche Streifen hervor, allmählich nimmt das ganze Glied eine rotgelbe bis braune Farbe an, während die Gasent-

---

[1]) v. Behring, Berl. klin. Woschenchr. 1915, S. 121.

[2]) Verfügung des Chefs des Feldsanitätswesens vom 27. VII. 1916.

[3]) Kocher, Deutsche med. Wochenschr. 1914, S. 1953. — Straub, Münch. med. Wochenschr. 1915, S. 25 u. 341.

[4]) Aschoff, Zentralbl. f. Chir. 1916, S. 147. — Deutsche med. Wochenschr. 1916, S. 469.

wicklung unter der Haut deutlich wahrnehmbar wird und schnell zunimmt. In den ausgesprochenen Fällen tritt meist bald der Tod ein. — Für die Bekämpfung des Leidens spielt die Prophylaxe eine wesentliche Rolle: alle stark verschmutzten Wunden sollen gründlich revidiert, grobe Verunreinigungen und Geschoßteile sollen möglichst primär entfernt, alle Taschen und Buchten sollen gut eröffnet und drainiert werden. Tritt Gasbildung auf, so sind sofort umfangreiche Spaltungen bis ins Gesunde vorzunehmen mit besonderer Berücksichtigung der Muskelinterstitien [1]. Kommt der Prozeß nicht zum Stehen, so darf mit der Amputation, wenn irgend möglich im Gesunden, nicht gezögert werden. Die Wunde bleibt ganz offen. Einblasungen von Sauerstoff oder Infusionen von Wasserstoffsuperoxyd sind zwecklos und gefährlich [2]. Dagegen kann der Versuch einer Sodainfusion ($^1/_2$—1 l der $^1/_2$%igen Lösung [3]) gemacht werden.

Lit.: Derganz, Wiener klin. Wochenschr. 1916. Nr. 1. — Fessler, Münch. med. Wochenschr. 1917, S. 331. — Fränkel, Münch. med. Wochenschr. 1916. Nr. 13. — Matti, Deutsche med. Wochenschr. 1916 S. 43. — Payr, Münch. med. Wochenschr. 1915. Nr. 2.

G. Magnus-Marburg.

B. Spezielles.

a) Kopf.

Verletzungen am Schädel.

Bei jeder Verletzung am Schädel muß festgestellt werden ob:

1. die weichen Schädeldecken,
2. der knöcherne Schädel,
3. der Schädelinhalt = das Gehirn

einzeln und gemeinsam verletzt sind. Ist eine dieser Verletzungen nachgewiesen, muß stets untersucht werden, ob auch die beiden anderen vorliegen. Wenn bei einer Verletzung der Schädeldecken die Hautränder nicht klaffen, ist nur die Haut getroffen. Klafft aber die Wunde, dann ist die Galea mit durchtrennt. Bei den Wunden des behaarten Kopfes sind a) die meist nur wenig infizierten, glattrandigen Hieb-, Stich-, Schuß- und Rißwunden wohl zu unterscheiden von b) den stark verschmutzten und den gequetschten Wunden. Gefahren: Phlegmone, Erysipel, Tetanus (ev. Schutzdosis injizieren). Behandlung: Umgebung rasieren. Wunde von grobem Schmutz befreien, bei a) wenige, ca. 2 cm auseinanderliegende Situationsnähte, b) nur Tamponade.

Tritt Rötung, Schmerzhaftigkeit und Schwellung der Wunde auf, sofort Entfernung der Nähte, Eröffnung der Wunde, Tamponade.

Stets sorgfältiger Verband.

Die Verletzungen des knöchernen Schädels = Schädelfrakturen gehen entweder mit oder ohne Weichteilwunde einher. Wir unterscheiden Brüche des Schädelgewölbes (Konvexitätsfrakturen) von denen der Schädelbasis. Die Diagnose der Schädelfrakturen ist nicht so exakt zu stellen wie an anderen Körperstellen, weil die klassischen Symptome der Frakturen: Dislokation, Krepitation und abnorme Beweglichkeit hier selten zutage treten. Nur die ausgedehnteren Loch- und Splitterbrüche sind durch diese Erscheinungen als solche festzustellen, nicht die Impressions- und Rißfrakturen. Bei Impressionsfrakturen ist die Dislokation zu fühlen, doch gibt die „Beule"

[1] Hagemann, Zentralbl. f. Chir. 1916. Nr. 7.
[2] Borchers, Münch. med. Wochenschr. 1915. Nr. 39.
[3] Denk, Zentralbl. f. Chir. 1916, S. 796.

Veranlassung zu Täuschungen. Oft hält man die weiche Mitte der Beule innerhalb des erhabenen Walles für eine Impression. Wegmassieren des Walles schützt vor Irrtum. Auch können angeborene und erworbene Fehler (Altersatrophie, syphilitische Nekrosen) gelegentlich zu Täuschungen führen. Hiervor müssen die Angaben des Verletzten und eine genaue Untersuchung (alte Narbe über dem Eindruck, Unversehrtheit der Haut, symmetrisches Vorkommen der Involutionsgruben an beiden Scheitelbeinen, Multiplizität der syphilitischen Erscheinungen) schützen. Bei Blutungen aus Nase, Mund, Ohr muß untersucht werden, ob nicht vielleicht eine lokale Verletzung vorliegt. Der Liquor cerebrospinalis ist wohl zu unterscheiden von Blutserum oder seröser Flüssigkeit. Er wird erkannt an seinem geringen Eiweißgehalt, kann tagelang beständig abfließen und zwar rascher bei der Exspiration und bei der Neigung des Kopfes nach der verletzten Seite.

Die Diagnosen der **Basisfrakturen** gründen sich auf

1. die Blutungen aus Nase, Mund, Ohr oder in die Orbitalhöhle,
2. Ausfluß von Liquor cerebrospinalis aus Nase oder Ohr,
3. im Augenspiegelbefund erkennbares Optikushämatom und bisweilen Stauungspapille.
4. Nervenverletzungen, besonders Nervus facialis, Oculomotorius, Acusticus,
5. Hautemphysem bei Fraktur des Siebbeines, des Processus mastoid. und des Sinus frontalis.

Häufig sind Basis- und Konvexitätsfrakturen kombiniert. Sofortige Nervenlähmung ist ein Zeichen primärer Nervenverletzung, sekundäre Lähmung ein Zeichen beginnender Infektion oder seltener zunehmender Kompression durch zunehmendes Hämatom, meist ein Signum mali ominis. Ist die Diagnose zweifelhaft, handele man stets als sei sie sicher. Behandlung: Keine Wunde, keine Hirnsymptome: keine Operation. Bettruhe.

Bei offenen Konvexitätsfrakturen: Trockene Rasur und Joddesinfektion der Wundumgebung. Gründliche Desinfektion der eigenen Hände, Abdecken der Wunde. Nach Abtupfen der Wunde werden die Wundränder revidiert und, falls zerfetzt, mit Schere geglättet. Revision des Schädels. Bei einfacher Fissur, aus der es nicht erheblich blutet, und bei fehlenden zwingenden Hirnsymptomen: keine Operation. Situationsnähte, Einlegen eines Vioformmullstreifens. Blutet es aber stark aus der Fissur, oder sind Haare und Schmutzteile eingeklemmt, oder ist der Knochen gesplittert, dann werden vorsichtig die Knochensplitter entfernt oder einige Meißelschläge mit flach aufgesetztem Meißel zur Freilegung der Dura gemacht. Ist Dura unverletzt, Situationsnähte und Gazedocht; bei Verletzung von Dura und Gehirn Tamponade ev. Einlegen eines kleinen Drainrohres. Dasselbe Verhalten bei Schädelschüssen, wo nach Hautdesinfektion die Wunde durch 2 kreuzförmige Scherenschläge erweitert wird. Jedes Kugelsuchen streng verboten!

Häufig behandelt der Verletzte seine Kopfwunde selbst, ohne etwas von Schädelbruch zu wissen, und kommt erst nach Tagen mit der infizierten Fraktur zum Arzt. Selbst bei Fehlen aller Symptome muß die Wunde sofort erweitert, der Herd gereinigt und drainiert werden. Bei Hirnerscheinungen Trepanation.

Verletzungen des Schädelinhaltes: Bei gleichzeitiger Verletzung des Schädelinhaltes treten die dadurch bedingten Symptome so sehr in den Vordergrund, daß der wichtigste Teil unserer Diagnose sich auf die Hirnverletzung bezieht. Man unterscheidet 3 Hauptformen von Verletzungen des Gehirnes: Commotio, Compressio und Contusio cerebri. Als Folgen von Verletzungen des Schädelinhaltes kennen wir traumatische Epilepsie und Hirnzysten.

a) **Commotio cerebri = Hirnerschütterung**, ist die Bezeichnung für einen Zustand, welcher durch eine einmalige kurzdauernde akute Kompression des Hirns verursacht wird. Von dem Grade der Verlagerungen, Zerrungen und vielleicht Zerreißungen hängt das klinische Bild und die Prognose ab. Daher ist die Commotio cerebri klinisch kein fest umschriebenes, einheitliches Krankheitsbild; in der Regel bietet sie aber so viele gleichartige Erscheinungen, daß man aus ihnen ein typisches Krankheitsbild konstruieren kann. Wir diagnostizieren sie

1. aus der sofort eintretenden, meist nur kurz dauernden Bewußtlosigkeit, die alle Grade von der flüchtigen Somnolenz bis zum tiefen Koma bieten kann,
2. dem sofort oder nach dem Erwachen auftretenden Erbrechen und Kopfschmerz,
3. der Pulsverlangsamung.

Da fast jede schwere Gehirnverletzung (compressio, contusio) mit einer Gehirnerschütterung einhergeht, und die Symptome dieser Erschütterung nur als die ersten beobachtet werden, muß jeder Patient mit Commotio cerebri unter sorgfältiger Kontrolle bleiben. Bereits nach wenigen Stunden kann der Zustand völlig verändert sein. Die reine Gehirnerschütterung charakterisiert sich durch die Flüchtigkeit ihrer Erscheinungen.

Behandlung: Bettruhe, Anregung der Herztätigkeit durch Kampfer, Koffein etc., ev. Kochsalzinfusion. Ablenkung der Hyperämie des Gehirns durch Eisblase auf den Kopf und Wärmezufuhr zum Rumpf und den Extremitäten.

b) **Compressio cerebri = Hirndruck,** wird eine Erkrankung des Gehirns genannt, welche durch Raumbeengung im Schädel hervorgerufen wird. Diese Raumbeengung kann entweder durch ein disloziertes Knochenfragment oder durch einen traumatisch erzeugten Bluterguß oder Abszeß hervorgerufen werden oder durch Tumoren, Zysten, schließlich auch durch entzündliche Vermehrung des Liquor cerebrospinalis (bei Meningitiden und chronischem Hydrozephalus). Die Diagnose des **traumatischen Hirndrucks** ist meistens leicht: Wenn im Anschluß an eine mit oder ohne Gehirnerschütterung einhergehende Schädelverletzung nach einem völlig freien Intervall irgendwelche Erscheinungen von seiten des Gehirnes (Kopfschmerzen, Bewußtlosigkeit etc.) auftreten, ist die Diagnose einer intrakraniellen Blutung wahrscheinlich. Gesichert wird sie durch den Nachweis a) der klassischen Hirndrucksymptome: 1. Stauungspapille, häufig beim basalen Hämatom, im allgemeinen aber beim traumatischen Hirndruck selten. 2. Verlangsamung von Puls (Druckpuls 50—60 in der Minute) und Atmung. b) von Reizerscheinungen seitens der Hirnrinde: 1. Reizkontrakturen, 2. Jacksonsche epileptische Anfälle. Ist die Artdiagnose eines raumbeengenden Prozesses, hervorgerufen durch eine intrakranielle Blutung, sicher, bleibt noch die Ortdiagnose zu stellen. Wo sitzt das Hämatom? Die Ortdiagnose hat den Sitz des Hämatoms zu bestimmen

1. im Verhältnis zu den Gehirnwindungen,
2. im Verhältnis zu der Dura.

ad 1. Die Ortbestimmung im Verhältnis zu den Gehirnzentren richtet sich nach a) dem Ort der Gewalteinwirkung, b) bestimmten Herderscheinungen. Unmittelbar unter dem Ort der Gewalteinwirkung sitzt in der Regel der Bluterguß, seltener am gegenüberliegenden Schädelpole als Folge des Contrecoups. Unterstützt wird die Ortdiagnose durch den Nachweis bestimmter Herdsymptome (Mono- und Hemiplegien, Aphasie, Jacksonsche Anfälle usw.) Hieraus läßt sich ein Hämatom an der Konvexität meist leicht diagnostizieren, viel schwieriger ist die Diagnose eines basalen Hämatoms, welches sich an eine Schädelbasisfraktur oder an einen an der Hirnbasis gelegenen Kontusionsherd angeschlossen hat. Bezüglich dieser Diagnose ist zu achten: erstens auf die Beteiligung der Hirnnerven, zweitens auf das im Augenspiegelbefund erkennbare Optikushämatom mit Stauungspapille, drittens auf Symptome seitens der Hirnschenkelfüße (Babinskisches Zehenphänomen, Lähmungen), bei denen Reizerscheinungen zunächst nicht vorhanden sind, sich aber später meist doppelseitig anschließen können, viertens auf spinale Symptome, die durch das in den Duralsack herabfließende Blut sukzessive entstehen, welche mit einem Verlust des Bauchdeckenreflexes beginnen, dem das Schwinden des Patellarreflexes folgt, bis zuletzt auch noch der Achillesreflex erlischt.

ad 2. Während das basale Hämatom nur intradural vorkommt, können die Konvexitätshämatome sowohl zwischen Dura und Schädeldach (extradurales Hämatom) sitzen, als auch zwischen Dura und Gehirnoberfläche (sub- oder intradurales Hämatom). Bisweilen kommen auch beide kombiniert vor. Da beide die allgemeinen Erscheinungen des Hirndruckes hervorrufen und zu Reizkontrakturen und zu Jacksonschen epileptischen Anfällen führen, ist die Differentialdiagnose hier nicht ganz einfach. Am leichtesten gelingt sie bei den extraduralen Hämatomen durch Zerreißung des Stammes oder eines Hauptastes der Art. meningea media, wo ziemlich rasch allgemeine Hirndrucksymptome und meist bereits nach wenigen Stunden halbseitige Krämpfe mit Hemiplegie oder assoziierter Monoplegie etabliert sind. Dagegen ist der Verlauf bei den subduralen Blutungen im allgemeinen mehr in die Länge gezogen. Eine genaue Differentialdiagnose kann aber nur bei besonders charakteristischen Fällen intra- und extraduraler Hämorrhagien gestellt werden.

c) Contusio cerebri = Hirnquetschung, ist eine lokalisierte Gewebszertrümmerung der Gehirnmasse. Sie charakterisiert sich durch das sofortige Einsetzen und die Gleichmäßigkeit ihrer Erscheinungen. Ohne freies Intervall ist das klinische Bild unmittelbar nach der Verletzung fast dasselbe wie tagelang nachher. Die Symptome der Kontusion sind von der Lokalisation des Herdes abhängig. Da die Zertrümmerungsherde nach Zahl, Lage und Größe ganz verschieden sind, werden sie auch ganz verschiedene in sich bestimmte Herderscheinungen hervorrufen; da nun ferner alle Funktionen in genau bestimmten Gehirngegenden ihren Sitz haben, muß die dauernde Aufhebung einer Funktion nach Trauma, wenn kein anderer Grund vorliegt, durch eine Zerstörung ihres Gehirnzentrums verursacht sein. Daher führt uns die Zusammenstellung der gestörten Funktionen zu einer Herdlokalisation der Gehirnquetschung.

Die Diagnose ist noch dadurch erschwert, daß meistens die Hirnquetschung mit Symptomen der Hirnerschütterung und des Hirndruckes kombiniert ist.

Behandlung bei Hirnverletzungen. Indikationen zur Operation: Hirndruck und Reizerscheinungen. 1. Zweck der Operation: Entfernung eingedrückter Knochenstücke und von Blutergüssen, ev. Ligierung der Art. mening. media bzw. Tamponade. 2. Art der Operation: Entfernung der Knochenfragmente oder osteoplastische Kraniektomie (nach Wagner).

Bei konservativer Behandlung Anregung der Herztätigkeit (per os, subkutan und intravenös) Ablenkung der Hyperämie im Gehirn durch Eisblase auf den Kopf und warme Einpackung von Unterleib und Extremitäten. Sorge für Urin- und Stuhlentleerung. Langdauernde Bettruhe. Cave Liege- und Schluckpneumonien.

Lit.: v. Bergmann, Die Lehre von den Kopfverletzungen. Enke, Stuttgart. Preis 14,80 M. — Hertle-Graz, Die Methoden zur Deckung knöcherner Schädeldefekte in Bd. 1 der Ergebn. d. Chir. u. Orthop. — Hohmeier-Magnus, Behandlung der Kopfverletzungen. Bd. 1, S. 801 u. f. — M. Kirschner, Technik der modernen Schädeltrepanation in Bd. 4 der Ergebn. d. Chir. u. Orthop.

Abnorme Kopfhaltung. Als normal bezeichnen wir die Kopfhaltung, in welcher der Kopf bei erschlafften Muskeln und Bändern in seiner Gleichgewichtslage gehalten wird. In dieser Ruhelage sieht das Gesicht, weil seine Mittellinie mit der des Körpers zusammenfällt, geradeaus und außerdem ein wenig nach oben. Alle Kopfhaltungen, welche dauernd von dieser Lage abweichen, werden durch krankhafte Prozesse der Organe hervorgerufen, welche diese Gleichgewichtslage garantieren; Wirbelsäule, Muskeln, Sehnen und Nerven. Dabei kann der Kopf nach hinten gebeugt sein, nach vorn und nach der Seite, häufig mit gleichzeitiger Drehung verbunden.

Solche abnormen Kopfhaltungen können angeboren oder erworben sein. Sehen wir ein Kind mit ausgesprochener Schiefhaltung des Kopfes, werden wir in der Regel mit Recht annehmen, daß es sich hier um ein angeborenes Leiden handelt, welches wir als **Caput obstipum musculare** bezeichnen. Bei diesem wahrscheinlich als eine intrauterine Belastungsdeformität anzusehenden Leiden springt auf der erkrankten Seite der stark verkürzte M. sterno-cleido-mastoideus als derber Strang deutlich vor und bewirkt durch seine Verkürzung eine Drehung des Gesichtes nach der gesunden Seite. Fast stets besteht als gleichzeitige Folge der intrauterinen Druckverhältnisse eine ausgesprochene Asymmetrie der beiden Schädel- und Gesichtshälften. So ist z. B. der Schädel auf der erkrankten Seite häufig flacher, das Ohr kleiner als auf der anderen Seite.

Behandlung: Resektion des erkrankten Muskels.

Im Gegensatz zum muskulären Schiefhals kommt der angeborene ossale Schiefhals recht selten zur Beobachtung. Ich entsinne mich eines Kindes, welchem ein bekannter Chirurg den einen ganzen M. sterno-cleido-mastoideus reseziert hatte, ohne dadurch eine Änderung in der Kopfhaltung zu bewirken. Auf einer Röntgenphotographie erkannte man deutlich als Ursache des Leidens einen keilförmigen Zwischenwirbel in der unteren Halswirbelsäule. Die Unterscheidung der beiden Leiden ist leicht, da bei der letztgenannten Anomalie keinerlei krankhafte Veränderungen des Muskels vorhanden sind.

Von diesen angeborenen Leiden läßt sich stets die **erworbene** abnorme Kopfhaltung, welche auf ganz anderen Grundlagen beruht, leicht unterscheiden. Sie wird hervorgerufen durch ein Trauma oder Entzündungen der Wirbelsäule, durch krankhafte Prozesse, welche die Atmung behindern, oder sie ist narbigen, rheumatischen, neurogenen oder hysterischen Ursprungs. Schon durch ihre Anamnese lassen sich die **traumatischen** Lageanomalien leicht als solche erkennen, indessen bereitet ihre Spezialdiagnose oft erhebliche Schwierigkeiten. Sie können hervorgerufen werden durch Frakturen, Luxationen, Distorsionen und Kontusionen der Wirbelsäule und ihrer Gelenke. Wird uns ein Kranker gebracht mit einer traumatischen abnormen Kopfhaltung, dann ist zuerst unsere Aufgabe zu entscheiden, ob eine Luxation vorliegt oder nicht. Und zwar ist die Beantwortung dieser Frage praktisch deswegen so wichtig, weil wir bei Luxationen zu sofortigem Eingreifen genötigt sind. Reine Wirbelluxationen der Halswirbelsäule kommen am häufigsten in ihrem unteren Abschnitt zur Beobachtung, und zwar sind es hier meist Luxationen nach vorn. Der Kopf ist stark gebeugt, das Kinn liegt auf dem Sternum, der Nacken ist verlängert, gekrümmt und deformiert. Manchmal zeigt er an der Stelle der Luxation eine Delle. Die Erscheinungen der Kompression des Rückenmarks, die bis zur völligen Lähmung aller 4 Glieder gehen können, vervollständigen das Bild. Wir ergänzen unsere Untersuchung durch Abtastung der Wirbelkörper vom Munde aus, eine Methode, die wir bei allen Verletzungen der Halswirbelsäule nicht vergessen sollten. Mit ihrer Hilfe wird es uns auch gelingen, die viel selteneren Luxationen im oberen Bereich der Halswirbelsäule zu erkennen, welche sich meist ebenfalls durch eine ausgesprochene Dislokation kenntlich machen. Viel harmloser als die eigentlichen Wirbelluxationen sind die ein- und doppelseitigen Luxationen ihrer Seitengelenke. Bei der einseitigen Luxation finden wir eine ausgesprochene Neigung des Kopfes nach der kranken Seite und fühlen bei der Palpation am Nacken bzw. vom Rachen aus die Dislokation. Während die Schmerzhaftigkeit in der Ruhelage nicht sehr erheblich ist, werden aktive und passive Bewegungen ängstlich vermieden. Die doppelseitige Luxation der Seitengelenke charakterisiert sich durch eine nach vorn gestreckte Haltung des Kopfes mit mäßiger Verlängerung des Nackens und Vorspringen des luxierten Wirbels. Rotation und Abduktion fehlen. Sehr häufig kombinieren sich die Luxationen mit Frakturen der Wirbel, wobei Luxationsfrakturen oder Totalluxationsfrakturen entstehen, indessen ist dabei eine abnorme Kopfhaltung in erster Linie als Resultat der Luxation bzw. Subluxation aufzufassen. Reine Kompressionsfrakturen der Halswirbelsäule rufen ähnliche Stellungsanomalien des Kopfes hervor, wie wir sie im folgenden bei der tuberkulösen Karies sehen werden. Ihre Diagnose wird durch den Nachweis zirkumskripter Schmerzhaftigkeit der frakturierten Wirbel und behinderter Funktion erleichtert, gesichert erst durch das vom Munde aus und von der Seite her aufgenommene Röntgenbild. Bei Kontusionen und Distorsionen fehlt jegliche Formveränderung, hier steht, wie bei diesen Verletzungen an anderen Körperstellen, die Funktionsbehinderung im Vordergrund der Beschwerden. Indessen gelingt es bei langsamem und vorsichtigem Vorgehen passiv alle Bewegungen auszuführen. Doch bedarf auch hier die Diagnose einer Bestätigung durch das Röntgenbild, damit keine Fraktur übersehen wird. Auch Klavikularfrakturen und -luxationen können mäßige Schiefhaltung des Kopfes veranlassen.

Behandlung:

a) Luxation: Reposition durch Extension: Man legt den Kranken auf einen Tisch, wo man ihn gut festschnallt und vorsichtig narkotisiert. Dann stellt man sich hinter den Kranken, faßt, wenn tiefe Narkose eingetreten ist, den Kopf am Nacken und Unterkiefer und zieht in der Längsachse, vorsichtig, langsam und stetig, ohne Rotationsbewegungen. Da ein starker Zug erforderlich ist, benutzt man zweckmäßig eine Glissonsche Schwinge, die vorher angelegt ist. Durch beide Enden wird ein Stab gezogen und hieran kräftig gezogen. Ein lautes Krachen zeigt die gelungene Reposition. Darauf wird der Patient in das mit dem Kopfende erhöhte Bett gelegt und an der Schwinge ein kräftiges Gewicht etwa 20 Pfd. angehängt.

b) Fraktur: Extension genügt nicht, sondern nur Gipsverband vom Hinterkopf bis an die Brust.

Die durch **Entzündungen** hervorgerufenen anormalen Kopfhaltungen sind keineswegs selten. Wir sehen sie bei akuten Entzündungen z. B. als Folge eines Nackenkarbunkels, bei Halsabszessen, periadenitischen Nackenphlegmonen bei Anwesenheit von Läusen usw. und bei chronischen Entzündungen, meist Tuberkulose der Wirbelsäule. Bei der Wirbelkaries wird bekanntlich der erkrankte Wirbel keilförmig komprimiert, und zwar in der Regel so, daß die Spitze des Keiles nach vorn liegt. Infolgedessen springt der Dornfortsatz dieses Wirbels hinten als spitzer Gibbus deutlich vor, der Nacken ist länger, das Kinn der Brust genähert. In einzelnen Fällen hat die kariöse Zerstörung ihren Sitz an der Seite des Wirbels, dann tritt eine seitliche Schiefhaltung mit Neigung des Kopfes nach der kranken Seite ein. Bei diesen tuberkulösen Spondylitiden der Halswirbelsäule konstatieren wir außerdem Schmerzhaftigkeit des erkrankten Wirbels bei Druck von hinten vom Munde aus, nicht selten retropharyngealen Senkungsabszeß, der vor der Wirbelsäule durch orale Palpation zu fühlen ist Besonders gefährlich ist die seltene Tuberkulose des Dens des Epistropheus, sowie die des Atlas. Bei diesem Sitz der Erkrankung ist die Drehbewegung des Kopfes aufgehoben, die Nickbewegung in mäßigen Grenzen ausführbar. Auch die durch tertiäre Syphilis hervorgerufene Wirbelzerstörung kann, wie ich gesehen habe, dieselben Erscheinungen hervorrufen wie die tuberkulöser Natur.

Behandlung: Watte- oder Gipskravatte.

Bisweilen führen Atembeschwerden zu vorgestreckter Haltung des Kopfes, ganz besonders gilt dies von den Erkrankungen des Nasenrachenraumes, speziell der Rachenmandeln. Hier beobachten wir deutliche Kyphosen der zerviko-dorsalen Gegend. In ähnlicher Weise wirken die Erkrankungen der Trachea und die chronischen Strumastenosen.

Die durch Narbenzug bedingten abnormen Kopfhaltungen sind meist Folgen von Verbrennungen. Ihr charakteristisches Aussehen und ihre Anamnese lassen sie stets gleich als solche erkennen. Schwieriger kann oft die Entscheidung sein, wenn der Kopf infolge rheumatischer Schmerzen schief gehalten wird. Diese Schmerzen treten häufig als Folge einer lokalen Erkältung auf, doch schließen sie sich gelegentlich auch plötzlichen Drehbewegungen an. Die Schmerzhaftigkeit des Muskels auf der konkaven Halsseite verliert sich bei Anwendung von Wärme und Massage. Der neurogene Schiefhals ist selten Folge einer einseitigen Lähmung von Halsmuskeln. Häufiger werden durch eine kortikale Funktionsstörung klonisch-tonische Krämpfe in der Hals- und Nackenmuskulatur hervorgerufen. Solche Krämpfe sehen wir besonders bei nervösen Personen anfallsweise auftreten, ein Zustand, welchem wir als Torticollis spasticus resp. Tic rotatoire bezeichnen. Auch hatten wir einmal Gelegenheit, eine rein hysterische Schiefhaltung des Kopfes zu beobachten.

Ausführliches über den Schiefhals bei Bauer, Ergebn. d. Chir. u. Orthop. Bd. 5, sowie Bd. 6 (neurogener Schiefhals).

Die Verletzungen und Erkrankungen des Gesichtes.

A. Verletzungen.

Die Beurteilung einer Verletzung im Gesicht ist im allgemeinen nicht schwer, jedoch verdienen zwei Punkte hervorgehoben zu werden, auf die nicht immer genügend geachtet wird. Bei Hieb- und Schnittwunden wird häufig die Verletzung eines Nerven übersehen; erst nach vollendeter Naht wird die Unterlassungssünde bemerkt. Es genügt, bei jeder Gesichtswunde an diese Komplikation zu denken, um sich sofort über die Beteiligung der Nerven ein Urteil zu bilden. Fast ebenso wichtig ist die Verletzung der Speicheldrüse. Unter Berücksichtigung der anatomischen Verhältnisse wird man diese Verletzung trotz reichlicher Blutung unschwer an dem charakteristischen gekörnten Aussehen der durchtrennten Drüsensubstanz erkennen. Sehr viel seltener, aber auch sehr viel unangenehmer sind die Verletzungen des Speichelganges, also des Ductus parotideus. Da die Richtung des Ganges einer vom Ansatz des Ohrläppchens bis zum Mundwinkel verlaufenden Linie entspricht, wird man bei allen tieferen Wunden, welche diese Linie kreuzen, an eine Verletzung des Speichelganges denken müssen. Wir sichern unsere Diagnose durch den Nachweis von Speichelfluß in der Wunde und bringen zu diesem Zwecke etwas Zucker auf die Zunge. Dieselben Unterschiede machen wir bei der Beurteilung einer Speichelfistel (Speicheldrüsen- oder Speichelgangfistel).

Behandlung: Naht des Ganges und der Drüse. Bei völliger Abtrennung von Nasenspitze, Ohr: stets Versuch der Anheilung. Sorgfältige Reinigung mit H_2O_2-Lösung und Blutstillung. Genaue Naht und guter Verband.

Unterkieferbrüche werden beobachtet an den Fortsätzen (Alveolar- und Gelenkfortsätzen); am aufsteigenden Ast und am Unterkieferkörper.

Die häufigsten und wichtigsten sind die Brüche des Unterkieferkörpers, welche meist in der Gegend des Eckzahnes, selten in der Mitte, den Knochen durchtrennen. Die Diagnose ist leicht: meist genügt schon ein Blick auf die Zahnreihe, um die starke Dislokation zu erkennen. Es wird nämlich das hintere Fragment durch die Kaumuskeln nach oben, das vordere durch die Zungenbeinmuskulatur nach unten und rückwärts disloziert. Demnach gründet sich die Diagnose auf: 1. Ungleiche Stellung der Zähne. 2. Vermeidung von Bewegungen. 3. Krepitation und abnorme Beweglichkeit. 4. Stomatitis mit Speichelfluß und Foetor ex ore. Prognose: Unkomplizierte Unterkieferbrüche heilen in 3—6 Wochen. Bei komplizierten Unterkieferbrüchen stets Infektion vom Munde: starke Stomatitis, Abszesse und Nekrose, bei alten Leuten ev. septische Bronchitiden und Pneumonien mit letalem Ausgang.

Behandlung: 1. der Stomatitis: Mundwasser, Formamint, flüssige Kost. 2. der Dislokation: Reposition leicht, da Kiefer von Mund und außen leicht zugängig. Fehlt Neigung zur erneuten Dislokation: Capistrum duplex, Funda maxillae. Besteht geringe Neigung zur Dislokation: Korkstück zwischen die letzten Backzähne und Funda maxillae. Hierdurch wird das hintere Fragment nach unten, das vordere nach oben gedrückt. Bei ausgesprochener Neigung zur Dislokation müssen von spezialistischer Hand besondere Schienen (Dental-, Interdentalschiene, Ringmutterverbände) angelegt werden.

Unterkieferluxationen kommen vor nach vorn und nach hinten.

1. Die Luxation nach vorn, weit häufiger als nach hinten, entsteht bei zu weitem Öffnen des Mundes, sei es freiwillig beim Gähnen, sei es gewaltsam durch Schlag etc. durch Hinübergleiten des Gelenkköpfchens über das Tuberc. articul.

Symptome a) der doppelseitigen Luxation nach vorn

1. Mund steht weit offen, kann nicht geschlossen werden,
2. untere Zahnreihe weit vor der oberen,
3. Prominenz des Processus coronoideus fehlt an normaler Stelle,
4. bisweilen Schmerz durch Druck des Gelenkfortsatzes auf Trigeminusäste.

b) der einseitigen Luxation nach vorn

1. und 2. wie oben, nur nicht so ausgesprochen,
3. wie oben, nur auf verletzter Seite,
4. Kinn steht nach gesunder Seite.

Behandlung: Man drückt mit beiden Daumen die hinteren unteren Backzähne nach hinten und unten, und drängt zugleich mit den anderen Fingern das Kinn von außen und unten nach oben. Wird der Kiefer locker, ziehe man schnell die Daumen zurück. Kiefer schnappt von selbst ein. Capistrum duplex während einer Woche.

2. Die **Luxation nach hinten**, sehr selten, zeichnet sich dadurch aus, daß der Mund fest geschlossen gehalten wird. Zur Reposition genügt ein Druck gegen den Unterkiefer nach hinten mit folgender Bewegung nach unten und vorn.

Lit.: Preiswerk, Lehrbuch und Atlas der Zahnheilkunde mit Einschluß der Mundkrankheiten. Lehmann, München. Preis 14 M.

B. Mißbildungen.

Hasenscharte beruht auf einer mangelhaften Vereinigung des in der Mitte gelegenen Stirnfortsatzes mit einem oder beiden seitlichen Kieferfortsätzen. Demnach ist die Hasenscharte einseitig oder doppelseitig. Bei der einseitigen Hasenscharte geht der Spalt entweder nur durch das

Lippenrot (I^0) oder bis in die Oberlippe (II^0) oder bis in die Nase (III^0). Bei der doppelseitigen Hasenscharte ragt der am Stirnfortsatz sitzende Zwischenkiefer mit dem Philtrum und dem Nasenseptum wie ein Bürzel weit über die Oberlippe vor. — Häufig ist die Hasenscharte mit einer mehr oder weniger ausgeprägten Gaumenspalte verbunden. Die mit einer Hasenscharte behafteten Kinder sind in ihren Ernährungs- und Atmungsverhältnissen geschädigt. Das Saugen ist nur bei den leichteren Graden möglich, bei den ausgedehnteren Hasenscharten muß die Milch hinten in den Mund gespritzt werden. Da die Kinder meist durch den Mund atmen, haben fast alle Hasenschartenkinder mehr oder weniger ausgeprägte Bronchialkatarrhe.

Die Hasenscharte muß bald beseitigt werden, am besten in der 2. oder 3. Woche, die Gaumenspalte erst im 3. Jahre. Überweisung an Spezialisten (Fachchirurgen) dringend empfehlenswert.

Ausführliches bei Tóthfallussy in Bd. 7 der Ergebn. d. Chir. u. Orthop. (Abb. 42).

Gaumenspalte. Wir führten aus, daß die Hasenscharte auf einer mangelhaften Vereinigung des Stirnfortsatzes mit dem Oberkieferfortsatz im Gesicht beruhe. Bleibt diese Vereinigung im Munde aus, nennen wir den Zustand Gaumenspalte. Bisweilen sind Hasenscharte und Gaumenspalte zusammen vorhanden. Die Gaumenspalte kann sich auf den weichen Gaumen beschränken oder einen Teil des harten Gaumens oder den ganzen harten Gaumen durchsetzen und im Bereich des harten Gaumens einseitig und doppelseitig sein. — Auch hier treten Schädigungen der Lungen durch die reine Mundatmung, der Ernährung wegen des häufigen Verschluckens und der Sprache wegen des nasalen Klanges auf.

Eine andere Behandlung als die operative wird nicht mehr empfohlen, nur bei ganz weiten Spalten Erwachsener hat die Plastik keine guten Erfolge, wir müssen uns dort also häufig mit der Prothese begnügen. Im allgemeinen aber versuchen wir im 3. Lebensjahr die Spalte operativ zu schließen. Diese Operation, die Uranoplastik oder Staphyloraphie wird immer noch nach den Langenbeckschen Regeln ausgeführt und gibt gute Resultate. Nach der Verheilung der Lappen müssen die Kinder methodischen Sprachunterricht erhalten, um sich an die veränderten Verhältnisse zu gewöhnen. Neuerdings wird vielfach für eine frühzeitigere Operation Propaganda gemacht. Wir haben sie daher auch in einzelnen Fällen im 1. Lebensjahre ausgeführt, müssen aber auf Grund unserer Erfahrungen wegen der abnormen Stellung der Zähne davon abraten (s. Wilms in Wullstein-Wilms Lehrb. d. Chirurgie).

C. Entzündungen.

Die größere Anzahl der Entzündungen im Gesicht bietet keine diagnostischen Schwierigkeiten. Zu beachten ist bei dem mit Recht so gefürchteten **Oberlippenfurunkel** die Thrombose der Vena facialis, welche meist als schmerzhafter Strang zu fühlen ist. Sie sind so gefürchtet, weil sie in wenigen Tagen zum Tode führen können, so daß man sie auch als maligne Furunkel bezeichnet. Ihre Gefährlichkeit beruht in der baldigen Thrombose der Vena facialis; von dort übergreifend über die Vena ophthalmica kommt es zur Ausbildung von Meningitis und allgemeiner Infektion. Deshalb peinlichste Sorgfalt und Sauberkeit! Frühzeitige breite Spaltung, auch schon ehe sich eine gelbe Kuppe auf der Oberfläche zeigt. Von den übrigen akuten Entzündungen verdient die durch Milzbrandbazillen hervorgerufene Pustula maligna besondere Beachtung. Sie stellt in den ersten zwei Tagen ein kleines blaurotes Bläschen dar. Bald trocknet das Zentrum ein und wird gangränös, während sich an der Peripherie die durch ihre reichliche Sekretion und ihre blaue Farbe leicht erkennbaren Bläschen weiter entwickeln. Sitzt diese Pustel am Mundwinkel, wird der Anfänger sie gelegentlich mit Noma verwechseln können. Auch bei dieser Erkrankung beobachten wir eine mit blau-schwarzer Verfärbung der Haut am Mundwinkel einhergehende Gangrän, welche aber hier von der Mundschleimhaut ausgeht und an den Nekrosen im Munde, sowie dem schauderhaften Gestank leicht erkannt wird.

Behandlung: In allen Fällen breite Inzision und Tamponade.

Unter dem Bilde einer akuten Entzündung verläuft ein ziemlich oft verkanntes Krankheitsbild, welches sich in den unteren Wangenpartien entwickelt und durch **Speichelsteine** hervorgerufen wird. Diese Steine kommen ziemlich selten vor und sitzen dann in der Regel in den Ausführungsgängen der Speicheldrüsen, besonders im Duct. submax.

Sie sind die Folge einer chronischen Entzündung der Speicheldrüse: aus dem veränderten Sekret fallen leichter die Salze (kohlensaurer bzw. phosphorsaurer Kalk) aus. Wie bei allen anderen Steinbildungen können die Beschwerden sehr gering, aber auch sehr bedeutend sein. Dann kommt es zu periodischen kolikartigen Schmerzattacken mit Sekretstauung und Bildung des Tumor salivalis. Häufig läßt sich aus dem Speichelgang etwas Eiter herausdrücken. Die Diagnose wird mit Hilfe des Fingers, der Sonde und des Röntgenbildes gestellt.

Behandlung: Extraktion des Steines, meist vom Munde her durch eine kleine Inzision nach Anästhesierung der Mundschleimhaut. Liegt der Stein aber tief bzw. in der Drüsensubstanz, ist die Entfernung unter Umständen recht schwierig.

Die **Parotitis** kommt entweder als epidemischer Mumps vor oder als sekundäre Entzündung, wobei sie häufig vereitert. Geht die Entzündung auf konservative Therapie (Kataplasmen etc.) nicht in 3—4 Tagen zurück, so besteht wahrscheinlich Abszedierung, welche wegen der starren Faszie oft schwer nachzuweisen ist. Rechtzeitige Inzision parallel den Fazialisästen ist wegen des Ernstes der Erkrankung und zur Verhütung weiterer Komplikationen geboten.

Von chronischen Entzündungen im Gesicht beobachten wir weitaus am häufigsten den Lupus, der unter dem Bilde von Geschwüren und den charakteristischen gelb-braunen Hautknötchen einen ausgesprochen chronischen Verlauf hat. Da wir auch bei der tertiären Syphilis derbe rotbraune erhabene Knötchen beobachten, ist die Differentialdiagnose zwischen Lupus und Lues oft recht schwierig. Der chronische Verlauf ist ein sehr wichtiges Lupussymptom gegenüber dem meist viel kürzeren Verlauf der tertiären Syphilis. Ferner unterscheidet das girlandenartige Fortschreiten den syphilitischen Prozeß von dem sich regellos ausbreitenden Lupus. Häufig ist eine sichere Diagnose nicht möglich, da wird die Serumreaktion oder eine energische antisyphilitische Behandlung die Entscheidung bringen. Gelegentlich kann ein gummöses Geschwür einem Hautkarzinom ähnlich sein, doch wissen wir das Karzinom mit seinem wallartigen, derben, unregelmäßigen Rand mit seinen harten Drüsenmetastasen wohl von dem charakteristischen syphilitischen Ulcus zu unterscheiden.

Zu diesen geschwürigen Prozessen der Haut gesellen sich im Gesicht noch Geschwüre, welche vom Knochen ihren Ausgang nehmen. Sie sind entweder tuberkulöser oder syphilitischer Natur. Häufig gibt uns Anamnese und das charakteristische Aussehen der Geschwüre genügenden Anhalt. Außerdem kann man im allgemeinen als feststehend betrachten, daß Geschwüre an der Orbita und am Processus mastoideus meist tuberkulösen, die der Stirn meist luetischen Ursprungs sind.

Behandlung: Lupus: Lichttherapie, Ignipunktur, Exzision (vgl. Abschnitt Lupus [Hübner: Haut- und Geschlechtskrankheiten] im gleichen

Band, sowie Veiel: Die Therapie der Hauttuberkulose in Bd. I). Karzinom: Exstirpation.

Drei Symptome fallen uns bei **Gesichtserkrankungen** ganz besonders auf: der Gesichtsschmerz, die Kieferklemme und das Glotzauge. Der **Gesichtsschmerz** wird von allen befallenen Kranken stets in charakteristischer Weise angegeben; er tritt anfallsweise als bohrender Schmerz auf, wird ausgelöst durch eine ganz geringfügige Störung: Öffnung des Mundes, Zungendruck, ein Luftzug oder dergleichen. Häufig tritt er täglich genau zur selben Stunde auf. Die Schmerzen sind auf die Ausbreitung des N. trigeminus beschränkt und gehen in schweren Fällen einher mit Tränen-, Nasenschleim- und Speichelfluß und vibrierenden Zuckungen im Fazialisgebiet (vgl. Neuralgien).

Häufig kommen in unsere Behandlung Kranke, welche die Zähne fest aufeinanderhalten und nicht imstande sind, den Mund zu öffnen. Wir haben dann die Erscheinung der **Kieferklemme** vor uns, welche in der allergrößten Mehrzahl der Fälle entzündlichen Ursprungs ist und meist von einer Parulis ihren Ausgang nimmt. Die Entscheidung ist nicht schwer, Anamnese (Zahnschmerzen) und die charakteristische dicke Backe sagen genug. Viel seltener führen andere akute Entzündungen, wie Kieferosteomyelitis, gangränöse Stomatitis oder Eiterung in der Paukenhöhle zu dieser Erscheinung. Auch entsinne ich mich einiger Fälle, wo die Kiefersperre durch narbige Schrumpfung nach nekrotisierenden Entzündungen der Mundschleimhaut bedingt war. Selten sehen wir bei akutem oder chronischem Gelenkrheumatismus bzw. bei einer gonorrhoischen Arthritis das Kiefergelenk befallen. Auch nach Traumen können wir gelegentlich dieses Symptom beobachten, entweder sofort nach dem Trauma, wo es geradezu pathognomonisch für die Luxation des Unterkiefers nach hinten ist, oder mehrere Tage nach einer offenen Verletzung, als Trismus beim Tetanus. Die Angabe einer vor kurzem erlittenen Verletzung, der Nachweis des Trismus verbunden mit dem Risus sardonicus lassen uns an der Diagnose des Tetanus keinen Zweifel.

Die Behandlung richtet sich nach der Ursache. Als Nachbehandlung empfiehlt es sich, daß der Patient sich mehrmals täglich bemüht, mit einem Holzkeil den Mund mehr und mehr zu öffnen.

Lit.: Kaposi und Port, Chirurgie der Mundhöhle. Bergmann, Wiesbaden. Preis 7 M. — Trendelenburg, Verletzungen und chirurgische Krankheiten des Gesichts. Enke Stuttgart. Preis 4 M.

Die Geschwülste am Kopf und Gesicht

sind entweder angeboren oder erworben.

1. Die angeborenen Geschwülste.

Die wichtigste Geschwulst dieser Gruppe ist der sog. **Hirnbruch:** Hernia cerebri oder Cephalozele. Unter dieser Bezeichnung verstehen wir einen Vorfall von Schädelinhalt durch eine präformierte Öffnung im knöchernen Schädel unter Erhaltung der Weichteildecken.

Diese Geschwülste haben zystischen Charakter, können teilweise reponiert werden und zeigen die pulsatorischen Bewegungen des Gehirnes. Beim Schreien werden sie praller gefüllt. Sie sitzen stets in der Mittellinie des Schädels, und zwar entweder am Hinterhaupt oder vorn über der Nase. Die erstere, die Cephalocele occipitalis, tritt entweder oberhalb oder unterhalb der Protuberantia occipitalis aus dem Schädel und wird demgemäß als Cephalocele occipitalis superior oder inferior bezeichnet. Die vordere, die Cephalocele sincipitalis, ist eine nasofrontale, wenn sie über den Nasenbeinen in der Gegend der Glabella zum Vorschein kommt, eine nasoorbitale, wenn sie im inneren Augenwinkel, und eine nasoethmoidale, wenn sie unter dem Nasenbein erscheint.

Wenn wir diese Geschwulst mit einer Hernie vergleichen wollen, so können wir auch hier Bruchpforte, Bruchsack und Bruchinhalt unterscheiden. Die Bruchpforte wird durch den knöchernen Rand zweier oder mehrerer Schädelknochen gebildet, der Bruchsack durch die Dura mater. Der Bruchinhalt ist verschieden:

1. Er besteht aus liquorgefüllten vorgestülpten Hirnhäuten = Meningozele;
2. aus solider Gehirnmasse = Enzephalozele;
3. aus einer Ausstülpung eines Seitenventrikels, also Gehirnmasse mit Ventrikelflüssigkeit = Enzephalozystozele.

Therapie: a) konservativ: Punktion und Alkoholumschläge. b) Operativ: Abtragung der Geschwulst.

Zu Verwechslung können Veranlassung geben:

a) Blutzysten (Sinus pericranii) Ausstülpungen der Venen durch klaffende Schädelnähte. Diese Geschwülste zeigen aber die blaue Farbe der Venen, wechseln rasch und stark ihr Volumen, sind leicht zu entleeren und rufen dabei Erscheinungen von seiten des Gehirnes hervor.

b) Die Cephalohydrocele traumatica, eine mehr oder weniger umschriebene, mit Flüssigkeit erfüllte Geschwulst unter den weichen Decken des Schädels bei kleinen Kindern. Sie sitzt nicht in der Mittellinie und läßt deutlich den meist bei der Geburt durch ein Trauma entstandenen Defekt in der Substanz des Knochens erkennen.

c) Die Dermoidzysten. Diese durch eine Einstülpung des Ektodermes hervorgerufenen Zysten können an denselben Stellen sitzen wie die Hirnbrüche, weil sie nur da vorkommen, wo sich während der embryonalen Entwicklung natürliche Spalten schließen. Sie sitzen unter der Haut vorzugsweise am oberen Orbitalrand, innerhalb der Orbita, über der großen und kleinen Fontanelle oder am Warzenfortsatz. Da sie unter der Haut häufig fest aufsitzen, ist ihre Erkennung meist nicht schwer. Charakteristisch für sie ist ihr Sitz und ihr frühes Erscheinen. Da sie nicht mit dem Schädelinneren kommunizieren und beim Pressen ihre Konsistenz und Volumen nicht ändern, sind sie von den Enzephalozelen in der Regel gut zu unterscheiden.

(Therapie: Exstirpation.)

Angeboren sind ebenfalls die Hämangiome, welche als Haemangioma simplex, das Feuermal, häufiger als kavernöse Hämangiome an ihrer roten Farbe und ihrer Kompressibilität erkennbar sind. Durch solche Wucherungen der Blutgefäße, kombiniert mit einer Erweiterung der Lymphgefäße kommt es zuweilen an Lippe und Wange zu rüsselförmigen und wulstigen, kompressiblen Bildungen, welche wir als Makrocheilie und Makromelie bezeichnen. Selten ist das von der Arteria frontalis oder temporalis ausgehende Haemangioma arteriale racemosum, ein großer pulsierender Arterienplexus.

Behandlung: Möglichst frühzeitige Behandlung mit Kohlensäureschnee, bei größeren Hämangiomen Exstirpation.

2. Die erworbenen Geschwülste am Kopf.

Die häufigste Geschwulst dieser Art ist das unter dem Namen „Grützbeutel" bekannte **Atherom,** eine Retentionszyste der Haarbälge und Talgdrüsen. Daher hat diese Geschwulst auch ihren Sitz stets in der Haut. Zu Verwechslungen geben fast nur Dermoidzysten Veranlassung, doch unterscheidet sich das Atherom durch seinen Sitz in der Haut von dem unter der Haut gewachsenen Dermoid. Das Atherom kommt nie vor dem 15. Lebensjahre vor, das Dermoid häufig. Das Atherom ist im Gegensatz zum Dermoid nie mit der Unterlage verwachsen.

Gelegentlich findet man atheromartige kleine, harte Knoten in der Kopfhaut, welche Metastasen einer malignen Geschwulst der Mamma, Schilddrüse etc. sind. Anamnese, Nachweis der Primärgeschwulst und mikroskopische Untersuchung sichern die Diagnose.

Behandlung: Exstirpation in Lokalanästhesie.

Sehr viel seltener ist das Lipom, welches meist an der Stirn beobachtet wird und sich durch seine gelappte Form kenntlich macht. Es kann verwechselt werden mit den uhrglasförmigen Gummen und den durch eine Karies der Diploe verursachten kalten Abszessen. Der Nachweis der festen Konsistenz am Rande der Geschwulst oder der gelappten Oberfläche oder von Fluktuation unterstützen die Diagnose, welche durch Punktion und Serumreaktion ebenfalls gefördert wird.

Schließlich wären noch die Fibrome zu nennen, welche ebenfalls am Kopfe selten vorkommen und fast nur unter dem Bilde von elephantiastischen Lappenbildungen oder als Keloide, besonders nach Schmissen, beobachtet werden. Durch seine knochenharte Beschaffenheit und sein langsames Wachstum läßt sich das Osteom leicht erkennen.

Von den bösartigen Geschwülsten ist weitaus die häufigste das **Karzinom.** Es tritt meist als Hautkarzinom, seltener von Schleimhäuten ausgehend auf, am seltensten als Metastasen. Jedenfalls muß aber bei jedem kleinen harten Knoten in der Kopfhaut an ein Karzinom gedacht werden. Das geschwürig zerfallene Hautkarzinom ist in seinem vorgerückteren Stadium kaum zu verkennen und charakterisiert sich dann durch sein langsames Wachstum, seinen unregelmäßigen, wallartigen, derben Rand und seiner Neigung zur Schrumpfung und Vernarbung. Viel wichtiger ist seine Erkennung in den **Anfangsstadien**, wo z. B. im Gesicht, an der Ohrmuschel, an der Unterlippe ein kleines derbes, schuppendes, beim Abkratzen leicht blutendes Knötchen der Haut auftritt, welches nicht nach wenigen Tagen verschwindet. Handelt es sich um ein älteres Individuum, kann womöglich auch noch eine Seborrhoea nachgewiesen werden, dann ist die Diagnose sicher. Man warte nicht, bis Drüsenschwellungen nachweisbar sind. Im Zweifelsfalle handele man stets, als sei die Diagnose sicher. Gelegentlich können Syphilis (Primäraffekt an der Lippe!) und Lupus zu Verwechslung Anlaß geben. Jedoch unterscheidet der wallartige, derbe Rand das Karzinom von diesen Geschwüren, deren Ränder scharfrandig unterwühlt (Lues) oder unterminiert (Tuberkulose) sind. Da das Karzinom sich häufig auf lupösem Grunde entwickelt, ist bei Verhärtung des Geschwürsrandes stets an diese so maligne Komplikation zu denken.

Behandlung: Nur Exzision im Gesunden und Ausräumung der regionären Drüsen. Strahlentherapie? Nie Ätzung mit dem Höllensteinstift.

Während die Karzinome ihren Sitz mit Vorliebe im Gesicht haben, finden wir die Sarkome meist am behaarten Kopfe. Es sind mehr oder minder weiche, schnellwachsende Tumoren mit ziemlich glatter Oberfläche. Sie können ausgehen vom Periost, von der Diploe und von der Dura mater. Während die Unterscheidung dieser einzelnen Formen in den Anfangsstadien nicht sehr schwer ist, gelingt sie bei den vorgeschrittenen Geschwulstformen nicht immer. Am häufigsten kommt das Sarkom der Dura mater vor. Bei ihm sollen sich verhältnismäßig früh zerebellare Erscheinungen (Kopfschmerzen, Schwindel, Erbrechen) einstellen. Ich selber muß sagen, daß ich gerade nach dieser Richtung auffallend symptomlose Durasarkome beobachtet habe, sowohl bei solchen, die in das Gehirn, als auch bei solchen, die nach außen wucherten. Die in das Gehirn wuchernden Tumoren rufen schließlich die Erscheinungen der Gehirntumoren hervor, die nach außen wachsenden durchbrechen den Knochen und werden unter der Haut sichtbar. Der scharfausgeschnittene, flachrandige Knochendefekt soll für das Durasarkom sprechen, während bei einem Diploesarkom der Knochen sich schräg nach oben erhebt. Das Verhalten des Knochens ist auch sonst differentialdiagnostisch wichtig. Der Nachweis einer bedeckenden Knochenlamelle, welche bei der Untersuchung durch das „Pergamentknittern" nachgewiesen wird, scheint die Diagnose eines Sarkomes der Diploe zu sichern. Alle drei Formen zeigen bei größerer Entwicklung Pulsation, doch ist diese bei den Durasarkomen in der Regel deutlicher. Läßt das Röntgenbild Spikulae als Folge der zentralen Knochenneubildung erkennen, ist die Annahme des periostalen Sarkoms berechtigt. Läßt sich die Geschwulst in die Schädelhöhle hineindrücken, ist der Beweis eines Durasarkoms gebracht, während die Unmöglichkeit nicht dagegen spricht. Wenn der Ausgangspunkt des Sarkomes in vorgeschrittenen Fällen sich häufig auch nur vermuten läßt, mit aller Sicherheit läßt sich aus dem raschen Wachstum des Tumors die Diagnose auf ein Sarkom und die Indikation zum therapeutischen Handeln stellen.

Behandlung: Exstirpation.

Eine besondere Besprechung verdienen die Tumoren der Parotis, welche bisweilen von den durch chronische Entzündung (Aktinomykose, Tuberkulose und Syphilis) hervorgerufenen Schwellungen dieses Organes kaum zu unterscheiden sind. Anamnese, Gesamtuntersuchung und biologische Reaktionen führen indessen meist auf die rechte Fährte. Von den seltenen gutartigen Tumoren unterscheiden wir die bösartigen und die Mischgeschwülste. Im allgemeinen sind die bösartigen Geschwülste an ihrem raschen Wachstum und den Drüsenmetastasen leicht zu erkennen. Ferner rufen die benignen Tumoren im Gegensatz zu den malignen niemals Druck auf den Nervus facialis hervor. Eine Mittelstufe nehmen, wie schon der Name sagt, die häufig vorkommenden Mischgeschwülste ein. Sie imponieren im allgemeinen durch ihr langsames Wachstum, ihre zirkumskripte Gestalt, ihre knorpelharte Konsistenz und ihre gute Verschieblichkeit als rein gutartige Tumoren. Nur bisweilen tritt nach anfänglich langsamer Entwicklung plötzlich ein rasches Wachstum ein. In zweifelhaften Fällen muß die histologische Untersuchung eines kleinen Stückchens die Diagnose entscheiden. Es verdient hervorgehoben zu werden, daß histologisch benigne Tumoren im Laufe der Zeit entarten können. Eine sorgfältige Kontrolle ist daher notwendig.

Behandlung: a) benigner und gutartiger Mischtumoren: Exstirpation; b) bei Anzeichen von Malignität: Totalexstirpation der Parotis und Ausräumung der Halsdrüsen.

Ausführliches über Geschwülste der Speicheldrüsen bei H. Heinecke, Ergebn. d. Chir. u. Orth. Bd. 6. 1913 (45 Abb.).

Die Krankheiten des Kiefers.

Die akuten Entzündungen sind leicht zu diagnostizieren. Unter diesen erkennt schon der Laie die Periostitis alveolaris mit nachfolgender Parulis an der charakteristischen dicken Backe und weiß, daß sie die Folge einer Zahnkaries ist. Unter demselben Bilde verläuft auch die akute Osteomyelitis des Kiefers. Sie ist klinisch oft nicht von der Parulis zu unterscheiden. Differentialdiagnostisch läßt sich verwerten, daß hier der Prozeß meist sehr ausgedehnt ist und einen kariösen Zahn als Ausgangspunkt vermissen läßt.

Behandlung: Extraktion des erkrankten Zahnes; bei Osteomyelitis: Inzision und Trepanation des Knochens.

Die chronischen Entzündungen des Kiefers können indessen schon größere diagnostische Schwierigkeiten machen. Hier kommen folgenschwere Fehler oft vor. Eine der furchtbarsten Erkrankungen dieser Art ist die Phosphornekrose, welche heftig schmerzend, meist unter dem Bilde einer Periostitis mit Schwellung des Zahnfleisches beginnt und sich dann unter

Lockerung der Zähne in die Umgebung ausbreitet. Die Zähne fallen aus und aus den Alveolen entleert sich ein aashaft stinkender Eiter. Unter starker Eiterung und Fistelbildung demarkiert sich der nekrotische Knochen. Seit dem Verbot der Phosphorstreichholzfabrikation in Deutschland kommt diese Erkrankung bei uns nur noch äußerst selten zur Beobachtung. Ziemlich häufig dagegen sind zwei chronische Kieferentzündungen, welche nicht selten miteinander verwechselt werden: die Tuberkulose und die Aktinomykose. Indessen ist die Differentialdiagnose bei einiger Aufmerksamkeit zu stellen: Der Lieblingssitz der Kiefertuberkulose ist der Oberkiefer, und zwar am unteren Orbitalrand. Finden wir hier vorzugsweise bei jugendlichen Individuen bis auf den Knochen führende Fistelbildung, können wir mit aller Sicherheit Tuberkulose diagnostizieren. Die Aktinomykose bevorzugt den Unterkiefer und führt dort zu Schwellung, Abszessen, Geschwüren und Fisteln, deren Aussehen in hohem Grade an Tuberkulose erinnern. Indessen kann wohl behauptet werden, daß im allgemeinen jede chronische Unterkieferschwellung mit Fisteln aktinomykotischer Natur ist.

Behandlung: In beiden Fällen sind die Fistelgänge bis ans Ende zu verfolgen und gründlich auszukratzen. Der Ausgangspunkt im Knochen ist mit scharfem Löffel und Meißel zu entfernen. Bei der Actinom. kann vorher eine konservative Behandlung mit Röntgenbestrahlung und starken Jodkalidosen versucht werden.

An dieser Stelle möchte ich kurz auf die chronische Eiterung oder das **Empyem der Oberkieferhöhle** eingehen. Bemerkenswert ist, daß die Patienten dabei oft über ganz einseitige Stirnkopfschmerzen oder Zahnschmerzen klagen. Es entleert sich in der Regel viel Sekret aus der Nase, besonders beim Vornüberneigen des Kopfes. Denkt man überhaupt an die Möglichkeit dieser Erkrankung, dann ist die Diagnose ziemlich leicht. Ausschlaggebend ist für sie selbstverständlich, daß in der Nase Eiter nachgewiesen wird, welcher aus der Kieferhöhle kommt. Die Entscheidung gelingt durch Einführung eines Röhrchens in die natürliche Öffnung oder in ein akzessorisches Ostium mit nachfolgender Probeausspülung. Unter ganz ähnlichen Anfangserscheinungen: Dumpfem Gesichtsschmerz und zeitweiser Verlegung eines Nasenganges beginnen auch die von dem Oberkiefer ausgehenden malignen Tumoren. Es ist daher durchaus notwendig, bei der Diagnosenstellung diese Möglichkeit ins Auge zu fassen. Bei einer genauen Digitaluntersuchung per.os fühlen wir dann leider zu häufig in der Gegend der Choane weiche sulzige Tumormassen. Fast ebenso beweisend ist bei Tumoren die diffuse Anschwellung der betreffenden Gesichtshälfte und die sich oft in Pergamentknittern äußernde Nachgiebigkeit der verdünnten Sinuswand. Die Unterscheidung des Tumors vom Empyem ist wahrlich nicht schwer, man soll nur an die Möglichkeit eines Tumors denken. Dasselbe gilt natürlich auch bei Auftreibung des Unterkiefers. Im allgemeinen müssen wir uns mit der Diagnose eines malignen Tumors begnügen und der mikroskopischen Untersuchung die spezielle Diagnose überlassen, ob ein Karzinom oder ein Sarkom vorliegt. Klinisch läßt sich nur der Nachweis früher Drüsenmetastasen für die Diagnose Karzinom verwerten, Sicherheit gibt uns aber kein Symptom. Unsere Therapie wird durch diese Unsicherheit (Karzinom oder Sarkom) nicht beeinflußt.

Behandlung: a) Empyem: Ausspülungen mit Kochsalzlösung, in hartnäckigen Fällen Eröffnung der Oberkieferhöhle nach Friedrich. b) Tumoren: Oberkieferresektion und Ausräumung der Halsdrüsen.

Eine Sarkomart muß indessen besonders erwähnt werden: Das Riesenzellensarkom des Alveolarfortsatzes. An diesem Teil des Oberkiefers beobachten wir mehr oder weniger geteilte, von den Lücken zwischen den Zähnen ausgehende, lebhaft rote, ziemlich weiche Tumoren, welche wir als Epuliden bezeichnen. Der Name Epulis bezeichnet nur den Sitz des Tumors, nicht seine Art, denn unter ihm werden Fibrome, Fibrosarkome und Sarkome zusammengefaßt. Klinisch lassen sie im allgemeinen keine Differentialdiagnose zu; bisweilen sind die Sarkome etwas weicher und bluten leichter als die Fibrome. Prognostisch sind die Sarkome ebenso wie die Fibrome als gutartig zu bezeichnen.

Von den übrigen gutartigen Tumoren beanspruchen in erster Linie die Zahnzysten unser Interesse. Es sind außerordentlich langsam wachsende, rundliche Geschwülste, meist an der äußeren Kieferseite in der Gegend der Zahnwurzeln. Sie charakterisieren sich durch die oft als Pergamentknittern fühlbare Nachgiebigkeit ihrer Wandung. Sie können entweder Wurzelzysten, d. h. Folgen von Granulationswucherungen an der Wurzel kariöser Zähne, oder follikulare Zahnzysten sein, welche durch Retention eines Zahnfollikels entstanden sind. Die Differentialdiagnose ist meist nicht schwer. Die auf Entwicklungshemmung beruhenden Zahnzysten werden meist im jugendlichen Alter, die Wurzelzysten im mittleren Alter beobachtet. Die Wurzelzyste schließt sich meist einer Zahnkaries im Oberkiefer an, bei der in der Regel im Unterkiefer sitzenden Follikularzyste fehlt meist ein Zahn im Gebiß. Der Nachweis eines versprengten Zahnes im Röntgenbild sichert die Diagnose.

Behandlung: a) Epulis: Rings um die Geschwulst wird bei der Zahnextraktion mit feiner Kanüle eine 2 %ige Novokain-Suprareninlösung unter das gesunde Zahnfleisch gespritzt. Nach wenigen Minuten ist die Geschwulst anämisch und anästhetisch. Sie wird umschnitten und mit dem unter ihr liegenden Teile des Alveolarfortsatzes mit Lührscher Zange abgekniffen. Tamponade. b) Zahnzyste. Anästhesierung wie bei a), dann Abtragung der äußeren Zystenwand mit Schere oder Messer und Tamponade.

Gelegentlich kann ein versprengter Zahnkeim auch den Ausgangspunkt einer echten Geschwulst bilden. So entstehen die Odontome, Kystome und Adamantinome, alles gutartige, außerordentlich langsam, im Innern des Kiefers wachsende Tumoren, welche den Knochen besonders an der Außenseite schmerzlos auftreiben. Schließlich wären noch die Myxome, Chondrome und Osteome zu erwähnen. Hier macht die Diagnose keine Schwierigkeiten, wenn sie als weiche knollige Tumoren symptomlos dem Alveolarfortsatz aufsitzen. Entwickeln sich die Osteome im Knochen, dann rufen sie bald Druckerscheinungen auf Nerven (N. mandibularis), Gefäße, Nase und Auge hervor. Die Behandlung ist rein chirurgisch.

Die Kinnfistel sitzt stets in der Mitte des Keimes und ist die Folge eines nach außen durchgebrochenen Zahnwurzelabszesses. Sie ist also stets das Zeichen eines kariösen Zahnes, bisweilen führt Sondierung auf die Zahnwurzel, doch ist nicht immer ohne weiteres zu bestimmen, welcher Zahn erkrankt ist, da die Zähne äußerlich gesund aussehen. In solchen Fällen genügt es, die einzelnen Zahnkronen mit einem schwachen Induktionsstrom abzutasten, um bald durch den negativen Ausfall einer Empfindung den oder die Zähne mit abgestorbenem Zahnmark ausfindig zu machen. Heilung bringt zahnärztliche Behandlung des Wurzelkanales oder in fortgeschrittenen Fällen die Extraktion des erkrankten Zahnes.

b) **Hals** (einschließlich Mund und Rachen).

Anschwellungen am Halse.

Die richtige und vor allen Dingen **frühzeitige Erkennung** der Erkrankungen am Halse bietet bisweilen recht erhebliche Schwierigkeiten. Und doch müssen wir uns in allen Fällen bemühen, zu einer exakten Diagnose zu gelangen. Es ist falsch, wenn der Arzt sich und den Kranken mit der Diagnose „geschwollene Halsdrüsen" beruhigt. Durch solche Scheindiagnose wird mancher versteckte maligne Tumor der rechtzeitigen Behandlung entzogen. Ebenso wichtig ist es, die akuten Entzündungen richtig zu beurteilen, da hiervon die Indikation zu sofortigem Eingreifen abhängt.

Im allgemeinen unterscheiden sich die **akuten Entzündungen** des Halses in keiner Weise von anderen Phlegmonen. Gelegentlich können osteomyelitische Prozesse im Unterkiefer und im Schlüsselbein zu Verwechslung führen, doch weist dort die Hauptlokalisation der Schwellung, Rötung und Abszedierung meist von selbst schon auf den Knochen hin. Auch die akute Strumitis bzw. Thyreoiditis kann wohl mit einer subkutanen Phlegmone verwechselt werden. Wir erfahren dann, daß (meist im Anschluß an eine Infektionskrankheit oder Puerperium) unter Fieber schnell Schmerzen und Schwellung in der Schilddrüse bzw. im Kropfe eingetreten sind und Atem- und Schluckbeschwerden mit sich brachten. **Rechtzeitige** Erkennung und Inzision am Orte der Fluktuation ist wegen der Gefahr der Eiterperforation notwendig. Ganz besondere Beachtung verdienen wegen ihres foudroyanten Verlaufes die von der Speicheldrüse ausgehenden Phlegmonen, welche unter dem Namen Angina Ludovici bekannt sind. Unter schweren Allgemeinerscheinungen (Schüttelfrost, hohes Fieber) bildet sich eine schnell wachsende derbe, schmerzhafte Infiltration in der Submaxillargegend. Dabei wird der Kopf zur Entspannung nach der kranken Seite geneigt. Akute Kieferklemme, reichliche Salivation und häßlicher Foetor ex ore vervollständigen das Krankheitsbild.

Behandlung: Nicht warten, bis Fluktuation nachweisbar ist! Da der Eiter unter der Faszie sitzt, muß auch diese gespalten werden. 4—5 cm langer Hautschnitt einen Fingerbreit unterhalb des Unterkieferrandes. Das Ende der Hohlsonde führt man in der Mitte der Wunde in die Tiefe und stößt sie nach oben und vorn, also in der Richtung des Mundes, durch die Faszie, führt eine Kornzange in die Öffnung und erweitert diese durch Auseinanderspreizen der Branchen der Kornzange. Stets Tracheotomiebesteck zur Hand!

Unter ähnlichen schweren Erscheinungen verläuft die diffuse tiefe Halsphlegmone, welche wir besonders häufig bei Kindern nach akuten Infektionskrankheiten antreffen. Die schnelle Entwicklung einer vom Ohr bis zur Klavikula reichenden Anschwellung, die diffuse Rötung der Haut, die schwere Allgemeinerkrankung und der akute Druckschmerz beweisen uns, daß in der Tiefe Eiter vorhanden ist. Auch hier kann nur sofortige ausgiebige Inzision Hilfe bringen. Operation oft schwierig!

Im Gegensatz zu dem rapiden Verlauf dieser beiden letztgenannten Entzündungen zeichnet sich die Holzphlegmone (Reclus) durch das langsame Wachstum einer brettharten, fast schmerzlosen Infiltration der Weichteile des Halses aus. Fieber und Neigung zur Abszedierung besteht meist nicht. Multiple Inzisionen bringen Heilung. Da die bretharte Infiltration auch zu den charakteristischen Merkmalen der Aktinomykose gehört, ist eine Verwechslung dieser beiden Erkrankungen möglich, jedoch fehlt bei der Holzphlegmone jener für die Aktinomykose so charakteristische Befund von erweichten Partien inmitten der derben Gewebsinfiltration. Außerdem fehlt bei der Aktinomykose selten die ihr eigentümliche Wulstung und bläuliche Verfärbung der Haut.

Therapie: Kleine Inzision, Röntgenbestrahlung, innerlich Jodkali.

Die übrigen Erkrankungen am Halse verlaufen fast alle unter dem Bilde eines **Tumors,** sei es, daß es sich dabei um einfache Hyperplasien handelt, sei es, daß Abszesse, Aneurysmen, Divertikel usw. einen Tumor vortäuschen, sei es, daß wirkliche Neubildungen vorliegen. Sie alle verlaufen unter dem Bilde einer Geschwulst, deren Deutung bisweilen recht erhebliche Schwierigkeiten verursachen kann, bisweilen bereits beim Anblick möglich ist. Hat sich die Geschwulst allmählich entwickelt, liegt sie über dem Jugulum in der Gegend der Schilddrüse und bewegt sie sich bei Schluckbewegungen auf und ab, dann sind wir sicher, eine **Struma** vor uns zu haben. Jedoch genügt diese mehr allgemeine Feststellung nicht, vielmehr muß in jedem Falle entschieden werden, welcher Art die Struma ist, d. h. ob gut-

oder bösartig, ob diffus oder zirkumskript. Die maligne Struma (Sarkom oder Karzinom) wächst schnell, ist mit der Umgebung verwachsen, ruft bald Druckerscheinungen auf die umgebenden Gefäße und Nerven (Rekurrenslähmung, Schmerzen in Hinterhaupt und Schulter!) hervor und führt bald zu Drüsenschwellungen. Bei karzinomatösen Strumen beobachten wir schon sehr früh Metastasen im Knochensystem oder in den Lungen. Ist die Struma gutartig dann unterscheiden wir die diffuse von der zirkumskripten Form. Bei der weichen diffusen Struma ist die Schilddrüse meist gleichmäßig vergrößert und läßt ihre Hufeisenform in der Regel erkennen. Dagegen fühlen wir bei der zirkumskripten Struma in der meist hyperplastischen Substanz der Schilddrüse einen oder mehrere gut umschriebene Knoten, welche entweder solide (Kolloidknoten) oder zystisch sind. Gelegentlich können in der Substanz der umschriebenen Strumen Verkalkungen deutlich nachgewiesen werden. Solche umschriebenen Kropfknoten sitzen, sich deutlich abhebend, in der Mitte oder in den Seitenlappen der Schilddrüse, bisweilen aber entwickeln sie sich ganz versteckt in die Thoraxapertur hinein. Einige dieser Kropfknoten sind im allgemeinen dicht am Jugulum deutlich nachweisbar, verschwinden aber bei tiefen Atemzügen oder beim Schlucken hinter das Sternum, sie werden als Tauchkröpfe bezeichnet. Andere haben sich völlig hinter dem Sternum entwickelt und sind durch einen Fortsatz mit dem Isthmus verbunden, sie werden retrosternale Strumen genannt. Diese letzteren wie die intrathorakalen Strumen verlaufen unter dem Bilde der Mediastinaltumoren.

Eine exakte Untersuchung muß außerdem noch feststellen, nach welcher Seite die Trachea verdrängt ist, d. h. wo der komprimierende Teil der Struma sitzt. Hierbei unterstützt uns die Erfahrungstatsache, daß der verdrängende Kropfteil meist nicht der am stärksten entwickelten Strumahälfte entspricht, sondern auf der anderen Seite sitzt. Bei laryngoskopischer Untersuchung sehen wir die Verschiebung des Kehlkopfes und die Vorwölbung der Trachealwand. Ein Röntgenbild gibt in zweifelhaften Fällen die notwendige Sicherheit; wir sehen auf ihm deutlich die Aufhellung des Schattens entsprechend dem Verlauf der Trachea.

Da der Kropf häufig die Herztätigkeit ungünstig beeinflußt und zum „Kropfherz" mit Tachykardie und Hypertrophie führen kann, ist bei jeder Struma eine genaue perkussorische und auskultatorische Untersuchung des Herzens notwendig. Bei jeder Tachykardie muß die Möglichkeit eines **Morbus Basedow** erwogen und der Kranke auf die klassischen Symptome dieser Erkrankung hin untersucht werden: bilateraler Exophthalmus, pulsierende Struma, Tachykardie, Neigung zum Schwitzen, Abmagerung und Nervosität, Tremor, beweisen die Richtigkeit unserer Annahme. Sind diese Erscheinungen nachweisbar, dann ist die Diagnose sicher und wir brauchen nicht andere Augensymptome, wie z. B. mangelhaftes Folgen des oberen Lides beim Herauf- und Heruntersehen (Gräfe), abnorme Weite der Lidspalte und Seltenheit des Lidschlages (Stellwag) und Insuffizienz der Konvergenzbewegung (Möbius). Viel schwieriger ist auch hier die **Frühdiagnose,** die sich häufig nur auf die schnelle Herztätigkeit (120—140 Schläge in der Minute) und auf nervöse Symptome, wie vermehrte Reizbarkeit, Hitzegefühl in der Haut, verbunden mit vermehrtem Schwitzen, stützt. Bei solchen Kranken sehen und fühlen wir meist eine gesteigerte Pulsation der Karotiden. Behandlung: Wird ein Morbus Basedow durch Bettruhe und interne Therapie nicht gebessert, ist er möglichst bald der Operation zuzuführen. Ausgedehnte Resektion der Struma gibt in der Regel ein gutes Resultat. — Diffuse Strumen gehen oft auf Jodothyrin 3 mal tägl. 0,5—1,0 zurück. Achte auf Pulsbeschleunigung! Wenn eintritt, Jodothyrin weg! Für Kropfknoten gibt es keine andere als chirurgische Behandlung.

Lit.: v. Eiselsberg, Die Krankheiten der Schilddrüse. Enke, Stuttgart. Preis 13,40 M. — Fischer, Die Krankheiten des Halses. Enke, Stuttgart. Preis 4 M. — Quervain in Wullstein-Wilms, Lehrbuch der Chirurgie.

Wie schon erwähnt, bietet die

Deutung der Tumoren am Halse bisweilen recht erhebliche Schwierigkeiten. Nur ganz genaue Untersuchung kann zum befriedigenden Ziele führen. Die Palpation der Halsgeschwülste wird oft durch das darüber wegziehende Platysma erheblich beeinträchtigt. Es ist daher notwendig, daß der Kranke durch Senken des Kinnes das Platysma entspannt. Wir untersuchen dann am besten den vor uns stehenden Patienten, indem wir von hinten mit beiden Händen den Hals umfassen. Unsere erste Aufgabe ist die Entscheidung, ob der Tumor fluktuiert oder nicht.

I. Läßt sich **keine Fluktuation** nachweisen, dann liegt ein **solider Tumor vor.** Es kann sich dabei um Drüsenschwellungen (entzündlich, gutartig, bösartig) oder um eine echte Neubildung handeln. Weitaus am häufigsten sind die Veränderungen der Halsdrüsen. Diese Feststellung ist in der Regel nicht so schwierig, finden wir doch selten eine einzige Drüse geschwollen, die durch ihre Form, Verschieblichkeit und ihren Sitz leicht erkennbar ist. Meist ist ein ganzes Drüsenpaket geschwollen; dann fühlen wir entweder mehrere in Gruppen oder Ketten angeordnete, gut voneinander zu trennende Tumoren, oder ein einziges, aus mehrfachen zusammengebackenen Knollen bestehendes Drüsenkonvolut.

Sind wir unserer Diagnose sicher, daß eine Drüsenschwellung vorliegt, dann erfolgt die weitere wichtige Aufgabe, die Art der Schwellung zu charakterisieren. Es können sein: hyperplastische, tuberkulöse, syphilitische Drüsenschwellungen, leukämische, maligne, metastatische (karzinomatöse) Lymphome oder Lymphosarkome. Diese Differenzierung muß in jedem Fall vorgenommen werden, will der Untersucher sich nicht eines groben Kunstfehlers und einer schweren Fahrlässigkeit schuldig machen. Dabei ist häufig nicht nur eine genaue Untersuchung des Halses und seiner Umgebung, besonders Mundhöhle und Kehlkopf, notwendig, sondern eine genaue Durchforschung des ganzen Körpers mit allen Hilfsmitteln der Geschwulstdiagnostik.

Sehr häufig sind die **Halsdrüsenschwellungen** nur hyperplastisch und daher lediglich der Ausdruck einer in ihrem Quellgebiet ablaufenden oder abgelaufenen Entzündung, wie wir sie in erster Linie bei skrophulösen Kindern mit Entzündungen der Haut und Schleimhäute beobachten, ferner als Folge einer Zahnkaries, Furunkel, Karbunkel, Angina usw. Die Feststellung und Behandlung des primären Erkrankungsherdes fördert die Rückbildung der Drüsenschwellung. An Häufigkeit stehen ihnen nur wenig nach die tuberkulösen Lymphome. Während die hyperplastischen Lymphome im allgemeinen nur im ersten Dezennium beobachtet werden, sehen wir tuberkulöse Lymphome am häufigsten zwischen dem 15. und 30. Jahre. In ausgeprägten Fällen, wo zahlreiche Fisteln, Narben und Hautgeschwüre an beiden Halshälften auf dem Boden faustgroßer Drüsengeschwülste bestehen, ist ihre Diagnose leicht. Um so schwieriger aber ist sie bei kleinen Lymphdrüsengruppen, da hier die wichtigen Unterschiede der Tuberkulose noch nicht ausgeprägt sind. Im allgemeinen erkennen wir diese, meist in Gruppen oder Ketten angeordneten, tuberkulösen Drüsen an der Verschiedenheit ihrer Größe und Konsistenz. Neben walnußgroßen erweichten, deutlich fluktuierenden Drüsen finden wir ganz kleine, von auffallend fester Konsistenz. Spielt sich die tuberkulöse Entzündung rein intrakapsulär ab, kann die Erkennung auf Schwierigkeiten stoßen, welche sofort beseitigt sind, wenn mangelhafte Verschieblichkeit durch Verwachsung der Kapseln mit der Umgebung nachgewiesen werden können.

Therapie: Konservativ: Sorgfältige Allgemeinbehandlung; Schmierseifenbehandlung. Höhensonne (auch künstliche!), Seebäder. Röntgenbestrahlung, Jodkali, Sonnenlicht. Sonst Exstirpation der Drüsen mit nachfolgender Allgemeinbehandlung.

Die primären syphilitischen Halsdrüsenschwellungen verlaufen sehr akut; ihre Erkennung wird durch die Untersuchung der Mundhöhle sichergestellt. Die gummösen Lymphdrüsen sind ziemlich derb. In ihrem weiteren Verlauf neigen sie zu Verwachsungen und Geschwürsbildungen und lassen sich von den tuberkulösen Lymphomen oft nur durch den positiven Ausfall der Serumreaktion unterscheiden.

Während die leukämischen Lymphome an der wächsernen Gesichtsfarbe des Kranken, dem Nachweis des Milztumors, sowie durch die mikroskopische Untersuchung des Blutes und Zählung der Blutzellen sich leicht erkennen lassen, kann die Diagnose der **malignen Lymphome (Pseudoleukämie, Hodgkinsche Krankheit)** bisweilen große Schwierigkeiten bereiten, so lange nur eine einzige Gruppe von Drüsen befallen ist. Sind schon weitere Drüsengruppen (Axillar-Inguinaldrüsen usw.) ergriffen, besteht rekurrierendes Fieber und Störung des Allgemeinbefindens, ist das Leiden meist leicht zu erkennen. In den **ersten Stadien** der Erkrankung geben uns die relativ gute Verschieblichkeit der einzelnen Drüsen gegeneinander, die gleichförmig weiche oder gleichförmig derbe Konsistenz aller Drüsen und das Fehlen jeglicher Erweichung geringe Anhaltspunkte zu ihrer Diagnose. Da aber das Anfangsstadium der tuberkulösen Lymphome sehr häufig unter genau demselben Bilde verläuft, läßt sich eine Unterscheidung nur durch Blutuntersuchung, Probeexzision und Tierimpfung herbeiführen (s. Ziegler: Ergebn. d. Chirurgie, Bd. 3).

Therapie: Arsen, Röntgenbestrahlungen (vgl. Abschnitt: Blutkrankheiten).

Bisweilen sahen wir Drüsenschwellungen am Halse, deren derbe Konsistenz auffiel. Bei sorgfältiger Untersuchung fanden wir ein kleines Karzinom im Munde oder Kehlkopf. Diese metastatischen Drüsenschwellungen sind scheinbar leicht zu erkennen, indessen ist bisweilen der primäre Tumor so klein und sitzt so versteckt, daß nur gründliches Suchen ihn entdeckt. Außerordentlich maligne ist das Lymphosarkom, welches meist schnell wächst. Bei der Untersuchung findet man ein fest verbackenes Drüsenpaket, welches sich zunächst auf der gemeinsamen Unterlage verschieben läßt. In dieser festen einheitlichen Geschwulstmasse fühlt und sieht man knollige Drüsen. Ausgedehnte Exstirpation vermag meist die Kranken nicht mehr zu retten. Ein gleiches Schicksal bedroht die Männer, welche an einem branchiogenen Karzinom erkrankt sind. Diese Tumoren sind so selten, daß wir die Diagnose erst stellen dürfen, wenn wir alle anderen einschlägigen Erkrankungen mit Sicherheit ausschließen können. Immerhin hatten wir zufällig Gelegenheit, in kurzer Zeit eine ganze Reihe beobachten zu können. Sie sind bisweilen von den Lymphosarkomen kaum zu unterscheiden. Zwar sind sie nicht so ausgesprochen knollig, auch sie führen meist früher zu Verwachsungen in der Umgebung und zu ausstrahlenden neuralgischen Schmerzen nach dem Hinterkopf; auch treten bisweilen deutlich derb infiltrierte regionäre Lymphdrüsen auf, und doch ist die Diagnose mit einiger Sicherheit meist erst bei der Operation zu stellen (vgl. Lorenz, Bruns' Beiträge zur klin. Chir. Bd. 85. 1913).

Selten finden wir am Halse gutartige solide Tumoren: Die Fibrome, die zirkumskripten und diffusen Lipome werden meist leicht erkannt. Doch sahen wir ein tiefes Lipom, welches so weich war, daß wir deutlich das Gefühl der Fluktuation zu haben glaubten. Nur die Untersuchung der Randpartien gab uns die nötige Aufklärung.

II. **Fluktuiert** die Geschwulst, dann kann der Inhalt entweder Detritus sein (kalter Abszeß, Atherom, Dermoid) oder klare Flüssigkeit (Schleimbeutelzyste, Halszyste) oder Blut (Blutzyste, Aneurysma), oder Speiseteile (Ösophagusdivertikel). Ein umschriebener **kalter Abszeß** ist in der Regel die Folge des Zerfalls einer tuberkulösen Drüse. Hier finden wir meist bei lymphatischen Personen in der Umgebung andere kleine Drüsen. Nur selten treten größere, schlaffe, kalte Abszesse als Ausdruck einer Wirbelkaries am Hals in die Erscheinung. Ein Atherom finden wir nur bei erwachsenen Individuen als vollständig solitäre Geschwulst, die Haut darüber ist unverschieblich. Nur dies letzte Symptom unterscheidet diesen Tumor von den meist an der Stelle der Kiemenspalte lokalisierten Dermoidzysten. Ebenso sind die Schleimbeutelzysten an einen bestimmten Ort, und zwar an die Umgebung des Zungenbeines gebunden. Sie entwickeln sich meist ganz allmählich unter dem Zungenbein in der Bursa subhyoidea auf beiden Seiten symmetrisch und folgen den Schluckbewegungen. Sie sind bisweilen kaum von den branchiogenen Zysten zu unterscheiden. Diese Geschwülste entstehen entweder in der Medianlinie, wo sie höchstens walnußgroß werden, oder seitlich meist zwischen Kehlkopf und Kopfnicker. Diese seitlichen Halszysten werden gelegentlich mit den kongenitalen Zystenhygromen verwechselt. Wir finden diese Tumoren meist bei kleinen Kindern, sie entstehen sowohl im oberen Halsteile als auch in der Schlüsselbeingrube und wachsen langsam und stetig bis zu recht beträchtlicher Größe. In der schlaffen, nicht kompressiblen Geschwulst fühlen wir oft derbere Stränge. Bei der Probepunktion dieser sich beim Schreien nicht vergrößernden Zysten erhalten wir eine klare seröse, bisweilen bräunliche Flüssigkeit. Ganz ähnlich sieht die Blutzyste aus, doch vergrößert sich diese bei Husten und Schreien. Auch läßt sich ihr Inhalt, der sich bei der Probepunktion als venöses Blut erweist, durch Druck beseitigen. In aufrechter Lage verkleinert sich der Tumor, während er bei Tieflage des Kopfes wächst. Während die chirurgische Behandlung aller dieser zystischen Tumoren durch Totalexstirpation keine großen Schwierigkeiten bietet, werden an unsere technischen Fähigkeiten sehr große Anforderungen gestellt, wenn die Geschwulst mit dem Blutgefäßsystem in unmittelbarem Zusammenhang steht, insbesondere, wenn es sich um eine Erweiterung einer Arterie, ein **Aneurysma** handelt. Die Diagnose dieser Geschwulst scheint sehr leicht zu sein, es bedarf nur des Nachweises der klassischen Symptome: 1. der Kompressibilität, 2. der Pulsation, 3. des systolischen Anschwellens der Geschwulst und 4. des hörbaren Schwirrens. Und doch laufen gerade bei dieser Diagnose sehr viele Irrtümer unter. Wir wissen, daß auch andere Tumoren sich auf Druck entleeren, wissen aber auch, daß bisweilen ein Aneurysma sich scheinbar gar nicht komprimieren läßt. Gelegentlich glaubt man, aus der Pulsation mit Sicherheit auf ein Aneurysma schließen zu dürfen, bis man darüber belehrt wird, daß der Tumor selbst gar nicht pulsiert, sondern daß die Pulsation nur fortgeleitet ist. An solchen Irrtum muß man bei der Untersuchung denken und ihn auszuschalten suchen, sei es, daß man den über der Arterie liegenden Tumor verschiebt oder von der Unterlage abhebt, sei es, daß man die Arterie emporhebt und nun feststellt, daß an dem dahinter liegenden Gebilde keine Pulsation besteht, sei es, daß man die anderen Symptome des Aneurysmas vermißt. Dahin gehört vor allem, daß der Tumor sich rhythmisch vergrößert, nicht nur gehoben wird, und daß man deutliches systolisches Schwirren fühlt und hört. Und doch ist bisweilen der Tumor kein Aneurysma! Und zwar liegt dann häufig entweder ein reichlich vaskularisiertes Sarkom oder einer jener weichen Gefäßkröpfe vor. Während die Struma sich leicht ausschließen läßt, gelingt dies bei den weichen Sarkomen oft nicht so ohne weiteres. Hier gibt uns häufig die Untersuchung des Radialpulses genügenden Anhalt. Wir wissen, daß beim Aneurysma der Radialpuls der betroffenen Seite um ein Zeitteilchen hinter der anderen Seite zurückbleibt. Dieses Symptom fehlt bei dem außerdem meist rasch wachsenden Sarkom (achte bei Aneurysmen auf Lues! Wassermannsche Reaktion!).

Gelegentlich sieht und fühlt man neben der Trachea am Halse eine weiche Geschwulst, welche man zunächst als Kropf zu deuten geneigt ist. Bei der Palpation aber bemerken wir, daß der Tumor auf Druck verschwindet, sich aber nicht von selbst wieder füllt, sondern erst bei Zufuhr von flüssigen oder festen Speisen. Unsere Vermutung, daß die Anschwellung mit der Speiseröhre im Zusammenhang steht, wird durch die Angaben des Kranken über Schluckbeschwerden, Aufstoßen und Brechreiz bzw. Erbrechen fast unveränderter Speisen bestätigt. Allein aus diesen Symptomen stellen wir die Diagnose auf ein Ösophagusdivertikel, welches nur operativ zu behandeln ist. (Näheres siehe bei Schluckbeschwerden.)

Behandlung a) der kalten Abszesse: Punktion, Aspiration und Injektion von Jodoformglyzerin 10 %, b) der Tumoren: Exstirpation. Versagt bei Aneurysmen die medikamentöse Therapie, kommt Ligatur oder Exstirpation in Betracht.

Atembeschwerden.

Eine Mutter bringt uns in fliegender Eile ihr Kind, mit dem Verlangen, schnell zu helfen, da es zu ersticken drohe. Wir sehen, wie das tief zyanotische Kind ängstlich die Augen rollt, sich unruhig hin und her wirft und nach Luft ringt. Unter lautem Zischen („Stridor") streicht bei den gewaltsamen Anstrengungen etwas Luft in die Lungen, dabei wird der untere Teil des Thorax und des Epigastriums trichterförmig tief eingezogen. Wir sehen, daß hier keine Zeit zu verlieren ist. Wir müssen dafür sorgen, daß genügend Luft in die Lungen kommen kann. Die Entscheidung über Leben und Tod hängt von der Schnelligkeit unserer Diagnose, unseres Entschlusses und unseres Handelns ab.

Wollen wir uns schnell über den Sitz des Hindernisses orientieren, dann brauchen wir uns nur ins Gedächtnis zu rufen, daß bei „Stridor" das Hindernis in den oberen Luftwegen liegen muß. Niemals wird bei Behinderung der Atmung in den tieferen Luftwegen Stridor entstehen. Schwieriger ist die Feststellung der Art des Hindernisses.

Falls wir nicht durch die Mutter genauere Angaben erfahren, müssen wir zunächst daran denken, daß ein Fremdkörper in die „falsche Kehle", d. h. in die richtige Kehle geraten ist und dort sich über die Stimmbänder gelagert hat bzw. schon in die Trachea geglitten ist. Ein Griff mit zwei Fingern — womöglich am hängenden Kopf — tief in den Mund hinein, genügt oft, um den auf den Stimmbändern liegenden Fremdkörper zu fühlen und zu entfernen. Gelingt dieser digitale Extraktionsversuch nicht, dann ist der Fremdkörper bereits tiefer hinabgerutscht, oder es liegt ein anderes Atmungshindernis vor. Diese Feststellung gelingt durch einen Blick in den Mund. Sehen wir dann die Tonsillen und Gaumenbögen, die Uvula und die ganze Rachenwand mit grau-weißen oder grau-gelben Belägen bekleidet, welche, wie wir mikroskopisch nachweisen, durch den Löfflerschen Bazillus hervorgerufen worden sind, dann sind wir uns darüber klar, daß eine Diphtherie vorliegt, und wissen, daß das Lumen der Trachea durch die massenhaften diphtherischen Membranen verstopft wird. Nur durch den Luftröhrenschnitt verschaffen wir dem Kranken die notwendige Sauerstoffmenge. Ebenso stürmisch tritt bisweilen der Luftmangel ein, wenn im Munde und seiner Umgebung sich akut entzündliche Prozesse abspielen, welche durch die Ausbreitung des Ödems oder durch Abszedierung die Atmungswege beengen; hierher gehören die Angina Ludovici, der Zungen-, Tonsillar- und Retropharyngealabszeß. Es genügt, an diese Erkrankungen zu denken, um sie zu erkennen und richtig zu behandeln. Tritt bei kleinen Kindern eine chronische oder akute Dyspnoe auf, vergesse man nie, falls kein anderer Grund vorliegt, an eine Thymushypertrophie zu denken. Der sog. Thymustod ist meist ein Erstickungstod infolge des Druckes der hypertrophischen Drüse auf die Trachea. In solchen Fällen handelt es sich stets um Kinder mit lymphatischem Status, bei denen man den vergrößerten Thymus in der Regel unter dem Jugulum fühlen kann.

Während bei den erwähnten Erkrankungen die Atembeschwerden sich meist rasch zu Atemnot steigern und zu sofortigem Eingreifen zwingen, führen andererseits eine ganze Reihe von Erkrankungen ganz allmählich zu stärker werdenden Atembeschwerden, die sich dann gelegentlich plötzlich zur akuten Atemnot steigern können. Hierbei will ich erwähnen, daß ich ganz absehe von dem in Attacken auftretenden asthmatischen Luftmangel, sondern nur die beständige mechanische Behinderung der Atmung im Auge habe. Diese Behinderung tritt bei einer ganzen Reihe von Erkrankungen unter dem Bilde des Larynxödems auf. Wir beobachten solches Larynxödem in einzelnen Fällen venöser Stauung infolge Nieren- oder Herzerkrankungen. Der zyanotische Habitus, andere Stauungserscheinungen und Untersuchung von Herz und Nieren geben uns genügenden Aufschluß. Bisweilen sieht man auch ein diffuses fortgeleitetes Larynxödem im Anschluß an akute Infektionskrankheiten (Masern, Typhus, Scharlach, Angina) auftreten.

Auf bestimmte kleinere Teile des Larynx sind die Ödeme beschränkt, welche durch Tuberkulose oder Lues hervorgerufen werden, trotzdem können sie zu erheblichen Atembeschwerden führen. Solche Patienten klagen über Heiserkeit, Husten, Schling- und Atembeschwerden. Wenn wir den Kehlkopf ableuchten, finden wir dort Ulzerationen, und zwar bei der Tuberkulose meist an der Hinterwand, bei Syphilis in der Regel am Kehldeckel. Die syphilitischen Ulzera zeigen den charakteristischen scharfen geröteten Rand und gelben speckigen Grund. Meistens sehen wir bei genauerer Untersuchung der Mund- und Rachenhöhle Narben, erfahren aus der Anamnese die syphilitischen Antezedenzien und erhalten eine positive Serumreaktion. Für Tuberkulose spricht einseitige Erkrankung und positiver Lungenbefund, doch ist unsere Diagnose erst sicher, wenn wir bei Untersuchung des Geschwürssekrets Tuberkelbazillen nachweisen können. Die Unterscheidung erscheint demnach recht einfach, indessen müssen wir uns darüber klar sein, daß die geschilderten Befunde bereits einem vorgerückten Stadium entsprechen. In den Anfangsstadien ist die Unterscheidung nur dem geübten Spezialisten — und selbst dem nicht immer! — möglich. Dazu kommt, daß zu dieser Zeit die tuberkulösen oder syphilitischen Infiltrationen von den Frühformen des Karzinoms kaum zu unterscheiden sind. Da diese Geschwulst zuerst sowohl als umschriebenes Knötchen in der Schleimhaut, als auch als kleiner ulzeröser oder papillomatöser Tumor auftritt, gibt es in diesem Stadium außerdem Veranlassung zu differentialdiagnostischen Schwierigkeiten gegenüber dem Papillom, Fibrom und Sarkom. Auch die Untersuchung eines exzidierten Stückchens vermag oft nicht die genügende Sicherheit zu geben. Nur eine ganz gründliche Allgemeinuntersuchung und Durchforschung der Anamnese, verbunden mit einer kritischen Abwägung aller diagnostischen Momente darf hier die Entscheidung fällen. Selbstverständlich ist die Diagnose leicht, wenn wir bei einem älteren Individuum im Kehlkopfspiegel einen ulzerierten Tumor sehen und am Halse harte Drüsenmetastasen fühlen. Hervorgehoben sei nur noch, daß häufig dieses Karzinom, dessen Beschwerden den Kranken zu uns führen, sekundärer Natur ist. Bei genauerer Untersuchung finden wir, daß ein primärer Ösophagus- oder Schilddrüsenkrebs auf den Kehlkopf übergegriffen hat.

Recht erhebliche Atembeschwerden können die Folgezustände der obengenannten ulzerösen Prozesse, in erster Linie der syphilitischen, verursachen. Es kommt zu narbigen Stenosen, wie wir sie wohl auch nach schweren Kehlkopfverletzungen beobachten. Wir sehen dann im Kehlkopfspiegel diaphragmatische Narbenbildungen oder einen vollständigen trichterförmigen Abschluß.

Zum Schluß sei erwähnt, daß eine große Anzahl von Atembeschwerden rein mechanisch durch Druck von außen auf die Atmungswege bewirkt werden. Solche Kompressionsstenosen können durch entzündliche Prozesse am Halse mit oder ohne Abszedierung oder durch Tumoren hervorgerufen werden. Auch sahen wir sie bei großen Senkungsabszessen im hinteren Mediastinum infolge schwerer Wirbelkaries. Wer in einer Kropfgegend war, weiß, daß Menschen mit Strumen schlecht Luft holen können. Hier sehen wir auf dem Röntgenbilde oft starke Verdrängungen der Luftröhre, die bisweilen so hochgradig werden, daß wir von einer Säbelscheidentrachea sprechen. Bekannt ist, daß diese Atembeschwerden sich bei Frauen während der Menstruationszeit steigern. In allen diesen Fällen wird die Atmung unmittelbar durch die Kompression der Luftwege behindert. Andererseits aber kann wohl gelegentlich ein Tumor im Hals oder Mediastinum mittelbar zu Atembeschwerden führen, dadurch daß es infolge dauernden Druckes auf beide N. recurrentes zu einer doppelseitigen Lähmung des M. posticus kommt. Infolgedessen stehen dann beide Stimmbänder in der Medianlinie unbeweglich nebeneinander und bilden so ein erhebliches Hindernis für die Luftpassage.

Lit.: Lejars, Dringliche Operationen. Fischer, Jena. Preis 27 M. — Schüller, Die Tracheotomie, Laryngotomie und Exstirpation des Kehlkopfes. Enke, Stuttgart. Preis 5,60 M. — Zuckerkandl, Atlas und Grundriß der chirurgischen Operationslehre. Lehmann, München. Preis 12 M.

Geschwüre und Geschwülste im Munde.

Eine allgemeine Untersuchung eines Kranken ohne Inspektion des Mundes ist nicht vollständig. Wie oft werden fieberhafte Erkrankungen nicht erkannt, wo ein Blick in den Mund zur Diagnose: Angina geführt hätte. Wie oft werden Gesichtsschmerzen symptomatisch behandelt, wo die Untersuchung des Mundes als Ursache eine Zahnkaries ergeben hätte. Wie oft werden Halsdrüsen mit Einreibungen behandelt, ohne daß bei der Untersuchung der primäre Tumor im Munde gesucht worden ist. Es ist ein großer Kunstfehler, bei einer Allgemeinuntersuchung die Inspektion des Mundes zu unterlassen, genau so schlimm, als wollte man bei abdominalen Affektionen die digitale Untersuchung per rectum unterlassen. Bei jedem bettlägerigen Kranken soll man sich täglich von dem Zustand der Zunge überzeugen. Ist sie trocken und belegt, dann gilt uns dies, zumal bei abdominalen Infektionen (Appendizitis) stets als eine Signum mali ominis. Bei frisch Laparotomierten erweckt eine so beschaffene Zunge stets den Verdacht einer Peritonitis.

Geschwüre: Kaum eine Körpergegend ist so reich an mannigfaltigen Geschwüren wie der Mund. Am Zahnfleisch sehen wir ulzeröse Veränderungen beim Skorbut. Starke Schwellung, blaurote Färbung und ausgesprochene Neigung zu Blutungen und faulige Zersetzung charakterisieren diese Geschwürsbildung. Man versäume nicht, bei Neigungen des Zahnfleisches zu Blutungen an Hämophilie und Leukämie zu denken! Sind Kinder oder jugendliche Individuen von ulzeröser Stomatitis befallen, dann handelt es sich meist um Stomacace = Mundfäule. Hier beginnt die Erkrankung am Zahnfleischrand der unteren Schneidezähne und wandelt bald die ganze Nachbarschaft in eine schmutziggraurötliche, leicht blutende Masse um. Behandlung: Bei beiden Ulzerationsarten

Mundspülen mit H_2O_2 1—3%, bei Kindern Betupfung mit Borax, 1 Messerspitze auf 1 Glas Wasser.

Aus den schweren Formen kann bisweilen brandige Zersetzung hervorgehen, die allerdings bisweilen scheinbar auch spontan auftritt. Diese gangränöse Stomatitis oder Noma macht sich schon bald durch einen widerlichen fauligen Geruch bemerkbar. Auf der Schleimhaut sieht man Blasen, geschwürige Flächen und graugrüne nekrotische Fetzen. Sehr bald zeigt sich die Gangrän auch an der äußeren Haut des Mundwinkels als blauschwarzer, schnell wachsender Flecken. Behandlung: Breite Inzision und Kauterisation. Prognose sehr schlecht; Überweisung an Facharzt.

Durch ihren langsamen Verlauf und vor allem ihre Schmerzhaftigkeit kennzeichnen sich an der Mundschleimhaut die tuberkulösen Geschwüre, welche sonst keinerlei charakteristische Merkmale haben. Aber bei ihnen, wie bei den durch Lupus hervorgerufenen tuberkulösen Ulzerationen läßt sich meist eine primäre tuberkulöse Erkrankung bzw. ein Übergreifen von der äußeren Haut feststellen. Sonst muß die histologische Untersuchung eines Stückchens, welches leicht mit der Luerschen Zange abgekniffen wird, die Diagnose sicher stellen. Akut auftretende Geschwüre an den Tonsillen gehen meist mit Fieber einher und sind eine Teilerscheinung einer schweren phlegmonösen Rachen- oder Kehlkopfdiphtherie. Ihre Diagnose ist nicht schwer im Gegensatz zu den chronisch verlaufenden Geschwüren. Diese können durch Tuberkulose oder Syphilis hervorgerufen, oder karzinomatöser bzw. sarkomatöser Natur sein. Auch kommen gelegentlich Ulzerationen an Gaumen und Tonsillen als Ausdruck einer lymphatischen Leukämie zur Beobachtung. Die Differentialdiagnose ist oft außerordentlich schwer und nicht ohne Hilfsmittel zu stellen. Bekannt ist, daß die Syphilis aller Stadien Gaumen und Tonsillen bevorzugt. Wir sehen sowohl das speckig belegte Geschwür der Initialsklerose an der infiltrierten Tonsille, als auch die weißgraue, leicht erhabene Papel des Sekundärstadiums, schließlich auch die gummösen Erkrankungen als Ausdruck der tertiären Syphilis. Im allgemeinen entwickeln sich die Gummen mehr am harten und weichen Gaumen und führen hier zu den charakteristischen Perforationen. An den Tonsillen geben sie ebenso wie der Primäraffekt zu diagnostischen Schwierigkeiten Anlaß. Der Primäraffekt ist häufig nicht anders, als durch den Nachweis von Spirochäten bzw. durch die Serumreaktion als solcher zu erkennen. Finden wir im Ausstrichpräparat aus dem Geschwürsgrund statt Spirochäten Epithelzapfen, ist die Diagnose des Karzinoms sicher. Die klinischen Anzeichen haben uns bei unserem großen Material bei der Differentialdiagnose nur zu oft im Stich gelassen, so daß wir uns nicht mehr auf sie verlassen. Geben uns die Anamnese und der übrige Befund keine beweisenden Anhaltspunkte, dann sind wir stets auf die Hilfe des Mikroskops (Probeexzision, Ausstrichpräparat) oder der Serumreaktion angewiesen. Erwähnt werden muß, daß häufig auf syphilitischem Boden später karzinomatöse Veränderungen entstehen, so daß eine positive Luesreaktion Karzinom nicht ausschließt. Dringend zu widerraten ist bei negativer Luesreaktion das Abwarten des Erfolges einer antiluetischen Kur, weil während dieser Zeit häufig ein operabler Tumor inoperabel werden kann. Geschwüre des Mundbodens sind fast stets Karzinome, die an ihrem derben wallartigen Rand und ihren Drüsenmetastasen in der Regel leicht als solche erkannt werden.

Behandlung der malignen Tumoren: Radikalentfernung mit Drüsenausräumung. Mesothoriumbehandlung aussichtsreich. Überweisung an Facharzt.

Was ich von den Geschwüren in der Tonsillargegend gesagt habe, gilt ebenfalls von den **Zungengeschwüren** (siehe darüber Seite 47). Eine exakte Differentialdiagnose dieser durch Trauma, Tuberkulose, Lues und

Karzinom hervorgerufenen Ulzerationen kann zu den schwierigsten Aufgaben gehören. Wir müssen aber in jedem Falle uns bemühen, eine **Frühdiagnose** zu stellen, wollen wir überhaupt aussichtsreiche Therapie beim Zungenkarzinom treiben. Bei der großen Häufigkeit der Zungenkarzinome und ihrer Bösartigkeit dürfen wir uns nicht mit dem Verdachte beruhigen, daß das Ulcus vielleicht gutartig ist, auch ist es ein großer Fehler, ein solches Ulcus wochenlang mit dem Höllensteinstift zu ätzen, um dadurch eine Heilung zu versuchen. Nur die histologische Untersuchung einer Randpartie bringt gennügende Sicherheit. Daher geht die unbedingte Forderung an die Ärzte, alle Ulcera dieser Art entweder selbst zu mikroskopieren oder durch ein pathologisches Institut untersuchen zu lassen.

Therapie des tuberkulösen Geschwürs: Kauter, Milchsäure; des Zungenkrebses: Radikaloperation, nur im Frühstadium aussichtsreich, im vorgerückten Stadium aussichtslos. Mesothoriumbestrahlung ist zu versuchen.

Gutartige Geschwülste: Von den Geschwülsten im Munde haben wir die Epulis schon bei den Kiefererkrankungen erwähnt, ebenso wurden die unter Geschwürsbildung verlaufenden Geschwülste bereits besprochen. Es bleiben in der Hauptsache nur noch die gutartigen Tumoren übrig. Von diesen möchte ich zunächst auf die Schleimzysten in der Wange hinweisen. Sie sind als halbkugelige, transparente Gebilde leicht zu erkennen. Gelegentlich finden wir auch, besonders bei Kindern in der Wangenschleimhaut die durch ihre blaurote Farbe und ihre Kompressibilität leicht erkenntlichen Hämangiome. Fühlen wir in der Wange bzw. unter der Zunge einen harten Tumor, der besonders bei Mahlzeiten ein unangenehmes Gefühl hervorruft, ja zuweilen heftig schmerzt und größer wird, werden wir an den Tumor salivalis denken und auf die Anwesenheit eines Speichelsteines fahnden. Die Diagnose wird gefördert durch den Nachweis auftretender Entzündungen in der zugehörigen Speicheldrüse und ausfließenden Eiters bei Druck auf den Whartonschen Gang. Das Röntgenbild wird in solchen Fällen den Sitz des Steines nachweisen. Therapie: Exstirpation unter Lokalanästhesie. Unter der Zunge beobachten wir mitunter einen ziemlich großen, sich über den Mundboden erhebenden zystischen Tumor, die Ranula, welche ganz zirkumskript deutliche Transparenz zeigt. Therapie: Exstirpation oder Abtragung der vorderen Wand und Tamponade. Unkundige Untersucher können sie wohl mit einem Dermoid des Mundbodens verwechseln, doch liegt dieser ebenfalls zirkumskripte Tumor in der Regel tiefer und in der Mittellinie, nicht an der Seite des Frenulums, ferner unterhalb des M. mylohyoideus, nur selten sublingual und läßt sich durch den Mangel an Transparenz und seine derbere Beschaffenheit leicht von der Ranula unterscheiden. Etwas schwerer allerdings sind die seltener hier vorkommenden lappigen Lipome und die vielkammerigen, diffusen Lymphangiome zu erkennen.

Über Erkrankungen der Tonsillen s. Tonsillen bei Halskrankheiten.

Die mit Geschwürsbildung einhergehenden Zungentumoren wurden bereits erwähnt (s. Geschwüre der Zunge). Die gutartigen Geschwülste dieses Organs werden nicht leicht verkannt. Die Hämangiome zeigen die charakteristische blaurote Farbe und deutliche Kompressibilität, die Lymphangiome führen zur diffusen Vergrößerung dieses Organes, ein Zustand, den wir als Makroglossie bezeichnen und besonders bei kretinischen Individuen finden. Gelegentliche Fieberattacken sind entzündlichen Ursprungs und für diese Tumoren charakteristisch. Plötzliche Vergrößerungen können Tracheotomie erforderlich machen, daher baldige Operation, durch keilförmige Exstirpationen, Hilfe bringt. Selten sind die Lipome der Zunge, häufiger die gestielten Fibrome. Sehr viel schwieriger ist unsere Aufgabe bei der Deutung umschriebener Knoten in der Zungensubstanz. Differentialdiagnostisch kommen in Betracht: Abszeß, Gumma, Karzinom, Tuberkulose und Aktinomykose. Der Abszeß entwickelt sich, wie wir wissen, rasch und ist stark druckempfindlich; weniger schmerzhaft ist der zu frühen Drüsenmetastasen neigende karzinomatöse Knoten, ganz unempfindlich der syphilitische. Durch eine Kombination von Anamnese, allgemeinem und örtlichem Befund wird unsere Diagnose erleichtert, welche zu ihrer Bestätigung der Probepunktion und -exzision bedarf.

Bei dem Katarrh der Zungenspitze, meist bei Frauen mittleren Alters, finden wir eine Abstoßung des Spitzenepithels. Zungenspitze rot und klebrig. Pinselung mit Arg. nitr. 10% täglich. Kauen getrockneter Heidelbeeren.

Die schwarze Haarzunge (Lingua nigra) verschwindet oft spontan; Betupfen mit Resorzin 2—5 %. Die Landkartenzunge (Lingua geographica) gehört nach Czerny zur exsudativen Diathese. Bei der Leukoplakie treten besonders bei Rauchern herdförmige porzellanähnliche Verdickungen des Epithels auf, in denen sich schmerzhafte Rhagaden bilden. Bisweilen karzinomatöse Entartung, daher stets Probeexzision. Behandlung: Rauchverbot. Exzision kleinerer Leukoplakien, Abkratzung und Verschorfung größerer Stellen. Ätz- und Quecksilberbehandlung nutzlos.

Lit.: Heineke, Verletzungen und chirurgische Krankheiten der Speicheldrüsen. Enke, Stuttgart 1913. Preis 18 M. — Perthes, Die Verletzungen und Krankheiten des Kiefers. Enke, Stuttgart. Preis 16 M.

Zungenverletzungen entstehen meist durch Biß. Infolge der starken Blutung läßt man sich über die Ausdehnung der Verletzung leicht täuschen. Eine durchgreifende Naht stillt die Blutung und befördert die Heilung. Bei Verätzungen usw. achte auf Schwellung, Glottisödem und präpariere Tracheotomie!

Zungenentzündungen (Glossitis superfic. und Glossitis profunda) sind als oberflächliche meist Begleiterscheinungen einer Infektionskrankheit, besonders bei gleichzeitiger Störung der Magentätigkeit. Zungenschaber und regelmäßige Mundspülungen dienen zur Beseitigung. Die tiefen Zungenentzündungen sind Phlegmonen des Zungenparenchyms, sei es idiopathische (Bienenstiche), sei es fortgeleitete: Gesichtserysipel usw. Schnell auftretende und um sich greifende Schwellung der Zunge, häufig von der Basis ausgehend, dabei Schmerzen, Fieber, bisweilen Schüttelfrost, Kopf wird stark zurückgelegt, Mund offen, reichlicher Speichelfluß. Palpatorisch häufig harter Knoten fühlbar: Abszeß. Bei weiterer Verbreitung Mundbodenphlegmone, Glottisödem, Asphyxie, Schluckpneumonie, Sepsis. Daher baldige tiefe und ausgedehnte Inzision auf dem Zungenrücken in der Längsrichtung von hinten nach vorn. Inzision gefahrlos, da keine großen Gefäße in der Nähe. Bei stärkerer Atemnot baldige Tracheotomie.

Zungengeschwüre sind traumatischer, tuberkulöser, syphilitischer und karzinomatöser Natur. Die Differentialdiagnose kann häufig recht schwierig sein und erfordert daher bei der großen Wichtigkeit oft umfangreiche Untersuchungen. Am harmlosesten sind die Geschwüre, welche durch kariöse Zahnreste am Zungenrande entstehen. Hier heilt das Geschwür nach Extraktion des Zahnes, doch lasse man den Kranken nicht aus den Augen, bevor das Geschwür geheilt ist. Nicht selten sehen wir auf dem Boden eines traumatischen Ulcus ein Karzinom entstehen.

Während das traumatische Zungengeschwür nur am seitlichen Zungenrande seinen Sitz hat, findet sich das tuberkulöse besonders an der Zungenspitze und den vorderen Rändern: Geschwürsränder, zackig und unterminiert, Geschwürsgrund: kleine graue Knötchen, Geschwür meist sehr schmerzhaft. In der Regel an anderen Körperstellen tuberkulöse Herde. Konz. Milchsäure. Kauteris.

Das syphilitische Zungengeschwür hat denselben Sitz wie das tuberkulöse, findet sich aber auch am Zungenrücken. Geschwürsränder: weich, gleichmäßig abschneidend; Geschwürsgrund: speckig. Beweisend: positive Anamnese, andere syphilitische Symptome, positiver Wassermann. Bei geringstem Verdacht auf Karzinom Probeexzision, besser gänzliche Exstirpation des Geschwüres und histologische Untersuchung, auch bei positivem Wassermann, da nicht selten Lues und Karzinom kombiniert ist.

Das karzinomatöse Zungengeschwür findet sich fast an jeder Zungenpartie, ist aber an seinen hart infiltrierten, wallartigen Rändern, seiner kraterförmigen oder pilzartigen Geschwürsfläche, an den auf Druck sich entleerenden Karzinompfröpfen und sich schon frühzeitig entwickelnden harten Halsdrüsen im allgemeinen leicht erkenntlich. Therapie des Zungenkrebses: Radikaloperation. Die Prognose ist schlecht; bei größerem Umfang des Karzinoms ist auch von der Radikaloperation so gut wie nichts zu erwarten. Daher muß im Frühstadium operiert werden, schon bei leisestem Verdacht. Als schwerer Kunstfehler ist es zu betrachten, wenn unter der Annahme der Gutartigkeit ein Ulcus wochenlang mit dem Höllensteinstift geätzt wird. Nur die histologische Untersuchung einer (mit der Luerschen Zange leicht abzukneifenden) Randpartie bringt genügende Sicherheit. Daher unbedingte Forderung sorgfältigster Untersuchung. Palliativ H_2O_2, Morphium.

Zungengeschwülste (außer Karzinom s. Zungengeschwüre) sind ziemlich selten. Am wichtigsten das diffuse kavernöse Lymphangiom, die Makroglossie, eine allmählich zunehmende, sich bisweilen schubweise vergrößernde allgemeine Volumenszunahme der Zungengeschwulst. Gelegentliche Fieberattacken sind entzündlichen Ursprungs und für diese Tumoren charakteristisch. Plötzliche Vergrößerungen können Tracheotomie erforderlich machen, daher baldige Operation, welche durch keilförmige Exstirpation gute Erfolge zeitigt.

Von umschriebenen Geschwülsten finden sich hier Lipome, Fibrome usw. Wichtiger ist die Erkennung des harten tiefen Karzinomes, über welchem die Schleimhaut noch erhalten ist. Differentialdiagnostisch kommt nur noch umschriebener Gummiknoten, kalter Abszeß und Aktinomykose in Betracht. Probeinzision und Untersuchung des ev. erhaltenen Eiters führen zur Entscheidung. Wird kein Eiter gewonnen, dann Probeexzision zur mikroskopischen Untersuchung

Halsrippe

ist eine Bildungsanomalie, bei welcher bereits am 7. Halswirbel sich ein mehr oder weniger ausgeprägtes Rippenrudiment gebildet hat.

Dieses Rippenstück wird im allgemeinen nur dort bemerkt, wo es Druckbeschwerden hervorruft. Solche Beschwerden sind: Kompression der Arterien in Form von Aneurysmen und Thrombosen, Neuritiden, Sensibilitäts- und Motilitätsstörungen des Plexus, vor allem im Gebiete des 1. Dorsalis und 8. Zervikalis, fortgeleitete Ausfallserscheinungen im Sympathikusgebiet am Auge, dem Herzen und der Schilddrüse. Auffallend häufig ist das Zusammentreffen von Tuberkulose der Lungenspitze mit Halsrippe. Nur wenn diese kongenitale Anomalie Beschwerden obengenannter Art macht, denkt man bei der Untersuchung an Halsrippe und findet in der Supraklavikulargrube einen knochenharten Höcker, über oder vor dem die Subklavia pulsiert. Röntgenbild gibt Sicherheit. Behandlung: Resektion (nicht immer dauernde Erfolge hierbei).

Lit.: Hoffa, Orthopädische Chirurgie. Enke, Stuttgart. — Ed. Streißler-Graz, Die Halsrippen. Ergebn. der Chir. u. Orthop. Bd. 5. 1913 (30 Abb.). Julius Springer, Berlin.

Tracheotomie: Luftröhrenschnitt.

Die Tracheotomie ist der Typus der Operationen des praktischen Arztes. Sie ist meist eilig auszuführen, ihre Technik ist einfach, Assistenz nicht nötig, Nebenverletzungen bei guter Technik fast unmöglich, Lokalanästhesie oft ausreichend.

Indikation: Laryngeale Asphyxie, sei es durch Verletzung, sei es bei Entzündungen (Diphtherie, Tuberkulose etc.), sei es bei Fremdkörpern.

Rückenlage, Schultern durch Kissen erhöht, der Kopf hängt dann etwas, wodurch die Dyspnoe verstärkt wird. Kinder werden mit an den Körper angelegten Armen in ein Badetuch gewickelt.

Lokalanästhesie: Bei Kindern nur im Notfall. Es genügt die Infiltration des über der Trachea liegenden Gewebes mit 2 % Novokainlösung.

Operative Behandlung von Larynxstenosen, vor allem der Larynx-Diphtherie: in der Praxis meist **Tracheotomia superior.** Palpation des Ringknorpels und der Mittellinie bei genau median fixiertem Kopf. Die Haut wird mit Daumen und Mittelfinger der linken Hand gespannt und genau in der Mittellinie durch eine lange Inzision gespalten. Keine kleinen Schnitte, nicht von der Mittellinie abirren! Längsdurchtrennung der Linea alba, zu deren beiden Seiten eine Vene verläuft. Jetzt sieht man den Ringknorpel und an seinem unteren Rand den dunkelrotbraunen Wulst der Schilddrüse. Quere Inzision auf die vom Ringknorpel auf die Schilddrüse übergehende Fascia lata. Jetzt ist es leicht, mit einem stumpfen Haken die Schilddrüse nach unten zu ziehen und so die Trachea freizulegen. Sodann sticht man mit dem spitzen Skalpell in die Trachea und verlängert den Schnitt etwa 1½ cm weit, führt den linken Zeigefinger in den Trachealspalt und führt an dem Finger entlang die Kanüle ein. Blut mit Luft vermischt brodelt in die Wunde, wenn die Kanüle richtig liegt.

Als Kanüle benutzen wir immer eine gefensterte Doppelkanüle mit beweglichem Schild (Luer.) Unter das Schild wird eine Mullkompresse gelegt, ein weißes Leinenband durch die Ösen der Kanüle um den Hals befestigt.

Oft erfolgt nach Einführung der Kanüle für kurze Zeit (¼ Minute) eine völlige Apnoe, hervorgerufen durch den freien Sauerstoffzutritt.

Vgl. ausführliche Darstellung der Tracheotomie durch Hohmeier-Magnus mit Abb. in Bd. 1. S. 811 u. f.

Nachbehandlung: Ständige Wache, Reinigung der inneren Kanüle mit Federn. Die äußere Kanüle darf nur vom Arzt entfernt werden! Kochsalzspray über den Hals des Kranken. Nach 2 Tagen Entfernung der inneren Kanüle, dann temporärer Verschluß der äußeren Kanülenöffnung durch Korkstopfen während 24 Stunden. Ist Atmung unbehindert, Entfernung auch der äußeren Kanüle.

Leider ist die Tracheotomie in der höchsten Not und unter primitiven Verhältnissen selbst für den Geübten nicht leicht, und der Allgemeinpraktiker bedarf als Notbehelf einer einfacheren Methode. Diese ist ihm durch Botey in der **Querspaltung des Ligamentum conicum**, d. h. des Bandes gegeben, welches Schild- und Ringknorpel verbindet. Nach Denker (Med. Klinik 1913, Nr. 1), gestaltet sich der Eingriff so: „Der Kopf des auf dem Rücken liegenden Patienten wird durch Unterschiebung einer Nackenrolle stark nach hinten übergebeugt. Dann umgreift man den Kehlkopf von oben her mit dem Daumen und Mittelfinger der linken Hand und palpiert mit dem Zeigefinger die Gegend des Ligamentum conicum; hat man auf diese Weise die Lage des Ringknorpels festgestellt, so stößt man ein zweischneidiges Messer von bestimmter Länge hart an dem oberen Rande des Ringknorpels in querer Richtung in das Kehlkopflumen hinein. Infolge der Extension des Kopfes nach hinten klafft die kleine Wunde, und es läßt sich nun leicht eine mit einem Mandrin versehene Kanüle einschieben. Durch den nur wenige Sekunden dauernden kleinen Eingriff wird die durch eine Larynxstenose bedingte Lebensgefahr augenblicklich gehoben." Man hält sich nahe dem Ringknorpel, weil die Art. cricothyreoidea, die allein verletzt werden kann, meist näher dem Schildknorpel verläuft. Wird sie aber verletzt, so ist das auch kein Unglück, denn die schwache Art. ist durch Unterfütterung des Kanülenschildes leicht zu komprimieren.

Das Schwierigste ist hierbei, wie bei jeder Nottracheotomie, die Orientierung, also hier die Auffindung des Ringknorpels, und man sollte sich hierin Übung durch gelegentliche Halspalpation verschaffen. Am Erwachsenen findet man den Ringknorpel am besten vom Adamsapfel aus, bei kleinen Kindern ist dieser schwer zu fühlen, doch unterscheidet sich der Ringknorpel beim sanften Streichen mit dem Finger von den schwächeren Trachealringen. Übrigens ist diese Palpation bei gebeugtem Halse viel leichter, und man sollte den Hals erst strecken nach gelungenem Einstich.

Wie lange nun die Kanüle unter diesen etwas gezwungenen Verhältnissen liegen kann, muß weitere Erfahrung lehren. Viele Stunden kann sie dieses sicher, und so genügt diese Methode z. B. beim Laryngospasmus überhaupt; jedenfalls aber gewinnt man so Zeit, die Tracheotomie in aller Ruhe in ihrer klassischen Form nachzuholen oder nachholen zu lassen. Zu bemerken ist, daß dagegen die Intubation wegen ihrer vielen Unberechenbarkeiten für die Praxis sich überhaupt nicht eignet und kaum leichter ausführbar ist, als diese Spaltung des Kehlkopfbandes.

Denker hat für diese **„Intercricothyreotomie"** ein sehr zweckmäßiges Besteck mit 4 kurzen Messern und 4 Kanülen mit Mandrin herstellen lassen (Instrumentenmacher Baumgartel, Gr. Steinstraße 17, Halle a. S., Preis 50 Mk.), und es empfiehlt sich die Anschaffung für den praktischen Arzt. Man kommt jedoch unter Umständen mit einem spitzen Taschenmesser aus, das man ½—1 cm tief einsticht, und mit einem Stück Gummischlauch oder Nélatonkatheter, den man bei Trachealstenose mangels einer langen Königschen Kanüle doch nicht entbehren kann (Bönninghaus).

Schluckbeschwerden

können ihren Grund haben in Hindernissen, welche auf dem Wege von den Zähnen bis zum Ösophagusanfang, und solchen, welche auf dem Wege vom Ösophagusanfang bis zum Mageneingang liegen. Bei der ersten Art spricht man von Erschwerung der Transglutition, bei der zweiten von Erschwerung der Deglutition.

Die **Erschwerung der Transglutition** wird durch krankhafte Prozesse im Munde und Nasenrachenraum hervorgerufen. Meist genügt schon ein Blick in den geöffneten Mund, um die Ursache zu finden. Als solche sehen wir häufig akut oder chronisch entzündliche Prozesse der Zunge, der Tonsillen (Angina, Diphtherie, Abszeß etc.), entzündliche oder maligne Ulzerationen im Mund, Nasenrachenraum oder Kehlkopf (Tuberkulose, Syphilis, Karzinom, Sarkom). Auch versäume man nie, besonders bei kleinen Kindern, sein Augenmerk auf die mit Recht so gefürchteten retropharyngealen Abszesse zu lenken. Ferner erschweren Defekte des Gaumens, seien sie angeboren (Wolfsrachen) oder erworben (Syphilis) den Schluckakt; wir sehen häufig, daß bei solchen Kranken bisweilen die Speisen unter Hustenstößen wieder zur Nase herauskommen. Dieselbe Erscheinung beobachten wir auch bei Kindern nach Diphtherie, bei Erwachsenen als Ausdruck einer Bulbärparalyse. Bei beiden Erkrankungen finden wir bei der oralen Inspektion, daß die gelähmten Gaumensegel unbeweglich herunterhängen und auch auf Berührungsreize nicht reagieren.

Während die Diagnose in diesen Fällen meist schon mit dem beobachtenden Auge gelingt, ist sie bei **Erschwerung der Deglutition** nicht ganz so einfach. Über den **Ort des Hindernisses** vermögen oft schon die Kranken Auskunft zu geben. Häufig geben sie an, daß beim Schlucken an einer ganz bestimmten Stelle Schmerzen entstehen und die Speisen nicht weiter gleiten. Lassen wir diese Kranken etwas Wasser trinken, so können wir bisweilen, nicht immer, aus der Menge des getrunkenen Wassers einen Schluß auf den höher oder tiefer gelegenen Sitz des Hindernisses ziehen. Will man den Ort genauer bestimmen, ist es am gefahrlosesten und einfachsten, die gewöhnliche elastische Magensonde in die Speiseröhre einzuführen. Gelangt man an ein Hindernis, dann bestimmt man den Ort, wo die Sonde die Zähne berührt und mißt nach Herausziehen das eingeführte Ende. Hierbei möge als Anhalt dienen, daß die mittlere Entfernung von den Zähnen bis zur Kardia 40 cm beträgt. Der Ösophagusanfang ist 15 cm, die Bifurkationshöhe der Trachea 25 cm von der Zahnreihe entfernt. Wenn auch die Untersuchung mit dem weichen Magenschlauch keinerlei Gefahren mit sich bringt, so fürchten sich doch manche Ärzte, ihn anzuwenden, weil ein Aneurysma der Aorta rupturieren könnte. In solchen Fällen wird man eine Röntgenphotographie des Thorax anfertigen, nachdem die Kranken zuvor Wismutbrei zu sich genommen haben, sowie Durchleuchtungen des Brustkorbes — in gleichfalls seitlichem Durchmesser — vornehmen. Die gefüllte, oberhalb der Verengerung meist erweiterte Speiseröhre, in der der Wismutbrei längere Zeit stagniert, ist dann leicht sichtbar.

Die **Art des Hindernisses** zu bestimmen, ist in der Regel einfach, wenn Fremdkörper verschluckt und in der Speiseröhre festgehalten worden sind. Das wird meist von den Kranken selbst erzählt, indessen habe ich selbst Fälle erlebt, wo kleine Kinder und Irre keine Angaben darüber machen konnten. Andererseits kommen oft genug Patienten in unsere Behandlung, welche behaupten, ein verschluckter Fremdkörper sei in der Speiseröhre stecken geblieben. Es wäre falsch, in solchen Fällen irgendwelche Extraktionsversuche zu machen, bevor man sich selbst davon überzeugt hat, was für ein Gegenstand verschluckt worden ist, und zweitens, ob er wirklich in der Speiseröhre sitzt. Bei unregelmäßigen, eckigen und spitzen Fremdkörpern (Gebisse, Knochenstücke etc.) werden wir viel vorsichtiger zu Werke gehen, als bei glattwandigen. Zur weiteren Feststellung bedienen wir uns — wenn irgend möglich — zuerst der Röntgendurchleuchtung als des schonendsten Verfahrens. Da bei der Durchleuchtung von vorn nach hinten Speiseröhren- und Wirbelsäulen-Schatten sich decken, ist es zweckmäßig, die Untersuchung in halbseitlicher Stellung des Patienten vorzunehmen. Dann wird der Schirm, auf welchem die Speiseröhre neben die Wirbelsäule projiziert wird, in allen Fällen uns darüber Auskunft geben, ob ein Fremdkörper vorhanden ist und wo er sitzt. Ist ein Röntgenapparat nicht zur Hand, dann steht uns zunächst der Finger zur Verfügung. Wie oft fühlen wir mit dem Finger bereits den verschluckten Gegenstand und können ihn ohne jede instrumentelle Hilfe entfernen. Die Fremdkörper fangen sich nämlich meist bereits an der oberen Ösophagusenge, die unmittelbar an ihrem Anfang liegt. Ist hier nichts zu fühlen, dann ist anzunehmen, daß das Corpus alienum in der Gegend der zweiten Enge in Höhe der Bifurkation oder dicht vor der dritten Enge am Hiatus oesophageus liegt oder bereits in den Magen herabgeglitten ist. Zu dieser Untersuchung verwende ich mit Vorliebe den Graefeschen Münzenfänger statt der Schlundsonde, weil die weiche Sonde oft unmerklich an dem Fremdkörper vorbeigleitet, während man mit dem Münzenfänger ein rauhes Reiben verspürt, ähnlich dem bei der Sondierung rauhen Knochens. Schließlich bietet sich uns der große Vorteil, sofort die **Extraktion** anschließen zu können. Diese Extraktion ist ungefährlich, wenn sie vorsichtig gemacht wird. Durch zartes Anheben „aus dem Handgelenk" soll der Fremdkörper nicht herausgerissen, sondern herausgehoben werden. Dann leistet der Münzenfänger dasselbe, wie das Ösophagoskop. Jedenfalls habe ich so eine ganze Anzahl von Fremdkörpern, besonders von Gebissen glatt entfernt. Wenn das Arbeiten im Dunkeln unsympathisch ist, muß man sich des Ösophagoskops bedienen (Überweisung an Facharzt!). Gelingt es auf diese oder jene oder beide Weisen nicht, den Fremdkörper zu entfernen, muß möglichst bald operiert werden.

Im Anschluß an Verletzungen des Ösophagus durch Fremdkörper beobachten wir ähnliche Schluckbeschwerden, wie sie auch unmittelbar nach Verbrühungen und Verätzungen vorkommen. Zu diesen entzündlichen Prozessen in der Speiseröhre rechnen wir auch die phlegmonösen, kruppösen, nekrotisierenden und diphtheritischen Entzündungen, sowie die tuberkulösen, syphilitischen und peptischen Ulzerationen. Alle diese Erkrankungen sind selten und rufen nur ausnahmsweise geringe Schluckbeschwerden hervor. Ihre Diagnose gelingt nur mit Hilfe des Ösophagoskops.

Um so häufiger ist die Ursache der Deglutitionsbeschwerden in einer durch jene entzündlichen Prozesse hervorgerufenen narbigen Stenose zu suchen. Die Zahl der Menschen, welche mit Absicht oder durch Zufall Säure oder Lauge getrunken haben und nach einigen Wochen an allmählich stärkerwerdenden Schlingbeschwerden erkranken, ist nicht klein. Alter und Anamnese führen uns zur Annahme einer narbigen Stenose; bestätigt wird die Diagnose durch das ösophagoskopische Bild. Therapie: Bougierung.

Erfahren wir in der Anamnese nichts von einer Verätzung oder Entzündung in der Speiseröhre, handelt es sich um einen älteren Menschen, dann sind wir zu der Annahme berechtigt, daß die Beschwerden durch eine **karzinomatöse Stenose** verursacht werden. Bei solchen Leuten finden wir dann gelegentlich außer der typischen krebsigen Kachexie kleine harte Drüschen in der Supraklavikulargrube. Erfahren wir dann noch außerdem von ihnen, daß die Beschwerden wechseln, daß nach Zeiten völligen Verschlusses der Speiseröhre solche kommen, wo die Speisen wieder gut in den Magen hinabgleiten, dann sind wir unserer Diagnose schon so gut wie sicher, wissen wir doch, daß von dem in das Ösophaguslumen hineinwuchernden verjauchten Karzinom hin und wieder Teile abbröckeln und mit dem Kot entleert werden oder infolge Entzündungen vorübergehend an- und abschwellen. Eine weitere Förderung gewinnt unsere Diagnose, wenn wir nach dreitägiger fleischfreier Kost im Stuhle chemisch Blut nachzuweisen vermögen, dasselbe gilt vom Blutnachweis im Erbrochenen. Sicherheit aber erlangen wir erst durch den Nachweis von Krebszellen. Dies gelingt uns, indem wir eine gewöhnliche gefensterte Magensonde bis an die Stenose führen und nach dem Herausziehen die in dem Fenster haftenden Gewebsfetzen mikroskopisch untersuchen. Absolut beweisend ist natürlich auch der ösophagoskopische Nachweis eines ulzerierten Tumors mit gleichzeitiger Probeexzision und mikroskopischer Untersuchung.

Behandlung: Radikaloperation nur im Halsteil aussichtsreich. Palliativ Schlucken von 1 % H_2O_2, bei größeren Beschwerden Sondierung. Später Gastrostomie. Morphium. (Vgl. Speiseröhrenerkrankung im Abschnitt: Innere Medizin.)

Neben diesen beiden häufigsten Ursachen der erschwerten Deglutition: der narbigen und der krebsigen Stenose treten alle übrigen an Häufigkeit weit zurück. Dies gilt vor allem auch von den Obturationsstenosen durch andere Tumoren, wie Sarkome, Zysten, Polypen usw. Ich selbst hatte einmal Gelegenheit, eine solche durch ein Lipom hervorgerufene Stenose zu beobachten. Auch diese Diagnose ist nur mit Hilfe des Ösophagoskops zu stellen.

Außer den Verengerungen führen auch die **Erweiterungen der Speiseröhre** bisweilen zu recht erheblichen Schluckbeschwerden. Bei den bisweilen enorm großen **Ektasien** gleitet die Sonde besonders leicht durch die Speiseröhre und hat in dieser eine außergewöhnliche Exkursionsfähigkeit. Auffallend ist, daß die Sonde mitunter glatt in den Magen gelangt, mitunter sich in den Wänden der Erweiterung fängt. Beim Sondieren gewinnt man bisweilen aus der Speiseröhre abnorm große Mengen (bis zu einem Liter), während der normale Ösophagus nur etwa 100—150 ccm faßt. Diese Speisemengen weisen einen unangenehmen jauchigen Geruch auf, enthalten keine Salzsäure, dagegen viel Milchsäure. Die Diagnose wird durch Röntgenbild und Ösophagoskop gesichert. Die Behandlung besteht in regelmäßigen Ausspülungen mit 1 % Wasserstoffsuperoxydlösung.

Außer diesen mehr diffusen Ektasien führen auch umschriebene lokale Erweiterungen der Speiseröhre, die wir als Divertikel bezeichnen, zu den uns beschäftigenden Beschwerden. Allerdings mit einer Einschränkung! Denn die vorwiegend durch Zug von außen entstehenden Traktionsdivertikel verlaufen meist ganz symptomlos, während die häufigeren durch Druck von innen verursachten Pulsationsdivertikel die genannten Beschwerden erzeugen. Sehr charakteristisch geben häufig die Patienten an, daß sie gegen ihren Willen wiederkäuen, daß also die bereits verschluckten Speisen nach einer Weile spontan wieder in den Mund kommen. Sie schildern auch einen gewissen Wechsel ihrer Schluckbeschwerden, der sich dadurch von dem Wechsel bei karzinomatösen Stenosen unterscheidet, daß hier bei derselben Mahlzeit die ersten Bissen stecken bleiben, die übrigen gut hinabgleiten. Sie klagen gleichzeitig über stärker werdenden Druck im Halse, bald über temporäre Unmöglichkeit, die Speisen in den Magen zu befördern. Da die Pulsionsdivertikel meist am Übergang des Pharynx in den Ösophagus liegen, sieht man häufig bei diesen Beschwerden neben dem Kehlkopf eine weiche Anschwellung des Halses, welche man zunächst für eine Struma ansprechen möchte. Bei der Betastung läßt sich dann aber die Geschwulst komprimieren, ohne daß sie sich von selbst wieder füllt. Erst nach Aufnahme fester oder flüssiger Speisen erscheint wieder der Tumor. Ja bisweilen machen die Kranken den Arzt selbst auf diese Erscheinungen aufmerksam und erzählen, daß sie selbst häufig auf diese Weise sich von dem Druck befreien. Für den objektiven Befund ist der stets mit dieser Erkrankung verbundene starke Foetor ex ore charakteristisch. Entscheidend für die Diagnose ist der Sondierungsbefund: während die Sonde in einigen Fällen ohne Hindernis in den Magen gleitet, fängt sie sich ein andermal in der Ausbuchtung und bleibt dort stecken. Ein Röntgenbild nach Genuß von Wismutbrei zeigt neben der Speiseröhre das charakteristische mit Wismut gefüllte Divertikel, dessen beste Behandlung in der Exstirpation besteht.

Häufig sind die Schluckbeschwerden gar nicht durch Erkrankungen der Speiseröhre bedingt, sondern durch krankhafte Prozesse in der Umgebung, welche infolge ihrer Ausdehnung auf den Ösophagus drücken und so zu Kompressionsstenosen führen. Hierher gehören Entzündungen und Geschwülste am Hals und im Brustraum (phlegmonöse Entzündungen und Abszesse, vergrößerte und verkäste Lymphdrüsen, namentlich die der Bronchien und des Mediastinums; ferner der Schilddrüse: Strumen, besonders bei Frauen zur Zeit der Menstruation, Strumitiden; Aneurysmen, Mediastinaltumoren), schließlich auch starke Verkrümmungen der Wirbelsäule.

Lit.: F. Frangenheim, Ösophagoplastik. Ergebn. d. Chir. u. Orthop. Bd. 5. Julius Springer, Berlin 1913. — Jurasz-Leipzig, Diagnose und Behandlung der Fremdkörper im Ösophagus. Ebenda. — König, Die Erkrankungen des unteren Teiles des Pharynx und Ösophagus. Enke, Stuttgart. Preis 3 M. — Sauerbruch im Lehrbuch für Chirurgie von Wullstein-Wilms.

Verletzungen am Halse

sind keineswegs selten und verlangen meist schnelles Handeln. Sehr gefährlich scheint die Verletzung eines Selbstmörders zu sein, doch blutet in der Regel nur die Vena jugul. externa. Dem Messer entgleiten meist die großen Gefäße und Trachea. Ist die Trachea verletzt, so merken wir das an Asphyxie, Husten, Hautemphysem und blutigem Auswurf und machen uns klar, daß Gefahr der Verblutung und der Erstickung am Blute vorliegt. Also muß zuerst die Blutung durch Kompression und Abklemmen gestillt werden. Dann mache man die Atmungswege frei (Austupfen der Wunde und der Trachea, ev. Aspiration von Blut aus der Trachea mit Hilfe eines Katheters). Ist die Atmung noch behindert, Tracheotomie. Ist die Atmung frei, nähe man mit Knopfnähten Knorpel an Knorpel, darüber Muskelfaszienschicht und die Haut. In die Wundwinkel: Drainrohre.

Ist die Trachea ganz durchtrennt, dann zieht sich das untere Ende unter das Jugulum zurück. Hier muß mit großer Ruhe und Geschicklichkeit schnell das untere Ende mit Pinzette, Zange, Péan od. dgl. gefaßt und vorgezogen werden. Dies muß auf jeden Fall gemacht werden ev. mit Hilfe eines Längsschnittes. Dann Blutstillung. Jetzt kann man das Trachealende entweder mit einigen Nähten an die Haut fixieren, oder besser sofort an das obere Ende erst hinten, dann links und rechts, schließlich vorn annähen. Sorgfältige Naht. Meide Schleimhautprolaps!

Primäre Naht aber nur bei glatten Schnittwunden, bei allen anderen Wunden mit Zerquetschung und Zertrümmerung ist jede Naht verboten. Hier muß, sobald die Verletzung von Kehlkopf oder Trachea feststeht, sofort die Tracheotomie (s. d.) ausgeführt werden, dann Versorgung der Wunde! (S. auch Wundbehandlung.)

c) Wirbelsäule.

1. Wirbelsäulenerkrankungen.

Wirbelsäulenerkrankungen[1]) finden wir am häufigsten bei Kindern, welche von der Mutter wegen eines Buckels zum Arzt gebracht werden. Buckel kann im allgemeinen sein 1. Spondylitis, 2. Skoliose.

Die Diagnose der Spondylitis tuberculosa (Pottsche Kyphose, Malum Pottii, Spondylarthrokace) ist einfach im ausgeprägten Stadium. Da diese Erkrankung als chronische Ostitis an mehreren Wirbelkörpern unter dem Bilde der fungösen Karies auftritt, gründet sich ihre Diagnose in erster Linie auf der dadurch bewirkten Deformation der Wirbelsäule, dem spitzwinkligen Gibbus, oder auch Pottscher Buckel genannt, bei welchem der spitz vorspringende Wirbel auf Druck empfindlich ist. Markkompressionserscheinungen und Senkungsabszesse vervollständigen das Bild. Ungeheuer viel schwieriger ist aber meist die **Frühdiagnose,** wo noch keine Veränderungen an der Wirbelsäule auf den Ort und die Art der Erkrankung hinweisen. Hier bemerkt oft die Mutter, daß das Kind steif und unsicher steht und geht; daß es sich scheut, aufzustehen und sich zu bücken, daß es sich mit einer gewissen Umständlichkeit hinsetzt, daß es beim Auflesen von Gegenständen den Rücken steif hält und sich mit den Händen auf die Oberschenkel stützt. Andere Kinder klagen häufig über Bauchschmerzen, welche zuerst den Gedanken an eine Blinddarm- oder Bauchfellentzündung auftauchen lassen. Erwachsene spüren oft im Beginn ihres Leidens gürtelartige Brustschmerzen. Bei solchen Klagen bestehen häufig noch gar keine Veränderungen an der Wirbelsäule, so daß — wie ich es mehrfach erlebt habe — selbst sehr erfahrene Untersucher eine Wirbelsäulenerkrankung ausschlossen und z. B. eine

[1]) Die Erkrankungen der Halswirbelsäule sind bei abnormer Kopfhaltung behandelt.

progressive Muskelatrophie diagnostizierten. Bei der Untersuchung solcher Kinder sehen wir, daß die Wirbelsäule bei allen Bewegungen geschont wird, besonders wenn das Kind aufgefordert wird, sich hintenüber zu bücken. Legen wir dieses Kind auf den Rücken und fordern es auf, sich zu biegen, daß der Körper nur auf den Fersen und dem Hinterkopf liegt, dann wird bei beginnender Spondylitis stets über lebhaften Schmerz an derselben Stelle geklagt, oder das Biegen ist überhaupt unmöglich. Nächst diesen Erscheinungen ist die lokale Schmerzhaftigkeit beim isolierten Beklopfen der einzelnen Wirbel mit dem Perkussionshammer eines der ersten Frühsymptome. Nur selten besteht ganz im Beginn der Erkrankung ein örtlicher, spontaner Schmerz, doch gelingt es, durch Druck auf die Wirbelsäule vom Kopf her an einer stets genau bestimmten Stelle Schmerzen auszulösen.

Leichter ist die Beurteilung bei vorhandener Kyphose und hier ist nur noch die Entscheidung zu treffen, ob dieser Buckel tuberkulösen oder rachitischen bzw. habituellen Ursprungs ist. Fordert man das Kind auf, einen Gegenstand vom Boden aufzuheben, bückt sich das Kind mit einer beginnenden Skoliose ohne Schwierigkeiten, während das spondylitische Kind den Rücken steif hält. Bei größerem Buckel entscheidet die spitze Form für Tuberkulose, die bogenförmige für Skoliose. Ferner fehlt bei der Spondylitis der jede Skoliose begleitende Rippenbuckel. Differentialdiagnostisch kommt noch die traumatische Spondylitis in Betracht. Der Buckel gleicht oft fast völlig dem tuberkulösen, springt doch auch hier meist ein Wirbel scharf vor. In solchen Fällen entscheidet die Anamnese.

Die Diagnose einer tuberkulösen Spondylitis ohne Untersuchung auf Senkungsabszesse ist unvollständig, wissen wir doch, daß solche bei fast einem Viertel aller tuberkulösen Spondylitiden beobachtet werden. Fern von ihrem Entstehungsort treten sie an bestimmten Prädilektionsplätzen in die Erscheinung.

Ort des Senkungsabszesses	Sitz der Erkrankung
1. Nackengrube	Atlanto-okzipitalgelenk
2. Retropharyngeal 3. vor oder hinter dem M. sternocleidom.	obere Halswirbelsäule
4. Beckenschaufel 5. Leistengegend unterhalb des Lig. Pouparti	Vorderwand der Brust- oder Lendenwirbelsäule
6. Lendengegend	Rückwand der Brustwirbelsäule

Differentialdiagnostisch machen bisweilen die Psoasabszesse Schwierigkeiten, weil sie eine Koxitis vortäuschen können. Nach Wullstein ist das beste Unterscheidungsmittel, daß man den Kranken auf den Bauch legt. Bei der Koxitis kann dann das Hüftgelenk durch Verstärkung der Lendenlordose scheinbar überstreckt werden, beim Senkungsabszeß aber nicht wegen der reflektorischen Muskelkontraktur.

Behandlung: 1. örtlich: bei vorgeschrittenen Fällen Gipsbett, bei leichteren Korsett aus Gips oder Hartleder, womöglich abnehmbar. Örtliche Jodtinkturanstriche, Schmierseifenkuren. Injektion von Jodtinktur oder Jodoformglyzerin in die Nähe des entzündlichen Herdes. 2. allgemein: Sonnenbestrahlungen, Solbäder, Diät. Senkungsabszesse nicht inzidieren, sondern punktieren und mit ca. 10 g Jodoformglyzerin füllen. Retropharyngealabszesse müssen wegen der Erstickungsgefahr von außen, d. h. vom Halse her eröffnet werden. Die operative Behandlung des Krankheitsherdes durch Laminektomie kommt nur zur Entlastung des komprimierten Rückenmarkes bei schwersten Lähmungen in Betracht; man ist aber immer wieder aufs neue darüber erstaunt, wie viele Erscheinungen bei konservativer Behandlung zurückgehen.

Lit.: Bircher in Gelpke-Schlatter, Lehrbuch der Chirurgie. — Calot, Die Behandlung der tuberkulösen Wirbelsäulenentzündung. Enke, Stuttgart 1907. Preis 3,60 M. — Ferner Nast-Kolb, Operative Behandlung der Verletzungen und Erkrankungen der Wirbelsäule in Bd. 3 der Ergebn. d. Chir. u. Orthop.

Häufiger als die Spondylitis, aber prognostisch wesentlich günstiger ist die **Skoliose.**

Auch hier sind, wie stets, die schweren Grade leicht zu erkennen, aber schwer zu behandeln. Deswegen muß der Arzt selbst bei dieser relativ harmlosen Erkrankung versuchen, **Frühdiagnosen** zu stellen. Meist kommen die Mütter mit der Angabe, daß die eine Schulter höher sei als die andere, das eine Schulterblatt stehe der Wirbelsäule näher, die Taille sei schief usw. Sehr selten wird über Schmerzen oder sekundäre Beschwerden geklagt. Betrachten wir in diesen Anfangsstadien das nackt vor uns stehende Kind, dann sehen wir bei herabhängenden Armen in der Regel schon eine verschiedene Form und Größe der Taillendreiecke. Nach Aufmalen der Schulterblätter bemerken wir die voneinander abweichende Stellung und Lage. Lassen wir das Kind sich bücken, sehen wir bereits in den Anfangsstadien, daß die eine Thoraxhälfte höher steht als die andere, also bereits einen geringen Grad von Rippenbuckel.

Wichtig für die Prognose und Therapie ist die Feststellung des Grades der Skoliose. Wir sind gewohnt, drei Grade der Erkrankung zu unterscheiden, und bezeichnen diese Stadien als die mobile, die fixierte und die kontrakte Skoliose. Bei dem ersten Grade läßt sich durch Suspension am Kopf oder an den Armen die Verkrümmung ausgleichen, bei der mobilen zum Teil und bei der kontrakten Skoliose gar nicht.

Notwendig ist es, bei jeder Skoliose auch der Ätiologie nachzugehen, müssen wir uns doch auch hier klar machen, daß auch die Skoliose nur ein Symptom ist und nur der Ausdruck einer mechanischen Reaktion der Wirbelsäule auf Störungen ihres Gleichgewichtes.

Die Ursache dieser Reaktion kann sowohl auf allgemeine Erkrankungen als auch auf eine Veränderung der statischen Verhältnisse zurückgeführt werden. Von den allgemeinen Ursachen seien hervorgehoben: verminderte Widerstandsfähigkeit, allgemeine Körperschwäche, Ernährungs- und Stoffwechselstörungen. Hierher gehört die Hauptursache der Skoliose: die Rachitis. Zu den statischen Momenten gehört in erster Linie die angeborene Verkürzung eines Beines, z. B. bei kongenitaler Hüftluxation. Nicht selten gibt uns das Röntgenbild den Beweis, daß die Skoliose angeboren, und daß Deformitäten zu Störungen der Statik geführt haben. Hierher gehören die kongenitalen Rippendefekte, Wirbelanomalien, die keilförmigen Zwischenwirbel und Wirbelspalten. Die Aussichtslosigkeit einer symptomatischen Therapie in solchen Fällen zwingt uns in allen verdächtigen Fällen zur Röntgenphotographie.

Erwähnen will ich noch, daß bisweilen auch im Anschluß an eine Ischias diese Wirbelsäulendeformität auftritt. Zwar herrscht über den Entstehungsmechanismus dieser Skoliosenart keineswegs Einigkeit, indessen hat die Ansicht von Vulpius, daß sie ihren Grund in reflektorischen Muskelspasmen hat, sehr viel für sich. Damit sind wir zu den Skoliosen neuromuskulären Ursprungs gekommen, zu welchen wir auch die als Folge progressiver Muskelatrophie, Poliomyelitis anterior, Syringomyelie und Friedreichscher Tabes beobachteten Verkrümmungen rechnen.

Die Behandlung richtet sich, wie ausgeführt, nach der Ursache. Da die meisten Skoliosen auf Rachitis zurückgeführt werden, müssen Vorbeugung und Behandlung der Skoliose ins Säuglingsalter oder in die frühe Kindheit verlegt werden. Sobald bei einem Kinde eine Rachitis diagnostiziert ist, muß in diagnostischer und therapeutischer Hinsicht auf die Wirbelsäule geachtet werden. Darum energische Bekämpfung der Rachitis. Entlastung der Wirbelsäule durch Gipsbett. Ist die Rachitis abgeklungen, dann Übungen und Massage, bei schweren Fällen Korrektur durch redressierende Apparate. Während diese letzteren am besten durch den Orthopäden behandelt werden, liegt die Bekämpfung der Anfangs- und leichteren Stadien in den Händen des praktischen Arztes: Tägliche Massage, Hängen und Schwingen an Ringen, längeres Gehen mit Stock im Kreuz, Kriechübungen, Freiübungen im Stand und Aufrichten des Oberkörpers aus Bauchlage bei festgehaltenen Beinen.

Ich gebe jeder Mutter hektographierte Regeln in die Hand, zeige ihr an Hand dieses Zettels die Übungen und bestelle mir das Kind alle 1—4 Wochen in meine Sprechstunde. Das Schema ist folgendes:

Übungen bei Skoliose: 1. Schulterlage mit Knieheben und -senken. Man legt sich mit dem Rücken quer so über den Sitz eines Stuhles, daß die Schultern auf dem Sitz und die Füße auf dem Fußboden aufruhen und daß die eine Hand vorn am Stuhlsitz, die andere von außen oben an der Lehne anfaßt. Alsdann hebt man das eine Knie bis nahe an die Brust und atmet ein; man senkt das Knie und atmet aus. Abwechselnd mit beiden Knien.

2. Beckenlage mit Heben und Senken des Oberkörpers. Die Beckenlage geht aus der Schulterlage dadurch hervor, daß man die Schultern so weit über den Stuhlsitz wegschiebt, daß das Becken auf dem Stuhlsitz aufruht, und der Oberkörper zunächst in Schwebestellung kommt und dann durch Strecken der Arme nach unten gesenkt wird. Alsdann beugt man die Arme, senkt den Oberkörper, atmet aus und fährt so weiter fort.

Durch Umdrehen in Bauchlage erreicht man die Möglichkeit, aus dieser Lage den Oberkörper zu heben, wenn gleichzeitig die Beine durch eine zweite Person festgehalten werden (bes. wichtig!).

3. Atemübungen im Stand. Aufstemmen der gespreizten Hand auf den Rippenbuckel. Tiefes Einatmen, besonders mit der entgegengesetzten Seite und tieferes Eindrücken der aufgestemmten Hand. Zwischen Ein- und Ausatmen Pause.

4. Hängeübungen. In der Schwebe (oder am Reck bzw. Ringen) hängen. Mit geschlossenen Füßen beschreibt man in der Luft immer größere Kreise.

5. Gangübungen. Täglich mindestens 20 Minuten mit Stab, quer durch die Ellenbogen hinter den Rücken geführt. Bei diesem Gange tiefe Atemzüge mit genügender Pause zwischen den Atemzügen nach tiefster Einatmung.

Ausführliches über Skoliose bei F. Lange-F. Schede in Ergebn. d. Chir. u. Orthop. Bd. 7. 1913 (65 Abb.). — Vgl. ferner Vulpius, Berl. klin. Wochenschr. 1913, S. 1745. — Lange, Lehrbuch der Orthopädie. Fischer, Jena. — Hoffa, Orthopädische Chirurgie. Enke, Stuttgart. — Haglund, Die Entstehung und Behandlung der Skoliosen. Karger, Berlin 1916. Preis 6 M. — Lüning und Schultheß, Atlas und Grundriß der orthopädischen Chirurgie. Lehmann, München. Preis 16 M.

Den echten Buckel oder runden Rücken, die reine **Kyphose,** sehen wir, abgesehen vom Greisenalter, recht selten.

Die Diagnose ist meist nicht schwierig; fast stets auf rachitischer Grundlage entwickelt sich im jugendlichen Alter ein nach hinten konvexer Bogen der ganzen Wirbelsäule: der Kopf sinkt nach vorn „zwischen die Schultern", die Schulterblätter stehen flügelartig ab. Die charakteristischen Zeichen dieser Kyphose sind die Schmerzhaftigkeit, freie Beweglichkeit, bogenförmige Krümmung und das Auftreten im jugendlichen Alter.

Durch diese Merkmale unterscheidet sie sich vor allem von der Bechterewschen Krankheit. Diese ebenfalls mit Kyphose einhergehende Erkrankung tritt aber in der Regel erst im vorgerückten Lebensalter auf und besteht vor allen Dingen in einer chronischen, unter nervösen Reizerscheinungen verlaufenden Versteifung der Wirbelsäule. Von ihr unterscheidet sich die ebenfalls unter den Zeichen der Wirbelsäulenversteifung, aber ohne Kyphose einhergehende Pierre Marie-Strümpellsche Wirbelsäulenentzündung durch das Fehlen von Nervenerscheinungen, durch die Entwicklung im Anschluß an eine Infektionskrankheit oder an Traumen, durch den von unten nach oben fortschreitenden Verlauf (bei Bechterew von oben nach unten) und durch die gleichzeitige Versteifung der großen Gelenke.

Zum Schluß sei noch die Lordose, die Ausbiegung der Wirbelsäule nach vorn, behandelt. Sie beruht entweder auf Muskellähmungen oder auf Hüftgelenkserkrankungen. Die paralytische Lähmung der Rückenstrecker oder der Bauchmuskulatur ist die Folge eines Rückenmarksleidens. Von Hüftgelenkserkrankungen kommen die angeborene Hüftgelenksluxation, die Coxa vara und die Koxitis in Betracht.

Besteht ein mangelhafter Verschluß des Rückenmarkskanales, eine angeborene Wirbelspalte, so bezeichnen wir diesen Zustand als Spina bifida.

Aus diesem Spalt ragen zystisch entartete Rückenmarksteile hervor, welche wir als Rückenmarksbrüche bezeichnen. Bei ihnen unterscheiden wir 3 Formen. Entweder sitzt die zystische Degeneration in den vorderen Rückenmarkshäuten im ventralen Subarachnoidalraum und hebt Pia und Medullarreste über das Niveau der umgebenden Haut: Myelomeningozele; oder die Wasseransammlung sitzt in der Rückenmarkssubstanz selbst: Myelozystozele, oder schließlich hat sie ihren Sitz in den hinteren Rückenmarkshäuten: Meningozele. Während bei der Myelomeningozele die Außenwand des Sackes von der Pia gebildet wird, werden die beiden anderen Formen von normaler Haut bedeckt. An dieser Haut finden wir nicht selten eine Hypertrichosis bisweilen mit Schwanzbildung. Auch bestehen zu gleicher Zeit an derselben Stelle Dermoide, Lipome und andere Geschwülste. Lipome sehen wir besonders gern bei den Spaltbildungen, bei welchen kein Rückenmarksbruch vorhanden ist; wir bezeichnen eine solche Spalte als Spina bifida occulta. Nicht selten bestehen noch andere Mißbildungen: Hydrozephalus, Blasenektopie, Klumpfuß usw. Infolge der Degeneration des Rückenmarkes sind gleichzeitig mehr oder minder ausgedehnte Lähmungen vorhanden.

Die Diagnose der Spina bifida ist im allgemeinen sehr leicht, ebenso der Myelomeningozele, da sie nicht von Haut bedeckt ist. Die beiden anderen Formen voneinander zu unterscheiden, ist oft unmöglich. Die Prognose ist bei der Myelomeningozele ganz schlecht, bei der Myelozystozele etwas besser, bei der Meningozele relativ günstig, und demgemäß auch die Therapie bei den einfachsten Formen am aussichtsreichsten.

Die Behandlung kann nur eine operative sein, die Hernie freilegen, den Inhalt reponieren und die Spalte verschließen. Will man die Operation herausschieben, muß durch Alkoholumschläge die bedeckende Haut gekräftigt und desinfiziert werden. Bei großer Ausdehnung der Zysten hilft bisweilen für kurze Zeit wiederholte Punktion und Aspiration. Gewarnt wird vor der unblutigen Abschnürung des Sackes

2. Wirbelsäulenverletzungen.

In derselben Weise wie bei Schädelverletzungen das Krankheitsbild ganz von der Mitverletzung des Gehirns abhängt, gibt auch den Wirbelsäulenverletzungen die gleichzeitige Läsion des Rückenmarkes das wesentliche Gepräge. Ihre Intensität wechselt von den leichtesten Reizerscheinungen bis zu dem schweren Bilde der vollkommenen Markzerstörung. Da auch bei relativ geringfügigen Knochenverletzungen schwere Rückenmarksstörungen bestehen können, muß eine exakte Untersuchung ein genaues Bild sowohl der Wirbelsäulen- als auch der Rückenmarksverletzung entstehen lassen.

Demnach muß sich der untersuchende Arzt über folgende Fragen klar werden:

I. Rückenmark. 1. Besteht eine Verletzung des Markes? 2. Welcher Art? 3. In welcher Höhe? II. Wirbelsäule. 1. Besteht eine Verletzung der Wirbelsäule? 2. Welcher Art? 3. In welcher Höhe?

I. Bei der Untersuchung ist es notwendig, daß sich der Arzt stets ganz systematisch an ein bestimmtes Schema hält. Da Rückenmarksverletzungen sich durch Störungen der Motilität, der Sensibilität, der Reflexe und der Blasen-Mastdarmfunktion äußern, muß eine genaue Prüfung dieser spinalen Funktionen die Grundlage zur Diagnose sein. Die Untersuchung wird von oben nach unten vorgenommen.

Sind die Arme frei beweglich, die Beine aber gelähmt, dann liegt gewöhnlich eine Verletzung des Dorsalmarkes vor. Man hüte sich aber bei vermutlichen Lähmungen vor Verwechslungen mit mangelnder Beweglichkeit infolge einer gleichzeitigen Fraktur. Sind auch die Arme gelähmt, dann ist meist die Halsanschwellung geschädigt. Oberhalb der Halsanschwellung sind die Verletzungen wegen gleichzeitiger Phrenikuslähmung oft sofort tödlich.

Sind Arme und Beine bei leidlicher Blasen-Mastdarmfunktion und Erhaltensein der Temperatur- und Schmerzempfindungen frei beweglich, liegt sicher keine schwerere Verletzung vor.

Neben der Motilität der Extremitäten interessiert uns die des Rumpfes. Bewegt sich der Torax bei der Atmung mit? Wie verhält sich die Bauchmuskulatur? Von großer Wichtigkeit ist eine eingehende Prüfung der Sehnen-Hautreflexe. Hierbei kommt in erster Linie der Patellarreflex in Betracht; fehlt er, liegt wahrscheinlich eine schwere Markverletzung oberhalb oder im Gebiete des II.—IV. Lumbalsegments vor. Wertvolle Fingerzeige gibt das Babinskische Zehen-Phänomen, bei welchem die Fußsohlenreizung eine tonische Hyperextension der großen Zehe hervorruft. Dieselbe Erscheinung gibt der Oppenheimsche Reflex, bei welchem man die Haut an der medialen Fläche der Unterschenkel stark von oben nach unten streicht. Sind diese beiden zuletzt genannten Reflexe positiv, dann liegt eine Pyramiden-Seitenstrangverletzung vor. Bei der Prüfung der Sensibilität achten wir ganz besonders auf die Temperatur und Schmerzempfindungen, die bei vorherrschender Erkrankung der grauen Rückenmarkssubstanz allein oder ganz vorherrschend geschädigt sein kann.

Darauf erfolgt die Prüfung der Frage über die Art der Verletzung. Liegt eine quere Zertrümmerung oder eine partielle Verletzung des Markes vor? Die vollständige Querschnittsläsion hat vollkommene Aufhebungen der Sensibilität und Motilität zur Folge. Allerdings kann dies mit Sicherheit erst einige Tage nach der Verletzung festgestellt werden, da auch bei leichteren Rückenmarksläsionen dieser Symptomenkomplex anfänglich vorhnden sein kann. Als wichtigstes Kriterium von Totalläsionen oberhalb der Lendenanschwellung gilt das dauernde Fehlen der Patellarreflexe. Von ihr ist die partielle Querschnittsläsion zu trennen. Für ihre Erkennung ist die Inkongruenz der einzelnen spinalen Funktionsstörungen bedeutsam. Diese Inkongruenz besteht sowohl darin, daß die motorischen Lähmungserscheinungen ausgedehnter zu sein pflegen als die sensiblen, selten umgekehrt, als auch darin, daß beide Seiten nicht gleichmäßig stark befallen sind. — Gehen die Lähmungen im Laufe der ersten Wochen zurück, oder kommen gar die Patellarreflexe wieder, dann besteht an der partiellen Querschnittsläsion kaum ein Zweifel. Ein durchaus gesetzmäßiges Krankheitsbild haben wir bei der halbseitigen Querdurchtrennung des Rückenmarkes, wie wir sie besonders bei Stichverletzungen beobachten. Ihre Erscheinungen werden als der Brown-Séquardsche Symptomenkomplex bezeichnet.

Mit der Entscheidung der Frage, ob partielle oder totale Rückenmarksdurchtrennung vorliegt, ist die Diagnose über die Art der Verletzung aber nicht erledigt. Sie soll noch zu entscheiden versuchen, ob die Störungen nicht vielleicht nur durch eine *Kompression* oder *Blutung* hervorgerufen werden. Die traumatische Kompression hat stets eine Dislokation zur Voraussetzung, nach deren Beseitigung oft wie mit einem Schlage alle Lähmungserscheinungen verschwinden. Ihre klinischen Erscheinungen sind natürlich sehr verschieden und richten sich nach dem Orte der Kompression. Ist die Kompression vorn, stehen die Motilitätsstörungen im Vordergrund; wird besonders der hintere Umfang des Markes komprimiert, dominieren die Sensibilitätsstörungen. Relativ häufig sind spastische Paraplegien und Hyperreflexie Zeichen dieser Markläsion. Überhaupt sind im großen und ganzen die einzelnen nervösen Erscheinungen bei der Kompression nicht so hochgradig, wie bei der Kontusion, indessen muß hervorgehoben werden, daß reine traumatische Markkompressionen selten sind. In der Regel gehen sie mit gleichzeitigen Kontusionen und Blutungen einher. Isolierte *Blutungen* sind dagegen nicht selten. Während die extramedullären Hämorrhagien meist keine schwereren nervösen Störungen hervorrufen, kann die intramedulläre, die *Hämatomyelie*, zu Erscheinungen Veranlassung geben, die oft schwer zu beurteilen sind.

Um den *Ort der Markverletzung* festzustellen, hat die Prüfung der Motilität und Sensibilität meist genügend Anhaltspunkte gebracht. Bei Lähmung der Arme und Beine ist die Markverletzung meist im 5.—8. Zervikal-Segment zu suchen. Sind die Arme frei beweglich, dann liegt bei nervösen Störungen der Beine die Markläsion tiefer. Zu ihrer Bestimmung stellen wir genau etwa vorhandene Sensibilitätsstörungen fest und vergleichen unseren Befund mit einem Schema der Verteilung der sensiblen Wurzelgebiete auf der Hautoberfläche (vgl. die Lehrbücher!). Finden wir am Rumpfe keine Sensibilitätsstörungen, liegt die Verletzung gewöhnlich unterhalb des 12. Thorakalsegmentes. Das 3. und 4. Sakralsegment versorgt Blase und Mastdarm, so daß bei guter Funktion dieser Organe eine Verletzung tiefer liegen muß, falls es sich nicht um eine *partielle* höhere handelt. Neben den Lähmungen und Sensibilitätsstörungen spielen die Reflexstörungen für die Höhenlokalisation im Rückenmark eine wichtige Rolle, weil in der Höhe, wo der Reflexbogen unterbrochen ist, Areflexie eintritt. Hierbei ist es wichtig, sich die Lokalisation der Reflexe in Erinnerung zu rufen.

Bizepsreflex	5—6	Zervikal-Segment
Trizepsreflex	6—7	„ „
Radiusreflex	7—8	„ „
Oberer Abdominalreflex	8—9	Dorsal-Segment
Mittlerer, Unterer Abdominalreflex	10—12	„ „
Kremasterreflex.	1—2	Lumbal-Segment
Patellarreflex	2—4	„ „
Achillesreflex	1—2	Sakral-Segment
Plantarreflex	2—3	„ „

Zwischen Wirbelsäulen- und Rückenmarksschädigung besteht oft ein schroffes Mißverhältnis. Es ist möglich, daß bei schweren Markstörungen nur geringfügige Knochenverletzungen vorliegen. Noch häufiger aber kommt es vor, daß der Arzt sich durch den negativen Befund am Nervensystem zu einer oberflächlichen Untersuchung der Wirbelsäule und zur Negierung einer Knochenverletzung verleiten läßt. Nach längerer Zeit machen sich bei dem Kranken doch allerlei nervöse Störungen bemerkbar und die *Röntgenplatte* gibt den untrüglichen Beweis einer Fehldiagnose. Es ist daher Pflicht, bei allen Verletzten dieser Art die *Wirbelsäule genau zu untersuchen*.

Im allgemeinen ist es sehr gut möglich, solche Verletzte, welche völlig horizontal liegen, vorsichtig auf die Seite zu drehen. Oft genügt schon ein Blick, um die Diagnose zu stellen. In anderen Fällen taste man sorgfältig die Dornfortsätze ab und stelle so fest, ob ihre Reihe unterbrochen ist und ob zwischen je 2 Dornfortsätzen ein abnorm weiter Zwischenraum besteht. Dann beklopfe man mit dem Perkussionshammer vorsichtig jeden einzelnen Dornfortsatz. In der Regel werden wir aus dem Vergleich zwischen Befund am Nervensystem und an der Wirbelsäule uns entscheiden können, ob eine Knochenverletzung vorliegt oder nicht.

Ob eine Luxation oder Fraktur vorliegt, ist um so schwerer zu bestimmen, als beide Formen außerordentlich häufig kombiniert vorkommen. Luxationen allein sind recht selten. Zu ihrer Erkennung hilft uns die Erfahrungstatsache, daß Luxationen nur an der Halswirbelsäule vorkommen. Die schweren Totalluxationen führen gewöhnlich sofort zum Tode; zur Beobachtung kommen fast nur die Rotationsluxationen mit der typischen schiefen Kopfhaltung und die häufigeren doppelseitigen Luxationen der Seitengelenke. Bei dieser Verletzung ist die Kopfhaltung durchaus charakteristisch: das Kinn ist der Brust genähert, der Nacken verlängert, krumm, mit vorspringendem Dornfortsatz. Die Diagnose wird durch sorgfältige Palpation an der vorderen Fläche der Wirbelsäule vom Munde aus erleichtert. Die Höhe der Wirbelverletzung ergibt sich unmittelbar aus dem objektiven Befunde an der Wirbelsäule selbst, sowie am Nervensystem, verglichen mit einem Lehrbuchschema. Außerdem sei hier die Erfahrung ins Gedächtnis gerufen, daß weitaus die überwiegende Mehrzahl aller Wirbelsäulenbrüche am 12. Brust- oder 1. Lendenwirbel sind. Soviel wir aber untersucht haben, und so sicher wir unserer Diagnose zu sein glauben — dennoch unterlasse man nicht eine genaue radioskopische Untersuchung, welche in manchen Fällen überraschende Befunde zutage fördert.

Behandlung: a) der Frakturen: Vorsicht beim Transport. Der Kranke muß stets in toto aufgehoben werden durch eine genügende Anzahl von Hilfskräften, die gleichzeitig nach Kommando handeln. Zunächst wird eine völlig ebene Tragbahre (oder Tischplatte, Tür) in die Verlängerung des Verletzten gestellt, das Kopfende an seine Füße. 6 Gehilfen: zwei schieben ihre Hände unter Kopf und Schultern, zwei unter Kreuz und Becken, zwei unter Ober- und Unterschenkel. Auf Kommando heben alle gleichzeitig an und legen den Kranken auf die Bahre. Kopf ev. durch Kissen etc. stützen. Im völlig horizontalen Bett Lagerung auf Wasserkissen. Permanente Extension an jedem Bein und Glissonsche Schwinge. Achtung auf Blase und Mastdarm. Sorge für rechtzeitige Entleerungen. Vorsicht vor Dekubitus. Massage und Faradisation zur Vermeidung von Spitzfuß und Kniegelenkskontraktur. Die operative Befreiung des Markes kommt bei totaler Paraplegie gewöhnlich nicht in Frage, bei partieller Lähmung nicht vor der dritten Woche, nur bei zunehmenden Kompressionserscheinungen oder Stillstand anfänglicher Besserung soll früher operiert werden. Sofortige Operation bei offenen, Stich- und Schußverletzungen (s. Nast-Kolb: Ergebn. der Chir. Bd. 3). b) der Luxationen: Reposition in tiefer Narkose. Schwierig und gefährlich! Überweisung an Krankenhaus stets ratsam.

Lit.: Borchard und Schmieden, Lehrbuch der Kriegschirurgie. J. A. Barth, Leipzig 1917. — Wagner und Stolper, Die Verletzungen der Wirbelsäule und des Rückenmarks. Enke, Stuttgart. Preis 20 M.

d) Brust.

1. Verletzungen des Brustkorbes und seines Inhaltes.

Treffen stumpfe Gewalten mit erheblicher Kraft den Brustkorb, so beobachten wir einen ähnlichen Zustand, wie er uns bei Schädelverletzungen als Commotio cerebri und bei schweren Bauchkontusionen unter dem Bilde eines starken Kollapses entgegentritt. Wir bezeichnen daher diesen Zustand als Commotio thoracis und sind uns dabei wieder wohl bewußt, daß er sowohl als selbständiges Krankheitsbild ohne jede anatomische Veränderung vorkommen, als auch schwere Verletzungen des Brustkorbes oder seines Inhaltes begleiten kann.

Die Verletzten stürzen wie leblos zusammen, ihr Gesicht ist blaß und kühl, die Herztätigkeit in hohem Maße herabgesetzt, die Atmung unregelmäßig. Häufig gesellt sich dazu Erbrechen und Schweißausbruch, alles Erscheinungen, wie wir sie überhaupt nach schweren Verletzungen beobachten und als Shock zu bezeichnen pflegen. Die erste Aufgabe unserer Diagnose ist es festzustellen, ob eine reine Kommotio oder zugleich eine anatomische Verletzung vorliegt. Dabei erinnern wir uns, daß die starren Rippen älterer Leute leicht frakturieren, während die schwere, stumpfe Gewalteinwirkung bei jugendlichen Individuen mit elastischem Brustkorb eher zu einer Lungenruptur führt.

Rippenbrüche sind nächst den Vorderarmfrakturen die häufigsten Brüche.

Am häufigsten brechen die mittleren wahren Rippen, da sie den größten Bogen beschreiben. Häufig sind Infraktionen, häufig auch Doppelbruch einer Rippe oder auch Fraktur mehrerer Rippen. Nebenverletzungen der Pleura und Lungen nicht selten, doch wird häufig die beim Atmen geschonte fast atelektatische Lungenpartie wegen der Dämpfung und fast aufgehobenen Atemgeräusches als Pleuritis angesehen. Die Lungenverletzungen sind meist leichteren Grades und gehen in kurzer Zeit spontan zurück. Relativ häufig finden wir in der Nachbarschaft der Fraktur ein mäßiges Hautemphysem, welches unter Umständen sich über den ganzen Körper ausdehnen und ev. in hohem Maße die Atmung behindern kann. Die Diagnose wird gestellt aus:

1. Schmerz bei jedem Atemzug.
2. Zirkumskripte Druckempfindlichkeit der verletzten Rippe.
3. Krepitation, selten fühlbar, öfter mit dem Stethoskop hörbar.
4. Komplikationen.

Behandlung: Ca. 8 cm breiter Heftpflasterstreifen unter kräftigem Anziehen um den halben Thorax über Fraktur hinweg, in Exspirationsstellung ev. Morphium, um schmerzlose Atmung zu erzielen. Bei Bluthusten Bettruhe, bei stärkerem Hautemphysem Einlegen mehrerer Curschmannscher Troikartnadeln mit Ausstreichen der Luft. Bei Spannungspneumothorax kleiner Schnitt über dem Jugulum unter Absaugen der Luft mit Bierscher Glocke.

Besteht namentlich bei jugendlichen Individuen ein Hämothorax, müssen wir die Möglichkeit einer Lungenruptur erwägen. Hier finden wir neben dem Bluterguß noch mehr oder weniger ausgesprochenen Pneumothorax und bei gleichzeitiger Verletzung der Pleura parietalis Hautemphysem. Die Kranken klagen über Hustenreiz und werfen in einigen Fällen blutiges Sputum aus. Die Atmung ist oberflächlich und trägt abdominalen Charakter. Die Diagnose ist hiernach also nicht schwierig. Therapie: Bettruhe, Analeptika ev. Morphium.

Die offenen Thoraxverletzungen sind praktisch viel wichtiger, weil bei ihnen viel mehr von der richtigen Erkennung und Behandlung abhängt. Vor allen Dingen gilt es festzustellen, ob Herz und Lungen verletzt sind. Die Richtung, welche das Geschoß oder Messer genommen haben, geben uns nur wenig Anhaltspunkte. Hämato- und Pneumothorax beweisen nur, daß die Pleurahöhle eröffnet worden ist. Beweisend für eine Lungenverletzung ist vor allen Dingen Bluthusten, doch spricht das Fehlen blutigen Auswurfs nicht dagegen, wie ich z. B. bei einer dreifachen Schußperforation der Lunge gesehen habe. Wir können nur auf eine Lungenläsion schließen, wenn Zeichen einer Verletzung von Lungengefäßen resp. Bronchialästen vorhanden sind: stärkerer Hämothorax und Pneumothorax bei geschlossener äußerer Wunde. Nehmen diese Symptome bedenklichen Umfang an, bilden sie genügende Indikationen für ein operatives Vorgehen. Im allgemeinen aber, wissen wir, werden leichtere Wunden der Lunge ohne weiteres gut vertragen. Bei Verletzungen des Herzens stehen naturgemäß die Erscheinungen der Blutung im Vordergrund der Symptome. In den meisten Fällen sehen wir das Blut fortwährend aus der Hautwunde heraussickern. Der Puls ist beschleunigt, klein, bald unregelmäßig und an der Radialis kaum oder nicht mehr fühlbar. Der Verletzte ist blaß, klagt über Oppressionsgefühl, präkordiale Schmerzen und Atembeschwerden. Bei der Perkussion findet man meist eine Vergrößerung der Herzdämpfung infolge des perikardialen Blutergusses. Doch ist dieser Befund, besonders bei gleichzeitigen Hautemphysemen und Pneumothorax nicht immer sicher zu erheben. Bessere Auskunft gibt uns die Auskultation: wir hören dann meist statt der Herztöne diffuse Rasselgeräusche, die man als Mühlengeräusche bezeichnet. Dieser Befund, kombiniert mit zunehmender Kleinheit des Pulses im Anschluß an eine Verletzung, genügt uns für die Diagnose einer Herzverletzung und für die Indikation zum operativen Eingriff. Gelegentlich hat man auch unmittelbar mit dem Finger die Herzverletzung feststellen können. Ich selbst erlebte einen solchen Fall, wo der praktische Arzt den Finger in der Herzwunde ließ und so die Wunde komprimierte, bis der telephonisch herbeigerufene Chirurg mit Erfolg die Herznaht ausführen konnte.

Nebenverletzungen sind sowohl bei Stich- als auch bei Schußwunden nicht selten. Sie treffen in erster Linie die Zwerchfellkuppe. Infolgedessen kann es zur Eröffnung der Bauchhöhle und Prolaps der Eingeweide in die Brusthöhle kommen. In solchen Fällen tritt meist Erbrechen auf; bei der Perkussion erhält man einen auf den untersten Teil der Pleurahöhle beschränkten tympanitischen Schall. In anderen Fällen ist die Leber oder die Milz gleichzeitig verletzt. Bei stärkerer Blutung besteht starke Schmerzhaftigkeit, Dämpfung und ausgesprochene Bauchdeckenspannung neben den Erscheinungen des Blutverlustes.

Thoraxmißbildungen zeigen sich als partielle oder totale Defekte von Rippen, am Sternum und in der Muskulatur. Erworbene Deformitäten sind meist auf Rachitis zurückzuführen. Am häufigsten sehen wir sie als Folge einer Kyphoskoliose, in anderen Fällen als sog. Hühnerbrust, wo das Sternum stark vorspringt, der Thorax von beiden Seiten zusammengedrückt ist, oder als Trichterbrust, wo das Sternum tief eingesunken ist.

Von akuten **Entzündungen** sehen wir selten Zellgewebsentzündungen; noch seltener Osteomyelitis der Rippen, doch haben auch wir sie in einzelnen Fällen nach Typhus beobachten können. Häufiger ist die tuberkulöse Rippenkaries. Sie zeigt sich meist zuerst unter dem Bilde des kalten Abszesses, später dem der typischen tuberkulösen Fisteln. Bei der Behandlung halte man sich im allgemeinen mit konservativen Maßnahmen nicht auf, sondern rate bald zur Resektion des erkrankten Rippenstückes.

2. Die Geschwülste im und am Thorax.

Die Deutung dieser Geschwülste ist häufig recht schwierig. Daher kann man sich auch wohl erklären, daß gerade in der Diagnostik dieser Erkrankungen so schwere folgenreiche Fehler begangen werden. Sehen wir zunächst von den Affektionen der Mamma gänzlich ab, so ist es häufig schon schwer zu sagen, ob ein Tumor oder eine chronische Entzündung tuberkulöser oder syphilitischer Natur vorliegt. Es ist wohl schon jedem Chirurgen vorgekommen, daß er einen Brustwandtumor für ein Sarkom hielt und erst bei der Punktion resp. Operation merkte, daß es ein Gummi bzw. ein kalter Abszeß war.

Es ist gut, sich diese Tatsache immer wieder in Erinnerung zu rufen. Hat man bei der Palpation das Gefühl der Fluktuation, dann ist die Diagnose leicht, im anderen Falle aber unterlasse man nie die Punktion mit einer genügend weiten Kanüle.

Vor der Punktion versichere man sich aber, ob es sich nicht um ein Aneurysma oder eine Lungenhernie handelt. Zum Nachweis des Aneurysmas gehört nicht nur das Gefühl der Pulsation — auch ein in der Nähe des Herzens liegender Abszeß kann pulsieren! —, sondern auch der Kompressibilität, des systolischen Anschwellens der Geschwulst und des hörbaren Schwirrens. Die Lungenhernie gibt tympanitischen Schall, wächst bei der Inspiration, ist reponibel und in der Regel auf ein Trauma zurückzuführen.

In allen anderen Fällen punktiere man ruhig. Gewinnen wir bei der Probepunktion Eiter, dann ist der Abszeß eine Folge entweder einer Erkrankung der Rippen (tuberkulöser oder typhöser Natur), oder einer Erkrankung des Thoraxinhaltes (Empyema necessitatis, perforierter Lungenabszeß, Aktinomykose der Lungen). Die Untersuchung des Eiters läßt ihn als tuberkulösen oder typhösen leicht erkennen. Allgemeinuntersuchung und Vorgeschichte werden unsere Annahme bestätigen. Auch die Feststellungen eines Empyema necessitatis ist nicht schwierig; Vorgeschichte, Fieber, Schüttelfröste und der physikalische Nachweis eines Empyems in der Umgebung des Abszesses sichern die Diagnose. Nicht leicht ist die Erkennung der Eiterung als perforierter Lungenabszeß. Hierzu bedarf es des Nachweises einer primären Lungenerkrankung, die im Röntgenbild als Lungenabszeß gedeutet wird. Der Verdacht auf Aktinomykose entsteht, wenn sich ein oder mehrere Erweichungsherde in einem brettharten Infiltrat bilden. Bei der Untersuchung des Eiters finden wir die charakteristischen Drusen und erfahren aus der Anamnese den chronischen Verlauf des zugrunde liegenden Lungenleidens, welches fast stets bis dahin als ein tuberkulöses angesehen worden ist (Röntgentherapie, Jodkali). Ergibt die Probepunktion eines meist in der Muskulatur am Thorax oder am Rücken liegenden, sehr schmerzhaften Tumors Blut, dann liegt ein Angiom vor. Selten finden sich hier zystische Tumoren, die meist durch Parasiten (Echinokokken, Zystizerken) hervorgerufen worden sind.

Von den soliden Tumoren bereitet uns bisweilen die genaue Differenzierung eines kleinen uhrglasförmigen unter der Haut gelegenen Tumors Schwierigkeiten: es kann, falls die Probepunktion negativ ist, nur ein Lipom oder ein Gummiknoten sein. Das schnelle Wachstum, andere syphilitische Merkmale, das Fehlen von Lappung und positive Serumreaktion beweisen uns den luetischen Charakter der Geschwulst, die auf energische Jodkalitherapie bald verschwindet.

Die gutartigen Geschwülste (Lipome, Fibrome etc.) sind im allgemeinen leicht als solche zu erkennen. Wie oft ein Abszeß für ein Sarkom angesehen wird, wurde bereits erwähnt. Ergibt die Punktion keinen Eiter und sprechen die übrigen Symptome für einen malignen Tumor, dann handelt es sich um ein Sarkom, und zwar entweder um ein primäres Rippensarkom oder ein sekundäres Sarkom der Thoraxwand, welches von dem Mediastinum oder der Mamma aus oder als Metastase von anderen Organen die Thoraxwand befallen hat. Bevor wir also die sichere Diagnose auf ein Rippensarkom stellen, muß durch genaue Untersuchung die Möglichkeit eines sekundären Sarkoms ausgeschlossen werden können.

Hierbei haben wir in erster Linie unser Augenmerk darauf zu lenken, ob nicht ein primärer Mediastinaltumor zugrunde liegt. Die mediastinalen Affektionen nämlich entziehen sich häufig lange Zeit unserer Diagnose, sowohl weil sie an sich selten sind und daher bei der Differentialdiagnose leichter übersehen werden können, als auch, weil sie meist in ihrem Anfangsstadien ganz symptomlos verlaufen und erst durch ihr Wachstum Drucksymptome der Nachbarorgane hervorrufen. Herz, Lunge, große Gefäße, Nerven, Ösophagus und Trachea werden komprimiert bzw. durchwachsen. Infolge des Druckes auf das Herz und die großen Gefäße beobachten wir bei solchen Kranken Cyanose, starke Erweiterung der Halsvenen, Ausbildung eines auffallend deutlichen Venennetzes auf dem Thorax und dementsprechend zirkumskripte Ödeme (z. B. am Sternum oder eines ganzen Armes und Erguß in die Pleurahöhle). Die schon hierdurch bedingte Dyspnoe wird wesentlich gesteigert durch den Druck auf den Atmungsapparat: Lungen, Bronchien und Trachea. Die Atmung ist mühsam und läßt bei Kompression der Trachea deutlichen Stridor erkennen. Dazu gesellt sich in einzelnen Fällen Reizhusten und Bronchitis. Auffallend ist die durch den Nervendruck hervorgerufene Rekurrenslähmung, welche im Kehlkopfspiegel leicht erkennbar ist. Dort sehen wir ein resp. beide Stimmbänder in Kadaverstellung. (Mitte zwischen Phonations- und Inspirationsstellung.) Der Schluckakt ist bisweilen, aber nicht immer behindert. Perkutieren wir bei solchen Erscheinungen den Thorax, dann stellen wir meist eine Dämpfung über der Mitte des Thorax fest und sehen im Röntgenbilde den gut begrenzten Schatten meist zu beiden Seiten des Sternums.

Nachdem somit der mediastinale Tumor erkannt ist, bleibt noch die Aufgabe, seine Art zu differenzieren. Dabei unterstützt uns die Erfahrung, daß es entweder gutartige Tumoren sein können (Lymphome, Lipome, Dermoidzysten, Thymushypertrophie, endothorakale Strumen) oder maligne (maligne Lymphome Karzinome und Sarkome) oder ein Aneurysma. Werden die Beschwerden durch stark vergrößerte Mediastinaldrüsen hervorgerufen, ist ihre Erkennung meist nur im Röntgenbild möglich, dasselbe gilt von den Lipomen und Dermoidzysten. Erkranken Kinder an den oben geschilderten Beschwerden, besonders an einer chronischen oder plötzlichen Dyspnoe, dann tut man gut, in jedem Falle auf eine etwaige Thymushypertrophie sein Augenmerk zu lenken. Solche Kinder zeichnen sich durch den sog. Status lymphaticus (pastöser Habitus, Schwellung der Lymphdrüsen) aus, die Thymusdämpfung ist über dem Sternum perkutierbar, ja man fühlt bei angestrengter Atmung die Drüse im Jugulum. Schwierig kann auch die Diagnose einer endothorakalen Struma sein, besonders dann, wenn kein Zusammenhang mit der vielleicht ganz normalen Hauptdrüse nachweisbar ist. Während hier nur die Operation die nötige Aufklärung bringt, ist in den günstigen Fällen bei sorgfältiger Palpation bei entspanntem Platysma meist auf der linken Seite unter dem Jugulum ein sich beim Schlucken hebender Tumor zu fühlen, welcher mit der Schilddrüse in Verbindung steht. Von den malignen Tumoren treten die malignen Lymphome in ihrer Bedeutung für die Diagnose hinter den anderen zurück, weil zu der Zeit, wo die mediastinalen Drüsen durch ihre Größe Beschwerden verursachen, bereits andere Drüsengruppen so groß sind, daß die Diagnose in die Augen springt. Ein Sarkom, selten ein Karzinom wird man annehmen, wenn bereits verhältnismäßig früh Rekurrenslähmung auftritt, oder Drüsenschwellungen nebst Kachexie nachgewiesen werden können. Diese meist von den Bronchialdrüsen, nur selten von den großen Bronchien ausgehenden Tumoren geben im Vergleich zu den anderen Geschwülsten im Röntgenbilde häufig unregelmäßigen Schatten.

So leicht in einzelnen Fällen die Diagnose Aneurysma der Aorta resp. der Art. anonyma sein kann, wenn deutliches Schwirren zu fühlen bzw. zu hören ist, so schwierig kann sie sein, wenn diese Symptome nicht nachgewiesen werden können.

Die **rechtzeitige Erkennung der Knoten in der Mamma** ist von einschneidendster Bedeutung, hängt doch häufig von der richtigen Behandlung Leben und Gesundheit der erkrankten Frau ab. Nur zu häufig werden die Kranken mit der Diagnose, daß es sich nur um einen Knoten handele, vertröstet, man vergeudet die kostbare Zeit mit zwecklosen Einreibungen, damit der Knoten sich „verteile", und am Ende der Behandlung stellt es sich heraus, daß ein Karzinom vorliegt, welches während der Zeit der ärztlichen Behandlung fast inoperabel geworden ist. Je mehr Brustgeschwülste man sieht und nach der Operation mikroskopisch betrachtet, um so vorsichtiger wird man mit der Diagnose. Das soll uns natürlich nicht veranlassen, gar keine Diagnosen zu stellen, sondern nur dazu führen, jede Mammageschwulst ernst zu nehmen und mit großer Sorgfalt klinisch und histologisch zu untersuchen.

Ziemlich einfach ist die Deutung, wenn sich im Anschluß an ein Puerperium unter Fieber eine schmerzhafte Resistenz bildet. Bald zeigt sich Rötung und Druckempfindlichkeit. Die baldigst ausgeführte Inzision eröffnet den entzündlichen Abszeß und bestätigt unsere auf **Mastitis puerperalis** gestellte Diagnose.

Behandlung (vgl. Hohmeier-Magnus in Bd. I, S. 793): Frühzeitige Inzision, noch bevor Fluktuation deutlich ist. In die Verhärtung stets in radialer Richtung recht tief und genügend weit inzidieren. Untersuchung der Wunde mit dem eingeführten Finger, event. Gegeninzision. Absaugen des Eiters mit Saugglocke. Stellen sich neue, bisweilen ganz leichte Schüttelfröste ein, dann ist die Mamma mit einer großen Anzahl kleiner Abszesse durchsetzt. Hier besteht Gefahr, wenn nicht bald die ganze Brust durch einen Bogenschnitt am unteren Rande von der Pektoralisfaszie abgelöst und aufgeklappt wird. Die Abszesse werden von unten eröffnet und tamponiert. Bei eitriger Mastitis ist stets zu operieren, die konservativen Maßnahmen sind zu verwerfen, da sie nicht selten die Kranke an den Rand des Grabes bringen, wovon ich mich selbst nur zu oft habe überzeugen können.

In anderen Fällen schließt sich ebenfalls an das Wochenbett, meist aber bei solchen Frauen, die nicht gestillt haben, eine schleichend verlaufende Erkrankung der Brustdrüse an, wobei sich meist mehrere kleine, derbe, bisweilen zystische Knoten bilden. Diese Knoten können so dicht beieinander liegen, daß man glaubt, einen höckrigen Tumor zu fühlen. Der Eindruck eines malignen Tumors wird verursacht, wenn die Mamille etwas eingezogen ist. Diese Schwellungen sind meist nicht mit der Unterlage und der Haut verwachsen, sie vergrößern sich während der Menstruation und sind meist nicht von Drüsenschwellungen in der Axilla begleitet. Man ist daher wohl berechtigt, diesen Zustand als Mastitis chronica cystica anzusehen. Da aber bekannt ist, daß diese Erkrankung häufig zu einer karzinomatösen Degeneration führt, und da man nie wissen kann, ob nicht bereits eine solche Umwandlung begonnen hat, empfehlen wir in allen solchen Fällen die größte Skepsis. Wir raten dann stets zur Radikalentfernung und haben dabei festgestellt, daß die überwiegende Mehrzahl sich nachher als bereits karzinomatös entartet herausstellte. Oft fanden wir in der Umgebung solcher zirkumskripter zystischer Tumoren karzinomatöse Degeneration.

Häufig finden wir auch, ohne daß ein Wochenbett vorausgegangen ist, zirkumskripte isolierte Knoten in der Brustdrüse, deren Beurteilung außerordentlich schwierig sein kann. Gewinnen wir bei der Probepunktion Eiter, dann sind wir, zumal bei einer Nonpuerpera berechtigt, Tuberkulose anzunehmen. Diese Diagnose gewinnt an Wahrscheinlichkeit, wenn andere tuberkulöse Affektionen bei der Allgemeinuntersuchung festgestellt worden sind, oder wenn noch andere Herde, ev. mit Fistelbildung in der Drüse vorhanden sind. Ergibt die Probepunktion keinen Eiter, dann ist der Tumor solide, und wir stehen wieder vor der Entscheidung, ob er gutartig oder bösartig ist. Für einen benignen Tumor, d. h. ein Fibroadenom sprechen die Erscheinungen aller gutartiger Tumoren: jugendliches Alter, langsames Wachstum, gute Verschieblichkeit und Multiplizität. Und doch kann die histologische Untersuchung beginnendes Karzinom feststellen! Daher muß jeder Arzt, der solche

Tumoren operiert, auch die Verpflichtung auf sich nehmen, den histologischen Charakter der Geschwulst festzustellen, bzw. feststellen zu lassen. Ich habe eine ganze Reihe jugendlicher Frauen operiert, wo wir mit Sicherheit annahmen, daß ein Fibroadenom vorläge. Bereits bei der Operation ließen bisweilen Verwachsungen mit der Umgebung den Verdacht auf Malignität aufkommen. Die weitere Untersuchung bestätigte die Vermutung und veranlaßte uns zur sekundären Radikaloperation. Und damit kommen wir zum Karzinom der Mamma, dem Schrecken aller Frauen. Und mit Recht! Denn trotz radikalster Entfernung sind wir bisher nur imstande, etwa 25 % dieser Frauen dauernd zu retten. Sollen unsere Heilerfolge besser werden, ist dies nur möglich, wenn wir alle irgendwie verdächtigen Mammaknoten in der angegebenen Weise behandeln und nicht warten, bis die sog. klassischen Symptome des Karzinomes vorliegen. Nur in der **Frühdiagnose** liegt die Hoffnung auf Besserung unserer Resultate. Leicht ist es, ein Karzinom zu diagnostizieren, wenn bei einer älteren Frau in der Mamma ein rasch wachsender Tumor mit Drüsenmetastasen in der Achselhöhle entsteht. Für solche, meist schon sofort als Karzinom erkenntlichen Tumoren gibt es noch eine ganze Reihe von Symptomen, die allerdings dann meist nicht mehr notwendig sind. Hierzu rechne ich die Einziehung der Brustwarze, die ungleiche Höhe beider Warzen, die Unverschieblichkeit gegenüber der gesunden Drüse. Sind erst lentikuläre Hautmetastasen vorhanden, ist der Tumor bei Anspannung des M. pectoralis major unbeweglich, also mit der Unterlage verwachsen, sind schon die Supraklavikulardrüsen geschwollen, dann ist eine dauernde Heilung auch von der radikalsten Operation nicht mehr zu erwarten (unterstützende Strahlentherapie?). Gänzlich inoperabel ist meist die Geschwulst, wenn entfernte Metastasen vorhanden sind, oder wenn neuralgische Schmerzen, z. B. von seiten der Interkostalnerven oder des Ischiadikus, auf eine Metastase in der Wirbelsäule schließen lassen.

Im Vergleich mit dem Karzinom sind die Sarkome der Mamma relativ selten, aber auch sie sind besonders in ihren Anfangsstadien klinisch so außerordentlich schwer zu erkennen, daß nur die mikroskopische Untersuchung uns Aufklärung bringt. Sie beginnen ebenfalls in der Regel als kleine solitäre, derbe, bewegliche Knoten und wachsen meist ziemlich rasch. Man unterscheidet das wirkliche Sarkom vom Cystosarcoma phyllodes, welches meist völlig abgekapselt und mit dem Muskel nicht verwachsen, außerordentliche Größe erreichen kann.

Zum Schluß möchte ich noch einmal auf die Unsicherheit der Diagnosenstellung hinweisen. Das Alter der Kranken beweist gar nichts, ebensowenig die Einziehung der Brustwarze. Klarer oder blutiger Ausfluß aus der Warze spricht weder für Gut- noch Bösartigkeit. Der Nachweis des Krebses kann nicht von der Vergrößerung der Achseldrüsen abhängig gemacht werden, da einerseits beginnende Krebse ohne Drüsenschwellung vorkommen, andererseits gutartige Prozesse mit Vergrößerung der Achseldrüsen einhergehen. Aus allem erhellt die Notwendigkeit operativen Eingreifens **in jedem irgendwie verdächtigen Falle** und mikroskopischer Untersuchung, auch bei scheinbar sicher gutartigen Prozessen. Die Operationen unter Lokalanästhesie sind schmerzlos, einfach und geben uns den nötigen Rückhalt für die Beurteilung der Erkrankung.

Lit.: Billroth, Die Krankheiten der Brustdrüsen. Enke, Stuttgart. Preis 9,60 M. — v. Saar, Die gutartigen Geschwülste der Brustdrüse in Bd. 1 der Ergebn. d. Chir. u. Orthop. — Steinthal, Bruns Beitr. Bd. 78.

3. Entzündliche Prozesse in der Brusthöhle.

Empyema pleurae. Ätiologie und Diagnose bei Pleuritis. Die Behandlung dieses eitrigen Ergusses richtet sich nach dem Alter des Kranken und der Dauer des Empyems. Diagnostizieren wir ein Empyem beim Kinde, dann kommen wir meist mit einer Thorakotomie aus. Der Kranke liegt bei erhobenem Oberkörper auf dem Rücken und wird etwas auf die Seite gedreht. Die Operation erfolgt meist an der Stelle der Punktion, und zwar rechts im 7. Interkostalraum, links im 8. Nach Desinfektion der Hände und der Haut des Kranken (Jodtinktur) werden etwa 10 cbm ½% Novokainlösung in den Interkostalraum, und zwar in der hinteren Axillarlinie eingespritzt. Man spritzt nicht nur unter die Haut, sondern auch in die Interkostalmuskulatur. Nach etwa 15 Minuten ist die Anästhesie eingetreten, wir fixieren jetzt mit Daumen und Zeigefinger der linken Hand die oberhalb und unterhalb des Interkostalraumes liegenden Rippen, durchtrennen in der Mitte in raschem Zuge die Haut etwa 6—7 cm lang, dann die Interkostalmuskulatur (die Art. intercost. liegt am unteren Rand der oberen Rippe!). Jetzt liegt ein sulziges gelbes Gewebe vor, wir punktieren mit Spritze oder der Spitze des Skalpells, es dringt neben dem Messer Eiter hervor, Erweiterung der Pleurawunde, und nun entleeren sich große Mengen Eiter, doch ist es gut, ab und zu den Abfluß zu unterbrechen, damit kein Kollaps entsteht.

In den Fällen, wo dicke fibrinöse Flocken und Klumpen sich entleeren, wo also der Prozeß nicht mehr ganz frisch ist, ferner bei Erwachsenen, wo die Nachgiebigkeit der Rippen geringer ist, begnügen wir uns nicht mit dieser interkostalen Inzision, sondern fügen, auch im Zweifelsfalle, stets die Entfernung eines Stückes Rippe hinzu: primäre Rippenresektion. Auch hier Lokalanästhesie. Wiederum Fixation, am besten der IX. Rippe in der hinteren Axillarlinie mit Daumen und Zeigefinger der linken Hand, Schnitt bis auf den Knochen, Durchtrennung des Periostes, Abheben des Periostes mit dem Raspatorium mindestens 6 cm weit, Abkneifen des Rippenstückes, Probepunktion im Rippenbett und bei Entleerung von Eiter Erweiterung der Wunde. Auch hier langsame und gründliche Entleerung. Kein Ausspülen. Zwei dicke Gummidrains, bis an den tiefsten Punkt der Höhle gelegt, werden außen durch eine Sicherheitsnadel miteinander verbunden. Darüber ein großer aseptischer, gut sitzender Verband, der in den ersten Tagen 2—3mal täglich aseptisch gewechselt werden muß. Die Temperatur steigt noch in den ersten Tagen auf 38—38,5°, um dann allmählich abzufallen. Zur Nachbehandlung ist der Aspirationsapparat nach Perthes zu empfehlen.

Bisweilen entwickelt sich im Verlauf einer Pleuritis, sei es mit, sei es ohne Punktion, ein subkutaner Abszeß, welcher von dem durchgebrochenen Eiter aus der Pleura gebildet wird: Empyema necessitatis. Behandlung: Inzision des Abszesses und außerdem Resektion der 9. Rippe.

Bei doppelseitigen Empyemen tut man gut, erst die am meisten gefüllte Seite zu operieren, die andere zu punktieren und erst nach einigen Tagen ebenfalls zu operieren.

Bei tuberkulösen Empyemen operieren wir gewöhnlich nicht, sondern beschränken uns darauf, bei starken Verdrängungserscheinungen zu punktieren.

Vgl. hier Hohmeier-Magnus, Technik der Empyemoperation in Bd. 1. S. 799.

Die chirurgische Behandlung der Lungentuberkulose:

Die außerordentlich schlechten Heilungsaussichten bei vorgeschrittenen, namentlich ulzerösen und kavernösen Lungentuberkulosen erklären das Bestreben, bei solchen Kranken durch eine aktive chirurgische Behandlung bessere Bedingungen für den Heilungsprozeß zu schaffen. Nachdem man vergebens versucht hatte, durch intrapulmonales Vorgehen gute Resultate zu erzielen, wird neuerdings mit besserem Erfolge durch extrapulmonale Eingriffe die erkrankte Lunge beeinflußt.

Es sind namentlich zwei prinzipiell verschiedene Wege angegeben worden. Nach Freunds Ansicht ist die Ursache für die Lokalisation der beginnenden

Tuberkulose in der Lungenspitze eine Verengerung der oberen Thoraxapertur, beruhend auf einer frühzeitigen Verknöcherung des ersten Rippenknorpels. Die Lunge wird schlechter gelüftet. Freund schlägt deshalb vor, durch Resektion des ersten Knorpels die Rippe beweglich zu machen und dadurch der Lunge eine bessere Entfaltungsmöglichkeit zu verschaffen. Genauere Erfahrungen über den Wert dieser Operation liegen noch nicht vor.

Während auf diesem Wege der Lunge bessere Bewegungsfähigkeit verschafft werden soll, geht der andere Weg in völlig entgegengesetzter Richtung zur sogenannten Lungenkollapstheorie. Sich stützend auf die Erfahrung, daß Lungentuberkulosen zuweilen durch das Entstehen eines spontanen Pneumothorax oder eines größeren Pleuraexsudates oft weitgehende Besserung erfahren, lag der Gedanke nahe, daß der Kollaps der Lunge und ihre Ausschaltung vom Atmungsgeschäft die heilungsfördernden Faktoren seien. Am einfachsten wird dieses Ziel beim künstlichen Pneumothorax erreicht. Zu diesem Zweck werden 1—2 Liter Stickstoff in die Pleurahöhle eingelassen, so daß die Lunge an Hilus völlig kollabiert. Das Verfahren wird 1—2 Jahre lang alle 6 Wochen wiederholt. Die unmittelbaren und die dauernden Erfolge dieses Eingriffes sind günstig: das Fieber fällt, Nachtschweiße verschwinden, Appetit steigt, Husten läßt nach, Auswurf wird weniger, Bazillen verschwinden nicht selten ganz. Verschiedenartige Apparate zur Einleitung des künstlichen Pneumothorax sind im Handel (Hersteller des Apparates von Geheimrat Moritz: Spezialfabrik von Heinrich Faust, Köln, Neue Langgasse 4; Beschreibung einverlangen).

Leider hat diese Methode ihre Grenzen, denn sie versagt dort, wo infolge von Verwachsungen zwischen Lungenoberfläche und Brustwand die Lunge nicht kollabieren kann. Hier hat man auf Anregung von Brauer dasselbe Prinzip des Lungenkollapses dadurch zu erreichen gesucht, daß man den knöchernen Thorax mobilisiert, entknocht, und so einen gleich großen Lungenkollaps wie beim künstlichen Pneumothorax erzielt. Wir bezeichnen diese Operation als extrapleurale Thorakoplastik. Sie kann entweder nach Wilms als Pfeilerresektion oder nach Sauerbruch mit hinterem Bogenschnitt gemacht werden. Beide Methoden werden unter Lokalanästhesie und je nach dem obwaltenden Verhältnissen ein- oder mehrzeitig ausgeführt. Sie unterscheiden sich nur in einzelnen Punkten der Technik, haben gemeinsam, daß bei beiden Operationen die Thorakoplastik durch Resektion von 8—10 Rippen erreicht wird.

Die unmittelbaren Erfolge dieser Operationen sind dieselben, wie sie oben nach Anwendung des künstlichen Pneumothorax geschildert wurden. Die Dauererfolge sind günstig: Gebessert resp. geheilt sind bei Sauerbruch 28, unverändert resp. verschlechtert 7, bei Wilms 14,4. Diese Erfolge sind unter Berücksichtigung der schweren Erkrankung, welche bei den meisten Patienten letal geendet hätte, als sehr gut zu bezeichnen.

Den größten Schwierigkeiten in der ganzen Frage des operativen Vorgehens begegnen wir bei der Indikationsstellung. Die Pneumothoraxtherapie ist angezeigt bei schwerer einseitiger Erkrankung, wenn die andere Seite frei oder fast frei ist und wenn Adhäsionen auf der kranken Seite fehlen, kontraindiziert bei ausgedehnten, besonders zu Zerfall neigenden Erkrankungen der besseren Seite. In Fällen, wo diese Pneumothoraxtherapie angezeigt, aber wegen Verwachsungen nicht ausführbar ist, liegt eine Indikation für die extrapleurale Thorakoplastik vor. Besonders geeignet scheinen Fälle von tuberkulöser Oberlappenaffektion zu sein, die kleinere Kavernen haben. Die Beurteilung der sogenannten gesunden Seite — denn wirklich gesunde gibt es bei schweren Tuberkulosen kaum; Hauptsache ist, daß sie praktisch gesund sind — ist häufig außerordentlich schwer. Wiederholte Untersuchungen und längere Kontrolle empfiehlt sich in der Mehrzahl der Fälle.

Lit.: Verh. d. deutsch. Ges. f. Chirurgie 1912.

Kardiolysis nach Brauer ist eine Operation zur Befreiung des Herzens. Sie wird dort ausgeführt, wo infolge von adhäsiver Perikarditis die Blätter des Perikards miteinander verwachsen sind und das Herz in dicke Schwielen eingebettet ist. Infolgedessen kommt es zu schweren Stauungserscheinungen.

Die diagnostisch wichtigen Symptome der adhäsiven Mediastinoperikarditis siehe beim Abschnitt: Innere Medizin.

Die Kardiolysis entlastet das Herz, indem sie durch Resektion (mit Periost!) der 4., 5. und 6. Rippe über dem Herzen nur eine nachgiebige Weichteildecke läßt. Der Effekt der Operation ist gut, nicht nur für die unmittelbare Erleichterung, sondern auch für längere Dauer.

Lit.: Riedinger, Verletzungen und chirurgische Krankheiten des Thorax und seines Inhalts. Enke, Stuttgart. Preis 10 M. — Sauerbruch und Schumacher, Technik der Thoraxchirurgie. Julius Springer, Berlin 1911. Preis 24 M.

e) Bauch.

1. Bauchverletzungen.

a) Verletzungen durch stumpfe Gewalt.

Trotzdem unsere Kenntnisse der subkutanen Bauchverletzungen infolge vermehrter Operation zugenommen haben, sind wir doch bei einer größeren Anzahl von Fällen immer noch nicht imstande, unmittelbar nach der Verletzung eine genaue Diagnose zu stellen, ja, die Symptome sind in der Regel so wechselnd und so wenig prägnant, daß es häufig sogar schwer ist, mit Sicherheit zu sagen, ob überhaupt irgend ein Organ der Bauchhöhle mehr oder weniger schwer verletzt ist.

Die Art und Weise der Gewalteinwirkung gibt sehr wenig Anhaltspunkte, denn wir haben gesehen, daß sehr starke Gewalten keine nennenswerten Verletzungen hervorriefen, während durch verhältnismäßig leichte Traumen stärkere Zerreißungen bewirkt wurden. Sicherlich ist es nicht einerlei, in welchem Füllungszustande sich Magen und Därme im Augenblick des Traumas befanden. Die gefüllten Organe kurz nach der Mahlzeit oder im Verdauungsstadium rupturieren leichter als die leeren. Auch die unmittelbare Wirkung des Traumas auf den Verletzten erlaubt uns keinerlei Schlüsse auf die Art der Verletzung. Meist finden wir die Kranken im schweren Shock, in anderen Fällen aber gehen, fahren, reiten sie noch stundenlang. Es wäre falsch, wollte man als feststehende Regel annehmen, daß bei den Verletzten der ersten Kategorie schwere Läsionen der Intestina eingetreten wären, bei denen der zweiten Kategorie dagegen nicht.

Sollen wir uns ein Bild von der Art der Verletzung machen, dürfen wir uns nur nach dem objektiven Befunde richten. Um diesen richtig beurteilen zu können, müssen wir unter sorgfältiger Beobachtung abwarten, bis die Wirkung des Shockes vorüber ist. Unsere Aufgabe ist es, möglichst bald die Frage zu beantworten: Liegt nur eine leichte Kontusion des Bauches vor, welche spontan heilen wird, oder geht sie mit Komplikationen einher? Diese Komplikationen bestehen in der Zerreißung eines oder mehrerer Organe der Bauchhöhle, äußern sich also in den Erscheinungen der Blutung, des Gasaustrittes und der Infektion. Warten wir, bis erst Zeichen der Infektion, d. h. der Peritonitis deutlich sind, dann kommt unsere Hilfe in der Regel zu spät. Wir müssen daher unsere **Frühdiagnose** von den Symptomen der **Blutung** und des **Gasaustrittes** abhängig machen und nehmen daher eine schwere Verletzung an:

1. bei permanent zunehmender Kleinheit und Frequenz des Pulses (120—140), die gewöhnlich mit den anderen Folgezuständen schwerer Blutverluste kombiniert ist: Blässe, subnormale Temperatur, Angstzustände usw.,

2. bei deutlich nachweisbarer Luftblase im Abdomen, die auch bei Lagewechsel stets an dem höchsten Punkte der Bauchhöhle durch ihren Metallklang nachweisbar ist; ferner bei zunehmendem Meteorismus des Leibes zusammen mit der schmerzhaften Muskelkontraktion der Bauchdecken bei jeder Berührung.

Je mehr Zeit verstreicht, um so mehr treten dann die Symptome der Infektion, also der Peritonitis, in den Vordergrund. Da es demnach notwendig ist, bald nach der Verletzung ein möglichst klares Bild ihrer Folgen zu bekommen, ist es meist falsch, durch Opiate den wirklichen Zustand zu verschleiern.

Durch diese Ausführungen werden die erfahrungsgemäß begründeten Indikationen zum Eingriff bei Milz-, Leber-, Nieren- und Blasenverletzungen nach schwereren Bauchquetschungen nicht berührt. Zu beachten ist, daß bei Überfahrungen von rechts nach links meist die Leber, von links nach rechts meist die Milz verletzt ist. Bei den **Rupturen der großen Bauchdrüsen** stehen ebenfalls die Zeichen der Blutung im Vordergrund der Symptome, auch sie äußern sich in den eben geschilderten Veränderungen des Pulses und in einer nachweisbar vergrößerten Dämpfung in der Gegend des verletzten Organs, verbunden mit örtlicher Druckempfindlichkeit. Hierzu gesellt sich bei den subkutanen Verletzungen der **Niere** die Hämaturie. Sie kann ausbleiben, wenn bei den gefährlichen perirenalen Verletzungen, bei Abreißung der Gefäße, des Ureters, des Nierenbeckens kein Urin mehr in die Blase gelangt, oder wenn die gequetschte und mit ihr gar die gesunde Niere reflektorisch ihre Funktion einstellt. Indessen wird in diesen, glücklicherweise sehr seltenen Fällen die Schwere des gesamten Krankheitsbildes stets wenigstens die Gefahr erkennen lassen.

Führt eine stumpfe Gewalt zur **Ruptur der Harnblase,** pflegen die Kranken meist erst nach Überwindung schwerer Shockerscheinungen zuerst über beständigen heftigen Harndrang zu klagen, ohne spontan urinieren zu können. Bisweilen gelingt es ihnen unter großen Anstrengungen, einige Tropfen Blut oder blutigen Urin zu entleeren. Führen wir den Katheter in die Blase, ist sie so gut wie leer, trotzdem die Verletzten meist mit Bestimmtheit versichern können, daß sie seit mehreren Stunden nicht uriniert haben. Diese Symptome weisen bei Ausschluß einer Nierenverletzung mit aller Deutlichkeit auf eine Blasenruptur hin. Es handelt sich nur noch um die Unterscheidung, ob diese Ruptur intra- oder extraperitoneal erfolgt ist. Können wir in den abhängigen Partien des Abdomens freien Erguß in die Peritonealhöhle nachweisen, dann ist der intraperitoneale Sitz der Ruptur bewiesen, ebenso der extraperitoneale, wenn sich eine Infiltration des Zellgewebes in der Gegend der Symphyse und zu beiden Seiten entwickelt. Differentialdiagnostisch ist außer den bereits erwähnten Nierenverletzungen die Harnröhrenruptur in Betracht zu ziehen. Hier besteht in der Regel ein kontinuierlicher spontaner Blutabgang aus der Harnröhre und vollständige Harnverhaltung. Gelingt es mit dem Katheter in die Blase zu gelangen, wird klarer Urin entleert.

Wenn nach diesen Erörterungen auch in der Regel die Erkennung einer schweren Bauchverletzung möglich ist, so gibt es doch immer noch eine Reihe von Fällen, wo man sich nicht mit Sicherheit entscheiden kann. Da 75 % aller Kranken mit inneren Bauchverletzungen innerhalb der ersten 8 Stunden sterben, wäre es falsch, wollte man die kostbare Zeit verstreichen lassen und erst auf die Zeichen einer Peritonitis warten. Die traurigen Erfahrungen bei **verspäteten** Laparotomien zwingen uns zu dem Grundsatze, in allen zweifelhaften Fällen möglichst bald zu operieren. Und die Erfolge haben uns recht gegeben, denn auf diese Weise ist es gelungen, von allen denen, welche in den ersten 15 Stunden operiert wurden, 85 % zu retten.

Behandlung bis zur Klärung der Diagnose: Schonendster Transport, absolute Ruhe in Rückenlage, Eisblase auf den Leib. Verbot von Speise und Trank. Gegen Durst: Eispillen, Mundausspülen. Bei kleinem Puls: Kampfer. Kein Morphium oder Opium!! Sorgfältigste Beobachtung und Untersuchung.

Ausführliches über Behandlung der Bauchverletzungen in Bd. I. S. 804 u. f. (Hohmeier-Magnus); vgl. auch das Stichwort: Schußverletzungen der großen Körperhöhlen.

b) Die offenen Bauchverletzungen.

Noch radikaler ist unser Standpunkt gegenüber den offenen Schuß- und Stichverletzungen der Bauchhöhle. Hier sind wir der Ansicht, daß es unmöglich ist, sich ohne Laparotomie eine genaue Anschauung über die Art und den Grad der Verletzung zu bilden. Die diagnostischen Anhaltspunkte für die Erkennung subkutaner Verletzungen gelten natürlich auch hier und vermögen oft unser Vorgehen zu beeinflussen. Indessen gilt als durchgehende Regel, daß jede offene Bauchverletzung, bei welcher auch nur entfernt der Verdacht einer Eröffnung der Bauchhöhle besteht, so schnell als möglich die Laparotomie erfordert. Die erste Hilfe beschränkt sich lediglich auf einen aseptischen Verband (ohne Sondierung!), ev. Kampferinjektion und Transport in ein Krankenhaus.

Vgl. auch Schußverletzung der größeren Körperhöhlen.

2. Akut-entzündliche Prozesse in der Bauchhöhle.

Spielen sich akut entzündliche Prozesse in der Bauchhöhle ab, so sind diese entweder auf bestimmt umschriebene Regionen beschränkt oder diffus über das Peritoneum verbreitet. Meist geht die zweite Form aus der ersten hervor, daher ist die **rechtzeitige** Erkennung und Beurteilung der ersten notwendig.

Die in der Bauchhöhle vorkommenden umschriebenen entzündlichen Prozesse haben ihren Sitz meist im Wurmfortsatz, ferner in der Gallenblase, den Gallengängen, der Leber, Pankreas, Milz, weiblichen Genitalien usw. Trotz der verschiedenartigsten und weit voneinander gelegenen Ausgangspunkte haben alle diese Erkrankungen gemeinsam die Erscheinungen der Entzündung.

Woran erkennen wir eine akute Entzündung in der Bauchhöhle? Von den klassischen Symptomen „Dolor, Kalor, Rubor, Tumor" fällt die Rötung als hier nicht verwertbar fort, dagegen ist beim Nachweis der drei anderen Erscheinungen ein akut entzündlicher Prozeß mit Sicherheit zu diagnostizieren. Schmerz besteht fast bei jeder akuten Entzündung und weist meist unmittelbar auf das erkrankte Organ hin. Es ist durchaus Regel, daß z. B. bei akuter Cholezystitis eine ausgesprochene Druckempfindlichkeit auf die Gallenblase als das erkrankte Organ hindeutet, ja das Schmerzgefühl ist häufig so genau lokalisiert, daß wir schon daraus die spezielle Lage des entzündeten Organs bestimmen können. Wir diagnostizieren also bisweilen nur aus der Schmerzhaftigkeit, ob. z. B. der Processus vermiformis in der Gegend der Blase liegt oder auf der rechten Beckenschaufel usw. Natürlich treten die Schmerzen nicht immer so genau lokalisiert auf, in einzelnen Fällen werden sie verlegt, und es entspricht die am meisten empfindliche Stelle nicht dem Entzündungsherde. Dann handelt es sich aber um irradierte Schmerzen oder um Schmerzen infolge älterer Verwachsungen, so z. B. klagen Kinder im Anfang einer Blinddarmentzündung häufig über Magenschmerzen, während andererseits Schmerzen in der Blinddarmgegend beim Beginn einer Pneumonie oder Pleuritis nicht selten angegeben werden. Schließlich gibt es eine ganze Reihe von Fällen, wo der Schmerz überhaupt nicht lokalisiert werden kann, wo die eine ganze Bauchhälfte schmerzt. Untersuchen wir diese Fälle, da äußert sich die Empfindlichkeit des Kranken bereits bei seiner Berührung in einer reflektorischen Muskelkontraktion der Bauchdecken, und zwar stets mehr an der erkrankten Seite. Wir bezeichnen diesen Zustand als défense musculaire und betrachten ihn als wichtiges diagnostisches Hilfsmittel. Fehlt jeder Schmerz bei sonstigen Symptomen akuter Entzündungen, erkundige man sich stets, ob der Kranke nicht Opiate erhalten hat, bzw. ob vorher Schmerz bestanden hat, der plötzlich verschwunden ist (Perforation!).

Kalor äußert sich in der Regel bei den entzündlichen Prozessen in Fieber und Pulserhöhung, jedoch sei darauf hingewiesen, daß Fehlen von Fieber nicht gegen eine akute Entzündung spricht; gar nicht selten verlaufen schwere entzündliche Prozesse in der Bauchhöhle ohne jede Erhöhung der Körpertemperatur, indessen besteht dort fast ausnahmslos eine Erhöhung der Pulsfrequenz, bei Erwachsenen auf 90 u. m., bei Kindern auf 100 u. m.

Können wir außerdem eine schnell entstandene, druckempfindliche Dämpfung als Ausdruck des Tumors nachweisen, ist an der Diagnose kein Zweifel. Der Tumor ist oft vorhanden, doch häufig schwer nachzuweisen. Ganz besonders gilt dies bei Entzündungen des Wurmfortsatzes, wo nicht selten der Musc. ileopsoas als verdickter Wurm angesprochen wird. Leichter ist die Schwellung bei akuten Entzündungen der Gallenblase festzustellen oder bei Abszedierung in der Umgebung. Jedoch darf das scheinbare Fehlen eines Tumors nicht gegen die Annahme einer Entzündung sprechen. Nur selten werden wir überhaupt alle Erscheinungen vereint nachweisen können, oft müssen uns schon zwei Symptome, selten eines zur Diagnose und Behandlung genügen.

Der häufigste Sitz umschriebener akuter Entzündungen in der Bauchhöhle ist der **Wurmfortsatz**. Die große Verheerung, welche die Epityphlitis jährlich anrichtet, kann nur gebannt werden, wenn wir die Erkrankung in ihrem **Frühstadium** zu erkennen und zu beurteilen vermögen. Das Krankheitsbild der Epityphlitis ist abgesehen von allem anderen schon infolge der verschiedenen Lage des Wurmfortsatzes so wechselreich, daß es hier weniger als sonst gelingt, einen bestimmten Krankheitstypus aufzustellen. Wir wiesen bereits darauf hin, daß diese Erkrankung mit Magenschmerzen anfangen kann, und daß andererseits Schmerzen in der Blinddarmgegend durch eine beginnende Pneumonie hervorgerufen werden können. Das sind aber Ausnahmefälle, die uns nur zur sorgfältigen Untersuchung ermahnen sollen. Finden wir die oben geschilderten allgemeinen Symptome akuter Entzündung in der Bauchhöhle mit Lokalisation des Schmerzes bzw. einer Défense musculaire in der rechten unteren Bauchseite, dann besteht im allgemeinen an der Diagnose kein Zweifel. Man stößt häufig auf die Ansicht, daß Druckempfindlichkeit des Mac Burneyschen Punktes (Mitte zwischen Nabel und Spina iliaca super.) gleichbedeutend sei mit Epityphlitis. Das ist durchaus nicht richtig, denn dieser Schmerzpunkt besteht fast bei allen Entzündungen in der rechten Bauchseite, spricht also nur für Entzündung, ohne differentialdiagnostisch sicher den Ausgangspunkt festzulegen. Man hat dafür später andere Symptome als charakteristisch hingestellt, jedoch erwiesen sie sich nicht als stichhaltig. Für die Frühdiagnose genügen die allgemeinen Symptome der zirkumskripten Entzündung in der Bauchhöhle (Schmerz, Fieber (?), Pulserhöhung), rechtsseitige Défense musculaire und Druckempfindlichkeit in der Gegend des Processus vermiformis.

Für die Differentiadiagnose kommen in Betracht Erkrankungen der weiblichen Genitalien (Parametritis, Pyosalpinx, Tubenabort, geplatzte Tubarschwangerschaft und stielgedrehte Ovarialzyste) und akute Osteomyelitis des Beckens. Für die Abgrenzung der Epityphlitis gegen die Erkrankung der weiblichen Genitalien gibt die kombinierte bimanuelle Untersuchung gute Anhaltspunkte. Bei der Salpingitis fühlen wir meist doppelseitig die Tubensäcke als wurstförmige bis an den Uterus reichende Resistenzen. Dieselbe Untersuchung läßt parametritische Eiterungen neben dem Uterus erkennen, während epityphlitische Abszesse hinter dem Uterus liegen. Wir werden auch bei vorangegangenen Menstruationsstörungen eher eine Erkrankung der weiblichen Genitalien annehmen. Ist die Resistenz in der Blinddarmgegend nach Ausbleiben der Menstruation, nach häufigen Schmerzanfällen und Blutungen aufgetreten, werden wir auf einen Tubenabort schließen dürfen, während im Gegensatz zu ihm die geplatzte Tubenschwangerschaft ohne Vorboten im 3. oder 4. Monat einer ungestörten Gravidität plötzlich unter den Anzeichen einer schweren Blutung einsetzt. Hier finden wir eine sehr anämische Frau und fühlen das im Douglasschen Raume angesammelte Blut als einen weich-elastischen Tumor. Bisweilen kann auch eine stielgedrehte Ovarialzyste Erscheinungen ähnlich der Epityphlitis hervorrufen, meist aber gelingt es vor der Operation, durch bimanuelle Untersuchungen den richtigen Befund zu erheben. Sehr ähnlich der Wurmfortsatzentzündung kann der Symptomenkomplex bei der akuten Beckenosteomyelitis sein, doch finden wir bei genauer Beobachtung hier einen auffallenden Kontrast zwischen der Schwere des Krankheitsbildes und den peritonealen Erscheinungen; konstatieren wir auch eine verminderte Beweglichkeit des rechten Beines oder gar eine Druckempfindlichkeit des Beckenknochens bzw. des Trochanters, dann ist unsere Diagnose ziemlich sicher. Noch ein differentialdiagnostisch wichtiges Merkmal! Gibt ein unter den Zeichen der Epityphlitis erkrankter Patient auf die übliche Frage nach dem Stuhlgange an, daß er blutige Stühle, also keine Verstopfung habe, dann ziehe man stets in Erwägung, ob hier nicht ein Duodenalulcus vorliegt.

Soweit die Diagnose der akuten Epityphlitis, wie wir sie im allgemeinen beobachten. Die spezielle Form der Erkrankung festzustellen, ob katarrhalisch, eitrig, diphtherisch, nekrotisierend, gangränös, ist oft unendlich schwer, ja geradezu unmöglich. Wie oft findet man bei der Operation einen völlig gangränösen Wurmfortsatz, wo alle Symptome auf einen leichten Prozeß schließen ließen. Deshalb halte ich es für verfehlt, sich hier auf eine Differentialdiagnose einzulassen. Wichtig dagegen ist die richtige Erkennung der **Perforation** des eitergefüllten Wurmfortsatzes. Trifft man doch heute noch die Ansicht, daß das Aufhören der schlimmen Schmerzen gleichbedeutend sei mit dem Einsetzen der Besserung. Das Gegenteil ist der Fall: die Schmerzen hörten auf, als der prall gefüllte Wurmfortsatz perforierte und die Peritonitis einsetzte. Häufig, aber nicht immer geht dies Ereignis mit einem oder mehreren Schüttelfrösten einher. Von großer Wichtigkeit ist ferner die rechtzeitige Erkennung abgesackter Eiterungen. Deshalb unterlasse man nie die digitale Untersuchung per rectum! Fühlen wir mit dem eingeführten Finger eine außerordentlich schmerzhafte Resistenz, ist ein Abszeß im hinteren Douglas vorhanden. Denselben Befund erheben wir meist, wenn ein linksseitiger tiefer Beckenabszeß auf einer Entzündung des Wurmfortsatzes beruht. Liegt der Abszeß unmittelbar auf der Blase, dann klagt der Kranke über Beschwerden oder Unmöglichkeit der Miktion. Paranephritische, subphrenische und subhepatische Abszesse machen lokale Erscheinungen. Der Nachweis eines kolihaltigen Eiters durch Punktion läßt mit größter Wahrscheinlichkeit die Abszesse auf eine Epityphlitis zurückführen. Schließlich sei noch darauf hingewiesen, daß alle diese abgekapselten Eiterungen sich auch post operationem entwickeln können und meist durch Fieber kenntlich machen. Geht solch postoperativer Temperaturanstieg mit Schüttelfrösten einher, müssen wir dies stets als ein signum mali ominis auffassen: es kann zur Thrombosierung der V. portae, zum Leber- oder subphrenischen Abszeß gekommen sein.

Behandlung: Vorsicht mit Opiaten, am besten Verzicht darauf!!! Aus dem Vorgehenden müssen wir die Schlußfolgerung ziehen, daß es unmöglich ist, im Frühstadium die leichten und die schweren Fälle zu unterscheiden. Daher muß im **Frühstadium** operiert werden, da dasselbe weitaus die besten Resultate, die geringste Mortalität, ein kurzes Krankenlager und die wenigsten Komplikationsmöglichkeiten bietet. Nach ernster Prüfung und im innigsten Konnex mit den Praktikern stehend habe ich mich jetzt auf den von Riedel und vielen anderen Chirurgen eingenommenen Standpunkt gestellt, jede akute Epityphlitis sofort „nach Sicht" zu operieren. Bedingung: sichere Diagnose, keine Kontraindikation. — Dringend gewarnt sei aber davor, eine Epityphlitis, zu der man abends gerufen wird, auch wenn sie anscheinend ganz leicht wird, über Nacht liegen zu lassen. Häufig habe ich es erlebt, daß am anderen Morgen der Kollege eine ausgesprochene Perforationsperitonitis vorfand und sich die bittersten Vorwürfe machen lassen mußte. — Den Vorwurf, daß bei diesem Standpunkt viele Menschen operiert würden, welche auch ohne Operation die Epityphlitis überstehen würden, nehmen wir gern in Kauf, sind wir uns doch bewußt, auf diese Weise den praktisch richtigsten und erfolgreichsten Standpunkt zu vertreten. Der praktische Arzt soll sich auch der Blinddarmentzündung gegenüber an Strohmeyers berühmte Regel halten: Operation bei Nacht, ehe die Sonne aufgeht, und bei Tage, ehe sie untergeht. Selbstverständlich schließt die Forderung der Frühoperation nicht die Operation in späteren Stadien aus. Es ist ein verhängnisvoller Irrtum zu glauben, man könne die Operationsindikation nach der Uhr bestimmen. Auch nach den ersten 24 Stunden muß die Hilfe des Chirurgen in Anspruch genommen werden.

Lit.: Sprengel, Appendicitis. Enke, Stuttgart. Preis 26 M.

Sind die Schmerzen in der oberen Bauchhöhle (Epigastrium und rechtes Hypochondrium) lokalisiert, werden wir in erster Linie an entzündliche Prozesse der dort liegenden Organe zu denken haben: Leber, Gallenwege, Magen und Pankreas.

Die **Gallensteinerkrankung** mit den akut entzündlichen Prozessen in der Gallenblase und den Gallenwegen tritt uns hier am häufigsten entgegen und bereitet uns nicht selten diagnostische Schwierigkeiten. Sehr einfach ist natürlich die Erkennung des Leidens als einer Cholelithiasis, wenn wir die typischen Gallensteinkoliken mit Fieber, Ikterus und Leberschwellung beobachten; indessen wissen wir heute, daß weder Fieber, noch Ikterus, noch Leberschwellung unbedingt zum Symptomenkomplex dieser Erkrankung gehören, nur die Schmerzen sind ein integrierender Bestandteil dieses Krankheitsbildes. Diese meist im Epigastrium beginnenden Schmerzen bieten für die Gallensteinerkrankung ganz charakteristische Merkmale, werden aber trotzdem oft von Magen- oder Nierenkoliken nicht scharf genug unterschieden. Die Gallensteinkoliken beginnen im rechten Epigastrium mit einem Druck, welcher meist als Magenschmerz gedeutet wird, ziehen dann um die rechte Bauchseite herum und strahlen zwischen die Schultern aus, während die Schmerzen beim Magengeschwür um die linke Bauchseite ziehen und sich nach dem Kreuze zu verlieren. Beide Koliken können mit Erbrechen einhergehen, doch geschieht dies beim Ulcus ventriculi unter besonders starken Schmerzen, bei der Cholelithiasis nicht. Die Gallensteinschmerzen werden häufig durch seelische Erregungen ausgelöst und zeichnen sich oft durch ihr plötzliches Aufhören aus. Während der Dauer eines Gallensteinanfalls besteht deutliche Druckempfindlichkeit der untersten beiden rechten Rippenknorpel. Lange Intervalle zwischen den einzelnen Anfällen und begleitende Schüttelfröste sprechen für Cholelithiasis, während man diese Erkrankung, wie die Erfahrung lehrt, im allgemeinen nicht annimmt, wenn zugleich irgendwo im Körper eine tuberkulöse Erkrankung besteht. Ist Blut mi Erbrochenen, werden wir uns nicht lange mit der Differentialdiagnose abmühen, ebenso nicht, wenn Gallensteine mit dem Stuhlgang abgegangen sind; doch lasse man sich nicht täuschen, da häufig nach Ölkuren das verseifte Öl als Pseudogallensteine mit dem Stuhle ausgeschieden wird. Auch die Nierenkolik läßt sich von der Gallensteinkolik gut abgrenzen, weil hier meist die stark vergrößerte Niere als deutlich schmerzempfindlicher Tumor gefühlt und im Urin Blut als Folge des Nierensteines nachgewiesen werden kann (s. Nierensteine).

Treten zu diesen Schmerzen, welche auf die Gallenblase hinweisen, die oben geschilderten Symptome der akuten Entzündung hinzu, dann können wir annehmen, daß es sich um einen entzündlichen Prozeß der Gallenwege handelt, und zwar liegt eine Entzündung entweder der Gallenblase oder der Gallengänge (Choledochus, Hepatikus) vor. Eine akute Entzündung der Gallenblase (Cholezystitis) werden wir im allgemeinen diagnostizieren können, wenn gar kein oder nur leichter Ikterus neben den allgemeinen entzündlichen Symptomen besteht und ein vergrößerter, meist stark druckempfindlicher Tumor in der Gallenblasengegend nachzuweisen ist. Wiederholen sich solche entzündlichen Schübe, und kann man auch in der anfallsfreien Zeit am Leberrande einen großen empfindlichen Tumor fühlen, werden wir ihn als ein Empyem der Gallenblase ansprechen, während wir einen Hydrops vesicae felleae diagnostizieren würden, wenn dieser deutlich mit der Atmung verschiebliche Tumor von keinerlei entzündlichen Erscheinungen begleitet ist. Alle diese nur auf die Gallenblase beschränkten Erkrankungen gehen meist ohne Ikterus einher. Tritt dagegen starker Ikterus auf mit Schüttelfrösten, die periodisch wiederkehrend von hohem, kurz dauerndem Fieber begleitet sind, und läßt sich die Gallenblase nicht abtasten, dann handelt es sich um entzündlichen Verschluß des Choledochus. Der Ikterus ist somit, wenn ich von den Erkrankungen der Leber absehe, pathognomonisch für einen Verschluß der Gallenwege, insonderheit des Choledochus und kommt dadurch zustande, daß entweder ein entzündlicher Prozeß — sei es im Choledochus selbst oder von der Umgebung, z. B. der Gallenblase oder dem Pankreas her — oder ein chronischer Prozeß, z. B. ein Karzinom, das Lumen des Choledochus verschließt. Daraus geht schon hervor, daß bei dem wechselnden Grade der Entzündung auch die Durchlässigkeit des Choledochus und somit der Ikterus verschieden ist, während bei dem durch einen Tumor hervorgerufenen Choledochusverschluß die Intensität der Gelbsucht im allgemeinen gleich ist. Bezeichnend für die Malignität des Prozesses ist auch die geringe Schmerzhaftigkeit oder das Fehlen jeglichen Schmerzes, zumal wenn der Ikterus plötzlich einsetzt. Besteht dabei noch starke Abmagerung oder Aszites, ist die Abgrenzung des malignen vom entzündlichen Verschluß gesichert.

Symptome des Choledochusverschlusses (Oppenheim).

Ikterus	Schmerz	Fieber	Allgem. Habitus
	Tumor		
Schleichender Beginn. Stetige Zunahme. Ikterus melas mit kachektischer Hautfarbe	Unbedeutend, ziehende Sensationen. Oft als Magenschmerz gedeutet	Schwankend. Fehlt meist. Selten in höheren Graden	Reduziert. Symptome der Duodenalstenose. Zunehmende Kachexie
	Stein		
Intensiv, intermittierend	Plötzlich heftige Koliken, in die Schulter und linke Brust ausstrahlende Schmerzen. Starke Druckempfindlichkeit. Bauchdeckenspannung	Oft mit Schüttelfrost beginnend. Häufig hohe Temperaturen	Meist guter Ernährungszustand. Nahrungsaufnahme von der Intensität der Koliken und des Ikterus abhängig

Behandlung: 1. der Entzündungen der Gallenblase.

a) Cholezystitis: bei leichten fieberfreien Attacken: Karlsbader Kur, Ölkur, Rettichkur; bei fieberhaften schwereren Attacken: möglichst sofortige Operation; bei wiederholten Anfällen: Operation, wobei Prognose sehr gut.

b) Hydrops: zunächst konservativ: Karlsbader Kur; wenn erfolglos: Operation.

c) Empyem: Stets Operation.

2. der Entzündungen der Gallenwege.

a) Akuter Choledochusverschluß: am sichersten und besten baldige Operation, ev. Karlsbader Kur, aber höchstens 2 Monate lang.

b) Chronischer Choledochusverschluß: nur Operation: Choledochotomie, u. Hepatikusdrainage.

Ausführliche Darstellung der chirurgischen Behandlung der Cholelithiasis durch P. Poppert-Gießen in Bd. 1. S. 749—759.

Lit.: Kehr, Chirurgie der Gallenwege. Neue deutsche Chirurgie. Bd. 8. Enke, Stuttgart 1913. Preis 42 M. — Steinthal, Ergebn. d. Chir. Bd. 3.

Zuweilen können ganz ähnliche Schmerzen im rechten Hypochondrium, die gleichfalls zwischen die Schultern ausstrahlen, durch einen Leberabszeß hervorgerufen werden. Die Diagnose dieses oft lange Zeit ohne Fieber verlaufenden Leidens kann recht schwierig sein und ist meist nur möglich, wenn lokale Druckempfindlichkeit und Schwellung ev. mit Fluktuation unmittelbar auf die Leber hinweisen. Meist erfahren wir dann auch aus der Anamnese, daß der Kranke Dysenterie oder Malaria durchgemacht hat oder an einer eitrigen Entzündung in Bauch oder Brust erkrankt gewesen ist.

Bestehen bei akut entzündlichen Erscheinungen lebhafte Schmerzen im Epigastrium, dann finden wir meist die Muskulatur über der Magengegend bretthart angespannt und den Bauch kahnförmig eingezogen. In solchen Fällen handelt es sich um eine Magenperforation, sei es infolge eines Ulcus, sei es infolge eines Carcinoma ventriculi. Solche Perforationen erfolgen oft nach ausgedehnten Verklebungen resp. Verwachsungen in der Umgebung des Magens und führen dann nur zu einer umschriebenen Peritonitis.

Therapie: Baldigste Operation.

Treten unter schweren Allgemeinerscheinungen solche Zeichen einer zirkumskripten Bauchfellentzündung in der Oberbauchgegend bei besonders fettleibigen Personen auf, muß man an die Möglichkeit einer **Pankreasentzündung** denken.

Die innigen Beziehungen der Pankreatitis zur Cholelithiasis sind längst bekannt. Die Entzündung in ihren leichteren Graden verläuft harmlos und entzieht sich unserer Diagnose. In schwereren Fällen kommt es zur Eiterung, welche sich entweder auf die Bursa omentalis beschränkt oder bald auf das Peritoneum übergreift. Die Erscheinungen sind meist die des Darmverschlusses. Unter sehr heftigen, oft in die linke Schulter ausstrahlenden, kolikartigen Schmerzen, Erbrechen und Stuhlverhaltung erkrankt der Patient. Objektiv fühlt man einen stark aufgetriebenen Leib, der meist diffus druckempfindlich ist. Bei starken Schmerzen fehlt Peristaltik. Die Diagnose kann besonders bei starken Leuten in der Regel nur auf einen entzündlichen Prozeß im Bauche ev. Epigastrium lauten, mit der Erwähnung der Wahrscheinlichkeit einer Entzündung des Pankreas. Irgendwelche sichere Symptome können nicht aufgestellt werden, besonders gibt die Untersuchung des Urins keine Anhaltspunkte, bisweilen aber die Schmerzhaftigkeit des Mayo-Robsonschen Punktes, welcher in der Mitte zwischen dem Ende der 9. rechten Rippe und dem Nabel liegt. Auch strahlen die Schmerzen ähnlich denen bei der Cholelithiasis zwischen die Schulterblätter oder nach dem linken Schulterblatte aus.

Schon bei begründetem Verdacht einer Pankreatitis empfiehlt sich die Überweisung des Kranken an einen Chirurgen, denn lediglich ein chirurgischer Eingriff kann hier Hilfe bringen. Dies gilt ganz besonders dann, wenn das ganze Organ gangränös ist und sich wahrscheinlich unter der Einwirkung des Pankreassekretes multiple Fettgewebsnekrosen im Bauche bilden. Noch in diesem Zustand haben wir bei rechtzeitigem Eingreifen durch Freilegung des Pankreas mit Tamponade und Drainage Heilung herbeiführen können.

Auch die chronische Pankreatitis wird noch recht selten erkannt, da wir bisher kein einziges für diese Erkrankung pathognomonisches Zeichen besitzen.

Sie tritt ebenfalls meist als komplizierende Begleiterkrankung bei entzündlichen Magen-Darm- und Gallengangserkrankungen auf. Ganz besonders ist es auch hier der Schmerz, welcher uns auf dieses Organ lenkt. Die Kranken klagen über periodisch auftretende, bisweilen kolikartige Schmerzen im Epigastrium. Sie sitzen stundenlang im Bett mit angezogenen Knien und jammern über die großen Schmerzen. Ferner gibt uns bei tiefer steiler Palpation der Druckschmerz in der Pankreasgegend einen weiteren Fingerzeig. Ist vorwiegend der Kopf erkrankt, treten durch Kompression Duodenalstenose und Choledochusverschluß auf. Bisweilen hat man unmittelbar nach heftigen Schmerzanfällen geringe Spuren von Zucker im Urin gefunden.

Lit.: Guleke, Ergebn. der Chir. Bd. 4. — Körte, Die chirurgischen Krankheiten und die Verletzungen des Pankreas. Enke, Stuttgart. Preis 9 M.

Die Behandlung hat in erster Linie das Grundleiden anzugreifen; ist das Pankreas aber schon schwer verändert, muß auch hier der Chirurg eingreifen.

Die akut entzündlichen Prozesse, welche unter dem Zwerchfell liegen, entziehen sich häufig lange Zeit der Diagnose. Erst Schmerz und Fieber lassen darauf schließen, daß sich in der Gegend des Zwerchfells ein entzündlicher Prozeß abspielt. Es ist nur die Frage, ob diese Entzündung über oder unter dem Zwerchfell sitzt. Da hilft uns meist schon die Anamnese, aus welcher wir erfahren, ob sich Erkrankungen irgendwelcher Art kurz zuvor in Bauch- oder Brusthöhle bemerkbar gemacht haben. Sind entzündliche Prozesse im Bauche vorausgegangen, so können wir mit einiger Wahrscheinlichkeit vermuten, daß ein aszendierender subphrenischer Abszeß vorliegt. Unsere Diagnose wird bestätigt, wenn wir außer diesen Zeichen noch einseitigen Zwerchfellstillstand perkutorisch nachweisen, ja es gelingt uns häufig festzustellen, daß die obere Lebergrenze nicht, wie normal, fast horizontal, sondern nach oben konvex verläuft. Sehr deutlich sehen wir in diesen Fällen im Röntgenschirm, daß das Zwerchfell nach oben gedrängt und in seinen Bewegungen behindert ist. Besteht aber neben dem subphrenischen Abszeß noch eine sekundäre Pleuritis, ist eine präzise Beantwortung unserer Frage meist nur durch Punktion zu gewinnen. Ist der Abszeß gashaltig, gibt der Nachweis des tympanitischen Schalles oberhalb der Dämpfung genügenden Anhalt für unsere Diagnose. Differentialdiagnostisch könnte der Pyopneumothorax in Betracht kommen, doch können wir diesen Verdacht fallen lassen, wenn wir nachweisen, daß bis unten hin vesikuläres Atmen besteht und die untere Lungengrenze sich verschiebt. Das Fürbringersche Zeichen (Bewegung der Punktionsnadel durch das Zwerchfell) sowie das Pfuhlsche und Jafféсhe Zeichen (Drucksteigerung und vermehrtes Ausfließen während der Inspiration) sind wegen der häufigen Lähmung des Zwerchfells unzuverlässig.

Soll die Diagnose des subphrenischen Abszesses ganz exakt sein, dann gehört dazu der Nachweis des primär entzündeten Herdes. In Betracht kommt vor allem die Leber (dysenterische und andere Abszesse, Echinokokken, Cholezystitis, Aktinomykose und Tuberkulose), der Magen, die Speiseröhre und das Duodenum (Geschwürperforationen) und der Wurmfortsatz. Die Epityphlitis kann auf dem Blutwege, durch Vermittlung eines Leberabszesses und durch intra- oder retroperitoneale Ausbreitung zu einer subphrenischen Eiterung führen. Im Verhältnis zu diesen Erkrankungen führen Erkrankungen der Milz, der Lungen und Pleuren, Schußverletzungen, infizierte Hämatome, Eiterungen der weiblichen Geschlechtsorgane, Bauchfelltuberkulose, Aktinomykose des Darmes nur selten zu subphrenischen Abszessen. Primäre Eiterungen sind unter dem Zwerchfell außerordentlich selten.

Bisweilen finden wir ausgesprochene umschriebene Entzündungen in den Lendengegenden. Diese spielen sich dann in der Regel bereits außerhalb der Bauchhöhle ab und gehen meist von der Niere aus.

Wie unter dem Zwerchfell, so finden wir auch im kleinen Becken bisweilen ganz umschriebene entzündliche sekundäre, hier deszendierende Exsudate. Bei der digitalen Untersuchung vom Rektum aus fühlen wir den Douglasschen Raum vorgewölbt und bei Betastung meist sehr schmerzhaft. Wir diagnostizieren daraus einen Douglasabszeß im Anschluß an einen eitrigen Prozeß in der Bauchhöhle, meist einer Epityphlitis.

Alle diese umschriebenen entzündlichen Prozesse sind relativ ungefährlich, solange sie umschrieben bleiben. Da es aber zur Zeit kein diagnostisches Hilfsmittel gibt, um dies voraus bestimmen zu können, müssen wir jederzeit fürchten, daß sich aus der zirkumskripten eine diffuse Entzündung, d. h. eine diffuse Peritonitis entwickeln kann. Um diese überaus ernste Komplikation zu verhüten, sorgen wir durch frühzeitige Diagnose und Operation für Entfernung der Entzündungserreger und -produkte.

Da die allgemeine Entzündung der Bauchhöhle, die diffuse Peritonitis, in erster Linie unter den Erscheinungen des Darmverschlusses verläuft, habe ich ihre Diagnose dort erörtert.

Die Behandlung der akuten eiterigen Bauchfellentzündung. Ist die Diagnose der diffusen eiterigen Peritonitis gestellt, so kann die Therapie nur eine operative sein, vorausgesetzt, daß der Zustand des Kranken einen chirurgischen Eingriff noch erlaubt. Bei schlechtem Allgemeinbefinden kann die Operation in Lokalanästhesie begonnen werden; für die ganze Dauer reicht diese so gut wie nie aus. Die Stelle des Eingriffs wird durch die Grundursache bestimmt. Bei unklarer Ätiologie ist ein Schnitt in der Mittellinie ratsam. Der zunächst liegende Zweck der Operation ist, die Infektionsquelle zu verstopfen: eine perforierte Appendix oder Gallenblase wird entfernt, die Durchbruchstelle eines Geschwürs oder eine Verletzung am Magen oder Darm wird verschlossen. Erst dann kommt die eigentliche Versorgung der Peritonitis.

Handelt es sich wirklich um eine diffuse Bauchfellentzündung ohne Verklebungen, ohne abgesackte und voneinander getrennte Prozesse, so ist eine ausgiebige Spülung mit großen Mengen physiologischer Kochsalzlösung angezeigt. Ein großer Glastrichter und ein 2 m langer Gummischlauch genügen als Instrumentarium. Es ist nicht unpraktisch, bei dieser Prozedur die ganzen Därme vor die Bauchwunde zu lagern, sie dort abzuwaschen und dann die leere Bauchhöhle, besonders das kleine Becken, gründlich auszuspülen. Empfohlen wird ein Zusatz von 4% Traubenzucker[1]) zur Spülflüssigkeit. Auch von Ätherspülungen[2]) wird Gutes berichtet: 50—200 g des gewöhnlichen Narkoseäthers werden in die Bauchhöhle gegossen; der Überschuß läuft unter heftigem Kochen ab, der verbleibende Rest wirkt wachstumshemmend auf die Keime und hyperämisierend auf die Serosa. Schließlich wäre das Kampferöl zu nennen, das nach Schluß der Operation in die Bauchhöhle eingebracht wird, und zwar werden bis 100 ccm des 1%igen Kampferöls eingegossen. Die Bauchwunde bleibt teilweise offen, ein oder mehrere Drains aus Glas oder Gummi werden zusammen mit Tampons ein-

---

[1]) **Kuhn**, Arch. f. klin. Chir. 1911.
[2]) **Derganz**, Münch. med. Wochenschr. 1916. Nr. 5.

geführt. Die Stellen, an denen man besonders starke Absonderung zu erwarten hat, werden in erster Linie berücksichtigt, also der Ursprungsort der Infektion und der tiefste Punkt der Bauchhöhle, das kleine Becken.

Die Nachbehandlung derartig Operierter erfordert viel Mühe und Sorgfalt. Die Lagerung des Kranken soll so sein, daß der Eiter sich an gut zugänglicher und harmloser Stelle sammelt, also im kleinen Becken. Läßt sich im Laufe der nächsten Tage im Douglas ein Abszeß nachweisen, so kann man dem Eiter durch Scheide oder Mastdarm Abfluß verschaffen. Von großer Wichtigkeit ist die Regelung der Diät. In den ersten Tagen soll keine Nahrung per os gegeben werden, höchstens schluckweise kalter Tee. Gegen das sehr quälende Erbrechen hilft häufig eine Magenspülung. Die Austrocknung des Mundes wird bekämpft durch feuchte Läppchen, die man zwischen die Lippen legt oder durch Bestreichen der Lippen mit Borglyzerin oder durch Inhalieren. Auf die Mundpflege muß geachtet werden, damit keine Zersetzungsvorgänge in der Mundhöhle eintreten. Von vornherein wird dem Körper reichlich Flüssigkeit zugeführt in Form der subkutanen Kochsalzinfusion; es werden täglich 2 l und mehr infundiert, bei schlechtem Puls kann man je 1000 ccm der Lösung 15 Tropfen Adrenalin zusetzen. Im übrigen wird das Herz nach Bedarf mit Digitalis, Koffein, Kampfer und Strophantus unterstützt. Auf Komplikationen von seiten der Lunge ist von Anfang an zu achten, Atemgymnastik ist energisch zu betreiben. — Für die intravenöse Infusion wird nur selten bei besonders schwerem Kollaps eine Indikation vorhanden sein. Dagegen hat die rektale Dauerirrigation große Vorzüge, indem man ohne erhebliche Belästigung des Kranken bedeutende Mengen Flüssigkeit kann einlaufen lassen, sobald der Zustrom nur tropfenweise erfolgt. — Eine große Sorge ist von Anfang an die Bekämpfung der Darmträgheit. Sobald die ersten Winde abgegangen sind, ist viel gewonnen, sobald der erste reichliche Stuhlgang erfolgt ist, fast alles. Vom ersten Tage an werden kleine Einläufe von 200—300 ccm gemacht; in der Zwischenzeit wird für halbe Stunden das Darmrohr eingelegt. Ein wichtiges Hilfsmittel zur Anregung der Peristaltik ist die Heißluft, die mehrmals am Tage für 20—30 Minuten angewendet wird. Ein Lichtbügel ist die bequemste Art der Applikation; auch die für Gas und Spiritus eingerichteten Apparate sind brauchbar. Schließlich erfüllt auch die Heißluftdusche „Fön" ihren Zweck. In der Zwischenzeit werden feuchtwarme Einpackungen des Bauches oft sehr angenehm empfunden. Die Heißlufttherapie soll während der ganzen Behandlung fortgesetzt werden, da sie in späteren Stadien gegen die Bildung von Verwachsungen gute Dienste leistet. Daß Opium nicht angewendet werden darf, versteht sich wohl von selbst. Abführmittel können in verzweifelten Fällen versucht werden, haben aber in der Regel keinerlei Wirkung. Dagegen sieht man ab und zu Erfolg vom Atropin: dreimal 0,001 g subkutan in frischer Lösung im Laufe von 2 Stunden. Gegen große Schmerzen wird Morphium oder Pantopon in subkutaner Anwendung nicht zu vermeiden sein. G. Magnus-Marburg.

Lit: Schöne, Ther. d. Gegenw. 1916.

3. Geschwülste und Geschwüre der Bauchdecken.

Die Diagnose der Geschwülste und Geschwüre der Bauchdecken stößt im allgemeinen auf keine größeren Schwierigkeiten. Der besseren Übersicht halber werden wir diese Erkrankungen nach ihrem Sitz gesondert betrachten.

1. Oberbauchgegend.

Wir sehen und fühlen in den Bauchdecken oberhalb des Nabels bisweilen kleine Geschwülste, welche entweder in der Mittellinie oder in den seitlichen

Partien ihren Sitz haben. Am häufigsten finden wir in der Linea alba einen kleinen, oft nur bohnengroßen Tumor. Vergrößert sich dieser Tumor beim Husten, dann liegt eine epigastrische Hernie vor, verändert er sein Volumen bei Anwendung der Bauchpresse nicht, dann handelt es sich in der Regel nur um ein subkutanes oder subfasziales Lipom. Diese Lipome und epigastrischen Hernien können recht unangenehme Beschwerden hervorrufen, sind daher aus dem Grunde schon operativ zu entfernen. Häufig aber sind sie der Ausdruck einer krankhaften Affektion am Magen oder Darm. Wir fanden mehrfach bei ihrer Radikaloperation ein vorher nicht diagnostiziertes Karzinom des Digestionstraktus. Es ist daher zu empfehlen, bei der Diagnostik und Behandlung aller epigastrischen Hernien diese Erfahrung im Auge zu behalten und baldige Operation zu empfehlen.

Sehr viel seltener sind die meist nicht in der Mittellinie liegenden Tumoren, welche bei Betastung entweder deutliche Lappung oder Fluktuation zeigen. Im ersten Falle sind es Lipome, welche man oft multipel in den Bauchdecken vorfindet, im zweiten Fall Abszesse, welche entweder akut entstanden sind (örtliche Infektion bei Morphinisten, infolge eitriger Periostitis oder Osteomyelitis der Rippen besonders nach Typhus) oder allmählich und schmerzlos gewachsen sind (kalter Abszeß bei Rippentuberkulose).

2. Nabelgegend.

Die häufigste Erkrankung der Nabelgegend ist der Bruch. Seine Diagnose ist meist leicht, sowohl wenn es sich um einen Nabelschnurbruch als auch um einen einfachen Nabelbruch handelt. Die Nabelbrüche bei Erwachsenen sind meist die Folge beträchtlicher Ausdehnung des Bauches, sei es durch Schwangerschaft, sei es durch Erkrankungen im Abdomen, sei es endlich infolge starker Fettsucht. Da die Hernie also auch die Folge einer Erkrankung im Abdomen (Tumor, exsudat. Peritonitis, Aszites) sein kann, muß unsere Diagnose auch diesen Punkten ihre Aufmerksamkeit zuwenden.

Nabelbruch. Bei der Behandlung unterscheiden wir den Nabelbruch kleiner Kinder von dem der Erwachsenen.

Der Nabelbruch kleiner Kinder entsteht sehr häufig als Folge einer Phimose, ferner bei Verstopfung, Keuchhusten, kurz bei Erhöhung des intraabdominalen Druckes. Die Erkennung ist leicht, ebenso die Behandlung. Von beiden Seiten her wird die Haut über dem Nabel zusammengezogen, so daß der Nabelbruch nach innen gestülpt wird. Darüber ein breiter Leukoplaststreifen ev. Phimosenoperation. Ist der Bruch bis zum 10. Jahr nicht ausgeheilt, dann Radikaloperation.

Der Nabelbruch bei Erwachsenen neigt außerordentlich häufig zu Attacken von Kotstauung mit Schmerzen und Erbrechen. Auf Bettruhe und Eisblase geht dieser Zustand meist zurück, schließlich kommt es aber fast stets zu einer sich nicht lösenden Einklemmung. Deshalb muß bei solchen Attacken stets der Rat zur Radikaloperation gegeben werden. Binden und Bandagen nützen hier in der Regel gar nichts. Die Radikaloperation ist in den leichten und mittleren Graden einfach, bei den großen schwierig und wegen Herzkollaps und Pneumoniegefahr gefährlich. Trotzdem läßt sie sich meist nicht umgehen. Die Operation besteht in der Exstirpation des Bruchsackes, Reponierung des Inhaltes und Vernähung der Bruchpforte, wobei auf gute Vereinigung der Faszie besonders geachtet wird.

Wenn auch echte Geschwülste am Nabel selten sind, so findet man unter den wenigen doch fast alle Arten vertreten: Fibrome, Lipome, Dermoide, Atherome, Cholesteatome, Sarkome und Karzinome. Relativ am häufigsten ist wohl das auf entzündlicher Basis beruhende Nabelgranulom, welches bei Säuglingen in der Tiefe des Nabeltrichters als kleiner Granulationsknopf zu sehen ist. Therapie: Ätzung mit Lapisstift.

Zu diagnostischen Schwierigkeiten können die chronischen Ekzeme am Nabel führen. Diese geschwürigen Prozesse sind in der Regel hervorgerufen durch ein beständig aus der Tiefe des Nabels hervorsickerndes Sekret. Untersucht man den Nabel selbst genau mit Auge und Sonde, dann findet man dort meist die Mündung einer Fistel. Da die Untersuchung mit der Sonde über den Ursprung der Fistel keinen oder doch nur ungenügenden Aufschluß gibt, tut man gut, dem Fistelsekret seine Aufmerksamkeit zuzuwenden. Ist das Sekret trübserös, ohne Besonderheit, entstammt es wahrscheinlich einer Nabeldermoidzyste, wird die austretende Flüssigkeit als reiner oder getrübter Urin erkannt, liegt ihr ein offener Urachus oder eine Urachuszyste zugrunde; wird aus der Fistel Kot entleert, dann handelt es sich entweder um eine Dottergangsfistel oder ein Meckelsches Divertikel, um einen perforierten Kotabszeß bei tuberkulöser Peritonitis oder um eine perforierte inkarzerierte Hernie; galliges Sekret läßt auf eine Entzündung der Gallenblase schließen; ist das Sekret eitrig, dann ist ein Abdominal- oder Bauchdeckenabszeß am Nabel als dünnster und nachgiebigster Stelle der Bauchwand durchgebrochen.

Lit.: M. Kirschner, Die operative Behandlung der Brüche des Nabels usw. in Bd. 1 der Ergebn. d. Chir. u. Orthop.

3. Unterbauchgegend.

In der Medianlinie zwischen Nabel und Symphyse kommen große präperitoneale Zysten vor, welche meist vom Urachus ausgehen. An anderen Stellen finden wir Lipome, Fibrome, bisweilen ganz umschriebene Bauchmuskeltuberkulose. Nicht selten greifen intraabdominale Entzündungen auf die Bauchdecken über und führen so zu entzündlichen Bauchdeckentumoren, denen meistens eine Epityphlitis oder ein aktinomykotischer bzw. tuberkulöser Prozeß zugrunde liegt. Auch diese Erkrankungen bedürfen chirurgischen Eingreifens.

4. Leistengegend.

Fühlen wir in der Leistengegend einen Tumor, dann handelt es sich in der Regel um eine Hernie oder Hydrozele oder um geschwollene Leistendrüsen, selten um einen Senkungsabszeß. Ist Fluktuation nachweisbar und der Klopfschall gedämpft, dann kann die Geschwulst, wenn akute Entzündungserscheinungen fehlen, nur eine Hydrozele oder ein Senkungsabszeß sein. Die Hydrozele setzt sich in der Regel scharf gegen die Bauchhöhle ab und läßt Lichtschein durch. Nur selten läßt sie sich in die Bauchhöhle verdrängen, um sofort bei aufrechter Lage wieder zu erscheinen. Eine solche Hydrozele bezeichnen wir als Hydrocele communicans. In anderen Fällen hat der fluktuierende Tumor die Form eines Bauchfellsackes, welcher durch das Leistenband in zwei Teile geteilt wird. Durch Palpation ist der Zusammenhang dieser beiden fluktuierenden Tumoren leicht festzustellen; unsere Diagnose lautet auf Hydrocele bilocularis. Bei dem Senkungsabszeß ist in der Regel klinisch oder röntgenologisch der Ursprungsort (Wirbelkaries) nachzuweisen. Punktion und Aspiration sichern die Diagnose.

Therapie der Hydrozele: Punktion, Aspiration und Injektion von 1 ccm konzentrierter Karbolsäule. Nach 3—4 Tagen ist Erguß wieder da, um meist langsam zu verschwinden. Ev. 2 mal Wiederholung. Besteht gleichzeitig Phimose, ist dies zu dehnen oder zu operieren. Wenn dann keine Heilung: Radikaloperation. Beim Senkungsabszeß: Punktion, Aspiration und Injektion von 10—20 ccm Jodoformglyzerin. Manchmal Erschwerung der später notwendigen Radikaloperation durch die Punktionsbehandlung.

Fluktuiert die Geschwulst nicht, läßt sie sich nicht in die Bauchhöhle reponieren, gibt sie bei der Perkussion absolut gedämpften Schall, dann kann eine Lymphdrüsengeschwulst der Leistendrüse vorliegen oder eine irreponible bzw. eingeklemmte Hernie. In der Regel ist die Unterscheidung nicht schwer, besonders da es meistens gelingt, für die Lymphdrüsenschwellung in ihrem Quellgebiet eine Ursache zu finden. Meist sind genitale Affektionen (Karzinom, Lues etc.), oft Erkrankungen an den Beinen, an den Nates, ja bisweilen auch im Rektum an dieser Erscheinung schuld. Stets untersuche man auch die korrespondierenden Leistendrüsen, ob dort dieselben Veränderungen bestehen. Auch sind bei Hernien in der Regel Vorgeschichte und Befund so charakteristisch, daß ihre Erkennung nicht schwer ist. Und doch kann bisweilen die Unterscheidung unmöglich sein, so daß nur die Operation die genügende Sicherheit gibt.

Die Diagnose einer Hernie dieser Gegend ist meist so leicht, daß sie jeder Laie stellt. Sie beruht auf dem Nachweise einer mit den Eingeweiden im Zusammenhang stehenden Geschwulst, welche entweder völlig oder zum Teil oder gar nicht in die Bauchhöhle zurückgeschoben (reponiert) werden kann. Der Inhalt dieser Geschwulst ist entweder Darm (heller Klopfschall und Gurren bei Reposition) oder Netz, welches aus der absoluten Dämpfung oder an seiner körnigen, klumpigen Beschaffenheit erkannt wird, oder beides. Selten sind Blase, Ovarium oder Magen am Bruchinhalt beteiligt. Bisweilen gibt ein anderes Organ zu Verwechslungen Anlaß: wir fühlen in dem Leistenkanal eine beim Husten deutlicher werdende Geschwulst, welche sich in die Bauchhöhle reponieren läßt. Wer in diesen Fällen nicht das Skrotum untersucht, ist geneigt eine Hernie zu diagnostizieren, während der aufmerksame Untersucher sieht und fühlt, daß der Hoden derselben Seite im Skrotum fehlt: seine Diagnose lautet auf Kryptorchismus. Im allgemeinen ist also bei deutlichen Brüchen die Erkennung nicht schwer, wichtiger aber und schwieriger ist die Diagnose bei den Fällen, bei welchen keine deutliche Bruchgeschwulst vorhanden ist. Oft sehen wir, daß beim Husten auf beiden Seiten die Gegend oberhalb des Leistenbandes walzenförmig vorgetrieben wird; der in den Leistenkanal eingeführte Finger fühlt keine Eingeweide: weiche Leiste nennen wir diesen Zustand. Sehen wir beim Husten keine Veränderung an den Bauchdecken, dann sind wir nur auf das Gefühl angewiesen. Zweckmäßig ist es, solche Patienten nach körperlichen Anstrengungen (schwerem Heben, Springen etc.) in aufrechter und liegender Stellung zu untersuchen. Der in den Leistenkanal eingeführte Finger fühlt beim Husten, daß die Gegend des Leistenkanals als umschriebene, meist ovale Wölbung vorgetrieben wird, um sofort beim Nachlaß der Bauchpresse wieder einzusinken, ohne daß man ein vorgetriebenes Eingeweide zu reponieren braucht" (Kocher). Da bei Frauen der Leistenkanal meist zu eng ist, als daß ein Finger ohne Schmerzen eingeführt werden kann, ist es zweckmäßig beiderseits den Leistenkanal aufzusuchen und bei aufgelegtem Finger husten zu lassen. Auf diese Weise ist die Entscheidung meist nicht schwer. Können wir durch unsere Untersuchung alle anderen Möglichkeiten (Lymphdrüsengeschwulst, Hydrozele, Senkungsabszeß, Leistenhoden) ausschließen, sind wir überzeugt, eine Hernie vor uns zu haben, dann bedarf es noch der Bestimmung der Bruchart.

1. Der **äußere Leistenbruch** durchsetzt die Bauchdecken entlang dem Samenstrang, also in schräger Richtung, und wird daher auch als Hernia obliqua oder, weil er erst durch den Leistenkanal vor die Bauchdecken tritt, als Hernia indirecta bezeichnet. Ist der Bruch reponiert, dann gelangt der untersuchende Finger in der Richtung von unten innen nach oben außen durch den Leistenkanal in die innere Bauchpforte.

2. Der **innere Leistenbruch** wird meist erst im höheren Mannesalter beobachtet. Er durchsetzt die Bauchdecken vom inneren Leistengrübchen

aus, also medianwärts von der Art. epigastrica infer. und erscheint am vorderen Leistenring an derselben Stelle wie der äußere Leistenbruch. Da der Bruch nicht erst durch den Leistenkanal, sondern direkt die Bauchdecken durchsetzt, wird er auch als Hernia directa bezeichnet. Hier dringt der in den äußeren Leistenring eingeführte Finger in fast senkrechter Richtung direkt in die Bruchpforte ein und fühlt lateral die pulsierende Arterie.

3. Der **Schenkelbruch** tritt aus dem Schenkelkanal unterhalb der Lig. Pouparti aus. Dringt man nach Reposition des Bruches mit dem Finger in die Bruchpforte ein, dann ist es in der Regel bei Schenkelbrüchen nicht schwer, das Lig. Pouparti oberhalb der Bruchpforte zu fühlen. Meist sieht man schon oberhalb der Hernie das Leistenband verlaufen. Wichtig ist, sich bei der Untersuchung ins Gedächtnis zu rufen, daß Schenkelbrüche bei Frauen weit häufiger sind als bei Männern. Schwierigkeiten kann häufig die Unterscheidung von einer geschwollenen Leistendrüse verursachen. Zu dem Zwecke nehme man den Tumor zwischen zwei Finger und lasse dann den Kranken kräftig husten. Bei Brüchen wird man stets einen leichten Stoß an den Oberflächen der Finger empfinden.

Ausführliches über Schenkelhernie bei A. W. Meyer, Ergebn. d. Chir. u. Orthop. Bd. 9 (24 Abb.).

Die Behandlung der Brüche besteht im allgemeinen in der Radikaloperation, die jetzt unter Lokalanästhesie noch ungefährlicher ist als früher und brillante Resultate liefert. Nur bei höherem Alter und Allgemeinerkrankung raten wir zum Bruchband. Von den Injektionsbehandlungen halten wir nichts.

Haben wir bei Kindern einen Bruch festgestellt, dann werden wir nie die Untersuchung auf eine **Phimose** (s. Register) unterlassen. Außerordentlich häufig ist diese Vorhautverengung die Ursache einer Hernie oder einer Hydrozele. Durch Beseitigung der Phimose gelingt es meist, die sekundäre Veränderung allmählich zum Rückgang zu bringen.

Wo die Eltern mit einer Radikaloperation nicht einverstanden sind, müssen wir ein Bruchband anlegen. Die im Handel befindlichen sind meist schlecht. Besser ist es, ein Bruchband selbst herzustellen, und zwar aus ca. 20 bis 30 Fäden weißen Wollgarnes etwa 40—45 cm lang. Die Enden werden mit 2 schmalen Leinenbändern, welche lang geblieben, zusammengebunden. Jetzt wird die Schlinge um den Bauch gelegt, die Leinenfäden vorn durch die Schlinge gezogen und um die Schenkelbeuge nach hinten geführt, wo sie am Gürtel geknüpft werden. Unter die Kreuzungsstelle, welche auf den Bruch gelegt wird, kommt ein kleiner fester Watteballen. Der Verband gleicht sehr dem Bracherium oder der Fascia nodosa. Solcher Bändchen werden mehrere angefertigt, sie werden gewaschen und täglich gewechselt.

So leicht in der Regel die Erkennung der Inkarzeration einer Hernie ist, so schwer kann sie aber auch bisweilen sein. Ein Irrtum in der Diagnose wird nicht entstehen, wenn neben dem örtlichen Befund einer schmerzhaften nicht reponierbaren Hernie die Erscheinungen des Darmverschlusses: Aufstoßen und Erbrechen, Sistierung von Stuhl und Winden und Meteorismus vorhanden sind. Aber nicht selten fehlen einzelne dieser Symptome, und dann tritt der Zweifel ein. Wir haben Fälle beobachtet, wo fast gar kein Schmerz vorhanden war. Mitunter war erst nach eingehender Untersuchung im inneren Leistenring eine schmerzhafte Geschwulst zu fühlen. In manchen Fällen waren die Erscheinungen des Darmverschlusses nicht ausgesprochen, denn Erbrechen fehlte und Stuhl ging ab. Bei solchen Fällen kann ein Stück der Darmwand, ein angeborenes Dünndarmdivertikel (Littrésche Hernie) oder der Proc. vermif. eingeklemmt sein. Man tut gut, in allen Fällen, wo man in Zweifel ist, so zu handeln, als sei die Inkarzeration sicher nachgewiesen.

Wenn auch im allgemeinen die richtige Behandlung einer eingeklemmten Hernie die Herniotomie ist, so kann es sich doch ereignen, daß der Arzt die Taxis versuchen muß. Diese darf aber nicht vorgenommen werden, wenn Gefahr besteht, daß der Darm bereits brandig ist. Die Diagnose einer **beginnenden** Darmgangrän ist außerordentlich schwer, ja aus den klinischen Erscheinungen oft unmöglich. Klinisch sicher ist sie, wenn der Bruchsack die Erscheinungen der Entzündung aufweist — sei es, daß er nur ödematös ist, sei es, daß die Phlegmone bereits deutlich ist. Aber auch wenn die Entzündungserscheinungen fehlen, kann der Darm bereits der beginnenden Nekrose verfallen sein. Hier muß zur Erkennung die klinische Erfahrung herangezogen werden, welche uns lehrt, daß nie die Taxis versucht werden soll, wenn die Inkarzeration schon längere Zeit (über 24 Stunden) besteht, wenn schwere Einklemmungserscheinungen, zumal bei kleinen Brüchen vorhanden sind, und bei Schenkelbrüchen, welche wegen der engen Bruchpforten leicht gangränös werden.

Die **Taxis** wird ev. im warmen Bade nach Morphiuminjektion oder nach Aufsprühen von Chloräthyl oder am besten im Ätherrausch ausgeführt. In erhöhter Steiß-Rückenlage mit flektierten und leicht abduzierten Oberschenkeln macht man eine leichte Massage der Bruchgeschwulst und dann, nachdem man die Bruchgeschwulst voll umfaßt hat, ein zentripetales Drücken mit der rechten Hand, während die linke den Hals der Bruchgeschwulst fixiert und dafür sorgt, daß die Eingeweide nach Reposition nicht wieder herausgepreßt werden.

Ist der Darm reponiert, dann hat sich der Arzt davon zu überzeugen, daß alles in Ordnung ist. Dies ist ganz besonders seine Pflicht, wenn die Taxis unter sehr starken Schmerzen oder gar unter den Erscheinungen des Kollapses erfolgte; tritt dann nicht innerhalb weniger Stunden Stuhlgang ein, dann ist entweder der Bruch en bloc reponiert, oder es ist etwas an dem Bauchinhalt gerissen. Ist der Bruch en bloc reponiert, dann fühlt der in die Bruchpforte eingeführte Finger jenseits derselben eine feste Resistenz, welche sich bei bimanueller Untersuchung als deutlicher schmerzhafter Tumor erweist. Bezeichnend ist auch, daß die Schmerzen des Kranken nicht nachgelassen haben, sondern unvermindert fortbestehen, und daß auch die Erscheinungen des Darmverschlusses nicht behoben sind. Weniger Anhaltspunkte haben wir für die Diagnose einer inneren Zerreißung. Sie ist harmloser Natur, wenn es sich nur um eine mäßige Blutung handelt, indessen kommen auch Darmrupturen vor, deren baldigste Erkennung notwendig ist. Der Verdacht muß schon geschöpft werden, wenn der Kranke nach der Taxis unter den Zeichen des Shocks daliegt, wenn lebhafte Schmerzen andauern, wenn nicht in den nächsten Stunden Abgang von Stuhl und Winden erfolgt. Vermehrt wird der Verdacht bei Steigerung der Pulsfrequenz und Fortdauer der Bauchdeckenanspannung, bestätigt durch den Nachweis einer Luftblase am höchsten Punkte des Abdomens mit Hilfe der Stäbchen-Plessimeterperkussion oder bei wachsendem Meteorismus. Es ist durchaus falsch, in solchen Fällen zu warten, bis die Diagnose sicher ist.

Herniotomie zur Befreiung des eingeklemmten Bruches soll, wenn irgendmöglich, mit der Radikaloperation verbunden werden, ist aber als Notoperation stets auch für sich allein berechtigt. Man mache sie unter Lokalanästhesie, indem man nach Rasieren und Desinfektion der Haut zunächst in der Ausdehnung des beabsichtigten Hautschnittes intrakutan 1—2 ccm 1 % Novokainlösung einspritzt, dann subkutan jederseits 4—5 ccm. Nach ca. 10 Minuten mache man den Hautschnitt in der Längsachse der Bruchgeschwulst nach oben bis in die Mitte des Lig. Pouparti. Man durchtrennt die Haut und das Fettgewebe bis auf die weiß schimmernde Faszie des Obliquus extern. Unterbindung der durchtrennten Gefäße. Entsprechend der Faserrichtung wird jetzt die Faszie gespalten entweder direkt oder auf einer vom inneren Leistenring nach oben geschobenen Hohlsonde. Jetzt wird auf der Hohlsonde Schicht für Schicht bis auf den Bruchsack durchtrennt. Der Bruchsack wird mit einer Pinzette gefaßt, hochgehoben und vorsichtig mit kleinem Schnitt des flach aufgesetzten Messers eröffnet. Abfließen des Bruchwassers. Festhalten der Bruchsackränder mit Klemmen. Erweiterung der Bruchsacköffnung auf dem linken Zeigefinger bis zum Leistenringe. Jetzt geht man wieder mit dem linken Zeigefinger am Bruch entlang durch den einschnürenden Ring und durchtrennt auf dem Finger die ganze enge Partie. Wiederum werden die Ränder des Bruchsackes mit Klemmen gefaßt und nun kommt die Untersuchung des Bruchinhaltes. Der Darm wird aus der Bauchhöhle vorgezogen, man sieht die Schnürringe und wartet einige Augenblicke. Erholt sich der Darm rasch, zeigt er bei Beklopfen Peristaltik, dann ist er lebensfähig und kann erhalten werden. Ist er aber schlaff und trübe, reagiert auch nach Einpacken in warme Kochsalzkompressen nicht auf Beklopfen, dann dürfen wir ihn nicht reponieren. Ist eine Stelle des Schnürringes verdächtig, übernähe man sie, indem man von beiden Seiten die Darmserosa mit Lembertnaht darüberstülpt. Liegt verdicktes Netz vor, dessen Reposition unmöglich ist, wird der periphere Teil des Netzes nach Unterbindung reseziert. Entschließt man sich zur Reposition, beginne man mit einer Schlinge und reponiere systematisch und sorgsam ein Stück nach dem anderen. Niemals Massenreposition. Ist man sich über die Lebensfähigkeit der eingeklemmten Darmschlinge im Zweifel, ziehe man einen Mullstreifen durch das Mesenterium, lasse die Schlinge vor der Bauchhöhle liegen und schließe das Operationsfeld durch Tamponade. Hat man dagegen den Bruch reponiert, näht man — falls nicht die Radikaloperation angeschlossen wird — mit 1—2 Nähten den Bruchsackhals zu und macht darüber einige Nähte von Faszie und Haut.

Ist der Patient im Bett, erhält er nach einigen Stunden ein Klysma, auf welches, wenn alles in Ordnung ist, Stuhlgang erfolgt.

Ist die eingeklemmte Schlinge gangränös, muß stets die sofortige Darmresektion angeschlossen werden. Falls man nicht die Technik beherrscht, Überweisung in ein Krankenhaus. Die Anlegung eines künstlichen Afters ist zu widerraten.

Vgl. Abschnitt: Herniotomie bei Hohmeier-Magnus in Bd. 1. S. 814.

Lit.: Sultan, Atlas und Grundriß der Unterleibsbrüche. Lehmann, München.

4. Die chirurgischen Magenerkrankungen.

Wenn ein Kranker mit Klagen über anhaltende Appetitlosigkeit und Verdauungsstörungen in unsere Behandlung kommt, dann ist es sehr leicht, die Diagnose auf chronischen Magenkatarrh (Gastritis chronica) zu stellen. Würden wir diese Diagnose zur Grundlage unserer Behandlung machen, dann würden wir in den leider nicht seltenen Fehler verfallen, daß wir ein Symptom, eine Krankheitserscheinung, bekämpfen, ohne uns die Mühe zu geben, die Krankheit selbst zu erkennen.

Der chronische Magenkatarrh ist eine Folge

I. allgemeiner Intoxikationen, a) chemischer (Alkohol, Nikotin, Blei etc.), b) bakterieller Natur (z. B. Tuberkulose);

II. schwerer Organ-, chronischer Nieren- oder Lebererkrankungen, Herzinsuffizienz oder

III. Allgemeinerkrankungen (z. B. Arteriosklerose), Erkrankungen des Nervensystems (z. B. Tabes, selten Neurasthenie);

IV. pathologischer Veränderungen des Magens selbst: Ulcus, Karzinom.

Zu den allgemeinen Erkrankungen gehört, wie erwähnt, auch die Arteriosklerose. Durchaus nicht selten stehen im Vordergrunde der arteriosklerotischen Beschwerden abdominelle Symptome: Druck und Schmerz in der Magengegend, Gefühl der Völle, Übelkeit und Erbrechen. Ferner vergesse man nie, das Nervensystem zu untersuchen. Es sind auch mir verschiedene Fälle gegenwärtig, bei welchen Probelaparotomie gemacht worden war, ohne dass man am Magen irgend welche Veränderungen gefunden hatte. Später wurden die Kranken als Tabiker erkannt. Bisweilen auch beruhen langdauernde Magenschmerzen auf Neurosen dieses Organs, ein Krankheitszustand, den wir gewöhnlich als nervöse Dyspepsie zu bezeichnen pflegen. Indessen sei man mit dieser Diagnose recht vorsichtig und stelle sie nicht eher, als bis man mit Sicherheit alle anderen Möglichkeiten ausgeschlossen hat, welche zu solchen Klagen Veranlassung geben könnten. Auch hier entsinne ich mich mancher Patienten, welche lange Zeit als Neurastheniker galten, bis schließlich durch eine Probelaparotomie die pathologische Ursache ihrer Beschwerden gefunden wurde. Diese pathologische Ursache ist meistens das Ulcus in seinen Folgezuständen und das Carcinoma ventriculi.

Die Diagnose eines frischen Magengeschwüres mit Blutbrechen und Schmerzen wird wohl selten diagnostische Schwierigkeiten bereiten, ist auch so gut wie nie die Grundlage chirurgischer Eingriffe. Bei profusen Blutungen aus einem Magengeschwür lassen wir uns in unserer Operationsindikation durch das Alter des Patienten leiten, indem wir von der Erfahrung ausgehen, daß die Blutungen bei jugendlichen Individuen fast stets spontan stehen. Die Magenblutungen im mittleren Alter dagegen sind, zumal wenn sie sich wiederholen, weit gefährlicher. Wir finden sie besonders häufig bei Männern, und zwar auffallend oft bei gleichzeitiger Arteriosklerose. Es ist klar, daß solche Blutungen eine viel ernstere Prognose bieten, so daß wir uns bei solchen, sich öfter wiederholenden Hämorrhagien zur operativen Blutstillung entschließen müssen.

Die Behandlung der Magenblutungen junger Leute beschränkt sich auf chemische Einwirkungen, da wir von mechanischen Hilfsmitteln (Kelling) nicht viel halten. Ich gebe entweder dreimal täglich 30 Tropfen einer 1‰-igen Suprareninlösung oder nach von den Velden drei- bis viermal intravenös 20 ccm einer 5 %igen Kochsalzlösung.

Das chronische Magengeschwür ist an sich kein Grund zu chirurgischem Handeln, doch führt es bisweilen zu Erscheinungen, welche entweder relative oder absolute Indikationen zur Operation geben. Relativ indiziert ist die Operation bei wiederkehrenden Schmerzattacken und periodischen kleineren Blutungen. Differentialdiagnostisch ist es wichtig, bei solchen Magenbeschwerden an ein chronisches Ulcus duodeni zu denken. Diese früher bei uns selten erkannte Erkrankung ist weit häufiger, als man im allgemeinen annimmt. Denkt man nur an die Möglichkeit eines vorliegenden Zwölffingerdarmgeschwüres, dann gilt für die Differentialdiagnose folgendes:

Ulcus	
ventriculi	duodeni.
I. Spontaner Schmerz bald nach der Mahlzeit.	I. Spontaner Schmerz 2—3 Stunden nach der Mahlzeit, Hunger- und Nachtschmerz.
II. Appetit fehlt, Erbrechen vorhanden.	II. Appetit vorhanden. Erbrechen fehlt.
III. Druckschmerz im Epigastrium.	III. Druckschmerz und Muskelspannung rechts oberhalb vom Nabel.

Magensafthyperazid, okkulte Blutungen. Periodizität aller Erscheinungen.

Die chirurgische Behandlung des Ulcus duodeni tritt erst nach Versagen aller internen Hilfsmittel in ihr Recht; sie besteht in der Ausschaltung des Zwölffingerdarmes durch die Gastroenterostomie, jedoch rate ich in jedem Falle dieser Operation den künstlichen Verschluß des Pylorus hinzuzufügen, da sonst bald die neugeschaffene Magendarmpassage wieder unwegsam wird.

Absolut indiziert, d. h. unumgänglich notwendig ist die Operation, wenn das chronische Magengeschwür perforiert ist oder zu Stenosenerscheinungen geführt hat. Die Diagnose der perforierten Ulcus ventriculi ist im allgemeinen einfach: meistens handelt es sich um jugendliche Personen, welche schon seit längerer Zeit magenkrank waren, d. h. an einem Magengeschwür litten; jedoch erhalten wir auch oft aus der Anamnese gar keine Anhaltspunkte für vorausgegangene Magenerkrankungen. Hier haben wir dann ohne erkennbare Ursache ein Krankheitsbild vor uns, ganz gleich dem der traumatischen Magenruptur. Meist geht die Perforation mit einem außerordentlich lebhaften Schmerz einher, die Kranken schreien laut auf, es treten mehr oder weniger starke Erscheinungen des Kollapses auf; Temperatur und Puls geben keinen Anhalt, Erbrechen besteht nur selten. Ist dieser erste Zustand überwunden, erkennen wir die Perforation eines Magengeschwüres an den Erscheinungen des Schmerzes und des Luftaustrittes. Die Schmerzhaftigkeit äußert sich in einer lebhaften Druckempfindlichkeit und in einer meist brettharten reflektorischen Muskelstarre in der Oberbauchgegend. Den Luftaustritt diagnostizieren wir aus dem am Metallklange erkennbaren Nachweise einer Luftblase am höchsten Teile der Bauchhöhle. Bald verschwindet die Leberdämpfung, und es tritt bisweilen eine tympanitische Zone im subphrenischen Raume auf. Je mehr Zeit verstrichen ist, um so mehr Mageninhalt tritt aus, und um so deutlicher werden die Zeichen der Peritonitis. Deshalb dürfen wir keine Zeit verstreichen lassen, sondern müssen uns in jedem Falle schnell ein richtiges Bild davon machen können, ob eine Perforation vorliegt oder nicht. Aus demselben Grunde rate ich, in solchen Fällen von der Verordnung von Opiaten und anderen Narkoticis abzusehen.

Die Behandlung des perforierten Magengeschwüres besteht nur in sofortiger Operation, welche 2 Aufgaben zu erfüllen hat:

I. Verschluß des offenen Magengeschwüres durch Naht, Netzplastik oder Drainage,

II. Reinigung der Bauchhöhle.

Die Erfolge der Operation sind, wovon ich mich häufig überzeugen konnte, um so besser, je früher die Patienten dem Chirurgen zugeführt werden. Besteht der Durchbruch bereits länger als 48 Stunden, dann ist die Bauchfellentzündung in der Regel so fortgeschritten, daß selbst eine Operation die Kranken nicht mehr zu retten vermag.

Weniger dringlich ist die Diagnose und Behandlung bei der narbigen Stenose infolge alter Ulcera. Aber wir haben auch dabei so desolate Zustände gesehen, daß schleunigste Hilfe dringend notwendig war. Die Narben des Ulcus rufen nur dann schwerere Erscheinungen hervor, wenn sie die Funktion des Magens so beeinträchtigen, daß die eingeführte Speise nicht ungehindert in den Darm passieren kann. Solches Hindernis kann dadurch entstehen, daß ein Ulcus etwa in der Mitte der kleinen Kurvatur schrumpfend vernarbt und auf diese Weise den Magen in 2 Teile, einen Kardiamagen und einen Pylorusmagen teilt. Wir nennen einen solchen Zustand Sanduhrmagen. Die Diagnose gründet sich zunächst auf die Erscheinungen der Retention, die sich in heftigen Schmerzen, Aufstoßen und Erbrechen äußert. Beim Aushebern des Mageninhaltes finden wir mehr Speisereste, als normalerweise vorhanden sein dürften. Beim Magenspülen geht in der Regel mehr Wasser in den Magen hinein als zurückkommt, und die Flüssigkeit, welche beim Magenspülen bereits eine Zeitlang klar abgeflossen war, wird wieder trüb. Blähen wir einen solchen Magen mit Hilfe eines an den Magenschlauch angesetzten Gebläses auf, dann hören wir häufig, wie unter Gurren die Luft aus dem einen Magenteil in den anderen übergeht und sehen oft deutlich die Sanduhrform sich auf den Bauchdecken abzeichnen. Durchleuchten wir nach Genuß von Wismutbrei den Magen, dann läßt sich die Zweiteilung dieses Organs meist gut erkennen. Gerade diese Kranken sind früher, d. h. vor der radioskopischen Ära als Neurastheniker von den Ärzten furchtbar schlecht behandelt worden. Auch heute noch läuft mancher unter dieser Diagnose herum, welchem durch einen operativen Eingriff gut geholfen werden könnte. Von den operativen Maßnahmen kommen heute die Gastroplastik bzw. die Gastroanastomose kaum mehr in Betracht; gute Resultate geben die Gastroenterostomie oder die Magenresektion.

Häufiger sitzt das vernarbende Ulcus am Pförtner und verursacht dort eine Pylorusstenose. Auch ihre Erscheinung gipfelt in der Retention der Speisen. So lange die Stenose noch gering ist, äußert sich die Retention nur in Übelkeit, Schmerz, Sodbrennen und Aufstoßen; ist sie aber bereits so vorgeschritten, daß nur geringe Speisemengen in den Darm überzutreten vermögen, gesellt sich zu den genannten Symptomen noch das Erbrechen gärender Nahrungsreste und allmählich zunehmende Erweiterung des Magens. Werden solche, meist in ihrer Ernährung sehr heruntergekommene Kranke morgens nüchtern ausgehebert, finden wir oft noch erstaunliche Mengen bisweilen lange Zeit zurückliegender Mahlzeiten. Die Aufblähung des Magens ergibt meist eine beträchtliche Vergrößerung dieses Organes, in einzelnen Fällen bis dicht an die Symphyse. Mitunter gelingt es, bei solchen Personen z. B. durch Genuß von Kohl, Bohnen etc., sichtbare Magensteifungen nachzuweisen. Man sieht dann die meist schmerzhaften Anstrengungen des sich auf den Bauchdecken abhebenden Magens, um die Speisen in den Darm zu befördern.

Um sich über den Grad der Stenose ein Urteil zu bilden, gibt man den Kranken ein aus 500 ccm Haferschleimsuppe bestehendes Probefrühstück, welches beim gesunden Magen nach $^3/_4$ Stunden verdaut sein muß. Finden wir zu dieser Zeit noch Reste im Magen vor, dann erlaubt uns ihre Menge ein Urteil über den Grad der Stenose.

Zwar gelingt es uns, auf diese Weise über den Sitz und den Grad Aufklärung zu erhalten, nicht aber über die Art der Stenose. Bei der Beurteilung einer Pylorusstenose müssen wir uns stets in die Erinnerung rufen, daß solche Pylorusstenose entweder rein narbiger oder krebsiger Natur sein kann. Es ist Aufgabe der Diagnose, diese beiden Arten voneinander zu unterscheiden. Gewisse Anhaltspunkte bietet bereits die Vorgeschichte. Erfahren wir, daß der Kranke trotz relativer Stenose sehr stark an Gewicht abgenommen oder kaffeesatzartige Massen erbrochen hat, so werden wir zu der Annahme eines Carzinoma ventriculi neigen, vor allen Dingen, wenn der Kranke angibt, daß bereits in seiner Familie Krebs beobachtet worden ist. Wir werden ferner vermuten, daß die Stenose karzinomatös ist, wenn die Schmerzen plötzlich eingesetzt haben und bei scheinbar durch einen Diätfehler motivierter Auslösung auffallend lange anhalten. Die Schmerzen bei der gutartigen Pylorusstenose unterscheiden sich von denen beim Karzinom oft dadurch, daß sie bei Entleerung des Magens aufhören oder wenigstens schwächer werden, während sie beim Krebs in derselben Stärke anhalten. Ich brauche nicht zu erwähnen, daß vorgeschrittenes Alter und trockene gelbliche oder sulzige Haut, sowie kachektisches Aussehen natürlich unsere Annahme in hohem Maße bestimmen. Die Diagnose eines Karzinoms wird um so leichter werden, wenn wir zugleich einen Tumor nachweisen können. Häufig fühlen wir in der Pylorusgegend eine festverwachsene derbe Geschwulst;

in anderen Fällen läßt sich der Tumor gut hin und her bewegen, ja bis auf die linke Seite verschieben, jedoch ist in vielen Fällen, wo der Tumor klein oder flach ist oder von der Leber überlagert wird, der Nachweis einer Geschwulst nicht zu führen. Indessen bestärkt hier oft eine auffallende Rigidität des rechten M. rectus abd. über der Pylorusgegend unseren Verdacht auf ein darunterliegendes Karzinom. Aber es wäre falsch, wollten wir jeden stenosierenden Magentumor als Karzinom ansehen. Wie oft entpuppen sich diese Tumoren bei der Operation als kallöse Ulcera! Man hüte sich daher, eine nachweisbare Magengeschwulst als hoffnungslosen Fall anzusehen. — Zur genauen Feststellung der Diagnose werden wir auch nie versäumen, auf etwaige Metastasen zu fahnden, und werden besonders die Leber, die Supraklavikulargrube (Virchowsche Drüse), sowie rektal und vaginal untersuchen. Bei der Rektaluntersuchung achte ich besonders auf die Vorderwand des Rektums, wo erfahrungsgemäß häufig sich Metastasen als plattenförmige Verdickung finden.

In einzelnen Fällen ist das relativ beste Auskunftmittel die chemische Untersuchung des Mageninhaltes und der Fäzes. Indessen müssen wir uns bei der Beurteilung des Mageninhaltes darüber klar sein, daß sehr häufig die chemische Untersuchung während der heilbaren Periode des Magenkarzinoms nicht von entscheidender diagnostischer Bedeutung ist und sein darf Im allgemeinen gilt als Regel, daß reichliche Milchsäurebildung für Karzinom, freie Salzsäure für Ulcus spricht. Aber diese Ansicht ist nicht unbedingt richtig, denn auch bei gutartiger Pylorusstenose finden wir in den stagnierenden Speiseresten Milchsäure als Folge der Gärung und bei karzinomatöser Degeneration nicht selten Salzsäure. Zwar wird dem negativen Ausfall der Farbreaktion auf freie Salzsäure für die Diagnose des Magenkarzinoms mit Recht große Bedeutung beigelegt, aber deswegen darf man noch nicht daraus den Schluß ziehen, daß so lange Salzsäure gefunden wird, ein Karzinom ausgeschlossen ist. In solchen Fällen handelt es sich oft um Karzinome, welche auf dem Boden eines alten Ulcus entstanden sind. Es kann also, und das verdient mit allem Nachdruck hervorgehoben zu werden, trotz normaler Salzsäuresekretion doch ein Magenkarzinom vorhanden sein. Diese Mahnung wird immer noch nicht genügend beachtet. Im allgemeinen kann auch heute der behandelnde Arzt sich nicht dazu entschließen, einen Kranken wegen **Verdachtes auf Magenkrebs** dem Chirurgen zu überweisen; er muß erst durch eine lückenlose Reihe klassischer Symptome gesichert sein — und zu diesen klassischen Symptomen gehört unbegreiflicherweise auch heute noch die Anazidität. Deshalb kann, wovon auch ich mich häufig habe überzeugen können, einem Kranken mit Magenkrebs kein größeres Unglück widerfahren, als eine annähernd normale Magensekretion zu behalten. Ganz unverständlich ist es aber, daß immer noch so viele Karzinomfälle mit fehlender Salzsäure monatelang als chronische Magenkatarrhe verschleppt werden, obwohl keine der obengenannten, für die Schädigung der Magenschleimhaut in Betracht kommenden Intoxikationen, Organ- oder Allmeinerkrankungen vorliegen. Eine unbegründete Achylie muß den Gedanken an die Möglichkeit vorliegender Krebsbildung erwecken.

Außerordentlich wichtig ist auch die Untersuchung der Magenspülflüssigkeit auf vorhandene Krebszellen, doch ist natürlich nur der positive Nachweis beweisend. Ist ferner die Gesamtsäuremenge nach der Leubeschen Probemahlzeit stark herabgesetzt, gilt uns dies als ein weiteres Verdachtsmoment für Karzinom. Von großer Wichtigkeit ist weiterhin die Untersuchung des ausgeheberten Mageninhaltes sowie des Stuhlganges nach dreitägiger fleischfreier Kost auf Blut. Läßt sich bei einem Kranken mit Pylorusstenose Blut im Mageninhalt oder Stuhl nachweisen, so ist uns dies ein Zeichen eines geschwürigen, in der Regel karzinomatösen Prozesses. Wir konnten in weit mehr als der Hälfte unserer Karzinomfälle Blut im Mageninhalt oder den Fäzes nachweisen.

Außerordentlich wichtig ist es, am Schlusse unserer Magenuntersuchungen die einzelnen Ergebnisse zu vergleichen und kritisch zu prüfen, welche Symptome aus Anamnese und Befund für Karzinom, welche für einen gutartigen Prozeß sprechen. Dann wird es uns in der Regel nicht schwer fallen, unsere Diagnose richtig zu stellen. Indessen sei gleich bemerkt, daß dies nicht immer möglich ist. Selbst sehr gewiegte Diagnostiker geben zu, daß sie bei einer gewissen Anzahl ihrer Fälle keine sichere Diagnose zu stellen vermögen, deshalb werden auch immer wieder neue diagnostische Hilfsmittel angegeben, aber keines hat bisher die Frühdiagnose zu fördern vermocht. Hierher gehören die Proben nach Salomon, Glucinski, die hämolytische Probe Kellings u. a. m. Auch die Bedeutung der Steigerung der antitryptischen Kraft des Serums ist vorwiegend negativer Natur. Die Untersuchung des Magens mit Röntgenstrahlen nach einer Wismutmahlzeit kann natürlich zur Aufklärung interessanter Details führen, die fundamentale Frage, ob ein Krebs besteht oder nicht, ist auch durch sie immer noch nicht mit genügender Sicherheit gelöst. Daher ist es dann auch kein Wunder, wenn mehr und mehr die diagnostische Laparotomie empfohlen wird. Von ihr wird in den meisten Kliniken jetzt ausgedehnter Gebrauch gemacht, doch kann ich aus reicher Erfahrung mitteilen, daß es selbst bei eröffnetem Abdomen häufig nicht möglich ist, sich zu entscheiden, ob ein kallöses Ulcus oder ein Karzinom vorliegt. Erst die histologische Untersuchung vermag die Entscheidung zu fällen. Daher leuchtet ein, daß ich auch den auf das Gastroskop gesetzten Hoffnungen noch recht skeptisch gegenüberstehe.

Ganz schwierig ist in der Regel die Diagnose eines beginnenden Karzinoms des Magenkörpers. Während das Pyloruskarzinom bald zur Pylorusstenose führt, das Karzinom der kleinen Kurvatur auch Stenosenerscheinungen (karzinomatösen Sanduhrmagen) hervorruft, verläuft das Karzinom des Magenkörpers lange Zeit, ohne irgendwelche besondere Symptome zu verursachen. Hier ist eine Frühdiagnose unmöglich, weil die Kranken eben keine Beschwerden haben und infolgedessen auch nicht zum Arzt gehen. Treten erst einmal irgendwelche Krankheitserscheinungen auf, dann ist meist ein großer inoperabler Tumor nachweisbar.

Aus allem Gesagten mag hervorgehen, daß es mit unserer **Frühdiagnose des Magenkarzinoms** immer noch recht schlecht bestellt ist. Wir tun gut, uns immerfort ins Gedächtnis zu rufen:

1. daß wir einen Verdacht auf Magenkrebs schöpfen müssen, wenn ein bis dahin gesunder Mensch im Alter von über 40 Jahren plötzlich an chronischem Magenkatarrh erkrankt,

2. daß wir solche Fälle nicht monatelang als chronischen Magenkatarrh verschleppen dürfen, wenn wir keine Ursache für den chronischen Magenkatarrh wissen,

3. daß die Untersuchung des Mageninhaltes allein während der heilbaren Periode des Magenkarzinoms nicht von entscheidender diagnostischer Bedeutung ist.

Es muß unser gemeinsames Streben sein, Frühdiagnosen zu stellen, und das ist bisweilen — vielleicht öfter als wir glauben — möglich, denn es bestehen oft monate- ja jahrelang vor dem Ausbruch der klassischen Karzinomsymptome die Zeichen eines chronischen Magenkatarrhs, welche wir als die Früherscheinungen des Magenkrebses bezeichnen dürfen: Hartnäckige Appetitlosigkeit, anhaltende Stuhlträgheit bei früher geregelter Stuhlentleerung, plötzlich auftretende und auffallend lange anhaltende Schmerzen, welche auch nach Entleerung des Magens persistieren. Unbegründete Achylie. Finden wir bei solchen Patienten wiederholt nach 12 Stunden Speisenreste im Magen, wächst unser Verdacht.

Die **Behandlung der gutartigen Pylorusstenose** besteht in der Anlegung der Gastroenterostomie, und zwar bevorzuge ich die Gastroenterostomia posterior retrocolica mit Murphyknopf. Besteht aber am Pylorus ein Tumor, einerlei welcher Art, mache ich stets die Resektion des Magens. Wie oft habe ich gezweifelt, und wie oft habe ich mich überzeugen müssen, daß es einfach unmöglich ist, sich bei der Laparotomie zu entscheiden, ob der Tumor gutartig oder ob er bösartig ist. Deshalb mache ich jetzt prinzipiell bei jedem Pylorustumor, ja bei jedem Magentumor, so weit er nicht inoperabel ist, die Magenresektion. Von den Methoden dieser Operation bevorzuge ich die sog. Billroth II, d. h. mit Verschluß des kardialen Magenteiles und des Duodenums und hinterer Gastroenterostomie im Magenstumpf. Durch verbessertes Instrumentarium und vermehrte Erfahrungen sind die Heilungschancen in den letzten Jahren wesentlich besser geworden. Für außerordentlich wichtig halte ich es — und darauf wird meines Erachtens nirgends genügend hingewiesen — alle Wundflächen sorgfältig mit Peritoneum zu überkleiden. Die Operationsmortalität schwankt natürlich je nach der Erfahrung und Geschicklichkeit des Operateurs um einige Prozent, bewegt sich aber in geübter Hand beim Ulcus callosum zwischen 10—15 Proz., beim Karzinom zwischen 20—25 %. Diese Erfolge müssen natürlich noch möglichst verbessert werden, sind aber gar nicht schlecht bei einer Operation, von welcher ein berühmter Chirurg noch vor 20 Jahren sagte, daß ihre Durchführung eine Utopie sei.

Man sei vorsichtig in der Indikationsstellung und halte die Operation beim nachgewiesenen Tumor nicht für aussichtslos, ebenso nicht bei Kachexie. Ich habe z. B. ein großes Magenkarzinom bei einer Frau reseziert, welche nur noch 30 % Hämoglobin hatte. Die Frau überstand die sehr schwere Operation und blieb lange rezidivfrei. Ebenso darf schlechte Verschieblichkeit des Tumors keine Gegenindikation bilden, denn ich habe eine Menge Resektionen ausführen können, wo Teile des Pankreas und der Leber mitentfernt werden mußten. Auch diese Patienten überstanden den großen Eingriff in der Regel gut. Wer sich der ungeheueren Verantwortung bewußt ist, daß das Verzichten auf die Operation das sichere Todesurteil für den Kranken ist, der wird die Entscheidung der Operabilität im Zweifelsfalle der Kompetenz des Chirurgen unterwerfen.

Wenn wir uns klar machen, daß bis jetzt nur ein Viertel aller in chirurgische Behandlung kommenden Magenkarzinome operabel sind, daß also 75 % rettungslos verloren sind, dann darf keine Mühe zu groß sein, um diese Resultate zu verbessern.

Hinsichtlich Technik der Gastrostomie vgl. Hohmeier-Magnus in Bd. 1. S. 814. Vgl. ferner: Tappeiner, Die Pylorusausschaltung in Ergebn. d. Chir. u. Orthop. Bd. 9.

Lit.: Bamberger, Die innere und die chirurgische Behandlung des chronischen Magengeschwürs und ihre Erfolge. Springer, Berlin. Preis 8 M.

5. Darmverschluß.

Werden wir zu einem Kranken gerufen, welcher weder Stuhl noch Winde per anum entleert und alles, was er zu sich nimmt, erbricht, dann haben wir das typische Bild des Darmverschlusses vor uns. Dieses Bild wird um so ausgesprochener, je mehr Zeit verstreicht, weil dann die weiteren Folgen des Darmverschlusses immer deutlicher werden. Diese weiteren Folgen der behinderten Kotpassage sind Meteorismus und die Symptome nervös-reflektorischen Kollapses, sowie allgemeiner Intoxikation infolge der Resorption massenhafter Toxine: kleiner frequenter unregelmäßiger und aussetzender Puls (120—130), oberflächliche und beschleunigte Atmung, Kälte der Glieder und Veränderungen des Gesichtes: tiefliegende Augen bei blassen verfallenen Zügen. So deutlich sind die Erscheinungen natürlich erst in den vorgerückteren Stadien, im Beginne der Erkrankung genügen uns Stuhlverhaltung und Erbrechen, damit wir uns die Frage vorlegen: **Liegt hier überhaupt ein Darmverschluß vor?** Die Stuhlverhaltung braucht nicht einmal absolut zu sein, denn bei einem Hindernis im Dünndarm kann sich aus den tiefer liegenden Darmpartien noch etwas Stuhl entleeren. Auch das Erbrechen ist nicht immer gleichartig, im allgemeinen aber gilt die Regel, daß die erbrochenen Massen bei ganz hochsitzenden Hindernissen mehr galliger Natur sind, während sie um so fäkulenter werden, je tiefer im Dünndarm das Hindernis gelegen ist und je mehr Zeit verstreicht. Tritt erst das dritte Symptom der für die Erkrankung klassischen **Trias** Stuhlverstopfung, Erbrechen und Meteorismus hinzu, dann ist an der Diagnose kein Zweifel mehr.

Diese Allgemeindiagnose des Darmverschlusses ist in der Regel selbst in den Anfangsstadien recht einfach; um so schwieriger aber ist ihre Spezialisierung in die Fragen: **Welche Ursache hat der Darmverschluß?** und **wo sitzt er?**

Die Erkennung der **Ursache der Okklusion** ist nur möglich auf Grund sorgfältiger Untersuchung des Ileuskranken. Dabei müssen wir uns von vornherein darüber klar sein, daß der Darmverschluß entweder rein mechanischer Natur oder durch die Lähmung einer mehr oder weniger größeren Darmstrecke (dynamischer oder paralytischer Ileus) bedingt sein kann. Da die Lähmung die häufigste Ursache des Ileus ist, lautet die nächste Frage: **Ist der Ileus paralytischer Natur?** Bei dieser Form des Ileus sind, wie schon der Name sagt, die Därme gelähmt, also: **völlige Darmruhe.** Auch mit dem Stethoskop hören wir keinerlei Darmgeräusche. Infolge des Meteorismus ist der Bauch aufgetrieben. Steht hiernach die Diagnose „paralytischer Ileus“ fest, dann machen wir uns klar, daß diese Darmlähmung entweder toxisch oder reflektorisch erzeugt ist.

Auf toxischer Wirkung beruht die Darmlähmung bei der Peritonitis. Hier haben wir außer den allgemeinen Ileuserscheinungen und den speziellen: Darmruhe und Bauchauftreibung noch die Zeichen der Infektion und Resorption: kleiner, frequenter Puls, trockene Zunge, verfallenes Gesicht, kühle Extremitäten, verminderte Urinsekretion. Die Temperatur ist verschieden, oft erhöht, doch kommen auch normale und im Kollapsstadium subnormale Werte vor. Reflektorisch wird die Darmlähmung bei verschiedenartigen Unterleibsaffektionen erzeugt: Gallen- Pankreas- und Nierenkoliken, Stieldrehungen verschiedener Bauchorgane, Hodentorsion usw. Differentialdiagnostisch geben Anamnese und die Art der Schmerzen einige Anhaltspunkte.

Zu den reflektorischen Darmlähmungen können wir auch die bei schwerer Spondylitis beobachtete Darmruhe rechnen, ferner wohl auch die **akute Magendilatation.** Dieser Zustand, welcher als arterio-mesenterialer Darmverschluß oder duodejejunaler Ileus bezeichnet wird, ist auf eine Lähmung der diese Gegend versorgenden Nerven, in erster Linie des N. vagus, zurückzuführen. Wir finden bei der Untersuchung eine enorme Erweiterung des Magens mit starkem Meteorismus in der Oberbauchgegend, aufgehobene Darmtätigkeit, unstillbares Erbrechen galliger, nie fäkulenter Massen und schnellen Kräfteverfall. Unsere Diagnose wird bestätigt, wenn durch Magenspülungen und Bauchlage des Kranken das schwere Krankheitsbild behoben wird.

Ausführliches bei v. Haberer-Innsbruck: Arteriomesenterialer Duodenalverschluß. Ergebn. d. Chir. u. Orthop. Bd. 5. 1913. Springer-Berlin.

Sind Darmbewegungen vorhanden, dann liegt ein **mechanischer Ileus** vor. Hier kann entweder eine begrenzte Darmstrecke mit ihrem Mesenterium völlig von der Kotpassage abgeschnürt (Strangulationsileus), oder es kann der Verschluß des Darmes durch Verstopfung von innen oder durch Druck von außen (Obturationsileus) hervorgerufen worden sein. Also nächste Frage: **Ist der mechanische Ileus ein Strangulations- oder Obturationsileus?** Beim **Strangulationsileus** ist das Darmlumen an 2 Stellen unterbrochen, dementsprechend auch die Zirkulation in dem strangulierten Gebiet. Die Folgen sind schwere Ernährungsstörungen mit Blähung der strangulierten Schlinge (**lokaler Meteorismus**) und lokal aufgehobene Peristaltik, während der übrige Darm zunächst Bewegungen zeigt, später auch reflektorisch gelähmt ist. Die Beurteilung der Darmtätigkeit ist also nur bei genauer Beobachtung verwertbar.

Die häufigste Form des Strangulationsileus ist der **eingeklemmte Bruch.** Es wäre ein verhängnisvoller Fehler, würde der behandelnde Arzt eine Untersuchung der Bruchpforten unterlassen.

Erfährt er von dem Kranken, daß der früher gut reponible Bruch sich seit einigen Stunden oder Tagen nicht mehr zurückbringen lasse, und fühlt er an einer der Bruchpforten eine tympanitische druckempfindliche Geschwulst, welche sich in die Bruchpforten fortsetzt und nicht reponieren läßt, ist seine Annahme einer inkarzerierten Hernie bestätigt. Die Untersuchung hat sich in zweifelhaften Fällen auf alle Bruchgegenden auszudehnen: Hernia epigastr., umbil., inguin., cruralis, obturatoria usw. Dabei vergesse man nicht, daß es nicht notwendig ist, außerhalb der Bauchhöhle eine deutliche Hernie nachzuweisen. Bisweilen fühlt man nur in der Bruchpforte eine kleine schmerzhafte Resistenz, welche sich bei der Operation meist als eingeklemmter Darmwandbruch erweist. Oder man fühlt mit dem in den Leistenkanal eingeführten Finger wohl den inneren Leistenring offen, findet aber jenseits desselben eine harte druckempfindliche Resistenz, welche sich von den Bauchdecken aus entgegendrängen läßt. Hören wir dann, daß gewaltsame Repositionsmanöver gemacht worden sind, dann sind wir uns darüber klar, daß hier eine en bloc reponierte Hernie vorliegt. Auf der anderen Seite aber hüte man sich auch, einen Darmverschluß auf eine irreponible, aber nicht eingeklemmte Hernie zurückzuführen. Solche **Scheineinklemmungen** wird man bei genauer Untersuchung (Fehlen der Schmerzhaftigkeit) und genauer Anamnese meist richtig erkennen.

Über retrograde Inkarzeration bei Wendel, Ergebn. d. Chir. u. Orthop. Bd. 6. 1913.

Bisweilen kann auch die Unterscheidung zwischen einer eingeklemmten Kruralhernie und einer vereiterten Inguinaldrüse Schwierigkeiten machen, ja fast unmöglich sein, da Stuhlverhaltung und Erbrechen auch bei vereiterten Drüsen beobachtet werden. Jedoch vergesse man nie, daß auch beide Zustände vereint vorkommen können.

Häufig erhalten wir aus der Vorgeschichte weitere Anhaltspunkte für einen Strangulationsileus. Wir werden jedenfalls daran denken müssen, wenn jugendliche Individuen angeben, an Epityphlitis, akuter oder tuberkulöser Peritonitis, Salpingitis erkrankt gewesen zu sein. Im Anschluß an diese Leiden bilden sich Netz- oder Narbenstränge, welche ganze Darmteile umschlingen und von ihrer Blutgefäßversorgung und Kotpassage abschnüren. Erwähnt sei nur, daß solche Strangulation auch durch ein Meckelsches Divertikel hervorgerufen werden kann. Ein ähnliches Bild bietet sich uns bei der Achsendrehung, dem Volvulus, eines Darmteiles. Dieser Volvulus kann den Dünndarm, den Dünndarm und aufsteigenden Dickdarm bei gemeinsamem Mesenterium und als häufigste Form die Flexura sigmoidea einnehmen. Auch das Netz kann sich, besonders wenn es an seinem unteren Ende fixiert ist, drehen und zu Ileuserscheinungen führen. Wir fühlen dann im Abdomen eine große kompakte Masse.

Besteht bei den Erscheinungen des Ileus deutliche Peristaltik ohne lokalen Meteorismus, dann können wir mit ziemlicher Sicherheit annehmen, daß ein **Obturationsileus** vorliegt. Die häufigste Ursache des Obturationsileus ist das Darmkarzinom, vor allem das Dickdarm- und Rektumkarzinom, während Sarkome nur sehr selten zu Verschlußerscheinungen führen. Nächst dem Karzinom rangiert der Häufigkeit nach die Tuberkulose, sei es als tuberkulöser Ileozökaltumor, sei es in der Form meist multipler, geschwüriger Stenosen des Dünndarmes. In diesen Fällen wie in den folgenden, wo ein krankhafter Prozeß des Darmes selbst oder seiner Umgebung das Darmlumen verschließt, sind den akuten Verschlußerscheinungen meist schon chronische Stenosenerscheinungen vorangegangen.

Wir erfahren von den Kranken, daß bei ihnen bereits seit längerer Zeit **Darmkoliken** bestehen, welche zuweilen sehr hohe Grade angenommen haben. Mit diesen Koliken sind **Darmsteifungen** einhergegangen, welche von den Kranken gut beobachtet meist an derselben Stelle anfingen und unter deutlichem Gurren verschwanden. Diese Steifungen traten regelmäßig nach dem Genuß blähender Speisen (Kohl!) auf, ließen sich auch wohl durch Drücken und Reiben am Abdomen auslösen. Erkundigen wir uns nach dem Stuhlgang, so erfahren wir, daß er sehr wechselnd gewesen ist. Zeiten gänzlicher Stuhlverhaltung wechselten mit solchen, wo der Stuhl breiig bzw. diarrhöisch war. Bei aufmerksamer Betrachtung haben die Patienten blutige, eitrige und schleimige Beimengungen im Kote gesehen. Es können aber auch alle diese Vorgänge fehlen und der Obturationsileus ebenfalls ganz akut einsetzen.

Im Stadium des Obturationsileus ist es meist ganz unmöglich, seine Ursachen zu erkennen, sich z. B. zu entscheiden, ob Tuberkulose, ob Karzinom vorliegt. Zwar sprechen jugendliches Alter und Sitz des Hindernisses im Dünndarm resp. an der Ileozökalklappe für Tuberkulose, beweisen sie aber nicht. Bisweilen gibt der sonstige phthisische Habitus einen Anhaltspunkt. Daß man aber auch darauf nicht viel geben darf, beweisen mir Fälle, wo wir einen obstruierenden Ileozökaltumor wegen deutlicher Kavernensymptome als tuberkulös ansahen, die histologische Untersuchung aber ein Karzinom nachwies.

Selten führen **Narbenstenosen** auf traumatischer, dysenterischer, gonorrhoischer oder syphilitischer Basis zu akuten Ileuserscheinungen. Während die gonorrhoischen und syphilitischen Strikturen digital im Rektum nachgewiesen werden können, müssen anamnestische Angaben uns auf die traumatischen (starke Verletzung, frühere Taxis bei eingeklemmter Hernie) und dysenterischen Verengerungen führen.

Während der Obturationsileus durch Tumor oder Narbe fast immer in der Anamnese die Zeichen der Darmstenose bietet und sich also langsam entwickelt, kommt der durch **Fremdkörper** bewirkte wie ein Blitz aus heiterem Himmel. Außer solchen Gegenständen, welche von außen in den Darm durch den Magen gelangen, führen auch Gallen- und Kotsteine, wie wir selbst gesehen haben, zu völligen Verschlußerscheinungen. Die Kotsteine verhindern meist durch ihre Größe die Kotpassage und sitzen mit Vorliebe in der Ampulla recti. Anders die Gallensteine, welche zwar auch durch ihr Volumen den Dünndarm verschließen können, häufig aber auch als kleine Gebilde die Darmwand usurieren, zu reflektorischen Muskelkontraktionen und so zu Ileuserscheinungen führen.

Zum Obturationsileus rechnen wir ferner eine Form des Darmverschlusses, welche sich vor allen Dingen bei kleinen Kindern findet: die **Invagination**.

Hier tritt meist nach vorausgegangenem plötzlich einsetzendem Leibschmerz und blutigen Entleerungen der Verschluß auf. Schon das jugendliche Alter der Kranken leitet uns auf diese Diagnose, welche oft schon durch die rektale Untersuchung bestätigt wird. In manchen Fällen fühlt dort der eingeführte Finger den eingestülpten Darm, oder wir finden an dem Finger blutige Streifen. Eine niemals fehlende Erscheinung ist das die Krankheit einleitende Erbrechen. Bei abdominaler Palpation, welche sich wegen der mangelnden Bauchdeckenspannung gut durchführen läßt, tastet man den Invaginationstumor als walzenförmiges Gebilde, welches vom rechten Mesogastrium unter den linken Rippenbogen zieht.

Schließlich seien noch die Formen von Darmverschluß erwähnt, welche durch den Druck eines **Tumors der Nachbarorgane** hervorgerufen werden.

Während der Darm den gutartigen Tumoren in der Regel gut auszuweichen vermag, da diese nicht mit ihm verwachsen und nur in seltenen Fällen bei größerem Wachstum im kleinen Becken sein Lumen komprimieren, greifen maligne Tumoren (z. B. Karzinome der Ovarien, des Uterus, Nierensarkome usw.) auf ihn über und verlegen schon verhältnismäßig früh die Passage. In seltenen Fällen vermag auch, wie wir selbst beobachteten, ein retroflektierter schwangerer Uterus dieselben Erscheinungen hervorzurufen.

Haben wir die Ursache des Hindernisses gefunden, bleibt uns noch die Aufgabe, den **Sitz des Verschlusses** zu bestimmen.

Hierfür gibt uns 1. die Entwicklung des Krankheitsbildes gewisse Anhaltspunkte, denn wir können im allgemeinen sagen, daß je höher der Verschluß ist, um so stürmischer meistens die Erscheinungen.

Der Verschluß höher gelegener Darmpartien beginnt mit dem plötzlichen Eintreten heftiger kolikartiger Schmerzen, es entwickelt sich bald ein hochgradiger Meteorismus des Hypo-, Meso- und Epigastriums; Stuhl und Flatus sistieren sofort; rasch treten schwere Shockerscheinungen auf, ebenso frühzeitiges, bald einen fäkulenten Geruch annehmendes heftiges Erbrechen. Dieses Erbrechen bleibt gallig, wenn das Hindernis ganz oben im Duodenum sitzt, wie z. B. beim duodejejunalen Darmverschluß. Im Gegensatz zu diesen stürmischen Symptomen haben wir es bei einem tiefsitzenden Verschluß mit einem langsamen Verlauf zu tun, bei welchem das Erbrechen später und seltener auftritt, hier und da auch einmal ganz fehlt.

Eine 2. Möglichkeit, uns über den Sitz des Verschlusses zu orientieren, haben wir in der Form des Meteorismus. Ist die Gegend des Hypogastriums allein gebläht, sitzt das Hindernis ganz hoch. Ist der Bauch kugelig aufgetrieben und ringsherum am Rande der Dickdarm kollabiert, sitzt das Hindernis im Dünndarm. Je größer der allgemeine Meteorismus, um so tiefer in der Regel der Verschluß im Dickdarm.

Auch durch Darmeingießungen kann man 3. die Bestimmung des Sitzes unterstützen. Falls nur geringe Mengen ($\frac{1}{3}$—$\frac{3}{4}$ l) warmen Wassers gehalten werden, wird das Hindernis in den tieferen Partien des Dickdarmes sitzen. Je mehr Wasser einläuft, um so höher in der Regel der Verschluß. Auch haben wir 4. bei einzelnen Proben die Beobachtung bestätigen können, daß eine reichliche Menge von Indikan im Urin der ersten Zeit für Dünndarmhindernis, sein Fehlen für Dickdarmhindernis spricht (im Hinblick auf störende Zersetzungen frisch gelassenen Urin möglichst bald untersuchen).

Wir sehen also, daß vielerlei Punkte zu beachten sind, wollen wir eine genaue Diagnose über Ort und Sitz des Darmverschlusses stellen. Oft ist es möglich, den Kranken mit einer ganz präzisen Diagnose zu operieren, aber häufig ist das Krankheitsbild bereits so desolat, daß wir nicht mehr imstande sind, eine scharf formulierte anatomische Diagnose zu stellen. In der *vollkommenen Kotverhaltung*, in den *Anzeichen der Allgemeininfektion* und der *zunehmenden Ausdehnung des Leibes* haben wir alles, was wir brauchen, um unsere Diagnose auf einen akuten Darmverschluß zu stellen. Wenn es auch nicht möglich ist, diese Diagnose zu spezialisieren, **unterlasse man nie die digitale Untersuchung aller Bruchpforten und des Rektums.** Bringt uns auch diese Untersuchung nicht weiter, dann müssen wir aus den eben genannten Erscheinungen unsere Konsequenzen ziehen. Und die Konsequenzen lauten, falls es uns nicht gelingt, durch interne Therapie rasch zu helfen *baldigste Laparotomie*.

Beim *duodejejunalen Ileus* kann die interne Behandlung durch *Magenspülung* und *Bauchlagerung* zum Ziel führen. Bei *Invaginationsileus* gelingt es, durch hohe und große Wassereingießungen unter großem Druck bei gleichzeitiger Massage der Invagination eine unblutige Reposition herbeizuführen. Ebenso hat sich folgende konservative Methode bewährt: In Narkose wird der Tumor mit der einen Hand gefaßt und einige Minuten lang komprimiert. In der Regel kann dann mit der anderen Hand desinvaginiert werden, darauf sofort Warmwasserklistier. Länger als 10—15 Minuten darf eine solche Taxis nicht versucht werden, überhaupt nur in frischen Fällen. Vorhergehende Eingießung von Rapsöl erleichtert den Versuch.

Gelingt es nicht, auf konservative Weise innerhalb 10—12 Stunden Stuhl zu erzielen, muß unbedingt sofort die Hilfe des Chirurgen aufgesucht werden; denn auch für das gesamte Krankheitsbild des Darmverschlusses gilt *Strohmeyers* Mahnung: „Findet ihr eine Einklemmung am Tage, soll sie bis zum Sonnenuntergang, findet ihr sie in der Nacht, so soll sie bis zum Sonnenaufgang behoben sein!" Die Operation muß so schnell und so schonend wie möglich ausgeführt werden. Das ist aber nur möglich, wenn *vor* dem Eingriff eine möglichst vollständige Diagnose gestellt wird. Wir müssen uns darüber klar sein, daß es eine allgemeine Behandlung des Ileus nicht gibt, sondern auch hier nur eine individuelle auf Grund einer spezialisierten Diagnose (vgl. das nachfolgende Schema!).

Darmverschluß

- paralytischer Ileus
  - toxisch (Peritonitis)
  - reflektorisch (Gallen-, Nieren-, Pankreas-Koliken, Torsionen)
- mechanischer Ileus
  - **Strangulationsileus**
    - Hernia incarc.
    - Verwachsungen nach Epityphlit. etc.
    - Volvulus des Darmes, d. Netzes
  - **Obturationsileus**
    - Tumor im Darm
      - Karz., Sark., Tbk.
    - Narbenstenose, Fremdkörper, Invaginat.
    - Tumor der Nachbarschaft

Behandlung: Wenn wir einen Blick auf das Schema des Darmverschlusses werfen, dann sehen wir sofort, daß eine allgemein gültige Behandlung dieser mannigfachen Formen des Ileus nicht möglich ist, nein — wie der chirurgische Eingriff sich ganz der Art des Darmverschlusses anpassen muß — so muß überhaupt jede Behandlung des Ileus ganz individuell sein.

Wir sehen, daß bei gewissen Formen von vornherein überhaupt nur die **Operation** ohne Zeitverlust in Frage kommt: das sind die Strangulationen. Hier sind alle inneren Maßnahmen nicht nur unnütz, sondern sogar schädlich. Ferner gehört auch der paralytisch-toxische Ileus = die Peritonitis sofort in den Operationssaal.

Auch in den übrigen Fällen von reflektorischem und Obturationsileus sucht die interne Medizin zunächst durch die ihr zugänglichen Mittel Stuhl zu erzielen, dazu dienen in erster Linie Klistiere: Seifenwasser und Olivenöl warm zu je 250,0; in schweren Fällen in Knieellenbogenlage unter tiefer Einführung des Mastdarmrohres 1—$1^1/_2$ l warmes Seifenwasser mit 100—200 ccm Glyzerin, daneben subkutan Atropin 0,0075—0,001 (Sol. atropini sulf. 0,01/10,0) oder Sennatin 3 ccm intramuskulär. Unterstützt wird die Wirkung auf den Darm durch heiße Einpackungen des Abdomens, besser noch durch Anwendung des Heißluftkastens. Magenspülungen zur Bekämpfung des Erbrechens. Zweckmäßig ist es, im Anschluß an diese meist wohltuenden Spülungen durch die Sonde etwa 250 g Olivenöl als Laxans und „Schmiermittel" einlaufen zu lassen. In einzelnen Fällen scheue ich mich gar nicht, das stärkste Drastikum zu geben, welches wir besitzen, nämlich Ol. croton. Ich verordne Ol. croton. gutt. I, Sacchar. lact. 2,0 und gebe sofort und nach 2 Stunden je ein Pulver. Nachteile habe ich davon nie gesehen, dagegen in manchen recht bösen Fällen ausgiebige Stuhlentleerungen erzielt. Zur Bekämpfung der krampfartigen Spasmen verbinde ich stets mit dieser Medikation die subkutane Gabe von 2 × 0,001 Atropin, welches ich überhaupt bei allen spastischen Zuständen anzuwenden empfehle.

Ist es nicht möglich, auf konservative Weise, innerhalb 10—12 Stunden, Stuhl zu erzielen, muß der Kranke operiert werden, auch wenn es uns nicht gelungen ist, eine spezielle Artdiagnose zu stellen. Schnitzler sagt ganz richtig, daß er **„lieber zur rechten Zeit unter falscher Diagnose, als zur falschen Zeit unter rechter Diagnose operieren"** will. Da die Operation so schnell und so schonend wie möglich ausgeführt werden muß, wird jeder Chirurg auch seinerseits sich bemühen, eine exakte Art- und Ortdiagnose zu stellen, um seinen Eingriff ihr anzupassen. Vor allen eingreifenden Operationen im Stadium des Ileus soll er sich hüten, da solche meist verfallene Patienten dann dem Operationsshock erliegen.

Lit.: Wilms, Der Ileus. Enke, Stuttgart.

6. Die Abdominaltumoren.

Es erscheint zunächst unangebracht, die Behandlung der Abdominaltumoren in die Therapie der Praxis aufzunehmen, liegt doch scheinbar die Behandlung dieser Geschwülste völlig in der Hand der Chirurgen. Diese Ansicht ist nicht richtig! Will der Chirurg erfolgreich Abdominaltumoren behandeln, bedarf er der Hilfe des Praktikers. Dieser hört die ersten Klagen, dieser sieht die **Anfangsstadien,** dieser allein ist daher auch imstande, in erster Linie den Kranken zu helfen. Das ist aber auch nur möglich, wenn er sorgfältig untersucht, wenn er den Klagen des Kranken nachgeht und eine möglichst genaue Diagnose zu stellen versucht. Nur dann, wenn auch der praktische Arzt sich auf diese Weise an der Behandlung der Abdominaltumoren beteiligt, aber auch nur dann wird es möglich sein, die bisher noch schlechten Resultate zu verbessern.

Fühlen wir in der Abdominalhöhle einen Tumor, dann dürfen wir uns nicht mehr wie früher mit der Diagnose „Tumor in abdomine" begnügen, sondern müssen unsere Diagnose spezialisieren, d. h. differentialdiagnostisch

Sitz und Art des Tumors bestimmen. Die spezielle Diagnose der Abdominaltumoren gründet sich neben der Berücksichtigung des allgemeinen Zustandes und der Vorgeschichte

1. auf den topographischen Sitz,
2. auf das Lageverhältnis des Tumors zu einem benachbarten individualisierbaren Organe,
3. auf die Funktionsfähigkeit der einzelnen Organe.

Da von jedem Organ der Abdominalhöhle Geschwülste ausgehen können, ist es notwendig, in der Differentialdiagnose sie alle systematisch zu prüfen. Man tut gut, sich an folgende Reihenfolge zu halten:

1. Digestionsapparat (Magendarm),
2. Leber, Gallenblase,
3. Milz,
4. medial gelegene Tumoren,
5. Nieren.

Auch wir werden uns im folgenden an diese Einteilung halten.

I. Tumoren des Digestionsapparates.

Die Geschwülste des Magens machen selten differentialdiagnostische Schwierigkeiten. Ihre Symptome sind so ausgeprägt, daß ich mich hier begnügen kann, auf das im Kapitel „Magenerkrankungen" Niedergelegte hinzuweisen.

Bei der speziellen Diagnose der abdominellen Darmtumoren läßt uns die Bestimmung des topographischen Sitzes scheinbar im Stich, weil Darmtumoren selbstverständlich überall in der Bauchhöhle, wo ein Darm hinkommen kann, angetroffen werden. Indessen haben die **Darmtumoren,** wenn ich, wie ich besonders hervorheben möchte, in diesem Kapitel gänzlich von den Mastdarmtumoren absehe, zwei Prädilektionsorte, die Gegend des Zökums und die der Flex. sigmoidea. Fühlen wir hier Tumoren, so können wir sie von vorneherein mit großer Wahrscheinlichkeit als Darmgeschwülste ansprechen.

Die Bestimmung des Tumors als zum Darm gehörig, gelingt ferner durch Bestimmung seiner Lageverhältnisse. Dies ist besonders leicht bei Tumoren des Dickdarmes, welchen wir durch Aufblähung in seiner Lage zu bestimmen vermögen; sie gelingt auch am Dünndarm, bei Darmsteifungen oder lokalem Meteorismus.

Zu den Hauptsymptomen des Darmtumors gehören die Störungen der Funktionsfähigkeit dieses Organs.

Die Geschwülste des Darmes führen durch ihr Wachstum in der Regel zur Erschwerung der Kotpassage, indem sie entweder durch Narbenbildung oder durch ihr Volumen den Darm verengen. Infolgedessen stehen im Vordergrunde der Erscheinungen Stenosenbeschwerden, d. h. Klagen über Unregelmäßigkeit der Stuhlentleerungen. Die Stenose ist häufig nach Wismuteingießung und Röntgenphotographie deutlich auf der Platte sichtbar.

Sind wir durch die Untersuchung zur Überzeugung gekommen, daß der im Abdomen gefühlte Tumor dem Darm angehört, dann bleibt uns nur noch die **Artbestimmung** der Geschwulst übrig. Häufig genug läßt sich der Anfänger täuschen und hält festgeballte Kotklumpen für Tumoren, welche dann nach gründlicher Entleerung verschwinden. Auch geben enterospastische Zustände zu Verwechslungen Anlaß. Genaue Beobachtungen aber lassen uns hier erkennen, daß der Tumor bisweilen tagelang bestehen kann, um dann plötzlich zu verschwinden, oder daß die Geschwulst nach Wärmeanwendung oder Applikation von Narkotizis (Morphiumnarkose) nicht mehr zu fühlen ist. Bei kleinen Kindern achte man darauf, daß der Tumor nicht durch eine

Invagination vorgetäuscht werde. Man denke schließlich daran, daß entzündliche Tumoren am Darm durchaus nicht selten sind.

Sie bilden sich entweder akut im Anschluß an eine Epityphlitis oder eine Sigmoiditis und führen zu so festen Tumoren, daß man sie als solide Geschwülste ansehen kann, — Anamnese und Verkleinerung durch Resorption nach Wärmeanwendung lassen ihren wahren Charakter erkennen — oder sie sind ganz langsam entstanden und sind die Folge einer aktinomykotischen oder tuberkulösen Infektion. Auch diese beiden letzten Erkrankungsformen des Darmes äußern sich häufig als umschriebene Tumoren der Ileozökalgegend. Die Differentialdiagnose dieser ziemlich fest verwachsenen, oft auch etwas beweglichen Geschwülste ist häufig gar nicht zu stellen, solange nicht die Aktinomykose an Fistelbildung und Drüsen erkannt wird. Das langsame Wachstum eines Ileozökaltumors bei jugendlichen Individuen läßt uns in erster Linie an seinen tuberkulösen Ursprung denken, besonders wenn anderweitig tuberkulöse Herde nachgewiesen werden können. Doch wiesen wir bereits darauf hin, daß ausgesprochene Kavernensymptome uns zur Diagnose eines tuberkulösen Ileocökaltumors geführt haben, der histologische Befund aber seine karzinomatöse Natur aufdeckte!

Ausführliches bei Simon: Karzinom und Karzinoid der Appendix. Ergebn. d. Chir. u. Orthop. Bd. 9.

Die malignen Tumoren, vor allen Dingen die Karzinome, bilden die Hauptgruppe der Darmtumoren. Das Karzinom und das sehr viel seltenere Sarkom verlaufen meist unter dem Bilde der geschilderten Darmstenose, nur selten wachsen sie ohne jegliche Erscheinungen, bis plötzlich eines Tages der vollkommene Darmverschluß zum operativen Eingreifen führt.

Die Ursache dieser relativen oder absoluten Stenose ist klar, wenn wir bei der Palpation des Abdomens den Tumor nachweisen können, doch kann der Tumor so klein sein, oder so versteckt sitzen, daß er sich lange Zeit der Betastung entziehen kann. Hier lenkt häufig ein lokaler Schmerz und der Nachweis von Blut im Stuhl neben den anamnestischen Angaben unsere Aufmerksamkeit auf eine maligne Affektion, welche bei Kachexie und vorgeschrittenem Alter wahrscheinlicher wird. Bemerkt sei hier, daß auch der Nachweis eines Abszesses bei chronischen Stenosenerscheinungen nicht gegen den Verdacht eines Karzinomes, zumal bei älteren Leuten spricht, weil gar nicht selten infolge des Kontaktes des Darmtumors mit den Zerfallskeimen Infektion und Eiterung hervorgerufen wird. Dies gilt auch von den bösartigen Neoplasien des Wurmfortsatzes, welche überhaupt meist unter dem Bild der Epityphlitis verlaufen.

Die an und für sich schon sehr seltenen gutartigen Darmgeschwülste gelangen noch viel seltener ohne Autopsie in vivo zur Diagnose; es sei denn, daß ein solcher Tumor in toto durch das Rektum ausgestoßen bei Nachweis eines anderen Tumors in abdomine diesen Verdacht erweckt, da solch gutartige Darmtumoren oft multipel sind.

Behandlung: Gelingt es, auf Grund der hier genannten Erscheinungen **rechtzeitig** eine Darmstenose zu diagnostizieren, muß sie sofort operiert werden, denn auch, wenn es sich um ein Karzinom handelt, sind bei frühzeitiger Diagnose die Dauerresultate gar nicht schlecht.

II. Tumoren der Leber- und Gallenblase

Die akuten und chronischen Entzündungen der Leber und Gallenblase können bisweilen solide Tumoren vortäuschen.

Fühlt man in der Lebergegend einen Tumor, so ist zunächst seine Zugehörigkeit zur Leber festzustellen. Halten wir uns an das oben angeführte

Schema, so spricht zunächst der topographische Sitz in der Lebergegend für unsere Annahme.

Wir suchen dann den Leberrand zu fühlen, überzeugen uns, daß er sich mit den Atmungsbewegungen verschiebt, und untersuchen das Verhältnis des Tumors zur Leber selbst. Die meisten fühlbaren Lebertumoren sitzen an der Oberfläche und sind daher in der Regel leicht zu erkennen. Nur die Tumoren der Gallenblase bereiten gelegentlich ihrer Erkennung Schwierigkeiten, doch werden diese geringer wenn man sich vor Augen hält, daß die Gallenblasentumoren sich meist von dem Normalsitz des Organs schräg nach innen unten bis unterhalb des Nabels entwickeln.

Bei Prüfung des Lageverhältnisses zu benachbarten Organen rufe man sich ins Gedächtnis, daß die Leber, also auch Leber- und Gallenblasentumoren vor dem Magendarmapparat liegen, bei Aufblähung dieser Organe also meist deutlicher zutage treten, wenn auch in einzelnen Fällen das Kolon sich über die Leber legt. Schwieriger kann auch die Abgrenzung eines Leber- oder Gallenblasentumors von der dystopischen Niere sein. Hier stehen uns zwei Merkmale zu Gebote:

Wenn ein mit der Leber im Zusammenhange stehender Tumor nach hinten gedrückt wird, schnellt er, sobald der Druck aufhört, sofort infolge der Elastizität wieder nach vorn, die Wanderniere nicht. Bei Nierentumoren gelingt es meist, in linker Seitenlage mit den Fingerspitzen zwischen Tumor und unterer Leberfläche einzudringen.

Recht schwierig kann sich aber die Unterscheidung der Lebertumoren von rechtsseitigen pleuritischen Ergüssen gestalten. Dabei gilt als Regel, daß bei einem pleuritischen Exsudat die untere Lungengrenze sich mit der Atmung nicht verschiebt, dagegen wohl bei Leberaffektionen, aber diese Beweglichkeit ist bisweilen außerordentlich klein, so daß nur eine ganz sorgfältige Untersuchung sie festzustellen vermag. Wichtiger als diese Unterscheidung ist die Lage des Herzens, welches bei rechtsseitigem pleuritischem Exsudat stets nach links verlagert ist, bei Geschwülsten der Leber aber nicht, absolute Sicherheit bringt die Röntgendurchleuchtung.

Je nach der Größe des Tumors ist die Funktion der Leber mehr oder weniger gestört. Durch kleine gutartige Tumoren wird sie kaum beeinflußt, dagegen wohl durch große und durch maligne Geschwülste. Diese schädigen das Parenchym der Leber und rufen dadurch Funktionsstörungen hervor, die sich bisweilen in einer alimentären Glykosurie äußern. Andere Tumoren, besonders die der Gallenblase, führen oft zu Störungen in der Gallenpassage und dadurch zu Ikterus und Acholie.

Haben wir den Tumor als zur Leber oder Gallenblase gehörig identifiziert, dann folgt die Bestimmung der Artdiagnose. Ist es überhaupt ein echter Tumor? oder ist er vielleicht nur vorgetäuscht? oder entzündlich? Gerade an der Leber werden wir leicht irregeführt, da sowohl ein Schnürlappen als auch der sog. Riedelsche Lappen einen Tumor oder eine Wanderniere vortäuschen. Daß die Unterscheidung gegenüber der Niere möglich ist, haben wir bereits erwähnt. Bisweilen fühlt man deutlich die Schnürfurche und kommt so zur richtigen Diagnose. Auch führt uns die Anamnese (Schnüren oder bei Riedelschem Lappen Gallensteinkoliken) auf den richtigen Weg. Ist der Tumor nicht vorgetäuscht, kann er entzündlicher Natur sein; sowohl die Tuberkulose als auch die Lues (Gummi) rufen an der Leberoberfläche verschiedene Entzündungen hervor, welche als echte Tumoren angesehen werden und so die Veranlassung zur operativen Freilegung der Leber geben. Anamnese und spezifische Reaktionen können vor solchen Irrtümern schützen.

Von den echten Tumoren werden die gutartigen Neoplasien nur äußerst selten beobachtet, dagegen sind nicht selten die zystischen Geschwülste.

Die meist mit Fieber einhergehenden **Leberabszesse** wurden bereits bei den akuten Entzündungen im Bauche besprochen. Es ist meist nicht schwer, einen Leberabszeß von der ebenfalls fluktuierenden häufigsten zystischen Lebergeschwulst, dem **Echinokokkus** zu unterscheiden. Wir diagnostizieren einen Echinokokkus bei Nachweis eines glatten, ohne Fieber und Schmerzen langsam wachsenden, fluktuierenden Tumor (mitunter Hydatidenschwirren). Ein weiteres Symptom des Echinokokkus ist das Auftreten von Urtikaria infolge Resorption von Zysteninhalt. Bei Blutuntersuchung finden wir eine allerdings mehrdeutige und oft nicht scharf ausgeprägte Vermehrung der eosinophilen Leukozyten. Warnen müssen wir vor der Probepunktion, da durch den begleitenden Austritt von zystischem Inhalt die Bauchhöhle infiziert wird. Nach etwaiger positiver Punktion ist sofort die Operation anzuschließen. Serologischer Echinokokkennachweis ist nach Art der Wassermannschen Reaktion bei Syphilis möglich (ev. 10 ccm Blut nach Venaesectio an Untersuchungsinstitut einsenden). Neben den parasitären Zysten kommen noch sehr selten nichtparasitäre (Dermoide, Zyst-Adenome) vor, doch wird diese Diagnose stets erst bei bzw. nach der Operation gestellt.

Der weitaus häufigste Tumor der Leber ist das Karzinom, und zwar in der überwiegenden Mehrzahl der Fälle das metastatische Karzinom. Wir fühlen, ja sehen oft schon an der Oberfläche der meist vergrößerten Leber einen oder mehrere kraterförmige Höcker. In diesem Stadium finden wir dann auch in der Regel bereits Cholämie und Darmhypocholie, nicht selten geringen Aszites. Eine sorgfältige Untersuchung wird das meist in der Bauchhöhle gelegene primäre Karzinom entdecken (Magen, Darm, Mastdarm, Uterus usw.). Erst wenn alle Organe, alle Ostien untersucht, alle Möglichkeiten erschöpfend erwogen worden sind, darf die Diagnose eines primären Leberkarzinoms oder Sarkoms gestellt werden. Wenn die Unterscheidung dieser beiden Tumoren auch praktisch wenig Zweck hat, so läßt sie sich doch durchführen, und zwar ruft das Karzinom bald Aszites hervor, das Sarkom gewöhnlich nicht. Während bei dem Karzinom die Milzschwellung stets fehlt, geht das Lebersarkom nicht selten mit solcher einher.

Die Gallenblasenkarzinome fühlen sich hart und höckerig an; da sie bald zum Choledochusverschluß führen, treten sie meist mit Ikterus und Kachexie auf. Infolgedessen kann die Differentialdiagnose, ob der chronische Verschluß des Choledochus durch einen Tumor oder durch einen Stein bedingt ist, recht schwierig sein.

Ausführliches über die gut- und bösartigen Neubildungen der Gallenblase und der Gallengänge bei H. Kehr in Bd. 8 der Ergebn. d. Chir. u. Orthop.; ferner Thöle (Chirurgie der Lebergeschwülste. Neue deutsche Chirurgie Bd. 7. 14 M.).

III. Tumoren der Milz.

Vergrößert sich die allgemein nicht tastbare Milz so, daß man sie deutlich fühlen und perkutorisch ihren vermehrten Umfang nachweisen kann, dann sprechen wir von einem Milztumor, wohl wissend, daß wir hier mit dem Namen Milztumor schlechthin nur die Vergrößerung dieses Organs bezeichnen. Hierher gehören daher auch alle jene Hyperplasien der Milz, welche sich im Verlauf akuter Infektionskrankheiten, Typhus, Malaria, Sepsis usw. entwickeln. Diese pathologischen Zustände erwecken im allgemeinen nicht das spezielle Interesse des Chirurgen: sie verlieren sich auch mehr oder minder mit dem Abklingen der Infektion. Dagegen geben die chronischen Milztumoren bisweilen Veranlassung zu chirurgischem Eingreifen.

Das Erkennen einer Geschwulst in der linken Bauchseite als Milztumor ist in einzelnen Fällen nicht ganz leicht; sie füllt die linke obere Bauchhälfte aus und ist durch ihre respiratorische Verschieblichkeit ausgezeichnet. Häufig gelingt es die Einkerbungen an dem vergrößerten Organ besonders deutlich zu fühlen und so die Milz zu erkennen. Als weiteres Merkmal dieser Erkrankung dient ihre Lage vor dem Magendarmapparat, im Gegensatz zu dem Nierentumor, welcher hinter dem Magen oder Darm liegt. Infolgedessen werden Nierentumoren bei Aufblähung des Darmes undeutlich, Milztumoren deutlicher. Doch kann auch in einzelnen Fällen die vergrößerte Milz durch den Dickdarm überlagert werden. Schließlich können uns noch die Störungen der Milzfunktion zur Befestigung unserer Diagnose verhelfen. Vermehrungen oder Verminderungen sowohl der Erythrozyten als auch der Leukozyten?

Die auf diese Weise als Milztumor diagnostizierte Abdominalgeschwulst ist entweder gleichmäßig oder ungleichmäßig vergrößert. Bei den gleichmäßig vergrößerten Tumoren ist die Oberfläche im allgemeinen glatt, für diese Tumoren kommen differentialdiagnostisch in Betracht: Malaria, **Leukämie,** Stauungsmilz, lienale Pseudoleukämie, Lues, Leberzirrhose und Morbus Banti. Nur der letztere ist gelegentlich Gegenstand chirurgischer Behandlung, während jetzt wohl im allgemeinen die operative Entfernung der leukämischen Milz verlassen worden ist. Die uns ihrer Ätiologie nach noch recht unklare Bantische Krankheit weist außer dem Milztumor eine charakteristische Veränderung des Blutbildes auf; wir finden eine ausgesprochene Abnahme sowohl der Erythrozyten und Leukozyten als auch des Hämoglobingehaltes, eine mehr oder minder deutliche hämorrhagische Diathese, meist Aszites und Herabsetzung des Stickstoffumsatzes. Behandlung: Splenektomie!

Die Neubildungen der Milz (sowohl die echten als auch die entzündlichen tuberkulösen und syphilitischen) rufen meist eine unregelmäßige Vergrößerung des Organs hervor. Es ist vor der Operation nur selten möglich, hier eine Differentialdiagnose zu stellen. In Betracht kommen das Sarkom, metastatische Karzinom, Zysten (parasitäre oder nichtparasitäre), die Tuberkulose und die Gummiknoten.

Zum Schluß sei noch hervorgehoben, daß bisweilen die stark vergrößerte Milz (Malaria, Leukämie) ähnlich der Wanderniere sich fast frei in der Bauchhöhle hin und her bewegen läßt. Es ist nicht schwer, diesen Tumor als Wandermilz zu erkennen.

Ausführliches über Milzchirurgie bei Michelsen, Ergebn. d. Chir. u. Orthop. Bd. 6. 1913.

IV. Mediale Abdominaltumore.

Fühlen wir in der Nabelgegend einen Tumor, dann ist die Möglichkeit einer Pankreasgeschwulst vorhanden, und zwar kann es sich entweder um ein Karzinom und Sarkom oder um eine Pankreaszyste handeln.

Während die beiden ersten nur im späten Stadium so groß sind, daß sie die tastende Hand des Arztes festzustellen vermag, nehmen die Pankreaszysten doch verhältnismäßig schnell so große Dimensionen an, daß sie gut zu fühlen sind. Man fühlt dann eine meist zwischen Magen und Colon transversum, selten oberhalb des Magens oder unterhalb des Kolon liegende runde glatte fluktuierende Geschwulst. Bei Aufblähungen des Magens und Dickdarmes zeigt sich, daß die Geschwulst hinter ihnen liegt. Hieraus diagnostizieren wir einen hinter dem Magendarmkanal liegenden zystischen Tumor. Geht dieser Tumor von dem Pankreas aus, dann ist auch die Funktion dieses Organs gestört. Der Nachweis von Zuckerharn kann den Verdacht auf das Pankreas als Ausgangspunkt erwecken. Weit überschätzt wird der Wert der Cammidgen-Urinprobe. Sie kann auch bei anderen Erkrankungen positiv ausfallen. Sie hat daher nur den Wert, daß sie bei anderen auf eine Pankreasaffektion deutenden Symptomen der Diagnose eine gute Stütze ist. Das Fehlen der Reaktion bei einmaliger Ausführung spricht nicht gegen Pankreaserkrankung, jedoch kann bei mehrmaligem Fehlen mit Wahrscheinlichkeit ein gesundes Pankreas vermutet werden. Bei Anomalien der Pankreassekretion fällt ferner die Indikanprobe schwach positiv aus. Weiteren Aufschluß gibt die Untersuchung des Stuhles und zwar entweder mit Hilfe der Haferbutter-Probediät, der Schmidtschen Kernprobe, durch Pankreonfütterung oder durch Nachweis des Trypsinmangels nach Eduard Müller-Schlecht oder nach Groß-Koslowski.

Die Artdiagnose des Pankreastumors ist vor allen Dingen dann sehr schwer, wenn die Betastung keinen Anhaltspunkt bietet. Indessen gelingt es in einzelnen Fällen, Fluktuation und deutliche Verschieblichkeit des Tumors nachzuweisen und damit den Tumor als Pankreaszyste anzusprechen. In anderen Fällen fühlt man bei steiler Palpation einen quer über die Bauchaorta verlaufenden unregelmäßigen Tumor. Gibt der Kranke dann an, daß das Leiden plötzlich mit Schmerzen unter dem linken Rippenbogen angefangen habe, daß die Schmerzen attackenweise und mit so großer Heftigkeit auftreten, daß die Kniee fest an den Bauch gepreßt werden müssen, dann besteht mit großer Wahrscheinlichkeit ein **Pankreaskarzinom.**

Unter einem ähnlichen Tastbefund wie die Pankreaszysten erscheinen die retroperitonealen Zysten. Sie lassen sich durch nichts anderes als das Fehlen jeder Funktionsstörung des Pankreas von den Zysten dieses Organes unterscheiden. Meist sind es nichtparasitäre Zysten, welche ungeheuere Dimensionen annehmen können, so z. B. entfernte ich eine solche Zyste, welche einen Umfang von 126 cm und einen Durchmesser von 63 cm hatte. Sehr selten sind die retroperitonealen Geschwülste, welche auf parasitären Ursprung zurückzuführen sind. Außer den 6 in der Literatur niedergelegten Fällen habe ich selbst noch einen großen retroperitoneal gelegenen multilokulären Echinokokkus exstirpiert. Die von den retroperitonealen Drüsen ausgehenden Lipome und Sarkome rufen außer durch ihre Größe keine charakteristischen Erscheinungen hervor.

In der Mitte der Bauchhöhle finden wir auch gelegentlich Geschwülste, welche vom Netz oder Mesenterium ausgehen und meist zystischer oder entzündlicher Natur sind. Auch sei hier auf die Netztorsionen hingewiesen, welche meist, nicht immer, mit Hernienbildung einhergehend unter den Erscheinungen peritonitischer Reizung und Darmlähmung verlaufen.

Lit.: Pagenstecher, Die klinische Diagnose der Bauchgeschwülste. Bergmann, Wiesbaden.

V. Nieren- und Nebennierentumoren.

Die Nierentumoren können infolge der tiefen Lage des im Hypochondrium an der Wirbelsäule sitzenden Organes meist erst dann deutlich gefühlt werden, wenn der Tumor bereits zu mehr oder minder beträchtlicher Größe angewachsen ist. Dann aber sind die Aussichten einer Radikalheilung, zumal bei den malignen Neubildungen, ungünstig. Es ist daher ganz besonders hier Aufgabe des Arztes, alle die Erscheinungen, welche sich auf einen **beginnenden Nierentumor** beziehen können, sorgfältig zu beobachten und zu prüfen.

Auch die Diagnose: Nierentumor gründet sich auf den topographischen Sitz des Tumors, seine Lagebeziehung zu anderen Organen und die Störungen der Nierenfunktion.

Wollen wir den topographischen Sitz des Tumors auf seine Zugehörigkeit zur Niere und seine Lagebeziehung zu anderen Organen prüfen, ist es zweckmäßig, den Kranken im Stehen und im Liegen (Rücken- und Seitenlage) zu untersuchen. Wir fühlen dann bei bimanueller Palpation am deutlichsten von hinten her einen im Winkel zwischen Wirbelsäule und 12. Rippe liegenden Tumor, der bei weiterem Wachstum die Tendenz hat, sich nach unten und nach der Seite zu entwickeln, schließlich die eine Seite ausfüllt und an der vorderen Wand des Abdomens fühlbar wird. Dieser Tumor läßt sich durch steile Palpation gut von Leber und Gallenblase abtasten, läßt sich, wenn er sich links entwickelt hat, von der Milz infolge ihres vorderen scharfen Randes gut differenzieren und von Ovarialzysten schon dadurch unterscheiden, daß die Konvexität dieses Tumors nach unten, die der Ovarialzysten nach oben zeigt. Die Nierentumoren liegen hinter Magen und Darm, sind also bei Aufblähungen dieser Organe schwerer zu tasten, während die mit der Leber oder der Milz zusammenhängenden Geschwülste hierbei meist deutlicher zutage treten. Bei rechtsseitigen Nierentumoren verläuft das aufgeblähte Kolon von unten außen nach oben innen, bei linksseitigen Tumoren von oben außen nach unten innen. Doch ist diese Untersuchungsmethode bei rechtsseitigem Tumor unsicher, denn dieser kann trotz Aufblähung über dem ausgedehnten Darm fühlbar bleiben. Im allgemeinen sind die Nierentumoren nicht beweglich, doch vergesse man nicht, daß auch Wandernieren erkranken können. Häufig gelingt es, größere Nierentumoren zwischen beide Hände zu nehmen und durch kurze Stöße ballottieren zu lassen.

Die für Tumoren charakteristischen **Störungen der Nierenfunktion** äußern sich entweder in einem abnormen Wechsel in der Menge der Urinentleerung (z. B. intermittierende Hydronephrose) oder in abnormen Bestandteilen des Urins: Blut und Eiter. Ist **Blut im Urin**, muß man die Quelle der Blutung erforschen und dabei ausschließen, daß Blut aus der Nachbarschaft (z. B. bei den Menses aus der Vagina) in den Urin gelangt. Ferner muß der Urin in Portionen aufgefangen werden: ist der Urinstrahl zuerst stark bluthaltig, nachher fast klar, liegt der Ursprung der Blutung in der Urethra; nimmt der Blutgehalt gegen Ende der Miktion zu, blutet die Harnblase; ist der Urin in allen Teilen gleich rot, kann das Blut aus der Niere stammen. Ferner wird Form und Farbe der roten Blutkörperchen im Mikroskop anzusehen sein, denn es steht fest, daß im allgemeinen Form und Farbe um so besser erhalten sind, je tiefer die Blutung ihren Sitz hat. Schließlich spricht der Befund von Blutzylindern für Nierenblutung. Können wir auf diese Weise den Ursprung der Blutung in die Niere verlegen, so kann sie beruhen auf 1. Nierensteinen, 2. Tuberkulose, 3. Nierentumoren (gut- und bösartigen), 4. akuter und chronischer hämorrhagischer Nephritis. Beachte auch: Angioneurosen, paroxysmale Hämoglobinurien, Intoxikationen (Oxalsäure, Kanthariden), Infektionen (Malaria, Influenza, Typhus) und Parasiten (Bilharzia, Filaria sanguinis)!

Besteht Verdacht, daß **Eiter im Urin** ist, begnüge man sich nicht mit dem Augenschein, sondern prüfe den Urin sorgfältig. Oft verschwindet der sog. Eiter nach Zusatz einiger Tropfen Säure und entpuppt sich als Phosphat. Verschwindet die Trübung unter Ansäuerung des Urins nicht, dann nehme man das Mikroskop zu Hilfe. In manchen Fällen läßt dieses uns eine Unmenge von Bakterien, aber keine Eiterkörperchen erkennen, woraus wir die Diagnose auf eine meist durch Kolibazillen hervorgerufene „Bakteriurie" stellen. Ist aber im Sediment wirklich Eiter vorhanden, dann kann er aus der Blase oder aus den Nieren stammen. Gleichzeitige Anwesenheit von Nierenepithelien bzw. Zylindern sprechen für die Niere als Ausgangspunkt. Eine sichere Entscheidung läßt sich aber nur durch Ureterenkatheterismus herbeiführen. Der Eiter kann durch akute Infektion oder durch Tuberkelbazillen hervorgerufen sein. Tuberkelbazillen selbst werden nur in etwa der Hälfte aller Fälle von Nierentuberkulose gefunden; man hüte sich vor der Verwechslung mit Smegmabazillen (Tierimpfung im Untersuchungsinstitut!).

Neben diesen Ergebnissen der speziellen Untersuchung dürfen wir — und das verdient immer wieder hervorgehoben zu werden — zumal in unserem Streben nach **möglichst frühzeitiger Diagnose** der Nierentumoren die sorgfältige Berücksichtigung von Anamnese (Traumen, Symptome von Steinbildung) und Allgemeinuntersuchung (Venektasien, Varikozele, Drüseninfektion, Beinödem, Pigmentierung) nicht vergessen.

Gelingt es uns, durch solche Untersuchung eine Geschwulst als **Nierentumor** zu bestimmen, bleibt uns noch die Differentialdiagnose der Tumorart übrig.

Es kann sein:

1. ein vorgetäuschter Tumor (Wanderniere),
2. ein fluktuierender Tumor
   a) Sackniere,
   b) paranephritischer Abszeß,
   c) zystischer Tumor,
3. ein solider Tumor
   a) Tuberkulose,
   b) maligner Tumor.

Fühlen wir in der rechten Nierengegend einen beweglichen Tumor, so müssen wir bei Frauen an eine Wanderniere denken. Wir lassen die Patientin sich mehrfach aufsetzen oder im Stehen in die Höhe springen und fühlen dann einen leicht nach oben entweichenden glatten Tumor, welcher die Größe der normalen Niere hat. Die Wanderniere unterscheidet sich von Leber- und Gallenblasentumoren vor allem dadurch, daß sie bei Druck verschwindet und nicht wie jene nachher wieder spontan vorschnellt. Bei Männern ist die Diagnose stets sehr kritisch aufzunehmen; stimmt sie, dann handelt es sich meist um Wandernieren traumatischen Ursprungs. Das Hauptcharakteristikum und die Hauptbeschwerden der Wanderniere sind die Einklemmungen: Kolikartige Schmerzen mit Übelkeit und Erbrechen. Die Schmerzhaftigkeit der Nierengegend ist so groß, daß eine exakte Untersuchung im Anfall unmöglich ist

Behandlung: Da die Einklemmungserscheinungen auf einer Torsion der Niere beruhen, wäre die Reposition die beste Behandlung. Sie läßt sich aber ohne Narkose im Anfall nicht durchführen, daher Narkotika, heiße Kompressen, heißes Bad, Darmentleerung. Im Intervall besteht die Behandlung der Wanderniere bei abgemagerten Individuen in der Durchführung einer Mastkur. Sehr zweckmäßig ist es, bei jeder Wanderniere wegen der gleichzeitigen allgemeinen Enteroptose eine gute Bauchbandage zu verordnen. Mir hat sich da am besten die Steffecksche Binde von C. Küchmann, Berlin, Dorotheenstraße 69, bewährt. Führt diese Behandlung nicht zur Besserung, kommt die Fixation der Niere an möglichst normaler Stelle in Betracht (Nephropexie).

Findet sich dagegen in einer Nierengegend ein deutlicher zirkumskripter Tumor, dann prüfen wir, ob dieser Tumor Fluktuation zeigt oder nicht. Bei bimanueller Palpation ist dies meist nicht schwer, wenn man nur von unten her die Niere gut fixiert hat. Fluktuiert der Tumor, dann kann es sich nur um einen zystischen Retentions- oder entzündlichen Tumor handeln. Wir fühlen in diesen Fällen meist einen die rechte bzw. linke Bauchseite ausfüllenden, in der Lumbalgegend deutlich fühlbaren fluktuierenden Tumor, dessen Oberfläche meist gleichmäßig und glatt, bisweilen entsprechend den ausgedehnten Nierenkelchen grobhöckerig ist. Dieser örtliche Befund läßt uns an einen zystischen Tumor der Niere denken, welcher entweder auf parasitärer Basis (Echinokokkus) beruht, oder die Folge einer polyzystischen Degeneration der Niere (Zystenniere) darstellt. Die Entscheidung, welcher Art der Tumor ist, wird bisweilen schon dadurch erleichtert, daß die Kranken die mit dem Urin entleerten Echinokokkusblasen mitbringen. Die Zystenniere ist meist doppelseitig; infolgedessen treten hier verhältnismäßig früh: Polyurie, Ödem, Hypertrophie des linken Ventrikels, schließlich auch Urämie auf.

Viel häufiger als diese zystischen Geschwülste sind die Retentionstumoren des Nierenbeckens und der Nierenkelche, welche wir nach Küster unter der gemeinsamen Bezeichnung Sackniere = Uronephrose zusammenfassen. Diesen Sammelbegriff differenzieren wir je nach dem Inhalt als Hydronephrose, wenn er aseptisch ist, als Pyonephrose, wenn er infiziert ist. Die Sackniere entwickelt sich entweder ganz latent und wird erst bemerkt, wenn die Geschwulst bereits zu erheblicher Größe angewachsen ist, oder sie zeigt ein intermittierendes Wachstum. Bei **intermittierender Uronephrose** wechselt die Retention des Urins, so daß auf Zeiten völliger Ruhe Perioden plötzlicher Entstehung oder Vergrößerung eines Nierentumors meist mit mehr oder minder heftigen Koliken und Abnahme der Urinmenge folgen. Diese Begleiterscheinungen geben oft Anlaß zu Verwechslungen mit Steinkoliken, doch wird die Erkennung leichter, wenn man sich in Erinnerung ruft, daß im Gegensatz zu der im Anfall wachsenden Uronephrose die Steinniere sich nicht vergrößert. Auch fördert die Untersuchung des Urins die Differentialdiagnose, da bei der Uronephrose nur nach Abklingen des Anfalles Blut im Urin nachgewiesen werden kann, während dieser Befund bei der Steinniere doch auch im Intervall erhoben wird. Selbstverständlich werden alle Zweifel gehoben, wenn die Röntgenplatte den positiven Nachweis des Steines liefert.

Die Diagnose Uronephrose stößt somit im allgemeinen nicht auf größere Schwierigkeiten, aber sie genügt auch nicht. Das Abflußhindernis kann liegen in der Niere, im Ureter, in der Blase oder in der Harnröhre.

Niere: Wanderniere. Steine oder Geschwülste des Nierenbeckens.

Ureter: Steine, Geschwülste oder Strikturen, Klappenbildung, Knickung infolge überzähliger Arterie, parametritischer oder pyelitischer Vorgänge und Uterusvorfall. Kompression durch Tumoren der Umgebung.

Blase: Blasensteine oder Tumoren am Ureterausgang, Hypertrophie, Tumoren oder Abszesse der Prostata.

Harnröhre: Strikturen.

Geht ein fluktuierender Tumor mit stärkeren Fieberbewegungen, Schüttelfrösten und positivem Befund von Eiterkörperchen und Bazillen im Urin einher, liegt eine Pyonephrose vor. Fehlen bei diesen Erscheinungen Urinveränderungen, dann denken wir an einen Abszeß in der Nierenumgebung, einen **paranephritischen Abszeß.** Wir fühlen dann in der Lumbalgegend eine meist sehr schmerzempfindliche Infiltration. Diese Schmerzen werden stark gesteigert, wenn wir den Psoas überdehnen, d. h. das Bein derselben Seite über die in die Gesäßfalte gestellte Faust hebeln. Wir bemerken über dem Tumor ein Ödem der Weichteile und fühlen in der Tiefe Fluktuation. In einzelnen Fällen sind solche paranephritischen Abszesse Folgen pyelonephritischer Prozesse, oft aber gehen sie ohne jede Nierenerkrankung einher. Dann erfahren wir stets aus der Anamnese, daß irgend eine infektiöse Erkrankung vorher bestanden hat, sei es in der Bauch- oder Brusthöhle, sei es an irgend einer anderen Körperstelle. Bekannt sind solche metastatischen paranephritischen Abszesse nach Furunkeln.

Daß gerade in Umgebung der Nieren solche metastatischen Eiterungen entstehen, wundert uns nicht, seitdem wir wissen, daß die Niere ein Hauptausscheidungsorgan für in den Körper eingedrungene Bakterien ist, und daß ferner Bakterien aus den Nierenkapillaren leicht durch das dichte Blut- und Lymphgefäßnetz in das Gewebe der Fettkapsel gelangen können. Geben Befund und Anamnese uns für die Diagnose keine völlige Sicherheit, erhalten wir diese durch Punktion in der Linie des Simonschen Lumbalschnittes. Behandlung: Incis. Drainage.

Zeigt die als Nierentumor angesprochene Geschwulst keine **Fluktuation,** dann kann es entweder ein entzündlicher Tumor, Nierentuberkulose, oder eine echte Neubildung sein. Zwar ist bei den meisten Fällen von **Nierentuberkulose** die erkrankte Niere vergrößert, indessen kann die gesunde, kompensatorisch hypertrophierte Niere größer sein als die erkrankte. Vor Irrtümern schützt der Harnleiterkatheterismus oder die Untersuchung des mit dem Harnseparator getrennt aufgefangenen Urines. Finden wir bei einem Nierentumor ohne jede nachweisbare Veranlassung Blut und Eiter im Urin, dann ist die Diagnose ziemlich einfach, besonders wenn keine Bakterien, oder wenn Tuberkelbazillen gefunden werden. Schwieriger ist die Erkennung des Leidens in ihren **Anfangsstadien.** Da bestehen sehr häufig die ersten Symptome in zystitischen Erscheinungen. Daher sollte jede chronische Cystitis ohne bekannte Ursache, die einer rationellen Therapie nicht weicht, bis zum Beweis des Gegenteils als tuberkulös und Begleiterscheinung einer Nierentuberkulose angesehen werden. Zu diesen zystitischen Erscheinungen gehört auch der gesteigerte Harndrang, welcher sich sowohl bei Tage als auch besonders deutlich bei Nacht bemerkbar macht. Die Kranken haben nicht nur häufig das Bedürfnis zu urinieren, sondern entleeren auch beständig mehr Urin als normal (Pollakurie und Polyurie). Der Urin selbst ist sauer, bisweilen klar, bisweilen trüb und enthält im weiteren Verlauf Blut und Eiter. Schmerzen fehlen häufig ganz, in anderen Fällen äußern sie sich als dumpfer lokaler Schmerz in der Nierengegend oder in brennenden Schmerzen an der Penisspitze am Ende der Miktion. Das Fehlen von tuberkulösen Genital- und Lungenerscheinungen bietet keine diagnostische Sicherheit, ebensowenig wie der negative Ausfall der neueren Tuberkulinreaktionen. Haben die erwähnten klinischen Symptome zur Annahme einer Nierentuberkulose geführt, dann kann der sichere Beweis, welche von beiden Nieren erkrankt ist, nur mit Hilfe des Zystoskops oder, falls eine tuberkulöse Harnröhrenstriktur vorliegt, nur durch doppelseitige Nierenfreilegung erbracht werden. — Wenn auch durch die genannten Erscheinungen häufig rechtzeitig der Verdacht auf eine tuberkulöse Nierenerkrankung wachgerufen wird, so kann doch trotz aller Hilfsmittel die sichere frühzeitige Diagnose der Nierentuberkulose in manchen Fällen zweifelhaft bleiben; hier muß die ein- oder doppelseitige lumbale Freilegung der Niere vorgenommen werden.

Die Behandlung der Nierentuberkulose ist rein chirurgisch, sie besteht in der frühzeitigen vollständigen Entfernung der erkrankten Niere. Die Erfolge sind gut (75 % Heilung), es tritt eine rasche Erholung des Gesamtorganismus ein. Bei diesen guten Resultaten halten wir es daher für falsch, mit der allgemeinen und spezifischen Behandlung (Tuberkulin, Sonne, Radiotherapie) Zeit zu verlieren. Diese Maßnahmen haben nur bei doppelseitiger Erkrankung ihre Berechtigung, ihre Erfolge sind im allgemeinen schlecht.

Gleichzeitige tuberkulöse Cystitis behandele man nach Rovsing: Einführung eines Katheters und Blasenspülung mit sterilem Wasser. Dann werden 50 ccm 5 % Karbolwasser (mit 38⁰ warmem Wasser frisch zubereitet) eingespritzt, oder soviel die Blase fassen kann. Dies wird 2 Minuten lang in der Blase gehalten, läuft dann ganz milchig heraus, worauf die Injektion wiederholt wird, bis die Flüssigkeit klar zurückfließt. Diese Behandlung wird jeden dritten Tag wiederholt, bis der Harn an den dazwischen liegenden Tagen klar und frei von Eiter wird, dann vergrößert man die Zeitabstände, bis die durch das Zystoskop zu kontrollierende Heilung vollständig ist. Die Behandlung ist sehr schmerzhaft und wird erträglich durch Morphiumsuppositorien (0,02) oder Injektion von 2 % Eukainlösung in die Blase vor der Behandlung.

Ist der Nierentumor stark vergrößert mit leicht höckeriger Oberfläche, dann werden wir eine echte Neubildung diagnostizieren und zwar handelt es sich da meist um ein malignes Gebilde: Endotheliom, Adenosarkome, Hypernephrom. Die Tumoren können so groß werden, daß sie schon durch die Inspektion deutlich erkennbar sind. Dies trifft ganz besonders bei Kindern zu, bei welchen wir oft bereits im ersten Lebensjahr riesige Tumoren der einen Bauchseite sehen; in solchen Fällen kann mit großer Wahrscheinlichkeit die Anhiebsdiagnose auf Adenosarkom der Niere gestellt werden. Zu den weiteren Symptomen der malignen Nierentumoren gehören: Hämaturie, Lendenschmerz und symptomatische Varicozele. Für die Hämaturie bei echten Tumoren sind folgende Merkmale charakteristisch: Sie ist kein konstanter Befund bei malignen Nierentumoren, sie erscheint und verschwindet ohne irgendwelche bestimmte Gelegenheitsursache, ist wechselnd in der Blutmenge, meist schmerzlos und flüchtig. Sehr verdächtig für malignen Nierentumor ist das Auftreten madenförmiger Blutgerinnsel, absolut beweisend aber erst der Nachweis sicherer Tumorzellen oder gar Tumorpartikel im Urin. Der Lendenschmerz ist keineswegs ein beständiges Symptom, findet sich aber doch bei näherem Nachfragen öfter als angenommen wird, auch er tritt wie die Hämaturie völlig spontan auf, d. h. ohne nachweisbare Ursache, und äußert sich dann entweder als kontinuierlicher oder als kolikartiger Schmerz. Wichtig ist bei Verdacht auf malignen Nierentumor die Untersuchung, ob eine Varicozele vorhanden ist. Diese hat natürlich nur dann für die Diagnose Bedeutung, wenn sie ziemlich rasch zur Entwicklung gekommen ist.

Zu einer vollständigen Diagnose des erkrankten Nierensystems gehört stets eine sorgfältige Funktionsprüfung beider Nieren. Ehe man sich zur Exstirpation einer Niere entschließt, soll man sich stets von der Funktionsfähigkeit der anderen Niere überzeugen. Zu diesem Zwecke wird der entweder mit dem Harnseparator oder mit den Ureterenkathetern aufgefangene Urin verschiedenen Untersuchungen unterworfen: Bestimmung des Harnstoffes, die Injektion von Methylenblau und Indigokarmin, die Phloridzinmethode, die Bestimmung der Dichte der Lösungen aus dem elektrischen Leitvermögen und die Kryoskopie. Absolut zuverlässig ist keine Methode, daher wenden wir nur die Indigokarminprobe als einfachste und relativ zuverlässigste an. Hierbei wird eine der im Handel befindlichen Indigokarmintabletten in 20 ccm physiologischer Kochsalzlösung aufgelöst, einmal kurz aufgekocht und körperwarm in die Glutäalmuskulatur eingespritzt, worauf bei normaler Nierenfunktion nach etwa 6—10 Minuten blaugefärbter Urin aus den Uretermündungen austritt, bei gestörter Funktion die Blaufärbung jedoch später auftritt. Für die Bewertung dieser Methode muß man sich jedoch darüber klar sein, daß der negative Ausfall, d. h. der beiderseits gestörte Ablauf der Reaktion nur wenig verwertbar ist, daß dagegen der positive Ausfall, mit anderen Worten der beiderseits prompte oder der einseitig gestörte Ablauf dieser Probe praktisch verwertbare Ergebnisse zu schaffen imstande ist.

Lit.: Kapsammer, Nierendiagnostik und Nierenchirurgie. Wien u. Leipzig 1907. — Kümmel, Moderne Nierenchirurgie. Berl. klin. Wochenschr. 1906. — E. Ruge, Derzeitiger Stand der Nephritischirurgie. Ergebn. d. Chir. u. Orthop. Bd. 6. 1913.

7. Stuhlbeschwerden.

Es ist eine allen Chirurgen gemeinsame Erfahrung, daß Kranke mit Stuhlbeschwerden fast immer erst in einem **sehr vorgerückten Stadium** ihrer Krankheit zur rationellen Behandlung kommen. Der Grund zu dieser Erscheinung liegt nicht nur an den Kranken selbst, sondern vielfach leider in einer mangelhaften Untersuchung durch den behandelnden Arzt. Wie oft kommen dem Chirurgen z. B. Rektumkarzinome zu Gesicht, welche niemals digital untersucht, sondern wegen der Blutungen als Hämorrhoiden behandelt worden sind, bis sie inoperabel wurden. Es besteht leider eine große Scheu, bei Stuhlbeschwerden den Mastdarm gründlich zu untersuchen, und doch ist gerade diese Gegend der Untersuchung besonders leicht zugänglich. Schon die

Exploration mit dem Finger vermag oft genügenden Aufschluß zu geben. Ferner gelingt es uns mit Hilfe des in den Mastdarm eingeführten Spekulums, bei dem in Knie-Ellenbogenlage liegenden Patienten meist, die Ampulle zu übersehen. Wo diese Untersuchungsmethoden nicht ausreichen, benutze man das Rektoskop. Die Anwendung dieses Instrumentes ist so außerordentlich einfach, daß jeder Arzt damit umgehen kann. Die Durchforschung des Kranken allein genügt aber nicht, der Arzt muß sich außerdem selbst der Betrachtung des Stuhles unterziehen und diesen chemisch und mikroskopisch untersuchen. Nur dann ist eine exakte Diagnose möglich.

Zu den häufigsten Stuhlbeschwerden gehören die Klagen über erschwerte Entleerung, über Stuhlverstopfung.

Sie ist meist die Folge unzweckmäßiger Lebensweise (ungenügende Körperbewegung, vorwiegende Fleischnahrung, mangelhafte Flüssigkeitsaufnahme), seltener einer Magen- oder Darmerkrankung (Magenerweiterung Karzinom). Bisweilen besteht seit der Geburt hartnäckige Obstipation, man fühlt das Colon descendens gewaltig ausgedehnt und mit Kot gefüllt. Wir sprechen dann von Hirschsprungscher Krankheit, welche meist auf einer übermäßigen Entwicklung der Plica transversalis zwischen Flexur und Rektum beruht.

Mit der Angabe über Stuhlverhärtung werden häufig zugleich Klagen über Formveränderungen des Stuhles vorgebracht. „Ziegenkot" läßt auf eine ringförmige Stenose schließen, während bandförmiger Stuhl durch eine tiefsitzende Passagebeengung (meist Prostatahypertrophie) hervorgerufen wird. — Während dauernde Entleerung dünnflüssigen Stuhles nicht Gegenstand speziell chirurgischen Interesses ist, wird dies durch den Wechsel zwischen Obstipation und Diarrhöe um so mehr gefesselt, ist dieser Wechsel doch ein Zeichen behinderter Kotpassage, wie sie meist durch ein Karzinom hervorgerufen wird.

Bisweilen fällt den Kranken die abnorme Färbung des Stuhlganges auf.

Wenn der Stuhl eine schwarze, pechartige Farbe hat, ist dies in der Regel ein Zeichen einer hochsitzenden Blutung, sei es aus einem geschwürigen Prozesse, sei es aus einer malignen Neubildung, sei es als Folge einer Embolie der Art. mesaraica, wie sie gelegentlich nach Brucheinklemmungen beobachtet wird. Hat der Stuhl eine grauweiße Farbe, liegt ein Hindernis im Gallenabfluß vor (Stein, Tumor).

Sehr häufig wird über abnorme Beimengungen im Stuhl geklagt, und zwar in erster Linie über Blut im Stuhl. Wenn die Kranken angeben, daß Blut im Stuhl ist, dann haben sie meist mehr oder weniger reichliche Mengen frischen Blutes gesehen, welches nur den untersten Darmpartien entstammt sein kann. Die häufigste Ursache solcher Blutungen sind die Hämorrhoiden, und zwar in der Regel innere Hämorrhoiden, d. h. Hämorrhoiden, welche innerhalb des Sphincter ext. liegen. Der in den Mastdarm eingeführte Finger fühlt oberhalb des Schließmuskels die walzenförmigen, bisweilen sehr schmerzhaften Gebilde. Nur selten stammen Blutungen aus äußeren Hämorrhoiden, daher begnüge man sich bei der Angabe, daß Blut im Stuhl sei, nicht mit dem sichtbaren Nachweis äußerer Hämorrhoiden, sondern untersuche stets außerdem mit dem Finger und womöglich mit dem Rektoskop (Therapie s. u.). Nicht selten findet man dann weiter oben die eigentliche Quelle der Blutung: ein nicht mit Schleimhaut bedecktes weiches Geschwür mit harten, unregelmäßigen Rändern, oder ein nach innen zerklüfteter starrer Zylinder: ein **Karzinom** (vgl. Polyposis recti). In solchen Fällen sind die Hämorrhoiden erst die Folge des Karzinoms, oder aber das Karzinom ist auf dem Boden der häufig gereizten Hämorrhoiden entstanden. Es ist bisweilen nicht ganz leicht zu entscheiden, ob das Gebilde, was man fühlt, thrombosierte Hämorrhoiden oder ein Karzinom ist. In solchen Fällen kneife man mit der Luerschen Zange ein Stückchen der verdächtigen Partie ab und lasse es histologisch untersuchen. Meist ist aber die Diagnose einfach: fühlen wir im Rektum ein hartes Geschwür oder einen ulzerierten Tumor, ist unsere Diagnose Karzinom sicher. Oft sind die Klagen des Kranken über Beschmutzung der Wäsche mit einer fleischwasserähnlichen übelriechenden Flüssigkeit schon so charakteristisch, daß wir schon daraus unsere Diagnose zu stellen vermögen. Gelingt es uns nicht, mit dem Auge oder mit dem Finger die Quelle der Blutung zu finden, dann untersuchen wir mit dem Rektoskop. Hiermit gelingt es uns, das Rektum bis zu 35 cm Höhe abzuleuchten und so geschwürige Prozesse zu diagnostizieren, welche der digitalen Untersuchung entgehen. Niemals unterlasse man die vaginale und abdominale Ergänzungsuntersuchung, da sie uns über die Ausdehnung des Tumors bzw. etwaige Metastasenbildung wertvolle Auskünfte gibt. So z. B. vergesse man nie den Magen zu untersuchen, nicht selten sitzt dort der primäre Tumor. Wie bei allen Rektumkarzinomen ist ganz besonders bei den tiefsitzenden Ampullenkarzinomen sorgfältige Palpation der Leber auf etwaige Metastasen notwendig.

Neben diesen beiden häufigsten Mastdarmerkrankungen sind auch andere ulzerative Prozesse die Ursache von Blutungen. Es kommen tuberkulöse, syphilitische und gonorrhoische Geschwüre vor. Digital sind sie meist kaum festzustellen, erst das Rektoskop läßt sie erkennen. Anamnese und Allgemeinbefund unterstützen die Differentialdiagnose der Geschwürsarten meist besser als der lokale Befund. Während diese Geschwüre sich in der Regel auf den untersten Darmteil beschränken, finden wir mit Hilfe des Rektoskops bisweilen erst hoch oben in der Gegend der Flexur mehr oder minder ausgedehnte, leicht blutende Geschwüre. Wir erheben diesen Befund auffallend oft bei sehr nervösen Personen, welche quälender Tenesmus, reichlich blutigdiarrhoische Stühle und allgemeiner Kräfteverfall zum Arzte führen und bezeichnen diesen Zustand als chronische ulzeröse Kolitis.

Wenn Blut im Stuhl zu sehen ist, finden wir fast stets auch Schleim, der nur ein Zeichen katarrhalischer Reizung des Dickdarmes ist. Wichtiger ist der Nachweis von Eiter: wird er in größeren Mengen entleert, dann ist irgendwo ein Abszeß in den Darm perforiert; ist der Eiter mit Blut vermischt, entstammt er einem ulzerativen Prozeß. Gibt der Kranke an, daß er regelmäßig geringe Eitermengen in seiner Wäsche vorfindet, können wir annehmen, daß er eine Analfistel hat. Da diese Fisteln häufig tuberkulösen Ursprungs sind, tut man gut, bei der Allgemeinuntersuchung auf andere tuberkulöse Herde zu fahnden.

Unter den Stuhlbeschwerden gehören zu den häufigsten Klagen die **Schmerzen.** Sie äußern sich besonders häufig in Tenesmus, d. h. in fortwährend quälendem Stuhldrang. Solche Schmerzen treten auf bei obstruierenden Karzinomen, tiefsitzenden ulzerösen entzündlichen Prozessen und bei inneren Hämorrhoiden. Sehr heftigen Charakter nehmen die Schmerzen an, wenn die Hämorrhoiden thrombosiert sind: wir sprechen dann ja geradezu von Hämorrhoidalanfällen. Hier sind die Schmerzen am heftigsten bei und nach der Defäkation, so daß die Kranken sich geradezu vor jedem Stuhlgang fürchten. Dieselbe Erscheinung beobachten wir bei Analfissuren: Auch hier tritt bei der Entleerung ein außerordentlich intensiver Schmerz auf. Bei der Untersuchung, welche meist wegen der Überempfindlichkeit sehr erschwert ist, aber nach vorsichtigem Einfetten der ganzen Analgegend stets gelingt, finden wir beim Auseinanderziehen der Analfalten eine oder mehrere radiäre offene Rißwunden, häufig die Folgen chronischer Obstipation. Bisweilen aber sind weder Fissuren noch thrombosierte Hämorrhoidalknoten Ursache der Schmerzen, wir sehen dann auch schon meist eine phlegmonöse Rötung und können bei rektaler Untersuchung leicht einen periproktitischen Abszeß nachweisen.

Behandlung:

1. Hirschsprungsche Krankheit: Durchtrennung der Klappen im Rektoskop, sonst Laparotomie mit Resektion oder Enteroanastomose.
2. Hämorrhoiden: in einfachen Fällen Sorge für leichten Stuhl, sorgfältige Analtoilette mit Schwamm, ev. vor jedem Stuhlgang kleines Klistier, Einfetten des Anus mit Borvaseline oder Zinkpaste. Wichtig ist tägliche Stuhlentleerung vor dem Schlafengehen. Im Bett wird der Steiß durch untergelegtes Keilkissen hochgelegt, um den Blutabfluß aus der Analgegend zu fördern. Regelung der Diät. Bei Prolaps: digitale Reposition ev. Pessar. Bei Blutungen: morgens und abends nach der Defäkation als Klistier 20 ccm einer Lösung von Calc. chlorat. puriss. cryst. $^{20}/_{200}$. Bei Thrombophlebitis: Bettruhe, warme Sitzbäder 3 mal täglich, Suppos. Extract. Bellad. und Extr. Opii 0,02 āā. In der Praxis elegans: Bismut. oxychlorat. 0,1, Zinc. oxyd. 0,15, Sol. suprarenin (1 : 1000) 0,005, Eucain. hydrochlor. 0,05, Menthol 0,05, Lanolin 0,5, Vaselin. solid ad 2,00. M. f. suppos. Stuhl auf warmes Ölklistier. Bei großen Knoten: Einspritzung mit Pravazspritze einiger Tropfen Karbolsäure und Glyzerin (1 : 2), 2—3 Tropfen in jeden Knoten, während und nach der Injektion wird die Basis des Knotens mit 2 Fingern komprimiert. Wiederholung alle 10—14 Tage. Bei häufiger Thrombose, quälendem Jucken und stärkeren Blutungen: unter Lokalanästhesie Teilexzision oder Totalexstirpation.
3. Karzinom: operabel, solange es nicht fest mit der Umgebung verwachsen ist, sonst nur Anus praeternaturalis bei Stenose.
   Ausführliches: E. Heller-Leipzig: Kombinierte abdominodorsale Exstirpation des karzinomatösen Mastdarms. Ergebn. d. Chir. u. Orthop. Bd. 5. 1913. Springer-Berlin.
4. Kolitis: Darmspülungen mit Kamillentee, Tanninlösungen.
5. Analfistel: Spaltung der Fistel bis in die Darmschleimhaut.
6. Analfissur: Vorsichtige Dehnung des Sphinkters in Narkose.
7. Periproktitische Phlegmone: baldigste breite Inzision.

Atresia ani ist der angeborene völlige Verschluß des Mastdarmes. Wir unterscheiden:

1. A. ani: Rektum ausgebildet, es fehlt Aftereinstülpung.
2. A. recti: Verschluß des Rektums bei regelrechter Aftereinstülpung.
3. A. ani et recti: Verschluß des Rektums bei fehlender Aftereinstülpung.

Die Behandlung kann nur operativ sein. Bisweilen ist der Verschluß nur membranös und wird durch eine einfache Inzision behoben. Wölbt sich beim Schreien des Kindes die Aftergegend gut vor, so ist das Rektum nicht fern. Man macht eine etwas größere Inzision vom Steißbein bis an den Damm und geht vorsichtig in die Tiefe, bis man das Rektum findet, es vorzieht und an die Haut annäht. Ich muß mich der Meinung von Lanz anschließen, daß ich in solchen Fällen, wo die perineale Operation nicht sehr einfach zu werden verspricht, in Zukunft lieber sofort eine Kotfistel anlege und später die Gegend regelrecht versorge.

Kotfistel.

Die Kotfistel tritt entweder spontan auf bei Erkrankungen des Darmes, z. B. bei tuberkulöser Peritonitis oder bei inkarzerierten Hernien oder bei Perforationen des Wurmfortsatzes. Meistens aber ist sie — sei es unabsichtlich — operativer Natur. Unabsichtlich nach Blinddarmoperationen, Darmresektionen. Absichtlich wird sie angelegt zur Entlastung des Darmes oder zur Einführung von Medikamenten. Die Kotfistel unterscheidet sich vom Anus praeternaturalis dadurch, daß die Kotfistel nur eine seitliche Darmöffnung darstellt, so daß ein Teil des Kotes auf natürlichem Wege entleert wird, während beim Anus praeternaturalis die Kotpassage völlig unterbrochen und sämtlicher Kot durch den widernatürlichen After nach außen geleitet wird.

Die Anlegung einer Kotfistel - Enterostomie geschieht unter Lokalanästhesie. Spaltung der Haut 5 cm lang an beabsichtigter Stelle — sagen wir oberhalb des Nabels in der Linea alba —, Durchtrennung des Fettes, Spaltung der Faszie, darunter sieht man jetzt das Peritoneum, welches vorsichtig zwischen 2 Pinzetten genommen und eröffnet wird, darauf linker Zeigefinger unter das Peritoneum, dessen Ränder mit Klemmen gefaßt werden, Spaltung des Peritoneums in der Länge des Hautschnittes, Zurückhalten des vordringenden Darmes mit einer Kompresse und Annähen des Peritoneums mit fortlaufender Naht an die Haut. Jetzt wird die Kompresse entfernt, das Kolon stellt sich ein und wird an den Hautperitonealsaum angenäht. Naht wird mit steriler Paste und Mull wasserdicht verschlossen, die umgebende Haut mit Zinkpaste bestrichen und der Darm etwa 2 cm lang mit dem Messer eröffnet.

Prolapsus ani et recti finden wir bei Kindern, Frauen mit vielen Geburten, selten bei Greisen. Der Prolaps ist verschieden groß, beschränkt sich bisweilen auf den Anus, bisweilen prolabiert durch den Anus das Mastdarmrohr, in den schwersten Fällen sind beide Arten kombiniert. Ätiologie bei Greisen: Prostatahypertrophie; bei Frauen: Schwäche der Beckenbodenmuskulatur; bei Kindern: Beckendeformitäten, Blasensteine, Phimosen, Husten, Enteritis usw.; exsudative Diathese.

Behandlung: Vor allem Beseitigung der Ursache. Reposition des Prolapses ev. im Ätherrausch. Zusammendrücken der Gesäßbacken mit Heftpflasterstreifen. Dauernde Bettruhe. Bei Kindern heilt der Prolaps auf diese Weise meist von selbst aus. Soll das Kind nicht im Bett liegen, verordne man eine Bandage nach Bauer. Zelluloidkorsett mit Feder, welche auf den Beckenboden direkt unterhalb des Steißbeines drückt. Ich habe von dieser Bandage günstige Erfolge, auch bei Erwachsenen, gesehen. Recht gut wirkt auch der Thiersche Ring. Nach Reposition des Prolapsus in Steinschnittlage linker Zeigefinger in den Mastdarm, rings um den Anus Jodanstrich. Jetzt werden oberhalb und unterhalb des Afters genau in der Mittellinie nach lokaler Anästhesie 2 kleine Längsinzisionen gemacht. Eine stark gekrümmte Nadel mit Silberdraht wird von einer Inzision zur anderen unter Umkreisung des Mastdarmes geführt, wieder eingestochen und ebenso zum Ausgangspunkt zurück. Jetzt wird der Draht geknüpft, so daß gerade noch der kleine Finger passieren kann. Kürzung und Versenkung der Drahtenden, Naht der Inzisionen. — Bei starken Prolapsen Erwachsener sind größere chirurgische Eingriffe notwendig.

Ausführliches bei A. Bauer, Der heutige Stand der Behandlung des Rektumprolapses in Bd. 4 der Ergebn. d. Chir. u. Orthop. Vgl. auch über Sphinkterplastik am Darm (Schmieden, Ergebn. d. Chir. Bd. 4).

Polyposis recti. Im Mastdarm und Dickdarm ist bei Polyposis recti die Schleimhaut mit einer Fülle kleinerer und größerer Polypen übersät.

Diese Polypen rufen einen Mastdarmkatarrh hervor, bisweilen führen sie zu Stenosen und infolge des ständigen Zuges zu Invaginationen des Dickdarmes in den Mastdarm. Übergang in Karzinom findet in ca. 50—60 % aller Fälle statt. Die Erkennung ist bei digitaler Untersuchung leicht.

Die Behandlung besteht bei einem resp. wenigen Polypen in der Abtragung samt dem Mutterboden; bei der allgemeinen Polyposis ist die Chirurgie so gut wie machtlos, will man sich nicht dazu entschließen, sofort durch kombinierte Operation den ganzen Mastdarm und Dickdarm, soweit er befallen ist, zu amputieren.

f) Harn- und Geschlechtsorgane.

Urinbeschwerden: Kommt zum Arzte ein Kranker mit Urinbeschwerden, so beziehen diese sich in der Regel auf Störungen in der Urinentleerung, nur selten geben Veränderungen in der Beschaffenheit des Harnes den Anlaß, zum Arzt zu gehen. In solchen Fällen haben die Kranken entweder Blut oder auffallende Trübung des Urins bemerkt. Selbstverständlich ist bei allen Urinbeschwerden eine genaue chemische und physikalische, oft auch eine histologische und bakteriologische Harnuntersuchung notwendig.

Außerordentlich häufig ist das Ergebnis der Harnuntersuchung derart, daß wir eine chronische Cystitis, eine Harnblasenentzündung, diagnostizieren. Und wir sind unserer Diagnose um so sicherer, als alle klinischen Symptome mit unserer Urinuntersuchung übereinstimmen. Machten wir dann unsere Diagnose zur Grundlage therapeutischen Vorgehens, dann würden wir wieder in den bereits häufig gerügten Fehler verfallen, daß wir Krankheitserscheinungen bekämpfen, ohne uns die Mühe zu geben, ihre Ursachen zu erforschen. Auch die **chronische Cystitis ist in der Regel keine Krankheit sui generis,** sondern nur ein Symptom bzw. der Folgezustand einer Reihe von Erkrankungen, welche die Disposition zu der infektiösen Blasenentzündung geben. Wollen wir also rationell vorgehen, müssen wir uns bemühen, jene die infektiöse Cystitis begünstigende Grunderkrankung zu erkennen. Die Cystitis kann sein eine Folge von:

I. Organerkrankungen: Herz-, Leber-, Nierenerkrankungen, ganz besonders der Nierentuberkulose.

II. Allgemeinerkrankungen: Diabetes, Kachexie.

III. Harnstauung: bei Blasenlähmung infolge von Gehirn- und Rückenmarkserkrankungen, bei Abflußstörung infolge von Prostata-, Harnröhren- oder weiblichen Genitalerkrankungen.

IV. Pathologische Veränderungen in der Blase selbst: Fremdkörper, Tuberkulose, Tumor.

Wenn jeder chronischen Cystitis bald auf den Grund gegangen würde, dann erlebten wir es nicht mehr so häufig, daß die Erkrankung, besonders bei Frauen monatelang zwecklos rein symptomatisch behandelt würde: **Frühdiagnose.**

Außer den zystitischen Urinveränderungen interessiert uns bei den Urinbeschwerden vor allen Dingen die Beimengung von Blut und Eiter. Über die Deutung solchen Urinbefindes sind wir bei den „Nierentumoren" näher eingegangen.

Dieselbe Wichtigkeit wie den Veränderungen des Urins legen wir den Klagen der Patienten bei, die sich, wie erwähnt, fast ausnahmslos auf Störungen der Urinentleerung beziehen. Auf die Beschwerden gehen wir nach sorgfältiger Erhebung der Vorgeschichte mit pedantischer Genauigkeit ein, geben uns doch gerade bei diesem Leiden die Beschwerden wichtige Fingerzeige für Diagnose und Therapie. Wir fragen:

1. ob beim Urinieren Schmerzen bestehen, wann und wo,
2. ob mehr gepreßt werden muß als früher, am Anfang, während oder am Schluß der Miktion,
3. ob öfter uriniert werden muß als früher, wie oft nachts,
4. ob der Harnstrahl normal ist, fortlaufend, oder in Absätzen, gewunden, bogenförmig oder schlaff,
5. ob der Urin normal ist oder Beimengungen (Blut) zeigt.

Schon durch aufmerksame Kombination der erhobenen Symptome gelingt es häufig, die Diagnose zu stellen. Wenn nicht, dann gewöhne man sich daran, die Beschwerden zu vergleichen und sie auf eine gemeinsame

Basis zurückzuführen. Es lassen sich nämlich die mannigfachen Beschwerden in 4 große Gruppen unterbringen. Der Kranke klagt entweder:

1. daß er beim Urinieren Schmerzen verspürt (Dysurie) oder
2. daß er den Urin nicht genügend entleeren kann (Retention) oder
3. daß er ihn nicht halten kann (Inkontinenz, Enuresis) oder
4. daß er beständigen Urindrang hat, ohne genügend entleeren zu können (Tenesmus).

Haben wir die Beschwerden des Kranken in eine Gruppe einreihen können, so werden wir versuchen, ihre Ursachen zu ergründen. Hierbei leisten uns die physikalischen Untersuchungsmethoden die wertvollste Hilfe. Außer der Palpation versäume man nie, bimanuell vom Rektum und vom Abdomen aus das Becken zu untersuchen. Neben dem Katheterismus gehört zu jeder vollkommenen Untersuchung wegen Urinbeschwerden die Zystoskopie. Auch die Röntgenphotographie ist bei allen Erkrankungen, bei denen Blasensteine oder Fremdkörper differentialdiagnostisch in Frage kommen, nicht zu entbehren. Bevor wir aber zu diesen verschiedenen Untersuchungsmethoden schreiten, versuchen wir **die allgemeinen Symptome** spezieller zu zerlegen, um womöglich bereits dadurch für die weitere Untersuchung Fingerzeige zu erhalten.

ad 1. Die Schmerzen bei der Urinentleerung können am Harnröhrenende sitzen, wohin sie besonders häufig bei Zystitiden (z. B. dem sog. Biertripper) und Urethritiden verlegt werden; auch kann gelegentlich ein Harnröhrenstein in der Fossa navicularis festgehalten werden.

In den Verlauf der Harnröhre werden die Schmerzen verlegt bei Fremdkörpern und Strikturen (traumatischen, gonorrhoischen oder tuberkulösen), der Hoden schmerzt spontan und auf Druck bei Nephrolithiasis. Am häufigsten ist die Blasengegend selbst oder, wie nicht selten bei Blasensteinen, der Damm der Sitz des Schmerzes. Die Blasengegend selbst ist bei schwerer Cystitis und bei Steinen schmerzempfindlich, doch werden nicht selten dorthin Schmerzen lokalisiert, welche durch andere Leiden ausgelöst werden. Durchaus geläufig sind dem Arzt z. B. bei Kindern die Schmerzen in der Blase, wenn eine Epityphlitis oder tuberkulöse Peritonitis besteht. Rein nervöser Natur sind die bei der Tabes beobachteten heftigen Schmerzanfälle in der Blase (crises vésicales).

ad 2. Die Klage des Kranken, daß er den Urin nicht genügend entleeren kann, ist die häufigste aller Urinbeschwerden. Die einen klagen, daß sie beim Urinieren mehr pressen müssen als früher, andere, daß sie häufiger urinieren müssen; besonders störend ist die vermehrte Miktion nachts; wieder andere klagen, daß der Urinstrahl plötzlich stockt usw. Aus allen diesen Klagen ziehen wir den Schluß, daß die Blase nicht regelrecht entleert werden kann. Hierfür können nur zwei Gründe vorliegen: entweder funktioniert die Blase ungenügend oder der Abfluß ist behindert.

Die mangelhafte Funktion der Blase ist häufig durch eine partielle oder totale Lähmung der sie versorgenden Nerven hervorgerufen und die Lähmung ist wiederum die Folge von Gehirn- oder Rückenmarkserkrankungen (Tabes, Paralyse, Spondylitis, Verletzungen usw.) oder von allgemeiner Benommenheit, wie wir solche bei schweren Infektionskrankheiten beobachten. Nur selten ist die mangelhafte Funktion durch einen Sphinkterenkrampf bedingt, wie er reflektorisch bei lokalen Blasenerkrankungen, zumal bei akuter Cystitis vorkommt. Dieser Sphinkterenkrampf leitet uns unmerklich hinüber zu den Zuständen, bei welchen der **Abfluß aus der Blase behindert** ist. Sehr charakteristisch sind hier bisweilen die Angaben der Kranken, der Urin fließe meist recht gut ab, doch bisweilen höre der Strahl plötzlich auf, trotzdem das Gefühl bestände, die Blase sei nicht leer. Hier hat sich ein in der Blase liegender Körper (Stein, Fremdkörper, Tumor) vor den Harnröhreneingang gelegt. An derselben Stelle entsteht sehr häufig ein Passagehindernis durch Hypertrophie und Vorwölbung der hypertrophierten Prostata, ebenso bei akut entzündlicher Vergrößerung dieses Organs (Prostatitis). In anderen Fällen liegt das **Hindernis in der Harnröhre,** wo ebenfalls durch Fremdkörper, Tumoren oder Entzündungen mit ihren Folgen (Strikturen) die freie Urinentleerung erschwert wird, oder es besteht eine Phimose.

Wenn uns auch schon in der Regel die Angaben des Kranken manchen Fingerzeig für die Erkennung des Grundes der Urinverhaltung gegeben haben, so erhalten wir völligen Aufschluß durch die Untersuchung, zumal mit Katheter und Finger. Gelangt der Katheter unbehindert in die gefüllte Blase, kann nur eine Blasenlähmung oder ein temporärer Blasenverschluß durch Stein, Fremdkörper oder Tumor vorliegen. Vorgeschichte, Allgemeinuntersuchung, sowie der Lokalbefund lassen stets die richtige Diagnose stellen; häufig gelingt es, mit dem eingeführten Katheter den Fremdkörper nachzuweisen, jedoch ist nicht selten eine mehrmalige Sondierung der Blase notwendig. Stößt der Katheter am Blasenausgang auf ein **Hindernis,** dann kann, wie wir oben auseinandergesetzt haben, nur ein Stein, Fremdkörper, Tumor in der Blase, eine Prostataerkrankung, oder ein Krampf des Sphincter vesicae den Eingang in die Blase behindern. Die zuerst genannten in der Blase liegenden Hindernisse weichen sofort vor dem Katheter aus, Stein und Fremdkörper sind sofort als solche kenntlich. Auch sind in diesen Fällen, wie bereits geschildert, die Beschwerden durchaus charakteristisch. Differentialdiagnostisch bleiben danach nur noch der Sphinkterenkrampf und die Prostataerkrankungen zu unterscheiden. Der reine **Blasenkrampf** ohne mechanische Verlegung des Weges löst sich oft schon im warmen Bade, sonst stets nach subkutaner Morphiumgabe. Nach Lösung des Krampfes und Entleerung der Blase ist stets nach der Ursache zu suchen. Durchaus nicht selten finden wir, daß auch dem Blasenkrampf eine Prostataerkrankung zugrunde liegt. Die Diagnose einer **Prostatahypertrophie** ist in der Regel nicht schwer. Meist handelt es sich um Männer in älteren Jahren, deren Angaben sehr charakteristisch sind. Ganz allmählich hat sich bei ihnen ein vermehrter Harndrang eingestellt, sie müssen des Nachts mehreremale urinieren; dazu kommt eine sich steigernde Schwierigkeit in der Urinentleerung: sie müssen lange drücken, bis der Urin kommt, oft mit dem Erfolg, daß er nur tropfenweise abfließt, oder aber, daß der Strahl bald versiegt. In vorgeschrittenen Fällen besteht ein beständiger Urindrang (Tenesmus), die immer größer werdende Prostata verhindert die Urinentleerung mehr und mehr, die Blase wölbt sich vor und schließlich träufelt immer etwas Urin ab (Ischuria paradoxa). Bei der objektiven Untersuchung mit dem Katheter fällt zunächst das Hindernis unmittelbar vor dem Blasenausgang auf, welches oft nur mit einem Mercierkatheter überwunden werden kann. Bei der rektalen Untersuchung fühlen wir in der Regel die massige gleichförmige Vergrößerung der Vorsteherdrüse. Es gilt als klinische Regel, daß die gleichmäßige Vergrößerung dieses Organes gegen die Malignität des Prozesses spricht, während ein unregelmäßiger Tumor sowohl gutartiger als auch bösartiger Natur sein kann. In einzelnen Fällen ist eine Vergrößerung der Prostata rektal nicht zu fühlen, und doch sprechen Alter und Anamnese durchaus für eine Prostatahypertrophie. In solchen Fällen ist meist die Katheterisierung der Blase komplizierter, weil meist der in die Blase vorspringende mittlere Lappen der Prostata vergrößert ist, wie zystoskopisch leicht festgestellt werden kann. Wenn auch die Einführung des Katheters und die digitale Rektaluntersuchung bei dieser Erkrankung wie stets sehr unangenehm ist, so werden dadurch doch nicht so außerordentlich starke Schmerzen verursacht, wie bei der Prostatitis, welche in weitaus der größten Anzahl der Fälle sich bei jungen Leuten an eine Gonorrhoe anschließt. Hier entstehen unter Fieber plötzliche Schmerzen am Damm, die Stuhlentleerungen sind bei quälendem Stuhldrang außerordentlich schmerzhaft; objektiv findet man die außerordentlich schmerzempfindliche Schwellung dieses Organes.

Besteht Fluktuation, ist die Diagnose eines **Prostataabszesses** nicht zweifelhaft. Falsch ist es, auf eine spontane Perforation durch die Blase oder ins Rektum zu rechnen; dringend zu warnen ist auch vor der Eröffnung des Abszesses mit dem eingeführten Katheter. Der Abszeß muß inzidiert werden, und zwar am besten vom Damm aus. Der Eingriff ist einfach, ungefährlich und wirksam: In Steinschnittlage wird nach gründlicher Vorbereitung der Operation im Ätherrausch zwischen der Wurzel des Skrotums und dem After, 1 Finger breit vom After entfernt ein ca. 5 cm langer Querschnitt gemacht durch Haut und Bindegewebe, ebenso durch die darunter liegende Raphe zwischen Anus und Bulbus urethrae Dann wird der Bulbus mit einem Haken skrotalwärts gezogen. Gehe ich jetzt mit dem Finger in die Wunde, dann fühle ich den Abszeß und durchstoße mit einem Péan den vorliegenden Muskel und die Abszeßwand, erweitere die Öffnung mit dem Finger und lege ein Drainrohr ein.

Die **Behandlung der Prostatahypertrophie** richtet sich nach der Größe der Harnretention. Ist nach Urinentleerung die Menge des Residualharnes gering und klar, machen wir gar nichts; ist die Menge des Residualharnes gering und zystitisch, geben wir Harndesinfizientien; ist die Menge des Residualharnes groß, machen wir regelmäßige Blasenspülungen, ev. geben wir dem Kranken den Katheter (Mercier- oder Tiemannkatheter) in die Hand mit genauer Unterweisung. Ist aber der Residualharn dauernd reichlich und infiziert, muß operativ vorgegangen werden. Unter Lokalanästhesie ist die Prognose der in 2 Zeiten ausgeführten Radikaloperation sehr günstig.

Die sehr gefährliche Radikaloperation krebsiger Erkrankungen der Vorsteherdrüse bietet zur Zeit noch wenig Aussichten. Versuchsweise Radium- und Röntgenbehandlung erweckt manchmal Hoffnungen. Anlegung einer suprapubischen Dauerfistel kann bei dauernden Schmerzen infolge übermäßiger Blasendehnung nützlich sein. Die kausale, d. h. chirurgische Therapie der gewöhnlichen Prostatahypertrophie, vor allem in Form der suprapubischen Prostatektomie, verlangt eine strengere Indikationsstellung; sie leistet oft Vorzügliches, ist aber infolge septischer Infektionen, Blutungen, eintretenden Herz- und Lungenveränderungen usw. nicht ungefährlich. Viele Prostatiker erreichen bei sachverständiger symptomatischer Behandlung ein von gröberen, subjektiven Störungen freies, hohes Alter.

Stößt der eingeführte Katheter bereits in der Harnröhre auf ein Hindernis, dann kommen, zumal bei jugendlichen Individuen, ein Urethralstein oder ein Fremdkörper in Betracht, selten bei Frauen ein Tumor, weitaus am häufigsten aber beruhen die in der Harnröhre liegenden Hindernisse auf narbiger Verengerung des Lumens (Harnröhrenstriktur). Meist im Anschluß an eine früher überstandene Gonorrhoe, seltener als Folge einer Harnröhrenverletzung, ganz selten angeboren oder tuberkulöser bzw. syphilitischer Natur ist allmählich die Urinentleerung schwieriger geworden. Der Kranke muß mehr drücken, muß häufiger urinieren, der Strahl wird dünner, bisweilen gedreht, nach der Miktion träufeln noch einige Tropfen ins Hemd, die Harnröhre brennt und die Kohabitation ist schmerzhaft. Sehen wir dann, wie der Patient vornüber gebeugt, unter starker Anwendung der Bauchpresse einen ganz dünnen Urinstrahl oder nur wenige Urintropfen entleert, dann ist unsere Diagnose kaum mehr zweifelhaft. Gesichert wird sie durch den Nachweis der Verengerung mit Hilfe des Bougies. Als beste Behandlung gilt immer noch die langsame Dilatation mit Metallbougies.

Werden wir zu einem Kranken mit **akuter Urinretention** gerufen, dann sehen wir die prall gefüllte Blase. Aus Alter und Anamnese erfahren wir, ob dieser Zustand durch Prostatavergrößerung oder durch Strikturen hervorgerufen worden ist. Da in jedem Falle ein gewisser Spasmus vorhanden ist, gebe ich in solchen Fällen zunächst subkutan Morphium und lasse sofort ein warmes Bad vorbereiten. Sodann versuche ich, durch Katheterisieren Urin zu erlangen, und nehme bei Strikturen filiforme, bei Prostatikern den weichen Thiemannschen Katheter. Da ich zu meiner und des Patienten Desinfektion Zeit brauche, ist oft schon inzwischen die Wirkung des Morphins eingetreten. Sonst wiederhole ich meine Versuche nach Eintritt der Wirkung. Komme ich nicht zum Ziele, versuche ich es mit einem stark gekrümmten Metallkatheter. Mißlingt auch dieser Versuch, bringe ich den Kranken in das vorbereitete Bad und wiederhole den Katheterismus. Komme ich auch jetzt nicht in die Blase, muß ich durch hypogastrische Punktion den Urin entleeren. Nach Entleerung der Blase gelingt es häufig den Katheter einzuführen und als Dauerkatheter liegen zu lassen. Wenn aber auch jetzt die Harnröhre nicht durchgänglich ist, bereite ich mich für die nächste Blasenpunktion vor, indem ich einen dickeren Troikart nehme, durch welchen ich einen passenden Nélatonkatheter gerade gut durchführen kann. Nach Punktion und Entfernung des Stachels führe ich durch die Kanüle den sterilen Katheter ein und ziehe über ihm die Kanüle heraus. Der in der Blase liegende Katheter wird mit Sicherheitsnadel und Heftpflaster befestigt und mit einem Schlauch verbunden, der den Urin in ein Glas leitet. Auf diese Weise kann dann die Blase auch gespült werden, so daß nach einigen Tagen der normale Weg wieder passierbar ist. Auf einen Punkt möchte ich noch hinweisen. Recht häufig findet man bei Prostatikern etc. akute Urinverhaltung bei gleichzeitiger Koprostase, so daß man sich nicht des Gedankens erwehren kann, daß wohl mitunter ein ursächlicher Zusammenhang bestehen könne. Man tut daher gut, **bei jeder Urinverhaltung für genügende Darmentleerung zu sorgen.** Peinlichste Sauberkeit und Asepsis an Händen und Instrumentarium sind vor jedem Katheterisieren erforderlich. Als Gleitmittel sterilisiertes Öl, Vaseline oder besser Katheterpurin (in Tuben erhältlich). Bei noch nicht katheterisierten, auch sonst nicht „sattelfesten" Kranken mit stark ausgedehnter Blase nur vorsichtige und langsame, nicht völlige Blasenentleerung. Periodische Blasenentleerungen mit nachfolgenden desinfizierenden Spülungen (z. B. 3 % Borsäure) sind das beste Heilmittel bei inkompletter Retention. Trotz aller Vorsichtsmaßregeln bleiben beim regelmäßigen Katheterisieren Zystitiden, zweckmäßige Behandlung vorausgesetzt, meist gutartiger Natur nur selten aus. Bei schon zuvor bestehendem Blasenkatarrh kann methodisches Katheterisieren der überdehnten Blase nur nützlich sein. In Fällen von unvollständiger Retention, wo sich ohne gröbere Beschwerden in der entsprechend gedehnten Blase ein Rückstand von weniger als ungefähr $^{1}/_{4}$ l findet, kann die Rücksicht auf Cystitisgefahr sowie auf die Unzuträglichkeiten methodischen Katheterisierens ein vorläufiges Abwarten rechtfertigen.

ad 3. Klagt der Kranke darüber, daß er den Urin nicht halten kann, dann liegt in der Regel eine Lähmung des Sphincter vesicae vor, wie wir sie bei schweren Infektions-, Gehirn- und Rückenmarkserkrankungen (besonders Tabes) beobachten. Auch kann durch einen destruierenden Prozeß (Tuberkulose oder Syphilis) der Schließmuskel selbst bis zur Funktionsunfähigkeit zerstört werden. Besteht unwillkürliches Harnträufeln bei gefüllter Blase, dann ist der Sphinkter und der Detrusor gleichzeitig gelähmt; es besteht die bereits geschilderte Erscheinung der Ischuria paradoxa.

Bisweilen bringt eine Mutter ihr Kind zum Arzt mit der Angabe, daß es seinen Urin nachts unwillkürlich ins Bett entleere. Auch im späteren Alter, zumal beim Militär finden wir solche Bettnässer. Wenn auch dieser Zustand (Enuresis nocturna) zumal im vorgerückten Alter nicht selten ein Zeichen neuropathischer Belastung ist, so ist es andererseits gar nicht selten, daß das Bettnässen, zumal bei Kindern, durch gewisse Erkrankungen ausgelöst wird, nach deren Beseitigung dieser Zustand aufhört. Zu diesen Erkrankungen gehören in erster Linie die Phimose, der Mastdarmprolaps, Spina bifida occulta, Blasensteine und adenoide Vegetationen des Nasenrachenraumes. Auch sah ich bei einem Mädchen mit überzähligem, in die Scheide mündendem Ureter beständiges Harnträufeln.

ad 4. Klagt der Kranke über vermehrten Harndrang (Tenesmus), dann besteht ein Reizzustand der Blase, welcher entweder durch einen entzündlichen Prozeß (Cystitis, Urethritis, Prostatis) oder durch eine andere lokale Erkrankung (Stein, Prostatahypertrophie, Tumor) ausgelöst wird. Bei schmerzhaftem Harndrang Wärmeanwendung in der verschiedensten Form: 1—2 mal täglich heiße Sitzbäder von 35—40° C (Kamillen- oder Heusamenzusatz), Thermophore oder heiße Umschläge auf Blasen- und Dammgegend, auch Darmspülungen mit recht warmem, dünnen Kamillentee, abendliche Darminjektionen mit 30—50 ccm heißem Sesamöl (kleine Afterspritze; mit 37° C anfangen, täglich um einen Grad erhöhend bis 40, ja 41°; Ölklistier nachts im Rektum verweilen). Weiterhin Leibbinde, Sorge für warme Füße, reizlose Kost; ev. Zäpfchen oder kleine Klistiere mit Analgetizis und Narkotizis (Suppositorien mit 1,0 Antipyrin oder 0,5—1,0 Aspirin; 0,25—0,5 Phenacetin; Suppositorien aus Codein. phosph. und Extract. Bellad. (āā 0,025—0,03), mit Morphium 0,015—0,03, Pantopon 0,02—0,03; Suppositorien mit Kombination von Analgetizis und Narkotizis, wie Antipyrin 1,0 oder Aspirin 0,5 oder Pyramidon 0,3 mit Morphium oder Pantopon (0,01); vgl. Casper: Med. Klin. 1915, S. 635.

Die Anurie: Wenn wir einem Kranken helfen wollen, welcher plötzlich nicht mehr urinieren kann, dann wissen wir, daß in der Regel das Hindernis abwärts von der Blase liegt. Bei kleinen Kindern ist meist eine Phimose oder ein Stein in der Urethra an diesem Ereignis schuld, bei erwachsenen Männern Strikturen der Harnröhre, bei älteren Prostatavergrößerungen. In allen Fällen aber ist die Blase mit Urin gefüllt, welcher sich sofort entleert, sobald der Katheter in die Blase eingeführt wird. Aber es kommt auch vor, daß selbst nach längerem Unvermögen, Urin zu entleeren, der Katheter die Blase leer findet. Hier haben wir dann einen krankhaften Zustand vor uns, bei welchem infolge verschiedener Ursachen kein Urin in die Blase gelangt, eine Anurie. Solche Zustände sind sehr ernst zu nehmen, da nur **schleunigste Hilfe** den Kranken vor den Folgen dieses Zustandes, der Urämie und dem Tode, zu retten vermag.

Die **Anurie** ist ebensowenig wie die Hämaturie oder die Glykosurie eine Krankheit sui generis, sondern wie jene ein Symptom, welches durch eine Reihe verschiedener Erkrankungen hervorgerufen wird, und dessen Ursache festzustellen oft erhebliche Schwierigkeiten bietet. In unserem Streben, die Art der Harnlosigkeit, d. h. ihre ursächlichen Momente zu erkennen, werden wir gefördert, wenn wir uns ins Gedächtnis rufen, daß die Anurie hervorgerufen sein kann

1. durch mechanische Hindernisse auf dem Wege von den Nieren bis zur Blase (Steine, Tumoren des kleinen Beckens);
2. durch Nierenerkrankungen, welche die Funktion dieses Organes aufheben (Intoxikationen, Tumoren);
3. durch nervöse Einflüsse (reflektorische und hysterische Anurie).

Weitaus die häufigste Ursache aller Anurien sind **Steine,** welche entweder beide Ureteren verstopfen oder nur einen bei Funktionsunfähigkeit oder Fehlen der zweiten Niere. Hier wird uns schon meist die Anamnese Anhalt geben: Voraufgegangene Blutungen, Koliken und Steinabgang. Weniger charakteristisch ist der Befund: palpabler Tumor, Druckschmerz und spastische Kontraktion der Bauchmuskulatur. Vollen Aufschluß gibt der Ureterenkatheterismus und die Radiographie; allerdings muß die Aufnahme tadellos sein, sonst kann sie, wie es sich bei uns in einem Falle ereignete, beim Fehlen eines Steinschattens leicht irreleiten. Natürlich darf man nie unterlassen, bei Harnlosigkeit auch sorgfältig per rectum und per vaginam zu untersuchen. Oft werden wir uns so manche Mühe sparen können, da der eingeführte Finger als Ursache der Anurie ein Uterus-, Ovarial- oder Rektumkarzinom findet oder einen Douglasabszeß nachweist.

Die Behandlung der Nierensteine ist denselben Grundsätzen unterworfen wie bei den Uretersteinen.

Gibt uns die Untersuchung keinen Anhaltspunkt für ein mechanisches Hemmnis, dann müssen wir als nächsthäufigste Ursache eine doppelseitige oder bei Fehlen bzw. Funktionsunfähigkeit einer Niere eine einseitige Nierenerkrankung ins Auge fassen. Solche Nierenerkrankungen können die Folge irgendwelcher Vergiftungen chemischer oder bakterieller Natur sein (akute oder chronische Nephritis): Sublimat, Karbol, Kalichlorikum, Argent. nitricum, Chloroform, Äther, Phosphor, Salzsäure usw. seien als solche Gifte angeführt. Ferner wirken die Zerfallsprodukte der roten Blutkörperchen bei Verbrennungen in diesem Sinne ein. Schließlich führen die Ausscheidungen giftiger Bakterienprodukte (Toxine) zu schweren Nierenentzündungen und Funktionsunfähigkeit dieser Organe. Wir sehen solche Zustände bei und nach akuten Infektionskrankheiten, wie Diphtherie, Scharlach, Cholera u. a., sowie bei schweren Streptokokken- und Bact. coli-Infektionen. Da die Niere, wie wir bereits an anderer Stelle ausgeführt haben, ein Hauptausscheidungsorgan für die in den Körper eingedrungenen Bakterien und Gifte ist, können wir verstehen, daß ihre Funktionsfähigkeit gelegentlich aufgehoben wird. Auch die bei der Eklampsie vorkommende Anurie wird hierher zu rechnen sein. Außer diesen akuten Vergiftungen führen auch chronische Intoxikationen, sei es von außen her (Alkohol, Syphilis, Blei), sei es als Folge von Erkrankungen des Stoffwechsels (Gicht) zu schweren Nephritiden und als ihr letztes Stadium zur Anurie. Für alle diese Ursachen müssen wir in der Anamnese, den allgemeinen Symptomen und dem klinischen Verlauf Anhaltspunkte suchen.

Auch beiderseitige Nierentuberkulose, Hydro- und Pyonephrose können zu völliger Harnlosigkeit führen, ebenso doppelseitige Nierentumoren (Karzinome, Hypernephrome und Zystennieren).

Erst wenn alle diese Möglichkeiten erschöpft sind, ohne daß sie uns eine befriedigende Erklärung gegeben haben, dürfen wir die Anurie auf nervöse Einflüsse zurückzuführen versuchen, und zwar handelt es sich dann entweder um eine reflektorische oder um eine hysterische Anurie. Bei der **reflektorischen Anurie** haben wir nach Kümmel zwei Gruppen ursächlicher Momente zu unterscheiden: die periphere und die renale reflektorische Anurie. Echte periphere reflektorische Anurien treten häufiger vorübergehend auf, so z. B. nach Hernien- oder Blasenoperationen. Bisweilen aber können sie auch zu länger dauernder Anurie, ja zum Tode führen. Solch deletären Ausgang infolge peripherer Reize beobachtete man schon bei Phimosen und Sondierung der Harnwege. Die reflektorischen renalen Anurien entstehen, wenn infolge pathologischer Veränderungen einer Niere auch die gesunde andere nicht funktioniert. Wir beobachten solche Zustände bei Steinbildung, Tuberkulose und Verletzung einer Niere, sowie bei Abknickungen infolge von Wanderniere. Meist ist jedoch auch hier die völlige Aufhebung der Nierenfunktion vorübergehend, nur äußerst selten führt sie zu ernsten Zuständen. Dann wird es notwendig sein, das die Reflexe auslösende Organ und seine Erkrankung festzustellen. Vorausgegangene Schmerzen, Koliken, Blutungen usw., Tastbefund und Ergebnis der radiologischen und ureteroskopischen Untersuchung führen uns auf den Weg zur Erkennung des Grundleidens.

Vielleicht gibt es hysterische Anurien, aber sie sind so enorm selten, daß wir nur nach gründlichster Untersuchung und bei Ausschluß aller anderen ätiologischen Momente bei Kranken mit ausgesprochenen hysterischen Symptomen diese Diagnose stellen dürfen (gewöhnlich überfüllte Blase hierbei!).

Behandlung: Wenn auch eine Anurie tagelang, ja bis zu 20 und 30 Tagen andauern und doch noch spontan heilen kann, so dürfen wir doch mit einem solchen Ausgang nicht rechnen, denn er ist außerordentlich selten. Im allgemeinen werden die Aussichten für die Wiederherstellung mit jedem Tage schlechter. Infolgedessen ist unsere Behandlung **möglichst bald** einzuleiten. Der Angriffspunkt ist natürlich das ursprüngliche Leiden. Bei systematischer Untersuchung wird es im allgemeinen leicht sein, die Behandlung am rechten Orte einzusetzen; schwierig nur kann es bisweilen sein, bei doppelseitigem mechanischem Hindernis die zuletzt verschlossene Niere zu bestimmen. Und das ist notwendig, weil diese in der Regel am wenigsten verändert ist und ihre Freilegung der Heilung die besten Aussichten eröffnet. Falls das Röntgenverfahren und der Ureterenkatheterismus versagt, geben uns einige klinische Erscheinungen noch hier und da einen Fingerzeig; so ist z. B. die zuletzt verschlossene Niere oft vergrößert. Meist besteht deutliche Druckempfindlichkeit und reflektorische Spannung der Bauchmuskulatur an der zuletzt erkrankten Seite. Es empfiehlt sich in den meisten Fällen die Hinzuziehung eines Spezialisten.

Blasenspülung am besten mit Hilfe eines Katheters unter strenger Asepsis. Die Spülflüssigkeit (3 % Borsäure oder $^1/_{10}$ % Salizylsäure) befindet sich in einem ausgekochten Irrigator. Nach Ablassen der Urinmenge läßt man je nach der Kapazität der Blase $^3/_4$—$^1/_2$ l Spülflüssigkeit einlaufen. Um nicht jedesmal beim Ablassen den Irrigatorschlauch entfernen zu müssen, wird am besten ein Dreiwegehahn eingeschaltet. Die Spülung wird solange fortgesetzt, bis das Spülwasser klar abfließt.

Bei sog. Blasenkoagula versucht man Spülungen mit erwärmter Hydrarg. oxycyanat-Lösung (0,25: 1000). Operation: 300 ccm Oxycyanatlösung in die Blase; nach bimanueller Auslösung sterile Gaze ins Wundbett und dickes Gummirohr mit Heberdrainage zum Abfluß des Urins. Am dritten Tage Lockerung des Tampons, am fünften Entfernung. Ist Urin nicht mehr blutig, Drain fort und Dauerkatheter. Zelluloidkapsel. Nach 14 Tagen Blasenspülung. Bei schwer stillbaren Blasenblutungen wurden Ausspülungen mit $^1/_4$%, steigend bis 1%, Kreolinlösung empfohlen.

Blasenpunktion wird ausgeführt zur Entleerung der Blase, wenn der normale Weg unpassierbar ist. Häufig wird durch die auf solche Weise erreichte Entleerung der Blase der Tenesmus behoben, so daß nachher der Katheterismus gelingt. Als Instrument benutzt man einen dünnen Troikart oder eine dicke Punktionskanüle. Nachdem die Regio hypogastrica rasiert und desinfiziert ist, sticht man einen Finger breit oberhalb des oberen Randes der Symphyse genau in der Mittellinie das sterile Instrument 4—5 cm tief in die kugelige Blase, bei korpulenten Kranken entsprechend tiefer. Da eine Nebenverletzung unmöglich ist, hat man nichts zu befürchten. Man spürt deutlich, wenn das Instrument in der Blase ist. Die Entleerung muß ganz langsam vor sich gehen und ab und zu für eine Weile unterbrochen werden. Ist die Blase leer, wird das Instrument mit einem kurzen Ruck zurückgezogen, die Wunde mit einem Traumaplastpflaster bedeckt.

Uretersteine entstehen sehr selten im Harnleiter selbst, meistens sind es hinabgewanderte Nierensteine.

Ihre Symptome sind von denen der Nierensteine kaum zu unterscheiden und selten so charakteristisch, daß die Diagnose leicht gemacht würde. Meist sind es nur starke, besonders einseitige Irradiationen auf Blase, Zökum, Mastdarm und Vagina, so daß nicht selten eine Erkrankung der Appendix oder der Adnexe angenommen wird. Eine sichere Diagnose ist nur durch Palpation oder Radiogramm zu erlangen. Etwa ein Viertel aller Uretersteine sind bei Frauen, sehr selten bei Männern, rektal oder vaginal zu palpieren. Das Radiogramm gibt, wenn Niere und Ureter radiographiert sind, ziemlich sichere Auskunft; es kann täuschen entweder durch negativen Befund bei vorhandenem Stein und durch falsche extraureterale Schatten wie Beckenflecke, Kotsteine, verkalkte Drüsen.

Die Behandlung ist in unkomplizierten Fällen zunächst konservativ. Man läßt täglich 3 l destilliertes Wasser in kleinen Portionen trinken und kontrolliert nach einmonatlicher Kur im Radiogramm den Erfolg. Alkalische Mineralwässer sind durchaus zu vermeiden, da bisweilen durch Absetzen der Phosphate die Steine wachsen. Gelegentlich hilft das Trinken von 50—100,0 Glyzerin in einer Gabe. Glyzerin erscheint unzersetzt im Harn und erleichtert das Herausschwemmen kleiner Konkremente. Da die Uretersteine etwa in 3/4 aller Fälle im Beckenteil dicht vor dem Eintritt des Ureters in die Blase sitzen, gelingt es ganz selten, sie von der Vagina aus in die Blase zu drängen. Mehr Erfolg hat das Einführen eines Ureterkatheters bis an das Konkrement und Einspritzen kleiner Mengen Glyzerin. Wandert durch diese Hilfsmittel der Stein abwärts, ist abwartendes Verhalten am Platze. Rückt der Stein aber nicht von der Stelle, ist er sehr groß oder verursacht er sehr große, dauernde Beschwerden, ist die operative Entfernung indiziert. Notwendig aber ist sie, wenn akute Pyelonephritis, Retention mit oder ohne Infektion der Niere, Doppelseitigkeit der Kalkulosis oder mehr als 48stündige Anurie das Krankheitsbild komplizieren. Die Operationen wegen Uretersteinen geben, wenn nicht schon Anurie, Urosepsis und Pyämie vorhanden sind, recht gute Resultate. (Literat. Israel, Fol. urol. VII. 1. 1912.)

Urininfiltration entsteht durch Austreten von Urin in das umgebende Gewebe nach Kontinuitätstrennung der Harnröhre oder des extraperitonealen Teiles der Blase.

Symptome: Schmerzhafte Schwellung am Damm, Skrotum, Penis, Unterbauchgegend und Oberschenkel. Einschmelzung und Verjauchung des Gewebes mit Gangrän und Gasbildung. Hohes Fieber. Prognose sehr ungünstig, besonders bei gleichzeitigem Beckenbruch.

Behandlung: Durch möglichst baldige Operation ist dem Urin freier Abfluß nach außen zu verschaffen. Tiefe und ausgedehnte Inzisionen über Damm und Nachbargewebe. Drainage und Tamponade. Zu verwerfen ist jeder Versuch, mit Hilfe des Katheters abzuwarten.

Sectio alta oder hoher Blasenschnitt dient zur Entfernung von Fremdkörpern und Steinen aus der Harnblase. Die Operation ist einfach und kann meist unter Lokalanästhesie vorgenommen werden. 5 cm langer Schnitt in der Linea alba über der Symphyse. Schnitt geht durch Haut, Fett, Faszie. Es quillt das prävesikale Fett vor, unter welchem man die gefüllte Blase fühlt. Stumpfes Abschieben des Fettes mit Peritoneum nach oben. Dann wird die Blase mit zwei Haltefäden angeschlungen und zwischen diesen durch den Schnitt eröffnet. Nachher sorgfältige Naht in Schichten. Die Blasenschleimhaut wird fortlaufend mit Katgut genäht, darüber zweifache fortlaufende Naht der Blasenmuskulatur. Zum Schluß Naht der Faszie und Naht der Haut. Bei jauchigem Urin empfiehlt es sich, nach dem Cavum Retzii zu einen Tampon einzulegen.

Harnröhre:

An Mißbildungen werden beobachtet 1. die Atresie, 2. die Spaltbildung. Bei der Atresie läßt sich schwer entscheiden, wie hoch der Verschluß liegt. Bisweilen dehnt der Urin die Harnröhre beträchtlich aus, dann ist es leicht mit dicker Kanüle die Atresie zu beheben. In anderen Fällen macht man die Urethrotomia externa, führt retrograd eine Sonde ein und eröffnet an ihrem Ende die Harnröhre. Dauerkatheter, Naht der Urethrotomiewunde. Findet sich an der Radix des Penis keine Harnröhre, muß man die Blase eröffnen und drainieren.

Die Spaltbildung der Harnröhre ist entweder an der oberen Penisfläche Epispadie oder an der unteren Hypospadie. Die letztere ist ungleich häufiger und wird je nach ihrer Ausdehnung als H. glandis oder als H. penis oder als H. perinealis bezeichnet. In den einfachsten Graden ist es am besten, die Harnröhre möglichst weit freizupräparieren und durch einen durch die Glans gemachten Tunnel zu ziehen, um sie an der Spitze zu fixieren. In den vorgeschrittenen Fällen hat sich als beste Methode jetzt die Transplantation eines Venenstückchens oder des Wurmfortsatzes bewährt.

Ausführliches über Epispadie und Hypospadie bei H. Stettiner-Berlin, Ergebn. d. Chir. u. Orthop. Bd. 5. 1913 (79 Abb.).

Fremdkörper sind nicht ganz selten in der Harnröhre. Häufig und zumal bei kleinen Kindern sind es aus der Blase stammende Konkremente. Solche Steinchen verursachen Verschluß der Harnröhre und machen die Urinentleerung unmöglich.

Behandlung: Meist tastet man den Fremdkörper durch, sonst fühlt man mit der Sonde sofort, daß ein Hindernis vorliegt und daß dieses Hindernis ein Steinchen ist. Dieses Steinchen läßt sich stets nach vorn drücken und, wenn man keine besondere Urethralzange hat, mit einem kleinen scharfen Löffel, welchen man über den Stein schiebt, heraushebeln. Bisweilen bedarf es einer kleinen Erweiterung des Orificium durch einen Scherenschlag.

Andere Fremdkörper wie Bleistifte, Griffel, Strohhalme, Gummikatheterstücke sind ohne besondere Instrumente nicht zu entfernen. In solchen Fällen ist Überweisung an einen Spezialisten am besten.

Die **Verletzungen der Harnröhre** sind offene oder subkutane. Die offenen, meist durch Schuß oder Schnitt hervorgerufen, müssen genau untersucht werden. Die meist heftige Blutung aus dem Corpus cavernosum wird am besten durch Suprarenin 1:1000 gestillt. Ist die Harnröhre selbst eröffnet, Naht mit feiner Nadel. Verweilkatheter, welcher 12—14 Tage liegen bleibt. — Bei subkutanen Verletzungen (bei Beckenfraktur, Rittlingsfall, Fußtritt) besteht heftiger Tenesmus, aus der Harnröhre entleert sich wenig Blut, Haut blutunterlaufen, Blase gefüllt.

Behandlung: Wegen Gefahr der Urininfiltration muß durch Nélatonkatheter für Abfluß des Urines gesorgt werden.

1. Bekommt man den Nélatonkatheter in die Blase, bleibt er als Verweilkatheter liegen. Befestigung des Verweilkatheters mit Heftpflasterstreifen und Sicherheitsnadel durch den Katheter. Bettruhe, 3mal täglich 1 g Salol. Obacht auf Urininfiltration.

2. Gelingt es nicht, den Katheter in die Blase einzuführen, sondern gleitet er in das Hämatom, dann muß bei voller Blase zunächst für Entleerung der Blase gesorgt werden und zwar durch Blasenpunktion (s. d.). Ist die Blase entleert, muß der Kranke sofort zur Operation in ein Krankenhaus geschafft werden.

Die lokale Anästhesierung der männlichen Harnröhre ist notwendig, wo es sich um Hyperästhesie der Schleimhaut handelt, wo ein ulzeröser Prozeß (z. B. Tuberkulose) jeden Eingriff hochgradig schmerzhaft empfinden läßt. Nach Einführung eines Katheters bis an den Blaseneingang läßt man unter Zurückziehen einige Kubikzentimeter der 2 % Novokainlösung einlaufen und verschließt die Harnröhrenmündung durch Fingerdruck ca. 5 bis 10 Minuten. Bei Strikturen führt man einen dünnen Katheter bis an die Verengerung und spritzt dann die ästhesierende Flüssigkeit unmittelbar an die hierfür wichtigste Stelle.

Peniskarzinom, nicht selten bei Männern, deren Frauen an Uteruskarzinom leiden. Diagnose in den **Frühstadien** nicht ganz leicht, da meistens dann nur ein hartnäckiges hartumrandetes Geschwür besteht. Solche Geschwüre sind bei Männern über 45 Jahren stets sehr ernst zu nehmen; in jedem Falle kneife man mit der Hohlzange vom Geschwürsrand ein kleines Stückchen ab und lasse es histologisch untersuchen. Häufig ist das Karzinom mit Phimose oder Paraphimose kombiniert; nach Zurück- oder Auseinanderziehen der Vorhaut sieht man den ulzerierten jauchenden Tumor. In ausgesprochenen Fällen zeigt die Geschwulst die typische papilläre Blumenkohlform. Bei der sehr schlechten Prognose kann nur baldigste Amputation mit Drüsenausräumung die notwendige Behandlung sein, jedenfalls hüte man sich, solche Penisulzerationen wochen- und monatelang mit dem Lapisstift zu behandeln. Gegen gleichzeitige Erektionen Suppositorien mit Butyr. Cacao 2,0, Extract. Bellad. und Codein. phosph. āā 0,03. Versuchsweise Bromural (früh, mittag und abends 1, später 2 Tabletten).

Phimose, meist im Kindesalter angeboren. Kommt sie im vorgerückten Alter zur Beobachtung, achte auf Balanitis und Schanker, häufig steckt dahinter ein Karzinom; achte auch auf Diabetes. Behandlung: bei leichten Graden Dehnung, sonst Zirkumzision und Vernähung beider Blätter. Der Eingriff läßt sich leicht unter Lokalanästhesie ausführen.

Bei **Paraphimose** lasse man jedes gewaltsame Repositionsmanöver, sondern lege zunächst auf Eichel und Ödem kleine Kompressen, welche in eine eiskalte dünne Suprareninlösung getaucht sind. Nach einigen Minuten knete ich kurze Weile die Eichel, als wolle ich das Blut herausdrücken. Habe ich dies ungefähr 5—10 Minuten gemacht, dann versuche ich an einem Punkte die Vorhaut von hinten nach vorn über die Basis der Eichel gleiten zu lassen, indem ich zugleich mit der linken Hand die Corona glandis herunterdrücke. Sobald die Reposition — wie meist — an einem Punkte gelungen ist, folgt der Rest nach. Sollte die Reposition nicht gelingen, macht man unter Lokalanästhesie eine Durchtrennung des einschnürenden Ringes und schließt gleich die Phimosenoperation an.

Tumoren des Skrotums: Die Diagnose des Skrotaltumors kann unter Umständen sehr leicht sein, in anderen Fällen so schwierig, daß eine Differentialdiagnose unmöglich ist. In erster Linie muß die Untersuchung sicher klar stellen, ob überhaupt ein wirklicher Tumor vorhanden ist oder nicht. Nicht selten bereiten Skrotalhernien und Hydrozelen differentialdiagnostische Schwierigkeiten. Die irreponiblen Netzhernien charakterisieren sich dadurch, daß sie bei Hustenstößen gegen die untersuchenden Finger anprallen und daß man deutlich ihre Kontinuität vom Skrotum entlang am Samenstrang bis zur Bruchpforte feststellen kann. Ihre Unterscheidung von **Hydrozelen** mag aber nur ungeübten Untersuchern Schwierigkeiten bereiten; es unterscheidet sich der Wasserbruch von dem echten Bruch stets durch die deutlich wahrnehmbare Transparenz und durch sein scharfes Absetzen.

Bei der Hydrozele unterscheiden wir im allgemeinen die Hydrocele testis, welche den Hoden umfaßt, von der Hydrocele funiculi spermatici, welche walzenförmig dem Samenstrange aufsitzt. Die Kombinationen beider Arten ergibt jenen bekannten birnenförmigen transparenten Tumor. Ist die Diagnose Hydrozele festgestellt, dann ist es unsere weitere Aufgabe, womöglich die Ursache der Hydrozele zu finden. Verhältnismäßig einfach ist dieses bei kleinen Kindern. Hier liegt dieser Ekrankung fast stets eine Phimose zugrunde, nach deren Beseitigung in der Regel auch die Hydrozele verschwindet In anderen Fällen ist der seröse Erguß nur ein Symptom einer chronischen Erkrankung des Hodens oder Nebenhodens (Tuberkulose, Lues, Neoplasma).

Behandlung muß ursächlich sein; Beseitigung der Phimose, des tuberkulösen Hodens usw. Wo keine Ursache zu finden ist, begnüge man sich nie mit der einfachen Punktion der Hydrozele, sondern spritze durch dieselbe Kanüle 1 ccm konzentrierte Karbolsäure ein. Nach 3 Tagen ist der Erguß fast ebenso groß wie vor der Punktion, um dann allmählich kleiner zu werden. Bisweilen muß man die Behandlung 2—3 mal wiederholen. Bei größeren Hydrozelen Erwachsener ist diese Therapie aber zu langwierig, dort entschließe man sich bald zu operativem Vorgehen.

Die häufigste Ursache solcher chronischen Hodenerkrankungen ist wie gesagt die **Tuberkulose.** Sie beginnt in der Regel im Nebenhoden, zuweilen mit, zuweilen ohne Schmerzen. Man fühlt dann bei der digitalen Untersuchung deutlich hinter dem normalen Hoden den im Vergleich mit der gesunden Seite erheblich vergrößerten Nebenhoden. Nicht selten ist bereits das Vas deferens zylindrisch oder knotenförmig verdickt. Auch findet man fast regelmäßig am Skrotum eine nässende Fistel. Da sich in diesen Fällen häufig die Tuberkulose auch an anderen Organen des Urogenitalapparates findet, tut man gut, bei der Untersuchung sein Augenmerk darauf zu richten. Zu Verwechslungen gibt gelegentlich Lues Anlaß. Wenn sie auch im allgemeinen in erster Linie den Hoden und nicht, wie die Tuberkulose, den Nebenhoden ergreift, so habe ich doch hin und wieder im Sekundär-Stadium Fälle beobachtet, wo die Lues zuerst den Nebenhoden ergriffen hatte. Außer Anamnese und Wassermannscher Reaktion unterstützt die Erkennung in wirksamer Weise das Reclussche Zeichen. Hiernach sind die syphilitischen Fisteln in der Regel vorn am Skrotum, weil sie vom Testis ausgehen, die tuberkulösen dagegen auf der Hinterfläche des Skrotums, von wo sie zur Epididymis führen. Bei syphilitischen Erkrankungen ist der Hoden meist faustgroß geschwollen, das Skrotum ödematös. Es kann sich ereignen, daß diese Affektion von einer Neubildung des Hodens schwer zu unterscheiden ist. In solchen Fällen kann intravenöse Salvarsan-Behandlung in wenigen Tagen Aufklärung bringen. Die Erkennung des Sarkoms oder des Karzinomes ist bei genügender Größe des Tumors in der Regel nicht schwer, doch bietet sie in den **Anfangsstadien** außerordentliche Schwierigkeiten, da beide Tumoren im Beginn gar keine charakteristischen Merkmale haben. Fühlt man eine Anschwellung des Hodens, ohne eine stichhaltige Erklärung für diese chronische Schwellung zu haben, dann ist stets die probatorische Freilegung dieses Organes dringend geboten. Da sich Sarkome, wie ich mehrfach beobachten konnte, nicht selten an schwere Hodenverletzungen anschließen, sind diese Zustände mit besonderer Vorsicht zu beobachten. — Außerordentlich selten kommen angeborene, sehr langsam gewachsene, schmerzlose Hodentumoren zur Beobachtung, welche sich dann bei der Operation als Embryome entpuppen. — Bisweilen fühlen wir zwischen Hoden und Nebenhoden eine nußgroße zystische Geschwulst, welche nur selten Apfelgröße erreicht. Bei der Punktion dieser Zyste gewinnen wir eine milchige Flüssigkeit, woran wir den Tumor als Spermatozele erkennen. Behandlung aller Geschwülste (außer Lues): Operative Entfernung!

Über Spermatocele bei v. Hofmann in Bd. 8 der Ergebn. d. Chir. u. Orthop.

Von diesen chronischen Skrotaltumoren lassen sich die akuten leicht unterscheiden, denn sie beruhen entweder auf Verletzungen oder akuter Entzündung. Durch die Verletzung entsteht in der Regel ein mehr oder weniger großer Bluterguß im Skrotum, welcher in der Regel bis zum Samenstrang hinaufreicht und sich an der Unterfläche des Skrotums schon durch durch die blaue Hautverfärbung kenntlich macht. Er ist in der Regel gut zu unterscheiden von einer entzündlichen Affektion, der Epididymitis, welche nicht selten auf ein Trauma zurückgeführt wird. Indessen ist hier die Verletzung nur die Gelegenheitsursache, während der eigentliche Erreger der Gonokokkus ist. Wir finden hier eine außerordentlich schmerzhafte Schwellung der Epididymis und erfahren aus der Anamnese die venerische Infektion. (Behandlung: Hochlagerung. Eisblase, später Suspensorium.) Auch der Hoden selbst kann in einzelnen Fällen akut anschwellen, ein Zustand, welchen wir als Orchitis zu bezeichnen pflegen. Diese Erkrankung ist entweder im Anschluß an eine Blaseninfektion entstanden, oder eine Metastase einer epidemischen Erkrankung, wie wir sie beim Mumps oder beim Typhus beobachten. Behandlung: Hochlagerung, Eisblase, später Wärme zur Förderung der Resorption.

Varikozele = Krampfaderbruch ist eine Erweiterung und Vergrößerung des Plexus pampiniformis.

Man findet dieses Leiden hauptsächlich bei jungen Leuten, bei welchen schon der fast immer links bedeutend tiefer hängende Hodensack auf einen Krampfbruch hinweist. Hier fühlt man deutlich durch die Haut hindurch das Konvolut geschlängelter Venen.

Die Klagen über Schwere im Hodensack und besonders im Sommer kaum erträgliches Brennen werden bisweilen schon durch ein gutsitzendes Suspensorium gestillt. In schweren Fällen hilft nur die Narathsche Operation, welche in Resektion der Venae spermat. und Versorgung des Leistenkanales nach Bassini besteht.

g) Extremitäten.

I. Schulter und Oberarm.

Schultergelenk. Das Schultergelenk ist ganz besonders häufig von **Verletzungen** betroffen. Meist bildet sich dann schnell ein großes Hämatom, welches im Verein mit starker Schmerzhaftigkeit die Untersuchung sehr erschwert. Dennoch soll man nie eine sofortige gründliche Untersuchung unterlassen und im Zweifelsfalle eine Röntgenaufnahme veranlassen. Wer hätte nicht in seiner Praxis gerade hier schwere Unterlassungssünden erlebt!

Bei der Untersuchung suche man zunächst die Spitze des Akromion auf beiden Seiten auf und drücke nun hinter dem Verletzten stehend den Zeige- und Mittelfinger jeder Hand unter dem Akromion in die Gegend der Gelenkpfanne. Stößt man auf einen harten runden, den Raum unter dem Akromion ausfüllenden Vorsprung, dann steht der Humeruskopf richtig; können aber die Finger ohne Widerstand auf der verletzten Seite tief eindringen, dann befindet sich der Kopf nicht in der Gelenkpfanne, also Luxation. Diese Feststellung muß in jedem Falle unbedingt zuerst erfolgen. Sodann suche man auch bei Luxation den Kopf zwischen den Fingern einer Hand zu fixieren, mit der anderen Hand umfasse man fest den Ellenbogen und drücke den Humerus in seiner Längsachse zusammen. Bei einer Fraktur wird ein lebhafter Schmerz an der Bruchstelle hervorgerufen. Während die eine Hand weiter den Humeruskopf fixiert, rotiere man den Unterarm abwechselnd nach außen und nach innen. Bei einer einfachen Luxation dreht sich der Arm schlecht oder gar nicht, beim Bruch des Collum chirurgicum fühlt man die Rotation etwas tiefer zugleich mit Krepitation, bei Dislokation des Humerusfragmentes nach innen und oben, fühlt man das untere Fragment sich unter dem Processus coracoideus drehen, während der Humeruskopf unter dem Akromion stillsteht. Seitliche Erhebung des Ellenbogens ist bei Fraktur leicht und zeigt am Oberarm einen deutlichen Knick. Ist passive Abduktion und Rotation möglich, aktive nicht, bei gleichzeitiger zirkumskripter Druckempfindlichkeit in der Gegend des Collum chirurgic., liegt eine Fraktur des Tuberc. majus vor.

Am wichtigsten ist die sofortige Erkennung einer **Luxation.** Der Kopf kann nach vorn und nach hinten aus der Pfanne treten, weitaus am häufigsten nach vorn unter den Processus coracoideus, seltener bis unter die Klavikula, ganz selten bleibt er auf der Facies subglenoidea stehen. Symptome der Luxation nach vorn: 1. Kopf nicht in der Pfanne, 2. Schulterwölbung abgeflacht, 3. Achse des Armes zeigt nicht auf Akromion, sondern auf die Mohrenheimsche Grube, 4. Arm kann nicht rotiert werden, federt zurück. Reposition gelingt meist in hoher Abduktion, wobei ein Gehilfe von der Achsel aus mit den Fingern den Kopf gegen die Pfanne schiebt und die Finger zur Faust ballt, dann schnelles Herüberdrücken des verletzten Armes nach unten und innen vor die Brust. In schwierigen Fällen Narkose oder Plexusanästhesie. Riedel hat in tiefer Narkose den luxierten Arm mit einem kräftigen Ruck gegen die gesunde Beckenseite gezogen, worauf der Kopf in die Pfanne einschnappte. Gefährlicher, weil Fraktur möglich, aber sehr erprobt ist Kochers Methode in 4 Akten, welche ruhig, langsam und ohne große Kraft ausgeführt werden müssen: I. der Ellenbogen wird an die seitliche Thoraxwand gebracht, II. der Ellenbogen wird in seiner Lage festgehalten, der Unterarm im rechten Winkel zum Oberarm maximal nach außen senkrecht zum Rumpf gedreht, III. Elevation: der Vorderarm bleibt in seiner Lage, der Ellenbogen wird nach vorn und oben gehoben und, falls der Kopf nicht eingesprungen ist, wird IV. der Arm schnell nach innen gedreht und die Hand an die gesunde Schulter gebracht. Nachbehandlung: 3 Tage lang Fixation, dann passive und bald aktive Bewegungen.

Als veraltet bezeichnet man die Luxationen nach 4—6 Wochen. Sie sind leider nicht ganz selten. Ihre Prognose ist ungünstig. Die Reposition gelang mir nach Kocher stets, aber es bleiben meist Versteifungen zurück. In verzweifelten Fällen veralteter Luxation muß blutig vorgegangen werden, oft mit Resektion des Humeruskopfes.

Lit.: J. Dollinger-Budapest, Die veralteten traumatischen Verrenkungen der Schulter usw. in Bd. 3 der Ergebn. d. Chir.

Nicht selten sieht man **habituelle Luxationen** im Schultergelenk. Dauerverbände nützen in der Regel nicht viel, erfolgreich ist die operative Verkleinerung der erschlafften Kapsel.

Klavikularfraktur. Häufig wird nach Fall auf die Schulter selbst oder auf die ausgestreckte Hand über Schulterschmerz geklagt. Bei Erwachsenen ist die Erkennung des Leidens meist recht einfach, nicht aber bei Kindern, welche ihre Schmerzen nicht so präzise lokalisieren können. Der Arm kann oft nicht gut erhoben werden, häufig besteht aber auch gar keine Funktionsbeschränkung. Untersuchen wir nur Arm und Schulter, finden wir gar nichts. Erst wenn wir den ganzen Oberkörper entkleiden lassen, sehen wir oft schon eine verfärbte Stelle in der Gegend der Klavikula und bei Betastung ergibt sich ausgesprochene lokale Druckempfindlichkeit. Die bei Erwachsenen so typische Dislokation des äußeren Fragmentes nach innen und unten vermissen wir oft bei Kindern. Die Behandlung besteht bei Erwachsenen in Anlegung des Sayreschen Heftpflasterverbandes, ebenso bei größeren Kindern. Kleinen Kindern legt man den Unterarm der verletzten Seite ins Kreuz und bandagiert nun mit Mullbinden die verletzte Schulter nach hinten. — Wenn auch oft der kosmetische Effekt schlecht ist, so ist auch bei in schlechter Stellung erfolgter Heilung die Funktion im allgemeinen nicht behindert.

Lit.: Bardenheuer, Die allgemeine Lehre von den Frakturen und Luxationen. Enke, Stuttgart. Preis 12,20 M. — Helferich, Atlas und Grundriß der traumatischen Frakturen und Luxationen. Lehmann, München. Preis 12 M.

Akute Entzündungen des Schultergelenkes gehen entweder mit einem serösen oder mit einem eitrigen Erguß einher. Beide sind meist die Folge eines Traumas oder Teilerscheinungen einer Infektionskrankheit: Polyarthritis, Pyämie, Osteomyelitis, Scharlach, Typhus. Schwellung, Schmerz und aufgehobene Funktion weisen auf den Erguß hin, Fieber und phlegmonöse Rötung auf seine eitrige Natur! Im Zweifelsfalle Probepunktion. Während die serösen Ergüsse auf Salizylgaben und Hyperämie (Elektrophorkissen, Fangoumschläge, Heißluftkasten und Stauung) zurückgehen, muß bei den eitrigen meist durch Inzision und Drainage nach hinten und unten für genügenden Abfluß gesorgt werden. Ist der Erguß gonorrhoischer Natur, geht er in der Regel auf Stauung zurück.

Die **chronischen Entzündungen** sind in 3 Gruppen zu teilen: 1. die Tuberkulose, 2. Arthritis deformans, 3. die neurotische Arthropathie. Die Tuberkulose befällt relativ selten das Schultergelenk entweder unter denselben Erscheinungen wie die anderen Gelenke oder aber und zwar häufiger als Caries sicca. Die Diagnose wird in den **Anfangsstadien** meist nicht gestellt und doch läßt eine chronische Entzündung ohne andere Anhaltspunkte zumal bei jugendlichen Individuen kaum eine andere Deutung zu. Bei ausgesprochener Caries sicca ist die Beweglichkeit beschränkt, die Schulter infolge der Atrophie des Deltoideus und des Schwunds des Kopfes stark abgeflacht. Behandlung: Jodoforminjektionen. — Die Arthritis deformans ist verhältnismäßig selten, meist wird die Bursitis subacromialis als solche angesehen. Diagnose und Behandlung sind dieselben wie an anderen Gelenken, doch achte man stets, zumal bei stärkeren Deformationen, auf Krankheiten des Nervensystems. In der Regel werden wir in solchen Fällen Zeichen einer Syringomyelie vorfinden. — Fühlen wir, zumal bei älteren Menschen, besonders nach Traumen bei Bewegungen des Gelenkes Krepitation und Druckempfindlichkeit unter dem Akromion, dann liegt der Verdacht einer Bursitis subacromialis (Periarthritis humeroscapularis) nahe. Bei dieser Erkrankung kann bei fixierter Skapula der Arm nicht abduziert werden, während sagittale Pendelbewegungen möglich sind. Brisement forcé, aktive und passive Bewegungen mit Massage und Hyperämiebehandlung vermögen meist den Zustand günstig zu beeinflussen.

Oberarm. Am Oberarm treten akute Entzündungen als Weichteilphlegmonen oder als Osteomyelitiden (s. d.) auf. Seltener ist die chronische tuberkulöse Entzündung. Die Verletzungen betreffen meist das obere Ende. Über die Technik der Untersuchung und die Luxation des Oberarmes siehe Schultergelenk. Die Frakturen des Oberarmschaftes sind nicht selten. Diagnose bei einigermaßen festem Zupacken nicht zu verfehlen. Behandlung: Wegen starker Dislokation des unteren Fragmentes nach innen und oben gute Reposition. Der flektierte Unterarm muß bei fixierter Schulter kräftig nach unten gezogen werden. Bei richtiger Reposition muß Epicondyl extern., Tuberc. majus und Spitze des Akromion in einer Linie stehen. Jetzt Anlegung des Verbandes mit Wattekissen im Schultergelenk. Middeldorpfsche Triangel oder Schienenverband mit gepolstertem Bandeisenstreifen, welcher vom Handgelenk bis Ellenbogen, dann senkrecht herauf bis zum Akromion und nun hakenförmig über die Schulter verläuft. Wenn der Oberarmteil 2—3 cm länger ist als der Oberarm, wird gleichzeitig eine wirksame Extension erzielt.

Punktion des Schultergelenks: Vgl. Hohmeier-Magnus in Bd. 1. S. 795.

II. Ellenbogen.

A. Verletzungen.

Nach Verletzungen des Ellenbogengelenkes bildet sich schnell ein großer Bluterguß, welcher in hohem Maße die Diagnostik erschwert. Daher ist es auch kein außergewöhnliches Ereignis, daß Fälle von nicht reponierten, veralteten Luxationen zur Beobachtung kommen. Wir haben aus solchen Fällen gelernt, bei allen Verletzungen des Ellenbogens zunächst darauf zu fahnden, ob eine **Luxation** vorliegt oder nicht. Unmittelbar nach dem Unfall ist die Dislokation zumal bei der fast ausschließlich nach hinten erfolgten Verrenkung so deutlich, daß die Diagnose nicht verfehlt werden kann. Der Arm steht in mäßiger Biegung von 140—150°. Die hintere Kontur des Armes bildet eine nach außen offene bogenförmige Linie. Die Trizepssehne springt strangartig vor, an ihrem Ende das Olekranon, über welchem die normale knöcherne Resistenz des unteren Humerusendes fehlt. Bei Bewegungsversuchen ein federnder Widerstand, der selbst mit einiger Gewalt nicht zu überwinden ist. Behandlung: Reposition durch einfachen Zug vom Unterarm. Gelingt es nicht, hält man den verletzten Arm am Oberarm fest, während durch einen Gehilfen am etwas gebeugten Vorderarm gezogen wird. Ruhigstellung für 8 Tage, dann sehr sorgfältige Nachbehandlung mit aktiven und passiven Bewegungen, da sich noch spät Beugekontrakturen einstellen können

(Die übrigen Luxationen sind so selten, daß ich nicht näher darauf eingehe.)

Können wir durch unsere Untersuchung die Luxation ausschließen, dann haben wir nachzusehen, ob etwa eine **Fraktur** vorliegt. Hierzu bedarf es einer ganz methodischen Untersuchung. Nach sorgfältiger Inspektion der Stellung des Vorderarmes und des Ortes der größten Schwellung betrachten wir den Bluterguß. Isolierte Blutergüsse über dem Olekranon lassen auf Fraktur dieses Knochens schließen, während eine lineäre transversale Hautblutung unmittelbar oberhalb der Ellenbeuge, die sich durch ihre frischrote Farbe von dem diffusen Bluterguß der Umgebung unterscheidet, auf einen suprakondylären Oberarmbruch hinweist. Durch Palpation orientieren wir uns über die Lagebeziehung gewisser fixer Knochenpunkte: Olekranonspitze, Epicondyl. med. und Epicond. later. Diese 3 Punkte liegen bei gestrecktem Arm in einer geraden Linie (Lückesche Linie), während sie bei rechtwinklig gebeugtem Arm ein gleichschenkliges, mit dem Humerus in einer Ebene liegendes Dreieck bilden. Hiernach folgt die Untersuchung auf die typischen Fraktursymptomen.

Wenn ein Kind auf den Ellenbogen fällt, dann wissen wir, entsteht in der Regel eine Humerusfraktur. Wir unterscheiden 8 verschiedene Frakturformen, von denen die wichtigsten sind:

1. Fract. supracondylica.
2. Fract. diacondylica.
3. Fract. condyli later.
4. Fract. condyli medial.

1. Fract. supracondylica ist die häufigste Form und entsteht meist durch Überstreckung, selten durch die starke Beugung. Da das untere Fragment nach hinten disloziert wird, besteht beim Anblick eine Ähnlichkeit mit der Luxatio cubiti poster. Wir finden hier aber eine Druckschmerzlinie oberhalb der Kondylen, das Olekranon hat seine normale Lagebeziehung zu den beiden Kondylen nicht geändert. Es besteht starke abnorme Beweglichkeit des Unterarmes gegen den Oberarm und die oben erwähnte typische lineäre Hautblutung unmittelbar oberhalb der Ellenbeuge.

2. Die Fract. diacondylica ist als eine intraartikuläre Fraktur schwer zu diagnostizieren. Schwellung des Gelenkes, Schmerzhaftigkeit und starke Bewegungsbeschränkung weisen auf eine beträchtlichere intraartikuläre Läsion hin.

3. und 4. Fract. condyli lateralis bzw. medialis kommen, wie die beiden anderen Formen auch am häufigsten im Kindesalter vor. Hier geben uns die oft ganz präzisen Angaben über örtlichen Druckschmerz einen wichtigen Fingerzeig. Wir finden dann auch umschriebene Knochenbeweglichkeit mit Krepitation. Bei der Fract. condyli later. kann der Unterarm abnorm adduziert, bei der Fract. condyli med. abnorm abduziert werden.

Die **Behandlung** der stets durch ein Röntgenbild zu kontrollierenden Frakturen im Ellenbogengelenk darf nicht schablonenartig sein. Zunächst muß wie stets für eine gute Reposition am besten in Narkose gesorgt werden. Die Retention erfolgt am besten in Kramerscher Schiene oder Gipshanfschiene bei stumpfwinkliger Stellung des Armes. Beim Verbande vermeide man die Varusstellung. Gelingt es nicht, den Bruch gut zu reponieren bzw. in guter Stellung zu halten, dann ist Extensionsbehandlung am besten im Krankenhause erforderlich. Bei den Brüchen der Kondylen ist die Dislokation unter Umständen so groß, daß eine Reposition und knöcherne Heilung unmöglich ist. Hier ist blutige Fixierung am Platze.

Die Fractura olecrani ist meist Folge direkter Gewalt: Schlag, Stoß, Fall auf den rechtwinklig gebeugten Ellenbogen. Symptome unverkennbar: Beugebewegung im Ellenbogengelenk sind gut, aktive Streckbewegungen gar nicht ausführbar. Ferner fühlt man das Klaffen der Bruchlinie. Behandlung: Lagerung des Armes in Streckstellung im Schienenverband, unterstützt durch Achtertouren von Heftpflasterstreifen zur Vereinigung der Bruchstücke. Ebenso wirksam kann ein Streifen in Längsrichtung sein. Nach ca. 8 bis 10 Tagen vorsichtige Bewegungsversuche. Von Anfang an Massage. Wo auf diese Weise eine Adaption der Bruchstücke nicht erreicht werden kann, müssen die Fragmente durch Naht aneinander gebracht werden.

Bisweilen besteht eine ausgesprochene Schmerzhaftigkeit am äußeren Epikondylus, oft nach einem geringen Trauma, aber auch ohne daß ein solches angegeben wird. Es besteht starker Druckschmerz am Epikondylus mit ausstrahlenden neuralgischen Schmerzen nach dem Handgelenk zu. Wir bezeichnen diesen meist auf einer Periostitis beruhenden Zustand als Epicondylitis humeri und behandeln ihn mit täglichen Heißluftbädern.

Liegt die Verletzung in den Weichteilen, dann besteht häufig ein Bluterguß in die Bursa olecrani. Hier finden wir auf dem Olekranon eine fluktuierende halbkugelige Geschwulst. Sehr häufig bestehen zugleich Abschürfungen oder eine kleine penetrierende Wunde. Es kommt zur Infektion und damit zur Bursitis olecrani, welche nicht durch eine kleine Stichinzision, sondern wie alle Infektionen breit zu spalten ist. Die Behandlung des Blutergusses ohne Infektion beschränkt sich auf Heißluftkasten, Jodpinselung etc.

B. Entzündungen.

Die akuten Entzündungen rufen bald einen fluktuierenden Erguß hervor. Ätiologie: Rheumatisch (Salizyl), gonorrhoisch (Heißluft- und Vakzinebehandlung) oder eitrig bei akuter Osteomyelitis. Häufige Fehldiagnosen, daher rechtzeitige Inzision, auch wenn Abszeß noch nicht direkt nachweisbar. Die Inzision und Drainage erfolgt in die zu beiden Seiten des Olekranon liegenden fluktuierenden Wülste.

Unter den chronischen Entzündungen ist die häufigste Form die Tuberkulose des Ellenbogengelenkes, meist ostalen Ursprungs vom Olekranon oder Condylus lateralis her. Die ersten Anzeichen sind Schmerzen und Behinderung der Streckung. Durch gute Röntgenphotographien sind häufig schon in diesem Stadium Knochenherde nachzuweisen, dann sofort lokaler Eingriff. Im weiteren Verlauf entwickelt sich die so charakteristische spindelförmige Schwellung, besonders auffallend durch den Gegensatz zu den atrophischen Muskeln. Behandlung: siehe Gelenktuberkulose.

Punktion des Ellenbogengelenks: Vgl. Hohmeier-Magnus in Bd. 1. S. 794.

III. Unterarm.

An Mißbildungen werden Defekt des Radius und Defekt der Ulna beobachtet. Beides selten. Diagnose ergibt sich aus der Stellung der Hand. Therapeutisch kommt Korrektur der Stellung und Schienenhülsenapparat in Betracht.

Von Verletzungen am Unterarm sind am häufigsten die Frakturen.

Es können entweder der Radius oder die Ulna isoliert, oder beide zusammen frakturiert werden. Bei den isolierten Schaftbrüchen ist die Dislokation gering, weil der gesunde Knochen den gebrochenen schient. Daher ist die Diagnose nur aus der umschriebenen Schmerzhaftigkeit und Krepitation zu stellen. Therapie: Nach Reposition der Fragmente Schienenverband in Supinationsstellung. Finger frei! damit sie sich viel bewegen können. — Häufiger ist, daß durch die einwirkende Gewalt beide Unterarmknochen gebrochen werden. Meist erhebliche Dislokation, selten Infraktion. Die Dislokation, Krepitation und abnorme Beweglichkeit machen die Diagnose leicht.

Behandlung bei starker Dislokation oft nicht leicht. Ihre Aufgabe: Reposition und Retention wird bei schwereren Fällen am besten in Narkose erreicht. Hier wird der Arm stark extendiert und in Mittelstellung zwischen Pro- und Supination der Middeldorpfsche Preßschienenverband angelegt. Zwei Wattelonguetten werden der Länge nach auf die Mitte der Volar- und der Dorsalseite des Unterarms gelegt, darauf werden zwei Holzschienen, welche breiter sind als der Unterarm, zirkulär festgewickelt. Auch hier Finger frei zur eifrigen Bewegung.

Stets Kontrolle der Stellung durch Röntgen, da eine gute Stellung der Fragmente hier außerordentlich wichtig ist. Ist die Fraktur rebellisch, dann blutige Vereinigung durch Metallschienen an Radius und Ulna.

Von akuten Entzündungen am Unterarm kommen in erster Linie die Osteomyelitis und die Phlegmone in Betracht, letztere im Anschluß an Verletzungen oder fortgeleitet von Fingerentzündungen. Die Erkennung ist nicht schwer, die Behandlung: breite Eröffnung gegeben. Schonender gehen wir bei der akuten Milzbrandpustel vor, welche sich als blaurotes Bläschen oder später durch den mißfarbigen Schorf innerhalb des entzündlichen Infiltrates charakterisiert. Hier wenden wir am besten nur tüchtige Jodierung mit trockenem Verbande an. Chronisch entzündliche Prozesse luetischen und tuberkulösen Ursprungs sind am Unterarm ziemlich selten.

Im Anschluß hieran seien die Entzündungen der Sehnenscheiden besonders hervorgehoben, welche an der Innenfläche des Unterarmes unter lebhaften Schmerzen bei Bewegungen der Finger, besonders des Daumens einhergehen. Hier finden wir die Haut unverändert und hören bei Bewegungen ein deutliches Knarren: Tendovaginitis crepitans. Jodierung und Ruhigstellung beseitigt die Entzündung.

An Geschwülsten finden wir hier Exostosen, Knochenzysten und Sarkome.

Radius. Am oberen Ende des Radius kommt es bei gleichzeitiger Fraktur der Ulna im oberen Drittel häufig zur Luxation des Radius. Bei genauer Palpierung fühlt man an der Außenseite des Ellenbogengelenkes deutlich das vorstehende Radiusköpfchen. Nur durch allerstärkste Extension, besser noch durch blutige Reposition ist das Radiusköpfchen an die richtige Stelle zu bringen. Günstiger ist die Prognose der Fraktur des Radiusköpfchens, welche ohne besondere Erscheinungen nur durch sorgfältige Palpation zu diagnostizieren ist. Die Heilung erfolgt meist glatt durch Ruhigstellung in der Mitella.

Am wichtigsten sind die **Radiusfrakturen** am unteren Ende oder am klassischen Orte. Dicht über dem distalen Ende kommt es meist nach Fall auf die ausgestreckte Hand zu dem bekannten schräg verlaufenden Querbruch mit Verschiebung des distalen Fragmentes in dorsaler und meist radialer Richtung. Nicht selten keilen sich die beiden Fragmente ineinander ein. Oft frakturiert auch der Processus styloid. ulnae.

Die Diagnose läßt sich meist schon beim Anblick stellen, wenn wir auf die typische Bajonettstellung der Hand achten; die Hand kann nicht bewegt werden, der Kranke trägt uns den Arm geradezu entgegen, es besteht starke Druckempfindlichkeit des ganzen unteren Radius. Wenn die Stellungsveränderungen nicht so augenfällig sind, suche man sich nicht durch den Nachweis der Krepitation und abnormen Beweglichkeit die Diagnose zu sichern, sondern achte auf die umschriebene Schmerzhaftigkeit bei Druck auf das untere Radiusende. Wenn es nicht möglich ist, durch eine Röntgenphotographie die Diagnose zu sichern, handle man im Zweifelsfalle stets so, als sei der Bruch sicher.

Die Behandlung hat in erster Linie eine sehr sorgfältige Reposition herbeizuführen; diese geschieht mit der rechten Hand unter kräftigem Zug in der Achsenrichtung des Unterarmes mit gleichzeitigem Druck des linken Daumens auf das dorsalwärts dislozierte Fragment. Bei Einkeilung ist die Lösung am besten im Ätherrausch durch kräftige Dorsalflexion herbeizuführen. Es kann nicht dringlich genug die Wichtigkeit einer sorgfältigen Reposition eingeschärft werden. Hiernach gilt es, die Fragmente in ihrer richtigen Lage zu erhalten. Hierfür gibt es eine ganze Reihe praktischer Verbände, nur einer ist von vornherein zu verwerfen: der zirkuläre Gipsverband. Die Hand wird nach Reposition in starker volarer Beugung und ulnarer Abduktion auf eine Schedesche Volar-, besser noch auf eine Rosersche Dorsalschiene befestigt. Nach 3—4 Tagen beginnen wir täglich mit ganz leichter Massage und passiven Bewegungen. Die Schiene wird immer wieder angelegt; nach weiteren 3 Tagen stärkere Massage, passive und im Warmwasserbade aktive Bewegungen. Nach 8 Tagen genügt Mitella. Die sorgfältigste Ausgleichung der Dislokation und die frühzeitige Bewegungsbehandlung haben stets sehr gute Resultate zur Folge.

Lit.: Hoffa, Lehrbuch der Frakturen und Luxationen. Enke, Stuttgart. Preis 14 M.

IV. Handgelenk und Hand.

A. Handgelenk.

Unter den Verletzungen des Handgelenks sind seit der Röntgenära die Distorsionen immer seltener geworden. Sehr häufig finden wir auf der Röntgenplatte Frakturen, daher tut man gut, bei allen Handgelenksverletzungen Röntgenogramme anfertigen zu lassen. Die Distorsion, welche sich in erster Linie durch den auf den Gelenkspalt lokalisierten Druckschmerz kenntlich macht, heilt unter Ruhigstellung und Massage in ca. 14 Tagen.

Besonders häufig galten früher als Distorsionen die jetzt häufiger erkannten Frakturen und Luxationen im Bereich der Handwurzel, so z. B. kommt es bei Fall auf die Hand wohl vor, daß durch den Proc. styloid. radii das Os naviculare gestaucht und in zwei Teile gesprengt wird. Hier finden wir den stärksten Druckpunkt nicht am Radius, sondern unterhalb genau in der Tabatière, konstatieren die erschwerte Abduktion und schließen daraus auf diese Fraktur, welche unter kurzer Ruhigstellung und Massage in etwa 2—3 Wochen ausheilt. Aktiver müssen wir bei der Luxation des Os lunatum vorgehen. Hier springt dieser Knochen nach dem Dorsum zu heraus und springt als harte Prominenz über das Niveau der Hand hervor. Durch Dehnung der Strecksehnen ist die Beugefähigkeit der Finger behindert. Ist dieser funktionelle Ausfall erheblich, müssen wir uns zu operativer Exstirpation entschließen, da jedes konservative Vorgehen aussichtslos ist.

Über Verletzungen der Handwurzel siehe bei M. Hirsch, Bd. 8, 1914 der Ergebn. d. Chir. u. Orthop. (68 Abb.).

Unter Madelungscher Deformität versteht man eine dorsale Subluxationsstellung des distalen Ulnaendes zum distalen Radiusende und zum anliegenden Karpus. Die meist in den Entwicklungsjahren hervortretenden Beschwerden verschwinden auf Ruhigstellung.

Ausführliches bei Melchior, Ergebn. d. Chir. u. Orthop. Bd. 6. 1913.

Die Entzündungen des Handgelenkes machen sich durch zirkuläre Schwellung kenntlich. Bei akutem Auftreten denke man stets an Gelenkrheumatismus, welcher ja meist polyartikulär auftritt und prompt auf Salizyl reagiert, und an Gonorrhoe, welche wir mit Bierscher Stauung meist erfolgreich bekämpfen. Unter den chronischen Entzündungen (Gelenkrheumatismus, neuropathische Arthritis, Arthrit. deform. und Tuberkulose) ist die Handgelenkstuberkulose das häufigste Leiden. Bei jeder hartnäckigen Schwellung denke man an diese Ätiologie. Wir finden eine das ganze Gelenk einnehmende Schwellung, Erguß oder Fungus je nach dem Grad, hochgradige Muskelatrophie an Hand und Vorderarm, im Röntgenbild mindestens auffallende Knochenatrophie, oft schon bald zirkumskripte Knochenherde. Behandlung s. Gelenktuberkulose.

Punktion des Handgelenks: Vgl. Hohmeier-Magnus in Bd. 1. S. 794.

B. Hand und Finger.

Unter den Mißbildungen nehmen Syndaktylie und Polydaktylie den breitesten Raum ein.

Syndaktylie liegt vor, wenn zwei und mehr Finger bzw. Zehen zusammengewachsen sind.

Es kommen sehr verschiedene Grade vor, meist aber sind die Phalangen gut ausgebildet, und die beiden Finger (in der Regel der 3. und 4.) nur durch eine Hautbrücke miteinander verbunden.

Die Behandlung hat nicht nur die Trennung zu bewirken, sondern auch ein neues Zusammenheilen zu verhüten. Dies geschieht am einfachsten, indem man die Schwimmhaut scharf durchtrennt, den Schnitt von der Mitte der Grundphalanx an sich gabeln läßt und den so gewonnenen Hautlappen einschlägt, ev. mit einer Naht fixiert.

Polydaktylie liegt vor, wenn die normale Zehen- oder Fingerzahl an jeder Hand vermehrt ist.

Man hat bis zu 10 Fingern an einer Hand beobachtet. Bei den überzähligen Fingern sehen wir alle Grade von dem einfachen Hautanhang bis zur völligen Ausbildung mit allen Phalangen.

Die Behandlung hat die unnützen und daher überflüssigen Finger zu beseitigen, wobei darauf zu achten ist, daß man nicht etwa einen gesunden Finger entfernt und einen mißbildeten dafür stehen läßt. Röntgenphotographie!

Die **Verletzungen** sind gerade an der Hand außerordentlich mannigfaltig. Als oberstes Prinzip in ihrer Behandlung sei schon hier vorweggenommen, daß wir hierbei so konservativ wie möglich sind. Dies gilt nicht nur für die Schußverletzungen, welche wir ohne Sondierung steril verbinden, auch bei eingedrungenen Fremdkörpern ist es falsch, ohne radioskopischen Anhalt die Extraktion vorzunehmen. Ist eine Schrotkugel oder irgendein anderer kleiner Körper eingedrungen, lassen wir ihn ruhig einheilen, wenn er keine Beschwerden macht. Wir hüten uns auch bei Weichteilverletzungen der Finger, z. B. bei partieller Abtrennung der Fingerkuppe diesen Teil mit einem Scherenschlag zu entfernen. Da bei der Hand jedes Teilchen wichtig ist, erhalten wir auch in diesen Fällen die Fingerkuppe, wenn die verbindende Weichteilbrücke nicht zu stark gequetscht ist. Wir nähen also mit einigen Situationsnähten die Fingerkuppe wieder an und machen, um die zur Gangrän führende Stase zu überwinden, sofort eine frontal quer über die Fingerkuppe verlaufende, bis auf den Knochen reichende Inzision, tamponieren die Wunde mit in Kampferöl getauchtem Mull und stauen ev.

die Hand in der Saugglocke 2—3 mal täglich. — Das konservative Vorgehen darf natürlich nicht soweit gehen, daß man ev. Sehnenverletzungen übersieht bzw. nicht sofort näht. Wir betrachten es als einen Kunstfehler schwerer Art, auch bei verschmutzter Wunde sofortige Sehnennähte zu unterlassen.

Ziemlich häufig sind die Mittelhandknochenbrüche, welche an der lokalen Druckempfindlichkeit, Schwellung, Krepitation, Schmerz bei Zug am zugehörigen Finger und Funktionsausfall leicht zu erkennen sind. Für ihre Behandlung gibt Zuppinger einen praktischen Extensionsverband an: Man adaptiert eine gepolsterte, schmale (2 cm) Kramersche Drahtschiene an die Volarseite des gebrochenen Metakarpus und den ihm angehörigen Finger, dabei steht die Hand in leichter Dorsalflexion, die Finger wenig gebeugt. Die Schiene soll über das Handgelenk nach oben reichen und an der Basis der Handfläche einen festen Stützpunkt finden, also der Hand und dem Handgelenk möglichst genau anmodelliert werden. Sie wird an Finger, Hand und Vorderarm mit Heftpflasterstreifen befestigt. Drückt man nun Finger und Schiene in Flexionsstellung, dann beschreibt der Finger einen größeren Bogen als die ihm unterliegende Schiene und der dadurch entstandene Zug genügt, um auch starke Dislokationen zu beheben. Derselbe Verband ist auch bei den Phalangenfrakturen zu empfehlen.

Die Fingerluxationen sind selten, die praktisch wichtigste ist die Luxatio pollicis. Ihre Erkennung ist leicht. Reposition: Überstreckung des Daumens, Druck auf die Basis des Grundgliedes vom Dorsum her, um das zentrale Phalangenende volarwärts in das Gelenk hineinzuschieben, Beugung.

Entzündungen. Panaritium ist die Phlegmone an Fingern und Zehen. Sie kann im Unterhautzellgewebe, Knochen, Sehnenscheide usw. ihren Sitz haben und wird danach als Panaritium subcutaneum, tendinosum, ossale, articulare bezeichnet. Spontaner Schmerz, Rötung, Druckempfindlichkeit lassen die akute Entzündung erkennen, ausgedehnte und tiefe Inzision mit nachfolgender Tamponade bringen Heilung.

Besondere Beachtung verdient das Panaritium, welches im Gelenk sitzt. Rauhe Krepitation bei Bewegungen lassen die eingetretene Läsion des Gelenkknorpels erkennen. Ebenso wichtig ist es, bei der Untersuchung eines Panaritium darauf zu achten, ob die Sehnenscheiden ergriffen sind. Tritt bei passiver Bewegung des Fingers lebhafter Schmerz auf und ist die aktive Beugung und Streckung fast aufgehoben, zeigt sich an der Volarseite eine über die 3 Phalangen hinziehende Schwellung, dann liegt eine Sehnenscheidenphlegmone vor. Hierbei haben wir uns ins Gedächtnis zu rufen, daß die Sehnenscheiden der Finger 2, 3, 4 in der Hohlhand aufhören, daß also die Eiterung bis in die Hohlhand geht. Ferner ist darauf zu achten, daß die Sehnenscheiden der Finger 1 und 5 in der Handwurzelgegend miteinander kommunizieren, daß also eine Eiterung in der einen Sehnenscheide sehr gern auf die andere übergeht und so das Bild der gefürchteten V.-Phlegmone hervorruft. Selbstverständlich müssen auch diese Sehnenscheidenpanaritien gespalten werden. Zweckmäßig sind kleine bis auf die Sehne reichende Inzisionen, feuchte lockere Tamponade und Biersche Stauung.

Die Inzisionen sollen tief und ausgiebig sein. Immer wieder sieht man Fälle, wo der behandelnde Arzt mit minutiösen Schnittchen auszukommen versucht hat und so die Sache verschleppte. Die Furcht vor genügender Freilegung erlischt bei genügender Anästhesie, welche am besten durch zwei kleine Einstiche an der Fingerbasis und Umspritzung des Fingers mit einigen Kubikzentimetern 1 % Novokain-Adrenalinlösung. Nach ca. 10 Min. ist die Anästhesie vollständig.

Unter den chronisch entzündlichen Prozessen sei in erster Linie die **chronische Sehnenscheiden- und Schleimbeutelentzündung** meist tuberkulöser Natur erwähnt. Entsprechend den Sehnenscheiden bilden sich seröse

Ergüsse mit Vorliebe am Handrücken, ferner als Zwerchsackhygrom an der Vola manus, wobei der eine Teil des Ergusses im Handteller, der andere jenseits des Lig. volare am Vorderarm liegt. Therapeutisch führen bisweilen Punktionen und Injektionen von 10 % Jodoformglyzerin zur Heilung; meistens jedoch versagt diese Methode, so daß man zur Totalexstirpation oder der längerdauernden Inzision mit Tamponade übergehen muß.

Ausführlichere Darstellung der chirurgischen Behandlung der Panaritien und Sehnenscheidenentzündungen durch Fr. Hohmeier - G. Magnus in Bd. 1. S. 784 u. f.

Spina ventosa, auch Winddorn genannt, ist die Diaphysentuberkulose eines Phalangeal-, Metakarpal- oder Metatarsalknochens.

Während im Innern des Knochens die Kortikalis erweicht, wird der Knochen von außen durch periostitische Wucherung verdickt und erhält ein flaschenförmiges Aussehen. Für die Diagnose ist die aufgetriebene Form charakteristisch, besonders wenn zugleich Fisteln, welche auf rauhen Knochen führen, bestehen. Im Röntgenbilde sieht man deutlich die Zerstörung des Knochens.

Therapeutisch wird empfohlen, die erkrankten Glieder täglich in Seifenwasser zu baden und mit 10 % Pyrogallolseife (bei Hautreizung 5 % oder 2 %) zu verbinden. Die Behandlung dauert sehr lange, ev. ein Jahr. Führt dieses Verfahren nicht zum Ziel, muß radikal mit Knochenzange und scharfem Löffel alles Erkrankte entfernt werden. Meist kann man eine Knochenspange erhalten; muß aber der ganze Knochen entfernt werden, wird der Defekt durch ein periostgedecktes Knochenstück ersetzt.

Über Pyrogallolbehandlung der Spina ventosa vgl. Münch. med. Wochenschrift 1912. Nr. 10.

Dupuytrensche Fingerkontraktur beruht auf einer Schrumpfung der Palmaraponeurose unbekannten Ursprungs. Die Schrumpfung führt zu jener charakteristischen Fingerstellung, bei welcher das Grund- und ev. das Mittelglied — meist des 4. oder 5. Fingers — in Beugestellung gezogen wird. Man sieht und fühlt in der Hohlhand die geschrumpfte Aponeurose als derben Strang.

Die beste Behandlung besteht in der gründlichen Exstirpation der geschrumpften Aponeurosenteile, ein recht umständlicher Eingriff. Von Thiosynamin- oder Fibrolysininjektionen, auch mit nachfolgender Heißluftbehandlung und Massage habe ich keine Erfolge gesehen. Es geht nur Zeit und Geduld verloren. Zweckmäßig ist auch die alte, neuerdings wieder von Drehmann empfohlene multiple Tenotomie der als Strang vorspringenden Faszie. Unter Lokalanästhesie wird das Tenotom zwischen Haut und Faszie eingeführt und der Schnitt gegen die Hohlhand ausgeführt. Nebenverletzungen ausgeschlossen. Nachts Stahlschienenverband. Nach ca. 8 Tagen volle Beweglichkeit.

Geschwülste: Ganglion oder Überbein ist eine kolloidale Zyste, welche durch Degeneration der Gelenkkapsel oder der Sehnenscheide entsteht. Dementsprechend unterscheidet man ein Ganglion articulare von einem Ganglion tendinosum. Das Ganglion sitzt meist am Dorsum, seltener an der Volarseite des Handgelenkes, bisweilen an der Außenseite des Fußrückens, seltener in der Kniekehle oder an der Innenfläche des Kniegelenkes. Es ist eine unter der unveränderten Haut liegende, nicht verschiebliche, prall elastische Geschwulst. Bisweilen ruft sie durch Druck Schmerzen hervor, meist aber macht sie keine Beschwerden.

Die früher und auch heute noch beliebte Sprengung führt meist zu Rezidiven. Sicherer ist die Totalexstirpation unter Lokalanästhesie. Es muß aber hervorgehoben werden, daß gute Technik und tadellose Asepsis gerade bei dieser Operation besonders verlangt werden. Dann sind aber auch die Erfolge einwandfrei.

Eine weitere Zyste findet sich bisweilen in der Beugeseite der Hand oder der Finger. Sie ist etwa erbsengroß, auf der Unterlage verschieblich, bisweilen durchschimmernd. Solche Zystchen bezeichnen wir als traumatische Epithelzysten, weil infolge irgendeines Traumas Epidermisteilchen in die Tiefe verlagert sind. Die Exstirpation in Lokalanästhesie ist leicht.

Von den echten Tumoren kommen Enchondrome, bisweilen multipel, Fibrome, Exostosen, Sarkome und selten Karzinome vor.

Entfernung eines festgeklemmten Ringes vom Finger. Bei Hand- und Armverbänden sollen stets alle Ringe von der betreffenden Hand entfernt werden. Durch Stauung auch leichten Grades kann eine periphere Schwellung zustande kommen; der Ring läßt sich dann nur noch mit großen Schwierigkeiten entfernen, und es können weiterhin Drucknekrosen unter dem schnürenden Ringe und peripher davon auftreten. — Läßt sich der Ring nicht mühelos abziehen, so wird man einen Versuch machen, durch Eintauchen in kaltes Wasser den Finger zum Abschwellen zu bringen. Häufig kommt man dadurch zum Ziele, daß man durch Einreiben mit Seife die Haut des Fingers geschmeidig macht. Manchmal gelingt es, ihn mit einer Gummibinde so fest einzuwickeln, daß der Ring sich dann darüberstreifen läßt. Ein sehr sicheres Verfahren ist folgendes: Der Finger wird von der Spitze an mit einem festen Faden so eingewickelt, daß jede folgende Tour die vorangehende berührt, bis man an dem Ringe angelangt ist. Dann wird das freie Ende des Fadens unter dem Ringe hindurchgeführt — am besten mit Hilfe einer Hohlsonde oder einer Deschampsschen Unterbindungsnadel — und angezogen. Dabei wickelt sich der Faden ab und schiebt den Ring vor sich her. Mit jeder abgewickelten Tour rückt der Ring um eine Fadenbreite vor und passiert auf diese Weise einen noch eben stark komprimiert gewesenen Querschnitt des Fingers, ehe dieser sich wieder ausdehnen kann. — Führen diese Verfahren nicht zum Ziele, so darf mit der Durchtrennung des Ringes nicht gezögert werden. Alle Spezialinstrumente sind überflüssig. Man kann den Ring durchfeilen, durchsägen oder durchkneifen, muß nur die Haut dabei zu schützen wissen. Sehr praktisch ist es, mit Hilfe einer Hohlsonde eine Giglische Drahtsäge unter dem Ringe hindurchzuführen und den Ring damit zu durchsägen. Es darf nur nicht vergessen werden, daß Ring und Säge sich sehr erhitzen, und daß infolgedessen, besonders beim narkotisierten Kranken, Verbrennungen auftreten können. Es empfiehlt sich deshalb, die Prozedur unter fließendem kaltem Wasser vorzunehmen. G. Magnus-Marburg.

Lit.: Bardenheuer, Die Verletzungen der oberen Extremitäten. Enke, Stuttgart. — Vogt, Die chirurgischen Krankheiten der oberen Extremitäten. Enke, Stuttgart.

V. Die Hüfterkrankungen.

Wohl jeder Arzt hat an sich die Erfahrung gemacht, daß die genaue Bestimmung einer Hüfterkrankung oft auf erhebliche Schwierigkeiten stoßen kann. Indessen läßt sich durch genaue Erkundigung und Untersuchung in der Regel auch ohne Hilfe der Röntgenröhre eine recht genaue Diagnose stellen.

Wie bei allen anderen Leiden, so müssen wir auch hier zunächst mit größter Genauigkeit anamnestische Angaben von dem Kranken oder seinen Angehörigen zu erhalten versuchen. Die Frage, ob das Leiden angeboren oder erworben ist, wird nicht immer genau beantwortet. Manche angeborenen Leiden treten erst später in die Erscheinung, so daß wir gut tun, uns auch danach zu erkundigen, ob der Kranke nicht von Anfang an einen anormalen Gang gehabt hat. Wir werden uns ferner nach vorangegangenen

Erkrankungen erkundigen. Bestanden oder bestehen noch akute oder chronische Infektionskrankheiten, wie Scharlach, Masern, Typhus, Tuberkulose, Syphilis? Begann das Leiden mit Schmerzen, Fieber, Schüttelfrösten? Oder entwickelte es sich allmählich ohne nennenswerte Schmerzen? Oder hat sich der augenblickliche Zustand an eine Verletzung angeschlossen?

Zur genauen Untersuchung fordern wir, daß der Erkrankte sich **völlig nackt** auszieht. Nur dann ist es uns möglich, mit genügender Sorgfalt und Genauigkeit untersuchen zu können. Ein Verstoß gegen diese Grundregel rächt sich in der Regel bitter. Der entkleidete Patient wird im Stehen und Gehen und, wenn irgend möglich, auf einem Tisch, nicht im Bett oder auf dem Sopha, in Rücken-, Seiten-, Bauch- und Knieellenbogenlage untersucht.

Wir beginnen mit der **Inspektion** des Allgemeinzustandes. Liegt ein tuberkulöser Habitus vor? Sind Anzeichen von Rachitis vorhanden? Besteht ein syphilitisches Exanthem? Wir suchen nach Narben und Fisteln und rufen uns, falls solche vorhanden sind, ins Gedächtnis, daß solche auf chronische und akute Infektionen (Tuberkulose, Osteomyelitis, Scharlach und Masern) zurückzuführen sind. Wir sehen, ob gewisse Zwangshaltungen und Kontrakturen bestehen, dabei achten wir darauf, ob bei Ausgleich der Stellung eine kompensatorische Lordose eintritt. Die Inspektion hat sich also auch auf die Rückseite zu erstrecken. Sie beginnt mit der Betrachtung der Wirbelsäule. Besteht eine Skoliose? Oder weist uns ein Gibbus auf eine tuberkulöse Erkrankung der Wirbelsäule hin, welche nicht selten durch Senkungsabszesse und Hüftkontrakturen kompliziert ist? Besteht eine Lordose der Lendenwirbelsäule, wird sie unserer Inspektion nicht entgehen. Die Lordose ist gewöhnlich der Ausdruck einer doppelseitigen angeborenen Luxation, doppelseitigen Coxa vara oder progressiver Muskelatrophie. Ist dagegen die leichte physiologische Lordose abgeflacht, dann besteht meist gleichseitig eine mangelhafte Beweglichkeit dieses Teiles der Wirbelsäule, welche entweder durch eine alte Fraktur oder durch einen entzündlichen Prozeß (Spondylitis lumbalis oder ankylosierende Wirbelentzündung) hervorgerufen worden ist.

Nach der Betrachtung lassen wir den mit dem Rücken uns zugekehrt stehenden Patienten einige Bewegungen machen. Wir prüfen zunächst durch Bücken die Beweglichkeit der Wirbelsäule, dann die des Hüftgelenks dadurch, daß wir die beiden Beine seitwärts soweit auseinanderstellen, also abduzieren lassen, als es möglich ist. Ist die Abduktion einseitig aufgehoben, dann verläuft die Rima ani parallel dem behinderten Oberschenkel, an der betroffenen Seite verschwindet der Trochanter nicht und der Beckenrand wird gehoben. Beschränkt ist die Abduktion bei eingekeilter Schenkelhalsfraktur, Arthritis deformans, Coxa vara, angeborener Luxation und Littlescher Krankheit.

Wichtig ist die Beobachtung des **Trendelenburgschen Phänomens.** Hierbei muß der freistehende Patient abwechselnd das rechte und das linke Bein rechtwinklig in der Hüfte erheben. Bei gesundem Hüftgelenk richtet sich das Becken an der Seite des erhobenen Beines auf, bei einzelnen Erkrankungen fällt aber das Becken an der Seite des erhobenen Beines herunter. Diese Erscheinung bezeichnen wir als positives Trendelenburgsches Phänomen, welches auf einer Insuffizienz des Glutaeus medius beruht. Diese Insuffizienz finden wir bei angeborener Luxation, hochgradiger Coxa vara, Arthropathie, Entzündungen und Verletzungen der Symphysis sacroiliaca.

Lassen wir jetzt den Patienten gehen, um seinen **Gang** zu beobachten, dann sehen wir, ob er einseitig hinkt, d. h. das eine Bein nachzieht, oder ob er doppelseitig watschelt wie bei der kongenitalen doppelseitigen Luxation oder der Coxa vara duplex oder die Beine ataktisch vorschleudert wie bei der Tabes.

Legen wir den Kranken jetzt auf den Tisch, beobachten wir zunächst seine Lage, ob Kontrakturen vorhanden sind. Flexionskontraktur liegt vor, wenn bei ganz ausgestrecktem Körper die Lendenwirbelsäule stark lordotisch gekrümmt ist. Die normale Haltung wird erst durch Erheben des erkrankten Beines erreicht. Die Ab- und Adduktionskontrakturen ergeben sich von selbst bei den entsprechenden Bewegungen. Aus diesen Bewegungsbeschränkungen ziehen wir folgende Schlüsse:

1. Aufhebung aller Bewegungen und der Rotation: Koxitis.
2. Aufhebung der Extension, freie Rotation: paraartikulärer Prozeß.
3. Aufhebung der Abduktion und Rotation bei gebeugtem Bein, bei gestreckter Flexion, Extension, und Rotation frei: Coxa vara, Caput deformatum.
4. Alle Bewegungen frei, Abduktion eingeschränkt, Außenrotation übertrieben: Angeborene Luxation.
5. Innenrotation und Verkürzung besteht bei Arthropathie, Arthritis deformans, Osteomyelitis der Hüfte, Epiphysenlösung, Spontanluxation und Spontanfraktur des Collum fem.

Sodann palpieren wir den Trochanter, bezeichnen mit einem Buntstift seine Spitze und ebenso die Roser-Nélatonsche Linie, d. h. die Verbindungslinie zwischen Spina anterior sup. und Mitte des Tuber ischii. Liegt der Körper in Seitenlage und das Bein in einem Winkel von 135°, dann muß die Trochanterspitze genau in dieser Linie liegen. Über der Linie steht der Trochanter bei Schenkelhalsbrüchen, angeborener Luxation, Lux. iliaca, Spontanluxation, Arthritis deformans, Arthropathie, Coxa vara, unterhalb der Linie bei Coxa valga. Zur Kontrolle messen wir auch die Länge jedes Beines von der Spina ant. sup. bis Spitze des Malleol. intern.

Zum Schluß der Untersuchung vergleichen wir in Knieellenbogenlage beide Beckenhälften und schließen aus etwaigen Niveaudifferenzen auf Beckenringbrüche oder Erkrankungen der Wirbelsäule.

Selbstverständlich darf eine Prüfung der Reflexe nicht unterbleiben.

Bei jeder Hüftaffektion — einerlei ob die Diagnose sicher ist oder nicht — machen wir Röntgenphotographien, welche häufig Überraschungen bilden. Es ist zweckmäßig, stets ein Übersichtsbild und je ein Bild jeder Hüftgegend anzufertigen.

Unter Benutzung dieses für den praktischen Arzt ausreichenden Untersuchungsschemas sind wir im allgemeinen in der Lage, uns ein Bild von den Veränderungen im Hüftgelenk zu machen und unsere Diagnose zu stellen.

Die einzelnen Krankheitsbilder betrachten wir am besten in folgender Gruppierung: 1. Wachstumsanomalien (angeboren und erworben), 2. Entzündungen, 3. Geschwülste, 4. Verletzungen. I. Unter den **Wachstumsanomalien** ist die **angeborene Luxation** das häufigste Leiden. Symptome: Watschelnder Gang, deutliche Lordose, Trendelenburgsches Phänomen. Trochanter steht hoch und seitlich heraus. Pfanne leer und Kopf hinten oben auf dem Darmbein. Immer Röntgenbild, dessen Deutung häufig nicht ganz leicht.

Behandlung: Stets Einrenkung, am besten, sobald Kind sauber; vom 6. Jahre ab schon recht schwierig. In tiefer Narkose wird das Bein gestreckt nach innen rotiert und stark abduziert, zugleich direkter Druck von hinten auf den Trochanter und Dehnung der Adduktoren durch Massage. Der Kopf springt leise, nicht laut krachend über den oberen Pfannenrand ein. Gipsverband in Innenrotation, Streckstellung und Abduktionsstellung von ca. 135°. Kontrolle des Resultates durch Röntgenbild. Dauer des Gipsverbandes ½ Jahr. Nach Abnahme darf das Kind gehen. In schwierigen Fällen überweise man das Kind dem Orthopäden.

Ausführliches über angeborene Hüftluxation bei Ludloff (Bd. 3 der Ergebn. d. Chir. u. Orthop.; 65 Abb.). Bade, Die angeborene Hüftgelenksverrenkung. Enke in Stuttgart. Preis 12 Mk. Calot, Die Behandlung der angeborenen Hüftgelenksverrenkung. Enke in Stuttgart. 1906. Preis 10 Mk.

Coxa vara (angeboren, rachitisch, entzündlich oder traumatisch) = Verbiegung des Schenkelhalses nach oben, so daß Trochanter hochsteht. Symptome: Schmerzen, Ermüdung. Trochanterhochstand, Beschränkung der Abduktion und Innenrotation. Vorsicht vor Verwechslung mit Koxitis und angeborener Luxation, daher stets Röntgenbild. Behandlung: Extension und Gipsverband in Innenrotation und Abduktionsstellung. Meist Heilung in 12—16 Wochen, dann Massage und Gehübungen. In hartnäckigen Fällen Redressement der Adduktionskontraktur in Narkose in rechtwinkliger Beugung. (S. Drehmann: Ergebn. der Chir. Bd. 2.)

Die Entzündungen sind entweder akut (eitrig, gonorrhoisch, akut rheumatisch) oder chronisch (Tuberkulose, Lues, chronische Gelenkrheumatismus, Arthrit. deformans, Arthropathie).

I. **Akute Entzündungen:**

a) Eitrige Entzündungen mit und ohne äußere Verletzung oft nach Typhus, Masern, Scharlach. Starke Schmerzen, Fieber, Druckempfindlichkeit des Trochanter. Absolute Ruhigstellung des Gelenkes. Bei Punktion Eiter. Behandlung: Bei leichtem Verlauf Extensionsverband ev. mit Punktionen und Einspritzung von Jodvasoliment 20 ccm oder Leukofermantin etc. Bei hohem Fieber Inzision hinter dem Trochanter bis auf das Gelenk. Drainage.

b) Gonorrhoische Entzündungen wie a), nur geringeres Fieber, und gesteigerte Schmerzhaftigkeit. Diagnose gesichert durch Anamnese und bakteriologische Untersuchung des Eiters. Behandlung wie bei a), dazu Behandlung der Genitalgonorrhoe, ev. auch Injektionen von Gonokokkenvakzine (Reither, Vorschrift beim Präparat).

c) Akut rheumatische Entzündungen. Äußerlich kaum von a) oder b) zu unterscheiden, reagiert aber prompt auf Salizyl.

II. **Chronische Entzündungen:**

a) Tuberkulöse **Coxitis tuberculosa.** Selten Hydrops oder kalter Abszeß, meist Fungus mit Fisteln. Prognose schlecht, daher **Frühdiagnose.**

Symptome: Anfangs „freiwilliges Hinken!" oft nur abends! Wechselnde meist nicht genau lokalisierbare Schmerzen im Bein. Auffallend oft Schmerzen dicht über dem Knie. Bisweilen schon jetzt objektiv: Abduktion, Flexion, Außenrotation. Das Gelenk ist muskulär fixiert und geht bei allen Bewegungen mit. Die Flexion äußert sich in Flexionskontraktur mit starker Lordose, dabei Aufhebung der Rotation. Bei Stauchung des Gelenkes und Rotation Schmerzen. Röntgenphotographie! Behandlung: Anlegung eines Gehgipsverbandes in Narkose und Extension. In den Verband müssen Hüfte und beide Beine, das gesunde bis zum Knie, das kranke ganz einbezogen werden. Nur im äußersten Notfall: Operation (s. Gelenktuberkulosen!).

b) Chronischer Gelenkrheumatismus oft schwer von a) zu unterscheiden. Meist sind beide Hüften befallen. Im Röntgenbild keine Knochenatrophie, keine Gelenkveränderung. Behandlung: s. Gelenkrheumatismus.

c) Arthritis deformans. Schmerzen jedesmal beim Beginn des Gehens, nachher Abnahme oder Verschwinden der Beschwerden. Mäßige Einschränkung der Abduktion, das Bein steht in leichter Innenrotation. Bei Bewegungen Krepitation. Im Röntgenbild charakteristische Auflagerungen am Pfannenrand. Behandlung ziemlich machtlos. Systematische Solbäder, Heißluft. In schweren Fällen operative Schaffung einer Arthrodese nach Albee; Überweisung an Spezialisten.

d) Arthropathia ist sehr charakteristisch: Innenrotation, Verkürzung, großer Erguß, starke Krepitation, abnorme Beweglichkeit und absolute Schmerzlosigkeit, dabei mehr oder weniger ausgesprochene Verdickung des Gelenkes, bisweilen geradezu gigantisch. Diagnose bei Pupillenstarre, Romberg und fehlenden Patellarreflexen sicher. Behandlung: absolut konservativ: Schienenhülsenapparat.

Über die „schnellende Hüfte" siehe bei Zur Werth in Bd. 8 der Ergebn. d. Chir. u. Orthop. Hoffa und Wallenberg, Arthritis deformans und sog. chronischer Gelenkrheumatismus. Enke in Stuttgart. Preis 12 Mk.

Verletzungen.

a) Kontusion entsteht durch direkt einwirkende Gewalt, ist mit Distorsion und eingekeilter Schenkelhalsfraktur zu verwechseln. Letzteres durch Röntgen auszuschließen, ebenso durch Untersuchung ev. in Narkose. Behandlung: Bettruhe.

b) Distorsion = Zerrung durch indirekte Gewalt mit Kapselriß und Blutung, daher blaurote Verfärbung unterhalb des Poupartschen Bandes. Schmerzen bei Rotation, nicht bei Flexion. Trochanter in Roser-Nélaton-Linie. Behandlung: Bettruhe.

c) **Luxation** ist bei einiger Sorgfalt nicht zu verkennen, da außerordentlich charakteristische Stellungsanomalien aus dem Austritt des Kopfes aus der Pfanne resultieren.

Bei 1. Luxatio iliaca: Kopf hinten oberhalb der Pfanne auf dem Darmbein. Oberschenkel flektiert, adduziert, innenrotiert.

2. Luxatio ischiadica: Kopf hinter der Pfanne, unten auf dem Sitzbein Oberschenkel stärker flektiert, adduziert, innenrotiert.

3. Luxatio suprapubica: Kopf vor der Pfanne unterhalb des Lig. Pouparti Oberschenkel gestreckt, leicht auswärts rotiert.

4. Luxatio obturatoria: Kopf im Foramen obturat. Oberschenkel flektiert, abduziert, außenrotiert.

Hieraus läßt sich jede Luxation sofort diagnostizieren.

Behandlung: Reposition in tiefer Narkose: Patient liegt auf dem Boden, das Becken wird an den beiden Spinae vom Kopfende her durch einen Gehilfen fixiert. Dann wird der Oberschenkel bis zum rechten Winkel gebeugt und kräftig nach oben gezogen. Nachher 8 Tage lang Bettruhe, nach 3 Tagen aktive und passive Bewegungen im Bett.

d) **Frakturen**: Pfannenbrüche entstehen durch starke direkte Gewalt. Aufhebung der Beweglichkeit. Bluterguß oberhalb des Poupartschen Bandes. Trochantergegend abgeflacht, Kopf vom Rektum aus bisweilen palpierbar. Behandlung: Extension.

Schenkelhalsbrüche entstehen besonders bei älteren Leuten, aber auch bei Kindern durch geringe Gewalt, z. B. Fall auf ebenem Boden. Sie sind intra- oder extrakapsulär, eingekeilt oder lose. Da die Schenkelhalsfrakturen sehr häufig eingekeilt sind, fehlt nicht selten Krepitation. Daher Obacht bei der Untersuchung, zumal solche Patienten oft noch gehen können. Auffallend: 1. starke Sugillation: bei extrakapsulärer Fraktur in Trochantergegend, bei intrakapsulärer in der Leistengegend unterhalb des Lig. Poup. 2. Außenrotation: bei eingekeilten Brüchen hängt sie von dem Grade der Einkeilung ab, bei losen Brüchen liegt das Bein auf seiner Außenfläche mit leicht gebeugtem Hüft- und Kniegelenk. Bei eingekeilten Frakturen federt der Fuß nach Druck auf die Zehen in seine Stellung zurück. 3. Verkürzung des Beines: bei Einkeilung gering bis 2 cm, bei losen intrakapsulären etwas mehr bis 3 cm, bei losen extrakapsulären bis 10 cm. Prognose bei älteren Leuten stets dubiös wegen Gefahr der Pneumonie, Dekubitus, Fettembolie. Intrakapsuläre Frakturen heilen stets unter Pseudarthrose, die extrakapsulären oft mit starker Verschiebung und sehr langsam. Ca. 75% bleiben dauernd geschädigt. Mittlere Dauer der Erwerbsunfähigkeit = 8 Monate.

Behandlung: 1. Sorge für Allgemeinbefinden. Cave: Decubitus, Pneumonie! Tief atmen lassen, im Bette sitzen. Rechtzeitig Expektorantien! Achtung Tabes! 2. Reposition und Retention durch Heftpflasterextensionsverband. Einkeilungen nicht lösen, da solche Kranke meist schon bald mit Apparat bzw. Krücken gehen können.

Punktion des Hüftgelenks: Vgl. Hohmeier-Magnus in Bd. 1. S. 795.

Lit.: Bockenheimer, Leitfaden der Frakturenbehandlung. Enke, Stuttgart. Preis 9,60 M. — O. Roth, Der Schenkelhalsbruch usw. in Ergebn. d. Chir. u. Orthop. Bd. 6. 1913.

VI. Oberschenkel.

Deformitäten sind hier recht selten: meist handelt es sich in solchen Fällen um sog. kongenitalen Femurdefekt, bei welchem aber nach Drehmanns Untersuchungen stets ein Teil des Femurs vorhanden ist, und entweder die Diaphyse oder der obere Teil fehlt. Behandlung: Prothese.

Die **Frakturen des Schenkelschaftes** gehen stets mit recht erheblicher Dislokation der Fragmente und Verkürzung des Beines einher. Da außerdem das Bein stets in Außenrotation liegt, ist die Diagnose meist schon beim Anblick zu stellen. Therapie: Sofortige Anlegung eines Gewichtsextensionsverbandes. Zur besseren Entspannung der Muskulatur sitzt der Kranke im Bett. An den Verband werden 30 Pfund gehängt. In dieser ganz oder halbsitzenden Stellung bleibt der Kranke bis zur Konsolidation. Bei Kindern Extension in vertikaler Suspension des Beines. Gesäß darf Bettuch nicht berühren. Bei Säuglingen dieselbe Suspension in eisernem Rahmen: Ovaler Metallbügel, welcher zur Aufnahme des Kindes mit Gurten überspannt wird. Senkrecht dazu zweiter Bügel für die Suspension. Hierin kann Säugling schlafen, getragen und gestillt werden.

Nicht selten setzt gerade am Oberschenkel eine akute Entzündung ein, welche oft viel zu lange konservativ behandelt wird. Der Arzt kann sich nicht zu aktivem Vorgehen entschließen, solange die Anzeichen eines fluktuierenden Abszesses fehlen. Und doch ist das nötig, denn solche Entzündungen sind der Ausdruck einer Osteomyelitis, welche akut einsetzend mit einer die ganze Zirkumferenz des Oberschenkels einnehmenden, teigigen Schwellung beginnt.

Behandlung: Möglichst baldige Inzision ev. Knochenaufmeißelung an der unteren Epiphyse von außen her.

Von den Geschwülsten am Oberschenkel seien die Sarkome besonders hervorgehoben. Sie sind myelogen oder periostal und wachsen unter dem massigen Muskel, ohne gesehen oder gefühlt werden zu können. Die von ihnen befallenen meist jugendlichen Individuen klagen über ziehende Schmerzen, welche oft als Rheumatismus behandelt werden. Man sollte bei jeder langsam entstehenden Schwellung mit bläulichen Venenzeichnungen immer an Sarkom denken und eine Röntgenuntersuchung veranlassen.

VII. Kniegelenksverletzungen.

Zweckmäßig sprechen wir hier von den unmittelbaren und von den chronischen Verletzungsfolgen. Beide schließen sich an Kontusionen, Distorsionen, Frakturen und Luxationen an. Wir müssen uns daran gewöhnen, bei den Untersuchungen nach einem gewissen Schema vorzugehen. Mir scheint es besonders zweckmäßig zu sein, wenn man bei der Untersuchung zunächst darauf achtet, ob eine Luxation vorhanden ist; dann richtet man sein Augenmerk auf eine Fraktur, Distorsion und Kontusion. Man gehe also durch Exklusion von der schwersten zu den leichtesten Verletzungen über.

Unter den unmittelbaren Folgen einer Kniegelenksverletzung. kommen die **Luxationen** am seltensten vor. Sie dürfen natürlich auf keinen Fall übersehen werden. Und das ist auch kaum möglich, ist doch die Deformität des Gelenkes so stark, daß die Diagnose bei einiger Aufmerksamkeit leicht ist. Auch die Luxation der Patella ist außerordentlich deutlich, besonders bei der häufigsten Form, wo die Kniescheibe auf der Außenseite des Condyl. extern. liegt. Die Reposition aller Luxationen erfolgt durch direkten Druck und Zug am besten in Narkose. Nachher lasse man noch 8 Tage lang im Kniegelenk keine Bewegungen machen.

Häufiger schon als die Luxationen sind die **Frakturen** am Kniegelenk, und zwar solche des unteren Femurendes, des Tibiakopfes und der Patella. Die beiden erstgenannten Brucharten kennzeichnen sich durch den großen Bluterguß in das Gelenk, abnorme Beweglichkeit, isolierte Druckempfindlichkeit und ev. Krepitation. Nur bei sorgfältiger Untersuchung und oft auch nur mit Hilfe des Röntgenapparates kann hier die richtige Diagnose gestellt werden. Ihre Heilung erfolgt am besten unter Extension. Die **Patellarfrakturen** sind dagegen leicht zu erkennen. Man fühlt die einzelnen Fragmente, man sieht die Unmöglichkeit, das Bein zu erheben. Die Behandlung der Patellarfraktur besteht am besten in der offenen Naht der Fragmente, doch läßt sich auch bei mäßigem Erguß und schneller Resorption unter adaptierenden Heftpflasterverbänden eine feste und funktionsfähige Vereinigung erzielen.

Lassen sich durch unsere Untersuchung Luxation und Fraktur ausschließen, dann bleibt also nur die Kontusion oder die Distorsion übrig. Es ist dringend zu wünschen, daß man sich bemüht, eine genaue Diagnose zu stellen und sich nicht mit der so beliebten allgemeinen Feststellung Dérangement interne begnügt. Beide Verletzungen gehen mit einem Hämarthros einher, doch lassen sie sich noch unterscheiden. Die Kontusion ist die Folge einer direkten, die Distorsion einer indirekten Gewalteinwirkung. Der Hämarthros ist bei der Distorsion in der Regel nicht so groß wie bei der Kontusion. Bei der Distorsion bestehen lokale Druckpunkte. Zu den Distorsionen rechnen wir eine Verletzungsform, welche zu den häufigsten Verletzungen des Kniegelenkes gehört, das ist die Schädigung der medialen Bandscheibe, des **Meniscus internus.** Die Schädigung kann mannigartig sein: Quetschung, Einriß, Abriß, mit mehr oder weniger ausgedehnter Dislokation. Da der verletzte Meniskus stets ein Hindernis für die völlige Streckung ist, haben wir schon hierdurch einen Hinweis auf unsere Diagnose. Meist besteht ganz zirkumskripte Druckempfindlichkeit am inneren Gelenkspalt, seltener daselbst eine Vorwölbung. Die ebenfalls zu den Distorsionen zu zählenden Rupturen der Ligg. cruciata und der Patellarsehnen sind sehr selten. Während die ersteren kaum diagnostiziert werden können, läßt sich bei den letzteren der Einriß meist gut fühlen. Bei allen diesen Verletzungsarten (Kontusion und Distorsion) besteht die Behandlung darin, daß man

1. für eine möglichst schnelle Resorption des Hämarthros sorgt (Heißluftkasten, Kompression, Massage und Gehübungen im Verbande),

2. das Knie ruhig stellt und zwar je länger und intensiver, je schwerer die Verletzung. Man wird also z. B. bei den Meniskusläsionen nach einigen Tagen einen Gipsverband in gestreckter Stellung auf 6 Wochen anlegen. Ist eine Verschiebung des Meniskus an einem Vorsprung an dem inneren Gelenkspalt zu erkennen, wird man sich bemühen, ev. in Narkose unter Hin- und Herpendeln des Beines den Meniskus zu reluxieren.

Bei den chronischen Verletzungsfolgen will ich absehen von den nach Luxationen und Frakturen eintretenden Versteifungen und chronischen Gelenkentzündungen (s. Kniegelenkserkrankungen). Im Anschluß an die großen blutigen Ergüsse kommt es bei ungenügender Behandlung nicht selten zur Ausbildung des chronischen Hydrops. Hier tanzt die Patella, die Bewegung ist eingeschränkt, der punktierte Erguß serös. In solchen Fällen können nur Bettruhe, komprimierende Verbände und Heißluftkasten die Resorption befördern. Nicht selten beobachten wir im Anschluß an diesen Zustand das Wackelknie, bei welchem eine abnorme seitliche Beweglichkeit besteht. Ein seitlicher Schienenapparat verhindert die abnorme Beweglichkeit. Wenn im Anschluß an Distorsionen starke Schmerzen und Bewegungsbeschränkung zurückbleibt, dann sind diese bisweilen auf Risse und Erkrankungen des Knorpels und der Kapsel zurückzuführen. Solche Schäden sind meist nur mit Hilfe einer sehr guten Röntgenphotographie oder einer operativen Eröffnung des Gelenkes zu erkennen. Diese Schmerzen sind meist zu unbestimmt, um daraus Schlüsse für die Diagnose ziehen zu können. Ganz anders aber, wenn, wie so häufig, die Beschwerden ganz genau präzisiert werden: Schmerz an den Innenflächen des Gelenkes und Unmöglichkeit der völligen Streckung. In solchen Fällen ist der Druckschmerz ganz auf den inneren Gelenkspalt isoliert, im Röntgenbild sehen wir eine Verschiebung des Gelenkspaltes, indem das mediale Femurende der Tibia näher steht als das laterale. Wir schließen daraus auf eine Meniszitis, d. h. eine nicht genügend verheilte Meniskusläsion. Ist keine genügende Ruhigstellung nach der Verletzung erfolgt, dann kann eine solche (6 Wochen Gipsverband) noch Heilung bringen. Lassen sich die Schmerzen und Bewegungsstörungen nicht unblutig beseitigen, so soll das Gelenk eröffnet und der kranke Semilunarknorpel beseitigt werden. Die Resultate der Operation sind gut.

Lit.: Jahresk. f. ärztl. Fortb. 1912, 9. — Ferner Goetjes, Umschriebene Binnenverletzungen des Kniegelenks in Bd. 8, 1914, der Ergebn. d. Chir. u. Orthop.

Die Kniegelenkserkrankungen treten entweder unter ganz akuten Erscheinungen oder chronisch verlaufend auf. Die **akuten Kniegelenkserkrankungen** sind entzündlicher Natur und zwar entweder eitrig oder nicht eitrig. Beide Formen entstehen entweder durch Infektion einer Kniegelenksverletzung oder durch Fortleitung bzw. direkten Durchbruch eines benachbarten Abszesses, z. B. bei Osteomyelitis, oder drittens als Metastase einer Infektionskrankheit (Pyämie, Puerperalsepsis, Osteomyelitis, Scharlach, Masern, Pneumonie, Typhus, Gonorrhoe, Angina, Erysipel, akuter Gelenkrheumatismus).

Allen Arten der akuten Kniegelenkserkrankungen gemeinsam ist der Schmerz, bei den nicht eitrigen in der Regel bei Bewegungsversuchen, oft aber wie bei den eitrigen auch spontan. Fieber besteht bei beiden Arten, bei den eitrigen oft Schüttelfröste. Bei der Betrachtung des Gelenkes fällt zunächst seine Schwellung auf, bei den phlegmonös eitrigen Formen auch Rötung und entzündliches Ödem. Auffallend ist ferner die Stellung des entzündlich erkrankten Gelenkes: zur besseren Entspannung liegt das Knie in gebeugter Stellung auf der Außenseite. Die Betastung ist meist sehr schmerzhaft, darf aber nicht unterlassen werden. Wir fühlen dann, daß das Gelenk heiß ist, und merken bei Druck auf die Kniescheibe, daß die Patella tanzt.

Aus diesen Anzeichen und dem akuten Beginn können wir unsere Diagnose auf einen akut-entzündlichen Prozeß stellen. Oft gibt uns schon die Schwere der Erscheinungen und die Anamnese genügend Anhaltspunkte zur Entscheidung, ob die Entzündung eitrig oder nicht eitrig ist. Im Zweifelsfalle entscheidet eine Probepunktion. Die bakteriologische Untersuchung des Ergusses (Untersuchungsamt!) gibt uns meist Sicherheit, zum mindestens weitere Hilfsmittel, um zu erkennen, auf welche Infektionskrankheit die Entzündung zurückzuführen ist. Meist gibt ja auch hier schon die Anamnese genügend Anhaltspunkte, auch lehrt uns die Erfahrung, daß akuter Gelenkrheumatismus vorliegt, wenn mehrere Gelenke befallen sind; daß bei Gonorrhoe in der Regel zuerst die linke Hand und dann ein Kniegelenk, oft das linke sehr schmerzhaft befallen wird; oft werden allerdings gerade bei der Gonorrhoe plötzlich mehrere Gelenke befallen, so daß man einen akuten Gelenkrheumatismus diagnostiziert. Ziemlich schnell aber gehen alle Erscheinungen zurück, nur ein Knie bleibt erkrankt.

Die Behandlung muß sein a) eine örtliche, b) eine allgemeine. Bei der örtlichen Behandlung der nicht eitrigen und der gonorrhoischen Formen sind wir konservativ, beschränken uns auf aktive und passive (Stauungs-) Hyperämie, Ruhigstellung des Gelenkes durch Schiene oder Extension, ev. leichte elastische Kompression (Gummibinde oder Schwamm). Ist der Kniegelenkserguß sero-fibrinös, kommen wir im Anschluß an die Punktion bisweilen noch mit Auswaschungen mit 1% Karbolsäurelösungen aus. Doch ist dies eigentlich nur bei den mehr chronisch verlaufenden metastatischen Ergüssen bei Allgemeininfektionen der Fall. Hier führen auch Einspritzungen von Argent. nitric., Leucofermantin, Jodvasoliment, Jodtinktur etc. zum Ziele, doch sind solche Fälle sehr selten. In der allgemeinen Praxis sei vor solchem Vorgehen dringend gewarnt. Da soll man nicht erst den Mißerfolg konservativer Therapie abwarten, sondern immer sofort Inzision außen und innen an der Patella und Drainage ganz durch das Gelenk ausführen, ja in schweren Fällen müssen wir das Gelenk aufklappen, uns bisweilen sogar zur Exartikulation bzw. Amputation entschließen.

Die Allgemeinbehandlung muß der Ursache des Leidens Rechnung tragen, den Ausgangspunkt zu beseitigen suchen, z. B. Aufmeißelung bei Osteomyelitis, Behandlung der Angina, des Erysipels, der Gonorrhoe ev. mit gleichzeitiger Serumbehandlung usw.

Die Erkennung und Behandlung **chronischer Kniegelenkserkrankungen** ist oft nicht leicht und stellt harte Geduldsproben an Arzt und Patient. Die häufigste Erscheinungsform ist der chronische Hydrops, welcher zurückzuführen ist

1. auf eine Verletzung,
2. auf eine Entzündung (Tuberkulose, Gonorrhoe, Lues),
3. auf einen Gelenkrheumatismus,
4. auf eine Arthritis deformans.

Wird die Behandlung einer Knieverletzung vernachlässigt, dann entwickelt sich der chronische traumatische Hydrops, bei welchem infolge des dauernden Ergusses die Kapsel schlaff wird und dem Knie die seitlichen Wackelbewegungen gestattet. Wir müssen in solchen Fällen unbedingt auf absolute Bettruhe dringen und alle die obengenannten Maßnahmen zur Resorption des Ergusses ergreifen. Bei ausgesprochenem Wackelgelenk muß ein seitlicher Schienenverband mit Scharniergelenken angefertigt werden.

Die Diagnose eines traumatischen Hydrops darf aber nur gestellt werden, wenn mit Sicherheit ein Trauma vorausgeht. Die Erscheinungen des entzündlichen Hydrops sind oft genau dieselben. Wir tun daher gut, bei jedem Hydrops, welcher nicht mit aller Sicherheit traumatischer Natur ist, auch an einen entzündlichen Ursprung zu denken. In erster Linie kommen Tuberkulose, Gonorrhoe und Lues in Betracht, besonders Tuberkulose und Lues, da sie im Gegensatz zur Gonorrhoe fast oder ganz schmerzlos verlaufen. Wir müssen aber bei der Differentialdiagnose im Auge behalten, daß sich gerade die **Tuberkulose** häufig an kleine Traumen anschließt. Da auch hier die **Frühdiagnose** außerordentlich wichtig ist, behandele man jeden zweifelhaften Hydrops, als sei die Tuberkulose erwiesen. Während die gonorrhoische Gonitis meist leicht an Anamnese, Schmerzhaftigkeit und Ausfall der bakteriologischen Untersuchung des Punktates zu erkennen ist, macht die Differentialdiagnose der beiden anderen Arten oft Schwierigkeiten. Schmerzhaftigkeit und jugendliches Alter sprechen mehr für Tuberkulose. Aber auch hier gibt völlige Sicherheit der Ausfall 1. der Wassermannschen Reaktion, 2. der bakteriologischen Untersuchung des Punktates mit Hilfe des Anreicherungsverfahrens (Untersuchungsamt!). Die Behandlung der Gonitis luetica ist gegeben; die chronisch-gonorrhoische Entzündung weicht am besten der Vakzinetherapie (gemäß Vorschrift bei dem Präparat) ergänzt durch Stauungs- und Heißluftbehandlung, bei Kontrakturen Extension oder Schiene. Über die Behandlung der Kniegelenkstuberkulose s. Gelenktuberkulose.

Häufig können wir auch im Zweifel sein, ob der Erguß nicht ein Symptom eines chronischen Rheumatismus ist. Wir müssen aber von vornherein dabei im Auge behalten, daß der Gelenkrheumatismus sehr selten ein Gelenk allein befällt, meist im Beginn unter fieberhaften Erscheinungen auftritt und in der Regel gut auf Salizyl reagiert. Differentialdiagnostisch ist auch auf „Blutergelenk" zu achten. Die Behandlung dieser Zustände ist äußerst schwierig. Zunächst ist absolute Ruhe erforderlich, daneben Bekämpfung der Hämophilie durch Injektionen von Diphtherieserum oder Schilddrüsenpreßsaft.

Lit.: Koch, Die Bluterkrankheit in ihren Varianten. Enke, Stuttgart.

Während bei den bisher genannten Formen des chronischen Hydrops keine eigentlichen deutlichen Gestaltsveränderungen im Gelenk vorhanden sind, führen gerade diese uns zur Erkennung der Arthritis deformans. Hier fühlen, ja hören wir unter der dem Kniegelenk aufgelegten Hand ein deutliches Krepitieren. Das Gelenk kann in gewisser Exkursionsbreite gut bewegt werden, die Muskeln sind wenig atrophisch, Schmerzen treten meist nur im Anfang der Bewegungen auf, verschwinden dann und erscheinen wieder bei größeren Anstrengungen. Ebenso wird häufig über Schmerzen beim Beginn der Nachtruhe geklagt. Charakteristisch ist das Röntgenbild, wo an den Gelenkenden die Knochenkanten gleichsam ausgezogen sind, später deutliche Auflagerungen zeigen. Die Behandlung dieses Leidens ist recht aussichtslos, da es uns meist nicht gelingt, länger dauernde Besserung herbeizuführen. Durch einen Schienenhülsenapparat entlasten wir das Gelenk, vermindern bei gleichzeitiger Heißluftbehandlung die Schmerzen und verhindern nach Möglichkeit einen raschen Fortschritt der Entzündung.

Ganz deutlich sind die Gelenkzerstörungen bei der Arthropathia, welche in der Regel auf eine Tabes zurückzuführen ist. Hier sehen wir den Knochen des Gelenkes mächtig aufgetrieben, es besteht starke Krepitation und zunächst erstaunlicherweise gar keine Schmerzhaftigkeit. Bei genauerer Untersuchung erkennen wir die Tabes und wissen, daß nur ein Schienenhülsenapparat in solchem Falle helfen kann.

Gleichmäßiger ist das Kniegelenk beim Fungus verdickt. Die Haut ist glänzend gespannt, das Gelenk gleichmäßig spindelig verdickt, die Muskulatur des Ober- und Unterschenkels atrophisch. Bei Betastung spürt man keine Fluktuation, sondern mehr eine weiche Elastizität, in vorgeschrittenen Graden an einzelnen umschriebenen Stellen auch Fluktuation. Die Beweglichkeit des Gelenkes ist eingeschränkt, das Knie liegt in Beugekontrakturstellung auf der Außenseite, ja in schwereren Fällen kommt es zu deutlichen Subluxationsstellungen, die bei seitlicher Betrachtung sofort erkennbar sind. Die Schmerzhaftigkeit ist verschieden: meist fehlt sie in der Ruhelage ganz, tritt aber bei Bewegungen mehr oder weniger stark auf.

Behandlung: s. Gelenktuberkulose.

Zum Schluß sei noch ein Krankheitsbild hervorgehoben, bei welchem die Erscheinungen so wechseln, daß mitten in vollster Gesundheit plötzlich so lebhafte Schmerzen auftreten, daß ein Weitergehen unmöglich ist. Das Gelenk ist für eine Weile in seiner Lage fixiert, es schwillt an, es tritt ein Erguß auf und bald ist die Beweglichkeit wieder frei. Solche Anfälle treten bei der Gelenksmaus auf. Die Ätiologie dieses meist im kräftigsten Jünglingsalter auftretenden Leidens ist unbekannt, dabei sehe ich von den freien Gelenkkörpern bei der Arthritis deformans und Arthropathie ab. Die Diagnose ergibt sich meist aus der Schilderung des Leidens. Oft fühlt und fixiert der Verletzte selbst den Gelenkkörper. Sicherheit gibt uns das Röntgenbild: Heilung ist nur durch operative Entfernung zu erzielen.

Punktion des Kniegelenks: Vgl. Hohmeier-Magnus in Bd. 1. S. 796.

Lit.: Jahresk. f. ärztl. Fortb. 1912, 9. — Hoffa und Wollenberg, Arthritis deformans und sog. chronischer Gelenkrheumatismus. Enke, Stuttgart. Preis 12 M. — Lubszynski, Angeborene und erworbene Deformitäten des Kniegelenks und deren mechano-therapeutische bzw. operative Behandlung. Enke, Stuttgart. Preis 5 M. — Preiser, Statische Gelenkerkrankungen. Enke, Stuttgart 1911. Preis 10 M.

VIII. Unterschenkel.

Am Unterschenkel sind Mißbildungen relativ selten, sie finden sich als intrauterine Amputationen, als Defekte der Fibula, seltener der Tibia. Bei den Defekten ist der Unterschenkel stark verkürzt und steht beim Fehlen der Fibula in Equino-valgus-, beim Fehlen der Tibia in Equino-varus-Stellung. In jedem Falle ist nur durch eine Prothese Hilfe zu bringen.

Um so häufiger sind die Verletzungen des Unterschenkels, von denen die Frakturen die praktisch wichtigsten sind. Die **Unterschenkelbrüche** sind sehr häufig kompliziert. Der Bruch beider Unterschenkelknochen sitzt entweder in gleicher Höhe oder zumal bei indirekter Gewalteinwirkung bei der Tibia im unteren Drittel, bei der Fibula dicht unter dem Köpfchen.

Die Diagnose ist meist leicht: starke Schwellung, Rotation der Füße nach außen, Verkürzung und mangelnde Fähigkeit, den Fuß zu gebrauchen, lassen ohne Schwierigkeit den Bruch erkennen. Wichtig ist die rechtzeitige Diagnose, ob beide Knochen oder nur einer und dann welcher von beiden frakturiert ist. In solchen Fällen muß sehr sorgfältig palpiert werden. Zu achten ist sofort auf etwaige Nebenverletzungen der Nerven und Gefäße.

Als Behandlung der Unterschenkelbrüche kommt in der Praxis in erster Linie der Gipsverband in Betracht. Am besten in Narkose werden die Fragmente gut reponiert, dann Watteverband, darüber Gipsbinden. Der Fuß steht rechtwinklig und so, daß die Achse des Beines zwischen 2. und 3. Zehe geht. Vor dem Eingipsen ist darauf zu achten, daß die Dislokation nach vorn und hinten behoben ist. Nach 10 Tagen Gehgipsverband, welcher ca. 6 Wochen liegt. Bei komplizierten Brüchen nehmen die Durchstechungsbrüche eine besondere Rolle ein. Da hier in der Regel keine ernstere Infektion vorliegt, wird die Wunde mit Jodtinktur bestrichen, ebenso der vorstehende Knochen (ev. Abkneifen mit Luerscher Zange), dann Reposition, steriler Wundverband und Behandlung wie bei geschlossenem Bruch. Bei ausgedehnteren Weichteilverletzungen ist offene Wundbehandlung am Platze. — Bisweilen sieht man gerade bei den Brüchen des Unterschenkels verzögerte Konsolidation. Falls nicht eine besondere Ursache (Lues, Diabetes) vorliegt, nützt Massage und Heißluftbehandlung, ev. Injektion von Blut desselben Patienten an die Bruchstelle. Bei Pseudarthrosenbildung bringt die Überpflanzung eines Periostlappens gute Erfolge.

Ebenso häufig sind die **Knöchelbrüche,** welche durch Umknicken des Fußes oder durch Torsion entstehen. Man unterscheidet zwei Arten:

Die Abduktions- oder Pronationsbrüche zeigen eine Rißfraktur am inneren Knöchel und eine Einknickung des Wadenbeines ca. 4—6 cm oberhalb der äußeren Knöchelspitze. Der Fuß steht in Valgusstellung.

Bei den Adduktions- oder Supinationsfrakturen besteht eine Rißfraktur am äußeren Knöchel nahe der Spitze, bei starker Gewalt auch am inneren Knöchel. Hier liegen die Druckschmerzstellen in den Malleolen selbst. Dislokation gering, bisweilen mäßige Varusstellung.

Behandlung: Sorgfältige Reposition besonders bei den Abduktionsfrakturen, am besten in Narkose. Ausgleich der Valgus- bzw. Varusstellung; bei Subluxationen nach hinten ziehe man den Fuß nach vorn. Immobilisation in rechtwinkliger Stellung des Fußes durch Gipsverband. Nach 14 Tagen Gehen im Gipsverband, nach 4 Wochen Heftpflasterverband (Gibney) und Plattfußeinlage.

Neben der akuten Osteomyelitis (s. d.) finden wir am Unterschenkel chronische Entzündungen an beiden Knochen, häufiger an der Tibia. Öfter als die Tuberkulose hat die Lues dort ihren Sitz. Sie führt zu periostalen Gummen, welche durchbrechen und die charakteristischen kreisrunden scharfrandigen Geschwüre hinterlassen. Nicht selten sieht man die Tibia als sog. Säbelscheidentibia verdickt und nach vorn und innen gekrümmt.

Die häufigste chronische Erkrankung des Unterschenkels ist das **Ulcus cruris varicosum** und das chronische Ekzem. Kombiniert mit mehr oder weniger ausgesprochenen Krampfadern des ganzen Beines sitzt das Ulcus varicosum in der unteren Hälfte des Unterschenkels, meist an der vorderen und inneren Fläche. So leicht die Erkennung ist, so hartnäckig trotzt es oft jeder Behandlung. Erfolge wird nur der Arzt aufweisen, welcher eine fest angezogene Kompression von unten nach oben legt, sei es mit Heftpflaster-, sei es mit Zinkleim-, sei es mit Trikotschlauchwatteverbänden. Nur wenn sie sehr fest angezogen werden, haben diese Verbände einen Zweck. Führen sie nicht zum Ziel, muß operativ vorgegangen werden: Resektion der Varizen, spiralige Umschneidung des Unterschenkels nach Rindfleisch.

Technik des Zinkleimverbandes: Nach Rasieren und gründlicher Reinigung Jodoformgaze auf das Geschwür. Dann wird der Unterschenkel vom Mittelfuß bis über die Wade mit dem im Wasserbade erwärmtem Zinkleim (Zinc. oxyd., Gelatin. puriss. āā 10,0 Glyzerin, Aq. dest. āā 40,0) bestrichen. Über den Zinkleim wird vom Fuße beginnend unter gleichmäßigem festen Zug eine Mullbinde gewickelt. Darüber zweite Zinkleimschicht und zweite Mullbindentour. Verband muß bei stark nässendem Geschwür öfter gewechselt werden, sonst bleibt er 14 Tage liegen.

Vgl. auch Heuß: Ambulante Behandlung des varikösen Symptomenkomplexes mit der Clebrobinde. Münch. med. Wochenschr. 1913. S. 2172.

Blutungen aus geplatztem Varix sehen sehr gefährlich aus, sie stehen aber bereits nach Hochlagerung des Beines und komprimierendem Verbande.

IX. Fußgelenk und Fuß.

Verletzungen.

Distorsionen sind die häufigsten Fußverletzungen, ihre Ursache ist in der Regel ein Umkippen des Fußes nach innen oder nach außen. Wir finden an der meist verletzten Seite ausgesprochene Schmerzhaftigkeit und Schwellung, besonders häufig vor dem äußeren Knöchel nach Umkippen nach außen. Wichtig ist es, Knöchelfrakturen auszuschließen, mit Sicherheit ist dies nur durch das Röntgenogramm möglich. Man achte auch auf ev. Fersenbeinbruch.

Die Behandlung sorgt in den ersten 1—2 Tagen für Bettruhe und Eisblase, dann Wärme (Heißluft, Prießnitz) und Massage zur Beförderung der Resorption. Sofort nach dem Unfall Gummibinde, Hosenträger direkt auf die Haut, nach zwei Tagen massieren, pudern, heizen, wieder elastische Binde. In leichteren Fällen kann schon bald der Gibneysche Heftpflasterverband (s. d.) angelegt werden, welcher oft außerordentlich gute Dienste tut. Bei schwereren Verletzungen dauert die Behandlung 14 Tage und länger.

Luxationen kommen isoliert im Fußgelenk recht selten vor, meist bei gleichzeitiger Malleolenfraktur. Erkennung und Behandlung ist gegeben.

Frakturen am Fuße sind nicht selten, unter ihnen die wichtigsten

1. **Kalkaneusfraktur**, meist Kompressionsfraktur, entstanden durch Fall oder Sprung auf die Füße. Bei jedem solchen Unfall untersuche man auf diese Fraktur. Von hinten betrachtet ist beim stehenden Verletzten die Fersengegend geschwollen, verbreitert und stark druckempfindlich. Fuß steht in Plattfußstellung. An Fußsohle isoliertes Hämatom. Stets Röntgenphotographie beider Kalkanei.

Behandlung: Bettruhe, modellierendes Redressement, nach 14 Tagen Geh-Gipsverband in leichter Varusstellung mit Plattfußeinlage. Verband bleibt 2 Monate liegen, dann Stiefel mit Einlage. Sehr günstig sind auch Extensionsverbände in Achtertour um das Fußgelenk.

2. **Metatarsalfrakturen** betreffen meistens den 2. und 3. Metatarsalknochen. Häufig nach anstrengenden Märschen, oft ohne besonders große Gewalteinwirkung. Vor der Röntgenära beim Militär als „Fußgeschwulst" geführt, jährliche Erkrankungsziffer beim Deutschen Heere 12000 Mann. Differentialdiagnostisch wichtig lokale Druckempfindlichkeit auf Plantar- und Dorsalseite, ausgesprochener Schmerz beim Zug an zugehöriger Zehe. Röntgenphotographie.

Behandlung: Bettruhe, Heißluft, Massage. Aufstehen erst nach 21 Tagen.

Entzündungen.

Während die akuten Entzündungen weder diagnostisch noch therapeutisch Schwierigkeiten bereiten, ist die chronische tuberkulöse Entzündung in ihren **Anfangsstadien** oft recht schwer zu erkennen, zumal sie häufig auf ein Trauma zurückgeführt wird. Es besteht Schmerzhaftigkeit, geringe Schwellung, bisweilen charakteristische Spitzfußstellung. Die Röntgenphotographie zeigt in dem Anfangsstadium oft nichts mehr als eine auffallende Knochenatrophie. Später tritt stärkere Schwellung (Fungus) auf, ev. Fistelbildung. Behandlung s. Gelenktuberkulose.

Fersenschmerz (Kalkaneussporn, Bursitis subcalcanea). Der Fersenschmerz beschränkt sich stets auf eine ganz umschriebene Stelle etwa in der Mitte der Ferse. Bei äußerer Palpation ist in der Regel nichts zu fühlen, erst das Röntgenogramm ergibt einen deutlich knöchernen Sporn an der unteren Fläche des Kalkaneus. Bei weiteren Untersuchungen hat sich nun ergeben, daß dieser Sporn sehr häufig vorhanden ist, ohne Beschwerden zu verursachen, also wohl eine innerhalb der anatomischen Breite liegende Formanomalie ist. Darüber bildet sich, wie stets bei hervortretenden Knochen, ein akzessorischer Schleimbeutel. Unter dem Einfluß von Traumen, Infektions- oder Stoffwechselerkrankungen (Influenza, Gonorrhoe, Lues, Gicht, Arteriosklerose) treten in diesem Schleimbeutel Entzündungserscheinungen auf, welche die Schmerzen hervorrufen. Wenn auch diese Erklärung nicht sicher richtig ist, so halte ich sie doch für sehr wahrscheinlich. Die Behandlung richtet sich also in erster Linie gegen die Grundkrankheit, sodann gegen die Schleimbeutelentzündung mit konservativen Maßnahmen: schonende Einlagen, Heißluftbehandlung, Bäder, Karlsbader Kur. Bei Versagen muß der Sporn samt Schleimbeutel entfernt werden.

Ausführliches bei Sorrazin, Ergebn. d. Chir. u. Orthop. Bd. 7 (11 Abb.).

Malum perforans pedis ist ein an der Fußsohle sitzendes langsam und hartnäckig verlaufendes, schmerzloses Geschwür. Dieses Geschwür hat seinen Sitz an den Hauptunterstützungspunkten des Fußes: unter den Köpfchen des 1. und 5. Metatarsus und unter der Ferse. Solche Geschwüre finden wir fast nur bei Tabikern und bei Diabetikern. Die Hauptursache liegt wohl in der Endarteriitis obliterans. Während bei Tabikern stets gleichzeitig eine Knochen- bzw. Gelenkerkrankung (meist Zerstörung des 1. Metakarpophalangealgelenkes) dahinter steckt, haben wir bei Diabetikern solche Gelenkveränderungen bisher nicht gesehen. Die Erkrankung beginnt meist als kleine Blase der Haut oder entsteht auf der Basis eines entzündeten Klavus und bildet sich rasch zu dem oben beschriebenen Geschwür aus.

Behandlung: Beseitigung der Ursache, bei Diabetes durch Diät; dadurch Besserung bzw. Heilung. Bei Tabes kann Heilung vielfach nur erfolgen, wenn der primär erkrankte Knochen bzw. das Gelenk entfernt wird.

Ausführliches: M. Hofmann, Das Malum perforans pedis in Bd. 8 der Ergebn. d. Chir. u. Orthop. (9 Abb.).

Metatarsalgie oder Mortonsche Krankheit ist ein Zustand, wo auf dem Fußrücken über dem Mittelfuß Schmerzen bestehen. In der Regel rühren diese Schmerzen von einer beginnenden oder bereits ausgeprägten Valgusstellung des Fußes her. Bei genauerer Untersuchung erkennt man bald den Plattfuß.

Versuchsweise plastische Einwicklung mit Kleberbinde; unter die mittleren Metatarsi dicht hinter den Köpfchen Filzstücke, die später unter eine Einlegesohle geklebt werden.

Punktion des Fußgelenks: Vgl. Hohmeier-Magnus in Bd. I. S. 796.

Fußdeformitäten.

In der Ätiologie der Fußdeformitäten scheint sowohl eine Störung der Keimanlage als auch eine intrauterine Bewegungsbehinderung eine Rolle zu spielen. Wir unterscheiden besonders 4 verschiedene Arten der Fußdeformitäten je nach der Stellung des Fußes. Der supinierten Stellung entspricht der Pes varus, der pronierten der Pes valgus, der dorsalflektierten der Pes calcaneus und der plantarflektierten der Pes equinus.

Der **Klumpfuß** oder Pes varus charakterisiert sich demnach durch seine supinierte Stellung. Der innere Fußrand ist hochgezogen, der vordere Fuß ist adduziert. In dieser Stellung ist der Fuß fixiert. Das Leiden ist entweder angeboren oder erworben. Die Entstehung des erworbenen Klumpfußes ist meist auf Erkrankungen der nervösen Zentralorgane (Littlesche Krankheit, öfter aber Poliomyelitis) zurückzuführen, seltener sind Traumen oder Muskelkontrakturen die Ursache des Leidens. Die Diagnose dieses Leidens ist leicht. Die Behandlung hat möglichst zeitig einzusetzen, womöglich schon in der ersten Lebenswoche. Man stößt noch oft auf die Ansicht, daß eine Behandlung erst einsetzen dürfe, wenn das Kind 2 Jahre alt ist. Das ist grundfalsch. Je **früher** die Behandlung, desto einfacher und aussichtsreicher. In den ersten Wochen begnüge man sich mit täglichen vorsichtigen redressierenden Bewegungen. Nach 3—4 Wochen kann man bereits zu Verbänden übergehen und zwar bedient man sich zu dieser Zeit am besten des Leukoplastes, welches man an dem Dorsum pedis festklebt, um den Innenrand des Fußes und die Planta pedis auf die Außenseite des Unterschenkels führt. Der Zug kann, wenn man abwartet, bis das Pflaster am Fuße nach ca. 2 Minuten gut festgeklebt ist, sehr kräftig und wirksam sein. Solche Verbände sitzen natürlich nur wenige Tage, werden, sobald das Heftpflaster nachgegeben hat, mit Benzin entfernt und neu angelegt. Auf diese Weise gelingt es in manchen Fällen, dem Fuß ohne größere Eingriffe die richtige Form zu geben.

Ist aber das Kind älter und läßt sich die Korrektur ohne Anwendung größerer Gewalt nicht erreichen, dann ist es zunächst notwendig, das Kind zu narkotisieren. Das Redressement muß natürlich schonend ausgeführt werden, damit keine Malleolenfraktur entsteht. Wir beginnen mit kräftiger Abduktion des Vorderfußes und suchen die Plantarfaszie durch Zug und Druck zu dehnen, dann wird der Fuß dorsalflektiert und dabei die Achillessehne gedehnt. Auf diese Weise gelingt es gut, den Fuß völlig überzukorrigieren in stark pronierte und dorsalflektierte Stellung. Um ihn in dieser Stellung zu halten, bediene ich mich zunächst des Heftpflasterverbandes. In der oben geschilderten Weise stelle ich den Fuß in der überkorrigierten Stellung fest, dann wird der Unterschenkel mit Watte gepolstert, darüber eine Binde auf einer Pappsohle fest angezogen und darüber eine Gipsbinde gelegt. Will man die Stellung während des Gipsverbandes noch weiter korrigieren, wickelt man mit der Mullbinde ein schmales Stück Stabeisen an die Fußsohle, welches den Fuß nach vorn und hinten beträchtlich überragt. Während der Gipsverband erstarrt, hat man an diesem Stabeisen eine außerordentlich wirksame Handhabe zur Nachkorrektur. Ist der Verband erstarrt, wird das Eisen herausgezogen. Jetzt wird der Verband revidiert, die Zehen müssen rosarot sein. Wie jeder Gipsverband, muß auch dieser in den ersten 24 Stunden genügend beobachtet werden. Der Gipsverband bleibt möglichst lange liegen, bei Säuglingen ist er aber in der Regel schon nach 4 Wochen durchweicht und muß erneuert werden. Ich setze diese Behandlung ¼ Jahr lang fort, dann ist das Resultat gut. Selten ist es nötig, nachher noch eine Klumpfußgehschiene zu verordnen. Sehr wichtig sorgfältige Dehnung der Plantarfaszie und Achillessehne!

Ist der Klumpfuß erworben, hat man der Ursache nachzugehen. Bei Kontrakturen und Spasmen macht man Tenotomien oder löst den Muskel, bei Lähmungen die von Nicoladoni angegebene Sehnenverpflanzung.

Als **Plattfuß** (Pes valgus) bezeichnen wir die Deformität, wo der Fuß in stark pronierter Stellung steht. Bei Betrachtung von hinten sehen wir die Achillessehne nach innen vorspringen und das Fußgewölbe den Boden berühren. Bestreichen wir die Fußsohle mit Jodtinktur und lassen wir den Kranken auf ein Blatt weißen Papieres treten, dann sehen wir, daß die ganze Fußsohle und nicht nur Ballen, Ferse und Außenrand den Boden berühren.

Die subjektiven Beschwerden sind sehr verschieden. Bisweilen wird über geringe oder gar keine Beschwerden bei ziemlich ausgeprägtem Plattfuß geklagt, dagegen sind häufig die Beschwerden größer z. Z. der Entstehung. Dann werden Schmerzen zwischen den Metatarsen angegeben (Metatarsalgie) oder Schmerzen an der Ferse, häufig ermüden solche Patienten sehr rasch. Am meisten wird über Schmerzen geklagt, wenn ein sog. entzündlicher oder kontrakter Plattfuß vorliegt. In diesem Stadium steht der Fuß extrem in Valgusstellung und läßt sich nicht zurückkorrigieren. Bei Redressionsversuchen treten starke Schmerzen auf, Muskeln und Sehnen sind straff kontrahiert.

Die Behandlung des lockeren Plattfußes besteht in Anwendung einer passenden Einlage. Am besten ist es, daß der Arzt entweder selber oder durch einen spezialistisch geschulten Kollegen eine dem Fuße entsprechende Einlage anfertigt. Ist dies nicht möglich, dann genügt es nicht, daß man dem Kranken sagt: „Kaufen Sie sich eine Plattfußeinlage!", sondern man muß sich zum mindesten der Mühe unterziehen, eine passende Einlage auszusuchen. Die Plattfußeinlage muß sich gut dem Fuße anpassen, nirgends drücken und einen kräftigen Außenrand haben. Bei sorgfältigem Aussuchen gelingt es dann auch, unter den fertigen Plattfußeinlagen passende Exemplare zu finden. — Ist der Plattfuß kontrakt, dann hilft häufig schon, wenn man den Patienten 8—10 Tagen mit feuchten Umschlägen um den Fuß ins Bett steckt. Wird während dieser Zeit der kontrakte Zustand nicht behoben, führt die Redression in tiefer Narkose mit nachfolgendem Gipsverband zum Ziele.

Ausführliche Darstellung der Behandlung des Plattfußes durch G. Drehmann-Breslau in Bd. 1. S. 760—783.

Der **Spitzfuß** = Pes equinus ist in der Regel die Folge einer spinalen Kinderlähmung oder, wenn er kontrakt ist, einer Beugekontraktur der Wadenmuskulatur nach langem Krankenlager. Die Behandlung ist ähnlich der des Klumpfußes.

Den **Hackenfuß** = Pes calcaneus beobachten wir meist bei Poliomyelitis infolge Lähmung der Wadenmuskulatur oder nach Traumen mit Durchtrennung der Achillessehne. Hier muß also entweder durch Sehnenverpflanzung oder im zweiten Falle durch Sehnenraffung die Stellung verbessert werden.

Hohlfuß. Der Hohlfuß ist, soweit es sich nicht um eine Komponente des Klumpfußes oder Hackenfußes handelt, eine selbständige, ziemlich seltene Deformität, die in einer zu starken Aushöhlung der Fußsohle besteht. Die Diagnose ist einfach: im Zweifelsfalle entscheidet ein Sohlenabdruck auf berußtem Papier, der beim Hohlfuß in der Mitte eine völlige Unterbrechung zwischen Ballen und Ferse zeigt. Die Behandlung besteht in Streckung der Sohle durch gewaltsame Dehnung in Narkose. Bei zu starkem Widerstande wird eine offene oder subkutane Durchtrennung der spannenden Weichteile vorausgeschickt. Die Nachbehandlung bezweckt ein Festhalten des gewonnenen Resultates durch redressierende Maschinen, die zeitweise angelegt werden, oder durch portative Schienenhülsenapparate und durch gefensterte Gipsverbände. Alle haben das Gemeinsame, daß sie eine Streckung der Sohle und ein Herabdrücken des zu hohen Spannes bewirken. Zu empfehlen ist die Methode von Ritschl [1]: ein oben und unten gefensterter Gipsverband ist beiderseits durch Metallspangen verstärkt; an diesen greift ein Gurt an, der quer über den Fußrücken läuft und dessen drückende Wirkung sich durch Anziehen einer Schnalle erhöhen läßt.

Lit.: Hoffa, Lehrbuch d. orthopädischen Chir. — Lange, Lehrbuch d. Orthopädie.

Beim **Hallux valgus** springt das Gelenk zwischen I. Zehe und Metatarsalknochen stark nach außen vor, während die erste Zehe nach innen abweicht, meist Folge engen Fußzeuges. Infolge des dauernden Druckes bildet sich an der medialen Seite des Gelenkes ein akzessorischer Schleimbeutel mit sekundärer Schleimbeutelentzündung und Vereiterung. Hierdurch die meisten Beschwerden.

Die Behandlung in den Anfangsstadien versucht durch Fixation der Zehe mit Heftpflasterstreifen an eine medial liegende gepolsterte federnde Stahlschiene die Deformität auszugleichen. In schweren Fällen muß man operativ den entzündeten Schleimbeutel exstirpieren und die darunter liegende Exostose abmeißeln. Die Erfolge dieser recht einfachen, in Lokalanästhesie vorzunehmenden Operation sind recht gut.

Hammerzehe ist eine selten angeborene, meistens durch zu enges Schuhzeug hervorgerufene Verkrümmung der II., selten der anderen Zehen. Dabei stellt sich die Zehe in Flexionskontraktur, so daß das Interphalangealgelenk weit vorspringt. Infolgedessen bilden sich über diesem Gelenk mit Vorliebe Hühneraugen, akzessorische Schleimbeutel usw. Bei der Behandlung versucht man zunächst mit redressierenden Maßnahmen zum Ziele zu kommen, indem man entweder die redressierte Zehe an eine Schuheinlage anknüpft, oder indem man einen dünnen ev. in Heftpflaster eingewickelten Bleistreifen wellenförmig quer anlegt; der Streifen wird zunächst unter einer Nachbarzehe hindurch, dann über die dislozierte Zehe und schließlich wieder unter die nächste benachbarte Zehe geführt. Der etwa ½ mm dicke Streifen muß die Breite des Grundgliedes der Zehe haben. In schwereren Fällen muß man operieren und dabei die Sehnen durchtrennen, meist auch das I. Gelenk resezieren. Daraus resultiert dann fast stets eine Arthrodese des verkrümmten Gelenkes, aber die Gehfähigkeit ist gut. Radikaler ist die auch oft ausgeführte gänzliche Abtragung der verkrümmten Zehe.

---

[1]) Ritschl, Med. Klin. 1915 S. 668.

Unguis incarnatus = eingewachsener Nagel, selten an den Fingern, fest nur an der großen Zehe, kommt von engem Schuhzeug und schlechtem, d. h. zu ausgedehntem Nagelschneiden. Befund: Schmerzhafte Ulzeration mit Granulationsbildung am Nagelrand und umgebende Weichteilschwellung.

Behandlung: Einlegen von Eisenchloridwatte zwischen Nagel und Geschwür- oder Abtragung eines Nagelkeiles und Verbände mit Seifenspiritus. In hartnäckigen Fällen Operation in Lokalanästhesie. Eine spitze Schere wird vom Nagelrande forsch bis hinter den Nagelfalz vorgestoßen und der Nagel gespalten. Dann wird mit gut schließender Kocherscher Klemme die kranke Nagelhälfte fest gefaßt und durch Drehen nach außen entfernt. Der ulzerierte Nagelfalz wird mit der Schere abgetragen. Verband.

Vgl. hier Hohmeier-Magnus in Bd. 1. S. 799.

Lit.: v. Brunn, Chirurgische Krankheiten der unteren Extremitäten. Enke, Stuttgart. 1910. Preis 26 M. — Lossen, Die Verletzungen der unteren Extremitäten. Enke, Stuttgart. Preis 6 M. — Nasse, Chirurgische Krankheiten der unteren Extremitäten. Enke, Stuttgart. Preis 12 M. — Schanz, Fuß und Schuh. Enke, Stuttgart. Preis 1,20 M.

Geburtshilfe und Gynäkologie.

Von

Professor **Dr. F. Kirstein**-Marburg; mit einzelnen Beiträgen von
Professor **Dr. P. Esch**-Marburg[1]).

Abort.

Fehlgeburt, unzeitige Geburt, falsches Wochenbett, Umfall, Umkipp. Die Ausstoßung der Leibesfrucht vom 1.—7. Monat inklusive. Vom 1.—4. Monat blutender Abort. Vom 5.—7. Monat nicht blutender Abort, verläuft wie die Frühgeburt (s. d.).

Ursachen der vorzeitigen Schwangerschaftsunterbrechung überhaupt:

Alle Wehen auslösenden Momente:

I. Von der Mutter:

a) Fieber, Herz- und Lungenkrankheiten, Diabetes.
b) Trauma (starkes Pressen, z. B. Heben, Husten, Niesen; Fall, Schlag, direkte Reizung von Scheide und Uterus, psychisches Trauma).
c) Entzündungen der Mucosa uteri (z. B. bei Nephritis).
d) Retroflexio uteri gravidi, Tumoren, Narben, welche die Dehnung des Uterus behindern.
e) Direkte und indirekte Wehenmittel (Mutterkorn, starke Abführmittel, Sumitates Sabinae, Brechmittel), chronischer Morphinismus.

II. Vom Ei:

a) Verletzungen der Eihäute.
b) Blasenmole.
c) Fruchttod.
d) Placenta praevia.
e) Hydramnion, Zwillinge.

III. Unbekannte Ursachen.

Symptome des blutenden Abortes: Es setzen, meist am Ende des 3. Monats, Wehen ein, die das Ei lösen, zerstören (Blutmole; ältere Blutmole heißt Fleischmole) und unter Blutungen ausstoßen. Aborte in den ersten Wochen machen den Eindruck einer verspäteten, verstärkten Periode.

Lit.: Hammerschlag, Berliner klin. Wochenschr. 1913. S. 1348. — Jaschke, Med. Klin. 1912. S. 1037.

---

[1]) Anm.: Von Esch sind bearbeitet die Stichworte: Akute Anämie, perniziosaartige Graviditätsanämie, normales Becken und Beckenanomalien, Eklampsie, Harnorgane und weibliche Geschlechtsorgane, Infusion, Momburgscher Schlauch, Nachgeburtsblutungen, Placenta praevia, Schwangerschaftsverletzungen, Uterusruptur.

I. Drohender Abort (Abortus imminens): Ziehen im Kreuz, Abgang von blutigem Schleim, allgemeines Unwohlsein. Keine eigentlichen Wehen, Eiteile noch nicht abgegangen. Keine Öffnung des Muttermundes nachweisbar.

Therapie: Versuch, den Abort aufzuhalten; Prognose hierfür zweifelhaft. Bettruhe, Fernhaltung jedes Reizes, Stuhlzäpfchen:

Rp. Morphini mur.
Extr. Belladonn. āā 0,01,
But. Cacao 2,0.
M. f. suppos. D. tal. dos. No. IV.
Stündlich ein Stuhlzäpfchen.

II. Vollkommener Abort: Starke Blutung, Wehen, Öffnung des Muttermundes, Abgang aller Eiteile in toto. Ist alles geboren, so hört die Blutung auf, der Muttermund schließt sich wieder. Prognose meist gut.

Therapie:

a. Konservativ: Abwarten, oft wird das Ei ohne alle Hilfe spontan geboren. Bei ausgesprochener Blutung zunächst heiße Scheidenspülung (48—50^0 C) und Sekale (1—2 Spritzen „Cornutin Kobert“ oder „Secacornin Roche“. Sekalepulver wegen ungleichmäßiger Wirkung unzuverlässig.) Wird die Blutung bedrohlich, dann feste Scheidentamponade mit „Dührssenschen Jodoformwattetampons“, wodurch neben der Blutstillung Wehen angeregt werden. Entfernung der Tampons nach 3—4 Stunden. Ist das Ei noch nicht geboren, erneute Tamponade bis zur genügenden Erweiterung des Muttermundes. Sobald diese eingetreten ist, ohne daß die Geburt des Eies erfolgte, Expression des Eies nach gründlicher Händedesinfektion und Entleerung der Harnblase mit dem Höningschen Handgriff: 2 Finger der rechten Hand im vorderen Scheidengewölbe und die linke äußere Hand drücken den anteflektierten Uterus kräftig zusammen, wodurch das Ei in die Scheide gebracht wird, aus der es ohne weiteres entfernt werden kann. Mißlingt diese Expression, blutet es lebensbedrohlich, dann folgende Methode:

b. Operativ (schneller, sicherer, aber schwieriger und gefahrvoller. Dem Geübten zu empfehlen): 1. Instrumente: Nottsches oder Trélatsches selbsthaltendes Spekulum, Uterussonde, 2 Kugelzangen, Zinnrohr oder Bozemann-Katheter, Winters Abortzange, Schere, Kornzange, Tupfer, Irrigator, Katheter; 2 Büchsen mit Tampons und 1 Büchse mit Gaze nach Dührssen. Ist bei ausgesprochener Blutung der Zervikalkanal noch nicht für einen Finger durchgängig, dann Laminaria-Dilatation oder feste Tamponade des Zervikalkanals mit steriler Gaze und Scheidentamponade mit Dührssenschen Jodoformwattetampons (siehe „Erweiterungen von Schamspalte etc.“). Nach 18—24 Stunden: Desinfektion der Hände und äußeren Genitalien. Querbett. Chloroformnarkose bis zur Entspannung der Bauchdecken, Entfernung der Tamponade oder des Laminariastiftes. Vier Finger, wenn möglich die ganze Hand, gehen in die Scheide, 1—2 (soviel, als es der Muttermund gestattet) in das Cavum uteri. Meist kann nur ein Finger eingeführt werden: Der längere Mittelfinger! Er löst, während die äußere Hand den Uterus wie einen Handschuhfinger über ihn stülpt, durch kreisförmige Bewegungen das Ei bzw. den Eirest des unvollkommenen Abortes (s. u.) rings von der Uteruswand ab bis zum Fundus hinauf. Die Tubenecken sind nicht zu vernachlässigen. Ist das Ei gelöst, so wird der anteflektierte Uterus durch Druck vom vorderen Scheidengewölbe aus und durch Druck von den Bauchdecken her komprimiert, wodurch das Ei in die Scheide rutscht. Gelingt diese Expression nicht, vermag insonderheit der kindliche Kopf den Muttermund nicht zu passieren, so ist ein Instrument nicht zu vermeiden: Die Wintersche ungefensterte, löffelförmige Abortzange. Sie wird unter Leitung der Finger in das Cavum uteri eingeführt, geöffnet, geschlossen und herausgezogen. Sind so die großen Teile (Kopf, Rumpf, Plazenta) entfernt, dann wird nochmals exprimiert und hierauf der Uterus nach zurückgebliebenen Resten ausgetastet, die mit dem Finger abgeschoben und mit dem eben beschriebenen Höningschen Handgriff exprimiert werden. Sind alle Gewebsfetzen beseitigt, so bleibt im Uterus die rauhe Plazentarfläche zurück, deren Unebenheiten nicht selten als noch zu entfernende Eireste angesehen worden sind, was zur Uterusperforation Anlaß gab. Ist das Cavum uteri leer gefunden, so folgt eine Uterusspülung mittelst biegsamen Zinnrohres oder Bozemann-Katheters mit heißer (48—50° C) 1% Lysol- oder Kresolseifenlösung; sie spült kleine Gewebsfetzen aus und regt gleichzeitig kräftige Uteruskontraktionen an. Sekale. Blutet es stark weiter (nach wirklich vollständiger Ausräumung höchst selten): Für 18—24 Stunden Uterus- und Scheidentamponade. Nach erledigter Ausräumung 8tägiges Wochenbett.

III. Unvollkommener Abort. Das Ei ist zerrissen und nur teilweise, z. B. nur die Frucht abgegangen, oder die Hauptmasse ist zwar entfernt, kleinere Fetzen vom Chorion und der Dezidua sind zurückgeblieben.

Symptome: Die Blutung hört nicht auf, der Muttermund bleibt geöffnet. Im abgegangenen Blut, das am besten im Wasser untersucht wird, finden sich Eiteile (Frucht, Zotten, Dezidua). Prognose meist günstig.

Therapie: Die operative Behandlung wie beim vollkommenen Abort.

Liegt jedoch der eigentliche Abort schon Wochen oder Monate zurück, hat sich der Muttermund größtenteils wieder geschlossen, dann Abrasio, der eine Austastung des Cavum uteri nach einem Abortrest vorhergeht.

IV. Jauchiger (putrider, septischer) Abort: Die retinierten Eiteile befinden sich in putrider Zersetzung und gefährden die Frau mit echter Infektion bzw. haben sie schon infiziert.

Symptome: Stinkender Ausfluß, übelriechendes Blut gehen ab. Eventuell fiebert die Frau schon und läßt die Zeichen einer puerperalen Infektion erkennen. Prognose zweifelhaft.

Therapie: Schleunigste Ausräumung bei unvollkommenem Abort beugt dem jauchigen vor.

Bei unwesentlicher Blutung abwarten! Sekale, vorsichtige Scheidenspülungen (geringer Druck der Spülflüssigkeit durch geringes Emporheben des Irrigators) mit 1% Lysol- oder Kresolseifenlösung.

Bei bedrohlicher Blutung Ausräumung des Cavum uteri wie bei der operativen Behandlung des vollkommenen Abortes. Auf keinen Fall kürettieren! Nach der Ausräumung Ausspülung des Cavum uteri mit 45° C. warmem 50% Alkohol, dann Sekale.

Lit.: Winter, Med. Klinik 1911. S. 597. — v. Franqué, Med. Klinik 1911. S. 2014.

V. Habitueller Abort: Die sich häufig wiederholende unzeitige Ausstoßung der Leibesfrucht. Ursache am häufigsten Lues, ferner Lageanomalien des Uterus, tiefe Zervixrisse, Narben, Erkrankungen der Adnexe und Parametrien, Nephritis, Endometritis, oft aber nicht zu ermitteln.

Prophylaxe: Behandlung des Grundleidens. Absolute Bettruhe zwei Wochen vor und zwei Wochen nach dem üblichen Aborttermin (häufig Ende des 3. Monats) hilft bisweilen.

Therapie Tritt der Abort ein, Behandlung nach obigen Vorschriften (drohender, vollkommener, unvollkommener Abort).

VI. Krimineller Abort. Abtreibung der Leibesfrucht gelingt seltener durch die oben genannten direkten oder indirekten Wehenmittel, häufiger durch mechanische Maßnahmen wie Herabspringen von einem Stuhl oder Tisch, Kneten des Uterus oder Leibes, kräftige Scheidenspülungen, am häufigsten durch den Eihautstich, den die Schwangere selbst oder eine „heilkundige Person" ausführt. Verletzungen der Scheide bis zur Eröffnung des Peritoneums im hinteren Scheidengewölbe, Perforationen von Zervix und Uterus, Infektionen des Cavum uteri insbesondere, werden nicht selten beobachtet. — Der Versuch der Abtreibung, sowie diese selbst ist strafbar (Deutsches Strafgesetzbuch § 218—220).

Lit.: v. Lingen, Berl. klin. Wochenschr. 1913. S. 2441.

VII. Künstlicher Abort (artefizieller) siehe künstliche Schwangerschaftsunterbrechung.

Lit.: Thorn, Praktische Ergebnisse der Geb. u. Gyn. Bd. 3. S. 330.

Differentialdiagnose des blutenden Abortes:

Blutet eine Frau im konzeptionsfähigen Alter, so ist stets an Abort zu denken und eine genaue Untersuchung auf Gravidität vorzunehmen (s. „Schwangerschaftszeichen"). Außerdem kommt in Frage:

1. Schwangerschaftsregel. Tritt zur gewohnten Zeit der Menstruation bis zu dreimal ein, läßt also eine zeitliche Menstruationsstörung im Sinne einer Amenorrhoe vermissen (cf. Schwangerschaftstabelle).

2. Geplatzter Varixknoten. Nur die in der Scheide sitzenden Knoten können zur Verwechslung führen. Sie bluten dünnflüssig, gleichmäßig, stark, ohne Wehen und sind im Spekulum direkt sichtbar.

3. Karzinom der Portio ist für den untersuchenden Finger fühlbar an den Verhärtungen und Unregelmäßigkeiten der Portio. Im Spekulum sieht man bisweilen die blutende Stelle. Karzinom und gleichzeitiger Abort (selten) schwer erkennbar. Blutet scheinbar ein Karzinom bei gleichzeitig vorhandenen Schwangerschaftszeichen, so ist der Abort wahrscheinlich.

4. Polypen (muköse oder myomatöse), die aus dem äußeren Muttermund lappig oder knollig hervorragen und mit dem Finger gefühlt werden.

Abrasio mucosae uteri.

(Kürettement, Kürettage, Ausschabung, Auskratzung).

Indikation: 1. Mit Blutungen einhergehende Endometritis bzw Metro-Endometritis. 2. Endometritis dysmenorrhoica. 3. Retention von Eiteilen nach Aborten. 4. Verdacht auf Korpuskarzinom.

Kontraindikationen: 1. Entzündungen der Adnexe, insonderheit Adnextumoren. 2. Der puerperale Uterus. 3. Putride oder septische Infektion des Cavum uteri. 4. Gravidität, Verdacht auf Gravidität.

Instrumente: Selbsthaltendes, kurzblättriges Trélat-Spekulum, Hakenzange, Sonde, Küretten oder stumpfe Löffel verschiedener Größe, Fritsch-Bozemannscher Uteruskatheter mit Irrigator, Dilatatoren nach Hegar oder Landau oder statt dieser Laminaria, 24 Stunden vor der Abrasio einzulegen (cf. „Erweiterung von Schamspalte etc.").

Ausführung: Narkose zur Überwindung des Dilatationsschmerzes ratsam bzw. nötig bei der Hegarschen Bolzen-Dilatation und ängstlichen Patientinnen. Nach Desinfektion der Instrumente, Genitalien und Hände Einsetzen des Spekulums, Anhaken der Portio im vorderen Abschnitt und Herunterziehen des Uterus. Entfernung des Laminariastiftes durch Zug am Bindfaden, dann Sondierung des Uterus und Feststellung seiner Länge, sowie der Verlaufsrichtung des Zervix und Uteruslumens (normale Länge: 7 cm, gewöhnliche Verlaufsrichtung: Leicht gebogen nach vorn oben). Wurde nicht mit Laminaria dilatiert, dann wird jetzt mit den Hegarschen oder Landauschen Dilatatoren erweitert, beginnend bei Nr. 1, bis die Einführung der Kürette bzw. des Löffels möglich ist. Je schwieriger die Dilatation gelingt, mit desto kleinerer Kürette muß man sich begnügen. Einführung der Dilatatoren streng in der Richtung der zuerst benutzten Sonde zur Vermeidung einer Uterusperforation in der Gegend des inneren Muttermundes. Bei starker Anteflexio oder Retroflexio uteri den Griff des Dilatators stark senken bzw. heben, im letzteren Falle mit Richtung der Konvexität des Dehnungsinstrumentes nach oben. Ist die Grenze der Dehnungsfähigkeit erreicht, d. h. gelingt die Einführung des Dilatators nur mit Mühe, dann wird mit dem größtmöglichen Instrument kürettiert (Kürette oder Löffel). Einführen der Kürette bzw. des Löffels mit der schabenden Seite nach oben vorsichtig bis zum Fundus uteri und kräftiges Zurückziehen des Instrumentes unter Druck gegen die Uteruswand bis zum Widerstand des inneren Muttermundes. Diese Bewegung an der vorderen Uteruswand wird so lange wiederholt, bis man ein deutliches Geräusch hört, „Muskelton" genannt, wie beim Kratzen eines Fingernagels über ein Tischtuch. In der gleichen Weise folgt dann die Abschabung der hinteren Wand, der beiden Seitenkanten, des Fundus und der Tubenecken, stets beim Vorschieben des Instrumentes den Widerstand des Fundus vorsichtig suchend, um nicht zu perforieren. Sodann kurze Spülung des Cavum uteri mit 1% Lysol- oder Kresolseifenlösung oder steriler physiologischer Kochsalzlösung. Nochmaliges Eingehen mit der Kürette, um etwa stehen gebliebene Schleimhautreste zu finden und abzuschaben. Erneute kräftige Spülung. Die herausgeschwemmten Schleimhautstückchen sind in 4% Formalinlösung oder 90% Alkohol an das nächste Untersuchungsamt einzusenden zwecks Feststellung der Diagnose. Soll das Cavum uteri nicht geätzt werden (cf. Ätzung der Uterusschleimhaut), dann führt man zum Schluß (nicht unbedingt erforderlich) einen dünnen Gazestreifen bis zum Fundus ein, der nach 24 Stunden entfernt wird, das Wundsekret ableitet und später sich abstoßende Schleimhautbröckel herausbefördert. Nach der Operation sieben Tage Bettruhe, dann allmähliches Aufstehen.

Hat man bei der Abrasio unglücklicherweise **perforiert**, was bei puerperalen, infantilen und gonorrhoisch erkrankten Organen am leichtesten vorkommt, so ist noch nichts verloren, wenn man das Mißgeschick nur sofort bemerkt und außerdem natürlich aseptisch vorging. Man denke stets an die zuerst gemessene Sondenlänge des Uterus und wird bei stattgefundener Perforation über die plötzlich eingetretene „Verlängerung" der Korpushöhle erstaunt sein. Die Kürette dringt bis zum Griff an die Portio vor! Sofort werden alle weiteren Manipulationen abgebrochen, die Kranke kommt ins Bett, soll sich völlig ruhig verhalten und 2 mal 10 Tropfen Tinct. opii simplex einnehmen. Eine Eisblase auf den Leib zu legen, ist vorteilhaft, weil die stille Rückenlage dann besser innegehalten wird; sonstige Wirkungen vermag die Eisblase nicht auszurichten.

Anaemie (akute) infolge von geburtshilflichen Komplikationen.

(P. Esch).

Die akute Anämie ist die Folge eines ausgiebigen Blutverlustes, wie wir ihn bei Nachgeburtsblutungen aus der Plazentarstelle oder aus einem Risse (des Corpus uteri, der Zervix und Klitoris, seltener der Vagina) bei Placenta praevia, bei Unterbrechung einer Extrauteringravidität, bei Abort, bei vorzeitiger Lösung der normal sitzenden Plazenta und bei Plazentarpolyp erleben können.

Geringere Grade der akuten Anämie zeigen einen frequenten etwas kleinen Puls. Darreichung von Getränken (Kaffee mit Milch, Wasser mit Wein- oder Kognakzusatz) beheben sie meist. Bei den schwereren und schwersten Formen wird der Puls fadenförmig, kaum fühlbar und zählbar; das blasse Gesicht und die Extremitäten fühlen sich kühl an; die Atmung wird beschleunigt (Sauerstoffmangel); krampfhaftes Gähnen, Übelkeit, Würgen, Erbrechen, Angstzustände, Ohnmachtsanfälle, Ohrensausen und „Schwarzsehen" treten auf (Hirnanämie). Unter dyspnoischen Erscheinungen (Cheyne-Stockessche Atmung) und motorischer Unruhe schwindet allmählich das Bewußtsein. Der Puls ist nicht mehr zu fühlen, die Atmung wird ganz flach, unterbrochen von tiefen, seufzenden Atemzügen, bis sie schließlich stillsteht.

Die Prophylaxe besteht in Verhütung der Blutung und zwar einerseits durch die sachgemäße Leitung der Austreibungs- und Nachgeburtsperiode (Ausführen von Operationen nur bei erfüllten Vorbedingungen — Muttermund muß vollständig erweitert sein — ! Lösung der Plazenta abwarten!) und anderseits durch eine aktive, zielbewußte Therapie, die eingeleitet werden muß, ehe die Frauen anämisch sind (z. B. bei der Placenta praevia, bei der vorzeitigen Lösung der normal sitzenden Plazenta etc.).

Sind die anämischen Erscheinungen einmal vorhanden, so gilt als allgemeiner Grundsatz, zuerst die Blutungsquelle zu verschließen (s. a. a. Stelle); dann erst wird der Blutverlust durch Flüssigkeitszufuhr ergänzt, und es werden Exzitantien verabreicht. Meist gehen allerdings die verschiedenen dahin zielenden Maßnahmen Hand in Hand.

Um der Hirnanämie vorzubeugen, werden die Kopfkissen entfernt und das Fußende des Bettes erhöht. Durch Anlegen von Wärmflaschen zu beiden Seiten der Patientin wird für Wärmezufuhr gesorgt. Die Darreichung von Getränken verbieten öfters Übelkeit und Erbrechen. Als Ersatz dient ein rektaler, tropfenweise erfolgender Einlauf von körperwarmer physiologischer Kochsalzlösung, von Kaffee, Milch, Wasser mit Wein- oder Kognakzusatz. Prompter wirkt die subkutane und intravenöse Infusion von steriler 0,85%iger, körperwarmer Kochsalzlösung (s. Infusion). Auch die Autotransfusion ist empfehlenswert. Das Prinzip derselben besteht darin, die im Körper noch vorhandene Blutmenge nur den lebenswichtigen Organen zukommen zu lassen. Zu diesem Zwecke umwickelt man die hochgelagerten unteren Extremitäten mit einer elastischen Binde von den Zehenspitzen beginnend, um das Blut aus den Extremitäten in den übrigen Körper zu treiben. Länger als eine bis höchstens zwei Stunden dürfen die Binden nicht liegen, da sonst Lähmungen erfolgen können. Sie müssen beim Abnehmen langsam, schrittweise gelöst werden; andernfalls schießt das Blut in die Extremitäten, wodurch die Gefahr des Kollapses heraufbeschworen wird. Daneben werden Analeptika gegeben (starker Kaffee, Alkohol); wirkungsvoller sind in dieser Hinsicht Kampferölinjektionen (1:10), die sich je nach der Qualität und Frequenz des Pulses halbstündlich mit Injektionen von 20%igem Coffein. natr. benz. abwechseln können.

Perniziosaartige Graviditätsanämie (P. Esch).

In der Schwangerschaft tritt bisweilen (fast ausnahmslos nur bei Mehrgebärenden) eine Anämie auf, die hinsichtlich der klinischen Erscheinungen mit der perniziösen Anämie (s. diese) im allgemeinen übereinstimmt. Sie unterscheidet sich aber hinsichtlich der Ätiologie und des Krankheitsverlaufes von ihr. Wie der Name sagt, steht die Graviditätsanämie mit der Gestation in ursächlichem Zusammenhange, wobei dieser allerdings wohl nur eine auslösende Rolle (auf hämolytischem Wege) bei einer bestehenden persönlichen Veranlagung zukommt. Im Gegensatze zur perniziösen Anämie werden bei ihr außerdem Dauerheilungen beobachtet (schätzungsweise 50%), und Rückfälle nach länger dauernden Remissionen sind bisher noch nicht beschrieben worden. Demnach ist die Graviditätsanämie nosologisch der Bothriocephalusanämie und der perniziösen Anämie auf luetischer Basis an die Seite zu stellen.

Symptome und Diagnose s. unter perniziöser Anämie.

Die klinischen Erscheinungen setzen meist in der zweiten Hälfte der Schwangerschaft mehr oder weniger deutlich ein, oder lassen sich wenigstens anamnestisch bis dahin zurückverfolgen. Sie nehmen mit fortschreitender Gravidität zu, werden aber, weil vorher nicht selten als gewöhnliche Schwangerschaftsbeschwerden gedeutet, häufig erst kurz vor, während oder erst nach der Geburt erkannt, oder die Krankheit wird gar erst auf dem Sektionstische festgestellt. Jedenfalls wurde das Leiden bisher nur bei voll entwickeltem Krankheitsbilde diagnostiziert, wie es ja auch bei der perniziösen Anämie die Regel bildet.

Die Geburt erfolgt sehr häufig ante terminum, wohl verursacht durch die wehenerregende Wirkung eines Sauerstoffmangels und vielleicht eines Kohlensäureüberschusses im Blute, ein Folgezustand des charakteristischen Blutbefundes. Infolgedessen verläuft auch die Geburt im allgemeinen auffallend leicht und der Blutverlust ist gering. Trotzdem genügen die Mehrleistung der Geburtsarbeit, der an sich geringe Blutverlust in der Nachgeburtsperiode und der Säfteverlust im Wochenbette (Lochien, Laktation), um bei dem bereits stark geschwächten Allgemeinzustande regelmäßig eine jähe Verschlimmerung zu dieser Zeit und in einer größeren Anzahl von Fällen den Tod im Wochenbette heraufzubeschwören. Andere Fälle dagegen erholen sich nach der anfänglichen Verschlimmerung post partum schnell und gehen in Dauerheilungen über.

Die Allgemeinbehandlung (diätetische, pharmakologische und die organotherapeutische Verwendung von Menschenblut) deckt sich mit der der perniziösen Anämie. Die Frage der Schwangerschaftsunterbrechung wird nicht selten dadurch hinfällig, daß viele Fälle erst intra oder post partum, und andere erst gerade vor der Geburt erkannt werden. Für die Unterbrechung sprechen die Tatsachen, daß bisher noch niemals während der Fortdauer der Schwangerschaft eine wesentliche Besserung oder gar Heilung des Leidens beobachtet worden ist, und daß die Gravidität ursächlich mit der Erkrankung zusammenhängt. Außerdem sind die Lebensaussichten der Kinder an sich nicht glänzend (spontane Frühgeburt und Lebensschwäche!). Allerdings lauten die Erfahrungen mit der Unterbrechung bisher nicht günstig, was aber zweifellos mit dem Umstande zusammenhängt, daß die Unterbrechung durchweg erst zu einem Zeitpunkte vorgenommen wurde bzw. werden konnte, an dem es zu spät war.

Lit.: P. Esch, Deutsche med. Wochenschr. 1911. Nr. 42. S. 1943. — Derselbe, Zeitschrift für Geburtshilfe u. Gynäkol. Bd. 79. S. 1. — Jungmann, Münch. med. Wochenschr. 1914. Nr. 8. S. 414.

Anamnese.

I. Geburtshilfliche:

A. Allgemeines:

1. Name, Alter, Wohnort, Stand, wievielt Gebärende?
2. Hereditaria: Tuberkulose, Geisteskrankheiten (Wochenbettspsychose!)?
3. Frühere Krankheiten: Scharlach (Nephritis!), Rachitis (enges Becken! Wann gehen gelernt, zweimal gehen gelernt?), Lues, Gonorrhöe, Fluor, genitale Erkrankungen (Retroflexio, Prolaps, Tubargravidität, Tumoren, Adnexentzündungen), Zystitis, Appendizitis, genitale und abdominale Operationen (Adhäsions- oder Nahtfixationen des Uterus!)?
4. Menstruation: In welchem Jahre menstruiert, seit wann regelmäßig, wie oft jetzt, wie lange jedesmal, mit oder ohne Beschwerden?

B. Besonderes:

1. Letzte Regel: Wann? Ebenso stark wie sonst (Schwangerschaftsregel!)?
2. Tag der Konzeption (selten bekannt)?
3. Erste Kindsbewegungen?
4. Senkung des Fundus uteri? Seit wann bemerkt?

5. Bei Mehrgebärenden: Zahl und Zeit früherer Geburten, deren Verlauf und Dauer (Fehl- oder Frühgeburten), mit oder ohne ärztliche Hilfe? Wochenbette: Dauer, mit oder ohne Fieber? Kinder, lebend oder totgeboren bzw. wann gestorben? Wurden die Kinder gestillt und wie lange?

6. Verlauf der jetzigen Schwangerschaft: Erbrechen? Ausfluß? Stuhlverstopfung? Blasenbeschwerden? Ödeme? Varizen? Intertrigo? Leibschmerzen? Struma?

II. Gynäkologische:

A. Allgemeines:

1. Name, Alter, Wohnort, Stand, wievielt Gebärende?
2. Hereditaria: Tuberkulose.
3. Partus, Fehl-, Frühgeburten, ohne oder mit welcher ärztlichen Hilfe. Wochenbette, mit oder ohne Fieber.
4. Frühere Krankheiten:
   a) Allgemeine.
   b) Genitale.

B. Besonderes:

1. Menstruation: In welchem Jahre menstruiert, seit wann regelmäßig, wie oft jetzt, wie lange jedes Mal, an welchen Tagen die stärkste Blutung? Wie stark die Blutung (wieviel Binden werden gebraucht: 2—3 geringe, 6—8—10 normale, 20—30 starke Blutungen, Menorrhagie)? Mit oder ohne Stücke (Gerinnsel)? Mit Leib-, Rücken-, Kreuzschmerzen? Wann treten die Beschwerden auf (vor, mit, während der Blutung?) Wann verschwinden sie (mit Eintritt oder während der Blutung)? Letzte Regel? Sehr ratsam die Ausfüllung der Kaltenbachschen Blutungskurven!

2. Blutungen außer der Menstruationszeit (Metrorrhagien, atypische Uterusblutungen). Wann treten sie auf? Bei bestimmtem Anlaß? Stärke, Dauer, Farbe der Blutung.

3. Fluor: Seit wann? Regelmäßig und dauernd? Stark (verursacht er Intertrigo) oder schwach? Farbe der in der Wäsche erzeugten Flecke (weiß, gelblich, grünlich, bräunlich)?

4. Blase: Urin klar oder trübe beim Lassen? Harndrang (wie oft wird nachts uriniert)? Schmerzen im Beginn, während oder nur am Schluß der Miktion? Letzte Urinentleerung?

5. Darm: Wie oft Stuhlgang? Regelmäßig? Form (fest, weich, breiig, flüssig)? Wird Laxans benutzt? Letzter Stuhlgang?

6. Jetziges Leiden: a) Ursache der Konsultation.
b) Entstehungsgeschichte und etwaige Behandlung?
c) Gegenwärtige allgemeine und besondere Beschwerden (diese Angaben finden sich häufig schon unter B 1—5).

Appendizitis und Gravidität.

Appendizitis pflegt in graviditate infolge Verlagerung des Cökums nach oben und dadurch erleichterter Ausbreitung der Entzündungen in die freie Bauchhöhle schwerer als sonst zu verlaufen und führt nicht selten zur Schwangerschaftsunterbrechung. Die durch die Gravidität bedingte besondere Verlaufsart der Appendizitis beruht ferner auf der Bildung peritonealer Adhäsionen mit dem vergrößerten Uterus Durch seine plötzliche Entleerung können die Verwachsungen zerreißen und der Entzündung bzw. einem Abszeß den freien Peritonealraum öffnen: diffuse tödliche Peritonitis.

Ätiologie und Symptome: Wie sonst bei Appendizitis.

Therapie: Operation im akuten Anfall möglichst früh mit Schonung des graviden Uterus. Kommt es trotzdem zur Geburt, so empfiehlt sich die sofortige Revision einer etwa vorhandenen und vielleicht aufgerissenen Abszeßhöhle, erneute Drainage, weites Offenlassen der Bauchhöhle. — Bei Abort infolge von Appendizitis erst Operation, dann Entleerung des Uterus, schließlich Revision der provisorisch geschlossenen Bauchwunde.

Kommt es bei chronisch-appendizitischen Verwachsungen zur Gravidität, dann geht diese entweder ungestört zu Ende oder die Zerrung der Adhäsionen führt zu starken Schmerzen in der Iliocökalgegend (Bettruhe, vorsichtig lauwarme Umschläge) oder die Schwangerschaft wird unterbrochen. Die operative Lösung der Adhäsionen wäre dann zu überlegen, um einer Wiederholung des Abortes bzw. der Frühgeburt vorzubeugen.

Lit.: Füth, Med. Klin. 1913. S. 1575. — Pollak, Zentralbl. f. d. gesamte Gyn. u. Geb. etc. Bd. 2, S. 1. — Puppel, Gyn. Rundschau 1913. S. 369. — Rosenstein, Monatsschr. f. Geb. u. Gyn. Bd. 39. 1914.

Appendizitis und Adnexerkrankungen.

Infolge der sehr häufigen Verlagerung des Wurmfortsatzes ins kleine Becken greifen entzündliche Vorgänge an ihm oft auf die rechten Adnexe über, wie umgekehrt eine rechtsseitige Salpingitis leicht zur Appendizitis führt. Eine direkte Verbindung zwischen Appendix und rechten Adnexen (Ligamentum appendiculo-ovaricum Clado) besteht nicht.

Differentialdiagnose zwischen primärer Appendizitis und primären Adnexentzündungen oft nicht zu stellen. An die Kombination beider Erkrankungen ist stets zu denken. Appendizitis wird vorgetäuscht von:

1. Entzündungen der rechten Tube, des Ovariums und Parametriums (septische, gonorrhoische, tuberkulöse Infektion).
2. Stielgedrehten oder vereiterten rechtsgelagerten Ovarialzysten (Dermoide).
3. Haematocele retrouterina, besonders der vereiterten, und Ruptur einer rechtsseitigen Tubargravidität.

Für Appendizitis spricht: Sitz des Tumors in der Iliocökalgegend, die Lokalisation des primären, spontanen Schmerzes und die Muskelspannung der Bauchwand an der gleichen Stelle, die Schmerzhaftigkeit in der Lendenmuskulatur beim aktiven Heben des rechten Beines, endlich das im allgemeinen schwerere Krankheitsbild.

Ätiologie und Symptome: Wie sonst bei Appendizitis.

Therapie: Operation im akuten Anfall.

Bei chronischen, hartnäckigen rechtsseitigen Adnexerkrankungen kommt chronische Appendizitis oft in Frage. Läßt die Anamnese im Stich, dann Differentialdiagnose fast unmöglich. Spezialistische Hilfe ratsam, Probelaparotomie wiederholt mit gutem Erfolg ausgeführt.

Lit.: Freund, Gynäk. Streitfragen. Enke, Stuttgart 1913. — v. Rosthorn, Monatsschrift f. Gyn. u. Geb. Bd. 30, S. 280.

Asphyxie des Neugeborenen.

Scheintod ist herabgesetzte Reizfähigkeit bzw. Lähmung des Atemzentrums durch Sauerstoffmangel bzw. Kohlensäureüberladung des kindlichen Blutes.

Ätiologie: Fortbestehen der intrauterinen Asphyxie (s. unten).

Symptome: Bei erhaltener, verlangsamter Herzaktion bleibt nach der Geburt die Atmung aus, Bewegungen der Glieder fehlen.

2 Formen der Asphyxie, nur graduell verschieden:

1. Der blaue Scheintod: Hautfarbe blau, Muskeltonus, Nabelschnurpuls und Reflexerregbarkeit, z. B. Schluck- und Saugreflex erhalten.

2. Der bleiche Scheintod: Hautfarbe blaß mit bläulichen Flecken, Muskeltonus, Nabelschnurpuls und Reflexerregbarkeit fehlen, Glieder schlaff wie bei der Leiche.

Therapie: Sofortiges Abnabeln des Kindes; Reinigen des Mundes von Schleim, Mekonium, Blut, durch Auswischen mit reinem Tuch oder Tupfer. Einführen des Trachealkatheters unter Leitung eines Zeigefingers in die Trachea und Aufsaugen etwa aspirierter Massen, welche Maßnahme nach jedesmaligem Ausblasen des Katheters in ein Tuch mehrfach wiederholt wird. Dabei Feststellung, ob das Kind beim Einführen des Fingers Schluckbewegungen macht (blauer Scheintod) oder nicht (bleicher Scheintod).

1. Ist blauer Scheintod (Prognose gut) festgestellt: Klopfen auf den Steiß, Frottieren von Rücken und Brust, warmes Bad (35^0 C) und hin und wieder kurzes (5 Sekunden) Eintauchen in kaltes Wasser (etwa 16—18^0 C), sofort wieder in warmes Wasser.

2. Bei bleichem Scheintod (Prognose zweifelhaft) Schultzesche Schwingungen: Die gekrümmten Zeigefinger fassen von hinten durch die Achselhöhlen, die Daumen liegen vorn auf dem Thorax, die ausgestreckten übrigen Finger auf dem Rücken des Kindes, die Kleinfingerseiten der Hand klemmen den Kopf zwischen sich. Das so gefaßte Kind läßt der mit leicht gespreizten Beinen stehende Arzt vor sich herunterhängen und schwingt das Kind aufwärts (Exspiration), bis seine Oberarme horizontal stehen, die Unterarme etwas über der Horizontalen sich befinden und der kindliche Unterkörper auf den Oberkörper, nach dem Gesicht des Arztes zu, übersinkt. Kurze Pause. Dann kräftiger Schwung nach abwärts (Inspiration), als ob man das Kind schräg nach unten von sich schleudern wollte. Wenige Sekunden (2—3) Pause, Aufschwung, Abschwung usf. Nach 8—10 Schwingungen warmes Bad zur Vermeidung stärkerer Abkühlung (20—30 Sekunden), Abtrocknen, erneutes Schwingen, bis die Reflexerregbarkeit (Saugreflex) wiedergekehrt ist. Dann Hautreize wie beim blauen Scheintod. Die ersten Atembewegungen sieht man als leichte Undulationen in der Magengrube. Fortsetzung der Wiederbelebung, bis das Kind spontan und kräftig schreit oder Herzstillstand durch Fühlen und Hören nachgewiesen ist. Wiederbelebte Kinder in den ersten Stunden post partum gut beobachten, öfter zum Schreien anregen. Kopf tief und auf die Seite lagern, heraustretenden Schleim gründlich entfernen.

Kontraindikation gegen die Schultzeschen Schwingungen: Jede Verletzung des Kindes. Dann Prochowniks Methode der Wiederbelebung: die linke Hand des Arztes hält das Kind an den Füßen hoch, so daß der hängende Kopf mit gestrecktem Hals auf der Unterlage ruht. Die rechte Hand umfaßt den Thorax und komprimiert ihn von hinten her (Exspiration), gibt den Thorax wieder frei (Inspiration). Nach etwa acht solchen Bewegungen warmes Bad (35^0 C).

Differentialdiagnose: 1. Die intrauterine Apnoe besteht nach der Geburt fort, als Atemlosigkeit, die schon nach wenigen Sekunden durch den ersten kräftigen Atemzug unterbrochen wird. 2. Asphyxie infolge von Hirndruck nach Verletzungen des Schädels und Blutungen in der Schädelkapsel (z. B. nach schwerem Forceps, bei engem Becken) wird an der Erfolglosigkeit der Wiederbelebungsversuche bisweilen auch an Krämpfen erkannt.

Asphyxie (intrauterine, der Frucht).

Reizung des Vaguszentrums, Reizung und Lähmung des Atemzentrums durch Sauerstoffmangel bzw. Kohlensäureüberladung des kindlichen Blutes.

Ätiologie: Behinderung des Gasaustausches zwischen mütterlichem und kindlichem Blut z. B. infolge zu starker und zu langer Uteruskontraktionen oder vorzeitiger Lösung der Plazenta oder infolge von Hindernissen im Plazentarkreislauf z. B. durch Kompression der Nabelschnur.

Symptome: Dauernde Verlangsamung der kindlichen Herztöne (auf 100 und darunter in der Wehenpause), ihre erhebliche Beschleunigung (auf 160 bis 180), welche der Verlangsamung vorhergeht, sowie ihre Unregelmäßigkeit; Mekoniumabgang bei allen Nichtbeckenendlagen; vorzeitige Atembewegungen, nur bei Extraktionen am Beckenende erkennbar.

Therapie: Sofortige Beendigung der Geburt durch Forzeps oder Extraktion am Beckenende. Genügt die Weite des Muttermundes zur sofortigen Entbindung nicht (völlige Erweiterung ist für Erstgebärende, Handtellergröße für Mehrgebärende, Klein-Handtellergröße für Vielgebärende erforderlich), so ist sie zu erzwingen entweder durch vaginalen Kaiserschnitt oder durch Muttermundsinzisionen, es sei denn, daß von mütterlicher Seite eine Kontraindikation gegen eine derartige Operation besteht, die das Opfern des Kindes wert ist.

Ätzungen der Uterusschleimhaut.

Indikation: Metro-Endometritis uteri haemorrhagica oder hypersecretorica.

Kontraindikationen: Gravidität und Graviditätsverdacht. Entzündungen im Bereich des Peri- und Parametriums und der Adnexe, Gonorrhoe, submuköse Myome, Plazentar- und Schleimhautpolypen, maligne und tuberkulöse Erkrankungen der Uterusschleimhaut.

Instrumente: Trélat-Spekulum, Hakenzange, Mengesche Hartgummisonden mit folgender Armierung: Aus einer gleichmäßigen Wattelage zupft man einen 1—1 ½ cm breiten, 15 cm langen zusammenhängenden, ganz dünnen Wattestreifen heraus und wickelt ihn in Spiraltouren um die Sonde. Indem man die Sonde nochmals durch die Finger dreht, legt man die Watte fest an. Die bewickelten Stäbchen stellt man in ein hohes Standgefäß, verschlossen mit eingeschliffenem Deckel, halb gefüllt mit 25—50% (am besten 30%) Formollösung: 25—50 ccm der käuflichen Scheringschen Formollösung werden mit 75—50 ccm Wasser verdünnt. — Statt der Mengeschen Stäbchen benutzt man auch die eine gewisse Öffnung des Muttermundes erfordernden Playfair-Sonden, statt der Formollösung den milderen Jodalkohol (Tinct. jodi + Alkohol absol. āā).

Ausführung: Meist wird der wegen Endometritis (oder Abortretention) ausgeführten Abrasio eine Ätzung gleich angeschlossen. Ohne vorausgeschickte Ausschabung bedarf es einer Dilatation des Zervikalkanales meist nicht.

Einstellung der Portio mit dem Trélat-Spekulum, Anhaken der vorderen Muttermundslippe mit der Hakenzange, schmerzloser mit langem Häkchen, Einführen von drei Mengeschen Formol-Stäbchen schnell hintereinander. Ein viertes saugt die überschüssige Ätzflüssigkeit auf. Nach fünf Minuten erhebt sich die Patientin und verläßt erst nach ½ Stunde das Wartezimmer, um von einem etwa einsetzenden, bald vorübergehenden Schmerzanfall (Tubenkolik) nicht auf der Straße betroffen zu werden. Nach 14 Tagen Wiederholung der Ätzung, die 3—5 mal ausgeführt wird. In der Zwischenzeit keine, höchstens reinigende Scheidenspülungen.

Lit.: Menge, Arch. f. Gyn. Bd. 63, S. 291.

Atrophie der Genitalien
(einschließlich der Hypoplasie).

Abnorme Kleinheit der Genitalien.

Ätiologie:

1. Angeborene Atrophie (Uterus foetalis, infantilis). Der infantile Zustand bleibt in der Pubertät bestehen oder wandelt sich nur unvollkommen um; letzteres meist bei chlorotischen Mädchen.

2. Erworbene Atrophie:

a) Laktationsatrophie (Hyperinvolution der Genitalien): Die während der Stillperiode normal eintretende Rückbildung überschreitet das gewöhnliche Maß, wenn zu lange (über 9—12 Monate) gestillt wird oder die Frau zum Stillen unfähig ist.

b) Atrophie nach allgemeiner Schwächung des Körpers (Konsumptionsatrophie): Im Puerperium ohne gleichzeitige Laktation (puerperale Atrophie), nach starken Blutungen intra partum, bei vorgeschrittener Tuberkulose, Diabetes, Nephritis, Morphinismus, nach akuten Infektionskrankheiten (Scharlach, Typhus).

3. Senile Atrophie: Vom Aussetzen der Menses an verkleinern sich sämtliche Genitalorgane. Die Scheide läuft trichterförmig an der Portio zusammen; das vordere und hintere Scheidengewölbe verstreicht: physiologischer Vorgang.

Symptome: Ausbleiben bzw. Aussetzen der Menses, dysmenorrhoische Beschwerden, allgemeiner kindlicher Habitus (bei 1.) bezw. allgemeine Schwächung des Körpers (bei 2.).

Prognose: Für Form 1 schlecht, Form 2a gut, 2b gut bzw. zweifelhaft. Je länger die Atrophie besteht, desto schwerer ist sie zu beseitigen. Je aussichtsreicher die Behandlung des Grundleidens, desto besser die Prognose der Atrophiebehandlung.

Therapie: Allgemeine Körperkräftigung, Behandlung des Grundleidens. Weniger aussichtsreich heiße Scheidenspülungen, Faradisation des Uterus, Babsche Tabletten:

Rp. Oophorin 0,5.
Yohimbin (0,0005)—0,00125.
Lezithin 0,025.
Mf. tabl. da tal. Dos. Nr. 120. S. 12 Tabl. pro die
10 Tage lang (120 Babsche Tabletten 20 M!)

Ausspülungen der Scheide.

Instrumente: Irrigator, mindestens 1 Liter Inhalt, Gummischlauch, gläsernes Mutterrohr, das über die hintere Kommissur „laufend" bis in das hintere Scheidengewölbe mit leichtem Druck nach dem Damm zu eingeführt wird. Fallhöhe der Spülflüssigkeit $^3/_4$ m. Spülungen nur an der liegenden Patientin ausführen.

1. Reinigende Spülungen: Lauwarmes Wasser oder 0,5% Kochsalzlösung.

2. Blutstillende Spülungen (nach Geburt oder Abort): Steriles Wasser oder 1% Lysol- oder Kresolseifenlösung von 48—50° C (genau mit dem Badethermometer gemessen) läßt man in größerer Menge einlaufen: 3 l und mehr, bis die Spülflüssigkeit fast blutfrei abfließt. Auch kaltes Wasser (10—12° C), das in gehöriger Menge (8—10 l) Scheide und Uterus durchläuft, wirkt kräftig kontraktionsanregend, wird aber dem praktischen Arzt in der nötigen Masse und in sterilem Zustand meist nicht zu Gebote stehen.

3. Resorbierende Spülungen (bei chronischer Parametritis oder Adnexentzündung): 38—40° C warmes Wasser, täglich 2 l einlaufen lassen. Bestehende oder nach der Spülung auftretende Temperatursteigerungen kontraindizieren die Spülung. Vorteilhaft ist eine gläserne vaginale Spülbirne, welche die Scheide zur Entfaltung bringt und in ganzer Ausdehnung ihre Wände bespült.

4. Medikamentöse Spülungen: 1—2 Teelöffel pulverisierte Soda auf 1 l Wasser Schleim lösend. — Chlorzink und Wasser ää, davon einen Eßlöffel auf 1 l Wasser bei Gonorrhöe. — Holzessig, 3—4 Eßlöffel auf 1 l Wasser bei

Portioerosion wirkt ätzend. Oder Einstellen der Portio mit Milchglasspekulum und Einschütten von reinem Holzessig, bis die Portio bedeckt ist. Nach einer Minute Senken des Spekulums, so daß der Holzessig abläuft. — Alaun 1—2 Teelöffel auf 1 l Wasser wirkt adstringierend. — Desinfizierend wirkt essigsaure Tonerde (2%), Lysol- oder Kresolseifenlösung (1%), Borwasser (2%), Wasserstoffsuperoxyd (2—5%), Sublimat (1:2000).

Ausspülungen des Uterus.

Werden im Anschluß an die Abrasio ausgeführt, um die abgeschabten Schleimhautfetzen aus dem Cavum uteri zu entfernen (vgl. Abrasio) — Zwecks Blutstillung (vgl. „Ausspülungen der Scheide" Nr. 2) nach Geburt oder Abort, wenn der Uterus völlig entleert ist, spült man ihn mittels gebogenen Zinnrohres oder Bozemann-Katheters mit denselben Flüssigkeitsmengen und -arten aus, wie es für die Scheide soeben vorgeschrieben wurde.

Bartholinische Drüse

(Glandula vestibularis major), gelegen im hinteren Drittel der großen Schamlippen.

Entzündungen: Bartholinitis, meist gonorrhoischen Ursprungs. Zunächst unempfindliche Schwellung der großen Schamlippe hinten mit Rötung der Mündung der Drüsenausführungsgänge an der Innenseite der Labien (Macula gonorrhoica); dann durch Sekretverstopfung eine harte, empfindliche, verschiebliche Geschwulst; endlich durch Entzündung der Nachbarschaft mit Streptokokken, Staphylokokken oder Coli: Rötung, starke Schmerzhaftigkeit, herabgesetzte Verschieblichkeit, Fluktuation.

Therapie: Bei einsetzender Schmerzhaftigkeit Umschläge mit essigsaurer Tonerde oder, wenn möglich, recht warme Leinsamenbeutel auflegen — zum Leinsamen etwas Fett, z. B. ungesalzenes Schmalz zwecks Hautschonung —, bis Fluktuation eintritt; dann Spaltung des Abszesses unter Chloräthylspray. Schnittrichtung wagerecht. Schnitt nicht zu kurz.

Abszeß des Ausführungsganges der Drüse: Wird gewöhnlich mit dem Drüsenabszeß verwechselt, sitzt aber in der kleinen Labie, hat spindelförmige Gestalt, schräge Verlaufsrichtung von unten außen nach oben innen und meist recht undeutliche Fluktuation. Beschwerden gering.

Therapie: Spaltung durch senkrechten Schnitt an der Innenseite der kleinen Schamlippe.

Geschwülste: 1. Retentionscysten. Unempfindliche, reaktionslose, prallelastische, verschiebliche Tumoren im hinteren Drittel der großen Labien mit Fluktuation und durchscheinendem Inhalt.

Differentialdiagnose: Leistenbruch, läßt sich bis in den Leistenring verfolgen, wird beim Pressen größer, ist nicht prallelastisch (cf. Geschwülste der Vulva).

Therapie: Totalexstirpation der Drüse.

2. Karzinome (selten) und Sarkome (sehr selten). Harte, höckrige, unverschiebliche Tumoren, die langsam wachsen. Haut darüber livide verfärbt.

Therapie: Totalexstirpation der betroffenen Labie mit Exstirpation der Inguinaldrüsen und anschließender Strahlentherapie. Prognose ungünstig.

Becken (P. Esch).

Geschlechtsunterschiede. Das weibliche Becken ist geräumiger als das männliche. Die Form des Beckeneinganges ist mehr queroval, nicht so ausgeprägt kartenherzförmig wie die männliche. Der Schambogenwinkel mißt beim weiblichen Becken etwa 90—100°, beim männlichen 70—80°.

Einteilung. Durch die Linea terminalis (sive innominata) wird das kleine Becken von dem großen abgegrenzt. Geburtshilfliche Bedeutung hat allein das kleine Becken (der knöcherne Geburtskanal); das große wird nur insofern berücksichtigt, als seine Masse Rückschlüsse auf die räumlichen Verhältnisse des kleinen Beckens, besonders auf die Form des Beckeneinganges gestatten.

Ebenen. Man unterscheidet (am kleinen Becken) die Ebene des Beckeneinganges und die des Beckenausganges; dazwischen liegt die Beckenhöhle, in der man, ich möchte fast sagen, zwecklos von einer Beckenmitte und Beckenenge spricht. Der Beckeneingang wird durch eine Ebene dargestellt, die durch das Promontorium, den oberen inneren Rand der Kreuzbeinflügel, die Linea terminalis, den Kamm der Schambeine und den oberen Rand der Symphyse begrenzt wird (ist keine mathematische Ebene!). Der Beckenausgang wird durch zwei dreieckige Ebenen mit gemeinschaftlicher Basis, der Verbindungslinie der Tubera ischiadica, gebildet. Die vordere, dreieckige Ebene hat ihre Spitze im Scheitel des Schambogenwinkels, die hintere in der Steißbeinspitze.

Durchmesser. Der wichtigste geburtshilfliche Durchmesser des Beckeneinganges (und des Beckens überhaupt) ist der gerade Durchmesser, die Conjugata vera = kürzeste Verbindung zwischen Promontorium und der Hinterfläche der Symphyse (10—11 cm). Der quere Durchmesser des Beckeneingangs, die weiteste Spannung zweier entsprechender Punkte der Linea terminalis beträgt 13 cm. Die beiden schrägen Durchmesser messen je 12 cm; der rechte oder erste schräge Durchmesser verläuft von der rechten Articulatio sacro-iliaca zum linken Tuberculum ileopubicum, der linke oder zweite schräge Durchmesser von der linken Articulatio sacro-iliaca nach dem rechten Tuberculum ileopubicum. Der gerade Durchmesser des Beckenausgangs geht vom unteren Schoßfugenrande bis zur Steißbeinspitze (9,5 cm — unter der Geburt wird er durch Zurückweichen des Steißbeines bis auf 11,5 cm vergrößert —), während der quere Durchmesser, die Verbindungslinie der beiden Tubera oss. isch., 11,5 cm beträgt.

Beckenmessung (Technik). Die beiden wichtigsten äußeren Maße: die Distantia spinarum, die Entfernung der Spin. ant. sup. oss. ilei und die Distantia cristarum, den größten Abstand der Darmbeinschaufeln gewinnt man, indem man die knopfförmigen Enden der beiden Branchen eines sogenannten Tasterzirkels zuerst auf den Spinae ant. sup. oss. ilei aufsetzt und auf der Skala den Zahlenwert abliest (26 cm), um dann von hier rückwärts bis zur größten seitlichen Ausladung der Darmbeinkämme zu tasten (29 cm). Da die wesentliche Bedeutung dieser beiden Maße auf ihrem gegenseitigen Verhältnis beruht (Differenz von etwa 3 cm), so gibt schon die Betastung der Darmbeinschaufeln annähernde Werte (s. rhachitisch plattes Becken). In Seitenlage der Frau mißt man die Conjugata externa sive Baudelocquii, die Entfernung vom oberen Rande der Symphyse bis zur Grube zwischen dem letzten Lendenwirbel und dem ersten Kreuzbeinwirbel (20 cm). Ein Abzug von 9—10 cm erlaubt einen Schluß auf die Größe der Conj. vera; indessen ist diese Methode zwecks Schätzung der Conj. vera sehr unzuverlässig.

Weit weniger wichtig ist die Messung der Beckenausgangsdurchmesser. Sie wird nur bei dem Verdachte auf ein Trichterbecken ausgeführt. In Steißrückenlage schätzt man den Schambogenwinkel, indem man die abduzierten Daumen mit der volaren Fläche so gegen die absteigenden Schambeinäste legt, daß sich ihre Spitzen im Scheitel des Schambogens berühren. Den geraden Durchmesser — allerdings pflegt man den der sog. Beckenenge und nicht den des Beckenausganges im strengen Sinne zu nehmen — bestimmt man bei Seitenlage und angezogenen Oberschenkeln der Frau, indem man den Tasterzirkel einerseits auf dem Ligamentum arcuatum (Schoßfuge) und andererseits auf der Articulatio sacrococcygea aufsetzt. Um den letzten Punkt zu finden, geht man mit einem Finger in die Vagina und bewegt das Steißbein gegen das Kreuzbein. Dieser Durchmesser beträgt etwa 12,5 cm, wovon $1^1/_2$ cm für die Dicke der Weichteile und Knochen abzuziehen sind. Der quere Durchmesser wird in Steißrückenlage der Frau, am besten mit einem Zirkel mit gekreuzten Branchen (Ahlfeld, Osiander) gewonnen. Der Abstand der Tubera ischii beträgt normalerweise 10 cm; für die bedeckenden Weichteile müssen 1,5—2 cm zugezählt werden.

Noch geringere Bedeutung als die letzten Maße haben im allgemeinen die Schrägmaße (s. schräg verengtes Becken); die Entfernung der Trochanteren (31 cm) kommt beim querverengten Becken in Betracht.

Für die innere Beckenmessung und Austastung ist die Hand das schonendste „Instrument". Durch Bestreichen der Linea terminalis beiderseits wird eine eventuelle Asymmetrie des Beckeneinganges entdeckt und ein Anhaltspunkt für die räumlichen Verhältnisse im queren Durchmesser gewonnen. Bei der Betastung wird ferner auf die Größe der Schambogenwinkel (90—100°), auf Knochenvorsprünge und auf das Vorspringen der Symphyse nach innen geachtet.

Die einzigste und wichtigste innere Messung für die Praxis ist die der Conjugata diagonalis, einer Linie, die vom unteren Rande der Symphyse nach dem Promontorium verläuft (11½—13 cm). Man geht mit zwei Fingern in die Vagina ein und tastet unter starker Senkung des Unterarmes von dem Kreuzbein aus nach dem Promontorium. Liegt die Frau im Bett oder auf einem Sofa, so wird das Gesäß zweckmäßig durch untergeschobene Kissen erhöht, um die Senkung des Unterarms zu erleichtern. Sobald der Vorberg mit dem Mittelfinger erreicht ist, wird an dem Radialrande des Zeigefingers an der Stelle, die dem Lig. arcuatum dicht anliegt, mit dem Nagel des Zeigefingers der anderen Hand eine Marke gemacht. Ohne Änderung der Stellung werden die beiden inneren Finger herausgeführt; mit dem Tasterzirkel wird die Entfernung der Marke bis zur Spitze des Mittelfingers, die Conj. diagonalis, bestimmt. (Sehr häufig ist das Promontorium bei normalen Beckenverhältnissen überhaupt nicht erreichbar, zumal wenn der Damm straff ist.) Durch Abzug von 1½—2 cm erhält man das Maß der Conjugata vera. Die Größe des Abzuges richtet sich nach der Höhe und Stellung der Symphyse. Ist die Symphyse niedrig und bildet sie mit der Conj. diagonalis einen großen Winkel, so ist der Abzug gering, ist sie hoch und der Winkel spitz, so ist er höher.

Zur direkten Messung der Conj. vera sind eine Anzahl sogenannter Veramesser angegeben worden (Bilycki-Gauß, Skutsch, Zangenmeister u. a.). Die Methode ist schmerzhaft, Narkose kaum vermeidbar; schonend ist allerdings die Messung mit dem Ahlfeldschen Instrumente; aber alle Verfahren weisen bei geringer Übung ebenfalls Fehlerquellen auf. Aus diesem Grunde ist die Berechnung der Vera aus der Diagonalis für die Praxis im allgemeinen als vollauf genügend vorzuziehen.

In neuester Zeit wird auch das Röntgenverfahren mit Erfolg zur Beurteilung der räumlichen Beckenverhältnisse verwendet.

Beckenachse (Führungslinie) ist eine gedachte Verbindungslinie der Mittelpunkte der geraden Durchmesser aller Beckenebenen. Sie verläuft bis etwa zum 3. Kreuzbeinwirbel als gerade Linie, um dann nach vorn bogenförmig abzubiegen. Sie stellt den Verlauf des Geburtskanales dar.

Erweiterungsfähigkeit. Die Iliosakralgelenke stellen eine Amphiarthrose dar; sie gestatten eine geringe Rotationsbeweglichkeit um eine quere Achse. Werden die Oberschenkel gebeugt, an den Leib angezogen, so wird die Symphyse dem Promontorium genähert; läßt man die Beine im Querbett herabhängen (Walchersche Hängelage), so wird die Symphyse von dem Promontorium entfernt (Längenzunahme der Conj. vera beträgt bis zu 0,5 cm). Der gerade Durchmesser des Beckenausganges erweitert sich beim Austritt des Kindes um 1—2 cm. Ferner beobachtet man in der Schwangerschaft Lockerungen sämtlicher Beckengelenke.

Beckenneigung ist der Winkel, den die Beckeneingangsebene mit der Horizontalebene bildet (55—60°). Für praktische Zwecke wird sie folgendermaßen bestimmt: Liegt die Frau horizontal, so verläuft eine Ebene, die durch die Symphyse und die beiden Spinae ant. sup. oss. ilei begrenzt wird, parallel dem Fußboden. Steht die Symphyse höher, so handelt es sich um eine zu geringe Beckenneigung; wenn die Darmbeinstacheln dagegen die Symphyse wesentlich überragen, so ist das Becken zu stark geneigt.

Beckenanomalien. (P. Esch.) (S. 14—20.)

Das **zu weite Becken** hat geburtshilflich keine große Bedeutung. Wenn die Weichteile ebenfalls keinen erheblichen Widerstand entgegensetzen, können sich dabei Sturzgeburten (präzipitierte Geburten) ereignen. Auch bleibt beim überweiten Becken bisweilen die Drehung der kleinen Fontanelle nach dem Eintritt des Schädels ins Becken aus, der Kopf rückt mit quergestellter Pfeilnaht sofort auf den Beckenboden, es kommt zum tiefen Querstande, der die Zangenentbindung erfordert. Noch weniger wichtig ist das in der Symphyse gespaltene Becken (Entwicklungsstörung, die häufig mit Ectopia vesicae einhergeht).

Bisweilen kann eine abnorme Beckenneigung die Geburt erschweren. Zu starke Beckenneigung begünstigt den Hängebauch und kann dem Eintritt des Kopfes in das Becken, zu geringe Neigung dagegen, zumal wenn der Damm hoch und straff ist, kann dem Kopfaustritte hinderlich sein. Jene läßt sich beheben, indem Steiß und Oberkörper erhöht werden, so daß die Lendengegend am tiefsten liegt, diese, indem die Lendengegend unterstützt wird. Die geburtshilflich wichtigste Beckenanomalie ist

Das enge Becken.

Allgemeines. Sind ein oder mehrere Hauptdurchmesser eines Beckens um 1,5—2 cm verkürzt, so handelt es sich um ein enges Becken. Die Häufigkeit der engen Becken beträgt ungefähr 15%; jedoch üben nur etwa 5% einen mechanischen, störenden Einfluß auf den Geburtsverlauf aus. Diese Häufigkeit wird durch die außerordentlich mannigfache Ätiologie bedingt; sie können beruhen auf:

1. Entwicklungsfehler: Ererbte Anlage (allgemein verengtes Becken), fötale Bildungsfehler (Mangel eines oder beider Kreuzbeinflügel, Naegelesches und Robertsches Becken), Chondrodystrophia foetalis (fötale Rachitis), angeborene Hüftgelenksluxation, Stehenbleiben auf einer infantilen Entwicklungsstufe (infantiles Becken).

2. Erkrankungen der Beckenknochen: Rachitis, Karies, Osteomalazie, Neubildungen (Tumoren, Exostosen), Frakturen.

3. Abnorme Belastung des Beckens: Verkrümmungen der Wirbelsäule, Erkrankungen der Hüftgelenke (Coxitis) oder einer unteren Extremität (z. B. Verkürzung nach einer Fraktur).

Die Verengerung betrifft, mit Ausnahme der äußerst seltenen im Beckenausgang verengten Trichterbecken an erster Stelle den Beckeneingang, weshalb die übliche Einteilung der engen Becken auf der Formveränderung des Beckeneinganges basiert: platte, schräg, quer, allgemein (gleichmäßig und ungleichmäßig) verengte Becken. Auch der Grad der Verengerung wird durch das Maß des graden Durchmessers des Beckeneinganges ausgedrückt (z. B. allgemein verengtes Becken mit einer Conj. vera von 8,5 cm).

Die **Diagnose** baut sich auf die Anamnese, das Verhalten der Frucht in der Schwangerschaft und Geburt, die Betrachtung des Körperbaues, und vor allen Dingen auf eine exakte Beckenmessung auf.

Die Anamnese gibt uns Aufschluß über die ätiologisch wichtigste Kinderkrankheit, die Rachitis (stereotype Frage über die Zeit des Laufenlernens), ferner über Verletzungen und Erkrankungen der Wirbelsäule, des Beckens und der unteren Extremitäten; sie gibt uns auch Anhaltspunkte für die Osteomalazie (s. unten). Wichtig sind außerdem die Angaben über die früheren Geburten — lange Dauer, frühzeitiger Blasensprung, Nabelschnurvorfall, Kunsthilfe —. Selbstverständlich können diese Angaben an sich nur den wohl begründeten Verdacht auf ein enges Becken erwecken.

In der Schwangerschaft und Geburt beobachten wir beim engen Becken häufig Spitzbauch, Hängebauch und fehlerhafte Kindslagen; der vorangehende Teil steht am Endtermin der Schwangerschaft, auch bei Erstgebärenden, noch über dem Becken. Bei Beginn der Geburt stellt sich nur ein kleines Segment des Kopfes im Beckeneingang ein, oder es kann eine abnorme Einstellung des Kopfes (Scheitelbeineinstellung), oder Vorfall der Nabelschnur oder der kleinen Teile bestehen.

Bei Betrachtung des Körperbaues achtet man auf Körperlänge, auf die Körperhaltung, den Gang, die Kopfform (tête carée, caput quadratum) und auf rachitische Zähne. Die nähere Untersuchung deckt Deformitäten des Brustkorbes [Hühnerbrust, rachitischen Rosenkranz, (Verdickungen an der Knochenknorpelgrenze der Rippen)], rachitische Verkrümmungen und osteomalazische Verbiegungen der Extremitäten auf. Auch auf Kyphose, Lordose und Skoliose der Wirbelsäule, Asymmetrie und Schmalheit des Beckens ist das Augenmerk zu richten.

Die Michaelische Raute ist beim allgemein verengten Becken beträchtlich gleichmäßig verkleinert, meist länglich schmal, beim platten ist der obere Winkel stumpf. Diese Raute ist ein Viereck, dessen seitliche Ecken die grübchenförmigen Einziehungen der Haut an den Spinae post. sup. der Darmbeine darstellen, dessen seitliche und obere Begrenzung die Wülste der Rückenmuskulatur und der Dornfortsatz des letzten Lendenwirbels und dessen untere seitliche Begrenzung die Wülste des Glutaeus maximus beiderseits bilden. Beim rachitisch platten Becken kann der letzte Lendenwirbel so weit nach abwärts rücken, daß keine Raute, sondern nur mehr eine dreieckige Fläche zu sehen ist.

Gesichert wird die Diagnose durch eine exakte Beckenmessung (Technik s. oben), die wir bei den einzelnen Formen des engen Beckens erörtern wollen.

Die Hauptformen des engen Beckens.

I. Die häufigste und praktisch wichtigste Form ist das im graden Durchmesser des Beckeneinganges verengte Becken, das platte Becken. Weniger häufig sind:

II. Das allgemein gleichmäßig verengte Becken, das durch eine gleichmäßige Verkürzung in sämtlichen Durchmessern charakterisiert ist, und

III. Das allgemein verengte (rachitisch), platte Becken. Neben einer Verkleinerung sämtlicher Durchmesser ist die Verkürzung im graden Durchmesser am ausgeprägtesten.

Ad I. Von den platten Becken ist bei weitem das häufigste **das platt-rachitische.**

Die Rachitis befällt am Skelett an erster Stelle die Knorpelknochengrenze, die unter anderem abnorm weich wird; infolgedessen tritt durch den Druck der Rumpflast beim Gehen und Stehen eine Verschiebung der Beckenknochen ein. Der obere Teil des Kreuzbeins sinkt in die Beckenhöhle hinein und dreht sich gleichzeitig um seine quere Achse, wodurch das Promontorium der Symphyse genähert wird und der tiefer liegende Teil des Kreuzbeins nach hinten ausweicht, bis der unterste Teil mitsamt dem Steißbein durch den Zug der Ligamenta spinoso- und tuberoso-sacra hakenförmig nach vorne umgebogen wird, Die Wirbelkörper des Kreuzbeins geben ebenfalls einzeln dem Drucke nach. so daß die normalerweise in querer Richtung konkave Gestalt des Kreuzbeins aufgehoben wird. Das Tiefertreten des Kreuzbeins bewirkt anderseits einen Zug auf die Bandmassen, welche von seinen Dornfortsätzen zu den Spin. post. oss. ilei gehen. Dadurch kommen die Darmbeinschaufeln nach vorne zum Klaffen; in demselben Sinne wirkt die Oberschenkelmuskulatur, soweit sie an den kalkarmen, rachitischen Darmbeinschaufeln inseriert, so daß die vorderen Darmbeinstacheln weit auseinander stehen. Ihr Abstand, die Dist. spin., ist infolgedessen fast ebensogroß, manchmal sogar noch größer als die Dist. cristarum! Der Querdurchmesser des Beckeneingangs ist vergrößert; der Schambogen weit, weil die Sitzbeine beim Sitzen auseinandergedrängt werden; die Beckenneigung ist groß. Das rachitisch platte Becken ist also ausschließlich im geraden Durchmesser des Beckeneingangs verengt und nach seinem Ausgange zu wird es der Regel nach geräumiger als das normale Becken.

(Die seltenen von diesem Bilde abweichenden Formen der rachitischen Beckenverengerung werden später besprochen.)

Zur Diagnose des platt-rachitischen Beckens werden wir zunächst durch die Anamnese (Zeitpunkt des Laufenlernens, ev. frühere Geburten) und durch die allgemeine Inspektion geführt. Bei dieser fällt auf: kleine Statur, Kopf eckig, breit, Nasenwurzel öfters zurückstehend, Zähne treppenförmig quergerieft, Arme geschweift, untere Extremitäten kurz, gekrümmt, Tibia bisweilen säbelscheidenförmig, Hühnerbrust, rachitischer Rosenkranz, Lordose der Lendenwirbelsäule. Bei der äußeren Beckenmessung zeigt sich das Fehlen der Differenz von 3 cm zwischen der Dist. spinarum und cristarum. Sie ist kleiner, ja zuweilen stehen die Darmbeinstacheln weiter voneinander ab als die Darmbeinkämme. Die Conj. externa ist meist, die Conj. diagonalis und somit die vera stets verkürzt.

Bei der Messung der Diagonalis muß bisweilen ein sogenanntes doppeltes Promontorium berücksichtigt werden. Es ist ein Vorsprung zwischen dem ersten und zweiten Kreuzbeinwirbel, der oft der Symphyse näher liegt als das wahre (anatomische) Promontorium und der somit ausschlaggebend für die Bestimmung der Enge des Beckeneinganges ist.

Das entschieden seltenere **einfach platte Becken** zeigt öfters, im Gegensatz zu dem rachitisch platten Becken, äußerlich keine Veränderungen. Die äußeren Maße können vollständig der Norm entsprechen, und die Trägerinnen können wohl gebaut sein. Es unterscheidet sich fernerhin von dem ersten dadurch, daß das Kreuzbein in toto tiefer in den Beckenraum eingetreten ist. Bei der inneren Untersuchung weist das Kreuzbein seine normale Konkavität nach innen auf. Man wird bisweilen durch den leicht erreichbaren Vorberg geradezu überrascht, weil die äußere Untersuchung keinen Verdacht auf eine Beckenverengerung aufkommen ließ.

Die Ätiologie ist dunkel, jedoch dürfte in vielen Fällen, besonders bei hochgradigen Verengerungen, ebenfalls die Rachitis eine Rolle spielen. Vom therapeutischen Standpunkte aus ist es nicht erforderlich, eine Trennung zwischen diesen beiden Arten zu machen; außerdem ist die Differentialdiagnose nicht selten recht schwierig.

Nebenbei sind als äußerst seltene Arten des platten Beckens noch zu nennen:

das durch doppelseitige Hüftgelenksluxation abgeplattete Becken (Gang watschelnd, Schenkelköpfe nicht in den Gelenkpfannen, große Beckenneigung, Kreuzbein in das Becken gesunken, Beckenschaufeln stehen steil) und

das spondylolisthetische Becken (der letzte Lendenwirbel ist vom ersten Kreuzbeinwirbel herab- und in das Becken hineingeglitten, infolgedessen starke Einsenkung der Lendengegend, (Promontorium im geburtshilflichen Sinne wird von einem der letzten Lendenwirbel gebildet).

Ad II. **Das allgemein gleichmäßig verengte Becken** findet sich bei grazilem Knochenbau und geringer Körpergröße. Gleichzeitig besteht häufig Hypoplasie (Infantilismus) der Genitalorgane (enge Vagina, geringe Behaarung, später Eintritt der Menstruation). Es hat die Form des normalen Beckens, nur sind sämtliche äußeren und inneren Beckenmaße verkürzt. Infantiles, viriles Becken und Zwergbecken (Pelvis nana) gehören ebenfalls hierher.

Ad III. **Das allgemein verengte (rachitisch) platte Becken:** es ist ein ungleichmäßig verengtes Becken, eine Kombination der beiden besprochenen Formen. Neben den Zeichen der allgemeinen Verengerung treten die des platten Beckens besonders in den Vordergrund. Alle äußeren und inneren Maße sind verkürzt, die Differenz der Dist. spin. und crist. beträgt weniger als 3 cm, die Verkürzung der Conj. vera ist stärker als die der anderen Maße, es bestehen gleichzeitig die Folgeerscheinungen einer Rachitis.

Einfluß des engen Beckens auf Schwangerschaft und Geburt. Das Abdomen ist bei der geringen Körpergröße, die mit dem engen Becken fast ausnahmslos Hand in Hand geht, verkürzt. Der Uterus findet gegen Ende der Gravidität keinen genügenden Platz. Er muß deshalb die Bauchdecken abnorm dehnen; es kommt zum Spitzbauch und Hängebauch, dessen Zustandekommen überdies öfters durch eine starke Beckenneigung und stets durch die Unmöglichkeit, daß der Kopf im letzten Schwangerschaftsmonat ins Becken eintritt, begünstigt wird. Beim normalen Becken wird der Kopf am Ende der Gravidität durch den Eintritt in das Becken fixiert, beim engen Becken nicht; es kommt deshalb häufiger, zu Beckenendlagen, zu abgewichenen Schädellagen, zumal da der Uterus sehr beweglich ist, und zu anderen fehlerhaften Kindslagen (besonders beim platten Becken und bei Mehrgebärenden) — Querlagen werden 4 mal häufiger beim platten wie beim normalen Becken beobachtet. —

Unter der Geburt treten neue Komplikationen hinzu. Der hochstehende Kopf übt keinen Druck auf die Cervikalganglien aus; es unterbleibt deshalb häufig eine kräftige Wehentätigkeit im Beginn der Eröffnungsperiode. Tritt aber der Kopf allmählich mit einem größeren Segmente in den Beckeneingang ein, aber nicht durch, so beobachten wir bisweilen eine abnorm gesteigerte Wehentätigkeit (Reizwehen), die später zu sekundärer Wehenschwäche führen kann. Beim allgemein verengten Becken ist nicht selten auch die Uterusmuskulatur in der Entwicklung zurückgeblieben. Primäre Wehenschwäche ist die Folge.

Der hochstehende Kopf — besonders beim platten Becken — schließt den Beckenring nicht allseitig ab. Das Fruchtwasser der Uterushöhle kommuniziert mit dem Vorwasser, und während jeder Wehe wird der Uterusinnendruck mit ganzer Kraft auf die Fruchtblase fortgeleitet. Die Fruchtblase wölbt sich zunächst stark vor (pilzförmig), und häufig kommt es zum vorzeitigen Blasensprunge. Der vorangehende Teil kann nicht sofort folgen und die Rolle der Fruchtblase bei der Eröffnung übernehmen; aus diesem Grunde können auch kleine Teile und die Nabelschnur neben dem den Beckeneingang nicht abschließenden Kopfe vorfallen.

Auch der **Geburtsmechanismus** wird durch das enge Becken in bemerkenswerter Weise beeinflußt. Beim platten Becken tritt das Vorderhaupt bei ausgesprochener Querstellung des Kopfes tiefer, beide Fontanellen stehen gleich hoch, damit der kleine quere Durchmesser (bitemporale) des Kopfes durch die verkürzte Conjugata vera durchtreten kann. Die Pfeilnaht ist dem Promontorium genähert, Naegelesche Obliquität, die sich durch einen Hängebauch und eine starke Beckenneigung besonders bei hochgradigen Verengerungen zur Vorderscheitelbeinstellung, ja sogar zur vorderen Ohrlage entwickeln kann. Das hintere Scheitelbein, das bei der inneren Untersuchung eben noch zu erreichen ist, wird gegen das Promontorium gedrückt, es flacht sich ab und schiebt sich unter das vordere Scheitelbein. Die mehr oder weniger ausgesprochene vordere Scheitelbeineinstellung trägt wesentlich zur Konfiguration des Kopfes und zur Überwindung des mechanischen Hindernisses bei. Ist der Beckeneingang überwunden, so verläuft die Geburt wie beim normalen Becken (beim rachitisch platten meist sogar sehr schnell).

Abweichungen von diesem typischen Mechanismus beim platten Becken sind nicht selten. Senkt sich das Vorderhaupt zu tief, so kommt es zur Stirnbeineinstellung, die sich in eine Gesichtslage verwandeln kann. Die ungünstigste Einstellung ist die hintere Scheitelbeineinstellung (hintere Ohrlage), wobei die Pfeilnaht an der Symphyse zu fühlen ist. Sie korrigiert sich bisweilen spontan, sonst ist der Eintritt des Kopfes bei einem stärker verengten Becken unmöglich (s. Therapie). Äußerst selten kommt die extramediane Einstellung des Kopfes vor (Breisky).

Bei Gesichtslage ist die Geburt sehr erschwert, bei Beckenendlagen tritt der nachfolgende Kopf der Regel nach quer ein, es erfolgen aber nicht selten abnorme (praktisch unwichtige) Drehungen des Rumpfes; auch können die Arme von der Brust abgestreift werden und das Kinn entfernt sich öfters ebenfalls von der Brust.

Beim allgemein verengten Becken erfährt der Kopf allseitig ein Hindernis, es kommt deshalb zu einer auffallenden Flexion desselben, — Tiefstand der kleinen Fontanelle, die große Fontanelle ist nicht oder eben noch zu tasten. — Die Einstellung ist also dieselbe wie beim normalen Becken, nur kommt sie in gesteigerterem Maße zum Ausdruck.

Zu erwähnen ist hier der hohe Geradstand, d. h. die Einstellung des Kopfes im geraden Durchmesser des Beckeneinganges. Je nach dem Stande des Hinterhauptes unterscheidet man eine Positio occipitalis pubica (günstig) und eine P. occip. sacralis (ungünstig); eine seltene Anomalie, die durch innere Handgriffe und Lagerung behoben wird; öfters korrigiert sie sich auch spontan, oder sie indiziert eine Zangenoperation, die mit äußerster Vorsicht ausgeführt werden muß (s. hohe Zange!).

Beim allgemein verengten platten Becken nähert sich der Mechanismus mehr dem des platten Beckens, wenn die Beckenform sich diesem ganz besonders nähert, oder er ähnelt dem des gleichmäßig allgemein verengten, wenn das Becken diesem Typus mehr ähnelt. Häufig beobachtet man zunächst die Querstellung mit folgendem Tiefstand der kleinen Fontanelle. Der Geburtsverlauf ist meist ein recht schwerer, und diese Becken verdienen deshalb eine besondere Beachtung. Bisweilen bildet beim allgemein verengten, platt rachitischen Becken auch der V. Sakralwirbel ein zweites Geburtshindernis.

Folgen für Mutter und Kind. Wie jede protrahierte Geburt, erhöht auch die beim engen Becken die Infektionsmöglichkeit, die fernerhin durch den häufigen vorzeitigen Blasensprung begünstigt wird. (3stündliche Temperaturmessungen bei Kontrolle der Pulsfrequenz sind daher erforderlich!) Nicht selten wird nach stattgehabter Infektion eine Tympania uteri (Physometra), eine Infektion des Uterusinhaltes durch gasbildende Bakterien beobachtet. Die Gasansammlung (tympanitischer Klopfschall) dehnt die Uteruswände, die Wehentätigkeit wird schwach, setzt ganz aus, die Frau fiebert, das Genitalsekret nimmt einen üblen Geruch an.

Starke Wehen bei nicht zu überwindendem Hindernis dehnen das untere Uterinsegment und können zur Uterusruptur führen (s. diese).

Schreitet die Geburt nur langsam vorwärts, so wird die vordere Muttermundslippe und die Harnblase einem erheblichen längeren Drucke gegen die Symphyse ausgesetzt. Es kann zur Nekrose kommen und im Wochenbett stößt sich der mortifizierte Lappen ab, wodurch eine Blasengenitalfistel zustandekommt. Auch an der Hinterwand des Uterus kann Druckbrand entstehen. Vorher verkleben die beiden Peritonealblätter und schalten dadurch die betreffende Stelle von der Bauchhöhle aus. Die Beckenendlagen mit dem weichen vorangehenden Teile sind in dieser Hinsicht für die Mutter günstiger als die Schädellagen.

Anderseits kann der Durchtritt des Kopfes mit solcher Gewalt stattfinden, daß sich Rupturen der Beckengelenke, besonders der Symphyse, ereignen (vor allen Dingen auch bei Zangenoperationen am hochstehenden Kopfe) (s. diese).

Durch Druck auf die lumbo-sakralen Nerven entstehen Schmerzen oder gar Lähmungen im Gebiet des N. peroneus. (Die Prognose richtet sich nach der elektrischen Erregbarkeit. Die Heilung kann Wochen und Monate dauern. Es kann für Lebzeiten eine Schwäche der entsprechenden Muskeln zurückbleiben.)

Für das Kind bedeutet die längere Geburtsdauer an sich ebenfalls schon eine gewisse Gefahr, die durch eine starke Wehentätigkeit bei vorzeitig gesprungener Blase und den infolge der Beckenenge vermehrten Druck auf den Kopf wächst. Der Austausch zwischen fötalem und mütterlichem Blute wird durch die starke Wehentätigkeit gehindert, der Druck bewirkt eine Vagusreizung, es kommt zur intrauterinen Asphyxie, und das kindliche Leben ist gefährdet. Auch dem Vorfall der Nabelschnur fallen eine Anzahl von Kindern zum Opfer. Durch die beträchtliche Verschiebung der Kopfknochen, die Konfiguration, können intrakranielle Blutungen hervorgerufen werden. Nicht gefährlich sind die der Kranznaht parallel verlaufenden Druckstreifen und die Druckmarken am hinteren Scheitelbein beim platten Becken; gefährlicher sind schon die Fissuren daselbst und die löffelförmigen Impressionen, die bedenklich werden, wenn gleichzeitig eine Trennung in der Sutura squamosa stattfand. Diese ereignet sich wie die Epiphysentrennung am Hinterhauptsbein fast nur am nachfolgenden Kopf: durch Kompression der Hinterhauptsschuppe von der Seite her werden die Partes condyl. von der Schuppe losgesprengt und nach dem Wirbelkanal verschoben, wodurch eine tödliche Quetschung der Medulla zustande kommt. Auch Fazialislähmung — mit absolut günstiger Prognose — wird beobachtet. Die Verletzungen des Kindes häufen sich bei operativen Entbindungen.

Prognose und Therapie bei Beckenenge. Die Geburtsmöglichkeit beim engen Becken ist — eine Geradlage des Kindes vorausgesetzt — hauptsächlich abhängig 1. von dem Grade der Verengerung, 2. der Beschaffenheit des kindlichen Kopfes (Größe, Konfigurabilität) und 3. von der Wehentätigkeit. Ein großer, harter Schädel kann z. B. schon bei einem geringgradig verengten Becken erhebliche mechanische Schwierigkeiten bereiten, die nur durch eine verstärkte Wehentätigkeit behoben werden. Der springende Punkt ist also die Größe des Mißverhältnisses zwischen knöchernem Geburtskanal und dem Geburtsobjekt, mit Berücksichtigung der Wehentätigkeit.

Beim Beginn der Geburt ist nur der erste Faktor, der Grad der Verengerung, bekannt. Ob ein erhebliches Mißverhältnis zwischen Kopf und Becken besteht, können wir mit annähernder Sicherheit erst übersehen, wenn die Blase gesprungen und der Muttermund nahezu erweitert ist. Stellt sich dann der Kopf mit einem großen Segment in die obere Beckenapertur ein, so liegen die Verhältnisse günstig, im umgekehrten Falle ungünstig. Alle anderen Methoden, wie Messung des Schädels während der Gravidität und Impressionsversuche geben einen ungenauen Aufschluß. Hinsichtlich der Wehen gibt die Eröffnungsperiode oft schon Anhaltspunkte, oder bei Mehrgebärenden die Erfahrung bei früheren Geburten. Die Prognose für eine Spontangeburt gestaltet sich bei Schädellage im allgemeinen bei Erst-, Zweit- und Drittgebärenden besser als bei Vielgebärenden. Nach der Beckenform ist sie beim platten Becken günstiger als beim rein allgemein verengten und beim allgemein verengten platten Becken. Fehlerhafte Lagen und die damit verbundenen Gefahren sind bei Mehrgebärenden häufiger.

Die **Therapie** des engen Beckens konzentriert sich auf die spontane oder künstliche Überwindung des Beckeneinganges bzw. auf die Umgehung desselben (Kaiserschnitt). Ist der Beckeneingang passiert, so gelten, mit Ausnahme des äußerst seltenen Trichterbeckens, bei Gefahren für Mutter oder Kind dieselben operativen Grundsätze wie beim normalen Becken.

Teilweise wird die Therapie von dem Zeitpunkt, zu dem die Trägerin des engen Beckens unsere Hilfe nachsucht, bestimmt. Bei einer Schwangeren ist es leichter zu entscheiden, ob sie zur Geburt einer Klinik überwiesen werden soll, oder ob der Arzt selbst die Leitung der Geburt übernimmt, als bei einer Gebärenden. Ferner kommt hier die künstliche Frühgeburt in den Bereich der Überlegung. Frühere Geburten mit totem Kinde können ausschlaggebend für eine Überweisung an eine Klinik oder die Einleitung der künstlichen Frühgeburt sein. Die Frühgeburt (s. diese) soll möglichst nicht vor der 36. Schwangerschaftswoche, am Ende des 9. Monats, eingeleitet werden. Dabei soll beim allgemein verengten Becken die Conj. vera nicht unter 8 cm und beim platten nicht unter 7,5 cm betragen. Bei Erstgebärenden wird sie nicht eingeleitet. Auch wird von verschiedener Seite für die letzten 6 Wochen die Prochownicksche Diät (Entziehung von Flüssigkeit, Vermeidung von Kohlehydraten) empfohlen, um die Größe und Konfigurabilität des kindlichen Kopfes zu beeinflussen.

Wird der Arzt erst zur Geburt gerufen, so richtet sich das therapeutische Verhalten im allgemeinen an erster Stelle nach dem Grade der Beckenverengerung. Er soll deshalb auch die Richtschnur der folgenden Besprechung bilden, wobei für die allgemein gleichmäßig und ungleichmäßig verengten Becken die obere Grenze der Verengerung in den einzelnen Gruppen etwas höher zu nehmen ist, als für das unseren Ausführungen zu Grunde gelegte platte Becken.

Als allgemeine Regel muß gelten, die innere Untersuchung möglichst einzuschränken, um der Infektion vorzubeugen.

Frauen mit einem Becken von einer Conj. vera von 5,5 cm und darunter (absolut verengte Becken) sind möglichst einem Krankenhause zu überweisen, weil die Geburt selbst eines zerstückelten Kindes per vias naturales unmöglich ist. Es kommt nur Kaiserschnitt aus absoluter Indikation in Betracht. Diese Verengerung ist äußerst selten.

Bei einer Vera von 5,6—7 cm (Verengerung III⁰) ist die Spontangeburt eines lebenden, ausgetragenen Kindes nur an der obersten Grenze von 7 cm als außerordentliche Seltenheit, mit der man nicht rechnen darf, möglich. Lebt das Kind und besteht kein hohes Fieber, so daß der Kaiserschnitt im Interesse des Kindes noch ausgeführt werden kann, so ist ebenfalls die Überführung in eine Klinik angezeigt (Kaiserschnitt aus relativer Indikation). Ist das Kind dagegen tot, oder besteht eine Indikation zur sofortigen Entbindung (Fieber, drohende Uterusruptur usw.), so kommen in der Praxis die zerstückelnden Operationen, auch des lebenden Kindes, in Betracht.

Bei der Verengerung II⁰ (Conj. vera von 7,1—8,5 cm) ist die spontane Geburt möglich, jedoch bestehen stets Gefahren für Mutter und Kind, die sich naturgemäß nach dem Grade der Verengerung, nach der Größe des Kindes und bei Wehenschwäche steigern.

Sämtliche Fälle der unteren Hälfte dieser Gruppe und die Mehrgebärenden der ganzen Gruppe, die noch kein lebendes Kind besitzen, werden zweckmäßig der klinischen Behandlung überantwortet. Im Interesse des Kindes wird man hier den Geburtsverlauf bei Erstgebärenden nur eine beschränkte Zeit beobachten, bei Mehrgebärenden ist der Ausgang der früheren Geburten für die therapeutischen Entschlüsse oft schon maßgebend. Man wird sich zum Kaiserschnitt oder ev. zu einer beckenerweiternden Operation (Hebosteotomie, subkutane Symphysiotomie) insbesondere bei plattem Becken und Mehrgebärenden entschließen, sobald man die spontane Geburt eines lebenden Kindes für ausgeschlossen hält (z. B. bei hinterer Scheitelbeineinstellung, bei großem Kopfe, bei schlechter Wehentätigkeit).

Übernimmt der Arzt in der Praxis bei dieser Verengerung die Leitung der Geburt, so ist die Beachtung folgender Regeln zu empfehlen, die auch für die Gruppe der engen Becken I⁰ (Conj. vera von 8,6—10 cm) gelten. Unter allen Umständen ist der spontane Geburtsverlauf anzustreben, was bis zu einer Conj. vera von 8,5 cm fast die Regel bildet; auch bei 8 cm Vera passieren noch etwa 70% Kinder bei unkomplizierter Schädellage den Beckeneingang spontan, dann aber sinkt der Prozentsatz steil ab. Ist der Beckeneingang passiert, so wird die Geburt wie beim normalen Becken geleitet.

Den frühzeitigen Blasensprung sucht man unter Umständen durch Einlegung eines Gummiballons in die Scheide (Kolpeuryse) zu verhüten, wenn sich die Blase in der Wehe durch den nur wenig eröffneten Muttermund pilzförmig vorwölbt. Ist der Muttermund vollständig erweitert, und die Blase steht noch, so wird sie gesprengt, weil der Kopf erst dann tiefer treten kann. Dabei darf das Fruchtwasser nur langsam abfließen, damit die Nabelschnur oder kleine Teile nicht vorfallen. Zu diesem Zwecke wird der bewegliche Kopf auf die obere Beckenapertur gedrückt.

Nach dem spontanen oder künstlichen Blasensprunge werden die kindlichen Herztöne sorgfältigst kontrolliert, und es wird innerlich untersucht, damit ein Vorfall der Nabelschnur nicht übersehen wird, und um die Einstellung des vorangehenden Kindsteiles zu überwachen. Durch zweckentsprechende Lagerung der Kreißenden auf die Seite, wo der Teil steht, der tiefer treten soll, kann der Geburtsmechanismus unterstützt werden. Walchersche Hängelage erweitert die Conj. vera bis zu 0,5 cm; ev. wird versucht, den Kopf in dieser Lage zu imprimieren (s. Hofmeiersche Impression). Einen Hängebauch bindet man durch Tücher hoch, bei hinterer Scheitelbeineinstellung läßt man die Frau bei stehender Blase umhergehen, bei gesprungener im Bette aufsitzen oder man sucht die Lage manuell zu korrigieren. Zur Hebung der Wehentätigkeit ist die intramuskuläre Injektion eines Hypophysenextraktes angezeigt, auch zweistündliche, heiße Scheidenspülungen mit ½%iger Kresolseifenlösung oder steriler Kochsalzlösung sind angebracht, die außerdem mechanisch eine Keimarmut der Vagina bewirken. Beim Verabfolgen eines Hypophysenextraktes ist Vorsicht geboten, so lange der Kopf über dem Becken steht (Gefahr der Uterusruptur!). Bei Reizwehen wird die Wehentätigkeit durch die Injektion von Morphium (0,01) reguliert. Alle Untersuchungen und Eingriffe sind streng aseptisch (mit Gummihandschuhen!) vorzunehmen, um die erhöhte Infektionsgefahr zu vermindern.

Schieflage, Querlage und Vorfall der Nabelschnur, die das Abwarten eines spontanen Geburtsverlaufes ausschließen, werden in diesen beiden Gruppen der Beckenverengerung ebenso wie beim normalen Becken behandelt. Selbstverständlich ist die Prognose dieser Komplikationen beim engen Becken ungünstiger. Bei Beckenendlagen empfiehlt es sich, prophylaktisch einen Fuß herunterzuschlagen, um bei gegebener Indikation an diesem die Extraktion ausführen zu können.

Ist bei Schädellage die Entbindung durch eine mütterliche oder kindliche Indikation strikte angezeigt, ehe der Kopf im Becken steht, so kann für die Praxis die Wendung mit nachfolgender Extraktion, die Perforation mit Kranioklasie und versuchsweise die hohe Zange in Frage kommen.

Die hohe Zange beim engen Becken kann nur durch rohe Gewalt wirken! Faßt man z. B. den querstehenden, mit seinem größten Segmente noch über dem Beckeneingang befindlichen Kopf mit der Zange im frontookzipitalen Durchmesser, so wird der quere Durchmesser des Schädels, auf dessen Verkürzung es beim platten Becken doch ankommt, nicht verkleinert, sondern etwas vergrößert. Das mechanische Hindernis wird also erhöht und kann nur durch Gewalt behoben werden. Nicht selten wird dabei der Beckenring gesprengt und schwere Verletzungen der mütterlichen Weichteile sind fast die Regel. Die stärkere Kompression des Kopfes gefährdet an sich schon das Kind; daneben kommen Fissuren und geradezu Zertrümmerungen der Schädelknochen vor. In solchen Fällen wird daher bei Erstgebärenden, wenn eine Indikation von seiten der Mutter vorliegt, von vornherein perforiert und bei Mehrgebärenden ebenfalls, wenn die Wendung ausgeschlossen ist. Der Ausgang für das Kind ist der gleiche, für die Mutter aber ist er unvergleichlich besser.

Eine atypische (hohe) Zange hat nur Aussicht auf Erfolg, wenn der Kopf mit dem größten Segmente nahezu im Becken steht und wenn er bereits stark konfiguriert, gleichsam der Beckenform entsprechend modelliert ist, und wenn keine hintere Scheitelbeineinstellung besteht. Die Überzeugung, ob der Kopf nahezu oder eben mit dem größten Segmente den Beckeneingang passiert hat, erhalten wir durch die bimanuelle Untersuchung, indem die innere Hand (am besten die halbe Hand in Narkose!) von der Kreuzbeinhöhlung und von der hinteren Fläche der Symphyse den Kopf betastet. Täuschungen sind vor allen Dingen durch eine große Kopfgeschwulst und durch den lang ausgezogenen Kopfe beim allgemein verengten Becken möglich. Der Kopf darf ferner beim Anlegen der Zange nicht nach oben ausweichen, von außen darf er eben noch fühlbar sein, sonst steht er mit dem größten Segment nicht nahezu im Beckeneingang. Selbst unter diesen relativ günstigen Umständen muß von der Zangenoperation Abstand genommen werden, und sie muß sofort durch die Perforation, selbst des lebenden Kindes, ersetzt werden, wenn der Kopf den ersten energischen Traktionen nicht folgt.

Bei dieser Gefährlichkeit der hohen Zange müssen die Indikationen besonders streng abgeschätzt werden. Nur Gefahren für die Mutter, wie drohende Uterusruptur, Fieber mit Pulsbeschleunigung, oder Gefahren für das Kind (schlechte Herztöne) können uns zu einem Zangenversuch, ev. unter Zuhilfenahme der Walcherschen Hängelage oder vorheriger Impression des

Kopfes von außen veranlassen. Niemals darf vorübergehender Stillstand der Geburt oder gar Ungeduld der Kreißenden zu dieser Operation verführen, die nur unter günstigen Bedingungen ein Kind retten kann, aber die Mutter fast ausnahmslos schädigt, und die Infektionsgefahr wesentlich erhöht.

In der Klinik kommt in solchen Fällen noch eine beckenspaltende Operation oder eventuell der Kaiserschnitt (speziell der extraperitoneale oder transperitoneale) in Frage.

Die Wendung mit sofortiger Extraktion kann wie beim normalen Becken durch Vorfall der Nabelschnur oder kleiner Teile oder durch eine Querlage indiziert sein. Bei unkomplizierter Schädellage kann sie angezeigt sein, wenn Gefahren von seiten der Mutter oder des Kindes auftreten, und die Vorbedingungen für diese Operation erfüllt sind (s. Wendung). Bei Erstgebärenden soll sie möglichst vermieden werden, weil die Weichteile obenein große Schwierigkeiten bereiten. Die Entwicklung des nachfolgenden Kopfes wird durch die Walchersche Hängelage und die Impression von außen erleichtert. Gleichzeitig sucht man das hintere Scheitelbein während des Zuges durch leichte Hebelbewegungen an dem Promontorium vorbei zu bekommen — man stellt den nachfolgenden Kopf gleichsam in Scheitelbeineinstellung —. Löffelförmige Impressionen, Fissuren am hinteren Scheitelbein, intrakranielle Blutungen und Abreißungen der Hinterhauptsschuppe mit tödlichem Ausgange sind nicht selten die Folgen einer kräftig ausgeführten Extraktion. Auch Frakturen des Schlüsselbeins, des Oberarms und Erbsche Lähmung ereignen sich relativ häufig. Stirbt das Kind während der Operation ab, so wird die Perforation des nachfolgenden Kopfes (ohne Kranioklasie!) angeschlossen.

Von einer ganz anderen Überlegung geht die sog. prophylaktische Wendung aus.

Sie wird bei Mehrgebärenden bei vollständigem Wohlbefinden von Mutter und Kind bei erfüllten Vorbedingungen für die rechtzeitige (innere) Wendung, möglichst bei stehender Blase in der Idee ausgeführt, daß der nachfolgende Kopf, mit der schmalen Basis cranii voran, sich besser konfiguriere als der vorangehende. Diese plötzliche Konfiguration bringt aber die eben geschilderten Gefahren der Extraktion mit sich. Sie wird im Interesse des Kindes bei Verengerungen mittleren Grades (bis zu einer Conj. vera von etwa 8 cm) vorgenommen, wenn man die Gefahren für das Kind bei vorangehendem Kopf für größer hält, als die Gefahren der Wendung und Extraktion. Aber selbst der erfahrenste Geburtshelfer kann diese Sachlage schwer abschätzen, infolgedessen ist die Indikationsstellung zur prophylaktischen Wendung im allgemeinen eine reine Gefühlssache; der Beweis, daß mehr Kinder durch sie gerettet werden, ist nicht erbracht. Angebracht dürfte sie sein bei Vielgebärenden, die bei den früheren Geburten eine schlechte Wehentätigkeit zeigten, bei Gesichtslage und bei hinterer Scheitelbeineinstellung, wenn sich diese nicht durch die Lagerung und innere Handgriffe korrigieren lassen; aber auch dann soll sie nur beim platten Becken und bei Mehrgebärenden ausgeführt werden. Der Mutter erspart sie allerdings die langwierige Geburtsdauer und die damit eventuell verbundenen Quetschungen der Weichteile, jedoch kann dies keine Indikation zur Vornahme der prophylaktischen Wendung bilden.

S. auch Kaiserschnitt, Hebosteotomie und Symphysiotomie.

Die selten vorkommenden engen Beckenformen.

I. Das schräg verengte (verschobene, asymmetrische) Becken wird durch eine einseitige Belastung des Beckenringes verursacht, die entweder durch eine Erkrankung einer der unteren Extremitäten oder der

Wirbelsäule oder durch mangelhafte Entwicklung eines Kreuzbeinflügels bedingt wird. Die Haupttypen sind:

Das ankylotisch schräg verengte Becken (Naegelesches Becken); es beruht auf der fötalen Verkümmerung oder dem Fehlen eines Kreuzbeinflügels.

Das koxalgisch schräg verengte Becken; es wird meist durch Koxitis oder einseitige, angeborene Hüftgelenksluxation bewirkt, jedoch können länger dauernde Erkrankungen im Kniegelenk, Amputation einer Extremität u. a. dieselbe Wirkung haben, die darin besteht, daß die Beckenhälfte der gesunden Seite durch Mehrbelastung schräg verschoben wird.

Das skoliotisch (rachitisch) schräg verengte Becken kommt nur zustande, wenn das Kreuzbein an einer kompensierenden Skoliose der Lendenwirbelsäule beteiligt ist. Besteht z. B. in der Brustwirbelsäule eine Krümmung nach links, so wird diese in der Lendenwirbelsäule durch eine zweite Krümmung (kompensierende) nach rechts ausgeglichen. Diese letztere kann sich auf das Kreuzbein fortsetzen, so daß die rechte Beckenhälfte mehr belastet und verengt wird. Es ist also die Beckenhälfte verengt, die der Konvexität der Lendenskoliose entspricht.

Diagnose: Hinkender Gang, Verkrümmung der Wirbelsäule oder die Folgen einer chronischen Erkrankung der unteren Extremitäten oder des Hüftgelenkes; die eine Darmbeinschaufel steht höher und steiler; sie ist nach hinten gerückt. Die Processus spinosi lumbales sind ungleich weit von der Spin. post. sup. oss. ilei entfernt, und die Entfernungen der Spina **ant.** sup. zu den Spin. **post.** sup. der anderen Seite sind einander nicht gleich. Bei der inneren Untersuchung fällt auf, daß der Schambogen (Symphyse) nach der nicht verengten Seite abgewichen ist. Das Promontorium steht nicht der Symphyse gegenüber; der Schambeinast der verengten Beckenhälfte (die Linea terminalis) verläuft gestreckt.

Nur selten ist die Verschiebung des asymmetrischen Beckens so stark, daß ernstliche Störungen der Geburt herbeigeführt werden, es sei denn, daß das Becken schon an sich verengt ist. Man wartet den spontanen Geburtsverlauf ab; bei gleichzeitiger starker allgemeiner Verengerung kommt der Kaiserschnitt in Frage. Wendung ist zu widerraten, da die Aussichten der Kinder in Beckenendlagen ungünstig sind.

Beim Geburtsmechanismus unterscheidet man die weitständige Einstellung, wenn sich das tief gesenkte Hinterhaupt in die weite Beckenhälfte, die engständige, wenn es sich in die enge Beckenhälfte einstellt. Die letzte ist meist die günstige, weil dann der große quere (biparietale) Durchmesser des Kopfes durch den großen schrägen Durchmesser des Beckens gehen kann.

II. Das vorwiegend im queren Durchmesser verengte Becken. Dazu zählen:

Das osteomalazische Becken (das in sich zusammengeknickte Becken).

Die Erweichung der Knochen durch Osteomalazie besteht in einer krankhaften Resorption der Kalksalze. Die Krankheit tritt endemisch in Flußniederungen (Niederrhein, Main, Neckar, Lahn), aber auch sporadisch auf. Die Ätiologie ist letzten Endes unklar (s. Osteomalacie). Das Promontorium weicht der Rumpflast nach der Beckenhöhle zu aus — das Becken ist also auch im geraden Durchmesser verengt. — Das Kreuzbein ist stark konkav nach innen gekrümmt. Der Beckenring ist seitlich zusammengedrückt und schnabelförmig nach der Symphyse zu zugespitzt; der Beckeneingang sieht dreizipflich aus. Die absteigenden Schambein- und Sitzbeinäste sind einander genähert.

Die Diagnose ist nur im Beginn der Erkrankung schwierig; die Frauen klagen über Schwere in den Beinen, Kreuzschmerzen, Muskelzittern, rheumatoide Beschwerden, Druckempfindlichkeit der Knochen, erschwerten Gang und Verschlimmerung des Leidens durch diese und ev. frühere Schwangerschaften. Bei ausgeprägtem Krankheitsbilde zeigen sich Verkrümmungen der Wirbelsäule, Verbiegungen der Extremitäten, die Knochen sind weich, brüchig (Spontanfrakturen), leicht (Gesamtgewicht!). Die äußeren Beckenmaße sind sämtlich verkürzt, die innere Untersuchung ergibt den oben geschilderten mehr oder weniger ausgebildeten Befund.

Bei der Therapie ist die Möglichkeit zu berücksichtigen, daß die weichen, kautschukartigen Beckenknochen eine Erweiterung des Beckenraumes durch den andrängenden Kindsteil zulassen, sonst kommt nur Kaiserschnitt in Frage (mit gleichzeitiger Kastration; letztere zur Behandlung der Osteomalazie).

Das pseudoosteomalazische (rachitische) Becken. Es hat, wie der Name sagt, Ähnlichkeit mit dem osteomalazischen Becken. Nur sind die Knochen hart und schwer. Auch gibt die Anamnese differentialdiagnostische Anhaltspunkte. Es entsteht bei lang dauernder Rachitis, zumal wenn gleichzeitig reichlich Gehversuche gemacht werden.

Das ankylotisch querverengte (Robertsche) Becken, die seltenste Beckenform. Es besteht dabei eine doppelseitige Ankylose im Ileosakralgelenke, und die Kreuzbeinflügel fehlen entweder vollständig oder sind verkümmert. Die Entfernungen der Spinae und Cristae oss. ilei und der Trochanteren sind abnorm gering. Die einzige Therapie ist der Kaiserschnitt selbst bei totem Kinde.

III. Das im Beckenausgang verengte Becken (das Trichterbecken). Geringe Verengerungen im Beckenausgange, die man aber nicht als trichterförmige Becken bezeichnen kann, sind nicht selten; sie werden meist erst entdeckt, wenn sich der Austritt des kindlichen Schädels verzögert. Ein ausgesprochenes Trichterbecken beobachtet man bei Kyphose der Lenden- und unteren Brustwirbelsäule (bei der Lumbosakralkyphose). Sie wird durch tuberkulöse Karies (Gibbus), aber bisweilen auch durch Rachitis verursacht. Die rachitische Kyphose ist öfters mit Skoliose vereint. Das kyphotische Becken zeigt folgende Veränderungen:

Der obere Teil des Kreuzbeins ist nach hinten gedrängt — Promontorium weit von der Symphyse entfernt —, während der untere Teil nach vorn umgebogen ist; die seitlichen Beckenwände konvergieren nach unten, so daß die Trichterform und eine Querverengerung resultiert. Diese Beckenform wird durch Regulierung des durch die Kyphose veränderten Schwerpunktes bedingt.

Therapeutisch kann ein Beckenausgangsforzeps erforderlich sein. Bei der Indikationsstellung und Ausführung der Zangenoperation ist äußerste Vorsicht geboten, weil die Gefahr der Scheidenzerreißungen, der Knochenfrakturen und der Gelenksprengungen droht. Führen die ersten Traktionen nicht zum Ziele, so bleibt nur die Perforation übrig, wenn nicht von vornherein wegen starker Verengerung der Kaiserschnitt ausgeführt werden muß.

Sitzt die Kyphose sehr tief, so kommt es durch den stark überhängenden oberen Schenkel derselben und die kompensierende Lordose der Lendenwirbelsäule zum sog. Pelvis obtecta, wobei eine Geburt per vias naturales unmöglich ist.

IV. Die unregelmäßig verengten Becken: Es sind die Tumoren- und Exostosen-Becken. Die Tumoren können vom Knochen- und Bandapparate des Beckens ausgehen. Allgemeine Regeln lassen sich für diese seltene Form nicht aufstellen.

Lit.: Baisch, Reformen in der Therapie des engen Beckens. Leipzig 1907. — Esch: Das enge Becken in Eduard Müller: Therapie des praktischen Arztes III. Berlin 1914.

Beckenerweiterung (künstliche).

1. Walchersche Hängelage: Man läßt die Beine der auf dem Querbett mit dem Steiß auf der Bettkante liegenden Frau nach abwärts bis auf den Fußboden hängen. Durch die so bewirkte Hyperextension im Hüftgelenk tritt eine Drehung der Darmbeinschaufeln in der Kreuzdarmbeinfuge um eine frontale Achse ein, und der gerade Durchmesser des Beckeneingangs wird meist um einige Millimeter, höchstens um 1 cm vergrößert.

2. Symphysiotomie: Durchschneidung des Symphysenknorpels. Wegen der hohen Gefahr großer Weichteilverletzungen nicht zu empfehlen.

3. Pubiotomie (Hebosteotomie). Durchsägung des Schambeins dicht neben der Symphyse.

Lit.: Fehling, Hegars Beiträge Bd. 16. S. 210. — Baisch, Deutsche med. Wochenschr. 1909. Nr. 46.

Instrumente: Messer, einige Klemmen, Nahtmaterial, Bummsche (spitze) oder Döderlein'sche (stumpfe) Pubiotomienadel, mehrere Giglische Sägen mit Handgriffen.

Ausführung: Nach Rasieren und Desinfektion des Mons veneris und der Vulva kurzer Querschnitt über dem Tuberculum pubicum auf der Seite des kindlichen Hinterhauptes bis auf den Knochen. Die mit der rechten Hand gefaßte Nadel wird durch den Schnitt hinter dem Knochen, sich dicht an ihm mit der Spitze haltend, nach abwärts geführt unter Leitung des in die Vagina eingeführten linken Zeigefingers. Am unteren Knochenrand, d. h. sobald der knöcherne Widerstand an der Nadelspitze aufhört, wird diese nach vorn bewegt. Gleichzeitig zieht die linke Hand die große Schamlippe mit dem Klitorisschenkel der betreffenden Seite kräftig medialwärts. Sobald die Nadelspitze die Haut vorwölbt, kleiner Hautschnitt über ihr und Durchführung des Instruments, in das die Säge eingehängt wird. Zurückziehen der Nadel, wodurch die Säge eingezogen wird. Durchsägung des Knochens nach Armierung der Säge mit den Handgriffen unter dauernder Spannung der Säge, die in möglichst stumpfem Winkel zu halten ist. Gleichzeitig halten zwei Personen die nach innen rotierten Oberschenkel und drücken die Trochanteren nach innen. Sobald der Knochen durchtrennt ist, Entfernung der Säge, Verschluß der Hautschnitte mit einigen Knopfnähten, festes Herumlegen eines Handtuches oder breiten Heftpflasterstreifens um das Becken zwischen Darmbeinkämmen und Trochanteren, worauf die Frau in das Bett zurückgelegt wird. — Bei stärkerer Blutung Kompression des blutenden Hautschnittes, ev. durch kräftigen Gegendruck von der Scheide aus. Steht die Blutung nicht, dann tiefgreifende Umstechungen mit großer Nadel, wodurch die Weichteile unter dem Schambogen in ihrer ganzen Dicke zusammengeschnürt werden. — Bei Blasenverletzungen Drainage der Blase mittelst Dauerkatheter nach beendigter Geburt. — Bei stark blutenden Scheidenrissen Kompression von der Scheide her, nötigenfalls Umstechung wie eben beschrieben.

Drei Wochen nach der Operation darf die Wöchnerin das Bett verlassen, trägt aber zunächst noch den Beckenverband. Die Hebosteotomie vergrößert die Conjugata vera bis um 1,5, höchstens 2,0 cm, ist wegen der großen Gefahr der Blutungen, Blasen- und Scheidenverletzungen aber nur bei strengster Indikation auszuführen.

Die Geburt soll nach der Durchsägung sich selbst überlassen bleiben, bei Erstgebärenden auf jeden Fall. Muß des kindlichen Lebens wegen schnell entbunden werden, gilt der Forceps für weniger gefährlich wie die Wendung und Extraktion. Neuerdings wurde für Mehrgebärende empfohlen, zunächst die Säge einzulegen, dann zu wenden und die Extraktion zu versuchen und, falls sie mißlingt, schnell die Durchsägung auszuführen, um erst dann den Kopf zu entwickeln. Übrigens bezweifele ich, daß sich der Praktiker jemals zur Hebosteotomie entschließen wird, was nur zu billigen wäre

Beckengelenke (vgl. Becken).

In der Schwangerschaft erfahren die Schamfuge und beide Kreuzdarmbeinfugen eine seröse Durchtränkung, wodurch die Knochen in ihnen beweglicher werden. Daher der watschelnde Gang der Schwangeren und die Wirksamkeit der Walcherschen Hängelage (s. künstliche Beckenerweiterung). Die Auflockerung der knorpeligen Knochenverbindungen ermöglicht bei starker Belastung des Beckenringes von innen nach außen eine Zerreißung der Gelenke: Beckenruptur. Besteht ein großes Mißverhältnis zwischen Becken und kindlichem Kopf, so kann selten spontan, meist bei der hohen Zange oder der Extraktion am häufigsten in der Symphyse, weniger oft in den Iliosakralgelenken die Ruptur eintreten.

Symptome: Die Ruptur entsteht unter heftigem Schmerz, bisweilen hörbar. Die verletzte Stelle ist auf Druck schmerzhaft; passive Bewegungen sind gleichfalls sehr schmerzhaft, aktive fast unmöglich. Bei Symphysenzerreißung bisweilen Blasen- oder Harnröhrenverletzungen mit blutigem Urin, Harnverhaltung oder spontanem Urinabgang.

Prognose: Gut bis zweifelhaft. Bei eintretender Vereiterung der Wunde zweifelhaft.

Therapie: Fester Beckengurt sofort anzulegen: Handtuchverband, breiter Heftpflasterstreifen, Bandage, welche beiderseits die Darmbeinkämme und die Trochanteren umfaßt. Bisweilen nach der Symphysenruptur so lockere bindegewebige Vereinigung beider Knochenflächen, daß die Knochennaht angezeigt ist. Bei Vereiterung des zerrissenen Gelenkes frühzeitige Inzision.

Befruchtung (künstliche)

ist die Einbringung des männlichen Samens in die Scheide bzw. den Uterus einer kinderlosen Frau. 87 derartige Versuche, die übrigens bis in das 18. Jahrhundert zurückgehen, sind bisher (1912) veröffentlicht worden mit 28 Erfolgen (Rohleder, Hirsch).

Mit einer Braunschen Uterusspritze, die seitliche Kanülenöffnungen hat, wird post coitum das im Kondom aufgefangene oder im hinteren Scheidengewölbe befindliche Sperma aufgesaugt und nach Einstellung der Portio im Spekulum und Einführen der Kanüle, wenn möglich über das Os internum, mindestens aber bis hoch in den Zervikalkanal hinauf in einer Menge von $^1/_2$ ccm wieder ausgespritzt, worauf die Frau 2 Stunden lang in Rückenlage liegen bleiben muß. Die ersten Tage nach der Menstruation sind der günstigste Zeitpunkt für den Versuch, der 4—6 mal wiederholt werden darf. Er ist indiziert, wenn sonst gesunde Eheleute unfruchtbar sind infolge von mechanischer Behinderung der Vereinigung von Samen- und Eizelle. — Nach meiner Überzeugung bedarf es besonderer fachärztlicher Schulung, vor allen Dingen aber eingehenden Literaturstudiums, ehe man den Versuch einer künstlichen Befruchtung wagt, zumal dabei die Beachtung vieler scheinbar unwesentlicher Nebenumstände die Hauptsache zu sein scheint. Irgendwelche Gründe ärztlich praktischer oder medizinisch wissenschaftlicher Natur stehen dem Verfahren ebensowenig im Wege wie rechtliche, sittliche oder religiöse. Zudem ist die tierexperimentelle Grundlage in weitestem Umfange vorhanden.

Lit.: Döderlein, Über künstliche Befruchtung. Münch. med. Wochenschr. 1912. S. 1081. — Hirsch, Schwangerschaft und künstliche Befruchtung. Berl. klin. Wochenschr. 1912. S. 1361. — Prochownik, Zentralbl. f. Gyn. 1915. S. 145. — Rohleder, Die künstliche Zeugung beim Menschen. Leipzig 1911, Georg Thieme.

Belastungstherapie.

Zur Behandlung bei chronischen Adnextumoren, Parametritis und Perimetritis chronica, sowie Narben im Beckenbindegewebe.

Ausführung: In Beckenhochlagerung (ein Stuhl unter das Bettende, harte Kissen unter das Gesäß) wird ein mittelgroßer Braunscher Kolpeurynter in die Vagina eingeführt, in dessen Schlauchende ein kleiner Glastrichter steckt. In diesen wird Quecksilber, das man durch Einstellen in heißes Wasser vorher auf 50⁰—60⁰ C. etwa (Thermometer!) erhitzen kann, eingeschüttet. Abklemmen oder Zuknoten des Schlauches. Gleichzeitig legt man einen Sandsack oder Schrotbeutel von 2—4 Pfund auf den Leib dicht über der Symphyse. Man fängt mit 500 g Quecksilber (etwa 35 ccm. Preis 3—4 Mk.) an und steigt langsam auf 1000 g (etwa 80 ccm) bis 1500 g (etwa 110 ccm) und führt die Belastung 2—3 mal wöchentlich aus, jedesmal 1—4 Stunden lang, im ganzen bis zu 100 Stunden und mehr, je nach der Wirkung und Durchführbarkeit der Behandlung. Statt des Quecksilbers kann man auch mit Schrot Nr. 3 den Kolpeurynter füllen und statt des letzteren ein Röhrenspekulum, überzogen mit sehr starkem Condom-Gummi, verwenden. Ehe der Kolpeurynter entfernt wird, ist er zu entleeren, was nach Tieflagerung des Beckens leicht gelingt.

Kontraindikation gegen die Belastungstherapie: Temperatursteigerung, daher genaue Messungen der Körperwärme 2 mal täglich.

Blasenmole

(Traubenmole, Mola hydatidosa)

entsteht durch regellose Wucherung der Zotten mit hydropischer Quellung und schließlicher Nekrose. Aus jeder Zotte werden Bläschen, die durch dünne Stiele, nämlich die nicht degenerierten Zottenabschnitte, zusammenhängen. Das ganze Ei geht in diese Bläschen und Stiele auf. Eihöhle und Fötus sind meist nicht mehr zu finden.

Ätiologie: Unbekannt. Vielleicht eine Erkrankung der mütterlichen Dezidua.

Symptome: In den ersten Schwangerschaftsmonaten geht blutige wäßrige Flüssigkeit oder reines Blut, bisweilen in großer Menge, hin und wieder ab. Der prall gespannte Uterus ist größer, als er dem Ausbleiben der Menses nach sein dürfte. Kindsteile, Herztöne fehlen. Im 3.—5. Monat erfolgt der Abort. Findet man in den Abgängen Bläschen, so ist die nicht leichte Diagnose sicher gestellt.

Prognose ernst wegen der bisweilen profusen Blutungen, der möglichen Usur der Uteruswand (destruierende Blasenmole), der leicht zurückbleibenden Blasenreste und der Möglichkeit einer konsekutiven Chorionepitheliombildung.

Therapie: Gestattet es die Blutung, so ist die spontane Geburt der Blasenmole abzuwarten. Bei Durchgängigkeit des Muttermundes für 1—2 Finger Sekale. Ist die Mole schon teilweise in die Scheide geboren, so ist vorsichtige Expression mit dem Credéschen Handgriff vorteilhaft.

Bei schwerer Blutung Ausräumung der Blasenmole, indem die ganze oder halbe Hand in die Scheide und soviel Finger in den Uterus eingehen, wie der Muttermund gestattet. Unter Gegendruck der äußeren Hand vorsichtiges Abschieben der brüchigen Massen von der leicht zerreißlichen Uteruswand und Entfernung der gelösten Mole am besten in toto. Niemals instrumentelle Ausräumung.

Bei schwerer Blutung und geschlossenem Muttermund feste Tamponade des Zervikalkanals mit Jodoformgaze, der Scheide mit Wattetampons. Nach 8—12 Stunden ist die Ausräumung vorzunehmen bezw. bei noch nicht genügend erweitertem Muttermund die Tamponade zu erneuern.

Bei starker Nachblutung nach der Geburt oder Ausräumung feste Uterus-Scheidentamponade für 18—24 Stunden.

9tägiges Wochenbett, Beobachtung der Frau in vierteljährlichen Pausen bis zur nächsten Gravidität bzw. einige Jahre hindurch eines vielleicht entstehenden Chorionepithelioms wegen.

Lit.: Essen-Möller, Studien über die Blasenmole. Wiesbaden, Bergmann 1912.

Blutungen (Zusammenstellung).

A. In der Schwangerschaft.

1. In der ersten Schwangerschaftshälfte (s. Differentialdiagnose bei Abort):
   a) Blutende Fehlgeburt am häufigsten.
   b) Schwangerschaftsregel.
   c) Tubare Ruptur oder tubarer Abort.
   d) Karzinom, Polyp, Varix.
2. In der zweiten Schwangerschaftshälfte:
   a) Placenta praevia.
   b) Vorzeitige Lösung der normal sitzenden Placenta (Diagnosenstellung per exclusionem).
   c) Karzinom, Polyp, Varix.

B. In der Geburt:

1. In der Eröffnungs- und Austreibungszeit:
   a) Vorzeitige Lösung der Placenta bei Placenta praevia oder normalem Placentarsitz.
   b) Uterusruptur.
   c) Zerreißung der Nabelschnurgefäße bei Insertio velamentosa.
   d) Karzinom, Polyp, Varix.
2. In der Nachgeburtszeit (s. Nachgeburtsblutungen):
   a) Die physiologische Plazentarlösungsblutung.
   b) Rißblutung.
   c) Blutung aus der Plazentarstelle infolge mangelhafter Retraktion der uterinen Muskelfasern.

C. Im Wochenbett (s. Wochenbettsstörungen).

1. Subinvolutio uteri.
2. Retention von Placentarresten.
3. Placentar- und Fibrinpolyp.
4. Menstruation!!

D. Gynäkologische Blutungen. Blutungen aus Blase und Rektum vorher mittelst Katheter und Besichtigung von Anus und Stuhlgang ausschließen.

1. Lokale Ursachen:

a) Vulva: Verletzungen durch Trauma (Masturbation, Koitus, Hymenalrisse), Varizen, zerfallendes Karzinom, Ulcus tuberculosum und rodens.

b) Vagina: Verletzungen durch Trauma, Dekubitalgeschwür (bei Pessaren!), Colpitis senilis, Karzinom, Sarkom, Gummata, perforierter Hämatokolpos.

c) Portio: Verletzungen einer Erosion (durch Exploration, Vaginalspülung, Koitus), Zirkulationsstörungen, Dekubitalgeschwür, Schleimpolyp, Karzinom, Sarkom, Ulcus tuberculosum, syphiliticum.

d) Zervix: Polyp, Karzinom, Sarkom, Myom.

e) Corpus uteri:

α) Primäre Blutungen:

1. Die normale Menstruation.

2. Menorrhagien (Blutungen mit regelmäßigen Pausen): bei chronischer Metro-Endometritis, Myomen, chronischer Retroflexio, Erschlaffungszuständen des Uterus.

3. Metrorrhagien (Blutungen ohne regelmäßige Pausen): Graviditäts- oder Wochenbettsblutungen (s. d.), Endometritis post abortum, Polypen, Karzinom, Sarkom, akute Retroflexio, perforierte Hämatometra.

β) Sekundäre Blutungen: Pubertätsblutungen, klimakterische Blutungen. Menorrhagien und Metrorrhagien bei Pyosalpingen, Oophoritis, Adnextumoren infolge von Perimetritis, unterbrochene Tubargravidität, Ovarialtumoren.

2. Allgemeine Ursachen: Allgemeine Schwäche, Zirkulationsstörungen (Schreck, Erregung), Überanstrengungen, psychische Depression, sexuelle Erregung, Unregelmäßigkeiten im ehelichen Verkehr, Masturbation, akute Infektionskrankheiten (Influenza, Typhus, Cholera, Skarlatina, Gelenkrheumatismus, Pocken, Malaria), Krankheiten mit Stauungen im Gefäßsysteme (Herz-, Leber-, Nierenkrankheiten), endlich Hämophilie, Skorbut, Morbus maculosus.

E. Blutungen in der Menopause. Karzinom! Colpitis senilis, Polypen, degenerierende Myome, Metro-Endometritis chronica.

Brustwarzen.

I. Pflege in Schwangerschaft und Wochenbett. Um die Warzen auf das Stillgeschäft vorzubereiten, werden sie in den 2—3 letzten Schwangerschaftsmonaten täglich morgens mit Wasser und Seife gewaschen, mit Vaselin oder Lanolin bestrichen und im Falle zeitweise auftretender besonderer Empfindlichkeit mit einer dicken Watteschicht bedeckt, was für gewöhnlich besser unterbleibt. (Alkoholische Abreibungen zwecklos.) Findet man beim Partus unvorbereitete Warzen mit Borken bedeckt vor, so weiche man letztere bis zum ersten Anlegen des Kindes 2 Stunden mit essigsaurer Thonerde ab.

Im Wochenbett wird vor jedem Anlegen des Kindes die zu benutzende Warze mit klarem Wasser und reinem Leinwandläppchen schonend abgewaschen. Nach dem Stillen Abwaschen mit klarem Wasser und Auflegen eines breiten Flanelltuches über beide Brüste zum Auffangen der ausfließenden Milch.

II. Hohlwarzen: Erschweren das Saugen ungemein, gelegentlich bis zur Unmöglichkeit.

In den letzten sechs Wochen der Schwangerschaft täglich 2 mal, gelegentlich der Brustpflege, wird eine Milchpumpe aufgesetzt, welche die Warze 5—10 Minuten lang kräftig vorzieht. — Kann das Kind die Warzen nicht fassen, so muß mit Saughütchen gestillt werden.

III. Schrunden. Durch die zwischen den Stillzeiten aus den Warzen austretende und nicht von einem Tuch aufgesaugte Milch wird die Epidermis aufgeweicht und durch das Saugen des Kindes weiter geschädigt (maceriert). Sie hebt sich in kleinen Bläschen ab, die platzen, so daß das Korium frei liegt. Durch Infektion werden diese Schrunden zu kleinen Geschwüren (Rhagaden) und können eine Mastitis oder ein Erysipel herbeiführen.

Symptome: Lebhafter und anhaltender Schmerz beim Stillen des Kindes, insonderheit beim Anlegen, Bläschenbildung, bräunlicher quer- oder schräg verlaufender Strich auf der Warze, Ulzerationen.

Therapie: Äußerste Reinlichkeit der mit den Warzen beschäftigten Hände! Warzenhütchen zum Stillen! Unter Beibehaltung der üblichen

Wochenbettsversorgung werden dauernd reine Leinwandläppchen getränkt mit Glyzerin 15,0 + Perubalsam 5,0 aufgelegt. Wer die durch Achtsamkeit vermeidbaren Perubalsamflecke in der Wäsche scheut, nehme 2% Borglyzerin oder 10% Boraxglyzerin. Heilen die Schrunden bzw. Rhagaden nicht in zwei Tagen, dann Ätzung mit dem Argentum-Stift am besten abends nach der letzten Mahlzeit des Kindes an der betreffenden Brust. Neuerdings wird empfohlen: Ol. cadini 50,0 + Pyrogallol 10,0 + Äther ad 100,0. DS. täglich einmal die Schrunden betupfen. Schorf bildend.

Bei der Benutzung des Warzenhütchens ist die Schrundenheilung am aussichtsreichsten, die Milchaufnahme des Kindes pflegt aber erheblich zu leiden, was für wenige Tage erträglich ist. Als Saughütchen ist zu benutzen das übliche Modell aus Glas mit Gummisauger, das täglich ausgekocht und in 3stündlich gewechseltem Wasser aufbewahrt wird. Recht praktisch ist auch der aus Gummi hergestellte Sauger „Infantibus", für viele Fälle noch besser die sog. Téterelle (Glasgeschäft Kobe, Marburg), in welche die Mutter die Milch selber einsaugt. Das Kind trinkt dann direkt aus der Téterelle wie aus einer Flasche, während die Mutter saugt. Bleibt die Schrundenheilung hartnäckig aus, so setze man das Kind für 1—2 Tage auf Flaschenkost, binde die Brüste unter Beibehaltung der Ätz- und Balsambehandlung der Schrunden hoch, schränke die Flüssigkeitsaufnahme ein und sorge für regelmäßige Stuhlentleerung.

IV. Ekzem (siehe Karzinom!) **der Warze und des Warzenhofes** infolge von Unreinlichkeit führt bisweilen zur Geschwürsbildung.

Therapie: Hebrasche Salbe und Einpuderung mit Zincum oxydatum und Amylum āā.

V. Soor, infolge einer Soorerkrankung des kindlichen Mundes: Weißliche, nicht wie Milchreste leicht abwaschbare Stippchen auf der Brustwarze.

Therapie: Abwaschen der Warzen mit rotweinroter Lösung von Kalium permanganicum.

VI. Karzinom. Beginnt als ekzem- oder psoriasisartige, jeder Behandlung trotzende, sich Jahre lang hinziehende Hautaffektion (Pagetsche Krankheit). Erst spät schließt sich die eigentliche maligne Neubildung an, der die Mammaamputation vorzubeugen hat.

VII. Der syphilitische Primäraffekt, hervorgerufen durch das Stillen eines luetischen Kindes oder einen unreinen Kuß, wird selten beobachtet, erscheint unter dem Bilde der typischen Initialsklerose und wird wie diese behandelt.

Castration,

die nicht mehr häufig ausgeführte operative Entfernung der gesunden Ovarien, bleibt in höchst seltenen Fällen erfolglos, weil ein Ovarialrest oder ein drittes, nicht entdecktes Ovarium im Abdomen zurückgelassen wurde.

Indikationen:

I. Mißbildungen der Genitalien, z. B. unheilbarer Scheidendefekt, der den Abfluß des Menstrualblutes unmöglich macht, so daß es durch Stagnation erhebliche Beschwerden verursacht.

II. Osteomalazie, wenn ihre nichtoperative Behandlung fehlschlägt.

III. Myome mit starken Blutungen, deren Totalexstirpation mit großen Gefahren verknüpft sein würde, wenn ihre Röntgenbehandlung erfolglos bleibt, abgelehnt wird oder kontraindiziert ist.

IV. Bei wiederholten, durch starke Beckenverengerung lebensgefährlichen Entbindungen läßt sich die gelegentlich eines Kaiserschnittes ausgeführte Kastration, insonderheit wenn der Kaiserschnitt nicht mehr der erste ist und lebende Kinder schon vorhanden sind, sehr wohl verteidigen.

Folgezustände: Die Frau wird vorzeitig zur Matrone und erlebt infolge der plötzlichen Herbeiführung der Menopause häufig eine Vermehrung der klimakterischen Beschwerden (siehe Klimakterium). Die Geschlechtslust und Konzeptionsfähigkeit erlischt.

Chorea gravidarum,

Veitstanz der Schwangeren, tritt unter dem Bilde der Chorea minor (unwillkürliche Zuckungen an Händen, Schultern, am Hals, im Gesicht, an den Beinen) meist in der ersten Schwangerschaftshälfte, seltener in der zweiten, sehr selten im Wochenbett auf.

Ätiologie: Unbekannt. Vielleicht Insuffizienz der Nebenschilddrüsenfunktion?

Prognose: Zweifelhaft bis günstig.

Therapie: In leichten Fällen: Isolierung, Bettruhe, vegetarische Kost, jeden zweiten Tag ein warmes Bad von $^1/_2$—2 Stunden Dauer ansteigend oder nasse Einpackungen des ganzen Rumpfes. Innerlich Arsenik, kombiniert mit Eisen:

Liq. ferri albumin. 98, Sol. Fowleri 2,0; hiervon 3 mal täglich $^1/_2$—1 Teelöffel. Bei Chorea nach Gelenkrheumatismus ist Aspirin 4 mal 0,5 täglich zu versuchen.

In schweren Fällen: Überführung in eine Klinik, große Bromgaben (Bromnatrium, Bromammonium aā. 2,0 Brommagnesium 4,0 täglich), eventuell Unterbrechung der Schwangerschaft.

Lit.: Birnbaum, Prakt. Ergebnisse der Geb. u. Gyn. Bd. 2, S. 206.

Clitoriserkrankungen (sehr selten).

I. Hypertrophie, angeboren oder erworben, vielleicht durch Masturbation (Ursache oder Folge?), es sei denn, daß es sich um elephantiastische Neubildung handelt. Werden durch Verlegung der Harnröhrenöffnung infolge des gestörten Wasserabflusses chronische Ekzeme hervorgerufen, oder wird, was noch seltener vorkommt, der Koitus erschwert, so empfiehlt sich die Exstirpatio clitoridis. In leichteren Fällen genügen Sitzbäder und Umschläge mit 2% essigsaurer Thonerdelösung zur Beseitigung der Reizzustände. Angeborene Hypertrophie ist oft mit genitalen Mißbildungen vereinigt.

II. Karzinom (Kankroid) und Sarkom der Klitoris, prognostisch sehr ungünstig, sind mit Exstirpation der Neubildung einschließlich der beiderseitigen Inguinaldrüsenausräumung und anschließender Röntgenbestrahlung zu behandeln.

III. Die Initialsklerose des syphilitischen Primäraffektes (Ulcus durum), sowie das Ulcus molle bieten an der Klitoris keine diagnostischen oder therapeutischen Besonderheiten.

Über Klitorisrisse siehe Nachgeburtsblutungen.

Cohabitationsverletzungen.

Die physiologischen Hymenalrisse bluten nur selten so stark, daß Umstechung nötig ist. Vorher versuche man kräftige Kompression: Ein fest zusammengerolltes Wattestück oder ein reines, eng zusammengefaltetes Handtuch wird gegen die zusammengelegten Labien gedrückt und durch die in Kniehöhe gekreuzten und kräftig gegeneinander gepreßten Beine festgehalten.

Abnorme Verwundungen werden infolge erheblichen Mißverhältnisses zwischen den Genitalien, bei stürmischer Ausführung des Koitus und infolge von Trunkenheit beobachtet in Gestalt von Damm- und Klitorisverletzungen, Vulva- und Scheidenrissen, sowie Perforationen des hinteren Scheidengewölbes mit und ohne Verletzung des Peritoneums.

Therapie: Versagt bei stärkerer Blutung die Tamponade, so muß die Umstechung helfen. In tiefe Wunden des Parametriums und hinteren Scheidengewölbes lege man einen Streifen Jodoform- oder sterile Gaze, um dem Wundsekret ungehinderten Abfluß zu verschaffen und bei Verletzungen des Peritoneums eine schnellere Verklebung der benachbarten Darmschlingen herbeizuführen. Im letzteren Falle Ruhigstellung des Darmes durch Tinct. opii simpl. 3 mal 15 Tropfen in 12 Stunden.

Lit.: Lindström, Mitteilungen aus der Engströmschen Klinik Bd. 8, S. 167. — Neugebauer, Monatsschr. f. Geb. u. Gyn. Bd. 9, S. 221.

Colostrum.

Blutserum mit Leukozyten und Fett ist mikroskopisch leicht zu erkennen an den Kolostrumkörperchen: Leukozyten mit rundem oder gelapptem Kern, der durch zahlreiche kleine teils gelbliche, teils ungefärbte Fettkügelchen verdeckt wird. Außerdem findet man Leukozyten mit wenig Fettröpfchen und gut sichtbarem Kern, solche ganz ohne Fett und freie Fettröpfchen (Milchkügelchen). Kolostrum läßt sich in Gestalt trüber Tropfen mit gelben Punkten und Strichen aus der Brustwarze ausdrücken: In der Schwangerschaft; nach der Geburt (gute Nahrung für das Neugeborene) bis zum 2.—3. Tage des Wochenbettes; nach dem Abstillen des Kindes, bei Mehr- und besonders Vielgebärenden über Jahre hinaus, bisweilen bis zur Menopause; nicht selten zur Zeit der Menstruation auch bei Nulliparen. Zur Untersuchung auf Kolostrum drücke man erst die Mamma kräftig mit der Hand zusammen, als wolle man sie vom Brustkorb abquetschen, und streiche dann melkend die Warze aus. Selbst kleinste Kolostrummengen kommen dabei zum Vorschein.

Condylomata acuminata,

spitze Kondylome, spitze Feigwarzen: Papilläre Exkreszenzen hauptsächlich an der Vulva, ferner am Damm und Anus, seltener in der Scheide und an der Oberschenkelinnenseite vorkommend. Von einzelstehenden kleinen Erhebungen bis zu apfelgroßen, stark sezernierenden, brombeerartigen Tumoren kommen alle Übergänge vor.

Ätiologie: Reizung des Papillarkörpers durch reichliche, chronische Sekretion aus den Genitalien, daher häufig in der Schwangerschaft und bei Gonorrhöe auftretend, für letztere jedoch nicht pathognomonisch.

Prognose: Gut, jedoch in graviditate als Ansammlungsstelle pathogener Mikroorganismen nicht gleichgültig.

Therapie: Kleine vereinzelte Wucherungen werden betupft mit Liq. ferri sesquichlorati, worauf sie nach einigen Tagen abfallen. Zahlreichere kleine Kondylome werden mit „Chloräthyl Henning" mehrfach vereist und stoßen sich dann bald ab. Große und sehr resistente Tumoren (z. B. beide große Labien) werden exstirpiert. In graviditate möglichst frühzeitige Beseitigung der Kondylome; ist solche versäumt oder wegen des nahen Geburtstermins nicht mehr möglich, dann werden die mit Feigwarzen besetzten Hautflächen in partu mit Dermatol bepudert und mit essigsauren Tonerdekompressen bedeckt.

Dammriß,

ruptura perinei: die Zerreißung der Scheidenhinterwand in ihrem untersten Abschnitt, des Schamlippenbändchens, der Dammhaut und der darunter gelegenen Faszie und Muskulatur. Die Scheidenhinterwand zerreißt rechts oder links von der Columna rugarum posterior; dicht hinter dem Frenulum labiorum geht dieser Längsriß in einen queren Abriß der Scheide von der Vulva über, um dann in den längsgestellten in der Mittellinie oder seitlich verlaufenden eigentlichen Dammriß auszulaufen. Ist lediglich das Schamlippenbändchen verletzt, so spricht man von Frenulumriß. Ist außerdem Scheide und Damm durchtrennt, so handelt es sich um einen einfachen Dammriß. Ist auch der Sphinkter ani betroffen, so daß sich Rektalschleimhaut vorwölbt, so liegt ein totaler Dammriß vor. — Entsteht bei hohem Damm (z. B. nach hoher Dammplastik) und weit nach vorn liegender Vulva infolge der starken Dehnung der Scheide in ihrer Längsrichtung ein querer Abriß der Vulva von der Scheidenhinterwand (auch totale Abrisse der Vulva von der Scheide kommen hierbei vor: Kolpaporrhexis totalis), so kann der vorangehende Kopf durch diesen Riß gegen den Damm drücken und ihn in der Mitte perforieren: Zentraler Dammriß. Oder der Kopf drängt sich bei starker Ausziehung der Analöffnung nach vorn durch den queren Scheidenriß nach dem Rektum zu vor und wird nach Sprengung der Darmwand zuerst im Anus sichtbar: Analgeburt mit Zerreißung des Sphinkter ani und Dammes von hinten her, wobei die hintere Kommissur der Vulva erhalten bleiben kann.

Ätiologie: Trotz besten Dammschutzes bei ganz normaler Entbindung einer Erstgebärenden in etwa 15% der Fälle, sowie gleichfalls nicht selten bei Mehrgebärenden, die bereits einen Dammriß erlebten, kommt es zum Dammriß. Der Schultergürtel kann den vom Kopf gesetzten Riß vergrößern (daher Dammschutz auch für den Schulterdurchtritt), einen solchen bei großen Kindern und schneller Geburt aber auch selbst erst verursachen. Am häufigsten entsteht der Dammriß bei übereilter Geburt, bei ungünstiger Kopfeinstellung (Vorderhaupts-, Gesichts-, Stirnlage), bei schlechter Dehnbarkeit der Vulva (alte Erstgebärende, Narben) und bei operativen Entbindungen (Forzeps, Extraktion).

Symptome: Selten stärkere Blutung. Nach der Geburt der Plazenta sieht man den klaffenden Riß, wenn man mit zwei in Kresolseifenlösung getauchten Wattebäuschen die hintere Kommissur auseinanderzieht. Die hinter dem unverletzten Frenulum labiorum quer gestellten, sehr häufigen Scheidenrisse, die Vorstufe der Dammrisse, entziehen sich meist der Feststellung, bedürfen zum Glück auch keiner Behandlung, werden aber als Eingangspforte einer vorhandenen Infektion leicht übersehen.

Folgezustände: Der Riß kann durch Infektion zum Puerperalgeschwür werden, weshalb man auch kleine Risse gerne näht. Größere unverheilte Risse führen zum Klaffen der Vulva mit ihren Folgezuständen: Katarrhe der genitalen Schleimhäute, Deszensus und Prolaps der Scheide. Totale Dammrisse bedingen außerdem die Inkontinenz für Blähungen und Stuhl.

Therapie: Ein guter Dammschutz ist die beste, jedoch nicht immer wirksame Prophylaxe. Prognose der Dammrisse ist gut. Frenulumrisse näht man nicht, dagegen am besten jeden Dammriß (siehe oben Folgezustände).

Primärnaht: Fehlt Licht, Nahtmaterial und Bedienung, so kann man die Naht bis zu 12 Stunden hinausschieben. Einfache Dammrisse näht man am bequemsten, sowie mit bestem Erfolg in Seitenlage nach der Geburt der Plazenta. Instrumente: 1. Für den einfachen Riß: Nadelhalter, Schere, Nadeln, Katgut. 2. Für den totalen Riß: 4 Kugel- oder Hakenzangen, Schere, Nadelhalter, Nadeln, Katgut, Tupfer.

Die Frau, in Seitenlage mit dem Gesäß an der Bettkante liegend, zieht die Beine stark an den Leib, worauf die Hebamme die obere Gesäßhälfte mit den Händen kräftig nach oben zieht. Man führt die große, mit „Steril-Katgut Kuhn“ Nr. 3 armierte Nadel tief um den Riß herum, die Nadelspitze mehr nach der Symphyse, wie nach dem Rektum zu gerichtet, und zieht beim Knoten die Fadenenden kräftig zusammen. Für kleine Risse genügt eine, für größere 2—3 Knopfnähte, die mit Dermatol oder Vasenol-Streupuder bestreut werden. Die nicht genähte Scheidenschleimhaut heilt spontan. Aufstehen am 9. Tage, dann einige Sitzbäder. Totale Dammrisse sind auf dem Querbett in Rückenlage bei bester Beleuchtung zu nähen: zwei Kugel- oder Hakenzangen, rechts und links in die Rißecken der hinteren Kommissur eingesetzt, ziehen seitwärts die Wundränder auseinander. In die Griffe der Kugelzangen knüpft bei fehlender Assistenz die Hebamme zwei Bindfäden (Nabelschnurbänder), die über die Oberschenkel der Frau gelegt werden und ein kleines Gewicht (Schlüssel, Taschenmesser etc.) an ihrem Ende tragen. Dann wird zuerst der Darm mit Katgutknopfnähten („Steril-Katgut Kuhn" Nr. 2) genäht. Im oberen Winkel der rosettenartig sich vorwölbenden Schleimhaut beginnend, wird die Nadel durch das Gewebe geführt, ohne die Schleimhaut mitzufassen, die sich dann von selbst einstülpt. Es werden in dichten Abständen nach unten zu vorschreitend so viele Nähte gelegt, bis keine Darmschleimhaut mehr sichtbar ist; dann ist nämlich der Sphinkter erreicht und verschlossen. In gleicher Weise Vernähung der Scheidenschleimhaut, deren oberen Wundwinkel eine von der Hebamme gehaltene Kugelzange nach oben zieht und dadurch sichtbar macht. Ist auch die Scheide vereinigt, so vernäht man mit tiefgreifenden Nähten und stärkerem Katgut (Nr. 3) den Damm und pudert ihn mit Dermatol oder Vasenolstreupuder ein. Im Wochenbett leichte Kost, um die Bildung großer Kotmassen zu vermeiden. Wenn bis zum fünften Wochenbettstag Stuhlgang nicht erfolgt ist, gibt man erst dann Rizinus. Bei eintretendem Stuhldrang Öleinlauf zur Erweichung der Kotballen (Rüböl 200 + 50 Wasser). Am neunten Wochenbettstag steht die Frau auf und nimmt einige Tage lang Sitzbäder.

Sekundärnaht: Ist die Naht eines einfachen Dammrisses nicht primär geheilt, so kann mit guten Aussichten die Sekundärnaht vorgenommen werden: Vom neunten Wochenbettstage an bekommt die Frau täglich ein Sitzbad. Temperatur 35° C, 15—20 Minuten Dauer. Beim Mangel einer Sitzbadewanne schafft jeder Waschzuber mit niedrigem Rand und schräggestellt Ersatz. Sobald sich die Granulationsflächen gereinigt haben, wird die Frau auf dem Querbett narkotisiert; Anfrischung der Wundränder mit der Cooperschen Schere, sodann Naht der Scheidenschleimhaut und des Dammes wie bei der Primärnaht des totalen Dammrisses.

Plastik: Ist auch die Heilung dieser Sekundärnaht ausgeblieben, oder hat die primäre Naht eines totalen Risses nicht zum Ziele geführt, so bleibt nur die Plastik übrig, die am besten nicht vor dem Ablauf des dritten Monats post partum ausgeführt wird.

Dieselbe Operation wird nötig, wenn der primäre Verschluß eines totalen Dammrisses in seinen unteren Abschnitten zwar, nicht aber in den oberen zustande gekommen ist, so daß eine Kommunikation zwischen Darm und Scheide entsteht: **Mastdarm-Scheidenfistel.** Sonstige Ursachen, die zu diesem lästigen Leiden führen können, treten in ihrer Häufigkeit weit hinter der eben erwähnten Entstehungsart zurück: Außer der traumatischen Durchstoßung des Septum rectovaginale (z. B. mit der Klistierspritze) beobachtet man perforierende Drucknekrosen eines zu großen und zu lange liegen gebliebenen Pessares, den Zerfall der Rektumscheidenwand von einer malignen Neubildung aus (meist Rektumkarzinom), den Durchbruch eines parametranen Exsudates gleichzeitig in den Darm und die Scheide, die Gangrän der hinteren Scheidenwand bei septischen Wochenbettsprozessen, sowie endlich Nebenverletzungen bei geburtshilflichen (Forzeps) und gynäkologischen Operationen, welche die widernatürliche Öffnung herstellten. Die Frau bemerkt den Abgang von Winden und bisweilen auch von Stuhlgang durch die Scheide; die digitale und spekulare Untersuchung wird dann das Leiden meist unschwer erkennen lassen.

Dammschutz.

Mindestens ein halbes Dutzend von Verfahren, die Ruptura perinei zu vermeiden, sind angegeben worden. Alle verfolgen den gleichen Zweck: der

Durchtritt des in partu vorangehenden Kindsteiles, meist also des Kopfes, soll langsam und mit möglichst geringer Dehnung der Vulva vor sich gehen.

Da alle Methoden, den Damm zu schützen, mögen sie nun vorgenommen werden in Seiten- oder Rückenlage, mit oder ohne Spreizung der am Damm liegenden Hand, mit oder ohne Drehung des halbgeborenen Kopfes, mit oder ohne Stützung des Dammes, in der Hand des auf sie eingeübten und geschickten Geburtshelfers ihren Zweck völlig erreichen, läßt sich auch eine bestimmte Vorschrift nicht als die allein beste empfehlen. Jedenfalls führe der Arzt den Dammschutz bei den von ihm übernommenen Geburten selber aus. Ich halte folgende Dammschutzart für ebenso bequem wie wirksam, da sie weder eine Umlagerung der Frau noch ein Dammschutzkissen benötigt und die obigen Forderungen: „langsam" und „mit kleinstem Durchmesser" gut zu erfüllen vermag: die in Rückenlage befindliche Kreißende setzt die Beine hoch auf. Der auf ihrer rechten Seite stehende Arzt erwartet mit desinfizierten oder behandschuhten Händen das Durchschneiden des Kopfes, in der rechten Hand einen in 1%ige Kresolseifenlösung getauchten Wattebausch haltend. Sobald etwas mehr wie die Kopfgeschwulst in der Vulva stehen bleibt, schiebt er die rechte ausgestreckte Hand unter das Gesäß der Frau, so daß der Daumenballen unterhalb des sichtbar bleibenden Frenulum labiorum gegen den Damm zu liegen kommt. Dann berühren die Fingerspitzen die Gegend zwischen After und Kreuzbeinspitze, den sog. Hinterdamm, während der in der Hohlhand befindliche Wattebausch den Anus bedeckt. Die zusammengelegten Fingerspitzen der linken Hand drücken von der Symphyse her auf das sich vorwälzende kindliche Hinterhaupt. Folgende Funktion hat:

1. Die rechte Hand. Durch Druck hauptsächlich des Daumenballens gegen den Damm und damit gegen das Vorderhaupt und die nachrückende Stirn vermehrt sie erstens die Beugung des Kopfes; je stärker diese ist, desto kleiner ist der die Vulva passierende Kopfumfang. Zweitens verhindert der gleiche Druck das zu schnelle Vorrücken des Kopfes. Drittens vermögen die Fingerspitzen die unter dem Hinterdamm vorrückenden Augenränder (nicht, wie bisweilen gelehrt, das Kinn) wahrzunehmen und gleichsam hinter sie hakend den Kopf in der Wehenpause zuerst am Zurückweichen zu verhindern und später gleichfalls nur in der Wehenpause nach vorne vorzuschieben (Handgriff nach Ritgen).

2. Die linke Hand. Ihr während der Wehe nach vorn unten gerichteter Druck auf das Hinterhaupt wälzt dieses gleichsam unter der Symphyse hervor, so daß sich der Nacken gegen den Arcus pubis, das Hypomochlion stemmt, und hält den Kopf zugleich zurück. In der Wehenpause schieben die gespreizten Finger, Daumen auf der einen, Zeige- und Mittelfinger auf der anderen Seite, die seitlichen Vulvapartien, sie allmählich dehnend, über die Tubera parietalia des kindlichen Kopfes zurück; dies geschieht streichend von unten nach oben; sobald hierbei die Finger an der vorderen Kommissur angelangt sind, drängen sie jedesmal die hier befindlichen mütterlichen Weichteile gegen die Symphyse zu, das Hinterhaupt des Kindes frei machend und damit in einen kleineren Durchmesser einstellend.

Diese Arbeit der Hände bedarf der Unterstützung durch die Kreißende: die Bauchpresse muß in der Wehe ausgeschaltet werden. Sobald größere Kopfdurchmesser in die Vulva eintreten, wird die Frau, worauf sie vorher aufmerksam zu machen ist, energisch aufgefordert, nicht mitzupressen. Weil ihr das nur schwer gelingt, soll sie tief atmen oder zählen, am besten laut schreien. Man beachtet nun genau Schamlippenbändchen und Damm. Macht ihre rötliche Farbe schon frühzeitig der weißen Blutleere Platz, sieht man insonderheit die Fasern des Dammes unter der Haut auseinander weichen, so führe man die Episiotomie aus. Wird der Damm dagegen erst kurz vor dem endgültigen Kopfdurchtritt weiß, so halte man ihn möglichst noch für 2—3 Wehen zurück, vielleicht tritt die Dehnung dann noch in genügendem

Maße ein. Grundsatz ist, in der Wehe den Kopf nicht vorrücken zu lassen. Das soll ebenso wie der schließliche Durchtritt nur während der Wehenpause geschehen, indem man die Frau vorsichtig pressen läßt oder, sobald die rechte Hand vom Hinterdamm aus die Ränder der Augenhöhlen in die Gewalt bekommen hat, den Kopf langsam vorschiebt. Besonders gut gelingt das, wenn man an Stelle des Ritgenschen Handgriffes die Modifikation von Olshausen anwendet: Anstatt die Fingerspitzen der rechten Hand gegen den Hinterdamm zu legen, schiebt man den zweiten und dritten Finger in den Anus und bekommt dadurch den Kopf vorzüglich in seine Gewalt. Ist der Kopf geboren, so bleibt die rechte Hand des Geburtshelfers am Damm liegen, um nach der Geburt der vorderen Schulter bei gleichzeitiger Erhebung des kindlichen Kopfes mit der linken Hand die hintere Schulter durch den Damm hindurch in der Richtung gegen die Symphyse zu drängen: Dammschutz für die Geburt der Schultern.

Während des Dammschutzes für den Kopf müssen des öfteren die kindlichen Herztöne gehört werden, was ohne Entfernung der rechten Hand vom Damm leicht gelingt. Es könnte die um den Hals geschlungene Nabelschnur vom Nacken so stark gegen die Symphyse gedrückt werden, daß die Herztöne erheblich unter 100 sinken und eine Beschleunigung der Geburt, selbst auf die Gefahr eines Dammrisses hin, notwendig machen. Zeigt das kindliche Herz eine solche Gefahr jedoch nicht an, so mag man ohne Sorge, wenn nötig, 20 Minuten und mehr über der langsamen Entwicklung des Kopfes verstreichen lassen.

Desinfektion.

Keimfreimachung durch strömenden Dampf im Lautenschlägerschen Dampfsterilisator, durch kochendes Wasser und durch Chemikalien. Letztere werden in allen Fällen angewendet, in denen die ersteren beiden Verfahren der Hitzeanwendung unmöglich sind, also bei der Hautdesinfektion und in sehr eiligen Fällen; es garantieren die Chemikalien aber niemals die absolute Keimfreiheit, weshalb man ihre Wirksamkeit bei der Händedesinfektion zwar nicht ganz entbehren will, aber doch durch Einführung der sterilen Gummihandschuhe zu vervollkommnen bestrebt ist. Und diejenigen Hautpartien, welche sich nicht durch sterile Handschuhe ausschalten lassen, also die Nachbarschaft des Operationsgebietes, bedeckt man in weitem Umkreise mit sterilen Tüchern. —

I. Händedesinfektion: Der Verfahren gibt es viele. Wir sind mit folgendem stets zufrieden gewesen:

Beschneiden der Fingernägel. Kräftiges Waschen und Bürsten der Hände in möglichst heißem Wasser mit gut schäumender Seife (Kernseife, Mandelseife, „Doktorseife" der Seifenfabrik von Klar in Heidelberg, billig, sehr gut) 5 Minuten lang: Die Gegend der Fingernägel und die hohle Hand verdienen besondere Berücksichtigung. Es soll die Desinfektion bis fast zum Ellbogen vorgenommen werden, vor intrauterinen Eingriffen (Wendung) bis zur Oberarmmitte. Reinigen der Nagelfalz und Nagelenden mit dem sterilen Nagelreiniger. Nochmaliges kräftiges Abbürsten und Abwaschen. Sind sterile, trockene Tücher zur Stelle, so trockne man jetzt die Hände ab; sonst geht man für drei Minuten direkt aus dem Wasser in 90% Alkohol, den im Notfalle Brennspiritus ersetzt; die Feuergefährlichkeit beider Flüssigkeiten ist bei künstlicher Beleuchtung nie zu vergessen. Der Alkohol wird entweder mit der Bürste oder einem Wattebausch, zur Not einfach mit der Hohlhand auf die Haut gebracht. Zum Schluß zwei Minuten langes Waschen mit Sublimatlösung 1:1000; statt dessen kann man die Alkoholdesinfektion bis auf fünf Minuten und länger ausdehnen. Etwa vorhandene kleine Fingerverletzungen betupft man jetzt mit Tinct. jodi und operiert oder touchiert sodann mit den noch nassen Händen, die jede Berührung eines nicht sterilen Gegenstandes ängstlich zu vermeiden haben. Nach getaner Arbeit soll man die Hand mit Fett oder Glyzerin behandeln; denn die Erhaltung einer weichen, geschmeidigen Haut gehört unbedingt zu einer wirksamen Desinfektion. Am besten seift man die Hände gut ein, gießt dann etwas Glyzerin in die Hohlhand, das man mit der Seife tüchtig verreibt, und trocknet nun die Hände ab, ohne sie vorher nochmals mit Wasser in Berührung gebracht zu haben. Selbst eine 12 malige und noch häufigere Desinfektion an einem Tage schadet der Haut bei diesem Verfahren nichts.

Die Benutzung von **Gummihandschuhen** ist für jeden Fall höchst empfehlenswert, da bei geschicktem, richtigem Anziehen eine „sterile Hand" garantiert wird. Freilich ist diese Methode nicht ganz billig und in ihrer Anwendungsmöglichkeit nicht stets sicher gestellt, ebensowenig wie eine gründliche Händedesinfektion dadurch überflüssig wird. Der nur selten benutzte Handschuh wird leicht brüchig und zerreißt dann oft, bisweilen erst während der Operation. Ist kein besserer Ersatz zur Stelle, so muß man sich also doch auf die Händedesinfektion verlassen können. Besitzt man jedoch gute unverletzte Handschuhe, so ist es in eiligen Fällen, z. B. bei starker Nachgeburtsblutung, welche die manuelle Plazentarlösung schleunigst erfordert, sogar durchaus statthaft, den sterilen Handschuh auch über die nicht desinfizierte Hand zu ziehen. —

Man kaufte die Handschuhe in Friedenszeiten z. B. bei Karmann, Düsseldorf, Rutherstr. 17 oder Kopp und Josef, Berlin W, Potsdamerstr. 122 und wählte nicht zu billige Marken (etwa von 1 Mk. aufwärts für das Paar), weil einfachere Qualitäten schließlich doch teurer wurden. Zur Aufbewahrung der Handschuhe, wie aller sonstigen Gummisachen (Metreurynter, Schläuche etc.) wird ein größeres Glasgefäß mit eingeschliffenem Deckel benutzt. Den Gefäßboden bedeckt man mit Watte, die mit Petroleum getränkt ist. Darüber steht auf drei Füßen eine leicht herzurichtende, mit einigen Löchern versehene, runde Blechscheibe, die eben in das Gefäß hineinpaßt. Sie wird mit Mull oder dünner Wattelage bedeckt und trägt die Gummisachen, die sich in den Petroleumdämpfen gut und geschmeidig halten, besonders wenn man sie hin und wieder mit ganz wenig Glyzerin einreibt. Vor der Benutzung kocht man die Handschuhe 10 Minuten lang in Wasser aus, wirft sie dann in Sublimatlösung 1:1000 und füllt sie zum Anziehen möglichst prall mit dieser Flüssigkeit auf. Spritzt die Lösung irgendwo im Strahle aus, so ist damit ein Loch erkannt und der Handschuh vorläufig unbrauchbar. Bei einiger Übung gelingt es leicht, in den am äußersten Rande erfaßten, senkrecht nach unten hängenden Handschuh die Hand einzuführen ohne jede Berührung der Fingerlinge, wodurch der ganze Vorteil der Handschuhbenutzung hinfällig werden würde. Liegt der Gummi der Haut nicht dicht an, so bürstet man ihn mit der Sublimatbürste fest auf. Ist zum Auskochen keine Zeit, so zieht man den nicht sterilen Handschuh, gefüllt mit Sublimat, an und bürstet ihn mit der gleichen Lösung fünf Minuten lang ab, worauf er für steril gehalten werden kann. Jedenfalls ist dieses Verfahren empfehlenswerter wie eine übereilte oder wie eine gründliche Händedesinfektion, die aber zu spät Hilfe bringt. Nach der Benutzung wäscht man die Handschuhe beiderseits in klarem Wasser ab, tupft mit einem Tuch das Wasser fort und hängt sie dann zum Trocknen z. B. auf einen Handtuchständer auf. Nach Trocknen der Außenseite werden die Handschuhe umgedreht, was durch einfaches Aufblasen mit dem Munde leicht gelingt. Ist alle Feuchtigkeit verdunstet, so werden die Handschuhe mit einfachem Puder außen und innen leicht bestreut und dann in die Petroleumatmosphäre zurückgebracht.

Löcher im Gummi flickt man folgendermaßen: Bestreichen der Rißränder mit Gummisolution (in Tuben käuflich). Ein aus einem alten Handschuh ausgeschnittener Flicken wird dann einfach aufgepreßt, worauf man die Klebestelle trocknen läßt. Der Flicken muß natürlich etwas größer sein wie das zu verschließende Loch. Alle Flicken nur auf einer Handschuhseite aufsetzen, die dann als „innere" getragen wird. —

Die chemischen desinfizierenden Hautüberzüge wie Chirosoter, Gaudanin u. a. stellen noch kein erprobtes und empfehlenswertes Händedesinfektionsverfahren dar. Anders verhält sich die Jodtinkturdesinfektion. Ein dreimaliger Jodanstrich in kurzen Pausen ausgeführt, wird z. B. bei eiligen Laparotomien (geplatzte Tubergravidität) benutzt und garantiert eine völlig aseptische Operation mit ungestörtem Heilungsverlauf.

Lit.: Laubenheimer, Therapeutische Monatshefte 1914. S. 95.

II. Desinfektion der Instrumente: Auskochen in Wasser, dem etwas Soda zugesetzt ist, 15 Minuten lang. Am bequemsten ist hierzu ein Schimmelbuschscher Apparat zu verwenden, auf dessen Sieb die Instrumente bis zur Verwendung gleich liegen bleiben und abkühlen können. Muß man sich mit einem einfachen Kochtopf begnügen, so befestige man die auszukochenden Teile an Zwirnsfäden, deren Enden über dem Topfrand liegen. An diesen Fäden lassen sich die Instrumente leicht herausheben und auf sterile Tücher oder, wo solche fehlen, in eine Schale bringen, die mit antiseptischer Flüssigkeit gefüllt ist: 1% Lysol- oder Kresolseifenlösung ist undurchsichtig, daher nicht ganz bequem. Sublimatlösung 1 : 1000 vertreibt den Glanz der Nickelierung. 1%iges Karbolwasser ist daher für diesen Zweck am ratsamsten. — Zum Sterilisieren der langen geburtshilflichen Instrumente (Zange, Kranioklast) braucht man entweder ein langes Gefäß (Fischkocher), oder man befestigt den Haltefaden so in der Mitte der einzelnen langen Teile, daß man erst das eine und dann das andere Ende in das Wasser hineinpraktizieren kann. — Ist große Eile vonnöten, so daß zum Auskochen der Zange z. B. die Zeit fehlt, so muß man sie wenigstens mit Alkohol und Watte kräftig abreiben. — Sollen Glasinstrumente steril gemacht werden (Kolpeurynterspritze, Mutterrohr, Milchglasspekula), so vergesse man nicht, sie mit kaltem Wasser auf das Feuer zu bringen, weil sie sonst leicht springen. Nahtmaterial zu sterilisieren ist nicht nötig, seitdem wir das äußerst bequeme und haltbare „Steril Katgut Kuhn" besitzen.

III. Desinfektion der Genitalien: a) In der Geburtshilfe: Rasieren der Vulva, zum mindesten ausgiebigste Kürzung der Schamhaare mit der Schere. Abwaschen der äußeren Genitalien, des Unterbauches und der Innenseite der Oberschenkel mit heißem Wasser und Seife fünf Minuten lang, Desinfektion der gleichen Teile mit Sublimatlösung 1 : 1000 3—5 Minuten lang; dann wird katheterisiert und (nur vor Operationen!) die Scheide mittelst Irrigator und gläsernem Mutterrohr mit 1%iger Lysol- oder Kresolseifenlösung ausgespült.

b) In der Gynäkologie. Die Desinfektion der äußeren Teile ist die gleiche wie eben beschrieben. Nur tut man gut, die Scheide nicht mit einer einfachen Spülung zu reinigen, sondern man wäscht sie wie die äußere Haut mit Wasser und Seife und dann mit Sublimat. Watte eignet sich hierzu weniger gut wie ein um zwei Finger gewickelter Waschlappen.

Lit.: Croner, Lehrbuch der Desinfektion. Leipzig 1913.

Eklampsie (P. Esch).

Unter Eklampsie versteht man tonisch-klonische Krämpfe mit Bewußtseinsverlust, die in der Schwangerschaft, unter der Geburt und im Wochenbette auftreten, und die fast ausnahmslos mit einer Albuminurie einhergehen. Nach den ersten Anfällen kehrt das Bewußtsein meist zurück, später aber tritt eine Bewußtseinsstörung mit Koma auch in den Zwischenpausen ein.

Die Krankheit befällt hauptsächlich Erstgebärende (etwa 75%) in der zweiten Hälfte der Schwangerschaft, weit seltener Mehrgebärende (25%). Relativ disponiert sind Frauen mit Zwillingsschwangerschaft und Hydramnion und (nach J. Veit) Personen mit infantilem Habitus. Auch bei Blasenmole und Extrauterinschwangerschaft tritt die Eklampsie auf. Im Wochenbett beträgt die Frequenz etwa 15% von allen Fällen. Sie tritt hier gewöhnlich kurz nach der Geburt, aber bisweilen auch erst nach Tagen auf. Auch Wiederholungen der Erkrankung bei späteren Schwangerschaften werden beobachtet, nach einer statistischen Berechnung von Zangemeister sogar verhältnismäßig häufig. Rückfälle in derselben Schwangerschaft sind ebenfalls bekannt.

Die Ätiologie ist noch nicht geklärt. Zahllose Theorien stützen sich teils auf klinische Beobachtungen, teils auf experimentelle Untersuchungen. Die Intoxikationstheorien stehen im Vordergrunde: Urämie bedingt durch Insuffizienz der Nieren bei Schwangerschaftsniere oder durch Gefäßkrampf in den Nieren wurden früher angenommen; Vergiftung durch fötale oder plazentare Abbauprodukte oder durch Fermente der Plazenta, auch Anaphylaxie werden zur Zeit angeschuldigt. Als krampfauslösendes Moment wird Hirndruck infolge von Gehirnödem mit Gehirnanämie, die durch die Wehentätigkeit gesteigert werden, angegeben (Zangemeister). Jedenfalls spielt die Wehentätigkeit beim Zustandekommen der Krämpfe eine Rolle und man neigt heute dazu, daß die Wehentätigkeit bei der Eklampsie (auch bei der in der Schwangerschaft) primär und die eklamptischen Anfälle erst sekundär auftreten (s. auch Hydrops gravidarum).

Bei der Sektion findet man mit großer Regelmäßigkeit hämorrhagische und anämische Nekrosen in der Leber, die auf thrombotische Prozesse in den Pfortadergefäßen zurückzuführen sind. Auch Ödem, Hyperämie, Apoplexien und Erweichungsherde im Gehirn, ferner Degeneration und Blutungen im Myokard werden beobachtet. Die Niere zeigt degenerative Vorgänge im sezernierenden Epithel (trübe Schwellung, fettige Degeneration, Nekrosen) und bisweilen Blutungen. Bei den sub partu abgestorbenen Kindern eklamptischer Mütter wird nicht selten der gleiche anatomische Befund erhoben.

Symptome. Dem eigentlichen Anfall gehen häufig Tage oder Stunden Prodromalerscheinungen voraus: Kopfschmerzen, Magenschmerzen, Übelkeit, Erbrechen, Erhöhung der Patellarreflexe und auch positiver Babinski (= Hirndrucksymptome!), Ansteigen des Eiweißgehaltes und des Ödems, Herabsetzung der Diurese und Sehstörungen (Flimmern vor den Augen, wie durch Nebel sehen, Amblyopie und Amaurose, wobei der Augenhintergrund fast ausnahmslos normal ist). Diese Prodromalsymptome werden bei der Eklampsie in puerperio selten beobachtet; sie tritt meist überraschend auf. Eine Aura wie bei der Epilepsie ist nur in einzelnen Fällen bekannt geworden. Der Urin enthält fast ausnahmslos Eiweiß und meist Zylinder, weit seltener Blutfarbstoff. Dem Anfalle geht meist eine Blutdrucksteigerung voraus. Die ersten Anzeichen des Anfalls sind ein starrer Blick, Oszillieren der Pupillen, Zuckungen um die Mundwinkel, bisweilen auch in der Hand, die sich sehr bald auf den übrigen Körper erstrecken.

Die Krämpfe haben einen klonischen Charakter, bisweilen, zumal am Schlusse eines Anfalles, werden sie tonisch. Es tritt Schaum vor den Mund, die Patientin beißt sich auf die Zunge und kann sich auch andere Verletzungen zuziehen. Die Atmung ist röchelnd, das Gesicht sieht blaurot, gedunsen aus. Der Puls ist beschleunigt, sehr voll, Blutdruck ist erhöht. In der Regel dauert der einzelne Anfall ½—1 Minute. Je nach der Schwere der Erkrankung folgen nach unregelmäßigen, kürzeren oder längeren Pausen neue Anfälle. Treten sie selten auf, so erwacht die Frau gewöhnlich nach dem Anfalle und sie ist höchstens desorientiert. Bei Häufung der Anfälle und in besonders schweren Fällen wird die Patientin schon nach den ersten Anfällen komatös.

In einer Anzahl von Fällen steigt die Temperatur entsprechend der Zahl der Anfälle.

Meist führt die Wehentätigkeit bei der Eklampsie zur Geburt, seltenerweise geht die Erkrankung in der Schwangerschaft (interkurrente Eklampsie) vorüber; es wird dann später häufig ein abgestorbenes oder mazeriertes Kind geboren; es sind allerdings auch Fälle bekannt, bei denen nach Überstehen der Eklampsie (in der Schwangerschaft) ein ausgetragenes lebendes Kind geboren wurde.

Relativ häufig (etwa 5 %) werden im Wochenbett, im Anschluß an die Eklampsie Psychosen, besonders maniakalische Zustände beobachtet.

In seltenen Fällen fehlen die Krämpfe, das Hauptsymptom der Eklampsie (Eklampsie ohne Anfälle); die Patientinnen werden dabei allmählich komatös und die übrigen Symptome sind vorhanden. Desgleichen fehlt bisweilen das Eiweiß im Urin.

Die **Diagnose** bietet im allgemeinen keine Schwierigkeiten, wenn man die eben geschilderten Symptome vor Augen hat. Der einzelne Anfall gleicht zwar einem epileptischen, jedoch bringen die Anamnese und die anderen Erscheinungen und der Verlauf bald Klarheit. Auch sind epileptische Anfälle unter der Geburt sehr selten. Hysterische Anfälle zeigen ein anderes Aussehen und sie treten ebenfalls bei Graviden und Gebärenden äußerst selten auf. Ein Koma kann natürlich auch durch eine andere schwere Intoxikation hervorgerufen werden, aber gleichzeitig bestehen bei einer anderen Ursache meist Lähmungen (z. B. bei Opium, Morphium), oder man sichert bei einer ev. Alkoholvergiftung die Differentialdiagnose durch den Geruchssinn.

Die **Prognose** ist im allgemeinen abhängig von der Intensität und der Zahl der Anfälle. Temperatursteigerungen und schlechte Beschaffenheit des Pulses sind von übelster Vorbedeutung. Günstig sind die Fälle, die bei gutem Allgemeinbefinden (freies Sensorium, freie Atmung, gute Beschaffenheit des Pulses) entbunden werden, oder wenn nach der Entbindung das geschwundene Bewußtsein bald wiederkehrt. Solche Patientinnen bleiben häufig von weiteren Anfällen verschont. Ungünstiger sind im allgemeinen die Fälle mit erheblichem Eiweißgehalt und zahlreichen Zylindern im Urin; besonders ungünstig sind die mit Blut im Harne, desgleichen die ohne Anfälle und die, bei denen nach den ersten Anfällen das Allgemeinbefinden erheblich gestört ist, oder die durch Ikterus kompliziert sind.

Ob im einzelnen Falle neue Anfälle zu befürchten sind, ist schwer zu entscheiden. Anhaltspunkte geben folgende Beobachtungen: Sind die Pupillen unruhig, flackernd, bleibt die Diurese gering und der Blutdruck hoch, oder klagt die Kranke über Kopfschmerzen, so muß man auch nach der Entbindung jeden Augenblick einen neuen Anfall erwarten.

Weiterhin sind die Eklamptischen dadurch gefährdet, daß sie zu Infektionen neigen; desgleichen können bei Koma Schluckpneumonien auftreten. (Die Psychosen gehen im allgemeinen in Heilung über.)

Die Mortalität schwankt zwischen „Stadt und Land". Nach einer Statistik von Büttner über die Eklampsiefälle des Großherzogtums Mecklenburg-Schwerin betrug die Sterblichkeit für die Stadt 28,3 %, für das Land 45,76 %; nach einer abermaligen Zusammenstellung desselben Autors betrug sie für die Stadt nur 16,80 %, und für das Land 27,40 %. Dieser erhebliche Unterschied zu ungunsten des Landes ist wohl an erster Stelle durch die hier allzu spät erreichbare ärztliche Hilfe bedingt.

Die Prognose der Kinder ist ebenfalls ungünstig. Die Mortalität beträgt (ohne Abzug) etwa 35%. Abgesehen davon, daß es sich in vielen Fällen um Frühgeburten handelt, wirken auch die Anfälle verderbenbringend auf das kindliche Leben. Nach 12—15 schnell aufeinander folgenden Anfällen sterben die Kinder meist ab. Ein Teil derselben kann unter diesen Umständen sicher durch eine frühzeitige Entbindung gerettet werden, jedoch ist nicht zu verkennen, daß manche auch gerade der operativen Entbindung zum Opfer fallen; andere werden durch die der Mutter dargereichten Narkotika geschädigt.

Einigemal wurden auch Konvulsionen bei den Kindern eklamptischer Mütter beobachtet.

Die **Therapie** ist eine symptomatisch-empirische und augenblicklich keine einheitliche. Tatsache ist es, daß die frühzeitige Entbindung, die nach der verdienstvollen Erfindung des vaginalen Kaiserschnittes durch Dührßen ohne beachtenswerte Gefahren auch in der Schwangerschaft vorgenommen werden kann, die Mortalität wesentlich herabgedrückt hat — auf etwa 15—20 % —. Die Anhänger dieser Therapie treten für die sofortige Entbindung jeder Eklamptischen nach der Übernahme der Behandlung ein. In der Praxis können für die Beendigung der Geburt natürlich nur die Zangenoperationen oder die Wendung je nach der Erfüllung der Vorbedingungen ev. nach vorheriger Dilatation der Zervix in Betracht kommen (s. Forceps, Wendung, Zervixinzisionen, Zervixdilatation durch Metreuryse und Kindskörper). Die frühzeitige Entbindung wird einerseits durch die Tatsache begründet, daß die Anfälle nach der Entleerung des Uterus in etwa der Hälfte der Fälle sistieren und in weiteren 25 % nur mehr 1—2 mal wiederkehren; ferner basiert sie auf der Annahme, daß das Kind oder die Plazenta die Ursprungsstätte des Giftes darstelle.

Diese geburtshilfliche, aktive Therapie stellt an die technische Fertigkeit des Arztes unter Umständen hohe Anforderungen. Im Gegensatze zu ihr steht die abwartende Behandlung (mit Narkotizis), mit der in jüngster Zeit bemerkenswerte Erfolge erzielt wurden. Diese Methode ist schon alt, von G. Veit eingeführt; neuerdings gab Stroganoff für sie folgendes Schema an:

Beginn der Behandlung mit 0,015 (0,1—0,02) Morphium subkutan.

1 Stunde nach Beginn der Behandlung 2,0 (1,25—2,5), Chloralhydrat im Klysma.

3 Stunden nach Beginn der Behandlung 0,015 Morphium.

7 Stunden nach Beginn der Behandlung 2,0 Chloralhydrat.

13 Stunden nach Beginn der Behandlung 1,5 (1,0—2,0) Chloralhydrat.

21 Stunden nach Beginn der Behandlung 1,5 Chloralhydrat. Daneben noch Beckenausgangszange, Steißextraktion etc., wenn die Vorbedingungen dieser Operation erfüllt sind.

Außerdem empfiehlt unter anderen besonders Zweifel, gleichzeitig einen ausgiebigen Aderlaß (500—600 ccm) vorzunehmen. (Ich möchte von der Anwendung eines Aderlasses ante partum abraten, weil man nie wissen kann, wie groß der Blutverlust unter der Geburt sein wird. Ev. läßt man dem Aderlasse eine subkutane Infusion von physiologischer Kochsalzlösung folgen (500 bis 750 ccm).

Der Erfolg dieser beiden an sich grundverschiedenen Behandlungsarten beruht wohl darauf, daß bei beiden die Wehentätigkeit möglichst ausgeschaltet wird.

In der Praxis dürfte es empfehlenswert sein, Eklampsiefälle einem Krankenhause zu überweisen, zumal die Durchführung der Eklampsietherapie geschulte Hilfskräfte erfordert. Wenn dies unmöglich, ist nach den heutigen Erfahrungen eine „Kombinationsbehandlung“ angezeigt. Kann die Patientin ohne große Gefahr von Nebenverletzungen entbunden werden, so wird sie entbunden. Gleichzeitig werden Narkotika verabreicht.

Für Wochenbettseklampsien kommt natürlich an erster Stelle die Behandlung mit Narkotizis und nach den Erfahrungen einer großen Anzahl von Klinikern der Aderlaß in Frage.

Außerdem sind noch eine Anzahl Verhaltungsmaßregeln zu beobachten. Während eines Anfalles achte man darauf, daß die Kranke sich nicht verletzt. Um Zungenbisse zu verhüten, führt man beim Beginn des Anfalles einen mit einem Taschentuch umwickelten Löffelstiel zwischen die Zähne, wenn ein Gummikeil nicht zur Hand ist; im übrigen halte man alle Störungen von der Eklamptischen fern, damit nicht neue Anfälle reflektorisch ausgelöst werden. Das Licht wird abgedämpft, äußerste Ruhe muß im Krankenzimmer herrschen, alle Untersuchungen sind schonend auszuführen, eventuell unter Zuhilfenahme von Narkose, die bei Operationen unbedingt erforderlich ist. Bei drohender Herzinsuffizienz werden Exzitantien, besonders Coffein. natr. benz. (20%) subkutan verabreicht. Stellt sich zunehmendes Trachealrasseln und Lungenödem ein, so kann künstliche Atmung und Herzmassage angebracht sein. Bei tief Komatösen mit rasselnder Atmung wird das Fußende des Bettes hochgestellt und der Kopf bisweilen auf die Seite zum Bette heraus gelegt, um der Sekretion Abfluß zu schaffen und die Schluckpneumonie zu verhüten. Bei motorischer Unruhe und den Psychosen wirkt Chloralhydrat (2,0) im Klysma sehr günstig. Ist das Bewußtsein wiedergekehrt, so gibt man neben Milchdiät Zitronenlimonade und ein Diuretikum. Bei Fällen mit vollständig darniederliegender Diurese wird auch die Nierendekapsulation nach Edebohls versucht.

Damit auch prophylaktische Maßnahmen angewendet werden können, ist es notwendig, daß der Urin jeder Schwangeren in 14tägigen Pausen untersucht wird, auch wenn keine verdächtigen Ödeme bestehen. Wird ein stärkerer Gehalt an Eiweiß oder ein Hydrops festgestellt (1 ‰ Esbach), so sind Bettruhe und Nierendiät und bei einem bestehenden Hydrops Flüssigkeitseinschränkung angezeigt. Ob eine eiweiß- und fettarme Ernährung der Schwangeren, die von mancher Seite an der Hand der „Kriegserfahrungen“ zwecks Prophylaxe empfohlen wird, berufen ist, die Häufigkeit der Eklampsie herabzusetzen, muß einstweilen dahingestellt bleiben.

Lit.: P. Esch, Über Eklampsie. Zeitschr. f. Geb. u. Gyn. Bd. 58, S. 11. — R. Freund, Eklampsietherapie. Med. Klin. 1912. S. 876. — Lichtenstein, Die abwartende Eklampsiebehandlung. Münch. med. Wochenschr. 1912. S. 1798. — Veit, Die Eklampsie und ihre Behandlung. Berl. klin. Wochenschr. 1913. S. 145. — Zoeppritz, Die Behandlung der Eklampsie nach Stroganoff. Münch. med. Wochenschr. 1912. S. 404.

Embolie,

Lungenschlag, ist die totale oder partielle Verstopfung einer oder beider Lungenarterien oder kleinerer Äste dieser Gefäße durch ein Blutgerinnsel, das einem Thrombus im peripheren Gefäßgebiet, z. B. im Becken oder Bein entstammt. Eine Thrombose muß also primär vorhanden, braucht aber nicht erkennbar zu sein, wie es bei den Aderverstopfungen im kleinen Becken öfter der Fall ist. Eine Femoralisthrombose (siehe diese) ist daher hinsichtlich der bei ihr übrigens kaum je vorkommenden Embolie angenehmer, da sie bei erkannter Gefahr zu äußerster Vorsicht mahnt. Eine Embolie infolge verborgener Beckenthrombose trifft dagegen die Patientin wie ein Blitz aus heiterem Himmel. Zur Lösung des Embolus vom Ort seiner Entstehung bedarf es einer Gelegenheitsursache, die sich nie ganz ausschalten läßt; denn geringe Bewegungen der Patientin, Stuhlgang, ein Einlauf genügen schon, eine Embolie hervorzurufen.

Plötzlich auftretende hochgradige Atemnot mit zyanotischer Gesichtsverfärbung und kleinem fliegendem Puls zeigen die schwere, zum Glück seltene Embolie an, die meist in wenigen, längstens in 20—30 Minuten zum Tode führt. Das Bewußtsein ist bisweilen noch kurz vor dem Exitus völlig ungetrübt und macht den Todeskampf zu einem in jeder Beziehung schrecklichen Ereignis. Es sind jedoch Fälle gesehen worden, welche zunächst völlig aussichtslos zu sein schienen und doch im weiteren Verlauf zeigten, daß die mit dem Leben vereinbare Ausschaltung eines größeren Lungenabschnittes fast die gleichen Symptome hervorruft, wie der totale, tödliche Verschluß einer Pulmonalarterie. Leichte Embolien, welche nur in kleinen Lungenpartien die Gefäßbahn unwegsam machen, kommen nach selbst völlig normalen Geburten viel häufiger vor, als man denkt. Plötzlich einsetzender Hustenreiz, pleuritische Schmerzen und nicht immer blutiger, bräunlicher Auswurf zeigen die erfolgte Verstopfung an. Pleuritisches Reiben ist an der betroffenen Stelle oft erst nach langem Suchen festzustellen.

Die **Prophylaxe** ist der Embolie-Gefahr gegenüber ziemlich machtlos, zumal es bis jetzt nicht angängig ist, von den viel gesuchten prämonitorischen Symptomen als brauchbaren Hilfsmitteln zu reden, und andererseits ein sicheres Mittel, die primäre Thrombose nicht zustande kommen zu lassen, fehlt. Besteht eine solche, was, wie gesagt, keineswegs immer erkannt werden kann, so läßt sich nur für absolute Ruhe sorgen: Nur unbedingt nötige Bewegungen dürfen ausgeführt werden und zwar so vorsichtig wie möglich; ein Klistier soll ganz langsam einlaufen und vor jeder Kotentleerung gegeben werden, um den Stuhlgang möglichst zu erleichtern; Pressen ist hierbei möglichst zu unterlassen.

Therapie: Rein symptomatisch. Im Anfall 0,02 Morphium subkutan. Die Trendelenburgsche Operation (Eröffnung der Arteria pulmonalis, Versuch der Extraktion des Embolus) wird in der Praxis technisch unmöglich sein. Ist eine leichte Embolie zustande gekommen, so befürchte man den Eintritt einer schweren, sorgt für absolute Ruhe (siehe Prophylaxe) und läßt die Frau, wenn eine etwa eingetretene Pleuritis den Termin nicht noch weiter hinausschiebt, mindestens 5—6 Wochen fest im Bett liegen.

Die Trendelenburgsche Operation bietet nur beim Zutreffen sehr glücklicher Voraussetzungen ausnahmsweise Chancen: Bereithaltung des zur Operation nötigen technischen Apparates, Anwesenheit eines geübten Operateurs, diagnostisch sichere Fälle, in denen der Tod nicht sofort, sondern erst nach längeren Minuten droht, genügende Widerstandsfähigkeit des Patienten und Verstopfung der Pulmonalis durch einen entfernbaren Embolus ohne ausgedehntere Ausfüllung der feineren Gefäßverzweigungen mit Thromben. Alle bisher operierten Patienten sind gestorben! Manche Kranke überstehen andererseits ohne diesen Eingriff trotz bedrohlicher klinischer Erscheinungen eine Embolie!

Embryotomie.

Die intrauterine Zerstückelung des nicht gebärfähigen Fötus (mit Ausnahme der Perforation).

Indikationen:

1. Lebendes Kind in Querlage, bei der die große Spannung des unteren Uterinsegmentes die Wendung verbietet.

2. In Querlage befindliches totes Kind, dessen Wendung schwierig sein würde.

3. Verschleppte, d. h. eingekeilte Querlage; Kind wird stets tot sein.

4. Mißbildungen der Frucht, insonderheit Doppelmißbildungen.

Vorbedingungen: Der Muttermund muß für die Hand durchgängig und das Becken so groß sein, daß es die Entwickelung der zerkleinerten Frucht überhaupt gestattet (Conj. vera nicht unter 5,5 cm).

Von den beiden Arten der Embryotomie: Der Dekapitation und der Eviszeration, wählt man, wenn irgend möglich, stets die erstere, weil technisch leichtere. Läßt sich bei Querlage der kindliche Hals nicht erreichen, dann muß man freilich eviszerieren, ebenso wie dies bei Mißbildungen der Frucht meist nötig sein wird.

Da mit der Verbesserung unserer Hebammenausbildung und mit der Zunahme der Ärzteschaft die ärztliche Versorgung auch in ländlichen Bezirken von Jahr zu Jahr wirksamer und leichter erreichbar wird, tritt die Verschleppung einer Querlage heutzutage nur selten noch ein, so daß der Praktiker kaum Gelegenheit finden wird, in der Ausführung der Dekapitation, noch viel weniger natürlich der Eviszeration einige Übung zu gewinnen.

I. Dekapitation: Narkose, Querbett, Desinfektion. Die dem Kopf „entsprechende" Hand (Kopf links rechte, Kopf rechts linke Hand) führt man wohl desinfiziert in die Genitalien der narkotisierten Frau ein und umgreift mit dem Daumen von vorn her, mit dem zweiten und dritten Finger von hinten den kindlichen Hals, den man sich durch geringen Zug an dem etwa vorgefallenen Arm leichter zugänglich machen darf. Die freie Hand führt sodann den Braunschen Schlüsselhaken (empfehlenswertes Modell: die Zangemeistersche Modifikation) am eingeführten Arm entlang nach dessen Daumen zu, so daß sich der Haken unter starker Senkung seines Griffes, quergestellt zwischen vorderer Beckenwand und kindlichem Hals hindurchschiebt, bis der nach hinten gedrehte Hakenknopf den Zeige- oder Mittelfinger berührt. Unter Leitung dieser Finger zieht man nun den Haken über eine möglichst große Partie des Halses, und dreht dann den Hakengriff unter gleichzeitigem, kräftigem Zug nach abwärts so, daß der Hakenknopf sich nach dem kindlichen Brustbein zu dreht. Oft folgt der ganze Fruchtkörper dieser Bewegung so lange, bis sich der Kopf am Promontorium fängt. In dieser Stellung wird mit kräftiger Umdrehung des Hakens in der beschriebenen Richtung die Halswirbelsäule gebrochen, was sich durch plötzliches Nachlassen ihres Widerstandes dokumentiert. Ist so der knöcherne Anteil des gefaßten Halsteiles überwunden, dann durchtrennt man die noch übrigen Weichteile durch Zug und Drehung des Hakens mit der Knopfrichtung nach dem Kopf des Kindes zu. Die in den Genitalien liegende Hand hat dabei die Hauptaufgabe, den Hakenknopf zu decken, sobald er nach Durchtrennung der ergriffenen Teile dem Zuge folgend die mütterlichen Weichteile bedroht; zweitens haben Daumen, Zeige- und Mittelfinger der inneren Hand festzustellen, ob zwischen Kopf und Rumpf des Kindes noch Verbindungsbrücken bestehen, haben diese durch erneutes Umgreifen zu fixieren und zur endgültigen Beseitigung in den Haken zu leiten. Nach vollständiger Dekapitation extrahiert die äußere Hand den kindlichen Rumpf am vorgefallenen Arm unter gleichzeitiger Deckung des bisweilen leicht verletzenden Wirbelsäulenstumpfes durch die innere Hand. Der zurückgelassene Kopf läßt sich mit dem Wiegand-Martin-Winckelschen Handgriffe: zwei Finger im kindlichen Mund, Druck mit der anderen Hand von oben her, oft sehr leicht entwickeln. Doch bleiben Schwierigkeiten dabei nicht selten aus: dann wird der durch Druck von außen fixierte Kopf durch den Mund hindurch mit dem Zweifelschen dreiblätterigen Kranioklasten perforiert, gefaßt, komprimiert und herausgezogen.

II. Die Eviszeration (Exenteration) ist selten nötig. Glücklicherweise, denn sie ist technisch meist schwierig und stets eine häßliche Operation. Bei dorsoanteriorer Querlage wird es meist der Brustkorb, bei dorsoposteriorer öfter der Bauch sein, in den es gilt, ein Loch zu schneiden, um die Eingeweide des Kindes, vor allen Dingen die große Leber entfernen zu können.

Wenn irgend möglich, umgeht man das Arbeiten im Dunkeln mit eingeführter Hand und Schere und stellt sich lieber mit Spiegeln den kindlichen Rumpf ein, um ihn sich zunächst mit Hakenzangen zu fixieren. Das nun in Tätigkeit tretende Instrument sei am besten die kräftige Smellische Schere, die zugleich ein Perforatorium nach Art des Naegeleschen darstellt; letzteres in Verbindung mit einer Sieboldschen Schere genügt natürlich auch; ebenso kommt man schließlich mit einer einfachen Schere zum Ziele, wenn sie nur recht lang ist. Man stößt oder schneidet besser in den kindlichen Brustkorb bzw. Bauch ein H-förmiges Loch, groß genug, um mit zwei Fingern eindringen zu können, die hakenförmig gekrümmt, Herz und Lungen und nach Zerreißung des Zwerchfelles die Leber, Milz und Nieren herausziehen. Die Entwicklung des so entleerten Kindes läßt sich nicht für alle Fälle richtig vorschreiben. Entweder versucht man durch Zug am vorgefallenen Arm oder durch das Einsetzen eines stumpfen Hakens hinter den tiefsten Punkt der Wirbelsäule die Geburt conduplicato corpore nachzuahmen. Die Durchschneidung der Wirbelsäule (Spondylotomie) mit oder auch ohne vorherige Eviszeration soll den gleichen Mechanismus ermöglichen. Oder man macht den Vorgang der Selbstentwicklung nach, indem man mit Krallenzangen den Steiß des Kindes neben dem Kopf allmählich herunterzieht und zuerst vor die Vulva bringt. Am schonendsten für das stark gespannte untere Uterinsegment (siehe Uterusruptur) ist meines Erachtens die gänzliche Durchschneidung des Kindes in zwei Hälften, die dann einzeln mit Hakenzangen unter Deckung der Knochenbruchenden extrahiert werden.

Bei Doppelmißbildungen, welche sich nicht durch Wendung auf alle vorhandenen Füße entwickeln lassen, versuche man zunächst die Durchschneidung des Verbindungsstückes. Erst wenn sich dieses Verfahren als unausführbar erweist, wähle man die Eviszeration.

Anhangsweise mag hier die **Bauchpunktion** der z. B. durch Aszites mißbildeten, noch in utero befindlichen Frucht Erwähnung finden: Unter dem Schutze der halben Hand wird das Perforatorium mit seiner Spitze an den unteren Brustkorbrand angesetzt und mit starker Neigung gegen den Fruchtkörper langsam durch die Haut gestoßen. Die abfließende Aszites- oder Tumorflüssigkeit zeigt die Beseitigung des Geburtshindernisses an.

Lit.: Zangemeister, Therapie des praktischen Arztes von E. Müller Bd. 1.

Entzündliche Erkrankungen der Geschlechtsorgane
(mit Ausnahme der puerperalen Infektionen (siehe dort)).

Es handelt sich in allen Fällen primär um eine Erkrankung der Schleimhäute, die aber nicht an der Membrana propria der Mukosa Halt zu machen braucht, sondern die nähere und weitere Umgebung z. B. die Uterusmuskulatur, die Parametrien, Ovarien und das Peritoneum in den Entzündungsprozeß einbeziehen kann. Eine dem Verständnis voll genügende Einteilung der verschiedenen Schleimhautkatarrhe gibt es bis jetzt leider auf keiner Grundlage. Zudem hat die neuere Erforschung der Uterusschleimhaut in die Diagnostik der in Rede stehenden Erkrankungen eine bis jetzt noch unheilbare Verwirrung gebracht, die sich um so fühlbarer machen muß, als nur selten ein einzelner Abschnitt des Genitales gesondert für sich erkrankt und keineswegs immer Symptome hervorruft, die als pathognomonische Zeichen lediglich auf ihn bezogen werden müssen. Daß infolgedessen die Diagnostik und Therapie der genitalen Schleimhauterkrankungen selbst der Kunst des Fachgynäkologen oft die größten Schwierigkeiten bereitet, kann daher nicht Wunder nehmen. Die Darstellung dürfte trotz unvermeidlicher Wiederholungen noch am klarsten ausfallen, wenn man sich an die grob anatomischen Abschnitte hält: Vulva, Vagina, Zervix und Corpus uteri, Tube, Ovarien, Parametrien und Perimetrium. Die Vulvovaginitis der kleinen Mädchen, sowie Zusammenfassung der Diagnose und Therapie der Gonorrhöe sollen am Schlusse dieses Abschnittes gesondert aufgeführt werden.

A. Vulvitis: Entzündung der mit Schleimhaut bekleideten Innenfläche der großen Labien, der kleinen Labien, der Klitoris und des äußeren Abschnittes des Hymens bzw. seiner Reste.

Ätiologie: Reichliche Sekretabsonderung aus den inneren Genitalien, Ausflüsse aus Harn- und Kotfisteln sowie zerfallenden Karzinomen und traumatische Reizungen (Reibungen an den Oberschenkeln bei fettreichen Frauen, Masturbation, Kohabitation, Notzucht) veranlassen neben seltenen Ursachen (Soor, Diphtherie, Scharlach, Pocken) die akute Entzündung.

Symptome: Brennen in der Vulva, besonders beim Urinieren, schmerzhafte Schwellung und Rötung der Labien, die besonders beim Gehen höchst unangenehm empfunden wird; serös-eitrige Sekretion. Im subakuten und chronischen Stadium gehen Schwellung und Rötung erheblich zurück, welch letztere sich an der Harnröhrenmündung, insonderheit an den Mündungsstellen der Skeneschen Gänge (Ductus paraurethrales, blind endigende Gänge dicht neben dem Orificium externum urethrae), sowie am äußeren und inneren Hymenalrande noch am längsten erhält. Das Sekret wird trokkener und bedeckt die Labien mit einer schmutzig-weißlichen Schmiere. Die fast ausschließlich gonorrhoischen Veränderungen der Bartholinischen Drüsen (siehe dort) wurden bereits gesondert besprochen. — Neben dieser einfachen Vulvitis kommt außer im Puerperium bei Typhus, Pocken, Scharlach, Masern, Cholera und Diphtherie eine schwere, gangräneszierende Form vor, welche zu weitgehenden Zerstörungen an der Vulva führen kann.

Therapie: Beseitigung des primären Leidens, z. B. einer Kolpitis, einer Blasenscheidenfistel.

Sonst: Körperliche Ruhe. Täglich ein lauwarmes Sitzbad, morgens und abends, bzw. noch häufiger Abwaschen der Vulva mit Watte und 1%iger essigsaurer Thonerdelösung. Bei sehr großer Empfindlichkeit ist ohne feste Bettruhe wenigstens für kurze Zeit oft nicht auszukommen. Vorlagen mit essigsaurer Thonerdelösung oder Bleiwasser bringen dann schnell Linderung. Ist die Sekretion erheblich, so benutzt man Einpuderungen mit Dermatol oder Vasenol, um bei nachlassender Absonderung eine indifferente Salbe (Lanolin, Lassarsche Paste) zu verwenden. — Die schwere gangräneszierende Vulvitis ist nach allgemeinen chirurgischen Gesichtspunkten zu behandeln.

Zwei eigenartige Vulva-Entzündungsformen nehmen klinisch neben der Vulvitis eine so besondere Stellung ein, daß sie für sich besprochen zu werden verdienen:

I. Die Vulvitis pruriginosa, kurz nach dem Hauptsymptom Pruritus vulvae genannt, ist eine ihrem Wesen nach noch nicht ganz geklärte Krankheitsform. Es tritt allmählich ein mehr oder weniger intensiver Juckreiz an der Vulva und ihrer Umgebung auf, der die peinlichsten Formen annehmen kann. Die Kranken fühlen sich schließlich dauernd zu rücksichtslosem Kratzen an den befallenen Hautstellen veranlaßt, büßen ihre Nachtruhe ein, kommen körperlich und psychisch herunter und verfallen bisweilen sogar auf Selbstmordgedanken; so qualvoll kann der ewige Juckreiz werden.

In den leichteren Fällen, die keineswegs selten sind und meist eine gute Prognose haben, tritt das Jucken mehr anfallsweise auf, so abends, wenn die Kranke das Bett aufgesucht hat und anfängt warm zu werden, nach dem Urinieren, beim Ankleiden und ähnlichen äußeren Reizen. — Die Haut der Vulva bekommt durch das häufige Scheuern und Reiben eine welke, faltige Beschaffenheit („kautschukartig“) und eine blaugrüne Färbung. Daneben weist sie mehr oder weniger zahlreiche und tiefe Kratzeffekte auf.

Ätiologie: Jeder Ausfluß aus der Scheide (Menstrualblut, katarrhalisches Sekret), besonders scheinbar der dem Uteruskavum entstammende, sowie die Benetzung der Haut mit diabetischem Urin, jedoch auch mit nephritischem, ikterischem kann die primäre Ursache des sogen. symptomatischen

Pruritus werden. Auch onanistische Manipulationen werden angeschuldigt, wobei man sich freilich hüten muß, die Ursache mit der Wirkung zu verwechseln. Es gibt nun aber Formen, bei denen man eine solche primäre Ursache vergeblich sucht: Essentieller Pruritus. Er findet sich am häufigsten zur Zeit des Klimakteriums, gehört zu den bösartigsten und hartnäckigsten Formen und wird heutzutage als eine funktionelle Neurose aufgefaßt.

Therapie: Die Beseitigung der primären Erkrankung ist natürlich die Vorbedingung für eine endgültige Heilung des Pruritus. Wollte man diesen aber bestehen lassen, bis jene Aufgabe erfüllt ist, so würde man sich einer oft recht dankbaren Therapie begeben. Letzterer hat stets vorauszugehen eine Untersuchung des Urins auf Zucker, um bei positivem Ausfall eine antidiabetische Kur einzuleiten. Zur direkten Bekämpfung des Juckreizes nun richte man sich ganz nach der Intensität des lästigen Symptoms: In leichten Fällen wird abends die Vulva dick mit Unguentum herbale compositum (Viljacreme) (Obermeyer) bestrichen; das hilft z. B. über die Zeit der Menstruation hinweg oder bis zur erfolgreichen Einschränkung einer starken vaginalen Sekretion. Genügt diese einfache Hilfe nicht, so wäscht man 2 mal täglich die Vulva mit Wasser und Seife ab und trägt dann 5% Karbolwasser mit Watte auf. Die Waschungen lassen sich am besten gelegentlich eines Sitzbades, dem eine Kleieabkochung zugesetzt ist, vornehmen. Das nächst stärkere, allerdings schmerzhafte Therapeutikum — man braucht beim Pruritus etwas „zum Abwechseln" — ist die Desinfektion (siehe dort) von Vulva und Scheide wie zu einer gynäkologischen Operation eventuell mit anschließender Jodtinkturpinselung. Für die schweren Fälle, besonders den essentiellen Pruritus, ist zu empfehlen: Waschen und Abtrocknen der Haut, Ätzung mit 5—25% Höllensteinlösung, nötigenfalls in Narkose. Schließlich käme noch die Exzision der juckenden Hautstellen in Frage, zu der man sich um so eher entschließen wird, wenn der Juckreiz auf bestimmte, nicht zu große Hautstellen begrenzt ist. All diesen Behandlungsmethoden scheint neuerdings die Röntgenbestrahlung erfolgreich Konkurrenz bieten zu wollen, da es in einer ganzen Anzahl von Fällen gelungen ist, mit verhältnismäßig kleinen Röntgenlichtmengen schnell und endgültig Hilfe zu bringen. Ob diese Erfolge auch für den essentiellen Pruritus dauernde sind, dürfte noch fraglich sein.

Lit.: Schubert, Münch. med. Wochenschr. 1911. S. 745.

II. Die Kraurosis vulvae, wahrscheinlich der Folgezustand einer chronischen Vulvitis: Schrumpfung der äußeren Genitalien auf Grund einer Atrophie des Koriums, auffallende Verengerung des Introitus vaginae. Die großen Labien sind dünn und flach, die kleinen fast oder ganz verschwunden. Die Haut ist trocken, runzelig, warzig und rissig. Die so veränderten Hautstellen rufen ein unbequemes Brennen und Jucken hervor und sind am besten zu exzidieren. Doch ist auch die oben beschriebene Pruritusbehandlung oft für einige Zeit wenigstens symptomatisch erfolgreich.

Lit.: Jung, Ph., Zeitschr. f. Geb. u. Gyn. Bd. 52, S. 13.

Von **spezifischen Infektionen** der Vulva kann man erleben

I. alle drei Stadien der Syphilis: den luetischen Primäraffekt an einer Schamlippe, am Frenulum labiorum oder, was leicht übersehen wird, hinter diesem. Ferner Condylomata lata, flache abschilfernde Papeln, die meist gleichzeitig den Damm und die Nachbarschaft des Anus besetzen. Endlich selten Gummata, mit schmierigem Zerfall. Die Behandlung dieser Erkrankung bietet gynäkologisch keine Besonderheiten.

II. Die Tuberkulose, die in Gestalt eines mißfarbenen Geschwürs mit unterminierten Rändern gewöhnlich als Teilerscheinung einer allgemeinen Genital- oder Lungentuberkulose auftritt. Auch ein lupusartiger Zerfall der Haut mit Fisteln und Unterminierungen wird beobachtet. Exzision der zerstörten Partien schaffte bisher die besten Heilungsaussichten; die moderne Röntgenbehandlung scheint noch bessere Erfolge zu erzielen und kann daher warm empfohlen werden. Auch lokale Quarzlampenbestrahlung kommt in Frage.

III. Das Ulcus rodens, in seiner Pathogenese noch unklar, entsteht vielleicht auf tuberkulöser, vielleicht auf luetischer Basis. Wesentlich für sein Zustandekommen scheint eine chronische Lymphstauung infolge operativer oder eitriger Zerstörung der Inguinaldrüsen zu sein. Es erinnert in seinem Aussehen und in seinem serpiginösen Fortschreiten — Heilung und Bildung strahliger Narben an der einen, Zunahme des geschwürigen Zerfalles an der anderen Seite — stark an Tuberkulose. Die Exzision ist das empfehlenswerteste Heilmittel.

IV. Das Ulcus molle, ein kleines weiches Geschwür mit starker eitriger Sekretion, das mit Argentum-Ätzung und Jodoformeinpuderung behandelt wird.

V. Den Soor-Belag der Vulva, der auf gerötetem Grund weiße, schlecht abwischbare Stippchen hervorruft, Brennen und Jucken verursacht, und mit Kaliumpermanganicum-Waschungen leicht zu beseitigen ist. Mikroskopisch in Kalilauge untersucht, erkennt man leicht die Myzelfäden, während man bei der klinisch recht ähnlichen, mit reichlicher Epithelabsonderung einhergehenden einfachen Vulvitis natürlich nur Plattenepithel findet.

B. Kolpitis (Vaginitis, Scheidenentzündung). Alle Erkrankungen der Vulva zeichnen sich durch ihren dem Auge direkt zugänglichen Sitz aus. Das trifft zwar für die Vagina in gewissem Sinne auch zu, da man ihre Wände mit dem Spekulum zu entfalten vermag. Es vermittelt uns das aber keine Entscheidung über ein wichtiges Hauptsymptom der katarrhalischen Scheidenveränderungen: Das Sekret, dessen Absonderung man nicht mit dem Auge verfolgen kann. Nur in einem Falle, wenn es milchig serös ist, können wir mit Recht behaupten, daß es nur der Vagina entstammt. Sonst bedarf man zu dieser Feststellung stets eines wichtigen Hilfsmittels, das wir bei den Uteruskatarrhen gleichfalls nicht entbehren können, das aber schon hier besprochen werden soll: den Schultzeschen Probetampon. Ein viereckiges, doppelt daumendickes loses Wattestück mit einer Seitenlänge von etwa 4 cm durchschnittlich, wird wie ein Paket mit einem Faden kreuzweis umschlungen und folgendermaßen in die Vagina eingelegt: Entfaltung der Scheide mit Simonsschen Spekula, vorsichtige Entfernung der Schleim- und Sekretteile von der Portio und den Scheidenwänden, wobei keine Blutung erzeugt werden darf. Sodann wird der Tampon mittelst einer Kugelzange so vor die Portio geschoben, daß das Fadenkreuz dicht vor dem Muttermunde liegt und die Tamponränder allerseits die Portio fest umschließen. Bei sehr weiter Scheide bewahrt man diesen Probetampon durch einen zweiten vor ihm liegenden vor dem Herausfallen. Die Entfernung der Wattestücke erfolgt nach 24 Stunden gleichfalls im Simonsschen Spekulum, in dem man mit der Kornzange das nach vorn gerichtete Fadenkreuz erfaßt, um daran den Tampon herauszuziehen. Die nun vorzunehmende genaue Betrachtung der Watte kann uns folgendes lehren:

Bei normalen Genitalien findet sich am Fadenkreuz etwas glasiger Schleim, der nur der Zervix entstammt, da sie allein Schleim absondert; die sonstige Tamponoberfläche, welche der Vagina anlag, trägt glänzende Vaginalepithelien in sehr dünner Schicht.

Bei Erkrankungen der Vagina saugt sich ihr Sekret stets in die Peripherie des Tampons ein, während die Stelle am Fadenkreuz frei bleibt. Weist diese gleichfalls Sekret auf, so kann dieses nur dem Uterus entstammen und zwar erkennt man bei einiger Übung:

Dünnes grünlich-gelbes Sekret, das tief in die Watte eingedrungen ist, wurde vom Corpus uteri abgesondert. Daneben findet man hellen Zervikalschleim ungefärbt auf der Tamponoberfläche. —

Sieht man Schleim und Eiter innig vermischt auf der Watte, so ist wahrscheinlich die Zervix der Herkunftsort dieser Absonderung.

Ist die schleimig-eitrige Benetzung jedoch auffallend dünn und tief in den Tampon eingedrungen, so dürften Korpus und Zervix gleichzeitig erkrankt sein.

Zweifellos kann eine vaginale oder eine uterine Eiterabsonderung aus dem Korpus so reichlich erfolgen, daß nach 24 Stunden der ganze Tampon derartig durchtränkt erscheint, daß die Entscheidung, ob Uterus oder Vagina der schuldige Teil ist, schwer fällt. Dann entferne man bei einem 2. oder 3. Versuch die Watte schon nach 12 oder gar 6 Stunden, um durch die Beschaffenheit der Gegend am Fadenkreuz Aufschluß zu gewinnen.

Die Frage, ob Scheide oder Uterus erkrankt ist, wird der Probetampon fast stets beantworten. Bei der Differentialdiagnose zwischen gemeinsamer oder alleiniger Zervix- und Korpuserkrankung läßt er uns bisweilen im Stich.

Nach diesen für den Praktiker wichtigen Angaben — denn die so einfache, diagnostisch und darum auch therapeutisch so wichtige Verwendung des Schultzeschen Probetampons findet meines Erachtens noch längst nicht die ihr gebührende Würdigung — komme ich zu der **Scheidenentzündung.**

Ätiologie: In erster Linie Gonokokken, aber auch viele andere pathogene Mikroorganismen (Streptokokken, Staphylokokken, Koli) und Saprophyten, sowie auch Darmparasiten (Oxyuren) verursachen die Scheidenentzündung. Durch den Koitus, durch Masturbation, Explorationen, kurz durch jede Berührung der Vaginalschleimhaut werden die Erreger ebenso eingeführt wie vom Rektum oder der Blase her durch Vaginalfisteln. Daneben steht die große Gruppe der Kolpitiden, die durch das Klaffen der Vulva infolge eines alten Dammrisses oder zahlreicher Geburten wohl so zustande gekommen sind, daß der Mikroorganismenbelag der äußeren Genitalien, besonders vom Anus her, in die Vagina hineingewachsen ist, wie das Moos den Stein überzieht. Schwerere Scheidenveränderungen rufen fehlerhafte Pessare hervor; gangränöse Prozesse werden in seltenen Fällen bei Scharlach, Typhus, Pocken, Cholera beobachtet.

Symptome: Diffuse oder fleckige und streifige Rötung der Vaginalschleimhaut zeigen die Kolpitis an. Das Sekret ist entweder milchig serös, „Fluor albus" (abgestoßenes Epithel mit Serum aus dem Gefäßnetz des Papillarkörpers) oder weißlich schmierig (viel Epithel, sehr wenig Serum) oder gelblich eitrig, besonders bei der Gonorrhöe und den sonstigen infektiösen Formen. Es ist jedoch zu beachten, daß, während einerseits die Scheide normalerweise so gut wie gar keine Absonderung liefert, andererseits in der Gravidität, bei chlorotischen Personen, bei Erkrankungen der Nachbarschaft und infolge häufiger Kohabitationen und masturbatorischen Reizungen eine vaginale Hypersekretion aufzutreten pflegt, welche nicht auf eine „Entzündung" bezogen werden kann. — Tiefe ulzeröse Veränderungen werden durch alte Pessare verursacht, croupöse und diphtherische Entzündungen infolge des chronischen Reizes jauchiger Sekrete (Karzinom, zerfallendes Myom, Blasen- und Kotfisteln). — Allgemeinsymptome macht die gewöhnliche, isolierte Kolpitis an und für sich nicht. Man trifft aber nicht selten derartig sensible Patientinnen, die infolge ihres Ausflusses erheblich in Sorge versetzt sind und ein schweres Genitalleiden erworben zu haben glauben, so daß man bei diesen von einer ausgesprochenen Beeinträchtigung des Allgemeinbefindens psychischer Natur reden kann. Kommt dazu die übliche Polypragmasie, welche mit den verschiedenartigsten medikamentösen Ausspülungen die Scheidenerkrankung erfolglos zu beseitigen versucht, ohne gleichzeitig die so häufige primäre uterine Erkrankung anzugehen, so kann man es erleben, daß die Frauen dadurch überhaupt erst wirklich krank werden und schließlich erleichtert aufatmen, wenn man sie einmal ein Vierteljahr lang ganz in Ruhe läßt.

Vier Abarten der Kolpitis sind besonders charakterisiert:

1. Der Soor-Belag der Vagina: Tritt am häufigsten in der Schwangerschaft auf, sieht der mit starker Epithelabschilferung einhergehenden Kolpitis ähnlich; jedoch lassen sich die meist zirkumskripten weißen Stippchen nur schwer abwischen, hinterlassen dabei leicht eine etwas blutende Fläche und geben unter dem Mikroskop das typische Bild der Myzelfäden. Einige Male wiederholtes Auswischen der Scheide mit rotweinroter Kaliumpermanganatlösung vernichtet die Pilzrasen in kurzer Zeit.

2. Die Vaginitis vetularum adhaesiva: Rote epithellose Flecke im oberen Teil der Scheide älterer Frauen, sehr häufig, meist symptomlos. Die Scheidenwände verkleben an den veränderten Stellen leicht miteinander, besonders die Scheidengewölbe mit der Portio. Der untersuchende Finger trennt diese Verwachsungen spielend leicht, wobei eine geringe Blutung entsteht. Behandlung meist unnötig; sonst Eingießungen von rohem Holzessig (siehe Ausspülungen der Scheide Nr. 4).

3. Die Kolpitis granularis, fast ausschließlich in Graviditate vorkommend, nimmt ätiologisch keine besondere Stellung ein, da sie für Gonorrhöe, wie man meinte, nicht pathognomonisch ist. Die Schwangerschaftshypertrophie in Verbindung mit der Entzündung führt zu einer derartig starken Schwellung des Papillarkörpers, daß man die einzelnen Papillen direkt als kleine körnige Erhebungen fühlt.

4. Die Kolpitis emphysematosa, wie die eben beschriebene Form fast nur bei Schwangeren sich findend und wie jene Erkrankung einer Behandlung nicht bedürftig, erkennt man an kleinen dünnwandigen Bläschen, die der Vaginalschleimhaut aufsitzen und ihre Entstehung gasbildenden Mikroorganismen verdanken. — Die Tuberkulose und Syphilis der Scheide ist recht selten und bedarf keiner besonderen Besprechung.

Therapie der Kolpitis: Ehe das Grundleiden, z. B. ein Prolaps, eine Parametritis, ein Fremdkörper, eine Fistel, nicht beseitigt ist, erübrigt sich jede Behandlung. Hat aber eine solche einzusetzen, z. B. zwecks Beseitigung des oft recht lästigen „weißen Flusses", so vergesse man zweierlei nicht:

1. Das allgemeine Befinden der Kranken. Eine Genitalbehandlung ist für viele Frauen und Mädchen ein so differenter Eingriff aus ästhetischen, moralischen oder ähnlichen Gründen, daß häufige vaginale Manipulationen mehr Schaden stiften können, als sie Nutzen bringen.

2. Ein isolierter Scheidenkatarrh ist viel seltener wie die Unzahl von Fällen, welche „gespült werden". Die Folge ist trotz anhaltender Behandlung ein immerwährendes Rezidivieren des ominösen Ausflusses und die allmählich sich festsetzende Überzeugung, unheilbar geschlechtskrank zu sein.

Daher ist folgendes zu raten: Man warte die Behandlung des Grundleidens z. B. eines Zervikalkatarrhs ohne besondere Behandlung der Kolpitis ab und lasse höchstens jeden 2.—3. Tag eine reinigende Scheidenspülung mit Sodawasser vornehmen (siehe Ausspülungen der Scheide). Verzögert sich nach Beseitigung der ursächlichen Erkrankung die Heilung des Scheidenkatarrhs, so halte man sich weder mit Spülungen noch mit der modernen Trocken- oder Hefe- oder sonstigen Behandlung auf und führe sogleich eine in 8tägigen Pausen dreimal zu wiederholende Scheidenätzung aus: Im Spekulum wird die Vagina sauber ausgetupft und mit einem in 10% Höllensteinlösung getauchten, an einem Gefäßrand ausgedrückten Tupfer oder Wattebausch sanft ausgewischt. Der Überschuß dieser Ätzflüssigkeit wird mit einer Kochsalzlösung sorgfältig entfernt. Aber auch so sind Rezidive leider nicht zu vermeiden, die aber fast stets erst sekundär einem wieder aufflackernden Zervikal- oder Uteruskatarrh folgen. Gegen sie ist eine isolierte Scheidenbehandlung eben machtlos.

Lit.: Polano, Zeitschr. f. Geb. u. Gyn. Bd. 70, S. 394.

C. Zervixkatarrh. Entsteht aus denselben Ursachen wie die Kolpitis und unterscheidet sich von ihr unvorteilhaft durch seinen für Diagnose wie Therapie gleichermaßen unzugänglichen Sitz. Die durch tiefe Schleimhautfalten ausgezeichnete Örtlichkeit, sowie die mannigfaltigen durch Einrisse und Narbenbildung charakterisierten Geburtsveränderungen der Portio machen es verständlich, daß die katarrhalischen Schleimhautveränderungen in dieser Körperregion „chronisch" im übelsten Sinne des Wortes sind.

Symptome: Abgesehen von der reinen Hypersekretion in der Gravidität, bei Chlorose und infolge von Kongestionen anderer Art im Unterleib (chronische Obstipation, Entzündungen, Tumoren) liefert die entzündete Zervixschleimhaut ein reichliches, schleimig eitriges Sekret, dessen Austritt aus dem Os externum man nicht selten im Spekulum direkt beobachten kann. Man sieht dann gleichzeitig auch die weiteren Folgen der Schleimhautentzündung:

Die Erosion, eine unscharf begrenzte, leicht blutende Rötung, die das Os externum mehr oder weniger weit umgrenzt und durch Verdrängung des Plattenepithels der Scheide durch das wuchernde zervikale Zylinderepithel entstanden ist. Hiervon ist wohl zu unterscheiden das

Ektropium der Zervixschleimhaut, die dem infolge von Geburten gespaltenen Halskanal wulstig entquillt, ohne dabei die Grenze des äußeren Muttermundes zu überschreiten, das sich aber natürlich mit einer Erosion kombinieren kann.

Ovula Nabothi sind Retentionszysten zervikaler Schleimhautdrüsen, die meist am Rande von Erosionen als stecknadelkopfgroße, bläulich oder gelblich durchschimmernde Hervorragungen sicht- und fühlbar angetroffen werden und nach ihrer Eröffnung ein glasiges Sekret entleeren.

Schleimpolypen von lappiger Form hängen nicht selten als entzündliche Schleimhautwucherungen aus dem Zervikalkanal in die Scheide hinein und können ohne jeden äußeren Anlaß durch plötzliche Blutungen ihre Trägerin erschrecken.

Die Portiohypertrophie (Metritis colli) verleiht der Portio eine klobige, wulstige, ja pilzförmige Gestalt. Sie beruht auf einer chronischen indurierenden Wucherung des intermuskulären Bindegewebes und zeigt an, daß die hartnäckige Schleimhautveränderung auch die tieferen Gewebspartien nicht unberührt gelassen hat.

Diesen diagnostisch so bedeutsamen anatomischen Veränderungen gesellen sich allgemeine Krankheitssymptome bei, die im höchsten Grade beschwerlich werden können. Alteriert der lästige Ausfluß schon als solcher die Psyche vieler Frauen, so kann er durch den entstehenden Säfteverlust noch insbesondere allgemeine Mattigkeit und Schwäche, sowie mancherlei nervöse Reizzustände bei hierzu disponierten Individuen herbeiführen. Ferner sind Kreuzschmerzen, Druckgefühl im Unterleib und ein „heimlicher Schmerz in der Gebärmutter" häufige Klagen der Kranken. Daß zur Zeit der Menses sich alle diese Beschwerden erheblich steigern können und durch eine gleichzeitig bestehende chronische Obstipation noch verstärkt zu werden pflegen, wird nicht wunderbar erscheinen.

Therapie: Vorbedingung ist die Berücksichtigung des Allgemeinzustandes der Kranken, den man mit geeigneter Eisen- oder Arsenbehandlung zu heben versucht. Ich schlage vor: Dürkheimer Maxquelle und Malz (z. B. Maltyl 3—5 mal täglich 1 Teelöffel). Der Stuhlgang wird geregelt, der eheliche Verkehr möglichst eingeschränkt, am besten ganz untersagt.

Lokal ist folgendes zu tun: Ätzung der Schleimhaut mit Acidum pyrolignosum crudum oder Formalin (Technik siehe „Ätzung der Uterusschleimhaut"). Die mit Watte umwickelten Stäbchen werden jedoch nur bis zum inneren Muttermund vorgeschoben. Es muß aber dieser Behandlung stets voraufgeschickt werden eine Reinigung des Halskanals von Schleim, was mit Hilfe von Sodalösung gelingt, die man gleichfalls mittelst der Uterusstäbchen gründlich zwischen die Schleimhautfalten bringt. Klafft der Muttermund, wie so häufig nach Geburten, weit, so kann man auch einfach den Holzessig in das eingeführte Milchglasspekulum eingießen (siehe Ausspülungen der Scheide) und damit gleichzeitig einer etwa vorhandenen Erosion die ihr gebührende Behandlung angedeihen lassen. Diese Ätzungen sind zunächst 2—3mal wöchentlich auszuführen; an den Zwischentagen spülen sich die Patientinnen selber mit Holzessig (3—4 Eßlöffel auf 1 l Wasser). Bei Besserung der Beschwerden ätzt man dann seltener, läßt mit Sodawasser spülen und setzt die Behandlung nicht etwa bis zur völligen Abheilung der Erosion fort, die, erst einmal in Gang gebracht, sich meist selbständig vollendet. Eine isolierte Erosion wird 2mal wöchentlich mit 10% alkoholischer Chlorzinklösung im Spekulum betupft; eine 2—3wöchige Behandlung ist meist ausreichend. Sollten Polypen vorhanden sein, so werden sie natürlich zu Beginn der Behandlung mit der Kornzange abgedreht; die etwaige Blutung steht nach Einlegen eines mit einem Faden umwickelten Wattetampons, den die Frau nach 24 Stunden selber entfernt. Ovula Nabothi sticht man mit einem spitzen Skalpell auf, ohne einen wesentlichen Blutaustritt befürchten zu müssen.

Besonderer Behandlung bedarf die Portiohypertrophie; zweckmäßig beginnt man mit der Skarifikation: Ein langgestieltes spitzes Messer wird 8—10mal in die vordere und hintere Muttermundslippe kurz eingestochen. Sobald die meist geringe Blutung zum Stehen gekommen ist, wird die Portio mit einem Glyzerin-Wattetampon bedeckt. Diesen ersetzt am nächsten Tag ein Ichthyol-Glyzerintampon (Ammon. sulfoichthyol. 10, Glycerini 100,0), an dessen Stelle am dritten Tage wieder der einfache Glyzerintampon tritt usf. Überraschend schnell — in 2—3 Wochen — gelingt es gewöhnlich auf diese Weise, eine erhebliche Volumensabnahme der verdickten Portio herbeizuführen. Von Vorteil erweisen sich hierbei auch warme Sitzbäder, 2—3 in der Woche.

Die eben skizzierte Tampon- und Sitzbäderbehandlung eignet sich übrigens auch vorzüglich zur Heilung von Dekubitalgeschwüren, wie sie bei großen Prolapsen und schlecht liegenden Pessaren bisweilen in recht großem Umfang an der Portio vorkommen können.

Führt die beschriebene Therapie der Zervikalkatarrhe nicht zum Ziel, so dehne man seine Bemühungen auf das Cavum uteri aus; gar oft und schnell tritt dann ein Erfolg ein. Andererseits denke man aber auch an das Vorhandensein eingreifenderer Ätzungsmittel (z. B. Acid. nitr. fumans, Chlorzink), sowie an operative Eingriffe (Schleimhautexzision, Emmetsche Operation), beides Maßnahmen, die sich für die Verhältnisse der Allgemeinpraxis schlecht eignen.

D. Metro-Endometritis, die Entzündung der Schleimhaut und Muskulatur des Corpus uteri, ein ätiologisch wie symptomatisch außerordentlich vielgestaltiges Krankheitsbild, das primär wie sekundär, seltener akut wie chronisch auftritt und pathologisch-anatomisch nicht geklärt ist. Hinzu kommt unsere Unkenntnis über die innersekretorische Ovarialtätigkeit (überhaupt noch arg problematisch!), deren Störung wahrscheinlich manche sogenannte „chronische Endometritis" verschuldet.

Pathologisch-anatomisch unterscheidet man die Wucherung des drüsigen Anteils der Mucosa corporis von der des interstitiell bindegewebigen (Endometritis glandularis und interstitialis). Zu bedenken ist aber, daß nach nicht erst neueren Untersuchungen das Aussehen der Uterusschleimhaut zyklischen, von der Periode abhängigen Wandlungen unterworfen ist; infolgedessen sehen wir manche mikroskopische Bilder als völlig normal an, die man früher als glanduläre Schleimhauterkrankungen bezeichnete. Ferner waren schon vor dieser Erkenntnis nicht wenig Fälle bekannt geworden — und das ist noch heute so —, die klinisch krank, anatomisch jedoch völlig gesund waren. Und endlich: Es ist bis heute noch nicht gelungen, für diese oder jene charakteristische Schleimhautveränderung klinisch einen typischen Symptomenkomplex zu finden. Trotzdem behält die Abrasio mucosae neben ihrem therapeutischen einen hohen diagnostischen Wert: die Erkennung einer bösartigen Schleimhautveränderung (Carcinoma corporis, malignes Adenom, Chorionepitheliom).

Ätiologie: Besonders die akuten Formen sind meist parasitären Ursprungs (Eitererreger, Gonokokken, Koli, Tuberkelbazillen, Saprophyten). Die chronischen Entzündungen gehen entweder aus der akuten Erkrankung hervor oder entstehen primär chronisch auf Grund der verschiedenartigst bedingten Blutversorgungs- oder Kreislaufstörungen: Chlorose, Anämie, Retroflexio, Myome, Portiokarzinom, Oophoritis chronica, Subinvolutio uteri post partum oder abortum, Retentio Deciduae.

Symptome: Hat die Entzündung der Schleimhaut die unter ihr gelegenen Muskelschichten ausgiebig in Mitleidenschaft gezogen, so läßt sich bisweilen ein vergrößertes, hartes Corpus uteri tasten, dessen Veränderung an und für sich freilich nichts für eine Mukosaentzündung besagt. Dies ist der einzige lokale Palpations-Befund, den die Endometritis manchmal verursacht, ohne den wir aber doch berechtigt sind, von einer Metro-Endometritis zu reden, da eine Beteiligung der obersten Muskellagen an der Erkrankung fast nie fehlt. — Unsere Diagnose der chronischen Endometritis stützt sich vornehmlich auf **folgende Symptome**:

1. Menstruationsstörungen: Die Blutungsdauer und die Blutmenge sind gegen früher vermehrt. Der Blutungseintritt kann verfrüht erfolgen (anteponierende Menstruation), so daß die blutungsfreien Intervalle auf doppelte Weise erheblich verkürzt werden, die Kranken sich darum auch nicht genügend von dem jedesmaligen Blutverlust ihrer „Menorrhagien" erholen können.

2. Dysmenorrhoe, d. h. Menstruations-Schmerzen, die mit Beginn der prämenstruellen Kongestion erscheinen, die Blutungszeit überdauern und ihren Höhepunkt oft kurz vor dem Blutungseintritt erreichen.

Diese Beschwerden sind übrigens kein konstantes Symptom; sie können ebenso ganz fehlen, wie sie einen außerordentlich heftigen Charakter anzunehmen vermögen (siehe Dysmenorrhoe). Harndrang ist bisweilen mit ihnen kombiniert.

3. Ausfluß, serös-eitrig, dünnflüssig, wird bei der Endometritis chron. häufiger vorgefunden, als er vermißt wird. Der Schultzesche Probetampon (siehe oben) hat zu beweisen, daß er dem Corpus uteri entstammt.

Zu diesen drei kardinalen Krankheitszeichen gesellt sich wohl stets der „nervös-psychische Symptomenkomplex", ausgelöst allmählich durch das Gefühl von Druck und Schwere im Leib, durch störende Kreuzschmerzen und hartnäckige Obstipation, durch die zunehmende Anämie und wohl nicht zum wenigsten durch das ängstigende Bewußtsein, genitalkrank zu sein: Die Kranken fühlen sich besonders während der Menses und oft einige Tage vorher schon abgeschlagen, matt, elend; der Appetit und Schlaf leidet. Es stellt sich eine bis dahin unbekannte Reizbarkeit ein, eine merkwürdige

Veränderung des Temperaments und Charakters. Kleinigkeiten führen zu „häuslichen Szenen“, die Arbeitslust und Fähigkeit und damit die gesunde Lebensfreude werden erheblich beeinträchtigt. Es ist gewiß angängig, hier von „hystero-neurasthenischen Beschwerden“ zu sprechen; es sollen damit aber nicht die eben kurz angedeuteten Klagen der Patientinen in das Reich der Fabel und Einbildung verwiesen werden. Daß auch das Fortpflanzungsvermögen der Erkrankten infolge der chronischen Schleimhautentzündung leidet, wird nicht auffallen können; die Konzeption ist häufig erschwert und endet, wenn sie doch einmal eintritt, leicht mit einem Abort: Es fehlt dem Ei der gesunde „Mutterboden“.

Von dem nicht eben gerade fest umrissenen Krankheitsbild der chronischen Metro-Endometritis lassen sich einige weniger deutlich erkennbare Erkrankungsformen absondern: Endometritis acuta septica (nicht puerperalen Ursprungs): Fieber, bisweilen sogar recht hohes, ferner ausgesprochenes Krankheitsgefühl, reichlicher, dünnflüssiger, eitriger Ausfluß, dessen Austritt aus dem Os externum man im Spekulum direkt beobachten kann und eine meist nicht sehr starke Druckschmerzhaftigkeit des Korpus lassen die Diagnose stellen. Die Möglichkeit der sekundären Adnexinfektion, die Peri- und Parametritis bedeutet die besondere Gefahr dieser Erkrankung.

Die Behandlungsfähigkeit dieses akuten Stadiums ist leider recht beschränkt: Absolute Bettruhe, hydropathischer Leibumschlag, leichte Diät und Sorge für regelmäßige Stuhlentleerung. Das mir geeigneter erscheinende, mehr chirurgische Vorgehen: Dilatation der Zervix mit Landauschen Dilatatoren und Einlegen eines Zangemeisterschen Metalldrains, später Spülungen mit Wasserstoffsuperoxyd und weiter mit Argentamin muß vorläufig wohl klinischer Beobachtung noch vorbehalten bleiben.

Endometritis exfoliativa (Dysmenorrhoea membranacea), ein ebenso seltenes wie hartnäckiges und quälendes Leiden. Am 2.—4. Menstruationstage stößt der Uterus seine Schleimhaut stückweise oder membranös zusammenhängend unter sehr starken Schmerzen aus. Differentialdiagnostisch hat man an Abort und den Abgang einer Dezidua bei Extrauteringravidität zu denken, weshalb sich die mikroskopische Untersuchung des Gewebes empfiehlt. Wiederholt sich die Exfoliation jedoch regelmäßig bei jeder Periode, so dürfte eine Gravidität mit Sicherheit ausgeschlossen sein. Die Prognose dieser Endometritisform ist nicht gut; ihre Behandlung ist die gleiche wie bei der chronischen Endometritis überhaupt.

Differentialdiagnostisch denke man bei den Menstruationsstörungen an intra- und extrauterine Gravidität, an Myome (insonderheit bei fehlendem Tastbefund an submuköse), an muköse und fibröse Polypen (erstere entgehen oft der explorierenden Hand), endlich an beginnendes Uteruskarzinom.

Therapie der chronischen Metro - Endometritis:

1. Lokal: Es stehen zwei Wege zur Verfügung, die gewucherte Mucosa corporis direkt zu treffen: Die Ätzungen des Cavum uteri (siehe dort) nach Menge, sehr bequem für die Praxis und gewiß ebenso wirksam wie die zweite Methode, die Abrasio (s. d.), zu der sich der praktische Arzt aber wohl weniger leicht entschließen wird. Ich rate trotzdem zur letzteren, weil sie zur mikroskopischen Diagnose das Material liefert, das immer wieder einmal karzinomatöse Neubildung erkennen läßt in Fällen, in denen man nicht im entferntesten daran dachte. Der oben beschriebenen Abrasio hat man sofort eine Ätzung der Korpus-Höhle mit Tct. jodi anzuschließen, die mit zweitägigen Pausen 3 mal wiederholt wird. Man bringt das Ätzmittel am besten mit einem Uterus-Wattestäbchen (Menges Hartgummistäbe oder Playfairsche Sonden) an den Ort der Wirkung: die erste Sonde reinigt das Kavum, die 2.—4. führt das Jod ein, die 5. saugt den Über-

schuß desselben auf. Vergleiche auch die Therapie der „Mennorrhagie" bei „Menstruationsstörungen".

Neben der Mukosa bedarf aber auch die Muskularis des Corpus uteri der Behandlung, die sich ganz besonders dann empfiehlt, wenn man den sogen. „großen, harten Uterus" vorfindet, der sich leider meist schlecht beeinflussen läßt. Man verwende zunächst die Wasser entziehenden Glyzerintampons, die der Arzt selber im Spekulum in das hintere Scheidengewölbe jeden zweiten Tag einschiebt. Nach 24 Stunden entfernt die Patientin die Watte und reinigt darauf die Scheide mit einer lauwarmen Spülung. Am Abend desselben Tages nimmt die Kranke ein warmes Sitzbad (35^0 C und 20 Minuten), dem man $5^0/_0$ Badesalz zusetzen kann. Eine Sitzbadewanne ist natürlich am bequemsten für diese Behandlung, läßt sich aber durch eine schräggestellte Waschwanne, deren Rand nicht allzu hoch ist, ersetzen. Das Gesäß bis fast zum Kreuz hinauf muß jedenfalls vom Wasser umspült sein. Nach dem Bade werden die betreffenden Teile kräftig frottiert, worauf sich die Kranke sofort ins Bett begibt und sich einen Prießnitzschen Umschlag auf den Leib legt (Handtuch in zimmerwarmes Wasser getaucht und gut ausgedrückt, Billroth-Battist oder ein ähnlicher undurchlässiger Stoff, darüber ein wollenes Tuch, am besten eine breite Flanellbinde; das feuchte Tuch muß ganz bedeckt sein). Am folgenden Tag wieder ein Glyzerintampon usf. 14 Tage lang. Überläßt man die Einführung der Tampons der Patientin selbst, so erreicht der Tampon gewöhnlich nur den untersten Scheidenabschnitt.

Herstellung der Tampons: Ein Wattestreifen wird ziemlich fest zusammengedreht, bis er, was durch verschiedene Länge und Breite des Streifens erzielt wird, Walnuß- bis Apfelgröße erreicht hat. Verschiedene Größen soll man stets vorrätig halten. Das Wattestück wird mit einem kräftigen weißen Faden wie ein Paket kreuzweis umschnürt. Über dem Knoten läßt man den Doppelfaden noch etwa 10 cm lang stehen, um ihn am Ende nochmals zu knoten. An diesem überstehenden Teil, der nach Einführung des Tampons zur Vulva heraushängen bleibt, läßt sich die Watte bequem entfernen. Wenn möglich, soll man die fertigen Tampons trocken sterilisieren. Für ihre etwaige Benutzung in der Geburtshilfe ist das sogar unbedingt nötig; für die gynäkologische Therapie genügt es, wenn man mit desinfizierter Hand die käufliche Salizylwatte auf einem reinen Handtuch zu Tampons formt und diese in einem mit Sublimat ausgewaschenen Glase unterbringt, das einen eingeschliffenen Deckel trägt.

Trotz Ätzungen und Abrasio der Mukosa, selbst wenn letztere wiederholt ausgeführt wird, trotz hydropathischer und Tampon-Behandlung, gelingt es nicht immer, der bisweilen starken Blutungen Herr zu werden. Die Frauen werden ihre Anämie dann überhaupt nicht mehr los. In solchen Fällen ist die Röntgentherapie und, sollte selbst dieses Mittel nichts verschlagen, schließlich die Totalexstirpation des ganzen Organs angezeigt.

2. Allgemein: So wirksam auch die direkte Behandlung der veränderten Korpusschleimhaut ist, so sicher steht auch fest, daß in einer übergroßen Anzahl von Fällen eine dauernde Heilung durch sie allein nicht erzielt werden kann. Bei jungen chlorotischen und anämischen Mädchen sieht man besser überhaupt von jeder lokalen Behandlung zunächst ab, es sei denn, daß erhebliche Menstruationsstörungen eine Abrasio unbedingt erfordern. Sonst ist es gewöhnlich ausreichend, den allgemeinen Kräftezustand zu heben. Hierin liegt überhaupt das Geheimnis der „allgemeinen Endometritis-Therapie", die zur Voraussetzung hat das unbedingte Vertrauen zum Arzt, und die zur Ausführung leider eine gewisse soziale Selbständigkeit dringend benötigt. Frauen der arbeitenden Klassen, die neben ihrem Haushalt mit großer Kinderschar noch mitverdienen müssen, sind in dieser Beziehung eben die schwierigsten Patientinnen. Haben sie Anspruch auf Unterstützung

durch eine Landesversicherungsanstalt (200 Beitragswochen!), so versuche man, ihnen auf dem Wege der Krankenfürsorge einen Sanatoriumsaufenthalt zu verschaffen. Besserung der häuslichen Verhältnisse nützt, weil meist ungenügend, gewöhnlich nichts. Auch besser situierte Frauen haben von einer „Sommerfrische" an der Ostsee oder in mittleren Höhen (z. B. Harz, Taunus, Südabhang des Riesengebirges) das meiste. Sind noch Reste des alten Entzündungsprozesses zu überwinden, so schlage man Sool- oder Moorbäder vor: Harzburg, Kösen, Reichenhall, Kreuznach, Münster am Stein, Salzdetfurth, Sulza; Elster, Flinsberg, Pyrmont, Langenschwalbach. Voraussetzung für den erfolgreichen Gebrauch dieser Bäder ist die Unterlassung jeder lokalen Therapie während der Kur, während deren ärztliche Leitung stets ratsam erscheinen dürfte.

Läßt sich die Entfernung aus der häuslichen Umgebung, das beste Mittel der Allgemeinbehandlung, nicht erreichen, so handle man nach folgenden Gesichtspunkten:

1. Zunahme des Körpergewichts ist bei gering ernährten Kranken zunächst anzustreben (Dürkheimer Maxquelle und Malz cf. Therapie des Zervixkatarrhs; Mitchellsche Kur).

2. Hydrotherapeutische Maßnahmen wirken belebend und anregend für Appetit und Schlaf: zunächst warme (35° C), dann kühlere (30—28° C) Vollbäder jeden zweiten Tag 3—5 Minuten lang; schließlich kalte Abreibungen morgens, nach deren Ausführung die Kranke im Bett nochmals warm werden soll.

3. Die Patientin hat täglich bestimmte Arbeiten im Haushalt zu leisten, um ihren Krankheitsgedanken eine gesunde Ablenkung zu verschaffen. Regelmäßige Spaziergänge, die eine wohlthuende Ermüdung anstreben, sollen dem gleichen Zwecke dienen.

4. Regelung der Stuhlentleerung (s. Obstipation).

5. Sorge für den Nachtschlaf: Meist werden die bisher erwähnten Maßregeln von selber eine ungestörte Nachtruhe bedingen. Besonders bei unruhigen und aufgeregten Frauen ist es aber nicht selten wünschenswert, möglichst schnell für die Befriedigung des oft stark empfundenen Schlafbedürfnisses zu sorgen. Man verordne dann niemals Schlafmittel, sondern protrahierte warme Vollbäder oder eine Tasse Baldriantee oder im äußersten Falle Brom abends vor dem Schlafengehen („Bromwasser von Dr. A. Erlenmeyer" $^1/_2$ Weinglas oder Sandows brausendes Bromsalz 1 Glas).

Lit.: Teilhaber, Münch. med. Wochenschr. 1902. S. 1698. — Albrecht, Monatsschr. f. Geb. u. Gyn. Bd. 34. S. 397.

E. Die Tuberkulose der Uterusschleimhaut ist eine recht seltene Erkrankung. Sie sitzt meist im Korpus, in der Zervix höchst selten und führt durch Knötchenbildung mit ihrem konsekutiven Zerfall zur Geschwürsbildung an den betroffenen Stellen. Verwechslungen mit Karzinom sind des öfteren vorgekommen und nur durch mikroskopische Untersuchung ausgeschabter Gewebsbröckel zu vermeiden. Auf diese Weise ist auch die Diagnose zu stellen. Die Entstehung der Tuberkulose kann vielleicht infolge der Kohabitationen mit einem tuberkulösen Manne primärer Natur sein, häufiger kommt sie sekundär bei gleichzeitiger Tuben- und Bauchfellerkrankung oder auf hämatogenem Wege von einem entfernt liegenden Herde aus zustande.

Lit.: Schlimpert, Arch. f. Gyn. Bd. 94. S. 863.

F. Die Tubenentzündung, Salpingitis, entsteht fast stets infolge sekundärer Infektion vom Uterus oder Peritoneum aus, die tuberkulöse Form auch von einem entfernt z. B. in den Lungen gelegenen Herde auf dem Blut- oder Lymphgefäßwege. Als Erreger müssen an erster Stelle die Gonokokken, dann die Tuberkelbazillen und Streptokokken genannt werden. Andere Keime (Koli, Staphylokokken, Pneumokokken, Aktinomyzes) finden sich seltener. In etwa der Hälfte der Fälle erweist sich der in den Tuben gefundene Eiter als steril.

Pathologisch-anatomisch kommt es zunächst zu einer Schwellung der Schleimhaut. Der Wimperbesatz der Epithelien und schließlich diese selbst gehen an vielen Stellen zugrunde, so daß die vielfach verzweigten Schleimhautfalten miteinander verkleben und zystische Hohlräume herstellen können. Greift die Entzündung auf die Muskularis und das Fimbrienende über, so kommt es einerseits zu einer erheblichen Wandverdickung und Schlängelung des Tubenrohres, andererseits zum Verkleben seines Ostium abdominale. Das im Tubenlumen ausgeschiedene Sekret vermag dann weder nach der Bauchhöhle, noch infolge der Schleimhautschwellung in dem so wie so schon engen Isthmus tubae nach dem Cavum uteri hinabzufließen, es dehnt die Tube „retortenförmig aus, und sie kann schließlich nach dem Peritonealraum, dem Darm, der Scheide, der Blase und den Bauchdecken zu perforieren. Dieses Ereignis tritt jedoch deshalb so selten ein, weil der Entzündungsprozeß auch das Bauchfell in Mitleidenschaft zieht, das durch zahlreiche Verwachsungen, in die Darm, Netz, Ovarium und Uterus einbezogen werden, von vornherein für genügende Abkapselung sorgt. So kommt es zur Bildung unförmiger, unter Umständen bis zu Kindskopfgröße anwachsender „Adnextumoren“, deren Inhalt fast stets eitrig ist, als Folge einer Salpingitis purulenta (Pyosalpinx), während die Salpingitis catarrhalis mit ihrem serösen Sekret zur sog. Hydrosalpinx führt, deren pseudomembranöse, peritoneale Verwachsungen gewöhnlich weniger ausgedehnt sind. Salpingitis tritt meist doppelseitig auf und bedingt nicht nur dann, wenn es zum Tubenverschluß kommt, Sterilität.

Symptome: Der Verlauf der Tubenentzündungen ist abgesehen von der puerperalen Form (s. puerperale Infektion) ein ausgesprochen chronischer. Charakteristische Symptome fehlen, abgesehen von dem Tastbefund bei der Tubenverdickung, leider völlig. Die Kranken klagen über Druck, Schwere, Schmerzen, bisweilen kolikartiger Natur, im Leib, die Kohabitation kann schmerzhaft, die Menstruation unregelmäßig und verstärkt sein, alles Zeichen, die sich auch bei anderen sexualen Erkrankungen des Weibes finden. Temperatursteigerungen geringen Grades werden häufig übersehen, die höheren Grades kommen fast nur bei den großen Adnextumoren infolge perimetristischer Peritonealreizung vor. Der in Anbetracht der Perforationsgefahr vorsichtig zu erhebende Palpationsbefund läßt bei den einfachen Schwellungszuständen der Tube bisweilen, wenn auch selten im Stich. Mindestens besteht eine auffallende Druckschmerzhaftigkeit; die Verdickung und Schlängelung der Tube ist schon schwerer nachweisbar. Leicht dagegen gelingt es, die durch Flüssigkeit oder eingedickten Eiter aufgetriebene Tube durchzutasten: die Ansatzstelle an einem Uterushorn, die nach der Seite zunehmende kegel- und walzenförmige Auftreibung des Organs, die durch Verwachsungen bedingte herabgesetzte Beweglichkeit sind die charakteristischen Zeichen. Schwierigkeiten bereitet jedoch wieder die Differentialdiagnose:

Läßt sich das kleine, rundliche Ovarium der gleichen Seite deutlich abgrenzen, so läßt sich damit ein Ovarialtumor ausschließen. Nicht immer gelingt aber solche Abgrenzung, wenn nämlich durch perimetrische Schwartenbildung ein unentwirrbarer Adnextumor entstanden ist. Selbst eine Narkosenuntersuchung bringt uns dann oft in der Erkenntnis nicht weiter.

Gestielte Myome sind gewöhnlich von weit derberer Konsistenz wie ein Tubentumor.

Völlig pflegt ein Adnextumor seine Beweglichkeit nicht einzubüßen, was der Parametritis gegenüber wichtig ist. Auch verläuft die untere Begrenzung eines parametritischen Exsudates kuppelförmig, d. h. die Schwellung geht in absteigender Richtung auf die Beckenwand über, während der

Adnextumor sich aufsteigend an die Beckenseite anlegt, man also mit dem explorierenden Finger einen spitzwinkligen Spalt zwischen Tumor und Beckenwand wahrnehmen kann. Endlich bedenke man, daß Tubenentzündungen gewöhnlich doppelseitig auftreten.

Bei einseitig rechts sitzender Tubenentzündung ist die Unterscheidung von einer Appendizitis oder Perityphlitis oft sehr schwierig und gelingt vielleicht noch am besten auf Grund anamnestischer Feststellungen. Im akuten Anfall scheint die bei Blinddarmentzündungen vorhandene, bei Tubenerkrankungen fehlende Muskelspannung (Défense musculaire) im Bereiche der rechten unteren Bauchgegend ein differentialdiagnostisch besonders wichtiges Zeichen zu sein.

Im Gedanken an eine tubare Gravidität beachte man das wenn auch nur kurze Ausbleiben der Menstruation, dem unregelmäßiger dauernder Blutabgang folgt, die nur einseitige Entwicklung des meist recht beweglichen Tubentumors und das ev. Vorhandensein einer Haematocele retrouterina. Eine Verwechslung mit einer Hydro- und Pyosalpinx wird dann nicht so leicht vorkommen; doch ist die Unterscheidung manchmal äußerst schwer. Durch Punktion des fraglichen Tumors von der Scheide aus die Frage zu entscheiden, ist dem Praktiker dringend zu widerraten.

Therapie der Salpingitis: Im akuten Stadium absolute Bettruhe bis zum Abklingen der Erscheinungen, also mindestens für 2—3 Wochen. Dazu leichte Diät, Regelung des Stuhlgangs (s. Obstipation) und ein hydropathischer Umschlag auf den Leib. Im chronischen Stadium wird es sich meist um die Behandlung eines Adnextumors mit eitrigem Inhalt handeln, der mit der sog. „konservativen Therapie“ (s. u.) angegangen wird. Hat man jedoch eine Hydrosalpinx diagnostiziert und festgestellt, daß der Tumor tatsächlich Beschwerden macht, so rate man zur Exstirpation der erkrankten Tube; vielleicht läßt sich sogar bei doppelseitiger Erkrankung durch eine Plastik die verloren gegangene Konzeptionsfähigkeit wiederherstellen. Eröffnungen vom Scheidengewölbe aus kommen nur für Adnextumoren in Frage, die der Scheidenwand dicht anliegen und deren geringe Beweglichkeit das Vorhandensein fester peritonealer Adhäsionen beweist. Die radikale Operation der nicht punktierbaren eitrigen Tubensäcke per laparotomiam tritt bei Frauen, deren Arbeitsfähigkeit zu den ersten Lebensbedingungen gehört, zweifellos in den Bereich der Überlegungen und erheischt spezialistische Beratung. Im allgemeinen tut man sicher besser, sie der **konservativen Behandlung** zuzuweisen. Deren Prinzipien, die auch für die Beseitigung parametraner Exsudate gültig sind, sollen hier kurz geschildert werden:

1. Einige Probebäder haben die Behandlungsfähigkeit der Patientin zunächst festzustellen.

Die Kranke kommt für 5 Minuten in ein Vollbad von 36° C, das sogleich auf 38° C gebracht wird. Am nächsten Tag für 10 Minuten, am übernächsten für 15 Minuten in ein gleiches Bad. Am 4. Tage steigert man in 15 Minuten die Wassertemperatur bis 40° C, wenn möglich bis 42° C. Tritt darauf keine deutliche Temperatursteigerung auf, so ist die Entzündung indolent genug, die weiteren konservativen Mittel schadlos zu ertragen.

Bequemer und zuverlässiger wie das Vollbad ist das Probelichtbad mit einem sog. elektrischen Glühbogen, der 4 Glühlampen und einen bis 120° messenden Thermometer trägt. Die Bauchhaut der Frau wird gut trocken gerieben und eine Wolldecke in einfacher Lage darüber gebreitet. Sodann stellt man den Glühbogen über den Leib, seinen Hohlraum allerseits mit Decken abschließend, damit keine Hitze verloren geht. Bei sehr umfangreichen Frauen ist es notwendig, den Glühbogen beiderseits etwas zu erhöhen, damit die Glühbirnen der Haut nicht allzu nahe kommen. Sodann wird folgendermaßen „geheizt“:

Am	1.	Tag	bis	70^0	und 5	Minuten
,,	2.	,,	,,	80^0	,, ,,	,,
,,	3.	,,	,,	90^0	,, ,,	,,
,,	4.	,,	,,	100^0	,, ,,	,,
,,	5.	,,	,,	110^0	,, ,,	,,
,,	6.	,,	,,	110^0	,, 10	,,
,,	7.	,,	,,	110^0	,, 20	,,
,,	8.	,,	,,	110^0	,, 30	,,

Die in Minuten angegebene Dauer der Erwärmung rechnet erst von dem Augenblicke an, in dem die vorgeschriebene Temperatur erreicht ist. Ein weiteres Ansteigen der Wärme vermeidet man durch Ausschalten von einer oder zwei Glühbirnen, deren Schaltvorrichtung daher am besten außen am Glühbogen angebracht ist. Tritt bei diesen „Probebädern" Fieber auf, so warte man 8—14 Tage, um dann eine erneute Prüfung der Reaktionsfähigkeit des Adnextumors bzw. des Exsudates vorzunehmen.

2. Wärme und Hydrotherapie. Ist dagegen die Erwärmung des Körpers schadlos vertragen worden, so kann man die probeweise Benutzung des elektrischen Glühbogens gleich therapeutisch fortführen und zwar täglich in der maximalen Anwendungsweise: 110^0 C und 30 Minuten lang. — Vollbäder, wie oben beschrieben, gebe man besser nur zweimal wöchentlich. Sitzbäder dagegen (vgl. lokale Therapie der chronischen Metro-Endometritis), so heiß wie sie vertragen werden, kombiniert mit hydropathischen Umschlägen kann man täglich verordnen z. B. für den Abend, während am Vormittag der Glühbogen benutzt wird. — Günstige Erfolge zeitigen ferner heiße Scheidenspülungen (s. d.). — Die Durchwärmung des Beckens mit den modernen elektrischen Heizapparaten scheint sich nicht durch besonders hervorragende Erfolge vor anderen Methoden auszuzeichnen. Bei dem vorschriftsmäßigen Gebrauch des sog. Pelvitherms habe ich sogar Verbrennungen erlebt. Günstige Resultate können wir aber von der Diathermiebehandlung (hochfrequenter, im Körperinneren in Wärme transformierter Strom) erwarten.

3. Belastungstherapie (s. d.). Sie läßt sich bequem im Privathaus durchführen, setzt aber eine recht geringe Empfindlichkeit der entzündeten Partien voraus.

4. Glyzerintampons, die in die Scheide gelegt durch Wasserentziehung wirken, kann man zur Unterstützung der übrigen Maßnahmen täglich oder besser noch umschichtig mit der Belastungstherapie verwenden.

5. Die Sool- und Moorbäder (s. allgemeine Therapie der chronischen Metro-Endometritis) kommen für Entzündungsreste in Frage, deren lokale Behandlung beendigt ist. Sie sollen neben der örtlichen Wirkung natürlich auch indirekt durch Hebung des Allgemeinzustandes eine Besserung erzielen.

6. Die spezialistische Röntgentherapie endlich empfiehlt sich für Patientinen jenseits des 35. Lebensjahres mit verstärkten Menses, um wenigstens diese Ursache einer immer wiederkehrenden Körperschwächung zunächst einmal zu beseitigen. Vielleicht bewirkt die Strahlentherapie außerdem noch direkt einen Entzündungsrückgang. Bei den tuberkulösen Formen ist dies sogar sehr wahrscheinlich.

Lit.: Schridde, Die eitrigen Entzündungen des Eileiters. Jena, Fischer 1910. — Opitz, Med. Klinik, 1911. Nr. 2. — Heynemann, Prakt. Ergebnisse der Geb. u. Gyn. Bd. 3.

G. Die Eierstockentzündung (Oophoritis) tritt akut und chronisch auf und kann sowohl infektiöser wie nicht infektiöser Natur sein. Die fast stets von der Nachbarschaft übergreifenden Infektionen sind durch den Streptokokkus, Gonokokkus, Tuberkelbazillus, das Bacterium coli, seltener durch andere Erreger bedingt. Charakteristische Symptome macht die Oophoritis leider kaum, da eben mindestens die Tuben und der peritoneale

Überzug der Nachbarschaft gleichzeitig erkrankt sind. Zwei Formen der Entzündung sind praktisch wichtig:

1. Der Ovarialabszeß: Die bakterielle Invasion in das interstitielle Eierstockgewebe hat auch das Parenchym, den Follikelapparat, ergriffen und weitere Abschnitte zur Einschmelzung gebracht. Durch die Verklebungen mit dem Bauchfell des Darmes, der Tubel und dem Netz entsteht wiederum ein „Adnextumor", in dessen Inneren der Ovarialabszeß in die Tube durchbrechen kann, sog. Tuboovarialabszeß, und der die Patientin ebenso belästigt, als wäre die Tube das zuerst abszedierte Organ gewesen. Symptome und Therapie sind denn auch die gleichen wie bei der bereits beschriebenen Pyosalpinx.

2. Die chronische Oophoritis, als Ausgang einer akuten Entzündung oder einer chronischen Blutüberfüllung des Ovariums anzusehen, führt zu einer allgemeinen, buckligen Vergrößerung des Organs, der sog. kleinzystischen Degeneration, die nicht selten durch Erschwerung der Follikelreifung und -öffnung Sterilität bedingt. Dysmenorrhoische Beschwerden. Verstärkung der menstruellen Blutausscheidung, einseitiger Schmerz bei lebhaften Bewegungen und hartem Stuhlgang, besonders bei gleichzeitigem Descensus ovarii bis in das Cavum Douglasi, sind weitere Symptome dieses meist recht unklaren Leidens. Ist palpatorisch eine Ovarial-Vergrößerung deutlich, was beim Tiefstand der Ovarien verhältnismäßig leicht nachgewiesen werden kann, ist das Ovarium druckschmerzhaft (jede Berührung der Geschlechtsdrüsen erweist sich auch im gesunden Zustand als empfindlich!), so gelingt die Diagnosenstellung eher als bei Verwachsungen und Verklebungen im Bereich der Adnexe, aus denen sich Einzelheiten kaum heraustasten lassen.

Therapie: Ist ein Ovarialabszeß sicher diagnostiziert, so ist er nach denselben Grundsätzen zu behandeln wie eine Pyosalpinx (s. d.). Besteht eine chronische Eierstocksentzündung, so verfahre man, wie es bei der Therapie der chronischen Metro-Endometritis beschrieben wurde, mit welchem Leiden die Oophoritis chron. ja auch symptomatisch viele Berührungspunkte hat. Nur die Abrasio mucosae uteri käme hier als zwecklos in Fortfall. Schließlich ist als ultimum refugium an die operative oder strahlentherapeutische Beseitigung resp. Außerkraftsetzung des Ovariums zu denken, wenn letztere auch meist doppelseitig wirkt.

H. Parametritis, die Entzündung des Beckenbindegewebes, das zwischen der peritonealen Bedeckung der Genitalorgane und dem muskulären Beckenboden sich neben und zwischen Uterus, Blase und Rektum ausbreitet.

Sie ist in der übergroßen Mehrzahl der Fälle puerperaler Natur und wird daher bei den puerperalen Infektionen besprochen. Es gibt jedoch eine mit Parametritis posterior oder retrahens benannte Erkrankung. die ganz anders geartet ist als eine puerperale Infektion des Beckenbindegewebes und die sich bei sehr vielen Frauen findet, die völlig normale Wochenbette durchgemacht haben: Eine entzündliche Schwellung und narbige Schrumpfung der Ligamenta sacrouterina. Diese verbinden die hintere Uterusfläche, von der Gegend des Os internum entspringend, mit dem Os sacrum, umgreifen in ihrem Laufe gabelförmig das Rektum und heben das Peritoneum in zwei längsgestellten Falten in die Höhe. Durch Schrumpfung dieser beiden Verbindungsstränge wird der Uterus in seinem Knickungswinkel nach hinten oben gezogen. Daraus resultiert dann die „erworbene spitzwinklige Anteflexio".

Lit.: Fraenkel, Deutsche med. Wochenschr. 1909. S. 2204 u. Monatsschr. f. Geb. u. Gyn. Bd. 45, S. 493.

Symptome der Parametritis posterior: Die Patientinnen klagen über Kopf-, Kreuz- und Rückenschmerzen, leiden gewöhnlich an mehr oder weniger hartnäckiger Stuhlverstopfung und sind oft steril. Bei der Exploration fühlt man im hinteren Scheidengewölbe, besonders deutlich vom Rektum aus, eins oder beide Ligamente als gespannte, verdickte, schmerzhafte Stränge. Sehr charakteristisch ist die Empfindlichkeit des „Lüftens der Portio", eines Druckes mit dem untersuchenden Finger gegen die hintere Portio-Fläche nach vorn zu, wobei eine Zerrung der kranken Ligamente eintritt. Sehr oft trifft man gleichzeitig eine Portioerosion an, die man vielleicht mit Recht als die Infektionsstelle für die Lig. sacrouterina ansehen darf.

Therapie. Beseitigung der etwa vorhandenen Erosion, bzw. eines Zervikalkatarrhs. Ich halte das für wichtiger wie die andere, übrigens ziemlich machtlose Therapie: Sitzbäder, Glyzerintampons und Wärme in Gestalt heißer Scheidenduschen oder Erhitzung des Unterleibes mit dem elektrischen Glühbogen. Etwas weiter kommt man vielleicht noch mit der Massage, die jedoch recht schmerzhaft und darum nicht immer ausführbar sein kann: Die Fingerspitzen der kombiniert untersuchenden Hände werden hinter dem Uterus einander möglichst so weit genähert, daß die gespannten Ligamente beiden Händen fühlbar sind. Es werden nun teils mahlende, teils durch Druck gegen den Uterus nach vorn dehnend wirkende Bewegungen der Finger ausgeführt: Diese 5—8 Minuten währende Behandlung läßt sich jeden 2. Tag in der Sprechstunde bequem ausführen. — Daß das Leiden äußerst hartnäckig sein kann, geht schon aus den zahlreichen therapeutischen Maßnahmen hervor, die zu seiner Beseitigung versucht wurden: Vaginifixur, Durchschneidung der Ligamente, Kochsalzinjektionen in den Canalis sacralis, Dilatationen des Os internum u. a.

I. Perimetritis, Pelveoperitonitis, die Entzündung des Beckenperitoneums, das die Genitalorgane, die Blase und das Rektum bedeckt. Man unterscheidet die nicht infektiöse, gewöhnlich chronisch verlaufende Form von der infektiösen, die akut einsetzt, wenn der Streptokokkus oder das Bacterium coli die Erreger sind, die dagegen bei der Infektion mit Tuberkelbazillen einen ausgesprochen chronischen Verlauf nimmt. Die gonorrhoische Pelveoperitonitis ist zumeist auch chronisch, seltener ähnelt sie dem stürmischen Verlaufe der septischen Streptokokkenperitonitis.

1. Die nicht infektiöse Pelveoperitonitis entsteht durch mechanische oder chemische Reizungen: z. B. durch Uterusverlagerungen, besonders die Retroflexio, durch Uterus- und Ovarialtumoren, insonderheit durch ihre Stieltorsionen. durch das Platzen einer Zyste oder einer graviden Tube etc. In allen Fällen kommt es zu einer Schädigung des peritonealen Endothels, auf dessen Zerstörung Verklebungen und Verwachsungen folgen, die im Laufe der Zeit zu langen Bändern und Strängen ausgezogen werden können. Die mechanische Reizung bleibt meist lokal, die chemische kann sich über den ganzen Peritonealraum ausdehnen.

Symptome: Zerrungsschmerz des Peritoneums bei Bewegungen. Die bekannten Erscheinungen der akuten Peritonitis fehlen immer. Durch Einhüllung der Ovarien, Verschluß oder Abknickung der Tuben kann Sterilität entstehen; auch die Bildung einer Hydrosalpinx auf dieser Basis ist nicht selten.

Diagnose: Sonst gegen einander verschiebliche Organe werden bei der Palpation als fixiert gefunden. Die Zerrung an den Fixationen ist meist schmerzhaft.

Therapie: Oft erfordert das im Vordergrund stehende Grundleiden — ein Ovarialtumor, eine fixierte Retroflexio z. B. — die Operation. Im anderen Falle hat man für eine Dehnung und Resorption der Verwachsungen Sorge zu tragen d. h. die sog. „konservative Therapie" einzuleiten (vgl. Behandlung der Adnextumoren).

2. Die infektiöse Pelveoperitonitis entsteht am häufigsten durch einen der 4 oben genannten, seltener durch andere Erreger. Die Streptokokken- und Coli-Peritonitis als Folge einer puerperalen oder operativen Verletzung (z. B. unsaubere Abrasio!), einer Appendizitis oder eines zerrissenen Adnextumors bietet gynäkologisch keinerlei Besonderheiten, da es sich meist um eine allgemeine Peritonitis oder wenigstens eine solche, die zur Ausbreitung über den ganzen Peritonealraum neigt, handelt.

3. Die gonorrhoische Pelveoperitonitis, gewöhnlich von den Tuben ausgehend (aszendierende Gonorrhöe), bleibt fast immer auf das Beckenbauchfell beschränkt, hier zu weitgehenden Verwachsungen führend.

Symptome: Der Eintritt des gonokokkenhaltigen Eiters in die Peritonealhöhle ist bisweilen von ganz akuten Erscheinungen begleitet, wie wir sie von der septischen Peritonitis her kennen: Meteorismus, Erbrechen, Fieber, Druckschmerzhaftigkeit der Bauchdecken, schneller, kleiner Puls. Allmählich tritt ein Nachlassen dieser bedrohlichen Symptome ein und es resultieren schließlich ausgedehnte Verwachsungen und große Adnextumoren im kleinen Becken. Häufiger wird dieses Endresultat erreicht nach einer ganzen Reihe von subakuten Anfällen. Flackert in den Tuben z. B. ein gonorrhoischer Katarrh auf, dringen Erreger bis an das Bauchfell vor, so kommt es zu Verklebungen und Abkapselung etwa entstehenden Eiters. Das kann sich Jahre hindurch wiederholen, bis schließlich vom Becken-Peritoneum nichts Gesundes mehr vorhanden ist.

Diagnose: Vgl. den Schluß dieses Kapitels.

Therapie: Im akuten Stadium absolute Ruhe, Ernährung mit kalter Milch und Schleimsuppen, Prießnitz auf den Leib. — Die Behandlung der Entzündungsresiduen wurde bei der Pyosalpinx beschrieben („konservative Therapie").

4. Die tuberkulöse Pelveoperitonitis ist meist auch dann, wenn die Tuben nicht den primären Krankheitsherd darstellen, der Anfang der Peritonitis tuberculosa überhaupt, weil die Bazillen sich in den tiefsten Bauchfellpartien zuerst anzusiedeln pflegen. Dem Gynäkologen geraten diese Erkrankungsfälle daher gewöhnlich zuerst in die Hände. Da ferner auch die weibliche Genitaltuberkulose weit häufiger ist als die männliche, so kann es nicht Wunder nehmen, daß auch die Bauchfelltuberkulose etwa 4 mal häufiger bei der Frau wie beim Manne auftritt. Die befallenen Bauchfellpartien weisen zahlreiche kleine Tuberkelknötchen auf, die man unter Umständen bei der inneren Untersuchung im Douglas fühlen kann. Dazu kommt die Ausscheidung des tuberkulösen Aszites, der sowohl frei wie abgekapselt sein kann und in letzterem Falle als tuberkulöses Produkt nicht leicht erkannt wird. Seltener ist die Bauchfelltuberkulose eine sog. „trockene": das erkrankte Peritoneum hat sich mit Fibrin bedeckt, durch das die einzelnen Organe leicht miteinander verkleben und so innig zusammenhängen können, daß von einem freien Bauchraum kaum noch die Rede ist. So kann es gerade im kleinen Becken, in dem z. B. zwei tuberkulöse Pyosalpinxsäcke liegen, von ihnen aus zu ausgedehnten Adnextumorbildungen kommen.

Symptome: Klinisch macht die tuberkulöse Pelveoperitonitis leichte Temperatursteigerungen (Differenzen zwischen der morgendlichen und abendlichen Messung bis zu 1 Grad und mehr!) und die sonstigen typischen Allgemeinerscheinungen der Tuberkulose. Charakteristische, auf den Genitalapparat zu beziehende Erscheinungen fehlen leider. Palpatorisch lassen sich vielleicht die Tuberkelknötchen fühlen. Meist entdeckt man nur die perimetrischen Adhäsionen oder auch größere Adnextumoren, deren tuberkulöse Natur sich aber nicht tasten läßt. Eine auf den ganzen Körper sich erstreckende genaue Untersuchung schafft z. B. durch die Feststellung eines Lungenherdes noch am ehesten Klarheit. Vor der diagnostischen Tuberkulininjektion glaube ich warnen zu müssen, da ich infolge dieser lege artis ausgeführten

Injektionen einigemale recht bedenkliche Propagierungen des Entzündungsprozesses sah.

Technik der diagnostischen Injektionen: Nach mehrtägiger Temperaturbeobachtung injiziert man Alttuberkulin abends in Dosen von 0,001—0,003 bis 0,006—0,01 in 2—3 tägigen Zwischenräumen. Tritt am nächsten Morgen Fieber auf sowie eine lokale Reaktion: Schmerzen im Leib, Durchfälle, Harndrang (bei Blasentuberkulose), so ist der Versuch als „positiv ausgefallen" zu bezeichnen. Ergibt schon die erste oder zweite Injektion einen positiven Ausfall, so sind weitere Injektionen natürlich zu unterlassen.

Therapie: Die allgemeine, roborierende Behandlung steht wie immer so auch hier an erster Stelle. Beginnende und leichtere Fälle können schon allein dadurch geheilt werden. Unterstützend wirken warme bis lauwarme Vollbäder, Auftragung von Schmierseife auf die Bauchhaut und die Benutzung von Solbädern. Von der Anwendung des elektrischen Glühbogens ist abzuraten. Bei der exsudativen Peritonealtuberkulose und größeren tuberkulösen Adnextumoren empfiehlt sich unter Umständen die Laparotomie, ev. die abdominale Totalexstirpation des Uterus mit seinen Adnexen. Ehe man sich dazu entschließt, darf nicht unversucht bleiben 1. die Röntgentiefentherapie, die bereits recht günstige Erfolge aufzuweisen hat, aber nur von geschultem Arzt ausgeführt werden sollte, und 2. die Quarzlampenbestrahlung („künstliche Höhensonne"). Letztere ist bekanntlich überall da am Platze, wo durch eine Belebung der Hauttätigkeit die Hebung des allgemeinen Kräftezustandes angestrebt wird. Glaubt man, der Patientin eine Operation nicht mehr zumuten zu dürfen, so versuche man eine Injektionskur mit Neutuberkulin: Von einer Lösung Neutuberkulin, von der 1 ccm = $^1/_{50}$ mg der festen Substanz ist, wird 1 Teilstrich der Pravazschen Spritze = $^1/_{500}$ mg injiziert, jeden folgenden 2. Tag ein Teilstrich mehr bis zu $^{10}/_{500}$ mg. Dann bezieht man aus der Apotheke 5 ccm der 10mal stärkeren Lösung und injiziert zunächst wieder einen, dann 2 Teilstriche usf., also $^1/_{50}$—$^{10}/_{50}$ mg N. T. Endlich verwendet man eine Lösung, die in einem Teilstrich $^1/_5$ mg enthält und spritzt hiervon allmählich $^1/_5$—$^5/_5$ mg ein. Regelmäßige Messungen der Temperatur und des Körpergewichts haben den Einfluß der Kur auf den Körper zu kontrollieren. Daß dessen allgemeine Kräftigung während der Injektionsbehandlung ganz besonders anzustreben ist, am besten natürlich durch eine sorgfältig geleitete Heilstättenbehandlung, braucht kaum besonders betont zu werden.

Lit.: Martin, A., Die Krankheiten des Beckenbindegewebes und des Beckenbauchfelles. Karger, Berlin 1906.

K. Gonorrhöe. Diagnose: Sie stützt sich zunächst auf die anamnestische Angabe, daß wenige Tage nach der Kohabitation Blasenbeschwerden (Schmerzen beim Urinieren und Harndrang) und ein gelblich-eitriger Scheidenausfluß sich einstellten. Bekannt und durchaus typisch ist die Infektion während der Hochzeitsreise, die mit einem Schlage das junge Eheglück zunichte machen kann. Freilich muß man wissen, daß es auch eine Deflorationspyelitis mit konsekutiver Zystitis und eine Kohabitationszystitis infolge einer Koliinfektion gibt, so daß man bei der Verwertung dieser anamnestischen Mitteilungen eine gewisse Reserve nicht außer acht lassen darf. In akuten Fällen wird das Mikroskop meist leicht entscheiden können, in chronischen Fällen dagegen bedürfen wir besserer Hinweise. — Hat ein Kind der Patientin post partum eine Ophthalmoblennorrhoe durchgemacht, so macht das eine Tripperer krankung der Mutter höchst wahrscheinlich.

Zur mikroskopischen Untersuchung auf Gonokokken streicht man, nachdem die Patientin einige Zeitlang nicht uriniert hatte, mit dem Zeigefinger die Urethra von hinten nach vorne zu aus und bringt das so gewonnene Sekret mit der Platinöse auf einen Objektträger. Oder man entnimmt, zumal wenn die Urethra nicht genügend Material liefert, im Spekulum dem Zervikalkanal eine Sekretprobe zur Untersuchung. Nach Färbung mit einfacher oder besser nach Löfflerscher Methylenblaulösung sieht man bei positivem Befund die typischen Semmelkokken „intrazellulär", in den Leukozytenleibern liegen. So günstig ist das mikroskopische Bild aber nur selten und wohl nur in akuten Fällen. Bei chronischem, spärlichem Ausfluß braucht man schon die Gramfärbung, um die gramnegativen Gonokokken aus dem oft bunten Gemisch zahlloser Bakterien herauszufinden und kann auch dann noch von Glück sagen, wenn es überhaupt gelingt. Der Nachweis des Vorhandenseins der Trippererreger ist übrigens auch bakteriologisch nur unter besonders günstigen Umständen zu erbringen.

Versagt also auch diese „exakte" Feststellungsmethode, so bleiben allein nur noch die klinischen Symptome übrig. Und zwar kann man nach Winter als sichere Zeichen der gonorrhoischen Infektion ansehen: die frische eitrige Urethritis und eitrige Prozesse der Bartholinischen Drüse. In diesen Fällen braucht man die meist positive mikroskopische Untersuchung kaum. Als wahrscheinliche Zeichen:

1. Ältere Urethritiden mit mäßig reichlichem, milchigem Sekret.

2. Harte, kleinere Anschwellungen sowie Zysten der Bartholinischen Drüsen und die Rötung an der Mündung ihres Ausführungsganges (Macula gonorrhoica).

3. Condylomata acuminata.

4. Akute Kolpitiden mit reichlich eitriger Sekretion, namentlich mit starker Schwellung der Falten und Papillen.

5. Akute Zervikalkatarrhe mit überwiegend eitriger Sekretion.

6. Pyosalpinx, deren andersartige Natur, z. B. Tuberkulose, nicht sicher festgestellt worden ist.

In allen diesen Fällen, sowie dann, wenn klinisch nur ganz unsichere Zeichen nachweisbar sind wie z. B. Colpitis maculosa, schleimig-eitriger Zervikalkatarrh, Adnextumoren, läßt uns die mikroskopische Untersuchung leider gewöhnlich im Stich, so daß man über eine gewisse Wahrscheinlichkeit der Diagnose nicht hinauskommt.

Therapie der Gonorrhöe: Im akuten Stadium absolute Bettruhe, leichte Kost und reinigende Abspülungen der äußeren Genitalien; weiter nichts. Jede lokale Therapie würde dem Aszendieren der Entzündung nur Vorschub leisten. Bisweilen kann man schmerzstillende Suppositorien nicht entbehren, insonderheit bei gleichzeitig bestehenden Blasentenesmen: Morphin. mur., Extr. Bellad. āā 0,01, Butyri Cacao 2,0 M. f. suppos. Nr. IV. D. S. abends 1 Stuhlzäpfchen einführen.

Ist das akuteste Stadium vorüber, so verordne man zunächst ganz milde tägliche Scheidenspülungen (2% essigsaure Thonerde), gehe aber sehr bald zu den eigentlichen Ätzungen über: Ausspülungen mit 1 l Wasser, dazu einen Eßlöffel der Lösung Chlorzink und Wasser āā (sehr giftig). Diese Spülungen verordne man zuerst 3 mal, dann 2 mal, später noch einmal wöchentlich. Die Zahl der hier verwendbaren Ätzmittel ist übrigens sehr groß. So werden empfohlen: 2—10% Protargollösung, 5—10% Argentamin, 5% Ichthyol, 10—20% Argentum nitr. und viele andere. Sie alle haben schließlich den einen großen Nachteil gemeinsam: dahin, wo die Gonokokken sich am längsten und sichersten halten, in die tiefsten Gewebspartien der Schleimhaut dringt keine Spülflüssigkeit vor. Mit absoluter Sicherheit läßt sich darum auch niemals eine Gonorrhöe als endgültig geheilt erklären, so daß man gut tut, die Behandlung über das Verschwinden der Sekretion hinaus noch einige Zeitlang fortsetzen zu lassen. Vor Rezidiven ist man auch dann nicht sicher. Da sie aber nicht nur durch ein Wiederaufflackern der latenten Entzündung, sondern nicht selten auch infolge einer Reinfektion von seiten des erkrankten Ehemanns entstehen, so ist dessen gleichzeitige Behandlung unerläßlich.

Freilich scheinen sich Ehegatten gegenseitig an ihre Gonokokken „gewöhnen" zu können; doch schließt das akute Nachschübe nicht aus.

Ist gleichzeitig mit der Gonokokkeninfektion eine Gravidität eingetreten, so sei man im Hinblick auf die mögliche Zerstörung der Schwangerschaft mit den Ausspülungen der Scheide besonders vorsichtig. Man verwende $\frac{1}{2}$—1% Ichthyol-Lösung und lasse die Flüssigkeit mit geringer Fallhöhe einfließen.

Das Aufsteigen der Erkrankung während des Wochenbetts zu verhindern, liegt leider nicht in unserer Macht. Das einzige Mittel, das uns zur Verfügung steht, nämlich Bettruhe bis zur 5.—6. Woche des Wochenbettes, führt weder immer zum Ziel, noch läßt es sich in allen Fällen streng durchführen. Immerhin sollte es stets versucht werden.

Sind die Tuben und das Peritoneum erst einmal infiziert, so richte man sich nach den bei Pyosalpinx und gonorrhoischer Pelveoperitonitis oben schon gemachten therapeutischen Angaben. —

Lit.: Asch, Die Behandlung der Gonokokkeninfektion etc. Monatsschr. f. Geb. u. Gyn. Bd. 45. — Menge, Die Gonorrhöe des Weibes. Wien 1911.

L. Die Vulvovaginitis der kleinen Mädchen ist eine mit schleimig-eitriger Sekretion einhergehende Entzündung von Vulva und Vagina. In den weitaus meisten Fällen handelt es sich um eine Gonokokkeninfektion, übertragen durch beschmutzte Waschlappen, Schwämme, Wäschestücke oder auch durch das Zusammenschlafen mit infizierten Personen. Selten führen Masturbationen, Oxyuren oder in die Scheide eingeführte Fremdkörper zu so hochgradiger Vulvovaginitis, daß man sie mit der Gonorrhöe verwechseln kann.

Symptome: Die ganze Vulvafläche und das Hymen sind hochgradig schmerzhaft gerötet, leicht geschwollen und mit schmierigem Eiter bedeckt, der in dicken Tropfen der Hymenalöffnung und der wohl stets mitbeteiligten Urethra entquillt. Im akuten Stadium dürfte der mikroskopische Erregernachweis leicht, im chronischen nicht immer gelingen. Eine weitere Untersuchung der Scheide oder gar der inneren Genitalien ist nicht nur höchst schmerzhaft, wenn nicht gar unmöglich, sondern auch überflüssig und schädlich (Aszension der Gonorrhöe!). Bisweilen besteht gleichzeitig eine Rektalgonorrhöe.

Therapie: Letztere, sowie die Urethritis heilt gewöhnlich bei folgender Behandlung von selbst aus: Bettruhe und Reinlichkeit d. h. täglich ein Vollbad und häufiges Abwaschen der äußeren Teile mit lauwarmem Wasser und Watte. Die Scheide wird täglich mittelst der Braunschen Uterusspritze oder einem ähnlichen, mit langer vorn stumpfer Kanüle versehenen Instrument mit lauwarmer 2% Protargollösung ausgespritzt. Hymenale Einrisse, die etwa dabei entstehen, erleichtern vorteilhaft den Eiterabfluß. Im chronischen Stadium führe man Jodoformstäbchen (Jodoformii 0,8 — Ol. cacao 7,5 — Ol. Ricini 0,5) in die Scheide ein bis hinter die Hymenalöffnung, ein von der Mutter leicht zu erlernender Handgriff. Diese zunächst tägliche und dann seltener werdende Behandlung setze man 10—12 Wochen lang fort. Ist auch die Prognose im allgemeinen gut, so erweist sich das Leiden für gewöhnlich doch als recht hartnäckig. — Die nicht gonorrhoische Vulvovaginitis kleiner Mädchen heilt man mit Bettruhe und Sitzbädern in Kamillentee.

Lit.: Cohen-Brach, Deutsche med. Wochenschr. 1892. S. 724. — Slingenberg, Zentralbl. f. Gyn. 1913. Nr. 38. 39.

Erweiterung von Schamspalte, Scheide, Muttermund und Zervix.

Die einfache **Schamspaltenerweiterung** (Episiotomie) wird herbeigeführt durch einen Scherenschnitt, der etwa 2 cm von der hinteren Kommissur entfernt beginnend seitlich rechts oder links nach dem Tuber ischii zu angelegt wird; man verwendet dazu am besten eine gerade kräftige Schere, mit der die Haut, die Faszie und die Muskulatur des Constrictor cunni etwa 3—4 cm tief durchtrennt werden.

Indikation: Wenn in partu beim Durchschneiden des Kopfes der Damm stark anämisch (weiß) wird, und man den Eindruck gewinnt, daß ein Riß aller Wahrscheinlichkeit nach entstehen wird, zumal wenn vielleicht erst ein kleines Segment des Kopfes geboren ist, dann beugt man dem Dammriß durch die Episiotomie vor. Sie heilt nämlich besser wie die Ruptura perinei, zumal wie eine komplette. Beim Forzeps an einer Erstgebärenden, sowie bei sehr enger Scheide, in die man z. B. zur Wendung eingehen will, braucht man gleichfalls oft die Episiotomie. Naht der Episiotomie: Eine tiefe Knopfnaht wird durch die seitlichen Ecken des Risses gelegt, dahin wo äußere Haut und Scheidenschleimhaut zusammenstoßen. Die zunächst ungeknoteten Enden dieser Naht werden emporgezogen, wodurch die Schnittflächen sich nahezu aufeinander legen. Sie können dann leicht mit Knopfnähten vereinigt werden.

Die große Scheiden-Damminzision (Schuchardtscher Hilfsschnitt, Paravaginalschnitt) erweitert die Scheide und Vulva in ausgiebigster Weise, wird aber seltener in der Geburtshilfe (beim vaginalen Kaiserschnitt z. B.) wie bei gynäkologischen Operationen benutzt.

Operateur und ein links neben der Frau stehender Assistent führen den Zeigefinger der linken (Assistent: rechten) Hand in die Scheide ein, um damit den Introitus zu spreizen, während die Daumen gegen die äußere Haut gedrückt eine Kompression des Gewebes zur Blutstillung ermöglichen. Dann durchschneidet das Messer Haut, Fett, Faszie und Muskulatur links von der Mittellinie zwischen Anus und Tuber ischii sin. nach links unten außen hin. Je höher der Schnitt in der linken Vaginalwand beginnt, desto größer wird die Erweiterung, die man sogar dicht neben der Portio am Scheidengewölbe beginnen lassen kann. Meist eröffnet der Schnitt einige größere Gefäße, die abgeklemmt und unterbunden werden müssen.

Die Naht des Paravaginalschnittes erfolgt analog derjenigen der Episiotomie (s. o.), von der er sich ja nur graduell und hinsichtlich der Schnittrichtung nur unwesentlich unterscheidet.

Die Erweiterung von Muttermund und Zervikalkanal wird durch die verschiedensten Verfahren bedingt, die dem erzielten Grade der Erweiterung entsprechend in aufsteigender Reihenfolge besprochen werden sollen:

1. Das mildeste Verfahren ist die **Tamponade des Zervikalkanals mit Jodoformgazestreifen** (in Dührssenschen Büchsen steril käuflich). Zuerst Desinfektion! Nach Einstellen der Portio im Spekulum wird der vordere Muttermundsrand angehackt und mit langer anatomischer Pinzette der Zervikalkanal mit der Gaze ausgestopft. Ist das Os internum durchgängig, so schiebt man vorteilhaft etwas Gaze durch ihn in den unteren Uterusabschnitt. Durch die eingelegte Gaze werden Wehen ausgelöst, die den Zervikalkanal samt Muttermund dehnen, bis der etwa vorhandene Uterusinhalt ausgestoßen werden kann. Sobald die dreistündlich vorzunehmende Temperaturmessung Fieber anzeigt, wird die Tamponade entfernt, die sonst 24 Stunden liegen bleiben darf. Genügt diese Zeit nicht zur Erzielung genügender Erweiterung, so tamponiere man besser nicht nochmals, sondern verwende eins der kräftigeren Verfahren (Hegarsche Dilatation, Metreuryse).

Indikationen: Einleitung des Abortes; Behandlung des im Gang befindlichen stark blutenden Abortes. In diesem letzteren Falle kombiniert man die Zervixtamponade mit der Scheidentamponade durch Jodoformwattetampons.

Der Eihautstich, nach Desinfektion im Spekulum durch Einschieben einer Sonde durch den Muttermund bis in die Eihöhle ausgeführt, bringt gleichfalls durch Wehenerzeugung eine Muttermunds- und Zervixdilatation, z. B. zwecks Aborteinleitung zuwege. Diese Methode ist aber langwierig und zudem wegen der Infektionsgefahr nicht ratsam.

2. Die **Laminaria-Dilatation**: Desinfektion! Nach Einstellen der Portio im Spekulum wird der vordere Muttermundsrand angehackt und ein Laminariastift, an seinem Ende mit einer Pinzette oder Kornzange gefaßt, vorsichtig in den Muttermund eingeschoben, bis nur sein Ende eben noch sichtbar ist. Loslassen der Portio und Einlegen von etwas Gaze vor den Muttermund, damit der Stift nicht herausrutscht. Die Frau kommt ins Bett; nach 24 Stunden hat der zur Fingerdicke aufgequollene Stift den Zervikalkanal einschließlich des Os internum gedehnt. Durch Zug am Faden wird er langsam entfernt. So lange der Stift liegt: 3stündliche Temperaturmessung. Tritt Fieber auf, so wird der Stift entfernt.

Die zum Einlegen fertigen Laminariastifte kauft man in sterilen Glastuben. Man wähle hohle Stifte, deren Faden durch die ganze Stiftlänge hindurchgeführt ist. Der Stift soll 8 cm lang und etwa 0,8 cm dick sein. Erhält man nur dünnere Stifte, so lege man gleich zwei ein. Gestattet die Enge des Zervikalkanales die Einführung eines dünnen Stiftes nicht, so dilatiere man mit Hegarschen oder Landauschen Dilatatoren vor. Nötigenfalls Nachdilatieren mit diesen Instrumenten nach der Entfernung eines nicht genügend wirksam gewordenen Laminariastiftes.

Indikationen: Aborteinleitung, Vorbereitung zur Abrasio und zur manuellen Entfernung von Abort- und Plazentarresten bzw. Plazentarpolypen, Ermöglichung der digitalen Austastung des Cavum uteri, z. B. bei Verdacht auf submuköse Myome.

3. Die **Metalldilatation nach Hegar oder Landau** wurde oben beschrieben (vgl. Abrasio). Es genügt das Einführen der Hegarschen Bolzen meist bis Nr. 20. Jedoch ist das je nach der Dicke des einzuführenden Fingers verschieden. Mancher Operateur kann sich mit Nr. 18 begnügen, andere brauchen die Dilatation bis Nr. 22. Der große Vorzug dieser Metalldilatation beruht auf der Schnelligkeit des in einer Sitzung zum Ziel führenden Verfahrens. Der Nachteil sind kleine Zerreißungen am inneren Muttermund, die fast nie ausbleiben und nur bei peinlichster Asepsis ungefährlich sind. Die Möglichkeit der Uterusperforation wurde bei der Technik der Abrasio erwähnt.

Indikationen: Wie bei der Laminariadilatation.

4. Die **Metreuryse**: Das Einführen eines Ballons in graviditate bei noch beweglich stehendem vorliegendem Teil in den unteren Uterusabschnitt und Füllung des Ballons mit sterilem (gekochtem) Wasser oder steriler Kochsalzlösung Desinfizientien (Sublimat, Lysol etc.) verwende man besser nicht. Der Ballon könnte platzen und sein Inhalt eine Vergiftung bedingen.

Nach gehöriger Desinfektion wird zunächst vor Beginn der eigentlichen Operation der Ballon mit einer Spritze gefüllt, bis er die genügende Größe erlangt hat. Man merke sich die Menge der Füllflüssigkeit und beachte die Dichtigkeit des Ballons. Sodann preßt man mit der Hand die Füllung aus dem nach oben gehaltenen Ansatzrohre wieder heraus, ohne mit dem Druck nachzulassen. Sobald das letzte Wasser ausgeströmt ist, verschließt man das Ansatzrohr. Auf diese Weise gelingt es, den Ballon luftleer zu machen. Eine in ihm befindliche Luftblase könnte, wenn er platzt, eine Luftembolie verursachen. Der leere Ballon wird nun zigarrenartig zusammengerollt und nach Freilegen und Anhaken der Portio mit einer Metreurynterzange so gefaßt, daß er die Spitze der Zange etwas überragt. Dann wird er durch den Zervikalkanal bis über den inneren Muttermund eingeführt. Man öffnet nun die Metreurynterzange und füllt dann die gleiche Fflüssigkeitsmenge wie vorher mittelst Spritze in den Ballon ein, peinlich darauf bedacht, nach der jedesmaligen Entleerung der

Spritze, ehe sie zur neuen Füllung abgenommen wird, das Ansatzrohr zu verschließen, um einen Lufteintritt zu vermeiden. Sollte der Muttermund selbst für den kleinsten Metreurynter noch zu eng sein, so muß mit Hegarschen Bolzen vordilatiert werden. Bei stehender Blase, auch bei Placenta praevia oder tiefem Plazentarsitz, soll man im allgemeinen versuchen, den Ballon extraovulär, d. h. zwischen Uteruswand und Eihäuten einzuführen, die zu diesem Zweck bisweilen mit dem Finger erst etwas abgelöst werden müssen. Die Eihöhle kann dann nicht infiziert werden und zur vorzeitigen Entfernung des Dilatationsinstrumentes keine Veranlassung geben. Bei Hydramnion, Zwillingen und Eklampsie ist aber die durch extraovuläre Lage des Ballons bedingte Erhöhung des intrauterinen Druckes höchst unerwünscht. In allen diesen Fällen sprengt man daher mit dem eingeführten Instrument die Blase, so daß es dann intraovulär liegt. — Ferner ist es nötig, sich mit der Größe des Ballons der Größe des Uterus anzupassen. Ein zu großer Ballon würde eine Uterusruptur bewirken können. Das Tarniersche Bläschen und die kleinsten Nummern des Dührssenschen Instruments eignen sich für die Uteri vom 4. bis 6. Schwangerschaftsmonat, während die größten Ballons dem 9. und 10. Schwangerschaftsmonat vorbehalten bleiben sollen. Der im Uterus liegende Ballon regt Wehen an, die den Zervikalkanal dehnen. Soll diese Dehnung beschleunigt werden, so kann man an das aus der Vulva herausreichende Ansatzrohr einen Bindfaden anknüpfen, ihn über die Bettkante leiten und an ihm ein Gewicht ($^1/_2$—1—2 kg) oder eine leere Flasche befestigen, in die man Wasser eingießt ($^1/_2$—1—2 l, ev. also zwei Flaschen benutzen). $^1/_2$ kg Gewicht genügt für leichten Zug; stärkere Belastungen dehnen natürlich schneller. Folgt der Uterus dem Zuge, so daß die Portio in der Vulva sichtbar wird, so erkennt man hieran, daß die Zervix die Grenze ihrer Dehnbarkeit erreicht hat. Man läßt mit dem Gewichtszug dann besser etwas nach; es könnten sonst Krampfwehen entstehen. Hat der Muttermund infolge der meist schon nach wenigen Stunden einsetzenden Wehen die Größe des Metreurynters erreicht, so wird letzterer in die Scheide geboren und mit Preßwehen aus der Scheide ausgestoßen. — Will man in eiligen Fällen die Dehnung des Muttermundes forcieren, so ziehe man den in den Uterus eingelegten Metreurynter (am besten das Müllersche Modell, s. u.) durch stetigen Zug mit der Hand durch den Zervikalkanal sehr langsam hindurch. In durchschnittlich einer halben Stunde gelingt oft so die völlige Erweiterung. Statt dessen kann man freilich auch große Zervixrisse sowie die Unmöglichkeit der forcierten Dehnung erleben, letzteres wiederum erkennbar an der in der Vulva erscheinenden Portio, in welchem Falle die Zugkraft natürlich sofort zu verringern ist.

Die forcierte Dilatation von Zervix und Muttermund ist auch mit dem Bossischen Dilatator erreichbar, einem Instrument, das mit 4 sich spreizenden Armen das Gewebe auseinander drängt. Sind auch die Resultate, welche von geübten Operateuren mit dem „Bossi" erzielt wurden, keineswegs schlecht, so rate ich doch von der Verwendung dieses Instrumentes ab. Die Dehnbarkeit des Gewebes läßt sich zu schlecht kontrollieren. Zudem kommt man mit den anderen uns zu Gebote stehenden Dehnungsverfahren vollkommen aus.

Die verschiedenen **Metreuryntermodelle** und die **Indikationen zur Metreuryse:**

1. Die geringste Erweiterung erreicht man mit dem Tarnier-Zweifelschen Bläschen. Auf das eine Ende einer katheterartig gebogenen Röhre ist ein Saughütchen aufgebunden, das nahtlos sein muß, sonst platzt es zu leicht. Das andere Rohrende läßt sich mit einem Hahn verschließen. Nachdem die Luft aus dem Bläschen mit der Hand ausgedrückt ist, wird der Hahn geschlossen. Es gelingt dann die Einführung des Bläschens, das mit sterilem Glyzerin oder steriler flüssiger Kali-Glyzerinseife schlüpfrig zu machen ist, meist leicht ohne Zuhilfenahme einer Zange. Das aufgefüllte Bläschen ist

etwa so groß wie eine kleine Apfelsine und eignet sich daher zur Einleitung des Aborts vom 4. Monat an, der künstlichen Frühgeburt und der rechtzeitigen Geburt. Gewöhnlich gehen die Wehen nach Ausstoßung des Bläschens spontan weiter. Sollte das einmal ausnahmsweise nicht der Fall sein, selbst bei Zuhilfenahme eines Hypophysenpräparates nicht (s. unter „Wehen"), so würde man gezwungen sein, einen größeren Metreurynter einzuführen.

2. Der Braunsche Ballon, in verschiedenen Größen käuflich, bewirkt dementsprechend auch eine verschieden große Erweiterung des Muttermundes. Die kleinsten Ballons ersetzen das Tarniersche Bläschen vollkommen, die größten dehnen den Muttermund bis auf Kindskopfgröße.

3. Die Dührssenschen Metreurynter, gleichfalls verschieden groß zu haben, stellen kurze Kegel aus zugfestem Material dar; an der Kegelspitze setzt das Ansatzrohr an. Dieses Modell dürfte am empfehlenswertesten sein.

4. Der Metreurynter nach Müller, aus zugfestem gummiertem Stoff hergestellt, ist ein langgestrecktes kegelförmiges, mit Beckenkrümmung versehenes Instrument, das wie das Tarniersche Bläschen auf einem mit Hahn verschließbaren Rohre befestigt ist. Es eignet sich vornehmlich zur forcierten Dilatation, während für die gewöhnlich übliche Metreuryse hauptsächlich die Braunschen und Dührssenschen Ballons in Frage kommen. Benutzt werden sie, ganz allgemein gesagt,

I. Zur Erregung von Wehen, also zur Einleitung der unzeitigen, vor- oder rechtzeitigen Geburt und zur Bekämpfung einer nach dem Blasensprung auftretenden Wehenschwäche, die sich mit einem Hypophysenpräparat, dem milderen Mittel, nicht beheben läßt und deren Beseitigung dringend indiziert ist.

II. Zur Beschleunigung der Eröffnungsperiode, wenn im Interesse der Mutter (Fieber, Eklampsie, Tuberkulose, Herzfehler) oder des Kindes (Asphyxie) die Entbindungsdauer abgekürzt und eine entbindende Operation ermöglicht werden soll.

III. Zum Ersatz der Eiblase bei vorzeitigem Blasensprung in allen den Fällen, in denen kein vorliegender Teil die Muttermundsöffnung übernehmen kann (Querlage z. B.).

IV. Beim Vorliegen oder Vorfall der Nabelschnur (s. d.).

V. Zur Blutstillung bei Placenta praevia lateralis (Mortalität der Mütter 5,0%, der Kinder 30—40%; dagegen bei der Wendung nach Braxton Hicks mütterliche Mortalität 5,45%, kindliche 70—90%). Besonders zu beachten hierbei: der größte Braunsche Ballon muß bis auf Kindskopfgröße prall aufgespritzt werden. Sobald der Ballon in die Scheide geboren ist, was am Vorrücken des aufmerksam zu beobachtenden Ansatzrohres, sowie an dem Einsetzen von Preßwehen und Stuhldrang erkannt wird, ist der Ballon zu entfernen und sofort die Wendung und Extraktion anzuschließen; es sei denn, daß der Kopf sofort in den Muttermund eintritt und die Blutung stillt.

Nachteile der Metreuryse: Da der Metreurynter die Stelle des vorliegenden Teiles einnimmt, erzeugt er stets Schräg- oder Querlagen, die nicht immer nach Ausstoßung des Ballons wieder zur Längslage werden. Aus dem gleichen Grunde kommt es nach der Geburt des Instrumentes leicht zum Vorfall der Nabelschnur oder kleiner Teile. In jedem dieser Fälle wäre bei vollständig erweitertem Muttermund die Geburt mit Wendung und Extraktion zu beendigen. — Zeigt Fieber das Vorhandensein einer intrauterinen Infektion an, so kommt nur und höchstens die forcierte Ballondilatation in Frage.

5. **Die Dilatation durch Zug am Kindskörper** wirkt ebenso wie der Metreurynter von Müller, dem gegenüber sie den Nachteil der hohen kindlichen Mortalitätsziffer hat (70—90%). Die Zugkraft greift mittelst einer Schlinge

oder direkt mit der Hand am kindlichen Fuß an, so daß dieses Verfahren nur bei Fußlagen möglich ist, in die eine Schädellage vorher durch kombinierte Wendung zu verwandeln wäre. Diese Methode, zum Zweck der Blutstillung angewandt, stellt die klassische Behandlung der Placenta praevia-Blutungen dar, verliert aber zugunsten der Kinder zweifellos immer mehr an Boden (s. Metreuryse bei Placenta praevia). Der Unterschied besteht eben darin, daß man nach exakt durchgeführter Metreuryse das lebende Kind sofort extrahieren kann, was nach der Dilatation mit dem Steiß, dem der umfangreichere Kopf ja noch folgen soll, unbedingt zu unterlassen ist im Hinblick auf die Gefahr eines lebensbedrohlichen Zervixrisses. Ist das Kind jedoch sicher tot, so verdient der leichte Zug am Fuß als das mildere Verfahren der Metreuryse gegenüber entschieden den Vorzug. — Entsprechend dem Wirkungsbereich des Müllerschen Metreurynters ermöglicht der Zug am Kindskörper sowohl eine langsame Muttermundsdilatation wie bei forcierter Extraktion des Kindes auch eine beschleunigte. Letztere bei Placenta praevia anzuwenden, ist ein schwerer Kunstfehler.

6. Widersteht nur mehr der rigide, dünnsaumige, äußere Muttermund bei vollständig verstrichener Zervix der Dehnung durch den vorliegenden Kindsteil, wie das bei Erstgebärenden, besonders bei den alten Erstgebärenden nicht gar so selten beobachtet wird, und soll die Entbindung beschleunigt oder operativ beendigt werden, so kann man mit **Muttermundsinzisionen** das Hindernis beseitigen. Unter Leitung der eingeführten linken Hand, von der 2 Finger den Muttermundssaum zwischen sich fassen, durchschneidet man diesen zunächst in der Mittellinie hinten und dann seitlich nach oben außen hin bis zum Ansatz des Scheidenrohres. Die Richtung der Schnitte, wenn man sie sich bis zur Mitte des Muttermundes verlängert denkt, ergibt die Form eines „Y“. Gewöhnlich bluten diese Inzisionen nicht stärker wie die physiologischen Zervixrisse. Sollte dies doch einmal eintreten, so sind die Schnitte bei der Entbindung höchst wahrscheinlich weiter gerissen und wären dann wie die pathologischen Zervixrisse (s. „Nachgeburtsblutungen“) zu behandeln.

7. Der vaginale Kaiserschnitt, der aufs vollkommenste und schnellste jeden Weichteilwiderstand zu beseitigen vermag, kommt seiner technischen Schwierigkeiten wegen für die Praxis leider nicht in Frage.

Zusammenfassende allgemeine Regeln für die Anwendung der dilatierenden Operationen am Muttermund und Zervikalkanal (nach Hammerschlag, Lehrbuch der operativen Geburtshilfe):

I. Zur langsamen Dilatation benutzt man
1. bei lebendem Kinde die Metreuryse,
2. bei totem oder nicht lebensfähigem Kinde den Zug am Kindskörper.

II. Zur beschleunigten Dilatation verwendet man
1. bei lebendem Kinde und nicht entfalteter Zervix den Müllerschen Metreurynter,
2. bei lebendem Kinde und verstrichener Zervix Muttermundsinzisionen,
3. bei fast vollständig erweitertem Muttermunde die Dehnung durch Forzeps oder die Extraktion,
4. bei totem oder nicht lebensfähigem Kinde die forcierte Extraktion am Fuß.

Extraktion des Kindes.

1. Am Kopf. Sie wird ausgeführt mit der **Zange,** dem Forzeps. Und zwar bedienen wir uns ausschließlich des Naegeleschen Instrumentes, dessen Bau im allgemeinen bekannt, dessen Maße im speziellen aber meist nicht

bekannt sind: die Länge eines Löffels, gemessen vom Ende des Griffes bis zur Spitze (Apex) des Löffels, soll 36 cm, der größte Durchmesser der Kopfkrümmung beider Löffel 7 cm, die Entfernung der Löffelspitzen voneinander bei geschlossener Zange 2 cm betragen. Die Beckenkrümmung soll so stark sein, daß der äußerste Punkt der Löffelspitze 7,5 cm über der horizontalen Ebene der Griffe liegt. Natürlich muß die Zange ganz aus Metall gefertigt und gut vernickelt sein.

Folgende **4 Vorbedingungen** müssen erfüllt sein, ehe der Forzeps in typischer Weise anwendbar ist:

I. Die Blase muß gesprungen sein, damit die Zange sie nicht mitfaßt und samt der Plazenta gleichzeitig mit dem Kinde extrahiert. Sind außer dieser Vorbedingung alle anderen erfüllt, so sprengt man die Blase, worauf dem Forzeps nichts mehr im Wege steht.

II. Der Kopf darf nicht zu groß (z. B. Hydrozephalus), nicht zu klein (z. B. der Kopf eines 5 Monat-Kindes) und nicht zu weich (z. B. Kopf eines marzerierten oder perforierten Kindes) sein. In diesen Fällen würde die Zange den Kopf nicht fassen und sofort abgleiten, im ersten Falle insbesondere wäre es aussichtslos, den zu großen Kopf durch das Becken hindurchzubringen (s. nächste Vorbedingung!).

III. Der Kopf muß mit seinem größten Durchmesser im Becken, d. h. „zangengerecht" stehen. Steht er noch über dem Becken, so ist er entweder noch beweglich, so daß man ihn mit dem Forzeps sowohl schlecht umgreifen als auch schlecht fixieren kann; die Zange würde dann leicht abgleiten. Oder der Kopf steht fest auf den Beckeneingang aufgepreßt; dann ist er für die Beckeneingangsgröße, zunächst wenigstens, zu umfangreich, so daß er sich also auch nicht hineinziehen läßt (vgl. „die hohe Zange"). Daß der Kopf im Becken steht, erkennt man auf folgende Weise:

Man untersucht, nötigenfalls in leichter Chloroformnarkose, mit der halben Hand. Ist das Promontorium noch zu erreichen, so steht der Kopf auch noch nicht im Becken. Natürlich hat man sich davor zu hüten, hierbei den etwa noch beweglichen Kopf aus dem Becken herauszudrängen. Man würde nach Einführung der halben Hand das Promontorium dann wohl stets erreichen. — Einen guten Überblick über den Tiefstand des Kopfes gewährt ferner die kombinierte Untersuchung, die einen Vergleich ermöglicht zwischen dem noch über und dem schon im Becken stehenden Segment des Kopfes. Ist das obere Segment das größere oder erscheint es gleich groß wie das untere, so hat der Kopf mit seinem größten Durchmesser den Beckeneingang noch nicht passiert.

IV. Der Muttermund muß vollständig erweitert sein. Diese Vorbedingung ist besonders bei Erstgebärenden streng zu beachten. Bei Mehrgebärenden genügt es, wenn der Muttermund handtellergroß ist; er dehnt sich dann, wenn mit Rücksicht auf ihn besonders langsam und vorsichtig extrahiert wird. Ist bei völlig verstrichener Zervix der scharfrandige Muttermund noch nicht gänzlich dilatiert, so kann man bei dringender Indikation die vierte Vorbedingung durch Muttermundsinzisionen (s. d.) erfüllen.

V. Das Becken darf kein Trichterbecken sein (ausgesprochene, bei Kyphosen der Lendenwirbelsäule vorkommende Verengerung des Beckenausganges).

Indikationen zum Forzeps: Eine eigentliche, nur für den Forzeps gültige Indikation gibt es nicht. Es fallen vielmehr die Anzeigen für die Entbindung mit Hilfe des Forzeps zusammen mit den Anzeigen für die Entbindung überhaupt. Diese **allgemeinen Indikationen zur künstlichen Entbindung** sollen hier zusammengestellt werden:

Ganz allgemein gesagt: Gefahrdrohende Zustände der Mutter oder des Kindes, von denen wir mit Sicherheit oder großer Wahrscheinlichkeit annehmen dürfen, daß sie durch die Geburt des Kindes beseitigt oder doch wenigstens wesentlich gebessert werden, wobei zu beachten ist, daß die Gefährlichkeit eben dieser Zustände im rechten Verhältnis zu der Gefährlichkeit und dem voraussichtlichen Erfolg der entbindenden Operation steht. So wird man z. B. der Mutter zugunsten eines asphyktischen Kindes im allgemeinen keinen Kaiserschnitt zumuten.

Im speziellen fordern uns zur möglichst sofortigen Entbindung auf folgende Zustände

1. der Mutter:
   a) Fieber, das mit Sicherheit oder großer Wahrscheinlichkeit auf eine genitale Infektion zurückzuführen ist. Als Fiebergrenze ist man gewöhnt, 38° C anzunehmen. Ist jedoch der Puls gleichzeitig nicht sonderlich frequent (70—90 in der Minute), wird insbesondere die Temperatursteigerung bis auf 38° abends wahrgenommen, so daß man sie für eine geringe Erhöhung des physiologischen abendlichen Anstieges halten kann, so braucht man auch bei 38° C noch nicht zu entbinden. Steigt jedoch die mütterliche Temperatur unter gleichzeitiger Zunahme der Pulsfrequenz stetig an oder beträgt sie mehr wie 39,0°, so ist damit die Indikation zur Entbindung gegeben.
   b) Quetschungen der Harnblase durch den vorangehenden Kindsteil, auch wenn kein Fieber besteht, was allerdings nur selten vorkommen wird. Die eine sofortige Entbindung indizierende Harnblasenbeschädigung wird erkannt am blutigen Urin, der wohl nie spontan gelassen, sondern mit dem Katheter gewonnen wird, da der Druck auf die Blase gleichzeitig die Harnröhre verschließt. Es gelingt der Katheterismus dann erst, nachdem der vorliegende Teil mit dem eingeführten Finger etwas zurückgeschoben worden ist.
   c) Eklampsie.
   d) Stärkere Blutungen aus der Plazentarstelle bei regelmäßigem Sitz der Plazenta, wenn der vorangehende Kindsteil die Blutung durch spontane Tamponade nicht zum Stehen bringt.
   e) Verzögerung des Austreibungszeit über 4—6 Stunden wegen der dann unverhältnismäßig schnell wachsenden Gefahr der Infektion für die Mutter und der der Asphyxie für das Kind.
   f) Schwere Zirkulations- oder Respirationsstörungen (Vitium cordis, Struma, akute Pneumonie, Kollaps, Lungenödem), die nicht selten in der Austreibungszeit gefahrdrohende Zustände heraufbeschwören.
   g) Fortgeschrittene Lungentuberkulose ermöglicht bei kräftigem Mitpressen der Kreißenden eine Hämoptoe, so daß man gut tut, solchen Kranken die Austreibungszeit zu ersparen.
   h) Schenkel- oder Leistenbrüche mit mäßig großer Bruchpforte, die beim Pressen sich stark zu vergrößern drohen, haben bisweilen schon zur ganz akuten Darmeinklemmung geführt. Die künstliche Entbindung würde diese Gefahr sofort beseitigen.
   i) Drohende Uterusruptur (zum Forzeps sind die Vorbedingungen hierbei gewöhnlich nicht erfüllt).
   k) Drohender oder bereits eingetretener Tod der Mutter, wenn das Kind noch lebt.
   l) Tympania uteri (s. d.).
2. Des Kindes.
   a) Die Asphyxie (s. d.).
   b) Unter Umständen der Nabelschnurvorfall (s. d.).

c) Blutung des Kindes aus einem beim Blasensprung zerrissenen Nabelschnurgefäß, ein Ereignis, das nur bei der Insertio velamentosa vorkommt: die Nabelschnur setzt sich nicht in der Plazenta, sondern in den Eihäuten ein, ihre Gefäße verlaufen daher zwischen Amnion und Chorion zum Mutterkuchen und können dabei den unteren Eipol passieren, der intra partum sich als Eiblase stellt und springt. Daß im Moment des Blasensprunges die Blutung aus der Scheide einsetzt, ist das einzige charakteristische Zeichen für sie. Selbst die schnellste Hilfe wird hier meist zu spät kommen.

Lit.: Walther, Gießen: Zur Indikationsstellung bei den geburtshilflichen Operationen des praktischen Arztes. Medizin. Klinik 1916 Nr. 1 ff.

Technik der Zangenoperation bei Hinterhauptslagen: Narkose ist bei Mehrgebärenden, wenn der kindliche Kopf im Beckenausgang steht, unnötig, sonst stets ratsam. Bei Erstgebärenden rate ich auf alle Fälle zur Episiotomie. — Instrumente: Zange, Schere, 2 Klemmen, Nahtmaterial für die vielleicht nötige Episiotomie bzw. für den möglicherweise eintretenden Dammriß.

Nach gründlicher Desinfektion schiebt der Geburtshelfer die halbe rechte Hand, mindestens aber 2 Finger, so tief wie möglich links hinten in die Vagina ein und führt auf der Volarfläche dieser „Gleitschiene" mit der linken Hand den linken Zangenlöffel, den sie dicht über dem Schloß schreibfederartig gefaßt hat, von oben her ein. Richtung der Löffelspitze: die linke Kreuzdarmbeinfuge. Der Zangengriff steht zunächst senkrecht genau in der Mittellinie vor der Vulva und wird beim Einschieben langsam gesenkt, ohne seitwärts auszubiegen. Bei dieser Senkung stützt sich die Hinterkante des Löffels gegen den abgespreizten rechten Daumen. Sobald der Löffelgriff etwas unter der Horizontalen steht, liegt die Zange richtig. Der Zughaken zeigt dann schräg nach links außen oben. In der gleichen Weise wird unter Vertauschung der Hände der rechte Zangenlöffel eingelegt. Dann umfassen beide Hände die Löffelgriffe, die linke Hand den linken, die rechte den rechten, wobei die Daumen auf die Vorderfläche der Zughaken gelegt werden. Nun werden beide Löffel, um den Kopf zu erfassen, gesenkt und durch Druck auf die Zughaken so stark nach außen rotiert, daß beide Löffel sich leicht in das Schloß legen, was stets ohne Gewalt möglich sein muß. Die Zange liegt jetzt im queren Durchmesser am Kopf und soll stets so eingelegt werden mit Ausnahme des Forzeps beim tiefen Querstand (s. u.). Nunmehr umfassen beide Hände von oben her die Zangengriffe, die rechte Hand zwischen Vulva und Zughaken, dicht an diesen, die linke an den Griffenden, wobei zweckmäßig der linke Zeigefinger zwischen die Griffe geschoben wird. Er verhindert ein zu kräftiges, dem kindlichen Kopf schädliches Zusammenpressen der Griffe und fühlt leicht, ob die Griffe auseinander weichen, das Zeichen für ein Abgleiten der Zange. Sollte dies bemerkt werden, so wird die Operation unterbrochen, die Zangenlöffel werden nach Öffnung im Schloß wieder etwas in die Genitalien vorgeschoben oder nötigenfalls gänzlich neu angelegt. Ist die Zange richtig erfaßt, so zieht hauptsächlich die rechte Hand in der Richtung nach unten und vorn „unter den Griffen weg", während die linke Hand die Zange geschlossen hält. Beim Ziehen dränge der Geburtshelfer seine Ellbogen kräftig an seine Seite, um die Zugkraft besser abstufen und bei etwaigem Abgleiten der Zange sofort mit dem Zug aufhören zu können. Mit mäßiger Kraft und unter seitlichen hebelnden Bewegungen der Zangengriffe wird auf diese Weise der kindliche Kopf extrahiert, bis die kleine Fontanelle geboren ist. Dann tritt der Arzt, die rechte Hand an ihrer Stelle belassend, an die linke Seite der Frau, führt mit der linken Hand den Dammschutz aus und läßt nun die Zangengriffe einen nach vorn oben offenen Bogen beschreiben, indem er sie nach dem Leib der Frau zu aufbiegt. Dadurch schneidet Vorderhaupt und Gesicht über den Damm, worauf die Zangenlöffel einzeln nach Lösung im Schloß vorsichtig (Ohrverletzungen des Kindes!) abgenommen werden. Die Geburt der Schultern erfolgt nach den beim Partus gegebenen Regeln, macht aber an der narkotisierten Kreißenden nicht selten einen besonderen Handgriff nötig: die Entwicklung des Kindes an den Schultern. Hierbei greifen die Zeigefinger beider Hände vom Rücken des Kindes aus in dessen Achselhöhlen, die rechte Hand in die linke Achselhöhle und umgekehrt. Zuerst dringt man nach der in der Kreuzbeinhöhle gelegenen Schulter zu vor und zieht so lange mit dem eingelegten Finger, bis der andere Zeigefinger die vordere Achselhöhle erreichen kann. Der kindliche Kopf ruht dabei in den hohlen Händen; den Brustkorb umgreifen die gestreckten übrigen Finger. — Das für den Damm stets etwas gefährliche „Aufbiegen" der Zange kann man umgehen, wenn man mit der linken Hand den Olshausen-Ritgenschen Handgriff (s. Dammschutz) ausführt, sobald man den Kopf mit dem Forzeps soweit extrahiert hat, daß ihn die linke Hand sicher umgreifen kann. Die Zange wird dann vorzeitig abgenommen und die Streckbewegung des Kopfes durch besagten Handgriff bewirkt.

Besonderheiten der Zangenoperation: 1. Beim tiefen Querstand. Da der querstehende Kopf von dem Forzeps nicht quer gefaßt werden kann, wird in diesem Falle, und zwar vorteilhafterweise nur in diesem, die Zange schräg angelegt, bei erster Schädellage in den linken, bei zweiter in den rechten schrägen Durchmesser, so daß also stets das Zangenschloß der kleinen Fontanelle zugewendet ist. Man schiebt die beiden Löffel zunächst genau so, wie oben beschrieben, ein und läßt dann den, der weiter vorne zu liegen hat — den rechten bei erster, den linken bei zweiter Schädellage —, an seinen Platz wandern, in dem man seinen Griff senkt und gleichzeitig mit zwei in die Scheide eingeführten Fingern das Zangenblatt nach vorne drängt. Eine auf das Zangenschloß gefällte Senkrechte soll bei schräg liegendem Forzeps mit der Horizontalen einen Winkel bilden, der etwas größer ist wie ein halber Rechter. Bei der Extraktion bringt man nicht durch Drehungen (Scheidenverletzungen!), sondern dadurch die Zange in den queren und damit den Kopf in den graden Durchmesser, daß man bei den seitlichen Hebelbewegungen die Zangengriffe jedesmal nach derjenigen Seite etwas „aufbiegt", nach der Leistenbeuge zu, wo die große Fontanelle steht. Dieses „Aufbiegen" bringt die kleine Fontanelle nach vorn.

2. Bei Vorderhauptslagen. Die Richtung des Zuges an der wie sonst quer angelegten Zange muß stärker nach abwärts führen, da der Forzeps sonst leicht abgleitet. Man entwickelt den Kopf zunächst bis fast zur Glabella, läßt dann das Hinterhaupt über den Damm schneiden und senkt hierauf die Zangengriffe, wodurch das Gesicht unter der Symphyse hervortritt.

3. Bei Gesichtslagen (s. d.): Der Zug erfolgt noch stärker nach unten und vorn wie bei Vorderhauptslagen. Man extrahiert, bis das Kinn geboren ist, dessen Austritt sich durch Druck auf den Unterkiefer von oben her befördern läßt, und wälzt, während sich der Hals gegen die Symphyse stemmt, Vorder- und Hinterhaupt über den Damm. — Bei mentoposteriorer Gesichtslage und lebendem Kind ist ein Zangenversuch zwecks Umgehung der Perforation gestattet. Man hat wie beim tiefen Querstand durch „Aufbiegen" zu versuchen, ob sich das Kinn vielleicht nach vorn dreht. Geschieht diese Drehung nicht, tritt auch das Hinterhaupt nicht, wie bisweilen beobachtet ist, tiefer, so muß perforiert werden.

4. Bei Stirnlage (s. d.) ist der Zangenversuch gestattet.

5. Bei totem Kind statt schwerer Zangenextraktion die Perforation.

2. Extraktion des Kindes am Beckenende: I. Die halbe Extraktion, Manualhilfe, Lösung von Armen und Kopf. Wenn bei Beckenendlagen das

Kind bis über den Nabel geboren ist, so gelingt es der Kreißenden nicht selten, durch kräftiges Mitpressen auch die obere Körperhälfte auszutreiben. Gelingt es jedoch nicht, so muß das Kind in kürzester Zeit dem Druck der Schultern und des Kopfes auf die Nabelschnur erliegen, wenn der Arzt oder die in seiner Abwesenheit zur Vornahme der Operation verpflichtete Hebamme nicht eingreift, was folgendermaßen zu geschehen hat: Sobald das Beckenende zum Einschneiden kommt, wird die Kreißende auf das Querbett gelagert. Zwischen ihren gespreizten Beinen nimmt der Geburtshelfer Platz und wartet mit desinfizierten Händen, bis der Nabel geboren ist. Nun wird die Frau energisch aufgefordert, mit äußerster Kraft ihre Bauchpresse arbeiten zu lassen. Wird dadurch die völlige spontane Geburt nicht erreicht, so erscheinen meist doch wenigstens die Spitzen der Schulterblätter in der Vulva. Jetzt ist die Zeit zum Eingreifen gekommen: Es löst die dem kindlichen Rücken entsprechende Hand (bei 1. Lage die rechte etc.) zunächst den hinteren Arm, indem ihr 2. und 3. Finger am Rücken entlang über die hintere Schulter und den Oberarm sich bis zur kindlichen Ellenbeuge vorschieben, während die andere Hand die kindlichen Beine, sie an den Knöcheln umgreifend, stark nach oben hebt, nach der mütterlichen Leistenbeuge zu, wodurch die hintere Schulter tiefer tritt und der lösenden Hand der hintere Arm besser zugänglich gemacht wird. Letzterer wird nun von den ihn „schienenden" Fingern nach der Seite des Gesichts zu aus der Vulva herausgedrängt. Ist somit der hintere Arm gelöst, so wird der Brustkorb des Kindes mit beiden Händen voll umgriffen. Die Daumen liegen auf den Schulterblättern, Zeige- und Mittelfinger legen sich mit ihren Spitzen von vorn und hinten her an die Schultergelenke des Kindes und mit kräftiger Bewegung, die gleichzeitig das Kind etwas „zurückstopft", wird der kindliche Körper derartig um 180° um seine Längsachse gedreht, daß sein Rücken an der Symphyse vorbeigeht. Jetzt wird in gleicher Weise wie vorhin, aber mit vertauschten Händen der andere, nunmehr hintere Arm gelöst, worauf sogleich die Hand, die diesen letzten Arm gelöst hat, meist dicht hinter dem Frenulum labiorum mit dem 2. und 3. eingeführten Finger den kindlichen Mund findet, den Mittelfinger in ihn bis zum Zungengrund hineinführt und mit ihm das Kinn fest gegen die Brust drückt. Die äußere Hand hat inzwischen den Leib des Kindes auf den Unterarm der in der Vulva beschäftigten Hand gelegt, so daß das Kind auf ihm „reitet", und hakt jetzt mit ihrem 2. und 3. Finger über die kindlichen Schultern (Veit-Smelliescher Handgriff). Diese zieht sie nunmehr kräftig abwärts, bis der Nacken des Kindes und seine Haargrenze unter der Symphyse sichtbar wird. Dann steht der Geburtshelfer auf, ohne die Lage seiner Hände zu verändern, und hebt den Leib des Kindes nach der mütterlichen Symphyse zu empor. Dadurch schneiden Gesicht, Vorder- und Hinterhaupt über den Damm. Sollte das Kind asphyktisch sein, so nabele man es sofort ab. Im anderen Falle erwarte man ruhig das Erlöschen des Nabelschnurpulses, während welcher Zeit das Kind am günstigsten seinen Platz auf dem Leib der Mutter oder den Knien des Arztes findet.

II. Die ganze Extraktion, „Extraktion" schlechtweg genannt.

Vorbedingungen:

1. Der Muttermund muß bei Erstgebärenden völlig, bei Mehrgebärenden mindestens bis zur Hälfte eröffnet sein, sonst entsteht entweder bei kräftigem Zug ein stark blutender Zervixriß, oder der Muttermund schnürt sich um den Hals des Kindes und macht die zu seiner Lebenserhaltung nötige schnelle Entbindung unmöglich.

2. Die Blase muß gesprungen sein.

3. Das Becken darf nicht zu eng sein und muß eine Conjugata vera von mindestens 7,5 cm Länge haben, damit wenigstens die Wahrscheinlichkeit besteht, daß es der nachfolgende kindliche Kopf passieren kann.

Indikationen: Gefahren für Mutter und Kind (s. o. unter „Allgemeine Indikationen zur künstlichen Entbindung") z. B. auch die rechtzeitige innere Wendung, in deren Folge das Kind leicht asphyktisch wird.

Technik der „Extraktion":

1. Extraktion am Fuß: Querbett, Desinfektion, Narkose (bei Mehrgebärenden vielleicht unnötig), Platz zur Wiederbelebung des Kindes, wozu gehören: Handtücher oder Windeln, Trachealkatheter, warmes Bad, Eimer mit kaltem Wasser. Die günstigste Form der Extraktion, da Fuß und Bein eine gute Handhabe bieten und andererseits der Steißumfang durch das Volumen des anderen Beines bzw. Oberschenkels vermehrt wird. Daher versucht man, wenn bei Steißlage extrahiert werden soll, sich einen Fuß herunterzuholen, um die technisch äußerst schwierige Extraktion am Steiß zu umgehen. Zur Extraktion am Fuß zieht man diesen zunächst vor die Vulva, bis das Knie erscheint, umgreift dann den Unterschenkel mit beiden Händen, wobei die Daumen stets auf der Rückfläche des Beines liegen, und zieht dann mit gleichzeitig hebenden und senkenden Bewegungen in der Richtung der Beckenachse nach unten und hinten, bis der Glutäus erscheint. Dann geht der Zeigefinger der gleichnamigen Hand in die noch ungeborene Hüftbeuge (z. B. rechter Zeigefinger in die rechte Hüftbeuge), während die andere Hand den geborenen Oberschenkel umgreift. Sobald der Steiß vor der Vulva liegt, umfassen beide Hände das kindliche Becken, Daumen auf der Kreuzbeinfläche, ohne mit den Fingerspitzen die Genitalien zu verletzen oder zu fest in die Bauchdecken einzudrücken. Der vorher in die Hüftbeuge eingeschobene Zeigefinger bleibt dabei als kräftiger Zughaken ruhig liegen. Mit diesem Handgriff — höher das Kind zu umgreifen verbietet die Gefahr der Leber- und Milzruptur — wird das Kind bis zum Schulterblattwinkel extrahiert, wobei das hochgeschlagene Bein stets von selber herausgleitet. Die nun nötige Arm- und Kopflösung wird wie bei der „halben Extraktion" (s. o.) ausgeführt, macht aber jetzt nicht selten Schwierigkeiten, da sich infolge der „ganzen Extraktion" fast immer die Arme hochgeschlagen haben und sich der kindliche Kopf gestreckt hat. Zur Arm- und Kopflösung benutze man daher die halbe Hand.

Schwierigkeiten bei der Armlösung: Erreicht die eingeführte halbe Hand die Ellenbeuge nicht, so ziehe man zunächst mit 2 Fingern die betreffende Schulter tiefer. Ist der zu lösende Arm in den Nacken geschlagen, so versuche man die Lösung von der Bauchseite des Kindes her mit der anderen Hand. Mißlingt diese Methode, so drehe man das Kind um 180°, den Rücken stets an der Symphyse vorbei; vielleicht wird dadurch der Arm frei. Geschieht das nicht, so muß der Arm gebrochen werden und zwar in seiner Mitte, weil er hier am besten heilt.

Schwierigkeiten bei der Kopflösung: Der Mund des im Becken stehenden Kopfes ist hinten in der Kreuzbeinhöhle, des über dem Becken stehenden Kopfes seitlich oben zu suchen. Dabei beachte man jedoch, daß sich der noch hoch stehende Kopf meistens nicht mitdreht, wenn man zur Lösung des vorderen Armes diesen durch Drehung des Rumpfes nach hinten bringt. Man findet daher bei 1. Beckenendlage den Mund trotz der Umdrehung meist rechts oben, bei 2. links oben. Das Hineinziehen des Kopfes in das Becken ist oft schwer. Handelt es sich weder um einen Hydrozephalus noch um ein zu enges Becken, so hilft man sich folgendermaßen: Man läßt die Oberschenkel der Kreißenden ungestützt nach abwärts hängen (Walchersche Hängelage), wodurch die Conj. vera um einige Millimeter länger wird. Gleichzeitig drückt eine Hilfsperson kräftig den kindlichen Kopf von oben her in das Becken hinein, oder der Arzt selber benutzt zu diesem Druck die Hand, die vorher an den Schultern zog: Wiegand-Martin-Winckelscher Handgriff, während die andere Hand nach wie vor im kindlichen Mund liegt. Der kräftigste Zug am Kind ist dann möglich, wenn man beide Hände von vorn und hinten her über die Schultern hakt, ohne Berücksichtigung des Mundes.

Sobald der Kopf die enge Stelle des Beckeneingangs passiert hat, muß jedoch wieder die Handstellung nach Veit-Smellie eingenommen werden.

Ist bei unvollkommener Fußlage der hintere Fuß der ausgestreckte, so dreht sich gewöhnlich der kindliche Rücken hinten am Promontorium vorbei auf die andere Seite, bis der ausgestreckte Fuß hinter der Symphyse und die „volle Hüfte" in der Kreuzbeinhöhlung liegt. Gibt man bei der Extraktion dieser Drehung nicht nach, so bleibt sie bisweilen unvollständig; dann bleibt das kindliche Kinn leicht an der Symphyse hängen. Maßnahmen zur Beseitigung dieser Komplikation: Druck von außen gegen die Stirn, von innen gegen das Hinterhaupt, oder: Aufsuchen des Mundes vom Rücken des Kindes her mit der „falschen" Hand, oder endlich der „umgekehrte Prager Handgriff": Stellung rechts neben der Frau; die linke Hand erfaßt die kindlichen Beine und schwingt sie im Bogen nach dem Leib der Mutter zu, während die rechte Hand, wie beim Veit-Smellieschen Handgriffe hakenförmig über die Schultern gelegt, zieht, so daß der Kopf um die Symphyse rotiert. Häufige Folge: Großer Dammriß.

2. Extraktion an beiden Füßen: Nach Herabholen beider Füße in die Vulva umgreift die rechte Hand den rechten, die linke den linken Unterschenkel, Daumen auf die Waden, und zieht, wie bei Nr. 1 beschrieben wurde. Die 2. Handhabe stellen die Oberschenkel, die 3. wiederum der Beckenring dar.

3. Extraktion am Steiß: Technisch so schwierig, daß man stets das Herunterholen eines Fußes vorher noch versucht. Ist bei einer Steißlage die künstliche Entbindung zu erwarten, wie bei alten Erstgebärenden, drohender Eklampsie, engem Becken etc., so ist es ratsam, sich prophylaktisch nach spontanem Blasensprung einen Fuß herunterzuholen, so lange der Steiß noch beweglich steht. Gelingt diese Voroperation nicht mehr, so muß eben am Steiß extrahiert werden: Der Zeige- oder Mittelfinger einer Hand, an deren Handgelenk die andere Hand mitziehen kann, hakt sich von vorn her in die vordere Hüftbeuge ein und zieht möglichst stark nach unten und hinten. Wechseln der Finger und Hände, sowie Erholungspausen erweisen sich oft nötig. Sobald die hintere Hüftbeuge erreichbar ist, geht die ihr gleichnamige Hand mit dem Zeigefinger in sie ein, wobei die Daumen wieder der Kreuzbeinhinterfläche aufliegen. Ist auf diese Weise erst der Steiß zum Einschneiden gebracht, so hat man gewonnenes Spiel. Die weitere Extraktion bietet nichts besonderes. — Bei totem Kind ist es gestattet, statt eines Fingers die Bungesche Schlinge in die vordere oder den Haken eines Instrumentes z. B. den Küstnerschen Steißhaken oder den Smellieschen Haken in die hintere Hüfte einzusetzen, was entlang der eingeführten halben Hand, die Hakenspitze dem kindlichen Bauch zugekehrt, geschehen soll. Die anwendbare Kraft ist dann natürlich viel größer, eine Verletzung des Kindes aber auch kaum zu vermeiden, weshalb man bei lebendem Kind von der Benutzung eines Instrumentes besser absieht.

Expression

der Frucht nach Kristeller. Ist die Frucht klein oder steht der Kopf eines ausgetragenen Kindes schon in der Vulva, so gelingt es bei eiliger Entbindungsindikation, oft auch als Ersatz eines Forzeps, durch Druck auf den Fundus uteri die Geburt zu beendigen: Wie beim Credéschen Handgriffe legt man, nun aber beide Hände, so auf den Fundus, daß die Daumen vorne, die ausgestreckten Finger von hinten her den Gebärmuttergrund umfassen und drückt stark nach unten und vorne zu, was dann am besten gelingt, wenn man neben oder mit gespreizten Beinen über der Kreißenden kniet.

Fäulnis des Eies bzw. seiner Teile

wird hervorgerufen durch Fäulniserreger, die fast ausschließlich nur das verletzte Ei, also nach dem Blasensprung, und nur die tote Frucht befallen können. Beim reifen wie beim unreifen Ei bleibt, wenn nach dem Blasensprung die Geburt aller Teile nicht nach einer gewissen Zeit erfolgt, die Fäulnis ebenso wenig aus wie die echte Infektion z. B. mit Streptokokken. Auftretende Fäulnis sagt uns also, daß die mit dem Aufenthalte des verletzten Eies in utero vereinbare Zeit abgelaufen ist.

1. Fäulnis bei rechtzeitiger Geburt und Frühgeburt: Es geht übelriechendes Fruchtwasser ab, ev. hat die Kreißende schon Fieber.

Sind, wie das häufig der Fall ist, gasbildende Organismen in die Eihöhle eingedrungen, so beobachtet man die Anzeichen für die Tympania uteri (Physometra): der Uterus ist stark gespannt, scheinbar dauernd kontrahiert; tatsächlich aber sind die Wehen schwach und bleiben schließlich ganz aus. Im Bereiche der höchsten Vorwölbung ist der Klopfschall über dem Uterus tympanitisch, umgeben von einer Dämpfungszone, die mit zunehmender Tympanie immer schmaler wird, bis sie schließlich ganz verschwindet, worauf der tympanitische Uterusschall vom Darmschall nicht mehr deutlich abgrenzbar ist. — Am toten Kind ruft die Fäulnis ähnliche Erscheinungen wie die Mazeration hervor. Jedoch fehlt die Bildung von Methämoglobin und die Durchdringung der Gewebe mit Blutfarbstoff. Andererseits sind die durch die „Putrescentia uteri" an der kindlichen Haut hervorgerufenen Veränderungen weiter vorgeschritten, als es die Mazeration in der gleichen Zeit zustande bringen könnte. —

Therapie: Beendigung bzw. Beschleunigung der Geburt unter Vermeidung größerer Verletzungen z. B. von Muttermundsinzisionen.

2. Fäulnis beim Abort: s. jauchiger Abort.

Fieber in Schwangerschaft, Geburt und Wochenbett

kann natürlich durch jede interkurrente Krankheit ausgelöst werden, die ausgeschlossen sein muß, bevor man die Temperatursteigerung mit dem besonderen Zustande der Frau in Verbindung bringt. In dubio fiebert eine Kreißende, besonders aber eine Wöchnerin „ex utero". Abhängig von den Gestationsveränderungen im weiblichen Körper tritt Fieber auf:

1. In der Schwangerschaft bei Pyelitis (s. d.).

2. Unter der Geburt bei intrauteriner Infektion mit pathogenen Mikroorganismen (Streptokokken, Staphylokokken, Koli) und Eklampsie.

Therapie: Möglichst baldige oder sofortige Geburtsbeendigung unter Vermeidung größerer Verletzungen. Ein entstandener Dammriß bleibt ungenäht. Im Wochenbett sofort Sekale. (S. allgemeine Indikationen zur künstlichen Entbindung.)

3. Im Wochenbett als Folge einer „puerperalen Infektion", Eklampsie und Mastitis (s. die betreffenden Kapitel). Auch die Pyelitis kann noch im Wochenbett ihre ersten Erscheinungen machen.

Fremdkörper.

1. In den weiblichen Genitalien (Scheide und Uterus). Die Kasuistik der Fälle, in denen zu masturbatorischen oder die Schwangerschaft verhindernden bzw. störenden Zwecken Gegenstände eingeführt wurden, ist sehr groß. Entzündungen der Scheide bzw. des Endometriums sind die geringsten Folgen des schädlichen Unternehmens; doch auch Perforationen nach der Blase und dem Peritoneum zu mit folgender tödlicher Peritonitis sind beobachtet. Auch „vergessene" Pessare gehören in diese Rubrik.

Im niederrheinisch-westfälischen Industriebezirk innerhalb der letzten 5 Jahre 13 Todesfälle durch das Sterilett (und über 100 durch die Anwendung der Mutterspritze) festgestellt durch eine Umfrage bei 250 Ärzten!

Diagnose: Die Anamnese läßt natürlich meist im Stich. Die in die Vagina eingeführten Fremdkörper wird eine aufmerksame Exploration stets erkennen. Fremdkörper im Uterus, die aus dem Os externum nicht herausragen, bleiben oft lange unbemerkt. Sie machen Ausfluß und Menstruationsstörungen (s. Endometritis). Erst eine Austastung oder Sondenuntersuchung, bzw. eine Abrasio pflegen Klarheit zu schaffen.

Therapie: Von den in die Scheide eingeführten Gegenständen machen bei der Entfernung meist nur die infolge der senilen Involution der Vagina „eingewachsenen" Pessare Schwierigkeiten. Man erfaßt sie mit einer Kornzange, durchtrennt die Schleimhautbrücke, die nicht selten einen kleinen Ringabschnitt überwachsen hat und extrahiert sie langsam. Mißlingt dies einfache Verfahren, so müssen sie gleichfalls nach Fixierung mit einer Zange mittelst der Giglischen Säge an 2 Stellen durchsägt werden, wobei die Vulva durch Metallspiegel zu schützen ist. Aus dem Uterus gelingt die Entfernung kleiner oder länglicher Fremdkörper nach einfacher Dilatation mit Hegarschen Bolzen mittelst einer Kornzange; im andern Falle braucht man die Kolpohysterotomie.

2. In der Blase: Hier finden sich neben den Blasensteinen gleichfalls solche Fremdkörper, die zur Aborteinleitung oder zu masturbatorischen Zwecken verwendet wurden (Haarnadeln, Zahnstocher, Lichte etc.).

Diagnose: Nie bleibt eine Zystitis aus, die der üblichen Behandlung trotzt und darum früher oder später zur Zystoskopie führt, wobei der Stein bzw. der Fremdkörper, meist bereits mit Harnsalzen inkrustiert, entdeckt wird.

Therapie: Entfernung mit dem Operationszystoskop oder der Kolpozystotomie.

Lit.: Zangemeister, Monatsschr. f. Geb. u. Gyn. Bd. 20.

3. Sowohl in die Blase wie in die Vagina, wohl kaum je in den Uterus können peritoneale Fremdkörper- oder Dermoidzysten, deren Inhalt (z. B. Zähne) dann einen Fremdkörper vortäuscht, perforieren. Gazetupfer, Seiden- oder Drahtnähte und Instrumente wanderten auf diese Weise ein. Zu ihrer Erkennung und Beseitigung wird man ohne spezialistische Hilfe meist nicht auskommen. Von Parasiten in der Blase und Scheide kommen fast allein in Betracht die Oxyuren, die gelegentlich nachts aus dem After in die Vulva wandern und hier einen lästigen Pruritus veranlassen können. Eine Wurmkur schafft Heilung. Andere Parasiten (Echinokokken, Filaria sanguinis, Distoma haematobium) sind ihrer großen Seltenheit wegen praktisch ohne Bedeutung.

Frucht.

Längen- und Gewichtsmaße in den einzelnen Monaten s. die beigegebene Tabelle auf Seite 260.

Zeichen der Reife: Die Haut ist rosarot. Wollhaare finden sich nur noch an Schultern und Oberarmen. Die Nägel überragen die Fingerspitzen. Die Kopfknochen sind fest, die Ohren- und Nasenknorpel hart, die Hoden liegen im Hodensack. Das Gewicht beträgt 3000—3600 g, die Länge 50 cm; doch soll man ein 49 cm langes Kind für reif, ein 48 cm langes nur dann für reif erklären, wenn alle anderen Reifezeichen nachweisbar sind. Knaben sind gewöhnlich länger und schwerer als Mädchen.

Zeichen der Lebensfrische: Das Neugeborene schreit sofort laut, bewegt kräftig die Glieder, schlägt die Augen auf, uriniert nicht selten sofort und läßt durch die Rosafärbung der Haut an Brust und Bauch erkennen,

Durchschnittsmaße und -Gewichte der Frucht sowie einiger ihrer Körperteile und der Plazenta
(nach Zangemeister).

Maße am Ende des	1.	2.	3.	4.	5.	6.	7.	8.	9.	10. (ausgetragene Frucht!)	Schwangerschafts-Monats (= 28 Tage)
Gesamtkörperlänge vom Scheitel bis zur Sohle	1 cm	3,5 cm	8,75 cm	15 cm	22 cm	28,5 cm	35 cm	41 cm	46 cm	50 cm	
Gesamtgewicht	?	?	50 g	100 g	300 g	650 g	1100 g	1650 g	2325 g	3225 g	
Frontookzipitaler Kopfumfang	2 cm	4 cm	7 cm	11 cm	15 cm	19 cm	24 cm	29 cm	32,5 cm	35 cm	
Frontookzipitaler Kopfdurchmesser	0,25 cm	1,4 cm	3 cm	4,5 cm	5,75 cm	7 cm	8,4 cm	9,4 cm	10,9 cm	12 cm	
Brustumfang (über die Brustwarzen gemessen)	0,75 cm	2 cm	5 cm	8,5 cm	12 cm	16 cm	20 cm	24 cm	28,5 cm	33 cm	
Beinlänge (Mitte der Schenkelbeuge bis Ferse bei gestrecktem Bein)	0,5 cm	1,3 cm	3,2 cm	5,9 cm	7,6 cm	10 cm	12,6 cm	15 cm	16,8 cm	18,3 cm	
Fußsohlenlänge (Ferse bis zur Spitze der großen Zehe)	0,2 cm	0,5 cm	1 cm	1,75 cm	2,6 cm	3,6 cm	4,7 cm	5,85 cm	7,15 cm	8,5 cm	
Lebergewicht	?	?	2 g	6 g	14 g	25 g	50 g	70 g	97 g	120 g	
Gewicht beider Nieren ohne Fettkapsel	?	?	?	1 g	2,5 g	5 g	9 g	14,5 g	20,5 g	28 g	
Milzgewicht	?	?	0,1 g	0,3 g	0,6 g	1 g	2 g	3,5 g	5,75 g	10 g	
Gehirngewicht	?	?	10 g	15 g	35 g	70 g	130 g	210 g	300 g	370 g	
Gewicht der Plazenta ohne Nabelschnur	?	10 g	35 g	70 g	120 g	190 g	280 g	370 g	445 g	500 g	

daß die Atmung ordentlich in Gang gekommen ist. Nasenspitze, Ohrmuscheln, Finger und Zehen bleiben unbeschadet der Lebensfrische noch längere Zeit bläulich gefärbt.

Fruchttod in der Schwangerschaft.

Ursachen: 1. Von seiten der Mutter: Hohes, besonders plötzlich ansteigendes Fieber; mangelhafte Arterialisierung des mütterlichen Blutes bei Herz- und Lungenkrankheiten; starkes Sinken des Blutdruckes; konzeptionelle oder plazentare Krankheitsübertragung z. B. Syphilis, Pocken etc.

2. Von seiten des Eies: Mißbildungen der Frucht; wahre Nabelschnurknoten oder Nabelschnurumschlingungen; Lösungen und ausgedehnte Infarzierungen der Plazenta; Blasenmole; Endometritis.

Diagnose: In der ersten Schwangerschaftshälfte erkennt man den eingetretenen Fruchttod fast nur an dem Eintritt des Abortes. In der zweiten Hälfte der Gravidität fällt der „Stillstand der Schwangerschaft" auf d. h. der Leibesumfang nimmt nicht zu, eher etwas ab, die Schwellung der Brüste läßt nach, das Kolostrum verwandelt sich oft in Milch (mikroskopisch fehlen die Kolostrumkörperchen) und die Frau fühlt keine Kindsbewegungen mehr. Es stellen sich Übelkeiten, Erbrechen, Frösteln, Mattigkeit und das Gefühl ein, als ob ein toter Körper im Leibe hin und herfalle. Findet der Arzt bei wiederholter Untersuchung weder kindliche Herztöne noch Bewegungen, ist womöglich noch eine Ursache für den Fruchttod an der Mutter erkennbar (z. B. Lues), so ist die Diagnose sicher. Bei gleichzeitig vorhandenem Hydramnion sei man jedoch mit seinem Urteil zurückhaltend.

Therapie: Man warte die spontane Ausstoßung der Frucht sorglos ab. Bei unverletzten Eihäuten befindet sich die Schwangere außer jeder Gefahr (s. Mazeration!). Zieht sich jedoch der drohende Abort, der bei totem Ei meist durch den Abgang eines bräunlichen Sekrets charakterisiert ist, gar zu sehr (über Wochen oder Monate) in die Länge, so unterbreche man die Gravidität, um die Frau nicht nur von ihrem Übelbefinden zu befreien, sondern auch um sie für eine neue gesunde Gravidität wieder empfänglich zu machen, bzw. um die Krankheit, die den Fruchttod bedingte, behandeln zu können.

Fruchttod in der Geburt.

Ursachen: Erstickungstod durch vorzeitige Plazentarlösung (normal sitzende Plazenta, Placenta praevia, Uterusruptur), Nabelschnurkompression, Verkleinerung der plazentaren Respirationsfläche infolge zu langdauernder oder zu starker Wehen, durch Beeinträchtigung der mütterlichen Sauerstoffaufnahme bei Verblutung, Herz-, Lungenkrankheiten, drohendem oder eingetretenem Exitus der Mutter. — Schädelverletzungen bei engem Becken oder übereilter Geburt (intrakranielle Blutung z. B. infolge Tentoriumrisses) und durch geburtshilfliche Operationen. Verblutung infolge von Nabelschnurgefäßzerreißung bei Insertio velamentosa.

Diagnose, besonders bei Hydramnion aber auch sonst nicht immer mit Sicherheit zu stellen, ergibt sich aus dem wiederholt vergeblichen Suchen der kindlichen Herztöne.

Therapie: Man warte die spontane Geburt ab, es sei denn, daß die Geburt der in Kopflage befindlichen Frucht erhebliche Schwierigkeiten bereitet. Dann perforiere man und kann bei Benutzung des Zweifelschen Instruments (s. Perforation) gleichzeitig kranioklasieren und extrahieren.

Fruchtwasser,

eine milchig trübe, alkalisch reagierende, schwach eiweißhaltige Flüssigkeit von 1000—1200 ccm Menge, die im Amnionsack befindlich die Frucht umgibt, den ungestörten Ablauf der Blutzirkulation im Plazenta- und Nabelschnurkreislauf ermöglicht und bei ungesprungener Blase sicher keimfrei ist. Intra partum treibt das Fruchtwasser die Eiblase vor und fließt beim Blasensprung als „Vorwasser", sowie mit der Geburt des kindlichen Steißes als „Nachwasser" ab (s. Geburt). Es setzt sich zusammen aus fötalem Urin und einem das Amnionepithel passierenden Transsudat.

Veränderungen des Fruchtwassers: Es wird grünlich durch Beimengung von Mekonium, rötlichbräunlich bei mazerierten Früchten, übelriechend bei intrauteriner Fäulnis.

Beträgt die Fruchtwassermenge über $1^1/_2$—2 l, so sprechen wir von Hydramnion (Polyhydramnie), das bei Mehrgebärenden häufiger wie bei Erstgebärenden vorkommt und in seinen Ursachen noch nicht völlig geklärt ist. Bei Stenosen im Bereich des Nabelschnurkreislaufes (Knoten), Lebererkrankungen, Hydrops und Spaltbildungen des Kindes, sowie bei Zwillingen wird es besonders oft beobachtet.

Diagnose: Starke Spannung des Leibes, Fluktuation, schwierige Nachweisbarkeit der Kindsteile und Herztöne, Umfang des Leibes am Schwangerschaftsende über 105 cm (sonst nur bei Zwillingen und Riesenkindern) ermöglichen die Erkennung.

Folgen des Hydramnion: In der Schwangerschaft sind die mechanischen Beschwerden vermehrt (Pollakiurie, Obstipation, Ödeme, Varizen) und abnorme Kindslagen häufig. Letztere bleiben unter der Geburt oft bestehen, die bisweilen verfrüht eintritt. In der Eröffnungszeit sind die Wehen schlecht; beim Blasensprung, der nicht selten vorzeitig erfolgt, kann es zum Vorfall der Nabelschnur oder kleiner Teile kommen, da ein vorliegender Kindsteil entweder fehlt oder das Becken ungenügend abschließt. Nachgeburtsblutungen sind häufig.

Therapie: In der Schwangerschaft lasse man eine gute Leibbinde tragen. Sehr selten wird die vorzeitige Unterbrechung durch ein Überhandnehmen der Beschwerden geboten sein. Zieht sich unter der Geburt die Eröffnungszeit gar zu sehr in die Länge, so ist die Blase zu sprengen (s. „zu später Blasensprung"), wenn der Muttermund das Einführen der ganzen Hand gestattet. Man läßt nach Durchstoßung der Eihäute das Fruchtwasser durch mäßiges Zurückziehen des Armes aus der Vulva langsam abfließen und leitet gleichzeitig mit der äußeren Hand den Kopf in das Becken, damit er sich einstelle. Wird die Nabelschnur trotzdem vorgeschwemmt, so reponiere man sie sogleich. Mißlingt das, so ist zu wenden und, sofern der Muttermund es gestattet, die Extraktion sofort anzuschließen.

Bei eineiigen Zwillingen beobachtet man manchmal ein akutes Hydramnion, eine derartig schnelle Zunahme der Fruchtwassermenge, daß z. B. schon im 5. Monat der Leibesumfang 100 cm mißt. Abort oder Frühgeburt ist häufig, die Verwechslung mit einer Ovarialzyste leicht möglich. Die Anamnese (Menstruation!) und der Nachweis des Zusammenhanges der Portio mit dem fraglichen Tumor müssen die Diagnose ergeben. Eine ursächliche Therapie gibt es nicht. Symptomatisch ist die Schwangerschaftsunterbrechung bisweilen nötig.

Ist die Fruchtwassermenge zu gering, — sie kann sogar ganz fehlen — so spricht man von Oligohydramnie. Der Uterus liegt der Frucht dann so dicht an, daß ihr Wachstum behindert sein kann. Die Entstehung des angeborenen Klump- und Plattfußes erklärt man sich auf diese Weise, ebenso das sehr frühzeitige Zustandekommen der sog. Simonartschen Fäden: Flächenhafte Verwachsungen des Amnions mit der Frucht werden allmählich zu Strängen und Bändern ausgezogen und bewirken einerseits durch Abschnürung Amputationen ganzer Gliedmaßen und andererseits durch ihren Zug Wachstumsstörungen der Frucht (Spaltbildungen).

Frühgeburt,

die Ausstoßung der Leibesfrucht von der 29. bis zur 38. Schwangerschaftswoche, verläuft wie eine rechtzeitige Geburt, aber leichter und meist auch schneller wie sie. Ihre Ursachen: s. unter Abort: „Ursachen der vorzeitigen Schwangerschaftsunterbrechung". Ebenso wie die Frühgeburt verlaufen auch die nicht blutenden Aborte vom 5.—7. Monat: nicht selten kommt es bei ihnen zur Ausstoßung des ganzen unverletzten Eies.

Auch habituelles, d. h. wiederholtes Auftreten der Frühgeburt bei der gleichen Frau wird beobachtet (s. habitueller Abort, dessen Ursachen auch für die habituelle Frühgeburt gelten).

Die Frühgeburt wird geleitet wie eine rechtzeitige Geburt. Die Entbundene hat das volle Wochenbett innezuhalten. Lebt das Kind, so bedarf es besonderer Pflege (s. „Frühgeburt und Lebensschwäche" unter „die Erkrankungen der Neugeborenen"). Lebensfähig ist es zwar von der 29. Woche an, doch gelingt die Lebenserhaltung meist erst von der 32. Woche an.

Geburt,

Partus, ist der Vorgang der Ausstoßung der Leibesfrucht aus dem Mutterleibe. Man rechnet auf 1000 Menschen 30—40 Geburten im Jahre (Staatsdurchschnitt in Preußen i. J. 1909 : 32,6‰) als normale Gebärzahl, und zwar werden durchschnittlich auf 100 Mädchen 106,3 Knaben geboren (Oesterlen).

Einteilung der Geburten:

1. Fehlgeburten von der 1.—28. Woche einschließlich (Aborte).
   a) Blutende Fehlgeburten von der 1.—16. Woche.
   b) Nicht blutende Fehlgeburten von der 17.—28. Woche.
2. Frühgeburten von der 29.—38. Woche.
3. Rechtzeitige Geburten in der 39. und 40. Woche.

Da besonders der 273. Tag der Schwangerschaft (das 10fache eines Mondmonats = 27,3 Tage) und nächst ihm der 280. Tag die bevorzugten Geburtstermine sind, müssen Geburten am Ende der 39. Woche als rechtzeitige angesehen werden.

4. Spätgeburten nach der 40. Woche. Da die Graviditätsdauer nach der zuletzt eingetretenen Menstruation, unter Umständen also 3—4 Wochen zu lang berechnet wird, muß man mit der Diagnose „Spätgeburt" recht vorsichtig sein. Erst die Messung des Kindes gibt sicheren Aufschluß, wenn das Längenmaß 50 cm erheblich überschreitet. Doch bedenke man auch hierbei: Große Eltern bekommen große und kleine Eltern kleine Kinder, ohne daß die Tragzeit zu lang oder zu kurz zu sein braucht. Ist der 280. Tag nach dem 1. Tag der zuerst ausgebliebenen Menstruation, ohne daß die Geburt erfolgt wäre, verstrichen, dann wird sicher übertragen, dann handelt es sich sicher um eine „Spätgeburt".

Die Ursachen des rechtzeitigen Geburtseintrittes sind noch unbekannt. Meist wird angenommen, daß die Dehnung des unteren Uterinsegments, der Druck des vorliegenden Teiles und die Kompression der in der Uterussubstanz liegenden Nervenendigungen eine Reizung der zervikalen Ganglien herbeiführe, wodurch die Wehen ausgelöst werden sollen. Diese Theorie läßt die überraschende Regelmäßigkeit des Geburtseintritts nach einer in der übergroßen Mehrzahl der Fälle sich gleich bleibenden Schwangerschaftsdauer unerklärt. Vielleicht trägt die wieder modern werdende Humoralpathologie auch in dieses dunkle Gebiet neues Licht.

Lit.: Fuchs, Münch. med. Wochenschr. 1903. S. 1411.

Der Geburtsweg besteht aus dem harten Geburtsweg, dem Becken (s. über Beckenmaße, Beckenmessung etc. unter „Becken") und dem weichen Geburtsschlauch: Cavum uteri, Zervikalkanal, Scheide und Vulva. Der weiche Geburtsweg muß aber für den Durchtritt der Frucht erst gedehnt werden. Das geht ohne Verletzungen nicht ab. Einrisse im Muttermund, meist quergestellt, Schleimhautrisse in der Scheide, Verletzungen in der Vulva am Hymenalring, in der Klitorisgegend und am Frenulum labiorum legen davon Zeugnis ab. Rechnet man dazu die Ablösung des Eis in der dezidualen Schicht des Cavum uteri, wodurch letzteres zu einer großen Wundhöhle wird, so erkennt man, daß der gesamte weiche Geburtsweg von oben bis unten eine gewaltige Verletzung erleidet, wodurch die Kreißende bzw. die Wöchnerin in eine recht gefahrvolle Lage versetzt wird. Besorgt wird die Dehnung des Muttermundes durch die Eiblase. Das ist der unterste Pol der die Frucht mit dem Fruchtwasser umschließenden Eihäute: Amnion, Chorion und Decidua. Durch den Wehendruck stülpt das Fruchtwasser, das sich durch den Muttermund einen Ausweg sucht, den unteren Eihautabschnitt vor sich her („die Blase stellt sich"), reißt ihn dabei von der Uteruswand los, wobei die zerrissenen Deziduagefäße Blut mit Schleim vermischt nach außen entsenden („es zeichnet", d. h. zeigt den Geburtsbeginn an), und dehnt auf diese Weise Muttermund und Halskanal, bis die Blase meist noch vor der völligen Erweiterung der besagten Teile springt. Dann übernimmt der vorliegende Teil — in 95% der Fälle bekanntlich der Schädel — die endgültige Dehnung, der er die Erweiterung von Scheide und Vulva anschließt. — Bei Erstgebärenden wird das Os internum und der Zervikalkanal schon im letzten Schwangerschaftsmonat gedehnt und in die Uterushöhle mit hineinbezogen, so daß die Portio verstreicht und intra partum die Aufschließung des Uterus nur noch am Os externum verfolgt werden kann. Bei Mehrgebärenden mit ihrem seit der ersten Entbindung stets geöffneten äußeren Muttermund und mehr oder weniger durchgängigen Zervikalkanal beginnt die Dehnung des Os internum gleichfalls schon in den letzten Schwangerschaftswochen. Unter der Geburt wird diese Dehnung dann vollständig unter gleichzeitigem Verstreichen der Portio, mit der die völlige Erweiterung des Os externum gleichen Schritt hält. Kurz gesagt besteht der Unterschied zwischen Primi- und Multiparen darin, daß man bei ersteren am äußeren, bei letzteren am inneren Muttermund den Fortschritt der Geburt wahrnimmt.

Die treibenden Kräfte bei der Geburt sind Wehen und Bauchpresse.

Die **Wehen** sind periodische, schmerzhafte Zusammenziehungen (Kontraktionen) der Uterusmuskulatur, die durch Verschiebung der einzelnen Muskelbündel gegen einander (Retraktion) eine Verkleinerung des gesamten Organs allmählich herbeiführen. Wir unterscheiden:

1. Vor- oder Schwangerschaftswehen. Sie treten in den letzten Schwangerschaftsmonaten, wahrscheinlich in ganz bestimmten Intervallen (Schatz, Klinische Beiträge zur Physiologie der Schwangerschaft. Leipzig, Barth, 1910) auf, stellen bei Erstgebärenden den Kopf fest auf das Becken oder drängen ihn gar hinein, bringen deren Portio zum Verstreichen und öffnen bei Mehrgebärenden das Os internum, so daß es kurz ante partum für 1—2 Finger durchgängig ist.

2. Die eröffnenden Wehen. Sie leiten die Geburt ein und bewirken die Erweiterung von Muttermund und Zervikalkanal.

3. Die austreibenden oder Preßwehen. Sie treiben die Frucht vom Muttermund aus durch die Scheide und Vulva und werden von der Bauchpresse wirksam unterstützt.

4. Die Nachgeburtswehen, welche Plazenta und Eihäute an das Tageslicht befördern.

5. Die Nachwehen, die in den ersten Wochenbettstagen die Rückbildung des Uterus einleiten, von Erstgebärenden kaum, von Mehrgebärenden um

so heftiger empfunden werden und durch das Saugen des Neugeborenen an der Mutterbrust jedesmal einen kräftigen Antrieb erfahren.

Die regelmäßigen Wehen zeigen in ihrem Verlauf einen langsamen Anstieg, einen kurze Zeit anhaltenden Höhepunkt und einen allmählichen Abfall. Sie lassen sich mit der auf den Leib gelegten Hand deutlich wahrnehmen, in ihrem wellenförmigen Rythmus aber besser an der Schmerzäußerung der Frau erkennen, wenngleich diese Äußerungen bei den einzelnen Kreißenden recht verschieden auszufallen pflegen. Zur Regelmäßigkeit der Wehen gehört ferner ihre dem Geburtsfortschritt entsprechende Zunahme an Häufigkeit, Dauer und Schmerzhaftigkeit von den Vorwehen an gerechnet, die oft nur als ein „Hartwerden" des Leibes empfunden werden, bis zu den letzten Preßwehen, die von stärkstem Schmerzausbruch begleitet sein können, sich Schlag auf Schlag folgen und das nahende Geburtsende ankünden. — Die Zeit zwischen den Wehen nennt man Wehenpausen. Ihre Dauer verringert sich von 15 bis auf 10, dann 5 und 3 Minuten bei den eröffnenden Wehen, um bei den Preßwehen nur noch 2 oder gar 1 Minute zu betragen. Die Dauer der einzelnen Wehe dürfte mit $1-1^1/_2$ Minuten richtig angegeben sein. Es scheiden die Wehen den weichen Geburtsweg in einen aktiven, sich kontrahierenden Teil: das Corpus uteri (Hohlmuskel), und in den Durchtrittsschlauch: Zervikalkanal, Scheide und Vulva. Der letztere Abschnitt wird lediglich gedehnt infolge der das Gebärobjekt vorschiebenden konzentrischen Verkleinerung des ersteren. Die Grenze zwischen beiden Abschnitten bildet der innere Muttermund, jetzt „Kontraktionsring" benannt. Der im Uterus erzeugte Wehendruck steigt im Verlaufe der Geburt auf 100—240—250 mm Quecksilbersäule an.

Lit.: Schaeffer, O., Die Wehentätigkeit. Berlin 1896.

Wertvoll ist es, die Geburtswehen von den Vorwehen unterscheiden zu können, da letztere gar nicht selten zu den umfangreichsten Vorbereitungen führen (z. B. Transport in eine Klinik), die sich dann nach einigen Stunden als überflüssig und bei schließlich eintretender Geburt als womöglich um Wochen verfrüht erweisen. Vorwehen treten verhältnismäßig unregelmäßig auf, sind kaum oder nur wenig schmerzhaft (Mehrgebärende machen meist gute Angaben: „Das ist noch nicht das richtige". „Das muß noch ganz anders kommen"), sie setzen keine Geburtsveränderungen (die Blase stellt sich nicht, es erfolgt keine Zeichnung: Abgang von Blut und Schleim) und sie lassen sich, was allerdings besser unversucht bleibt, durch Morphium unterdrücken.

Die regelmäßigen Wehen als solche richtig beurteilen zu können, ist zur Erkennung der regelwidrigen Wehen von größter Wichtigkeit. Die Regelwidrigkeit der Wehentätigkeit äußert sich in den zu schwachen und zu starken Wehen.

Die **zu schwachen Wehen** dauern unverhältnismäßig kurze Zeit und werden von zu langen Wehenpausen unterbrochen; ja es kann zeitweilig zum völligen Ausbleiben der Uteruskontraktionen für einige Stunden kommen. Primär nennen wir die Wehenschwäche, wenn sich intra partum von vornherein der Uterus nicht zu einer genügenden Geburtsarbeit bequemen will; das erlebt man bei sehr jungen und alten Erstgebärenden, bei infantil entwickelten Frauen, bei schlecht ernährten Kreißenden, nach schweren Erkrankungen, insbesondere nach schwerem Puerperalfieber, das sich der vorigen Geburt anschloß; bei starker Überdehnung des Uterus durch Hydramnion oder eine Mehrlingsschwangerschaft; bei Veränderungen der Uterusmuskulatur z. B. Myomatosis oder Metritis. Letztere Erkrankung scheint insbesondere bei Vielgebärenden, die schon viele Geburten glatt und schnell überstanden, die recht lästige „Inertia uteri" zu verschulden.

Von sekundärer Wehenschwäche reden wir, wenn die anfangs guten Wehen allmählich nachlassen, um schließlich womöglich ganz aufzuhören.

Bei erheblichem Mißverhältnis zwischen Kopf und Becken oder sonstigen ernstlichen Hemmnissen tritt dieses Versagen der Wehenkraft nach schwerer, wenig fruchtbringender Arbeit am leichtesten ein: daher der Name Ermüdungswehenschwäche. Auch die Überfüllung von Blase oder Mastdarm sowie die Tympania uteri kann eine sekundäre Wehenschwäche verursachen. — In der Nachgeburtszeit beobachtet man die aus der Austreibungszeit fortgesetzte Wehenschwäche. Letztere tritt ferner auf nach schneller Uterusentleerung (Sturzgeburt, künstlicher Entbindung) und bei schlechter Nachgeburtsleitung (Drücken und Kneten des Uterus).

Gefahren der Wehenschwäche: Bei stehender Blase bedeutet die Verzögerung der Geburt infolge schlechter Wehen meist wenig. Ist dagegen die Blase gesprungen, so droht der Mutter die Infektionsgefahr und dem Kinde die Gefahr einer Asphyxie, woraus sich die alte Regel ableitet: Mit der Dauer der Geburt nach dem Blasensprung wächst die Gefahr für Mutter und Kind. — In der Nachgeburtsperiode endlich entstehen infolge von Wehenschwäche oft bedrohliche Blutungen.

Therapie der Wehenschwäche: Die wirkliche Geburtsleitung spielt hierbei eine Hauptrolle, insbesondere für den Anhänger streng indizierter entbindender Operationen. Und es gibt leider kaum eine Indikation für den Forzeps in der Praxis, die an Häufigkeit konkurrieren könnte mit derjenigen der Wehenschwäche, wobei vergessen wird, daß sich mit der Zange wohl die Geburt des Kindes beendigen, nicht aber die Wehenschwäche beseitigen läßt, was sich in der Nachgeburtsperiode oft schwer rächt. Zweifellos ist es in der allgemeinen Praxis unweit schwieriger wie im Kreißsaale einer Klinik, dem Drängen der Kreißenden und ihrer Angehörigen stand zu halten und eine entbindende Operation nicht auszuführen. Wer sich jedoch seiner Indikationsstellung völlig sicher ist, wird nur selten die Mißachtung seiner ärztlichen Autorität zu beklagen haben. Daß auf letztere unendlich viel ankommt, kann gerade beim Kapitel „Wehenschwäche" nicht kräftig genug betont werden. Die allgemeinen Maßnahmen, wie sie für jede normale Geburt (siehe unten Pflege der Kreißenden) gültig sind, müssen bei einem sich lange hinziehenden Partus natürlich ganz besonders beachtet werden. Auch vergesse man nicht, daß gar nicht selten die Seitenlagerung der Frau „schlechte Wehen" macht, die sich in Rückenlage dann sofort auffallend bessern. Auch das Umhergehenlassen der Frau — bei feststehendem Kopf, der den Beckenboden noch nicht erreicht hat, eine unbedenkliche Anordnung — schafft bisweilen Besserung, ebenso warme Umschläge auf den Leib oder ein Vollbad (35° C, 10 Minuten). Neuerdings besitzen wir im Hypophysenextrakt ein oft vortrefflich und spezifisch wirkendes Mittel; die Präparate sind aber nicht gleichwertig. Das Pituglandol von Hoffmann-La Roche u. Co. (in Ampullen zu 1 ccm) kann man ebenso wie das Pituitrin von Parke Davis u. Co., London (gleichfalls in Ampullen zu 1 ccm) mehrmals geben jedesmal eine Pravazsche Spritze intramuskulär. Letzteres wirkt aber kräftiger und kann einen Wehensturm veranlassen, der das kindliche Leben ernstlich bedroht erscheinen läßt, ein Ereignis, das ich beim Pituglandol noch nicht erlebte. Auf alle Fälle tut man gut, Hypophysenpräparate nur dann zu verwenden, wenn man die Geburt in der Hand hat, d. h. wenn die Bedingungen für eine entbindende Operation — meist wird es sich um den Forzeps handeln — erfüllt sind. Noch viel zu wenig wird meines Erachtens das Morphium bei der Ermüdungswehenschwäche benutzt. Ist die Kreißende stark angestrengt, hat sie viele Stunden hindurch aufgeregt und erfolglos den Geburtsschmerz über sich ergehen lassen müssen, lassen die Wehen an Stärke und Häufigkeit erheblich nach, so wirken einige Stunden Schlaf, erzeugt durch 0,015 Morphium subkutan, oft Wunder. Freilich muß der Arzt dazu den Geburtsverlauf übersehen können und das Mittel nur dann verabreichen, wenn der Muttermund noch nicht völlig erweitert ist, oder der Kopf den Beckenboden noch nicht erreicht hat. Sonst trifft die Morphiumwirkung mit den letzten Preßwehen zusammen, sie unerwünscht ungünstig beeinflussend. — Behandlung der Wehenschwäche in der Nachgeburtsperiode siehe „Nachgeburtsblutungen".

Lit.: Moritz, Zentralbl. f. d. gesamte Gyn. u. Geb. 1913. S. 617. — Reinhard, Deutsche med. Wochenschr. 1913. S. 747.

Zu starke Wehen nennt man das unverhältnismäßig häufige und zu kräftige Auftreten der Uteruskontraktionen im Vergleich zu der zu leistenden Arbeit bei ungenügend gedehnten Weichteilen. Seltener sind Zervixrisse, häufiger große Dammrisse die Folgen der vermehrten Kraftaufwendung. Unter Umständen kann es zu einer sogen. Sturzgeburt kommen, bei der die Frau im Stehen vom Austritt des Kindes überrascht wird, wobei das zur Erde stürzende Kind übrigens meist keinen Schaden erleidet. Therapeutisch genügt die Seitenlagerung der Frau und beim Kopfdurchtritt ein aufmerksamer Dammschutz bei gleichzeitiger möglichster Ausschaltung der Bauchpresse (siehe Dammschutz).

Lit.: Zweifel, Therapeutische Monatsh. 1909, März.

Krampfwehen: Erschlafft der Uterus in der Wehenpause nicht völlig, hört der Schmerz nicht ganz auf, so spricht man von sogenannten Krampfwehen. Eine weitere Steigerung dieses Zustandes bildet der „Starrkrampf der Gebärmutter" (Tetanus uteri): Keine Wehenpause unterbricht die starke Kontraktion des Organs, der unerträgliche Wehenschmerz besteht ohne Unterbrechung fort, es ist zu einer einzigen langdauernden Wehe gekommen. Die aufgelegte Hand fühlt den Uterus hart kontrahiert, er ist auf Druck schmerzhaft, die Kreißende ist besonders aufgeregt, hat eine erhöhte Pulsfrequenz; die kindlichen Herztöne erlöschen schnell infolge der dauernd behinderten mütterlichen Blutzufuhr zur Plazenta; ein Fortschreiten der Geburt ist unmöglich, da sich auch der Muttermund an der Dauerkontraktion beteiligt.

Ursachen: Soweit der Tetanus uteri nicht ein Symptom der drohenden Uterusruptur ist (siehe diese) und demnach durch ihre Ursache, nämlich die Unmöglichkeit der Geburt, mitbedingt wird, kommt er am häufigsten vor nach der Darreichung von Sekale, das vor der Ausstoßung der Plazenta aus dem Cavum uteri nicht gegeben werden sollte. Auch nach vorzeitigem Blasensprung, unangebrachten Zerrungen am ungenügend erweiterten Muttermund und nach ungeschickten Explorationen kann er beobachtet werden.

Therapie: Leichtere Grade von Krampfwehen behandele man mit hydropathischen Umschlägen auf den Leib. Stärkere Krampfzustände, sowie den eigentlichen Starrkrampf kann man mit protrahierten warmen Bädern und hohen Dosen von Morphium, subkutan verabreicht, beeinflussen. Schlimmstenfalls narkotisiere man die Frau.

Wurde bei noch nicht völlig erweitertem Muttermund am Beckenende extrahiert und legt sich das Os internum in fester starrkrampfartiger Kontraktion um den Hals des Kindes, so führe man, sofern das Kind noch lebt, eiligst Muttermundsinzisionen aus. Bei totem Kind warte man jedoch die endgültige Erweiterung ruhig ab, da weitere Extraktionsmanöver die Muttermundskontraktionen nur steigern.

Die **Bauchpresse** wird von der Kreißenden unaufgefordert in Aktion gesetzt, sobald der Kopf in die Scheide eingetreten ist und auf den Beckenboden drückt. Es besteht dann das Bedürfnis „mitzupressen". Zwar ist die Bauchpresse dem Willen der Gebärenden unterworfen, am Ende der Austreibungszeit arbeitet sie aber fast unwillkürlich. Folgendermaßen preßt die Frau mit: Nachdem sie die Beine, im Oberschenkel und Knie gebeugt, aufgesetzt hat, um die Wehe gehörig „verarbeiten" zu können, drängt sie durch tiefe Inspiration und Anhalten der eingeatmeten Luft das Zwerchfell nach unten und kontrahiert nun die Muskulatur der Bauchwand, als wenn sie Stuhlgang hätte. Es ist ängstlichen Erstgebärenden gegenüber gar nicht so selten nötig, das Mitpressen in dieser deutlichen Weise zu beschreiben. Will die Kraft der Gebärenden bei schon tief stehendem Kopf erlahmen, denkt der eilfertige Geburtshelfer bereits an die „Erlösungszange", so schlage man der Kreißenden folgende „Preßstellung" vor: Sobald sie eine Wehe nahen fühlt, zieht sie die Oberschenkel hoch herauf an den Leib und umgreift mit den Händen die Kniee oder ein über die Kniee gelegtes Handtuch, das möglichst kurz zu fassen ist. Durch kräftigen Zug mit den Armen, der die Oberschenkel fest gegen den Leib preßt, wird dann das Mitpressen nicht nur erleichtert, sondern auch wirksamer gestaltet. Bei diesem Gegenstück zur „Walcherschen Hängelage" kommt es wahrscheinlich bei einer gleichzeitig geringen Verengerung des Beckeneinganges zu einer mäßigen Erweiterung des Beckenausganges, was dem Austritt des Kopfes nur förderlich sein kann. Ich habe auf diese Weise schon wiederholt eine bereits gestellte Forzepsindikation durch den offenbar beschleunigten Geburtsfortschritt hinfällig machen können.

Pathologische Störungen der Bauchpresse sind äußerst selten und wohl nur durch Lähmungszustände bedingt. Trotzdem gelingt die Geburt durch die Uteruskontraktionen allein, wenn nicht die natürlich längere Dauer der Austreibungszeit Gefahren heraufbeschwört, die eine entbindende Operation dringend erheischen.

Der **Geburtsmechanismus** ist die Lehre von der Dehnung des weichen Geburtsweges und der Art des Durchtrittes des kindlichen Körpers durch das Becken. Daß die sich vorwölbende Blase den Muttermund dehnt, bis nach ihrem „Springen" der vorliegende Teil an ihre Stelle tritt, wurde bereits beim „weichen Geburtsweg" auseinandergesetzt.

„Vorzeitig" springt die Blase, wenn sie bei noch mangelhaft erweitertem Muttermund, ehe dieser bis mindestens zur Hälfte gedehnt war, zerreißt. Seltener infolge einer gesteigerten Zerreißlichkeit der Eihäute, häufiger durch ungenügenden Abschluß des Beckens durch den vorliegenden Teil (also bei Hydramnion, engem Becken, Hängebauch, Beckenend- und Querlage, Hydrocephalus und Geschwülsten im kleinen Becken), sowie durch eine unvorsichtige Exploration tritt dieses unerwünschte Ereignis ein. Folgen des vorzeitigen Blasensprungs: Verzögerung der Geburt; die Mutter gerät in Infektions-, das Kind in Erstickungsgefahr, und zwar um so eher, je mehr Fruchtwasser bei und nach dem Blasensprung abfließt; die Nabelschnur oder ein kleiner Teil kann vorfallen.

Lit.: van der Hoeven, Zeitschr. f. Geb. u. Gyn. Bd. 70. S. 1.

„Zu spät" springt die Blase, wenn sie nach völliger Erweiterung des Muttermundes noch nicht zerreißt, sondern sich tief in die Scheide und Vulva vorwölbt. Es kann durch die dabei entstehende Zerrung an der Plazenta zu deren vorzeitiger Lösung und damit zur Blutung kommen. In solchem Falle ist die Blase künstlich zu sprengen. Steht der vorliegende Teil dann noch beweglich, so mache man sich auf einen Vorfall, z. B. der Nabelschnur, gefaßt, dem man unter Umständen sofort wirksam begegnen muß. Man soll daher fix und fertig desinfiziert sein, ehe man die Eihäute durchstößt.

Von **hohem Blasensprung** spricht man, wenn der Eihautriß im Uterus, über dem inneren Muttermund liegt. Dann fließt Fruchtwasser ab, und trotzdem fühlt man die im Muttermund sich noch vorwölbenden Eihäute. Es kann sich dabei freilich auch um den Abgang von falschem Fruchtwasser handeln, einer etwas getrübten Flüssigkeit, die sich zwischen Chorion und Dezidua infolge einer Entzündung der letzteren angesammelt hatte und nicht selten schon in der Schwangerschaft periodisch abfließt (Hydrorrhoea gravidarum), die dadurch bisweilen vorzeitig unterbrochen wird (Stoeckel, Zentralbl. f. Gyn. 1899, Nr. 45). Zuweilen wird das Kind „mit der Glückshaube" geboren, d. h. es bedecken den geborenen Kopf die noch unverletzten oder infolge eines hohen Blasensprungs weit oben eingerissenen Eihäute. Sie müssen dann schleunigst beseitigt werden, damit das Kind atmen kann. — Ein zweimaliger Blasensprung erfolgt in den seltenen Fällen, in denen sich zwischen Amnion und Chorion Flüssigkeit gebildet hatte, die beim Springen des Chorions abgeht, während das eigentliche Fruchtwasser noch durch das unverletzte Amnion zurückgehalten wird.

Der **Durchtritt des Kindes durch das Becken** erfolgt normaler Weise mit dem Schädel voran in erster (Rücken links) oder zweiter (Rücken rechts) Schädellage. Durch den Wehendruck schiebt die kindliche Wirbelsäule den Kopf vor sich her (sog. Fruchtachsendruck), der zunächst stark gebeugt wird, so daß die kleine Fontanelle sein tiefst stehender Punkt ist. Mit quer oder meist schon schräg verlaufender Pfeilnaht passiert der Kopf den Beckeneingang. In der Beckenhöhle dreht sich dann, wenn der Kopf quer eintrat, die zuerst seitwärts stehende kleine Fontanelle nach vorn, so daß die Pfeilnaht schräg im Becken verläuft. Hat der Kopf den Beckenboden erreicht, so ist auch die kleine Fontanelle bei ihrer Drehung von der Seite her ganz vorne unter der Symphyse angelangt; der Kopf steht dann mit seiner Pfeilnaht im graden Durchmesser des Beckenausgangs, die große Fontanelle hinten am Kreuzbein. Nunmehr streckt sich der Kopf. Indem sich der Nacken gegen die Symphyse als Hypomochlion anstemmt, entfernt sich das Kinn von der Brust, und das Hinterhaupt tritt durch die Schamspalte. Vorderhaupt und Gesicht folgen, womit der Kopf geboren ist. Gleichzeitig tritt die Schulterbreite schräg in den Beckeneingang; im Beckenausgang stellt sie sich in den graden Durchmesser und bewirkt durch diese Drehung, daß sich das schon geborene Gesicht bei 1. Schädellage dem rechten, bei 2. dem linken Schenkel der Mutter zuwendet. Die weitere Geburt des Schultergürtels erfolgt so, daß zuerst die vordere Schulter unter der Symphyse hervorkommt. Dann erst schneidet die hintere Schulter über den Damm. Rumpf, Becken und Beine folgen ohne besonderen Durchtrittsmechanismus nach.

Lit.: Sellheim, Samml. klin. Vorträge. Neue Folge. Nr. 421. 1906.

Bei jeder 6.—8. Geburt tritt die Schulterbreite nicht im entgegengesetzten schrägen Durchmesser wie die Pfeilnaht durch das Becken, sondern durch den gleichen schrägen. Infolge dieser sog. „inneren Überdrehung" wendet sich das geborene Gesicht bei der 1. Schädellage zum linken, bei der 2. zum rechten Schenkel der Mutter.

Eine Abweichung im Austrittsmechanismus des Kopfes stellen die **Vorderhauptslagen** dar. Es dreht sich nämlich ausnahmsweise bei kleinem Kopf bzw. bei einem für den Kopf verhältnismäßig zu weiten Becken die kleine Fontanelle statt nach vorne nach hinten, so daß sie im Beckenausgang am Kreuzbein steht, während unter der Schamfuge die große Fontanelle erscheint. Die Gegend des Kopfes dicht vor ihr stemmt sich dann gegen die Symphyse; hierauf schneidet das Hinterhaupt über den Damm, und schließlich tritt das Gesicht unter dem Schambogen hervor; es sieht also nach oben. Da der Kopf mit einem größeren Durchmesser die Schamspalte passiert, ist die Gefahr eines Dammrisses bei den Vorderhauptslagen etwas größer wie bei den Hinterhauptslagen. Und da ferner die bereits vorhandene Flexion des Kopfes sich noch verstärken muß beim Druchtritt durch die Schamspalte, ist dieser Teil der Austreibungszeit etwas erschwert im Vergleich zu den Hinterhauptslagen.

Einer wichtigeren Abweichung vom normalen Geburtsverlauf in Schädellage sei gleich hier gedacht: des **tiefen Querstands.** Die Drehung des Kopfes im Becken bleibt infolge geringeren Widerstandes aus; der Kopf tritt durch den Beckeneingang und die Beckenhöhle im queren Durchmesser bis auf den Beckenboden. Hier fühlt man die beiden Fontanellen ganz seitlich bei querverlaufender Pfeilnaht. Gewöhnlich erfolgt jetzt noch die bis dahin ausgebliebene Drehung der kleinen Fontanelle nach vorn. Kommt sie aber trotz guter Wehen innerhalb einer halben Stunde z. B. nicht zustande, dann ist man berechtigt, von tiefem Querstand zu reden. Dann wird bisweilen der Kopf sogar schon in der Schamspalte sichtbar und kann doch nicht geboren werden.

Therapie beim tiefen Querstand: Lagerung der Kreißenden auf die Seite der kleinen Fontanelle; bleibt trotzdem die Drehung des Kopfes aus, dann Forzeps (siehe diesen).

Der **kindliche Kopf** erleidet unter der Geburt folgende Veränderungen: Die Stirnbeine und das Hinterhauptsbein schieben sich unter die Scheitelbeine. Von diesen beiden wiederum überragt das vordere meist das hintere um ein weniges. Der Kopf wird dadurch etwas schmaler aber länger. Ferner bildet sich nach dem Blasensprung bei lebenden Kindern an der im Muttermund liegenden Stelle der Kopfschwarte, die vom Geburtsdruck frei ist, während der ganze übrige Körper unter dem hohen Uterusinnendruck steht, eine blutig-seröse Durchtränkung, ein Stauungsödem aus: die sog. Geburts-, spezieller gesagt Kopfgeschwulst (Caput succedaneum). Sie überschreitet im Gegensatz zum Kephalhämatom (siehe dieses) Nähte und Fontanellen, sofern sie groß genug ist, verschwindet nach 12 bis 24 Stunden wieder und ist vom Geburtsverlauf abhängig: Je länger die Geburtsdauer, je größer die zu überwindenden Widerstände, je stärker die Wehen, desto größer ist auch die Geburtsgeschwulst. Bei sehr eiligem Partus kann sie ganz fehlen. Ist die Epidermis über der Geschwulst etwas verletzt, so versehe man diese Stelle mit Dermatol und einem Watteverband. Im allgemeinen bedarf selbst eine sehr große Geburtsgeschwulst keinerlei Behandlung.

Klinisch stellt sich der in die drei zeitlichen Abschnitte der Eröffnungs-, Austreibungs- und Nachgeburtszeit zerfallende Geburtsvorgang folgendermaßen dar: **Eröffnungszeit**: Die durch mehr oder weniger häufig aufgetretene Vorwehen angekündigten Eröffnungswehen setzen zunächst langsam ein, zeigen aber durch ihre von vornherein vorhandene Schmerzhaftigkeit der schwangeren Frau an, daß sie sich zur Geburt niederlegen muß. Sie wird unruhig, geht unstät umher, empfindet wohl auch Übelkeit, die sich bisweilen zum Erbrechen steigert, und fühlt besonders dann ein angstvolles Unbehagen, wenn es ihr erstes Kind ist, dem sie nun das Leben schenken soll. Eine Mehrgebärende weiß schon, was ihr bevorsteht, und kann daher mit größerer Ruhe ihre Vorbereitungen zweckmäßig besorgen. Die allmählich häufiger und schmerzhafter werdenden Wehen eröffnen nun mit Hilfe der sich vorwölbenden Eiblase den Muttermund, was man an dem Abgang von blutigem Schleim („es zeichnet") wahrnimmt, bis die Blase springt. Es fließt das „Vorwasser", einige Eßlöffel an Menge, ab. Endlich ist der Muttermund, nach dem Blasensprung vom vorliegenden Teil gedehnt, vollständig erweitert, „verstrichen". Scheide und Zervix sind ein Kanal geworden, in dem sich eine Scheidung durch den vorspringenden Muttermund nicht mehr nachweisen läßt.

Nunmehr kann der Kopf in die Vagina vorrücken, es beginnt die **Austreibungszeit,** in der die Wehenarbeit durch die Bauchpresse eine wirksame Unterstützung erfährt. Sobald der Kopf auf dem Beckenboden angelangt ist, kann er selbst bei tiefem Eindringen mit den äußerlich untersuchenden Händen von oben nicht mehr gefühlt werden. Die Kreißende empfindet jetzt nicht selten Stuhldrang (Druck des Kopfes auf das Rektum) und vermag den Urin nicht mehr zu lassen (Druck auf die Urethra); auch Wadenkrämpfe stellen sich bisweilen ein (Druck auf den Plexus sacralis). Spreizt man die Beine der Frau, so erkennt man den Tiefstand des Kopfes endlich an der Vorwölbung des Dammes, die in der Wehe besonders deutlich wird. Nicht lange dauert es mehr, dann sieht man die beiden Vulva-Hälften auseinander weichen; bald wird auch der Kopf während der Wehe sichtbar, weicht aber in der Wehenpause wieder zurück („ist im Einschneiden"), bis er auch trotz des jedesmaligen Zurückweichens in der Wehenpause dauernd sichtbar bleibt („ist im Durchschneiden"). Der Damm ist inzwischen stark gedehnt, das Frenulum labiorum weit nach vorne gedrängt worden; die Analöffnung klafft und läßt hin und wieder Stuhlgang austreten. Endlich passiert unter größtem Schmerz nach kräftigster Wehentätigkeit und unter äußerster Anstrengung der Bauchpresse der größte Kopfdurchmesser die Schamspalte („schneidet durch"). Der Höhepunkt der gesamten Geburtsarbeit ist damit überschritten. Mit einer der nächsten Wehen wird der Schultergürtel geboren, dem der übrige Kindskörper, das „Nachwasser" und etwas Blut (infolge der sofort beginnenden Plazentarlösung) folgen. Das zwischen den mütterlichen Schenkeln liegende Kind verbindet die Nabelschnur noch mit der im Uterus befindlichen Plazenta. Bei der Mutter stellt sich jetzt gewöhnlich ein „physiologischer Schüttelfrost" ein, dessen Ursachen nicht ganz klar, vielleicht aber in dem starken Wärmeverlust zu suchen sind, dem die Frau intra partum unterworfen ist.

Nunmehr beginnt die **Nachgeburtszeit.** Der sich stark kontrahierenden Uteruswand — der Fundus steht jetzt in Nabelhöhe — vermag die nicht kontraktile Plazenta nicht zu folgen. Sie muß sich daher in Falten legen, wobei sie von ihrer sich verkleinernden Uterushaftfläche abgelöst wird. In die durch die Faltung entstehenden Hohlräume strömt aus den mütterlichen Gefäßen Blut: Das retroplazentare Hämatom. Es ermöglicht den Uteruskontraktionen einen direkten, weiteren Druck auf die nur unvollkommen gelöste Plazenta, wodurch ihre endgültige Abtrennung von der Uteruswand bewerkstelligt wird. Sie wird in die Scheide hinausgedrängt, die Eihäute hinter sich herziehend, und löst nun bei der Kreißenden von neuem den Drang zum Pressen aus. Den Fundus uteri fühlt man jetzt etwa zwei Querfinger über dem Nabel stehen; das Corpus ist kräftig kontrahiert und verschließt auf diese Weise die mütterlichen Blutgefäße; es hat ausgesprochen dreieckige Gestalt und läßt den Fundus und die Seitenkanten „kantig" fühlbar werden. Hat die Kreißende die Plazenta mit den Eihäuten und dem Nabelstrang („die Nachgeburt") aus der Scheide herausgepreßt, unterstützt von den Kontraktionen der Scheidenwände, so findet man bei leerer Harnblase den Fundus uteri in der Mitte zwischen Nabel und Symphyse stehend. Die Nachgeburtszeit und der ganze Partus ist beendigt.

Die **Dauer der Geburt** beträgt durchschnittlich bei Erstgebärenden 15—20, bei Mehrgebärenden 10—12 Stunden. Die Eröffnungszeit dauert am längsten. Für die Austreibungszeit rechnet man bei Erstgebärenden $1^1/_2$—2, bei Mehrgebärenden $^1/_2$ Stunde und weniger, für die Nachgeburtszeit $^1/_2$ Stunde und mehr, je nachdem ob sie künstlich beendigt wird, oder ob man die spontane Ausstoßung der Plazenta abwartet, was sich stundenlang — durchschnittlich vielleicht zwei Stunden — hinziehen kann. Selbstverständlich sind alle diese Angaben für den konkreten Fall ziemlich unbrauchbar. Wird zwar ein kleines Kind unter sonst gleichen Verhältnissen schneller wie ein großes geboren werden können, so lassen sich andererseits doch die Wehen in ihrer Konstanz gar nicht beurteilen. Ebensowenig soll man sich bei der zeitlichen Prognose auf ein weites oder enges Becken verlassen, sondern die Regel beherzigen: Bestimmte Zeitangaben über das Geburtsende sind gefährlich — nämlich für die Autorität des Geburtshelfers. Im besten Falle hat man richtig geraten. Ich erlebte bei erfahrensten Geburtshelfern die größten Fehldiagnosen bezüglich der Geburtsdauer.

Der **Einfluß der Geburt auf die Mutter**: Die Mehrzahl aller Kreißenden, Erstgebärende häufiger wie Mehrgebärende, fühlt sich nach getaner Geburtsarbeit ganz allgemein erschöpft, ist doch auch meist die Ruhe einer Nacht infolge des Partus verloren gegangen. Die speziellen physiologischen Funktionen verändern sich dagegen intra partum kaum merklich. Die Temperatur steigt höchstens um einige Zehntelgrade, die Atmung ist vielleicht etwas beschleunigt, die Harnmenge vermindert, die Pulsfrequenz nimmt während der Wehe und ganz allgemein in der Austreibungszeit um 20—30 Schläge in der Minute zu. Die deutlichste Veränderung zeigt der Blutdruck, dessen Ansteigen unbedingt notwendig erscheint, wenn man bedenkt, daß er zum Zwecke der Erhaltung der plazentaren Zirkulation den wachsenden intrauterinen Druck überbieten muß.

Der Einfluß der Geburt auf das Kind: Während jeder Wehe wird die mütterliche Blutzufuhr zur Plazenta durch die sich kontrahierende Uteruswand behindert. Die Folge ist: Sauerstoffmangel und Kohlensäureüberladung des Kindes, dessen Vagus, dadurch gereizt, die Herzkontraktionen verlangsamt. Je kleiner der Uterusinhalt wird, desto stärker wird auch der Druck auf die uteroplazentaren Gefäße, desto langsamer daher auch die Schlagfolge des Herzens. Deshalb erleben wir nach dem Blasensprung und nach relativ umfangreichem Fruchtwasserabfluß, sowie am Ende der Austreibungsperiode eine besonders ausgesprochene Verlangsamung der Herztöne während der Wehe. Ihre Häufigkeit, normaler Weise im Durchschnitt 140 Schläge (es wird nur jeder zweite Ton gezählt!), sinkt dann auf 120, 100, 80 und 60 Schläge. Es ist nun charakteristisch, daß sich in der Wehenpause nicht plötzlich die ursprüngliche Frequenz wieder herstellt; die Herztöne „erholen sich" vielmehr langsam und zwar um so langsamer, je stärker sie in der Wehe verlangsamt waren. Folgen nun die Wehen in der Austreibungszeit sehr schnell aufeinander, so kann es nicht ausbleiben, daß die neue Wehe einsetzt, noch ehe sich die Herztöne vollständig erholt hatten. Dann besteht also auch in der Wehenpause eine Herztöneverlangsamung, die uns anzeigt, daß das Kind dauernd in den Zustand der Vagusreizung geraten ist. Diesen Erstickungszustand, Asphyxie genannt, kann man also erst dann als bestehend anerkennen, wenn am Ende der Wehenpause die Herztöne noch verlangsamt sind. Je stärker diese Verlangsamung, desto höher der Grad der Asphyxie. 94% aller Kinder werden leicht asphyktisch geboren. Es geht aus diesen Bemerkungen unzweideutig hervor, daß zur Beurteilung der kindlichen Sauerstoffversorgung die Herztöne während einer ganzen Wehenpause bzw. bis zum Wiedereintritt ihrer normalen Frequenz gehört werden müssen. Und zwar zählt man am besten mit jeder beginnenden Viertelminute wieder von eins an; man übersieht die Herztönefrequenz dann schneller und vermag ihren Veränderungen leichter zu folgen. — Unbekannt bleiben uns übrigens oft die Gründe, die zur Herztöneverlangsamung führen und nach kürzerer oder längerer Zeit wieder eine völlig normale Anzahl von Herzkontraktionen eintreten lassen. Vielleicht handelt es sich dabei um einen nur temporären Druck auf die Nabelschnur, die erst allmählich der Kompression durch eine Extremität z. B. in eine günstigere Lage auszuweichen vermochte. Ferner erleben wir es gar nicht so selten, daß infolge einer Herztöneverlangsamung eine Asphyxie diagnostiziert und die Geburt deshalb künstlich beendigt wurde, das Kind aber doch völlig lebensfrisch zur Welt kam. Es müssen also noch andere Momente (Kompression des kindlichen Schädels?) wie die Sauerstoffverarmung des Fötus eine „Vagusreizung" verursachen können, und es muß als Mangel betrachtet werden, daß wir vorläufig noch nicht in der Lage sind, die durch Asphyxie bedingte Veränderung der kindlichen Herzarbeit von der auf andere Weise entstandenen zu unterscheiden. — Endlich wird oft vergessen, daß eine Nabelschnurumschlingung um den Hals, die wir bei jeder 4.—6. Geburt beobachten, noch in den letzten Augenblicken einer sonst völlig glatten Entbindung eine tödliche Asphyxie bedingen kann. Es kommt dies entweder dadurch zustande, daß beim Tiefertreten des Kopfes die Nabelschnur bis zur Unwegsamkeit der Gefäße festgezogen wird oder dadurch, daß sie vom kindlichen Nacken, der sich gegen die Symphyse anstemmt, zugedrückt wird. Um das Unheil rechtzeitig erkennen und dann schleunigst entbinden zu können, bedarf es also bis zum Ende des Partus einer aufmerksamen Beobachtung der kindlichen Herztöne, die dicht über der Symphyse am besten zu hören sind, wenn der Kopf kurz vor dem Durchtritt steht.

Lit.: Schultze, B. S., Der Scheintod Neugeborener. 1871. — Seitz, Die fötalen Herztöne während der Geburt. München 1903.

Die Geburtsleitung:

A. Vorbereitung: Erbittet eine schwangere Frau den Beistand eines Arztes für die bevorstehende Entbindung, so ist sie zunächst nach den im Kapitel „Schwangerschaft" besprochenen Regeln exakt zu untersuchen. Ist der voraussichtliche Geburtstermin nicht mehr fern, so sind die Vorteile einer solchen Untersuchung besonders groß: die Kindslage pflegt sich in den letzten Wochen nicht mehr wesentlich zu verändern, und etwa bei der Exploration eingeführte Mikroorganismen sind unter der Einwirkung des Scheidensekretes bis zum Partus wieder unwirksam geworden. Die innere Untersuchung ist also in solchem Falle nicht nur nicht zu fürchten, sie ist vielmehr unbedingt geboten, um Regelwidrigkeiten des Beckens (Erreichbarkeit des Promontoriums macht genaueste Messung der Diagonalis und Schätzung der Vera, bei offenbar stärkeren Graden von Beckenverengerungen die direkte Veramessung (cf. „Becken") unbedingt notwendig!) und der inneren Genitalien (z. B. Tumoren, Narben, Polypen, Mißbildungen) auf keinen Fall zu übersehen, es sei denn, daß der Geburtseintritt stündlich erwartet werden kann. Dann verschiebe man die Exploration lieber bis zum Partus, dessen ungestörter Verlauf sie ja meist überflüssig macht.

Nach erfolgter Untersuchung, die Herz, Lungen etc. natürlich nicht außer acht lassen darf, bestellt man sich zunächst in 8 tägigen Pausen den auf Eiweiß zu untersuchenden Urin der Schwangeren, um eine Nierenveränderung (drohende Eklampsie!) rechtzeitig zu erkennen (bei positivem Eiweißbefund in 2—3 tägigen Pausen untersuchen!). Dann empfehle man die Pflege der Brustwarzen (siehe diese) und schließe eine genaue Besprechung der Geburts-Vorbereitungen an:

I. Wahl einer zuverlässigen Hebamme und Feststellung, wie zuerst diese oder eine Vertreterin und dann der Arzt am schnellsten und sichersten von dem Weheneintritt benachrichtigt werden können. Die Hebamme lasse man sich kommen, erteile ihr fest umrissene Anordnungen, verbiete ihr jede Exploration vor dem eigenen Eintreffen im Gebärzimmer und nenne nur ihr den Namen eines Vertreters für den Fall eigener Behinderung.

II. Befindet sich eine Desinfektionsanstalt in erreichbarer Nähe, so lasse man z. B. in einen mit einem Leinentuch ausgelegten Reisekorb folgende Gegenstände verpacken und zur Desinfektion einsenden: Ein Betttuch, je zwei Bezüge für das Kopfkissen und das Deckbett, alle vorhandenen Unterlagen, drei Hemden, zwei Nachtjacken (resp. drei Nachthemden), sechs Handtücher, zweimal $^1/_2$ kg Verbandwatte, jedes in ein besonderes Handtuch eingeschlagen, 100 g Verbandwatte und alle vorhandenen Nabelbinden wieder in einem besonderen Handtuch, einige kleine alte Taschentücher oder eigens dazu angefertigte Battisttücher (Größe 15 × 15 cm) zum Auswischen des kindlichen Mundes gleich nach der Geburt. Ist eine Desinfektion all dieser Gegenstände nicht möglich, so sollen sie wenigstens rein, d. h. seit der letzten Wäsche noch nicht gebraucht sein.

III. Ist es möglich, ein besonderes Zimmer als Kreißzimmer auszuwählen, so wird man empfindsamen Damen damit keinen kleinen Gefallen tun. Liegt die Wöchnerin in einem Raum, der sie an die Schrecknisse und Qualen der Geburt nicht mehr erinnert, so wird sie das dankbar empfinden, zumal die Reinigung des Bettes und Gebärzimmers vor sich gehen kann, ohne der frisch Entbundenen die lang ersehnte Ruhe zu stören.

IV. Anschaffung für die Entbindung außer der Kinderwäsche und 12 Nabelbinden:

Eine Gummiunterlage aus Para-Gummi, 1 m breit und so lang, daß sie beiderseits gut unter die Matratze des Bettes geschoben werden kann (wird durch Abwaschen mit 1 ‰ Sublimatlösung desinfiziert). Mindestens 12 leinene Unterlagen von der Größe der Gummiunterlage. Ein Irrigator für 1 l Inhalt mit Schlauch; dazu ein gläsernes Mutter- und ein Afterrohr.

100 g Kresolseifenlösung.

100 g 96 % Alkohol.

Zweimal 1/2 kg Verbandwatte.

Ein Bettschieber.

Ein Fieber- und Badethermometer.

Eine Brösesche Leibbinde, „Idealbinde" (bezw. mehrere zum Wechseln).

Die sonst zur normalen Entbindung nötigen Gegenstände bringt eine ordentliche Hebamme in ihrer Tasche mit.

V. Das Kreißbett, wenn möglich keines der für den Geburtshelfer so unbequemen niedrigen modernen Betten, soll eine harte Matratze haben, in die der Steiß der Frau nicht tief einsinken kann. Die Matratze wird mit einem Bettuch bedeckt, über das man Gummi- und Leinenunterlage legt. Als Deckbett wähle man eine mit Überzug versehene wollene Decke. Das Kreißbett soll von beiden Seiten gut zugänglich sein, muß also frei stehen.

B. Maßnahmen nach Eintritt der Wehen.

Die sofort gerufene Hebamme entkleidet zunächst die Frau, versorgt sie mit einem einfachen Seifenwasserklystier und bringt sie dann in die leere Badewanne, in der der ganze Körper mit warmem Wasser und Seife abgewaschen wird. Besondere Berücksichtigung erfahren hierbei die Genitalien und ihre nähere Umgebung. Die Schamhaare sind mit einer Schere zu kürzen. Den Seifenschaum spült man sodann mit Wasser ab. Die Verabreichung eines Vollbades ist nicht ratsam, weil vielleicht gefährlich. Die Möglichkeit des Eintrittes von Badewasser in die Scheide ist nämlich sicher nachgewiesen, so daß man sich eine Keimverschleppung mindestens theoretisch gut vorstellen kann. Daß eine Infektion durch das Badewasser sicher zustande kam, ist freilich noch nicht erwiesen. Immerhin genügt aber das einfache Abwaschen und Abspülen des ganzen Körpers. Nach dieser Reinigung entleert die Kreißende auf einem Nachtstuhl oder dem Bettschieber das Klistier (niemals auf dem Klosett, wo sie von der Geburt überrascht werden könnte), die Haare werden geordnet, zum Schlusse die Hände nochmals gewaschen, und mit reiner Wäsche angetan besteigt die Frau sodann das Kreißbett. Während nunmehr das in die Achselhöhle eingelegte Thermometer die Temperatur feststellt, führt die Hebamme die äußere Untersuchung aus, über deren Ergebnis sie ebenso wie über den Eindruck, den sie bis dahin von der Häufigkeit und Stärke der Wehen gewonnen hat, an den Arzt berichtet. Bis zu seiner Ankunft soll sie einen Platz herrichten, auf den nach der Abnabelung das Neugeborene gelegt wird. Sollte es wider Erwarten asphyktisch geboren werden, so kann das Fehlen eines solchen Ortes für sein Leben geradezu gefährlich werden: Auf einen Tisch oder eine Kommode wird ein Kissen oder besser noch eine zusammengefaltete Decke gelegt und mit einem weißen Tuch bedeckt. Gleichzeitig finden Handtücher und Windeln zum etwaigen Frottieren des Kindes hier ihren Platz. Daneben ist zu stellen die Badewanne und ein Eimer mit kaltem Wasser. Den gleichfalls hierher gehörigen Trachealkatheter hat der Arzt mitzubringen.

C. Die eigentliche Geburtsleitung durch den Arzt.

I. Asepsis: Das A und O jeder Geburtsleitung — das haben wir dem einst viel geschmähten Namen Semmelweiß zu verdanken — ist das Bestreben, jegliche Infektion von der Kreißenden fernzuhalten. Gewinnt auch die alte Ahlfeldsche Lehre von der Selbstinfektion immer mehr an Boden, wonach auch die bereits in den Genitalien befindlichen Mikroorganismen unter besonderen Umständen infizieren können, so bleibt doch die Tatsache bestehen, daß die schwersten und tödlichen Infektionen gewöhnlich einer Verschleppung von Bakterien von außen her in die Scheide ihre Entstehung verdanken. Da wir ferner wissen, daß selbst die mit dem sterilen Gummihandschuh angetane und zur Exploration in die Scheide eingeführte Hand häufiger Fieber im Wochenbett bedingt, als es auftreten würde, wenn eine Kreißende völlig ununtersucht bliebe, so müssen wir ganz folgerichtig die Regel aufstellen: Zur Vornahme einer Exploration intra partum bedarf es einer besonderen Indikation; der normale Partus als solcher stellt eine solche Indikation nicht dar. Zudem genügen Beobachtung der Kreißenden und äußere Untersuchung, insonderheit die fleißige Anwendung des sogenannten vierten Handgriffs (siehe Schwangerschaftsuntersuchung) völlig, uns in ausreichendem Maße über den Fortgang der Geburt zu unterrichten. Der vierte Handgriff belehrt uns über den Tiefstand des Kopfes; ist letzterer im Becken verschwunden, so kann er vom Beckenboden nicht mehr weit entfernt sein. Ist er durch den Muttermund in die Vagina eingetreten, so setzen Preßwehen ein. Drängt er gegen den Beckenboden an, so bekommt die Kreißende Stuhldrang, häufig auch Wadenkrämpfe in einem oder beiden Unterschenkeln; zudem nimmt man äußerlich die Vorwölbung des Dammes während der Wehe deutlich wahr. Beginnt der Kopf sich zu strecken, so klafft die Vulva, in der er dann alsbald sichtbar wird, um von nun an mit dem Auge direkt beobachtet werden zu können. Bei einiger Übung erlangt man außerdem leicht die Fertigkeit, vom Rektum her mit einem Finger den Tiefstand des vorangehenden Kindsteiles und die Weite des Muttermundes zu fühlen. Dieses Verfahren ist völlig ungefährlich, läßt aber bei der Feststellung feinerer Einzelheiten leicht im Stich. Zur Leitung eines normalen Partus braucht man übrigens auch diese Untersuchungsmethode nicht. — Muß während der Geburt per vaginam untersucht werden, so führe man vorher eine Scheidenspülung mit 1% Kresolseifenlösung aus und bediene sich stets des ausgekochten, nach Füllung mit 1‰ Sublimatlösung leicht anzuziehenden Gummihandschuhs (siehe Desinfektion der Hände). Die nachweislich meist stark infektiöse Hand des praktischen Arztes sollte sich in unserer Zeit niemals dieses wirksamen Hilfsmittels begeben. Die Exploration intra partum hat festzustellen: Die Größe des Muttermundes und die Beschaffenheit seiner Ränder, die um so straffer sind, je weiter die Geburt vorgeschritten ist; das Vorhandensein und die Spannung der Eiblase bzw. deren Fehlen; die Art und Stellung des vorliegenden Teiles: Den Kopf erkennt man nur sicher an Nähten oder Fontanellen. — Abgesehen von der oben erwähnten Waschung der äußeren Genitalien bedarf es einer Desinfektion dieser Teile und der Vagina für den partus sonst nicht. Insonderheit sind Scheidenspülungen eher schädlich als nützlich; sie könnten nur die höchst erwünschte Schutzwirkung des Scheidensekretes hinfällig machen. — Daß womöglich alle mit der Kreißenden in Berührung kommenden Gegenstände sterilisiert sein sollen, wurde oben (siehe Vorbereitung) gesagt.

Lit.: Veit, Berl. klin. Wochenschr. 1892. Nr. 20. — Haegler, Händereinigung etc. Schwalbe, Basel 1900.

II. Lagerung der Kreißenden: Wie die Frau während der Eröffnungszeit liegen will, überlasse man ihrer Bequemlichkeit, denke aber daran, daß Seitenlage bisweilen die Wehen schwächt. In der Austreibungszeit soll die Rückenlage eingehalten werden, da in dieser Stellung die Preßwehen wirkungsvoller verarbeitet werden können. Will man das Tiefertreten oder die Drehung der kleinen Fontanellen befördern, oder ist der vorliegende Teil auf eine Darmbeinschaufel abgewichen, so verfahre man nach der Regel:

Die Kreißende ist auf diejenige Seite zu lagern, auf welcher der Teil steht. der ins Becken tiefer und nach vorn treten soll. Bei erster Schädellage würde man also die linke Seitenlage vorschlagen.

III. Beobachtung des Gesundheitszustandes von Mutter und Kind: Die Temperatur der Kreißenden soll mindestens alle zwei Stunden gleichzeitig mit der Pulsfrequenz festgestellt, die kindlichen Herztöne müssen alle Viertelstunde einmal genau gezählt werden. Beide Maßregeln können von einer zuverlässigen Hebamme vorgenommen, sollten aber stets auch von ihr notiert werden. Vor dem Blasensprung ist zwar im allgemeinen weder Fieber, noch eine kindliche Asphyxie zu erwarten. Beides kann sich jedoch in seltenen Fällen einstellen, z. B. bei einer interkurrenten Krankheit (Angina) und vorliegender Nabelschnur und ist gerade für solche Zustände von ganz besonderer therapeutischer Bedeutung. Das Auftreten von Fieber intra partum vor dem Blasensprung hat selten, nach dem Blasensprung jedoch fast stets seine Ursache in einer genitalen Infektion. Andere Hilfsmittel, wie die beiden erwähnten, uns während einer normalen Entbindung über das Befinden von Mutter und Kind auf dem Laufenden zu erhalten, besitzen wir nicht. Insbesondere sollen wir uns nicht durch die lauten Klagen einer Kreißenden verleiten lassen, die normalen Beschwernisse einer Geburt für abnorm gesteigert und behandlungsbedürftig anzusehen. Preßt eine Kreißende vor der völligen Muttermundserweiterung während der Wehe mit, so untersage man ihr die zwecklose Kraftvergeudung. Preßwehen treten „automatisch" ein, werden aber besonders von Mehrgebärenden zur Beschleunigung der Geburt gerne vorzeitig erzeugt.

IV. Pflege der Kreißenden. Nahrung wird gewöhnlich nicht gefordert, kann aber in kleinen Mengen unbesorgt gereicht werden. Durst ist mit Wasser, Milch oder Kaffee zu stillen. Etwa eintretendes Erbrechen ist weder Grund zur Besorgnis noch ein Anlaß, die Frau nichts trinken zu lassen. Bei stärkerer Füllung der Harnblase, die sich über der Symphyse dann vorwölbt, soll die Frau zur Vermeidung von Wehenschwäche zum Urinlassen angehalten werden. Gelingt die spontane Entleerung der Blase nicht, so muß man zum Katheter greifen. Bei tiefstehendem Kopf gelingt der Katheterismus, am schonendsten mit einem weichen Nélaton- oder einem Jacques-Patent-Katheter Nr. 8 oder 9 ausführbar, oft erst, nachdem der in die Scheide eingeführte Finger den Kopf etwas zurückgedrängt hat. — Zieht sich die Entbindung länger hin, so lasse man 12 Stunden nach dem ersten Klistier ein zweites folgen. — Vorsichtige Lüftung des Zimmers, Ordnen des Bettes, Erneuerung beschmutzter Unterlagen und dergleichen sind für das allgemeine körperliche und seelische Befinden der Kreißenden wichtig genug, um weder vom Arzt noch der Hebamme vergessen zu werden.

V. **Besonderes Verhalten des Arztes:**

a) In der Eröffnungszeit: Nach Ausführung der äußeren Untersuchung bedarf es, sofern sich normale Verhältnisse (Schädellage mit feststehendem Kopf bei Erst- und beweglich stehenden Kopf bei Mehrgebärenden, Herztöne in der Wehenpause etwa 140) ergaben, besonderer Maßregeln nicht. Eine innere Untersuchung ist unnötig (siehe oben). Trostreicher Zuspruch und sicheres Auftreten gewähren die einzige Möglichkeit, der Frau über den immer quälender werdenden Wehenschmerz hinwegzuhelfen. Man beherzige ferner Runges trefflichen Rat, daß bei normalen Verhältnissen in der Eröffnungszeit der Arzt das Gebärzimmer und auch das Haus auf einige Zeit verlassen soll. „Das macht ihn und die Kreißende geduldiger und stärkt seine Urteilskraft".

b) In der Austreibungszeit. Sobald der Kopf bei Primiparen zum Einschneiden kommt, oder wenn bei Pluriparen die Blase springt, desinfiziere man sich zum Dammschutz, den der Arzt, die nötige Übung vorausgesetzt, nicht der Hebamme überlassen sollte[1]). Zögert nach der Geburt des Kopfes der Durchtritt der Schultern, so benutze man diese Zeit zum Auswischen des kindlichen Mundes und Abwischen der Augenlider mit Watte, die in klares Wasser getaucht wurde. Schneidet die Schulterbreite nicht mit der nächsten Wehe durch die Vulva, so dränge man den kindlichen Kopf nach dem Damm zu, bis die vordere Schulter unter der Symphyse erscheint. Sodann wird der Kopf gehoben, um die hintere Schulter über den Damm zu leiten, wobei die zweite Hand den Damm schützt. Das nun leicht der Schamspalte entgleitende Kind wird, ohne an der Nabelschnur zu zerren, zwischen die Beine der Mutter gelegt, Mund und Augen werden gereinigt, wenn es nicht schon vorher geschah, und die langsam in Gang kommende Atmung wird beobachtet, nötigenfalls ihr Zustandekommen durch einen leichten Schlag auf das Gesäß befördert. Das weit verbreitete Anblasen des Kindes kann leicht zur Infektion der Genitalien („Tröpfcheninfektion") führen und ist daher zu unterlassen. Nach 3—5 Minuten ist der Nabelschnurpuls erloschen; das Kind hat dann 80 bis 120 g Blut (sog. Reserveblut) aus der Plazenta aufgenommen und kann nun abgenabelt werden: zwei Finger breit vom Nabel entfernt wird das Nabelband um die Nabelschnur gelegt, einmal fest geknotet und mit einer Schleife versehen. Handbreit von dieser ersten Unterbindung wird eine zweite angelegt, um das noch in der Plazenta befindliche Blut nicht abfließen zu lassen; der Mutterkuchen löst sich dann besser. Zwischen beiden Unterbindungen durchschneidet man sodann den Nabelstrang, die Scherenspitze durch die Hohlhand gedeckt, um das strampelnde Kind nicht zu verletzen. Letzteres ist damit in sein „Wochenbett" eingetreten. Es wird zur Beseitigung der Vernix caseosa mit Olivenöl abgerieben (kann unterbleiben) und dann in 35° C warmem Wasser gebadet. Hierauf wird der Nabelverband angelegt (siehe Nabelbehandlung) und das Kind angekleidet: Hemd, Jäckchen, Windel, Wickeltuch aus Flanell. Letzteres muß so locker gewickelt sein, daß die Beinbewegungen unbehindert erfolgen können. Das Bett des Neugeborenen soll keine Wiege sein, deren Bewegungen nur dazu da sind, das Kind schwindelig und damit schläfrig zu machen.

c) In der Nachgeburtszeit: Während es dem Arzte anzuraten ist, alle bisher beschriebenen Hantierungen selber vorzunehmen, soll er nun die weitere Besorgung des Kindes mit Ausnahme der Credéschen Einträuflung der Hebamme überlassen, um seine ganze Aufmerksamkeit der Nachgeburtslösung zuzuwenden. Ihren normalen Ablauf hat der Arzt nur zu überwachen, nicht zu befördern. Die gut zugedeckte Kreißende erhält etwas warme Milch und bleibt in Rückenlage ruhig liegen. Mit der zart tastenden Hand stellt man hin und wieder den Hochstand des Fundus uteri (siehe oben) fest, was auch unter der Bettdecke ausreichend möglich ist, und erkennt an dem Höhersteigen des fest kontrahierten Organs (Schrödersches Zeichen), daß die Plazenta gelöst in der Scheide liegt.

Weitere Zeichen für die eingetretene Lösung: Ahlfeld: Mit der Lösung und dem Tiefertreten der Plazenta in die Vagina schiebt sich die Nabelschnur um etwa 10 cm weiter aus der Vulva heraus. Küstner: Beim Eindrücken der Hand zwischen Symphyse und Uterus zieht sich die Nabelschnur der ungelösten Plazenta in die Schamspalte zurück, die der gelösten tritt aus der Vulva weiter hervor. Straßmann: Druck auf den Fundus uteri treibt, wenn die Plazenta noch nicht gelöst ist, Blut in die sich dann strotzend füllenden Nabelschnurgefäße, eine Erscheinung, die man bei der gelösten Plazenta vermißt.

Oft empfindet die Frau nun erneuten Drang zum Mitpressen; dann lasse man die Beine aufstellen und mit einer kräftigen Preßbewegung die Plazenta herausbefördern, die auf einer vorgehaltenen Bettschüssel auf-

[1]) Ich beschrieb den Dammschutz deshalb so ausführlich.

gefangen wird. Sollten die Eihäute nicht gleich folgen, so hilft das Anheben des Gesäßes der Frau nach. Genügt das nicht, so werden die Eihäute durch mehrmalige Umdrehungen des Mutterkuchens zu einem Strang aufgedreht, wodurch sie sich meist vollständig herausholen lassen. Bleibt jener Drang, die Plazenta herauszupressen, aus, so soll der Arzt $^1/_2$ Stunde nach der Geburt des Kindes (nicht früher, eher später!) mit dem Ahlfeldschen Handgriff die gelöste Plazenta entfernen: Wie beim Credéschen Handgriffe (siehe diesen) umgreift die Hand den fest kontrahierten Uterus und schiebt mit ihm wie mit dem Stempel einer Spritze die Nachgeburt durch die Vulva nach außen. Sollte die Lösung des Mutterkuchens nach $^1/_2$ Stunde noch nicht erkennbar sein, so warte man darauf eine weitere halbe Stunde, beende dann aber mit dem Credéschen Verfahren die offenbar nicht mehr ganz normal verlaufende Nachgeburtsperiode, wenn auch jetzt der nur für die gelöste Plazenta gültige Handgriff nach Ahlfeld noch nicht anwendbar sein sollte. Während der ganzen Dauer der Plazentarlösung fließt ab und zu etwas Blut aus der Schamspalte: „Lösungsblutung" (im ganzen bis zu 100 ccm höchstens), wodurch sich der erfahrene Geburtshelfer nicht gleich zum Massieren des Uterus verleiten läßt. Stärkerer Blutabgang ist pathologisch (siehe Nachgeburtsblutungen).

Lit.: Thiemeyer, Über den gegenwärtigen Stand der Leitung der Nachgeburtszeit. Straßburg, Mut & Co., 1911.

Die geborene Nachgeburt ist vom Arzt genau auf ihre Vollständigkeit zu untersuchen. Fehlen die Eihäute teilweise oder ganz, so gebe man im Wochenbett von vornherein Sekale, greife deswegen aber nicht weiter ein. Zur Beurteilung, ob Plazentarteile fehlen oder nicht, legt man sich zur Betrachtung der mütterlichen Seite den Mutterkuchen auf die beiden flach ausgestreckten Hände. Legen sich dann die einzelnen Plazentarläppen gut aneinander, ohne daß eine Lücke sichtbar wird, sind außerdem die Eihäute am Plazentarrande nirgends abgerissen, so gebe man sein Urteil getrost auf Vollständigkeit ab. Bei zerrissenen Plazenten ist die Feststellung, ob etwas fehlt oder nicht, oft äußerst schwierig. Da wir ein Verfahren, hier endgültig zu entscheiden, auch in der sog. Milchprobe bis jetzt nicht besitzen, so halte man sich an die klinische Erscheinung der Blutung. Ist man sicher, daß die Plazenta nicht vollständig ist, so soll man auch bei fehlender Blutung sofort eine Austastung und nötigenfalls Ausräumung des Cavum uteri in leichter Narkose vornehmen.

Nach der Geburt der Plazenta mit den Eihäuten wird die Frau gereinigt; sie bekommt eine neue Unterlage, nötigenfalls auch sogleich reine Leib- und Bettwäsche und Nahrung, wenn sie danach verlangt (heiße Milch, Butterbrötchen). Vor allen Dingen verschaffe man der frisch Entbundenen die wohlverdiente Ruhe, damit sie mit einem kräftigenden Schlaf das Wochenbett beginnen kann. Die Hebamme ist verpflichtet, Mutter und Kind noch zwei Stunden lang, von der Geburt der Plazenta an gerechnet, zu bewachen, zu achten auf Nachblutungen bei der Mutter, auf die Atmung und Nabelschnurblutungen beim Kind und diese Wartezeit mit dem Reinigen der Instrumente und dem Ordnen des Gebärzimmers nutzbringend auszufüllen. —

Geburtshindernisse,

welche die Ausstoßung der Frucht unmöglich machen, führen, wenn keine Hilfe kommt, früher oder später sicher zur tödlichen Uterusruptur oder Infektion und zum Tode des Kindes. Hauptsächlich kommen in Betracht

1. von seiten der Mutter:

Enges Becken (siehe dieses). — Narbige Stenosen des Muttermundes und der Scheide, die, wenn sie nicht einreißen, scharf durchtrennt werden müssen und bei großer Ausdehnung einen Kaiserschnitt indizieren können.

Ursachen dieser narbigen Veränderungen: Operationen, Ätzungen, Verbrennungen, Geschwüre im Verlaufe von Puerperalfieber, Typhus. Pocken entstanden. — Rigidität des Muttermundes, feste Adhärenz der Eihäute am unteren Uterinsegment, so daß sich die Eiblase nicht stellen kann, narbige Striktur des Os externum: diese Zustände, früher Conglutinatio orifici uteri genannt, verhindern die Öffnung des Uterus überhaupt. Der vorliegende Kindsteil drängt dann die vordere Scheidenwand, sie aufs äußerste verdünnend, vor sich her, während der Muttermund hinten hoch in der Kreuzbeinhöhle steht. Ähnliche Befunde erhebt man bisweilen bei Kreißenden, deren Uterus früher vaginifixiert wurde. Bei ihnen ist dann meist die Kolpohysterotomia anterior nötig, während in den Fällen von Konglutinatio gewöhnlich die einfache Dehnung mit einem Finger als Einleitung zur Muttermundsöffnung genügt. —

Ein resistenter Hymen muß gespalten, eine Hautbrücke in der Vagina (Rest der Scheidewand zwischen den beiden Müllerschen Gängen) doppelt unterbunden und durchtrennt werden, wenn sie Schwierigkeiten bereitet.

Verlegt ein intraligamentärer oder fixierter Ovarialtumor den Weg, so ist zunächst die Reposition zu versuchen; vielleicht war die Zyste nur eingekeilt. Mißlingt dieses Verfahren, so kann man punktieren. Besser ist die vaginale oder abdominale Entfernung der Geschwulst. Bisweilen ist der Kaiserschnitt nötig.

Lit.: Fehling, Deutsche Ärzteztg. 1901. Heft 22.

Ähnlich verfährt man bei Myomen, die im Becken liegen. Kleinere Myome gestatten oft wider Erwarten noch den Durchtritt des Kindes. Bei größeren warte man zunächst auf ein spontanes Aufsteigen in das große Becken. Bleibt dieses günstige Ereignis aus, so reponiere man. Ist dies unausführbar der Raumbeschränkung im kleinen Becken wegen, kommen auch Forzeps oder Wendung und Extraktion nicht in Frage, so bleibt nur die Perforation und im äußersten Falle die Porrosche Operation (Kaiserschnitt mit folgender supra-vaginaler Amputation des Uterus) übrig, wenn nicht die Lage des Tumors eine Entfernung von der Vagina aus ermöglicht.

Lit.: Hofmeier, Zeitschr. f. Geb. u. Gyn. Bd. 30. 1894.

Das Karzinom der Portio, Zervix und Vagina kann durch die starre Infiltration dieser Teile jegliche Dehnung unmöglich und den Kaiserschnitt nötig machen. Muttermundsinzisionen sind der Blutungsgefahr wegen zu widerraten.

2. Geburtshindernisse von seiten des Kindes:

Querlage (siehe diese). —

Hydrozephalus (Wasserkopf) höheren Grades. Über der Symphyse ist eine große, harte, runde Resistenz fühlbar. Der untersuchende Finger fühlt den Kopf sehr hoch stehend, die Nähte und Fontanellen auffallend weit. Bei Beckenendlagen gelingt weder die spontane Geburt noch die Entwicklung des nachfolgenden Kopfes, der sich über der Symphyse auffallend vorwölbt. Therapie in jedem Falle: Perforation.

Lit.: Rieländer, Münch. med. Wochenschr. 1911. Nr. 35.

Übermäßige Ausdehnung im Bereich des Rumpfes kommt zustande durch Wasseransammlungen in der Brust- und Bauchhöhle (luetischer Aszites siehe Embryotomie!), Mediastinaltumoren, Nierengeschwülste, Nabelschnurbruch, Urinretention in der Blase bei Harnröhrenverschluß, Steißtumoren u. a. Die Behandlung besteht in der Punktion bzw. Embryotomie (siehe diese).

Über Doppelmißbildungen als Geburtshindernis siehe gleichfalls unter Embryotomie.

Geburtenrückgang,

eine der schwerwiegendsten deutschen Zukunftsfragen, ist eine allgemeine internationale Erscheinung, von der alle Kulturvölker mehr oder weniger betroffen werden, am meisten Frankreich (1911 19,6‰ Todesfälle bei 18,7‰ Geburten). Folgende für Deutschland geltende Zahlen sind erschreckend:

1875	42,6‰	Geburten
1900	36,8‰	,,
1912	29,1‰	,,
1914	27,6‰	,,

Also in den letzten 14 Jahren 92 Kinder, in den vorhergehenden 25 Jahren 58 Kinder weniger auf 10 000 Einwohner. Der bei uns noch vorhandene, die Bevölkerungszunahme bedingende jährliche Geburtenüberschuß über die Todesfälle in Höhe von rund 850 000 Kindern ist lediglich bedingt durch die Abnahme der Sterbeziffer (von 30‰ im Jahre 1870 auf 15,3‰ im Jahre 1913), die eine wesentliche Verringerung kaum noch erfahren kann. Der abnehmenden Fruchtbarkeit ist diese natürliche Grenze nicht gezogen. Die mannigfachen materiellen und ideellen Ursachen des Geburtenrückganges, der tatsächlich von einigen wenigen als „Kulturfortschritt" gepriesen wird, sind letzten Endes begründet in der „neuen Moral", die sich über Tradition, Sittlichkeit und religiöse Überzeugung als kulturgeschichtlich interessante Museumsgegenstände hinwegsetzen zu können glaubt.

Der Arzt, der übrigens mit der Kinderpraxis die Mütter und Väter gewinnt, hat an der Steigerung des Geburtenüberschusses zu arbeiten

1. durch Einschränkung der Sterblichkeit, insonderheit der Kindersterblichkeit. In Deutschland sterben in ihrem

1.	Lebensjahre	etwa	300 000	Kinder
2.	,,	,,	45 000	,,
3.	,,	,,	16 000	,,
4.	,,	,,	10 000	,,
5.	,,	,,	8 000	,,

Die Herabsetzung der Kindersterblichkeit im 1. Lebensjahre von 16% (bei uns) auf 10% (z. B. in Schweden und Norwegen) würde ein Mehr von jährlich 100 000 Kindern bei uns bedeuten.

2. Durch Erhöhung der Geburtenzahl. Der persönliche Einfluß, besonders des Hausarztes, auf den „Willen zum Kind" kann nicht hoch genug eingeschätzt werden. Die immer wieder geäußerte Entschuldigung: „Mein Arzt hat mir weiteren Kindersegen verboten" muß verschwinden. Auch wolle man bedenken, daß schon die nebenbei fallen gelassene Warnung, in der Kindererzeugung etwas vorsichtiger zu sein, vielfach in kürzester Zeit in die eben angeführte Form eines für das ganze fernere Leben geltenden Verbotes verkehrt wird. Als Kontraindikation gegen eine Schwängerung gilt lediglich: Unheilbare Schwindsucht und Geisteskrankheit, schwerer Herzfehler und chronische Nephritis. Beginnende Tuberkulose und drohende bzw. heilbare Geisteskrankheit begründen nur ein zeitlich begrenztes Verbot. Ein absolut verengtes Becken ist bei der Gefahrlosigkeit des Kaiserschnittes heutzutage keine Kontraindikation mehr. Strengste Indikationsstellung für eine Schwangerschaftsunterbrechung ist selbstverständliche Pflicht, ebenso wie die Bekämpfung der Fruchtabtreibungen (in Deutschland jährlich schätzungsweise 285 000 nach Bumm), der die ärztliche Schweigepflicht freilich eine Grenze setzt. Die dem ärztlichen Stande anvertraute Heilung der „Volksseuchen" muß ihn bei der Bekämpfung des Geburtenrückganges in die vorderste Front rufen.

Lit.: von Behr-Pinnow, Geburtenrückgang und Bekämpfung der Säuglingssterblichkeit. — Borntraeger, Der Geburtenrückgang in Deutschland. Kabitzsch, Würzburg 1913. — v. Franqué, Geburtenrückgang, Arzt und Geburtshelfer. Kabitzsch, Würzburg 1916

-- v. Gruber, Ursachen und Bekämpfung des Geburtenrückganges im Deutschen Reich. Lehmann, München 1914. — Kirstein, Der Geburtenrückgang, die Zukunftsfrage Deutschlands. Elwert, Marburg 1917. — Seeberg, Der Geburtenrückgang in Deutschland. Deichert, Leipzig 1913. — Wolf, Der Geburtenrückgang. Fischer, Jena 1912.

Geschlechtsbestimmung.

Die Erforschung der geschlechtsbildenden Ursachen hat schon im vorchristlichen Zeitalter begonnen, aber bis zum heutigen Tage noch nicht festzustellen vermocht, welche Gründe für die Bildung des Geschlechtes maßgebend sind. Was wir auf diesem Gebiete wissen, ist herzlich wenig.

1. Es werden auf 100 Mädchen schätzungsweise 150—160 Knaben erzeugt und am rechtzeitigen Schwangerschaftsende 106 Knaben geboren, so daß also ein größerer Verlust derjenigen Schwangerschaften zu verzeichnen ist, welche einen Knaben hätten hervorbringen sollen. Dieses Geschlechtsverhältnis von 106: 100 ist mit geringen Unterschieden an den verschiedensten Volksstämmen nachgewiesen worden; seine Gesetzmäßigkeit findet sich, natürlich mit veränderten Zahlen, im Tierreich überhaupt ganz regelmäßig. Eine Veränderung dieses für jede Tierart feststehenden Verhältnisses ist im Experiment bis jetzt nur bei niederen Tieren gelungen (bei Blattläusen, Daphniden, Hydatinen z. B.).

2. Je älter die Frau bei ihrer ersten Entbindung ist, desto größer ist die Wahrscheinlichkeit, daß ein Knabe geboren wird. „Die Erstgeburten im Alter von 30—40 Jahren liefern ein Verhältnis von 120—130 Knaben zu 100 Mädchen, die im Alter von 40—50 Jahren ein solches von 130—140 : 100." (Ahlfeld.)

3. Ein Ei bringt nur gleichgeschlechtliche Früchte hervor.

4. Es gibt angeblich männliche und weibliche Eier, so daß die Spermatozoen also für die Geschlechtsbildung bedeutungslos wären. Dieser Satz ist neuerdings von Zöller mit guten Gründen angegriffen worden.

Folgende Theorien über die Geschlechtsbildung sind die bekanntesten: Nach Hofacker-Sadler werden um so mehr Knaben geboren, je älter der Mann im Vergleich zur Frau ist. — Ploss behauptet, daß die Wahrscheinlichkeit für eine Mädchengeburt wachse mit der besseren Ernährung der Frau. Schenk, der zuerst (1898) das Gegenteil dieser Ansicht von Ploss annahm, steht mit seiner zweiten Theorie vom Jahre 1901 auf dem gleichen Standpunkt. — Thury will festgestellt haben, daß beim Tiere eine Befruchtung im Anfang der Brunst ein weibliches, am Ende der Brunst ein männliches Junges hervorbringe. Siegel hat neuerdings, scheinbar ohne Kenntnis dieser längst widerlegten Thuryschen Ansicht, etwas Ähnliches für den Menschen behauptet: Die Konzeptionen im Beginne des menstruellen Intervalles sollen mehr Knaben, diejenigen am Schluß des Intervalles mehr Mädchen zur Folge haben. Die Menschheit würde längst ihr Jahrhunderte altes, wie ein Naturgesetz feststehendes Geschlechtsverhältnis beliebig geändert haben, wenn die willkürliche Geschlechtsbestimmung derartig einfach wäre. Wie alle anderen angeführten Theorien, wird sich auch die Siegelsche nicht halten können, zumal ein Teil ihrer Voraussetzungen (insonderheit die prämenstruelle Sterilität des Weibes) bereits widerlegt ist. — Die Bestimmung des Geschlechts am menschlichen Ei vor der Befruchtung und während der Schwangerschaft, welche Schöner treffen zu können meint, ist bis heute gleichfalls eine schöne Hoffnung geblieben. Ich glaube, wir können einer gütigen Gottheit dankbar dafür sein, daß sie uns den Weg, Knaben oder Mädchen nach unserem Willen zu erzeugen, verschlossen hat.

Lit.: Düsing, Die Regulierung des Geschlechtsverhältnisses. Jena, Fischer 1884. -- Lenhossék, Das Problem der geschlechtsbestimmenden Ursachen. Jena, Fischer 1903. — Siegel, Münch. med. Wochenschr. 1916, Nr. 21. — Schöner, Hegars Beiträge zur Geb. u. Gyn. Bd. 14, S. 454. — Zöller, Geschlechtsbestimmung und Geschlechtsentwicklung vor der Geburt. (Hier vollständige Literaturangabe!) Adler-Verlag, Berlin W 50 1914.

Geschwülste der weiblichen Genitalorgane.

I. Vulva.

1. Kondylome (siehe diese).

2. Elephantiasis, eine seltene diffuse Hyperplasie des Unterhautzellgewebes und der Haut, die große, weißliche Tumoren von derber oder weicher Konsistenz mit glatter oder höckriger Oberfläche entstehen läßt. Ursache: Masturbation? Syphilis? Prognose: Quoad vitam gut. Diagnose: Bei Ulzerationen ist Unterscheidung vom Karzinom durch eine Probeexzision oft nötig. Die Behandlung ist rein chirurgisch, wenn überhaupt nötig.

3. Fibrome und Lipome der Vulva, oft gestielt, unterscheiden sich von denen an anderen Körperteilen nicht und müssen operativ beseitigt werden.

4. Zysten: Retentionszysten der Bartholinischen Drüse (siehe diese); andere Zysten (Atherome, Dermoide, Hymenalzysten) kommen kaum in Betracht. Differentialdiagnostisch wichtig ist die Leistenhernie, welche eine große Labie geschwulstartig vortreiben kann: Sie läßt sich in den Leistenkanal hinein verfolgen, häufig reponieren, wird bei Preßbewegungen größer, ist nicht prall elastisch und gibt, wenn Darm in ihr liegt, tympanitischen Klopfschall.

5. Karzinom: Seltener wie der Uterus-, häufiger wie der primäre Scheidenkrebs tritt das Vulvakarzinom als Hautkrebs in die Erscheinung, nachdem vorher oft ein Pruritus bestanden hat. Differentialdiagnostische Schwierigkeiten (siehe Vulvitis ff.) beseitigt die Probeexzision. Prognose: Bisher ungünstig, wird vielleicht durch die moderne Behandlung: Ausgedehnte Exzision mit Ausräumung der Leistendrüsen und nachfolgende Strahlentherapie sich bessern.

6. Ebenso verhalte man sich den ebenso seltenen wie bösartigen Sarkomen gegenüber, die bisweilen von einem lange Zeit schon bestehenden Pigmentfleck ausgehen: Melanotische Sarkome.

Lit.: Zweifel, Die Krankheiten der äußeren weiblichen Genitalien in Deutsche Chirurgie von Billroth u. Lücke, 1885.

II. Vagina:

1. Zysten, ausgehend vom Gartnerschen Kanal, Müllerschen Gang, von Hämatomen, vielleicht auch von vaginalen Drüsen, sind prall elastische, bis hühnereigroße, selten größer werdende Gebilde, die gewöhnlich keine Beschwerden machen. Ihre meist unnötige Behandlung sei die Exstirpation, nicht die Punktion, da sie sich dann oft wieder füllen.

2. Myome der Scheide sind sehr selten und nur dann zu enukleiern, wenn ihre Größe oder ihre gestielte Beschaffenheit durch Zerrung Beschwerden macht.

3. Karzinom: Meist sekundär bei Uteruskrebs, sehr selten primär: Ein Schleimhautknoten zerfällt, wodurch übelriechender Ausfluß und Blutabgang, meist zuerst post coitum entsteht. Allmählich wird die ganze Scheide zu einem starren Rohr; das Parakolpium und Rektum werden ergriffen, so daß eine Mastdarmscheidenfistel entstehen kann. Sobald das Beckenzellgewebe ergriffen ist, treten heftige Schmerzen auf. Prognose: Sehr schlecht. Therapie: Gründliche Operation mit anschließender Strahlenbehandlung.

4. Sarkom: Kann schon im Kindesalter vorkommen. Tritt als diffuse Infiltration oder gelappte, traubige Geschwulst auf, hat eine schlechte Prognose, wird durch Probeexzision am sichersten diagnostiziert und ist wie das Karzinom zu behandeln.

5. Hämatom der Vagina, betrifft sehr oft gleichzeitig die Vulva. Es entsteht am häufigsten nach dem Geburtstrauma, sonst nach rohem Koitus, einem Fall oder sonstiger Gewalteinwirkung auf die Genitalien. Der im Beckenzellgewebe sich ausbreitende Bluterguß ist entweder über oder unter

der Fascia pelvis gelegen, sitzt stets seitlich, wölbt die Vaginalwand, durch die er dunkel-bläulich hindurchschimmert, vor und kann sich nach dem Peritoneum und Damm zu weit ausdehnen. Letzterer färbt sich dann gleichfalls dunkelblau.

Therapie: Ein kleines Hämatom lasse man unberührt, ebenso ein größeres, wenn es keine Beschwerden macht. Andernfalls, sowie post partum, wenn es eine Lochialstauung bedingt, soll es inzidiert und ausgeräumt werden. Auftretendes Fieber zeigt seine Vereiterung an: Sofortige Inzision!

Lit.: Klien, Monatsschr. f. Geb. u. Gyn. Bd. 7, S. 564. — Wimpfheimer, Arch. f. Gyn. Bd. 92, S. 279.

III. Uterus:

1. **Myome,** die häufigsten Neubildungen am Uterus, die aus glatter Muskulatur und Bindegewebe (Fibromyom) bestehen, bis mannskopfgroß und größer werden, häufiger vom Korpus wie von der Zervix ausgehen und vereinzelt oder multipel auftreten. Sie sitzen dem Uterus entweder breitbasig oder gestielt auf, nur vom Peritoneum überzogen: Subseröse Myome, oder liegen zwischen den Muskelfasern des Organs: Interstitielle Myome, oder wölben sich in das Cavum uteri vor, nur von seiner Schleimhaut bedeckt: Submuköse Myome. Treten letztere gestielt nach abwärts, unter Umständen bis vor den äußeren Muttermund, so spricht man von fibrösen Polypen. Dringt ein wachsendes Myom zwischen den Blättern des Lig. latum vor, so nennen wir es ein intraligamentäres. Ein übermäßig blutgefäßreiches Myom heißt M. teleangiectodes, ein mit zystischen Lymphgefäßräumen durchsetztes: M. lymphangiectodes; ein mehr diffus infiltrierendes, drüsen- und zystenhaltiges wird Adenomyom genannt. Die Uterushöhle nimmt, je nach der Lage des Tumors, unregelmäßige Gestalt an; ihre Schleimhaut hyperplasiert.

Degenerationsformen des Myoms: Fettige (Wochenbett) und hyaline Degeneration und Nekrose; bindegewebige Induration (Menopause) mit anschließender Verkalkung („Uterussteine“); ödematöse und myxomatöse Erweichung (rasch wachsende Myome); Vereiterung und Verjauchung mit Fieber (nach Operationen und Partus besonders häufig); Übergang in Karzinom (sehr selten) oder in Sarkom (häufiger).

Nach Winter degenerieren sarkomatös 9% der submukösen, 4% der interstitiellen, 2% der subserösen Myome.

Ätiologie der Myome unbekannt.

Symptome: Das Myom wird im 4. und 5. Lebensjahrzehnt am häufigsten entdeckt, kommt vor der Pubertät nicht vor und bildet sich in der meist verspätet einsetzenden Menopause zurück, abgesehen von der dann noch möglichen malignen Degeneration. — Ein myomatöser Uterus kann völlig symptomlos bestehen, kann aber andererseits verursachen:

a) Blutungen (Menorrhagien und Metrorrhagien) aus der Uterusschleimhaut, die oft äußerste Anämie nebst Thrombose und Embolie bedingen.

b) Schmerzen, die entweder als Dysmenorrhoe auftreten oder dauernd bestehen, um dann bei der Periode fast unerträglich zu werden, erreichen ihren höchsten Grad, wenn eine Achsendrehung des Uterus zustande kommt, verbunden mit peritonitischer Reizung (Fieber! Appendizitis und Adnextumor ausschließen!) und Blasenbeschwerden.

c) Die Raumbeschränkung durch ein großes Myom, das im kleinen Becken festsitzt, macht sich geltend durch Druck auf die Nerven (Neuralgien), Blutgefäße (Varizen und Ödeme an den Beinen, Beckenthrombosen), auf das Rektum (Obstipation) und die Blase (Urinverhaltung, Zystitis). Durch die menstruelle Schwellung des Tumors wechselt seine Größe und damit die Intensität der genannten Symptome.

d) Herzveränderungen funktioneller Art: Geringe Leistungsfähigkeit („verringerte Reservekraft") äußert sich durch Kleinheit des Pulses, Tachykardie, oft Arhythmie.

e) Entzündliche Veränderungen im Endometrium (siehe Metro-Endometritis).

Diagnose: Sie stützt sich abgesehen von den anamnestisch feststellbaren, eben genannten Symptomen auf die palpatorische Feststellung des gleichmäßig oder ungleichmäßig vergrößerten, derben Uterus.

Differentialdiagnostisch müssen ausgeschlossen werden:

a) Chronische Metro-Endometritis vergrößert den Uterus gleichmäßig, hält sich aber stets in bescheidenen Grenzen. Oft entscheidet erst längere Beobachtungsdauer.

b) Ovarialtumoren durch den Nachweis beider Ovarien neben dem Tumor, was selbst durch Narkoseuntersuchung nicht immer gelingt, und die Feststellung, daß die Portio direkt in die fragliche Geschwulst übergeht.

c) Gravidität. Bei sehr großen Tumoren denke man stets an Schwangerschaft, deren sämtliche Zeichen genau zu prüfen sind (Anamnese, Herztöne, Kindsteile). Bei kleinen Tumoren, abgestorbener Frucht und Blasenmole kann die Unterscheidung ohne Zervixdilatation unmöglich werden. Das Hegarsche Schwangerschaftszeichen und längere Beobachtung des Tumorwachstums geben noch die beste Klarheit. Wird ein myomatöser Uterus gravide, so bewahrt gleichfalls eine ausgedehnte Beobachtungszeit vor einer verhängnisvollen Therapie. Wenn möglich Abderhaldensche Reaktion ausführen lassen.

d) Parametritische Exsudate und Hämatome, die mit intraligamentärem Myom verwechselt werden können, sind diffus ausgebreitet und werden im chronischen Stadium eher kleiner statt größer.

Prognose: Myome gefährden nie direkt das Leben. Zweifelhaft bis schlecht wird die Prognose bei Thrombose (Embolie!), Vereiterung und Verjauchung und bei maligner Degeneration.

Therapie (nach Menge, Monatsschrift f. Geb. und Gyn., Bd. 35, S. 291):

I. Gruppe: Myome mit gar keinen oder sehr geringen Beschwerden bleiben unbehandelt. Ausnahmen: junge Frauen (d. h. unter 40 Jahren) mit großen, etwa den Nabel schon übersteigenden Myomen werden operiert. — Bei jungen myomkranken Frauen, die steril sind oder an habituellem Abort leiden und sich dringend Kinder wünschen, wird, wenn möglich, die abdominelle Myomenukleation ausgeführt.

II. Gruppe: Myome mit ausgesprochenen aber erträglichen Beschwerden:

Junge Frauen mit kleinen Tumoren werden symptomatisch behandelt: Bettruhe während der Menses, Solbäder, Styptika (z. B. Tinct. haemostyptica dreimal täglich 1—2 Teelöffel acht Tage vor Beginn und während der Menses), nötigenfalls kurzdauernde kalte Sitzbäder oder vaginale Tamponade während der Blutung. Junge Frauen mit großen Tumoren werden operiert. Ältere Frauen werden mit Röntgenstrahlen behandelt ohne Rücksichtnahme auf die Tumorgröße.

III. Gruppe: Rasch wachsende oder solche Myome, die zu fortschreitenden allgemeinen Gesundheitsschädigungen, besonders zu steigender Anämie führen:

Frauen unter 40 Jahren werden operiert, Frauen über 40 Jahre alt bestrahlt, in folgenden Fällen jedoch gleichfalls operiert: Bei plötzlich bedrohlich werdender Raumbeschränkung im kleinen Becken; bei Vereiterung,

Verjauchung oder maligner Degeneration des Tumors; bei submukös-polypösem Sitz: wenn es sich um ein Adenomyom mit stärkeren Beschwerden handelt.

Lit.: Hofmeier, Handb. d. Frauenkrankh. Vogel, Leipzig 1913.

2. **Karzinome**: Man unterscheidet Portio-, Zervix- und Korpuskrebs. Das Portiokarzinom, meist ein Plattenepithelkrebs, tritt entweder als papilläre Wucherung (Blumenkohltumor) oder als Infiltration des Scheidenteiles auf, der dann knollig verdickt, pilzartig erscheint. Die Ausbreitung erfolgt auf die Scheide und das Parametrium, selten nach oben. Das Zervixkarzinom, ein Zylinderzellenkrebs, infiltriert den Gebärmutterhals und dehnt sich hauptsächlich nach dem Korpus zu aus. Das Os externum bleibt verhältnismäßig lange erhalten. In jedem Falle zerfällt die Neubildung unter unregelmäßiger Blutung und stinkender Jauchung und verwandelt schließlich das ganze Kollum in einen ausgedehnten Zerfallskrater. Gleichzeitig wird das Parametrium mit krebsigen und entzündlichen Infiltrationen durchsetzt, bis endlich das ganze Becken mit einer großen Tumormasse angefüllt ist. Ovarien, Blase, Ureteren und Rektum werden befallen. Im weiteren Verlauf nehmen die Glandulae hypogastricae, sacrales, lumbales und iliacae, dann hauptsächlich die Leber, Lungen und Nieren die Metastasen auf. Unter allgemeiner Kachexie geht die Frau zugrunde.

Das Karzinom des Corpus uteri ist seltener wie der Kollum-, häufiger wie der Vulva- und Scheidenkrebs, geht von den Drüsen (malignes Adenom, Adenokarzinom) oder dem Deckepithel (Zylinderzellenkrebs) der Schleimhaut aus und durchdringt die Uterusmuskulatur bis zum Peritoneum. Es zerfällt unter unregelmäßigen Blutungen und Ausfluß, der später jauchig wird, macht Metastasen in den Ovarien und später auch in den lumbalen Lymphdrüsen und führt gleichfalls durch Kachexie, aber langsamer wie das Carcinoma colli zum Tode.

Symptome: Ausfluß, der allmählich jauchig wird; Blutungen, zuerst manchmal als Menorrhagien, meist als Metrorrhagien auftretend, können als leichter Blutabgang beim Koitus das erste Symptom sein. Schmerzen im Kreuz und der Tiefe des Unterleibes pflegen sich erst beim Übergang auf das Parametrium oder Peritoneum einzustellen und sind schließlich neben dem pestartigen Ausfluß-Geruch das quälendste Krankheitszeichen. Abmagerung und Anämie, Appetitlosigkeit, allgemeine Hinfälligkeit, Blasen- und Mastdarmtenesmen, Obstipation mit Durchfällen wechselnd, bezeichnen den Krankheitszustand in den letzten Lebensmonaten. An chronischer Urämie, Vergiftung mit Krebstoxinen (?), seltener an Verblutung, Gehirnmetastasen, Peritonitis oder Sepsis sterben die Kranken einen meist qualvollen Tod.

Diagnose: Die Anfangsstadien müssen erkannt werden. Unregelmäßige Blutungen, besonders jede Blutung in der Menopause, sind stets verdächtig und treiben die Kranke leider oft viel zu spät zum Arzt. Werden bei Verdacht auf Karzinom charakteristische Veränderungen am Kollum nicht gefühlt, so versuche man, mit dem scharfen Löffel einige Gewebsbröckel abzuschaben oder exzidiere mit der Schere ein Stückchen aus der Portio, das in 4% Formalin oder 90% Alkohol eingelegt dem nächsten Untersuchungsamt zugeschickt wird. Bei Verdacht auf Carcinoma corporis ist die Probeabrasio (siehe Abrasio) dringend indiziert.

Prognose: Je nach der Operabilität zweifelhaft bis schlecht. Inwieweit hier die moderne Strahlentherapie bessernd wirken wird, bleibt abzuwarten.

Da die Behandlung der Frühstadien die beste Prognose ergibt, sind die Bestrebungen zur Aufklärung der Laienwelt nach Winters Vorgang weitgehend zu unterstützen. Man verbreite daher (Volksbibliotheken, Wartezimmer!): Krebsmerkblatt von Dr. A. Pinkuß, Berlin, zu beziehen vom

Deutschen Zentralkomitee zur Erforschung und Bekämpfung der Krebskrankheit; Berlin W 35, Magdeburgerstr. 14.

Therapie: Im Zweifelsfalle ist mit spezialistischer Hilfe die Operabilität des Krebses festzustellen. Ist das Karzinom noch operabel, dann soll unverzüglich vorgegangen werden; anschließend Strahlenbehandlung. — Über die Behandlung der inoperabelen Geschwülste siehe das einschlägige Stichwort.

Lit.: Schottlaender und Kermauner, Zur Kenntnis des Uteruskarzinoms. Karger, Berlin 1912.

3. **Sarkome**, sehr selten, gehen aus von der Schleimhaut oder Wand des Uterus als primäre Neubildungen (häufiger die sarkomatöse Degeneration eines Myoms, siehe diese), machen besonders als Schleimhautsarkome ganz ähnliche Zeichen wie das Karzinom und sind wie dieses zu diagnostizieren, zu beurteilen und zu behandeln.

4. **Chorionepitheliom** (Syncytioma malignum, Sarcoma deciduo-choriocellulare, Deziduosarkom, Deziduom) entsteht im Anschluß an normale Gravidität, Abort und vor allen Dingen Blasenmole, besteht aus den Elementen des Chorionzottenepithels (Synzytium und Langhanssche Schicht), durchwuchert schnell den Uterus, bricht in die Gefäße ein, Thrombose und Blutungen hervorrufend, und erzeugt frühzeitig in Leber, Lungen, Gehirn und Scheide Metastasen.

Symptome: Nach Partus, Abort oder Blasenmole bleibt Ausfluß und Blutung bestehen; der Uterus wird eher größer als kleiner; eine Probeabrasio oder Probeaustastung, welche brüchiges, blutendes Gewebe findet, sichert mit Hilfe des Mikroskops die Diagnose.

Prognose: Sehr schlecht, doch scheint es Spontanheilungen zu geben.

Therapie: Operation mit anschließender Strahlenbehandlung, die bis jetzt beim Chorionepitheliom freilich noch nicht versucht wurde. — Nach der Geburt einer Blasenmole beobachte man die Frau in längstens vierteljährlichen Pausen, bis die Menses wieder ein Jahr lang normal waren.

IV. Ovarien:

1. **Retensionszysten**, je nach ihrer Ursprungsstelle Follikelzysten bzw. Corpus luteum-Zysten genannt, sind keine proliferierenden Neubildungen, werden bis mannskopfgroß, machen wenig Symptome (Menstruationsstörungen, Druckgefühl, Schmerzen auf der Seite ihres Sitzes) und lassen sich von den typischen Neubildungen des Ovariums (siehe unten) nur durch ihr sehr langsames Wachstum unterscheiden. Ist die Unterscheidung sicher gelungen, was selten vorkommen dürfte, so lasse man eine symptomlose Zyste unbehelligt. Im andern Falle verfahre man wie bei einer proliferierenden Neubildung.

2. **Echte Neubildungen** der Ovarien sind häufig, meist zystischer, seltener solider Natur und entweder gestielt oder intraligamentär entwickelt. Sie gehen aus vom Epithel (Parenchym) oder Ei (Ovulum) oder Bindegewebe (Stroma) des Ovariums.

a) Die gutartigen parenchymatogenen Neubildungen (Kystadenoma glandulare und Kystadenoma papillare) stellen unaufhaltsam wachsende, gleichmäßig runde oder bucklige zystische Säcke dar, gefüllt mit pseudomuzinöser oder seröser Flüssigkeit. Sie sind anatomisch zwar benigne, klinisch aber durchaus bösartig, da sie durch Konsumption ihre Trägerin sicher zugrunde richten. Sie werden bis zu 50 kg schwer und schwerer, sind in 10% der Fälle doppelseitig und können karzinomatös entarten, besonders die papillären Formen, die bisweilen an und für sich schon Metastasen, z. B. auf dem Peritoneum und dann auch Aszites machen.

Symptome: Der Leib wird allmählich prall elastisch vorgetrieben, gibt im Bereich des Tumors gedämpften Klopfschall; der Druck der Geschwulst führt zu Ödemen, Thrombose, Appetitlosigkeit; mangelhafte Atmungstätigkeit stellt sich ein; der klein und frequent werdende Puls läßt die nie ausbleibende Herzdegeneration erkennen. Blutungen in die Zyste führen zu plötzlicher Tumorvergrößerung mit heftigen Schmerzen und Anämie. Kommt eine Stieldrehung akut zustande, so erkrankt die Frau unter den Erscheinungen einer plötzlich einsetzenden lokalen Peritonitis, mit Erbrechen, Darmlähmung, mäßigem Fieber und hohem Puls. Nach wenigen Tagen pflegen die bedrohlichen Symptome dieser aseptischen Peritonitis zurückzugehen.

Behandlung der Stieldrehung: Absolute Bettruhe, Milchdiät, Prießnitz auf den Leib, Morphiumsuppositorium. (Morph. mur., Extr. Belladonn. āā 0,01, Ol. Cacao 2,0. M. f. suppos. D. tal. Dos. Nr. IV. S. Bei heftigen Schmerzen 1 Zäpfchen einführen.)

Lit.: Gronarz, Deutsche med. Wochenschr. 1911. S. 740.

Wird die Ovarialzyste infiziert, so tritt Fieber und Druckschmerzhaftigkeit auf, doch kann auch jedes Symptom fehlen.

Diagnose ist leicht, wenn sich die prall elastische Zyste neben dem Uterus fühlen läßt, zu dessen einer Seitenkante der besonders vom Rektum aus bei abwärts gezogener Portio gut tastbare Stiel (Tube und Lig. ovarii) hinzieht, und wenn es sich um sehr große, fluktuierende Tumoren handelt. Ist die Geschwulst jedoch intraligamentär entwickelt oder durch peritoneale Adhäsionen fixiert, so wird die Erkennung schwer.

Differentialdiagnostisch kommen für kleinere Tumoren in Frage: 1. Tubargravidität: Anamnese der Menstruation, uterine Blutungen; Tumor ist mehr teigig, weich, oft pulsierend. 2. Parametrane Exsudate: Meist hart, unregelmäßig begrenzt. 3. Gefüllte Harnblase, besonders bei Retroflexio uteri gravidi incarcerata: Katheterismus vor jeder gynäkologischen Untersuchung. 4. Gestielte Myome: Derbe Konsistenz, meist multipel, beide Ovarien neben dem Tumor vielleicht nachweisbar (Narkose!). 5. Parovarialzyste: Unterscheidung unmöglich.

Differentialdiagnose bei großen Tumoren: 1. Gravidität, besonders bei Hydramnion oder Blasenmole und vornehmlich bei stark ausgesprochenem Hegarschen Schwangerschaftszeichen (s. d.). Verwechslung leicht möglich: der gravide Uterus hängt direkt mit der Portio zusammen. 2. Freier Aszites: Dämpfung in den Lendengegenden, Tympanie auf der Höhe des Abdomens, beim Ovarialtumor umgekehrt, Schallwechsel bei Umlagerung der Frau. 3. Abgesackter Aszites: Tumorgrenzen unregelmäßig; Ursache des Aszites (Tuberkulose oder Karzinom) feststellen. 4. Gestielte zystische Myome: Kaum je unterscheidbar. 5. Tumoren, die nicht den Genitalien entspringen, z. B. Hydronephrose, Echinokokken der Leber, Gallenblasenzysten u. a.: Es fehlt der verbindende Stiel zum Uterus, sind zudem selten. In dubio wird es eine Ovarialzyste sein. — Im Zweifelsfalle scheue man sich nicht vor der Probelaparotomie.

Prognose: Stets schlecht, wenn der Tumor unbehandelt bleibt.

Therapie: Kleine Zysten bis zu Apfelgröße beobachte man auf ihr Wachstum. Nehmen sie schnell an Größe zu, oder handelt es sich um größere Tumoren, so muß operiert werden.

b) Die bösartigen parenchymatogenen Neubildungen: Karzinom. Es tritt auf als: Primäres Ovarialkarzinom: Seltener, solider, unregelmäßig knolliger Tumor; bis etwa 15 Pfund schwere wurden beobachtet. — Karzinomatöse Degeneration eines papillären, selten glandulären Kystadenoms (siehe dieses). — Metastase eines Primärtumors im Corpus uteri, Magen, Darm, Mamma, Gallenblase.

Diagnose: Nachweis des oft doppelseitigen Tumors, Aszites, Kachexie schaffen Klarheit.

Prognose: Schlecht (siehe jedoch Prognose des Uteruskrebses).

Therapie: Entfernung durch Laparotomie, Strahlenbehandlung auch dann, wenn die Operation nicht mehr in Frage kommt.

c) **Die ovigenen Neubildungen**:

Dermoidzysten (gutartig) und solide Teratome (bösartig) sind selten und ähneln in Symptomen, Diagnose und Therapie völlig den Kystadenomen.

d) Die stromatogenen Neubildungen: Fibrome, bisweilen doppelseitige, solide, derbe, gestielte oder intraligamentär sitzende gutartige Tumoren, die oft Aszites machen, mit gestielten subserösen Myomen verwechselt werden können, wenn nicht beide Ovarien neben der Geschwulst nachweisbar sind, und die wegen der Gefahr sarkomatöser Degeneration exstirpiert werden müssen. — Weichere Tumoren wie die Fibrome stellen die Sarkome dar, die häufiger in jüngeren Jahren beobachtet werden, oft doppelseitig auftreten, Aszites machen und meist rasch wachsen. Sie sind natürlich operativ zu beseitigen. —

V. Von den recht seltenen Geschwülsten der Tuben, Parovarien, Uterusligamente und des Beckenbindegewebes spielen praktisch die Parovarialzysten, die noch am häufigsten vorkommen, allein eine wichtigere Rolle. Sie gleichen den Ovarialzysten, von denen sie kaum unterscheidbar und daher wie sie zu bewerten und zu behandeln sind. — Besonders in Mecklenburg und Schlesien hat man auch die Echinokokkuszysten in Betracht zu ziehen, die gleichfalls gewöhnlich intraligamentär sitzen, meist für Ovarialzysten gehalten werden und zu operieren sind.

Lit.: Ehrlich, Gyn. Rundschau 1913. S. 560.

Geschwülste und Gestation

(siehe Geburtshindernisse): Gravidität tritt bei submukösen und interstitiellen Myomen selten ein, die dann weicher und größer werden, zuweilen die vorzeitige Schwangerschaftsunterbrechung bedingen, beim Partus am normalen Schwangerschaftsende ein Geburtshindernis (siehe dieses) abgeben und zu abnormen Kindslagen, schlechten Wehen und atonischen Nachblutungen führen können. Im Wochenbett schrumpfen Myome wieder; submuköse können ausgestoßen und dabei ebenso für die Trägerin lebensgefährlich infiziert werden wie die interstitiellen (siehe Myom).

Ovarialtumoren wachsen regelmäßig in der Schwangerschaft schnell, unterbrechen sie bei Raumbeschränkung oft und erfahren im Wochenbett mit Vorliebe Vereiterung und Stieldrehung. Größere Tumoren, auch doppelseitige, sollen während der Gravidität, jedoch besser nicht in ihrer zweiten Hälfte, operiert werden.

Karzinom verhindert meist die Gravidität. Hat die Frau doch konzipiert, so macht die Neubildung rasche Fortschritte, führt oft Abort herbei und läßt als Kollumkrebs beim Partus am normalen Schwangerschaftsende sich entweder nicht dehnen oder durch Einrisse lebensgefährliche Blutungen zustande kommen. Blutungen und Jauchungen treten im Wochenbett dann in erhöhtem Maße auf. Läßt sich das Karzinom noch total exstirpieren, so berücksichtige man die Gravidität nicht; im andern Falle suche man das Kind zu retten.

Lit.: Runge, Berl. klin. Wochenschr. 1912. S. 1774.

Inoperabele Geschwülste.

Ihre symptomatische Behandlung bis zum Exitus stellt die in jeder Beziehung höchsten Anforderungen an die Krankenpflege, die überhaupt denkbar sind. Die bei vollem Bewußtsein der Kranken immer stärker werdende Kachexie — Hinfälligkeit, Appetit- und Schlaflosigkeit sind ihre

Haupterscheinungen —, der früher oder später sicher eintretende Dekubitus, Blutungen, welche direkt lebensgefährlich werden können, schließlich unerträgliche Schmerzen im Becken und in die Beine ausstrahlend, dazu der stinkende, jauchige, die ganze Wohnung verpestende Ausfluß des zerfallenden Tumors mit gleichzeitigem Fieber machen den qualvollen Zustand aus. Greift der Geschwulstzerfall auf Blase und Rektum über, so daß Kot und Urin die Scheide passieren, dann ist glücklicherweise das erlösende Ende meist nahe. Nur der Beistand eines erfahrenen Pflegepersonals kann die genannten Beschwerden soweit mildern, wie es überhaupt möglich ist. Läßt sich eine tüchtige Krankenschwester nicht beschaffen, so dringe man auf die Überführung der schwer Leidenden in ein Kranken- oder Siechenhaus, zumal vorläufig wohl nur dort die kaum entbehrliche Strahlentherapie möglich ist. Wer die Behandlung selbst zu leiten hat, möge sich an folgende Ratschläge halten: Nahrung wird in leichtest verdaulicher Form recht oft, jedesmal wenig, schön appetitanregend zubereitet und angerichtet, dargeboten, aber nie aufgenötigt; letzteres würde nur sehr bald zur gegenseitigen verstimmenden Verdrießlichkeit führen. Wird ein den Appetit steigerndes Mittel erbeten, so erfülle man, wenn auch ohne Hoffnung auf Erfolg, den Wunsch mit dreimal tägl. 5 Tropfen Acid. mur. dilut. in $^1/_4$ Glase Wasser oder mit Tct. amara oder anderen Stomachica. Wöchentlich zweimal ein Vollbad von 5 Minuten Dauer und 35° C Wärme wirkt recht erfrischend und kann durch lauwarme Ganzabwaschungen ersetzt werden. Gegen die Schlaflosigkeit gibt man zunächst 15 Tropfen Tct. valeriana abends, dann 0,5 (= 1 Tablette) Adalin, weiter 1,0 Adalin, endlich 0,5, dann 1,0 Veronal. Je länger man mit den milderen Mittel auskommt, desto günstiger für die weitere Behandlung. Nötigen heftige Schmerzen, sowie das Versagen der Schlafmittel zu stärkeren Medikamenten, dann gibt man Morphium oder Pantopon zuerst innerlich, dann subkutan unter gleichzeitigem Aussetzen der Schlafmittel, die erst dann wieder neben dem Morphium Verwendung finden, wenn auch dieses nicht mehr zur Schlaferzeugung ausreicht. Schließlich darf mit dem Morphium in großen und größten Dosen nicht gespart werden, um der unrettbar Verlorenen das einzige Linderungsmittel, was wir für sie dann noch besitzen, nicht vorzuenthalten. — Der jauchige Scheidenausfluß wird mit täglichen Scheidenspülungen mit einer blaß rotweinroten Kaliumpermanganat-Lösung entfernt und desodoriert. Sehr günstig wirkt die Gellhornsche Acetonbehandlung des karzinomatösen Zerfallskraters (Zentralbl. f. Gyn. 1907. S. 1319): Ein außen dick mit Vaselin bestrichenes Milchglasspekulum wird in Beckenhochlagerung (Gesäß z. B. auf einer Sofaseitenlehne) in die Scheide eingeführt. Sobald der Zerfallstrichter eingestellt ist, wird das Spekulum mit Aceton gefüllt, bis das ganze eingestellte Gewebe bedeckt ist. Die Kranke fixiert das Spekulum selber mit der Hand und bleibt $^1/_2$ Stunde ruhig liegen. Dann läßt man durch Senken des Spekulums das Aceton abfließen und tupft mit reichlichem, klaren Wasser aus, um die Benetzung der Vulva mit Aceton, das hier sehr heftiges Brennen hervorrufen würde, sicher zu vermeiden. Das Aceton härtet und reinigt den Krater, verhindert das Zustandekommen von Blutungen und beschränkt den üblen Ausfluß manchmal bis zur völligen Beseitigung. Wo letzterer die äußeren Genitalien reizt und anätzt, bestreiche man sie täglich mit Jod 1,0 + Paraffin. liquid. 25,0 + Benzin ad 100,0. Die gleiche Lösung verwendet man auch mit großem Vorteil bei der Bekämpfung und Heilung von Durchliegestellen. Ist ein Ulcus decubitale aber erst einmal vorhanden, dann ist es außerdem und zwar täglich neu nach einer Waschung mit klarem Wasser zu bedecken mit einem dickbestrichenen Zinksalbelappen (für die bessere Praxis Schleichs Wundcreme mit Borsäure oder Thigasin Henning). Daß als Prophylaxe für diesen Fall ein Wasserkissen oder Luftring erforderlich ist, braucht kaum gesagt zu werden. Am besten wählt man einen Luftring, dessen Unterfläche mit einer Gummischeibe verschlossen ist, insonderheit für diejenigen Fälle, in denen infolge von Kot- und Urinfisteln das Gesäß sonst dauernd in einem See von Unrat liegen würde. Die „Gummiring-Bettschüsseln“ gestatten hierbei eine ganz vorzügliche Reinhaltung der unteren Teile. —

Tritt aus einem Gefäß des zerfallenden Tumors eine geringe Blutung auf, so schiebt man im Spekulum für 12—24 Stunden einen Wattebausch getränkt mit Liquor ferri sesquichlorati gegen die blutende Stelle. Das genügt bei stärkerer Blutung kaum, kann aber zunächst versucht werden. Mißlingt das Verfahren, so wird kräftig und fest tamponiert, bis ein Platinglühbrenner herbeigeschafft ist. Mit ihm wird die blutende Geschwürswand verschorft. Genügt das noch nicht, dann kann nur eine erneute Tamponade helfen, die 24 Stunden liegen bleibt. Das arrodierte Gefäß zu umstechen oder gar zu unterbinden, ist technisch außerordentlich schwer, aber nicht unmöglich; dem Praktiker möchte ich auch den Versuch widerraten. — Die Verschorfung des karzinomatösen Geschwürs nach vorheriger Beseitigung der morschen und bröckeligen Gewebsteile mit dem scharfen Löffel ist besonders als Vorbehandlung für das Gellhornsche Verfahren anzuraten, aber ein zweischneidiges Schwert. Der ausschabende Löffel oder das ihm folgende Glüheisen geraten gar zu leicht in die Bauchhöhle oder Blase oder in das Rektum, was den Zustand, statt ihn zu bessern, verschlimmert. Auch größte Vorsicht vermag diesen Ausgang nicht immer zu verhindern. Immerhin spielt die Excochleation und Kauterisierung noch eine große Rolle bei der Behandlung der zerfallenden Geschwulstknoten, soll aber besser in fachärztlich geschulter Hand bleiben. Verdrängt wird diese Behandlungsmethode neuerdings durch die Strahlentherapie.

Jedes nicht mehr operabele Karzinom soll bestrahlt werden. Ist seine Trägerin noch einigermaßen bei Kräften, so gelingt mit der Röntgen-Radiumtherapie oft eine Lebensverlängerung durch Störung des Geschwulstwachstums und der Aussaat von Metastasen. Auch überrascht bisweilen ein derartig starker Geschwulstrückgang den Nachuntersucher, daß er die verloren gegangene Operabilität wiederhergestellt findet. Kann man der Kranken infolge des schon stark vorgeschrittenen Kräfteverfalls die immerhin angreifende ausgiebige Strahlenbehandlung nicht mehr zumuten, weil sie den Eintritt des Todes doch nur beschleunigen würde, dann verlohnt sich wenigstens noch das Einlegen von Radium- oder Mesothoriumkapseln in die Zerfallshöhle der inneren Genitalien. Die Reinigung der Geschwürsflächen geht dann viel gründlicher, wenn auch nicht wesentlich schneller vonstatten wie mit der Acetonhärtung. Ausfluß und Blutungen verschwinden gar nicht selten völlig und, was wohl der größte Vorzug der Strahlentherapie im Vergleich zu der Gellhornschen Behandlung ist, die entzündlichen Infiltrate im kleinen Becken gehen zurück. Das bewirkt eine wesentliche Linderung, wenn nicht gar Stillung der heftigen Schmerzen, so daß man mit den das Allgemeinbefinden so ungünstig beeinflussenden Morphiumgaben erheblich zurückgehen, ja sogar manchmal gänzlich von ihnen für längere Zeit loskommen kann. Das gilt ganz besonders für die unendlich schmerzhafte und schließlich ununterbrochen auftretende, kolikartige Darmperistaltik, die durch einen partiellen Ileus bedingt ist und sonst nur mit Opium zu beheben wäre, was der dadurch hervorgerufenen Obstipation wegen aber nicht dauernd gegeben werden kann. Steht Radium bzw. Mesothorium nicht zur Verfügung, so ist vielleicht eine Röntgenbestrahlung möglich, die freilich nur vaginal mit Bleiglasspekulum und starker Filtrierung vorgenommen werden soll. Eine gründliche Tiefentherapie von den Bauchdecken und der Kreuzbeingegend her hält eine solche Kranke nicht mehr aus. Ist keinerlei Strahlenbehandlung zu haben, dann bleibt als bester Ersatz nur die oben geschilderte Acetonbehandlung übrig.

Hängebauch,

übermäßig starke Vorwölbung des Leibes, kommt in der Gravidität vor bei den schlaffen Bauchdecken Vieltgebärender und beim engen Becken und vermehrt die durch den graviden Uterus bedingten mechanischen Beschwerden, wogegen eine gutsitzende Leibbinde, die den Schultern die Last aufbürdet (z. B. die Schultzesche, siehe preußisches Hebammenlehrbuch, Ausgabe 1904 und 1905) verordnet wird. Unter der häufig etwas verfrühten Geburt beobachtet man abnorme Kindslagen, vorzeitigen Blasensprung und Vorfall kleiner Teile oder der Nabelschnur. Sobald die Wehen einsetzen, soll der Bauch aufgebunden werden, damit der sonst gegen das Promontorium gerichtete Fruchtachsendruck den Kopf einstellen kann.

Der Hängebauch der nicht schwangeren Frau, der im Anschluß an viele Graviditäten und schlechte Wochenbettspflege sich einstellt, ermöglicht die Gastro-Enteroptose mit ihren Haupterscheinungen: Obstipation und Rücken- bzw. Kreuzschmerzen und fordert das Tragen einer Leibbinde (Steffecksche oder Nachahmung der javanischen Gurita).

Harnorgane: ihre Beziehungen zu den weiblichen Geschlechtsorganen. (P. Esch.)

Die topographische Lage sowie die Entwicklungsgeschichte schaffen eine innige Beziehung zwischen den Harnorganen und den Funktionen und Erkrankungen der weiblichen Genitalorgane und umgekehrt.

1. Die Beziehungen des Harnapparates zu den Funktionen der weiblichen Genitalorgane als Disposition für die Entstehung von Erkrankungen der Harnorgane.

a) Die harnableitenden Organe: Eine mechanische Einwirkung des Uterus auf die Harnblase ist erst in der Pubertät, nach seiner vollständigen Entwicklung und besonders in der Gestationsperiode zu beobachten. (Umgekehrt drückt die stark gefüllte Blase schon in der Kindheit den Uterus nach hinten unten; bei allzu häufiger Wiederholung und längerer Dauer dieses Vorganges und bei geringer Elastizität des Uterusgewebes und seines Bandapparates kann dadurch eine dauernde Lageanomalie hervorgerufen oder mindestens begünstigt werden.)

Die Menstruation bewirkt einen vermehrten Blutzufluß zu allen Beckenorganen, also auch zu der Blase und dem unteren Abschnitt der Ureteren. Infolge der Hyperämie der Blase, die zystoskopisch nachweisbar ist, wird nicht selten ein Harndrang während der Periode und eine Verschlechterung einer schon bestehenden Zystitis beobachtet; desgleichen ereignen sich die Rückfälle von Pyelitiden nicht selten zu dieser Zeit, und auch die intermittierende Hydronephrose wird mit der Menstruation in Zusammenhang gebracht. Im prämenstruellen Stadium werden Temperatursteigerungen bei Nierentuberkulose und bei Pyelitiden beobachtet.

Bei der Defloration entstehen häufig kleine Schleimhautverletzungen in der Umgebung der Harnröhre und Suggilationen der gequetschten Harnröhre. Tritt eine Infektion dieser Wunden ein, so können sie den Ausgangspunkt für eine Urethritis, Zystitis und seltenerweise sogar einer Pyelitis bilden. (Selbstverständlich ist bei einer Harnröhrenentzündung einer jungen Ehefrau an erster Stelle nach Gonokokken zu fahnden.) Stärkere Einrisse an der Urethra werden beobachtet, wenn bei Scheidenatresie der Coitus „per urethram" ausgeführt wird.

In der Schwangerschaft kommt die bei der Menstruation erwähnte erhöhte Blutversorgung der harnableitenden Organe noch weit ausgeprägter zum Ausdrucke. Zu der bestehenden aktiven Hyperämie gesellt sich in den späteren Graviditätsmonaten eine passive, eine Stauungshyperämie. Die Harnröhrenmündung sieht bläulich aus, die ganze Harnröhre fühlt sich sukkulent, verdickt an. Die Blase zeigt zystoskopisch eine stärkere Injektion der Schleimhaut, wobei sich die Venen besonders abzeichnen. Der häufige Urindrang bei Schwangeren und eine Disposition zur Harnröhreninfektion und zur Zystitis sind die Folgen dieses Zustandes.

Die normalerweise bei jeder Erwachsenen bestehende geringe Impressio uterina an der Hinterwand der Blase nimmt in der Schwangerschaft durch die Volumenvergrößerung des Uterus zu, so daß die Gestalt der Blase bohnenförmig wird, und die Vorder- und Hinterwand sich in der Sagittalebene nahezu berühren. Das Fassungsvermögen der Blase ist aber nicht vermindert, sondern etwas vergrößert.

Gleichzeitig wird die Blase durch das Wachstum des graviden Uterus nach oben verzogen; am Ende der Gravidität steht sie größtenteils über dem kleinen Becken. Die vorher tangential in die Blase mündende Urethra wird durch diese physiologische Dislokation gestreckt und zeigt einen mehr radiären (nicht mehr tangentialen) Verlauf zur Blase (Zangemeister). Durch diese mechanische Veränderung und vielleicht auch durch die ödematöse Durchtränkung des Blasenhalses und der Harnröhre tritt nicht selten eine Funktionsstörung im Verschlußapparat der Blase auf, die sich durch den **unwillkürlichen Urinabgang** (Inkontinenz) bei körperlichen Anstrengungen, beim Niesen, Lachen, Husten kenntlich macht.

Die Ureterenostien zeigen eine auffallende Schwellung in der Schwangerschaft. Durch die Elevation der Blase zu dieser Zeit wird der untere Abschnitt der Ureteren gleichfalls in die Höhe gezogen. Da nun die Ureteren seitlich an der Beckenwand fixiert sind, wird dadurch ein extrem gebogener Verlauf in ihrem unteren Abschnitte bedingt; ja es kann zu Knickungen mit Stauungen und infolgedessen zur Dilatation in den Ureteren kommen, die nicht selten zu einer Erweiterung des Nierenbeckens führen. Entsprechend der Dextropositio des schwangeren Uterus ist die Blase mehr nach rechts verlagert und aus diesem Grunde werden die eben erwähnten Erscheinungen an den Ureteren, die für die Entstehung der Pyelitis gravidarum von großer Bedeutung sind, etwa 13 mal häufiger bei dem rechten als dem linken Ureter beobachtet.

Den Höhepunkt der Veränderungen erreichen die harnableitenden Organe während der Geburt. Folgt die Zervix in der Eröffnungsperiode dem Zuge der Korpusmuskulatur nach oben, so wird die Blase und der untere Teil der Ureteren weiter nach oben gezogen, und die Länge der Harnröhre kann gar das Doppelte wie sonst betragen.

In der Austreibungsperiode werden der Blasenhals und Boden besonders bei Schädellagen gegen die Symphyse gedrückt. Es entstehen je nach der Dauer des Druckes Epitheldefekte, Blutextravasate und ödematöse Schwellungen am Blasenhalse. Harnretention infolge Kompression der Urethra durch den vorangehenden Kopf ist häufig. Bisweilen erscheint der Katheterismus, der unter diesen Umständen stets mit einem Sförmig gebogenen, metallenen Katheter zu erfolgen hat, nicht möglich. Er gelingt aber, wenn der Kopf von der Vagina aus gleichzeitig manuell etwas nach oben gedrängt wird (Die Entleerung der gefüllten Blase ist angezeigt, weil sie die Wehentätigkeit reflektorisch herabsetzt Besonders ungünstig wirkt die gefüllte Blase in der Nachgeburtsperiode, in der sie einerseits [durch Herabsetzung der Wehentätigkeit] den Lösungsmechanismus der Plazenta und anderseits [durch mechanische Verschiebung des Uterus] die Ausstoßung der bereits gelösten Plazenta stören kann, wodurch Blutungen hervorgerufen werden.)

Nach der Geburt sinkt die Blase wieder in das kleine Becken zurück, und zwar ist jetzt ihre Lage meist linksseitig; der Blaseninnendruck ist herabgesetzt; das Fassungsvermögen ist deutlich vermehrt. Infolgedessen ist der Harndrang sehr gering, und die erste Entleerung post partum erfolgt in der Hälfte aller Fälle erst nach 12 Stunden. Die Harnröhre verkürzt sich entsprechend der Lageveränderung der Blase sehr schnell; es kann zu Biegungen in ihrem Verlaufe kommen. Dieser Umstand sowie insbesondere die Herabsetzung des Blaseninnendruckes werden als Ursachen für eine komplette oder inkomplette **Ischurie** (in den ersten Tagen des Wochenbettes) angeschuldigt, deren Zustandekommen in manchen Fällen wohl auch durch die Schwellung des Blasenhalses und Blasenwandblutungen (Stoeckel) und durch die Erschwerung der Miktion in Rückenlage begünstigt wird. (Die komplette Ischurie besteht in der vollständigen Harnverhaltung, bei der inkompletten wird ein Teil des Urins spontan entleert, während ein Teil als Residualharn in der Blase zurückbleibt.) Ein einmaliger Katheterismus behebt die Ischurie manchmal dauernd. Er bringt aber, bei der Verunreinigung der Harnröhrenmündung durch die bakterienhaltigen Lochien, die Gefahr der Zystitis in erhöhtem Maße mit sich. Deshalb läßt man vorher die Blasenentleerung in sitzender Stellung (im Bette oder auch auf dem Bettrande) versuchen.

Seltener wird die **Inkontinenz,** das Harnträufeln bei intakter Blase im Frühwochenbette beobachtet. Sie wird durch Quetschungen und Zerreißungen des Sphincter vesicae, besonders bei operativen Entbindungen (Forzeps, Symphysiotomie, Hebosteotomie) hervorgerufen. Sie verschwindet gewöhnlich in den ersten Tagen; bleibt sie aber späterhin bestehen, so beruht sie fast ausnahmslos auf Narbenzerrungen, die ev. operativ beseitigt werden müssen. Bisweilen ist auch eine vorher bestehende und nach der Geburt sich wieder bildende Zystozele die Ursache der Inkontinenz, die durch das Einlegen eines Mayerschen Pessars behoben wird.

Durch die Rückbildung der äußeren Genitalien in dem Klimakterium wird die Harnröhrenmündung unter die Symphyse verzogen und erweitert. Man beobachtet dabei öfters einen Prolaps der Harnröhrenschleimhaut oder eine schmerzhafte Urethralkarunkel, die nur operativ geheilt werden können.

In der Menopause bildet sich die Blasenmuskulatur zurück, die Elastizität läßt nach und vermehrter Harndrang ist die Folge. (Therapeutisch versucht man erforderlichenfalls systematische Blasendehnungen durch Auffüllen mit Flüssigkeit [2%ige Borsäurelösung].) Die Blasenschleimhaut ist bei Greisinnen auffallend blaß, im Harne finden sich häufig zahlreiche Epithelien ohne Bakterien (Desquamativkatarrh). Alle diese Momente begünstigen die Entstehung einer Blasenentzündung (Cystitis vetularum). Die Behandlung ist schwierig, weil die schädigenden Faktoren nicht zu eliminieren sind. Blasenspülungen, Darreichung von Desinfizientien (Myrmalyd, Neohexal, Salol je 3 mal täglich 0,5 g) natürlich nur bei Vorhandensein von Bakterien, und Warmhaltung des Unterleibes (geschlossene Beinkleider) bringen Besserung.

b) Die Nieren: Eine auffallende Abhängigkeit der Nierenfunktion vom Genitale besteht während der Gestationsperiode. Die Harnmenge ist gegen Ende der Gravidität vermehrt, und die molekulare Konzentration ist vermindert (Verringerung der Nichtchloride). In dem letzten Drittel der Schwangerschaft findet sich häufig Albuminurie — physiologischerweise nur in Spuren —. Der Übergang zum Krankhaften ist zwar nicht scharf abzugrenzen, jedoch hat nur der Nachweis von größeren Mengen Eiweiß (über 0,1 ‰), und das Ergebnis der Sedimentuntersuchung (Zylinder) praktische Bedeutung. Sie erst lassen den Verdacht auf eine Leydensche **Schwangerschaftsniere** zu. (Zur Untersuchung darf nur katheterisierter Harn verwendet werden!)

Zu Beginn der Geburt erfährt die Harnmenge eine weitere Vermehrung, um dann abzusinken. Die vorher bestehende Albuminurie erfährt ebenfalls eine Steigerung.

In den ersten Tagen des Wochenbettes ist die Diurese wieder erheblich vermehrt, während die Albuminurie im allgemeinen um so schneller schwindet, je geringer sie während der Schwangerschaft und Geburt war. (Daß in der Gestationsperiode auch Zucker, Pepton, Azeton im Harn gefunden werden, sei nur nebenbei erwähnt, da ihre Ausscheidung mit der Nierenfunktion nicht in Zusammenhang steht.)

2. Die Erkrankungen der Harnorgane in der Schwangerschaft, Geburt und im Wochenbett.

Die besondere Disposition der Blase zu Zystitis während der Schwangerschaft und dem Wochenbett verlangt, daß ein erforderlicher Katheterismus stets unter besonders strengen aseptischen Kautelen durchgeführt wird. Zweckmäßig wird gleichzeitig ein Harndesinfizienz an den Tagen des Katheterismus und einen Tag darüber hinaus prophylaktisch gegeben (3 mal täglich 1 Tablette Neohexal oder Myrmalyd). Die Behandlung einer ausgebrochenen Infektion ist die gleiche wie sonst bei der Zystitis (s. diese).

Auffallende Symptome kann die **Retroflexio uteri gravidi** hervorrufen. In einer großen Anzahl von Fällen richtet sich allerdings der retroflektierte Uterus spontan auf; bestehen aber z. B. Verwachsungen, und die Selbstaufrichtung ist unmöglich, so bleibt der reflektierte Uterus im kleinen Becken liegen (**Incarceratio uteri gravidi**) und bewirkt etwa im vierten Schwangerschaftsmonat erhebliche Erscheinungen von seiten der Blase. Nach anfänglich leichteren Blasenstörungen tritt plötzlich eine **Harnverhaltung** (**Ischurie**) auf, aus der sich sehr bald das Bild der **Ischuria paradoxa** entwickelt — **bei extrem gefüllter Blase läuft dauernd Urin tropfenweise ab** —. Erfolgt keine sachgemäße Hilfe, so wird die Schleimhaut der Blase und ein Teil der Muskularis nekrotisch. Durch eingewanderte oder durch den Katheterismus eingebrachte Bakterien kann es zur Blasengangrän mit septischen Allgemeinerscheinungen kommen. Auch eine aufsteigende Infektion: Pyelitis, Pyelonephritis wird dabei beobachtet. Zu einer Ruptur der gesunden Blase lediglich durch Urinstauung kommt es nicht, wohl aber kann eine gangränöse Blase rupturieren. Die Harnansammlung kann mehrere Liter, ja bis zu 10 l betragen.

Verursacht wird die Harnverhaltung bei der Retroflexio uteri gravidi häufig durch Kompression der Urethra, indem die vornstehende Portio die Harnröhre gegen die Symphyse drückt, sicherlich spielt aber in einer Reihe von Fällen die Überdehnung der Urethra in der Längsrichtung infolge der Dislokation der Blase bei der Retroflexio uteri gravidi auch eine Rolle.

Der Verdacht auf diesen krankhaften Zustand muß durch die charakteristischen Blasenerscheinungen bei gleichzeitig seit einigen Monaten bestehender Amenorrhoe erweckt werden. Gesichert wird die **Diagnose** durch die Palpation. Man fühlt einen zystischen Tumor über der Symphyse, der ev. bis über die Nabelgegend reicht (= gefüllte Blase) und einen zweiten Tumor von weicher Muskelkonsistenz im hinteren Douglas (= retroflektierter, gravider Uterus), während die Portio vorn hoch hinter der Symphyse steht.

Die **Therapie** besteht in der sofortigen Entleerung der Blase durch einen Katheter. (Bei der Entleerung treten gelegentlich Blasenblutungen auf.) Hierauf wird der Uterus lege artis aufgerichtet (s. Retroflexio uteri) — ev. unter Zuhilfenahme der Narkose und eines Zuges an der mit einer Kugelzange gefaßten vorderen Muttermundslippe — und ein Hodgesches oder Thomasches Pessar wird eingelegt. Der Ring bleibt bis in den 5. Schwangerschaftsmonat liegen, weil dann der vergrößerte Uterus nicht mehr in das kleine Becken zurücksinken kann. Mißlingt die manuelle Aufrichtung, so wird die Kolpeuryse bei hochgelagertem Becken versucht. Der zu diesem Zwecke in die Scheide eingeführte Gummiballon wird mit Quecksilber gefüllt; er bleibt einige Stunden liegen.

Gelingt auch hierdurch die Lagekorrektion nicht, so kommt die Überweisung der Patientin an ein Krankenhaus in Frage, wo ev. die Aufrichtung per laparotomiam mit oder ohne die nachfolgende Ventrofixur vorgenommen wird. Unter Umständen ist auch die Schwangerschaft durch Einlegen eines Laminariastiftes zu unterbrechen. Ist dies technisch wegen des Hochstandes der Portio unmöglich, so wird der Uterus durch die Kolpohysterotomia posterior entleert.

Die **Pyelitis gravidarum**, die Nierenbeckenentzündung in der Schwangerschaft, tritt der Regel nach im 5.—8. Monate auf und befällt Erstgebärende häufiger als Mehrgebärende; desgleichen ist das rechte Nierenbecken weitaus bevorzugt. Grundbedingung für das Zustandekommen der Infektion ist die Harnstauung im Ureter, die in der Schwangerschaft, wie vorher erwähnt, nicht selten vorkommt.

Über den Weg der Infektion — fast ausschließlich durch Bacterium coli bedingt — sind die Ansichten geteilt: der deszendierende von der Niere aus, der aszendierende Weg von der Blase aus (bes. Opitz) und der Weg durch die Blutbahn werden angenommen. Auch der Übertritt der Bakterien durch die Lymphbahnen, welche das Kolon aszendens mit der Niere (rechte Niere!) verbinden, kommt offenbar vor.

Die Erkrankung setzt meist plötzlich unter heftigen Allgemeinerscheinungen ein: Schüttelfrost, Fieber (39—40°), Erbrechen, Kopfschmerzen und ausgesprochene kolikartige Beschwerden in dem Verlaufe eines Ureters. Ziehende Schmerzen im Verlaufe des Ureters und hartnäckige Obstipation werden bisweilen als Prodromalerscheinungen beobachtet, während zystitische Erscheinungen fast immer fehlen.

Die **Untersuchung** ergibt eine ausgeprägte Druckempfindlichkeit einer Nierengegend, die meist entsprechend dem Ureterverlaufe nach unten ausstrahlt. Der Harnbefund kann, bei dem deszendierenden Infektionsweg, zu Beginn der Krankheitserscheinungen infolge eines gänzlichen Verschlusses des Ureters der kranken Seite ausnahmsweise regelrecht sein. Im allgemeinen enthält er massenhafte Eiterkörperchen, Bacterium coli [Stäbchen] (und auch geschwänzte Nierenbeckenepithelien). Wird der Ureterenkatheterismus ausgeführt, so ergießt sich nach Passieren der geknickten Stelle diffus eitrig getrübter Urin.

Auf Grund dieser Symptome bereitet die Diagnose meist keine Schwierigkeiten, wenn die Pyelitis und die entsprechenden Untersuchungen überhaupt in den Bereich der Erwägungen gezogen werden. Jedoch kommen immer wieder Verwechslungen mit Perityphlitis, Pneumonie und Cholezystitis vor.

Unter zweckmäßiger **Behandlung** pflegt die Erkrankung in 2—3 Wochen in Heilung überzugehen. (Ein Übergang in Pyelonephritis ist sehr selten.) Das Fieber zeigt zunächst remittierenden oder intermittierenden Typus, um am Schlusse meist kritisch abzufallen. Selten geht das Leiden in eine chronische Form über.

Die **Behandlung** besteht in Bettruhe (linke Seitenlage bei rechtsseitiger Pyelitis!), Milchdiät, Darreichung von Harndesinfizientien und später von alkalischen Wässern (Wildunger Helenenquelle, Vichy-Wasser). In schweren Fällen kommt der Ureterkatheterismus in Frage; ev. bleibt der Katheter gleichsam zur Drainage des Nierenbeckens einige Tage in situ liegen. Auch werden Nierenbeckenspülungen empfohlen. Nur in äußerst seltenen, schwersten Fällen kann die Unterbrechung der Schwangerschaft notwendig werden.

Bei der **Schwangerschaftsniere** handelt es sich anatomisch um eine vergrößerte, blasse Niere, mit Verbreiterung der Rindensubstanz und degenerativen Prozessen in der Rinde.

Die Tubuli contorti zeigen albuminöse Trübung, hyaline Tropfen und bei höheren Graden auch fettige Degenerationen, während die Glomeruli im allgemeinen frei von Veränderungen bleiben. Es fehlen jegliche Entzündungserscheinungen, es besteht lediglich ein degenerativer Prozeß. Durch diesen Befund nimmt die Schwangerschaftsniere eine Sonderstellung in der Nierenpathologie ein.

Da Leyden mit der Bezeichnung Schwangerschaftsniere nur klinisch schwere Fälle kennzeichnete und da anderseits fließende Übergänge zwischen leichteren und schwereren Fällen bestehen, hat man neuerdings den Sammelbegriff Nephropathia gravidarum für diese Nierenveränderungen gewählt.

Die **Nephropathia gravidarum** befällt etwa 2 % aller Schwangeren. Sie kommt bei Erstgebärenden häufiger als bei Mehrgebärenden vor; sie tritt in der zweiten Hälfte, vielfach erst im letzten Drittel der Gravidität auf. Sie entwickelt sich meist allmählich bei vorher gesunden Frauen; Ödeme (Hydrops) gehen ihr fast ausnahmslos voraus (Zangemeister) und begleiten sie. Bisweilen dehnen sich die Ödeme von den unteren Extremitäten auf die Vulva, die Bauchdecken, die Hände und das Gesicht aus. Meist werden die Schwangeren durch die Erkrankung nicht gefährdet. Zuweilen aber treten plötzlich Verschlimmerungen auf, oder das Leiden setzt von vornherein stürmisch ein, so daß die Eiweißausscheidung und der Hydrops beträchtlich vermehrt und die Harnmenge erheblich vermindert sind. Gleichzeitig können sich Übelkeit, Erbrechen, Magenschmerzen, Blutdrucksteigerung, Sehstörungen — wobei der Augenhintergrund gewöhnlich unverändert ist — und andere Hirndrucksymptome (z. B. positiver Babinski) hinzugesellen. In solchen Fällen ist der Ausbruch einer Eklampsie zu befürchten (= Symptomenkomplex der drohenden Eklampsie).

Im Sedimente finden sich fast stets granulierte, aber auch hyaline Zylinder und gekörnte Epithelien (die Ausscheidung der Chloride ist wesentlich herabgesetzt).

Die Erscheinungen gehen meist rapide zurück, wenn das Kind intrauterin abstirbt, oder die Geburt erfolgt. In einer größeren Anzahl von Fällen ist allerdings eine Zeitlang post partum noch Eiweiß im Urin nachweisbar; einzelne Fälle gehen auch in chronische Nephritis über. Rückfälle bei späteren Schwangerschaften werden ebenfalls beobachtet.

Die **Ätiologie** ist letzten Endes noch nicht geklärt.

Die **Diagnose,** daß es sich im gegebenen Falle um eine Nierenerkrankung handelt, ist leicht zu stellen (Eiweiß, Zylinder), doch bereitet die Differentialdiagnose gegenüber den anderen Nierenerkrankungen, die akzidentell in der Schwangerschaft ebenfalls vorkommen, oft große Schwierigkeiten, zumal da eine vorher latente **chronische Nephritis** sich erst in der Schwangerschaft bemerkbar machen kann.

Charakteristisch für diese ist das Aufflackern schon in **den ersten** Monaten der Schwangerschaft. Gleichzeitig können eine Hypertrophie des linken Ventrikels, Spannung und Härte des Pulses, Blutdrucksteigerung, universelles Ödem mit Ergüssen in die Körperhöhlen bestehen. Ferner sind der geringe Eiweißgehalt bei vermehrter Harnmenge und spärliche hyaline Zylinder typisch für die interstitielle Form, während die konstante, schwer beeinflußbare Verminderung der Urinmenge charakteristisch für die chronische parenchymatöse Form ist. Auch beobachtet man bei der chronischen Nephritis Retinitis albuminurica und Netzhautablösungen, oder man kommt anamnestisch einer Nierenentzündung, die schon vor der Schwangerschaft bestand (Infektionskrankheiten, Vergiftungen), auf die Spur.

Selbstverständlich tritt auch eine **akute Nephritis** (hämorrhagische, toxische) gelegentlich als Komplikation der Schwangerschaft auf. Anamnestische Ermittlungen (Vergiftungen, speziell durch Gifte, die zum Zwecke der Fruchtabtreibung genommen wurden, Infektionskrankheiten), Sitz des Ödems (Gesicht im Gegensatz zu dem Ödem an den unteren Extremitäten bei Nephropathia gravidarum), Beginn der Erkrankung (zu jeder Zeit der Schwangerschaft), Sedimentuntersuchung (rote und weiße Blutkörperchen) und der Verlauf geben differentialdiagnostisch wichtige Anhaltspunkte.

Da wir wissen, daß der Nephropathia gravidarum Ödeme vorausgehen, so kann eine frühzeitige Prophylaxe (Bettruhe, Flüssigkeitseinschränkung) einsetzen. Wünschenswert ist es auch, den Harn bei Schwangeren regelmäßig in etwa 14tägigen Abschnitten zu untersuchen. Wird dann eine leichte Nierenaffektion festgestellt, so kommen neben Bettruhe und Flüssigkeitseinschränkung noch kochsalzarme Ernährung in Betracht, wobei der Eiweißgehalt (Esbach), Körpergewicht und die Tagesurinmenge womöglich ständig kontrolliert werden. Meist gehen die Ödeme, das Körpergewicht und der Eiweißgehalt bei dieser Behandlung schon nach einigen Tagen zurück und die Harnmenge steigt. Bei einfachen Fällen kommt man durch diese diätetische Vorschriften zum Ziele, und man kann von diaphoretischen Maßnahmen (hydropathische Umschläge) und von Einschränkung der Nahrungszufuhr absehen. Nur bei dem Symptomenkomplex, den wir als drohende Eklampsie (s. oben) bezeichnen, kann die Unterbrechung der Schwangerschaft mit Ausschaltung der Wehentätigkeit durch Kolpohysterotomia angebracht sein.

Die Prognose der akzidentellen Nephritiden in graviditate ist für Mutter und Kind stets ernst. Nur selten bleibt die Verschlimmerung des Leidens aus. Ein großer Teil der Kinder stirbt (hauptsächlich infolge von Plazentarveränderungen) vorzeitig ab und wird mazeriert geboren, ein anderer Teil kommt frühzeitig, in nicht lebensfähigem Alter zur Welt.

Die Therapie ist dieselbe wie bei der Nephritis außerhalb der Schwangerschaft. In schweren Fällen kommt außerdem die Unterbrechung der Gravidität in Frage, was oft im einzelnen Falle schwierig zu entscheiden ist. Doch dürften beginnende urämische Erscheinungen, ausgesprochene Hypertrophie des Herzens, wenn sie schon in den ersten Monaten der Schwangerschaft festgestellt wird, ferner Veränderungen des Augenhintergrundes und zunehmendes, jeder Behandlung trotzendes Ödem im allgemeinen als Indikationen gelten.

Die **Urotuberkulose** kann ebenfalls durch die Schwangerschaft ungünstig beeinflußt werden; in jedem Falle ist eine sorgfältige Beobachtung angezeigt.

Nach einer vorangegangenen Nephrektomie pflegt die Gravidität ohne wesentliche Störung zu verlaufen, während eine Zystenniere der Regel nach während der Gravidität intensiv wächst, wie überhaupt als allgemeiner Grundsatz gelten muß, daß alle Nierenerkrankungen durch die Schwangerschaft ungünstig beeinflußt werden.

Unter der Geburt spielen die **Verletzungen des Harnapparates** eine große Rolle: Drucknekrose der Blase (s. enges Becken); auch der Ureter kann in den Bereich der Nekrose einbezogen werden; ferner kommen direkte instrumentelle Verletzungen bei der Perforation, Hebosteotomie, Symphysiotomie und der Kolpohysterotomia, desgleichen beim Kaiserschnitt vor. Begünstigt wird das Zustandekommen dieser Verletzungen, wenn vor dem Beginn der Operation nicht katheterisiert wurde. Indirekte Blasenzerreißungen werden bei Uterusruptur (s. diese), bei den beckenspaltenden Operationen, auch seltenerweise bei der Embryotomie, bei der Zangenextraktion und der Perforation beobachtet — in letzteren Fällen ist meist eine schwere Schädigung der Blase durch Druck vorausgegangen —. Eine Blasenverletzung nimmt man im Zweifelsfalle an, wenn nach der Entbindung blutiger Urin durch den Katheter abgeht. Deshalb darf der

Katheterismus nach schwierigen Operationen nie verabsäumt werden, wenn er auch keine absolute diagnostische Sicherheit bringt.

Bei der Drucknekrose der Blase stößt sich das mortifizierte Gewebe zwischen dem 6.—10. Tage des Wochenbettes ab, und es entsteht eine Fistel mit unwillkürlichem Abgang des Urins durch die Scheide.

Je nachdem die Blasenfistel in die Scheide, die Zervix oder das Corpus uteri mündet, unterscheidet man eine Blasenscheiden-, Blasenzervix- und Blasenuterusfistel. Außerdem werden auch Harnröhrenscheidenfisteln beobachtet.

Bei der Harnröhrenscheidenfistel läuft der Urin nur bei der Miktion ganz oder teilweise durch die Scheide ab. Bei den Blasengenitalfisteln fließt er dagegen dauernd unwillkürlich ab und nur in Ausnahmefällen, bei kleinen Fisteln oder bei durch Schleimhaut verlegten Fisteln, enthält die Harnblase daneben ebenfalls Urin, der willkürlich entleert oder beim Katheterismus gefunden wird. Die Ureterfisteln werden dadurch erkannt, daß einerseits Urin dauernd durch die Vagina unwillkürlich abfließt, während anderseits die Blase stets (durch den Zufluß aus dem unverletzten Ureter) Harn enthält. Um die Lokalisation der Fistel im Harnapparat — ob Blase oder Ureter — festzustellen, ist deshalb der Katheterismus erforderlich. Ein weiteres Hilfsmittel ist die Füllung der Blase durch den eingeführten Katheter mit abgekochter (und wieder auf etwa 30⁰ abgekühlter) Milch: bei einer Blasenfistel läuft dann die Milch durch die Scheide ab, bei der Harnröhren- und Ureterfistel nicht. Hierdurch wird auch mit Leichtigkeit die Mündung der Fistel (bei Blasenfisteln) in den Genitalorganen erkannt, wenn man gleichzeitig ein Spekulum in die Vagina einführt. Selbstverständlich ist auch die zystoskopische Untersuchung bei der Diagnostik heranzuziehen.

Therapie: Es besteht die Möglichkeit, daß sich kleine **Fisteln** spontan schließen, jedenfalls verkleinern sie sich im Wochenbette. Bei Blasenfisteln wird zu diesem Zwecke ein Dauerkatheter (Skenescher Pferdefußkatheter oder Pezzerscher Gummikatheter) für etwa 8 Tage eingelegt. Ätzungen der verkleinerten Fisteln sind strikte zu widerraten. Die operative Behandlung soll nicht vor der 6. Woche post partum erfolgen.

Bei direkten Verletzungen der Harnröhre ist die sofortige Naht angezeigt, während bei den instrumentellen Verletzungen der Blase (mit Ausnahme der beim Kaiserschnitt) oder bei dem begründeten Verdachte auf eine Blasenverletzung zunächst nur ein Dauerkatheter eingeführt wird. Nicht selten heilt die Blasenwunde dann spontan. Erfolgt keine spontane Heilung, so wird die Fistel später operativ geschlossen.

Gefährlich können die direkten wie indirekten Blasenverletzungen werden, wenn sie (durch Unterlassung des Katheterismus) nach der Vollendung der entsprechenden Operationen übersehen werden, oder wenn nach der Erkennung kein Dauerkatheter eingelegt wird. Es kann zu einer Harninfiltration, zu einer lokalen Phlegmone, aber auch zu septischen Infektionen kommen.

Abgesehen von den Fisteln können noch weitere Störungen des Harnapparates als Folgen von Verletzungen zurückbleiben. Hat eine partielle Zerreißung der Harnröhre stattgefunden, so kann eine Dehiszenz der Harnröhrenmuskulatur und später eine **Urethrozele** (Harnröhrendivertikel) durch Ausstülpung der intakten Harnröhrenschleimhaut entstehen. Sie wird bisweilen mit einer Vaginalzyste verwechselt; sie unterscheidet sich aber von ihr dadurch, daß sie sich auf Druck durch die Harnröhrenmündung entleert. Subjektive Symptome von seiten der Urethrozele treten erst auf, wenn sich ein entzündlicher Prozeß in ihr etabliert hat; sie bestehen in Harndrang und Schmerzen bei der Miktion. Sie muß operativ beseitigt werden.

Strikturen, infolge von Narbenbildungen, die allmählich die Harnentleerung hindern, sind sehr selten. Systematische Dehnungen durch Metalldilatatorien oder eine Inzision (Urethrotomia) können dadurch angezeigt werden.

Die Blase wird bisweilen im Spätwochenbett nach vorangegangenen Verletzungen durch Narbenzug verzerrt. Wirkt dieser Zug auf den Blasenhals, so ist eine Inkontinenz die gewöhnliche Folge, wie die Zerreißungen an dieser Stelle an sich schon den Verschlußapparat der Blase erheblich stören. Diese Störungen erfordern unter Umständen einen operativen Eingriff.

Schon bestehende Blasenfisteln werden meist durch die Geburt vergrößert, und bei geheilten Fisteln besteht eine große Gefahr des Rezidivs, so daß des öfteren aus diesem Grunde der Kaiserschnitt ausgeführt werden mußte.

3. Wirkung der Erkrankungen der Harnorgane auf die weiblichen Genitalorgane.

Die Urogenitalfisteln bewirken häufig eine dauernde oder vorübergehende Amenorrhoe und erschweren den Eintritt einer Konzeption. Auch bei chronischer Nephritis und Nierentuberkulose wird gelegentlich eine Amenorrhoe beobachtet. Nach Entfernung der tuberkulösen Niere setzt die Menstruation häufig wieder ein, trotzdem die anderen Tuberkuloseherde im Körper bestehen bleiben.

Narben, die infolge operativer Heilung von ausgedehnten Blasengenitalfisteln in der Vagina zurückbleiben, können ein Hindernis für den Geburtsvorgang bilden. Die bei dem weiblichen Geschlechte relativ selten vorkommenden Blasensteine können ebenfalls zum Geburtshindernis werden. Diagnostisch werden sie häufig, wenn sie fest eingekeilt sind, mit Knochenexostosen des Beckens verwechselt. Werden sie entdeckt, bevor der vorangehende Kindsteil den Beckeneingang passiert hat, so wird versucht, sie nach oben (in das große Becken) zu schieben; sind sie aber als Geburtshindernis fest eingekeilt, so wird von der Vagina aus auf den Stein in sagittaler Richtung eingeschnitten und der Stein entfernt. Nach der Geburt wird Blasen- und Scheidenwunde durch Naht isoliert geschlossen und für etwa 8 Tage ein Dauerkatheter eingelegt.

Zum Geburtshindernis kann auch die sehr seltene intraligamentär entwickelte Blase und ausnahmsweise eine Zystozele werden. (Die Zystozele wird ja fast immer durch das Hochsteigen der Blase während der Gravidität ausgeglichen!) Der Katheterismus behebt ein solches Hindernis. Nebenbei sei erwähnt, daß die intraligamentäre Blase verschiedentlich schon mit einem parauterin gelegenen Genitaltumor verwechselt worden ist — eine Mahnung, nur bei entleerter Blase die gynäkologische Untersuchung auszuführen —.

Als mechanisches Geburtshindernis kann ferner eine sehr bewegliche Wanderniere und besonders die allerdings sehr seltene kongenitale Verlagerung der Niere ins kleine Becken wirken. Die unbewegliche dystopische Niere läßt sich nicht wie andere Tumoren unter der Geburt reponieren, sie muß in der Schwangerschaft exstirpiert werden; intra partum kommt, wenn der spontane Geburtsverlauf ausgeschlossen ist, nur der abdominale Kaiserschnitt in Frage.

Die Pyelitis und Nephropathia gravidarum führen in einer Reihe von Fällen zur vorzeitigen Unterbrechung der Schwangerschaft oder zum intrauterinen Absterben des Kindes; weit häufiger erfolgen diese Ereignisse bei der chronischen Nephritis. Als Ursache dieser Erfahrung gilt an erster Stelle die Bildung von ausgedehnten Infarkten in der Plazenta, die weit häufiger bei der chronischen Nephritis als bei der Nephropathia gravidarum beobachtet wird. Es sind dies regressive Metamorphosen in außer Ernährung gesetzten Zotten, die von fibrinösen Massen umschlossen sind. Als Ursache dieser Bildung nimmt man eine primäre Ernährungsstörung der Dezidua an.

Bisweilen findet man bei den chronischen Nephritiden einen universellen Hydrops des Kindes und auch Hydramnionbildung. Fernerhin disponieren sie zur vorzeitigen Lösung der normal sitzenden Plazenta (s. diese).

Die Ischurie im Wochenbett begünstigt die Entstehung von Zystitis; sie kann ferner reflektorisch durch Beeinträchtigung der Nachwehen und mechanisch durch Verdrängung des puerperalen Uterus den Lochienabfluß erschweren oder gar vollständig verhindern, wodurch der Eintritt einer puerperalen Infektion oder die Propagation einer schon bestehenden Infektion begünstigt wird.

Die (seltenen) Karzinome der Urethra können per continuitatem auf die äußeren Genitalien, die des Blasenbodens auf Scheide und Zervix übergreifen.

4. Beteiligung der Harnorgane an Genitalleiden

s. Lageveränderungen der Genitalorgane (Prolaps, Retroflexio uteri), ferner Genitaltumoren (besonders Myom und Karzinom), entzündliche Erkrankungen des Genitals, puerperal-septische Erkrankungen, Extrauteringravidität und Gonorrhoe.

Lit.: Stoeckel, Lehrbuch der gynäkologischen Zystoskopie und Urethroskopie. Berlin 1910 und Zangemeister, Referat für die Verhandlungen der deutschen Gesellschaft für Gynäkologie 1913. Leipzig 1913. (An die Ausführungen des letzten Autors lehnen sich die obigen teilweise an.)

Hebammen.

§ 6 ihrer Dienstanweisung für Preußen: Verhalten gegen Ärzte: Den zugezogenen Ärzten soll die Hebamme mit gebührender Achtung und Bescheidenheit gegenübertreten, sowie über ihre Wahrnehmungen im Berufe gewissenhaft und ausführlich Auskunft erteilen. Den ärztlichen Anordnungen muß sie pünktlich Folge leisten und auch bei den Pflegebefohlenen und deren Angehörigen Geltung zu verschaffen suchen. — Niemals darf sie für die Zuziehung eines bestimmten Arztes werben oder von der Zuziehung eines solchen abraten. —

An Medikamenten darf die Hebamme selbständig verordnen (§ 33 der Dienstanweisung): Einen Löffel Rizinusöl im Wochenbett, warmen Kamillentee bei Krampfwehen, Streupulver für das Neugeborene, sonst nichts, was sie mit ihrem Eid beschworen hat.

Die Hebamme darf Geburten in Vorder- und Hinterhauptslage allein leiten. In allen anderen Fällen, sowie bei allen Graviditäts- und Wochenbettsstörungen muß sie auf die Hinzuziehung eines Arztes dringen.

Folgende Operationen darf bzw. muß sie unter genau bestimmten Voraussetzungen (wenn der gerufene Arzt nicht rechtzeitig eintraf) selber vornehmen: die Entwicklung des Kindes an den Schultern bei Kopf-, die Lösung der Arme und des Kopfes bei Beckendlagen, die Blasensprengung, wenn die Eiblase in der Schamspalte erscheint oder wenn bei Placenta praevia partialis die Blase sich im Muttermund vordrängt, die Tamponade bei Abort und Placenta praevia, das Herunterholen eines Fußes bei Placenta praevia und Beckenendlagen, die Nachgeburtslösung (die innere Wendung bei Querlage nur in den durch ministerielle Verfügung bezeichneten, ärztlich ungenügend versorgten Kreisen).

Herzerkrankungen

in der Gravidität sind stets ernst zu nehmen. Gut kompensierte Klappenfehler können völlig symptomlos bleiben, machen aber doch in den letzten

Schwangerschaftswochen eine Digitaliskur als Geburtsvorbereitung („Mobilisierung der Reservekraft") erwünscht. Beim Partus entbinde man in der Austreibungszeit sobald wie möglich künstlich, um der Kreißenden die Preßarbeit zu ersparen (Forzeps). Treten die geringsten Zeichen einer Kompensationsstörung auf, so entbinde man, wenn anders unmöglich, durch vaginalen Kaiserschnitt, gleichgültig, ob schon Wehen vorhanden sind oder nicht. Auch dann wird man sich im Wochenbett noch auf eine schwere Insuffizienz gefaßt machen müssen, die man mit kräftigsten Exzitantien (Sol. adrenalini, Ol. camphorat. fortius, Sol. Coffeini natr. salicylici 1:10, von all diesen 1,0 wiederholt subkutan) zu beheben sucht.

Lit.: Freund, Gynäkologische Streitfragen. Enke, Stuttgart 1913.

Icterus gravidarum

ist der Ausdruck der höchst deletären akuten gelben Leberatrophie, die fast stets zum Tode führt. Die Ursache, weshalb schwangere Frauen von dieser Erkrankung bevorzugt werden, ist ebenso unbekannt wie die Krankheitsursache überhaupt. Man kann die Schwangerschaftsunterbrechung als Therapie versuchen, nehme aber auf das freilich gleichfalls stark gefährdete Kind in erster Linie Rücksicht. — Der einfache katarrhalische Ikterus ist in der Schwangerschaft selten. —

Lit.: Rißmann, Zeitschr. f. Geb. u. Gyn. Bd. 68. S. 251.

Infektionskrankheiten und weibliche Genitalien,

(siehe Stolz in „Die Erkrankungen des weiblichen Genitales in Beziehungen zur inneren Medizin" von v. Franckl-Hochwart, v. Noorden, v. Strümpell). Alle Infektionskrankheiten verlaufen in graviditate schwerer als sonst und zeichnen sich durch das Auftreten ihrer Komplikationen aus.

I. Typhus abdominalis macht Amenorrhoe, gelegentlich schwere, gangränöse Vulvitis, croupöse Kolpitis mit Zerstörung des Septum rectovaginale, akute Endometritis, selten Oophoritis, die zu dauernder Sterilität und Amenorrhoe führen kann, und bei Gelegenheit dazu auch Vereiterung von Ovarialzysten. Eine vorhandene Schwangerschaft wird in 60—80% der Fälle und zwar am häufigsten in ihren ersten Monaten und in der zweiten Krankheitswoche durch primären Fruchttod (infolge einer fötalen Typhusinfektion oder hohem Fieber) oder hohen und plötzlichen Temperaturanstieg unterbrochen, was seinerseits wieder die Mortalität des Typhus bis auf 25—30% heraufsetzt. Unter der Geburt scheinen atonische Nachblutungen häufiger zu sein als sonst, im Wochenbett die septischen Infektionen. Das Stillen läßt sich trotz Fieber und Benommenheit durchsetzen, wobei Agglutinine auf das Kind übergehen. Die Differentialdiagnose zwischen Typhus und Sepsis im Wochenbett ist sehr schwer: Für Typhus spricht das Fehlen einer genitalen Lokalisation und von Schüttelfrösten, die Temperaturkurve und das Exanthem. Der Nachweis von Typhusbazillen im Blut, die Widalsche Reaktion und das Blutbild (Wanderzellen vermindert, Eosinophile vermehrt; bei Sepsis umgekehrt) müssen Aufklärung schaffen. Typhöse Schwangere sind wie andere Typhuskranke zu behandeln, am besten mit kalten Bädern.

Typhus exanthematicus unterbricht die Gravidität in ihrer ersten Hälfte öfter (66,6%) wie in der zweiten (17,5%); ebenso verhält sich der T. recurrens.

II. Masern führen selten zu akuten Entzündungen der äußeren Genitalien und zu verstärkten, präponierenden Menses. Sie unterbrechen die Gravidität in 60—80% der Fälle und disponieren im Wochenbett zu schwerer Pneumonie, wodurch die Wochenbettsmortalität stark erhöht wird. In Verlauf und Behandlung bieten sich keine Besonderheiten. In 50% geht die Erkrankung auf den Fötus über, der mit Exanthem geboren werden kann. In jedem Falle stille die Mutter das Kind.

Lit.: Esch, Zentralbl. f. Gyn. 1918, Nr. 6.

III. Skarlatina bedingt selten Genitalerkrankungen: Schwere Entzündungen der Vulva und Vagina, die durch ausgedehnte Narbenbildung Atresien hervorrufen können mit später sich anschließendem Hämatokolpos, Hämatometra, Hämatosalpinx; ferner akute Endometritiden und Verstärkung der Menses. — Gravidität wird oft unterbrochen; zudem ist die Prognose der Skarlatina in der Schwangerschaft sehr ernst. Im Wochenbett kann die Krankheit von den Genitalwunden ausgehen und hier das Zustandekommen schwerer sekundärer septischer Infektionen begünstigen. Ausbruch erfolgt meist am 1.—3. Tage post partum; je früher desto schlechter die Prognose. Die oft gleichzeitig vorhandene Angina ist im Wochenbett nur ausnahmsweise schwerer Natur. Das Exanthem befällt besonders die unteren Körperteile.

Das septische Exanthem tritt unregelmäßig, sehr flüchtig, in diffuser Zeichnung auf; Abschuppung gering und unregelmäßig.

Rheumatische Affektionen und Nephritis kommen beim Scharlach in puerperio in 50% der Fälle vor. Die Infektion des Fötus und Neugeborenen ist selten; trotzdem trenne man das Kind von der Mutter.

Die Therapie erfordert keine Besonderheiten; um so wichtiger ist die Prophylaxe: Strengste Isolierung der Skarlatinösen von Schwangeren, Gebärenden und Wöchnerinnen. Künstliche Schwangerschaftsunterbrechung ist kontraindiziert.

IV. Variola macht protrahierte Menses, selten schwerere Vulvitis, Kolpitis, Endometritis. Künstliche Übertragung des Erregers nach Vakzination auf die Genitalien mittelst der Hände ist wiederholt beobachtet. Die Mortalität in der Schwangerschaft ist sehr hoch, besonders bei der hämorrhagischen Form, bei der es auch öfter (94,4%) wie bei der konfluierenden (52%) zur Unterbrechung kommt. Nachgeburtsblutungen intra partum sind häufig. Die Prognose im Wochenbett ist ganz schlecht. — Der Fötus kann intrauterin erkranken; das Neugeborene muß ebenso wie Schwangere und Wöchnerinnen bei Pockengefahr geimpft werden, was sofort post partum geschehen darf.

Varizellen bieten gynäkologisch keine Besonderheiten dar.

V. Erysipel kommt als Vulvitis und Kolpitis an den weiblichen Genitalien vor. Es unterbricht meist die Gravidität und kann im Wochenbett schwere septische Infektionen des Genitales auslösen. Das Kind, das intrauterin selten infiziert wird, ist streng zu isolieren.

VI. Diphtherie kann primär und sekundär in jedem Lebensalter typische Membranen an Vulva, Vagina und im Uterus hervorrufen, aber bei Erwachsenen wohl nur im Puerperium. Die Prognose ist besser wie die der Rachendiphtherie. Behandlung: v. Behrings Serum bis 3000 J.-E. nötigenfalls mehrmals; lokal werden Sublimatspülungen 1:1000 empfohlen. — Schwangerschaft wird in $^1/_3$ der Fälle vorzeitig unterbrochen; sonst in der Gestation keine Besonderheiten.

VII. Influenza führt oft eine akute Endometritis mit starken, therapeutisch schlecht beeinflußbaren Metrorrhagien herbei, unterbricht sehr oft die Schwangerschaft, scheint intra partum die Wehenkraft zu beeinträchtigen (Geburtsverzögerung, atonische Nachblutungen) und im Wochenbett die Lochien lange blutig zu erhalten. Influenzakranke sind zu puerperalen Infektionen disponiert, ihre Stillfähigkeit ist herabgesetzt. Um so eher wird man bereit sein, das Kind von der Mutter zu trennen.

VIII. Cholera: Sehr häufig ist die vorzeitige Geburt der fast ausnahmslos toten Früchte. Der Partus muß infolge von Wehenschwäche oft künstlich beendet werden. Die Schutzimpfung kann in graviditate unbesorgt vorgenommen werden.

IX. Malaria ruft oft Meno- und Metrorrhagien hervor, die am wirksamsten mit Chinin bekämpft werden. Weniger wie die Hälfte malariakranker Schwangerer erreicht das normale Ende der Gravidität, das Wochenbett ist zu periodischen Nachblutungen disponiert. Die Kinder kommen oft schlechter entwickelt zur Welt und sollen von kranken Müttern nicht gestillt werden. Gravidität und Partus bleiben auf den Ablauf der Malaria ohne Einfluß; das Puerperium begünstigt das Zustandekommen schwerer Malariainfektionen. Bestehen Zweifel zwischen Malaria und Sepsis, so muß der Plasmodiennachweis im Blute entscheiden. Die Therapie ist in Schwangerschaft und Wochenbett keine besondere.

X. Meningitis ist im Wochenbett schwer von der Eklampsie zu unterscheiden. Fehlen von Eiweiß im Urin, von Ödemen, das Vorhandensein der Nackenstarre sprechen gegen Eklampsie. Die Lumbalpunktion hat die Fränkel-Weichselbaumschen Diplokokken nachzuweisen. Zur Rettung des Kindes ist die forcierte Entbindung angezeigt. Therapie: Keine Besonderheiten.

XI. Milzbrand gibt in allen puerperalen Stadien eine infauste Prognose für Mutter und Kind. Therapie: Symptomatisch.

XII. Tetanus als Operationsinfektion wurde nicht gar so selten beobachtet und trat am häufigsten im Puerperium als echte Genitalinfektion durch Exploration oder entbindende Eingriffe auf. Sein Verlauf ist besonders schwer, seine Prognose sehr schlecht. Die Prophylaxe ist alles, die Therapie wirkt scheinbar nichts, soll darum aber nicht unversucht bleiben. Die sofortige Schutzimpfung einer infektionsgefährdeten oder verdächtigen Puerpera ist unbedingt geboten. Das Kind muß selbstverständlich von der erkrankten Mutter getrennt werden.

Infusion (subkutane)

von 0,85 $^0/_0$iger steriler Kochsalzlösung findet ihr Hauptanwendungsgebiet bei der Bekämpfung der akuten Anämie. Zur Ausführung benötigt man eine Infusionsnadel (dicke Kanüle mit seitlichen Öffnungen), einen 1 m langen Gummischlauch, einen Irrigator und Kochsalztabletten. (Wenn Tabletten nicht vorhanden, werden 8,5 g Kochsalz einem Liter Wasser zugesetzt.) Der einfache Apparat darf in keiner geburtshilflichen Tasche fehlen. Nadel und Schlauch werden durch Auskochen sterilisiert; der Irrigator wird durch eine 2,0 $^0/_0$ige Kresolseifenlösung desinfiziert und vor dem Gebrauche mit Kochsalzlösung ausgespült, falls er nicht ausgekocht werden kann. Die Salzlösung wird auf Körpertemperatur erwärmt.

Als Infusionsstelle eignet sich bei der Frau am besten die Mamma, sonst die Infraklavikulargegend und der Oberschenkel. Nach Abreiben der Haut mit Alkohol oder Äther wird die Kanüle „laufend" tief in Mamma oder in das Unterhautzellgewebe der eben genannten Regionen eingestochen. Die Resorption wird durch leichtes Kneten der Flüssigkeitsansammlung beschleunigt. Wird die Infusion nicht aseptisch durchgeführt, so entsteht eine Phlegmone. Wird die Nadel zu flach (nicht tief genug) eingestochen, so kann die darüber liegende Haut nekrotisieren. Für gewöhnlich werden 500—1000 ccm infundiert; die Infusion kann nach kurzer Zeit wiederholt werden. Bei Herzschwäche ist ein Zusatz von 1 ccm Digalen oder von 10 Tropfen Suprarenin zweckmäßig Nach Entfernung der Kanüle wird die Einstichöffnung mit Heftpflaster bedeckt.

Als Ersatz für die subkutane Infusion dient die rektale, die aber weniger prompt wirkt. Die 40—45^0 warme Kochsalzlösung oder gewöhnliches

Wasser (dem Wein oder Kognak zugesetzt werden kann) bzw. Milch oder Kaffee dürfen nur tropfenweise einlaufen, wenn sie resorbiert werden sollen, sonst sammelt sich die Flüssigkeit an und wird wieder ausgestoßen. Auch ist eine Kotansammlung im Rektum der Resorption hinderlich. Um das tropfenweise Einfließen der Flüssigkeit zu gewährleisten, kann man sich eines eigens zu diesem Zwecke angefertigten käuflichen Glasansatzes oder der Martinschen Glaskugel mit Schlauchklemme bedienen, anderenfalls stellt man das Gefälle des Apparates sehr niedrig ein und verengert den Gummischlauch durch eine Umschnürung mit Bindfaden (vor Anwendung ausprobieren!). Das Irrigatorgefäß wird in ein warmes Wasserbad gesetzt oder wenigstens in warme Tücher eingehüllt, um eine Abkühlung der Flüssigkeit zu vermeiden (s. auch intravenöse Infusion).

Innere Sekretion und weibliches Genitale.

Als endokrine Drüsen, d. h. als Drüsen ohne Ausführungsgang, bezeichnet man diejenigen Epithelanhäufungen im Körper, denen man eine spezifische Sekretabsonderung in den Blutstrom, eine „innere Sekretion" zuzuschreiben sich genötigt sah, weil mit der Erkrankung oder dem gänzlichen Fortfall dieser Drüsen offensichtliche Gesundheitsstörungen einhergehen. Die Schilddrüse, die Epithelkörperchen, der Thymus, die Nebennieren, die Hoden und Ovarien, die Hypophyse, sowie die Langhansschen Zellen des Pankreas hält man für solche endokrinen Drüsen. Wesentlich ist die Tatsache, daß diese Drüsen in ihrer Gesamtheit ein System darzustellen scheinen, das in seinen Wechselwirkungen und Beziehungen sich normalerweise in einer Art von Gleichgewichtszustand befindet, der durch die Hyper- oder Hypofunktion auch nur eines Gliedes gestört werden kann. Aus diesem Grunde spielen nicht die Ovarien allein unter den Drüsen mit innerer Sekretion für die weibliche Genitalsphäre eine Rolle. Zu ihr stehen vielmehr Schilddrüse und Hypophyse in ganz besonders naher Beziehung; sie wirken fördernd, synergetisch auf die Keimdrüsen im Gegensatze zu der hemmend, antagonistisch auf sie einwirkenden Thymusdrüse. Und zwar stellt man sich das Zustandekommen derartiger Einwirkungen vor als einen Reiz auf das die Eingeweide versorgende vegetative Nervensystem, das funktionell in zwei gesonderte Arbeitsabschnitte zerfällt: das sympathische und das autonome Nervensystem. Je nach dem Angriffspunkt auf den einen oder anderen Abschnitt des vegetativen Systems bringen die endokrinen Drüsen ihre verschiedenen, durch jede mögliche Kombination von Quantität und Qualität der Sekrete zudem höchst wechselvollen Wirkungen hervor. Beispielsweise soll eine sympathische Reizung Amenorrhöe, die Reizung des autonomen Systems dagegen Verstärkung der Menstruation zur Folge haben.

Wir kennen bis jetzt folgende Wirkungen endokriner Drüsen auf das weibliche Genitale:

1. Das Vorhandensein gesunder Ovarien ist zur Ausbildung nicht nur des Genitalapparates in seinen sämtlichen Abschnitten unerläßlich, sondern auch zum völligen Zustandekommen der sekundären Zeichen des Geschlechtscharakters. Mit Fortfall der Ovarien erlischt nicht nur die Fruchtbarkeit der Frau, sondern es verschwindet auch (nach der operativen Kastration nicht regelmäßig und nicht in allen Fällen) die Menstruation. Ferner ist das Wachstum der Hautgebilde und der Knochen von der Ovarialtätigkeit abhängig z. B. derartig, daß ein Übermaß von Ovarialsekret die Knochen entkalkt und auf diese Weise erweicht. Bei diesem als Osteomalazie bekannten Krankheitsprozeß weist man also den Ovarien eine Rolle zu ganz analog derjenigen der Hypophyse bei der Akromegalie und der Schilddrüse beim Basedow. Eine weitere Wirkung der Ovarien ist zu erkennen auf den Stoff-

wechsel; bei ihrem Fortfall kommt es bekanntlich oft zur Adipositas. Endlich besitzt das Ovarium vasomotorische Eigenschaften, die in ihren Störungen beim Eintritt des Klimakteriums besonders deutlich werden. Sowohl diese Zeit des Abklingens, des Erlöschens der ovariellen Tätigkeit wie jene des Arbeitsbeginns in den Pubertätsjahren ist praktisch von größter Bedeutung, da wir uns hier nicht selten veranlaßt sehen, dem noch nicht bzw. nicht mehr genügend arbeitenden Organ therapeutisch zu Hilfe zu kommen. Die klimakterischen Beschwerden sind es vornehmlich, welche uns zur Darreichung von Ovarialsubstanz veranlassen, mögen sie nun physiologisch oder durch operative Kastration zustande gekommen sein. (Die Röntgenkastration zeichnet sich durch verhältnismäßig unbedeutende Molimina menstrualia aus, wenn sie nicht durch die Methode der „Schnellsterilisierung" erreicht wurde.) Man verordnet: Oophorin (Landau), hergestellt aus Schweins- und Rinderovarien, dreimal täglich 2 Tabletten à 0,5 g, jeden fünften Tag mit der Darreichung aussetzen zur Vermeidung unerwünschter Nebenerscheinungen. Oder: Ovarinum siccum (Merck) aus Ovarien von Kühen, 3mal täglich 2—5 Tabletten. Empfehlenswert ist eine Kombination der Eierstockssubstanz mit Eisen im Ovaradentriferrin, 200 Tabletten, zwei Tabletten am Tag einzunehmen. — Bei hartnäckigen Formen von Dysmenorrhöe ohne anatomisch erkennbare Grundlage gibt man oft mit Erfolg gleichfalls Ovarialsubstanz. Zuvor empfehle ich hier aber Atropin zu geben, fußend auf der Überlegung, daß diese Formen der Dysmenorrhöe als autonomes Reizsymptom aufgefaßt werden. Ich pflege zu verordnen: Gran. atropini à $^1/_4$ mg. Dos. 100. DS. 3mal täglich zwei Kügelchen, zwei Tage vor Eintritt der Menses beginnend.

Lit.: Baisch in Penzoldt-Stintzings Handbuch der Therapie, Bd. 7, S. 343 ff., S. 380 ff. — Biedl, Innere Sekretion, 2. Aufl., Bd. 2, S. 199 ff. — Walthard, in Menge-Opitz, Handbuch der Frauenheilkunde, 1913, S. 177 ff. — Aschner B., Die Blutdrüsenerkrankungen des Weibes usw. Verlag von Bergmann-Wiesbaden. 416 S.; 26 M.

2. Das Sekret des hinteren Hypophysenlappens steigert die Erregbarkeit des Uterus durch Reizung der sympathischen Uterusnerven. In Gestalt des Pituitrins oder Pituglandols wird es daher als direktes Wehenmittel erfolgreich verwendet. — Eine Schädigung des Hinterlappens und des Infundibulums der Hypophyse, z. B. durch eine Neubildung hat einen eigenartigen Symptomenkomplex: Fettsucht und Hypoplasie der Genitalien zur Folge, den man Dystrophia adiposo-genitalis oder eunuchoide Adipositas genannt hat. Pituitrin, 3mal 5 bis 3mal 25 Tropfen täglich, soll bereits erfolgreich dabei verwendet sein. Beim weiblichen Geschlecht scheint diese seltene Erkrankung übrigens weniger häufig aufzutreten wie beim männlichen, wenn man nicht geneigt ist, die zahlreichen Fälle als angedeutete Formen der Dystrophia adiposo-genitalis anzusprechen, in denen junge, fettreiche Mädchen bis in ihr drittes Lebensjahrzehnt hinein amenorrhoisch bleiben. — Bei der Akromegalie, einer Funktionsstörung der Hypophyse, beobachtet man Amenorrhöe als Früh- und Atrophie der Genitalien mit Sterilität als Spätsymptom.

Lit.: Pick Deutsche medizin. Wochenschr. 1911, Nr. 42 ff. — Jaksch, Medizinische Klinik 1912, Nr. 48. — Weichsel, Münch. med. Wochenschr. 1914, S. 1227.

3. Der Hyperthyreoidismus des Morbus Basedowii ruft in einigen Fällen eine präsenile Atrophie der äußeren und der inneren Genitalien sowie der Brüste hervor und verursacht bisweilen als erstes Symptom der Schilddrüsenerkrankung überhaupt eine Amenorrhöe, die dem Menstruationsausfall ganz im Beginn einer Tuberkulose oder beim Herannahen einer Psychose gleichzustellen ist. Freilich liegen die Verhältnisse beim Basedow komplizierter, weil einige Male nicht eine Verminderung, sondern eine Verstärkung der Periode, wenn sie überhaupt gestört war, beobachtet wurde. Therapeutisch wäre in jedem Falle das Antithyreoidin Möbius zu versuchen, worüber mir eigene Erfahrungen fehlen.

Die Hypofunktion der Schilddrüse (Myxödem, Kretinismus) bedingt wie eine Störung des Knochenwachstums überhaupt, so auch im besonderen die fehlerhafte Bildung der den Geburtshelfer interessierenden Beckenformen; es entsteht ein allgemein verengtes, infantiles, plumbes Becken. Meist besteht unheilbare Sterilität.

4. Eine Störung in der Sekretion der Parathyreoidea (Epithelkörperchen) wird verantwortlich gemacht für das Auftreten einer Tetanie (s. das Stichwort „Tetanie und Gestation“).

Inversio uteri,

die seltene Umstülpung (totale I.) oder Einstülpung (partielle I.) der Gebärmutter: Sie kommt entweder durch das Tiefertreten eines submukösen Myoms zustande, nach dessen operativer Entfernung sie gewöhnlich spontan zurückgeht. Oder sie ist sehr viel (7—8 mal) häufiger puerperalen Ursprungs:

Ätiologie: Zug an der ungelösten Plazenta (besonders bei fundalem Sitz) bei nicht kontrahiertem Uterus: Ziehen am Nabelstrang, falsch ausgeführter Credéscher Handgriff, Zug an der Plazenta vor deren vollständiger manuellen Lösung.

Symptome: Schwerer, bisweilen tödlicher Shock und lebensgefährliche Blutung, die ganz fehlen kann. Die Inversion kann spontan zurückgehen oder bestehen bleiben und macht dann Blutungen, Ausfluß und Atrophie des Uterus.

Diagnose: Die starke Blutung bzw. der Shock veranlassen eine bimanuelle Untersuchung: Das Korpus fehlt über der Symphyse; in der Scheide oder im Muttermund fühlt man eine kuglig vorgewölbte blutende Geschwulst.

Prognose: Gesamtmortalität 15,8%. Gangrän des Uterus und Infektion der Plazentarstelle sind selten.

Therapie: a) bei frischer Inversion: Umschnürung des total invertierten Uterus hinter der blutenden Plazentarstelle mit einem Gummischlauch bzw. bei partieller Inversion feste Scheidentamponade. Reposition (schwierig) erst mehrere Stunden nach Eintritt der Inversion vornehmen nach vorheriger Ablösung der Plazenta.

b) Bei älterer Inversion: Dauernde Kolpeuryse oder Operation.

Lit.: Zangemeister, Über puerperale Uterusinversion. Deutsche med. Wochenschr. 1913. Nr. 16.

Kaiserschnitt,

Sectio caesarea, Entbindung unter Umgehung des Beckens nach Öffnung des Uterus durch Bauchschnitt.

Für die Praxis kommt wohl nur in Frage:

Lit.: Opitz, Med. Klinik 1914. Nr. 6.

Der **Kaiserschnitt an der Toten**: Ist eine Schwangere oder Kreißende, deren Kind lebensfähig ist, sicher tot, sind seit dem Exitus aber noch nicht 10 Minuten verstrichen, so ist sofort ohne vorheriges Suchen nach kindlichen Herztönen, mit irgend einem scharfen Messer der Leib in der Mittellinie zu öffnen und der Uterus aufzuschneiden (Vorsicht vor Kindsverletzungen), um das Kind zu extrahieren. Da es bei plötzlichem Tode der Mutter (Verblutung, Eklampsie, Chloroformtod etc.) noch einige Minuten länger am Leben bleibt, gelingt oft noch seine Rettung, die von dem schnellen Entschluß zur Operation ohne alle Vorbereitungen und einem guten Wiederbelebungsverfahren hauptsächlich abhängt. Da man trotzdem oft zu spät kam, wurde der **Kaiserschnitt an der Sterbenden** empfohlen, wenn der Tod in kürzester Zeit in Aussicht steht, die extrauterin lebensfähige Frucht nachweislich noch lebt und eine Entbindung per vias naturales unmöglich ist (Forzeps, Extraktion). Die Unterlassung aseptischer Vorbereitungen und Maßnahmen ist hierbei nicht angängig. Man verfahre daher folgendermaßen: Eine assistierende Person ist nötig, Narkose meist der Agone wegen überflüssig. Händedesinfektion bis zum Ellbogen, zweimaliger Anstrich des ganzen Operationsfeldes mit Tinct. jodi. Mit dem Skalpell Schnitt in der Mittellinie im Bereich der größten Vorwölbung des Leibes so lang, bis sich der Uterus vorwälzen läßt. Er wird in der Mittellinie geöffnet, das Kind mitsamt der Plazenta extrahiert. Knopfnähte des Uterus in zwei Lagen: Zuerst Serosa und Muskulatur ohne Schleimhaut, dann Serosanähte, welche die obersten Muskellagen mitfassen. Naht des Peritoneums, der Faszien einschließlich der Muskulatur, Hautnaht, nochmaliger breiter Jodanstrich der ganzen Nahtstelle, Heftpflasterverband mit steriler Gaze. Der Exitus wird während der Operation oder bald danach eintreten, wenn die Indikation richtig gestellt wurde.

Lit.: Stern, Münch. med. Wochenschr. 1911. S. 959.

Katheterisation.

Man bediene sich für gewöhnlich eines gläsernen weiblichen Katheters. Intra partum ist das S-förmig gebogene Modell nach Zangemeister oder ein weicher Nélatonkatheter zur Vermeidung von Verletzungen ratsam. Technik: Während die linke Hand die Labien spreizt, um die Harnröhrenmündung freizulegen, die unbedingt gut sichtbar sein muß, tupft die rechte Hand mit Watte, die in 1‰ Sublimat getaucht wurde, die Mündung gründlich ab und schiebt dann den Katheter vorsichtig ein. Intra partum gelingt das Einschieben des Katheters oft erst, nachdem der vorliegende Kindsteil (Kopf) durch einen eingeführten Finger etwas gehoben wurde; das Abfließen des Urins wird dann befördert durch Eindrücken mit der Hand oberhalb der Symphyse rechts und links neben dem Kopf. Prophylaktisch nach jedem Katheterismus, besonders im Wochenbett, dreimal täglich 0,5 Myrmalyd drei Tage lang.

Kindslagen, -haltungen, -stellungen. Einteilung.

1. **Längslagen 99,5%.**
   a) Kopflagen:
      I. Schädellagen (Flexionslagen): Hinterhaupts-, Vorderhauptslagen, tiefer Querstand. 95%.
      II. Gesichts- und Stirnlagen (Deflexionslagen) 0,6%.
   b) Beckenendlagen 3,11%.
      I. Steißlagen (reine, wenn nur der Steiß vorliegt, gemischte, wenn neben ihm eine oder beide Füße gefühlt werden).
      II. Fußlagen (vollkommene, wenn beide, unvollkommene, wenn nur ein Fuß vorliegt).
      III. Knielagen.

2. **Querlagen 0,56%**: Kopf links: I., Kopf rechts II. Querlage; Rücken vorn: Dorsoanteriore, hinten: Dorsoposteriore Querlage.

Bei den Längslagen spricht man von 1. Lage, wenn der Rücken links, von 2., wenn er rechts steht. — Man unterscheidet die gebeugte normale Kindshaltung von der gestreckten bei den Deflexionslagen: Der Kopf ist in den Nacken geschlagen, die Wirbelsäule überstreckt, die Brust stark vorgewölbt.

Das Allgemeine über Geburtsverlauf und -Leitung, sowie das Besondere über Schädellagen siehe unter „Geburt".

Gesichtslagen: Diagnose: Äußerlich findet man die Herztöne auf der Seite der kleinen Teile und die meist sehr deutliche Nackenfurche über dem sich vorwölbenden Hinterhaupt auf der Rückenseite des Kindes.

Innerlich: Am wichtigsten ist der Mund, erkennbar an der Zunge, den Kieferrändern und dem harten Gaumen; zudem saugt das lebende Kind am eingeführten Finger. Ferner ist zu tasten das hufeisenförmige Kinn (steht rechts bei 1., links bei 2. Gesichtslage), der Nasenrücken, die Augenränder (Vorsicht vor Augenverletzungen) und die Stirnnaht, oft bis zur großen Fontanelle.

Verlauf: Im Geburtsbeginn ist oft die Stirn der tiefste Punkt des Kopfes. Gewöhnlich tritt im weiteren Verlauf das Kinn nach unten und dreht sich meist nach vorn und erscheint mit dem Mund zuerst in der Schamspalte. Der Hals stemmt sich gegen die Symphyse, Vorder- und Hinterhaupt schneiden über den Damm. Dreht sich das Kinn ausnahmsweise einmal nach hinten, so kann die Geburt unmöglich werden.

Prognose: Für die Mutter gut, für das Kind schlechter wie bei Schädellagen. 6% Totgeburten bei spontanem, 25% bei operativem Verlauf.

Therapie: Abwartend wie bei Schädellagen und Lagerung der Frau auf die Seite des Kinns, um dessen Drehung nach vorn zu begünstigen. Bei auftretender Indikation: Forzeps (siehe diesen) bzw. Wendung und Extraktion. Ist das Kind tot oder steht das Kinn hinten, so perforiere man durch die Orbita hindurch.

Lit.: Zangemeister, Münch. med. Wochenschr. 1913. S. 1241.

Stirnlage: Diagnose: Äußerlich wie bei Schädellagen. Innerlich: Man fühlt die Nasenwurzel, Augenränder, Stirnnaht, große Fontanelle und ein Stück der Pfeilnaht.

Verlauf: Es dreht sich die Nasenwurzel nach vorn, stemmt sich gegen die Symphyse. Vorder- und Hinterhaupt schneiden über den Damm; schließlich tritt das Gesicht unter dem Schambogen hervor.

Prognose: Auf 4000 Geburten eine Stirnlage. Da der Kopf mit seinem größten Durchmesser das Becken passiert, leiden Mutter und Kind infolge der sehr langen Geburtsdauer. Gesamtmortalität der Kinder: 38%.

Therapie: Bei noch beweglich stehendem Kopf Wendung auf einen Fuß, bei schon feststehendem Kopf abwarten bis zum Eintritt einer Entbindungsindikation. Dann ist die Zange zu versuchen und beim Mißlingen die Perforation und Kranioklasie sofort anzuschließen, die bei totem Kind in jedem Falle sofort auszuführen ist.

Lit.: Ebeler, Frauenarzt 1911. Heft 2.

Steißlage: Diagnose: Äußerlich: Kopf im Fundus als harter, glatter, runder Teil am besten durch das Ballottement nachweisbar: Die kurz und kräftig gegen ihn stoßenden Fingerspitzen fühlen sein Ausweichen und sofortiges Zurückkehren in seine vorherige Lage. Über der Symphyse ist der weiche, unebene Steiß zu tasten. Herztöne hört man rechts oder links neben oder etwas über dem Nabel.

Innerlich: Der After ist als rundes Grübchen zu fühlen, in das der untersuchende Finger eingehen soll. Er vermißt dann Zunge, Gaumen, Kieferränder, nimmt die gummibandartige Umschnürung des Sphinkter ani wahr und wird mit Mekonium beschmutzt. Neben dem After ist zu finden das bewegliche Steißbein, die Processus spinosi des Kreuzbeins, woraus die Lage des Rückens geschlossen wird, die Sitzbeinhöcker und die durch die Geburtsgeschwulst meist stark veränderten Genitalien.

Verlauf: Die Hüftbreite geht im schrägen Durchmesser durch das Becken und stellt sich im Beckenausgang in den graden. Dann erscheint die vorliegende Hüfte in der Vulva, weiter der After und die hintere Hüfte, worauf das Kind schnell bis zum Nabel und den Schulterblättern geboren wird. Nunmehr fallen die Arme aus der Vulva, der Kopf stemmt sich mit dem Nacken an seiner Haargrenze gegen die Symphyse, worauf Gesicht, Vorder- und Hinterhaupt über den Damm schneiden. — Mekoniumabgang kommt bei allen Beckenendlagen nach dem Blasensprung zustande und beweist nichts für eine kindliche Asphyxie.

Prognose: Die Mutter erleidet wegen der oft nötigen Kunsthilfe leichter Dammrisse. Das Kind kommt wegen der Nabelschnurkompression bei noch ungeborenem Kopf stets in Erstickungsgefahr; durch vorzeitigen Blasensprung und Nabelschnurvorfall steigt die kindliche Mortalität von 3% auf 40%.

Therapie: (siehe „Die ganze Extraktion", besonders „Extraktion am Steiß") Abwarten, Blase schonen. In der Austreibungszeit presse die Frau nicht zu stark mit, um ihre Kräfte für das gefahrvolle Geburtsende aufzusparen. Sobald der Nabel geboren ist, soll die Frau mit aller Kraft pressen. Wird das Kind dann nicht in kürzester Zeit geboren, so ist die sog. „Manualhilfe" auszuführen (siehe diese). — Steht der Steiß beim Blasensprung noch beweglich, so soll sogleich nach dem Wasserabfluß auf Nabelschnurvorfall untersucht werden, um bei genügend erweitertem Muttermund sofort zu extrahieren. — Reitet das Kind auf der Nabelschnur, so lockere man sie durch Zug an dem über den Rücken gehenden Teil und schiebe die Schlinge über eine Hüfte zurück.

Lit.: v. d. Hoeven, Zeitschr. f. Geb. u. Gyn. Bd. 72, S. 617.

Fußlage: Diagnose: Äußerlich wie bei Steißlage. Innerlich: Man fühlt einen oder beide Füße, die sich oft bewegen und an der Ferse erkennbar sind, nicht an den Zehen. Sieht der Kalkaneus nach links: erste, nach rechts: zweite Fußlage.

Verlauf: Wie bei Steißlage. Jedoch: Ist bei unvollkommener Fußlage der hintere Fuß der ausgestreckte, so dreht sich das Kind im Laufe der Geburt mit dem Rücken am Promontorium vorbei, bis der ausgestreckte Fuß hinter der Symphyse liegt. — Die Geburtsgeschwulst sitzt auf einem bzw. beiden Unterschenkeln und Füßen, die dann anschwellen, bläulich aussehen und aktiv nicht mehr bewegt werden, was nichts für den Tod des Kindes beweist.

Prognose: Die vollkommene Fußlage ist die für das Kind ungünstigste Beckenendlage, da vorzeitiger Blasensprung bei ihr häufig ist. Etwas günstiger ist die unvollkommene Fußlage zu beurteilen.

Therapie: Wie bei Steißlage. Grundloses Ziehen am Fuß zur „Geburtsbeschleunigung" führt zum Hochschlagen der Arme und des Kopfes (Lösung dann schwer), vielleicht sogar zur Drehung des Bauches nach vorn (siehe „Die ganze Extraktion", Schwierigkeiten bei der Kopflösung). Ein aus der Vulva herausragender Unterschenkel ist in reine Watte oder eine Windel einzuschlagen.

Knielage: Erkennbar an der kleinen, runden, beweglichen Kniescheibe. Wird unter der Geburt zur Fußlage (siehe diese).

Querlage: Ursachen: Schlaffe Bauchdecken und schlaffe Uteruswandungen (Hängebauch, 2. Zwilling!), Hydramnion, enges Becken, Placenta praevia, Uterus arcuatus, Geschwülste im kleinen Becken.

Diagnose: Äußerlich: Kopf auf der einen, Steiß auf der anderen Seite des Leibes, Rücken meist vorn und schräg verlaufend, Herztöne unter dem Nabel etwas mehr nach dem Kopf zu. Bei dorsoposteriorer Lage fühlt man auffallend viele kleine Teile und hört die Herztöne am besten mitten über dem Fundus uteri. Innerlich: Der vorliegende Teil steht zunächst sehr hoch. Nach dem Blasensprung erkennt man an den Rippen die Querlage, am Schulterschluß die Kopfstellung (bei nach links geschlossener Schulter Kopf links, I. Querlage), am vorn oder hinten liegenden Schulterblatt bzw. Schlüsselbein die Lage des Rückens. Im Schulterschluß befindet sich der untersuchende Finger zwischen einem kleinen Teil und Rippen, die er in der

Schenkelbeuge vermißt. Verwechslung mit Steißlage ist unmöglich, wenn man Rippen, nicht aber den diagnostisch wichtigen After findet.

Verlauf: Nur frühgeborene und mazerierte Früchte können spontan geboren werden durch Selbstwendung oder conduplicato corpore. Bleibt bei ausgetragenen Früchten Hilfe aus, so wird die Frucht mit der Schulter voran in das Becken getrieben, der vorliegende Arm fällt meist vor: Verschleppte Querlage. Ausgang: Die Frau stirbt unentbunden entweder an Sepsis oder an Uterusruptur (siehe diese), das Kind infolge der übermäßigen Uteruskontraktion, die sich bis zum Tetanus uteri (siehe diesen) steigern kann. Vorzeitiger Blasensprung und Nabelschnurvorfall sind bei Querlage häufig.

Prognose: Bei ausbleibender Selbstwendung und Behandlung schlecht für Mutter und Kind.

Therapie: Folgende Fälle sind zu unterscheiden:

1. Blase steht noch,
   a) Muttermund geschlossen: Abwarten.
   b) Muttermund für zwei Finger durchgängig oder etwas größer: Abwarten oder Kolpeuryse zum Schutz der Blase bis zur völligen Erweiterung des Os ext.
   c) Muttermund vollständig bei Erst-, mindestens handtellergroß bei Mehrgebärenden: Äußere Wendung (siehe diese). Mißlingt sie: Blasensprengung, Wendung und Extraktion. Dies der günstigste Fall.
2. Blase gesprungen,
   a) Muttermund geschlossen: Kolpeuryse oder besser Dilatation mit Hegarschen Bolzen und Metreuryse bis zur völligen Muttermundserweiterung, dann Wendung und Extraktion.
   b) Muttermund für zwei Finger durchgängig: Wie bei a), jedoch ohne Dilatation.
   c) Muttermund vollständig bei Erst-, mindestens handtellergroß bei Mehrgebärenden: Wendung und Extraktion. Sehr oft wird, besonders bei länger zurückliegendem Blasensprung und guten Wehen, sich in diesem Falle bereits eine verschleppte Querlage angebahnt oder ausgebildet haben. Glaubt man, dem schon gespannten unteren Uterinsegment noch bei tiefer Narkose die Wendung zumuten zu dürfen, so handele man demgemäß, aber äußerst vorsichtig. Ist die Wendung nicht mehr möglich, so führe man die Embryotomie (siehe diese) aus; das Kind wird sowieso längst abgestorben sein.

Kolpeuryse,

das Einlegen eines mit Ansatzschlauch versehenen und mit Flüssigkeit zu füllenden Braunschen Gummiballons in die Vagina.

Technik (vgl. die ausführliche Schilderung bei Metreuryse): Der zunächst auf Undurchlässigkeit erprobte und luftleer gemachte Ballon wird mit einer Zange oder einfach mit den Fingern in die Scheide eingeschoben, was leicht gelingt, wenn er mit Glyzerin oder flüssiger Kali-Glyzerinseife schlüpfrig gemacht wurde. Nach Entfernung der Zange wird der Ballon mit der einen Hand leicht fixiert, die andere Hand streift das Ende des Ansatzrohres auf eine etwa 100 ccm fassende Spritze, die von einer Hilfsperson betätigt wird, und nun kann die Füllung vor sich gehen. Man benutzt am besten 1% Kresolseifenlösung und füllt den Ballon so weit, bis die Scheide mäßig prall gespannt ist. Zu starke Dehnung der Vaginalwände setzt die Bauchpresse in Bewegung, wodurch der Kolpeurynter schnell außer Tätigkeit gesetzt werden würde. Das Ansatzrohr verschließt man nach vollzogener Füllung mit einem Band oder durch einfache Knotung des Gummischlauches. Eine Klemme anzulegen ist wegen der Beschädigung des Gummis nicht ratsam. Hat der Kolpeurynter sechs Stunden gelegen, so wird er für etwa eine Stunde entfernt, damit sich die Scheide von dem kontinuierlichen Druck erholen kann. Sollte eine Exploration die Fortsetzung der Kolpeuryse notwendig erscheinen lassen, so ist es vorteilhaft, sie nochmals für sechs Stunden, dann aber nicht weiter anzuwenden.

Indikationen: Der Kolpeurynter wird heutzutage kaum noch gebraucht. Da er wehenanregend wirkt, kommt er dann in Frage, wenn man wegen völligen Verschlusses des Muttermundes selbst den kleinsten Metreurynter noch nicht einführen kann, Hegarsche Bolzen zum Vordilatieren aber nicht zur Hand sind. Ferner kann man ihm als dem milder wirkenden Mittel gegenüber dem Metreurynter dann den Vorzug geben, wenn es wünschenswert erscheint, den Blasensprung durch Gegendruck von der Scheide her möglichst bis zur völligen Erweiterung des Muttermundes hinauszuschieben, also bei Querlage, Fußlage und engem Becken. Springt nämlich in diesen Fällen die Blase vorzeitig, so ist eine vielleicht nötige entbindende Operation noch nicht ausführbar, und wenn sie dann endlich möglich ist, so macht sie meist große Schwierigkeiten oder kommt gar zu spät.

Lagerung der Frau.

Alle im Privathause möglichen geburtshilflichen oder gynäkologischen Eingriffe werden am besten ausgeführt auf dem:

1. Querbett: Man umgreift das Becken der Frau, so daß die Hände unter dem Kreuzbein liegen, und hebt den Unterkörper bis auf die Bettkante, deren Druck durch ein flaches Kissen oder eine mehrfach zusammengelegte Decke, bedeckt mit Gummiunterlage und reinem Leinentuch, gemildert wird. Das Kreuzbein ruht auf der Bettkante, die Füße auf einem Stuhl. Dann erfaßt man das Kopfkissen und kann mit ihm den Oberkörper auf die gegenüberliegende Bettseite betten. Auf diese Weise gelingt es selbst einer mäßig kräftigen Person, die Umlagerung allein vorzunehmen. Will der Arzt auf dem eben erwähnten Stuhle Platz nehmen, so läßt er die Beine der Frau von zwei Personen halten oder setzt sie auf zwei Stühle oder stellt sie sich auf die eigenen Oberschenkel. Sehr bequem ist eine um den Hals der Frau gelegte, an den Knien festgeschnallte Bandage, die aus Leder gefertigt und mit einem zwischen den Knien befindlichen ausziehbaren Metallstab versehen käuflich ist, sich durch zusammengeknotete Handtücher aber gut ersetzen läßt. Ein Eimer, zwischen Arzt und Patientin gestellt, in den die Gummiunterlage hineingeleitet wird, vervollständigt die Anordnung. Fehlen Hilfsmittel und Raum für das Querbett, so wähle man das

2. Schrägbett: Das Gesäß der Frau liegt wieder auf der Bettkante. Nur der eine Fuß ruht auf einem Stuhl, der andre bleibt im Bett. In sehr eiligen Fällen sowie bei engem Raum ist diese Lagerung, sonst stets das bequemere Querbett vorzuziehen.

3. Seitenlagerung der Kreißenden ist dann erwünscht, wenn bei der Wendung aus Querlage seitlich oder beim Hängebauch vorne im Uterus hantiert werden soll. Während der Arm bereits in den Genitalien liegt, läßt man das eine Bein (bei 1. Querlage das linke) über den eigenen Kopf hinwegheben. Dadurch wird das Becken um 90° gedreht, und die Hand läßt sich in der nun unten liegenden Uterusseite besser bewegen.

4. Knie-Ellenbogen-Lage — die Kreißende stützt sich in Bauchlage auf Knie und Ellenbogen — erleichtert in vielen Fällen die Reposition der Nabelschnur und kommt sonst nicht zur Anwendung.

5. Beckenhochlagerung, die für akut Anämische zweckmäßig ist, erreicht man durch Hochstellen des Bettendes auf einen Stuhl.

Lageveränderungen des Uterus.

Abweichungen von der normalen, leicht anteflektierten Lage des Uterus sind häufig. Praktische Bedeutung haben eigentlich nur die „spitzwinklige Anteflexio" (siehe Parametritis posterior) und die **Retroflexio uteri**, bei der das Corpus hintenüber in den Douglas gesunken ist, so daß die Portio nach vorne oben rückt und der Muttermund bei erhaltenem Knickungswinkel zwischen Zervix und Korpus nach vorne, bei aufgehobenem Knickungswinkel nach vorne oben sieht.

Ursache: Selten angeboren, häufiger infolge Erschlaffung des den Uterus haltenden Bandapparates und der versteifenden Faserzüge zwischen Zervix und Korpus erworben und zwar meist im Puerperium. Andere Ursachen sind seltener: Myom der Hinterwand, Schrumpfung eines retrouterinen Exsudates, das den Uterus nach hinten zieht und ihn dabei gleichzeitig in der neuen Lage festhält: „Fixierte Retroflexio".

Symptome: Man vermißt bei der bimanuellen Untersuchung das Korpus vorne hinter der Symphyse, tastet im hinteren Scheidengewölbe eine rundliche Resistenz und findet die Portio weiter vorne mehr oder weniger nahe an der Symphyse. — Die Frau klagt über Kreuzschmerzen, verstärkte schmerzhafte Menses und ein Gefühl von Druck und Völle im Unterleib, alles Erscheinungen, die zum Teil durch Zirkulationsstörungen im Uterus, zum Teil durch entzündliche Veränderungen im Endomyometrium bedingt sein mögen. Diesen sozusagen lokalen Beschwerden gesellen sich sehr bald solche allgemeiner Natur bei: Kopfschmerzen und nervös-psychische Symptome, wie sie sich in gleicher Weise bei der chronischen Metro-Endometritis finden (siehe diese). — Die Konzeption ist nicht selten erschwert, Abort häufig (siehe Retroflexio uteri gravidi). — Sehr zu beachten ist aber die Tatsache, daß manche Retroflexio gar keine Beschwerden macht, und daß in wieder anderen Fällen bei Behandlung der entzündlichen Komplikationen ohne Beseitigung der Verlagerung alle Symptome schwinden können.

Diagnose: Sie ergibt sich, nötigenfalls durch Narkosenuntersuchung, aus dem Palpationsbefund. Man hüte sich jedoch davor, eine Hämatocele retrouterina oder einen Douglasabszeß für den retroflektierten Uterus zu halten. Auch Myome oder Ovarialtumoren können das Korpus vortäuschen. Durch Repositionsversuch (siehe unten) ist festzustellen, ob die Retroflexio fixiert ist oder nicht.

Prophylaktisch verlange man striktes Innehalten der Wochenbettsvorschriften und warne vor Überfüllung der Blase; prognostisch sind die frischen puerperalen Retroflexionen am günstigsten zu beurteilen, weniger günstig die veralteten und fixierten Verlagerungen, schlecht die Retroflexionen, die bei nervösen oder psychisch ungesunden Personen charakteristische Symptome machen.

Therapie: Glaubt man, die Verlagerung für die geklagten Symptome verantwortlich machen zu müssen, so ist diese nach gründlicher Entleerung von Blase und Mastdarm zu beseitigen, was bimanuell folgendermaßen geschieht: Der zweite und dritte Finger der Hand gehen in die Scheide ein. Während der längere Mittelfinger das Korpus aus dem hinteren Scheidengewölbe in die Höhe drückt, was bei nicht fixierter Retroflexio stets gelingt, schiebt der gekrümmt vor die Portio gelegte Zeigefinger diese nach hinten unten. Gleichzeitig drängt sich die äußere Hand von oben her dicht unter dem Nabel in die Bauchdecken ein und schiebt das von unten emporsteigende Korpus nach der Symphyse zu. Das klingt leicht, ist aber oft schwer, besonders bei dicken Bauchdecken oder ihrer starken Spannung. Die Narkose (Chloräthyl-Rausch: Auftropfen von Chloräthyl „Dr. Henning" auf eine einfache Esmarchsche-Maske oder ein Tuch, bis die Patientin auf Fragen nicht mehr reagiert) ist nicht immer zu umgehen. Erleichtern kann man sich das Zurückschieben der Portio durch eine in sie eingesetzte Kugelzange, die zuerst nach vorn unten gezogen und dann nach hinten unten gedrängt wird. Von der Aufrichtung mit der Uterussonde rate ich ab. Ist die Aufrichtung gelungen, so lege man ein Hodge-, oder bei weitem hinteren Scheidengewölbe ein Thomas-Pessar aus Hartgummi ein: Mit dem breiteren Bügel voran schiebt man das auf die Kante gestellte Instrument in die Scheide, dreht es quer und drückt mit dem eingeführten Zeigefinger den vor der Portio liegenden Bügel nach unten. Dadurch gleitet er unter der Portio hinweg in das hintere Scheidengewölbe. Sodann soll die Frau kräftig pressen. Ist die Pessar-Größe richtig gewählt, so darf jetzt der vordere Bügel in der Vulva sichtbar werden, aber nicht herausrutschen. Das beim Pressen eben nicht mehr herausgleitende Pessar ist das passende; so vermeidet man den zu großen Ring. Nach acht Tagen muß erneut festgestellt werden, ob Uterus und Pessar richtig liegen, ohne Beschwerden zu machen. Die ursprünglich geklagten Symptome sollen dann mindestens geringer geworden sein. Eine wöchentlich einmalige Ausspülung der Scheide mit warmem Wasser kann man der Frau empfehlen, die Kohabitation gestatten. Alle 3—4 Monate ist das Pessar zu entfernen, die Scheide auf Druckstellen oder Entzündungen, die ein zeitweiliges Aussetzen der Behandlung erfordern, nachzusehen und das Pessar wieder einzulegen. Bei eingetretener Gravidität entferne man das Instrument nicht vor dem fünften Monat. Glaubt man, daß sich der Uterus auch ohne Stütze in normaler Lage hält, was oft erst nach Jahren der Fall ist, so lasse man das Pessar probeweise fort, um es bei Wiederkehr der Beschwerden sofort wieder einzulegen. Virgines, Frauen, deren Retroflexio sich durch ein Pessar nicht beseitigen läßt, und solche, die das Tragen des „Fremdkörpers“ in der Scheide ablehnen, lasse man operieren. — Die gesonderte Behandlung der lokalen entzündlichen und allgemeinen Symptome, wie sie bei den „entzündlichen Erkrankungen der Geschlechtsorgane“ beschrieben wurde, darf nie außer acht gelassen werden, zumal oft erst sie den eigentlichen Ursprung aller Leiden trifft.

Im Wochenbett: Wurde die Geburt ärztlich geleitet, so ist bei der Entlassung aus der Behandlung die Wöchnerin zu explorieren, hauptsächlich einer vielleicht entstandenen Retroflexio wegen. Ist eine solche entdeckt, ist sie nicht durch irgendwelche Entzündung (Peri- oder Parametritis), die ihrerseits behandelt werden muß, kompliziert, so beginne man mit der Pessarbehandlung nach Aufrichtung des Organes nicht vor der 6. Woche, der leichten Verletzlichkeit der Scheide wegen. Zur gleichen Zeit bestellt man sich solche Frauen zur Wiedereinlegung des Pessars, die es vor oder im Beginne der Gravidität einer Retroflexio wegen trugen. Auch wenn sich noch keine Retroflexionsbeschwerden wieder gezeigt haben sollten, behandele man doch die Verlagerung, da die Beschwerden sonst kaum je ausbleiben.

Eine fixierte Retroflexio läßt sich natürlich nicht aufrichten. Man wendet zunächst die sogen. „konservative Behandlung“ (siehe „Tubenentzündung“ und „Perimetritis“) an und muß bei ihrem Fehlschlagen operativ vorgehen. Die oft vorgeschlagene Massage des Uterus bzw. der Adhäsionen kann ich nicht empfehlen.

Lit.: Runge, Berl. klin. Wochenschr. 1911. S. 1421. — v. Franqué, Med. Klinik 1913. S. 1105. — Fritsch, Deutsche med. Wochenschr. 1911. S. 1876.

Lungenentzündung

bedeutet in der **Schwangerschaft** eine ernste Komplikation. Etwa in der Hälfte der Fälle kommt es zur Unterbrechung der Gravidität, indem entweder ein plötzlicher Temperaturanstieg oder die Kohlensäureüberladung des Blutes oder die Toxinwirkung das wehenauslösende Moment darstellen. In der Geburt kann hochgradige Dyspnoe das Pressen fast unmöglich und einen entbindenden Eingriff nötig machen. Sonst verlaufen Geburt und Wochenbett unbeeinflußt. — Umgekehrt bedeutet die Einwirkung der Schwangerschaft auf eine Pneumonie eine schwere Gefahr für die Mutter, deren Herz einer doppelt gesteigerten Anforderung gerecht zu werden hat. Der Tod an Herzinsuffizienz tritt in etwa 15% der Fälle ein. Die Geburtsarbeit vermehrt natürlich die vorhandene Gefahr, während das Wochenbett den Krankheitsablauf nicht zu beeinflussen scheint.

Therapeutisch unterlasse man die früher oft empfohlene Unterbrechung einer vorhandenen Gravidität und lege das Hauptgewicht auf Schonung und Stärkung der Herzkraft (Digitalis). Intra partum sollen Exzitantien nicht gespart werden. Beschleunigung der Geburt, z. B. durch Beckenausgangszange ist gestattet, die Narkose jedoch zu vermeiden. Bei größter Gefahr durch Kranioklasie die sofortige Entbindung zu erzwingen, ist zwecklos. Man rette das Kind lieber durch Kaiserschnitt an der Sterbenden oder Toten (siehe diesen).

Ganz ähnliche Verhältnisse ergeben sich durch das Zusammentreffen von Pleuritis mit Schwangerschaft, Geburt und Wochenbett, nur daß die Pleuritis eine weit weniger gefährliche Komplikation bedeutet wie die Pneumonie.

Mazeration.

Stirbt die Frucht aus irgend einem Grunde intrauterin ab (siehe „Fruchttod in der Schwangerschaft"), so wird sie nach einigen Tagen oder wenigen Wochen ausgestoßen.

In seltenen Fällen wird die vor ihrer extrauterinen Lebensfähigkeit abgestorbene Frucht bis zum normalen Schwangerschaftsende und darüber hinaus im Uterus zurückgehalten: Missed abortion. Noch seltener sind die Fälle, in denen bei ausgetragenem Kinde die normal einsetzenden Wehen nicht zur Geburt führen: Missed labour, Travail manqué. In beiden Fällen ist nach Sicherstellung der Diagnose (s. Fruchttod in der Schwangerschaft) die Ausstoßung der verhaltenen Frucht durch Zervixdilatation und Metreuryse zu erzwingen.

In der Zeit, in der die tote Frucht im Uterus liegt, wird sie durch autolytische Fermente „mazeriert", was bei wenigen Wochen alten Früchten zur völligen Auflösung führen kann (z. B. bei Blasenmole). Ältere Kinder werden durch das eindringende Fruchtwasser erweicht, fühlen sich „matsch" und teigig an, die Kopfknochen lösen sich aus ihren Verbindungen, die Oberhaut löst sich in Blasen ab, so daß die braunrote Unterhaut in Flecken freiliegt. Der Blutfarbstoff, zu Methämoglobin umgebildet, wird ausgelaugt und durchdringt die Gewebe (Foetus sanguinolentus). In den Körperhöhlen sammelt sich seröse Flüssigkeit an; das Fruchtwasser färbt sich bräunlich-rot.

Die Mumifikation, die Austrocknung und Schrumpfung der Frucht bei gleichzeitiger Verminderung der Fruchtwassermenge, findet sich fast nur bei einem abgestorbenen Zwilling, der dann bis zur Geburt des anderen Zwillings im Uterus zurückgehalten wird. Praktische Bedeutung gewinnen Mazeration und Mumifikation dadurch, daß die Geburt solcher erweichten Früchte selbst in Querlage ganz besonders leicht erfolgt.

Mastitis,

Brustdrüsenentzündung, tritt fast nur bei stillenden Wöchnerinnen, selten bei Schwangeren, sehr selten außerhalb der Gestation ein. Erstgebärende werden häufiger von ihr befallen wie Mehrgebärende. Sie ist eine bakterielle Entzündung des interstitiellen Drüsengewebes (Phlegmone), die erst sekundär das Parenchym befällt, hervorgerufen meist durch den Staphylococcus aureus, seltener durch Streptokokken oder andere Bakterien, die in Schrunden der Brustwarze (siehe diese) Eingang fanden. Der Krankheitsprozeß geht entweder schnell wieder zurück oder führt zur Abszeßbildung. Meist wird nur ein Drüsenlappen, bzw. die einzelnen Lappen nach einander befallen, in welch letzterem Falle sich die Krankheit sehr lange hinziehen kann.

Symptome: In der 2.—6. Woche post partum setzt meist mit hohem Fieber und oft auch mit einem Schüttelfroste ein lebhafter Schmerz in der Brustdrüse ein. Man findet hier eine äußerst schmerzhafte, ziemlich harte Infiltration, über der die Haut gerötet ist. Schon nach 1—2 Tagen können Fieber und Infiltration völlig verschwunden sein. Fällt dagegen die Temperatur nicht bald ab, so kommt es höchst wahrscheinlich zur Abszedierung.

Prophylaktisch ist die Vorbereitung und Pflege der Brustwarzen (siehe diese), die genaue Beachtung von Schrunden (siehe diese), die unbedingte Vermeidung einer Berührung der Schrunden mit unsauberen Händen etc. geboten. Die Prognose ist quoad vitam gut. Lange Krankheitsdauer kann eine Patientin jedoch stark herunterbringen, bei vorhandener Disposition dazu dem Ausbruch einer Tuberkulose Vorschub leisten und durch Einschmelzung des Gewebes die befallene Drüse zur völligen Verödung bringen. Eine überstandene Mastitis ist niemals eine Kontraindikation gegen das Stillen in einem späteren Wochenbett.

Therapie: Bei den ersten Erscheinungen wird das Kind von der erkrankten Brust, in schweren Fällen von beiden Brüsten abgesetzt und die Brustdrüse selbst zwecks absoluter Ruhigstellung mit einem Verband mit essigsaurer Tonerde (2%) fest an den Thorax bandagiert, was durch „Hochbinden" am besten gelingt. Natürlich bleibt die Patientin im Bett; außerdem lasse man sie gehörig abführen; innerlich eventuell 2—3 mal 1—2 Aspirintabletten. Kommt es trotz dieser Behandlung zur Abszedierung, so beeile man sich mit der Inzision nicht allzu sehr, sondern eröffne erst den wohlausgebildeten Abszeß mit mäßig großem, radiär gestellten Einschnitt. Die Eiterhöhle soll mit einem Gummidrain möglichst lange offen gehalten und im übrigen nach chirurgischen Prinzipien weiter behandelt werden.

Die Erfolge der Bierschen Stauung sind nicht besser wie die der eben beschriebenen Behandlungsweise. Da außerdem das Biersche Verfahren gute Übung erfordert, ist es weniger einfach und deshalb weniger empfehlenswert. Ich habe beide Heilmethoden wiederholt ausprobiert.

Lit.: Eicher, Beiträge zur Geb. u. Gyn. Bd. 17, S. 208.

Medikamente

in der Gravidität und bei der Laktation.

I. Es gibt eine große Anzahl von Arzneimitteln, die, der Graviden verabreicht, auf den Fötus übergehen. In seinem nach der Geburt aufgefangenen Urin, sowie im Nabelschnurblut treten sie in derselben Form auf, in der die Mutter sie einnahm. Meist handelt es sich nur um sehr geringe Mengen, welche die Frucht intrauterin aufnahm, so daß von einer Beeinflussung des Kindes nur in wenigen Fällen gesprochen werden kann. Chloroform, Äther, Kohlenoxyd, Äthylbromid, Atropin, Morphium, Skopolamin, Chloralhydrat, Salizylsäure, Chinin. sulfur., Alkohol, Salpeter, Harnstoff, Arsen, Quecksilber, Jodkali, Bromkali, Kalichlorikum und andere weniger wichtige (z. B. Benzoesäure, Phloridzin, Methylenblau etc.) gehen sicher von der Mutter auf den Fötus über. Über das „Wie" herrscht noch große Unklarheit. Neuerdings neigt man zu der Annahme einer in Dissimilation und Assimilation aktiven Tätigkeit des Zottenepithels. Praktisch wichtig ist der Übertritt auf das Kind:

1. Für Chloroform und Äther, weshalb man nach einer alten Regel eine Schwangere nie länger wie $^1/_2$ Stunde und natürlich nur, wenn unumgänglich nötig, narkotisieren soll.

2. Für Morphium und Chloralhydrat, da beide Mittel, besonders das letztere, bei der Eklampsiebehandlung nach Stroganoff in erheblicher Menge verabreicht werden.

3. Für Skopolamin, da es in Gemeinschaft mit Morphium zur Erzielung des Dämmerschlafes unter der Geburt benutzt wird. Es dürfte dieses der Hauptgrund dafür sein, daß die Mehrzahl der Kliniker den Dämmerschlaf für die normalen Geburten ablehnt.

4. Für das Novokain, das bei der Lumbalanästhesie in einigen Fällen für den Tod des Kindes verantwortlich gemacht wurde und daher zur Ablehnung der lumbalen Narkose bei geburtshilflichen Operationen überhaupt Veranlassung gab.

Hinzugefügt muß werden mit Geltung für alle bisher genannten Narkotika, daß sie eine mehr oder weniger starke Blutdrucksenkung bewirken, diese aber allein schon, wie Tierexperimente und klinische Beobachtung beweisen, in der Lage ist, den Fötus im Sinne einer Asphyxie schwer, ja tödlich zu schädigen. So kann z. B. das Kind infolge einer Narkose (besonders mit Chloralhydrat!) tot zur Welt kommen, ohne viel von dem Narkotikum selbst empfangen zu haben. Für solche Schwangere, die an Morphium gewöhnt sind, merke man sich ferner, daß für den Bestand der Schwangerschaft große Morphiumdosen ebenso gefährlich sind, wie die plötzliche gänzliche Entziehung des Mittels, dessen Abgewöhnung man sich daher besser für das Wochenbett vornimmt.

5. Für Quecksilber und Jodkali. Beide Mittel werden darum mit großem Vorteil der luetischen Mutter verabfolgt aus dem besonderen Grunde, gleichzeitig das Kind intrauterin zu behandeln. Beim Arsen (Salvarsan) sind die Verhältnisse noch nicht geklärt. Eine Kontraindikation gegen die Salvarsanbehandlung einer Graviden ist hinsichtlich der Frucht bis jetzt aber unbekannt.

6. Daß Antitoxine, der Graviden injiziert, im kindlichen Organismus wieder zu finden sind, ist zweifellos (z. B. Diphtherie); mehr als fraglich aber ist es bis jetzt, ob auf diese Weise eine Immunisierung des Kindes erreicht werden kann. Einen genügenden Schutz gegen die Pockenerkrankung bringt z. B. das Kind einer Mutter, die am Schwangerschaftsende mit Erfolg geimpft wurde, sicher nicht mit auf die Welt.

Lit.: Jung, Therap. Monatshefte 1914. S. 104. — Kehrer, Würzburger Abhandlungen. Bd. 7. S. 17.

II. Darf eine stillende Frau Arzneimittel einnehmen mit Rücksicht auf das Kind? Diese praktisch so wichtige Frage ist bis jetzt exakt noch nicht beantwortet worden. Daß Medikamente, die der Mutter einverleibt wurden, in ihrer Milch wieder erscheinen, ist bewiesen für Antipyrin, Aspirin, Asa foetida, Arsen, Äther, Brom, Kalomel, Chloroform, Jod, Jodkali, Kampfer, Karbolsäure, Morphin, Quecksilber, Skopolamin, Salizyl, Terpentin. Doch lassen sich alle diese Mittel nur in Spuren nachweisen. In größerer Menge scheidet die Brustdrüse nur solche Stoffe aus, die an Fett gebunden oder in Fett löslich sind, also z. B. Jodipin (Jod in Jodsesamöl). Immerhin sind einige klinische Erfahrungen bekannt geworden, welche doch zu der Vorsicht mahnen, der stillenden Mutter nur aus wichtigem Grunde zu geben: Antipyrin, Chinin, Jod, Thyreoidin, Chloroform, Äther, Morphium, sowie Alkohol in größeren Mengen. Freilich kommt es infolge dieser Mittel, wenn sie überhaupt wirksam werden, meist nur zu vorübergehendem Erbrechen beim Kinde, was dann die sofortige Ausschaltung des betreffenden Medikaments nötig macht. Die Besorgnis, ein Kind z. B. durch 1,0 Antipyrin, das die Mutter schluckt, schwer schädigen zu können, ist jedenfalls unberechtigt.

Anhangsweise mag hier erwähnt werden, daß der Übergang schädlicher Stoffe, die eine Kuh z. B. in Gestalt giftiger Nahrung in sich aufnimmt, in die Kuhmilch theoretisch natürlich möglich ist, praktisch bisher aber nur in zwei oder drei Fällen beobachtet wurde. Und in diesen wenigen Fällen konnte auch nur mit einer gewissen Wahrscheinlichkeit der fragliche Zusammenhang behauptet werden.

Menstruation,

Menses, Periode, Regel, Unwohlsein, heißt die 4—5 Tage dauernde, von den ovariellen Vorgängen (Corpus luteum) abhängige, gewöhnlich alle 28—30 Tage, seltener alle 21 Tage wiederkehrende Blutausscheidung aus dem Uterus des geschlechtsreifen Weibes. Die erste Menstruation tritt in unseren Breiten etwa im 15. Lebensjahre zum ersten Male ein (Pubertät), bleibt physiologischerweise in der Gravidität und meist während der Laktation aus und erlischt durchschnittlich im 45.—47. Jahre (Wechseljahre, Klimakterium, Menopause).

Nach eingetretener Schwangerschaft kann die Regel noch ein-, auch zwei-, ja dreimal wiederkehren: Schwangerschaftsregel (s. Schwangerschaftstabelle. — Nach dem Partus tritt trotz der Laktation oft schon frühzeitig, z. B. schon nach 14 Tagen die Periode wieder auf, um dann meist erst nach dem Absetzen des Kindes regelmäßig wiederzukehren. — Geringe Blutung aus den Genitalien neugeborener Mädchen ist nicht so selten, ist praktisch bedeutungslos und bedarf keiner Behandlung.

Geringe Abweichungen von der Regelmäßigkeit der Periode sind häufig; nicht selten beobachtet man aber auch stärkere Unregelmäßigkeiten, ohne daß die betreffende Frau irgendwie krank wäre (vgl. „Anamnese" II., B., 1.). Die Menge des jedesmal ausgeschiedenen, mit Uterus- und Vaginalsekret gemischten, schlecht gerinnbaren Blutes beträgt durchschnittlich 150 g. Daß die Menstruation ursächlich von der Ausstoßung eines Eies aus dem Ovarium (Ovulation) abhängt, ist zweifellos; der zeitliche Zusammenhang ist aber noch nicht völlig geklärt. Zur Zeit des Pubertätsbeginnes, der Wechseljahre und der Laktation gibt es sicher Ovulation ohne Menstruation.

Sehr wechselnd sind die stets vorhandenen **Menstruationsbeschwerden** (Molimina menstrualia). Die Frauen haben im Unterleibe ein Gefühl von Schwere, Druck, Ziehen, Brennen; wehenartige Schmerzen, nach den Oberschenkeln ausstrahlend, sind häufig. Gleichzeitig schwellen bisweilen die Brüste an und geben Kolostrum. Im allgemeinen wird über Mattigkeit, Kopfschmerz, Herzklopfen, nervöse Reizbarkeit, Übelkeit, Appetitlosigkeit, kurz über ein „allgemeines Unwohlsein" geklagt, über dessen Vielseitigkeit und wechselvolles Bild sich unendlich viel schreiben ließe. Daß all' diese Erscheinungen einen Teil der periodischen Wellenbewegung darstellen, in der sämtliche Lebensvorgänge im Weibe abzulaufen scheinen, sei kurz angedeutet. (W. Fließ, Der Ablauf des Lebens. Riebold, Archiv f. Gyn. Bd. 84.)

Während sich in der Pubertät die Genitalorgane durch starkes Wachstum für die ihnen bevorstehende Gestationsarbeit vorbereiten, erfahren sie im **Klimakterium** eine ausgedehnte Rückbildung. Ovarien, Scheide und Uterus schrumpfen, die Vulva verengt sich z. B. derartig, daß ein „vergessenes" Pessar ohne Zertrümmerung nicht mehr zu entfernen ist, die Brüste werden schlaff und die Libido erlischt. Wie sehr der ganze übrige Körper an all diesen Vorgängen beteiligt ist, erhellt aus den tiefgreifenden Veränderungen (sekundäre Geschlechtsmerkmale), die aus dem Kinde die Jungfrau und aus dem vollkräftigen Weib die würdige Matrone werden lassen. Es geht ferner hervor aus den klimakterischen Beschwerden, die nie ganz fehlen und manchmal recht hochgradig werden können: Herzklopfen,

Wallungen zum Kopf, Schweißausbruch, Atemnot, Ohnmachtsanwandlungen, Schlaflosigkeit, Gemütsdepressionen. Selbst echte Psychosen können im Klimakterium zum Ausbruch kommen.

Verhalten während der Menstruation: Die Menstruierende soll sich täglich mit lauwarmem Wasser und Watte die äußeren Geschlechtsteile waschen, soll die Wäsche wechseln, sobald sie beschmutzt ist, und bequem sitzende Binden tragen. Diese, an einem Leibgurt vorne und hinten anknöpfbar, bestehen entweder aus mehrfach zusammengelegter Leinwand oder stellen ein längliches Kissen aus aufsaugendem Material dar. Nach Aufhören der Blutung ist ein Vollbad ratsam. Scheidenspülungen sind zu verbieten; sie stellen ein ärztliches Behandlungsverfahren dar. — Im allgemeinen lege sich das menstruierende Weib Schonung in körperlicher und geistiger Beziehung auf: Fußtouren, Radfahren, Tanzen, Theaterbesuch, größere Haushaltsarbeiten sind zu unterlassen; dauernde Sofa- oder gar Bettruhe während der Regel ist andererseits eine erschlaffende und verweichlichende Übertreibung.

Zur Linderung sehr heftiger Molimina menstrualia verordne man Bettruhe, warme hydropathische Umschläge auf den Unterleib, die durch Termophore oder warme Sandsäcke bequem ersetzt werden können, sorge für regelmäßige Stuhlentleerung und greife im Notfalle zu den gegen die Dysmenorrhoe empfohlenen Mitteln (siehe diese).

Die klimakterischen Beschwerden des Weibes zu behandeln, ist eine sehr undankbare Aufgabe. In schweren Fällen scheint völlig vegetarische Kost noch am besten zu helfen. Sonst gehe man rein symptomatisch vor, behandle z. B. die Obstipation (siehe diese), verordne gegen Schweiße Essigwaschungen (1:2 Wasser) oder vorsichtige kalte Abreibungen, gebe gegen Schlaflosigkeit und Aufregungszustände Tinct. valeriana dreimal täglich 15 Tropfen oder abends eine Tasse Baldriantee oder Sandows Bromwasser und versuche schließlich mit gutem Zuspruche die Frauen über die Beschwerden ihrer Wechseljahre hinzubringen. Die Darreichung von Organextrakten (Ovarin-, Oophorin-Tabletten etc.) ist kostspielig und nutzt wenig.

Lit.: Fischer, Gynäk. Rundschau 1913. S. 665. — Imschanitzky-Ries und Julius Ries, Münch. med. Wochenschr. 1912. S. 1084. — Jung, Deutsche med. Wochenschr. 1912. S. 689. — Schickele, Monatsschr. f. Geb. u. Gyn. Bd. 36.

Menstruationsstörungen.

1. **Amenorrhoe,** Menstruationslosigkeit, ist als dauernder Zustand, bedingt durch Mißbildungen des Uterus oder der Ovarien, sehr selten. Vorübergehend bleiben die Menses, abgesehen von Gravidität und Laktation (siehe oben) aus bei allen konsumierenden Erkrankungen, bei Chlorose, Diabetes, Tuberkulose (besonders in deren Anfangs- und Endstadien), Alkoholismus, Morphinismus, chronischer Nephritis, schwerer Lues, Karzinomkachexien u. a. Psychische Einflüsse (Schreck, Angst, Aufregung, Psychosen), Wechsel der Lebensweise (Beschäftigungsamenorrhoe des vom Lande neu zugezogenen Dienstmädchens; Mädchenpensionate; Hebammenschulen) können gleichfalls die Uterusblutungen aufheben, an deren Stelle dann in seltenen Fällen Blutungen aus anderen Organen (Nase, Lunge, Magen, Mastdarm) als „vikariierende Menstruation" beobachtet sein sollen. Häufig erscheint die erste Menstruation sehr spät, ja sogar erst nach einer oder einigen Schwangerschaften.

Therapie: Es ist lediglich das Grundleiden, z. B. eine Chlorose, nach allgemeinen Vorschriften zu behandeln; von lokaler Therapie verspreche man sich wenig oder nichts; in Frage kämen hier heiße Scheidenspülungen, der elektrische Glühbogen, die Galvanisation des Uterus und Babsche Tabletten (siehe Atrophie des Uterus). Läßt sich für die Amenorrhoe keine

Ursache, z. B. auch keine Gravidität entdecken, so empfehle man lediglich eine kräftigende Lebensweise (als Roborans Dürkheimer Maxquelle und Malz) und halte eine Heirat nicht für kontraindiziert, es sei denn, daß schwere Mißbildungen bestehen. Die dann meist früher oder später zustande kommende Gravidität ist die beste Therapie.

Vorgetäuscht werden kann eine Amenorrhoe durch angeborenen Uterus- oder Scheidenverschluß (Gynatresien). Heftige kolikartige Unterleibsschmerzen, die nach Art der Menses periodisch wiederkehren, treiben die Kranke zum Arzt, der durch genaue Untersuchung den Verschluß und die hinter ihm angesammelte Blutmenge (Hämatometra, Hämatokolpos) entdeckt und eine operative Behandlung vorschlägt.

2. **Menorrhagie** nennt man die zu starke Menstruation im Gegensatz zur Metrorrhagie: ganz unregelmäßige (atypische) schwache oder starke Blutungen (vgl. „Blutungen" D., I., e), α), 2. u. 3.). Für zu stark bzw. zu lange dauernd erkläre man die Regel nur dann, wenn sie sich gegen früher auffallend verstärkt hat oder zweifellos schwächend auf den Körper wirkt.

Ursachen: Noch nicht oder nicht mehr geordnete innere Sekretionsarbeit der Ovarien in der Pubertät und im beginnenden Klimakterium (?); Metro-Endometritis, Retroflexio uteri, Myomatosis uteri, entzündliche Adnexerkrankungen und allgemeine Erkrankungen, wie Typhus, Pocken, Cholera, Scharlach, Herzfehler, Leber- und Nierenerkrankungen, Gemütserregungen. Das gehäufte Vorkommen verschiedener dieser Ursachen (Ernährungswechsel, psychische Insulte, vermehrte und ungewohnte Arbeit) im Kriege hat die Fälle von Amenorrhoe ohne Befund stark vermehrt und zu der Bezeichnung „Kriegsamenorrhoe" Veranlassung gegeben.

Lit.: Dietrich, Zentralbl. f. Gyn. 1917, Nr. 6. — Mayer, ebenda, Nr. 24. — Stickel, ebenda, Nr. 28.

Therapie: Es ist unbedingt daran festzuhalten, daß die Menorrhagie nur ein Symptom ist und ohne Behandlung des Grundleidens jede Therapie falsch sein muß. Ohne direkte Einschränkung der Blutung kommt man jedoch nicht immer aus. Am sichersten wirkt natürlich eine feste Uterus- und Scheidentamponade, die aber höchst selten nötig ist (z. B. bei submukösem Myom). Sonst: Bettruhe für die Tage der stärksten Blutung und täglich eine kalte Scheidenspülung (6 Liter, 6° C). Innerlich verordne man Tinct. haemostyptica dreimal täglich einen Teelöffel oder 3—5 Styptizin- oder Styptol-Tabletten pro die und lasse schon einige Tage vor Eintritt der Periode mit dem Einnehmen beginnen. Ferner kommen Uterusätzungen, die Abrasio mucosae, Röntgenbestrahlungen und als letztes Hilfsmittel die Exstirpation des Organes in Frage. Klimakterische Blutungen überweise man stets der Röntgentherapie.

3. **Dysmenorrhoe** ist die schmerzhafte Menstruation: Ein sehr wechselvolles Krankheitsbild, das besonders für chlorotische Jungfrauen einen unendlich qualvollen Zustand bedeuten kann. Man kann unterscheiden:

a) Die mechanische Dysmenorrhoe, bei der eine besondere Enge des inneren Muttermundes dem sich ansammelnden Menstrualblute den Austritt verwehrt. Wehenartige, höchst schmerzhafte Uteruskontraktionen sind die Folge, die oft während der ganzen Periode anhalten, oft aber mit Eintritt des guten Blutabflusses aufhören. Therapeutisch schlage man wiederholte Laminariadilatation vor (siehe unten).

b) Die entzündliche Dysmenorrhoe, die besonders bei der Endometritis als kontinuierlicher Schmerz oft schon mehrere Tage vor dem Blutungseintritt gefühlt wird und mit dem infolge der Blutung einsetzenden Abschwellen der Schleimhaut nachzulassen pflegt (siehe Endometritis exfoliativa).

c) Die nervöse Dysmenorrhoe, die auf rein hysterischer Basis beruht, was aus ihrer suggestiven Beeinflußbarkeit hervorgeht.
d) Die allgemeine Dysmenorrhoe, die mit geringen lokalen Beschwerden, aber um so heftigeren Kopfschmerzen und Migräne-Anfällen, zuweilen mit starkem Erbrechen, einhergeht.

Daß es Dysmenorrhoen rein ovariellen Ursprungs gibt, ist wohl zweifellos; jedoch fehlt bis heute das anatomische Substrat für diese Zustände, weshalb man sich mit dem Ausdruck „funktionelle Dysmenorrhoe" hilft. — Manche Frauen leiden jedesmal zwischen zwei Perioden an kurzdauernden Schmerzanfällen, sog. „Mittelschmerz", dessen Ursache dunkel (Ovulation?) und dessen Beseitigung meist unmöglich ist.

Therapeutisch lege man, abgesehen von der etwa nötigen Behandlung des Grundleidens, den Hauptwert auf die allgemeine Körperkräftigung, z. B. Landaufenthalt, Kaltwasserkuren, Eisen-Arsenik-Medikation, ruhige Lebensweise. Im Anfall braucht man aber schnelle Hilfe: Bettruhe, heiße Umschläge (siehe Molimina menstrualia), Sorge für guten Stuhlgang, Stuhlzäpfchen (Opii puri 0,03; Extr. Bellad. 0,02; Ol. Cacao 2,5. M. f. suppos. D. tal. Dos. No. IV. S. Im Anfall ein Zäpfchen einführen). Sehr günstig wirkt Atropin: Sol. Atropin. sulfur. 0,01 : 10,0 Wasser; hiervon 1 ccm mit einer Pravazschen Spritze ohne Kanüle in den Zervikalkanal injizieren oder einen mit 1% Atropinlösung getränkten kleinen Wattebausch in das hintere Scheidengewölbe einlegen. Empfohlen werden ferner dreimal täglich eine Atropinpille à 0,0005 Atropin. Auch Aspirin dreimal täglich 0,5 oder Salipyrin dreimal täglich 1,0 ist wirksam.

Als kräftigstes Behandlungsverfahren kommt für die meisten Fälle von Dysmenorrhoe die gehörige, nötigenfalls wiederholte Dilatation des inneren Muttermundes schließlich in Frage. Sie wird mit dem Laminariastift oder den Landauschen bzw. den Hegarschen Bolzen besorgt. Sehr zweckmäßig ist es, in den dilatierten Halskanal einen Metalldrain (Modell nach Zangemeister) für 8 Tage einzulegen. Natürlich bleibt die Kranke so lange fest im Bett. Die Wirkung dieser Behandlung wird um so leichter verständlich, als man weiß, daß eine Geburt mit ihrer ausgiebigen physiologischen Muttermundsdilatation die unnatürliche Schmerzhaftigkeit der Regel gewöhnlich ein für allemal beseitigt. Eheschließung und Kindersegen wäre darum auch die beste Therapie der Dysmenorrhoe. — Vgl. „Innere Sekretion und weibliches Genitale".

Lit.: Runge, Berlin. klin. Wochenschr. 1912. S. 1621.

Momburgscher Schlauch ist ein 1½ m langer Gummischlauch, dessen Dicke die eines Gasschlauches übertrifft. Er dient zur Kompression der Aorta. In der Praxis ist er bei bedrohlichen Blutungen in der Nachgeburtsperiode angezeigt, insbesondere nach Verletzungen (Zervixrisse, Uterusrupturen), um Zeit für die definitive Blutstillung zu gewinnen. Er wird oberhalb des Uterus in zwei Touren um den Leib gelegt. Wenn die Pulsation in der Art. femoralis eben verschwindet, liegt er einerseits genügend fest und schädigt andererseits auch nicht die Bauchorgane. Er wird durch Klemmen festgehalten. Der Schlauch bleibt im allgemeinen nicht länger als 1½ Stunden liegen. Das Abnehmen hat ebenso wie das Anlegen langsam und vorsichtig zu erfolgen, sonst Gefahr des Kollapses bzw. beim hastigen, unvorsichtigen Anlegen auch noch die Gefahr, Bauchorgane zu verletzen.

Nachgeburtsblutungen (P. Esch)

aus der Plazentarstelle und aus Einrissen (atonische Blutungen und Blutungen aus Klitoris-, Scheiden- und Zervixrissen)[1]).

[1]) Siehe auch Uterusruptur.

Die Nachgeburtsperiode, die Lösung der Plazenta bis zur vollendeten Geburt derselben, geht stets mit einem Blutverluste einher, der sich bis zu 500 ccm noch in physiologischen Grenzen bewegt. Diese Blutung kann erst stehen, wenn der Uterus vollständig leer ist, weil sich erst dann die Muskulatur vollkommen retrahieren kann.

Es kommen nun Störungen im Lösungsmechanismus und in der Ausstoßung der Plazenta aus dem Hohlmuskel in den Durchtrittsschlauch und Erschlaffungszustände des Uterus (Atonien) vor, die zu abnormen Blutungen führen. Störungen im Lösungsmechanismus bzw. bei der Ausstoßung der gelösten Plazenta werden beobachtet bei Adhärenz der Plazenta, bei Tubeneckenplazenta, bei Uterus myomatosus, bei Placenta praevia, bei Uterusmißbildungen (Uterus bicornis, unicornis, arcuatus), bei starker Füllung der Harnblase, bei Hängebauch und bei unsachgemäßer Leitung der Nachgeburtsperiode (unnötiges Reiben und Kneten des Uterus vor Lösung der Plazenta). Die Erschlaffungszustände werden durch Wehenschwäche in der Nachgeburtsperiode bedingt. Wir unterscheiden einen partiellen Erschlaffungszustand an der Plazentarstelle (Paralyse der Plazentarstelle, die man häufig bei Placenta praevia beobachtet, weil das untere Uterinsegment weniger fähig zur Kontraktion und Retraktion ist, desgleichen beim Zurückbleiben eines Plazentarteiles) und einen allgemeinen Erschlaffungszustand der Uterusmuskulatur. Die letzte Form kommt bisweilen bei Vielgebärenden vor, desgleichen, wenn der Uterus in der Gravidität überdehnt war: durch Mehrlingsschwangerschaft, Hydramnion; ebenso nach plötzlichen Entleerungen des Uterus: operative Entbindungen, Sturzgeburten. Bei den Atonien können Blutungen vor und nach der vollständigen Lösung der Plazenta und nach der Geburt derselben auftreten. Gleichzeitig wirkt bei den Erschlaffungszuständen ein Circulus vitiosus begünstigend auf die Blutung. Es sammelt sich Blut, auf Grund der mangelhaften Kontraktion der Muskulatur, im Uterus an, das seinerseits an sich schon eine Retraktion der Muskulatur verhindert, wodurch die Blutung aus den uteroplazentaren Gefäßen fortdauert.

Von den Rissen führen der Regel nach nur Uterus- (s. Uterusruptur), Zervix- und Klitorisrisse zu erheblichen Blutungen, seltenerweise auch Vaginalrisse; Dammrisse so gut wie nie. Unter Umständen blutet der kleinste Riß, wenn ein varikös erweitertes Gefäß dadurch eröffnet wird. Kleine bedeutungslose Zervixrisse ereignen sich bei jeder Geburt, größere, stark blutende dagegen äußerst selten bei spontaner Geburt. Sie entstehen hauptsächlich, wenn bei Beckenendlagen oder wenn nach der Wendung die Extraktion ausgeführt wird, ehe der Muttermund vollständig erweitert ist (besonders bei Erstgebärenden und Placenta praevia), oder bei forcierter Dilatation der Zervix (mit dem Bossischen Instrumente, weitaus weniger bei Anwendung des Metreurynters). Seltener treten sie bei Zangenextraktionen auf, bei denen sich mehr die blutenden Scheiden- oder Klitorisrisse ereignen.

Die Differentialdiagnose zwischen den Blutungen aus der Plazentarstelle und der Rißblutung bereitet im allgemeinen keine Schwierigkeiten. Die aus der Plazentarstelle beginnt meist erst einige Zeit nach der Geburt des Kindes. Es geht teils flüssiges, teils geronnenes Blut von dunklerer Farbe ab. Die Blutung nach außen fällt mit der Kontraktion des Uterus zusammen, durch die das im Uterus während der Wehenpause angesammelte Blut ausgestoßen wird. Die Stärke der Blutung steigert sich allmählich. Bei der Rißblutung dagegen setzt die Blutung sofort nach der Geburt des Kindes in stärkstem Maße ein; es erscheint flüssiges, hellrotes Blut, das ununterbrochen abläuft, ohne daß eine Wehe oder das Reiben des Uterus einen Einfluß auf die Blutung hat.

Prophylaxe: Die größte Anzahl der Blutungen sind durch sachgemäße Leitung der Austreibungs- und Nachgeburtsperiode zu vermeiden (s. diese). Operationen sind schonend auszuführen und nur bei erfüllten Vorbedingungen erlaubt Die Extraktion des Kindes nach der vorzeitigen Wendung bei Placenta praevia ist nicht gestattet. Unnötiges Kneten, Reiben und Drücken des Uterus in der Nachgeburtsperiode ist zu unterlassen. Unter Kontrolle des Pulses wird lediglich die Hand von Zeit zu Zeit auf den Uterus gelegt, um zu sehen, ob es nicht in seine Höhle geblutet hat (s. Leitung der Nachgeburtsperiode). Eine gefüllte Harnblase ist zu entleeren.

Befürchtet man von vornherein eine Störung im Lösungsmechanismus der Plazenta oder einen Erschlaffungszustand des Uterus, so injiziert man zweckmäßig nach der Geburt des Kindes eine Spritze eines guten Ergotinpräparates intramuskulär und kontrolliert den Uterus mit besonderer Aufmerksamkeit durch fortgesetztes Auflegen der Hand, um einer Blutung in seine Höhle vorzubeugen. Befürchtet man eine Rißblutung, so ist alles Erforderliche zur Blutstillung schon vor der Geburt des Kindes bereit zu legen; die Instrumente müssen ausgekocht sein (Momburgscher Schlauch, d. i. ein dicker Gummischlauch von 1½ m Länge, selbsthaltendes Trélatsches Spekulum mit großen Platten, zwei Kugelzangen, eine Kornzange oder lange Pinzette, einige Klemmen, Tamponade- und Nahtutensilien, ausgekochte Gummihandschuhe).

Therapie der Blutung aus der Plazentarstelle (atonische Blutung): Ist die Blutung nicht exorbitant, so legt man eine Hand zur Kontrolle auf den Fundus uteri und beobachtet für kurze Zeit die Stärke der Blutung. Geringere Blutungen stehen dann meist, wenn gleichzeitig eine Spritze eines Ergotinpräparates injiziert wird. Fühlt sich dagegen der Uterus weich an, ist sein Volumen vermehrt und seine Gestalt kugelig, so hat sich Blut in der Uterushöhle angesammelt. Es wird unter Anregung einer Wehe durch Reiben des Uterus entfernt. Der Uterus wird gehalten, um zu verhüten, daß er wieder vollblutet. Wiederholt sich die Blutung trotzdem oder ist sie auffallend reichlich, so wird die Plazenta exprimiert. Ist sie noch nicht gelöst, so kommt der Credésche Handgriff in Anwendung.

Zu diesem Zweck bringt man den Fundus uteri in die Mittellinie des Leibes, erfaßt ihn mit der ganzen Hand so, daß der Daumen an der Vorderwand und die übrigen vier Finger an der Hinterwand liegen, und reibt, bis eine Kontraktion erfolgt. Erst dann darf ein kräftiger Druck nach unten ausgeübt werden (sonst Gefahr der Inversio uteri). Harnblase muß vorher entleert sein. Beim Mißlingen, das durch eine unüberwindbare Bauchdeckenspannung bedingt sein kann, wird der Credésche Handgriff in Narkose versucht.

Die so exprimierte Plazenta muß genau auf Vollständigkeit geprüft werden. Fehlt auch nur ein Cotyledo, oder ist der Handgriff nicht gelungen so wird sofort zur manuellen Lösung im Querbett geschritten.

Vorsicht mit der Narkose oder Verzicht auf die Narkose, wenn bereits Anämie besteht! Eventuell wird der Momburgsche Schlauch (s. diesen) angelegt, um Blut zu sparen. Nach peinlicher Desinfektion der äußeren Genitalien und einer Vaginalspülung mit 1% Kresolseifenlösung (Uterusspülung nur, wenn der Inhalt infektionsverdächtig ist) geht der Operateur mit der desinfizierten und behandschuhten Hand der Nabelschnur entlang in den Uterus, wobei die Frau im Querbette liegt. Ist die Plazenta erreicht, so beginnt die innere, flach gehaltene Hand mit der Kleinfingerseite von einem Rande der Plazenta dieselbe zu lösen (wobei es stets blutet), während die äußere Hand von den Bauchdecken her den Uterus entgegendrückt. Erst nach der vollständigen Lösung wird die Plazenta erfaßt und aus dem Uterus herausbefördert. Hierauf wird mit der erneut in 1%iger Kresolseifenlösung abgespülten Hand grundsätzlich nachgetastet, ob nicht ein Cotyledo zurückgeblieben ist, da die Entscheidung über die

Vollständigkeit einer manuell gelösten Plazenta häufig sehr schwierig ist. Man verwechsele bei der Nachtastung allerdings nicht die rauhe, höckerige Plazentarstelle mit zurückgebliebenen Plazentarstücken! Eine intrauterine Spülung mit $^1/_2$% heißer (45° C) Kresolseifenlösung kann angeschlossen werden. Sitzt die Plazenta an der Vorderwand, so ist Seitenlagerung der Patientin angebracht. Die operierende Hand bleibt im Uterus, während ein Bein der Patientin über den Kopf des Arztes geschlagen wird.

Gefahren der manuellen Lösung sind Infektionen, weniger häufig Verletzungen des Uterus (bei unrichtiger Technik) und äußerst selten Luftembolie.

Ist der Uterus vollständig entleert (Plazenta, Blutkoagula), so steht die Blutung fast ausnahmslos, zumal wenn der in seinem Volumen verkleinerte Uterus von außen festgehalten wird, wodurch eine energische Retraktion der Muskulatur eintritt, und wenn nochmals ein Ergotinpräparat injiziert wird. Nur in äußerst seltenen Fällen kann die Anwendung der Uterustamponade oder des Momburgschen Schlauches notwendig werden.

Anders gestaltet sich unser Verhalten bei einer **Rißblutung.** Geringe Blutungen stehen meist, wenn man die Beine der Frau fest übereinanderlegt und abwartet. Hat man aber nur den Verdacht, daß eine bestehende starke Blutung aus einem Risse herrühre, so muß dies durch eine sofortige Untersuchung klargestellt werden. Klitorisrisse sind sichtbar und werden nach der Geburt des Kindes sofort entdeckt. Auch die Scheidenrisse sind bei der digitalen Entfaltung der Vagina oder im Spekulum dem Auge zugänglich. Die Blutung aus diesen Rissen wird durch Ligatur der einzelnen Gefäße oder Umstechungen gestillt. Bis die Vorbereitungen getroffen sind, wird die blutende Stelle durch einen Tupfer komprimiert. Bei den Umstechungen an der Klitoris kommt es leicht zu immer neuen Blutungen aus den Corpora cavernosa, die durch einen komprimierenden Verband gestillt werden müssen, wenn auch tief greifende Umstechungen die Blutung nicht zum Stehen bringen.

Schwieriger kann die Diagnose der **Zervixrisse** sein. Sie verlaufen fast immer seitlich, in der Längsrichtung. Um Zeit für die Diagnose und die definitive Blutstillung zu gewinnen, ist es bei starker Blutung zweckmäßig, den Momburgschen Schlauch anzulegen. In den schlaffen unteren Partien des Durchtrittsschlauches sind palpatorisch nicht leicht Unterschiede festzustellen und es kann deshalb für den Ungeübten schwierig sein, den Riß zu fühlen. Kommt man mit der Exploration nicht zum Ziele, so sucht man sich den Zervixriß im Spekulum sichtbar zu machen. Nachdem für gute Beleuchtung gesorgt ist, wird die Frau ins Querbett gebracht. Im Spekulum wird die vordere und hintere Muttermundslippe angehakt und etwas herabgezogen Wird ein Riß entdeckt, so muß der ev. angelegte Momburgsche Schlauch für einige Augenblicke gelockert werden, um zu sehen, ob die Blutung tatsächlich aus diesem Risse stammt. Wenn dies der Fall ist, so wird die Plazenta entfernt, ehe die Rißbehandlung beginnt.

Ist der Riß nur klein und reicht er nicht bis in das Parametrium hinein, so kann er im Anschluß an die Untersuchung im Spekulum durch seitliche Katgutknopfnähte geschlossen werden. Versagt die Naht oder bereitet sie irgendwelche Schwierigkeiten, so kann die Anlegung von Klemmen seitlich von dem Risse, nach den Parametrien zu, zum Ziele führen. Sie bleiben 24 Stunden liegen.

Die beste und einfachste Behandlung des Zervixrisses für die Praxis ist jedoch die Tamponade, die bei größeren Rissen, die ins Parametrium reichen, überhaupt nur in Frage kommt, weil sich die spritzenden Gefäße im Parametrium nach der Beckenwand zu zurückziehen und deshalb nicht zu erreichen sind. Nachdem der Uterus nochmals ausgedrückt worden ist, werden im Spekulum unter Herabziehen der vorderen Muttermundslippe vermittelst einer Kugelzange die ganze Uterushöhle, der Riß und die Scheide mit Hilfe einer Kornzange oder langen anatomischen Pinzette fest tamponiert und dann der Momburgsche Schlauch langsam gelöst. Um eine Blutung hinter die Tamponade zu verhindern, wird ein sog. Hufeisenverband angelegt. Tücher werden zu einer armdicken Rolle zusammengerollt und hufeisenförmig so auf den Leib gebracht, daß sie den Uterus an der Hinterwand umfassen und gegen die Symphyse drücken. In dieser Lagerung wird die Rolle durch Binden oder Handtücher fixiert. (Ein gebrauchsfertiger Hufeisenverband nach Zangemeister ist im med. Warenhaus in Berlin zu haben.) Sollte sich die Scheidentamponade lockern oder sollte sie durchbluten, so kann es angebracht sein, die Vulva durch einige Knopfnähte zu schließen. Der Hufeisenverband und diese Nähte bleiben 24 Stunden liegen, die Tamponade wird gleichzeitig durch teilweise Entfernung gelockert, um nach 48 Stunden vollständig entfernt zu werden (s. auch Behandlung der akuten Anämie).

Lit.: 1. W. Zangemeister: Deutsche med. Wochenschr. 1910. Nr. 12. S. 545. — 2. E. Runge: Diagnose und Behandlung der Nachgeburtsblutungen. Berl. klin. Wochenschr. 1912. S. 262.

Obstipation,

chronische, ein sehr häufiges Symptom gynäkologischer Erkrankungen, besonders der entzündlichen, bedarf schon vor Beseitigung des primären Leidens ebenso wie als genuine Erkrankung einer direkten Behandlung. Die Behandlung erstreckt sich auf diätetische Maßnahmen, Massage und milde Abführmittel. Drastika sind unbedingt zu vermeiden.

I. Diät: Stopfende Speisen und Getränke (z. B. viel Fett, Kohl, Kakao, Rotwein) sind zu vermeiden, Obst, Vegetabilien (gekochte Hülsenfrüchte!), Kompott, Honig, Schrotbrot zu bevorzugen. Backpflaumen mit viel Sauce oder Milchkäse (saure dicke Milch im Tuch ausgedrückt) mit Kompott genossen sind ebenso alte wie wirksame Hausmittel. Dem ersten Frühstück ist Honig oder Marmelade beizugeben. Als Getränk wähle man leichten Mosel- oder Apfelwein. Eine gänzliche Umkehrung der gewohnten Kost ist bisweilen besonders wirksam. Ich habe von rein vegetarischer Kost, die man für einige Wochen verordnet, um erst allmählich zur gemischten Ernährung zurückzukehren, die besten Erfolge erlebt. Da in der Gravidität jedes Abführmittel kontraindiziert ist, wird man die genannten diätetischen Maßnahmen bei einer Schwangeren am besten erproben können. Das für die Geburtserleichterung viel gepriesene Heilmittel Rad-Jo (Vollrath-Wasmuth, Hamburg 39) beseitigt die Verstopfung in der Schwangerschaft gut, übrigens die einzige Wirkung, die ich nach vielfacher Erprobung der sehr teueren Flüssigkeit zugestehen kann. „Pflaumenbrühe", nüchtern genossen, hat den gleichen Erfolg.

II. Massage der Bauchdecken, am besten von geübter Hand, kann mit einer „Massagekugel" auch von der Patientin selbst ausgeführt werden, indem sie den Nabel mit dem Instrument umkreist und dann streichende Bewegungen in der Verlaufsrichtung des Kolon macht. Pinkus empfiehlt das Auflegen von Sandsäcken, 2—5 kg schwer, welche durch Kontraktion der Bauchpresse 20—40 mal gehoben werden sollen. Als eine Art Massage sind auch die Ebsteinschen Ölklistiere anzusehen: Man füllt 250 ccm Rüböl (Friedenstherapie!) und 50 ccm warmes Wasser, welches das Einlaufen begünstigt, in einen Irrigator. Dieses Klysma soll die Patientin abends in linker Seitenlage bekommen und soll sich Mühe geben, es bei sich zu behalten. Am nächsten Morgen führt man mittelst einfachen Wassereinlaufs Stuhlgang herbei. Diese Einläufe lasse man einige Wochen lang ausführen.

III. Abführmittel kann man, besonders im Anfang der Kur, oft nicht ganz entbehren. Nur hat man sich an möglichst reizlose Medikamente zu halten: Rhabarber, Tamarinden, Cascara Sagrada. Am wertvollsten hat sich mir erwiesen: Rp. Species gynaecologicae Martin (Form. mag. Berolin.) 200,0. DS. Von 1 Eßlöffel 1 Tasse Tee morgens nüchtern trinken ($^1/_2$ Stunde vor dem 1. Frühstück). Zusammensetzung des Tees: Cort. Frang. conc., Fol. Sennae conc., Herb. Millefol. conc., Rhiz. Gram. conc. āā 25,0. Der Tee kann monatelang täglich genommen werden, ohne Obstipation zu erzeugen, wobei die Frauen bald selber die ihnen zusagende Menge (etwas weniger oder mehr wie einen Eßlöffel) der Droge ausprobieren. — Friedrichshaller Bitterwasser ist gleichfalls recht empfehlenswert. Die psychische Beeinflussung der Patientin, die täglich zu ganz bestimmter, stets gleicher Zeit den Abort aufsuchen soll, darf nicht zuletzt bedacht werden. Recht günstige Erfolge werden auch von der suggestiven Einwirkung hypnotisierender Ärzte berichtet.

Pankreas und Schwangerschaft,

eine noch ganz ungenügend erforschte Wechselbeziehung, die in einigen wenigen Fällen aber doch bereits deutlich in die Erscheinung getreten ist und zwar so, daß eine bis dahin gesunde oder mit chronischer Nekrose behaftete Bauchspeicheldrüse im Anschluß an die Geburt akut nekrotisierte. Gegen den stets tödlichen Ausgang gibt es bis jetzt kein Mittel. Die chronische Pankreaserkrankung macht anfallsweise auftretende, sehr heftige, Stunden andauernde Schmerzanfälle, die wohl stets als Gallensteinkoliken gedeutet werden, ihren Sitz im Epigastrium, aber mehr links haben und auch hauptsächlich in die linke Schultergegend ausstrahlen. Bei der akuten Nekrose gesellt sich zu diesen Erscheinungen heftiges Erbrechen und eine ileusartige Leibesauftreibung, die ebensowohl spontan verschwinden, wie unabhängig von den Schmerzanfällen wiederkehren kann. Auffallend ist eine nicht selten von Anfang an bestehende Zyanose. Bei mäßigem Fieber tritt unter schneller Pulsverschlechterung in 4—5 Tagen der Tod ein. — Da die Anfälle der chronischen Erkrankung ausgelöst werden durch Überladung des Magens, Verstopfung, plötzlichen Anstrengungen und seelischen Erregungen, dürfte von der Prophylaxe einiges zu erwarten sein. Legen Temperaturkurve, ansteigende Leukozytenwerte und dauernde Druckschmerzhaftigkeit unterhalb der Magengegend den Gedanken an einen Eiterherd nahe, dann käme die transperitoneale Pankreotomie in Frage. Die Schmerzanfälle sind rein symptomatisch mit Pantopon oder Morphium, der Pseudo-Ileus mit einfachen Einläufen zu behandeln. — Das Wesentliche ist, daß man bei „typischen" Gallensteinkoliken, die weder acholischen Stuhl noch Gallenfarbstoffausscheidung im Urin bewirken, überhaupt auf den noch wenig modernen Gedanken kommt, es könne sich vielleicht auch um eine Pankreaserkrankung handeln.

Lit.: Habs, Med. Klin. 1913. Nr. 32 und v. Haberer. Med. Klin. 1913. Nr. 38. — Prochownick, Gynäkologie und Pankreas. Monatsschr. f. Geb. u. Gyn. Bd. 42, S. 241.

Perforation.

Öffnung und Entleerung des kindlichen Schädels zum Zweck seiner Verkleinerung. Perforiert wird der vorangehende, nachfolgende und der durch Dekapitation (s. d.) vom Rumpf getrennte Kopf. Ist der Muttermund handtellergroß, so hat bei Schädellagen der Öffnung auch gleich die Zertrümmerung des Kopfes (Kranioklasie) zu folgen, um das Kind sofort extrahieren zu können, was bei Beckenendlagen gewöhnlich leicht gelingt, ohne daß vorher kranioklasiert wäre.

A. Perforation am vorangehenden Kopf.

Vorbedingungen:

1. Der Muttermund muß die Einführung des Perforatoriums gestatten und bei anzuschließender Kranioklasie etwa handtellergroß sein.

2. Das Becken darf nicht absolut verengt sein (Conj. vera nicht unter 5,5 cm), weil dann selbst ein perforiertes Kind nicht zu extrahieren ist.

Indikationen:

1. Ist bei Kopflagen im Interesse der Mutter die sofortige Entbindung geboten, ein anderes Entbindungsverfahren ohne oder mit Umgehung des Beckens (Wendung und Extraktion, Zange, Kaiserschnitt) dem Stande der Geburt nach aber nicht vorhanden, so muß perforiert werden, nötigenfalls sogar das lebende Kind, um die Kranioklasie ausführbar zu machen.

Beispiel: Enges Becken, blutiger Urin (Kompression der Blasenwand), hochstehender Kontraktionsring, Fieber. Wendung des stark gedehnten unteren Uterinsegmentes, Kaiserschnitt der Infektion, hohe Zange der Blasenschädigung wegen kontraindiziert.

2. Erhebliches mechanisches Mißverhältnis zwischen Kopf und Beckenkanal (enges Becken mit einer Conj. vera unter 7 cm, irreponible Tumoren im Becken, schwere narbige Verengerungen, Hydrozephalus, ungünstige Kopfeinstellung: Hintere Scheitelbeineinstellung, Stirn- bzw. Gesichtslage mit nach hinten gerichtetem Kinn), wenn der Kaiserschnitt nicht ausführbar ist.

3. Wenn bei totem Kind die Geburt Schwierigkeiten bereitet oder solche zu entstehen drohen.

Kontraindikationen:

1. Absolut verengtes Becken (Conj. vera unter 5,5 cm).

2. Wenn bei eintretender Notwendigkeit, die Geburt zu beendigen, eine Rettung des extrauterin lebensfähigen Kindes mit einer Gefährdung der Mutter, die man ihr zur Erhaltung des kindlichen Lebens billigerweise zumuten kann, noch möglich ist, darf nicht perforiert werden.

Ausführung: Querbett, Desinfektion, Narkose, die bei alleiniger Ausführung der Perforation ohne anschließende Kranioklasie und Extraktion meist überflüssig ist. Instrumente: Einige kräftige Krallenzangen und Zweifels dreiblätteriger Kranioklast. Das mittlere Blatt stellt das Perforatorium dar. Es wird unter Leitung und Deckung einer halben Hand eingeführt, um in eine Naht oder Fontanelle, nötigenfalls auch durch einen Schädelknochen eingebohrt zu werden, was durch ruckweise, schraubenzieherartige Bewegungen leicht gelingt. Um hierbei ein Abgleiten des Instruments zu verhindern, muß seine Spitze nach der Schädelmitte zu gerichtet sein, daher man seinen Griff stark senken soll. Sobald der Schädel geöffnet ist, dringt die Spitze des Instruments, wenn kranioklasiert werden soll, bis zur gegenüberliegenden Wand der Schädelkapsel vor und bohrt sich hier etwas ein, um fest zu liegen und das richtige Anlegen der beiden äußeren Blätter zu gewährleisten. Von diesen legt man unter Beachtung der an den Handgriffen angebrachten Zeigermarken zuerst das schmalere Blatt wie einen Zangenlöffel (Achtung vor den Rändern des Muttermundes!) über das Hinterhaupt, zieht seinen Griff mittelst der Flügelschraube fest an den des mittleren Blattes und stellt beide durch den Hakenverschluß gegeneinander fest. Dann wird das dritte Blatt über das Gesicht gelegt, wobei es die Schädelbasis umgreift. Durch erneute Drehungen der nun zwischen mittlerem und drittem Blatt angebrachten Flügelschraube wird der Hauptteil des Kopfes zerquetscht, wobei Gehirnmasse abzufließen pflegt. Lag während der ganzen Zeit des Anlegens das Mittelblatt in der ihm ursprünglich gegebenen Stellung fest, so ist ein Abrutschen des Kranioklasten oder ein Ausreißen der Schädelknochen bei der nun folgenden Extraktion ausgeschlossen. Hat man sich nochmals davon überzeugt, daß der Muttermund nirgends mitgefaßt wurde, so beginnt man mit dem Zug an dem stark nach abwärts gesenkten Griff, der bei tiefer tretendem Kopf allmählich zu heben ist. Durch Drehung des Instruments nach rechts oder links wird der Kopf „aufgedreht", was seine Entwicklung erleichtert; abwechseln darf man mit der Richtung der Drehbewegung natürlich nicht. Bei Gesichtslagen perforiere man durch eine Orbita und lege das schmale äußere Blatt über das Hinterhaupt, das breite über das Kinn.

Das perforierte Kind bringt man sogleich mit dem Kopf voran in einen bereit gehaltenen Eimer mit Wasser, um etwaige Atembewegungen oder gar einen Schrei des Kindes sofort zu ersticken.

Die Perforation läßt sich natürlich ebensogut mit dem scherenförmigen Perforatorium nach Naegele oder dem trepanförmigen nach Martin bewerkstelligen, die Kranioklasie aber weniger gut mit dem zweiblätterigen Kranioklasten von Braun, dessen äußere Branche über das kindliche Gesicht gelegt werden muß; trotzdem reißt das Braunsche Instrument leicht aus. Daher erscheint mir der Zweifelsche Kranioklast, dessen Mittelblatt gleichzeitig ein Perforatorium ist, bequemer und zweckentsprechender zu sein.

B. Perforation am nachfolgenden Kopf.

Vorbedingung: Das Kind muß tot sein.

Indikationen:

1. Die Entwicklung des nachfolgenden Kopfes ist mißlungen, das Kind inzwischen abgestorben.
2. Hydrozephalus.
3. Die Extraktion des dekapitierten Kopfes mißlingt.

Ausführung: Querbett, Desinfektion, Narkose meist unnötig. Man bohrt das Mittelblatt des Kranioklasten von vorn her bei herabhängendem Kind durch die Halsweichteile hindurch nach der Schädelbasis zu, die man hinter dem Ansatz des Sternokleidomastoideus findet, und sucht sich in dem so erzeugten Weichteilkanal den Ansatz der Wirbelsäule auf. Hier dringt der Bohrer wieder mit ruckweisen Drehbewegungen ein und trifft dann meist das Foramen occipitale magnum. Kranioklasie ist fast stets unnötig, da der einfache Veit-Smelliesche Handgriff das Gehirn zum Austritt und den Kopf damit zur Verkleinerung bringt.

Bei vorn auf der Symphyse stehendem Kinn wird durch den Mundboden, zwischen den Kieferrändern hindurch, die Schädelbasis perforiert, dann Veit-Smelliescher Handgriff. Ist der dekapitierte Kopf zu verkleinern, so stellt man sich mit den eingeführten Fingern zunächst den Mund ein und perforiert durch ihn die Schädelbasis, während gleichzeitig von außen her der Kopf gut fixiert wird. Die Entwicklung des perforierten Kopfes gelingt nicht immer durch Druck von oben und Zug von unten mit Fingern oder einer Hakenzange. Das Anlegen des Kranioklasten ist dann notwendig.

Lit.: Zangemeister, Die geburtshilflichen Operationen etc. in Müller, Die Therapie des praktischen Arztes Bd. 1.

Placenta praevia (P. Esch).

Bedeckt Plazentargewebe den inneren Muttermund, so nennt man diese Anomalie Placenta praevia. Wir unterscheiden eine Placenta praevia totalis, wenn der Muttermund vollständig von Plazentargewebe überdacht ist, eine partialis (lateralis) wenn neben der Plazenta auch Eihäute im Muttermunde fühlbar sind; schließlich sprechen wir von einer marginalis oder dem „tiefen Sitz der Plazenta", wenn der tuschierende Finger eben noch den unteren Rand derselben erreicht.

Pathogenetisch spielen endometritische Prozesse und vielfache, in kurzen Intervallen folgende Schwangerschaften eine bedeutende Rolle. (Mehrgebärende werden 10mal häufiger als Erstgebärende befallen.) Über die genauen anatomischen Vorgänge bei dieser abnormen Ansiedlung der Plazenta sind die Ansichten noch geteilt. Nach der einen Theorie handelt es sich um eine Eieinnistung im unteren Uterinsegment, nach der anderen um die Entwicklung einer sog. Reflexa-Plazenta über dem Muttermunde.

Das Hauptsymptom ist die Blutung, die vereinzelt oder wiederholt, meist in der zweiten Hälfte der Schwangerschaft (insbesondere im letzten Drittel) und ausnahmslos in der Eröffnungsperiode der Geburt auftritt. Durch Schwangerschafts- bzw. Geburtswehen wird nämlich das untere Uterinsegment gegen den unteren Eipol, die Plazenta, verschoben, wodurch diese teilweise abgelöst wird, was selbstverständlich eine Blutung bedingt. Jeder kleinsten, anscheinend nicht beachtenswerten Blutung kann eine unberechenbare Blutung zu unberechenbarer Zeit folgen! Diese Tatsache muß leitend für die Behandlung sein.

Die Diagnose bereitet keine Schwierigkeiten, wenn der innere Muttermund für einen Finger durchgängig ist; sonst wird sie per exclusionem gestellt. Differentialdiagnostisch in Frage kommende Neubildungen der Portio oder der Zervix oder ein geplatzter Varix als Blutungsquellen sind fühlbar und sichtbar. Vorzeitige Lösung der normal sitzenden Plazenta ist selten, meist entweder durch Gelegenheitsursachen (Druck, Stoß, körperliche Anstrengungen) oder Nephritis bedingt. Eine Placenta-pravia-Blutung dagegen setzt überraschend, ohne besonderen Grund, bisweilen im Schlafe ein. Bei der ersten Komplikation (s. diese) sterben die Kinder nicht selten sofort ab (keine fötalen Herztöne mehr!), bei der letzten erst im Laufe der Geburt oder gar nicht.

Die Prognose der Placenta praevia richtet sich im allgemeinen nach der Ausdehnung des vorliegenden Plazentarlappens, dem Blutverluste, den die Patientin vor Einleitung der Behandlung durchgemacht hat, und selbstverständlich nach der Behandlung selbst. Die Hauptgefahren sind Blutung und Infektion. Die Prognose für die Kinder ist noch ernster.

Eine aktive, zielbewußte **Therapie**, streng aseptisch durchgeführt (ausgekochte Gummihandschuhe, vor jedem Eingriff gründliche Desinfektion der äußeren Genitalien und Scheidenspülung mit 1% Kresolseifenlösung) hat einzusetzen, sobald die Diagnose gestellt ist, ehe die Frau anämisch ist, auch wenn die Patientin bei Ankunft des Arztes nicht mehr blutet; oder die Kranke wird sofort einer Klinik überwiesen. (Nach einer Statistik von Füth aus der allgemeinen Praxis erlagen 11,8% von den nicht abwartend behandelten Müttern und 22,6% von den abwartend behandelten.)

Als Behandlungsmethoden kommen die Blasensprengung, die vorzeitige Wendung (kombinierte nach Braxton Hicks) und die Metreuryse in Frage. Die Blasensprengung wird angewendet nur bei Gradlegen und wenn nur ein kleiner Plazentarlappen im Muttermunde fühlbar ist; bei Beckenendlagen wird dabei ein Fuß herabgeschlagen und bis vor die Vulva gebracht (keine Extraktion!). Zwecks Wehenverstärkung wird gleichzeitig eine intramuskuläre Injektion von 1 ccm eines Hypophysenextraktes verabfolgt. Zur Blasensprengung muß man sich ev. einer Kugelzange bedienen. Nach der Sprengung komprimiert bei kräftiger Wehentätigkeit der tiefertretende kindliche Teil zunächst die blutende Plazentarstelle, alsdann zieht sich die Plazenta mit dem unteren Uterinsegment zusammen zurück, und die Blutung steht.

In allen anderen Fällen kommt die vorzeitige Wendung oder die Metreuryse zur Blutstillung in Betracht. Vorbedingung für beide ist die Durchgängigkeit des inneren Muttermundes für zwei Finger. Diese kann erreicht werden durch das (extraovuläre) Einlegen eines Tarnierschen oder Zweifelschen Bläschens oder eines kleinen Dührssenschen Ballons, dessen größter Querdurchmesser 5 cm beträgt. (Solche Dührssensche Metreurynter werden im medizinischen Warenhaus, Berlin, angefertigt.)

Nach der vorzeitigen Wendung (s. diese) steht die Blutung, weil der Steiß die blutende Plazentarstelle komprimiert. Blutet es ausnahmsweise trotzdem weiter, so wird ein Hypophysenextrakt injiziert oder ein Zug vorübergehend am Fuße (manuell oder durch Gewichtszug) ausgeübt. Keinesfalls darf nach Vollendung der vorzeitigen Wendung die Extraktion des Kindes angeschlossen werden. Gefahr: Zervixrisse! Die Erfolge für die Mutter sind verhältnismäßig gute, für die Kinder aber sehr schlechte.

Die (intraovuläre) Metreuryse (s. diese) mit einem Braunschen oder Dührssenschen Ballon wird angewendet, um die Prognose der Kinder zu bessern. Zunächst beherrscht der eingeführte Ballon die Blutung und nach seiner Ausstoßung tritt der vorangehende Kindteil tiefer und stillt dadurch die Blutung[1]). Blutet es aber sofort nach der Ausstoßung erheblich, oder ist der vorangehende Kindsteil abgewichen, oder bestand von vornherein eine Querlage, so muß sogleich die rechtzeitige (innere) Wendung ausgeführt werden. Will man das Kind mit annähernder Sicherheit retten, so muß ihr die Extraktion folgen. Hierbei ereignen sich aber nicht selten wieder die gefürchteten Zervixrisse. Man ist deshalb in der allgemeinen Praxis öfters, nämlich wenn der Muttermund nicht völlig erweitert ist, gezwungen, auf die Extraktion im Interesse der meist kinderreichen Mutter zu verzichten. Der Blutverlust bei der Metreuryse ist durchschnittlich stärker als bei der vorzeitigen Wendung. Infolgedessen erleidet sie für die Praxis zweckmäßigerweise eine Beschränkung auf folgende Fälle: 1. das Kind muß lebensfrisch und sicher lebensfähig sein, 2. das Kind soll womöglich in Gradlagen liegen, 3. die Mutter darf noch nicht viel Blut verloren haben und 4. die räumlichen Beckenverhältnisse müssen normale sein.

Neuerdings sind auch die Kolpohysterotomia (vaginaler Kaiserschnitt) und der abdominale Kaiserschnitt als Behandlungsmethode empfohlen worden. Sie können für die Praxis nicht in Frage kommen.

Die Nachgeburtsperiode erfordert die besondere Aufmerksamkeit des Arztes, weil Störungen im Lösungsmechanismus der Plazenta und Zervixrisse — insbesondere nach vorgenommener Extraktion — nicht selten sind (s. Nachgeburtsblutungen). Hand in Hand mit der Behandlung der Placenta praevia geht allzu häufig die Therapie der Anämie (s. akute Anämie).

Lit.: P. Esch, Placenta praevia und ihre Behandlung. — Müller, Therapie des prakt. Arztes I. Berlin 1914, Julius Springer.

Prolaps,

Vorfall von Scheide und Uterus. Die Ursache ist hauptsächlich in einer Lockerung der die Scheide und den Uterus umgebenden und festhaltenden Faserzüge des Beckenbindegewebes zu suchen, wie sie sich einstellt infolge von späten Erstgeburten, wiederholten, insonderheit künstlichen Entbindungen, schlecht abgewarteten Wochenbetten, chronischer Obstipation und unzweckmäßiger, den Leib stark belastender Kleidung (Korsett). Vom mäßigen Klaffen der Vulva bis zur totalen Vorstülpung der Scheide, in der dann entweder der ganze mitprolabierte Uterus oder nur sein elongiertes Kollum mit einer gewöhnlich stark hypertrophierten, nicht selten ulzerierten Portio liegt, kommen alle Übergänge vor Bei einigermaßen stärkerem Hervortreten

[1]) Neuerdings erzielten wir mit der extraovulären Metreuryse gute Erfolge an unserer Klinik. Selbstverständlich muß die Fruchtblase bei dieser Methode nach der Ausstoßung des Ballons gesprengt werden.

der vorderen Scheidenwand wird die Harnblase mit vorgezogen (Zystozele), während die hintere Scheidenwand das Rektum mit sich herausbringt (Rektozele).

Symptome: Drängen und Ziehen im Unterleib nach unten beim Gehen, Stehen und Heben. Bei mittelgroßem Prolaps: Kreuz- und Leibschmerzen, das Gefühl, als ob etwas aus der Vulva herausfallen wolle, Incontinentia urinae. Bei totalem Vorfall: Die aus der Scheide heraushängende Geschwulst, die sich nur nachts zurückzuziehen pflegt, behindert das Gehen und Sitzen ungemein. Es tritt Urin- und bisweilen sogar Stuhlverhaltung auf, was erst durch die Reposition beseitigt wird. Die

Diagnose ist bei ausgesprochenem Vorfall leicht. Die „Descensus vaginae" genannten geringeren Grade ist man berechtigt dann zu diagnostizieren, wenn bei starkem Pressen der in Rückenlage liegenden Patientin Scheidenschleimhaut sich bis in die Vulva vorwölbt.

Prognose: Gut. Die sehr seltene Gangrän des Totalprolapses kann zur tödlichen Peritonitis führen.

Therapie: Nur die Operation bringt Heilung. Besteht jedoch eine Gravidität oder eine wichtige Kontraindikation gegen die Operation, will sich die Frau nicht operieren lassen oder hat sie bei geringem Vorfall noch Schwangerschaften zu erwarten, so kann man das Pessar nicht entbehren. Man wähle stets das möglichst kleinste, das beim Pressen eben nicht mehr herausfällt. Man kommt sowieso im Laufe der Zeit zu immer größeren Nummern, und die Frau nicht selten zum Operationsentschluß. Ich empfehle das Prochowniksche Schalenpessar, das leichter zu handhaben ist, und das Mengesche Keulenpessar, das gewöhnlich besser liegt, dessen Ring beim Einsetzen und Herausnehmen mit einer Zange fixiert werden muß und das die Kohabitation unmöglich macht. Alle 3—4 Monate muß das Instrument entfernt und gereinigt, sowie die Scheide auf Dekubitalstellen nachgesehen werden (siehe Therapie der Zervixkatarrhe). In der Zwischenzeit spüle die Frau wöchentlich einmal die Scheide mit warmem Wasser. — Den Totalprolaps kann ein einfaches Pessar nicht zurückhalten. Hier empfiehlt sich das Hysterophor nach Lavedan, ein flaschenförmiger Trageapparat, der auf einer Art T-Binde zwischen den Schenkeln ruht. In jedem Falle sei das Pessar bzw. **Hysterophor aus Hartgummi.**

Wird eine mit Prolaps behaftete Frau schwanger, so steigt der Uterus gewöhnlich unbehindert, die Scheide nach sich ziehend, ins Becken hoch, kann aber durch starke Preßbewegungen, sofern der Prolaps nur groß und der Uterus noch klein genug ist, bis vor die Vulva getrieben und hier eingeklemmt werden. Es kommt zu Urin- und Stuhlverhaltung. Sofort muß nach Entleerung von Blase und Mastdarm mit der vollen Hand die Reposition vorgenommen werden, sonst kommt es unweigerlich zum Abort, der entweder spontan eintritt oder eingeleitet werden muß, damit das inszwichen ödematös stark vergrößerte Organ überhaupt hinter die Vulva zurückgebracht werden kann.

Lit.: Jaschke, Zentralbl. f. d. ges. Gyn. u. Geb. etc. Bd. 1, S. 169.

Psychosen, Hysterie und Epilepsie.

Die Gestation ist eins der hauptsächlichen auslösenden Momente für weibliche Psychosen. 15—20% dieser Erkrankungen beim Weibe sind Wochenbettspsychosen, die charakteristischer Zeichen entbehren. Bei Geisteskrankheit in der Gravidität, die ihrerseits die psychische Störung zu verschlimmern pflegt, kommt die Schwangerschaftsunterbrechung in Frage: Konsilium mit einem Psychiater! Die meist gut prognostizierte Wochenbettspsychose wird gleichfalls nach psychiatrischen Regeln behandelt. Eine intra partum ausbrechende Geistesstörung, welche die aseptischen Maßnahmen behindert, indiziert die Geburtsbeschleunigung bzw. Beendigung, nötigenfalls unter Zuhilfenahme von Chloralhydrat (10 auf 20 Wasser, hiervon 2 Pravaz-Spritzen in 10 ccm Milch, die mit der Glyzerinspritze in das Rektum injiziert werden, nötigenfalls einmalige Wiederholung) oder Narkose. Geisteskranke Frauen sind ihren Kindern gefährlich und sollen sie darum nicht stillen. —

Der Versuch Bossis, psychische Störungen bei Frauen auf mehr oder weniger geringfügige gynäkologische Erkrankungen, besonders auf die chronischen infektiösen Metritiden mit Deformität und Lageveränderungen des Uterus und mit Sekretverhaltung zurückzuführen, ist als gescheitert zu betrachten. Genitalleiden sind bei Geisteskranken nicht häufiger wie bei geistig Gesunden. Die bei schweren Psychosen nicht seltene Amenorrhoe ist ebenso eine Folge der Geistesstörung wie die Gewichtsabnahme, die gleichzeitig oft beobachtet wird.

Lit.: Bumke, Med. Klin. 1913. Nr. 30.

Hysterie ist keine gynäkologische Erkrankung, als welche sie sich unendlich oft darstellt. Finden sich gynäkologisch Veränderungen, die der Therapie wert sind, so behandele man sie nicht wegen, sondern trotz der Hysterie, die andererseits jedoch, besonders in schweren Fällen, nicht selten jedes gynäkologische Vorgehen verbietet, sollen nicht immer von neuem wieder die hysterischen Beschwerden in ihrer Existenz„berechtigung" gestärkt werden. — Hysterische Anfälle intra partum, recht selten, können den Unerfahrenen erschrecken, lassen sich aber mit eklamptischen oder epileptischen Anfällen kaum verwechseln. Beliebt ist, übrigens nicht nur bei Hysterischen, die Besudelung der äußeren Genitalien mit Blut, vom Schlächter bezogen, um eine Abort- oder Geburtsblutung vorzutäuschen. Die genaue Untersuchung findet in diesen Fällen, die ich schon zweimal erlebte, die Scheide völlig blutfrei.

Epilepsie in graviditate gefährdet, wenn langdauernde und in kurzen Pausen sich wiederholende Anfälle auftreten, das kindliche Leben, weshalb in solch schweren Fällen die Schwangerschaftsunterbrechung bei extrauterin lebensfähigem Kind zu raten ist. Bromkalium schadet selbst in großen Dosen der Frucht nichts. Unter der Geburt sind epileptische Anfälle sehr selten; sie lassen sich nur anamnestisch und durch den für gewöhnlich fehlenden Eiweißbefund im Urin von den eklamptischen unterscheiden. — Epileptische Wöchnerinnen sollen ihr Kind nicht stillen.

Lit.: Meyer, Medizin. Klinik, 1918, Nr. 8.

Puerperalinfektion.

Seit 1847 wissen wir durch Semmelweiß, daß das Kindbettfieber eine Infektionskrankheit ist; heute ist uns bekannt, daß die überwiegende Mehrzahl aller fieberhaften Wochenbettserkrankungen der Infektion puerperaler Verletzungen mit Streptokokken, seltener mit anderen Erregern (Staphylokokken, Koli, Pneumokokken) ihre Entstehung verdankt. Und zwar werden die Geburtswunden gewöhnlich intra partum, recht selten im Wochenbett durch eine Exploration infiziert, welche die Erreger in die Scheide einbringt und in die Wunden inokuliert. Jedoch gewinnt die Ahlfeldsche Lehre von der sog. Selbstinfektion, daß nämlich auch die zur Zeit der Entbindung in den Genitalien bereits vorhandenen Keime infektionstüchtig werden können, heutzutage immer mehr an Boden. Es ist nicht mehr angängig, unter allen Umständen den an der Infektion „Schuldigen" suchen zu wollen. Trotzdem bleibt eine vorzügliche Asepsis am Kreißbett die wirksamste Prophylaxe gegen das Kindbettfieber. — Je nach der Virulenz der Bakterien und nach der Widerstandskraft des befallenen Körpers bleibt die Infektion 1. auf den Infektionsort beschränkt: Ulcus puerperale am

Damm, in der Scheide, am Muttermund; Endometritis puerperalis (auch infolge Lochialsekretstauung). Oder 2. die Infektion dehnt sich auf die nähere Umgebung aus, indem sie vom Endometrium durch die Tuben fortschreitet (selten): Salpingitis acuta, Oophoritis, Pelveoperitonitis (Perimetritis), Adnextumoren, oder (häufiger) auf dem Lymph- oder Blutwege die Nachbarschaft befällt: Parametritis (Phlegmone des Beckenbindegewebes), Peritonitis bzw. der Blutweg: Thrombophlebitis puerperalis, Phlegmasia alba dolens. Oder 3. die Infektionserreger geraten gewöhnlich von einer Thrombophlebitis der Beckenvenen aus in die allgemeine Blutbahn, wo sie durch Blutuntersuchungen oft nachweisbar sind, und können an entfernten Organen, in den Lungen, Pleuren, Gelenken, Nieren, in der Milz Abszesse und auf den Herzklappen eine Endokarditis ulcerosa hervorrufen: Pyämie, Septikämie, Septikopyämie. — Völlig reine Unterscheidung dieser besonderen Formen einer Puerperalinfektion läßt sich keineswegs immer erzielen, da durch Kombination der verschiedenen Prozesse sehr mannigfaltige Krankheitsbilder sich zu entwickeln pflegen.

Die Prognose einer fieberhaften Wochenbettserkrankung bleibt im konkreten Falle zunächst stets zweifelhaft, da sich selbst an die leichteste Endometritis noch eine tödliche Pyämie anschließen kann. Man sagt im allgemeinen: Je eher post partum das Fieber auftritt, je höher die Temperatur ist, je häufiger Schüttelfröste sich einstellen, je schneller und kleiner der Puls und je stärker das Allgemeinbefinden der Patientin beeinträchtigt ist, desto schlechter ist auch die Prognose. Ausnahmen sind nicht selten: Eine Endometritis, hervorgerufen am dritten Wochenbettstage durch eine Sekretstauung, kann einen Schüttelfrost und 40^0 Fieber bedingen und doch schon nach zwei Tagen völlig normalen Verhältnissen Platz machen, während andererseits eine tödliche Pyämie erst nach dem ersten Aufstehen der Wöchnerin einsetzen kann.

Symptome und **Therapie**: I. Leichtes Puerperalfieber: Das Ulcus puerperale, das aus einem Damm- oder Muttermundsriß oder aus einer Scheidenverletzung entstand, macht ebenso wie die einfache Endometritis puerperalis mäßiges Fieber, der Puls ist höchstens etwas beschleunigt; das allgemeine Befinden ist nicht wesentlich gestört. Ein am Damm oder in der Scheide sitzendes Geschwür läßt die Labien der betreffenden Seite bzw auch die Scheide selbst ödematös anschwellen. Ist das Uteruskavum befallen, so wird der Uterus meist druckempfindlich und sondert reichliche Lochien ab, die oft lange blutig oder bräunlich schmierig aussehen und bei gleichzeitiger Zersetzung durch Fäulniserreger recht übelriechend werden können.

Derartige „putride Lochien" beobachtet man häufig im Wochenbett, ohne daß die Frau sonst irgendwie krank wäre. Ja, einer alten Regel zufolge, sollen die stark riechenden Wöchnerinnen sogar am allerwenigsten leicht an einer echten Infektion erkranken können. Man verordne Sekale und häufiges Abspülen der äußeren Genitalien, sowie wiederholtes Wechseln der Unterlagen.

Diese leichten Wochenbettsinfektionen entstehen meist in der ersten Woche am 3.—5. Tage. Therapeutisch verordne man absolute Rückenlage, einen Prießnitzschen Umschlag auf den Leib, dreimal täglich 15 Tropfen Extr. Secal. cornuti fluid., sorge für regelmäßige Entleerung von Blase und Mastdarm und lasse das Kind weiter stillen.

II. Mittelschweres Puerperalfieber tritt auf bei der Infektion der uterinen Nachbarschaft.

Die Parametritis, die meist schleichend einsetzt, macht Schmerzen im Unterleib, besonders bei der untersuchenden Betastung; sie führt zu einer schmerzhaften, als diffuse Resistenz fühlbaren Infiltration der verschiedensten Form, Ausdehnung und Lage im Beckenbindegewebe, die sich nach oben nicht deutlich abgrenzen läßt, den Uterus meist fixiert, so daß seine Bewegung beeinträchtigt und empfindlich wird, und die gewöhnlich breit in die Beckenwand übergeht. In seltenen Fällen geht die Entzündung als „progrediente Phlegmone auf den Oberschenkel" über und endet dann meist tödlich. Das Fieber ist gleichmäßig hoch mit geringen Remissionen 38—39,5°, kann aber auch stürmisch einsetzen und umgekehrt bei längerem Bestehen der Exsudation fast ganz verschwinden.

Therapeutisch ist nur geboten: Absolute Rückenlage, Prießnitz auf den Leib, zur Stuhlentleerung täglich vorsichtige Klistiere, gute Pflege und Ernährung. Bei erträglichem Allgemeinzustande der Mutter soll das Kind weiter gestillt werden, wenn auch zur Zeit höherer Temperatursteigerungen die Milchabsonderung nachzulassen pflegt. — Schmilzt das Exsudat ein, so kommt es zu ausgesprochen remittierendem Fieber. Man inzidiere dann ja nicht zu früh, sondern warte ab, bis sich eine Stelle mit deutlicher Fluktuation in der Scheide oder über dem Poupartschen Bande zeigt, die dann zu eröffnen und zu drainieren wäre. — Alte Exsudate sind nach gynäkologischen Prinzipien konservativ zu behandeln (siehe „Parametritis" bei „Entzündliche Erkrankungen der Geschlechtsorgane").

Adnexentzündungen, Salpingitis und Oophoritis, die infolge gleichzeitiger Pelveoperitonitis vielfach zur Bildung von Adnextumoren führen, machen ganz ähnliche Erscheinungen wie die Parametritis, von der sie sich auch palpatorisch oft nur schwer unterscheiden lassen, zumal beide Erkrankungsformen oft neben einander vorkommen. Sehr wichtig ist die genaue diagnostische Feststellung hier nicht, da die Therapie der Adnexentzündungen die gleiche ist wie die der Parametritis (für alte Adnexentzündungen vgl. „Konservative Behandlung der Adnextumoren").

III. Schweres Puerperalfieber tritt auf als Septikämie (lymphangitische Form) am 1. bis 3. Wochenbettstag, selten später. Hohes unregelmäßiges Fieber, nicht immer mit Schüttelfrösten, dauernd sehr schneller kleiner Puls, Meteorismus, erhebliches Krankheitsgefühl, Kopfschmerz, Schlaf- und Appetitlosigkeit, Koma und Delirien, trockene Zunge, Schweiße, Eiweißausscheidung im Urin, verfallener Gesichtsausdruck setzen das Bild einer schweren Allgemeininfektion (Bakteriämie) zusammen, die in kürzester Zeit zum Tode führen kann. Lokale Symptome wie Druckschmerzhaftigkeit des Uterus (Endometritis) oder des ganzen Leibes (Peritonitis), ein Puerperalgeschwür können zunächst fehlen und sich erst bei längerer Krankheitsdauer einstellen. Oft steht im Vordergrunde eine allgemeine, septische Peritonitis, mit ihren bekannten Symptomen. Stillstand der Lochialabscheidung und starke Herabsetzung der Milchsekretion fehlt wohl nie. Im weiteren Verlauf beobachtet man Pneumonien mit Abszeßbildung, Pleuritiden, schwere Gelenkeiterungen, profuse Durchfälle, Ikterus, septische Exantheme, septische Retinitis und andere Lokalisationen der allgemeinen Vergiftung. — Differentialdiagnostisch kommen in Frage: Typhus, Pneumonie, Miliartuberkulose und Influenza.

Die als Pyämie angesprochene thrombophlebitische Krankheitsform beginnt gewöhnlich spät, Ende der ersten und in der zweiten Woche, meist ohne peritonitische Symptome. Sie wird charakterisiert durch zahlreiche Schüttelfröste mit hohem Temperaturanstieg, der dann unter Schweißausbruch wieder völlig zur Norm abfallen kann, so daß sich die Patientin verhältnismäßig gesund fühlt, bis der nächste Schüttelfrost eintritt. Schließlich können dann aber die bei dieser thrombophlebitischen Form selteneren Metastasen das rein pyämische Krankheitsbild völlig verdecken: Lungenmetastasen machen pleuritische Beschwerden, Husten und Auswurf, Metastasen in den Nieren Albuminurie, Hämaturie und Verminderung der Urinmenge. Gelenkmetastasen führen zu Entzündungen und Vereiterungen.

Nur selten wird man übrigens in der Lage sein, am Krankenbett eine reinliche Scheidung zwischen Septikämie und Pyämie vorzunehmen. Die

Kombination beider Formen ist das häufigste Krankheitsbild. Ein wichtiges Begleitsymptom ist nicht selten bei beiden zu beobachten: Im Anschluß an eine Thrombophlebitis im Bereiche der Beckenvenen kommt es bisweilen zur Thrombosierung einer oder beider Schenkelvenen unter gleichzeitiger Lymphstauung und -Gerinnung im oberen Schenkelbereich mit anschließendem Stauungsödem des Unterschenkels. Der Oberschenkel ist also der primär befallene Teil, er ist stark geschwollen, sehr schmerzhaft, seine Haut stark gespannt und weiß, daher der Name dieser Erkrankung: Phlegmasia alba dolens (Kroemer, Archiv f. Gyn. Bd. 92). — Eine ganz ähnliche Erscheinung macht die einfache ein- oder doppelseitige Femoralisthrombose, nur daß hier das Ödem vom Fuß nach oben bis zur Inguinalfalte aufsteigt, den Oberschenkel also zuletzt befällt und außerdem kaum je bedeutendere Schmerzen verursacht. Ob diese Aderverstopfung einer Infektion, also gleichfalls einer Thrombophlebitis im Becken, oder lediglich einer mangelhaften Blutzirkulation, z. B. infolge langer Bettruhe oder geschwächter Herzkraft ihre Entstehung verdankt, ist noch nicht völlig entschieden. — Therapeutisch kommt für beide Formen neben der selbstverständlichen, absoluten Bettruhe (Embolie-Gefahr!) die Hochlagerung der Beine und vielleicht noch ihre hydropathische Einwicklung in Frage; außerdem sorge man für leichte Stuhlentleerung. Besonders zu achten ist auf ein Dekubitalgeschwür. Sechs Wochen lasse man nach Beginn der Thrombose verstreichen, ehe man der Patientin das Aufstehen gestattet.

Therapie der schweren Formen des Puerperalfiebers: Eine spezifische Therapie gibt es bis jetzt noch nicht, trotz Streptokokkensera, Nukleinsäure- und Kollargolinjektionen und einer Anzahl anderer therapeutischer Vorschläge. Trotzdem verwende man in der Praxis aurea diese teuren Mittel, um ungerechtfertigten Vorwürfen vorzubeugen, es sei nicht „alles" versucht worden. Die Hauptsache ist und bleibt wohl vorläufig die denkbar beste Pflege und Kräftigung der Patientin bei gleichzeitig reichlicher Flüssigkeitszufuhr. Man gebe täglich 1—2 l Kochsalz als subkutane Infusion und nötige die Kranke durch Zuspruch und besonders schmackhafte Anrichtung zu stündlicher, wenn auch geringer Nahrungsaufnahme. Trotz vielfacher gegenteiliger Aussprüche empfehle ich reichliche Darreichung von Alkohol (Rheinweine, Burgunder, Eierkognak), der auf die Fiebernden nicht toxisch und als Eiweißsparmittel offenbar günstig wirkt. Antipyretika halte ich nicht für angebracht. Wenn möglich soll die Kranke täglich 1—2 mal baden, 25—28° C drei Minuten lang, oder statt dessen unter Einbeziehung des ganzen Körpers kurz naß eingewickelt werden. Das gibt der Zirkulation und Respiration einen guten Antrieb und ermöglicht durch Steigerung des Appetits die Verzehrung einer etwas größeren Nahrungsmenge. — Bei heftigen Schmerzen braucht man Morphium oder Opium-Belladonna-Stuhlzäpfchen, bei Schlaflosigkeit Veronal oder Adalin 1—2 mal 0,5. — Jede lokale Behandlung ist zu verwerfen, man gebe lediglich 3—5 Tage lang Extr. Secalis corn. fl. dreimal 15 Tropfen; sicher zurückgebliebene Plazentarreste, die nicht gleich bei der Geburt entfernt wurden, räume man nur notgedrungen bei sehr starker Blutung aus. Bei fiebernden Kreißenden lasse man Dammrisse ungenäht und verschließe sie später in der Rekonvaleszenz durch die Sekundärnaht.

Lit: Hamm, Die puerperale Wundinfektion. Berlin 1912. — Meyer, Therap. d. Gegenwart, Bd. 47. — Zangemeister, Münch. med. Wochenschr. 1911. S. 1753. — Schottmüller, ebenda S. 557.

Schmerzstillung bei Kreißenden.

a) **Herabsetzung des physiologischen Geburtsschmerzes:** Die Chloroformhalbnarkose (Narkose à la reine) eignet sich, um die Geburtsschmerzen beim Durchschneiden des Kopfes herabzusetzen. Sobald eine Wehe einsetzt, wird die Maske aufgelegt, und einige Tropfen Chloroform werden aufgeträufelt, in der Wehenpause wird die Maske abgenommen.

Wird die Narkose schon vor der letzten Phase der Geburt angewandt, so beeinträchtigt sie durch die längere Ausdehnung die Wehentätigkeit und Bauchpresse; auch kann das Kind gefährdet werden.

Der Morphium-Skopolamin-Dämmerschlaf wurde in der Praxis trotz seiner glänzenden Erfolge nicht eingeführt wegen der dabei nicht selten beobachteten Aufregungszustände der Mütter und wegen der von mancher Seite betonten Gefährdung der Kinder.

Bemerkenswert sind die Erfolge des **Pantopon-Skopolamins.** Uns haben sich folgende beiden Lösungen bewährt: Lösung I, Pantopon 0,015 + Skopolamin 0,0003 und Lösung II, Pantopon 0,005 + Skopolamin 0,00015 (erhältlich bei den chemischen Werken Grenzach A. G., Grenzach [Baden]).

Lösung I wird frühestens (intramuskulär in den Oberschenkel) injiziert, wenn kräftige Wehen in regelmäßigen Pausen von etwa 5 Minuten wiederkehren, und zwar wird die jedesmalige Dosis nach dem Körpergewicht bestimmt: von 45—57,5 kg 6—8 Teilstriche einer Pravazschen Spritze, von 57,5—65 kg 8—9 Teilstriche, von 65—80 kg und darüber 9—10 Teilstriche. Für die weiteren Injektionen wird nur Lösung II (in allen Fällen 10 Teilstriche) verwandt. Die zweite Injektion erfolgt nach 20—30 Minuten, wenn die Wirkung der ersten mäßig war, sonst erfolgt sie, wie die weiteren Einspritzungen überhaupt, wenn wieder die ersten lebhafteren Schmerzäußerungen erfolgen.

Die Erfolge sind sehr gute. Als vorübergehende **Nebenwirkungen** sind zu nennen: Durstgefühl, geringe Rötung des Gesichtes, Beeinträchtigung der Wehentätigkeit (dagegen Pituglandol geben!), bisweilen intensive Rötung, selten geringe psychische Alterationen und ebenso selten Oligopnoe der Kinder.

Kontraindikationen: Wehen-Bauchpressenschwäche, enges Becken (wenn Kopf noch nicht im Becken); Infektionsverdacht, Fieber und Blutungen intra partum, Gefahren für das Kind (Mekoniumabgang, Veränderung der fötalen Herztöne), ferner chronische Nierenerkrankungen, Lues und Frühgeburten (mit Rücksicht auf die dabei häufig lebensschwachen Kinder) und pathologische Kindslagen (Querlage, Nabelschnurvorfall). Vorsicht ist geboten bei Lungen- und Kreislaufstörungen, bei allgemeinen und fieberhaften Erkrankungen und bei Erstgebärenden unter 16 Jahren.

Die Behandlung wird unterbrochen bei Gefahren für das Kind, bei intensiver Rötung des Gesichtes und psychischen Alterationen der Mutter.

Lit.: P. Esch, Münch. med. Woch. 1914, Nr. 13.

b) **Schmerzstillung bei geburtshilflichen Operationen:** In der Praxis kommt nur die Inhalationsnarkose in Frage, die leicht auszuführen ist, da Kreißende sehr empfänglich für jedes Narkotikum sind. Das Chloroform wird bevorzugt; Äther (feuergefährlich!) ist vorteilhaft bei inkompensierten Herzfehlern. Bei jeder geburtshilflichen Operation ist die Narkose wünschenswert und zwar eine tiefe Narkose, weil die oberflächliche manche Störungen mit sich bringt. Sie beruhigt außerdem den Operateur und die Umgebung.

Sie ist strikte geboten bei der Wendung. Das Eindringen der Hand in den Uterus regt die Wehentätigkeit an, die die Umdrehung des Kindes erschweren, ja unmöglich machen kann. (Bei forciertem Vorgehen Gefahr der Uterusruptur!) Ferner ist sie indiziert, wenn eine Bauchdeckenspannung der Ausführung des Credéschen Handgriffes (zur Expression der Plazenta) hinderlich ist. Jedenfalls muß in solchen Fällen stets der Credé in Narkose versucht werden, ehe man zur manuellen Plazentarlösung schreitet.

Ein Beckenausgangsforceps, eine Extraktion am Beckenende, zumal bei Mehrgebärenden, können ohne Narkose ausgeführt werden, doch sprechen Gründe der Humanität (besonders auch bei zerstückelnden Operationen) entschieden für die Narkose.

Gleichsam als spezielle geburtshilfliche Kontraindikation ist die akute Anämie zu nennen (s. auch Narkose).

Schwangerschaft,

Gravidität, nennen wir den Zustand, in dem eine Frau ein befruchtetes Ei in ihrem Leibe trägt. Die im Anschluß an eine Kohabitation stattfindende Vereinigung von Samen- und Eizelle (Imprägnation) findet zumeist in einer Tube statt, worauf das befruchtete Ei sich im Uterus zur weiteren Entwicklung ansiedelt. Der Zeitpunkt der Imprägnation bleibt so lange ungeklärt, als wir noch über die tatsächlichen Beziehungen zwischen Menstruation und Ovulation im Unklaren sind. Der 16.—18. Tag nach Beginn der zuletzt eingetretenen, regelmäßig vierwöchentlichen Menstruation scheint nach unserer jetzigen Kenntnis am häufigsten der erste Tag der Gravidität zu sein.

Mit Eintritt der Schwangerschaft beginnt ein ausgesprochenes Wachstum der weiblichen Geschlechtsorgane. Sie werden stark hyperämisch und erfahren eine seröse Durchtränkung, die sie und ihre Nachbarschaft, z. B. die Beckengelenke auflockert und weicher macht. An diesen lokalen Veränderungen nimmt der Gesamtorganismus regen Anteil: das Blutplasma wird wasserreicher, die Erythrozyten sind vermehrt, der gesamte Körper neigt zum „Hydrops". In den Warzenhöfen, am Nabel, in der Linea alba, an den äußeren Genitalien und im Gesicht (Chloasma uterinum) kommt es zu ausgedehnten Pigmentablagerungen. Im Urin wird besonders in der zweiten Schwangerschaftshälfte nicht selten Eiweiß, zuweilen auch Zucker ausgeschieden. Die Schilddrüse hypertrophiert, die Pulsfrequenz wächst, und der gesamte Stoffwechsel erfährt eine erhebliche Steigerung. Die Eßlust ist daher meistens gesteigert. Nervöse Störungen wie Kopf- und Zahnschmerzen, Trigeminusneuralgien, unnatürliche Geruchs- und Geschmacksempfindungen, Ohnmachtsanwandlungen sind nicht selten. Der Appetit ist oft auf ganz bestimmte Speisen gerichtet (Gelüste der Graviden); Übelkeiten und Erbrechen in den Morgenstunden und in der ersten Schwangerschaftshälfte werden häufig beobachtet. Die Gemütsstimmung pflegt im Graviditätsbeginn gedrückt und gereizt zu sein, um in den späteren Monaten meist einer freudigeren Lebensauffassung Platz zu machen. Alle diese Veränderungen können jedoch außerordentlich wechseln.

Diagnose: Wir unterscheiden folgende **Schwangerschaftszeichen**:

1. Sichere: Der Nachweis der kindlichen Herztöne, Bewegungen und Teile (drei große Teile: Kopf, Rumpf, Steiß; kleine Teile: Arme und Beine). Nur wenn eines dieser Zeichen mit Sicherheit gefunden wurde, darf man einer Frau sagen, sie sei sicher schwanger. Alle sicheren Zeichen lassen sich erst vom 5.—6. Monat an mit Sicherheit nachweisen. Da es Frauen gibt, die sich bei dringendem Wunsch nach Kindern einbilden, gravide zu sein und Kindsbewegungen zu spüren (sog. Grossesse nerveuse), gilt das obige Zeichen der gefühlten Kindsbewegungen nur dann, wenn der Arzt oder die Hebamme selbst mit der auf den Leib der Frau gelegten Hand die Bewegungen wahrgenommen haben.

2. Wahrscheinliche Zeichen: Ausbleiben der Regel, Vergrößerung und Auflockerung des Uterus, livide Scheidenverfärbung, Gebärmuttergeräusch, besonders starke Auflockerung des supravaginalen Zervix-Abschnittes (Hegars Zeichen), Anschwellung und Kolostrumaustritt aus den Brüsten. Dieses letzte Zeichen gilt nur für Erstgebärende (siehe Kolostrum).

3. Unsichere Zeichen: Übelkeiten, Erbrechen, Gelüste.

Je mehr wahrscheinliche Zeichen sich im Schwangerschaftsbeginn finden lassen, je besser sie zusammen stimmen, z. B. die Zeit des Ausbleibens der Regel mit der Größe der fraglichen Geschwulst, desto wahrscheinlicher wird die Schwangerschaft; sicher wird sie nur durch ein sicheres Zeichen.

Jeder „Tumor" einer gebärfähigen Frau erwecke den Gedanken an eine Gravidität!

Die Abderhaldensche Schwangerschaftsreaktion (Blutserum Gravider enthält Plazentareiweiß abbauende Fermente) zeigt bei positivem Ausfall die Anwesenheit einer Plazenta oder ihrer Teile im Uterus (bzw. extrauterin) an. Die Einsendung des nötigen Materials an ein zuverlässig arbeitendes Institut ist schwierig: Zum Versand darf nur Serum (von 15—20 ccm Blut) kommen. Das Serum soll bei der Verarbeitung nicht über 12 Stunden alt sein, es sei denn, daß es wirklich steril aufgefangen und aufgehoben wurde.

Lit.: Abderhalden, Abwehrfermente des tierischen Organismus etc. Berlin 1913.

Unterscheidung zwischen Erst- und Mehrgebärender:

Erstgebärende: Bauchdecken sind straff ohne alte Schwangerschaftsstreifen (Striae); Hymen ein- nicht abgerissen; Portio zapfen-, Muttermund grübchenförmig und geschlossen; Schamspalte geschlossen, Scheide eng, rauh, kein Frenulum- oder Dammriß.

Mehrgebärende: Bauchdecken meist schlaffer; neben frischen braunroten, alte weißliche Striae; vom Hymen stehen nur mehr die Carunculae myrtiformes; Portio wulstig, Os ext. quergespalten und geöffnet; Schamspalte klafft; Scheide weiter und glatter; alter Frenulum- und Dammriß häufig.

Zeitrechnung der Schwangerschaft:

1. Anamnese:

a) Man zählt zum ersten Tag der letzten Regel sieben Tage hinzu und drei Monate zurück und findet so annähernd den Geburtstermin (siehe Tabelle auf Seite 338).

b) Hat sicher nur eine Kohabitation stattgefunden, so pflegt die Geburt genau neun Kalendermonate später einzutreten.

c) Erstgebärende fühlen die ersten Kindsbewegungen in der 20., Mehrgebärende in der 18. Woche.

d) Die Senkung des Uterus nach vorn tritt im letzten Monat ein und wird von der Schwangeren als ein Freierwerden der Atmung angenehm empfunden.

2. Untersuchung: Die Tabelle auf Seite 340 gibt Aufschluß über die Befunde in den einzelnen Schwangerschaftsmonaten.

Die Schwangerschaft dauert rund 40 Wochen = 10 Monate, ein Monat = 28 Tage = vier Wochen (siehe Geburt). Bei genauer Rechnung ist der 273. Tag der häufigste Tag der Geburt. § 1592 des B. G. B. besagt: Als Empfängniszeit gilt die Zeit von dem 181.—302. Tage vor dem Tage der Geburt des Kindes, mit Einschluß sowohl des 181. als des 302. Tages. Als längste Schwangerschaftsdauer werden also 302 Tage angenommen, was zu kurz ist, da Graviditäten bis zu 320 Tagen und mehr beobachtet sind.

Schwangerschaftsuntersuchung:

1. Äußere Untersuchung:

a) Besichtigung: Man beachte die Form und Ausdehnung des Leibes: Bei Querlagen größere Breite des Leibes wie bei Längslagen. Hydramnion, Zwillinge, Riesenkinder bewirken einen Leibesumfang von 105—120 cm am Schwangerschaftsende. Frische Striae sehen braunrot, alte weißlich aus. Ob an der Vulva Condylome, Geschwüre oder reichliches Sekret sichtbar ist, ob die Beine ödematös sind oder Varizen tragen, muß festgestellt werden.

Schwangerschaftstabelle.

1. Tag der letzten Regel		Voraussichtlicher Geburtstermin		1. Tag der letzten Regel		Voraussichtlicher Geburtstermin		1. Tag der letzten Regel		Voraussichtlicher Geburtstermin		1. Tag der letzten Regel		Voraussichtlicher Geburtstermin		1. Tag der letzten Regel		Voraussichtlicher Geburtstermin		1. Tag der letzten Regel		Voraussichtlicher Geburtstermin	
Jan.	1.	Okt.	8.	März	1.	Dez.	8.	Mai	1.	Febr.	8.	Juli	1.	April	8.	Sept.	1.	Juni	8.	Nov.	1.	Aug.	8.
,,	4.	,,	11.	,,	4.	,,	11.	,,	4.	,,	11.	,,	4.	,,	11.	,,	4.	,,	11.	,,	4.	,,	11.
,,	8.	,,	15.	,,	8.	,,	15.	,,	8.	,,	15.	,,	8.	,,	15.	,,	8.	,,	15.	,,	8.	,,	15.
,,	12.	,,	19.	,,	12.	,,	19.	,,	12.	,,	19.	,,	12.	,,	19.	,,	12.	,,	19.	,,	12.	,,	19.
,,	16.	,,	23.	,,	16.	,,	23.	,,	16.	,,	23.	,,	16.	,,	23.	,,	16.	,,	23.	,,	16.	,,	23.
,,	20.	,,	27.	,,	20.	,,	27.	,,	20.	,,	27.	,,	20.	,,	27.	,,	20.	,,	27.	,,	20.	,,	27.
,,	24.	,,	31.	,,	24.	,,	31.	,,	24.	,,	28.	,,	24.	Mai	1.	,,	24.	Juli	1.	,,	24.	,,	31.
,,	28.	Nov.	4.	,,	28.	Jan.	4.	,,	28.	März	4.	,,	28.	,,	5.	,,	28.	,,	5.	,,	28.	Sept.	4.
,,	31.	,,	7.	,,	31.	,,	7.	,,	31.	,,	7.	,,	31.	,,	8.	,,	30.	,,	7.	,,	30.	,,	6.
Febr.	1.	,,	8.	April	1.	,,	8.	Juni	1.	,,	8.	Aug.	1.	,,	8.	Okt.	1.	,,	8.	Dez.	1.	,,	8.
,,	4.	,,	11.	,,	4.	,,	11.	,,	4.	,,	11.	,,	4.	,,	11.	,,	4.	,,	11.	,,	4.	,,	11.
,,	8.	,,	15.	,,	8.	,,	15.	,,	8.	,,	15.	,,	8.	,,	15.	,,	8.	,,	15.	,,	8.	,,	15.
,,	12.	,,	19.	,,	12.	,,	19.	,,	12.	,,	19.	,,	12.	,,	19.	,,	12.	,,	19.	,,	12.	,,	19.
,,	16.	,,	23.	,,	16.	,,	23.	,,	16.	,,	23.	,,	16.	,,	23.	,,	16.	,,	23.	,,	16.	,,	23.
,,	20.	,,	27.	,,	20.	,,	27.	,,	20.	,,	27.	,,	20.	,,	27.	,,	20.	,,	27.	,,	20.	,,	27.
,,	24.	Dez.	1.	,,	24.	,,	31.	,,	24.	,,	31.	,,	24.	,,	31.	,,	24.	,,	31.	,,	24.	Okt.	1.
,,	28.	,,	5.	,,	28.	Febr.	4.	,,	28.	April	4.	,,	28.	Juni	4.	,,	28.	Aug.	4.	,,	28.	,,	5.
				,,	30.	,,	6.	,,	30.	,,	6.	,,	31.	,,	7.	,,	31.	,,	7.	,,	31.	,,	8.

Anmerkung zur Schwangerschaftstabelle: Die Tabelle rechnet nach der alten Regel: Vom 1. Tage der letzten Menstruation zieht man 3 Kalendermonate ab und zählt zu dem gefundenen Tage 7 Tage hinzu. Dieses vom 22.—31. Mai ausgehend nicht verwendbare und keineswegs gleichmäßige Resultate ergebende Schema (z. B. ist der 8. Oktober der 280. Tag nach dem 1. Januar, der 8. Dezember ist der 282. Tag nach dem 1. März, der 8. April ist der 283. Tag nach dem 1. Juli) ist vorläufig noch das beste, was wir haben. Da wir aber, ganz normale Verhältnisse vorausgesetzt, weder den Tag des Schwangerschaftsbeginnes kennen, selbst nach einmaliger Kohabitation nicht, noch im konkreten Falle die Graviditätsdauer (ob z. B. 273 oder 280 Tage) voraussagen können, so muß ein nach der Tabelle „richtig“ eintreffender Geburtstermin als angenehmer Zufall bezeichnet werden. — Man denke bei der Erkundigung nach dem 1. Tag der letzten Periode an das häufige Vorkommen von Schwangerschaftsregeln, die kürzer dauern und weniger Blut zur Abscheidung bringen, wie normale Perioden, wie diese aber zur rechten Zeit eintreten. Man erfrage also die letzte, so stark und so lange wie sonst eingetretene Menstruation. — Bei Frauen, die mit großer Unregelmäßigkeit menstruieren, und natürlich bei solchen, welche gravide wurden, ohne nach dem letzten Partus menstruiert zu haben, läßt die Schwangerschaftstabelle im Stich. Man ist in solchen Fällen auf die Untersuchung und auf folgende, auch sonst bisweilen verwertbare anamnestische Angaben angewiesen:

1. Hat in der fraglichen Konzeptionszeit sicher nur ein Beischlaf stattgefunden, so pflegt die Geburt meist genau 9 Kalendermonate später einzutreten.
2. Erstgebärende kommen 20, Mehrgebärende 22 Wochen nach der erstmaligen Empfindung von Kindsbewegungen nieder (Berechnung sehr oft ungenau).
3. Die von den Schwangeren meist wahrnehmbare Senkung des Gebärmuttergrundes beginnt 4 Wochen vor dem Geburtstermin.

b) Betastung: Der erste Handgriff prüft den Hochstand des Fundus uteri zwecks Beurteilung der Schwangerschaftsdauer (siehe Tabelle auf Seite 340). Beim zweiten Handgriff betasten die flach aufgelegten Hände die Seitenkanten, um die Lage des Rückens (gleichmäßige, flache, walzenförmige Resistenz) und der kleinen Teile (kleine, aktiv und passiv bewegliche rundliche Vorsprünge) festzustellen. Zum dritten Handgriff umfaßt man mit dem stark gespreizten Daumen und Mittelfinger den vorliegenden Teil dicht über der Symphyse: Kopf ist hart, rund, glatt; Steiß weich, uneben; bei Querlage fehlt der vorliegende Teil. Gleichzeitig erkennt man, ob der vorliegende Teil sich noch verschieben läßt, d. h. ob er noch „beweglich" oder schon „fest steht". Der vierte Handgriff prüft den Tiefstand des vorliegenden Teiles, wenn er über der Symphyse nicht mehr deutlich gefühlt wird: Beide Hände werden ausgestreckt, beiderseits neben und über der Symphyse aufgelegt; dann drängt man unter Eindrücken der Bauchdecken die Fingerspitzen tief in das Becken ein. Erreicht man den vorliegenden Teil dann nicht mehr, so fehlt er entweder (Querlage) oder hat den Beckeneingang sicher schon passiert und steht bereits sehr tief. — Je schwieriger die Kindsteile durchzutasten sind, desto größer ist die Fruchtwassermenge. — Tritt während der Untersuchung, die man stets bei unbedecktem Leib und bei möglichst flacher Rückenlage der Schwangeren ausführen soll, eine Kontraktion des Uterus auf, so unterbreche man die Betastung für kurze Zeit.

c) Behorchung: Sechs Geräusche kommen in Frage: drei von der Mutter: Das in den utero-plazentaren Gefäßen entstehende, dem Puls der Mutter synchrone, rauschende, sausende Uteringeräusch; der vom Uterus fortgeleitete gleichmäßige Aortenpuls und die unregelmäßigen, gurrenden, zischenden Darmgeräusche. Drei vom Kind: Die wie das Ticken einer Taschenuhr klingenden Herztöne, von denen jeder zweite Schlag gezählt wird; sie sind 140 mal in der Minute und am deutlichsten dort hörbar, wo die Schulterblattgegend (bei Gesichtslagen die Brust) des Kindes der Uteruswand am nächsten liegt. Das den kindlichen Herztönen synchrone, sausende Nabelschnurgeräusch. Die als unregelmäßiges, dumpfes Pochen wahrnehmbaren kindlichen Bewegungen. — Nächst den kindlichen Herztönen findet man das Uterin- und Aortengeräusch am häufigsten, das Nabelschnurgeräusch am seltensten. Übertönt das Uteringeräusch die kindlichen Herztöne, so kann man es durch stärkeres Eindrücken des Höhrrohres oft beseitigen.

2. Innere Untersuchung: Sie hat nach gründlicher Händedesinfektion ohne vorherige Scheidenspülung zu erfolgen und sollte nie vergessen werden, da sie die nicht ungefährliche Exploration intra partum meist überflüssig macht. Man hat festzustellen (siehe Tabelle auf Seite 340): Die Weite des Scheideneinganges; ist er sehr eng, so ist die Frau deshalb nicht „eng gebaut" und kann völlig normale Geburten durchmachen! Die Scheide kann mißbildet oder narbig stenosiert sein (siehe Geburtshindernisse). Die Portio belehrt uns am besten, ob eine Frau Erst- oder Mehrgebärende ist. Das gleiche ersehen wir aus der Form des Muttermundes, dessen Eröffnung bei Mehrgebärenden den letzten Schwangerschaftsmonat andeutet. Man hüte sich davor, durch den etwa geöffneten Muttermund die Eihäute zu verletzen. Der vorliegende Teil läßt sich durch die innere Untersuchung oft besser erkennen, wie durch die äußere. Nähte und Fontanellen kann man freilich durch das Scheidengewölbe hindurch nicht fühlen; man braucht diese Feststellung aber auch gar nicht. Ferner prüfe man die Erreichbarkeit des Promontorium

Untersuchungsbefund am Ende der einzelnen Schwangerschaftsmonate

nach „Kirstein, Leitfaden für den Hebammenunterricht“.

Ende des	Hochstand des Fundus uteri	Form des Nabels	Herztöne, Kindsteile und Bewegungen	Form, Stand und Länge der Portio bei		Muttermund bei		Vorliegender Teil bei	
				Erstgebärenden	Mehrgebärenden	Erstgebärenden	Mehrgebärenden	Erstgebärenden	Mehrgebärenden
2. Monats	Von außen nicht fühlbar	Eingezogen	Nicht nachweisbar	Zapfenförmig aufgelockert	Wulstig aufgelockert	Grübchenförmig, geschlossen	Quergespalten, geöffnet	Nicht fühlbar	Nicht fühlbar
3. Monats	„	„	„	Rückt höher	Rückt höher	„	„	„	„
4. Monats	Über der Symphyse zu tasten	„	„	„	„	„	„	„	„
5. Monats	In der Mitte zwischen Nabel und Symphyse	„	Vielleicht teilweise nachweisbar	„	„	„	„	Wird fühlbar	Wird fühlbar
6. Monats	Am Nabel	„	Sicher vorhanden	„	„	„	„	„	„
7. Monats	2 Querfinger über d. Nabel	„	„	„	„	„	„	Gut zu fühlen, steht beweglich	Gut zu fühlen, steht beweglich
8. Monats	Mitte zwischen Nabel und Rippenbogen. (Leibesumfang etwa 90 cm)	Verstrichen	„	Rückt höher u. verkürzt sich	Rückt höher ohne Verkürzung	„	„	„	„
9. Monats	Am Rippenbogen	„	„	Steht sehr hoch, ist noch etwa 0,5 cm lang	Steht sehr hoch, keine Verkürzung	„	Zervikalkanal offen bis zum geschlossenen Os internum	„	„
10. Monats	Mitte zwischen Nabel und Rippenbogen (Leibesumfang	Vorgewölbt	„	Rückt tiefer, ist verstrichen	Rückt tiefer, geringe Verkürzung, verstreicht unter d. Geburt	Öffnet sich kurz vor d. Geburt etwas	Innerer Muttermund für 1—2 Finger durchgängig	Steht fest im 10. Monat	Bleibt beweglich bis zur Geburt

(siehe Beckenmessung) und taste endlich die Seitenwände des Beckens ab (Linea innominata fühlbar: allgemein verengtes Becken. Tumoren!). — Unter der hinteren Scheidenwand findet man oft Kotknollen, die zum Unterschied von Tumoren knetbar sind. — Ein dickerer, sagittal verlaufender Wulst unter dem Schambogen ist der Harnröhrenwulst, ein guter Wegweiser zum vorliegenden Teil.

Lebensregeln für Schwangere:

Frische Luft! Tägliches, regelmäßiges, wenn auch kurzes Spazierengehen. Überhitzte oder überfüllte Räume (Theater, Konzerte) sind der Neigung zu Ohnmachten wegen zu meiden. — Die gewöhnliche Hausarbeit ist erlaubt, schweres Heben, Sportübungen, lange Reisen verboten. Eisenbahnfahrten von 4—5 Stunden schaden Graviden gar nichts; doch sei man bei der ersten Schwangerschaft besonders vorsichtig. — Tägliches Abwaschen der Geschlechtsteile mit lauwarmem Wasser und Watte ist bei stärkerer Sekretion angenehm, ebenso 1—2 Vollbäder wöchentlich 35° C. warm. Kalte Bäder, Sitz- und heiße Fußbäder sind verboten. — Als Kleidung empfehle man die Reformtracht. Korsett und ringförmige Strumpfbänder sind durch ein Leibchen und lange Strumpfhalter zu ersetzen. — Die Nahrung sei die gewohnte; jedoch vermeide man schwerer verdauliche Speisen (Kohl, frisches Brot, fettgebratene Speisen) und befördere durch die Diät, nicht durch Abführmittel die tägliche Stuhlentleerung (siehe Obstipation). Tritt Schwangerschaftserbrechen auf, so gebe man das erste Frühstück im Bett eine Stunde vor dem Aufstehen (siehe Hyperemesis gravidarum). — Der Beischlaf darf in der ersten Schwangerschaftshälfte vorsichtig und selten, später jedoch nicht mehr ausgeführt werden, da die durch ihn erfolgte Einschleppung von Infektionserregern, die dann intra partum infizierten, sicher beobachtet wurde. — Die Gemütsstimmung Schwangerer soll man schonungsvoll berücksichtigen, da Schreck und Aufregung zweifellos zur Schwangerschaftsunterbrechung führen können. — Über Brustpflege siehe „Brustwarzen".

Lit.: Ammon, F. A. v., Die ersten Mutterpflichten und die erste Kindespflege.

Schwangerschaftsstörungen

(siehe „Blutungen", „Infektionskrankheiten", und „Beziehungen zwischen Harnorganen und weiblichen Geschlechtorganen").

Varizen der Beine und äußeren Genitalien werden durch die Erschwerung der Blutströmung in den Beckenvenen zur Zeit der Gravidität oft hervorgerufen und gehen im Wochenbett meist spurlos wieder zurück. Besonders die Blutstauung in den erweiterten Beinvenen macht Beschwerden: Schwere und Ziehen in den Beinen. Die Harmlosigkeit der einfachen Senkungsödeme ist durch den Nachweis, daß der Urin eiweißfrei ist, klar zu stellen (siehe Schwangerschaftsnephritis und Hydrops gravidarum). Geringe Grade von Varizen bedürfen keiner Therapie. Bei stärkerer Ausbildung lasse man die Beine morgens mit Flanellbinden fest einwickeln oder teure und unbequem anzuziehende, aber recht wirksame Gummistrümpfe tragen, empfehle auch häufiges Hochlegen der Beine über Tag. Weites Schuhwerk ist wichtig, ringförmige Strumpfbänder sind durch lange Strumpfhalter zu ersetzen. Entzündete Varizen behandle man mit Umschlägen von essigsaurer Tonerde und Bettruhe. Die Blutung aus einem an den Beinen geplatzten Varix wird durch Kompression gestillt; ebenso versuche man mit einem Druckverband mittelst T-Binde auszukommen, wenn der blutende Knoten an den Labien sitzt. Hier wird jedoch die bei blutenden Varizen der Scheide stets nötige Umstechung nicht immer zu umgehen sein, die gar zu leicht nur neue Blutungsquellen öffnet. — Am schnellsten und sichersten beseitigt man die Ödeme, die fast ausnahmslos dem Hydrops gravidarum ihre Entstehung verdanken, durch feste Bettruhe, während welcher man mit Vorteil kochsalzfreie Diät verordnet. Eine achttägige Kur genügt meist und wirkt zudem dauernd.

Lit.: Zangemeister, Zeitschr. f. Geb. u. Gyn. Bd. 78.

Obstipation, die weder einer inkarzerierten Retroflexio (siehe diese), noch einer Brucheinklemmung ihre Entstehung verdankt und in der Gravidität hochgradig werden kann, ist mit Diät zu bekämpfen. Im Notfalle helfe man sich mit Klistieren. Stärkere Abführmittel können Wehen auslösen (siehe „Obstipation").

Steigert sich das gar nicht seltene und harmlose Schwangerschaftserbrechen zum unstillbaren Erbrechen (Hyperemesis gravidarum), so gibt die Frau nicht nur alles, was sie zu sich genommen hat, wieder von sich, sondern übergibt sich auch bei leerem Magen. Brennender Durst, trockene Zunge, Foetor ex ore, Magenschmerzen und Abmagerung sind die Folge. Besonders dann, wenn sich das Erbrechen in die zweite Schwangerschaftshälfte hinein fortsetzt, wird die Prognose übel.

Lit.: Jung, Deutsche med. Wochenschr. 1916. Nr. 3. — Seitz, Deutsche med. Wochenschrift 1912. S. 691 und Therap. Monatsh. 1916. S. 173. — Stolper, Gynäkol. Rundschau 1914. S. 85.

Therapie: Sie sei vornehmlich eine psychische: Die Patientin wird völlig isoliert und mit kleinen, oft gereichten Mengen kühler flüssiger Kost ernährt, besonders mit Milch. Daneben sorge man für regelmäßige Stuhlentleerung und gebe schlimmstenfalls subkutane Kochsalzinfusionen, täglich bis zu 2 l; und Nährklistiere. Bei Erfolglosigkeit wirkt die Überführung der Patientin in eine Klinik oft Wunder. Die Unterbrechung der Gravidität ist als ultimum refugium sehr selten indiziert.

Hochgradiger Speichelfluß, Salivation, führt zur Entkräftung der Schwangeren und ist außerdem sehr lästig. Man gebe Bromkali, lasse mit Wasserstoffsuperoxyd (1 Eßlöffel auf 1 Glas Wasser) fleißig den Mund ausspülen und behandle im Notfalle psychisch wie bei der Hyperemesis.

Hernien ziehen sich in der Schwangerschaft meist spontan zurück. Bleibt diese Selbstreposition aus, so soll sie unbedingt künstlich ausgeführt und durch eine Bandage erhalten werden, da sonst Inkarzerationen zu fürchten sind. .In der ersten Schwangerschaftshälfte darf man übrigens getrost operieren.

Zu den Schwangerschaftssörungen gehören ferner die sogenannten

Schwangerschaftstoxikosen,

Erkrankungen, welche durch die Gravidität als solche hervorgerufen werden. Man rechnet hierzu gewisse Formen der Hyperemesis, nämlich die seltenen schwersten, die nur durch Schwangerschaftsunterbrechung heilbar sind; ferner die Schwangerschaftsniere (Nephropathia gravidarum), die Eklampsie, die Schwangerschaftsleber, deren Vorkommen überhaupt noch stark bestritten wird, die Schwangerschaftstetanie und vor allen Dingen die Schwangerschaftsdermatosen: Herpes, Pruritus, Urtikaria, Erythema, Acroparaesthesia gestationis. Von der Plazenta, insonderheit vom Epithelbelag der Chorionzotten, gelangen Eiweißkörper in die mütterliche Blutbahn, die sich dieser Fremdlinge durch abbauende Fermente (proteolytisches Ferment) erwehrt. Fehlt mütterlicherseits die genügende Fermentbildung, so können die Körper plazentaren Ursprunges ihre Schädlichkeit entfalten. So stellt man sich das Zustandekommen der Graviditätstoxikosen vor und ist infolgedessen bemüht, sie ursächlich zu behandeln mit dem Serum solcher Schwangeren, die durch ihre Gesundheit, d. h. durch das Fehlen von Toxikosen die Fähigkeit gezeigt haben, genügend Fermente gegen die plazentaren Eiweißkörper bilden zu können. Bei der Behandlung der Graviditätsdermatosen sind bereits schöne Heilerfolge erzielt worden (A. Mayer): 20 ccm Blutserum einer gesunden

Schwangeren spritzt man nötigenfalls mehrmals der kranken Graviden in die Vena cubitalis. (80—100 ccm Blut fängt man im sterilen Gefäß auf, läßt bei Zimmertemperatur das Serum sich abscheiden und saugt es einen Tag nach der Blutentnahme mit der 20 ccm-Rekordspritze ab. Die Blutentnahme: Geringe Stauung am Oberarm, Stich mit dem Skalpell in die Vene der mit Äther abgeriebenen Ellenbeuge. Den Blutstrahl leitet ein steriler Trichter in den sterilen Erlenmeyer-Kolben: Kein Kunststück für den Praktiker!). Die Heilung ist auch gelungen mit Nabelschnurblutserum, zu dessen Gewinnung man das Blut aus dem plazentaren Nabelschnurende entnimmt, was immerhin eher möglich ist wie die Gewinnung von Schwangerenserum. Merkwürdigerweise hat man auch mit 160—190 ccm Ringerscher Lösung (Natr. chlorat. 9,0 + Calc. chlor. 0,24 + Kal. chlor. 0,42 + Natr. bicarb. 0,3 + Aq. dest. 1000,0), die intragluteal eingespritzt wurden, die gleichen guten Erfolge erzielt wie mit dem Serum, ebenso mit Bettruhe und Koständerung. Ob sich die Eklampsie mit Serum gesunder Schwangerer günstig beeinflussen läßt, steht noch nicht fest, wie überhaupt die Fragen: Welche Erkrankungen sind Graviditätstoxikosen? Eignet sich das Serum jeder gesunden Schwangeren zur Behandlung jeder Graviditätstoxikose? usw. noch keineswegs allgemein gültig beantwortet sind. Für die Dermatosen rate ich aber dringend zu der Anwendung der angeführten Mittel, da nach Seitz von 38 derartig behandelten Fällen 37 in Heilung übergingen. Man beginnt mit der Ringerschen Lösung, um bei ausbleibendem Erfolg zuerst Pferdeserum und, sollte auch dieses nichts helfen, Schwangerenserum zu benutzen.

Lit.: Eichmann, Münch. med. Wochenschr. 1913. Nr. 4. — Franz, Zentralbl. f. Gyn. 1912. Nr. 28. — Mayer, Zentralbl. f. Gyn. 1911. S. 350 u. 1209. — Mayer und Linser, Münch. med. Wochenschr. 1910. Nr. 52. — Rißmann, Deutsche med. Wochenschr. 1912. Nr. 24. — Rübsamen, Deutsche med. Wochenschr. 1913. Nr. 20. — Seitz, Therap. Monatshefte 1916. S. 173. — Wolff, Berl. klin. Wochenschr. 1913. S. 1661.

Schwangerschaftsunterbrechung.

1. Künstlicher Abort (1.—7. Monat) vernichtet das kindliche Leben und ist unter Umständen indiziert bei Retroflexio uteri gravidi, Tuberkulose, chronischer Nephritis, Chorea, Hyperemesis gravidarum, Blasenmole und hochgradigem Hydramnion (siehe die betreffenden Kapitel). — Technik: Man dilatiert den Muttermund (siehe „Erweiterung von Muttermund und Zervikalkanal") mit Laminaria oder nach Hegar bzw. Landau (1.—3. Monat), legt ein Tarniersches Bläschen oder einen kleinen Metreurynter in den Uterus (4.—7. Monat) und räumt nach genügender Erweiterung des Muttermundes das Kavum aus, wie es beim vollkommenen Abort beschrieben wurde.

2. Künstliche Frühgeburt (8.—10. Monat) unterbricht die Schwangerschaft zur Zeit der extrauterinen Lebensfähigkeit des Kindes am besten für dessen Erhaltung nicht vor der 32. Woche und wird ausgeführt bei engem Becken, lebensgefährlichen Erkrankungen der Mutter, deren Besserung oder Heilung man nach der Schwangerschaftsbeseitigung erwarten darf, bei nahe bevorstehendem Tod der Mutter, um den Kaiserschnitt an der Sterbenden oder Toten zu umgehen (siehe diesen), und endlich bei habituellem Absterben der Frucht.

Technik der künstlichen Frühgeburt: Man dilatiert den Zervikalkanal mit Laminaria oder nach Landau bzw. Hegar und führt die Metreuryse aus (vgl. „Erweiterung von Muttermund und Zervikalkanal"). Die dadurch angeregten Wehen führen zur Ausstoßung der Frucht und bedürfen bisweilen nach Ausstoßung des Metreurynters eines Antriebes mittelst eines Hypophysenpräparates (siehe „Wehenschwäche"). — Die Ursachen der vorzeitigen Schwangerschaftsunterbrechung überhaupt siehe unter „Abort" auf S. 1.

Lit.: Hannes, Prakt. Ergebnisse der Geburtshilfe und Gynäkologie Bd. 3. S. 1. — Hegar, Münch. med. Wochenschr. 1911, S. 1551. — Lachs, Medizin. Klinik, 1917, Nr. 32—34. Ferner: Die ärztliche Unterbrechung der Schwangerschaft. Referate in der Berliner med. Ges. Berliner klin. Wochenschr. 1918, Nr. 1. — Winter, Unberechtigte Indikation zur Schwangerschaftsuntersuchung. Medizin. Klinik, 1917, Nr. 49.

Schwangerschaftsverhütung,

die verhängnisvolle Ursache des beklagenswerten Geburtenrückganges, darf nur nach strengster Indikationsstellung ärztlicherseits empfohlen werden. Als Indikationen können allein diejenigen Erkrankungen einer Frau gelten, die auch die Anzeige zum künstlichen Abort abgeben, also vornehmlich Tuberkulose und chronische Nephritis, schwere Herzfehler und drohende Geisteskrankheit. Das einzig sichere Verfahren zur Schwangerschaftsverhütung ist die Unterlassung der Kohabitation. Wer die richtige Indikation streng gestellt hat, kann niemals darauf verfallen, einem Ehemann den Beischlaf mit Kondom zu gestatten, von anderen „Anticoncipientien" gar nicht zu reden. Da derartige Gummi- oder auch Fischblasenüberzüge zerreißen können und sich in einigen Fällen sogar in unverletztem Zustande als unwirksam erwiesen haben, ist es niemals erlaubt, ihre Verwendung ärztlich zu empfehlen. Es würde die Befriedigung der Geschlechtslust erkauft werden mit der Möglichkeit einer schweren Gesundheitsgefährdung der Frau. Darf eine Frau unbedingt nicht schwanger werden, so darf auch kein Beischlaf stattfinden.

Das wohl am häufigsten angewendete Verfahren der Schwangerschaftsverhütung ist der Coitus interruptus: der Mann zieht vor Beginn der Ejakulation das Glied aus der Scheide zurück. Wird diese Art des Geschlechtsverkehrs, die den physiologischen Ablauf des Vorganges bei der Frau erheblich stört, regelmäßig und längere Zeit hindurch ausgeübt, so bleiben schwere Störungen nervöser Natur bei der Frau selten aus: Reizbarkeit, Aufgeregtheit, schlechter Schlaf, Arbeitsunlust, Niedergeschlagenheit, selbst Depressionszustände können sich einstellen. Die Erscheinungen sind so charakteristisch, daß man allein aus ihnen auf die Unregelmäßigkeit des ehelichen Verkehrs schließen kann. Therapeutisch untersage man für $^1/_4$—$^1/_2$ Jahr den Beischlaf überhaupt und gestatte ihn dann nur in der von der Natur geforderten Weise. Eine allgemein kräftigende Behandlung hat bis dahin den angerichteten Schaden möglichst wieder gut zu machen.

Sterilität.

10% aller Ehen sind steril. Von primärer Sterilität redet man, wenn keine, von sekundärer dann, wenn nur eine Gravidität, der keine weiteren folgen, zustande kommt; und zwar pflegt man erst dann eine Ehe steril zu nennen, wenn die ungewollte Kinderlosigkeit seit vier Jahren besteht. In etwa 50% der Fälle ist der Mann schuld an der Sterilität. Die Untersuchung des im Kondom aufgefangenen und möglichst bald danach mikroskopisch betrachteten Ejakulates hat das Vorhandensein lebender Spermatozoen nachzuweisen, ehe der Frau eine eingreifende Behandlung zugemutet wird. Ursachen der weiblichen Sterilität: Alle entzündlichen Erkrankungen der Genitalien, besonders die Tubenentzündungen (Adnextumoren); genitale Mißbildungen (Infantilismus, Atresien); Uterusatrophie; Vaginismus; große Dammrisse; falscher Stand der Portio bei pathologischer Anteflexio und der Retroflexio uteri; Verengerung des Orificium externum und internum; in seltenen Fällen Myome des Uterus; Karzinome; Ovarialtumoren, die funktionsfähiges Gewebe nicht mehr übrig gelassen haben. Die Dyspareunie (Ausbleiben der normalen geschlechtlichen Erregung beim Weibe) halte ich nicht für eine Sterilitätsursache, ebensowenig die Fettleibigkeit, die mit der Sterilität vielmehr eine Folge mangelhafter Ovarialfunktion zu sein scheint. Daß eine genaue Anamnese besondere und eigentümliche Sterilitätsgründe aufdecken kann, wird bekannt sein, ebenso die bedauerliche Tatsache, daß in nicht seltenen Fällen der Grund der Kinderlosigkeit sich unserer Erkenntnis völlig entzieht.

Die Behandlung der Sterilität hat sich nach der erforschten Ursache zu richten. Erfährt man von der Frau, daß der Same gleich post coitum wieder abfließt, so schlage man die Ausübung des Beischlafes in mäßiger Beckenhochlagerung oder Knie-Ellenbogenlage der Frau vor. Bei sehr engem Muttermund ist die Dilatation oder Diszision event. mit anschließender Abrasio angezeigt (vgl. im übrigen die betreffenden Kapitel).

Lit.: Kisch, Die Sterilität des Weibes. Urban u. Schwarzenberg.

Die künstliche Sterilisierung, die operativ geschieht und dauernd bestehen bleibt, wird für die unter „Schwangerschaftsverhütung" angeführten Fälle, sowie stark verengte Becken (s. enges Becken) in Frage kommen. Fachärztliche Hilfe ist hierbei unerläßlich.

Lit.: Hamm, Med. Klinik 1913, S. 1422.

Strahlentherapie.

Röntgen- und Radiumstrahlen sind imstande, jede lebende Zelle zu töten. Jedoch verhalten sich die einzelnen Zellformen und -arten — es soll hier natürlich nur von den menschlichen Gewebszellen gesprochen werden — in ihrer Widerstandskraft gegen die strahlende Quelle sehr verschieden, so daß man von einer abgestuften Radiosensibilität der im Körper vorkommenden Zellarten reden kann. Und zwar zeichnen sich die jungen Zellformen der in eifriger Teilung begriffenen Gewebe durch einen besonders hohen Grad von Strahlenempfindlichkeit aus. Auf dieser Verschiedenheit in der Radiosensibilität, die es erlaubt, bestimmte Zellen mit Röntgen- oder Radiumstrahlen zu töten, ohne gleichzeitig schon die Nachbarschaft schädlich zu beeinflussen, beruht 1. die gynäkologische Röntgentherapie, von der wir 2. die Strahlentherapie der malignen Geschwülste trennen müssen. Letztere gehört zwar mit gleichem Recht in jedes praktisch-medizinische Spezialgebiet, wird aber ganz zweifellos in erster Linie von Gynäkologen bearbeitet, da diese aus ihrer Tätigkeit in Nr. 1 besondere Erfahrungen und reichliche Übung für Nr. 2 mitbringen. — Zweierlei ist zunächst zu betonen: Wie jedes zur Zelltötung geeignete Gift in entsprechend geringer Menge einen Zellreiz zu verstärkter Lebenstätigkeit hervorruft, so wohnt auch den Röntgen- wie den Radiumstrahlen die Fähigkeit inne, das Zellwachstum und die Zellneubildung erheblich zu steigern, eine Tatsache, die für ungenügend bestrahlte Krebskranke z. B. die Todesbeschleunigung bewirkt. Ferner: Die gynäkologische Strahlentherapie arbeitet so gut wie ausschließlich mit Röntgenstrahlen, während die Bekämpfung der malignen Neubildungen mit beiden Strahlenquellen: Kathodenröhre und γ-Strahlung des Radiums oder Mesothoriums entweder getrennt oder vereint vorgenommen wird.

1. Die gynäkologische Röntgen- oder Tiefentherapie rechnet mit der Tatsache, daß die Ovarialfollikel — zuerst die Graafschen, an zweiter Stelle die Primordialfollikel und Ureier — unter der Bestrahlung viel leichter zugrunde gehen wie die Zellen all derjenigen Gewebe, die in dem auf die Ovarien gerichteten Strahlenkegel unweigerlich liegen müssen (Haut, Darm, Blase, Gefäße (Blut!), Nerven). Daß auch die innersekretorische Eierstockstätigkeit infolge der Bestrahlung allmählich aufhört, ist bedauerlich, bedeutet aber in der Langsamkeit, mit der ihr Ausfall in die Erscheinung tritt, einen Vorzug gegenüber der operativen Kastration. In der Methodik der Bestrahlung kann man drei Wege einschlagen: 1. In wiederholten Sitzungen werden möglichst wenig Strahlenmengen verabreicht, bis die Amenorrhoe

erreicht ist (Hamburger Richtung, Albers-Schönberg). 2. In möglichst einer Sitzung wird die recht hohe „Ovarialdosis" auf einmal verabfolgt, um, wenn möglich, schon die nächste, sicher aber die übernächste Menstruation und damit alle folgenden zu beseitigen (Freiburger Intensivbestrahlung Krönig-Gauß). 3. Der vermittelnde Standpunkt, der in 2—3 Sitzungen mit einer mittleren Strahlenmenge die Eierstockstätigkeit aufhebt. In der gegenwärtigen Zeit der Reiseschwierigkeiten neigt man offenbar mehr der Intensivbestrahlung zu, zumal große Strahlenmengen offenbar nicht die Schädigungen im Gefolge haben, die man befürchten zu müssen glaubte. Es eignen sich zur Bestrahlung in erster Linie die klimakterischen Blutungen (Metropathia haemorrhagica), deren gutartigen Charakter eine vorherige Probeausschabung sichergestellt hat. Über die Myome wurde das Nötige auf S. 95 und 96 gesagt. Auch bei ihnen hat eine Abrasio der Uterusschleimhaut das seltene gleichzeitige Vorhandensein eines Karzinoms zunächst auszuschließen. Es ist nicht überflüssig, hier hinzuzufügen, daß man sich über die Diagnose Myom völlig im klaren sein muß; sonst träfe der Ausspruch Kleins zu: „Manche Myome müssen nicht bestrahlt, sondern operiert werden, weil sie keine Myome sind." — Die sonstigen Indikationen zur gynäkologischen Tiefentherapie treten hinter den beiden angeführten ganz erheblich zurück: Tuberkulöse und die nichttuberkulösen, chronisch entzündlichen Adnextumoren kommen allein noch in Frage; besonders die Peritonealtuberkulose, auch die allgemeine soll man mindestens versuchsweise bestrahlen. Der Pruritus vulvae, dessen Behandlung mit der Vakuumröhre natürlich in erster Linie eine Oberflächenbestrahlung ist, wäre als letzte, dafür aber um so dankbarere gynäkologische Krankheitsform zu nennen, die mit Röntgenstrahlen geheilt werden kann. — Wer ein Röntgeninstrumentarium besitzt, um zu photographieren, verderbe es sich nicht mit aussichtslosen Versuchen auf dem Gebiete der Tiefentherapie. Hierfür braucht man eben am besten eine der modernen Einrichtungen, die lediglich für die Tiefenbestrahlung eingerichtet und wenn möglich mit einer Glühkathodenröhre ausgestattet sind. Zudem ist ein vorheriges ausgiebiges Literaturstudium mindestens von nöten.

Lit.: Friedrich und Krönig, Münch. med. Wochenschr. 1915. Nr. 49. — Fränkel, Die Röntgenstrahlen in der Gynäkologie. Berlin 1911, Rich. Schoetz. — Gauß und Lembke, 1. Sonderband zur Strahlentherapie. — Heynemann, Therap. Monatsh. 1915. S. 78. — Kirstein, Die Röntgentherapie in der Gynäkologie. Springer, Berlin 1913.

2. Die Strahlentherapie der malignen Geschwülste, in erster Linie des Krebses, fußt auf der hohen Radiosensibilität der Geschwulstzellen, leidet aber unter der Verschiedenheit eben dieser Strahlenempfindlichkeit. Während nämlich die jungen Zellen, besonders in den Randzonen und Ausläufern des Tumors, leicht durch Bestrahlung beseitigt werden, ist die Abtötung der zentraleren Tumorabschnitte ohne gleichzeitige Schädigung der benachbarten Partien gesunden Gewebes sehr schwer. Die alten Krebsnester, die immer wieder neues Gewebe aussenden, sind nur um ein weniges radiosensibeler, wie die nichtkarzinomatöse Nachbarschaft. Den Krebs zu heilen, ohne gleichzeitig tiefgreifende Gewebszerstörungen zu machen, ist daher ungemein schwierig. Zweierlei kommt hinzu: die vielleicht schon im ganzen Körper ausgesäten Metastasen, die tief unter der Haut und stark versteckt liegen, müssen gleichfalls beseitigt werden. Die zur Krebsheilung erfahrungsgemäß nötigen, sehr hohen Strahlendosen rufen vielfach eine bis jetzt unheilbare Blutveränderung hervor, die unweigerlich zum Tode führt und klinisch den Eindruck einer beschleunigten, schweren Krebskachexie macht. Immerhin: Primäre Krebsheilungen sind erzielt; über die Dauererfolge stehen die Berichte noch aus. Ich rate, der Bestrahlung zuzuweisen: Alle inoperabelen Karzinome, ferner solche, die auf der Grenze der Operabilität stehen, deren Trägerinnen aber infolge ihres schlechten Allgemeinzustandes

einen schweren operativen Eingriff zunächst wenigstens als untunlich erscheinen lassen. Solche Frauen sind vorerst kräftigend zu behandeln; die gleichzeitig einzuleitende Strahlenbehandlung verbessert zudem gar nicht selten die operativen Möglichkeiten, indem sie Infiltrate zum Verschwinden bringt und die Beweglichkeit des Tumors und damit seine Abgrenzbarkeit steigert. Der Krebs, der noch operiert werden kann, soll nach wie vor zunächst mit dem Messer angegangen werden, worauf prophylaktische Bestrahlungen zu folgen haben. Da sich die Veröffentlichungen gerade auf dem Gebiete der im Mittelpunkt des Interesses stehenden Krebsheilung Schlag auf Schlag folgen, ist eine baldige Änderung dieser vorsichtigen Indikationsstellung nicht unmöglich, sondern hoffentlich sogar zu erwarten.

Lit.: Bumm und Warnekros, Münch. med. Wochenschr. 1914. S. 1601. — Friedrich und Krönig, Münch. med. Wochenschr. 1916. Nr. 41. — Gunsett, Strahlentherapie. Bd. 4, S. 36. — Sigwart und Händly, Med. Klin. 1913. Nr. 33. — Weibel, Therap. Monatshefte 1915. S. 362.

Syphilis

der Frau bietet gynäkologisch kein besonderes Interesse. Nur denke man daran, daß der Primäraffekt sich hinter den Labien oder dem Frenulum verbergen kann, wo er nicht übersehen werden darf.

Syphilis in der Schwangerschaft führt um so leichter zum Fruchttod mit folgender Mazeration und Geburt, je jünger die konstitutionelle Syphilis ist. Je länger die Erkrankung bestand, desto länger wird die Frucht getragen. So pflegen die ersten Graviditäten durch Abort zu enden, dann folgen Frühgeburten mazerierter Früchte, schließlich die rechtzeitige Ausstoßung eines syphilitisch kranken Kindes, bis endlich sogar gesunde Nachkommen zur Welt gebracht werden können. Einen besonderen Verlauf nimmt die Lues in der Gravidität nicht; sie soll so behandelt werden, als sei die Frau nicht schwanger.

Tasche,

geburtshilfliche, sollte alles enthalten, was irgendwie in der Geburtshilfe nötig ist, damit keinerlei Verlegenheit, wenn nicht gar sträfliches Verschulden (z. B. Fehlen des Kochsalzinfusionsapparates bei schwerer akuter Anämie) entstehen kann. Es empfiehlt sich, neben der großen Tasche eine kleinere zur Verfügung zu haben, um nicht z. B. zur Dammnaht mit dem gesamten Instrumentarium ausrücken zu müssen. Aus dem gleichen Grunde ist es praktisch, zusammengehörige Instrumente (Nahtmaterial, Abortinstrumente) auch zusammen zu packen, am besten in leinene Beutel mit gestickter Aufschrift. Die folgenden Angaben entsprechen der Demonstrationstasche der Marburger Frauenklinik und lassen sich natürlich nach Geschmack und persönlicher Gewohnheit abändern.

1 Lederkoffer; 1 besondere Segeltuchtasche für Mantel, Schürze, Handtücher; 2 kleinere Segeltuchtaschen für Instrumente, die im Koffer Platz finden. 1 Zange nach Zangemeister mit Achsenzugvorrichtung (4 Teile), 1 Küstnerscher Steißhaken; 1 Zweifelscher Kranioklast mit Zwischenplatte; 1 Dekapitationshaken nach Zangemeister; 1 Zangemeistersche Hebosteotomienadel; 2 Giglische Sägen mit 2 Handgriffen; 1 Satz Hegarscher Bolzen nach Jolly 1—7; 1 selbsthaltendes Spekulum nach Trélat; 1 Wintersche Abortzange; 1 gebogene Kornzange; 1 Kugelzange; 1 Muzeuxsche Hakenzange; 1 Collinsche Hakenzange; 1 Wintersche Hakenzange; 1 Sieboldsche Schere; 1 gebogene Schere nach Cowper; 1 doppeltes Messer; 1 chirurgische Pinzette; 1 Uterussonde; 3 Arterienklemmen; 2 große gebogene Klemmen; 1 Hegarscher Nadelhalter; 1 auskochbare Büchse mit chirurgischen Nadeln; 2 Schachteln Katgut Kuhn Nr. 3; 1 Stopfer nach Landau; 1 Sförmiger Metallkatheter; 1 Hülse mit 2 Trachealkathetern und einem

weichen Katheter; 1 Beckenmesser; 1 Herztönehörrohr aus Aluminium; 1 Metreurynterzange; 1 Tarnier-Zweifelsches Bläschen mit Ansatzrohr; 1 Spritze für das Zweifelsche Bläschen; 1 Tasche mit Braunschem Kolpeurynter; 1 Tasche mit Dührssenschem Metreurynter; 1 Tasche mit rotem Gummischlauch, Scheidenrohr und gläserner Ansatzspitze; 1 Tasche mit schwarzem Gummischlauch und Afterrohr; 1 Tasche mit 3 Schläuchen für Kochsalzinfusionen und gläsernem T-Rohr; 1 auskochbarer Irrigator (wird auch zum Füllen der Metreurynter gebraucht); 1 Metallbüchse mit 2 Kochsalzinfusionskanülen; 1 Metallbüchse mit Kochsalzpastillen; 1 Metallbüchse mit Reagenzglas und Glaseinsatz für Sublimatpastillen; 1 Metallbüchse mit einem Impfröhrchen; 1 Metallbüchse mit Thermometer; 1 Metallbüchse mit einer Rekordspritze; 1 Momburgscher Schlauch; 1 Zangemeisterscher Hufeisenverband mit Gebläse und 2 Gurten; 1 Esmarchsche Chloroformmaske; 2 Flaschen Chloroform, ein Tropfer dazu; 1 Mundsperrer nach Heister; 1 Zungenzange; 1 Spirituskocher verschließbar mit Brennspiritus; 1 Sterilisator mit Einsatz; 2 Griffe für den Sterilisatoreinsatz; 2 Sterilisierbüchsen für Tupfer; 1 Sterilisierbüchse für Tamponade; 1 Schürze; 1 weißer Mantel; 1 Beutel mit 4 Handschuhen; 3 Handtücher; 2 Handbürsten in einer Büchse; 1 Flasche mit Alkohol (300 ccm); 1 Flasche mit Seifenkresol (50 ccm); 1 Flasche mit flüssiger Kali-Glyzerinseife (50 ccm); 1 Glasflasche für Morphium (10 ccm); 1 Glasflasche für Kampferöl (10 ccm); 1 Flasche Sekakornin; 1 Flasche Suprareninlösung, 1 Karton Pituglandolampullen, 1 Karton Digalenampullen. 2 Karton Pantopon-Skopolamin-Lösung I und II nach Hoffmann, La Roche & Co.; 1 Tropfflasche für 5 ccm konzentriertes Argent. aceticum. (Hergestellt bei W. Holzhauer, Marburg.)

Tetanie und Gestation.

Die Tetanie macht bei Schwangeren und Wöchnerinnen keine durch besondere Eigentümlichkeiten ausgezeichneten Erscheinungen. Die tonischen Krampfzustände der Muskulatur, vorwiegend der vom Nervus ulnaris versorgten Muskelgruppen (Trousseau: „Geburtshelferstellung" der Hände), sowie die Steigerung der direkten mechanischen Erregbarkeit der motorischen Nerven (Fazialis, Ulnaris) werden aber bei Schwangeren und insonderheit bei Wöchnerinnen (von 41 durch Trousseau beschriebenen Fällen waren 40 stillende Wöchnerinnen), wenn auch absolut selten, so doch relativ derartig häufig beobachtet, daß man neuerdings die Tetanie in der Gestation als Schwangerschaftstoxikose aufzufassen beginnt. Die Diagnose stellt man entsprechend den Regeln der inneren Medizin aus dem Trousseauschen, Chvostekschen und Erbschen Phänomen und verordnet in leichten Fällen: Von Calcium lacticum 10,0 auf Aq. dest. 300,0 drei Eßlöffel täglich oder gibt Calcantabletten. Bei heftigeren Anfällen wird verschrieben dreimal täglich 2,0 Bromkali und außerdem Chloralhydrat 10,0 + Aq. dest. 190,0. D.S. Beim Anfall alle 10 Minuten 1 Eßlöffel bis zum Nachlassen des Anfalles. Mehr wie 3,0 Chloralhydrat wird man zur Koupierung des Anfalles nicht benötigen. Die als letztes Mittel etwa noch in Frage kommende Schwangerschaftsunterbrechung wird kaum je erforderlich sein. Schon eher wird man sich dazu bereit finden müssen, bei stillenden Frauen das Kind von der Brust abzusetzen und zwar um so mehr, als man weiß, daß die Tetanie besonders elende und heruntergekommene Frauen befällt, deren Kräftezustand durch die weitere Milchabgabe nur noch mehr geschwächt werden würde.

Lit.: Frankl-Hochwart, Die Tetanie. Berlin 1891. — Meinert, Arch. f. Gyn. Bd. 30, S. 444 und Bd. 55, S. 446.

Tubargravidität

(Extrauteringravidität, ektopische Schwangerschaft): Das befruchtete Ei nistet sich anstatt in der Gebärmutterhöhle im Eileiter oder in äußerst seltenen Fällen auf dem Eierstock (Ovarialgravidität) ein. Es gelangt in der Tube mit all seinen Anhängen zur Ausbildung, während sich gleichzeitig die Uterusmukosa zur Dezidua umwandelt.

Diagnose: Neben den wahrscheinlichen Schwangerschaftszeichen (siehe diese) findet man durch die kombinierte Untersuchung rechts oder links vom vergrößerten, weichen Uterus eine etwas längliche, rundliche, weiche, oft schmerzhafte, bisweilen pulsierende Geschwulst, die rasch wächst. Auch klagt die Frau nicht selten über wehenartige Schmerzanfälle in der betreffenden Seite. Differentialdiagnostisch kommen in Frage: Ovarialtumor, Adnextumor, gestieltes, subseröses, weiches Myom.

Ausgänge und Therapie:

1. Tubarer Abort. Das Ei wird aus der Tube nach dem Abdomen unter Blutungen ausgestoßen. Das Blut gerinnt am abdominalen Tubenostium (peritubare Hämatozele) in Gestalt eines schnell wachsenden, sich im Douglas ausdehnenden, weichen, fluktuierenden Tumors, der als retrouterine Hämatocele im hinteren Scheidengewölbe fühlbar wird. Gleichzeitig treten Blutungen aus der uterinen Dezidua schubweise nach außen auf, so daß man zunächst an einen uterinen Abort denkt, bis die Exploration oder gar erst die Austastung des Uteruskavums Klarheit schafft. — Dieser Ausgang ist in den beiden ersten Schwangerschaftsmonaten der häufigste. Die Therapie sei am besten stets operativ, kann aber bei langsam wachsender Hämatozele auch eine abwartende sein: Wochenlange Bettruhe, bis schließlich die Blutung zum Stehen und der Tumor zur Resorption gekommen ist. Letztere wird unterstützt durch die „konservative Behandlung" (vgl. Behandlung der Adnextumoren).

2. Tubare Ruptur: Dem wachsenden Ei vermag die Tubenwand nicht stand zu halten, sie zerreißt. Dieser, im 3.—4. Schwangerschaftsmonat häufige Ausgang führt gewöhnlich zu einer abundanten Blutung in die Bauchhöhle, bei gleichzeitig geringem Blutabgang aus der Vulva. Die Frau verfällt schnell und kann nur durch schleunige Laparotomie gerettet werden. Da die Tubenruptur stets völlig überraschend eintritt, denke man bei jeder Frau mit den Zeichen schwerer innerer Blutung, deren Regel einige Male ausblieb, an dieses deletäre Ereignis.

3. Selten erreicht das wachsende Ei die zweite Schwangerschaftshälfte. Man fühlt den zur Seite gedrängten Uterus, neben ihm die auffallend gut tastbaren Kindsteile. Doch kann die Diagnose, ob die Frucht extra- oder intrauterin liegt, sowie bei abgestorbener und womöglich schon verkalkter Frucht (Lithopädion, Steinkind) die Unterscheidung von einer Neubildung schwer oder unmöglich sein. In jedem Falle wird schließlich die Laparotomie Klarheit und Heilung bringen müssen. (Vorher wenn möglich Abderhalden'sche Reaktion).

Lit.: Penkert, Zentralbl. f. d. gesamte Gyn. u. Geb. etc. 1914. S. 161.

Tuberkulose und Schwangerschaft.

Die Tuberkulose, vor allen Dingen die Lungenschwindsucht, steht in der Schwangerschaft keineswegs still, wie oft angenommen wird. Intra partum ist Ateminsuffizienz und Hämoptoe zu befürchten, weshalb man im Beginne der Austreibungszeit entbinden soll, um der Kreißenden das Mitpressen zu ersparen. Das Wochenbett zeichnet sich durch besonders rapiden Kräfteverfall der tuberkulösen Mutter aus, die ihr Kind nicht stillen soll.

Praktisch am wichtigsten ist die Frage, ob und wann eine Gravidität der mütterlichen Tuberkulose wegen zu unterbrechen (gelegentlich dabei Verschlimmerung der Tuberkulose: Fieber, Blutung!) und ob eine Frau zu sterilisieren ist. Man entscheide diese Fragen stets nur nach Beratung durch einen zweiten Kollegen und wird es erleben, daß sich Internisten leichter wie Gynäkologen für die Unterbrechung aussprechen. Wenn man auch, da es sich ja um eine Lungenerkrankung handelt und eben doch das Wohl der Mutter in Frage steht, meist einen Internisten befragen und auf dessen Rat hören wird, so schlage ich doch folgendes Verfahren vor: Man verordne der graviden Frau eine 3wöchige Bettruhe, pflege sie gut und stelle zweimal wöchentlich das Gewicht fest. Beobachtet man hierbei keine deutliche Gewichtszunahme, stellt man ein Fortschreiten der Phthise fest, so unterbreche man die Gravidität am besten mit der Kolpohysterotomia anterior (bei Mehrgebärenden vaginale Totalexstirpation, die sterilisiert, stärkere Blutung vermeidet und raschere Heilung ermöglicht) und überweise die Entbundene der Heilstättenbehandlung, es sei denn, daß eine solche von vornherein überhaupt nicht mehr in Frage kommt. In dem Falle versuche man, wenigstens das kindliche Leben zu retten. — Die Sterilisierung der Frau kommt meines Erachtens dann in Betracht, wenn nach einmaliger Heilstätten- bzw. gleichwertiger anderer Behandlung die Prognose für die Heilung der Tuberkulose zweifelhaft geblieben ist. Ist die Prognose schlecht, so hat die Sterilisierung keinen Zweck; ist sie in Hinsicht auf weitere Kuren gut, so sollte man der Frau nicht die Fähigkeit rauben, fünf Jahre später z. B. noch einem Kinde das Leben zu schenken.

Lit.: Crede-Hörder, Tuberkulose und Mutterschaft. Karger Berlin, 1915. Preis 2,50 M. — Hoehne, 2. Beiheft zur „Med. Klinik" 1913. — Pankow-Küpferle, Die Schwangerschaftsunterbrechung bei Lungen- und Kehlkopftuberkulose. Thieme, Leipzig, 1911.

Uterusruptur (P. Esch).

Man unterscheidet hinsichtlich der Entstehungsart eine spontane Uterusruptur, die durch den Geburtsvorgang an sich entsteht, und die violente, die infolge eines operativen Eingriffes oder einer Gewalteinwirkung verursacht wird. Ferner unterscheidet man eine komplette und inkomplette Ruptur, je nachdem das den Uterus bedeckende Peritoneum mitdurchrissen ist oder nicht; außerdem eine drohende sowie eine vollendete und schließlich eine Uteruszerreißung in der Schwangerschaft und in der Geburt.

In der Schwangerschaft ist die Uterusruptur sehr selten.

Sie kommt als Spontanruptur vor bei Mißbildungen der Gebärmutter, wenn sich das Ei in einem rudimentären Horn des Uterus bicornis eingenistet hat, oder wenn der durch das wachsende Ei zunehmende Uterusinnendruck eine schlecht geheilte Kaiserschnittsnarbe oder eine infolge einer vorausgegangenen Verletzung bestehende Narbe zum Auseinanderweichen bringt. Doch kommen auch ganz seltenerweise Spontanrupturen ohne ersichtlichen Grund im Fundus uteri vor (Schwund der elastischen Fasern, Verdünnung der Muskulatur werden meist in solchen Fällen angeschuldigt).

Die violenten Rupturen in der Schwangerschaft haben ihren Sitz gewöhnlich an der Stelle der Gewalteinwirkung (Fall, Stoß durch das Horn eines Rindes, Sensen-, Geschoß-, Stich-Verletzungen).

Bei kriminellen Fruchtabtreibungen (s. diese) wird das Corpus selten, dagegen häufig die Zervix verletzt.

Die Symptome einer drohenden **Ruptur in der Schwangerschaft** sind nicht markant. Bisweilen erfährt man nachträglich Klagen über Beschwerden, die als Dehnungsschmerzen gedeutet werden können. Die eingetretene Ruptur weist die Zeichen der inneren Blutung und des Kollapses neben Schmerzen auf. Bei der allmählichen Dehiszenz von Narben können allerdings die Blutungen und der Kollaps auch fehlen. Wird die Ruptur nicht erkannt und behandelt, so kommt es meist sehr bald zur Verjauchung mit septischen Symptomen, selten zur Lithopädionbildung.

Außer diesen Symptomen führt die Palpation zur Diagnose. Man fühlt den kindlichen Körper unter den Bauchdecken auffallend deutlich und daneben den verkleinerten Uterus; die kindlichen Herztöne sind nicht mehr zu hören.

Als Therapie kommt nur die schleunige Laparotomie in Frage, die näher bei der Ruptur unter der Geburt besprochen wird.

Ätiologie der Ruptur sub partu. Normalerweise zieht sich in der Austreibungsperiode der Hohlmuskel, der aktiv sich kontrahierende Teil des Uterus, über dem Kinde zurück. Gleichzeitig zieht er den Durchtrittsschlauch (unteres Uterinsegment + Zervix) aus. Stellt sich der Fortbewegung des Kindes ein Hindernis entgegen (enges Becken, das mit etwa 50% an der Uterusruptur beteiligt ist, Hydrocephalus, ebenso Querlage und narbige Geburtswege), so wird das Kind allmählich in den überdehnten Durchtrittsschlauch getrieben. Der Durchtrittsschlauch wird papierdünn und die Gefahr der spontanen Ruptur ist vorhanden. Sie tritt um so leichter ein, wenn die Uteruswand durch frühere Geburten an Widerstandskraft eingebüßt hat, oder wenn inkomplette Rupturen, z. B. nach einer Wendung, oder ein schlecht geheilter Kaiserschnitt vorangegangen sind. Infolgedessen werden **Mehrgebärende** in ca. 90% der Fälle betroffen.

Die violente Zerreißung entsteht am häufigsten bei der Wendung und zwar bei der Umdrehung des Kindes, bisweilen auch schon beim Einzwängen der Hand neben dem Kindskörper, wenn die Fruchtblase schon längere Zeit vorher gesprungen, das Fruchtwasser größtenteils abgeflossen ist und das untere Uterinsegment bereits stark gedehnt ist. — Zustände, bei denen man also von der Wendung Abstand nehmen sollte. — Auch bei der manuellen Korrektur von pathologischen Kopfeinstellungen (Thornscher Handgriff bei Gesichtslage), bei Embryotomie und unsachgemäßer Impression des nachfolgenden Kopfes von außen (Benutzung der Faust anstatt der flachen Hand) sind violente Rupturen beobachtet worden, desgleichen bei Zangenoperationen am hochstehenden Kopf, wenn das Instrument vom Schädel abglitt oder bei Perforationen, wenn der Schädel mitsamt dem Uterus durchbohrt wurde.

Anatomisch findet die Zerreißung meist im unteren Uterusabschnitt statt, sie kann sich aber auch bis zum Fundus und bis in die Scheide fortsetzen. Der Riß im Scheidengewölbe verläuft häufig quer, sie reißt bisweilen ringsum von der Zervix ab (Kolpaporrhexis), während der Uterusriß meist eine longitudinale, etwas schräge Richtung aufweist. Er kann seinen Sitz vorn, hinten und seitlich haben. Bevorzugt ist die Hinterwand. Ist der Riß an der Vorderwand lokalisiert, so kommt es meist zur Abtrennung der Blase, die auch selbst zerreißen kann.

Die komplette Ruptur ist entschieden häufiger als die inkomplette, zumal an der Hinterwand, wo der Peritonealüberzug dem Uterus fest aufliegt; in den seitlichen Partien dagegen wird die inkomplette öfters beobachtet. Die Blutung kann dabei zwischen die beiden Blätter des Lig. latum erfolgen (Hämatom des Lig. latum) oder das Blut dringt subserös weiter (subseröse Hämatome, die bis zur Nierengegend steigen können); bei der kompletten Ruptur fließt das Blut in die Bauchhöhle und wie bei der inkompletten per vaginam nach außen. Bei ihr können auch das Kind und die Plazenta ganz oder teilweise in die Bauchhöhle treten.

Auch in der Nachgeburtsperiode, bei unrichtigem Vorgehen zwecks manueller Plazentarlösung (s. diese), kann die Uteruswand verletzt und durchbohrt werden.

Symptome und Diagnose: Fast ausnahmslos gehen dem Eintritt einer spontanen Ruptur die Zeichen einer drohenden Zerreißung voraus. Schlag auf Schlag folgen die Wehen; die Kreißende wird unruhig, ängstlich und klagt über große Schmerzen. Der Puls ist frequent. Der Uterus ist sehr druckempfindlich und fast dauernd kontrahiert. Die Lig. rotunda sind palpabel, die Grenze zwischen Hohlmuskel und Durchtrittsschlauch wird durch eine Furche, den sog. Kontraktionsring, auf dem Abdomen markiert. Sein Hochstand in der Nähe des Nabels und sein schräger Verlauf, wobei der höchste Punkt auf der Seite des Hinterhauptes bei Kopflagen, und über dem Kopf bei Querlagen steht, zeigt die drohende Ruptur an.

Die charakteristischen Symptome für den Eintritt der Ruptur sind plötzliche, heftige Schmerzen im Leib auf der Höhe einer Wehe, alsdann Aufhören der Wehentätigkeit, Blutabgang aus der Vagina und Zurückweichen und große Beweglichkeit des vorliegenden Kindsteiles. Sehr bald folgt ein Kollaps; die kindlichen Herztöne sind nicht mehr zu hören; häufig sind auch die Zeichen der Anämie. Der eventuelle Austritt des Kindes aus dem Riß in die Bauchhöhle wird durch die deutlich fühlbaren kleinen Teile erkannt. Daneben ist dann der verkleinerte, kontrahierte Uterus zu fühlen.

Die einzelnen Symptome sind öfters weniger ausgeprägt, doch bereitet die Diagnose kaum Schwierigkeiten. Die Unterscheidung zwischen kompletter und inkompletter Ruptur dagegen ist selbst durch die innere Untersuchung bisweilen unmöglich. Sicher ist die letztere, wenn ein subseröses Hämatom oder ein Emphysem über dem Uterus nachweisbar ist. Das letztere entsteht, wenn gleichzeitig eine Infektion des Uterusinhaltes mit gasbildenden Bakterien besteht. Sicher ist die komplette Zerreißung, wenn bei der inneren Untersuchung Darmschlingen deutlich gefühlt werden oder wenn das Kind in die Bauchhöhle ausgetreten ist.

Bei der Entstehung der violenten Ruptur kommt als pathognomonisches Zeichen noch hinzu, daß die vorher schwierige Operation plötzlich mit großer Leichtigkeit vor sich geht (z. B. die Umdrehung des Kindes bei der Wendung).

Bei der inneren Untersuchung fühlt man je nach der Situation den Uterus vollständig leer, oder den teilweisen Austritt des Kindes, oder den vorliegenden Teil nur zurückgewichen. Der Riß zeigt zerfetzte Ränder; bei seiner Palpation ist Vorsicht geboten, um das eventuell noch erhaltene Peritoneum nicht zu perforieren. Unter Umständen sind auch deutlich Darmschlingen zu fühlen.

Prognose: Die inkompletten Rupturen sind günstiger (50% Mortalität) als die kompletten (70%). Die Hauptgefahr für die Mutter sind Verblutung und Infektion. Die Kinder gehen sämtlich infolge der Plazentarlösung zugrunde, wenn die Entbindung nicht unmittelbar erfolgt. Ihre Prognose ist daher bei den violenten Rupturen, speziell nach der Wendung, besser als bei den spontanen, weil die Extraktion schleunigst erfolgen kann.

Die Prophylaxe besteht in der Erkennung der drohenden Ruptur, die eine sofortige Entbindung indiziert. Niemals darf unter diesen Umständen natürlich die Wendung ausgeführt werden. Überhaupt soll die Umdrehung des Kindes nie forciert werden, wenn sie Schwierigkeiten bereitet (vor allen Dingen nicht Weiteroperieren während einer Wehe oder ohne Narkose!). Es kann bei drohender Ruptur und Querlage nur die Embryotomie ausgeführt werden. Ein Hydrocephalus muß frühzeitig punktiert werden. Ist die Dehnung schon vorgeschritten, so muß bei Schädellagen von einem hohen Zangenversuch Abstand genommen und durch Perforation und Kranioklasie entbunden werden.

Die Therapie der vollendeten Uterusruptur gipfelt in der sofortigen Entbindung, in der Blutstillung und der sachgemäßen Wundversorgung. Erfolgte die Zerreißung bei der Wendung oder stand der Kopf ausnahmsweise bereits im Becken, so ist die schleunige Extraktion bzw. die Zange geboten. In allen anderen Fällen — vorausgesetzt, daß sich das Kind noch im Uterus und nicht schon in der Bauchhöhle befindet — wird ein Entbindungsverfahren gewählt, bei dem eine Vergrößerung des Rißes am wahrscheinlichsten vermieden wird: Perforation mit Kranioklasie bei Kopflagen, Extraktion am Beckenende mit nachfolgender Perforation, und Embryotomie bei Querlagen. Von einer Wendung ist Abstand zu nehmen, da durch dieselbe der Riß sicher vergrößert wird bzw. aus einer inkompletten eine komplette Ruptur entsteht. Ist das Kind schon teilweise in die Bauchhöhle ausgetreten, so wird, wenn technisch leicht ausführbar, ein Fuß erfaßt und extrahiert (eventuell mit nachfolgender Perforation). Befindet sich aber das Kind völlig in der Bauchhöhle, so ist es ein Kunstfehler, durch den Riß das Kind zwischen den Därmen zu suchen und zu extrahieren: Infektionsgefahr sehr groß, Verletzungen des Darmes nicht selten, Riß wird vergrößert.

Unter den letzten Umständen muß auch in der Praxis die Entbindung per laparotomiam vorgenommen werden; desgleichen wird auf diesem Wege entbunden, wenn eine heftige innere Blutung mit starkem Kollaps an sich schon von vornherein einen sofortigen Leibschnitt indiziert, ebenso bei hochgradigen Beckenverengerungen oder Narbenstenosen in der Zervix, vorausgesetzt, daß alle diese Fälle einen Transport nach einem Krankenhause nicht mehr vertragen. Nach Desinfektion des Abdomens (eventuell Jodtinkturanstrich) wird die Bauchhöhle in der Linea alba vom Nabel bis zur Symphyse eröffnet. Nach Herausnahme des Kindes werden die gleich bei Besprechung der Laparotomie zu erörternden Maßnahmen angeschlossen und dann die Bauchwunde geschlossen.

Die Plazenta wird stets auf demselben Wege wie das Kind und zwar stets manuell entfernt; prolabierte Därme werden reponiert.

Zur Blutstillung nach der Entbindung (per vias naturales) dient die Tamponade des Risses, des Uterus und der Vagina (nur in verzweifelten Fällen ist in der Praxis die Laparotomie angezeigt). Sodann wird ein Hufeisenverband und eventuell vorher schon ein Momburgscher Schlauch angelegt (Technik s. unter Rißblutung). Auch die akute Anämie bedarf der therapeutischen Berücksichtigung (s. diese).

Blutet es nicht, so wird für den Abfluß des Wundsekretes und der Lochien vermittelst locker in den Uterus und den Riß eingelegter Jodoform- oder steriler Gaze (zur Drainage!) gesorgt. Sehr bald verklebt das Peritoneum über dem Riß und die Gaze kann nach 24 Stunden entfernt werden. Zur Ruhigstellung des Darmes (zwecks Verhütung der Peritonitis) werden mehrmals täglich 10 Tropfen Tinct. opii. simpl. verabreicht, desgleichen ist absolute Ruhe erforderlich.

Wenn ein Transport in eine nahegelegene Klinik möglich, ist er bei dieser schweren Verletzung dringend anzuraten, da bei der klinischen Behandlung die Resultate bessere sind. Hier entschließt man sich leichter zur Laparotomie ev. auch zur vaginalen Totalexstirpation, durch die die Blutstillung exakt durchgeführt und die Infektionsgefahr vermindert werden kann. Bei der Laparotomie kommt die Naht des Risses, die supravaginale Amputation oder die Totalexstirpation des Uterus in Betracht.

Ist eine Infektion nicht zu befürchten und sind die Rißränder nicht allzu sehr zerfetzt, so wird zunächst die Muskulatur und dann die Serosa darüber durch Katgutnähte vereinigt. Handelt es sich um eine quere Zerreißung, so kann meist in der Rißstelle supravaginal amputiert werden.

Besteht aber Infektionsverdacht, so kann die Totalexstirpation mit Drainage nach der Vagina und unter Umständen durch die Bauchdecken die Prognose noch bessern.

Vaginismus

ist die abnorm gesteigerte Reizbarkeit des Scheideneinganges, die sowohl dem vordringenden Penis, wie dem explorierenden Finger durch krampfhafte

Zusammenziehung des Constrictor cunni den Eingang verwehrt. Nervöse, jung verheiratete Frauen mit engem, weit nach vorne gelegenem Scheideneingang sind am ehesten zum Vaginismus disponiert, der durch häufige aber fruchtlose Kohabitationsversuche nur noch gesteigert wird und schließlich sogar den Allgemeinzustand der Frau stark beeinträchtigen kann. Auch die gonorrhoische Vulvitis kommt hier ursächlich in Betracht. Die Diagnose ergibt sich aus der Anamnese und der großen Schwierigkeit bzw. Unmöglichkeit einer Exploration. Die Prognose ist in frischen Fällen meist gut, in veralteten zweifelhaft. Therapie: Kohabitationsverbot, Inzision oder besser noch Exzision des Hymens. Nach dessen Verheilung dilatiert man den Scheideneingang mit Hegarschen Bolzen bis zur größtmöglichen Nummer und läßt den betreffenden Bolzen einige Stunden liegen. Nach genügender Erweiterung und Verschwinden der Empfindlichkeit (4—6 Wochen nach Behandlungsbeginn) gestatte man den Koitus. Gelingt er, so ist der Vaginismus damit in der Regel geheilt. Bei schweren nervösen Störungen ist eine gleichzeitige Allgemeinbehandlung nötig (Brom, Hydrotherapie, See- oder Gebirgsaufenthalt).

Lit.: Walthard, Münch. med. Wochenschr. 1909. S. 1998.

Verletzungen in der Schwangerschaft (P. Esch).

Man unterscheidet spontane Verletzungen: Uterusruptur [s. diese], Bersten von varikösen Gefäßen an den unteren Extremitäten, der Vulva und Vagina und violente Verletzungen der Vulva, Vagina und des Uterus. Die Blutungen aus Varizen an den Extremitäten und der Vulva bringen meist keine große Gefahr, weil sie auch von Laien sachgemäß durch Kompression bis zur Ankunft des Arztes behandelt werden können. Der Arzt muß dann das Gefäß, wenn die Blutung auf Kompression nicht zum Stehen kommt bzw. gekommen ist, unterbinden. Weit gefährlicher und bisweilen zum Tode führend sind die Blutungen aus einem Varix der Vagina, da deren Quelle für den Laien unsichtbar ist. Hier muß sofort das blutende Gefäß umstochen werden und nur im Notfalle darf tamponiert werden, weil die feste Tamponade wehenerregend wirkt.

Violente Verletzungen der Vulva und Vagina während der Gravidität bluten meist sehr stark nach außen, oder es kommt zur Entwicklung eines Hämatoms im subkutanen Gewebe. Ein Hämatom der Vulva oder Vagina wird konservativ behandelt. Bildet es sich aber unter feuchten Umschlägen nicht zurück, oder ist es sehr ausgedehnt, oder zeigt es die Zeichen der Vereiterung, so wird es incidiert und die Höhle tamponiert — ein ev. vorhandenes spritzendes Gefäß wird ligiert —. Violente Verletzungen des Uterus durch stumpfe Gewalt selbst erheblicher Art führen nicht immer zur Schwangerschaftsunterbrechung. Es sind sogar Fälle beschrieben, bei denen die Zeichen von älteren Frakturen an dem später terminmäßig geborenen Kinde nachzuweisen waren. Fast ausnahmslos kommt es aber zur Unterbrechung, wenn der Uterus perforiert und unter Umständen auch der Fötus verletzt wurde (z. B. durch ein Geschoß, durch eine Sense). (Therapie s. Uterusruptur.)

Sehr vielgestaltig sind die Verletzungen, die sich bei der kriminellen Fruchtabtreibung ereignen. Die Zervixverletzungen überwiegen; jedoch werden auch Uterusperforationen, Durchstoßung des Scheidengewölbes und Blasenläsionen beobachtet. Es ist deshalb angebracht, vor der Inangriffnahme einer Abortbehandlung nach solchen Verletzungen zu fahnden, wenn man den Verdacht auf eine kriminelle Abtreibung hegt (s. Abort).

Zu erwähnen sind hier auch die operativen Eingriffe während der Schwangerschaft. Sie sollen möglichst vermieden werden, jedoch werden Exstirpationen von Ovarialtumoren und Enukleationen von Myomen meist ohne Unterbrechung der Gravidität vertragen; gefährlicher sind in dieser Hinsicht Operationen an der Portio.

Vorfall der Nabelschnur und kleiner Teile.

Man spricht von „Vorliegen", wenn in der stehenden Blase z. B. die Nabelschnur fühlbar ist, von „Vorfall". wenn nach dem Blasensprung die Nabelschnur oder ein Arm in der Scheide oder gar in der Vulva sich befindet.

Ursachen des Vorfalles: In allen Fällen, in denen ein vorliegender Teil fehlt oder in denen er das Becken und untere Uterinsegment ungenügend abschließt, kann es zum Vorliegen bzw. Vorfall kommen: Also bei Querlage, Hängebauch, Hydramnion, engem Becken, besonders kleinem Kopf, Beckenendlagen (besonders Fußlagen) und Geschwülsten, die den Eintritt des Kopfes in das Becken unmöglich machen.

Symptome und Therapie bei

1. Armvorfall: kommt bei Kopf- und Querlagen vor, verhindert den Eintritt des Kopfes oder gestattet ihn, behindert dann aber die Drehung des Hinterhauptes nach vorn, so daß ein „tiefer Querstand" zustande kommt; oder endlich der Armvorfall stört die Geburt gar nicht. Man erkennt den Arm an der Hand, diese am Fehlen der Ferse. Liegt eine Hand vor, so lagert man die Frau auf die dem Vorfall entgegengesetzte Seite; oft drängt der tiefertretende Kopf die Hand dann noch zurück. Ist der Arm bei noch über dem Becken stehenden Kopf vorgefallen, so soll die Reposition mit der eingeführten ganzen Hand versucht werden. Man schiebe dabei den Arm bis über das Kinn der Frucht zurück und lagere die Kreißende dann sofort auf die dem Vorfall entgegengesetzte Seite unter gleichzeitigem Eindrücken des Kopfes von außen in das Becken. Bei engem Becken ist die Wendung auf den Fuß der Reposition vorzuziehen. Ist der Kopf mit dem vorgefallenen Arm in das Becken eingetreten, so erwarte man die spontane Geburt bzw. eine Entbindungsindikation, in welchem Falle der Forzeps anzulegen ist, ohne den Arm mitzufassen.

2. Fußvorfall neben dem Kopf beim reifen Kind ist sehr selten. Die Reposition dürfte leicht gelingen; mißlingt sie, so wende man auf den vorgefallenen Fuß, sofern er den Eintritt des Kopfes behindert.

3. Nabelschnurvorfall ist für das in Kopflage befindliche Kind wegen der mit dem Eintritt des Kopfes in das Becken unvermeidlichen Kompression der Nabelschnurgefäße höchst gefährlich und findet sich hier hauptsächlich bei engem Becken, auf das man fast mit Sicherheit schließen kann, wenn bei einer Erstgebärenden mit Schädellage ein Nabelschnurvorfall festgestellt wird. Bei Quer- und Fußlage hat der Nabelschnurvorfall weniger zu bedeuten. Sein Vorhandensein muß jedoch stets möglichst bald erkannt werden, weshalb in allen Fällen, in denen die Blase bei noch leicht beweglich stehendem vorliegenden Teil springt, sofort nach dem Blasensprung exploriert werden soll. Man fühlt dann die Nabelschnur als einen pulsierenden Strang, der bei noch stehender Blase nur an seiner Pulsation erkannt wird. Man hüte sich vor Verwechslungen mit der dem mütterlichen Puls synchronen Pulsation des vaginalen Astes der Arteria uterina. Ist im vorgefallenen Nabelstrang keine Pulsation mehr fühlbar, so kann das Kind doch noch leben, was an der Auskultation der Herztöne erkannt wird. Die Prognose für das Kind ist je nach der Lage des Falles und der Schnelligkeit, mit der ärztliche Hilfe erreichbar ist, ganz verschieden; ungünstig ist sie stets, wenn die Nabelschnur bei noch unerweitertem Muttermund vorfällt.

Theraphie Beim Vorliegen lagert man die Frau auf die dem Vorfall entgegengesetzte Seite. In der noch stehenden Blase weicht der Nabelstrang dem Druck des vorliegenden Teiles meist aus. Zeigt jedoch das Langsamerwerden der kindlichen Herztöne eine Nabelschnurkompression an, so sprenge man die Blase und lege, wenn nicht sofort entbunden werden kann, einen Metreurynter ein, der die Nabelschnur gleichzeitig reponiert.

Vorfall der Nabelschnur:

a) Bei Kopflagen und ungenügend erweitertem Muttermund: Gestattet die Weite des Muttermundes die Reposition mit der ganzen Hand nicht, so stelle man sich die Portio im Simonschen Spekulum ein, hake die vordere Muttermundslippe mit einer Kugelzange an und schiebe mit zwei Stieltupfern (Kornzangen) die Nabelschnur möglichst hoch zurück, was am besten stückweise gelingt. Sodann wird ein Metreurynter eingelegt zwecks vollständiger Muttermundserweiterung. Mißlingt die Reposition so bleibt nur die kombinierte Wendung, jetzt „vorzeitige" Wendung genannt auf einen Fuß übrig, die jedoch das Kind nicht immer retten wird. Ist der Muttermund dagegen für die Hand durchgängig, so ergreife man den prolabierten Strang mit der ganzen Hand, möglichst die ganze Schlinge mit einmal, und schiebe sie bis über das Kinn der Frucht in den Uterus zurück, worauf die Kreißende sogleich auf die dem Vorfall entgegengesetzte Seite gelagert wird unter gleichzeitigem Eindrücken des Kopfes von außen in das Becken. Mißlingt diese Reposition, oder handelt es sich um ein enges Becken, oder um gleichzeitigen Nabelschnur- und Handvorfall, so bevorzuge man die Wendung.

Ist bei Kopflagen der Muttermund vollständig erweitert, so wird bei beweglich über dem Becken stehenden Kopf gewendet und extrahiert: „rechtzeitige Wendung". Steht der Kopf schon im Becken und lebt das Kind trotzdem noch, ist die Kristellersche Expression (siehe diese) oder der Ohlshausen-Ritgensche Handgriff (siehe diesen) noch nicht möglich, so lege man schleunigst den Forzeps an. Bis hierzu alles vorbereitet ist, kann man durch Lagerung der Frau auf die Seite des Vorfalles versuchen, die Nabelschnurkompression zu mildern. Oder die mit einem sterilen Handschuh bewaffnete Hand der Hebamme drängt wenn möglich mit zwei Fingern den Kopf noch etwas zurück. Auf keinen Fall darf bei diesen Maßnahmen zugunsten des doch stark gefährdeten Kindes die Asepsis Schaden leiden.

b) Bei Steißlagen holt man sich den vorderen Fuß herunter und extrahiert erst, wenn sich die Nabelschnurkompression an den kindlichen Herztönen bemerkbar macht, sofern der Muttermund die Entbindung gestattet. Gelingt das Herunterholen des Fußes nicht mehr, so muß eben bei eintretender Kompression am Steiß extrahiert werden. —

c) Bei Fußlagen fällt die Nabelschnur leicht bis vor die Vulva vor. Um sie vor dem Erkalten und die Arterien vor der damit unvermeidlichen Kontraktion zu bewahren, schiebt man die prolabierte Schlinge bis in die Scheide zurück, sie nötigenfalls dort durch einen vorgelegten feuchten Wattebausch zurückhaltend. Bei eintretender Kompression: Extraktion, wenn der Muttermund sie gestattet.

4. Bei Querlage wird auf die etwa vorgefallene Nabelschnur keine Rücksicht genommen.

5. Zeigt neben der Pulslosigkeit der prolabierten Schnur das Fehlen der kindlichen Herztöne den Tod der Frucht an, so ist natürlich jeder Eingriff im Interesse des Kindes hinfällig.

Lit.: Zangemeister in Müller, Therapie des praktischen Arztes Bd. 1, S. 660.

Wendung.

Umdrehung der Frucht aus Quer- oder Beckenendlage in Kopflage oder aus Quer- und Kopflage in Beckenendlage (Prophylaktische Wendung siehe „Das enge Becken").

1. Äußere Wendung auf den Kopf: Indikation: Querlage.

Vorbedingungen: Die Blase muß noch stehen, die Notwendigkeit einer sofortigen Entbindung darf nicht gegeben, die Möglichkeit der spontanen Geburt in Schädellage muß vorhanden und endlich der Muttermund mindestens handtellergroß sein.

Ausführung: Die eine der auf den Leib der Kreißenden aufgelegten Hände drängt den kindlichen Kopf in den Beckeneingang, während die andre den Steiß in den Fundus uteri schiebt. Dann lagert man die Frau auf diejenige Seite, auf der vorher der kindliche Kopf stand, läßt von der Hebamme den Kopf fixieren, desinfiziert sich und sprengt die Blase.

2. Innere Wendung auf einen oder beide Füße.

a) Rechtzeitige innere Wendung (Muttermund vollständig erweitert).

Indikationen: Querlage; Gefahren für Mutter und Kind bei Kopflagen und beweglich über dem Becken stehenden Kopf, um an einem oder beiden Füßen extrahieren zu können; abnorme Kopfeinstellungen und Haltungsanomalien (Hinterscheitelbeineinstellung, Stirnlage, Nabelschnurvorfall); unter besonderen Umständen das enge Becken (siehe prophylaktische Wendung).

Kontraindikationen: Drohende oder bereits eingetretene Uterusruptur, Tetanus uteri, Hydrozephalus, enges Becken III. Grades, Kindstod (bei Querlage und sicher totem Kind ist nur die leicht mögliche Wendung, bei Kopflage im gleichen Falle die Wendung überhaupt nicht gestattet).

Vorbedingungen: Der Muttermund muß mindestens für eine Hand durchgängig, soll am besten aber bei Erstgebärenden vollständig, bei Mehrgebärenden wenigstens Handtellergroß sein, um an die Wendung die Extraktion des durch die intrauterinen Hantierungen infolge der selten ausbleibenden Plazentarlösung stets gefährdeten Kindes sofort anschließen zu können. Der Kopf muß noch beweglich über dem Becken stehen.

Ausführung: Desinfektion, Querbett, Narkose, Platz zur Wiederbelebung des Kindes, Katheterisieren. Man führt die der Seite der kindlichen Teile entsprechende, mit Kresolseifenlösung schlüpfrig gemachte Hand (bei allen ersten Lagen die linke, bei allen zweiten die rechte) durch die Scheide, sprengt nötigenfalls die Blase, dringt in den Uterus ein und sucht sich bei Kopflagen den vorderen, bei dorsoanterioren Querlagen den unteren, bei dorsoposterioren den oberen Fuß auf. Der Fuß wird an der Ferse erkannt. Bei schweren Wendungen gelingt das Aussuchen des richtigen Fußes nicht immer. Faßt man den falschen, so liegt nach der Wendung der ausgestreckte Fuß in der Kreuzbeinhöhlung; dann ist bei der sich etwa anschließenden Extraktion die Zugrichtung stark nach abwärts zu wählen; etwaigen Drehungen des Fruchtkörpers muß man nachgeben (siehe Extraktion). — Hat die Hand den richtigen Fuß mit den ersten drei Fingern fest umgriffen, so zieht sie ihn in die Scheide herab, wartet eine Wehenpause ab und zieht dann gleichmäßig kräftig am Fuß, während gleichzeitig die äußere Hand den Kopf nach dem Fundus zu drängt, bis das Knie in der Vulva erscheint. Gelingt die Umdrehung der Frucht nicht, so hole man den zweiten Fuß herunter und wende dann auf beide Füße, was stets ausführbar ist.

b) Vorzeitige innere Wendung (Muttermund für zwei Finger durchgängig; früher „kombinierte Wendung" genannt).

Indikationen: Querlage bei totem Kind und vorzeitigem Blasensprung; Nabelschnurvorfall (siehe diesen); Placenta praevia; Ersatz der aus irgend einem Grunde nicht anwendbaren Metreuryse bei wünschenswerter Beschleunigung der Geburt (z. B. Eklampsie, Infektionsfieber, siehe „Allgemeine Indikationen zur Entbindung").

Vorbedingungen: Der Muttermund muß für zwei Finger durchgängig sein; der Kopf muß noch beweglich stehen; das Becken darf nicht absolut verengt sein (Vera nicht unter 5,5 cm).

Ausführung: Vorbereitung und Wahl der Hand wie bei der rechtzeitigen Wendung. Man schiebt den zweiten und dritten Finger der eingeführten Hand in den Muttermund, sprengt nötigenfalls die Blase, ergreift den zuerst erreichbaren Fuß, den die äußere Hand nach unten drängen muß, und zieht ihn in die Scheide, während gleichzeitig die andere Hand den Kopf in den Fundus schiebt. Der herabgezogene Fuß, der mit den Zehenspitzen voran durch den Zervikalkanal zu leiten ist, wird angeschlungen. Bei Placenta praevia oder schlechten Wehen kann man an der über das Bettende gelegten Schlinge einen Gewichtzug anbringen.

Wochenbett

dient der Wundheilung, Rückbildung der Genitalien und der Einleitung des Nährgeschäftes. Es beginnt mit der Ausstoßung der Plazenta und endet sechs Wochen später, weil dann die Wundheilung abgeschlossen zu sein und die Ausscheidung des Lochialsekretes aufzuhören pflegt.

I. Die **Wundheilung** vollzieht sich durch Granulationsbildung unter Absonderung eines, schon wenige Tage post partum auch im Uterus keimhaltigen Wundsekretes: Lochien, Wochenfluß. Es stellt eine seröse Exsudation dar und enthält Deziduafetzen, Blut, besonders Leukozyten und Schleim. Die Lochien reagieren zunächst alkalisch oder neutral, später sauer, sind am ersten und zweiten Wochenbettstage stark mit Blut vermischt (Lochia cruenta), werden vom vierten Tage an hellrot (Lochia serosa) und vom 8.—10. Tage an gelblich und weißlich (Lochia alba). Ihre Menge nimmt dauernd ab, ist in der dritten Woche sehr gering und verschwindet in der 4.—6. Woche vollständig. Stillende Wöchnerinnen scheiden weniger Lochien ab wie Nichtstillende. Je schneller sich die Lochien entfärben, desto besser die Wundheilung. Beim ersten Aufstehen der Wöchnerin wird der Wochenfluß meist für kurze Zeit nochmals stärker blutig. Schon 14 Tage post partum kann übrigens die erste Menstruation eintreten. Das noch nachträgliche Eindringen der in den Lochien vorhandenen Bakterien in die Geburtswunden verhindert ein sich schnell ausbildender Granulationswall (Leukozytenansammlung) dicht unter der Wundoberfläche. Fieber tritt daher im gesunden Wochenbett niemals auf. Nur 12 Stunden post partum kann es einen geringen Temperaturanstieg bis 38,0 geben, wenn dieser Anstieg gerade mit der physiologischen Abendsteigerung zusammenfällt.

II. Die **Rückbildung** der Genitalien d. h. die Verkleinerung von Uterus und Scheide ist am Hochstand des Fundus uteri erkennbar. Er steht gleich post partum, vorausgesetzt, daß die Harnblase leer ist, in der Mitte zwischen Nabel und Symphyse, ist in den nächsten 12 Stunden etwa am Nabel fühlbar, weil sich die Blase inzwischen gefüllt hat, und sinkt vom zweiten Tage an langsam abwärts. Am 12. Tage soll er über der Symphyse nicht mehr tastbar sein. Bei starker Füllung der Harnblase wird der Uterus so sehr gehoben, daß er sogar den Rippenbogen erreichen kann. Reichliche Kotansammlung im Rektum drängt den Uterus weniger ausgiebig nach oben. Die die Rückbildung der Gebärmutter befördernden Nachwehen werden von Erstgebärenden kaum, um so heftiger dagegen von Mehrgebärenden wahrgenommen (dagegen zu verordnen Sekale). Die Laktation, sowie regelmäßige Entleerung von Blase und Rektum unterstützen die Nachwehen sehr. Der beim Anlegen des Kindes von der stillenden Mutter im Unterleibe wahrgenommene Schmerz beruht auf diesen Uteruskontraktionen.

III. Die **Laktation,** Milchabsonderung, beginnt am 2.—4. Wochenbettstage. Das Kolostrum (siehe dieses) wandelt sich in Milch um (siehe „Ernährung des Neugeborenen"), die Brüste schwellen an, werden hart, knotig, druckempfindlich und bereiten der Wöchnerin meist auch spontan einen erheblichen Spannungsschmerz. Die Umwandlung des Kolostrums in die Milch, mikroskopisch eine leicht getrübte Flüssigkeit mit zahllosen freien Fetttröpfchen ohne Kolostrumkörperchen, findet nach jeder Geburt (und dem intrauterinen Fruchttod in graviditate) statt, während die dauernde und reichliche Absonderung der Milch nur infolge des physiologischen Reizes, des kindlichen Saugens an der Warze, zustande kommt. Je kräftiger das Kind saugt, desto besser der Milchfluß, der bisweilen erst einige Wochen nach der Geburt ordentlich in Gang kommt. Etwa 10% der Frauen können freilich infolge mangelhafter Drüsenentwickelung nie genügende Milchmengen hergeben. Doch sei man mit einem dahin gehenden Ausspruch sehr zurückhaltend. Eine ungenügend sezernierende Brust ist noch stets für die Zwiemilchernährung verwertbar. — Im achten Monat post partum läßt die Milchabsonderung gewöhnlich nach, vom 9.—12. Monat an soll man das Kind von der Brust entwöhnen. Die Menstruation sistiert meist während der Laktation, nicht so regelmäßig die Ovulation, so daß eine erneute Schwangerschaft möglich ist und ja auch gar nicht selten vorkommt.

IV. Sonstige Wochenbettsveränderungen im mütterlichen Körper. Der Puls der Wöchnerin ist gewöhnlich deutlich verlangsamt, nicht selten sogar unregelmäßig. Das vasomotorische Zentrum ist offenbar leicht erregbar, da geringe Aufregungen, wie Stuhlgang, ein Besuch, die Nahrungsaufnahme schon eine erhebliche Pulsbeschleunigung hervorrufen können und Wöchnerinnen, besonders nachts, leicht schwitzen. Der Stuhlgang ist in den ersten Wochenbettstagen stets angehalten, der Appetit gering, größer der Durst. Regelmäßig verlieren die Wöchnerinnen in der ersten Woche 8—10 Pfund an Gewicht (Ausscheidung der hydropischen Wasseransammlung). Über Harnentleerung siehe „Beziehungen zwischen Harnorganen und weiblichen Geschlechtsorganen".

V. Erkennungszeichen für die frisch Entbundene: Je länger die Entbindung zurückliegt, um so schwieriger wird die Diagnose einer kürzlich stattgehabten Geburt aus folgenden Zeichen: Frische oder granulierende Verletzungen des Hymens, Frenulums und Dammes; Scheidenrisse; frische Einrisse, besonders aber die Öffnung des Muttermundes; Rauhigkeit der Plazentarstelle im Cavum uteri. Abgang von Lochialsekret mit Deziduafetzen. Besonders beweisend sind zurückgebliebene Chorionzotten, die natürlich nur mikroskopisch erkannt werden können. Ferner: Kolostrum oder Milchnachweis in den Brüsten; schlaffe Bauchdecken; geschwächter Allgemeinzustand der untersuchten Frau.

Diätetik des Wochenbettes (siehe „Brustwarzen" und „Stilltechnik").

1. Ruhe in körperlicher und geistiger Beziehung. Die Wöchnerin soll sich neun Tage lang im Bett aufhalten, ohne dabei die Qual absoluter Rückenlage vorgeschrieben zu bekommen. Sie vermeide aber in den ersten drei Tagen das Aufsetzen. Das oft erwähnte „Frühaufstehen" als Prophylaxe gegen Thrombosen halte ich für unnötig, seinen Wert nicht für erwiesen. — Wochenbettsbesuche in den ersten zwei Wochen sind zu verbieten; die Wöchnerin soll sich gerade langweilen. Vom 3.—5. Wochenbettstage an soll der Leib mit einer elastischen Binde (Bröses Bauchbinde, Benders Idealbinde) gewickelt werden, um dem Schlaffwerden der Bauchdecken vorzubeugen. Man setzt diese Wicklungen vorteilhafterweise bis zum 6.—9. Monat fort und gestatte einen nur langsamen Übergang von der Bettruhe zur gewohnten Arbeit, warne besonders vor schwerem Heben und Tragen.

2. Reinlichkeit: Zum Aufsaugen des Lochialsekrets verwende man oft gewechselte Unterlagen und Wattestücke als Vorlagen vor die Vulva, die aber nicht durch Druck gegen die Labien eine Sekretstauung hervorrufen dürfen. Täglich zweimal werden die äußeren Genitalien mit 1% Kresolseifenlösung abgerieselt, nicht ausgespült. Die sonstige körperliche Reinigung

der Frau, sowie der Wechsel beschmutzter Wäsche ist durchaus nicht kontraindiziert. Nur behüte man die leicht schwitzende Wöchnerin vor Erkältung.

3. Ernährung: Die früher übliche „sparsame" Wochenbettsdiät kennen wir nicht mehr, berücksichtigen aber doch die Stuhlträgheit und mangelnde Bewegung der Frau: Man läßt in den ersten drei Tagen Milch, Fleischsuppe, etwas Hühner- und Kalbfleisch, Kalbsmilch, Eier und Weißbrot genießen, gebe vom vierten Tage an Gemüse (außer Kohl), Kartoffelbrei, Mondamin-, Gries-, Reisspeisen mit Kompott (getrocknete Pflaumen, Rhabarber bevorzugt) und gehe vom siebenten Tag an zur gewohnten Kost über. Als Getränk ist leichter Moselwein gestattet; besser ist Wasser oder Milch, Bier verbiete man. Ebenso hüte sich die Wöchnerin vor allen bei ihr erfahrungsgemäß stopfenden Speisen. —

4. Stuhlgang ist am dritten Wochenbettstage durch 1—$1^1/_2$ Löffel Rizinusöl (gequirlt in heißer Milch!) hervorzurufen, später nur diätetisch (siehe „Obstipation), nötigenfalls durch ein abendliches Klistier, jedenfalls täglich. — Zur Urinentleerung fordere man die Frau tagsüber alle drei Stunden auf, um mit der stärkeren Blasenfüllung eine Uterusverlagerung, die dann auch einmal persistieren kann, zu vermeiden. Die Harnentleerung gelingt oft schwer; man helfe nach durch Abrieseln der Vulva mit warmer Kresolseifenlösung, oder tue warmes Wasser in das Stechbecken. Bisweilen ist vorsichtiges Aufsetzen der Frau unerläßlich. Katheterisation ist niemals nötig und wegen der infolge des Lochialsekretes erhöhten Gefahr einer Zystitis durchaus verboten. Die an hochgradige Raumbeengung im Unterleib gewöhnte Wöchnerin spürt die Urinverhaltung kaum; abnormer Hochstand des Fundus uteri weist darauf hin (siehe „Rückbildung der Genitalien").

Lit.: Seitz, Deutsche med. Wochenschr. 1912. Nr. 36.

Wochenbettsstörungen.

1. Die wichtigste Störung der Wundheilung sowie des Wochenbettes überhaupt ist die Puerperalinfektion (siehe diese). Eine andere Wundheilungsstörung gibt es nicht, da das Intoxikationsfieber gewiß nichts anderes ist, wie echtes Infektionsfieber, und Lochialsekretstauung (Lochiometra z. B. durch einen Eihautfetzen oder ein Blutkoagulum) nicht durch Resorption toxischer Substanzen, sondern durch Inokulation der reichlich vorhandenen Bakterien in die vorhandenen Geburtswunden eine Endometritis puerperalis (siehe diese) und damit Fieber verursacht. —

2. Die gestörte Rückbildung der Genitalien gibt sich dadurch zu erkennen, daß der Uterus groß, schlaff und weich bleibt, sein Fundus nicht rechtzeitig (siehe „Rückbildung der Genitalien") im kleinen Becken verschwindet, und daß das Lochialsekret bis in die zweite Woche blutig bleibt. Bei Vielgebärenden, nach Zwillingsgeburten, Aborten, Nachgeburtsblutungen, sowie bei nicht stillenden und fiebernden Wöchnerinnen beobachtet man am leichtesten diese mangelhafte, zu Uterusverlagerungen, besonders zur Retroflexio disponierende Involution. Behandlung: dreimal täglich 15 Tropfen Extr. Secal. cornuti fluid; zwei tägliche heiße Scheidenspülungen, längere Bettruhe. Eine eingetretene Retroflexio wird der leichten Verletzlichkeit der Scheide wegen erst von der sechsten Woche an gynäkologisch behandelt (siehe „Retroflexio uteri").

Ein zurückgebliebener Plazentarrest, dessen Verhaltung im Uteruskavum sich aus der Betrachtung der Plazenta gleich nach der Geburt nicht ergab, verzögert gleichfalls die Rückbildung und ruft nicht nur blutige Lochien, sondern bisweilen ausgesprochene Blutungen hervor. Heftige Nachwehen fehlen gleichfalls meist nicht. Werden die Blutungen bedrohlich, so räume man ungesäumt das Kavum aus. Bleiben die Blutungen dagegen in bescheidenen Grenzen, so verfahre man wie bei dauerndem Abgang blutiger Lochien: Sekale, heiße Scheidenspülungen, Bettruhe. Beseitigt diese Behandlung den Zustand durch Beförderung der spontanen Abstoßung der zurückgebliebenen Plazentarreste nicht, so dilatiere man frühestens 14 Tage post partum den Zervikalkanal mit Hegarschen Bolzen und entferne digital den inzwischen aus den Zottenresten hervorgegangenen Plazentarpolypen (Fibrinpolypen).

3. Störungen der Laktation: siehe „Mastitis" und „Stilltechnik".

Zwillinge

kommen auf 90 Geburten einmal vor. Wir unterscheiden die selteneren (15 Ein- auf 100 Zweieiige) eineiigen, entstehend aus einem Ei mit doppelter Fruchtanlage, von den zweieiigen, die aus zwei Eiern hervorgegangen sind. Eineiige haben eine gemeinsame Plazenta; die Scheidewand der Eihöhlen besteht aus zwei Häuten (Amnien) und kann in seltenen Fällen ganz fehlen. Dann ist die Möglichkeit des Zustandekommens von Doppelmißbildungen gegeben. Eineiige Zwillinge haben stets gleiches Geschlecht und besitzen die denkbar größte Ähnlichkeit in körperlicher und geistiger Beziehung. Zweieiige Zwillinge verhalten sich zu einander wie Geschwister, können also verschiedenen Geschlechtes sein. Sie haben zwei getrennte Plazenten, die zu einer scheinbar einzigen miteinander verwachsen sein können. Die Scheidewand zwischen den beiden Eihöhlen besteht aus vier Häuten (zwei Chorien, zwei Amnien). — In der Regel sind die Zwillinge verschieden kräftig entwickelt.

Diagnose: Der Leibesumfang der Schwangeren am Ende der Gravidität ist unverhältnismäßig groß. Man findet vier große Teile oder drei, die so gelagert sind, daß sie unmöglich einer Frucht angehören können. Herztöne sind an zwei verschiedenen Stellen des Leibes deutlich zu hören. Zwischen beiden Stellen soll eine Zone mit schlecht oder gar nicht nachweisbaren Herztönen liegen. Noch sicherer wird die Diagnose, wenn zwei Untersucher die an zwei Orten hörbaren Herztöne gleichzeitig zählen und wiederholt eine erhebliche Verschiedenheit der Frequenz nachweisen können.

In der Schwangerschaft ist die mechanische Behinderung durch den stärker ausgedehnten Leib vermehrt; Frühgeburt einige Wochen vor dem rechtzeitigen Termin ist häufig.

Die Geburt weist eine doppelte Austreibungszeit auf. Nach der Geburt des ersten Zwillings stellt sich die zweite Blase, nach deren Berstung das zweite Kind meist $^1/_4$—$^1/_2$ Stunde, selten mehrere Stunden oder gar Tage später geboren wird; erst dann folgt die Nachgeburt. In 50% der Fälle liegen beide Früchte in Schädellage, in der übrigen Hälfte kommen alle Möglichkeiten vor. Die Wehen sind, vornehmlich in der Eröffnungszeit, infolge der starken Uterusdehnung bis zur Geburt des ersten Kindes meist schlecht, ebenso n der Nachgeburtszeit, so daß leicht Blutungen auftreten.

Geburtsleitung: Nach der Ausstoßung der ersten Frucht, die als Erstgeborene markiert werden muß (Erbschaftsfragen!), ist das plazentare Nabelschnurende gut zu unterbinden, da sich bei eineiigen Zwillingen der zweite Zwilling aus der Nabelschnur des ersten verbluten kann. Besonders sorgfältig beachte man nun die Herztöne des zweiten Kindes, dessen Plazenta sich infolge der auf die Geburt des ersten folgenden Uterusverkleinerung vorzeitig lösen kann, in welchem Falle sofort durch Wendung und Extraktion bzw. Forzeps entbunden werden muß. Im übrigen gehe man je nach der Kindslage vor und bedenke, daß für den zweiten etwa quer liegenden Zwilling die äußere Wendung das gegebene Verfahren ist. Bei eintretender „Verhakung": z. B. Der Kopf des in Schädellage befindlichen zweiten Kindes tritt vor dem Kopf des in Beckenendlage bereits halb geborenen ersten Kindes in das Becken, versuche man den Kopf des zweiten zurückzuschieben, um das erste Kind vollends extrahieren zu können. Mißlingt die Reposition, sowie der dann zunächst indizierte Forzeps am zweiten Kind, so perforiere oder dekapitiere man den Kopf des doch inzwischen abgestorbenen ersten Kindes, um wenigstens das zweite zu retten. Sind 4—6 Stunden nach der Geburt des ersten Kindes neue Wehen noch nicht wieder aufgetreten, so entbinde man, um das zweite Kind vor der Asphyxie und die Mutter vor einer Infektion zu bewahren. In der Nachgeburtszeit ist die Überwachung des zu Blutungen neigenden Uterus das Wichtigste.

Mehr wie zwei Früchte bei einer Schwangerschaft sind höchst selten. Auf 8000 Geburten rechnet man einmal Drillinge. Bis zu 6 Früchten reicht die sicher gestellte Beobachtung. Drillinge können manchmal am Leben erhalten werden; ihre Erkennung ist vielleicht mittelst Röntgenaufnahme möglich. Ihre Geburt ist nach den Prinzipien der Entbindung bei Zwillingsschwangerschaft zu leiten.

Anhang: Die Erkrankungen des Neugeborenen[1]) (nebst Diätetik des Neugeborenen).

Von **P. Esch**, Marburg.

I. Diätetik.

Ernährung (natürliche). Im allgemeinen wird das Neugeborene erst 24 Stunden nach der Geburt angelegt. Ist es sehr unruhig, und ist die Mutter nicht im besonderen Maße schonungsbedürftig, so kann schon früher ein Versuch des Anlegens gemacht werden; führt er nicht zum Ziele, so wird in derartigen, nicht häufigen Fällen löffelweise abgekochtes Wasser oder dünnen Tee, mit Saccharin gesüßt, gegeben Am zweiten Tage bekommt es abwechselnd etwa 3—4 mal eine Brust; von da ab genügen bei kräftigen Kindern gewöhnlich 5—6 Mahlzeiten, die in Zwischenpausen von 4 bis $3^1/_2$ Stunden mit einer nächtlichen Ruhepause von 7—8 Stunden gereicht werden. Gedeiht das Kind dabei nicht (z. B. infolge geringer Milchabsonderung), so wird die Zahl der Mahlzeiten, wenn auch nur vorübergehend, auf 7—8 erhöht; Nachtpause soll aber 6 Stunden währen.

Die Dauer des Anlegens soll nicht länger als 15—20 Minuten betragen, weil sonst die Brustwarze mazeriert; sie regelt sich meist von selbst.

Die Tagestrinkmenge, festgestellt durch Wägungen vor und nach jeder Mahlzeit, beträgt ungefähr am:

1. Stilltag 10—50 g
2. Stilltag 90 g
3. Stilltag 180 g
4. Stilltag 270 g
5. Stilltag 310 g
6. Stilltag 390 g
7. Stilltag 430 g;

sie steigt in der zweiten Woche weiter an bis auf etwa 550—600 g. Diese Menge ist je nach dem Gewicht des Kindes und je nach dem Zeitpunkt des Einschießens der Milch größeren Schwankungen unterworfen.

Stilltechnik: Im Bette nimmt die Mutter Seitenlage, dem Kinde zugekehrt, ein; die eine Hand hält den Kopf des Kindes leicht vornüber, die andere drängt die Brust in der Gegend des Warzenhofes etwas ab, damit die Nase beim Saugen für die Atmung frei ist; außer Bett nimmt die Mutter auf einem niedrigen Stuhle Platz, oder sie benützt einen gewöhnlichen Stuhl und gleichzeitig einen Fußschemel, damit das Kind beim Trinken auf ihren Schenkeln liegen kann.

Bei ungeschicktem Anpacken des Kindes führe die Wöchnerin die Regio perimamillaris in den Mund desselben, indem sie den Warzenhof mit Zeige- und Mittelfinger gleichsam wie eine Zigarre erfaßt. Mutter und Wärterin haben sich vor dem Anlegen gründlich die Hände zu waschen (s. auch Pflege der Brustwarzen).

[1]) S. auch den Beitrag von Klotz: Kinderheilkunde.

Der Erfolg der Ernährung wird überwacht durch die tägliche Feststellung des Körpergewichtes (s. Gewichtszunahme); auch durch die Bestimmung der Tagestrinkmenge (s. oben), ferner durch Beobachtung der Darmentleerungen (s. Über- und Unterernährung und Darmkatarrhe) und durch die Beobachtung des Allgemeinbefindens (tiefer Schlaf nach dem Trinken, Wohlbefinden, praller Gewebsturgor) erhält man richtige Aufschlüsse über die Ernährung.

Stillfähigkeit ist fast ausnahmslos vorhanden; sog. **Agalaktie** gibt es nicht, wohl aber gibt es eine **Hypogalaktie** (bes. bei Erststillenden in den ersten Tagen). Sie wird allerdings nicht selten bei schlechtem Trinken von schwächlichen oder schläfrigen, trinkfaulen Kindern nur vorgetäuscht. Erkannt wird sie deshalb leicht, wenn ein saugkräftiges Kind angelegt wird (Wägung vor und nach der Mahlzeit!); in der allgemeinen Praxis wird man suchen, die Milchmenge durch Anwendung einer guten Milchpumpe (z. B. die von Jaschke oder von Ibrahim) nach dem Anlegen des Kindes zu ermitteln.

Zwecks Bekämpfung der Hypogalaktie wird öfters (7—8 mal) und jedesmal an beide Brüste angelegt. Bei trinkschwachen Kindern wird die Brust außerdem nach jedem Anlegen durch Abdrücken oder Abpumpen völlig entleert, oder es wird ein kräftiges Kind als „Milchzieher" benutzt; auch vorsichtige Massage und Hyperämisierung durch elektrischen Fönapparat oder Biersche Stauung (Saugglocke) sind von Nutzen. Milchtreibende Medikamente gibt es nicht; immerhin kann der ungeduldigen Mutter die Konzession gemacht werden und ihr z. B. Laktagol (teuer) oder Malztropon (billig) verabreicht werden, da die Milchabsonderung fraglos auch von seelischen Vorgängen abhängig ist.

Eine folgenschwere Unterernährung des Kindes ist bei dieser primären, meist schnell vorübergehenden Hypogalaktie nicht zu befürchten; infolgedessen ist die Darreichung von Beinahrung in der ersten Woche nicht erforderlich und hinsichtlich der Behebung des Zustandes unerwünscht (Kind saugt sonst weniger kräftig); wohl aber ist die Zuführung einer indifferenten Flüssigkeit (abgekochtes Wasser, dünnen Tee) empfehlenswert, um der Exsikkation vorzubeugen und um dadurch das „Durstfieber" (transitorisches Fieber) zu verhüten, das mit einer geringen Flüssigkeitszufuhr und einem Gewebszerfall zusammenhängt, der während der Zeit der physiologischen Gewichtsabnahme besteht. Muß schließlich in schweren Fällen zur Beinahrung geschritten werden, so soll das Kind, wenn möglich, nach der geringen Mahlzeit an der Mutterbrust bei einer Amme angelegt werden oder es soll etwas abgedrückte oder abgepumpte Frauenmilch erhalten, ehe zur Zwiemilchernährung (s. d.) übergegangen wird.

Weitere **Stillschwierigkeiten seitens der Mutter** bereiten die mangelhafte Entwicklung und die Mißbildung der Brustwarze (Flach- und Hohlwarze). Man gebe dem Kinde die Regio perimamillaris oder versuche die Warzen vor dem Anlegen mit der Hand oder der Milchpumpe genügend hervorzudrücken bzw. hervorzuziehen, was allerdings bei der „Schlupfwarze" öfters nicht zum Ziele führt.

Ferner sind zu nennen Rhagaden der Warzen und Mastitis (s. diese), die seltene Hyperästhesie der Mamilla (Saughütchen, Warzenhütchen!), sowie die Schwergiebigkeit der Brust, die namentlich während des Einschießens der Milch auftritt. Ein Abspritzen oder Abpumpen der ersten Milchportion behebt diesen vorübergehenden Zustand.

Stillschwierigkeiten von seiten des Kindes können durch Wolfsrachen und doppelte Hasenscharte bedingt werden. Erforderlichenfalls wird die abgepumpte Milch verabreicht.

Wirkt die Verlegung der Nase durch Schnupfen sehr störend, so hilft die Reinigung der Nase mit Wattetampons und nachheriges Betupfen mit dünner Suprareninlösung (1 : 10 000). Trinkfaule, schläfrige (häufig durch das Geburtstrauma stark mitgenommene) Kinder werden durch einige ausgepreßte, an der Brustwarze haftende Milchtropfen, leichte Hautreize und durch Versuche, ihnen die gefaßte Brust zu entziehen, angeregt. Außerdem ist es zweckdienlich, sie öfters (7—8 mal) anzulegen, schon um dem Versiegen der Milchabsonderung vorzubeugen. (Hinsichtlich „Saugschwäche" s. Lebensschwäche.)

Als Kontraindikationen gegen das Stillen gelten offene Tuberkulose — vorausgesetzt, daß die Mutter auch von der persönlichen Pflege des Kindes abläßt — Erysipel und schwere Stoffwechselerkrankungen (Diabetes), unter Umständen auch chronische Nephritis, septische Allgemeinerkrankungen, Psychosen und perniziosaartige Anämie. Chorea und Epilepsie können das Stillgeschäft verhindern, wenn die Gefahr besteht, daß die Mutter das Kind fallen läßt.

Starker Blutverlust intra partum, fieberhafte Erkrankungen im allgemeinen sind keine Kontraindikationen.

Eine besondere Diät für die stillende Mutter ist nicht erforderlich. Zu widerraten ist eine allzu blande Diät (Obstipation!). Reichliche Flüssigkeitszufuhr, besonders Kuhmilch, ist empfehlenswert.

Besteht eine Kontraindikation gegen das Stillen, so ist der beste Ersatz die Ammenmilch (s. Klotz).

Die Zwiemilchernährung kann beispielsweise bei Hypogalaktie (s. diese) und Mastitis in Frage kommen. Selbstverständlich wird nur das Fehlende an Muttermilch durch die Flasche ersetzt (s. unnatürliche Ernährung). Man wechsle bei den verschiedenen Mahlzeiten zwischen Brust und Flasche; sonst muß zuerst die Brust und dann die Flasche gegeben werden. Wenn irgend möglich, kehre man baldigst wieder zur ausschließlichen Brusternährung zurück. Weit günstiger ist die Prognose für das Kind bei der Zwiemilchernährung als bei der ausschließlichen

unnatürlichen Ernährung (der künstlichen) mit Kuh- oder Ziegenmilch. Diese Milcharten unterscheiden sich in chemischer, biologischer und bakteriologischer Hinsicht wesentlich von der Frauenmilch (s. Klotz).

	Frauen-	Kuh-	Ziegenmilch	
Eiweiß	1,0%	3,0%	3,5%	Diese Zahlen sind erheblichen Schwankungen unterworfen.
Fett	3,6—4,0%	3—4%	3,9%	
Zucker	7,0%	4,8%	4,4%	
Salze	0,2%	0,7%	0,8%	

Bei der üblichen Verdünnung — artfremde Milch zu Wasser wie 1 : 2 für die ersten 14 Lebenstage — nähert sich der Eiweißgehalt dem der Frauenmilch. Um dem durch die Verdünnung herabgesetzten Nährwert (Fett, Zucker) zu steuern, wird Milchzucker der Zusatzflüssigkeit in einer Menge beigegeben, daß sie eine 8%ige Zuckerlösung darstellt. Um andererseits der abführenden Wirkung des Zuckers vorzubeugen, wird die Verdünnung zweckmäßig mit einer Schleimabkochung vorgenommen (5 g Hafergrütze werden $^1/_2$ Stunde mit 1 l Wasser gekocht, das Ganze durch ein Sieb gegossen, und die durch das Kochen verdunstete Menge Wasser ersetzt; dazu etwas Kochsalz und selbstverständlich Zucker).

Eine Hauptforderung jeder Ernährungsart, bes. der unnatürlichen, ist peinlichste Reinlichkeit (Asepsis).

Die Kuhmilch muß sauber gewonnen werden (Reinlichkeit der Kühe, Ställe, des Melkers und der Milchgeschirre), und sie muß sauber und kühl aufbewahrt werden. Die Kühe müssen frei von Tuberkulose und Eutererkrankungen sein; die Milch soll möglichst nicht von einer Kuh genommen werden, sondern die sog. Mischmilch ist vorzuziehen. Ausschließliche Trockenfütterung ist nicht erforderlich.

Im Haushalte wird die für 24 Stunden roh gelieferte Milch mit der gezuckerten (8%) Zusatzflüssigkeit gemischt und 2—3 Minuten — nach dem Aufwallen — gekocht, um dann nach Rationen für die Einzelmahlzeiten auf Flaschen verteilt zu werden. Oder die Milchverdünnung wird zuerst auf Flaschen verteilt und dann in einem Wasserbehälter gekocht (Soxhletscher Apparat). Die Flaschen werden durch ein Gummiplättchen verschlossen und nach der Abkühlung am besten im Eisschranke, jedenfalls kühl aufbewahrt. Länger als 24 Stunden dürfen sie nicht aufgehoben werden, weil durch das kurze Aufkochen die sporentragenden, peptonisierenden Bakterien nicht abgetötet werden; besser ist es, morgens und abends frisch gewonnene Milch abzukochen.

Die Flaschen müssen außen eine Einteilung in Gramms oder Kubikzentimeter haben. Vor dem Trinken wird eine der gefüllten Flaschen in Wasser von 40° aufgewärmt; die Darreichung geschieht in Halbseitenlage des Kindes. Trinkt das Kind langsam, so wird die Flasche in ein Tuch gehüllt, um sie vor Abkühlung zu schützen.

Nach dem Trinken wird sie wie das Saughütchen mit Bürste, Salz- oder Sodalösung außen und innen gründlich gereinigt, mit abgekochtem Wasser nachgespült und trocken mit nach unten gerichtetem Halse aufbewahrt. Vor dem Gebrauche wird sie nochmals mit abgekochtem Wasser ausgespült. Bürste, Gummiplättchen (Verschlußteil) werden täglich, der Sauger und die Flaschen werden bisweilen ausgekocht. (Das Loch in dem Sauger (möglichst fein) wird mit einer glühenden Stecknadel gebrannt.)

Die Zahl der Mahlzeiten bei der Kuhmilchernährung ist ebenfalls 5—6; die Trinkmenge soll im allgemeinen zunächst etwas niedriger als bei der Brusternährung sein, wenn auch der Kaloriengehalt und damit die Gewichtszunahme etwas zu wünschen übrig lassen. Die Überwachung dieser Ernährung (s. oben) muß besonders sorgfältig geschehen. Nährschäden (s. diese) treten allerdings gewöhnlich erst nach der Neugeborenenperiode auf.

Die physiologische **Gewichtsabnahme** wird durch das Überwiegen der Ausgaben gegenüber den Einnahmen bedingt (Mekonium, Urin, Nabelschnurrest, Gewebszerfall und vor allen Dingen das durch die Atemluft abgegebene Wasser). Die Abnahme beträgt je nach dem Geburtsgewicht und der Nahrungsaufnahme 200—400 g (etwa 7—8% des Geburtsgewichtes) und dauert 3—4 Tage. Bei künstlicher Ernährung, bei ikterischen Kindern, bei Kindern von Erstgebärenden, bei Fazialislähmungen, nach operativen und langdauernden Entbindungen und bei hohem Geburtsgewicht ist die Abnahme meist größer.

Die darauf folgende **Gewichtszunahme** (täglich 35—50 g) „soll“ in der Weise vor sich gehen, daß die Kinder am 10. Tage wieder das Anfangsgewicht erreichen; jedoch trifft dies bei der Mehrzahl trotz Brusternährung nicht zu, ohne daß man deshalb von einer konstitutionellen Veranlagung der Kinder oder von einer minderwertigen Milch sprechen könnte und ohne daß deshalb gar eine Zwiemilchernährung angezeigt wäre.

Hautpflege: Durch das Baden wird die Eintrocknung des Nabelschnurrestes gestört, und die Nabelwunde kann gleichzeitig dadurch infiziert werden; deshalb tritt an die Stelle des Badens bis zur vollständigen Abheilung der Nabelwunde eine tägliche zweimalige Waschung. Nach Abheilung der Nabelwunde wird bei 35° C gebadet.

Trocken werden die Kinder gelegt, so oft sie durch Schreien anzeigen, daß sie naß liegen, sonst vor jedem Anlegen. Vasenol- oder Lenizetstreupulver sind nur bei Rötung an den Nates erforderlich.

Bekleidung s. Klotz.

Als Lagerung wird die Seitenlage des Kopfes bevorzugt mit regelmäßigem Wechsel der Seite, weil sonst Gestaltsveränderungen des weichen Schädels zustande kommen können und weil beim Eintreten von Erbrechen in Rückenlage leicht etwas aspiriert werden kann. Die Zimmertemperatur soll 19—20° C betragen.

Der **Nabelschnurrest** stirbt durch Mumifikation ab und wird durch eine reaktive Entzündung abgestoßen; infolgedessen erhält der Rand des Hautnabels normalerweise ein rosafarbenes Aussehen und ist etwas geschwollen. Die Abstoßung erfolgt unter Zurücklassung einer Granulationsfläche am 5. bis 7. Tage, aber nicht selten erst später. Die zurückbleibende Nabelwunde liegt etwas tiefer, als die Bauchdecken; die definitive Heilung ist etwa am 14. Tage, aber häufig schon früher beendet.

Als **Nabelbehandlung** wird heutzutage die trockene bevorzugt: Pudern mit Dermatol oder Noviform oder trocken sterilisierter Bolus alba, lockere Einhüllung in sterile Gazeläppchen, darüber Bindenverband. Nach jeder Benässung wird der Verband gewechselt, sonst einmal am Tage, und zwar stets vor der Besorgung der Wöchnerin; die Pflegerin hat sich vorher zu desinfizieren. Auch mit dem Betupfen des Strangrestes mit Alkohol und Alkoholverbänden sind sehr günstige Erfolge erzielt worden (Ahlfeld).

Nässe oder wasserdichter Verbandstoff (beim Verbande) stören die Mumifikation.

II. Erkrankungen.

Eine nach der Geburt erworbene **Asphyxie** kann durch Entwicklungsstörungen im Zirkulationssystem, durch Kompression der Luftröhre bei Struma, oder bei pathologischer Vergrößerung der Thymus, ebenso durch eine sehr seltene weiße Hepatisation der Lunge bei syphilitischen Kindern, ferner durch intrakranielle Blutungen (s. diese) und Debilität hervorgerufen werden.

Bei den Herzmißbildungen kommt als symptomatische Therapie die Darreichung von einigen Tropfen Digalen in Milch in Frage; bei Hypertrophie der Thyreoidea und der Thymus kann das Liegen des Kindes auf einem unter den Nacken geschobenen Kissen Erleichterung bringen, doch ist auch in schweren Fällen die Strumektomie und Thymektomie vorgeschlagen und mit Erfolg ausgeführt worden. Therapie des asphyktischen Anfalles s. unter intrauteriner Asphyxie. Die Prognose richtet sich natürlich nach dem Grundleiden.

Geburtsverletzungen.

Nach jeder operativen Entbindung muß das Kind auf Verletzungen untersucht werden!

Die **Geburtsgeschwulst** (Kopfgeschwulst, Caput succedaneum) entsteht am vorliegenden Kindsteile nach dem Blasensprung, und zwar selbstverständlich nur bei lebendem Kinde. Die Umschnürung durch den Muttermund bewirkt eine Störung im Rückfluß des Blutes und der Lymphe; auch steht der Kindsteil jenseits dieses Berührungsgürtels unter niedrigerem Drucke als der übrige Kindskörper (in utero); infolgedessen findet am vorliegenden Teile eine Art Saugwirkung statt. Die Größe der teigigserösen Schwellung ist abhängig von der Stärke der Wehen und der Dauer der Geburt. Sofort nach der Geburt beginnt sie, sich zu verkleinern. Sie ist nicht zu verwechseln mit dem **Kephalhämatom**, das sich scharf an die Schädelnahtgrenzen hält und erst am zweiten bis vierten Lebenstage auftritt; es stellt eine Blutung unter der Galea aponeurotica dar, indem hier, unter der Geburt, durch Verschiebung der Weichteile über den platten Schädelknochen, Gefäße zerrissen werden. Es liegt meist über einem, aber auch über beiden Scheitelbeinen oder auch über einem der übrigen Knochen.

Die Prognose ist günstig. Der walnuß- bis hühnereigroße Tumor geht in einigen Wochen, unter Bildung eines Knochenwalles in der Peripherie zurück. Dieser Knochenwall kann sich schalenförmig über das

Hämatom legen und das Gefühl des Pergamentknitterns geben. Indessen kann es auch bei Verletzungen der bedeckenden Haut zu einer Infektion des Hämatoms kommen.

Die Therapie soll konservativ sein. Nur bei großen Blutergüssen wird nach 1—2 Wochen unter aseptischen Kautelen (Rasieren der Kopfhaut und gründliche Desinfektion) mit dicker Kanüle punktiert, aspiriert und ein Kompressionsverband angelegt. Bei einer Infektion (Rötung, Ödem der Haut) wird inzidiert und drainiert.

Offene Hautverletzungen, wie man sie öfters bei Druckmarken und Druckstreifen nach der Geburt bei engem Becken, nach Zangenentbindungen und nach unsachgemäßen inneren Untersuchungen (Gesichtslage!) beobachtet, werden, wenn es sich um größere Substanzverluste handelt, mit Dermatol (auch Noviform) bestreut oder mit 2%iger essigsaurer Tonerde verbunden, um eine Infektion zu verhüten; bei kleineren derartigen Verletzungen ist eine Behandlung nicht erforderlich.

Von den **intrakraniellen Blutungen** (subdurale, subarachnoideale, in das Gewebe der Pia, bisweilen auch in die Ventrikel und in die Gehirnsubstanz) sind die subduralen am häufigsten und beanspruchen auch am meisten klinisches Interesse. Sie entstehen bei schwierigen, langdauernden Geburten (enges Becken, operative Entbindung), aber auch öfters bei leichten, spontanen Entbindungen. Es kommen sowohl isolierte Konvexitäts-, Basis- und peribulbäre Blutungen vor, als auch, was weit häufiger ist, gleichzeitig Ausbreitungen über verschiedene Gehirnregionen. Sie sind venöser Herkunft; infolgedessen stellt die intrauterine Asphyxie die hauptsächlichste Disposition für die Entstehung dar. Verursacht werden die Gefäß- und Gewebszerreißungen letzten Endes durch die Knochenverschiebung, die durch den Geburtsvorgang bedingt wird. Sehr häufig ist dabei das Tentorium eingerissen.

Die Symptome sind meist bei der Geburt manifest; sie können aber auch erst Stunden oder gar Tage nach der Geburt einsetzen (Nachblutung!). Durchweg liegt die Atmung darnieder, während die Herztätigkeit zunächst noch verhältnismäßig kräftig ist. Die Nachblutungen, die nach vorübergehender Erholung einsetzen, werden häufig von allgemeinen tonisch-klonischen Krämpfen begleitet, während unilaterale Spasmen, Zuckungen und Lähmungen (entsprechend der Lokalisation!) weit seltener sind.

Eine genaue Diagnose ist häufig sehr schwierig, öfters unmöglich; nur die Fälle, die mit manifesten Symptomen geboren werden, sind im allgemeinen etwas leichter zu erkennen. Differentialdiagnostisch kommt hier die gewöhnliche Asphyxie (s. ihre Symptome) und Hirndruck ohne Blutung in Frage. Die Differentialdiagnose Hirndruck ohne Blutung ist praktisch gleichgültig, da die Behandlung zunächst die gleiche ist.

Um die intrakraniellen Nachblutungen von funktionellen Krämpfen zu unterscheiden, dient die Beobachtung, daß die von den letzteren befallenen Kinder sich in der anfallsfreien Zwischenzeit regelrecht befinden, während die mit intrakraniellen Blutungen Somnolenz, Nackenstarre, Dauerspasmen, Pulsanomalien und öfters Fontanellenspannung aufweisen. Zur Entscheidung — intrakranielle Blutung oder anderes organisches Hirnleiden? — kann die Spinalpunktion und die Fontanellaspiration[1]) herangezogen werden. Diese beiden Methoden dienen auch, neben den allerdings seltenen unilateralen Symptomen, zur genauen topographischen Diagnostik, wobei zu erwähnen ist, daß bei den peribulbären (infratentorialen) Blutungen, im Gegensatz zu den Konvexitätsblutungen, meist reichlich Blut dem Lumbalpunktate beigemischt ist.

Die Prognose ist stets sehr ernst.

---

[1]) Mit einer Spritze, die mit einer dicken Kanüle versehen ist, geht man von der kleinen Fontanelle unter das Hinterhauptsbein und von jedem äußeren Winkel der großen Fontanelle unter das Scheitelbein und aspiriert (Henschen).

Die Therapie bei den mit manifesten Symptomen geborenen Kindern erstreckt sich auf Wiederbelebungsversuche (s. diese), die aber grundsätzlich äußerst schonend zu erfolgen haben (sonst Gefahr des Weiterblutens). Treten trotz geglückter Wiederbelebung immer wieder Atemstörungen auf, so müssen diese durch vorsichtige äußere Reize (Baden) bekämpft werden (sonst Gefahr der Nachblutung) Setzt eine Nachblutung mit stürmischen Erscheinungen ein, so kommt die Spinalpunktion bei den peribulbären Blutungen und die Fontanellaspiration bei den Konvexitätsblutungen in Frage. Schließlich kann auch die Trepanation angezeigt sein.

Die rinnen- und löffelförmigen Impressionen (nach Geburt bei engem Becken und nach Forceps alta), mit dem häufigsten Sitze an dem Scheitelbein, das intra partum hinten lag, bedeuten im allgemeinen nur dann eine Gefahr, wenn gleichzeitig Knocheninfarcierungen in der Peripherie derselben bestehen. Stellen sich seltenerweise Hirndrucksymptome ein, so wird die Impression durch einen Zug vermittels eines in den Knochen eingebohrten feinen Korkziehers behoben, sonst konservative Behandlung.

Den sofortigen Tod führt die **Epiphysentrennung** am Hinterhauptsbein herbei. Sie entsteht gewöhnlich bei schwierigen Extraktionen am nachfolgenden Kopf, indem durch Zusammenpressen des Okziputs die Partes condyloideae von der Schuppe abgesprengt werden. Die dabei nach vorn geschobene Schuppe komprimiert die Medulla oblongata.

Fernerhin werden bei entbindenden Operationen die verschiedensten **atypischen Frakturen** der Schädelknochen beobachtet; auch können ohne Verletzungen Hirndrucksymptome (Somnolenz, Atemstörungen und Pulsverlangsamung) ausgelöst werden. Desgleichen kommen Verletzungen des Mundes, des Mundbodens und des Unterkiefers bei unsachgemäßer Ausführung des Veit-Smellieschen Handgriffes vor.

Sog. **Entbindungslähmungen** werden im Verlaufe des Fazialis durch Druck des Promontoriums oder eines Zangenapex am Foramen stylomastoideum, ferner im Verlaufe des Plexus brachialis (Erbsche und Klumpkesche Lähmung) beobachtet.

Bei der **Fazialislähmung** hängen die gelähmte Gesichtshälfte und der Mundwinkel schlaff herab, und es besteht Lagophthalmos. Eine Behandlung ist im allgemeinen nicht erforderlich; die Symptome verschwinden in einigen Tagen.

Die Lähmungen im Verlaufe des **Plexus brachialis** kommen durch Kompression des Erbschen Punktes vermittels eines Zangenapex (bei Deflexionslagen) oder durch die über den Nacken geschlagenen Finger des Operateurs, beim Veit-Smellieschen Handgriff, ferner durch Zerrungen und Dehnungen des Plexus beim Zuge am schon geborenen Kopfe zustande, insbesondere wenn der Kopf dabei seitlich gegen eine Schulter geneigt wird.

Die **Erbsche Lähmung** betrifft den V. und VI. Zervikalnerv: Arm hängt schlaff herunter, Heben im Schultergelenk und Beugen im Ellenbogengelenk unmöglich, Oberarm ist einwärts rotiert, Unterarm proniert, Fingergelenke (und Sensibilität) ungestört. Die sehr seltene Klumpkesche Lähmung erfaßt den VII. und VIII. Zervikalnerv: Lähmung der Vorderarm-, Hand- und Fingermuskeln (Sensibilitätsstörungen im Ulnarisgebiete).

Die Prognose ist im allgemeinen keine günstige. Die Therapie besteht in Anwendung des faradischen oder, bei Erloschensein der Erregbarkeit, in Anwendung des galvanischen Stromes, ferner in Massage und passiven Bewegungen. In einzelnen Fällen kommt die Nervennaht in Frage (Chirurgen zuziehen!). Bei schlechter Heilung sucht man später das traurige Resultat durch plastische Operationen zu verbessern.

Das **Hämatom des Ms. sternocleidomastoideus** ereignet sich am häufigsten bei Beckenendlagen. Der haselnuß- bis taubeneigroße Tumor bildet sich in wenigen Wochen zurück, was durch leichte Massage befördert wird (s. auch Caput obstipum).

Verletzungen im Bereiche der Brust- und Bauchhöhle sind seltene Ereignisse (Entstehung: bei unsachgemäßer Beckenendextraktion).

Häufig sind die Frakturen der Extremitäten, selten die Infraktionen und Epiphysenlösungen derselben. Sie entstehen fast ausnahmslos bei der unvorschriftsmäßigen Ausführung von Handgriffen, wie sie die Beckenendextraktion erforderlich macht.

Die Klavikularfrakturen werden hervorgerufen sowohl durch direkten Druck durch die gabelförmig über den Nacken geschlagenen Finger beim Veit-Smellieschen Handgriff, als auch durch eine indirekte Gewalteinwirkung, wenn der bei der Armlösung ausgeübte Druck auf das Schlüsselbein fortgeleitet wird. Desgleichen kann die Klavikula frakturieren, wenn bei Beckenenge die Hand des Operateurs zur Armlösung eingepreßt werden muß. Weniger als die Klavikula ist der **Oberarm** gefährdet. Frakturen der Diaphyse kommen zustande, wenn (bei Beckenendlagen) die beiden den Arm lösenden Finger nicht bis zur Ellenbeuge vorgehen, sondern gegen den Oberarm drücken. Bei der Klavikular- und Oberarm-Fraktur hängt der Arm schlaff und unbeweglich herab. Außer dieser Functio laesa ergibt die Palpation eine abnorme Beweglichkeit, Krepitation und ev. eine Dislokation. Bei der Klavikularfraktur fehlt übrigens öfters die Functio laesa und die Senkung der Schulter.

Die Prognose ist günstig. Therapeutisch wird der Arm im Ellenbogengelenk rechtwinklig gebeugt und mit einigen Bindetouren (mit Mullbinden und darüber eine Stärkebinde) am Thorax befestigt (geschient), nachdem man vorher einen Wattebausch in die Achselhöhle gelegt und den Thorax mit einer dünnen Wattelage bedeckt hat. Die Hand wird nicht eingewickelt. Der Verband wird gewechselt sobald er sich gelockert hat; die Heilung nimmt etwa 14 Tage in Anspruch.

Die seltenen **Epiphysenlösungen** am oberen Humerusende können sich ereignen, wenn zwei Finger anstatt eines bei geborenem Kopfe in die Achselhöhle eingehen, um die Schultern zu entwickeln. Meist reißt gleichzeitig das Periost ein, wodurch die Diagnose erleichtert wird. Der Oberarm ist einwärts rotiert und der Unterarm proniert (Verwechslung mit Plexuslähmung!).

Die Prognose ist zweifelhaft. Zwecks Behandlung gleicht man zunächst die Ablenkung durch Anziehen und Außenrotieren des Oberarmes aus, sodann wird der Unterarm supiniert und spitzwinklig im Ellenbogengelenk gebeugt, so daß die Hand auf der kranken Schulter liegt. In dieser Stellung wird er in der oben angegebenen Weise am Thorax fixiert.

Sehr selten sind auch die Frakturen **des Vorderarmes.** Entstehung: Druck daselbst bei der Armlösung. Die Therapie ist dieselbe wie beim Erwachsenen.

Auch die Verletzungen der **unteren Extremitäten** sind nicht häufig. Entstehung von Weichteilverletzungen: bei instrumenteller Steißextraktion; von Oberschenkelbrüchen: wenn bei der manuellen Steißextraktion zwei Finger anstatt eines benutzt werden, oder wenn der Zug bei der Extraktion nach vorne, nach dem Oberschenkel zu, gelegt wird.

Die Diagnose wird auf Grund der Funktionsstörung und der Palpation gestellt.

Therapeutisch wird die untere Extremität in die Höhe geschlagen und durch eine Binde an dem mit Watte bedeckten Rumpfe fixiert. Die Heilung dauert etwa 3 Wochen.

Gonorrhoische Erkrankungen.

Von den gonorrhoischen Erkrankungen ist in der Hauptsache die Gono-Blennorrhoea neonatorum (kurz Blennorrhoe genannt) zu erwähnen. Sie entsteht durch eine Infektion mit Gonokokken fast ausschließlich während des Geburtsaktes: die Lider kommen mit dem infektiösen Sekret in Berührung, und beim ersten Lidschlage gelangen die Gonokokken in den Bindehautsack; seltenerweise werden die Kokken durch die Hände des Pflegepersonals oder der tripperkranken Mutter nach der Geburt übertragen.

Das Leiden verläuft häufig ausschließlich als Conjunctivitis blennorrhoica (Prognose günstig); meist sind beide Augen befallen. Die Kornea kann aber ebenfalls ergriffen werden (Prognose ernst); eine Erblindung kann daraus resultieren.

Die Blennorrhoe beginnt am 2.—4. Tage, bisweilen erst später (sog. Spätinfektion), mit Ödem und Rötung der Augenlider. Die Konjunktiva zeigt starke Hyperämie und Schwellung, die auch auf die Augapfelbindehaut übergeht. Die Sekretion ist zunächst wäßrig, gelblich, flockig, wird aber sehr bald grünlich, rahmartig, eitrig. Beim Übergreifen auf die Kornea werden häufig eine diffuse Trübung (Epithelverlust) oder einzelne umschriebene, intensive Trübungen beobachtet, die zerfallen und zu einem Hornhautgeschwür mit Perforation und den daraus resultierenden Folgeerscheinungen führen können; in anderen Fällen schreitet der Prozeß nach innen fort (Iritis, Linsenkapseltrübungen und sogar Panophthalmie).

Die Diagnose ist leicht zu stellen; differentialdiagnostisch kommt gegen andere eitrige Konjunktivitiden die mikroskopische Untersuchung des Sekretes in Frage (s. Gonorrhoe).

Zur Verhütung der Infektion werden die Augenlider sofort nach der Geburt mit einem feuchten Wattebausch gereinigt; dann wird (nach Credé) in jedes Auge auf die Kornea vermittels Glasstäbchens oder einer Pipette ein Tropfen einer 1%igen Argentum nitricum-Lösung oder weniger reizend ein Tropfen einer 5%igen Sophollösung geträufelt. Spätinfektionen können, soweit eine Übertragung von seiten des Pflegepersonals oder der tripperkranken Mutter zu befürchten ist, durch Belehrung und gründliche Reinigung des Pflegepersonals und der Mutter verhütet werden. Ist nur ein Auge erkrankt, so muß das gesunde durch einen Verband geschützt werden (tägl. Kontrolle), oder, wie auch empfohlen wird, man sucht eine Übertragung durch tägliche Einträuflung von 1%igem Argent. nitr. oder 5%iger Sophollösung (in das gesunde Auge) zu verhüten.

Die Therapie besteht in der Entfernung des sich im Bindehautsack ansammelnden Sekretes (Spülen durch Ausdrücken eines in eine 3%ige Borsäurelösung oder in Sublimat 1:5000 getauchten Wattebausches) und in der Milderung der entzündlichen Erscheinungen (Auflegen eines oft zu wechselnden Borsäureläppchens). Sobald die Sekretion rein eitrig ist, wird die durch manuelle Handgriffe ektropionierte Bindehaut mit einem in eine 2%ige Argent. nitr.-Lösung getauchten Pinsel oder Wattebausch tuschiert. Diese Prozedur wird täglich, wenn der Ätzschorf abgestoßen ist, vorgenommen; es folgt ihr eine Nachspülung mit Kochsalzlösung. Die Abnahme der Schwellung und der Sekretion ist meist eine auffallende. Auch die Einträufelung von 1%iger Lapislösung ist zu empfehlen, der zweckmäßigerweise das Einbringen von 5—10%iger Blenolenicetsalbe in 3stündlichen Pausen zugefügt wird. Bei einer Kornealaffektion vermeide man Eiskompressen; neben der im übrigen gleichbleibenden Behandlung wird Atropin, bei peripheren Geschwüren Eserin eingeträufelt. Indessen dürfte es sich empfehlen, in diesem Stadium einen Augenarzt zuzuziehen, was bei der Perforation der Kornea erst recht angezeigt ist.

Auch Arthritis, Vulvovaginitis, Stomatitis und Rhinitis gonorrhoica sind beim Neugeborenen beobachtet worden.

Hämorrhagische Erkrankungen.

Obgleich ein Teil der hämorrhagischen Erkrankungen als Zeichen einer Sepsis (s. Wundinfektionen) aufzufassen ist, werden sie doch hier aufgeführt, weil die Blutung das in die Augen fallende Symptom darstellt.

Vaginalblutungen treten bei sonst vollständig gesunden Mädchen bisweilen in den ersten Lebenstagen auf. Diese Erscheinung ist belanglos (sie wird auf eine sog. plazentare Sekretion zurückgeführt).

Die **Omphalorrhagie (Nabelblutung)** kommt als Blutung aus den Nabelschnurgefäßen und als parenchymatöse (idiopathische) aus der Nabelwunde vor.

Die **Gefäßblutung** erfolgt entweder aus der Schnittfläche der Nabelschnur, wenn die Unterbindung zu locker angelegt wurde, oder aus der Unterbindungsstelle, wenn die zu fest angelegte Ligatur das Gewebe und die Gefäße durchschnitten hat. Diese Blutungen setzen in den ersten Stunden nach der Geburt ein und treten fast nur auf, wenn die Kinder gleichzeitig asphyktisch sind oder wenigstens schlecht atmen.

Die Prophylaxe besteht in der regelrechten Unterbindung der Nabelschnur (s. diese). Bei eingetretener Blutung muß eine neue Ligatur angelegt werden; falls dies unmöglich ist, werden die Gefäße mit Klemmen gefaßt und unterbunden, oder sie werden umstochen; gleichzeitig wird für kräftige Atmung gesorgt. Die Gefäßblutungen bedeuten keine Gefahr, wenn sie rechtzeitig entdeckt werden.

Die an sich sehr seltene **parenchymatöse Nabelblutung** tritt nahezu immer im Anschluß an den Nabelschnurabfall auf. Wie aus einem Schwamme sickert dabei aus der Nabelwunde kontinuierlich oder zeitweise Blut, und die Kinder werden bald anämisch und ikterisch.

Ätiologisch ist zu bemerken, daß die Blutung außer bei septischen Erkrankungen auch bei Lues congenita beobachtet wird.

Die Therapie hat die Aufgabe, den Verblutungstod zu verhüten und alsdann die Grundkrankheit zu beeinflussen. Betupfen mit Suprareninlösung, Kompression mit Eisenchloridwatte führen manchmal zum Ziele; in anderen Fällen hilft der Thermokauter, während Umstechungen immer neue Blutungen aus den Stichkanälen der Nabelwunde hervorrufen. Zweckmäßig ist unter Umständen die Unterbindung des Nabels nach Dubois: eine möglichst gerade Nadel wird von links nach rechts durch den Hautrand der Nabelwunde durchgeführt. Durch einen unterhalb der Nadel gelegten Faden zieht man den Nabel hoch und sticht eine zweite Nadel unterhalb der ersten und senkrecht zu ihr ebenfalls durch die Haut. Dann werden um diese Nadeln mit einem Faden Achtertouren gelegt und schließlich Kreistouren um die Basis des Nabels. Gleichzeitig ist die Injektion von 10—20 ccm steriler Gelatinelösung (Merck) anzuraten, oder die Injektion von 10 ccm Pferdeserum (nicht hochwertiges Diphtherieserum!) oder von 5—10 ccm Menschenblut. (Man entnehme einer Person vermittels einer Rekordspritze aus der Armvene das erforderliche Blut und injiziere es in die Glutaealmuskulatur des Kindes.) Ein Kollaps wird durch Wärmezufuhr, eine Anämie durch eine Infusion von etwa 50—80 ccm physiologischer Kochsalzlösung (vermittels einer Spritze) bekämpft.

Unter **Melaena neonatorum** versteht man den Abgang von dunkel gefärbten Blutmassen aus dem Magendarmkanal per os und per anum. Bei den Sektionen wurden manchmal Erosionen und Geschwüre im Magen-Darmkanal gefunden, die wohl auf einer enteralen Infektion beruhen. Außer bei septischen Erkrankungen ereignet sich die Melaena bei hereditärer Lues, Volvulus und Phlebectasien im Verdauungstraktus.

Bei der Diagnostik ist zunächst durch eine genaue Untersuchung auszuschließen, daß die Kinder Blut geschluckt haben (= Melaena spuria) wie dies bei Blutungen aus der Nasen- und Mundhöhle und bei Rhagaden der mütterlichen Brustwarzen vorkommt.

Die Prognose ist ungünstig (etwa 45 % Mortalität). Die Therapie wird in derselben Weise durchgeführt, wie sie als allgemeine Behandlung unter parenchymatöser Nabelblutung bereits angegeben worden ist. Außerdem kommt die innerliche Darreichung von Gelatine noch in Betracht.

Die sehr seltene **Winckelsche Krankheit** tritt gewöhnlich am 4. Lebenstage mit Hämoglobinurie und Ikterus auf. Daneben werden Blutungen in die serösen Häute und die inneren Organe beobachtet und fettige Degeneration der Leber und des Myokards.

Bei der äußerst seltenen **Buhlschen Krankheit** fallen klinisch ein intensiver Ikterus mit Zyanose, Blutabgang per os et per anum und Omphalorrhagie auf; anatomisch besteht daneben eine akute Fettdegeneration der inneren Organe und auch der quergestreiften Muskulatur. Wahrscheinlich handelt es sich ätiologisch um eine Allgemeininfektion, die wie bei der Melaena und der Winckelschen Krankheit meist vom Darmkanal ausgeht.

Die Prognose ist bei beiden Krankheitsformen ungünstig, therapeutisch ist ein Versuch mit den allgemeinen Maßnahmen, die bei der Nabelblutung angegeben sind, zu raten.

Hautkrankheiten.

Abgesehen von den angeborenen Naevi und den sehr seltenen Tumoren der Haut werden noch verschiedene andere **kongenitale Hauterkrankungen,** wenn auch selten, beobachtet.

Die bekannteste Entwicklungsstörung der Haut ist die **Ichthyosis congenita.** Sie besteht in einer enormen Verdickung der Epidermis; an Stelle der feinsten Hautfalten sieht man tiefe Furchen (Rhagaden), die häufig bis auf das Korium reichen. An den Übergängen von Haut in Schleimhaut (Augen, Mund) wulstet sich die Schleimhaut vor. Häufig werden solche Kinder tot geboren, sonst gehen sie in einigen Tagen zugrunde. Bisweilen sind die Erscheinungen sofort post partum gering; sie steigern sich erst nach Tagen und Wochen und führen ebenfalls zum Tode.

Harmlos sind Sekretstauungen in den Talg- und Schweißdrüsen (Milien, Miliaria), die meist im Gesichte lokalisiert sind. Auch Fälle von trophoneurotischer Störung der Haut (Sieber) und angeborenen Ödemen, und zwar lokale (namentlich an den Genitalien), aber auch allgemeine (= Allgemeinerkrankung) werden beobachtet.

Von den **erworbenen Hauterkrankungen** sollen hier das Erythema toxicum neonatorum, der Intertrigo und der Pemphigus erwähnt werden.

Das sehr seltene **Erythema toxicum neonatorum** (Leiner) besteht in einem roten Exanthem, das sich infiltriert anfühlt. Es soll mit Darmstörungen in Zusammenhang stehen. Der Ausschlag tritt in den ersten Lebenstagen auf und verschwindet meist nach 1—2 Tagen.

Der **Intertrigo** entsteht fast ausschließlich bei Vernachlässigung der Pflege (s. diese), wenn auch eine gewisse individuelle Disposition zugegeben werden muß. Künstlich ernährte Kinder neigen mehr dazu als natürlich ernährte. Er ist meist auf die Gluteoanalgegend beschränkt, findet sich aber auch in den Achselhöhlen. Die Haut ist gerötet, infiltriert; bisweilen näßt sie. Die des Epithels beraubte, nässende Fläche kann gelegentlich als Eintrittspforte für Infektionen (Furunkulose) dienen.

Behandlung. Bei der einfachen Rötung genügt es meist, das Kind häufig trocken zu legen und mit einem Fettpuder (Vasenol-Lenicetpuder) zu bestreuen. Näßt die Haut, so ist es vorteilhaft, die erforderlichen Waschungen nicht mit Wasser, sondern mit Öl vorzunehmen und die Haut gleichzeitig vor Verunreinigungen durch Harn und Fäzes durch Bestreichen mit Zinkpaste oder Diachylonsalbe zu schützen. In hartnäckigen Fällen mit Rhagadenbildung werden diese Stellen vor dem Auflegen der Salbe mit 2 %iger Lapislösung betupft. Furunkel werden inzidiert, wobei die umgebende Haut mit Zinkpaste bedeckt wird, um neue Infektionen durch den sich entleerenden Eiter zu verhüten.

Beim **Pemphigus neonatorum simplex** (contagiosus) (Schälblasen) schießen plötzlich, gewöhnlich am 4. bis 9. Lebenstage, Bläschen von etwa Erbsengröße mit serös durchscheinenden, später mit eitrigem Inhalt auf der gesunden Haut auf. Bevorzugt sind die Nabelgegend, der Rumpf überhaupt, der Hals und der Kopf, während die Vola manus und die Planta pedis fast nie (und dann nur sekundär) befallen werden. Die kleineren Blasen (Epidermisabhebungen) trocknen meist ein mit Hinterlassung einer Borke, die größeren platzen mit Hinterlassung einer nässenden Fläche, die sich ohne Narbenbildung überhäutet, die aber auch Furunkulose und Ulzerationen zur Folge haben können.

Die Prognose ist günstig, indessen werden auch bösartige Fälle mit sehr großen und konfluierenden Blasen beobachtet, die zum Tode führen können.

Die Ätiologie ist dunkel; man kennt das Virus nicht, weiß aber, daß die Erkrankung durch Kontakt übertragen wird (Endemien durch einzelne Hebammen).

Die Diagnose ist leicht zu stellen, da die Unterscheidungsmerkmale zwischen Pemphigus simplex einerseits und dem Pemphigus syphiliticus andererseits (s. diesen) schon nach der Lokalisation charakteristisch sind.

Die Therapie besteht bei geringer Ausdehnung in Pudern mit Bolus alba, bei größerer Ausdehnung sind Tanninbäder (20 g Acid. tannic. auf 20 Liter Wasser) und Eichelrindenbäder zu empfehlen (500 g Cortex Quercus werden mit 4 Liter Wasser 1 Stunde lang gekocht, und die dunkelbraune Flüssigkeit wird durch ein Sieb dem Bade zugesetzt).

Mißbildungen.

Sofort nach der Geburt ist das Neugeborene grundsätzlich auf Mißbildungen anzusehen.

Von den klinisch wichtigen Mißbildungen seien zuerst die Hasenscharte und der Wolfsrachen kurz gestreift. Kinder mit Hasenscharte können häufiger, wie im allgemeinen angenommen wird, an der Brustwarze saugen; solche mit Wolfsrachen aber nur dann, wenn der Gaumenspalt schmal ist, so daß die Brustwarze beim Saugen den Spalt verschließen kann. Ist das Saugen unmöglich, so wird die abgedrückte oder abgepumpte Muttermilch gereicht. Die operative Therapie wird bei kräftigen Kindern schon in den ersten Monaten vorgenommen.

Kinder, die mit mäßigem Hydrozephalus (meist internus) lebend geboren werden, können eine normale Entwicklung durchmachen, wenn die Flüssigkeitsansammlung nach der Geburt sistiert; sonst stellen sich Ausfallserscheinungen ein, oder die Kinder gehen, jeder Therapie trotzend, zugrunde. In der Neugeborenenperiode kommt als Behandlung nur die Lumbalpunktion in Betracht. (Bei gleichzeitiger hereditärer Lues antisyphilitische Kur! S. kongenitale Syphilis.)

Bei der Hernia funiculi umbilicalis (Nabelschnurbruch) kann eine sofortige Operation Rettung bringen. Ahlfeld erzielte auf folgende Weise Erfolge: Nach gründlicher Reinigung des Bruchsackes und seiner Umgebung Zurückdrängen des Bruchinhaltes in leichter Narkose, Bedeckung mit in Alkohol getränkter Watte, Kompressivverband, so daß die Bauchdecken auch beim Schreien nicht auseinander gedrängt werden können. Alle paar Tage Verbandwechsel bis die Bruchränder sich vereinigt haben.

Epispadie und Hypospadie erfordern beim Neugeborenen keine Behandlung. Hypospadia scrotalis mit Kryptorchismus kann Anlaß zur Geschlechtsverwechslung geben (Pseudohermaphrodismus masculinus externus).

Der Verschluß der Harnröhre besteht bei sonst wohl ausgebildeten Knaben meist in einer Verklebung, die durch einen einmaligen Katheterismus (Ureterkatheter) oder eine Sondierung beseitigt wird. Besteht aber eine Entwicklungshemmung, so wird nach allgemeinen chirurgischen Regeln verfahren. Bei Mädchen kann eine Verklebung der Vulva die Miktion hindern; sie wird stumpf getrennt.

Bei Atresia ani findet sich häufig nur eine dünne Verschlußmembran, die einfach durchtrennt wird; in anderen Fällen muß das blind endende Rektum vom Damm aus aufgesucht und eröffnet werden. Liegt der Blindsack sehr hoch, so ist eine Laparotomie mit Mobilisierung und Vordrängung des Enddarmes gegen die Perinealwunde erforderlich.

Syphilis.

Die kongenitale (hereditäre) Syphilis kommt, je nach der Schwere der Infektion, schon intrauterin (häufig mit Tot- oder Frühgeburt verbunden) oder erst extrauterin zur Entfaltung.

Die lebend geborenen syphilitischen Kinder können mit manifester Lues zur Welt kommen (Pemphigus syphiliticus, Rhinitis, geringes Körpergewicht, Lebensschwäche, Vergrößerung von Leber und Milz, Pneumonia alba, Ascites). Besteht ein Pemphigus, so bereitet die Diagnose keine Schwierigkeiten, sonst muß bei Verdachtsgründen die Anamnese und die Untersuchung der Eltern zur Hilfe genommen werden. Der Pemphigus syphiliticus ist ein bullöses Exanthem, das in Form von schlaffen, mit wenig trübem, serös-eitrigem Inhalt versehenen Blasen mit Vorliebe die Handteller und die Fußsohlen befällt (s. auch Pemphigus neonat. simplex).

Die Prognose derartiger Kinder ist schlecht wegen der fast ausnahmslos bestehenden Erkrankung der inneren Organe, die einer antisyphilitischen Kur häufig trotzen.

Weit günstiger ist die Prognose bei anscheinend gesunden, kräftigen Kindern mit einer syphilitischen Infektion, die zur Zeit der Geburt noch latent ist. Erst nach einer Inkubationszeit, die Tage, Wochen oder gar Monate währen kann, treten die unleugbaren Symptome der Erkrankung auf: Pemphigus, trockener Schnupfen (mit Schwellung der Schleimhaut und der Submukosa der Nase, mit borkigem Belag daselbst und mit schniefender Atmung), Rhagaden um die Mundwinkel und die Nasenöffnungen, Paronychien, fahlgelb aussehende Hautinfiltrationen über der Stirn und seltenerweise ein makulo-papulöses oder ein papulo-vesikulöses Exanthem. Ist nur ein oder das andere Symptom, wie es häufig der Fall ist, vorhanden, so muß die Anamnese und die Untersuchung der Eltern herangezogen werden. (Wassermannsche Reaktion!)

Die Prophylaxe besteht in der energischen Behandlung des einen bzw. beider Ehegatten. Wird die Lues während der Gravidität bei einem der beiden Eltern erkannt, so verspricht die sofortige Behandlung der Mutter guten Erfolg (Salvarsan!).

Therapie: Ernährung durch Muttermilch ist möglichst anzustreben, was besonders vorteilhaft ist, wenn die Mutter gleichzeitig mit Salvarsan oder Quecksilber behandelt wird. Das Anlegen bei einer gesunden Amme ist nicht gestattet! Das Quecksilber wird meist innerlich gegeben: Hydrarg. jod. flav. 0,005—0,01, 3 mal täglich ist am meisten zu empfehlen, oder Hydrarg. oxydul. tannic. (0,002, Sacch. lact. 0,1 täglich 3 mal). Die Sublimat-Bäder (1 g auf 20 Liter Wasser), wozu eine Holz- oder Steingutwanne erforderlich ist, erlauben keine genaue Dosierung (Resorption verschieden), dagegen ist die Schmierkur (0,5 g Ungt. ciner. pro die) bei intakter Hautoberfläche brauchbar. Auch über die Salvarsantherapie liegen neuerdings günstige Berichte vor.

Erkrankungen des Verdauungstraktus.

Pathogene Keime können bei geschädigter Mundschleimhaut eine eitrige **Stomatitis** hervorrufen. Therapeutisch werden die geröteten und geschwollenen Stellen öfters, vorsichtig mit einem in 2 %ige Borsäurelösung getränkten Wattetampon betupft.

Eine Schädigung der Schleimhaut wird nicht selten durch das unzweckmäßige, prophylaktische Mundauswischen bewirkt. Hierbei können am Gaumen die Bednarschen Aphthen (Epitheldefekte) entstehen; diese können allerdings bisweilen auch durch den Saugakt hervorgerufen werden.

Die häufigste Mundinfektion entsteht durch den **Soorpilz** (Oidium albicans): weißliche Auflagerungen auf der Zunge und in den Backentaschen, die im Gegensatz zu den Milchresten fest auf der Unterlage haften. Die darunter gelegene Schleimhaut ist gerötet und blutet leicht, auch die Umgebung der Plaques ist gerötet.

Die Lippen, das Zahnfleisch, der Gaumen, die Pharynx und der Ösophagus können ebenfalls vom Soor befallen werden; desgleichen wird bisweilen der Übergang auf die Nase, den Kehlkopf und den Magen, wie die äußerst seltene Verschleppung durch die Blutgefäße beobachtet. Indessen werden derartige Befunde im allgemeinen nur bei schwächlichen, vernachlässigten, künstlich ernährten Kindern beobachtet.

Der Soor (Schwämmchen) erschwert (wegen Schmerzen) das Saugen, und führt bei längerem Bestehen zu Magen- und Darmkatarrh.

Die Diagnose wird durch die Inspektion und die mikroskopische Untersuchung gestellt.

Ein Zupfpräparat des Belags in Glyzerin zeigt doppelt konturierte Fäden (Myzelfäden) mit fadenförmigen Ausläufern (Conidien), die am Ende kolbige Auftreibungen aufweisen (Sporen).

Die Prognose ist bei kräftigen Brustkindern absolut günstig, bei schwächlichen und künstlich ernährten Kindern weniger günstig.

Zur Behandlung ist die Pinselung mit einer 25%igen Boraxglyzerinlösung 3—4 mal täglich oder noch öfters empfehlenswert. Bei künstlich ernährten Kindern muß der Zucker durch Saccharin ersetzt werden.

Erbrechen kann beim Neugeborenen durch verschiedene Ursachen hervorgerufen werden. Entweicht die im leeren Magen vorhandene Luft nicht bei der Nahrungsaufnahme, oder schluckt das Kind beim Saugen an einer milcharmen Brust viel Luft, so kann dies zum Erbrechen führen. Zur Verhütung desselben genügt es meist, das Kind während des Trinkens hochzunehmen und etwas auf den Rücken zu klopfen, wobei die Luft entweicht. Eine häufige Ursache des sog. habituellen Speiens ist die Überfütterung.

Bei dem Pylorospasmus (Krampfzustand des Pylorus) und der sehr seltenen Pylorusstenose (Hyperplasie des Pylorus) ist hartnäckiges Erbrechen ebenfalls das prägnanteste Symptom. Bevor das Erbrechen einsetzt, beobachtet man, wie der vorgewölbte Magen sich gegen das Hindernis am Pylorus aufbäumt, während in dem flachen Hypogastrium Ruhe herrscht.

Die Behandlung besteht in der Bekämpfung des krampfartigen Verschlusses (Breiumschläge, Thermophor auf die Pylorusgegend) und in einer rationellen Ernährung (Frauenmilch eisgekühlt, löffelweise, stündlich gegeben). Tritt keine Besserung ein, so ist die Ernährung mit dem Duodenalkatheter in Betracht zu ziehen. Der Heßsche Duodenalkatheter ist ein Gummischlauch von etwa 5 mm Durchmesser und 50—60 cm Länge. Man führt ihn ungefähr 20 cm tief in den Magen und wartet etwas, bis er dann auf leichten Druck durch den Pylorus gleitet. Nun schiebt man den Katheter weiter vor und läßt die Nahrung unter geringem Drucke einfließen. Wenn dieser Versuch mißlingt, muß die Gastroenterostomie oder die Einkerbung der Antrummuskulatur ins Auge gefaßt werden.

Bisweilen bildet auch ein zu kleiner Magen den Grund zum Erbrechen. Häufige, nicht voluminöse Mahlzeiten (9—10 am Tage) beheben das Übel.

Bei **Obstipation** sieht man beim Neugeborenen von der internen Medikation ab und macht vom Klysma Gebrauch, sobald innerhalb zweier Tage keine Entleerung stattgefunden hat (20—30 ccm Olivenöl oder abgekochtes Wasser). Bei hartnäckigster Verstopfung muß auch an die Hirschsprungsche Krankheit (s. diese) gedacht werden. Eine ev. Atresia ani oder recti, die ebenfalls die Ursache sein können, wird durch die Inspektion, durch die digitale und Sondenuntersuchung erkannt.

Überernährung stellt sich in der Neugeborenenperiode hauptsächlich bei zu häufigen Mahlzeiten ein, besonders bei Brustkindern Mehrgebärender, beim Stillen durch eine milchreiche Amme und bei künstlicher Ernährung. Geringe Grade sind häufig, höhere selten. Sie ist charakterisiert durch habituelles Speien, Meteorismus, Flatulenz, Unruhe und durch vermehrte, dyspeptische Stühle. Wenn Behandlung überhaupt erforderlich, Einschränkung der Zahl der Mahlzeiten und Regelung der Einzelmahlzeiten, wobei die überschüssige Milch abgedrückt oder abgepumpt wird. Bei künstlicher Ernährung ist stets Vorsicht geboten.

Unterernährung ist gekennzeichnet durch fehlende Gewichtszunahme bzw. fortgesetzte Abnahme, schlaffen Gewebsturgor, sowie durch häufig bestehende Untertemperatur, geringe Urinmenge und seltene, spärliche Stuhlentleerungen von schleimig-zäher Beschaffenheit; öfters sehen die spärlichen Stühle aber auch (von Darmsekreten herrührend) dyspeptisch aus. Der Leib ist eingezogen, die Bauchdecken sind straff. Ätiologie hängt mit den Stillschwierigkeiten (s. Ernährung) zusammen, wodurch die Therapie vorgezeichnet ist.

Der **Ikterus neonatorum** befällt etwa 60 % aller Neugeborenen vom 2.—4. Lebenstage. Pulszahl bleibt unverändert, der Stuhl ist normal gefärbt und die Konjunktiven werden nur bei stärkerer Intensität der allgemeinen Gelbfärbung befallen. Man unterscheidet den physiologischen (übrige Körperfunktionen verlaufen dabei regelrecht, nur die Gewichtsabnahme ist häufig etwas größer als sonst, Dauer beträgt 3—4 Tage) und den symptomatischen Ikterus: bei septischen Erkrankungen und syphilitischen Leberveränderungen. Auch kommt ein echter Stauungsikterus bei kongenitaler Stenose oder Obliteration der Gallengänge (mit tödlichem Ausgang) vor.

Die Ätiologie des physiologischen Ikterus ist noch nicht geklärt. In der Perikardialflüssigkeit wurde Gallensäure, im Blute ein höherer Gallenfarbstoffgehalt (Ylppö) nachgewiesen, was für hepatogenen Ursprung spricht (funktionelle Sekretionsanomalie). Andererseits wurde ein Zerfall von roten Blutkörperchen in den ersten Tagen konstatiert und ein hepatohämatogener Ursprung angenommen. Czerny faßt den Ikterus als die Folge einer enteralen Infektion auf.

Der sog. physiologische Ikterus bedarf keiner Behandlung; bei dem symptomatischen, dessen Prognose von der Grundkrankheit abhängig ist, muß die Ursache nach Möglichkeit bekämpft werden.

Eine ungünstige Prognose geben der habituelle Ikterus gravis, der familiär mit Krämpfen auftritt und der Kernikterus (intensive allgemeine Gelbfärbung und (autoptisch) umgrenzte Gelbfärbung der Nervenkerngebiete, ebenfalls mit Krämpfen einhergehend). Beide Formen beruhen wohl auf Infektionen. **Darmerkrankungen** s. bei Klotz.

Wundinfektionen.

Das Neugeborene besitzt eine besondere allgemeine Empfänglichkeit für eitrige Infektionen (Mangel an Schutzstoffen, Hypofunktion der Organe) und eine lokale Disposition (Nabelschnurrest, Nabelwunde, Neigung zu Epithelverletzungen, Beschmutzungen durch die Exkrete). Künstlich ernährte Kinder sind noch weniger widerstandsfähig gegen Infektionen als Brustkinder. Der Lieblingssitz der eitrigen Infektionen ist der Nabel, und zwar so lange bis die Nabelwunde völlig abgeheilt ist; eine strenge Asepsis und eine sachgemäße Nabelbehandlung ist deshalb erforderlich (s. diese).

Nabelinfektionen. Es kommt zur Fäulnis (Sphacelus) des Strangrestes, wenn die Mumifikation gestört wird. Schleunige Entfernung desselben, am besten durch Thermo- oder Galvanokauter, ist empfehlenswert, um die Propagation einer Infektion zu verhüten.

Von Blennorrhoea umbilici (Excoriatio umbilici) spricht man, wenn die zurückbleibende Nabelwunde schlaffe Granulationen und reichliche serös-eitrige Absonderung aufweist. Aufpudern von antiseptischen Pulvern (Dermatol, Noviform) genügt meist; sonst sind Pinselungen mit einer 5%igen Höllensteinlösung angezeigt. Ist die Umgebung des Nabels gerötet und die Sekretion rein eitrig, so handelt es sich um ein Ulcus umbilici, das unter 50%igen Alkohol- oder 2%iger essigsaurer Tonerde-Umschläge abheilt.

Wuchern die Granulationen in der Nabelwunde abnorm stark, so entsteht ein Fungus umbilici (Sarkomphalus). Ätzungen mit dem Lapisstift oder Abbinden mit einem Seidenfaden beseitigen die fleischfarbenen Granulationen.

Während bei den bisherigen Nabelinfektionen die Prognose günstig ist, ist sie bei den folgenden ernst oder gar schlecht.

Die Omphalitis (Zellgewebsentzündung, Phlegmone der Nabelgegend) geht mit einer eitrigen Absonderung aus der Nabelwunde und prallem Ödem der Nabelfalte und der umgebenden Bauchhaut einher. Es kann zu Abszessen und Gangrän kommen; das Allgemeinbefinden ist alteriert (Fieber, Unruhe, geringe Nahrungsaufnahme).

Die Therapie besteht in der Inzision, wenn Abszesse vorhanden, und ist im übrigen dieselbe wie bei den Nabelgefäßerkrankungen (Arteriitis et Phlebitis umbilicalis s. unten).

Durch Ausbreitung der eben besprochenen Infektionen auf das perivaskuläre Bindegewebe wird eine Periarteriitis und Periphlebitis hervorgerufen, und von hier aus kann die Adventitia und Intima der Gefäße ergriffen werden. Seltenerweise wird ein Thrombus in den Gefäßen primär infiziert, wobei bisweilen am Nabel äußerlich keine wesentlichen entzündlichen Veränderungen auftreten. Neuerdings huldigt man auch der Ansicht (Czernysche Schule), daß auf enteralem Wege in den Kreislauf eingedrungene Bakterien sekundär die Nabelinfektionen hervorrufen. Als Erreger kommen Staphylokokken, Streptokokken, Bacterium coli, Bacillus pyocyaneus und Pneumokokken in Frage.

Als Folgeerkrankungen der Nabelgefäßerkrankungen sind zu nennen: Sepsis, Pyämie, lobäre und lobuläre Pneumonie, eitrige Gelenkerkrankungen, Nephritis, eitrige Meningitis, Enzephalitis, Peritonitis, Hepatitis (intensiver Ikterus!) — die beiden letzteren besonders häufig bei der Phlebitis —.

Die Symptome der Nabelgefäßerkrankungen sind im allgemeinen nicht charakteristisch. Eine größere Anzahl der Kinder geht unter dem Bilde einer schnell verlaufenden Sepsis, unter plötzlichen Kollapserscheinungen zugrunde. Bei protrahiertem Verlaufe wechseln hohe Temperatursteigerungen mit Kollapstemperaturen; die Ernährung leidet und die eine oder andere der eben erwähnten Komplikationen ist nachweisbar. Zeigt in solchen Fällen die Nabelgegend eine krankhafte Veränderung, so läßt sich die Diagnose mit ziemlicher Sicherheit stellen; sieht sie aber reaktionslos aus, so ist trotzdem, wenn keine andere Eintrittspforte für die Sepsis nachweisbar ist, die Vermutung berechtigt, daß die Infektion vom Nabel ausgegangen ist.

Die Prognose ist ungünstig; doch gehen Fälle von sog. Arteriitis auch in Heilung über. Die Differentialdiagnose zwischen dieser und der Phlebitis ist aber häufig unmöglich (bei der Phlebitis intensiver Ikterus, bei der Arteriitis meist erhebliche örtliche Eiterung oder präperitoneale Phlegmone).

Die Therapie ist gleich Null und die Prophylaxe (s. Nabelbehandlung) ist alles. Man wird immerhin die Nabelgegend durch Umschläge mit 2%iger essigsaurer Tonerde oder 50%igen Alkohol behandeln, für gute Ernährung sorgen (Flüssigkeitszufuhr durch subkutane Infusionen und Darmeinläufe), bei Kollaps Wärme zuführen und Oleum camphorat. (0,3—0,5) oder Coffein natr. salicyl. (0,02) subkutan injizieren und ferner das Augenmerk auf die Komplikationen richten.

Außer den Nabelgefäßen gibt es noch andere Eintrittspforten für die **Sepsis.**

Einwandfrei sind Infektionen durch Aspiration von septisch infiziertem Fruchtwasser oder Genitalsekrete beobachtet worden (septische Pneumonie). Auch von Bednarschen Aphthen, von jeder Hautverletzung wie auch von der Rachen- und Nasenschleimhaut, von eitriger Mastitis und von einer purulenten Mittelohrentzündung kann eine allgemeine Infektion ausgehen. Auch wird eine aszendierende Infektion von der Blase aus, namentlich beim weiblichen Neugeborenen, als mögliche Ursache für eine Sepsis von mancher Seite angegeben. Eine Hauptrolle als Ausgangsstelle für septische Erkrankungen spielt neben dem Nabel der Magen-Darmkanal, der beim Neugeborenen eine abnorme Durchlässigkeit für Bakterien aufweist. Es ist deshalb auf peinlichste Sauberkeit bei der Pflege und Ernährung zu achten.

Abgesehen von der eitrigen Entzündung des primären Herdes, wenn ein solcher dem Auge überhaupt zugänglich ist, sind die Symptome wechselnd. Bisweilen tritt nahezu unvermittelt ein Kollaps ein, sonst besteht anfangs meist Temperatursteigerung, und sub finem bewegt sie sich unter der Norm. Die Atmung ist beschleunigt, Lungenherde sind häufig nachweisbar, das Sensorium ist öfters benommen, bisweilen besteht große Unruhe, der Gesichtsausdruck verfällt; häufig sind Ikterus, Nephritis, übelriechende grünliche Stuhlentleerungen, spastische Zustände in der Extremitätenmuskulatur und Krämpfe vorhanden. Auch septische Erytheme, Blutungen (s. hämorrhagische Erkrankungen der Neugeborenen), Peritonitis, Enzephalitis und eitrige Gelenksentzündungen werden beobachtet.

Die Diagnose der Sepsis ist schwierig, wenn ein primärer Herd nicht nachweisbar ist. Öfters müssen der Gesamteindruck und die Stuhlentleerungen zur Entscheidung dienen (Therapie s. bei Allgemeinbehandlung der Nabelgefäßerkrankungen).

Eine **eitrige Mastitis** kommt beim Neugeborenen meist durch die höchst überflüssige (manuelle) Entleerung der physiologisch geschwollenen und sezernierenden Brustdrüse zustande, wobei Bakterien in das Gewebe inokuliert werden.

Die Drüsengegend ist prall vorgewölbt, gerötet, und es besteht große Druckempfindlichkeit.

Die Prognose ist günstig, wenn Umschläge mit 2%iger essigsaurer Tonerde aufgelegt werden, sobald sich die ersten Entzündungserscheinungen zeigen, oder wenn bei Vereiterung rechtzeitig inzidiert wird, sonst kann die Infektion fortschreiten (s. Sepsis), was allerdings sehr selten ist.

Der Tetanus neonatorum (Infektion durch Tetanusbazillen) ist heutzutage selten. Die Eintrittspforte ist fast ausnahmslos die Nabelwunde. Die erste Erscheinung ist der Kinnbackenkrampf (Trismus), der sich zunächst nur beim Saugakte einstellt. Sodann werden die Masseteren, die gesamte Gesichtsmuskulatur (Risus sardonicus) und schließlich die Muskulatur des

Stammes und der Extremitäten befallen. Auch tonische Krämpfe der Schling- und Kehlkopfmuskulatur und des Zwerchfells werden beobachtet.

Die Erkrankung geht gewöhnlich mit hohem Fieber einher und häufig ist eine Infektion des Nabels festzustellen. Die Dauer beträgt in den letal verlaufenden Fällen nur wenige Tage, bei den in Heilung übergehenden kann sie sich selbst über mehrere Wochen hinziehen.

Die Prognose ist im allgemeinen ungünstig; die Diagnostik bereitet keine Schwierigkeiten.

Therapeutisch wird möglichst frühzeitig das nach von Behring dargestellte Antitoxin (etwa 150 Immunitätseinheiten) subkutan oder intradural, nach vorheriger Lumbalpunktion, eingespritzt, was wiederholt werden kann. Fernhaltung von Außenreizen und die Darreichung von Chloralhydrat (1 g pro die: entweder pro dosi 0,1 per os oder 0,25:25,0 Mixt. gummos. per clysma) sind zu empfehlen. Ist die Schluckfähigkeit noch vorhanden, so gibt man in den Krampfpausen löffelweise Frauenmilch, ist sie nicht mehr vorhanden, so ist die Sondenfütterung erforderlich (s. diese).

Das Erysipel (Rotlauf) verläuft beim Neugeborenen besonders bösartig. Es geht meist von der Nabelwunde aus. Therapeutisch kommen Alkohol-Umschläge (50 %) und Ichthyolsalbenverbände (30 %) in Frage (s. auch Allgemeinbehandlung bei Nabelgefäßerkrankungen).

III. Frühgeburt und Lebensschwäche.

Frühgeburt und Lebensschwäche (Debilitas vitae) sind häufig miteinander vergesellschaftet, da häufig Erkrankungen der Mutter bzw. der Eltern die gemeinsame Ursache für beide Zustände darstellen (Lues, chronische Nephritis der Mutter). Andererseits findet sich Lebensschwäche auch bei ausgetragenen Kindern (Lues hereditaria), und nicht alle Frühgeborenen sind lebensschwach (z. B. die künstlich Frühgeborenen wegen Beckenenge).

Die klinischen Erscheinungen sind durch ungenügende Atmung mit sekundärer Zirkulationsstörung, durch die mangelhafte oder die vollständig fehlende Fähigkeit zum Saugen, durch die Labilität der Eigenwärme und Schläfrigkeit charakterisiert; bei Frühgeborenen sind außerdem das Körpergewicht (unter 2500 g) und die Körperlänge (unter 48 cm) gering, und es fehlen die anderen Zeichen der Reife (s. diese).

Die Prognose quoad vitam wird bei Frühgeborenen an erster Stelle durch das Alter bedingt. Kinder unter der 27.—28. Schwangerschaftswoche gelten im allgemeinen als lebensunfähig. Daneben richtet man sich in der Praxis nach dem Gewichte (bei 1000—1500 g: 83 %, bei 1500—2000 g: 36 % Mortalität). Selbstverständlich haben die von gesunden Eltern stammenden Frühgeborenen und solche, die sich lebhaft bewegen und kräftig trinken, bessere Lebensaussichten.

Die Gewichtsabnahme und anfangs auch die Zunahme der Frühgeborenen sind durchschnittlich geringer als bei ausgetragenen Kindern.

Diätetik: Einen wirksamen Reiz für Atmung und Zirkulation (bei Asphyxieanfällen) übt ein warmes Bad (37° C) mit kühlen Übergießungen (etwa 20° C) oder ein Senfmehl- oder Ozetbad aus. Um weiterhin eine energische Ventilation der Lunge bei den meist schlafenden Kindern zu erzielen, müssen sie in Pausen von einigen Stunden (vor der Nahrungsaufnahme) durch Reize (z. B. Zuhalten der Nase) möglichst zum Schreien gebracht werden.

Unerläßlich ist die Vermeidung der Abkühlung (beim Umkleiden etc.) und die Wärmezufuhr: Die Couveuse kommt in der Praxis kaum in Frage; als Ersatz dienen die Wärmewanne (Metallwanne mit doppelten Wänden und Boden, zwischen welche Wasser von etwa 50° eingefüllt wird), Wärmflaschen (U-förmige sind am besten) oder Thermophore (bzw. mit heißem Wasser gefüllte Tonkrüge); gleichzeitig wird das Frühgeborene in

Watte eingehüllt, die durch Häubchen und Jäckchen festgehalten wird. Auch kann das ganze Kinderzimmer unter erhöhte Temperatur gesetzt werden (bis zu 28° C), wobei durch Aufstellen von Wasser in großen, offenen Gefäßen oder durch Aufhängen von nassen Tüchern für den notwendigen Feuchtigkeitsgrad der Luft gesorgt wird (sonst Bronchitis!)

Ein unbedingtes Erfordernis jeglicher Wärmebehandlung ist die Temperaturkontrolle der Kinder durch regelmäßige Rektalmessungen, um Wärmestauung zu verhüten (erhöhte Körpertemperatur führt zu Verdauungsstörungen, Krämpfen und Herzschwäche).

Selbstverständlich können diese Maßnahmen entbehrt werden bei Frühgeborenen, die sich der Reife nähern; sonst wird so lange damit fortgefahren, bis die Gewichtskurve gleichmäßig ansteigt, und bis sich die Eigenwärme auf etwa 36,8° längere Zeit hält. Schroffe Übergänge sind zu vermeiden.

Das Energiebedürfnis ist entsprechend der großen Oberfläche verhältnismäßig groß — etwa 1,3—1,4 Kalorien pro 10 g Körpergewicht — (Kaloriengehalt von 1000 ccm Frauenmilch = ungefähr 700). Man hüte sich aber, dem noch nicht ausgereiften Verdauungsapparate in den beiden ersten Wochen zuviel zuzumuten. Die Zahl der täglichen Mahlzeiten muß auf 7—10 erhöht werden; die Einzelmahlzeit muß gering sein. Können die Kinder saugen, so werden sie angelegt; sonst wird ihnen abgepumpte oder abgedrückte Frauenmilch in der Flasche oder mit dem Löffel oder mit einer Tropfpipette gereicht. Bei bestehendem Unvermögen zu schlucken, ist die Sondenfütterung am Platze. (Ein weicher Nélaton-Katheter, mit einem Glasröhrchen armiert, dieses mit einem kurzen Gummischlauch verbunden, der seinerseits mit einem Glastrichter verbunden ist; der Katheter wird durch den Mund oder die Nase in den Magen geschoben und die Muttermilch eingeschüttet. Das Ganze wird vor dem jedesmaligen Gebrauche ausgekocht. Das Kind muß bei der Fütterung Seitenlage einnehmen, damit bei einem ev. Erbrechen die Aspiration verhütet wird.)

Für Erhaltung der mütterlichen Milchsekretion ist durch Abdrücken oder Abpumpen Sorge zu tragen, da das schwache Kind die Brust nicht leer trinkt. (Gute Modelle einer Milchpumpe von Ibrahim und von Jaschke.)

Die Ernährung mit artfremder Milch bietet bei Frühgeborenen sehr unsichere Erfolge. Neuerdings wird die Buttermilch, der man 1% Mehl und 4% Zucker zusetzt, empfohlen (Birk).

Als eigenartige Erkrankungen des frühgeborenen und lebensschwachen Kindes sind das **Sklerödem und Sklerem** (Fettstarre) zu nennen, deren Unterscheidung vom praktischen Standpunkte aus zwecklos ist.

Die Erkrankung beginnt gewöhnlich an den Waden, den Fußrücken, um dann nach dem Rumpf und unter Freilassung der Brust auf die oberen Extremitäten und seltenerweise auf den Hals und das Gesicht fortzuschreiten. Bei Sklerödem findet sich zunächst eine ödematöse Schwellung, aber bald fühlen sich die befallenen Partien wie beim Sklerem bretthart an, so daß die Kinder bei starker Ausdehnung des Leidens unbeweglich werden. Als auslösendes Moment gilt die Abkühlung; nach Ausbruch der Erkrankung besteht Untertemperatur.

Die Prognose ist bei lebensschwachen und frühgeborenen Kindern schlecht.

Die Therapie ist eine physikalisch-diätetische, wie sie oben erwähnt worden ist (Wärmezufuhr, zweckmäßige Ernährung). Außerdem ist von Nutzen eine täglich mehrmals in zentripetaler Richtung zu wiederholende Massage und die Anregung des Herzens durch Analeptika (Ol. camphorat. 0,3—0,5 oder Coffein. natr. salicyl. 0,02).

Lit.: von Reuß, Die Krankheiten des Neugeborenen. (Berlin 1914.) — P. Esch, Erkrankungen des Neugeborenen und ihre Behandlung (nebst Einführung in die Physiologie und Diätetik des Neugeborenen erscheint im nächsten Bande von Ed. Müller, Therapeutische Fortbildung.

Kinderheilkunde.

Von **Dr. M. Klotz,**
Direktor des Kinderhospitals in Lükeck.

A. Einführung.

1. Allgemeine Semiotik in Verbindung mit den wichtigeren anatomischen und physiologischen Besonderheiten des Kindesalters.

a) Abdomen.

Normalerweise gewölbt, leicht meteoristisch, lateral etwas überhängend. Hautfalten können nicht aufgehoben werden.

Dünne, faltige Bauchdecken bei Ernährungsstörungen. Solange jedoch der Tonus der Bauchmuskulatur straff bleibt, ist die Prognose gut.

Meteorismus beruht durchaus nicht immer auf Gasansammlung durch ungeeignete Ernährung. Bei ernährungsgestörten oder schwer erkrankten Säuglingen ist er oft Ausdruck von Herzschwäche. Unzweifelhaft gehört eine Disposition dazu, denn nicht jedes Kind bekommt trotz Überernährung oder einseitiger Ernährung Meteorismus.

Er findet sich vorzugsweise bei muskelschwachen Kindern und führt zu einer Darmverlängerung. Durch Ernährungstherapie — sehr langsam — rückbildungsfähig bis zur völligen Heilung.

Stärkerer Meteorismus ist stets eine unerwünschte pathologische Erscheinung wegen der Respirationsbehinderung. Die abdominelle (Zwerchfell) Atmung des Säuglings wird dadurch erheblich eingeengt. Die Prognose jeder Pneumonie wird durch bestehenden Meteorismus verschlechtert.

Meteorismus stärkeren Grades bedingt lordotische Haltung.

Die Leber ist beim Neugeborenen besonders groß. Ihr Gewicht verhält sich zu dem des Körpers wie 1 : 18, in der Pubertät wie 1 : 30, im Alter wie 1 : 50. Die Gewichtszunahme zeigt ähnliche Verhältnisse wie die des Gehirns.

Darmgase.

Durchmischung mit Gas gewährleistet leichteren Transport des Chymus und trägt durch Entfaltung der Darmschlingen zur Vergrößerung der resorbierenden Schleimhautfläche bei. Elementarer Stickstoff wird im Darm in nennenswerten Mengen nicht gebildet. Große Kohlehydratmengen in der Nahrung liefern viel H. Die Magengase sind dagegen von der Ernährung weitgehend unabhängig.

b) Zentralnervensystem und Sinnesorgane im Kindesalter.

Hirngewicht neugeborener Knaben ca. 370 g, Mädchen ca. 350 g. Es verdoppelt sich in den ersten $^3/_4$ Jahren und verdreifacht sich im dritten

Jahr. Wächst bis zu 1400 g bei Männern, 1260 bei Frauen. Die anfängliche Differenz beider Geschlechter bei der Geburt bleibt bis ans Lebensende erhalten und wächst auf 120 und mehr Gramm.

Weiße und graue Substanz sind beim Neugeborenen noch nicht streng geschieden. Nach der Geburt findet weitgehende Neubildung von Leitungswegen und Markumkleidung zahlreicher Nervenfasern statt.

Mit 9 Monaten ist das Projektions- und Assoziationssystem markumhüllt. Die Tangentialfasern erhalten ihre Scheide erst sehr viel später, nach Abschluß der Pubertät und des Wachstums.

Bis zur 8. Woche ist die elektrische Erregbarkeit der motorischen Nerven (und der Muskeln) unternormal. Auch die sensiblen Nerven sind weitgehend untererregbar. Man kann einen Neugeborenen mit starken Strömen im Gesicht reizen, ohne daß er Schmerz äußert.

Der mangelnde, hemmende Großhirneinfluß zeigt sich in den ersten Lebenswochen durch irreguläre Herzaktion, inäqualen Puls, Arhythmien der Atmung. Am frühesten funktionieren die Zentren für das rein vegetative Leben. (Saugen, Schmecken u. dgl.) Schon der Neugeborene reagiert prompt auf süß und bitter. Die Mimik auf Geschmacksreize ist zunächst reflektorisch, subkortikal und ohne Assoziation (Beweis: gleiche Effekte bei Hemi- und Anenzephalie). Bald tritt an Stelle des subkortikalen der kortikale Reflex. Bei Idioten bildet sich das psychische Korrelat dagegen nicht aus und der subkortikale Reflex wird allmählich verlöscht. Sie haben daher keine differenzierende Geschmacksmimik. (Wichtiges diagnostisches Merkmal.)

Im Rückenmark sind nur die Pyramidenvorder- und -seitenstränge überwiegend markfrei. Im 3., 4. Monat sind die motorischen Rindenfelder funktionsfähig.

Sehnenreflexe: Der Babinskische Reflex (Dorsalflexion der großen Zehe bei Streichen der Fußsohle) ist bis zum 6. Monat und darüber hinaus positiv.

Der Patellarsehnenreflex ist beim Säugling als gesteigert anzusehen, wenn der Reflex von der Tibiakante aus oder überhaupt beim Beklopfen der Umgebung der Patellarsehne erfolgt. Oft muß genau die Sehnenmitte aufgesucht und markiert werden, um einen Reflex zu erhalten.

Fußklonus häufig bei fiebernden oder erregten Kindern bis über das Spielalter hinaus.

Die Prüfung auf Sehnen-, Pupillarreflexe u. dgl. gelingt bei ungeberdigen Kindern leichter, wenn man sie während der Nahrungsaufnahme vornimmt.

Konvergenzreaktion der Pupille von der 4. Woche ab. Lichtreaktion schon bei Frühgeburten, desgleichen Kornealreflex. Beim Erwachsenen erweitern sich die Pupillen maximal im Moment des Erwachens aus dem Schlaf; beim jungen Säugling fehlt diese Reaktion.

Die Sensibilitätsprüfung gibt nur ganz grobe Anhaltspunkte. Kinder werden durch einen einmal perzipierten Schmerz meist so ängstlich, daß jede weitere Untersuchung zwecklos ist.

Hypertonie der Säuglinge.

Auffallend erhöhter Widerstand gegen passive Bewegungen, besonders in den Armen und Beinen. Nicht selten auch Dauerspasmen, tagelang, wochenlang. Vielfach Faustschluß mit eingeschlagenem Daumen oder Geburtshelferhand. Legt man einem Säugling den Zeigefinger in die Hohlhand, so umkrallt er ihn oft so fest, daß man das ganze Kind daran in die Höhe heben kann. (Affenreflex.)

Die schwereren und Dauerformen mit Opisthotonus, Emprosthotonus finden sich dagegen meist bei schwer erkrankten ganz jungen Säuglingen, bei septischen Prozessen, Lues, Pneumonie usw. Recht konstant ist die

Hypertonie bei Kindern mit Mehlnährschaden. Hier kann man das ganze Individuum nicht selten an den Füßen steif gestreckt emporheben.

Die Schlafhaltung der Arme (im Ellenbogengelenk gebeugt, die Hände geballt, in Kopfhöhe gebracht) ist charakteristisch für den gesunden Säugling. Herabsinken der Arme deutet auf Erkrankung.

Das gleiche gilt von der Beinhaltung. Der gesunde Säugling liegt ständig mit kräftig an den Leib gezogenen gebeugten Unterextremitäten im Bett. Thörichte Beobachter sprechen von Kolik, wenn das Kind die Beine an den Leib zieht. Schlaff ausgestreckte Beine sind stets ein pathologisches Zeichen.

Je tiefer der Schlaf um so unregelmäßiger der Puls.

Schlafdauer anfangs den ganzen Tag. Ende des ersten Monats noch ca. 20 Stunden. Dann allmähliche Verkürzung, besonders frühzeitig auftretend beim sensiblen Kind. Wünschenswert sind noch im Spielalter 12—15 Stunden Schlaf.

Augen. Das Auge des Neugeborenen ist hyperopisch. Fixation von der 4., 5. Woche ab. Ergreifen gesehener Objekte vom 6. Monat ab.

Tränensekretion fehlt nach vielfachen Angaben bis zum 2., 3. Monat. Neugeborene können jedoch durch Kitzeln, Anblasen u. dgl. zum Schreien und Weinen gebracht werden. Tränen begleiten anfänglich auch angenehme Sensationen (Weinen mitten während des Trinkens).

Ohren: Neugeborene sind taub, oder besser gesagt schwerhörig, da die Paukenhöhle in den ersten Tagen mit schleimartiger Flüssigkeit gefüllt ist. Der Akustikus ist bei der Geburt bereits markumhüllt.

c) Sprache.

Mit $1^1/_2$ Jahren verfügt das Kind nach Ziehen über etwa 40 Worte. Ende des zweiten Jahres werden mindestens 300 Worte gesprochen.

Aus dem Verhältnis von Kopfgröße und Brustumfang (siehe dieses) kann ein Anhalt für die Sprachentwicklung gewonnen werden.

Wenn der Sprachbeginn erst mit 3—4 Jahren einsetzt, wird immer eine abnorme Veranlagung anzunehmen sein.

d) Haut.

Die Haut des gesunden Säuglings hat eine große Resistenz gegen exogene Reize. Auch vielstündiger Kontakt mit Stuhl und Harn bewirkt kaum mehr als eine Rötung, die sofort nach Beseitigung der Ursache verschwindet. Anders beim kranken und konstitutionell abnormen Kind. Es reagiert auf äußere Reize mit Intertrigo, Exkoriationen, mit Ekzemen und Furunkulose. Man sei also mit dem Vorwurf: Das Kind ist schlecht gepflegt, vorsichtig. Immerhin ist richtig, daß eine forcierte Pflege, womöglich allstündliches Trockenlegen, erhebliche Grade von Intertrigo usw. verhüten kann. Aber das ist nur in Kliniken und gut situierten Familien möglich.

Blässe der Haut ist ein wichtiges — oft das erste Zeichen — von Ernährungsstörungen.

Trockenheit und Röte der Mundschleimhaut, besonders der Zunge, haben dieselbe Bedeutung.

Gelbfärbung der Haut charakterisiert den Icterus neonatorum, der für physiologisch gehalten wird. Nach Ablauf desselben schuppt die Haut meist ab, besonders an den Hand- und Fußsohlen.

Bei Kindern, welche längere Zeit mit Karotten gefüttert werden, tritt in seltenen Fällen ein stark gelbliches Hautkolorit auf.

Dauernde Gelbfärbung, bronze- bis kanariengelbes Kolorit, deutet auf angeborene Anomalien der Gallenwege hin.

Die Zahl der Schweißdrüsen ist beim Säugling anfänglich sehr gering. Neugeborene schwitzen nie. Später deutet unmotivierter Schweißausbruch — besonders am Hinterhaupt — auf beginnende Schädelrachitis.

Die Talgabsonderung ist dagegen schon beim Neugeborenen sehr intensiv und ein guter Schutz gegen ektogene Infektionen.

e) Herz.

Relativ große, weite Kammerhöhlen, Ostia- und Arterienquerschnitte. Blutumlauf schneller als beim Erwachsenen.

Systolischer Blutdruck 80—90 mm, gegen 110—120 beim Erwachsenen.

Das Herz nimmt am jährlichen Wachstum mit ca. 6—7% teil. Die Pubertät erfordert jedoch einen Zuwachs von mindestens 20%.

Pulsfrequenz erhöht. Einflüsse auf die Frequenz: Geschlecht, Alter, Körpergröße, funktionelle Ansprüche. Ist im Prinzip beim weiblichen Geschlecht größer.

Alter	Puls	Respiration
0—4 Wochen	132	63
4—8 „	152	60
8—12 „	147	60
4—6 Monate	137	55
7—9 „	130	54
1 Jahr	133	46
2 „	131	35
3 „	110	37
4 „	106	29
5 „	101	26
6 „	91	24
7 „	104	27
8 „	97	24
9 „	88	27
10 „	78	26
11 „	88	24
12 „	88	23
13 „	84	24

(Durchschnittszahlen aus 246 Beobachtungen ohne Berücksichtigung des Geschlechtes nach P. Freund.)

Körperlänge	Puls	Respiration
45—55 cm	143	62
55—65 „	139	56
65—75 „	130	50
75—85 „	126	39
85—95 „	114	35
95—105 „	95	27
105—115 „	91	25
115—125 „	75	25

nach P. Freund.

Die Leistungsfähigkeit des kindlichen Herzens ist noch nicht wie beim Erwachsenen durch schädigende Momente (Tabak, Alkohol, Arteriosklerose u. dgl.) beeinträchtigt. Plötzlich gesteigerte Anforderungen an die Herzkraft werden spielend bewältigt. Erst in der Pubertät (siehe diese) pflegen sich hämodynamische Störungen zu zeigen.

Die Wachstumszunahme des Herzens erfolgt nicht proportional dem Körpermassenanwuchs, sondern in stetig abnehmendem Verhältnisse. Trotz steigender Gewichtszunahme bleibt jedoch bis zum 5. Lebensjahre eine entsprechende Volumzunahme aus. Erst von da ab erfolgt entsprechende Volumvergrößerung bis zur Pubertät. Es wachsen also weniger die Herzhöhlen als die Muskelmasse.

Spitzenstoß: Bei Säuglingen nicht sichtbar; fühlbar im 4. Interkostalraum, 1—2 cm außerhalb der Mamillarlinie. Vom 2.—3. Jahr ab im 5. Interkostalraum, sichtbar und immer mehr medianwärts rückend. Innerhalb der Mamillarlinie erst zur Pubertätszeit.

Perkussion des Herzens beim Säugling wenig verläßlich. Selbst Perikarditiden können während der ersten Lebensmonate übersehen werden.

Relative (große) Herzdämpfung: links 1—2 cm außerhalb der Mamillarlinie, oben bis zur 2. Rippe, rechts etwas über den rechten Sternalrand, unten bis zum 4. Interkostalraum reichend.

Absolute (kleine) Herzdämpfung: kleiner Bezirk links neben dem Sternalrand. Wird allmählich größer durch Verkleinerung des rechten Teils der relativen Herzdämpfung. Vom 2.—3. Jahr ab Tieferreichen um einen Interkostalraum durch das Herabsteigen des Zwerchfells.

Auskultation des Herzens: Kindliche Herztöne sind laut, sonor, scharf begrenzt, so daß auch vom Rücken aus auskultiert werden kann.

Beim Erwachsenen ist über den arteriellen Ostien der zweite, über den venösen der erste Ton akzentuiert; also Trochäus an der Spitze, Jambus an der Basis. Beim Säugling fehlt diese Differenz. Der lauteste Herzton ist der erste Ton an der Herzspitze, der leiseste der zweite Aortenton. Durch Tachypnoe, forciertes Exspirium beim Schreien kommt es zu gespaltenen Herztönen (meist erster Ventrikelton, dann zweiter Pulmonalton); ferner bei jungen Säuglingen. Bei Vitien, Chorea, postdiphtherischer Herzschwäche besonders oft. Ferner gelegentlich bei allen Infektionen.

Ist nur ein Herzton zu hören, so bedeutet dies bei schwerkranken Säuglingen nichts Gutes.

Herz-Lungengeräusche bei Säuglingen selten. Ausgeprägte Herzgeräusche bei Säuglingen sind überwiegend auf kongenitale Vitien zu beziehen, da Endokarditis in diesem Alter selten ist.

f) Kehlkopf.

Der Kehlkopf steht beim Säugling extrem hoch. Dadurch wird es ihm möglich, gleichzeitig atmen und trinken zu können. Die Milch läuft nicht über den Kehldeckel, sondern neben demselben herab. Vom Ende des ersten Jahres ab steigt der Kehlkopf — oft um 4—5 Halswirbelkörper — tiefer.

g) Lungen.

Perkussion und Auskultation der Lungen. Cave kypotische Haltung des Säuglings, da durch Verdrängung der Leber Dämpfung rechts hinten unten vorgetäuscht wird. Kleine pneumonische Herde lassen sich auch bei leisester Perkussion nicht diagnostizieren. Diagnostische Feinheiten, wie sie bei der Perkussion des Erwachsenen uns geläufig sind, können im Säuglingsalter kaum mit dieser Methode erreicht werden. Emphysem und Relaxation benachbarter Partien, Schreien, Spannung der Interkostalmuskeln, Mitschwingen des ganzen Thorax usw. trüben die Ergebnisse der Perkussion.

Klarere Einblicke gewährt dagegen in der Regel die Auskultation. Hier stört das Schreien nicht. Scharfes, pueriles Atmen ist normal, deutliches Exspirium desgleichen. Das Atemgeräusch ist rechts lauter als links. Cave: Fortgeleitete Geräusche aus den oberen Luftwegen.

h) Magen-Darmkanal.

Der Magen des Neugeborenen ist hufeisenförmig. Bald kommt es zu Modifikationen. Schon im Säuglingsalter wird die Riedersche Hakenform gefunden. Bis zum 10. Jahr ist sie in $^1/_3$ aller untersuchten Fälle anzutreffen.

Der Magenfundus ist beim Säugling bis etwa zum 10. Monat schwach entwickelt. Der Magen nimmt während des Säuglingsalters die Form an, welche der Füllungszustand aller übrigen Bauchorgane ihm anweist. So kann die große Kurvatur direkt gegen die Bauchwand gerichtet sein, ohne daß Ektasie vorliegt.

Die kleine Kurvatur sieht dorsalwärts statt nach rechts. Später, sobald Stehen und Gehen erlernt werden, nimmt der Magen die physiologische senkrechte Stellung ein. Die Magenkapazität ist gering. Gelegentlich werden Mahlzeiten an der Brust getrunken, welche die Magenkapazität weit überschreiten. Es muß also während des Trinkaktes ein Abtransport durch den Pylorus stattgefunden haben. Salzsäure und alle Fermente sind beim Neugeborenen, oft auch bereits beim Fötus vorhanden.

Hinsichtlich der Pepsinverdauung beim Säugling ist eine völlige Einheit der Meinungen noch nicht erreicht. Es scheint, daß erst mit 9 Monaten eine Aziditätshöhe erreicht wird, die für eine Pepsinwirkung notwendig ist. Eine peptische Verdauung von Fleisch dürfte erst vom 2. Jahre ab stattfinden. Wenn auch Trypsin und Erepsin Fleischverdauung bewirken können, so ist doch bekannt, daß peptische Vorverdauung die tryptische Spaltung begünstigt, so daß für einen empfindlichen Darm das Fehlen der Peptolyse Bedeutung gewinnen kann.

Das Oberflächenepithel des Säuglingsmagens unterscheidet sich nicht von dem des Erwachsenen; nur fehlen Becherzellen. Die Anordnung der Drüsen ist unregelmäßiger als beim Erwachsenen.

Im Magen gerinnt Kuhmilch durch Einwirkung von Lab sehr schnell in groben Flocken, Frauenmilch langsamer und feinflockiger. Die bei der Labfällung abgeschiedene Molke, welche die meisten Salze und die löslichen Milcheiweißkörper enthält, wird schubweise durch den Pylorus getrieben. Das grobbreiige Kaseingerinnsel wird langsam von der Peripherie her angedaut und verflüssigt. Wird vorzeitig, d. h. vor $2^1/_2$—3 Stunden erneut Milch zugeführt, so umhüllt diese mantelförmig den noch nicht abgebauten Kern der voraufgehenden Mahlzeit. Setzt sich dieses Spiel fort, so kann die Verdauung des ersten Ingestums weitgehend verzögert werden und im Zentrum des Milchkerns bakterielle Zersetzung auftreten. Die Verdauung gelabter und ungelabter Milch vollzieht sich ohne Unterschied. Im Säuglingsalter ist merkwürdigerweise die Labenzymmenge geringer als beim Erwachsenen.

Der Zweck des Labprozesses ist auch heute noch nicht einwandsfrei geklärt. Ohne Labgerinnung würde die Milch schnell den Magen passieren und die Vorverdauung der Eiweißstoffe unmöglich gemacht (Cohnheim). Nach Tobler kann nach Entfernung der Molke eine geringe Menge Magensaft konzentriert auf das Milchkoagulum einwirken.

Freie Salzsäure findet sich beim Brustkind nach 1—$1^1/_2$ Stunden, beim Flaschenkind — wenn überhaupt — nach $2^1/_2$—3 Stunden, da Kuhmilch ein viel stärkeres Säurebindungsvermögen hat. Bei Kuhmilchnahrung ist also die germizide Wirkung freier Salzsäure geringer als bei Frauenmilch.

Die Gesamtazidität (20—60 ccm N/10 HCl für 100 ccm Inhalt) ist weniger durch HCl, als durch organische Säuren (Fettspaltung durch eine originäre Magenlipase und durch Bakterien), durch saure Phosphate und salzsaure Albuminate bedingt. Die Azidität schwankt selbst beim gleichen Kind enorm: 40 Minuten nach Probediät 12, am folgenden Tag 20, am nächstfolgenden 3!

Fettreiche Nahrung verzögert nach Tobler den Pylorusschluß. Die Fettspaltung erreicht im Magen bis zu 25%. Rückläufiges Darmsekret kommt bei Milchkost anscheinend nicht für die Fettspaltung im Magen in Betracht. Mit Wasser verdünnte Milch verläßt den Magen schneller als Vollmilch. Am längsten verweilen Fette und Fett-Eiweißgemenge im Magen, weniger lange fett-eiweißarme und kohlehydratreiche Kost.

Plätschergeräusch: Nicht einzig für Ektasie beweisend. Oft bei muskelschwachen Kindern das ganze Kindesalter hindurch nachzuweisen.

Darm: Die Länge des Darms übertrifft die Körperlänge beim Säugling sechsmal, beim Erwachsenen nur $4^1/_2$ mal. Die Darmsaftmenge beträgt ca. 1 l pro Tag. Auffallend gering entwickelt ist das Elastingewebe. Trypsin, Pankreaslipase, Erepsin sind genau wie beim Erwachsenen vorhanden. Die Enterokinase, welche das Trypsinogen aktiviert, findet sich schon bei Frühgeburten.

Die „löslichen" Milcheiweißstoffe, werden genau so tief abgebaut wie die unlöslichen, artfremdes Eiweiß wird genau so wie arteigenes in Form von

Aminosäuren resorbiert. Beim normalen Kind erscheint so gut wie niemals unverdautes Kasein[1]) — die bekannten Kaseinbröckel Biederts — im Stuhl. Eiweißreaktionen des Stuhles sind nicht auf Nahrungseiweißreste, sondern auf Darmsekrete und -bakterien zurückzuführen.

So ist z. B. der Gehalt der Fäzes an Stickstoff bei Brust- und Flaschenkindern der gleiche:

100 g Trockenkot enthalten: bei Frauenmilchernährung 4,02 g N.
„ Kuhmilchernährung 4,5 „ „

Der Milchzucker wird durch die nur im Säuglingsalter vorhandene Darmlaktase gespalten. Laktase ist bei Frühgeburten nicht, wohl aber Maltase vorhanden, desgleichen Invertin.

Ungespalten (infolge zu großen Angebotes oder bei Erkrankungen) resorbierter Milchzucker erscheint wieder im Harn. Durch Bakterien findet ferner eine energische Vergärung der Laktose statt.

Jeder Doppelzucker, welcher an Säuglinge verfüttert wird, findet in der Darmschleimhaut ein spezifisches spaltendes Ferment vor: Maltase, Laktase, Invertin. Polysacharide werden durch das — ziemlich spärlich produzierte — Ptyalin, energischer durch die Pankreasdiastase depolymerisiert.

In der Darmflora des Säuglings überwiegen die Gärungserreger (Bac. bifidus, lactis aerogenes, coli, ferner Bac. acidophilus, Bac. perfringens sive butyricus immobilis) über die Proteolyten (Bac. putrificus, butyricus mobilis, Heubazillen usw.). Der Brustkindstuhl ist fast eine Reinkultur des Bac. bifidus. Der Antagonismus zwischen Proteolyten und Sacharolyten hat besonders beim künstlich genährten Kinde große Bedeutung und wird ernährungstherapeutisch verwertet.

Namentlich in den oberen Dünndarmpartien des Säuglings herrscht saure Gärung, vermutlich Milchsäuregärung, wenn Milchzucker das Nährsubstrat bildet. Die Gärungssäuren sind nicht nur Peristaltikerreger, sondern befördern, wie Stoffwechselversuche gelehrt haben — in kleinen Gaben — die Resorption und Retention aller Energiespender und Mineralien in der Nahrung.

i) Mundhöhle.

Die Speicheldrüsen schon des Neugeborenen ergießen fermenthaltiges Sekret. Die Bedeutung dieser Tatsache ist — namentlich in Hinsicht auf das Brustkind — unverständlich.

Ptyalin ist also von Geburt an vorhanden. Dagegen fehlt Rhodankalium. Auf 100 ccm getrunkene Milch kommen ca. 5 ccm Speichel.

Geschwollene Lippen: Physiologisch und besonders stark ausgeprägt beim Neugeborenen als sog. Saugödem.

Rissige Lippen: Radiäre Rhagaden vom Lippenrot bis peripher in die Haut hinein. Charakteristisch für Lues hereditaria.

Bräunliche oder schwärzliche Augenlidränder: Häufig als Folge der Höllensteinträufelung post partum.

Zunge: Normal blaß, feucht.

Trockenheit, Klebrigkeit, Röte, weisen auf Ernährungsstörungen.

Vielfach als Belag gedeutet wird die Landkartenzunge (Lingua geographica). Sie äußert sich in Gestalt schleifen-ringförmiger, oft konzentrischer, weißlicher Figuren, welche echte Exsudationen darstellen. Sie kommen und verschwinden ohne alle und trotz jeder Therapie, und sind ein äußerst charakteristisches Frühsymptom der exsudativen Diathese.

k) Thymus.

Eine große Thymus sitzt dem Herzgefäßschlauch oft mantelartig auf und vergrößert dadurch die Herzdämpfung, so daß über dem ganzen oberen

[1]) Kleine derbe Gerinnsel, welche gelegentlich bei Rohmilch im Stuhl erscheinen, sind ohne pathologische Bedeutung.

Teil des Sternums eine dreieckförmige Schallverkürzung besteht, deren Spitze bis ins Jugulum reicht. Die Thymus wiegt beim Neugeborenen ca. 12 g, wächst dann sehr langsam bis zur Pubertät auf 20—25 g. Von da ab Involution, so daß vom 20.—25. Lebensjahr ab nur noch spärliche Reste gefunden werden. Im übrigen ist die Thymus weitgehend vom Ernährungszustand des Organismus abhängig, bei Mästung nimmt sie zu, bei Abmagerung ab.

l) Thorax. Lungen.

Charakteristisch für den Thorax des Neugeborenen ist die starke Wölbung der Brust nach vorne. Tiefen- und Breitendurchmesser verhalten sich wie 1 : 2, beim Erwachsenen wie 1 : 3. Die obere Brustapertur steht beim Kinde annähernd horizontal. Ein embryonaler Thorax ist auf dem Durchschnitt kielförmig. Die Rippen laufen in einer beinahe senkrecht zur Medianachse des Körpers stehenden Ebene nach vorn. Es fehlt jede Rippenbogenrundung. Diese bildet sich mit $^5/_4$ Jahren heraus, sobald der Säugling das Sitzen und Stehen, vor allem aber das Gehen erlernt.

Die Baucheingeweide treten tiefer herab, zugleich sinkt das Brustbein tiefer, der Winkel, in welchem die Rippen sich mit ihm vereinigen, wird stumpfer. Aus der Kartenherzform wird eine nierenartige (Breitenwachstum). Ende des ersten Jahres ist das diesbezügliche Maximum erreicht. Im dritten Lebensquartal beginnt das Längenwachstum, Ende des zweiten Jahres ist die Umformung in die definitive Form im Prinzip vollendet. Nun folgen Jahre ruhiger, vorwiegender Entwicklung in die Länge. Die Pubertät bringt neues Leben in das Thoraxwachstum durch die gewaltige Volumzunahme der Lungen und die weitere Ausbildung der Oberlappen. Mit dem 18.—20. Jahr erfolgt dann die letzte Modellierung.

Die Lungenatmung des Säuglings ist eine überwiegend abdominale (Zwerchfell). Die geringe Ergiebigkeit der Ventilation — schon in der Ruhelage besteht sozusagen vertiefte Inspirationstellung — zwingt zu einer Vermehrung der Zahl der Atemzüge. Das ältere Kind vertieft dagegen die Atmung und atmet seltener.

Mit der Ummodellierung des Thorax und dem Beginn von Sitzen, Stehen, Gehen ändert sich auch allmählich die Atemmechanik. An Stelle des abdominalen, tritt der kostale Typ. Bis zum 7. Lebensjahr ist diese Umwandlung vollendet.

Zahl der Atemzüge: beim Neugeborenen 30—60, im zweiten Jahr 25—30, bis zum 6. Jahr ca. 24, von da ab bis zum 18. Jahre 22—20—18. Im Schlaf sehr große Atempausen.

m) Zähne (Entwicklungsgeschichtliches).

Einige wichtige Tatsachen aus der Entwicklungsgeschichte der Zähne machen gewisse pathologische Zustände verständlich und erleichtern die Diagnose:

Die Dentinkappe bildet sich zu folgenden Zeiten:

	Milchzähne:
Incisivi und Canini	17. Fötalwoche
Molares	18. „

Bleibende Zähne.

Erster Molar	25. Fötalwoche
Incisivi	1. Monat nach der Geburt
Canini	3. u. 4. Monat nach der Geburt
Prämolaren	6. Monat
Zweiter Molar	3. Jahr
Dritter Molar	12. Jahr.

Die Milchzähne sind somit bei der Geburt bereits fertige Gebilde, zum mindesten ist die Struktur ihrer Krone völlig abgeschlossen. Die Dentifizierung beginnt bekanntlich am distalen Ende des Zahnkeims und schreitet proximal fort. Wenn also der Zahn pränatal, zu einer Zeit, wo die distalen Kronenabschnitte bereits verkalkt sind, durch irgend eine Schädlichkeit in der Entwicklung gestört wird, so werden diese Teile auch nach dem Durchtritte des Fötus normal aussehen, so deformiert im übrigen der Zahn sonst sein mag. Je frühzeitiger eine Ernährungsstörung den Zahnembryo trifft, um so näher sitzt die resultierende Anomalie dem freien Ende der Zahnkrone.

Die folgende Tabelle erlaubt in schematischer Form annähernd den Termin zu berechnen an welchem ante- oder postnatal die Entwicklungsstörung stattgefunden hat.

Tabelle.

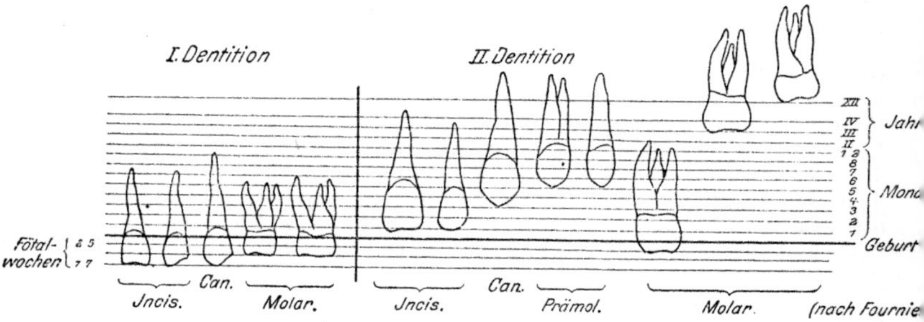

. Wenn z. B. die luische Noxe kurz vor oder nach der Geburt auf den Körper einwirkt und hierbei auch das Zahnsystem alteriert, dann trifft sie zu dieser Zeit nur den ersten bleibenden Molaren bei der Dentifikation seiner Krone an und drückt derselben ihr Stigma auf.

Für den 4. Monat würde sich folgendes ergeben. Inzisivi: Krone zur Hälfte verkalkt, die Dystrophie wird sich also in halber Kronenhöhe bemerkbar machen, und zwar bei allen 8 Schneidezähnen in gleicher Weise. Canini: Verkalkung noch etwas weiter zurück. Die Dystrophie sitzt daher etwas näher dem freien Kronenende als bei den Schneidezähnen. Prämolares: nihil. Erster Molar: Krone fast völlig verkalkt. Die resultierende Läsion sitzt sehr nahe proximal (nach dem Zahnhals zu). Zweiter, dritter Molar: nihil. Die Milchzähne sind natürlich auch gänzlich intakt.

n) Palpation von Drüsen.

Coerper hat nachgewiesen, daß ausgetragene Neugeborene immer fühlbare Achseldrüsen haben, die mit etwa 3 Wochen wieder unfühlbar werden. Sonst werden jedoch keinerlei Drüsen beim Neugeborenen (auch nicht beim luetischen Neugeborenen) gefunden. Eine palpable Kubitaldrüse allein ist nicht pathognomonisch für hereditäre Lues, mehrere Drüsen sind jedoch verdächtig (doch denke man bei einseitigen Kubitaldrüsen an Infektion durch Lutschverletzungen). Für luetische Kubitaldrüsen ist anscheinend die 2 oder 3 Zahl typisch, auch reichen die Drüsen kettenförmig in den Sulcus bicipitalis. Ebenso finden sich bei Lues außerordentlich oft mehrere Drüsen kettenförmig seitlich am Thorax, im 3., 4. und 5. Interkostalraum. Zahlreiche Drüsen findet man bei Lues und Sepsis, weit weniger jedoch bei Tuberkulose. Bei allen chronischen Ernährungsstörungen finden sich palpable Drüsen (Mikropolyadenie). Im allgemeinen haben Brustkinder durchweg weniger palpable Drüsen als Flaschenkinder.

Lit.: Coerper, M. f. Kind. Bd. 13. 480. — Czerny-Keller, Des Kindes Ernährung usw. Bd. 1. 1906. — Gundobin, Die Besonderheiten des Kindesalters. Berl. 1912. — Pfaundler-Schloßmann, Handb. d. Kinderheilk. 2. Aufl. 1910. — Uffenheimer, Physiologie d. Magen-Darmkanales bei Säuglingen und älteren Kindern. Ergebn. d. i. Med. u. Kinderheilk. Bd. 1, S. 271 (dortselbst viel neue Literatur). — Vierordt, Daten und Tabellen f. d. Mediziner. 3. Aufl. 1906.

2. Pharmakologische Winke für die Kinderpraxis.

Salzige Lösungen werden am besten in kalter Milch gegeben (z. B. Jodkali, Bromsalze, Natr. bicarb.).

Bittere Droguen in süßem Kakao oder schwarzem Kaffee. Für Ol. phosphor. ist Eigelb ein gutes Vehikel. Kratzend schmeckende Mittel z. B. Chloralhydrat, Dormiol gebe man in Haferschleim. Als bestes Süßmittel ist Saccharin zu empfehlen. Widerlich schmeckende Lösungen z. B. Natr. salicyl. mache man durch Korrigentien wie Sirup nicht noch widerlicher. Als Zusatz zu Na. salicyl. Lösungen empfiehlt sich Tinct. Cort. Aurant. 3%. Rizinusöl wärme man an, bestreue es mit zerstoßenen Pfefferminzplätzchen und gebe hinterher einen Schluck Kaffee oder lasse ein Stück Brot kauen. Auch die Schüttelmixtur mit Sirup. Mannae aa ist empfehlenswert. Auf den Genuß gerbsäurehaltiger Präparate (z. B. auch Eichelkakao) lasse man nicht Eisenmittel allzuschnell folgen, sonst bilden sich, wie Neumann ausführt, an kariösen Zähnen dauerhafte Tintenflecken.

Staubförmige Pulver sollen von kleinen Kindern und Säuglingen nie trocken genommen werden, damit bei der Inspiration nicht Partikelchen in die Luftwege geraten. Alle Tabletten (Pyramidon, Aspirin) müssen vorher in Wasser zerteilt werden.

Vorsicht bei Verwendung von Mentholpräparaten bei Säuglingen! Es sind vielfach bedrohliche Kollapse nach Einbringung von Menthol in die Nase beobachtet worden.

Kampfer wird gelegentlich absolut von Säuglingen verweigert. Dann gebe man ihn in Emulsion:

Ol. camphorati 5,0—10,0
Saccharin 0,03
Gummi arab. q. s. u. f. c. aqua Emulsio 100,0.
DS. Teelöffelweise. Stündlich.

Chinin gebe man niemals auf leeren Magen.

Gebrannte Magnesia wird in Wasser, nicht in Milch verrührt gegeben. Ca. lact. ist am besten in 5 %iger Lösung zu verordnen, da es in 10 % in der Kälte ausfällt. Bromsalze sind hygroskopisch und besser nicht in Pulverform zu verordnen. Moschus, Äther wende man bei Säuglingen nicht subkutan an; es treten nicht selten — oft erst nach längerer Zeit — Nekrosen der Injektionsstelle auf. Das Gleiche kann eintreten bei Injektion von Phosphoröl, von konzentrierten oder alkalisierten Kochsalzlösungen. Die Haut des Säuglings verhält sich in dieser Hinsicht anders als die des Erwachsenen.

Über den Lebertran kursieren manche irrigen Anschauungen. So soll er im Sommer nicht gegeben werden, da er sich zersetzt. Lebertran ist jedoch bereits zersetzt, ranzig und Bakterien wachsen in ihm nicht. Kein Ersatzpräparat erreicht den gewöhnlichen gelben billigen Dorschlebertran der Pharmakopoe in seiner Wirksamkeit.

Lit.: Neumann, H., Briefe a. e. jungen Arzt. 6. Aufl. Berlin 1913.

Beruhigungsmittel für unruhige Kinder.

Die Lehrbücher raten bezüglich der Dosierung des Opiums zu großer Vorsicht. Viele Ärzte geben Säuglingen überhaupt kein Opium. Eine solche glatte Ablehnung ist nicht gerechtfertigt. Wer gelegentlich beim Säugling das Opium nicht anwendet, verzichtet auf oft wunderbare Heilerfolge. Es gibt Kliniker, welche wieder und wieder darauf hinweisen, wie übertrieben die Furcht vor dem Opium ist. Aber sie dringen nicht durch und werden nicht durchdringen, solange die Dosierung des Opiums das ungelöste Problem bleibt, welches es heute noch ist. So ist daher eine eigentliche Diskussion über die ganze Frage nicht möglich. Jeder Autor, jeder Arzt beruft sich gegebenenfalls auf seine Eindrücke und Erfahrungen.

Der neueste Vorschlag zur Dosierung der Opiate für Kinder stammt von Döbeli. „Um die jeweilige Tages- oder Einzeldosis Morphium für ein bestimmtes Kind zu erhalten, brauchen wir nur die entsprechende Dose Morphium, die man einem Erwachsenen von 65—70 kg Körpergewicht geben würde, durch den Quotienten $\frac{65-70}{x}$ zu dividieren. x bedeutet dabei das Körpergewicht des betreffenden Kindes. Bei Säuglingen unter 10 Monaten ist die so erhaltene Zahl noch zu halbieren." Diese Regel gilt nach Döbeli nicht für die Opiumtinktur, weil ihr die Konstanz der Zusammensetzung fehlt. Der Morphiumgehalt der Opiumtinktur schwankt von 9—12 %. Die Dosierung des Kodeins folgt der gleichen obigen Regel. Einige Autoren verordnen es dagegen in ganz erheblich stärkeren Gaben. Vergiftungserscheinungen bei 0,025 pro die bei einem sechsmonatigen Säugling müssen als ein Ausnahmeereignis angesehen werden. Ich habe bei einem 3—4fachen dieser Tagesdosis in hundert und aberhundert Fällen niemals einen unangenehmen Zwischenfall erlebt. Pantopon wird nach dem Ergebnis einer Diskussion zwischen Döbeli und Wolf wie Morphium dosiert, da zwar der Morphiumgehalt (50 %) konstant zu sein scheint, derjenige der Nebenalkaloide jedoch nicht so absolut. Bei körperlich stärker reduzierten Kindern ist eine besondere Vorsicht der Dosierung von Opiaten anzuraten.

Als ein gutes und von den Kindern fast immer gern genommenes Beruhigungsmittel (bei Bronchitis, Tracheitis mit quälendem Reizhusten) darf der Pantoponsirup gelten. 1 Teelöffel enthält 3 mg Pantopon (= 1,5 mg Morphin). Die Dosis ist $\frac{1}{2}$ Teelöffel 2—3 mal täglich bei unterjährigen Kindern. Vom ersten Jahre ab 2—3 mal 1 ganzer Teelöffel und mehr.

Theoretisch ist das Narkophin — Morphin + Narkotinsalz der Mekonsäure — dem Pantopon dadurch überlegen, daß es ein chemisch einheitlicher Körper ist und ihm Nebenalkaloide des Opiums fehlen, welche gelegentlich stören können. So wird es z. B. von pädiatrischer Seite bei der symptomatischen Behandlung von Larynxstenosen gerühmt, wo der Vorzug der geringeren Affinität zum Atemzentrum besonders erwünscht ist. Auch soll es bei Säuglingen unbedenklich angewendet werden können. Siewczynski injiziert von einer 1 %igen Lösung so viel Teilstriche, als das Kind Jahre hat, doch kann die Dosis unbesorgt um einen Teilstrich überschritten werden. Es verlohnt sich, dieser Anregung nachzugehen. Bei der Behandlung hochgradiger Erregungszustände psychisch abnormer Kinder hat das Narkophin meiner Erfahrung nach nicht die unmittelbar prompte Wirkung des Pantopons. Dagegen erwies es sich diesem wieder überlegen bei kontinuierlicher Medikation, z. B. bei chronischen Unruhezuständen hysterischer Kinder oder überhaupt bei dauernder pathologischer Erregung. Hier gibt man 3 mal täglich 15—30 Tropfen einer 3 %igen Lösung.

Veronal kann man Säuglingen von 0,05—0,1, ein- bis zweimal täglich verordnen. Chloralhydrat in 1 % Lösung, teelöffelweise bis zur Wirkung.

Urethan wird von Göppert in folgender Einzeldosis empfohlen:

Erstes Halbjahr	0,5—0,9
Zweites Halbjahr	1,0
1—2 Jahre	1,5
Über 2 Jahre	2,0

Man verschreibt es in wäßriger Lösung unter Zusatz von Sir. cinnamomi oder von Aq. menth. pip. plus Saccharin q. s.

Schließlich wäre auch noch des Adalins zu gedenken. Es wirkt etwa wie Veronal. Man gibt es von $^1/_4$—$^1/_2$ Tabletten pro dosi bei sehr jungen Säuglingen; ältere Kinder bekommen $^1/_2$—1 (und mehr) pro dosi. Es läßt sich nicht behaupten, daß das Adalin eine Lücke ausfüllt; wir leiden an analogen Mitteln keinen Mangel. Wo der Kostenpunkt keine Rolle spielt, mag man sich ruhig des Adalins bedienen.

Ein sehr zuverlässiges — aber teures — Beruhigungsmittel ist das Neuronal. Ich habe es älteren Kindern von 0,5 pro dosi an stets mit gutem Erfolg gegeben.

Lit.: Heubner, Jahresk. f. ärztl. Fortb. 1912. Heft 8. — Klotz, Ther. Monatsh. 1915. Märzheft. — Döbeli, Monatsschr. f. Kinderheilk. **11**, 439 u. **12**, 266.

B. Ernährung und Pflege des gesunden Kindes.

Abhärtung.

Ziel der Abhärtung: Möglichst vollkommene Anpassung der Hautgefäße und Vasomotoren an klimatische Faktoren; Schutz vor Erkältung, vulgär gesprochen.

Dem regen Interesse, welches die aufblühende Hydrotherapie fand, entsprang seinerzeit auch die Abhärtungsbewegung. Ohne leugnen zu wollen, daß wir dieser Bewegung gewisse Anregungen und Fortschritte in bezug auf die Körperkultur verdanken, muß doch betont werden, daß die Abhärtung im Kindesalter Fiasko gemacht hat. Die Lehrbücher der führenden Pädiater erkennen alle bereitwilligst an, daß eine Verweichlichung und Verzärtelung des kindlichen Organismus fehlerhaft ist, daß mit zahlreichen alten Anschauungen zu brechen ist, daß aber von einer Anwendung der Abhärtungsprozeduren beim Kinde in der Art wie beim Erwachsenen keine Rede sein kann. Systematische Kaltwasserprozeduren im Kindesalter haben oft gerade das Gegenteil von Abhärtung zur Folge: Erkältungen ohne Ende, Anfälligkeit, blasses Aussehen, Appetitlosigkeit, Nervosität. Es gibt Kinder, die ein für allemal ungeeignete Objekte für kaltes Wasser sind, und die — trotz sonstiger völliger körperlicher Leistungsfähigkeit — ihr lebelang stramme Kaltwasserprozeduren nicht vertragen. Dagegen treten bei einem maßvollen Freilufttraining diese pathologischen Erscheinungen nicht auf.

Das kalte Wasser spielt im Abhärtungsbrevier eine Hauptrolle. Es wird damit geschaltet und gewaltet, als wäre z. B. die Tatsache ganz unbekannt, daß kaltes Wasser einem Ohnmächtigen ins Gesicht gespritzt, diesen wieder schnell zu sich kommen läßt. Das kalte Wasser ist also ein mächtiges Stimulans und durchaus nichts Indifferentes, ganz besonders nicht für das Kind.

Es muß bedacht werden, daß das Wärmeregulierungsvermögen des Säuglings und jungen Kindes nicht so eingespielt ist, wie das des Erwachsenen. Die kindliche Haut, besonders die des Säuglings ist blutreicher, zarter, die Hornschicht noch wenig ausgebildet und demgemäß der durch sie bewirkte Wärmeschutz gering. Die Hautoberfläche ist im Verhältnis zum Körpergewicht größer als beim Erwachsenen.

Die Wärmeabgabe der Haut an Wasser ist bekanntlich außerordentlich viel größer (25 mal) als z. B. an Luft. Man verfahre nicht so, wie das vielfach der Brauch ist, daß man das tägliche Bad des Säuglings allmählich von Monat zu Monat kühler temperiert. Für die Einübung der Hautnerven des Säuglings ist ein solches Verfahren noch viel zu brüsk, die sensiblen Reize sind viel zu stark und entsprechen nicht dem noch unreifen Zustande des Zentralnervensystems. Heubner empfiehlt durchaus mit Recht, im Säuglingsalter nur nach dem warmen Bade sanft aber ausgiebig mit Flanell trocken zu reiben.

Aber auch im Spielalter verschone man das Kind mit kalten Bädern. 32° Celsius seien das Minimum des Erlaubten.

Dagegen nehme man Abwaschungen des Kindes mit Wasser von Zimmertemperatur vor, sobald es das Gehen erlernt hat. Man braucht auch direkt von der Leitung entnommenes Wasser nicht zu scheuen.

Gemäßigtere Anhänger der Abhärtung durch Wasser lassen das Badewasser vom 3., 4. Jahr ab langsam immer kühler nehmen bis zur Temperatur des Brunnenwassers, doch nur, wenn keine Zeichen von Unbehaglichkeit ausgelöst werden. Oder sie lassen das in einer Wanne oder dergleichen stehende Kind kalt abwaschen und zum Schluß abbrausen.

Baginsky empfiehlt folgendes Abhärtungsschema:

„Man beginnt im zweiten Lebensjahr, nachdem man die Kleinen immer etwas weniger und weniger warm gekleidet hat, auch wohl mit der Temperatur des Badewassers ein wenig heruntergegangen ist, so daß diese 26—27° nicht übersteigt, mit ganz rasch vollzogener Überstreichung mittelst des in Wasser von 22—20° R. eingetauchten Badeschwammes. — Die Überstreichung wird zunächst nur an einem kleinen Körperteil angewendet, am besten an der Brust, es folgt also dem warmen Bad eine Art kühle raschere Waschung des Brustkorbes, und man trocknet alsbald mit einem etwas rauheren Handtuche den leicht überstrichenen Körperteil ab. Darauf dann wieder das Anlegen leichterer Kleidung. — Läuft das Kind schon umher, so läßt man es zunächst erst im Sommer nach der kühlen Waschung für einige Zeit im Freien sich bewegen.

Mit fortschreitendem Alter können Bad- und Waschwasser kühler genommen, die Überwaschung auch mehr und mehr bis zur Inanspruchnahme des ganzen Körpers, ausgedehnt werden. Dann tut man gut, die entkleideten Kinder mit den Füßchen in eine flache Wanne, die etwas wärmer temperiertes Wasser bis zu 20° R. enthält, hineinzustellen, rasch mit dem, mit kühlem Wasser getränkten Schwamm am ganzen Körper zu überwaschen, dann mit dem rauhen Reibehandtuche reibend abzutrocknen und anzukleiden.

So schreitet man denn bis zum merklich kühlen Bad, und wenn die Kinder robust genug sind, selbst zur kalten Übergießung und Dusche fort. — Aber immer langsam, stetig, nichts gewaltsam erringend. — Für die älteren Kinder, etwa vom 6. Jahr ab, kann mit dem Baden der Schwimmunterricht im Bassin begonnen werden, und Duschen mit etwas vorgewärmtem Wasser vor dem Schwimmen, können die Abhärtungsmethode ergänzen."

Unzählige Kinder werden heutzutage „abgehärtet", robuste und zarte Naturen in gleicher Weise. Ein robuster Organismus bedarf der Wasserabhärtung weiter nicht, und zarte Konstitutionen werden, vorausgesetzt, daß sie psychisch nicht alteriert werden, was leider meist der Fall ist, durchaus nicht abgehärtet, wenn man nicht noch eine Reihe anderer Faktoren berücksichtigt. Hecker sagt mit Recht: „Nicht der ist abgehärtet, der kalte Güsse ohne Gesundheitsstörung auszuhalten vermag, sondern derjenige, der allen Angriffen aus der Natur widersteht, der also Wind, Wetter, Zugluft, Hitze, Kälte, Nässe ohne Schaden ertragen kann."

An das uns umgebende Luftmeer müssen wir uns gewöhnen, nicht an das Wasser. Eine vernünftige Abhärtung soll also darauf ausgehen, gegen den Wechsel der Lufttemperatur abzuhärten.

Hiermit kann man schon beim Säugling beginnen.

Neugeborene können von der 3. Woche ab an jedem nicht regnerischen und windigen Tage (selbst im Winter, jedoch nicht bei Frost) ins Freie gebracht werden, oder bei geöffnetem Fenster oder auf dem Balkon in der Sonne herumgetragen werden. Selbstverständlich aufs sorgsamste geschützt vor Wärmeverlust (im Winter, Spätherbst und Vorfrühling Wärmeflaschen im Kinderwagen). Ausgenommen hiervon sind Frühgeburten und Debile, die monatelang nur im Zimmerklima gehalten werden müssen.

Im Zimmer selbst aber sollen Säuglinge möglichst frühzeitig unbekleidet mindestens einmal am Tag sich gehörig ausstrampeln.

Innerhalb des Säuglingsalters bis zum Gehenlernen sind also allen — auch den mildesten Abhärtungsprozeduren — enge Grenzen gezogen.

Schon im Spielalter ist das Hauptgewicht auf eine vernünftige Kleidung zu legen, welche nicht verzärtelt, andererseits auch nicht in eine extreme Körperentblößung verfällt. Gesicht, Hals, Nacken, Hände sollen stets frei bleiben, nur im Winter sind Handschuhe nötig (und Ohrenschützer). Im Sommer ist gegen Wadenstrümpfe nichts einzuwenden. Was die Wadenfreiheit aber im Winter für einen Zweck haben soll, ist unerfindlich. Das ganze Kind ist sorgfältig eingemummelt wie ein kleiner Eisbär, und nur die nackten, eiskalten, rotblauen Waden und Knie werden vom Winterwind umpfiffen. Diese gedankenlose Entblößung heißt dann Abhärtung.

Direktiven für die Wahl der Kleidung: Hände und Füße sollen warm sein, andererseits darf das Kind bei mittlerer Bewegung im Zimmer und im Freien nicht in Schweiß geraten (Heubner).

Die Wahl der Kleidungsstoffe (Wolle oder Baumwolle) kann durchaus dem Befinden der Eltern überlassen bleiben. Als Unterkleidung empfiehlt Heubner für zartere Kinder die Hemdhose (sog. Kombination) aus Trikotstoff. Darüber kein Leinenhemd! Rauher, locker gewebter Stoff (Trikot) ist dicht gewebtem (Shirting, Leinen) vorzuziehen. Die Kleidung muß luftdurchlässig sein, muß durch die Farbe Schutz vor intensiver Sonnenbestrahlung gewähren, darf nicht beengend wirken, und dergleichen mehr. Das Leibchen soll so lange wie möglich zur Suspension von Rock und Hose getragen werden.

Es ist natürlich falsch, wenn spartanisch veranlagte Eltern in der Kleidung ihrer Kinder zwischen Sommer und Winter keinen Unterschied machen. Versieht doch auch die Natur die Tiere mit Winter- und Sommerkleid.

Den mit zweckmäßiger Kleidung versehenen Kindern kann auch schlechtes, rauhes Wetter nichts anhaben. Das alte Wort: In guten Kleidern gibt es kein schlechtes Wetter, ist sehr zu beherzigen.

Entschließen Eltern und Arzt sich zur Freiluftabhärtung bei einem schon älteren Kind, z. B. im Schulalter, so sind zu diesem Zwecke nicht etwa bloß die 4wöchigen Sommerferien ausreichend, wie vielfach die Meinung herrscht. Der Endeffekt ist im großen und ganzen ein vorübergehender. Ein halbes Jahr ist mindestens erforderlich.

Vom 3. Lebensjahr ab wird in der guten Jahreszeit das Luftbad auch dem spielenden Kind außerordentlich nützlich sein. Man bekleidet zu diesem Zweck das Kind mit einem baumwollenen Kittelchen, am besten in der Art eines Badekostüms (Arme bis zur Achselhöhle, Beine bis zur Mitte des Oberschenkels frei, Füße in Sandalen) und läßt das Kind in der Sonne auf dem Rasen oder an anderen passenden Stellen spielen. Selbstverständlich ist anfangs große Vorsicht am Platze. Das Liegen im direkten Sonnenlicht ist z. B. durchaus nicht irrelevant und kann stark erschöpfend wirken. Man beachte besonders bei zarten, blassen Kindern in den ersten Tagen des Freiluftaufenthaltes sorgfältig die Epidermis (Sonnenerythem bzw. Dermatitis). Prophylaktisch empfiehlt sich die Bedeckung nicht von der Kleidung geschützter Hautstellen mit Sonnenschutzpasten[1]), welche, dick aufgetragen, jedes Erythem verhindert.

Es ist unverkennbar, wie sehr der Aufenthalt in bewegter und angenehm temperierter freier Luft das körperliche und geistige Wohlbefinden hebt. Blasse Kinder, Tuberkulöse, Rachitiker blühen förmlich auf.

Im Winter lasse man die Kinder erst in der Stube eine Zeitlang — am besten vor dem Schlafengehen — nackt sich tummeln.

Der Katechismus der Abhärtung verlangt auch das Schlafen bei offenem Fenster. Im Prinzip ist nichts hiergegen einzuwenden, denn Kälte befördert das Einschlafen (Pawlow). Gewisse Vorsichtsmaßregeln sind aber nicht außer Acht zu lassen. Bei regnerischem Wetter, feuchtkalten Winden, Nebel sollten die Fenster geschlossen bleiben. Die Außenluft darf ferner nicht unmittelbar über das Kinderbett streichen. Durch Vorhänge, Decken, Paravents läßt sich wohl immer diese Forderung erfüllen. Kinder zur Winterzeit im ungeheizten Zimmer schlafen zu lassen, ist nicht rätlich.

Vielfach üblich und empfehlenswert ist es, das Schlafzimmer einige Stunden vor der Benutzung zu heizen, während tagsüber alle Fenster weit geöffnet sind. Kurz vor dem Zubettgehen der Kinder werden dann die Fenster geschlossen.

Endlich muß noch ein Faktor besprochen werden, der vielleicht der wichtigste des ganzen Abhärtungsproblems ist: die Ernährung. „Mein Kind wird täglich, Sommer und Winter kalt gebadet; es ist wie ein Fisch, selbst eiskalte Duschen erträgt es tapfer und doch ist es blaß, fröstelt immer, ist nervös und kommt aus Husten und Schnupfen nicht heraus." Derartige mütterliche Klagen hören wir oft. Forscht man nach, so findet man grobe Fehler in der Ernährung: Überernährung, einseitige Ernährung u. dgl. (s. unter diesen Stichworten). Stellt man diese Fehler ab, so verlieren die Kinder ihre Neigung zu Katarrhen der oberen Luftwege allmählich ganz von selber ohne jede Abhärtungsexerzitien. Selbstverständlich ist zur Erreichung dieses Endziels der Schutz vor Kontaktinfektion durch Erwachsene (Eltern, Dienstboten, Erzieher usw.) mit Katarrhen der Nase, der Bronchien notwendig. Ferner Vermeidung von Schädigungen der Schleimhäute durch staubige, rauchige, rußige Luft.

Alles in Allem: eine vernünftige Ernährung vom Säuglingsalter an ist die beste Abhärtung.

Lit.: Baginsky, Die Woche 1903. April. — Hecker, Blätter für Volksgesundheitspflege 1905. Heft 19/20. — Hecker, Münch. med. Wochenschr. 1902. S. 1908. — Kruse-Selter, Gesundheitspflege des Kindes. Stuttgart, Enke. 1914.

Allaitement mixte.

Liefert die Brust nur spärliches Sekret, schreit das Kind nach jedem Anlegen (Schreien aus Hunger ist übrigens während des Säuglingsalters nicht so häufig der Fall, wie man gemeiniglich annimmt!) wacht er nach kurzem Schlummer wieder auf, werden die Entleerungen spärlich und wenig substanziiert, fehlt die das normale Brustkind kennzeichnende leichte meteoristische Auftreibung des Abdomens, wird dieses flach, eingezogen, sinkt das Körpergewicht langsam (täglich 5—10—15 g) ab, dann bedarf es keiner Wage, um festzustellen, daß der Säugling hungert.

---

[1]) Von der Nennung eines bestimmten Präparates muß ich absehen, durch schlechte Erfahrungen hinsichtlich der Reklame mit solchen Empfehlungen belehrt. Vergl. Berl. klin. Wochenschr. 1912. Nr. 2.

So selten eine echte Stillunfähigkeit im allgemeinen ist, so häufig finden wir, namentlich bei Erstgebärenden, eine unzureichende Milchsekretion. In diesem Fall ist die Beifütterung, das sog. Allaitement mixte, indiziert. Die Art der zu wählenden Beikost richtet sich ganz nach dem Zeitpunkt, an welchem Intervention nötig wird: also beim jungen Säugling Drittelmilch, nach den ersten Lebensmonaten Halbmilch oder Grießbrühe, noch später Zweidrittelmilch usw. (s. Entwöhnung).

Besonders für Mütter, welche gewerblich tätig sein müssen, ist das Allaitement mixte die Methode der Wahl.

Das Allaitement mixte hat eine Gefahr: die leicht zu leerende Flasche verleidet dem Säugling die Saugarbeit an der Brust. Und so ist öfters die erste Flasche Kuhmilch das Signal zum Abstillen, der Säugling „stillt sich selbst ab".

Man erschwere daher die Nahrungsaufnahme aus der Flasche durch enge Löcher des Saugers. Ob man Brust- und Flaschenmahlzeiten alternieren läßt, oder nach jedem Anlegen noch Flasche gibt, muß von Fall zu Fall erwogen werden.

So lange wie möglich erhalte man dem Säugling die Mutterbrust. Jeder Tropfen Frauenmilch ist Goldes wert. Erst nach Ablauf des ersten Lebensquartals hat die künstliche Ernährung größtenteils keine Gefahren mehr.

Amme.

Die Beschaffung einer Amme ist eine für den Arzt verantwortungsvolle und vielfach undankbare Aufgabe.

Von seiten der Klientel werden weitgehende, oft ganz ungerechtfertigte Ansprüche bezüglich der Qualität der zu beschaffenden Amme gestellt. Schwere Fehler gegen die Regeln der Ernährung an der Brust führen oft genug zum Milchschwund bei der Amme oder zu unbefriedigendem Gedeihen des Säuglings. In beiden Fällen ist der Arzt schuld, der eine „schlechte Amme" vermittelt hat. Zu alledem kommt noch die Verantwortung für Eignung der Amme in gesundheitlicher Beziehung. (Tuberkulose, Lues usw.)

Ammenuntersuchung: Man erhebt zunächst eine eingehende Anamnese und fahndet auf Aborte, Frühgeburten, auf spezifische Behandlung (Lues), ferner ob belastende Momente in bezug auf Tuberkulose bestehen.

Dann wird der Körper vom Kopf bis zu den Füßen untersucht. Magerkeit, Ekzeme, Ungeziefer sind an und für sich keine Ablehnungsgründe (das Lebensalter ist im Prinzip ebenfalls belanglos). Das Hauptaugenmerk richte man zunächst auf Lues, Gonorrhöe, Tuberkulose, welche eine Frau unbedingt untauglich zur Amme machen.

Lues: Racheninspektion (Perforationen, Angina specifica, Leukoplakie). Leukoderma. Roseola. Makulöse, papulöse Syphilide. Kondylomata. Lymphdrüsenschwellungen.

Endlich besonders wichtig: Anstellung der Seroreaktion, Besichtigung des Ammenkindes.

Die Seroreaktion hat ihre Tücken. Man läßt sie zweckmäßig von zwei verschiedenen Instituten anstellen.

Im übrigen sind Übertragungen von Lues durch Ammen auf Säuglinge selten. Luetisch infiziert, ist noch lange nicht dasselbe, wie luetisch infektiös. Übertragungen können nur erfolgen, wenn spirochätenhaltiges Blut (aus Rhagaden der Warze) mit Wundflächen im Munde oder an den Lippen des Säuglings in Berührung kommt. Das Umgekehrte: Schutz der Amme vor einem luetischen Säugling wird leider selten genug beachtet.

Die Besichtigung des Ammenkindes auf luetische Symptome darf nie unterlassen werden.

Wer ganz sicher gehen will, warte bis zum 4. Monat. Bis dahin hat eine hereditäre Lues sich immer manifestiert.

Bei der Untersuchung des Urins bedenke man, daß eine positive Zuckerreaktion bei Stillenden wohl immer durch Laktosurie bedingt zu sein pflegt. Wird die Milch nicht aus der Brust entleert (manche Ammen legen ihr Kind absichtlich mehrere Mahlzeiten vor dem Gang zum Arzt nicht an, weil dadurch die Brüste sich prall füllen) so kommt es zur Rückresorption von Milchzucker und zum Übertritt in den Harn.

Die Untersuchung der Lungen auf Tuberkulose erfolge ebenfalls peinlich genau. Die Anstellung der Kutanreaktion ist unnötig, da sie nichts darüber besagt, ob eine aktive oder inaktive Tuberkulose vorliegt.

Eine wichtige Frage ist die: Hat die Amme genug Milch?

Die Inspektion der Brust gibt wenig verläßliche Kriterien an die Hand. Imponierende Mammae liefern oft kümmerliche Milchmengen, schlaffe Hängebrüste dagegen fließen unerschöpflich.

Palpation: Derbes, knotig oder körnig sich anfühlendes reichliches azinöses Gewebe läßt auf ein leistungsfähiges Drüsengewebe rückschließen. Desgleichen ein ausgebreitetes durchschimmerndes Venennetz. Die Haut der Brust soll sich — durch erhöhte Blutfluxion — wärmer anfühlen als die der Umgebung.

Die Besichtigung des Ammenkindes, sein Ernährungszustand sind ein guter Gradmesser für ausreichende Brustsekretion der Mutter (Täuschung möglich durch Allaitement mixte: Untersuchung des Stuhls auf Stärketeilchen, Veraschung einer Probe usw.) (s. unter Stuhlbildung). Über die Leistung der Brust gibt ferner zweimaliges Anlegen des Kindes (3 Stunden Pause) in Gegenwart des Arztes und unter Wägung der Trinkmenge, Aufschluß. Ein plumper, oft geübter Betrug ist der, daß die Amme nicht das eigene, sondern ein besonders gut aussehendes fremdes Kind für das ihrige ausgibt.

Das Laktationsalter der Amme spielt an und für sich keine Rolle. Ob eine Milch 4wöchig oder 6monatig ist, hat gar keine Beziehung zum Ernährungserfolg. Viel wichtiger sind gewisse andere Punkte. Hat man für eine elende, schwache Frühgeburt eine Amme zu beschaffen, so bedenke man, daß der Säugling einer leicht gehenden, gut eingespielten Brust bedarf. Daß ferner die Brust anfänglich nie leer getrunken wird. Drückt dann die Amme den Rest der Milch nicht ab, oder wird derselbe nicht durch das ev. mitaufgenommene Kind der Amme entleert, so kommt es zur Milchstauung und zum Versiegen der Sekretion. „Die Amme hat keine Milch". Wie wenig diese beiden Punkte auch heute noch gewürdigt werden, beweist die Tatsache, daß ein Universitätsprofessor der Medizin für sein Kind 10 Ammen „verbrauchte".

Eine andere Gefahr liegt darin, daß solche üppig fließenden Brüste zur Überfütterung des Säuglings und zu Dyspepsien führen. Hier muß durch die Wage kontrolliert werden, wieviel das Kind jeweils trinkt, und rechtzeitig von der Brust abgenommen werden. Die Amme muß alsdann energisch abdrücken, oder aber das Ammenkind entleert die Brust.

Kein Rat des Arztes begegnet so großem Widerstand, wie der, das Kind der Amme nicht von der Mutter zu trennen, sondern mit ins Haus aufzunehmen. Die Einwände gegen diese Belastung der Familie sind durchaus verständlich. Die traurige Tatsache aber, daß aus Erwerbsrücksichten dem Ammenkind die Mutterbrust versagt wird und ihm durch die Folgen der künstlichen Ernährung oft genug nur ein kurzes Dasein beschieden ist, gehört mit zu den beschämendsten Momenten im Ammenwesen, welches so wie so ethischer Werte gänzlich bar ist.

Am zweckmäßigsten bedient der Arzt sich beim Ammenengagement nicht der privaten gewerbsmäßigen Vermittlung sondern der Säuglingsheime, welche meist Ammen ins Privathaus abgeben. Die Gebühren sind hier zwar erheblich teurer, dafür liegen in der Herkunft der Amme aus einem renommierten Säuglingsheim oder Säuglingskrankenhaus z. B. in Dresden, Magdeburg, Kaiserin Auguste-Viktoriahaus in Charlottenburg (um nur einige zu nennen) weitgehendste Garantien.

Lit.: Engel in Pfaundler-Schloßmann, Handb. d. Kinderheilk. II. Aufl. Bd. 1. S. 173ff.

Einschießen der Milch.

Bei Erstgebärenden verzögert sich dasselbe oft erheblich. Ist am zweiten, dritten Tag noch immer keine wesentliche Milchsekretion zu konstatieren, so darf nicht etwa der beliebte Fehler begangen werden, Kuhmilch beizufüttern. Je unruhiger der Neugeborene ist, um so häufiger pflegt dies jedoch der Fall zu sein. Hebamme und Arzt müssen wissen, daß das Einschießen der Milch sich bis zum siebenten Tag verzögern kann! Man halte demgemäß den Neugeborenen solange mit Teediät hin. (Zum Süßen wird Saccharin, kein Zucker verwendet, ferner eine Prise Kochsalz zugesetzt.) Vom 4. Tag ab wechsele man mit 2—3% Milchzuckerlösung und Teeaufguß ab. Mit der Dosierung sei man nicht ängstlich, sondern lasse reichlich trinken, sonst wird der Urin zu konzentriert und das Darmsekret (Hungerstuhl) zu zähe. Erst wenn am siebenten Tage noch keine Kolostralmilch sezerniert wird, darf zu künstlicher Ernährung übergegangen werden.

Der Kot, den ein Säugling unter den oben geschilderten Umständen entleert, ist außerordentlich charakteristisch: zäh, schmierig, bräunlichschwarz bis schwarzgrün, dem Mekonium ähnlich.

Eine oder beide Brüste? Erst eine Brust völlig leertrinken lassen. Hat das Kind nicht genug, was eine halbwegs intelligente Mutter bald merkt (im Zweifelsfalle Wägung), sind die Brüste klein, dann darf auch die andere gereicht werden. Beim nächsten Anlegen läßt man an der zuletzt gereichten Brust zuerst trinken um Milchstauung zu vermeiden. Einseitiges Anlegen erfordert größere aktive Arbeit des Säuglings. Frühgeburten, debile Neugeborene bringen dieselbe oft nicht auf, zumal wenn die Brüste milcharm sind und schwer gehen. Hier ist bilaterales Anlegen oftmals indiziert.

Entwicklung des kindlichen Körpers.

Gewichtswachstum.

Brustkinder.

Nach der Hemmung in den ersten Lebenstagen (physiologische Gewichtsabnahme, s. diese bei Esch, S. 366) rapides, stetiges Ansteigen des Gewichts. Von der 4. Woche ab weniger intensive tägliche Zunahme. Im dritten Vierteljahr infolge der Entwöhnung wieder geringe Hemmung, der erneuter Anstieg folgt. Ende des ersten Jahres hat sich das Geburtsgewicht verdreifacht.

Die **Gewichtszunahme** hat seit altersher als Gradmesser des Gedeihens gegolten. Dies ist nur bedingt richtig. Es gibt rapide Gewichtszunahmen (z. B. bei der exsudativen Diathese) die durchaus nicht erwünscht sind.

Zögernd, sprungweise nehmen gewisse Kinder zu mit exsudativer Diathese, neuro-psychopathisch belastete Säuglinge, ferner hypotrophische Kinder (siehe Konstitutionsanomalien). Ferner kommen Infektionen, Dyspepsien u. dgl. in Betracht.

Sobald ein Säugling frische Farben hat, agil und guter Stimmung ist, ausgiebig schläft, von gutem Turgor der normalen Haut und Tonus der Muskulatur ist, können uns sprungweise Zunahmen völlig gleichgültig sein.

Durchschnittliche tägliche Gewichtszunahmen des Säuglings:

	bis zur 4. Woche ca.	30 g
von der 5. „ „ 12.	„ „	26—28 g
„ „ 13. „ „ 20.	„ „	20—24 g
„ „ 21. „ „ 36.	„ „	16—18 g
„ „ 27. „ „ 52.	„ „	10—15 g

Gewicht am Ende des ersten Monats ca. 4000 g. Mitte bis Ende des fünften Monats soll das Geburtsgewicht verdoppelt, am Ende des zwölften Monats verdreifacht sein.

Knaben wiegen am Ende des ersten Lebensjahres ca. 500 g mehr als Mädchen.

Flaschenkinder:

Bleiben im ersten Quartal hinter Brustkindern zurück, erreichen aber bei normalem Ablauf der künstlichen Ernährung das gleiche Gewicht am Ende des ersten Lebensjahres, wie natürlich genährte Säuglinge. Maßgebend ist das Geburtsgewicht. Kinder mit unternormalem Geburtsgewicht erreichen nie das Gewicht, welches normale Säuglinge am Ende des ersten Lebensjahres aufweisen.

2. Jahr: Die Wachstumskurve flacht stark ab. Gewichtszuwachs ca. 2,5 kg.

3.—5. Jahr: Zuwachs 1—2 kg pro Jahr.

6.—14. Jahr: Knaben ca. 2—3 kg pro Jahr. Mädchen bis zum 12. Jahr ca. 2 kg jährlich, vom 13.—16. Jahr ca. 4—5 kg jährlich.

15.—18. Jahr: Knaben bis 8 kg pro Jahr. Nach dem 16. Jahr ist bei Mädchen, nach dem 18. bei Knaben das physiologische Gewichtswachstum beendet. Die nun folgenden Zunahmen hängen von zahlreichen äußeren Faktoren ab.

Es bestehen also zwei große ponderale Wachstumsperioden: Die erste, beiden Geschlechtern gemeinsame im ersten Lebensjahr, die zweite vom 12.—16. Jahr bei Mädchen, vom 15.—18. Jahr bei Knaben.

1. Gewichtswachstum im ersten Lebensjahr (nach Camerer).

	Brustkinder Knaben	Brustkinder Mädchen	Flaschenkinder Knaben Mädchen
Geburtsgewicht	3480 g	3240 g	3390 g
Ende der 4. Woche	4170 g	3810 g	3730 g
„ „ 8. „	5080 g	4560 g	4340 g
„ „ 12. „	5870 g	5270 g	4950 g
„ „ 16. „	6580 g	5900 g	5610 g
„ „ 20. „	7140 g	6520 g	6270 g
„ „ 24. „	7650 g	6920 g	6900 g
„ „ 28. „	8440 g	7380 g	7300 g
„ „ 32. „	8540 g	7800 g	7750 g
„ „ 36. „	8900 g	8090 g	8130 g
„ „ 40. „	9220 g	8400 g	8270 g
„ „ 44. „	9650 g	8720 g	8650 g
„ „ 48. „	9970 g	8970 g	8910 g
„ „ 52. „	10210 g	9660 g	9980 g

2. Gewichtswachstum im Kindesalter (nach Camerer).

Lebensjahr	Körpergewicht Knaben	Körpergewicht Mädchen	Jährliche Zunahme Knaben	Jährliche Zunahme Mädchen
Geburt	3,4 kg	3,2 kg	—	—
1	10,2	9,7	6,8	6,5
2	12,7	12,2	2,5	2,5
3	14,7	14,2	2	2
4	16,5	15,7	1,8	1,5
5	18	17	1,5	1,3
6	20,5	19	2,5	2
7	23	21	2,5	2
8	25	23	2	2
9	27,5	25	2,5	2
10	30	27	2,5	2
11	32,5	29	2,5	2
12	35	32	2,5	3
13	37,5	27	2,5	5
14	41	43	3,5	6
15	45	48	4	5
16	50	52	5	4
17	56	—	6	—
18	60	—	5	—

Physiologische Gewichtsschwankungen:

Täglich im Verlauf von 24 Stunden. Das Gewicht ist am höchsten vorm Schlafengehen, am niedrigsten nach dem Aufstehen. Diese Differenz beträgt bei einem 4 monatigen Säugling ca. 200 g bei einem 10 jährigen Kind ca. 700 g, beim Erwachsenen ca. 1000 g.

Jahreszeitliche: Maximum der Gewichtszunahme von August bis September, Mittel im Winter bis zum April, Minimalperiode von April bis Juli (Sommerhitze, gesteigerte Wasserabgabe, verringerte Nahrungsaufnahme).

Längenwachstum: Körperlänge neugeborener Knaben: 50—52 cm, Mädchen 49—51 cm.

Nach einem Jahr ist die Länge auf 70—75 cm angewachsen.

Die außerordentlichen Schwierigkeiten exakter Längenbestimmung bei Säuglingen und kleinen Kindern geben allen Daten darüber nur approximativen Wert.

Die Zunahme beträgt im ersten Jahr ca. 24 cm, im zweiten ca. 10 cm, im dritten ca. 7—9 cm, im vierten ca. 5 cm.

Im Anfang des fünften Jahres ist die Körperlänge also auf ca. 95—100 cm angewachsen. Von nun ab treten bei Knaben und Mädchen größere Differenzen auf.

Mädchen: Vom 5.—12. Jahr ca. 4—5 cm pro Jahr
„ 13.—14. „ „ 6—7. „ „ „

Dann rapides Sinken, bis etwa zum 15. Jahr, welches in der Regel den Abschluß bildet.

Knaben: Vom 5.—13. Jahr ca. 5 cm pro Jahr
„ 14.—16. „ „ 6.—7. „ „ „

Dann rasches Absinken. Abschluß des Längenwachstums nach dem vollendeten 17. Jahr. Von da an nur noch unwesentliche und nicht gesetzmäßige Zunahmen.

Nehmen Knaben und Mädchen noch erheblich nach dem 15. bzw. 17. Jahre zu, so handelt es sich um verspätetes Wachstum durch voraufgegangene pathologische Prozesse.

Es bestehen also auch für das Längenwachstum zwei kritische Epochen. Die eine während des ersten, zweiten und dritten Lebensjahres, die zweite bei Knaben vom 13., bei Mädchen vom 12. Jahr ab. Während des 12.—15. Jahres sind also Mädchen größer als gleichaltrige Knaben.

Ein Vergleich von Gewichts- und Längenwachstum zeigt, daß die zweite Periode beim Längenwachstum früher einsetzt als beim Gewichtswachstum. Das Längenwachstum ist eher beendet als das Gewichtswachstum.

Längenwachstum.

Lebensjahr	Körpergröße		Jährliche Zunahme	
	Knaben	Mädchen	Knaben	Mädchen
Geburt	50 cm	49 cm	—	—
1	75 „	74 „	25 cm	25 cm
2	85 „	84 „	10 „	10 ,
3	93 „	92 „	8 „	8 „
4	99 „	98 „	6 „	6 „
5	104 „	103 „	5 „	5 „
6	109 „	107 „	5 „	4 „
7	115 „	113 „	6 „	6 „
8	120 „	118 „	5 „	5 „
9	125 „	123 „	5 „	5 „
10	130 „	128 „	5 „	5 „
11	135 „	133 „	5 „	5 „
12	140 „	139 „	5 „	6 „
13	145 „	146 „	5 „	7 „
14	151 „	153 „	6 „	7 „
15	157 „	158 „	6 „	5 „
16	164 „	160 „	7 „	2 „
17	168 „	161 „	4 „	1 „
18	170 „	—	2 „	—

Alter, Länge und Gewicht des Kindes, nach den Durchschnittszahlen von Camerer zusammengestellt von C. v. Pirquet.

Knaben			Mädchen		Knaben			Mädchen	
Gewicht kg	Alter	Länge cm	Alter	Gewicht kg	Gewicht kg	Alter	Länge cm	Alter	Gewicht kg
		49	Geburt	3,24	18,5	**5** J. 2 M.	105	**5** J. 6 M.	18,0
3,48	Geburt	**50**		3,5	19,0	5 ,,	106	9 ,,	18,5
3,7		51		3,7	19,5	7 ,,	107	**6** Jahre	19,0
3,9		52		3,9	20,0	10 ,,	108	2 Mon.	19,3
4,1		53	1 Mon.	4,1	20,5	**6** Jahre	109	4 ,,	19,7
4,4	1 Mon.	54		4,3	21,0	2 Mon.	**110**	6 ,,	20,0
4,7		55		4,5	21,4	4 ,,	111	8 ,,	20,3
5,0		56	2 ,,	4,8	21,8	6 ,,	112	10 ,,	20,7
5,3	2 ,,	57		5,1	22,2	8 ,,	113	**7** Jahre	21,0
5,6		58		5,4	22,6	10 ,,	114	2 Mon.	21,4
5,9		59	3 ,,	5,7	23,0	**7** Jahre	115	5 ,,	21,8
6,2	3 ,,	**60**		6,0	23,4	2 Mon.	116	7 ,,	22,2
6,5		61	4 ,,	6,3	23,8	5 ,,	117	10 ,,	22,6
6,8	4 ,,	62		6,6	24,2	7 ,,	118	**8** Jahre	23,0
7,0		63	5 ,,	6,9	24,6	10 ,,	119	2 Mon.	23,4
7,3	5 ,,	64		7,1	25,0	**8** Jahre	**120**	5 ,,	23,8
7,6		65	6 ,,	7,4	25,5	2 Mon.	121	7 ,,	24,2
7,9	6 ,,	66		7,6	26,0	5 ,,	122	10 ,,	24,6
8,2		67	7 ,,	7,8	26,5	7 ,,	123	**9** Jahre	25,0
8,5	7 ,,	68		8,0	27,0	10 ,,	124	2 Mon.	25,4
8,7		69	8 ,,	8,2	27,5	**9** Jahre	125	5 ,,	25,8
8,9	8 ,,	**70**	9 ,,	8,5	28,0	2 Mon.	126	7 ,,	26,2
9,2	9 ,,	71	10 ,,	8,8	28,5	5 ,,	127	10 ,,	26,6
9,5	10 ,,	72		9,1	29,0	7 ,,	128	**10** Jahre	27,0
9,7		73	11 ,,	9,4	29,5	10 ,,	129	2 Mon.	27,4
9,9	11 ,,	74	**1** Jahr	9,7	30,0	**10** Jahre	**130**	5 ,,	27,8
10,20	**1** Jahr	75	1 Mon.	9,95	30,5	2 Mon.	131	7 ,,	28,2
10,45	1 Mon.	76	2 ,,	10,20	31,0	5 ,,	132	10 ,,	28,6
10,70	2 ,,	77	4 ,,	10,45	31,5	7 ,,	133	**11** Jahre	29,0
10,95	4 ,,	78	5 ,,	10,70	32,0	10 ,,	134	2 Mon.	29,5
11,20	5 ,,	79	6 ,,	10,95	32,5	**11** Jahre	135	4 ,,	30,0
11,45	6 ,,	**80**	7 ,,	11,20	33,0	2 Mon.	136	6 ,,	30,5
11,70	7 ,,	81	8 ,,	11,45	33,5	5 ,,	137	8 ,,	31,0
11,95	8 ,,	82	10 ,,	11,70	34,0	7 ,,	138	10 ,,	31,5
12,20	10 ,,	83	11 ,,	11,95	34,5	10 ,,	139	**12** Jahre	32,0
12,45	11 ,,	84	**2** Jahre	12,20	35,0	**12** Jahre	**140**	2 Mon.	32,7
12,70	**2** Jahre	85	2 Mon.	12,45	35,5	2 Mon.	141	3 ,,	33,4
12,95	2 Mon.	86	3 ,,	12,70	36,0	5 ,,	142	5 ,,	34,1
13,20	3 ,,	87	5 ,,	12,95	36,5	7 ,,	143	7 ,,	34,8
13,45	5 ,,	88	6 ,,	13,20	37,0	10 ,,	144	9 ,,	35,5
13,70	6 ,,	89	8 ,,	13,45	37,5	**13** Jahre	145	10 ,,	36,2
13,95	8 ,,	**90**	9 ,,	13,70	38,0	2 Mon.	146	**13** Jahre	37,0
14,20	9 ,,	91	11 ,,	13,95	38,6	4 ,,	147	2 Mon.	37,8
14,45	11 ,,	92	**3** Jahre	14,20	39,2	6 ,,	148	3 ,,	38,6
14,70	**3** Jahre	93	2 Mon.	14,45	39,8	8 ,,	149	5 ,,	39,4
15,00	2 Mon.	94	4 ,,	14,70	40,4	10 ,,	**150**	7 ,,	40,3
15,3	4 ,,	95	6 ,,	14,95	41,0	**14** Jahre	151	9 ,,	41,2
15,6	6 ,,	96	8 ,,	15,30	41,6	2 Mon.	152	10 ,,	42,1
15,9	8 ,,	97	10 ,,	15,45	42,3	4 ,,	153	**14** Jahre	43,0
16,2	10 ,,	98	**4** Jahre	15,70	43,0	6 ,,	154	2 ,,	44,0
16,5	**4** Jahre	99	2 Mon.	15,95	43,6	8 ,,	155	5 ,,	45,0
16,8	2 Mon.	**100**	5 ,,	16,20	44,3	10 ,,	156	7 ,,	46,0
17,1	5 ,,	101	7 ,,	16,45	45,0	**15** Jahre	157	10 ,,	47,0
17,4	7 ,,	102	10 ,,	16,70	45,7	2 Mon.	158	**15** Jahre	48,0
17,7	10 ,,	103	**5** Jahre	17,0	46,4	3 ,,	159	6 Mon.	50,0
18,0	**5** Jahre	104	3 Mon.	17,5	47,1	5 ,,	**160**	**16** Jahre	52,0

Beispiel: Das $7^1/_2$jährige Mädchen Anna R. hat eine Nettolänge von 119 cm (ohne Schuhabsätze!) und ein Nettogewicht (ohne Kleider!) von 21,3 kg. Zunächst die Länge: Ein Mädchen von $7^1/_2$ Jahren ist durchschnittlich 115 cm lang. Anna mit 119 cm ist um 4 cm voraus. Dann wird das Gewicht verglichen, und zwar nicht mit dem Durchschnittsgewichte des Lebensalters, sondern mit dem Gewichte, das der tatsächlichen Länge entspricht. Ein Mädchen von 119 cm Länge soll 23,4 kg wiegen. Anna wiegt nur 21,3 kg, ist also um 2,1 kg zu leicht.

Notiert wird: R., Anna $7^1/_2$ Jahre, 119 cm (+ 4 cm), 21,3 kg (— 2,1 kg).

Physiologische Längenschwankungen:

Täglich: Größte Körperlänge nach der Nachtruhe, geringste vor dem Schlafengehen. Die Differenz beträgt 1—3 cm, bei großer Ermüdung 4—5 cm (Abflachung der Zwischenwirbelscheiben, der Fußgewölbe). Bei bettlägerigen Kindern kann auf diese Weise ein Wachstum vorgetäuscht werden. Andererseits können die infolge längeren Liegens vom Druck entlasteten Wirbel stärker wachsen.

Jahreszeitlich: Umgekehrt wie beim ponderalen Wachstum. Also größte Längenzunahme im Frühling und Sommer.

Immer sollte man aus Alter, Gewicht und Länge — ganz abgesehen von den ungeheuren individuellen Schwankungen der sog. Standardzahlen — nur auf den Habitus corporis auf die Körperentwicklung, den Entwicklungszustand rückschließen, nie auf den Ernährungszustand.

Für den Laien bedeutet gute Körperbeschaffenheit dasselbe wie guter Ernährungszustand, gute Kost; schlechte Körperbeschaffenheit ist ihm gleichbedeutend mit schlechter Ernährung, Hunger. Solche falschen Begriffe fördern wir durch den inkorrekten Gebrauch des Wortes Ernährungszustand. Moderne Schulärzte beurteilen daher den Ernährungszustand nach anderen Kriterien (s. Schule). Kinder können untermaßig und dennoch völlig normal ernährt sein. Die Unterernährung kann ein Grund sein, braucht es aber nicht.

Lit.: Camerer, Gewichts- und Längenwachstum der Kinder in Pfaundler-Schloßmann, Handb. d. Kinderheilk. II. Aufl. Bd. 1. S. 282. — Czerny-Keller, Des Kindes Ernährung usw. Bd. 1. — Kruse-Selter, Gesundheitspflege des Kindes. Stuttgart 1914. — Spitzy, Körperliche Entwicklung des Kindes. Berlin-Wien 1913.

Zur schnellen Bestimmung von Wachstum und Ernährungszustand bei Kindern dient die von v. Pirquet angegebene sehr praktische Tafel auf Seite 402, welche von J. Springer in Berlin W. 9 zum Preise von ·30 Pfg. zu beziehen ist. Dieselbe ist auch als Meßband bei Odelga, Wien VIII, Alserstraße 23 erhältlich.

Entwöhnung.

Bereits vom 6. Monat ab ist auch beim gesunden Vollbrustkind Beikost erwünscht (Kalk- und Eisenarmut der Frauenmilch, grösseres Bedürfnis an Kohlehydraten). Über 9 Monate hinaus ausschließlich an der Brust ernährte Kinder werden blaß, schlaff, fett, unter Umständen rachitisch.

Am empfehlenswertesten: Mittags statt der Brustmahlzeit eine Griessuppe.

Zubereitung: $^1/_4$ Pfund möglichst fettfreies Fleisch wird mit Wurzelzeug $^3/_4$ Stunden gekocht, durchgeseiht nnd mit 15—20 g Grieß pro Liter Flüssigkeit bis zur sämigen Konsistenz wieder aufgekocht. Die Konsistenz der Grießbrühe soll derart sein, daß sie einen Sauger mit der üblichen engen Öffnung nicht passiert, die Bohrung vielmehr etwas vergrößert werden muß. Wird die Grießsuppe wegen des Salzgeschmackes abgelehnt, so versuche man es mit Saccharinzusatz. Nützt auch das nicht, dann nehme man Reis, Sago, Haferflocken. Ebenso gute Dienste tut eine Karottensuppe: Gekochte Karotten werden durch ein Haarsieb gedrückt und mit Mondamin in Brühsuppe verabfolgt.

Je länger man einem Säugling ausschließlich Frauenmilch oder eine bestimmte Kuhmilchmischung verabreicht, umso größer ist später die Sichwierigkeit, ihm eine Nahrung, welche anders schmeckt, beizubringen. Die Abneigung gegen neue Geschmacksempfindungen kann alsdann oft extreme Formen annehmen. Um so zweckmäßiger ist also die frühzeitige Ernährung mit der ungewohnt schmeckenden Brühe. (Wird dieselbe anfänglich zurückgewiesen, so empfiehlt es sich, sie schwach zu salzen und ev. eine Saccharintablette zuzusetzen).

Bei diesem physiologischen Allaitement mixte beläßt man den Säugling mindestens bis zum 9. Monat. Man hat dann nämlich nicht nötig, auf Kuhmilch abzustillen, sondern direkt auf die Kost des zweiten Jahres.

Dann ersetzt man eine zweite Brustmahlzeit durch einen Reis-, Mondamin-, Hygiamapudding.

In die Grießsuppe wird ferner feingehacktes Gemüse (Spinat, Karotten, Kopfsalat, gequetschte Tomaten u. dgl.) gegeben. Etwas Abwechslung bringt man durch Einlagen wie Nudeln, Makkaroni, Eiereinlauf hinein, die man dann mit dem Löffel verfüttert. Auch kann einmal am Tag Obst (zerdrücktes Apfelsinenfleisch, rohe, durch ein Sieb gedrückte und ein wenig gezuckerte Äpfel oder Tomaten, Bananen) gereicht werden. Rohes Obst ist indifferenter für den Darm als viele zellulosereiche Gemüsesorten.

Fruchtsäfte sind bei weitem nicht so empfehlenswert, wie das natürliche Obst. Kompotts sind ebenfalls nur Notbehelf (cave zu starke Zuckerung).

NB. Das Wasser, in welchem die Gemüse gekocht werden, darf nicht fortgegossen werden. Man wasche daher alle Vegetabilien vor dem Kochen gründlich kalt ab, enge später das Kochwasser ein und benutze es zum Durchpassieren.

Reis und Grütze dürfen nicht mit Milch gekocht werden, weil sonst infolge von Kaseingerinnung um die Körner die Aufschließung der Zellulosehüllen erschwert wird. Sie sind vielmehr in kaltem Wasser einzuweichen und gar zu kochen. Dann erst erfolgt der Milchzusatz.

Die Merkaptane der Gemüse werden durch Butter mit Mehl oder Grützezusatz (sog. Einbrenne) maskiert.

Eine dritte Brustmahlzeit findet ihren Ersatz durch Malzkaffee mit Milch, in den etwa 15—20 g Zwieback hineingekocht werden. Die Quantität der Ersatzmahlzeit soll 200 g nicht übersteigen. Der Zwieback kann auch zerstoßen und dann mit Wasser aufgebrüht dem Milchkaffee zugesetzt werden. In dieser Form passiert er meist noch die Öffnung des Saugers ähnlich wie Grießbrühe. Besondere Kinderzwiebacke, welche die Industrie dem Publikum aufoktroyiert hat, sind entbehrlich.

Ersatz der vierten Brustmahlzeit: Kartoffelpurée oder Reisbrei mit Äpfeln oder eine Weißbrotschnitte mit Butter.

Ergibt sich die Notwendigkeit, die Mittagsmahlzeit voluminöser zu gestalten, so läßt man die Suppe mit Einlage und das Gemüse gesondert zubereiten (letzteres in schon geschilderter Weise mit sog. Mehlschwitzen).

Gegen die Verwendung von Spargel im Säuglingsalter spricht der bekannte Geruch des Harns. Rosenkohl, Blumenkohl, Sauerampfer werden dagegen vielfach verwendet. Fünfte Brustmahlzeit: Milchkaffee mit Zwieback.

Eine Notwendigkeit, Fleisch und Eier im ersten Lebensjahr zu verabreichen, besteht für das gesunde Kind nicht.

Häufig kommt man in die Lage, schon so frühzeitig abstillen zu müssen, daß die **Ernährung mit Kuhmilch** unumgänglich wird.

Kuhmilch wird seit altersher verdünnt, weil die Ernährung mit Vollmilch bei jungen Säuglingen mit seltenen Ausnahmen zu Mißerfolgen führt. (Nährschäden, Rachitis, Spasmophilie usw.) Je konzentrierter ein Nährgemisch ist, um so leichter kann es Störungen auslösen. Verdünnungen bringen dagegen weit weniger Gefahren mit sich.

Für den ersten Monat Drittelmilch (1 Teil Milch, 2 Teile Wasser). Für den 2.—6. Monat 1 Teil Milch, 1 Teil Wasser (Halbmilch). Bis Ende des 11. oder 12. Monats 2 Teile Milch, 1 Teil Wasser (Zweidrittelmilch). Den durch die Verdünnung entstehenden Nährstoffausfall zu ersetzen, bezweckt der Milchzuckerzusatz. Man bringt die Kuhmilchverdünnung auf den Milchzuckergehalt der Frauenmilch.

Frauenmilch enthält 60—70 g Milchzucker pro Liter. Kuhmilch dagegen nur 40—45 g.

Auf 1 Liter Drittelmilch beträgt der Zusatz ca. 50 g
„ „ „ Halbmilch „ „ „ „ 45 g
„ „ „ Zweidrittelmilch „ „ „ „ 40 g.

Auf eine 100 g-Flasche Drittelmilch (mit dieser Form der künstlichen Ernährung beginnt man in der Regel) sind also ca. 5 g Milchzucker = 1 Teelöffel zuzusetzen.

Handelt es sich um ein kräftiges, anscheinend ganz normales Kind gesunder Eltern, dann braucht man sich nicht sklavisch an dieses Schema zu halten, sondern kann den bescheidenen Gehalt der Milchverdünnungen an Fett durch teelöffelweise Zugabe von Rahm vorsichtig steigern. Auch der Milchzucker kann im Lauf der Monate bis auf 8% gebracht werden. Stets halte man sich aber vor Augen, daß eine fett- und zuckerreiche Nahrung leicht zu Störungen im Darmchemismus führt und nur für absolut gesunde Säuglinge geeignet ist. Wir besitzen aber bei mangelnder Anamnese kein einziges, verläßliches Kennzeichen, um ein für die fett- und zuckerreiche Ernährung geeignetes Kind auszumitteln. Daher die häufigen Mißerfolge dieser Ernährungsmethode, die im Prinzip vollständig richtig ist und zuerst von Biedert (in etwas anderer entbehrlicher Form als Ramogenpräparate empfohlen wurde.

Eine wichtige Frage ist nun die, wie hoch soll die verabfolgte Kuhmilchmenge sein?

Pfaundler empfiehlt folgende kurze Formel für das Alter von 2 bis 6 Monaten. „Nimm den zehnten Teil des jeweiligen kindlichen Körpergewichtes an frischer Kuhmilch, füge den hundertsten Teil des jeweiligen Körpergewichtes an Kohlehydrat zu, bringe das Ganze mit Wasser auf ein Liter, teile in 5 Mahlzeiten ab und reiche von jeder soviel, als das Kind mit Lust trinkt." Als Kohlehydrat verwendet er Mono- und Disacharide, desgleichen Schleim bis zum vierten Monat, später neben den Zuckerarten, Mehlsuppen.

Der Praktiker wird nie einen besonderen Fehler machen, wenn er der Kuhmilchdosierung während des ganzen ersten Lebensjahres die sog. Budinsche Regel zugrunde legt, und $^1/_{10}$ des Körpergewichts in passender Verdünnung verabfolgt.

Die Frage, ob rohe oder gekochte Kuhmilch, sollte heute nicht mehr gestellt werden. Die rohe Kuhmilch birgt eine Reihe so schwerwiegender Gefahren in sich, daß sie niemals als Säuglingsnahrung zu empfehlen ist.

Es gehört nun aber zu den größten Seltenheiten, mit solchen Milch-Zuckerwasserverdünnungen ein Kind dauernd befriedigend zunehmen und sich entwickeln zu sehen. Die Nahrung muß durch Zugabe eines zweiten Kohlehydrates gehaltreicher gestaltet werden. Es ist also zunächst das Wasser durch eine Schleimabkochung zu ersetzen.

25—30 g Hafergrütze oder -flocken, Graupen (Gerste) werden mit 1 Liter Wasser 1 Stunde lang auf gelindem Feuer gekocht, heiß geseiht und durch ein Haarsieb (ohne starken Druck) getrieben. Das verdampfte Wasser wird wieder nachgefüllt.

Gerstenschleim bedarf einer etwas längeren Kochzeit. Der Gehalt dieser Schleime an Stärke beträgt ca. 1%. Die Konsistenz sei anfangs dünnflüssig, später kann man dann konzentriertere Schleime verwenden.

Die Zuckerzusätze zu diesen Schleimabkochungen und die quantitativen Mischungsverhältnisse mit der Kuhmilch bleiben die gleichen, wie sie bei der Wasserverdünnung erörtert wurden.

Ein bis zwei Monate gebraucht man den Schleim, um dann wieder einen Schritt weiter zu gehen: zu den Verdünnungen der Kuhmilch mit Mehlsuppe.

15—30 g Hafer-Weizenmehl oder Mondamin, werden mit lauwarmem Wasser verrührt und eine halbe Stunde lang kochen gelassen. Mehlklümpchen werden durch Durchpassieren entfernt. Zuckerersatz wie schon erörtert.

Statt des Milchzuckers kann natürlich auch gewöhnlicher Rübenzucker genommen werden. Für den Milchzucker spricht nicht die Binsenwahrheit, daß er das physiologische Kohlehydrat der Milch ist, sondern die Überlegung, daß er — teurer wie Rohrzucker — dosiert zu werden pflegt und dadurch nicht so leicht zum Abusus führt wie wir dies beim Küchenzucker so häufig sehen. Außerdem verwöhnt der Rübenzucker durch seine starke Süßkraft den Säugling und macht den Übergang auf die weniger süße Kost des zweiten Jahres und die gemischte Kost des größeren Kindes schwieriger.

Statt Milchzucker kann man Soxhlets Nährzucker verwenden. Dieser verstopft allerdings leicht, ist auch teuer. Maltosehaltige Präparate kommen für den normalen Säugling nicht in Betracht. Man kann auch schon im 2. Lebensmonat statt der Schleimsuppen solche von Mehl verabfolgen. Zunächst in vorsichtiger Gabe: etwa 5 g pro Tag. Dann steige man monatlich um weitere 5 g und kommt so Ende des ersten Halbjahres auf etwa 25—30 g Mehl pro Tag. (Anfangs Mondamin, Reismehl, dann Weizenmehl). Vom 6. Monat ab mittags eine dünne Grießbrühe und etwas Gemüsepüree (Spinat, Blumenkohl, Karotten, Schoten, in feinster Verteilung). Von 1 Teelöffel steigt man bis gegen Ende des 1. Jahres auf mehrere, 4—6 Eßlöffel voll. Fernes geschabtes Obst (Äpfel), Bananen mit etwas Biskuit.

Vollmilch wird erst vom zwölften Monat ab verabfolgt. Die Gesamtflüssigkeitszufuhr soll innerhalb des ersten Lebensjahres unter Zugrundelegung der Budinschen Zahl 1 Liter pro Tag nicht überschreiten.

Feer betont neuerdings mit aller Entschiedenheit eine weitgehende Einschränkung der Kuhmilch. Er hält 600 g Ende des 12. Monats für völlig ausreichend und schränkt im 2. Lebensjahr die Milchmenge noch weiter ein.

Ernährung an der Brust. (Technik.) (Vgl. Esch, S. 363.)

Winke für die ersten Anlegeversuche im Bett:

Der Säugling soll nicht im Steckkissen liegend angelegt werden.

Bei ungeschicktem Anpacken des Kindes führe die Wöchnerin dem Neugeborenen die ganze Regio perimamillaris in den Mund. Betupfen der Warze mit Saccharinwasser. Mit zwei Fingern die Brust von der Nase des Säuglings zurückhalten, damit er atmen kann.

Neugeborene sollen am ersten Lebenstage nicht angelegt werden. Am zweiten Tag wird ein—zweimal, am dritten Tage 3 mal, dann 5—6 mal angelegt. Nur bei sehr schwächlichen Kindern, die wenig trinken, sind 2 stündliche Mahlzeiten gestattet, sonst gilt als Regel: frühestens alle drei Stunden anlegen. Die Nachtpause soll frühzeitig eingeführt werden. Normale Kinder gewöhnen sich, wenn man in den ersten Lebenswochen zielbewußt darauf hinarbeitet, sehr bald daran von 11—7 Uhr durchzuschlafen. Schläft das Kind tagsüber, so braucht es nicht jedesmal mit dem Glockenschlage zum Trinken geweckt zu werden.

Die Trinkdauer darf 15—20 Minuten nicht überschreiten, die Hauptmenge wird immer innerhalb der ersten 5 Minuten getrunken. Zu langes Saugenlassen mazeriert die Warzen.

Trinkmengen.

Die getrunkene Milchmenge steigt vom 1.—7. Tage von 0 auf ca. 500 g an.

In der	vierten	Woche	werden	ca.	600 g
„	achten	„	„	„	800 g
„	vierzehnten	„	„	„	850 g
„	zwanzigsten	„	„	„	900 g

von da ab ca. 1000 g getrunken.

Die Größe der Einzelmahlzeiten schwankt. Am größten ist in der Regel die Morgenmahlzeit. Von einer fettärmeren Milch werden größere Mengen getrunken, als von einer fettreichen. Daher darf die Gesamttagesmenge niemals durch Multiplikation berechnet werden, sondern durch Feststellung jeder Einzelmahlzeit. Im übrigen hängt die Trinkmenge auch von individuellen Faktoren ab, zum Beispiel der verschiedenen Wachstumstendenz.

Als Generalregel merke man sich: Von der zweiten bis zur sechsten Lebenswoche trinkt ein Brustkind durchschnittlich täglich ein fünftel seines Körpergewichts an Brustmilch. Von der Mitte des ersten bis zur Mitte des zweiten Quartals $^1/_6$—$^1/_7$. Vom Ende des ersten Halbjahres ein achtel.

Kalorienbedarf (Energiequotient Heubners): Der Bedarf an Nährstoffen hängt im wesentlichen von der Größe der Körperoberfläche ab, die nicht identisch ist mit der Masse des Körpers. Die Oberfläche exakt zu berechnen, ist sehr schwer. Heubner geht daher bei seiner Kalorienrechnung vom Körpergewicht aus.

Unter Energiequotient versteht Heubner die Zahl von Kalorien, die ein Kind im ersten Lebensjahr pro Kilo Körpergewicht täglich aufnimmt.

Er beträgt bei gesunden Brustkindern rund

100 Kalorien im 1. Lebensquartal
90 ,, ,, 2. ,,
80 ,, ,, 3. ,,
70 ,, ,, 4. ,,

Die anfängliche Annahme, daß ein gesundes Brustkind weniger Kalorien gebraucht als ein gesundes Flaschenkind — rund 20 Kalorien — trifft nicht zu.

Zur kalorischen Berechnung der Nahrung kann man schematisch im 1. Halbjahr 100, im 2. 90 Kalorien in Rechnung stellen.

Ein Säugling wiege am Ende des ersten Monats 4000 g, er bedarf also 4×100 Kalorien. Da ein Liter Frauenmilch rund 700 Kalorien enthält, so entsprechen 100 Kalorien $= \frac{1000}{7}$ g Frauenmilch. Der Säuglingsbedarf also $4 \times \frac{1000}{7} =$ ca. 570 g Frauenmilch.

Die Kalorientheorie hat wie alle Schemata der Ernährung nur bedingten Wert, da sie mit einem Durchschnittskind rechnet. Es gibt und wird nie eine Standardernährung geben: die irrationale Größe der Konstitution macht alle Berechnungen gegenstandslos.

Kalorienwerte der gebräuchlichen Nahrungsgemische (Mittelwerte).

Kalorien	100 g	1000 g
Frauenmilch	70	700
Zentrifugierte Frauenmilch	38	380
Kuhmilch	68	680
Magermilch und Buttermilch ohne Zusatz	41	410
Kuhmilch-Molke	23	230
$^1/_3$ Milch + 5% Zucker	42	420
$^1/_2$ Milch + 5% Zucker	54	540
$^2/_3$ Milch + 5% Zucker	65	650
$^1/_3$ Milch + 2% Schleim + 5% Zucker	50	500
$^1/_2$ Milch + 2% Schleim + 5% Zucker	62	620
$^2/_3$ Milch + 2% Schleim + 5% Zucker	73	730
Buttermilch + 40 g Rohrzucker + 10 g Mehl	61	610
Eiweiß-Milch	40	400
Liebig-Suppe	70	700
Malz-Suppe (Keller)	80	800

Lit.: Czerny-Steinitz, in v. Noordens Handb. d. Path. d. Stoffwechsels. Bd. 2. S. 441. — Czerny-Keller, Des Kindes Ernährung usw. Bd. 1. S. 327ff. — Heubner, Lehrb. d. Kinderkrankh. 2. Aufl. — Heubner, Betrachtungen über Stoff- und Kraftwechsel eines Säuglings usf. Berliner klin. Wochenschr. 1899. — Langstein-Meyer, Säuglingsernährung und Säuglingsstoffwechsel. Wiesbaden 1910. S. 36.

Diät stillender Frauen.

Die gleiche wie vor der Geburt. Ein besonderer Speisezettel für Stillende, wie er in früheren Jahrhunderten üblich war, ist unnötig. Auch saure, gesalzene und gepfefferte Speisen können genossen werden. (In seltenen Fällen reagieren Kinder neuropathischer Eltern mit Unruhe, vermehrten Stühlen auf Genuß von sauren Salaten, Essiggurken pp. seitens der Mutter.)

Wein, Bier, Kaffee, Tee gestattet.

Empfehlenswert: Mindestens 1 l Milch pro Tag. Abwechslung durch Kakao, Milchkaffee, Schokolade, Milchsuppen, Malzbier, Kulmbacher, Braunschweiger Mumme u. dgl.

Gegen die bei Stillenden häufige Obstipation: Obst, Marmeladen, Pumpernickel. Teilweiser Ersatz der Milch durch Buttermilch, Kefir, Sauermilch, Yoghurt. Nicht zu viel ruhen! Leichte Hausarbeit machen! Falls Abführmittel nötig werden, keine größeren Mengen Rizinus, da dies in die Milch übergeht.

Lit.: Langstein-Meyer, Säuglingsernährung und Säuglingsstoffwechsel. Wiesbaden 1910. S. 48ff.

Laktagoga. Arzneimittel oder Drogen, welche die Milchsekretion anregen, sind nicht bekannt. Alle pharmazeutischen Präparate (Laktagol, Polylaktol, Malztropon u. dgl.) wirken nur suggestiv.

Das beste Laktagogum ist ein kräftig saugender Säugling.

Es wäre aber falsch, prinzipiell keine Laktagoga zu verordnen. Die Milchsekretion ist von psychischen Faktoren abhängig. Ständiger Zweifel der jungen Mutter, ob sie überhaupt wird stillen können (besonders bei schwach entwickelter Brust und Erstgebärenden) anfänglich geringe Sekretion, ev. Anomalien der Warzen, können zu förmlichen Zwangsvorstellungen führen.

Psychisch ungünstig wirken die Anwesenheit zahlreicher Verwandter während der ersten unbeholfenen Anlegeversuche und ferner unangebrachte Ratschläge: die junge Mutter darf nicht stillen, weil sie zu „schwach", zu „blutarm", zu „jung" ist.

Es gilt der jungen Mutter den Glauben an ihre Stillfähigkeit zu geben. In solchen Fällen tun Laktagoga oft Wunder.

Abhängigkeit der Milchsekretion von der Psyche bzw. vom Nervensytem: Krampf des Sphincter mamillae durch schwere psychische Traumen, durch großen Schmerz z. B. bei multiplen Rhagaden. Andererseits spontane Sekretion der zweiten Brust, wenn der Säugling an der einen Seite trinkt.

Abhängigkeit der Milchsekretion von der Ernährung. Unterernährung setzt Qualität und Quantität der Milch herab, Überernährung steigert dagegen beides niemals über die bekannten Durchschnittswerte.

Anreicherung des Kalk-Eisengehaltes, Milchzuckers, Milchfettes der Milch normalerweise durch entsprechende stomachale Einfuhr nicht möglich. Nur der Flüssigkeitsaufnahme kann ein gewisser Einfluß auf die Milchmenge zugesprochen werden.

Wiedereintritt der Menses bei Stillenden. In der 26. Woche post partum waren nach einer Berliner Statistik noch nicht wieder menstruiert 56% stillender Mütter. Mehr als die Hälfte aller Frauen bleibt also bei normaler Stilldauer (6—9 Monate) amenorrhoisch und demgemäß fast immer von erneuter Konzeption verschont. Sobald die Leistung der Brustdrüse nicht mehr auf der Höhe steht (z. B. bei Allaitement mixte) pflegt auch die Menstruation mehr oder weniger schnell wieder aufzutreten. (Thiemich.)

Das Auftreten der Menses verändert die Milch weder qualitativ noch quantitativ. Ein Absetzen des Kindes wäre ein grober Kunstfehler. Auch ein Aussetzen der Brusternährung während der Menstruationszeit ist in keiner Weise zu rechtfertigen.

Lit.: Thiemich, Med. Klinik 1913. S. 2065.

Stillhindernisse: Mütterlicherseits (abgesehen von Tuberkulose, Geisteskrankheiten [1]) u. dgl.): Psychische Hemmungen, Unterergiebigkeit (s. unter Laktagoga).

Doppelseitige Hohlwarzen und andere Mißbildungen. (Sehr selten.) Mastitis, schmerzhafte Warzenschrunden. Erneute Gravidität, die meist spontan (aber nicht immer) zum Versiegen der Brust führt.

Seitens des Kindes: Wolfsrachen, Hasenscharte, zu kurzer Unterkiefer, Frühgeburt, Debilität, Trinkfaulheit, Saugungeschick.

In diesen letzteren Fällen muß, falls alle Anlegeversuche scheitern, (ev. Betupfen der Mamilla mit Saccharinlösung!), die Brust manuell durch Streichen, Kneten, Melken oder durch Milchpumpen (gangbare Modelle: Ibrahim, Forest, Jaschke) entleert werden. Die abgedrückte Brustmilch wird mittelst Teelöffels eingeflößt. „Têterelle biaspiratrice" und alle ähnlichen Konstruktionen, bei welchen die Mutter oder eine dritte Person mittelst Gummischlauchs saugt, sind nicht zu empfehlen. (Hineinfließen von Mundspeichel.)

Kombination beider Faktoren: Harte, straffe, schwergehende Brust und trinkfaules neuropathisches Kind. Endeffekt oft Versiegen der Sekretion, wenn es nicht gelingt, durch häufiges Anlegen die Hindernisse zu beseitigen.

Ein temporäres Stillhindernis bildet der Schnupfen des Säuglings. Ein nicht beachteter und nicht behandelter Schnupfen kann zur Unterernährung des Säuglings führen. Die Atemnot zwingt ihn zu fortwährendem Loslassen der Warze. Therapie: Tampons mit käuflicher Suprarenin- oder Adrenalinlösung in die Nase (siehe auch Schnupfen der Säuglinge).

Stillhindernisse sind ferner in gewissem Sinne Rhagaden und Mastitis. Bestes Mittel: Prophylaxe. Massage der Warze im letzten Graviditätsmonat. Abreibung mit Wasser oder mit Alkohol-Glyzerin aa. Tägliches Hervorziehen von Hohlwarzen.

Den Säugling am ganzen Warzenhof, nicht nur an der Mamilla saugen lassen. Nicht länger als 20 Minuten anlegen.

Sind Rhagaden aufgetreten: Mulläppchen mit der bereits erwähnten Glyzerin-Alkohollösung. Desinfektion der Warze durch Borwasser, Wasserstoffsuperoxyd u. dgl. unnötig. Vor und nach dem Anlegen des Kindes: Abtupfen mit abgekochtem Wasser.

Ist das Anlegen sehr schmerzhaft, dann appliziere man vorher Anästhesin, Zykloform auf die Warze. Auch vor Kokain (10%) braucht man sich nicht zu scheuen. Der Säugling ist gegen ev. verschlucktes Kokain viel unempfindlicher als die Pharmakologie lehrt.

Ferner: Temporärer Gebrauch von Warzenhütchen.

Im übrigen ist die Zahl der gegen Rhagaden empfohlenen Mittel Legion. Recht brauchbar sind in hartnäckigen Fällen Pinselungen mit Arg. nitr.-Lösungen (3—5%).

Nicht ganz so selten bleibt nichts weiter übrig, als die kranke Brust einige Tage nur manuell zu entleeren.

Bei sehr sensiblen willensschwachen Frauen führen Rhagaden unter Umständen zum Aufgeben der Ernährung an der Brust.

Ernährung im zweiten und den folgenden Lebensjahren.

Das normale Kind bedarf im zweiten Lebensjahr noch keiner gemischten Kost, es entwickelt sich normal weiter bei 5 Mahlzeiten der bereits eingehend geschilderten (s. Entwöhnung) lakto-vegetabilen Kost.

Nur bei solchen Flaschenkindern empfiehlt sich bereits im zweiten Jahr

---

[1]) Wenn das Kind einer eklamptischen Mutter Lebensaussichten hat, so ist die natürliche Ernährung an der Mutterbrust, vorausgesetzt, daß der Zustand der Mutter es erlaubt, durchaus anzuraten. Schädigungen des Säuglings durch toxische Produkte der Muttermilch sind nicht erwiesen (v. Reuß).

eine geringe Fleischzulage, welche Zeichen von Blässe aufzuweisen beginnen, obstipiert werden, und deren statische Funktionen zu wünschen übrig lassen. Es sind das zumeist Kinder, welche frühzeitig entwöhnt werden mußten.

Für gewöhnlich ist bei Beginn des zweiten Lebensjahres die Ernährung wie folgt orientiert:

1. Milchkaffee mit 3 Zwieback oder Kakes, Semmel (nicht durch die Flasche, sondern mit dem Löffel! Semmel und Zwieback können auch mit etwas Butter und Honig gegeben werden).
2. Milch-Mehlsuppe (2:1) oder Vollmilch.
3. Suppe mit Einlage. Gemüse und Kartoffelbrei.
4. Wie 1.
5. Griesbrei, Reisbrei, Mondaminpudding, Buchweizengrütze oder Butterbrotschnitte.

Täglich wird ferner nach dem Mittag- oder Abendessen etwas Obst gereicht.

Ich habe absichtlich keine speziellen, absoluten Gewichtsmengen angegeben, weil diese mehr theoretisches Interesse als praktischen Wert haben. Welche Mutter denkt daran ihrem Kinde die Nahrung mit Wage und Meßglas zuzumessen? Auch für den Arzt gilt die wichtige Regel: Individualisieren, nicht an der Schablone kleben! Der Fehler aller Mütter, dem Kinde zuviel beizubringen, wird trotz aller Mahnungen doch immer begangen. Insonderheit ist es die Milch, welche oft in unbegreiflich großen Mengen dem Kinde aufgedrängt wird. Wo der Arzt hoffen darf, keinen tauben Ohren zu predigen, da dringe er darauf, den Milchkonsum Schritt für Schritt einzuschränken je älter das Kind wird. $^3/_4$ l Vollmilch sei die Grenze des Erlaubten.

Unzweifelhaft kommt man aber mit weniger Kuhmilch aus. Feer hat den Beweis erbracht, daß für das 2. Lebensjahr bei 300 g Milch ein völlig normales Gedeihen erfolgt. Für ein Kind im 2. Jahre empfiehlt Feer folgenden Speisezettel:

Morgens:	150 g Milch, 30 g Brot.
Vormittags:	50 g Brot und 5 g Butter. 1 geschälter Apfel.
Mittags:	Fleischbrühe mit 25 g Reis, Grieß, Sago oder ähnl., 100 g Gemüse (Salat, Kartoffeln etc.) mit 10 g Butter oder Speisefett.
Nachmittags:	50 g Brot mit Obst.
Abends:	Brei aus 150 g Milch, 20 g Grütze, 10 g Zucker.

Diese Nahrungsmenge enthält 23 g Eiweiß, 24 g Fett und 160 g Kohlehydrate = 930 Kalorien.

Es gibt ferner eine große Anzahl Kinder, die sich bei 4 Mahlzeiten prächtig entwickeln.

Es empfiehlt sich, nun allmählich die Mahlzeiten 2 und 4 etwas einzuschränken, von der Flasche ganz abzukommen und die Kostordnung mehr derjenigen des Erwachsenen zu nähern. Das System der drei Hauptmahlzeiten erweist sich demgemäß als das zweckentsprechendste. Das Schwergewicht ruht auf der Mittagsmahlzeit. Die Suppe läßt sich jetzt bereits weitgehend modifizieren, auch Linsen, Erbsen, aufs feinste zerkleinert, sollen nicht unberücksichtigt bleiben. Obstsuppen sind besonders im Sommer empfehlenswert. Durch die Suppen soll der erste Hunger halbwegs gestillt werden, die Sättigung wird durch Kartoffelbrei und Gemüse erreicht.

Fleisch und Eier sind im zweiten Lebensjahr des normalen Kindes nicht vonnöten. Nur bei Andeutung eines leichten Milchnährschadens frühzeitig künstlich ernährter Kinder kann man mit 1 oder $1^1/_4$ Jahr mittags einen Eßlöffel gekochtes, gehacktes oder sonstwie zerkleinertes Fleisch oder feinst gehackten rohen oder Lachsschinken zufüttern. Eine Schädigung durch Eiweißfäulnis ist selbst bei ganz jungen Säuglingen nicht zu befürchten.

Mit Eiern sei man sehr sparsam. Der Nutzen der Eier für gesunde Kinder wird im allgemeinen außerordentlich überschätzt. Gegen ein Eigelb oder ein weichgekochtes Ei, oder gegen einen Eierkuchen gelegentlich läßt sich wenig einwenden. Im übrigen ist die Anschauung vom hohen Nährwert und der Zweckdienlichkeit der Eier so eingewurzelt, daß die Mütter doch immer in dieser Hinsicht ihren Willen durchsetzen.

Leider viel zu wenig und zu spät findet der Käse in der Säuglingsernährung Verwendung. Als Quark kann er schon nach den ersten Lebensmonaten mit Nutzen verabreicht werden.

Im 3. und 4. Lebensjahre wird man generell dem animalischen Eiweiß eine größere Anteilnahme an der Nahrung einräumen. Das Kind nimmt im Prinzip an der jeweils üblichen Kost der Hauptmahlzeiten teil. Wir werden kaum einen Haushalt des unteren und mittleren Bürgerstandes finden, wo das nicht der Fall ist. Das Kind „ißt von allem mit". Daß dies keineswegs immer wünschenswert ist, braucht hier nicht näher begründet zu werden. Nur sollte der Arzt immer wieder und wieder vor der Überschätzung des Fleischgenusses warnen. Es ist durchaus nicht nötig, daß das Kind jeden Tag Fleisch zu Mittag oder jeden Tag sein Ei bekommt. Gerade vom dritten, vierten Jahr ab pflegt der Mißbrauch der „kräftigen Kost" einzusetzen. Sie findet sich erklärlicherweise zumeist in begüterten Kreisen. Aber selbst Frauen, die sonst jeden Groschen umdrehen, tragen kein Bedenken, ihren Kindern Tag für Tag Eier aufzunötigen. Es fällt ihnen gar nicht ein, gelegentliche stinkende oder schleimige Durchfälle, gelbliches, ungesundes Hautkolorit, hartnäckigen Strophulus, schlechten Schlaf, Appetitlosigkeit, bei Mädchen rezidivierende Vulvitiden auf den Mißbrauch von Eiern zu beziehen. Mit dem Augenblick, wo man die Überschätzung von Milch und Ei in der Kost abstellt und auf eine vernünftige, reichlich Obst, Gemüse usw. enthaltende Diät dringt, ist den Kindern geholfen.

Der Milchgenuß ist tunlichst einzuschränken auf ca. $^1/_2$ l pro Tag. Gerade in dieser Hinsicht wird oft ein erstaunlich kurzsichtiger Mißbrauch getrieben. Zwischen den Mahlzeiten bekommt das Kind, oft alle Stunde, ein Becherchen Milch. Dann wundern die Eltern sich, wenn der Appetit mittags oder abends so gering ist.

Schon in diesen Jahren sollte mit der Erziehung zu einer gesitteteren Nahrungsaufnahme begonnen werden. Den Kindern ist unbedingt Subordinationsgefühl anzuerziehen. Unarten, daß Kinder z. B. nur aus ganz bestimmtem Eßgeschirr, nur stehend oder liegend, nur wenn jemand dazu singt, nur auf „Belohnung" durch Chokolade, Bonbons u. dgl. hin essen, sind mit aller Energie — je eher, je leichter — zu beseitigen. Wenn Eltern bei Tisch dies und jenes Gericht bemäkeln, wohl gar den Teller wegschieben, von bekömmlichen und unbekömmlichen Speisen sprechen, dann darf es nicht wundernehmen, wenn intelligente Kinder ähnliche Unarten annehmen.

Über die Ernährung gesunder Kinder in den nun folgenden Jahren sei noch dies und jenes hervorgehoben.

Die Zeit liegt noch nicht so lange zurück, da — im Banne der Liebigschen Lehren — auch in der Diät des Kindesalters das Eiweiß die Hauptrolle spielte. Daß der Eiweißgehalt von 1000 g Milch, 125 g Fleisch, 1 Ei (Steffen) seiner Zeit für ein dreijähriges Kind als Norm angesehen wurde, erscheint uns heute kaum glaublich.

Man beginnt jetzt aber wieder in das entgegengesetzte Extrem zu verfallen und die Eiweißquote so weit wie möglich zurückzudrängen.

Das Verhältnis von Eiweiß zu N-freier Substanz in der Nahrung, welches Camerer noch vor 20 Jahren beim dreijährigen Kind auf 1 : 4,5 bezifferte, wird heute von der Schloßmannschen Schule auf 1 : 13 normiert. Man sucht also dem Ideal eines Eiweißminimums nahezukommen. Warum, ist eigentlich schwer zu sagen, denn von Schädigungen des wachsenden Organismus durch ein reichliches Angebot von Stickstoff in vernünftiger Korrelation zu N-freier Substanz wissen wir nichts positives. Chittendens und Hindhedes Radikalismen auf den wachsenden Organismus zu übertragen, erscheint von vornherein unbehaglich.

Wir laufen bei solch extremen Nahrungsformulierungen Gefahr, daß die Vegetarier Kapital aus diesem vermeintlichen Entgegenkommen schlagen.

Es gibt zahlreiche Familien, welche ihre Kinder streng lakto-vegetabil ernähren. Das wenige, welches ärztlicherseits über die Ernährungserfolge publiziert worden ist, klingt nicht schlecht, aber andererseits auch nicht derartig, daß man unsere gemischte Kost daraufhin für minderwertig erklären kann. Die vegetarische Kost ist keine wohlfeile! Nachteile streng lakto-vegetabiler Kost:

Eier machen oft Strophulus, Abusus von Eiern hartnäckige Diarrhöen. Viele Kinder sind gegen ein Plus von Obst und Gemüse sehr empfindlich.

Tuberkulose wird durch vegetarische Kost immer schlecht beeinflußt.

Man liest in vielen Lehrbüchern, daß alle scharfen Gewürze, insonderheit Pfeffer vom Kinde fernzuhalten seien. Diese Mahnung ist nur cum grano salis zu verstehen, denn es ist schlecht vorstellbar, in welcher Richtung der Organismus durch unsere herkömmlichen Geschmackskorrigentien geschädigt werden könnte.

Dagegen sehe ich nicht den geringsten Vorteil von der Verabreichung von Alkohol, sei es in welcher Form auch immer, an junge Kinder. Vielfach bringen es unsere Sitten und (Miß)Bräuche so mit sich, daß Kindern vom 5., 6. Jahre ab bereits die meisten Formen des Alkoholgenusses nicht mehr fremd sind. Der Arzt sollte bewußt darauf hinarbeiten, die erste Bekanntschaft des Kindes mit dem Alkohol so weit wie möglich hinauszuschieben. Ein Glas Sauermilch, Buttermilch oder Fruchtsaft, eine Tasse Kakao oder Tee mit Milch, sind zum Frühstück oder Abendbrot jedenfalls rationeller als das in vielen Familien traditionelle Glas Bier.

Das Bedürfnis des wachsenden Organismus an Mineralsubstanz ist groß. Reichlicher Genuß von Obst und Gemüse deckt den Bedarf durchaus, es sind hierzu durchaus keine Zulagen von Nährsalzen nötig.

Lit.: Camerer, Der Stoffwechsel des Kindes usf. Tübingen 1894. — Siegert, Der Nahrungsbedarf des Kindes jenseits des 1. Lebensjahres. Verh. d. Gesellsch. f. Kinderheilk. 1906 u. 1907. — Heubner, Hygiene des Kindesalters (siehe diese). Ferner Czerny-Keller, Finkelstein u. a. m. — Langstein, Jahresk. f. ärztl. Fortbildg. 1912. Juniheft. — Lungwitz, Stoffwechselvers. über den Nahrungsbedarf usw. Halle 1908. — Müller, E., Stoff- und Kraftwechsel des Kindes im 3.—6. Lebensjahre. Biochem. Zeitschr. 1907. Bd. 5. Heft 2—4. — Schloßmann u. Sommerfeld, in Pfaundler-Schloßmanns Handb. d. Kinderheilk. 2. Aufl. Bd. 1. S. 248ff. — Feer, Med. Klinik 1916. Nr. 8.

Die Ernährung der Schulkinder. (Ratschläge für Eltern.)

Kinder sollen ihre Mahlzeiten täglich regelmäßig um dieselbe Zeit erhalten und in Ruhe einnehmen. Dies ist besonders wichtig für das erste Frühstück vor dem Antreten des Schulweges. Das Kind soll langsam essen und gut kauen. Die Speisen sollen nicht zu heiß und nicht zu kalt genossen werden.

5 Mahlzeiten im Laufe des Tages sind völlig ausreichend. Bei sorgfältiger Auswahl der Speisen mit Berücksichtigung ihres Nährwertes genügen sogar 3—4 Mahlzeiten. In der Regel gibt man drei größere Mahlzeiten: erstes Frühstück, Mittag- und Abendessen und dazwischen zwei kleinere Mahlzeiten: zweites Frühstück und Vesperbrot. Zwischen diesen Mahlzeiten sollen die Kinder keine weitere Nahrung (Butterbrote, Semmeln, Milch, Flüssigkeiten) usw. erhalten, denn der Magen darf nicht fortwährend mit Speisen gefüllt werden, sondern muß auch Zeit haben, sich von der Verdauungsarbeit zu erholen.

Mindestens zwei von diesen Mahlzeiten sollen warme Speisen oder Getränke (Suppe u. dgl.) enthalten.

Die Hauptmahlzeit soll zur Mittagsstunde eingenommen werden. Es ist nicht zweckmäßig, die Hauptmahlzeit auf den Abend zu verlegen, weil der Körper sonst während der stärkeren Arbeitsleistung am wenigsten Nahrung erhält, und so der Ermüdung und Erschöpfung ausgesetzt wird. Außerdem kann durch die späte reichliche Nahrungsaufnahme auch der Schlaf gestört werden. Das Abendessen soll daher nicht zu reichlich sein, es soll nur aus leicht verdaulichen Speisen bestehen und wird am besten etwa eine Stunde bevor die Kinder zu Bett gehen gereicht.

Häufig ist die Nahrungsmenge, welche die Kinder erhalten wohl eine ausreichende aber die Auswahl der Nahrungsmittel ist eine falsche. Appetitlosigkeit, Kopfschmerzen, Schwindelgefühl und Übelkeit, Seitenstechen und Leibschmerzen, unregelmäßiger Stuhlgang und schlechter Schlaf sind häufig die Folgen einer falschen Ernährung.

Wenn solche Beschwerden vorhanden sind, muß ein Arzt zu Rate gezogen werden.

Kinder sollen eine gemischte Nahrung erhalten, d. h. ihre Speisen sollen Erzeugnisse des Pflanzenreiches, Fett und aus dem Tierreich stammende Nährstoffe enthalten. Die ersteren sind die wichtigsten für das Kind und werden in der Regel den Hauptbestandteil der kindlichen Nahrung bilden. Es ist jedoch wünschenswert, daß das Kind, wenn auch nur einmal am Tage etwas Fleisch oder Fisch erhält. Kräftige Suppen, Reis (eines der wertvollsten Nahrungsmittel), Grieß, Gemüse, Hülsenfrüchte, Obst, Fleisch, Fisch, Eier, Brot (Roggen- und Weizenbrot), sowie Butter (auch Butterersatz wie Nußbutter, Sana, Sanella u. dgl.), Schmalz und Speck sind die am meisten geeigneten Nahrungsmittel für Kinder. Milch, auch Buttermilch soll nicht in zu großen Mengen gegeben werden, weil sie ein zu starkes Sättigungsgefühl hervorruft und dadurch die Aufnahme der notwendigen festen Nahrungsmittel zu sehr beschränkt. $^1/_4$–$^1/_2$ l Milch täglich ist im allgemeinen genügend.

Grobes, schwarzes Roggenbrot ist für gesunde Kinder durchaus zuträglich, besonders vorteilhaft ist es für die Zähne und für die Darmtätigkeit.

Feines Buttergebäck, Kuchen usw. ist teurer und nicht zweckmäßig.

Man gebe keine ungekochte Milch, kein rohes Fleisch (Schabefleisch) und keinen rohen Speck.

Alle Sorten von Alkohol (Bier, Wein, Schnaps) sind für Kinder schädlich und sollen daher gänzlich vermieden werden. Sie haben keinerlei kräftigende Wirkung.

Man achte darauf, daß das Kind täglich zur selben Zeit das Kloset besucht, und daß die Entleerungen auch ausreichend sind. Man gewöhne es an Regelmäßigkeit in dieser Hinsicht. Geschmortes Obst (Backpflaumen, Birnen) früh vor dem ersten Frühstück mit einem Glas Wasser genossen, ist ein gutes Mittel zur Erzielung einer geregelten Verdauung.

Vor jeder Mahlzeit soll sich das Kind die Hände waschen.

Die einzelnen Mahlzeiten: Das erste Frühstück soll etwa eine halbe Stunde bevor das Kind den Schulweg antritt gereicht werden. Am besten ist es, wenn das Kind eine kräftige warme Mehlsuppe oder einen Hafer- oder Reisbrei erhält, dazu Brot (Weizen- oder Roggenbrot) mit Butter, Schmalz oder Obst (Obstkraut oder Marmelade). Auch warme Milch (etwa $^1/_4$ Liter) oder Milchsuppe ist zweckmäßig, Kaffee oder Kaffeeersatzpräparate haben keinen Nährwert und sind höchstens als Zusatz zur Milch gestattet, um den Geschmack zu verbessern. Auch Kakao ist nur zu empfehlen, wenn er mit Milch gegeben wird. Zweckmäßig ist dann und wann ein weichgekochtes Ei.

Zweites Frühstück: Butterbrot (sauber einwickeln, wenn es mit in die Schule gegeben wird) dazu, wenn es angängig ist, ein Glas Milch. Im Sommer auch frisches Obst.

Mittagessen zwischen 12 und 2 Uhr. In der Regel gibt man zwei Gänge, eine Suppe und danach Gemüse und Kartoffeln mit Fleisch, jedoch kann manchmal auch ein Gang bestehend aus einer Suppe mit Suppenfleisch und Gemüse ausreichend sein. Als erster Gang ist zu empfehlen: Fleischsuppe mit Nudeln, Grieß, Reis, Makkaroni, Hülsenfrüchten oder Klößen (reine Bouillon hat keinen Nährwert, daher sind Zutaten erforderlich) oder Mehlsuppe (auch aus Hülsenfruchtmehl), Brotsuppe, Milchsuppe, Fruchtsuppe oder auch ein Brei oder Grütze (von Mehl, Mondamin, Reis, Hirse, Grieß unter Zusatz von Tomaten, Obst usw.).

Der zweite Gang sollte dann vor allem Gemüse, Kartoffeln und Fleisch (auch Suppenfleisch), oder Fisch (z. B. Hering, der sehr nahrhaft ist), oder Wurst enthalten. Gemüse soll reichlich gegeben werden, Kartoffeln dagegen in geringerer Menge. Besonders gut sind Mohrrüben, Spinat, Erbsen, Linsen und Kohl.

Auch Eier- und Mehlspeisen, Flammeris, Klöße, arme Ritter mit geschmortem Obst oder Fruchtsaucen sind sehr zuträglich. Wichtig ist auch, daß die einzelnen Mahlzeiten recht viel Abwechslung aufweisen, weil dadurch der Appetit gesteigert wird.

Getränk ist zu den Mahlzeiten nicht erforderlich. Hat das Kind viel Durst, so kann es Wasser — jedoch nur wenig — nach der Mahlzeit trinken.

Vesper: Milch, Brot mit Butter oder Schmalz oder Pflaumenmus, oder frisches Obst.

Abendessen: Am besten — namentlich im Winter — eine warme Suppe (Mehlsuppe, Milchsuppe, Brotsuppe) oder ein Brei oder Grütze (Reis, Grieß, Buchweizen u. dgl.), oder — im Sommer — saure Milch oder Quark als Brei mit Milch oder Fruchtsauce). Butterbrot mit Wurst, Schinken oder Weichkäse, oder ein gesottenes Ei, oder Rührei, oder Fisch (Hering, Sprotten), oder frisches Obst.

(Nach dem Orignal von Langstein-Poelchau, Verlag von P. J. Müller, Charlottenburg, Spandauerstraße 10a.)

Hygiene des Kindesalters. (Wichtigere Einzelheiten.)

Siehe auch künstliche und natürliche Ernährung, Ernährungsstörungen, Nährpräparate, Amme.

Schulhygiene, Pubertät, Neuropathie, Impfung, ferner Infektionskrankheiten.

Hygiene des Säuglingsalters: Schutz vor Abkühlungen besonders wichtig bei Frühgeburten.

Kleidung des Neugeborenen: Leinenes, hinten offenes Hemd, dto. Jäckchen. Leibbinde; Unterleib und Oberschenkel werden in eine Windel gehüllt.

Zellstoffwindeln, welche nach Benutzung vernichtet werden, außerordentlich praktisch, aber sehr teuer. Zu empfehlen — namentlich für die ersten 4 Wochen — Hygiea-Windeln. Dutzend 5—7 Mark.

Dann Unterlage aus dickem Moltong 40×50 cm groß. Darunter Gummituch 25×30 cm groß. Die letzte äußere Hülle ist ein großes 80×80 großes Woll- oder Baumwollflanelltuch.

Nach 3—4 Wochen ist die Nabelbinde entbehrlich. Nach 4—5 Monaten doppelte Windel um das Gesäß, Windelhöschen, die die Unterschenkel freilassen darüber. Steckkissen sind nicht zu empfehlen.

Die Windeln brauchen nicht aus Leinen zu sein; Nessel, Hemdentuch können ebensogut Verwendung finden. Später — etwa vom 4. Monat ab — sind Windeln aus Frottierstoff zweckmäßig, da sie den Harn sehr gut aufsaugen. Eine jede Windel muß — auch wenn sie nur naß, nicht mit Stuhl beschmutzt worden ist — wieder gekocht und gewaschen werden.

Höschen aus Windelstoff sind auch in späteren Monaten noch zweckdienlich; die vielfach in Gebrauch befindlichen Gummistoffhöschen sind nicht hygienisch.

Hinausbringen ins Freie (s. Abhärtung). Wann Tragkleidchen angelegt werden, richtet sich nach ortsüblichem Brauch. Bei Ausfahrten im Wagen empfehlen sich Strümpfe und warme Kopfkappe. Vor dem Ausfahren soll das Kind abgehalten werden. Die Kinderwagendecke sei nicht aus weißem oder glänzendem Stoff, sondern stumpf, graugrün, mattblau, um die zu grelle Reflektion der Sonnenstrahlen zu vermeiden. Am Wagenverdeck hängende Pompons, Troddeln u. dgl. sind besser zu entfernen. Täglich einmal vom 2., 3. Monat an lege man den Säugling auf den Bauch zur Anregung der Motilität, bleibe aber ständig zur Aufsicht dabei.

Lagerstätte: Am besten Babykorb, Matratze aus Roßhaar oder Seegras, flaches Kopfkissen, leichte Federdecke — kein Federunterbett — bei älteren Kindern wollene Decke. Die Tüllgardinen sollen aus ganz dünnem Stoff bestehen um die Luftzirkulation nicht zu hemmen.

Ersatz des Säuglingsbettes durch Kinderwagen ist nicht rationell, Gardinen vor dem Babykorb oder Bett können ruhig gestattet werden.

Nabelschnurrest: Nach oben schlagen! Mit Bolus alba (Merck) oder Lenizetpuder pudern. Nach Abfall des mumifizierten Restes: tägliches Bad.

Bad: Gesicht zuerst abwaschen oder mit gesondertem Wasser (besonderer Gesichtsschwamm). Mund nicht auswischen (s. Bednarsche Aphthen). Damm bei Mädchen stets von vorn nach hinten reinigen. Die Wanne muß mindestens 20 Liter fassen. Temperatur des Badewassers 35° C. Die Badeseife darf kein freies Alkali enthalten (also keine grüne Schmierseife!).

Säuglingszimmer: Temperatur des Säuglingszimmers: 20° C. Ruhig gelegenes, sonniges Zimmer, helle Tapeten. „Ove non entra il sole, entra il medico!"

Im Sommer ist Wärmestauung sorglich zu vermeiden. Bettdecke fortlassen, kühles Zimmer, fleißig lüften. Öfters am Tag kalt abwaschen. Nahrung nicht länger als 24 Stunden aufbewahren.

Vom 10., 11. Monat ab gestatte man Umherkriechen auf sauberem Teppich, Matratze etc., die von einem Schutzpferch (quadratisches, zerlegbares Holzgitter) eingezäunt sind. Laufstühle sind entbehrlich.

Allzu ausgeprägtes Auswärtssetzen der Fußspitzen befördert die Ausbildung eines Knickfußes. Absatzlose Schuhe ermüden den Fuß und begünstigen Senkung des Gewölbes.

Glanzlederhüte sind unhygienisch.

Sorgfältiger Schutz vor Infektionen. Nicht auf den Mund küssen! Niemand der Schnupfen hat oder hustet, der an Halsweh leidet, darf sich mit dem Kinde zu schaffen machen.

Schutz vor Schmutz- und Schmierinfektion im Kriechalter. Dazu gehört auch eine aufmerksame Pflege der Nägel.

Die Haare sind namentlich bei Mädchen täglich mit weicher Haarbürste zu bürsten und zu striegeln. Wöchentlich mit Mandelöl, Brillantine u. dgl. einölen. Kopfschuppen werden mit Spir. Hebrae entfernt.

Systematisches Abschneiden der Haare bei Mädchen ist entbehrlich. Der Nutzen von Ohrbandagen zwecks Adaptierung abstehender Ohren ist problematisch.

Nägel kürzen! (Verletzung der Hornhaut — auch beim Pflegepersonal — durch Kratzen.)

Die geistige Erziehung kann hier nicht abgehandelt werden. Die Erziehung ist das schwerste Problem, wenn man es mit einem abnorm veranlagten Kinde zu tun hat. Nach der Überfülle neuerer Literatur zu schließen, und der Auffassung vieler moderner Pädagogen könnte es scheinen, als ob nur wenig auserwählten Menschen die Approbation erteilt werden könne, als Erzieher tätig zu sein. Gewisse in komplizierten Problemen der experimentellen Pädagogik schwelgende Psychologen sehen den Wald vor Bäumen nicht. Jeder gereifte, normal veranlagte Mensch (selbst ungebildete Eltern!) kann mit Erfolg als Erzieher tätig sein.

Morbidität und Mortalität des Kindesalters. (Nach Heubner.)

Im Säuglingsalter gefährden in erster Linie die Erkrankungen des Verdauungsapparates, in zweiter Linie und später die Respirationsorgane das Leben. Vom dritten Jahr ab, bis etwa zum 9. Lebensjahr überwiegen die Infektionskrankheiten. Die rheumatischen Erkrankungen dauern das ganze Schulalter hindurch an. Sonst aber ist das Schulalter die Periode, in welcher die Lebensbedrohung unter allen Altersstufen die geringste ist.

Dagegen ist die Wahrscheinlichkeit, an einer tuberkulösen Infektion zu sterben in der ersten Hälfte der Kindheit die größte. Das Säuglingsalter ist 8—9 mal so stark gefährdet wie das Mannesalter. Bis zum 8. Lebensjahr ist die Tuberkulosesterblichkeit noch größer als in jeder späteren Altersperiode. Erst mit dem 10., 12. Jahr sinkt die Gefährdung ab, steigt vom 13.—15. Jahr (Pubertät) wieder an, um dann vom 15.—25. Jahr wieder zu sinken.

Auf 10000 Lebende jeder Altersklasse fielen in Preußen 1908—1910

im Alter von	0—1	Jahren	0,27	Todesfälle
über	1—2	,,	0,16	,,
	2—3	,,	0,30	,,
	3—5	,,	0,30	,,
	5—10	,,	0,54	,,
	10—15	,,	0,60	,,
	15—20	,,	0,88	,,

Bekanntlich ist die Lebensbedrohung bei neugeborenen Knaben größer als bei Mädchen. Diese Differenz gleicht sich jedoch bald aus und kehrt sich zu ungunsten der Mädchen schon vom 5. Jahr ab um.

Säuglingsfürsorge (vgl. Kleinschmidt, Bd. 1 therap. Fortbild. 1914; S. 218 u. f.).

Die hohe Säuglingssterblichkeit in den Kulturstaaten Europas wurde zum Ausgangspunkt einer groß angelegten sozialen Fürsorge für Säuglinge und Mütter, in welcher Frankreich — aus sehr naheliegenden patriotischen Gründen (Geburtenrückgang) — voranging.

Von 100 Lebendgeborenen starben im 1. Lebensjahr von 1901—1905 im Durchschnitt jährlich:

In	Sachsen	24,6%	
	Österreich	21,3%	
	Preußen	19,0%	
	Deutsches Reich	19,9%	
	Spanien	17,3%	
	Italien	16,7%	
	Serbien	14,9%	
	Belgien	18,8%	
	Frankreich	13,9%	
	England	13,8%	
	Schweiz	13,4%	
	Dänemark	11,9%	
	Schweden	9,2%	
	Norwegen	8,1%	
Rühmliche Ausnahmen:			
Kreis	Gelnhausen	4,7%	(1912)
	Schmalkalden	5,1%	(1912)
	Meisenheim	5,5%	(1912)

Zur Bekämpfung der Säuglingssterblichkeit dienen folgende Maßnahmen: Stillpropaganda, das wichtigste und erfolgreichste Mittel. Die Ernährung an der Brust schützt in weitgehendstem Maße vor den Schädigungen, welche das Leben des Säuglings bedrohen.

Es besteht keine zunehmende Unfähigkeit zu stillen, sondern ein zunehmender Zwang, nicht stillen zu dürfen. Der Kampf ums Dasein zwingt die Mütter zum Verzicht aufs Stillen.

Die Gegenmittel: Stillprämien, Wochengeld, Mutterschaftskassen u. dgl. sind leider nur unzulänglich. Die Einrichtung von Stillkrippen bedürfte weiteren Ausbaus.

Unentgeltliche Unterweisung der Mütter in der richtigen Pflege und Ernährung der Kinder: Säuglingsfürsorgestellen (ev. in Verbindung mit Milchküchen). Errichtung von Mütter- und Säuglingsheimen u. dgl. Unterkunftsstätten für Kinder und Mütter. Beschaffung einer einwandsfreien billigen Säuglingsmilch für minderbemittelte Kreise. Wohnungsfürsorge, ein sehr wunder und unerfreulicher Punkt des ganzen Problems, dem wir vorläufig nahezu ohnmächtig gegenüberstehen. Was besagen die geringen Ansätze zur Besserung gegenüber dem erdrückenden Wohnungselend von Millionen proletarischer Familien. Ausbildung der Ärzte in der Kinderheilkunde. In dieser Hinsicht steht das deutsche Reich nicht gerade rühmenswert da. Kontrolle der unehelichen, verwaisten und gegen Entgelt bei Fremden untergebrachten Kinder.

An diese Säuglingsschutzmaßnahmen schließen sich folgerichtig solche für die Kleinkinder und Schulkinder an. Auch der Fürsorge für verkrüppelte Kinder wird seit einigen Jahren erhöhte Aufmerksamkeit gewidmet.

Lit.: Heubner, Hygiene des Kindesalters in Handb. d. Hyg. von Rubner-Gruber-Ficker. Bd. 4. Leipzig 1911. — Jakobi, Pflege und Ernährung des Kindes. In Handb. d. Kinderkrankh. v. Gerhardt. Bd. 1. 2. Abt. 1882. — Keller-Klumcker, Säuglingsfürsorge und Säuglingsschutz usw. Berlin 1913. — Kruse-Selter, Gesundheitspflege des Kindes. Stuttgart 1914. — Tugendreich, Mutter und Säuglingsfürsorge. Stuttgart 1910.

Kindermehle.

Als Kindermehle bezeichnet man Amylaceen (Weizenmehl, Hafermehl, Gries, Zwieback, Maismehl), welche durch Rösten, Diastaseeinwirkung oder andere geheimnisvolle Methoden „aufgeschlossen“, dextrinisiert sind, was gleichbedeutend sein soll mit „leichtverdaulich“. Oft enthalten sie Zusätze wie Eigelb, Eiereiweiß, Salze, Rohrzucker, Milch u. dgl.

Sie sind allesamt, „wenn das Stillen unmöglich ist, der beste Ersatz der Muttermilch“. Sie sind allesamt „unentbehrlich“, allesamt „tausendfach erprobt“, sie „verhindern die großklumpige Kaseingerinnung“ usw.

Nach den heutigen Anschauungen über die Bedeutung der Mehle ist eine weitgehende Aufschließung, ein möglichst weitgetriebener Gehalt an löslichen Kohlehydraten durchaus nicht als wünschenswert zu bezeichnen. Ferner wissen wir heute, daß schon der Neugeborene alle diastasierenden Fermente mit auf die Welt bringt, daß nur in den ersten Lebenswochen eine relative funktionelle Schwäche aber durchaus keine Minderwertigkeit des zur Amylazeenverdauung nötigen Fermentapparates besteht.

Der unkontrollierbare Gehalt an „kräftigenden“ Bestandteilen: Eigelb, Phosphate, Milch ist oft direkt unerwünscht. Unerwünscht sind ferner die oft geradezu fehlerhaften Ernährungsschemata, mit welchen die Nährmittelfabrikanten das Publikum überfluten und wodurch sie auf die Ernährung von ungezählten Tausenden von Säuglingen bestimmenden Einfluß gewinnen.

Wissenschaftlich sind also die Kindermehle, als deren Typen ich u. a. Nestle, Muffler, Kufeke, Theinhardt nenne, abzulehnen. Sie sind auch praktisch entbehrlich, denn die Müllerei liefert uns heute in allen Kulturstaaten tadellose zur Säuglingsernährung geeignete Mehle. Der einzige Vorzug der Kindermehle ist ihre elegante Aufmachung, ihr angenehmes Aroma. Die gerühmte Keimfreiheit — mit der es übrigens oft genug recht zweifelhaft bestellt ist — ist an und für sich ganz irrelevant, da die Mehlsuppen ja doch vorher gekocht werden müssen. Daß dagegen durch jahrelanges Lagern bei den Wiederverkäufern oft weitgehend zersetzte Präparate zum Schaden der Säuglinge verfüttert werden, ist ein Nachteil der Kindermehle, der viel zu wenig gewürdigt wird.

Die großen chemischen Unterschiede zwischen den genuinen Mehlen und den Kindermehlen lassen sich aus der folgenden Tabelle ersehen:

Rohnährstoffe, ausnutzbare Nährstoffe und Kalorienwerte. (Nach König.)

	Rohstoffe					Ausnutzbar					
	N	Fett	Kohlehydrate löslich	Kohlehydrate unlöslich	Asche	N	Fett	Kohlehydrate löslich	Kohlehydrate unlöslich	Rohkalorien	Reinkalorie
Nestlés Kindermehl	9,94	4,13	42,75	37,7	1,75	8,45	4,1	41,89	31,23	4050—4150	3713
Mufflers „	14,37	5,8	27,41	44,22	2,4	12,21	5,22	26,86	39,8	4039	3742
Kufekes „	13,24	1,69	23,71	50,17	2,23	10,59	1,18	68,86		3752—3820	3376
Rademanns „	14,15	5,58	17,29	52,74	3,93	12,03	5,02	16,94	47,47	4004	3625
Theinhardts Kindernahrung	16,35	5,18	52,60	16,87	3,54	13,9	4,66	51,55	15,18	4020	3774
Weizenmehl	10,68	1,13	74,74			8,65	0,85	73,62		3611	3442
Roggenmehl	9,62	1,44	73,84			6,73	0,86	69,78		3552	3196
Gerstenmehl	12,29	2,44	68,47			8,60	1,46	64,33		3559	3124
Hafermehl	14,42	6,78	66,41			10,53	4,06	63,09		3984	3410

Sago: Als Sago wird heute fast ausschließlich Kartoffelstärkekleister verkauft, welcher durch Siebe gepreßt und dann weiter technisch verarbeitet wird.

Grütze, Flocken: Man versteht darunter meist Produkte des Hafers, d. h. Haferkörner. Diese werden geschält und grob gemahlen (Grütze) und dann durch Walzen fein zerquetscht (Flocken).

Graupen, Grieß: Getreidekörner, die gegeneinander zu größeren nnd kleineren Kügelchen, Wälzchen, Körnchen abgeschliffen worden sind. Die äußere zellulose- und stickstoffreiche Kornhülle wird dadurch entfernt. Man erhält beim Händler als Graupen in der Regel Gerstengraupen, während als Grieß Weizengrieß gilt.

Eine sehr beachtenswerte, neueste Errungenschaft der Nährmittelindustrie sind die **Gemüsepulver.** Sie können auch Säuglingen verabreicht werden und sind außerordentlich wertvoll, wenn die kalte Jahreszeit die Auswahl an frischen, billigen Gemüsen auf ein Minimum einschränkt. Es liegen bereits sehr günstige Äußerungen über die Bedeutung der Gemüsepulver für die Säuglingsernährung vor. So können sie selbst erforderlichenfalls durch die Schlundsonde verabreicht werden. Fabrikanten: Töpfers Trockenmilchwerke, Böhlen bei Rötha i. Sachsen.

Es sind folgende Präparate im Handel: Spinat, Wirsing, Schoten, Bohnen, Karotten, Weißkohl.

Man gibt sie mit der gleichen Menge Mehl und der halben Menge Zucker in Milch oder Schleimsuppe.

Lit.: Klotz, Die Bedeutung der Getreidemehle usw. Berlin 1912. (Daselbst neuere Literatur.)

Kochrezepte für die Säuglingsernährung.

Grießbrühe: Man nimmt einen Kinder- bis Eßlöffel Grieß (am zuverlässigsten ist Seefeldners Nährgrieß), läßt ihn ca. $^1/_4$ Stunde mit Wasser unter ständigem Rühren kochen und fügt dann eine Prise Salz und 1 Messerspitze Butter hinzu. Sagt dem Säugling der salzige Geschmack nicht zu, dann kann man Zucker (oder Saccharin) zugeben.

Grießbrei: Zubereitung die gleiche, nur wird der Grieß in $^1/_4$ Liter warme Milch eingebracht und unter ständigem Umrühren (Zusatz von 1 g Salz und 5 g Zucker) in 15 Minuten weich gekocht. Ebenso wird Reisbrei, Haferbrei bereitet.

Milchreis: 50 g reingewaschener Reis werden mit $^2/_5$ Liter heißer Milch und 1 Eßlöffel Zucker verrührt und langsam gar gekocht (ca. 1 Stunde).

Mehlsuppe mit Milch: 25 g Mehl werden in einem großen Tassenkopf mit kaltem Wasser verquirlt und in einen viertel Liter heiße Milch gegeben, eine Prise Salz dazugetan und nun langsam unter ständigem Rühren bis zum Sieden erhitzt.

Für ältere Säuglinge kann erforderlichenfalls Zucker und Butter, für Kinder vom zweiten Jahr ab auch ein Eigelb zugefügt werden.

Gleichfalls für Kinder vom 2.—3. Jahr ab geeignet ist die Hygiamasuppe. 1 gehäufter Kinderlöffel Hygiama wird mit Wasser angerührt und weiter unter Zugabe von Wasser ($^1/_4$ Liter) unter Umrühren aufgekocht. Dann wird ein Eigelb und Zucker hineingerührt.

Für schwache Esser empfiehlt sich folgende Verwendung von Hygiamapulver: Butter und Hygiamapulver werden miteinander durchgeknetet und diese Masse auf Semmel, Brot, Zwieback gestrichen. Oder 4—6 Löffel Hygiamapulver werden mit Sahne zu einem dicken Brei verrührt und so genossen (nach Salge).

Ein weiteres sehr brauchbares Hygiamarezept ist folgendes: 10 g Hygiama werden mit etwas heißem Wasser angerührt, nach und nach 250 g Milch zugegeben und unter ständigem Umrühren ca. 2 Minuten gekocht. Empfehlenswert ist Zusatz von 1 Kinderlöffel Kakao und etwas Zucker.

Karottenpüree: 100 g zarte Moorrüben werden mit ca. $^1/_4$ Liter Fleischbrühe (oder $^1/_4$ Liter Wasser mit 2 g Salz) und etwas zerstoßener Semmel $^3/_4$ Stunden gekocht, durch ein Haarsieb getrieben und zu jeweils gewünschter Dicke eingekocht (Butter-, Zuckerzusatz).

Karotten-Mondaminsuppe: 15 g Mondamin werden mit etwas Wasser angerührt, nach und nach auf $^1/_2$ l gebracht und aufgekocht. Dann werden 2 Teelöffel Karottenpüree (zarte Karotten werden mit Wasser abgekocht und durch ein Haarsieb getrieben) hinzugefügt.

Diese Suppe eignet sich für solche Säuglinge, denen die gewöhnliche Grießbrühe (ihres salzigen und körnigen Geschmackes wegen) nicht beizubringen ist.

Kohlrabisuppe: Klein geschnittene zarte Kohlrabi werden weich gekocht und durch ein Haarsieb gestrichen, dann mit Mehlschwitze und dem Gemüsewasser (oder Fleischbrühe) verrührt und eine weitere Viertelstunde erhitzt.

Spinat: $^1/_2$ Pfund junger Spinat wird kalt gewaschen und mit 1 Prise Salz in $^1/_2$ l kaltem Wasser aufgesetzt und 20—30 Minuten gekocht. Sind die Blätter weich, dann werden sie fein gewiegt, währenddem das Wasser auf dem Feuer eingeengt wird. In das eingekochte Wasser wird dann der gewiegte Spinat hineingegeben und kurz vor dem Anrichten etwas Butter zugesetzt.

Kartoffelmus: $^1/_2$ Pfund geschälte Kartoffeln werden in Salzwasser (3 g auf $^1/_2$ l) $^1/_2$ Stunde weichgekocht. Dann gießt man das Wasser ab und läßt die Kartoffeln noch etwas im Ofen abdünsten, streicht sie durch ein Haarsieb und verrührt den Brei mit 3 g Butter. Schließlich wird das Ganze mit 125 g Milch gut verquirlt. (Nach Keller-Birk, Kinderpflegelehrbuch.)

Gerstenschleim: $1^1/_2$ Eßlöffel Graupen werden in irdenem Topf (Blechgefäße bewirken rötliche Färbung der Schleimsuppe!) mit 1 l Wasser gekocht und ca. $^1/_2$ Stunde bei gelindem Feuer belassen. Dann wird durch ein Tuch oder Haarsieb geseiht.

Hafergrützschleim: 3 Eßlöffel Grütze auf 1 l Wasser.

Mehlsuppen mit Wasser für Säuglinge: 1 gestrichener Eßlöffel (bei älteren Säuglingen 2) auf 1 l Wasser und 15—20 Minuten Kochdauer. Durchseihen unnötig.

Tee: Flieder, Lindenblüten, Fenchel, Baldriantee. Man nimmt einen Kaffeelöffel voll auf einen viertel Liter Wasser. In einen Topf, der vorher mit warmem Wasser ausgespült ist, schüttet man die Teeblätter, gießt langsam etwas kochendes Wasser auf und läßt 5 Minuten ziehen. Dann wird der Rest des kochenden Wassers zugefügt, und das Ganze durch ein Sieb gegeben. Fenchel, Baldriantee müssen länger ziehen als Flieder, Lindenblüten- und Ceylontee.

Schwarzer Tee empfiehlt sich stets mehr als grüner Tee.

Lit.: Birk-Keller, Kinderpflegelehrbuch Berlin 1911. — Dornblüth, Diätetisches Kochbuch. Würzburg. — Salge, Therapeutisches Taschenbuch f. d. Kinderpraxis. 6. Aufl. 1912. S. 133ff. — Schloßmann-Sommerfeld, In Handb. d. Kinderheilk. von Pfaundler-Schloßmann. 2. Aufl. Bd. 1. S. 292.

Milch.

1. Frauenmilch.

Undurchsichtig bis gelblichweiß. Schmeckt süß. Das spezifische Gewicht schwankt um ein Mittel von 1,032 oder 1,034. Reaktion annähernd neutral. Die Milchfettkügelchen sind 0,9—2,2 Mikra im Durchmesser groß. Spärliche Leukozyten. Reichlich dagegen in der Frühmilch (Kolostralmilch) als Kolostrumkörperchen enthalten. Ferner bei allen Zuständen, welche Milchstauung zur Folge haben.

Frauenmilch gerinnt auf Säurezusatz nur bei Einhaltung bestimmter Vorbedingungen. Die Gerinnung ist sehr zartflockig. Das Gleiche gilt von der Labgerinnung. Die Differenz zwischen Frauen- und Kuhmilch in bezug auf die Labung beruht auf dem verschiedenen Mineralgehalt. Wird Kuhmilch verdünnt, so nimmt die Labungszeit zu.

Für die Zwecke der praktischen Diätetik genügt es, die Zusammensetzung der Frauenmilch an einem Durchschnittsschema im Gedächtnis zu behalten.

1	Teil	Eiweiß,
4—5	Teile	Fett,
7	„	Milchzucker
0,2	„	Salze,
13,8	„	Trockensubstanz.

Der Eiweißgehalt ist also im Vergleich zur Kuhmilch außerordentlich niedrig. Alle Bestandteile der Frauenmilch sind Schwankungen unterworfen, ganz besonders gilt das vom Fett.

Das Eiweiß der Frauenmilch ist hauptsächlich ein Gemenge von Kasein, Albumin, Globulin.

Annähernde Zusammensetzung des Eiweißgehaltes:

Kasein	0,5%
Albumin und Globulin	0,3%
Reststickstoff	0,2%

Der Gesamtstickstoffgehalt sinkt im Laufe der Laktation ab.

Kasein: In Wasser und Alkohol unlöslich, von Alkalien leicht gelöst, von Säuren gefällt, durch Kochen nicht koaguliert.

Albumin-Globulin: Lösliches oder Molkeneiweiß. Sind in der Frauenmilch reichlicher vertreten als in der Kuhmilch.

Reststickstoff: Zum größten Teil aus nicht eiweißartigen Komplexen bestehend. (Ammoniak, Aminosäuren und vor allem Harnstoff.)

Frauenmilchfett unterscheidet sich von Kuhmilchfett durch niedrigeren Gehalt an flüchtigen Fettsäuren, höheren an Ölsäure und Glyzerin. Durch gesteigerte Fettzufuhr in der Kost läßt sich der Fettgehalt der Frauenmilch nur bei unterernährten Frauen und nie über den Durchschnitt steigern.

Der Fettgehalt wächst vom Beginn der Mahlzeit ständig an. Die zuletzt getrunkene Milch ist also die fettreichste.

Milchzucker der Frauenmilch identisch mit dem der Kuhmilch, schwankt häufig ohne ersichtliche Ursache.

Aschegehalt: Ganz erheblich geringer als in der Kuhmilch. Sinkt — wie das Eiweiß — im Verlauf der Laktation ab.

Der Eisengehalt ist gering, aber höher als der der Kuhmilch. (1,64 bis 1,93 mg pro mille im Durchschnitt.) Eine Anreicherung durch Verabreichung von Eisen per os ist — ebensowenig wie beim Kalk — nicht möglich.

Kalkgehalt 0,04 % im Durchschnitt. Schwankt nicht unbeträchtlich, sinkt im Lauf der Laktation ab.

Übergang von Arzneistoffen sicher nachgewiesen für Jodkali, Salizylsäure, Antipyrin, Quecksilberverbindungen, Arsen (Salvarsan!), Urotropin, Brom, Hyoszin. Die Menge der übergegangenen Stoffe ist aber minimal, so daß sie kaum different für den Säugling werden können. Die Hoffnung, einen luetischen Säugling biologisch auf dem Weg über die Milch salvarsanbehandelter Mütter heilen zu können, hat sich als verfrüht erwiesen.

Biologie der Frauenmilch.

Diphtherie-Tetanusantitoxin gehen von der Stillenden auf den Säugling über; aber nur in arteigener Milch. Man darf also nicht erwarten, daß z. B. eine maximal mit Diphtherieantitoxin angereicherte Ziegenmilch ihren Gehalt an Immunstoffen auf einen mit dieser Milch ernährten menschlichen Säugling überträgt.

Fermente, „mikrochemische Explosivstoffe", sind zahlreich in der Milch enthalten. Ihre biologische Bedeutung ist gänzlich unbekannt. Interessant ist ein fermentähnlicher Körper, das Fibrinferment (thermostabil), welches menschliche Hydrozelenflüssigkeit zur Gerinnung bringt. Wichtig ist ferner ein salolspaltendes Enzym. Bei der Verabreichung von Salol an pyelitiskranke Säuglinge muß man mit einer Abspaltung von Salizylsäure im Magen rechnen.

Beide Körper fehlen in der Kuhmilch.

Das fettspaltende Ferment der Frauenmilch ist ebenfalls erheblich wirksamer als das der Kuhmilch.

Eine **Bakteriologie der Frauenmilch** gibt es normalerweise nicht. In den Ausführungsgängen der Milchdrüse hausen spärliche Mengen banaler Saprophyten. Nur in der Mastitismilch finden sich zahlreiche Streptokokken und Leukozyten.

Bei tuberkulösen Frauen ist der Übergang von Tuberkelbazillen in die Milch neuerdings wieder sichergestellt worden. Die Möglichkeit einer Infektion mittelst dieser Bazillen ist jedoch als praktisch bedeutungslos anzusehen. Der Infektionsweg der Säuglingstuberkulose ist fast ausschließlich ein aerogener.

Kolostralmilch: Spärlich, viskös, gelb. Spezifisches Gewicht 1,050 bis 60. Typisch sind die Kolostrumkörperchen, die nach ca. einer Woche verschwinden. Dann hat die Milch die Charaktere der fertigen Frauenmilch angenommen.

Erhöhter Stickstoff- und Aschegehalt. So sind Brennwerte von 1500 Kalorien pro Liter gefunden worden. (Brennwert reifer Frauenmilch durchschnittlich 700 Kalorien.)

Außer der zähen, gelben Kolostralmilch, wird auch eine weißlich-gelbe, dünne, kalorisch normale oder subnormale Kolostralmilch beobachtet.

Kolostralmilch gerinnt beim Kochen, gibt Lab- und Säurefüllung ohne besondere Manipulationen.

Die Eigenschaft der Kolostralmilch als „kondensierte“ Nahrung wird von einigen Pädiatern hoch eingeschätzt. Die Ernährung mit Kolostralmilch sei imstande, die teilweise negative Stoffwechsel-Bilanz des Neugeborenen zu verhüten, die bei Verabfolgung fertiger Frauenmilch beobachtet wird. Nun ist diese temporäre Unterbilanz so wie so auch bei fertiger Frauenmilch spontan in wenigen Tagen behoben, und dürfte auch durch die oben erwähnte „dünne“, physiologische Kolostralmilch nicht verhütet werden können.

Vor allem aber sind seit Jahrhunderten Neugeborene mit fertiger, von Ammen stammender Frauenmilch ernährt worden, ohne daß sich ein Schaden daraus ergeben hätte.

Lit.: Engel, in Sommerfeld, Handb. d. Milchkunde. Wiesbaden 1909. S. 768ff.

2. Kuhmilch.

Spezifisches Gewicht 1,028—1,034.

Schematische Durchschnittszusammensetzung:

3—4 % Eiweiß,
4—5 % Milchzucker,
3 % Fett,
0,78 % Asche.

Die Milchkügelchen sind etwas größer und unregelmäßiger als in der Frauenmilch.

Die Natur der „Milchhüllen“ ist auch heute noch strittig.

Die Tendenz der Milchkügelchen, emporzusteigen, hat das „Aufrahmen“ zur Folge, welches mehrere Stunden in Anspruch nimmt. Ziegenmilch rahmt langsamer auf, Frauenmilch sehr viel schneller. Durch Belichtung wird das Milchfett ranzig. In wenigen Minuten trennt man Rahm und Magermilch vermittelst Zentrifugalkraft (sog. Separatoren). Diese liefern eine fast fettfreie (0,1 %) Magermilch.

Über Löslichkeit und chemische Eigenschaften des Kaseins siehe das vom Frauenmilchkasein Gesagte.

Die Kuhkaseinhydrosole sind im Gegensatz zur Frauenmilch normalerweise als Laktokonien sichtbar. Kuhkasein wird sehr leicht durch verdünnte Säuren und Lab gefällt.

Säuren verwandeln die Diphosphate der Kuhmilch in Monophosphate und entziehen dem Kasein die Basis: es fällt aus. Überschüssige Säure löst das Kasein wieder! Die Molke enthält die Laktalbumine, den Milchzucker, die Salze.

Laktoglobulin reichlich in der Kolostralmilch.

Nichteiweißhaltige Stickstoffkörper der Milch: Harnstoff, Ammoniak, Kreatin, Kreatinin, Rhodanate u. a.

Harnsäure, Hippursäure fehlen stets.

Aschegehalt bedeutend höher als bei der Frauenmilch, besonders der Kalkgehalt. Dagegen ist der Eisengehalt minimal, noch kleiner als der schon spärliche Eisengehalt der Frauenmilch. Zitronensäure ca. 0,2 %.

Fermente: Im Kolostrum reichlicher als in fertiger Milch, desgleichen in fettreicher Milch mehr als in fettarmer.

Katalase: Größtenteils bakterieller Natur Zum kleineren Teil (Kolostrum, Mastitismilch) originäres Milchferment.

Reduktase: Teils originär im Kolostrum, teils bakteriell in fertiger Milch, je stärker bakteriell verunreinigt, um so mehr.

Aldehydkatalase: Reduziert Methylenblau nur bei Gegenwart von Formaldehyd in der Wärme.

Keine Salolase. Kein Fibrinferment. Schwache Lipase.

Kochen.

Vertreibt zunächst die Geruchstoffe, dann die Milchgase. Die Erdphosphate fallen aus. Ein Teil des gelösten Kalks wird an Zitronensäure gebunden und fällt als Trikalziumzitrat aus. Laktalbumin koaguliert und bildet mit Kalksalzen und Kaseinteilchen — Dissoziation des Kaseins und seiner Basis — die Milchhaut. Bei 80° sind alle Fermente abgetötet. Bei Erhitzung über 100° karamelisiert der Milchzucker, und die Konfiguration des Kaseinmoleküls wird gelockert. Saure Produkte treten auf. Die Labfähigkeit geht gänzlich verloren.

Labprozeß.

Durch Labenzym gerinnt die rohe Milch bei Körperwärme. Sie scheidet sich in den Bruch (Parakaseinkalk und eingeschlossenes Fett enthaltend) und die grüne klare Molke (lösliches Molkeneiweiß, Milchzucker und die meisten Milchsalze enthaltend.) Je mehr freies Kasein, je stärker konzentriert die Kalksalze, je weniger alkalisch die Reaktion, je größer die Labenzymmenge, um so schneller erfolgt die Koagulation. Daher käst Frauenmilch erst nach Transponierung der alkalischen Reaktion und gerinnt weit zartflockiger als Kuhmilch.

Rohe Kuhmilch gerinnt viel schneller als gekochte.

Bakteriologie der Kuhmilch.

Wohl der tiefgreifendste Unterschied zwischen Frauen- und Kuhmilch ist die Keimfreiheit der Menschenmilch. Der Keimgehalt der Kuhmilch schwankt von wenigen Tausend im ccm bis zu vielen Millionen. Der Keimgehalt hängt ab von der Jahreszeit, von der Stallhygiene, der Melktechnik (aseptisches Melken) und der Aufbewahrung der Milch. Sofortige Tiefkühlung nach dem Melken ist zu verlangen. Es gibt wenige Bakterien, für welche die Milch keinen günstigen Nährboden bietet.

Saprophyten. Gärungserreger (sog. milchsäurebildende Keime), Schimmelpilze, Hefen, Proteolyten, sporenbildende Heubazillen, gewisse Buttersäurebazillen. Gefährlich können unter Umständen die peptonisierenden Bazillen durch Zersetzung der Milch werden, weniger durch Toxinbildung.

Die aus der Fettspaltung resultierenden Säuren scheinen pathogenetisch bedeutungsvoller als die bei der Vergärung der Kohlehydrate entstehenden.

So lange jedoch genügend Gärungserreger und saure Reaktion vorhanden sind, vermögen die peptonisierenden Bazillen nicht zu gedeihen. Sobald jedoch die Saccharolytenflora vernichtet ist (durch Abkochen der Milch), und nun die sterilisierte Milch sorglos behandelt wird, keimen die Dauersporen der Proteolyten aus und zersetzen die Milch.

Pathogene Keime. Typhus, Paratyphus, Cholera, Ruhr, Perlsuchtbazillen, Aktinomyzes, Tollwut, Maul- und Klauenseuche (?). Scharlach und Diphtherie werden weniger durch die Milch als durch den Milchmann übertragen.

Sterilisation der Kuhmilch.

Weil wir nie wissen können, ob eine Milch pathogene Keime enthält, kochen oder sterilisieren wir. Die Eignung der Kuhmilch zur Säuglingsernährung wird dadurch in keiner Weise beeinträchtigt. Mit der Sterilisation allein ist es aber nicht getan. Auch eine kunstgerecht sterilisierte Milch kann, sorglos aufbewahrt, im Sommer nach 24 Stunden total verdorben sein (Auskeimen der Dauersporen der peptonisierenden Bazillen). Wäre es uns möglich, bei der Sterilisation oder bei der Pasteurisation die Gärungserreger elektiv am Leben zu erhalten, so wäre das Auskeimen der Proteolyten unmöglich. Darum ist Sterilisation ohne folgende Tiefkühlung widersinnig.

Für den Haushalt empfiehlt sich also folgendes Verfahren: Die Milch wird sobald wie möglich nach der Anlieferung abgekocht (3 Minuten lang kochen und mehrmals aufwallen lassen) und dann in saubere (am besten vorher in reinem Wasser ausgekochte) Flaschen gefüllt. Zu empfehlen ist die vorzügliche Normalflasche „Gramma", 200 g fassend, 25 Pfg.). Die Flaschen werden sofort in kaltes Wasser gestellt, das im Sommer häufig erneuert werden muß. Sie müssen sofort mit dem Sauger versehen, oder wenn die Anschaffung von 5 Saugern zu kostspielig ist, mit Wattebäuschchen verschlossen werden. Am einfachsten vollzieht sich der ganze Vorgang, wenn man ihn im Soxhletapparat vornimmt. Unbedingt nötig ist derselbe aber nicht.

Die Pasteurisation kommt nur für Großbetriebe in Betracht. Vor dem Sterilisieren oder dem Abkochen hat sie nicht die geringsten Vorteile.

3. Kindermilch.

Unter gewissen Kautelen gewonnene, vielfach besonderen behördlichen Bestimmungen in bezug auf die Gewinnung und den Fettgehalt unterworfene, meist das Doppelte wie Marktmilch kostende, zur Säuglingsernährung bestimmte Kuhmilch.

1. Herkunft von gesunden, zweckmäßig gefütterten Tieren (tierärztliche Kontrolle des Stalls und der Tiere). Trockenfütterung ist heute mit Recht nicht mehr obligatorisch. 2. Aseptische Gewinnung. Besonderer Melkraum wünschenswert, peinlichste Pflege der Tiere, besondere „Aufstallung". Gewissenhaftes Melkpersonal, saubere und als zweckmäßig erprobte Gefäße zur Aufbewahrung der Milch. 3. Sofortige Tiefkühlung. 4. Schnelle Lieferung an den Konsumenten.

Die polizeilichen speziellen Vorschriften, sind sehr mannigfach von Ort zu Ort verschieden und einer einheitlichen Regelung bedürftig.

An Stelle der Kuhmilch kann ebensogut **Ziegenmilch** verwendet werden. Die chemischen Unterschiede sind in ernährungsphysiologischer Hinsicht belanglos. Ziegenmilch hat vor der Kuhmilch die Keimarmut voraus. Die Ziege ist ein sauberes Tier, sie ist stets melkbar, so daß man gegebenenfalls sofort eine tadellose Milch disponibel hat. Eine Ziege gibt pro Tag ca. 4 l Milch. Tuberkulose bei Ziegen ist sehr selten.

Gute oder schlechte Milch?

Nicht selten besteht der Wunsch, objektive Merkmale dafür zu haben, ob eine Milch noch für die Ernährung eines Säuglings geeignet ist oder nicht.

Säuerung wird zuverlässiger als durch den Geschmack und durch Kochen festgestellt durch die Alkoholprobe.

Eine kleine Probe der suspekten Milch wird in einem Reagenzglas mit verdünntem Alkohol (60—70%) bis zur doppelten Menge durchgeschüttelt. Tritt Gerinnung ein, so ist die Milch zur Säuglingsernährung untauglich.

Ob eine Milch schon gekocht statt roh (aus unlauteren Motiven der Händler) angeliefert wird, läßt sich durch die Rosolprobe entscheiden.

20 ccm Milch + 20 Tropfen frischbereitete 1% Rosollösung. Rohe Milch bleibt rot, gekochte entfärbt sich schnell.

Umständlicher sind die sog. Schardinger Reaktion, die Guajakprobe, die Katalaseprobe, die zumeist noch andere Kautelen erfordern.

Unterscheidungsmerkmale von Frauen- und Kuhmilch.

Umikoffsche Reaktion: 5 ccm Milch + 2,5 ccm 10 %ige Ammoniaklösung werden 20 Minuten bei 60° erwärmt. Frauenmilch: rötlich-violett, Kuhmilch: gelb.

Tugendreich-Engel-Turnausche Reaktion: 3 ccm Milch, 3 ccm 1 %ige Arg. nitric.-Lösung, durchschütteln und zum Sieden erhitzen, 3mal aufkochen lassen. Frauenmilch: braun bis braunviolett. Kuhmilch: nicht, oder nur andeutungsweise gefärbt.

Nilblausulfatreaktion nach Bauer: 2 ccm Milch, 1 Tropfen 1/4 %iges Nilblausulfat; schütteln. Frauenmilch: blauviolett. Kuhmilch: grünblau.

Schüttelt man nunmehr mit Äther durch, so setzt sich die Kuhmilch blau, die Frauenmilch dagegen weiß ab.

Lit.: Bauer, Method. der biologischen Milchuntersuchung. Stuttgart 1913. F. Enke. — Raudnitz, in Pfaundler-Schloßmanns Handb. d. Kinderheilk. 2. Aufl. Bd. 1. — Sommerfeld, Handb. d. Milchkunde. Wiesbaden 1909. Bergmann.

Milchpräparate, welche der Säuglingsernährung dienen.

Formalinmilch: Zusatz von Formaldehyd 1 : 25 000. Von der preußischen Deputation für das Gesundheitswesen als unzulässig bezeichnet.

Perhydrasemilch: Weitgehend aseptisch gewonnene Milch, der Wasserstoffsuperoxyd und Katalase zugesetzt werden. Unter Erwärmung findet Zerlegung von H_2O_2 und eine energische Keimverminderung statt. Hat sich in der Säuglingsernährung nicht eingebürgert.

Buddisierte Milch: Budde in Dänemark wendete als erster Zusatz von H_2O_2 zur Milch an. In Deutschland kaum in Gebrauch.

Uviolmilch: Durch ultraviolette Strahlen werden — nach Seiffert — alle pathogenen Keime vernichtet, die benignen Saprophyten dagegen nicht. Erfahrungen über Uviolmilch liegen nicht vor.

Konservierte Frauenmilch: Durch Zusatz von Kalziumsuperoxyd (Kalkodat, 0,05—0,1 %) kann Frauenmilch bis 3 Monate unzersetzt konserviert werden.

Milchpräparate ohne chemikalische Zusätze.

Verdanken allesamt ihre Existenz dem Bestreben, die Zusammensetzung der Kuhmilch so zu modifizieren, daß sie der der Frauenmilch „möglichst nahe kommt".

Gärtnersche Fettmilch: Das älteste, einfachste und vielleicht beste derartige Produkt. Kuhwarme Milch wird mit abgekochtem warmem Wasser verdünnt und dann derart durch einen Separator (Milchzentrifuge) getrieben, daß gleiche Teile Rahm und Magermilch ablaufen. Der gewässerte Rahm soll 1,7 Eiweiß, 3 Fett, 2,5 Zucker, 0,35 Asche enthalten und wird durch Milchzuckerzusatz dem Laktosegehalt der Frauenmilch gleichgemacht.

Die Ernährungserfolge mit G. F. übertreffen nicht die mit gewöhnlichen Milchverdünnungen erhaltenen und schützen z. B. auch nicht vor Morbus Barlow.

Backhausmilch: Wurde in einer Zeit komponiert, als die Pädiatrie noch ganz auf der schweren Verdaulichkeit des Kuhkaseins fußte.

Backhaus macht das Kasein durch Einwirkung von Lab und Trypsin leichter verdaulich.

Eine genauere Beschreibung erübrigt sich. Man kann mit der Backhausmilch gesunde Kinder aufziehen. Bei kranken Säuglingen bedürfen wir die B. M. nicht. Durch die Erkenntnis, daß das — nicht irgendwie denaturierte — Kasein, auch für den schwächsten Atrophiker verdaulich, ja geradezu ein Heilstoff ist, wird der B. M. jedes weitere wissenschaftliche Interesse entzogen. Da jedoch weite Kreise an der B. M. finanziell interessiert sind, dürfte das absolete aber mit intensiver Reklame systematisch in aller Herren Ländern vertriebene Präparat vorderhand noch nicht verschwinden.

Szekely-Milch: Das Kasein wird durch Kohlensäure gefällt. Bestimmten Mengen Molke werden Rahm und Zucker zugesetzt. Von ungarischen Autoren werden gute Erfolge berichtet.

Homogenisierte Milch: Erwärmte Milch oder Rahm werden unter mächtigem Druck durch enge Kanäle gepreßt, oder zwischen schnell rotierenden Flächen zerstäubt. Dadurch wird das Fett unendlich fein zerteilt, noch feiner als in der Frauenmilch.

Die Ernährungserfolge mit homogenisierter Milch sind hinter den Erwartungen zurückgeblieben.

Trockenmilch oder Milchpulver. (Ekenbergsches und Just-Hatmakersches Verfahren.)

Gelblich-weißes und fast keimfreies haltbares Pulver. Für die Säuglingsernährung kann unter Umständen — wenn auf Reisen, oder während der Sommerhitze einwandsfreie Kuhmilch nicht zu beschaffen ist, — das Trockenmilchpulver von Magermilch empfohlen werden (da im Milchpulver von Vollmilch das Fett leicht bakteriell zersetzt wird).

Kondensierte Milch (Schweizermilch). Mit oder ohne Zuckerzusatz eingedickte Kuhmilch. Für Säuglinge nur im äußersten Notfalle zu verwenden. Im Proletariat leider sehr geschätzt, weil die Herstellung einer Säuglingsnahrung damit denkbar wenig Zeit, Mühe und Geld erfordert. Kein Nahrungsmittel führt so oft zu Nährschäden, zu Rachitis wie Schweizermilch.

Lahmanns vegetabile Milch: Aus Nüssen, Mandeln, Zucker hergestellt. Soll die „klumpige Gerinnung des Tierkaseins im Säuglingsmagen — die es in Wirklichkeit überhaupt nicht gibt — verhindern". Zusatz zu Kuh- und Ziegenmilch.

Biederts Rahmkonserve (Ramogen). Biedert suchte die in den ersten Lebenswochen nötige Wasserverdünnung der Kuhmilch, welche unleugbar zu einer Einbuße an Nährwert führt, durch Erhöhung des Milchfettanteils wieder auszugleichen. Er gab zu diesem Zwecke eine Reihe weitgehend detaillierter Schemata an, „natürliche Rahmgemenge", welche jedoch, je länger, je mehr aus der Mode kommen. Nicht mit Unrecht. Wir können beim normal gedeihenden Säugling eine Fettanreichung der Drittel- oder Halbmilch ohne weitere komplizierte Schemata in der Art vornehmen, daß wir den Portionsflaschen vor der Sterilisation abgeschöpften Rahm teelöffelweise zusetzen.

Um stets eine einwandsfreie Sahne zur Verfügung zu haben, regte Biedert die Herstellung der Rahmkonserve an.

Buttermilch: Der bei der Buttergewinnung übrigbleibende, aromatisch sauer schmeckende, mit kleinen Butterklümpchen durchsetzte Milch- (oder Rahm) rückstand. Billig, nahrhaft, enthält fast die ganzen Milchbestandteile mit Ausnahme des Fettes, leider aber meist sehr bakteriell verunreinigt und häufig durch Magermilch verfälscht.

1 l Buttermilch entspricht 4 Eiern, 225 g Fleisch, $^1/_2$ l Vollmilch.

Namentlich für ältere Kinder an Stelle von Vollmilch sehr geeignetes, leider zu wenig geschätztes Getränk.

Buttermilchsuppe: 15 g Weizenmehl werden mit einigen Eßlöffeln Buttermilch kalt angerührt und dann der übrigen Buttermilch (1 l) zugesetzt. Darauf langsames Erhitzen, 20 bis 25 Minuten, unter Zusatz von 30—60 g Küchenzucker, 2 mal aufwallen lassen. Heiß in ausgekochte Flaschen füllen.

Die Buttermilchsuppe ist also — abgesehen von der Qualität der Buttermilch, der gegenüber man gar nicht mißtrauisch genug sein kann, — außerordentlich reich an Kohlehydrat, und daher stets mit großer Vorsicht zu verwenden (akute Gärschäden). Am besten wird ein Kind nie ausschließlich mit Buttermilch ernährt, sondern dieselbe nur mit 1, 2, 3 Flaschen als Ergänzungsnahrung verwendet. Ernährt man ein Kind ausschließlich mit Buttermilch, so ist bei richtiger Indikation (Milchnährschaden) die Zunahme allerdings vorzüglich. Nach mehr oder minder kurzer Zeit erfolgt jedoch Gewichtsstillstand, der erst durch Fettzugabe behoben werden kann.

Für die Säuglingsernährung hat die Buttermilch große Bedeutung erlangt. Sie ist z. B. in allen Fällen indiziert, wo Milchfett schlecht toleriert wird. (Milchnährschaden. Oder nach akuten Toxikosen.) Sie ist geeignet zur Ernährung von Frühgeburten und hat besonders als Basis der Finkelsteinschen Eiweißmilch große Bedeutung erlangt.

Um von unzuverlässigen Marktprodukten unabhängig zu sein, sind Buttermilchkonserven im Handel.

Laktoserve: (Boehringer Söhne, Mannheim.) 200 g des weißen, mehlartigen Pulvers werden in einem Liter kochenden Wassers aufgelöst.

Holländische Säuglingsnahrung: (Ph. Müller), Vilbel. = H. S. mit 5% Rohrzucker und 1% Mehl, als Pulver, oder gebrauchsfertig in Flaschen.

H. A. (Holl. Anfangsnahrung.) Ohne Mehl- und Zuckerzusatz.

Bu. Co. (Deutsche Milchwerke, Zwingenberg.) In Blechbüchsen, konzentriert eingedickt oder in Pulverform als Thomas Buttermilchkindermehl. Die mehl- und zuckerarmen, bzw. freien Formen finden besonders nach akuten Störungen (Brechdurchfall usw.) Verwendung.

Friedenthals Milch hat ebenfalls eine möglichst weitgehende Adaptierung der Kuhmilch — besonders bezüglich des Salzgehaltes — an die Frauenmilch zum Prinzip. Erfahrungen aus dem Kais. Aug. Vikt.-Haus in Charlottenburg lauten günstig. Der Preis des fabrikmäßig hergestellten Präparates ist hoch, so daß von einem Massennährmittel nicht die Rede sein kann.

Eiweißmilch nach Finkelstein und Meyer. Ein Liter Vollmilch wird mit Simons Labessenz in der Wärme ausgelabt und die Molke abgeseiht. Der Käse wird mit etwas Wasser zweimal durch ein Haarsieb getrieben, in einen halben Liter Buttermilch gegossen, und auf 1 Liter aufgefüllt. Zusatz von 1% Soxhletzucker oder Nährmaltose. Das Ganze wird dann unten unablässigem Umrühren (am besten schlagen mit dem Schneeschläger), erhitzt und 5 Minuten gekocht. Es resultiert eine gelb-weiße, feinsämige, von Klumpen oder Gerinnseln freie Suppe. Vor dem Gebrauch wird Saccharin zugesetzt. (1/2 Tablette auf 100 g) und auf Bluttemperatur erwärmt (nicht über 37—40°!).

Herstellung im Haushalt schwierig und abzuraten. Wird von den Milchwerken in Böhlen bei Rötha (Sachsen) und Vilbel in Hessen fabriziert, pro Liter 72 Pfg., für Anstalten 52 Pfg.

Die Eiweißmilch ist eine Heilnahrung für — man kann sagen — alle durchfälligen Erkrankungen. Am promptesten ist ihre Wirkung bei Durchfällen, welche auf gesteigerte Kohlehydratgärung zurückzuführen sind. Der hohe Gehalt an Kasein schafft einen den Gärungserregern ungünstigen Nährboden. Die durch Reaktion von Kalk und Fettsäuren entstehenden Kalkseifen obstipieren.

Es hat sich die paradoxe Erscheinung ergeben, daß selbst bei durch gesteigerte Gärung hervorgerufenen Durchfällen ein völliger Ausschluß der Kohlehydrate im Milieu der Eiweißmilch gar nicht notwendig ist. Es braucht nur der leicht vergärende Milchzucker durch ein schwerer vergärendes Kohlehydrat, z. B. Soxhlets Nährzucker oder Mondamin, Weizenmehl, Grieß ersetzt zu werden.

Eine von der Originalvorschrift abweichende wesentlich einfachere Vorschrift stammt von Müller und Schloß.

1 l Buttermilch wird mit 1 l Wasser kurz aufgekocht und dann fortgestellt. Nach ca. 1/2 Stunde hat der Käse sich von der darüber stehenden Molke abgesetzt. Von dieser werden 2/3 vorsichtig abgegossen. Der Rest wird gut umgerührt, mit 1/2 l Sahne (pasteurisierte oder kurz aufgekochte) versetzt, 30—50 g Nährzucker zugefügt und endlich soviel von der anfangs abgegossenen Molke wieder hinzugetan, daß die Gesamtflüssigkeitsmenge 1 l beträgt. Diese Eiweißmilch ist direkt gebrauchsfertig.

Ersatzpräparate, bzw. Modifikationen gibt es bereits genug, doch sind sie alle noch nicht auf so breiter und bis zum Extrem kritischer Basis nachgeprüft worden wie die Eiweißmilch.

Larosan (Stoeltzner). Einer Kuhmilchverdünnung wird Larosan (Kaseinkalzium), ein weißes, wasserlösliches Pulver zugesetzt. Fabrikanten: Chemische Werke, Grenzach, Baden.

1 l Larosanmilch kostet ca. 55 Pfg. Gute Erfolge berichtet.

Kaseinfettmilch (Heim und John): $^2/_3$ l Kuhmilch werden ausgelabt, der Käse in $^2/_3$ l heißem Wasser aufgeschwemmt, $^1/_3$ l Milch und Nährzucker zugesetzt.

Eiweißrahmmilch (Feer): Feer sucht die etwas umständliche Herstellung und weitere Verarbeitung von Labkäse zu umgehen, indem er ein Milcheiweißpräparat (Plasmon) zu verdünnter und mit Rahm angereicherter Kuhmilch hinzugefügt.

Plasmon ist billiger als Larosan.

Loeflunds Malzsuppenextrakt dient zur Bereitung von Kellers Malzsuppe.

50 g Weizenmehl werden in $^1/_3$ l kalter Kuhmilch eingerührt und durch ein Sieb getrieben. 100 g Malzsuppenextrakt werden in $^2/_3$ l warmem Wasser gelöst, mit der Milch-Mehlmischung vereinigt und unter ständigem Rühren erhitzt. Für Kinder unter 3 Monaten: Auf $^1/_3$ l Milch 30 g Mehl, 60 g Extrakt. Soll die Malzsuppe für altere Säuglinge verwendet werden, dann muß mehr Milch und weniger Mehl genommen werden. Die Malzextraktmenge soll dagegen nicht überschritten werden. Malzsuppe wird leicht sauer und darf nie länger als 24 Stunden aufbewahrt werden.

Kefirmilch nach Peiser: $^1/_2$ l abgekochter Milch wird mit 1 Kefirtablette (Dr. Trainer oder Mühlrad) versetzt und 24 Stunden bei ca. 35° in einer Patentliterflasche aufbewahrt. Während der Brützeit öfters umschütteln.

Nach Ablauf dieser Zeit entspricht der Säuregehalt dem der Buttermilch. Dann werden 5 ccm 20%iger Sodalösung zur Abstumpfung des Säuregehaltes zugefügt. Endlich wird mit 6%iger Lösung von Soxhletzucker in Wasser oder Schleim auf 1 l aufgefüllt.

Nach Ablauf der akuten Störung — es können also auch akute Ernährungsstörungen mit dieser Sauermilch behandelt werden — wird der Nährzuckergehalt bis auf 10% gesteigert, auch die Kefirmilchkonzentration erhöht.

Lit.: Siehe Frauenmilch und Kuhmilch. Ferner Czerny-Keller, Finkelstein, Thiemich in Feers Lehrb. d. Kinderheilk. 1911 Jena. – Neumann, Briefe an einen jungen Arzt. 6. Aufl. Berlin 1913.

Stuhlbildung.

Beim **Brustkind**: Die Inspektion des Kindes ist wichtiger als die des Stuhles!

Nach Ausstoßung des Kindspechs erfolgt sehr allmählich die Ausbildung des Frauenmilchstuhls. Die erste Woche hindurch werden täglich 3—6, auch mehr, dünne Stühle entleert. Langsam wird dann die Konsistenz fester, die Zahl geringer. 2malige Defäkation ist später die Regel. Der klassische Frauenmilchstuhl ist salbig, goldgelb und riecht aromatisch säuerlich. In der Praxis findet man ihn nur selten. Meist ist die Konsistenz breiig, wasserreich, grünlichgelb mit weißlichen Flöckchen und Bröckelchen. Es gibt Brustkinder, die das ganze erste Lebensjahr hindurch niemals einen klassischen Frauenmilchstuhl absetzen und dennoch gut gedeihen. Wahrscheinlich besteht zwischen Schwankungen im Fettgehalt der Frauenmilch und Stuhlbildung ein Konnex: geringer Fettgehalt hat wasserreichere Stühle zur Folge.

Beim **Flaschenkind**: Stuhlfarbe ist im ganzen heller, der Geruch deutlich faulig, die Reaktion alkalisch. Häufig grüngelblich, nicht homogen, mit weißen, groben Bröckelchen, die in die Grundsubstanz eingebettet sind: die berühmten Kaseinbröckel früherer Nomenklatur, die gar kein „unverdautes Eiweiß" sind, sondern Erdseifen.

Seifenstuhl: Weiß bis grau, hart, von der Windel fallend, ammoniakalisch riechend. Geringes Wasserbindungsvermögen, da die Erdseifen kein Wasser absorbieren. Solche Stühle können daher durch Wassereinläufe nicht erweicht werden. Charakteristisch für den Milchnährschaden. Nur sehr selten beim Brustkind. Therapeutisch erstreben wir oft bei Durchfällen die Bildung von Seifenstühlen, weil sie gärungswidrig wirken und obstipieren.

Dyspeptischer Stuhl: Wäßrig, dünnflüssig, zerfahren, zerhackt. Wird nach kurzem Stehen an der Luft schnell grün. Gasblasen, schaumige, stark schleimige Konsistenz, stechender Geruch nach flüchtigen Fettsäuren weisen besonders auf gesteigerte Gärungsprozesse hin. Ein gashaltiger Stuhl, welcher auf Zusatz von Lugolscher Lösung mit intensiver Blaufärbung reagiert, deutet auf mangelhafte Aufschließung von — im Übermaß — verabreichten Amylazeen hin. Blut und Eiter charakterisieren die ruhrartigen Durchfälle und die Enteritis follicularis. Treten besonders leicht auch bei exsudativ veranlagten Kindern auf.

Fettstuhl: Stark fettig glänzend durch großen Gehalt an ungespaltenem Neutralfett. Nicht häufig. Bei schwerem Milchnährschaden der Brustkinder, auch bei rekonvaleszenten, ernährungsgestörten Flaschenkindern.

Karotten färben den Stuhl rötlich, Spinat grün, Blut, Wismut, Eisen schwarz.

Der Hungerstuhl des Brustkindes wurde schon geschildert.

Den normalen Stuhl eines Brustkindes von dem eines Flaschenkindes zu unterscheiden ist zumeist leicht. Mikroskopisch überwiegen beim Flaschenkind im nach Gram gefärbten Präparat die rot tingierten Keime, dazu finden sich stets Heubazillen und Konsorten. Der Frauenmilchstuhl zeigt die blaugefärbten Bifidusstäbchen und ganz spärliche Proteolyten. Nur bei Malzsuppe und bei mit Eidotterzulage zur Milch ernährten Flaschenkindern findet sich oft ein dem Frauenmilchstuhl ähnliches Bild. Verascht man gleiche Quantitäten Kuhmilch- und Frauenmilchfäzes auf einem Platinspatel, so bleibt im ersten Falle ein oft sehr ansehnlicher Ascherückstand übrig, bei Frauenmilchstuhl dagegen nur minimale Mengen.

C. Ernährungsstörungen, Krankheiten der Verdauungsorgane, Konstitutions- und Stoffwechselanomalien.

Alimentäre Toxikose.

Synonyma: Intoxikation, Cholera infantum, Enterokatarrh, Brechdurchfall, Sommerdurchfall u. a. m.

Die häufigste akute Krankheit des Säuglingsalters.

Kardinalsymptome: Fieber, Erbrechen und Durchfall, Bewußtseinstrübung, Gewichtssturz, Kollaps. Weiterhin sehr häufig: Albuminurie, Glykosurie, verlangsamte Atmung, Leukozytose.

Klinisches Bild: Kühle, trockene, faltige, blasse, graue Haut; spitze Nase, verschleierter starrer Blick, gelegentliche schmerzvolle Aufschreie, Rapide Gewichtsstürze. Entleerung wäßriger, spritzender, substanzarmer, auch Schleim, Blut enthaltender Stühle. Puls: Äußerst frequent, Herztöne anfänglich dumpf, dann nur noch ein Ton (der erste Herzton wird unhörbar)! Atmung abnorm tief, verlangsamt (toxische Säureatmung), Zyanose. Temperatur oft hyperpyretisch. Nicht selten hochgradige Anurie. Eingesunkene Fontanelle, erloschener Kornealreflex, schlaffe, hypotonische Bauchdecken (ein prognostisch wichtiges Symptom).

Sehr wichtig: Zerebrale Symptome: Benommenheit[1]), automatisches Spreizen und Nähern der Finger (sog. Flockenlesen), Strabismus, nystagmusartige Bewegungen der Augen, Konvulsionen. (Daher der nicht unzutreffende Name Hydrozephaloid.)

Bei schweren, aussichtslosen Fällen: Petechien der Haut, derbe lederartige Verdickung der Epidermis besonders an den Unterextremitäten und am Abdomen, sog. Sklerem (Verhärtung des subkutanen Fettgewebes).

Typische Toxikosen erkennt bereits der Laie. Wichtig ist die Prophylaxe während des Sommers. Sobald ein Kind viel schwitzt, schnell atmet, ist Gefahr im Verzuge. (Verbringen in ein kühles, ventiliertes Zimmer!) Schwierig zu diagnostizieren sind jedoch die Fälle, in denen Erbrechen und Diarrhöe fehlen, sonst aber das volle Bild der Toxikose besteht.

Es ist ein großer Irrtum, anzunehmen, daß die alimentäre Toxikose nur eine Krankheit der heißen Monate sei. Im Sommer überwiegt nur relativ die thermische Schädlichkeit. Wichtig ist, daß jene, so außerordentlich häufigen Zustände von leichter Ernährungsstörung, welche die Praktiker als Dyspepsie bezeichnen, nichts anderes sind, als subakut oder abortiv verlaufende Toxikosen.

Im allgemeinen erkranken völlig gesunde Kinder nur selten an der klassischen, alimentären Toxikose. Immer sind es Säuglinge, welche schon ein, meist auch schon mehrere Toxikosen durchgemacht haben und Kinder, welche an Milch-Mehlnährschaden oder an Konstitutionsanomalien leiden.

Die Nahrung braucht bei der Toxikose nicht exogen zersetzt zu sein, sie kann auch — infolge qualitativer oder quantitativer Ungeeignetheit — endogen durch abnorme Säurebildung toxisch wirken.

Die diagnostisch schwierigsten Fälle von Toxikose sind jedoch die, welche im Verlauf einer Infektion, bei einem gesunden (seltener) oder (vorzugsweise) chronisch ernährungskranken Säugling auftreten (siehe Mischformen).

Pathogenese und Ätiologie der alimentären Toxikose sind von jeher heiß umstritten gewesen und auch heute noch sub judice. (Negative bakteriologische und pathologisch-anatomische Befunde.) Das alimentäre Moment: zersetzte Milch, wird heute von vielen Seiten vielleicht zu gering bewertet. Die Häufung der Toxikosen in der heißen Jahreszeit wird weniger mit zersetzter Milch als vielmehr mit dem primär schädigenden Moment der Hitze (überhitzte, unhygienische Wohnungen, unzweckmäßige, schlechte Pflege usw.) motiviert.

Therapie: Aussetzen der Nahrung. Das Verhalten der Kinder nach Aussetzen der Nahrung ist sehr verschieden. Bei den einen kommt es zu so extremer Unruhe — véritable délire der Franzosen —, daß man gezwungen ist, Sedativa zu verabreichen. Andere wieder verhalten sich völlig ruhig und zufrieden. Das sind offenbar Kinder, bei denen durch das Aussetzen der Nahrung schmerzhafte vom Magendarmkanal ausgehende Sensationen beseitigt worden sind.

Zwischen diesen beiden Extremen kommen dann die mannigfachsten Übergänge vor. Sind noch Nahrungsreste im Magen zu vermuten, was auch noch nach 6 Stunden der Fall sein kann: Magenausheberung. (Vorsicht bei sehr erregten Kindern! Auf latente Tetanie achten! Plötzliche Todes-

---

[1]) Wird das Kind in die Sprechstunde gebracht, so kann durch das Aufnehmen usw. die abnorme Schläfrigkeit für kurze Zeit unterbrochen und ein besserer psychischer Status vorgetäuscht werden.

fälle bei Magenausheberung sind beobachtet worden.) Abführmittel (Rizinusöl bei älteren, widerspenstigen Säuglingen aa mit Syr. mannae als Schüttelmixtur, 1—2 Kinderlöffel) sind nur dann zweckmäßig, wenn die Durchfälle noch nicht vehement geworden sind und noch nicht länger als 12 Stunden bestehen. Eine hohe Darmspülung von ca. 1 l warmen Wasser mit Zusatz von 1 Messerspitze Kochsalz und von Kamillenabsud, wirkt nie schädigend.

Adstringentien medikamentöser Art sind entbehrlich.

Für ausreichende Flüssigkeitszufuhr sofort zu sorgen, ist eine Hauptregel.

Dies geschieht durch dünnen Tee mit Saccharin oder Eiereiweißwasser. (Ein Eiereiweiß wird in $^1/_2$ Liter abgekochtem Wasser gequirlt und abfiltriert. Nährwert gleich null, da fast das ganze Eiweiß wieder ausfällt. Dem Laien jedoch sympathischer als die Hungerdiät.) Ferner dringend zu empfehlen: Salzlösung per os. (Natr. bicarb., Natr. chlor. aa. 5,0 auf 1000 Wasser). Zweckmäßigerweise verabreicht man den Tee in dieser Form.

Wird alles erbrochen, so sind die erwähnten Flüssigkeiten eisgekühlt teelöffelweise einzuflößen. Sollte das Erbrechen andauern und bedrohlich in den Vordergrund treten, dann haben oft Magenspülungen Erfolg. Oder man verordnet Novokain, 0,001, mehrmals am Tage vor dem Trinken. Ziehen sich die toxischen Symptome länger als 24 oder gar 48 Stunden hin, dann sorge man für subkutane Kochsalzinfusionen (2—3 mal 100 ccm mit je 10 Tropfen der käuflichen Adrenalin- oder Suprareninlösung) oder hohe Salzwassereinläufe bzw. verwende statt letzterer dort, wo es die Verhältnisse gestatten, die rektale Dauerinstillation.

Benötigte Lösung:

Chlornatrium	7,0
Chlorkalium	0,1
Chlorkalzium	0,2
Aqua dest. ad	1000,0.

(Zur Hälfte mit destilliertem Wasser zu verdünnen.)

Dünner Nelaton (Nr. 11), mit Leukoplast fixiert, an einen Irrigator durch eine dazwischengeschaltete Tropfvorrichtung angeschlossen. Diese ist so einzustellen, daß alle zwei Sekunden ein Tropfen einläuft. Der Katheter bleibt 4 Stunden liegen. Die körperwarm — durch Leitung des Schlauches über Warmflaschen — eingebrachte Flüssigkeit soll höchstens einen halben Liter betragen. Tropfvorrichtung ist erhältlich bei Altmann, Berlin, Luisenstraße.

Der Kollaps ist durch exzitierende Bäder (gut lauwarmes Bad, kalter Guß auf den Nacken) zu bekämpfen. Intensiver und nachhaltiger wirkt der Senfwickel (siehe Bronchitis capillaris). Rötung der Haut ist ein prognostisch gutes Zeichen.

Hyperpyrese ist — vorausgesetzt, daß kein Kollaps besteht — durch kühle Bäder, Aufschläge herabzudrücken. Im Sommer Aufstellung des Bettes in einem kühlen luftigen Zimmer.

Medikamentös: Kampferöl subkutan, Koffein (Coff. natriobenz. 1 : 10, 3 mal tägl. $^1/_2$—1 Spritze), Tinct. Strophanti 1 : 100 aqua, 2—3 stdl. 1 Teelöffel. (Gelegentlich halten die Apotheken eine unwirksam gwordene Tinktur auf Lager!), starker heißer Kaffee teelöffelweise mit Wasser verdünnt. Bei Krämpfen Chloralhydrat als Klysma (0,5 pro dosi)[1]).

Sobald die akuten stürmischen Erscheinungen nach 24, 48 Stunden abgeklungen sind, Wiederaufnahme der Ernährung.

Ernährungstherapie: Wenn irgend möglich Frauenmilch. Aber nicht direkt von der Brust getrunken! Zahlreiche Kinder haben auf diese Weise — durch Frauenmilch — ihr Leben eingebüßt.

---

[1]) Bei den sogenannten terminalen Krämpfen ist Chloral in der Regel nutzlos.

Auch für das Frauenmilchfett ist vielfach die Toleranz so weit gesunken, daß ein Plus daran zur letal endigenden Azidose führt. Abgedrückte Frauenmilch ist $1^1/_2$—2 stündlich kaffeelöffelweise zu reichen und die Tee- bzw. Salzwassertherapie fortzusetzen. Tritt keine Verschlimmerung ein, dann wird allmählich gesteigert und schließlich, wenn alle Gefahr beseitigt ist, an die Brust gelegt.

Eine Abkürzung der Reparation wird erreicht durch Allaitement mixte mit Buttermilch.

Künstliche Ernährung. Auch hier beweist die große Anzahl verschiedenartigster Methoden, die immer noch um neue vermehrt werden, daß keine einzige absolut verläßlich ist. Sobald das Fieber abgesunken ist, die Somnolenz gewichen ist, und Teestühle (den Hungerstühlen konforme Entleerungen) aufgetreten sind, beginnt man mit geringen Mengen Gersten-, Reis- oder Haferschleim, der mit Saccharin gesüßt ist. Daneben Tee oder 3—5% Plasmonwasser mit Saccharin. Sind die Stühle etwas konsistenter geworden, so wird nach ca. 3—4 tägiger Schleimdiät Kuhmilch, und zwar tunlichst abgerahmte — teelöffelweise — dem Schleim zugesetzt. Geht alles gut, dann vergrößert man das Milchquantum sukzessive. Von einer Heilung darf man erst sprechen, wenn der Säugling die Milchmengen verträgt, bei welchen ein gesundes, gleichaltriges Kind zu gedeihen pflegt.

Ein anderer Weg ist der, statt mit Magermilch mit zusatzfreier, unverdünnter Buttermilch zu beginnen, ein Verfahren, welches sehr zu empfehlen ist. Die Buttermilch läßt sich aus Rahm mittelst einer kleinen Hausbuttermaschine in tadelloser Qualität gewinnen. Andernfalls käme die Verwendung der fabrikmäßig hergestellten Konserven in Betracht (H. A. = Holl. Anfangsnahrung). Ich habe über diese Präparate keine Erfahrung, sie werden aber von vielbeschäftigten Kinderärzten gern verordnet.

Weiterhin werden vielfach empfohlen Molken, deren Nährwert natürlich sehr gering ist, und durch Zugabe von Nutrose, Plasmon gesteigert werden kann. Nach 2—3 Tagen wird abgerahmte Milch teelöffelweise zugesetzt.

Vor allem aber kann die Ernährung mit Eiweißmilch aufs wärmste angeraten werden.

12—24 Stunden Teediät, dann neben Tee etwa 5 mal am Tage 10 g Eiweißmilch mit 3% Soxhletzucker oder Löflunds Nährmaltose. Am nächsten Tag 50 g Eiweißmilch mehr und in gleicher Weise ansteigen, bis 180—200 g pro Kilo Körpergewicht erreicht sind. Höchstmenge 1 Liter täglich. Entsprechend der Qualität der Stühle steigert man auch den Zuckergehalt bis auf 8%. Die Vermehrung der Eiweißmilchmenge am 3., 4. usw. Krankheitstage kann natürlich auch schneller erfolgen, wenn die Zahl und Art der Entleerungen es erlauben. Auch kann man, wenn das Gewicht weiter rapide stürzt noch 1% Mehl oder Grieß zulegen. Zucker und Mehl werden in das zur Verdünnung der konz. Eiweißmilch nötige Wasser unter Erwärmen hineingequirlt.

In schweren Fällen dauern die Intoxikationserscheinungen trotz Teediät und Eiweißmilch an. Dann steigere man trotzdem die Eiweißmilchmenge bis auf 125—150 g pro Körperkilo mit 1—3% Nährzucker, bleibe aber solange hierbei, bis die Entgiftung eintritt. Ein Wechsel in der Nahrungsform (evtl. Molke, Buttermilch, selbst Frauenmilch) soll bei dieser Sachlage besser unterbleiben. Man wartet ruhig bei Eiweißmilch ab. Aussetzen der Nahrung, erneute Teediät, hat keinen Nutzen, schadet vielmehr fast immer und führt eine Katastrophe herbei.

Die Dauer der Eiweißmilchernährung soll etwa 6 Wochen betragen. Bei älteren Säuglingen genügen 4 Wochen.

Ersatzmittel der Eiweißmilch: Kaseinfettmilch nach Heim und John, Eiweißrahmmilch nach Feer, alkalisierter Kefir nach Peiser, vor allen Dingen aber **Larosanmilch** nach Stöltzner.

20 g Larosan werden mit dem dritten Teil eines halben Liters Kuhmilch kalt angerührt, die beiden anderen Drittel inzwischen gekocht. Dann wird beides vereinigt und 5—10 Minuten unter ständigem Rühren gekocht. Endlich durch ein Haarsieb gestrichen und mit der gleichen Menge Wasser, Schleim oder dergl. verdünnt. Die Regeln bezüglich des Zuckerzusatzes, der Teediät usw. entsprechen den bei der Eiweißmilch erörterten.

Nach Beck verrührt man einfach 3 abgestrichene Eßlöffel Larosan mit etwas kalter Milch, gießt zu $^1/_2$ Liter kochender Milch hinzu, läßt noch einige Male aufwallen und setzt dann die Verdünnungsflüssigkeit zu. Passieren durch ein Haarsieb ist nach Beck unnötig. Larosanmilch ist zwar der beste Ersatz der Eiweißmilch, kommt ihr jedoch namentlich bei schweren Fällen nicht ganz gleich. Von anderen mehr für Anstalten geeigneten Behandlungsmethoden seien endlich noch die Moroschc Karottensuppe und die Merysche Gemüsesuppe genannt.

Bei Säuglingen, welche schon vorher als schwer ernährungsgestört zu gelten haben, sei man mit der Dauer der Teediät außerordentlich vorsichtig und beachte die Gewichtsstürze sorgfältigst.

Es gibt ferner Säuglinge, welche durch die Hungerdiät in einen so hochgradigen Zustand von Unruhe und Aufgeregtheit geraten, daß Sedativa unumgänglich nötig sind.

Veronal 0,05—0,1—0,2 oder
Chloral 0,5 als Klysma.

Urethan 0,5—0,9 bis zum 5. Monat, 1,0 vom 6.—12. Monat, 1,5 vom 12.—24. Monat, 2,0 vom 24. Monat ab.

Beziehungen zur alimentären Toxikose hat auch das Krankheitsbild der sog. **Enteritis follicularis** (zumeist fieberhafte Durchfälle, welche Schleim, Eiter und Blut enthalten). Aus dem — übrigens gänzlich inkonstanten — Befund von pathogenen Mikroorganismen in den Dejektionen, haben sich bis heute keine therapeutischen Sonderregeln ableiten lassen. Vielfach handelt es sich um Kinder mit exsudativer Diathese, deren vulnerable Darmschleimhaut auf eine schwere Ernährungsstörung oder parenterale Infektion in der geschilderten Weise reagiert.

Die Therapie ist im Prinzip die gleiche wie bei der alimentären Toxikose. Göppert empfiehlt folgende Behandlung: anfangs 1 Eßlöffel Rizinus, dann Darmspülung mit 3 Litern körperwarmem Tee.

24stündige Teediät bei kräftigen Säuglingen. Wiederaufnahme der Ernährung mit 50—100—150 g einer Mischung von gleichen Teilen Molke und Schleim; die Tagesmenge wird täglich um 20, 30 g gesteigert. Vom 8. Tage ab (spätestens!) Ersatz der Molke durch eßlöffelweise zugesetzte Milch (am besten Magermilch) unter Zufügung von 3 % Nährzucker oder Nährmaltose, die später bis zu 5% gesteigert werden. Am Ende der zweiten Woche ist man auf ca. 400 Milch pro Tag angelangt (dazu 400 Schleim und 200 Fleischbrühe + Schleim). Auch kann man bei Kindern über 1 Jahr von der Mitte der zweiten Woche ab feingewiegtes Fleisch zugeben. Die Fleischbrühe muß ebenfalls von diesem Termin an durch Grieß, Reis konsistenter gestaltet werden. Die Herstellung der Molke geschieht aus guter Milch mit Hilfe von Pepsin oder Labessenz.

Die gleiche Berechtigung wie dieses Verfahren hat die Ernährung mit Buttermilch nach Stolte (ohne lösliche Kohlehydrate, dagegen mit 5% Mondamin) bis 3 Mahlzeiten neben der bisherigen Kost oder Molke mit 4% Mondamin. Langstein empfiehlt als Unterstützung der diätetischen Behandlung 1 promillige Einläufe von Arg. nitric. Tierkohle, Bolus haben keine überzeugenden Erfolge.

Die Ansichten über den Heilwert der Eiweißmilch sind gerade bei diesen ruhrartigen Fällen sehr geteilt.

Mischformen.

Es wurde schon erwähnt, daß mit Vorliebe Säuglinge, welche an Nährschäden leiden, an akuter Toxikose erkranken (alimentär, thermisch, infektiös). Besteht über die Ätiologie kein Zweifel, dann muß man mit der Hungerdiät weniger rigoros sein, da z. B. atrophische Säuglinge meist einer 24stündigen Teediät nicht gewachsen sind. Die Ernährungstherapie ist im übrigen die gleiche, schon geschilderte. Brustmilch, vielleicht auch Eiweißmilch lassen diesen und jenen, akut intoxizierten Atrophiker genesen.

Schwierig zu diagnostizieren sind die parenteral bedingten Toxikosen. Im Verlauf einer Grippe, Pyelitis, Otitis, Pneumonie, Meningitis usw., können Erscheinungen einer Pseudotoxikose auftreten. Die genaue klinische Untersuchung wird aber oft genug auf die richtige Fährte leiten: Harnbefund bei Pyelitis, gespannte Fontanelle bei Meningitis, usw. Nicht zuletzt auch die Therapie: Hunger beeinflußt alimentär bedingte Symptome prompt; parenteral bedingte dagegen nicht oder nur unvollkommen.

Ganz besonders verwickelt ist die Sachlage bei mehr oder weniger atrophischen Säuglingen, die sich eine Infektion zuziehen und nun die Erscheinungen einer Toxikose bieten. Hier kann nur eine genaue Anamneseerhebung vor falscher Therapie (Gefahren der Nahrungsentziehung) bewahren.

Lit.: Beck, Kaseinkalziummilch bei Ernährungsstörungen der Säuglinge. Med. Klinik 1914. Nr. 4. — Benfey, Sammelreferat. Med. Klinik 1913. S. 1817/18. — Czerny-Keller, Des Kindes Ernährung usw. Bd. 2. S. 134. — Feer, Die Ernährungsstörungen im Säuglingsalter und ihre Behandlung. Beihefte z. Med. Klinik 1909. Heft 1. — Finkelstein, Lehrbuch der Säuglingskrankheiten. 2. Hälfte. S. 251ff. — Finkelstein u. Meyer, Zur Technik und Indikation der Ernährung mit Eiweißmilch. Münch. med. Wochenschr. 1911. Nr. 7. — Koeppe, Über Säuglingsernährung usf. Deutsche med. Wochenschr. 1911. Nr. 39. — Langstein-Meyer, Säuglingsernährung und Säuglingsstoffwechsel. Wiesbaden 1914. — Moro, Münch. med. Wochenschr. 1908. Nr. 31. — Pfaundler, Neuere Lehren von der Pathologie und Therapie der Ernährungsstörungen im Säuglingsalter. Jahresk. f. ärztl. Fortbildg. 1910. Juniheft. — Rollet, Poliklinische Erfahrungen über die Ernährung mit Eiweißmilch. Berlin. klin. Wochenschr. 1911. Nr. 19. — Stöltzner, Über Larosan, einem einfachen Ersatz der Eiweißmilch. Münch. med. Wochenschr. 1913. Nr. 6. — Wieland, Ernährungsstörungen im Säuglingsalter usf. Korr. f. Schweiz. Ärzte 1912. Nr. 3.

Anorexie.

Unzureichende Nahrungsaufnahme findet sich sehr häufig im Gefolge akuter fieberhafter Erkrankungen und chronischer Infektionen (besonders Tuberkulose, chronische Eiterungen, Bronchiektasie). Vielfach übersehen und als verdorbener Magen gedeutet werden rezidivierende Entzündungen der Rachenmandel. Bei schweren fieberhaften Erkrankungen (Pneumonie, Pyelitis, Meningitis, Polyarthritis u. dgl.) gelingt es häufig, durch kräftige Antipyrese (Pyramidon) für kurze Zeit Verlangen nach Nahrungsaufnahme hervorzurufen.

Nicht jede Anorexie ist prinzipiell zu bekämpfen (akute Ernährungsstörungen!).

Anorexie infolge Überernährung: Besonders häufig in der Zeit der ersten Streckung. Viele Eltern empfinden die Reduktion des Fettgewebes, welche normalerweise nach Ablauf des Säuglingsalters statthat, als abnorm und suchen die vermeintliche Unterernährung durch forcierte Nahrungszufuhr zu beheben. Folge: Appetitlosigkeit. Die Kinder kommen stets halb satt zur Mahlzeit und werden wählerisch. Oder der fortwährende Zwang zur Aufnahme großer Nahrungsmengen oder unsympathischer Speisen erregt Ekelgefühle.

Anorexie durch Hitze: Oft auch im Winter durch trockene Stubenluft.

Die häufigste Ursache ist jedoch neuro-psychopathische Veranlagung. Unzweckmäßige Beschäftigung, verschrobene Erziehung, falsche Ernährung, psychische Depression vor dem Schulbesuch u. dgl. führen — besonders beim einzigen Kinde — zu mehr oder minder starker oft wechselnder Anorexie. Geistig rege, sensible Kinder sind von Natur aus „schlechte Esser". An allem interessiert, lassen sie sich oft nicht Zeit zum Essen. Diese Kinder sehen meist blaß aus, haben halonierte Augen und sind oft scheinbar obstipiert (s. Obstipation).

Therapie: Bei Überernährung oder einseitiger Ernährung sorgfältige Regelung der Kost. Der Milchgenuß ist einzuschränken, dem Mißbrauch von Eiern, Süßigkeiten u. dgl. zu steuern. Die Zahl der Mahlzeiten ist auf 3—4 festzusetzen. Fleisch, Gemüse, Obst sollen reichlich im Speisezettel vertreten sein. Das Angebot sei anfangs lieber zu klein als zu groß. Jede Zwang ist verkehrt. Individuellen Geschmacksrichtungen der Kinder soll soweit wie möglich nachgegeben werden. So gibt es Kinder aus ersten Kreisen, welche gewöhnliche Blutwurst, Knoblauchwurst, Eisbein mit Sauerkohl u. dgl. mit Gier essen und nach Schrotbrot und Kommißbrot verlangen. Nicht selten machen die Eltern oder die mit der Erziehung betrauten Organe die unangenehme Entdeckung, daß das appetitlose Kind die derbe Kost des Dienstpersonals mit Wonne vertilgt. *Psychische Einwirkung auf die Eltern, Erzieher.* Hier erweist sich oft Versetzung in ein anderes Milieu als unabweislich (Sanatorien für Kinder, Seehospize, Landerziehungsheime, Teilnahme am Waldschulunterricht u. dgl.).

Von großem Erfolg sind öfters Stomachica, die aber weniger als solche sondern suggestiv wirken. Je schlechter das Appetitmittel schmeckt, je energischer der Arzt es ordiniert, je zuversichtlicher er Heilung verspricht, um so prompter entfaltet es seine Wirkung. (Siehe im übrigen „Neuropathie älterer Kinder" und „Obstipation").

Die Anorexie aus infektiösen etc. Ursachen ist medikamentös schwer zu beeinflussen. Gelegentlich wirkt ein Antipyretikum. Auch die traditionelle Pepsin-Salzsäure kann verordnet werden.

Acid mur. 0,25 (erster bis zweiter Monat), 0,5 (3.—12. Monat) später 1,0:100,0, tee- bis kinderlöffelweise nach der Mahlzeit oder Acidol-Pepsintabletten (schwachsauer = $^1/_2$ Tropfen HCl, starksauer = 4 Tropfen HCl), 1—2 Tabletten in Wasser je nach dem Alter oder
bei größeren Kindern 3—5 Tropfen HCl in Wasser.

Bei neuro-psychopathischen Kindern, welche an schweren Infekten erkranken, kann die Anorexie unter Umständen so hochgradig werden, daß man zu Sondenfütterung oder Nährklysmen greifen muß.

Aphthen (*Stomatitis aphthosa*).

Fibrinöse Einlagerungen in die Lippen-, Wangen- und Zungenschleimhaut, meist in Form runder, von rotem Hof umgebener, gelblich-weißer Flecken, oft kombiniert mit Impetigo contagiosa und ebenso wie diese kontagiös Die Affektion ist schmerzhaft, es besteht Foetor ex ore (aber nicht obligat!) und Speichelfluß; die Nahrungsaufnahme kann durch die Schmerzhaftigkeit beeinträchtigt sein.

Da Heilung in 8—10 Tagen spontan zu erfolgen pflegt, besteht die *Therapie* nur in Spülung des Mundes mit einer weinroten Lösung von Kaliumpermanganat oder mit 3% Borwasser oder 3% H_2O_2-Lösung, welche zweckmäßig auch noch weiter verdünnt wird (1 Teelöffel auf 1 kleines Glas Wasser).

Eine 3% *Wasserstoffsuperoxydlösung* entspricht der fertigen des Arzneibuchs. *Alle Lösungen über* 3% *hinaus müssen mit Perhydrol gemacht werden.* Also eine 10% Lösung:

Sol. Hydrog. superoxyd. (10 Gewichtsprozent H_2O_2).
Oder Perhydrol 33,0
Aq. dest. ad 100,0.

Ätzungen mit 5%iger Argent. nitric.-Lösung oder besser mit Alaunkristallen sind nur im Beginn der Erkrankung, wenn erst wenige Eruptionen und zwar an leicht zugänglichen Stellen, bestehen, zur Kupierung der Infektion empfehlenswert. Bei Widerstreben des Kindes verzichte man lieber. Gegen die Schmerzen wird 10%iges Anästhesinglyzerin oder 5%ige Novokainlösung oder Aneson (unverdünnt) aufgepinselt oder Orthoform mit Borsäure aa mittelst Zerstäubers oder trockenen Pinsels aufgetragen. Die Ernährung erfolgt durch flüssige oder breiige Kost, lauwarm oder kalt, je nach dem Wunsche des Kindes.

Bednarsche Aphthen (Ulcera pterygoidea): Oberflächliche entzündliche, schmerzhafte Exulzerationen an den Hamuli pterygoidei des Oberkiefers und neben der Raphe palatini. Nicht selten Ausbreitung zu schmetterlingsähnlichen Formen. Möglichkeit einer Allgemeininfektion.

Diese Gaumengeschwüre sind traumatischen Ursprungs und Folge schablonenhafter „Mundpflege" des Säuglings. Durch das Auswischen wird die an den gekennzeichneten Stellen besonders zarte Epithelschicht lädiert und infiziert.

Prophylaxe: Neugeborene und Säuglinge bedürfen keiner Mundpflege!

Therapie: Tägliches Betupfen mit 1—2% Lapislösung. Störungen des Saugens infolge örtlicher Schmerzen werden durch Andrücken eines ausgedrückten Wattebausches mit 5% Kokainlösung oder mit Orthoform beseitigt.

Appendizitis.

Das erste Symptom sind Leibschmerzen, die sich meist plötzlich im Spiel, beim Turnen, Schwimmen, während des Essens geltend machen. Die Kinder werden blaß, ängstlich, jammern und weinen, krümmen sich. Bald treten dann Erbrechen, Kopfweh, Fieber auf. Gelegentlich besteht ein fortwährender Harndrang.

Druckschmerz, défense musculaire, palpable Resistenz wie beim Erwachsenen. Auch das Verhalten des Pulses, die Leukozytose, die ev. Symptome einer Perforation zeigen keine Abweichungen. Die Größe der Geschwulst und die Intensität der Schmerzen usw. ist durchaus mit Vorsicht für die Prognose zu verwerten.

Über die Behandlung des akuten appendizitischen Anfalls gehen die Ansichten der Kinderärzte auseinander. Die bei weitem größere Mehrzahl ist für sofortiges chirurgisches Eingreifen und geht soweit, jede Mahnung zu abwartender Behandlung als Kunstfehler, als gefährlich zu bezeichnen. Salge äußert sich hierzu folgendermaßen:

„Es ist nach meiner Ansicht ganz zwecklos, Fälle unterscheiden zu wollen, bei denen die chirurgische oder die innere Behandlung angezeigt ist. Die Therapie ist hier unbedingt eine chirurgische, die innere Behandlung hat nur soweit ihre Berechtigung, als sie den notwendigen Eingriff vorbereiten und ermöglichen hilft. Das gilt nicht nur für den Anfall mit bedrohlichen Erscheinungen, sondern auch für alle leichteren Störungen, deren Symptomenkomplex eine Appendizitis annehmen läßt.

Ein Organ, das so unglücklich gelegen ist, das erfahrungsgemäß, einmal erkrankt, stets zu neuen Erkrankungen neigt, die lebensgefährlich sind, muß möglichst bald entfernt werden, zumal diese Entfernung ohne jede üble Folge ist."

Meine Erfahrungen als langjähriger Assistent Czernys geben mir keine Veranlassung, mich den Salgeschen Ausführungen vollinhaltlich anzuschließen. Die Zahl der Appendizitiserkrankungen im Kindesalter, bei welchen ein operatives Eingreifen sich erübrigt, ist nicht so klein, wie man nach der Behandlung dieses Gegenstandes in der neueren Literatur meinen sollte.

Ich nehme im folgenden an, daß der Praktiker eine **frische, akute Appendizitis** in Behandlung nimmt, und daß aus äußeren Gründen ein operatives Eingreifen ausgeschlossen ist.

Auf die Appendix (kein Druck!) kommt ein schwebend aufgehängter Eisbeutel. Jede Nahrungszufuhr unterbleibt. Dadurch wird der erkrankte Darm ruhig gestellt. Einzig schluckweise Zufuhr von kühlem Wasser ist gestattet. Besteht anfänglich Erbrechen, so ist auch die Wasserzufuhr zu unterlassen. Der quälende Durst ist äußersten Falls durch Injektion von physiologischer Kochsalzlösung zu bekämpfen. Diese Inanition ist mindestens zwei Tage durchzuführen, und wenn Fieber und Schmerzen nicht nachlassen, auf drei, vier Tage auszudehnen. Man kann jetzt auch einige Schlucke Tee mit Saccharin oder etwas Apfelsinensaft gestatten. Sinkt das Fieber am 3., 4., 5. Tage ab, so gibt man 1 Ei (als einzige Nahrung innerhalb von 24 Stunden). Tritt kein erneuter Fieberanstieg auf, so ist ein zweites Ei pro Tag gestattet. Dies geschieht auch dann, wenn lokal noch Schmerzhaftigkeit usw. besteht. Frühestens nach 5 Tagen wird dann eine fettarme Suppe gestattet. Irgendwelche, auch die kleinste und unscheinbarste Abweichung von diesem Schema, ist absolut zu widerraten. Die weitere Gestaltung der Diät bietet keine Schwierigkeiten mehr, nur bleibt immer die Voraussetzung die, minimal zu ernähren.

Hat sich ein Abszeß ausgebildet, so wird derselbe natürlich chirurgisch zu behandeln sein, falls er sich nicht durch geeignete konservative Maßnahmen zurückbildet,

Durch diese Ausführungen soll durchaus nicht gegen die Chirurgie polemisiert werden. Aber viele Ärzte scheinen durch das energische Verlangen der Chirurgen nach frühzeitiger Zuweisung aller Fälle von Appendizitis des Glaubens zu sein, als gäbe es gar keine internistische Therapie der Appendizitis mehr, von einer Heilung ganz zu schweigen. Auf der Czernyschen Kinderklinik werden seit Jahren alle akut an Blinddarmentzündung erkrankten Kinder, wie oben geschildert, behandelt. Eine Unterbrechung der unendlich einfachen diätetischen Therapie durch operatives Eingreifen hat sich niemals vernotwendigt. Czerny warnt aber dringend vor halben Maßnahmen, die einen Kunstfehler darstellen. Auch die Milchdiät ist z. B. ganz ungeeignet.

Es ist selbstverständlich, daß die absolute Nahrungskarenz der ersten Tage Unruhe und Unlustgefühle auslöst, die je nach Erziehung und Veranlagung mehr oder minder aufdringliche Formen annehmen. Im Krankenhaus gelingt es immer, des Hungergefühles Herr zu werden zumal sehr oft hochgradige Anorexie besteht. Anders im Privathaus. Hier werden gegebenenfalls Beruhigungs- oder Schlafmittel (subkutan) nicht zu umgehen sein.

Lit.: Czerny-Keller, Des Kindes Ernährung. Bd. 2. S. 334. — Salge, Einführung in die moderne Kinderheilkunde. 2. Aufl. 1910. S. 249. — Siehe auch Stichwort Nabelkolik.

Bichatsches Fettpolster.

Nie bei Säuglingen aus dem Ernährungszustande des Gesichts auf den des Körpers zurückschließen. Das Gesicht kann auch bei fortgeschrittener Atrophie befriedigende Rundung zeigen. Dies beruht auf der schwereren Einschmelzbarkeit des sog. Bichatschen Wangenfettpolsters. Dieses liegt auf beiden Seiten des Musc. buccinator und masseter und hat Bedeutung für die Physiologie des Saugaktes. Es unterscheidet sich in bezug auf Jodzahl und Ölsäuregehalt vom übrigen Subkutanfett und wird schwerer als dieses abgebaut.

Cardiospasmus.

(Sehr selten.)

Habituelles Erbrechen, bzw. Hervorwürgen unmittelbar nach und mitten im Trinken. Das Kind versucht dabei, die Nahrung wieder herunter zu schlucken. Stets gelangt trotz allen Würgens und Brechens ein Teil der Nahrung in den Magen.

Ursache: Meist nur kurze Zeit anhaltender Spasmus der Kardia bei neuropathischen Kindern jenseits des Säuglingsalters.

Mittelst Sonde in den Magen eingeführte Milch wird nicht erbrochen.

Einzig wirksame Therapie: Sondenfütterung.

Lit.: Göppert, Therap. Monatsh. 1908. Heft 8.

Chondrodystrophie.

Synonyma: Mikromelia chondromalacica, Achondroplasie, Osteosclerosis congenita, Rachitis micromelica, Rachitis foetalis u. a. m.

Vorzugsweise weibliche Individuen befallende, seltene, antenatale Erkrankung der Knorpel, die zur Störung des Längenwachstums führt, während die Ossifikation selbst normal ist. Dicke, kurze, plumpe Knochen, früher als fötale Rachitis angesehen, was durchaus unrichtig ist. Schwerpunkt der pathologisch-anatomischen Veränderungen liegt in den Epiphysen (mangelhafte Ausbildung und Vorbereitung des Knorpels zur Knochenausbildung) bei unveränderter periostaler Knochenbildung. Gegensätzliches Verhalten findet sich bei der Osteogenesis imperfecta (siehe diese)

Erscheinungen am Skelett: Verkürzung der Extremitäten bei annähernd normaler Rumpflänge und großem Schädel. Diese bizarre Störung der Proportionen ist außerordentlich charakteristisch. „Die kurzen Arme und Beine stecken in einer viel zu weiten, faltigen Haut, gleich einem zu langen Beinkleid und Ärmel" (Pfaundler). (Liliputaner der Schaubuden, Hofnarren früherer Jahrhunderte.)

Die Arme reichen nicht wie normal bis zur Oberschenkelmitte herab, sondern bis zur Leiste, oft nur bis zur Taille.

Ferner: Prominente Tubera frontalia, parietalia, eingesunkene Nasenwurzel (Tribasilarsynostose) verzögerter Fontanellenschluß.

Hände plump, kurzfingrig, die drei mittleren Finger stehen gespreizt, gabelförmig auseinander (main en trident). Genua valga, Knochenkrümmungen.

Weitere somatische Erscheinungen: Große Zunge, kretinoide Gesichtszüge, kurzer Hals (öfters Struma), starke Faltenbildung der Haut, Gelenkhypotonie, watschelnder Gang, Lordose, Meteorismus, oft anderweitige Mißbildungen: Polydaktylie, Herzfehler, Zystenniere u. dgl..

Die Intelligenz ist meist normal.

Eine Therapie gibt es nicht.

Darmspülung.

Benötigt werden eine bleistift- bis kleinfingerdicke Darmsonde, welche durch einen Gummischlauch an einen Irrigator angeschlossen wird. Man schiebt die eingeölte Sonde langsam und vorsichtig, absolut jede Gewalt vermeidend vor. Durch geschicktes Drehen, Vor- und Rückwärtsschieben unter gleichzeitigem Einfließenlassen von Spülflüssigkeit gelingt es, die Sonde oft $^1/_2$ m weit vorzuschieben.

Als Spülwasser dient laues Wasser, physiologische Kochsalzlösung, dünner russischer etc. pp. Tee. Medikamentöse Zusätze (etwa im Sinne einer Desinfektion) sind sehr selten notwendig und in ihrer Wirksamkeit problematisch. Sehr überschätzt werden die adstringierenden Darmspülungen (Tannin, Arg. nitric. u. a. m.). Dieselben koagulieren den Darmschleim über der Mukosa, die selbst nicht nennenswert in innigem Kontakt mit dem Adstringens tritt.

Defäkationsschmerz.

Schmerzen beim Stuhlgang infolge von Rhagaden oder entzündlicher Reizung der Analschleimhaut (Koprostase, Hämorrhoiden). Fast immer handelt es sich um sensible Kinder. Hämorrhoiden habe ich schon bei noch nicht 2jährigen Kindern beobachtet.

Therapie: Man beseitigt die Furcht des Kindes vor den Schmerzen bei der Defäkation mit Anästhesinzäpfchen

Anästhesin 0,2
Butyr. Cacao 0,5

Nach etwa 10 Minuten läßt man das Kind sich auf den Topf setzen. 4—5 Tage darauf verabfolgt man dann Zäpfchen ohne Anästhesien lediglich aus Kakaobutter.

Fissuren, Rhagaden, Kratzeffekte werden mit Schwarzsalbe behandelt.

Arg. nitric. 0,1
Bals. peruv. 1,0
Lanolin ad 10,0

Sehr wirksam ist auch Acid. salicyl.
,, tann. aa 0,5
Ungt. Zinci. 20,0.

Ebenso wichtig ist die Regelung der Diät, um einen weichen, salbigen Stuhlgang zu erzielen. (Siehe Diät älterer Kinder).

Lit.: Göppert, Ther. Monatsh. 1915. Septemberheft.

Diathesen.

(Krankheitsbereitschaften [Pfaundler].)

Dadurch, daß mit dem Studium der Diathesen bereits beim Neugeborenen begonnen wurde (Czerny) erfuhr das Problem eine Erweiterung und Vertiefung.

Für die Pädiatrie kommen im wesentlichen folgende Diathesen bzw. Konstitutionsanomalien in Betracht:

1. Exsudative Diathese (Czerny 1905). White 1782: Diathesis inflammatoria.
2. Status thymico-lymphaticus (Escherich-Paltauf).
3. Neuroarthritismus (Comby). Herpetismus (Lancéreaux), Lithämie der Engländer Oxypathie (Stöltzner)
4. Rachitis.
5. Neuro-Psychopathie.
6. Hypotrophie (Variot-Czerny).
7. Hydropische Konstitution.

1. Exsudative Diathese (s. das betreffende Stichwort), Lymphatismus (Heubner) deckt sich mit exsudativer Diathese.

2. Status thymico-lymphaticus:

Czerny sieht ihn als extreme Form unbehandelter exsudativer Diathese an. Er stützt seine Ansicht dadurch, daß er darauf hinweist, wie sehr der lymphatische pastöse Habitus ernährungstherapeutisch beeinflußbar ist, daß er durch eine Ernährungstheraphie, die völlig mit der der exsudativen Diathese übereinstimmt, sich in der Entwicklung aufhalten und beseitigen läßt. Beim Status lymphaticus drängt sich die Annahme einer Störung im Fettstoffwechsel besonders auf, wir finden ihn z. B. nie beim Mehlnährschaden.

In seltenen Fällen können, auch wenn noch keine deutlichen Symptome der exsudativen Diathese bestehen, von einem aufmerksamen Beobachter die Initialerscheinungen eines Status lymphaticus festgestellt werden. Es beginnen nämlich die lymphoiden Organe allmählich an Größe zuzunehmen, insonderheit Thymus, Tonsillen, Milz. Tritt daher bei einem gut gedeihenden

Brustkind eine Vergrößerung der Milz auf, deren Ursache unklar erscheint, dann denke man an die erste Manifestation eine Status lymphaticus und fahnde nach weiteren Symptomen.

Für die Selbständigkeit des Status lymphaticus würde sprechen, daß man die außerordentlich charakteristischen Hyperplasien der Zungenbälge durch Mästung nicht hervorrufen kann. Auch die Dilatation des Herzens, die Neubildung von Lymphknötchen in der Leber, Schilddrüse usw. sprechen gegen eine Einordnung in die exsudative Diathese, desgleichen die nicht selten anzutreffenden infantilistischen Merkmale.

Neuroarthritismus: (Referiert nach v. Pfaundler.)

Hereditäre Konstitutionsanomalie, vorzugsweise die Kinder begüterter Kreise befallend und im Schulalter sich offenbarend.

Torpider Habitus: Schlaffe Muskulatur, bleiche, gedunsen erscheinende Haut, Lymphdrüsenschwellungen, Adenoide, rezidivierende Katarrhe.

Gemütsart: Phlegmatisch, unlustig.

Erethischer Habitus: Zarte Haut, glänzende Augen, labile Temperatur, jäher Farbenwechsel, flüchtige Erytheme. Magere, grazile, altkluge, unruhige, reizbare, zerstreute, unbeständige, häufig einseitig talentierte Kinder.

Plethorisch-obeser Habitus. Übernormales Fettpolster, Neigung zu Schweißen. Im Säuglingsalter mangelhaftes Gedeihen, Ekzeme, Meteorismus.

Alle drei Kategorien finden sich oft kombiniert vor. Weitere Störungen: Tachykardie, Ohnmacht, Palpitationen, coeur forcé (dilatative Herzschwäche), Heuschnupfen, Idiosynkrasien, Obstipation, Kolik, Enteritis muco-membranacea, Migräne, zyklisches Erbrechen, Phosphaturie, orthotische Albuminurie, Pollakiurie, Enuresis, Balanitis, Pavor nocturnus, Maladie des Tics, Rheuma, Gelenkschmerzen.

Natürlich finden sich alle diese Symptome (die nur auszugsweise aufgeführt worden sind) nicht vereint vor.

Wie schon der Name Neuro-Arthritismus besagt, nimmt Comby Beziehungen zur Harnsäure an, die von anderen französischen Pädiatern aber wieder bestritten werden.

Das Ganze ist jedoch ein semiologisches Chaos; eine Kombination von exsudativer Diathese älterer Kinder und neuropsychopathischer Diathese und daher (im Anschluß an Czerny) nicht als selbständige Diathese zu betrachten.

Das gleiche gilt von der Lithämie der Engländer, die im Prinzip mit dem Neuro-Arthritismus übereinstimmt.

Stöltzner will durch Schaffung des Wortes Oxypathie die irreführenden Bezeichnungen Arthritismus, Herpetismus, Lithämie umgehen, das Syndrom des Arthritismus dagegen im Prinzip klinisch beibehalten wissen. Das Wesen der Oxypathie sieht er in der Insuffizienz der Elimination saurer Stoffwechselprodukte, dergestalt, daß der normale Alkalibestand des Körpers angegriffen wird.

Die Theorie Päßlers, welche als Ursache der Diathesen eine chronische Infektion vom Typ der Tonsillitis chronica (dazu chronische Nasennebenhöhleninfektion, Caries dentium, Alveolarpyorrhoe) annimmt, wird von den Pädiatern abgelehnt.

4. Rachitis,

5. Neuro-psychopathische Veranlagung (s. die betreffenden Stichworte.

6. Hypotrophie, Gigantismus und hydropische Konstitution sind noch wenig erforschte Konstitutionsanomalien und haben vorwiegend spezialärztliches Interesse.

Lit.: Czerny-Keller, Des Kindes Ernährung. Bd. 2. S. 351. — Klotz, Bedeutung der Konstitution für die Ernährung. Würzb. Abhandl. Bd. 11. Heft 9. — Päßler, Sind die sog. Diathesen Konstitutionsanomalien? Münch. med. Wochenschr. 1913. S. 2604. — Pfaundler, in His, Pfaundler und Bloch, Über Wesen und Behandlung der Diathesen. Wiesbaden 1910. — Pfaundler in Feer, Lehrb. d. Kinderheilk. Jena 1911. S. 176ff. — Salge, Einführung in die moderne Kinderheilkunde. 2. Aufl. 1910. — Stöltzner, Oxypathie. Berlin 1911.

Diathese, exsudative.

Durch vielgestaltige Exsudationen der Haut und Schleimhäute gekennzeichnete Konstitutionsanomalie des Säuglings- und Kindesalters, welche enge Beziehungen zur Ernährung hat.

Symptome von seiten der Haut:

Gneis, oft das früheste Symptom. Kleine, schmutzige Schüppchen auf der behaarten Kopfhaut, welche sich schwer entfernen lassen und ein echtes Exsudat (Seborrhoe der Kopfhaut) keinen Schmutz darstellen.

Milchschorf (s. diesen) und konstitutionelles Ekzem (s. dieses).

Lingua geographica (s. diese).

Intertrigo, ad nates, hinter den Ohren (sehr zu beachten!), in den Falten am Hals, in den Gelenkbeugen. Auch durch minutiöse Pflege nicht zu verhüten!

Prurigo wird richtiger wohl als Lichen urticatus bezeichnet. Bei mageren Kindern zerstreute derbe juckende Knötchen, bei fetten Kindern mehr quaddelartig. Eier lösen bei gewissen disponierten Kindern fast gesetzmäßig Strofulus aus. Strofulus ist nach Abschluß des Säuglingsalters eine Seltenheit, nur bei Überernährung mit Milch und Eiern findet er sich bis weit ins schulpflichtige Alter. Lichen urticatus tritt im zweiten Lebenshalbjahr auf, daher fälschlich oft mit der Dentition zusammengebracht (Zahnpocken).

Je älter der Säugling wird, um so mehr häufen sich die Manifestationen: rezidivierende Rhinitiden, Otorrhoe, Pharyngitiden, Anginen, Bronchitiden, Lidrandekzem, Phlyktänen, Asthma.

Bronchitiden: Die Säuglinge husten periodisch stark, sind „verschleimt". Nicht so häufig äußert sich die diffuse Bronchitis exsudativ und neuropathisch veranlagter fetter Säuglinge als asthmatische Bronchitis.

Das Volk bezeichnet solche Kinder, welche sich alle Augenblicke erkälten, alle paar Monate eine Angina, Adenoiditis, Pharyngitis, Rhinitis etc. durchmachen, als „anfällig".

Ferner Hyperplasien des lymphoiden Gewebes: Tonsillenhypertrophie, vergrößerte Rachenmandel, im ersten Jahre latent, dann durch verkehrte Ernährung manifest, beim Säugling palpable Milz.

Sehr labile Temperatur. Neigung zu pseudodysenterischen Stuhlentleerungen (auch im Säuglingsalter).

Häufige Koinzidenz mit Neuro-Psychopathie (s. diese).

Es gibt zwei Kategorien exsudativ veranlagter Säuglinge und Kinder: Einen mageren und einen fetten Typ.

Die Kinder der ersten Gruppe kommen meist schon untergewichtig zur Welt und nehmen bei ausschließlicher (und ausreichender) Brusternährung schlecht zu.

Umgekehrt zeigen die Säuglinge der zweiten Gruppe bei normaler, ja beschränkter Nahrungszufuhr an der Brust einen abnorm starken Fettansatz. Aber der Pannikulus ist schlaff, der Turgor schlecht, die Farbe des Kindes blaß. Diese Brustkinder sehen aus, als hätten sie einen Milchnährschaden, und doch kann die Nahrungsmenge eine völlig normale, ja subnormale sein.

Alle diese vielgestaltigen Symptome gehören, wie Czerny betont, einem klinisch zusammengehörigen Krankheitsbild an, entstehen auf dem Boden einer ganz bestimmten abnormen Konstitution, die sich namentlich mütterlicherseits vererbt. Das Wesen derselben ist unbekannt. Die pathologische

Empfindlichkeit gegenüber dem Fett der Nahrung (auch in der Frauenmilch) läßt an eine Störung im Fettstoffwechsel denken.

Beziehungen zur Ernährung: Mästung verschlimmert nach Czerny die Diathese.

In der Tat nehmen, je fetter die Kinder werden, gewisse Manifestationen wie Milchschorf, Intertrigo, Blässe, Neigung zur Infektion an Intensität zu. Es ist also bei Säuglingen, die rapide im Körpergewicht ansteigen und exsudative Erscheinungen aufweisen, die Nahrungszufuhr tunlichst einzuschränken und auf eine weniger steile Zunahme hinzuarbeiten. 4 Mahlzeiten an der Brust, vom 4. Monat ab eine künstliche Mittagsmahlzeit (Grießbrühe). Der Übergang zu gemischter Kost soll früher als normal einsetzen. Fleisch darf bereits nach Ablauf des ersten Jahres gegeben werden. Gemüse und Früchte sind ganz besonders zu bevorzugen.

Kann man eine solche rationelle Ernährung nicht durchsetzen (nicht belehrbare Eltern) oder wird die abnorme Veranlagung überhaupt nicht erkannt, dann resultiert nach Czerny das Bild des sog. Status lymphaticus, die extremste Form unbehandelter exsudativer Diathese. Initialerscheinungen: abnormer Fettansatz, pastöser, pseudoödematöser Habitus, Vergrößerung lymphoider Organe. Therapie: Nahrungsbeschränkung, Allaitement mixte.

Für einen angeborenen Status thymo-lymphaticus tritt Schridde ein. Er fand bei mehreren Totgeburten auffallend stark entwickeltes Fettgewebe, übergroße Thymus, vergrößerte Follikel in Darm und Milz. Da die Mutter des einen Totgeborenen ebenfalls einen Status thymo-lymphaticus aufwies, scheint die Vererblichkeit dieser abnormen Konstitution erwiesen.

Charakteristisch für die Gruppe magerer, exsudativ veranlagter Säuglinge ist die außerordentlich geringe Gewichtszunahme (ausreichende Nahrungsmengen selbstverständlich vorausgesetzt). Wochen-, ja monatelang gravitiert das Körpergewicht um denselben Punkt, der oft nicht weit vom Geburtsgewicht entfernt liegt. Bei den extremen Fällen dieser Art sind meist gehäufte parenterale Infektionen mit im Spiel. Dieser Zustand ist den Eltern, aber auch den Ärzten unerklärlich. Er führt in der Regel zu fortwährendem Ammenwechsel, zum Abstillen, oder bei künstlicher Ernährung zu unablässigem Probieren.

Auf exsudative Symptome fahnden! Dann verliert der Zustand das Beängstigende, wenn er auch letzten Endes nicht dadurch geklärt wird.

Unbedingt bei der Brust bleiben! Solange, wie möglich! Mindestens 3 Monate. Dann Allaitement mixte mit fettarmer künstlicher Nahrung und Kohlehydratzugabe. (Grießbrühe, Karottensuppe[1])).

Buttermilchsuppe, Malzsuppe erzielen im Allaitement mixte oft imponierende Zunahmen, sollten aber immer nur wenige Wochen beibehalten werden. Eine kohlehydratreiche künstliche Nahrung hat um so größere Gefahren, je jünger die Säuglinge sind. Man trachte danach, die Kinder auf Normalgewicht zu bringen, jedoch nicht darüber hinaus!

Die Immunität künstlich genährter Säuglinge ist gering. Sie aquirieren leicht Infektionen und erliegen ihnen.

Bei der künstlichen Ernährung derartiger Kinder kommt man allerdings ohne frühzeitige Zugabe von Kohlehydraten nicht aus. Je tiefer die Assimilationsschwelle für das Kuhmilchfett ist, je früher Kohlehydrate sich vernotwendigen, um so ungünstiger die Aussichten auf Erfolg.

Das Abstillen exsudativ veranlagter Kinder wird erfahrungsgemäß oft durch subakute Toxikosen gestört, welche vielfach mit blutig-eitrigen Durchfällen einhergehen. Ist die Rückkehr zur Brust nicht möglich, dann verfahre man — unter Einschaltung von Hungerdiät — nach den unter dem Kennwort alimentäre Toxikose angegebenen Regeln.

---

[1]) Bereitung siehe Seite 419.

Neuerdings mehren sich die Stimmen, welche darauf hinweisen, daß manifeste exsudative Erscheinungen bei Brustkindern des mageren Typus schnell abheilen, sobald man Körperansatz durch Steigerung der Nahrungsmenge oder Allaitement mixte erzielt. Es dürfte also gerechtfertigt sein, in solchen Fällen einen Versuch zu machen, das Körpergewicht auf die Norm zu bringen, ohne deswegen in das Extrem der Mästung zu verfallen.

Schutz vor Infektionen besonders wichtig: Keuchhusten, Masern, selbst Kuhpockenimpfung aktivieren oft die latente Diathese.

Bei Strophulus: Direkt auf der Haut kein Trikot, keine Wolle tragen lassen! (Nur Leinen).

Gegen den Juckreiz: Falls Puder nicht nützen: Waschungen mit Essigwasser (1 Löffel Küchenessig auf einen Liter Wasser) oder Essigspiritus

Acetum	10,0
Spir. ad	100,0
Ol. menth. pip. gutt.	1.

Ferner Kokainol (10% Anästhesinsalbe), Bromokollsalbe, beide gebrauchsfertig in Tuben.

Auch Bedecken der Strophulusefforeszenzen mit Ichthyolammon, auf welches man Watteflöckchen drückt, die dann festhaften, ist empfehlenswert. Bei refraktären Fällen erweist sich Anthrarobin gelegentlich recht nützlich (s. konstitutionelles Ekzem).

Die Ernährung im zweiten Lebensjahr erfolgt ebenfalls nach dem schon erörterten Prinzip, Überernährung zu vermeiden. Die Milch ist auf ein tunlichst geringes Quantum einzuschränken und gemischte Kost (4 Mahlzeiten) durchzuführen. Lebertrankuren haben nur dann Zweck, wenn die verabfolgte Menge ca. 30 g pro Tag nicht überschreitet. Sie wirken auch nur bei jenen Kindern, welche bisher mit einer kohlehydrat- oder eiweißreichen aber fettarmen Kost ernährt worden waren.

Als Getränk sind Buttermilch, Kefir, Sauermilch zu empfehlen. Grobes, stark zellulosehaltiges Gemüse vermeide man.

Hartnäckige Bronchitiden, Nasopharyngitiden, heilen oft durch Milieuwechsel, wenn dieser in eine rauch- und staubfreie, wenig Infektionsquellen bietende Gegend erfolgt. Auf die so oft gleichzeitig vorhandenen neuropathischen Erscheinungen wirkt die veränderte Umgebung ebenfalls immer günstig. Ob Nordsee, Ostsee, Soolbad, Mittel-, Hochgebirge, ist, was die exsudativen Symptome anbelangt, im Prinzip ganz gleichgültig. (Siehe ferner Neuropathie.)

Neuerdings werden für solche rezidivierenden oder chronisch gewordenen Affektionen der oberen Luftwege Trinkkuren mit schwefelhaltigen Brunnen empfohlen. Man gibt morgens nüchtern im Bett 1 Weinglas (150 g) kaltes Weilbacher Schwefelquellenwasser, nach dem Ankleiden ein zweites. Nach ½ Stunde wird dann gefrühstückt. Kinder diesseits des Schulalters nehmen die halbe Dosis.

Zu erwägen ist die Tonsillotomie bei Schluckbeschwerden, kloßiger Sprache und rezidivierenden Anginen; die Adenoidotomie bei dauernder Mundatmung, Schnarchen, Schwerhörigkeit, rezidivierenden Adenoiditiden. Mit beiden Operationen wird sehr viel Mißbrauch getrieben. Nur bei den oben erwähnten strengen Indikationen sind sie von nöten. Stets aber in Verbindung mit der notwendigen Diätregelung.

Diätbeispiele. I. Für einen achtmonatigen adipösen Säugling:

Morgens: Zwieback in 150 g Milch aufgebrüht; mit dem Löffel zu geben.

Vormittags: 200 g ½ Milch-Mehlsuppe. Obst (Bananen, geschabt, oder geschmorte Äpfel, zerdrückte Apfelsinen).

Mittags: Suppe mit Einlage. Gemüse.

Nachmittags: 200 g ½ Milch-Mehlsuppe.

Abends: 100 g Milch in Form von Milchreis, Grießbrei.

II. Für ein exsudativ veranlagtes Kind im zweiten Lebensjahr:

Morgens: 100 g Milch + 100—150 g Malzkaffee. Dazu 1 Semmel oder 3 Zwiebäcke, keine bzw. sehr wenig Butter; dagegen ist Marmelade gestattet.

Vormittags: Vegetarisch (Obst). Als Getränk Buttermilch, Tee, Limonade.

Mittags: Suppe mit Einlage. Kartoffelbrei mit 1—2 Kinderlöffeln Fleisch. Zartes[1]) grünes Gemüse. Die Suppe kann auch durchpassierte Erbsen, Linsen u. dgl. enthalten.

Nachmittags: Wie 1.

Abends: Belegtes Butterbrot (wenig Butter! Nicht zu fette Käsearten sind gestattet). Eier sind im allgemeinen entbehrlich, doch ist gelegentlich (1—2 mal wöchentlich) ein weiches Ei erlaubt. Zu vermeiden sind voluminöse Milch-Mehlspeisen. Ein Apfel, eine Birne zum Abendbrot können gerne gestattet werden.

Lit.: Czerny, Beitrag zur Lebertrantherapie. Therap. d. Gegenw. 1912. Heft 2. — Czerny, Exsudative Diathese, Skrofulose und Tuberkulose. Verhandl. d. Naturforschervers. zu Salzburg 1909. — Freund, Die moderne Wandlung des Skrofulosebegriffs. Fortschr. d. Med. 1910. Nr. 23. — Langstein, Zur Kenntnis eosinophiler Darmkrisen usw. Münch. med. Wochenschr. 1911. Nr. 12. — Sittler, Die exsudativ-lymphatische Diathese. Kabitzsch. Würzburg 1912. — v. Strümpell, Über das Asthma bronch. und sonstige Beziehungen zur sog. exsudativen Diathese. Med. Klinik 1910. Nr. 23. — Vogt, in Mohr und Staehelin, Handb. d. inn. Med. Bd. 4. S. 733ff.

Dysenterie und Pseudodysenterie.

Echte Dysenterie (Bac. Kruse - Shiga) ist bei Kindern hierzulande eine Seltenheit, von Amoeben-Ruhr ganz zu schweigen. Meist handelt es sich um Pseudodysenterie (Typ Flexner und Y.). Da ferner akute, alimentäre oder parenterale Ernährungsstörungen bei konstitutionell abnormen Kindern ein der echten Ruhr täuschend ähnliches Krankheitsbild bedingen, so ist die bakteriologische Diagnose unumgänglich nötig, es sei denn, daß eine herrschende Ruhrepidemie uns der bakteriologischen Untersuchung enthebt. Auf blutig-eitrige Stühle, Tenesmen, hohes Fieber u. dgl. hin die Diagnose Ruhr zu stellen, wäre falsch. Ich erinnere hier nur an die gastrointestinale Form der Grippe.

Bei Säuglingen verläuft die Ruhr oft wie eine akute Toxikose. Es treten sehr schnell Blässe und Verfall auf. Das Abdomen ist meist eingesunken, das kontrahierte Kolon zu palpieren und an umschriebenen Stellen druckschmerzhaft.

Auch bei älteren Kindern kann es oft zu sehr stürmischen Erscheinungen kommen mit hohem Fieber, Erbrechen, initialen Krämpfen. Diese alarmierenden Symptome pflegen dann aber bald abzuklingen. Umgekehrt sieht man einen anfänglich wenig imponierenden Krankheitsbeginn: Mattigkeit, schleimig-blutigtingierte Stühle, leichtes Fieber, plötzlich in einen schweren intoxikationsähnlichen Zustand übergehen, der aber auf sachgemäße Behandlung bald anspricht.

Im übrigen ist die Infektion um so schwerer, je jünger die erkrankten Kinder sind.

Während die Pseudodysenterie mit Vorliebe schwächliche, in ihrer Widerstandskraft geschädigte Kinder befällt, zeigen die Ruhrbazillen dies Verhalten nicht.

Meist Heilung in 1—4 Wochen: Rekonvaleszenz oft durch Nachschübe gestört. Sterblichkeit 5—30% je nach Art der Epidemie, der Konstitiuton, nach Alter und dem Zustand des Kindes. Übergang in Chronizität ist beobachtet tet worden.

[1]) Wegen der Empfindlichkeit der Darmschleimhaut gegen grobes, stark holziges Gemüse.

Komplikationen: Stomatitis aphthosa, ulcerosa, Noma, Parotitis, Ikterus, Leberabszeß, Peritonitis, Prolapsus ani, recti, Pyelitis.

Nachkrankheiten: Strikturen, Anämie, Paresen und Neuritiden der unteren Extremitäten.

Die Ernährungstherapie wird bei Säuglingen ähnlich der bei den akuten Ernährungsstörungen geschilderten zu handhaben sein. Wenn möglich Frauenmilch — die Langstein übrigens auch für ältere Kinder empfiehlt — oder Molke (siehe alimentäre Toxikose). Man verfahre bei älteren Kindern folgendermaßen: Die ersten 1—2 Tage Schleimdiät, evtl. abwechselnd mit Tee, dann 800—1000 Molke-Haferschleim (im Verhältnis 3: 2), der Schleim soll ziemlich dick sein), dazu einmal eine Kartoffelsuppe mit etwas Fleischextraktzusatz.

Auch frischer Fleischsaft oder Fruchtsaft (kein Zuckerzusatz!) sind empfehlenswert.

Zweckmäßig setzt man einige Teelöffel Plasmon oder Nutrose zu, kann auch feinst gewiegtes oder geschabtes rohes Fleisch, Quarkkäse teelöffelweise geben.

Als gut verträglich empfiehlt Göppert einen Teelöffel brauner, in Kartoffelbrei verrührter Butter.

Czerny rät, Nahrungsmittel von hohem Fett- und Zellulosegehalt möglichst zu vermeiden, um jeden alimentären Reiz auszuschalten. Der Milchgenuß ist bei älteren Kindern zu dosieren und nicht ad libitum zu gestatten. Bei Säuglingen leistet in den akuten Stadien die schon oft erwähnte Molketherapie (s. alimentäre Toxikose) gute Dienste.

Ferner: Warme Leibwickel oder Kataplasmen. Kochsalzeinläufe, Dauerinstillation (s. Intoxikation).

Will man Adstringentien geben, so wähle man an Stelle von Wismut eins der neueren Tanninpräparate: Tannalbin, Tannigen, Tanokol. Ochsenius rühmt Uzaron bei Kindern über 9 Monate. Er gibt es mit Tinct. cinnamomi āā 3mal täglich 12—20 Tropfen in Saccharinwasser. Das alte Uzarapräparat ist wenig zuverlässig.

Gegen Tenesmen, besonders bei älteren Kindern: Stärkemehlklistiere mit einigen Tropfen Opiumtinktur, mehrmals täglich. Ferner Opiumsuppositorien: Extr. opii 0,005 bei 2jährigen Kindern, 0,01 bei 3—4jährigen, 0,02 bei 5—6jährigen Kindern. But.-Caco a q. s. oder Atropin 0,5 mg subkutan. Ferner Eumydrin 0,5—1,5 mg per os (vom 4. Jahr ab). Oder warme Einläufe mit Tierblutkohle (1 Eßlöffel auf 1 Liter Salzwasser).

Darmspülungen mit Zusatz von Antisepticis: 0,1 % Arg. nitric. oder 1% Natr. salicyl., werden vielfach empfohlen. Hinterher läßt man noch eine Spülung mit physiologischer Kochsalzlösung folgen.

Notwendig ist ferner Isolierung bis die Stuhlproben bakteriologisch normal befunden werden.

Lit.: Finkelstein, Lehrb. d. Säuglingskrankh. 2. Hälfte. S. 429. — Langer in Pfaundler-Schloßmann, Handb. d. Kinderheilk. 2. Aufl. Bd. 2. S. 349ff. — Weihe. Monatsschr. f. Kinderh. 1916. 118.

Pseudodysenterie: Neuerdings mehren sich Beobachtungen, die darauf hinweisen, daß ruhrartige Erkrankungen im Säuglingsalter tatsächlich häufiger vorzukommen scheinen, und daß z. B. die so häufigen blutig-eitrigen Durchfälle im frühen Säuglings- und Kindesalter, die sog. Enteritis follicularis, öfters, besonders in der wärmeren Jahreszeit, durch Pseudodysenteriebazillen — giftarme Ruhrbazillen vom Y- oder Flexner-Typhus — verursacht zu sein scheint.

Es wurden sowohl sporadische Fälle von bazillärer Enteritis follicularis als auch epidemische beobachtet.

Die klinischen Erscheinungen sind die schon mehrfach geschilderten.

Fieber besteht meistens, kann aber auch fehlen. Fieberkurve ganz uncharakteristisch, auch bezüglich der Prognose nicht zu verwerten. Fieberdauer 2—4 Tage im Durchschnitt. Nahrungsentziehung und Teediät ohne antipyretische Wirkung.

Charakteristisch ist oft die innige Vermengung von Blut und Schleim zu himbeergeleeartigen Massen. Vielfach dagegen auch nur Blutspuren, nicht selten gar kein Blut. Intensität der Blutbeimengung ebenfalls ohne prognostische Bedeutung.

Differentialdiagnose der Blutbeimengungen: Darmpolypen, Invagination, Afterrhagaden (Obstipation).

Das entzündlich verdickte Kolon läßt sich oft als wurstförmiger Strang oder elastischer Schlauch palpieren.

Bei epidemischen Erkrankungen, besonders in schweren Fällen wurde Leukozytose öfters gefunden. Die Inkubation wird zu 5—6 Tagen angenommen. Auch wiederholte Rezidive von 2—6 Tagen wurden beobachtet. Es erscheint daher zweckmäßig, die Isolation der Kinder erst aufzuheben, wenn bei dreimaliger Untersuchung keine Bazillen mehr im Stuhl nachgewiesen werden können. Es kommt leicht zu chronischer Bazillenausscheidung. Säuglinge werden leichter infiziert als ältere Kinder.

Die erste negative bakteriologische Untersuchung kann in seltenen Fällen trügerisch sein und spricht nicht gegen die Diagnose Ruhr. Die Stühle müssen wegen des schnellen Absterbens der Pseudodysenteriebazillen so bald wie möglich bakteriologisch geprüft werden.

Agglutinationswerte von 1 : 80 und darunter sind wertlos, da sie schon bei normalen Kontrollseren auftreten.

Die anatomischen Veränderungen sind oft minimal, weisen keine dysenterischen Zeichen auf und entsprechen dem Bild der Enteritis follicularis.

Selbst bei tödlicher Pseudodysenterieinfektion kann ein leichtes anatomisches Substrat ohne Ulzeration gefunden werden.

Die Mortalität wechselt sehr, ja nach der Konstitution und dem Ernährungszustand der Kinder. So sind Epidemien ohne Mortalität beobachtet worden.

Die Ernährungstherapie bei Säuglingen ist die der akuten Toxikose. Leichtere Fälle heilen bei älteren Kindern unter einfacher Schonungsdiät ab, schwerere Fälle erfordern symptomatisches Vorgehen (s. Durchfälle älterer Kinder), da die spezifische Infektion sich nicht ernährungstherapeutisch beeinflussen läßt. Es kommt hier einzig darauf an, nicht zu schaden. Die Eiweißmilch scheint ohne besonderen Nutzen zu sein. Wegen der Kontagiosität scheint bei sichergestellter Diagnose Isolierung notwendig.

Lit.: Bernheim-Karrer, Verhandl. d. deutsch. Gesellsch. f. Kinderheilk. Wiesbaden 1914. S. 240. — Keuper, Über eine Ruhrendemie bei kleinen Kindern. Münch. med. Wochenschr. 1914. Nr. 9.

Enteritis muco-membranacea (Colitis membranacea).

Czerny unterscheidet zwei Formen. Akute Form: vereint mit den Fäzes werden röhrenförmige Schleimgebilde unter Leibweh, Tenesmen, Gasabgang ausgestoßen. Oft fehlt die Kotsubstanz auch gänzlich. Dann werden nur Schleimballen, Fetzen, Membranen etc. abgesetzt. In seltenen Fällen Koinzidenz mit epileptiformen Anfällen, die nach Korrektur der Ernährung nicht wieder auftreten.

Chronische intermittierende Form: Die harten, oft geballten Fäzes sind von einem Schleimmantel umhüllt. Beschwerden werden bei dieser Form oft vermißt.

Beiden gemeinsam ist, daß sie nur bei neuro-psychopathischen Kindern beobachtet werden. Häufig findet man Koinzidenz mit flüchtigen Erythemen, Urtikaria, Parästhesien u. dgl.

Ätiologisch bedeutsam scheint in allen Fällen Eiweißüberernährung (Fleisch, Eier u. dgl.) zu sein. Da die Kohlehydrate im Speisezettel dieser Kinder sehr kärglich bemessen sind, ist in der Regel Obstipation vorhanden.

Therapie: Korrektur der einseitigen Ernährung. Milch für einige Zeit ganz fortlassen, Eier desgleichen. Reichlich Kohlehydrate, Obst, Gemüse. Medikamente sind gänzlich entbehrlich. Im akuten Anfall sind allenfalls ein paar Tropfen Opium oder besser Pantopon erlaubt. Pantopon (solub. 2%) 2 Tropfen pro Jahr mehrmals täglich.

Lit.: Czerny-Keller, Des Kindes Ernährung. Bd. 2. S. 418.

Ernährungsstörungen bei Brustkindern.

Manifestieren sich meist als sog. dyspeptische Störungen. Meteorismus, auffallende Flatulenz, vermehrte Entleerungen von vorwiegend grüner Farbe, schleim-, selten auch bluthaltig. Ferner blasse Farbe, Unruhe, schlechter Schlaf, Soor. Meist nimmt das Körpergewicht, wenn auch sprunghaft zu. Nur selten kommt es — besonders in den ersten Lebenswochen — zu fieberhaften Zuständen, oder gar zur vollausgebildeten Toxikose. Letzteres ist z. B. der Fall bei sehr schweren parenteralen Infektionen.

Ätiologie. 3 Faktoren: Der häufigste Überfütterung, dann konstitutionelle Anomalien und endlich Infektionen.

Therapie: Hat man die Diagnose Überernährung gestellt, so ist die Therapie ohne weiteres gegeben. Nur bei sehr schweren Formen des Milchnährschadens wird man die Nahrung für etwa 12 Stunden aussetzen und die Milch abdrücken lassen, um Stauung zu vermeiden. Das Flüssigkeitsbedürfnis ist durch Tee und Saccharin zu befriedigen. Dann Wiederaufnahme der Ernährung mit 2—3 knapp bemessenen Mahlzeiten.

In leichten Fällen genügt die einfache Beschränkung der Trinkdauer. Bekämpfung der Unruhe durch Narkotika.

Bei der parenteralen Infektion ist ein Eingreifen in die Ernährungssphäre zwecklos. Höchstens könnte man bei andauernden profusen Durchfällen 1—2 Mahlzeiten zuckerfreie Buttermilch mit 3—4% Mondamin (welche stopfend wirken) verfüttern. Auch 3—5% Plasmonwasser wird empfohlen.

Ob Wärmestauung beim Brustkind Toxikosen auslösen kann, ist noch strittig. Wahrscheinlich bedarf es dazu einer besonderen Disposition.

Starke Unruhe bei Brustkindern kann auf reflektorischer Zurückhaltung von Darmgasen infolge von Afterrhagaden beruhen. In solchen Fällen ist der Sphinkter ani krampfhaft kontrahiert. Man führt ein dünnes Darmrohr ein und ätzt zugleich die Risse in der Analschleimhaut durch Betupfen mit dem Lapis.

Siehe ferner Neuropathie des Säuglings, Pylorospasmus, Kuhmilchidiosynkrasie, exsudative Diathese, Rachitis.

Lit.: Siehe die sub. Milchnährschäden zitierten Lehrbücher von Czerny-Keller, Finkelstein, Salge, Heubner, ferner Neumann, Über die Behandlung der Kinderkrankheiten. 6. Aufl. Berlin 1913. — Keller-Birk, Kinderpflege-Lehrbuch. Berlin 1911. — Langstein-Meyer, Säuglingsernährung und Säuglingsstoffwechsel. Wiesbaden 1910. — Thiemich, Über schlecht gedeih. Brustkinder. Fortschr. d. Med. 1909. Nr. 30/31.

Ernährungsstörungen bei Kindern im Alter von 2—3 Jahren.

Die akuten Formen unterscheiden sich von denen des ersten Lebensjahres durch die weniger stürmischen, lebensbedrohlichen Erscheinungen und den in der Regel günstigen Ausgang.

Die chronischen Formen werden unter Anämie, Milchnährschaden nach dem 1. Lebensjahr, intestinaler Infantilismus besprochen.

Die Systematik bedarf einer Neubearbeitung. Es bestehen Berührungspunkte mit den gastrointestinalen Erscheinungen der Erwachsenen aber auch weitgehende Unterschiede.

Die **Ätiologie** ist außerordentlich mannigfach.

1. Infektiös: Cholera, Typhus, Paratyphus, Dysenterie, Tuberkulose, Ikterus catarrh. (s. die entsprechenden Kapitel).

2. Parenteral: Sehr häufig wird der Infekt zu spät oder gar nicht erkannt. So hört man häufig von Eltern, daß ihre Kinder alle paar Monate einen „verdorbenen Magen" haben. In Wirklichkeit liegt dem ganzen Komplex aber eine Adenoiditis zugrunde.

Im allgemeinen sind parenterale Störungen in diesem Alter schon weit weniger häufig als im 1. Jahr. Sehr häufig sind Durchfälle bei Masern, bei grippalen Infektionen. Letztere nehmen mitunter bei exsudativ veranlagten Kindern eindrucksvolle Formen an (Kolitis, Pseudodysenterie) und verlangen eine besonders peinliche Diät.

Das tägliche Brot des Arztes sind dagegen

3. die alimentär bedingten Durchfälle (qualitativ oder quantitativ ungeeignete Nahrung).

Eine abnorme, zu Durchfällen führende Eiweißfäulnis kommt selten vor; gelegentlich findet man hartnäckige Durchfälle bei Kindern, welche mit Eiern überernährt werden. Öfters dagegen, wenn zu einer sehr eiweißreichen Kost sich eine ebenso fettreiche addiert. Beide Nährstoffe bewirken starke Darmsekretion und -Fäulnis. Die klinischen Erscheinungen können bei dieser Kombination sehr ernste sein. Am häufigsten sind jedoch die Ernährungsstörungen durch abnorme Kohlehydratgärung.

Die klinischen Erscheinungen hängen weniger von der alimentären Noxe ab, als von der Individualität des erkrankten Kindes. Neuropathische oder exsudativ veranlagte Kinder reagieren besonders extrem.

Mitunter bestehen nur Magensymptome; dann ist mit Fieber, Erbrechen, Appetitlosigkeit die Störung erledigt.

Weit öfters stehen jedoch die intestinalen Symptome im Vordergrund. Die Qualität der Stühle ist wenig charakteristisch. Abnorme Schleimmassen, Blutbeimengungen, ja auch Eiter kennzeichnen die exsudativ veranlagten Kinder. (Dickdarmkatarrh, Pseudodysenterie bei Grippe, echte Pseudodysenterie).

Eiter und Blut sprechen durchaus nicht unterschiedslos für geschwürige, entzündliche Prozesse. Allerdings finden die Bakterien sekundär gute Existenzbedingungen.

Die Bezeichnung Magen-Darmkatarrh trifft häufig nicht zu, da es sich oft um funktionelle Störungen handelt. Das gilt besonders für die Durchfälle (und das Erbrechen) bei neuro-psychopathisch belasteten Kindern. Diese sensiblen Kinder reagieren unter dem Einfluß der Psyche bereits auf ganz unerklärlich geringe Reize der Nahrung mit Verdauungsstörungen.

Vielfach treten solche Störungen akut ein nach Festen, Familienfeiern und dergleichen unter dem Einfluß eines Plus an Fett (Schlagsahne) oder Kohlehydraten (Süßigkeiten, Obst u. dgl.). Daß durch Genuß schlecht gekauten, unreifen Obstes Durchfälle und Erbrechen entstehen können, ist selbstverständlich. Ob Abkühlung und Überhitzung Durchfälle bewirken, erscheint zweifelhaft. Wohl immer ist eine besondere Disposition Vorbedingung.

Die Colitis muco-membranacea (s. d.) findet sich ausschließlich bei neuro-psychopathisch-veranlagten Kindern.

Besonders leicht treten alimentäre Störungen auf, beim Übergang zur gemischten Kost oder bei Kindern mit Neuropathie und Rachitis.

Die Diagnose wird oft kaum über die allgemeine Bezeichnung Verdauungsstörung herauskommen. In der Praxis sind Diagnosen, wie Magen-Darmkatarrh, gastrisches Fieber, Indigestion, Gärungsdyspepsie usw. beliebt. Selbstverständlich ist zunächst auf enterale und parenterale Ätiologie zu fahnden, und dann erst die alimentäre Natur der Störung näher zu ergründen.

Die Lokalisation im Magen und Darm ist individuell. Manche konstitutionell abnormen Kinder haben nur eine partielle segmentäre Empfindlichkeit des Verdauungstraktus. Die aus der Fettspaltung resultierenden Säuren scheinen jedoch leichter und intensiver zu Störungen zu führen, als die Kohlehydratgärungssäuren.

Therapie: Stehen Symptome seitens des Magens im Vordergrund: Magenspülung, kalter Tee mit Saccharin, Schleimsuppen und leichte, fettfreie Brühsuppen.

Gewöhnlich treten aber die Erscheinungen von seiten des Magens zurück vor denjenigen des Darmkanals. Die Schleim- bzw. Mehlsuppendiät galt — durch jahrhundertelange Empirie geheiligt — bis vor kurzem als die Therapie für alle hier in Betracht kommenden Störungen. Unzweifelhaft mit gutem Recht. Nur können wir heute, belehrt durch die Erfolge der Eiweißmilch auch auf diesem Gebiete moderne Bestrebungen nutzbringend verwerten.

Behandlung akuter Fälle: Rizinusöl nur dann, wenn noch keine profusen Durchfälle bestehen. Tee und Saccharin. Nach 24 Stunden Eichelkakao mit Zusatz von Plasmon, Nutrose (3—5%$_0$ oder von Quarkkäse (auf jede Flasche 1 Eßlöffel, als Süßmittel Saccharin).

Schon am nächsten Tag kann mittags und ev. abends eine Mondaminsuppe mit Heidelbeersaft (und Saccharin gesüßt) verabreicht werden. In der Praxis ist auch Verabreichung von Rotweinsuppen üblich. Auch kann Rotwein mit Tee verdünnt tagsüber mehrmals gegeben werden. Rotweinzusatz zur Milch ist untunlich, da diese oft gerinnt. Dann geht man zur Zwiebackzulage über, oder gibt etwas geröstetes Weißbrot, Keks mit fein gewiegtem oder geschabtem Schinken, püriertem Fleisch, zerriebenem Ei. Nach ca. 1 Woche wieder Milch, mit Eichelkakao verdünnt, oder einem Reis-, Grieß-, Kartoffel-, Mondaminbrei zugesetzt.

Eine medikamentöse Behandlung ist im Prinzip nicht nötig. Man kann der modernen Styptika (Tannalbin, Tannigen usw.) durchaus entraten. Andererseits ist vorstellbar, daß gewisse Rücksichtnahmen auf die Angehörigen zu einer Medikation in obigem Sinne nötigen können. Auch Bolus alba darf unter diesen Umständen (kinderlöffelweise) Trikalkol (messerspitzen-, teelöffelweise) unbedenklich verordnet werden.

Adstringentien wie Chin. tannic., Ratanhia, Colombo, sind so unzuverlässig, daß man besser ebenso auf sie verzichtet wie auf ihren Antipoden, den Kalomel.

Auch das Pulvis Doweri ist ganz aus der Mode gekommen.

Handelt es sich um vernachlässigte schon länger bestehende Erkrankungen, oder akute, mit Tenesmen und blutig-eitrigen Stühlen einhergehende Störungen, dann spüle man in den ersten Tagen den Darm 2 mal täglich mit großen Mengen (2—3 Liter) warmem Kamillentee (ohne weitere Zusätze) aus. Nicht selten ist anfänglich ein Belladonnazäpfchen von Nutzen: Extr. Belladonnae 0,005 pro dosi.

In hartnäckigen Fällen außerdem kleine Einläufe mit Arg. nitric. (1 pro Mille) oder Bleibeklysmen von Mixtura gummosa mit Bism. subgall. 50,0: 2,0.

Auch Stärkemehlklistiere wirken von Anfang an meist günstig. Man nimmt dazu 1 Eßlöffel Kartoffelstärke oder besser Strahlenstärke in groben Stücken, rührt sie mit etwas Wasser an und läßt dann in soviel kochendem Wasser quellen, daß ein dünner gallertiger Kleister entsteht. Auch kann ein wenig Zimtschale mitgekocht werden. Unmittelbar nach einer Stuhlentleerung wird das Klysma, in Mengen von 100 ccm körperwarm verabfolgt. Im 1. Jahr kann 1 Tropfen Tinct. opii simplex zugesetzt werden, im 2. Jahr 2 Tropfen, im 3. Jahr 3 Tropfen.

Ferner Brei- oder Warmwasserkataplasmen, Thermophore auf das Abdomen.

Vielfach wird die initiale Behandlung mit täglichen kleinen Rizinusgaben empfohlen. Ich habe soviel Zeit und gute Worte verloren, um den Eltern diese Methodik begreiflich zu machen, daß ich davon abgekommen bin.

Die Ernährung ist natürlich sehr vorsichtig zu gestalten und soll weitgehend schlackenarm sein. Auch Fett und leicht vergärbare Kohlehydrate (alle einfachen und Doppelzucker, Hafermehl) sind zu vermeiden. Man beginnt daher mit Schleimsuppen und Weißkäse, Tee (mit Saccharin) und läßt Keks kauen. Auch Eichelkakao mit Wasser gekocht ist zweckmäßig. Nach 1, 2 Tagen Mondaminbrei, Hygiamapudding, Kartoffelmehlsuppe, darauf am 4., 5. Tag Bouillon mit feinzerteiltem Fleisch, roher Schinken.

Den Wiederbeginn der Ernährung mit Milch schiebe man von vornherein 10—14 Tage hinaus und beginne mit entrahmter Kuhmilch. Auch Fett und Zucker sind dann noch vorsichtig zu dosieren.

Zweckmäßig ist die Einfügung einer Mahlzeit entfetteter Fleischbrühe, gleich in den ersten Tagen, oder aber Schleim und Bouillon 2:1, 2—3 mal täglich.

Vielfach bedient man sich auch neben dem schon erwähnten Eichelkakao mit großem Nutzen der Molke. Ich empfehle sie 2—3 mal täglich mit 3 bis 4% Mondaminzusatz. Man kann gegebenenfalls auch noch Plasmon hineinrühren.

Mit Gemüse sei man sehr vorsichtig und gebe lieber anfänglich Friedenthals Gemüsepulver.

Alkohol — als Analeptikum — bleibt besser von der Verwendung ausgeschlossen, da er unter Umständen die Schleimhaut des Darmes reizt. Doch wird andererseits Rotwein häufig von den Praktikern bei den Durchfällen älterer Kinder verordnet.

Ist der Durchfall lediglich auf Abusus von Kohlehydraten zurückzuführen, so schränkt man je nach der Sachlage dieselben entweder stark ein, (Zucker bleibt jedoch stets fort) oder schaltet sie ganz aus. Man verabfolgt Molke, Eichelkakao und schwer vergärbare Amylazeen (Kartoffelstärke, Mondamin, Reis).

Lit.: Siehe Handbücher, Lehrbücher, Leitfäden usw. der Kinderheilkunde. Ferner: Langstein, Jahreskurse f. ärztl. Fortbildung. 1912. Juniheft. — Meyer, L. F., Zur Behandlung der akuten und chronischen Darmkatarrhe im Kindesalter. Therap. Monatsh. 1911. Heft 5. Vergl. ferner Heft 6. (Göppert.)

Ernährung im Fieber.

In modern geleiteten Kinderkrankenhäusern ist die Spalte „Fieberdiät" aus dem Speisezettel, der täglich in die Krankenhausküche wandert, verschwunden.

Alle parenteral Erkrankten — mit Ausnahme der diphtherie- und scharlachkranken Kinder — erhalten eine Diät, welche sich kaum von der eines gesunden Kindes unterscheidet. Vorausgesetzt ist, daß die Appetenz nicht schwer darniederliegt. Wir werden also ein hochfieberhaft erkranktes Kind mit Masern, Angina, Pneumonie, Osteomyelitis, Otitis media u. dgl. soviel Fleisch, Kartoffeln und Butterbrot essen lassen als es spontan begehrt. Für viele Ärzte bilden Milch und Ei die Fieberdiät par excellence. Falsch, da zu wenig Kohlehydrate. Das Eiweiß während des Fiebers aus der Diät zu eliminieren, hat keine Berechtigung. Um den erlust des Körpers an stickstoffhaltigen Komplexen einzusparen, müßte an in diesen Fällen so große Kohlehydratmengen verzehren lassen, wie sie lbst ein gesundes Kind kaum bewältigen kann. Eine fiebersteigernde /irkung des Fleisches ist nicht erwiesen.

Sehr unangenehme Patienten sind jene Kinder, welche — wohl meist euro- und psychopathisch belastet — bei fieberhaften Erkrankungen völlig ɔpetitlos werden und jede Nahrung konsequent verweigern. Hier hilft iitunter eine kräftige Herabdrückung der erhöhten Temperatur durch Pyraiidon; im fieberfreien Intervall pflegt dann der Wunsch nach Nahrung geıßert zu werden.

Die Voraussetzung für ein solches diätetisch indifferentes Vorgehen ist atürlich ein äußerlich ungestörter Ablauf der Verdauungsprozesse. Je lter das Kind ist, um so näher steht es auch in dieser Beziehung dem Erachsenen, der bei parenteralem Fieber normalerweise obstipiert ist (von den iarrhöen bei Influenza, septischen Prozessen u. a. m. abgesehen).

Je jünger das Kind dagegen ist, um so mehr nimmt der labile Magenarmtraktus an der Erkrankung teil. Und bei künstlich genährten Säugngen erıeicht die parenterale Ernährungsstörung oft so hohe Grade, daß er letale Ausgang unausbleiblich ist.

Ernährung tuberkulöser Kinder.

(Allgemeine Gesichtspunkte.)

Tuberkulöse Erwachsene werden vielfach einer Ernährung unterworfen, elche darauf abzielt, zu roborieren, d. h. den Ernährungszustand zu heben. iner generellen Anwendung dieses Prinzips auf das Säuglings- und Kindeslter stehen Bedenken entgegen. Der Organismus des Säuglings und jungen Lindes reagiert auf mästende Prozeduren vielfach anders, als der des rwachsenen und zeigt schädliche Nebenerscheinungen, deren Intensität elbst Laien nicht entgehen kann. Vorausgeschickt sei allerdings, daß man nter Mästung nicht etwa ein Vorgehen zu verstehen hat, welches zum Ziele at, einen abgemagerten Säugling oder ein untergewichtiges Kind auf das Iormalgewicht zu bringen.

Eine Überernährung bei Säuglingen und jungen Kindern ist ıöglich mit Kohlehydraten, mit Fett, mit Milch, einzeln oder vereint. Das harakteristikum einer jeden Mast mit Kohlehydraten ist der gleichzeitig rfolgende hohe Wasseransatz. Es ist aber von jeher bekannt gewesen, daß ie Tuberkulose in einem wasserreichen Organismus günstigere Existenzedingungen findet. Daher das heute noch viel geübte Verbot von Mehlbrei, rot, Kartoffeln u. dgl.. Ein striktes Verbot dieser Nahrungsmittel ist elbstverständlich in keiner Weise gerechtfertigt, nur eine Bevorzugung ieser einseitigen Kost, wie sie z. B. im Proletariat leider notgedrungenereise der Fall ist. Die Ernährung ist so zu regeln, daß der Organismus nicht ı wasserreich wird. Eine Mästung mit Milch (in der Praxis sehr beliebt in erbindung mit Eiern) ist ebensowenig rationell. Die Gefahren dieser Art on Überernährung findet der Leser in dem Kapitel Überernährung gechildert. Siehe ferner auch Milchnährschaden, alimentäre Anämie, Anorexie, urchfall älterer Kinder usw. In kurzer Zeit entsteht ein Nährschaden und egebenenfalls eine ganze Reihe von Komplikationen besonders dann, wenn s sich um konstitutionell abnorme Kinder handelt.

Führt ein dauerndes großes Angebot von gärfähigen Substanzen bei er Überernährung mit Kohlehydraten leicht zu Durchfällen und demgemäß ı Salzverlusten, so hat die Milchmast den gleichen Effekt durch die im efolge der Obstipation und Kalkseifenbildung entstehende Verschiebung nd Verarmung im Mineralbestand des Körpers. Diese Wirkung der Milch t bei der ohnehin im tubeakulösen Organismus bestehenden Demineralisation doppelt unerwünscht. Das große Kalkangebot in der Milch nützt wenig, da der Kalk unausgenützt als Seife den Darm verläßt.

Am seltensten offenbart sich eine Schädigung des Körpers durch ein Plus der Nahrung an Fett. Nur bei exsudativ veranlagten Kindern können akute Manifestationen der Diathese in Gestalt von Ekzemen, Intertrigo, Katarrhen auftreten. Man wird diese Erscheinungen aber u. U. in Kauf nehmen müssen, im Hinblick auf unleugbare Vorteile fettreicher Nahrung bei Tuberkulose. E. Müller gibt tuberkulösen Kindern überhaupt keine Milch, sondern Sahne; 200—500 g pro Tag. Ferner viel Butter. Bekanntlich ist es aber schwer, Kindern viel Fett beizubringen.

Die Ernährung tuberkulöser Kinder wird also zweckmäßigerweise eine gemischte Kost sein, in welcher neben Fleisch, Fett, Gemüse die Kohlehydrate mäßig, die Milchmengen jedoch stark reduziert sind. Man kann die gewöhnliche Vollmilch zweckmäßig durch Buttermilch, Kefir, Sauermilch ersetzen. Lebertran ist dringend zu empfehlen: 2 mal täglich einen großen Kaffeelöffel voll nach dem Essen. Wird Lebertran absolut verweigert, dann versucht man Mandelöl oder Sesamöl, ev. in Emulsion. Als Notbehelfe können die Emulsionen das pharmazeutischen Marktes Verwendung finden.

An der Czernyschen Klinik ist folgende Diät für tuberkulöse Kinder üblich:

1. Mahlzeit Milch + Malzkaffee aa, dazu Gebäck.
2. „ Obst + Butterbrot.
3. „ Suppe mit Einlage, Fleisch, Gemüse, Kartoffeln.
4. „ wie 1.
5. „ Butterbrod mit Fleisch, Belag, oder Kartoffeln, Nudeln, Makkaroni, Reis, Maronen.

Hie und da statt Fleisch eine Eierspeise. Nicht mehr als $^1/_4$ l Milch pro Tag.

Soll durchaus ein Kräftigungsmittel verordnet werden, dann sei Haferkakao und Malzextrakt uneingeschränkt empfohlen. Beide Präparate sind preiswert. Nützlich erweisen sich oft bei verminderter Eßlust die unter dem Stichwort „Empfehlenswerte Kochrezepte“ aufgeführte Hygiamabutter und Hygiamasahne. Unverhältnismäßig teurer sind die ungezählten meist als Eiweiß-Nährpräparate deklarierten Kräftigungsmittel. Sie erfüllen wohl alle im Prinzip den gleichen Zweck, so daß es nicht angezeigt erscheint, hier das eine oder das andere zu empfehlen.

Sooletrinkkuren, welche heute noch sehr beliebt sind, würden bei der tuberkulösen Demineralisation anscheinend besonders zweckentsprechend sein. Die Erfahrung lehrt jedoch, daß namentlich tuberkulöse Lungenprozesse gelegentlich sehr ungünstig dadurch beeinflußt werden können. (Erhöhte Salzzufuhr bedingt Wasserspeicherung.)

Eine lakto-vegetabile Kost (Vegetarismus im weiteren Sinne) ist in der Ernährungstherapie der Tuberkulose entbehrlich. Sie stellt im Prinzip eine einseitige Milch-Kohlehydratkost dar.

Eine Klippe der diätetischen Behandlung bei Tuberkulose ist die häufige Anorexie. Besteht Fieber, dann wirkt ein Antipyretikum (Pyramidon 0,2 bis 0,3) oft appetitanregend. Wichtiger ist die psychische Beeinflussung. Man sorge für Zerstreuung der Bettlägerigen (Kinder mit Temperaturen über 38° gehören ins Bett), stelle das Bett im Winter ans Fenster, im Sommer ins Freie, lasse ambulante Kranke möglichst leichtbekleidet im Sommer im Grünen in der Sonne sich tummeln. Schlaf bei offenem Fenster (Zugvermeidung) ist zu empfehlen. Hat ein Kind annähernd Normalgewicht, dann schadet es nichts, wenn selbst monatelang kein Anwuchs erzielt wird. Erfahrungen in der Czernyschen Klinik, an der ich die Tuberkulosestation mehrere Jahre versah, haben gezeigt, daß auch ohne Mast Tuberkulose abheilen kann.

Bei weitem ungünstiger liegen die Verhältnisse im Säuglingsalter. Hier ist eine interne Tuberkulose, wenn auch nicht absolut, so doch mit ganz seltenen Ausnahmen tödlich, ob Brustkind oder Flaschenkind ist in bezug auf die Prognose gleichgültig. Nur hat naturgemäß die Ernährung an der Brust den Vorteil, daß sie mit größerer Sicherheit akzidentelle Ernährungsstörungen vermeidet. Sind jedoch bereits Ernährungsstörungen aufgetreten, dann empfiehlt sich natürlich unbedingt Ammenmilch. Andernfalls verdient nach Langstein die Eiweismilch allen anderen Nährmischungen vorgezogen zu werden.

Ganz wesentlich günstiger ist die Prognose der Knochen-, Drüsen-, Hauttuberkulose des Säuglings. Sie heilt bei geeigneter künstlicher Ernährung, welche eine Mästung vermeidet und frühzeitig Beikost, Gemüse, Fleisch, heranzieht, regelmäßig aus. (Siehe Exsudative Diathese, Skrofulose, Peritonitis tuberculosa. Über Ernährung bei Darmtuberkulose: s. Typhus.)

Lit.: Siehe Stichwort Darmtuberkulose. Ferner: E. Müller, Med. Klinik. 1914. Nr. 4.

Hirschsprungsche Krankheit. (Megacolon.)

Die ersten und auch später im Vordergrund stehenden Krankheitszeichen sind Meteorismus (oft höchsten Grades) und hartnäckige Stuhlverhaltung. Es erfolgt Defäkation nur nach einem Klysma nach mehrtägigem, oft eine Woche dauernden Intervall. Blähungen gehen spärlich oder gar nicht ab. Die Hirschsprungsche Krankheit tritt vorzugsweise bei Säuglingen auf. Dieselben können sich trotzdem gut weiter entwickeln, bis infolge der Koprostase Dickdarmkatarrh, Ulzerationen, ja Perforationen auftreten, oder durch Abknickung der Flexur akuter, oft rezidivierender Ileus erfolgt.

Schmerzen gehören nicht eigentlich zum Krankheitsbilde und treten gewöhnlich erst bei Ileus auf. Allgemeinerscheinungen von der Konstitution des Kindes abhängig mehr oder minder intensiv (Übelkeit, Kopfweh, Aufstoßen, Appetitlosigkeit, Leibweh).

Die Ursache der Hirschsprungschen Krankheit ist noch kontrovers. Eine angeborene Stenose des Rektums ist sehr selten. Beobachtet sind Spasmen des Rektum oder eines tieferen Kolonabschnittes worden. Häufiger sind abnorme Knickungen und Faltenbildungen der Flexur, welche an und für sich beim Säugling länger ist als beim Erwachsenen. Die Folge davon ist eine Kotanhäufung, welche zu Dilatation oft großer Partien des Kolon und Hypertrophie der Muskularis führt. Schließlich muß wohl eine angeborene Anlage zur Megakolonbildung für einige Kinder vorausgesetzt werden. Es sind Fälle beobachtet worden, bei denen unmittelbar nach der Geburt bedrohliche Störungen der Kotpassage infolge angeborener Knickung des Darms beim Übergang der Flexur in das Rektum auftraten. Hier ist zumeist allein schon die Einführung eines Darmrohrs wirksam bis zur definitiven spontanen Heilung.

Die Differentialdiagnose ist unter Berücksichtigung der charakteristischen Anamnese nicht schwer (Atresia ani, Darmstenose, Meckelsches Divertikel, Peritonitis tuberculosa).

Therapie: Bei schon länger bestehender Krankheit: Sorge für Gasabgang durch ein weites Drainrohr mit widerstandsfähiger Wand, das so weit wie irgend möglich hinaufgeführt werden muß. Ferner regelmäßige hohe Wassereinläufe, um die Kotanhäufung zu verhüten. (Achtung, daß die Einläufe wieder abfließen!) Harte Kotknollen können durch Ölklysmen erweicht werden. Mit Operation warte man zunächst ab, da mit zunehmendem Alter die abnormen Längenverhältnisse an der Flexura sich sowieso zurückbilden. Bei spastischen Zuständen ein Antispasmodicum, am besten Belladonna (siehe rezidivierende Nabelkoliken). Abführmittel sind nach Lage der Dinge gänzlich zwecklos, ja u. U. gefährlich. Infolge gewaltsam gesteigerter Peristaltik kann es zu heftigen Schmerzen, zu Perforationen kommen. Gestaltet man endlich noch die Diät zweckentsprechend, dann gelingt es oftmals, besonders bei initialen Fällen Heilerfolge zu erzielen. Es ist also jede Überernährung, besonders mit Milch zu vermeiden. Die Ernährung muß darauf ausgehen, einen lockeren, gut wasserhaltigen Kot zu erzielen (näheres s. unter Obstipation).

Schlägt die konservative Therapie fehl (Ileus), so ist die operative Behandlung, welche gute Erfolge aufzuweisen hat, angezeigt.

Lit.: Kleinschmidt: Ergebn. d. inn. Med. u. Kinderheilk. Bd. 9. 1912. S. 300.

Hunger und Unterernährung.

Die Unterernährung ist im Prinzip nie als gleichgültiger Zustand aufzufassen. Bei lange dauernder Unterernährung findet, wie Aron anschaulich bewiesen hat, trotz des Gewichtsstillstandes ein Skelettwachstum statt. Der Organismus schiebt alle seine Reserven vor, steht dann schließlich mit leeren Depots da und bricht zusammen. Die Resistenz gegen Infektionen sinkt rapid, und wahrscheinlich entwickeln sich im Bereich der Darmflora, deren physiologische Bedeutung uns auch heute noch so gut wie unbekannt ist, schwere Störungen.

Eine physiologische Unterernährung[1]) findet öfters beim Brustkind statt, insonderheit beim Neugeborenen. Ich bin schon verschiedentlich darauf zu sprechen gekommen, so z. B. beim verspäteten Einschießen der Milch, bei mangelnder Milchsekretion (besonders Erstgebärender), bei trinkfaulen und debilen Neugeborenen. Ergibt sich aus der Wägung[2]), daß tatsächlich Unterernährung vorliegt (s. die empirisch festgestellten, normalen Durchschnittstrinkmengen), so wird man eine Zeit hindurch bei Zugabe von Tee mit Saccharin, vielleicht auch 2—3 % Milchzuckerlösung oder $\frac{1}{2}$—1 % Haferschleim und Saccharin abwarten und auf eine Steigerung der Milchproduktion hinarbeiten. Man kann auch unter Benutzung beider Brüste und unter sorgfältiger Vermeidung von Milchstauung häufiger, 7—8 mal (davon auch nachts 1—2 mal) anlegen lassen. Tritt die erhoffte Steigerung der Milchproduktion ein — und das ist in der größeren Anzahl der Fälle so —, dann heißt es alsbald wieder auf dreistündliches Anlegen und Einhaltung der Nachtpause zurückzugehen. Andernfalls muß, wenn keine Amme disponibel ist, ein Allaitement mixte eingeleitet werden. Hier erfüllen einfache Milchverdünnungen meist ihren Zweck. Als „Gedeihfutter" von ganz besonderer Wirksamkeit wird vielfach die Buttermilch empfohlen. Unzweifelhaft mit Recht. Nur sollen dem Arzt die Tücken der Buttermilchernährung stets vor Augen stehen.

Bei künstlich mit Kuhmilch genährten Kindern wird eine Unterernährung normalerweise kaum je beobachtet (höchstens bei Proletariern oder psychopathischen Kindern). Im Gegenteil ist Überfütterung gang und gäbe. Auf die partielle, physiologische Unterernährung (Eisenmangel usw.) komme ich bei der alimentären Anämie zurück.

Unterernährung kann auftreten, wenn ein neuropathischer trinkfauler Säugling an einer straffen, schwergehenden Brust saugen soll.

---

[1]) Sehr beliebt ist, wie Czerny lehrt, die Auffassung, daß Lutschen an den Fingern bei Säuglingen als Zeichen von Hunger zu deuten sei. Dies ist grundfalsch.

Wichtigere Zeichen der Unterernährung sind, wie schon erwähnt, der Hungerstuhl, das eingezogene Abdomen, Untertemperaturen und — nur bei Brustkindern — spärliche Urinmengen.

[2]) Natürlich der Trinkmengen, nicht des Körpergewichts. Abnahmen des Körpergewichts besagen allein für sich bewertet, gar nichts. Auch das überernährte Kind kann abnehmen.

Auf die zahlreichen Ursachen der Unterernährung im Verlauf krankhafter Prozesse des Säuglings und älteren Kindes kann hier nicht eingegangen werden (s. Schnupfen der Säuglinge, Pylorospasmus, Stomatitis aphthosa, Keuchhusten, Neuropathie, Anorexie.) Bezüglich älterer Kinder sei erwähnt, daß eine Unterernährung infolge kariöser Zähne nicht bewiesen ist.

Vielfach werden gesunde Säuglinge auf ärztliches Anraten hin (oder veranlaßt durch Zeitungsreklame, Prospekte der Industrie usw.) mit Nährmischungen aufgezogen, die sich zwar bei der Ernährung erkrankter Flaschenkinder vorzüglich bewähren, für gesunde Kinder jedoch keineswegs in Bausch und Bogen geeignet sind.

So findet z. B. die Buttermilch in Gestalt der Holländischen Säuglingsnahrung vielfach Verwendung. Als Dauernahrung ist sie jedoch absolut ungeeignet, denn ihr fehlt einer der wichtigsten Bausteine des Körpers, das Fett. Das gleiche gilt von der Kellerschen Malzsuppe.

Auch das Krankheitsbild des Mehlnährschadens, welches eine Folge zu lange fortgesetzter Schleim- bzw. Mehldiät ist, muß als Schädigung durch partielle Inanition betrachtet werden.

Die Eiweißmilch ist ein vorzügliches Heilmittel von Durchfällen, welche durch abnorme Kohlehydratgärungen hervorgerufen werden. Es hat sich aber gezeigt, daß die radikale Ausschaltung von Kohlehydraten aus der Nahrung, und die Verabreichung kohlehydratfreier Eiweißmilch, bei Säuglingen mit den schwersten Gefahren verknüpft ist, so daß die neue Ernährungstherapie anfangs eine schwere Krisis durchzumachen hatte. Diese war mit einem Schlage behoben, als man lernte, der Eiweißmilch von Anfang an, trotz des Gärschadens, den sie heilen sollte, geringe Mengen Zucker, Mehl oder Grieß zuzusetzen.

Alle diese erst in neuerer Zeit erkannten Tatsachen ändern nichts an gewissen, von jeher als wertvoll erkannten Indikationen der Unterernährung bzw. Inanition.

Zwischen heilender und schädigender Wirkung der Inanition gibt es fließende Übergänge, die jedem Arzt bekannt sein müssen.

Ich erwähnte bereits, wie oft bei fieberhaft erkrankten größeren Kindern ein Tag absoluter Inanition — aber immer mit ausreichender Wasserzufuhr — zauberhaft wirkt.

Die Tee- und Schleimdiät wird — auch jenseits des Säuglingsalters — immer ihre praktische Bedeutung behalten. Selbstverständlich darf sie sich nicht über ein paar Tage hinauserstrecken. Man vergesse ferner nicht, daß die Kinder, je jünger sie sind, um so intensiver auf das Ausschalten der Kohlehydrate mit Azetonkörperbildung reagieren.

Indiziert ist die Unterernährung z. B. bei der Dyspepsie der Brustkinder. Die Inanition bei der Appendizitis, bei der manifesten Spasmophilie [1]), bei der akuten Toxikose (alimentäre Intoxikation, Cholera infantum). In letzteren beiden Fällen aber nur unter gewissen Voraussetzungen:

Ein Atrophiker mit spasmophilen Erscheinungen oder akuter Nährstoffvergiftung kann durch einen Hungertag, oder durch kurzdauernde partielle Inanition so schwer geschädigt werden, daß keine Reparation mehr möglich ist. Der Zustand des Kindes ist also maßgebend, nicht die Diagnose.

Leitet man beim Säugling, besonders beim Flaschenkind eine temporäre Nahrungsentziehung ein, so vermeide man stets die Wasserinanition und sorge durch Zufuhr von Tee, Schleim, Kochsalzlösung (per os, subkutan oder als Dauerinstillation) für Befriedigung des Wasserhungers der Gewebe. Wasser allein, ohne Zugabe von Salzen, entspricht dem Bedürfnis des Organismus nicht.

[1]) Nach neueren Untersuchungen scheint die Inanition nur dann bei manifester Spasmophilie notwendig zu sein, wenn gleichzeitig akute Ernährungsstörungen vorliegen.

Kontraindiziert sind Unterernährung und Inanition bei jenen neuropathischen Brustkindern, welche an den schon geschilderten, enterospastischen Stühlen leiden. Langstein bemerkt unzweifelhaft mit Recht, daß Durchfälle bei Brustkindern heutzutage beim zugezogenen Arzte einzig die Assoziation: Überfütterungsdyspepsie auslösen.

Wie lange kann ein Kind hungern? Nach Untersuchungen Quests muß man annehmen, daß eine Restitution nicht mehr möglich ist, wenn der Gewichtsverlust ca. 30% der Körpermaße beträgt.

Erfahrungsgemäß wird der Hunger weit besser ertragen, wenn reichlich für Flüssigkeitszufuhr gesorgt wird.

In keiner Periode des menschlichen Lebens hat der Bedarf an Wasser eine vitalere Bedeutung als im frühen Säuglingsalter. Der Vergleich des Säuglings mit einer Pflanze ist banal, und dennoch der physiologisch treffendste, den man finden konnte. Das steile Wachstum des Säuglings, im ersten Lebensjahr ist, wie Czerny hervorhebt, in erster Linie ein Wasserwachstum. Wie eine Pflanze schnell oder langsam welkt, je nach dem Grade, in welchem die Wasserzufuhr not leidet, so bringen auch den Säugling akute oder chronische Wasserverluste in mehr oder minder große Lebensgefahr. Die außerordentlich schweren Erscheinungen beim Brechdurchfall (alimentäre Toxikose) sind vorzugsweise durch den akuten Wasser- und Salzverlust bedingt. Dort wo es der Zustand des Kindes erlaubt, kann man durch eine — auch Extreme vermeidende — Salzwasserdiät mehrere Tage lang den gänzlichen Ausfall von Nahrungszufuhr ohne bleibenden Schaden für das Kind durchführen.

Tiefer wird der intermediäre Stoffwechsel durch langdauernde Inanition geschädigt. Ein typisches Beispiel hierfür ist der Pylorospasmus. Gelingt es, diese Erkrankung zu heilen, so besteht der leicht begreifliche Wunsch, die schweren Gewichtseinbußen bald wieder einzuholen. Steigert man daher die Nahrungsmengen zu rasch, so kann es zu akutem, nicht selten letalem Zusammenbruch des eben erst genesenen Säuglings kommen.

Lit.: Birk, Unterernährung und Längenwachstum bei neugeborenen Kindern. Berl. klin. Wochenschr. 1911. — Czerny, Über die Bedeutung der Inanition usf. Samml. zwangl. Abhandl. a. d. Geb. d. Verdauungs- u. Stoffwechselkrankh. Bd. 3. Heft 2. 1911. — Langstein, Jahreskurse für ärztliche Fortbildung 1912. Juniheft. — Rosenstern, Über Inanition im Säuglingsalter. Ergebn. d. inn. Med. u. Kinderheilk. Bd. 7. 1911. S. 332. Ferner Deutsche med. Wochenschr. 1912. S. 1834.

Hypothyreosis, bzw. Athyreosis.

1. Angeboren, Vitium primae formationis = kongenitale Athyreosis, Thyreoplasie. Klinisch: kongenitales Myxödem bzw Myxidiotie. Hypoplasien haben formes frustes (monosymptomatische Formen) zur Folge.

2. Erworben, als teilweise oder völlige Degeneration des Schilddrüsengewebes.

a) Regionäre Entartung: endemischer Kretinismus.

b) Sporadisch: Infantiles Myxödem (sporadischer Kretinismus).

c) Operative Entfernung der Schilddrüse: Kachexia strumipriva.

Alle Formen unterscheiden sich im Prinzip nur quantitativ und haben viele Züge gemeinsam.

Thyreoaplasie nach Siegert sehr selten im Verhältnis zur teilweisen oder völligen späteren Insuffizienz der Anlage. Angeborene Symptome der Athyreos s soll es nicht geben, wenn die Mutter gesund ist. Beim normalen Kind ist die Einträufelung von Homatropinlösung: 1:8000 in die Konjunktiva unwirksam; bei Myxödem erfolgt langdauernde Reaktion.

Kongenitales Myxödem.

Befällt mit Vorliebe das weibliche Geschlecht und kann, je nach der Schulung des Blickes, schon in den ersten Wochen post partum diagnostiziert werden. Eigentümlich dicke, teigige, gedunsene, pseudoödematöse Kutis (auch im Gesicht). Die Haut ist ferner trocken, spröde, oft fahlgelblich. Der Körper sieht plump, vierschrötig aus. Die Zunge ist groß und dick, fast ständig prominent. Sattelnase (durch Wachstumshemmung des Tribasilare).

Rissige Nägel, verminderte Schweißsekretion.

Kurzer, faltiger Hals, aufgeworfene Lippen. Dünnes, oft ausfallendes Haar. Langsamer Puls, Nabelhernie. Die Fähigkeit zu sitzen, stehen, gehen wird verspätet erworben (oft erst mit 3—5 Jahren). Man findet nicht selten noch im 6. Jahre keinen Ansatz zur Beherrschung der Sprache. Mundatmung, Grunzen, Schnarchen. Die Glieder sind kurz, tatzenartig. Die Kinder sind apathisch, träge. Sie nehmen z. B. Chinin (2%₀ wäßrige Lösung) mit Gleichmut, zeigen Unempfindlichkeit gegen schmerzhafte Reize (Nadelstiche).

Die Abartung der Intelligenz variiert bis zur schwersten Idiotie. In leichten Fällen Debilität, Scheuheit, Schüchternheit, Wortkargheit (geringer Sprachschatz), in den schwersten geistiger Tiefstand, der selbst das Niveau des Tieres nicht erreicht.

Ein bemerkenswertes Symptom bei Säuglingen und kleinen Kindern ist der „stumpfsinnige“ Gehorsam (Thiemich). Wenn man dem sitzenden Kind z. B. irgend einen Gegenstand auf den Kopf legt, dann findet man oft nach vielen Minuten — auch wenn man mittlerweile fortgeht — Kind und Objekt noch in der absolut gleichen Stellung wieder.

Als Ausdruck der — neuerdings wieder angezweifelten — Verlangsamung des Stoffwechsels (Bradytrophie) werden subnormale Temperaturen gefunden. Auch die Obesitas wird dadurch verständlicher.

Im späteren Alter mangelnde Entwicklung der sekundären Geschlechtscharaktere, Infantilismen, Menorrhagien.

Erworbenes infantiles Myxödem.

(Sporadischer Kretinismus.)

Beruht auf Ausfall der Schilddrüsensekretion. Atrophie der Drüse durch entzündliche Erkrankungen. Selten primär, meist sekundär im Verlauf von Infektionen oder durch Traumen. Auch totale Entfernung der Schilddrüse durch Kropfoperation käme in Betracht.

Klinische Erscheinungen je nach dem Alter beim Einsetzen der Erkrankung. Körperlicher und geistiger Infantilismus werden um so geringer sein, je später die Erkrankung einsetzt.

Die Degenerationserscheinungen der Haut, Haare, Nägel sind die gleichen. Die Intelligenz geht zurück, der Sprachschatz macht keine Fortschritte mehr bzw. nimmt ab. Die Kinder werden apathisch, träge, der Gang wird ungeschickt, plump, die Haltung lordotisch. Das Bild ähnelt also ganz dem des endemischen Kretinismus. Häufig Nabel-, Leistenhernie, Rektusdiastase, Obstipation.

Therapie: Die Behandlung mit Schilddrüsensubstanz bürgert sich immer mehr ein. Wo frische Hammelschilddrüsen zur Verfügung stehen, gibt man jeden 2. Tag 1—2 Paar. Sie werden von der Kapsel usw. befreit, geschabt, gewürzt und roh auf Brot gestrichen. Mit der Dosierung braucht man im Übrigen in keiner Weise ängstlich zu sein, da selbst bei abnorm großen Dosen keine Vergiftungserscheinungen auftreten.

Handlicher und ebenso wirksam sind die Schilddrüsentabletten von Burroughs, Wellcome & Co. zu 0,1 oder 0,3 (Mercks Tabletten riechen unangenehm).

Man beginnt mit $^1/_2$ Tablette 0,1 einen um den andern Tag; dann nach einigen Wochen täglich. Dann wiederum eine ganze Tablette pro Tag und so fort, bis auf 0,6 pro Tag als Maximum. Bei befriedigendem Erfolg genügt es bei 0,3 stehen zu bleiben und jahrlang, bis zur Beendigung der Pubertät weiter zu geben. Verschiedentlich ist über Thyreoidinempfindlichkeit bei Kindern berichtet worden (schneller, irregulärer Puls, Schweiße, Unruhe, Blässe, Körpergewichtsabnahme). Nach Erfahrungen namhafter Pädiater ist die Gefahr einer Thyreodinvergiftung jedoch minimal zu bewerten.

Die Ernährung ist sorgfältig zu kontrollieren. Überernährung ist zu korrigieren und ein frühzeitiger Übergang zur gemischten Kost, etwa wie bei exsudativer Diathese anzustreben.

Hypothyreosis, Dysthyreosis.

Hypoplasie, Entwicklungshemmung und mangelnde oder abnorme Sekretionstätigkeit der Schilddrüse. Oft bei dysgenetischen Kindern als Stigma degenerationis. (Alkoholismus Lues u. dgl. der Aszendenz) aber auch ‚auf erworbene Schäden (in Kretinendistrikten, wie in kropffreien Gegenden) zurückgehend" (Pfaundler).

Die klinischen Symptome dieser abortiven Formen von Hypo- und Dysthyreoidismus sind vielgestaltig: Zwerchwuchs (siehe Infantilismus), trockene, rissige Epidermis, dünne, leicht ausfallende Haare, stumpfsinniger Gesichtsausdruck, verspätete Dentition, abnorme Zahnstellungen. Auch die zweite Dentition setzt oft mehrere Jahre zu spät ein. Kurzer Hals, Hängebauch, infantile Genitalien, Menorrhagien, subnormale Temperaturen, oft rückständige Intelligenz.

In Kretinendistrikten finden sich bei Kindern degenerierter Familien Fälle leichten Schwachsinns, mäßiger rückständiger körperlicher Entwicklung.

Die Infantilismustypen von Brissaud-Herthoge und Lorrain finden sich besonders in minderwertigen, durch Alkoholismus, Lues, Tuberkulose, rheumatische Affektionen durch mehrere Generationen hindurch geschädigten Familien.

Therapie: Dauernde Schilddrüsenmedikation.

Lit.: Abels Über Manifestwerden von Athyreosis bei Neugeborenen. Wien. klin. Wochenschr. 1911. Nr. 45. — Siegert, in Pfaundler-Schloßmann, Handb. d. Kinderheilk. 2. Aufl. Bd. 3. S. 570. — Thomas, Zur Einteilung der Myxödemformen. Deutsche med. Wochenschr. 1912. Nr. 10. — Thomas, Drüsen mit innerer Sekretion; in Brüning-Schwalbe, Handb. d. allg. Path. u. d. path. Anat. d. Kindesalters. Wiesbaden 1913. Bd. 2. Abt. 1. — Wieland, Spez. Pathologie d. Bewegungsapp. i. Kindesalter. Ebendort S. 148. — Wieland, Korr.-Blatt f. Schweiz. Ärzte 1912. Nr. 23.

Ikterus catarrhalis (simplex).

Der Verlauf des Ikterus im Kindesalter zeigt gewisse Eigentümlichkeiten. Säuglinge werden so gut wie nie davon befallen. Auch das zweite Jahr ist fast immer immun. Vorzugsweise sind 4.—8. Jahr disponiert. Die Bezeichnung simplex ist zweckmäßiger (Eppinger), da katarrhalische Erscheinungen (Magendarmkanal, Gallenblase) oft fehlen. Tritt gelegentlich gehäuft auf. Möglicherweise ist der zum Ikterus führende Infekt nicht einheitlicher Natur sondern verschiedenartig.

Symptome: Anorexie, belegte Zunge, Übelkeit ev. Erbrechen und Obstipation, Fieber (kann auch fehlen), Gelbfärbung der Haut und Augenbindehaut. Bradykardie findet sich beim Kind selten. Der Urin wird dunkel, in typischen Fällen bierbraun, die Fäzes hell, tonfarben, schließlich weiß.

Im Urin sind Gallenfarbstoff und Gallensäuren nachzuweisen (siehe unter Ikterus im Abschnitt Innere Medizin). Im Kot erscheinen reichlich Fettsäurenadeln.

Außer diesen typischen Fällen gibt es zahlreiche Übergangsformen: z. B. können katarrhalische gastrointestinale Erscheinungen völlig fehlen, dagegen kann eine Stomatitis vorhanden sein. In anderen Fällen gehen grippale Erscheinungen vorauf. Oder man kann in geschlossenen Anstalten beobachten, daß zu Zeiten gehäuft auftretender Anginen ein Teil der Kinder zwar hiervon verschont bleibt, aber ikterisch wird. Oder aber der klinische Verlauf zeigt sich ganz regellos, entweder verzögert oder beschleunigt. So können brauner Harn und Hautikterus bereits am 2. Krankheitstage auftreten, in andern Fällen erscheinen beide Symptome, nachdem die Allgemeinsymptome bereits abgeklungen sind und die Angehörigen das Kind als gesund betrachten.

Leberschwellung wird gelegentlich beobachtet; auch ein Milztumor, der allerdings meist ephemer auftritt.

In einigen seltenen Fällen erweist sich der Ikterus als sehr hartnäckig und persistiert Wochen und Monate hindurch unter Febrizidieren.

Ätiologisch werden Diätfehler beschuldigt. In Anstalten beobachtete Fälle lehren, daß — wenigstens für diese — von Verstößen gegen die Diät generell keine Rede sein kann. Dagegen ist die Jahreszeit: Herbst, Frühwinter, beachtenswert.

Therapie: Bettruhe. Bei Anorexie, Fieber, Obstipation: Zitronenlimonade, Pepsinsalzsäuremixtur oder Acid. mur. 1: 100, 2—3stündl. 1 Kaffee- bis Kinderlöffel in 1 Gläschen Wasser $^1/_2$ Stunde vor dem Essen. Bei Leibweh, Kataplasma, Thermophor auf die Lebergegend.

In frischen Fällen mit Obstipation:

Sal Carolin. fact. (1 Kinderlöffel in 250 abgekochtem Wasser gelöst, davon 3stündlich 1 Kinder- bis 1 Eßlöffel). Oder

Tartar. natron.
Sirup aa 30,0
Aq. ad 200,0
4—5mal täglich 10—15 Gramm.

Bei starkem Kopfweh und bei höherem Fieber Pyramidon 0,2—0,3—0,4 je nach dem Alter.

In seltenen Fällen kann ferner die Hartnäckigkeit des Fiebers — nachdem längst alle anderen Symptome des Ikterus verschwunden sind — ein Einschreiten erfordern. Der Typus der Fieberkurve — wochenlange Abendspitzen über 39 — legt nahe, einen Versuch mit Kollargol zu machen (0,5 Kollargol in 50 Aq. als Klysma).

Die Diät muß schon aus suggestiven Gründen insofern modifiziert werden, als man eine gewisse Beschränkung vorschreibt. Neuere Untersuchungen (Niemann) haben zwar gelehrt, daß die Fettausnutzung beim Ikterus keineswegs so schwer alteriert ist, wie man annahm. Fettreich ernährte Kinder genasen ebenso schnell wie fettarm ernährte. Letztere blieben vielmehr körperlich zurück (da im Privathaus, namentlich bei weniger Bemittelten, fettarme Kost gleichbedeutend mit Unterernährung ist), waren länger appetitlos u. dgl. Man braucht also Butter, Eier u. dgl. nicht vom Diätzettel abzusetzen. Strenge Milchdiät ist insofern unzweckmäßig, als sie obstipiert. Statt dessen Buttermilch, Kefir, Sauermilch; man gestatte ferner ruhig Fleisch. In den ersten Tagen empfiehlt sich mittags Reis (gedämpft, am besten in der Kochkiste) mit schwacher Brühsuppe. Kartoffeln gebe man püriert. Fette Käsearten, grobes Brot, gewisse Gemüsesorten (Kohlrabi, Wirsingkohl) streiche man für einige Wochen von der Speisekarte, da sie bei sensiblen Kindern gelegentlich gehäufte Entleerungen hervorrufen, die mit Leibweh usw. einhergehen können.

Statt des Kaffees empfehle man Malzkaffee und schalte jeden Alkoholgenuß (Bier, Wein) aus.

Wir stehen also therapeutisch dem Ikterus simplex ähnlich gegenüber wie der Pneumonie, der Endokarditis, d. h. wir besitzen kein Mittel, die Erkrankung zu heilen bzw. günstig zu beeinflussen. Wir können nur grobe Fehler in der Ernährung usw. verhüten.

Ein Übergang des infantilen Ikterus simplex in akute gelbe Leberatrophie ist außerordentlich selten.

Lit.: Czerny-Keller, Handbuch. Bd. 2. S. 334. — Niemann, Med. Klinik 1912. Nr. 40.

Infantilismus.

Unter Infantilismus, Juvenilismus versteht man Zustände eines morphologischen (auch psychischen) Anachronismus (Tandler). Man findet in späteren Jahren — vom 6. Jahr ab — wesentliche Merkmale einer früheren Lebensperiode persistierend.

Wird durch zahlreiche, sehr verschiedenartige ätiologische Faktoren bedingt:

1. Tuberkulose der Wirbelsäule und Extremitäten.
2. Rachitis.
3. Chondrodystrophie (meist ohne Intelligenzstörung, Hofzwerge!).
4. Turmschädel (gelegentlich Schwachsinn).
5. Glandulärer Infantilismus. Hypothyreoidismus, Myxödem, Kretinismus, Hypopituitarismus, Idiotia thymica (?), Dysadrenalinismus.

   Dystrophischer Infantilismus.
6. Alkohol, Blei, Quecksilber, Pellagra.
7. Infektionskrankheiten.
8. Anomalien des Zirkulationsapparates.
9. Mongolismus.
10. Hirnkrankheiten, die gelegentlich Minderwuchs zur Folge haben: Hydrozephalus, Enzephalitis, Mikrozephalie, Porenzephalie und zerebrale Kinderlähmung (nach Weygandt).

Zum glandulären Infantilismus gehört z. B. der Typ Brissaud-Hertoghe-Meige mit hypothyreotischen Zügen. Geistige Entwicklung weniger rückständig als die körperliche. So kann z. B. das Radiogramm der Hand eines 11 jährigen Jungen dem eines gesunden 3 jährigen entsprechen.

Oft rundliche Fülle; großer Kopf, myxödematöse Haut, fahlblaue, kühle Haut, Unterentwicklung der Geschlechtsorgane.

Typ Lorrain-Lasuège: Zurückbleiben im Längenwachstum bei erhaltenen Proportionen. Graziler Knochenbau, sehr schlanke Extremitäten, kleiner Kopf, kindliches Wesen, hohe Stimme, langer Hals, verspätete Pubertät. Psychisch: Neurosen, Affektzustände, meist depressiver Natur.

Beruht anscheinend auf pluriglandulärer Störung, bzw. Infektionen, Intoxikationen, Organerkrankungen.

Anton rechnet zum generellen dystrophischen Infantilismus auch die Verkümmerung durch schlechte hygienische Verhältnisse, Pflege und Ernährung des Kindes. Individuen, wie sie die Großstadt massenhaft hervorbringt und wie sie namentlich in Waisenhäusern gehäuft anzutreffen sind (v. Stauffenberg). Ferner zu den partiellen Infantilismen einen reinen Psychoinfantilismus. Hier kann die körperliche Entwicklung in nicht seltenen Fällen normal sein. (Lebenslängliche Kinderseelen.) Andererseits kommen proportionierte Miniaturdimensionen z. B. partielle Infantilismen vor. Mit Schwachsinn und Imbezillität nicht zu verwechseln.

Ein großer Teil der auffallendsten Zwerge läßt sich nicht unter alle genannten Gruppen einreihen; dabei handelt es sich wiederum um zwei Typen:

A. Nanismus infantilis, mit offenbleibenden Epiphysenfugen, kindlichen Genitalien u dsgl. Gesichtsausdruck. Intelligenz kann normal sein.

Nanismus primordialis, schon bei der Geburt Zwergwuchs, außerordentlich langsames Wachsen, aber Proportionen Erwachsener erreichend, normale Intelligenz, Genitalentwicklung und sogar Zeugungsfähigkeit erlangend.

Vorläufig ist der Begriff Infantilismus also ein vieldeutiger, verschwommener und umschließt noch ein weites ätiologisch unerforschtes Gebiet.

Lit.: Peritz, Der Infantilismus. Ergebn. d. inn. Med. u. Kinderheilk. Bd. 7. 1911. S. 405ff. — Weygandt, Über Zwergwuchs. Münch. med. Wochenschr. 1914. S. 679. — Reichhaltige Literatur ferner bei Frangenheim, Die Krankheiten des Knochensystems im Kindesalter. Enke, Stuttgart. 1913 und bei Wieland, Spezielle Pathologie d. Bewegungsapp. im Kindesalter in Brüning-Schwalbe, Handb. d. allg. Path. u. path. Anat. d. Kindesalters. Wiesbaden. Bergmann. 1913. Bd. 2. Abt. 1.

Invaginatio ileocoecalis acuta (Darmeinschiebung).

Nach Traumen, schneller Abmagerung (z. B. bei Ernährungsstörungen im Gefolge des Abstillens), im Gefolge banaler Ernährungsstörungen (Toxikosen), durch Polypen, Darmschleimhautdivertikel.

Häufigste Ursache des Ileus im Säuglings- und frühen Kindesalter; meist ist der unterste Teil des Dünndarms in das Cöcum, bzw. den Anfangsteil des Dickdarms eingeschoben. Bei akutem Verlaufe, der in 75% die Regel bildet, treten Shockerscheinungen auf (Zug am Mesenterium), neben heftigen Koliken und Erbrechen. Von 100 Invaginationen betreffen 19 Erwachsene, 26 2—10Jährige, 55 Säuglinge. Nach mindestens stundenlangem Bestand der Invagination pflegen blutig-schleimige Diarrhöen, meist von heftigen Tenesmen begleitet, einzutreten. Mitunter stockt die Stuhlentleerung aber, und es läuft nur Blut aus dem After. Das Erbrochene enthält zuerst nur Magen-, später auch Darminhalt. Erhöhte Temperatur tritt gewöhnlich erst am 2. oder 3. Tage auf. Die objektive Untersuchung ergibt in ca. 50% eine Resistenz in der linken Bauchseite. Ist ausnahmsweise Dünndarm in Dünndarm eingeschoben, so kann die Resistenz auch an anderen Stellen des Bauches sitzen, ist aber dann meist nur in der Narkose palpabel. Spontane Heilung selten und oft mit Defekt durch Bildung von Narbenstriktur. Gewöhnlich erfolgt der Tod in wenigen Tagen oder in ein bis zwei Wochen, wenn die Reposition des invaginierten Darmteils nicht gelingt. Am ungünstigsten verlaufen die Dünndarminvaginationen. Je tiefer abwärts die Einschiebung sitzt, um so prognostisch günstiger und um so leichter diagnostizierbar ist sie.

Die Schwierigkeit und Unsicherheit der Diagnose beleuchtet am besten folgende Krankengeschichte:

3½jähriger Junge. Vor mehreren Stunden mit immer heftiger werdendem Erbrechen und Leibweh erkrankt. Ist außerordentlich hinfällig, apathisch, nicht orientiert, entleert fortwährend unter schmerzhaften Tenesmen blutigschleimige Stühle, zuletzt nur noch blutigen Schleim. Leichtes Fieber (38,4), Pulsfrequenz enorm gesteigert. Zunehmender Meteorismus. Im linken kleinen Becken ca. 12 cm langer, gut umgreifbarer, schmerzhafter, wurstförmiger Tumor, der auch vom Rektum aus leicht palpabel ist.

Der hinzugezogene Chirurg schließt sich vollkommen der Diagnose Invagination an und laparotomiert sofort. Es findet sich jedoch lediglich ein sehr stark verdicktes Kolon descendens ohne jegliche Spur von Einschiebung. Heilung ohne weitere spezielle Therapie. Der Knabe (exsudative Diathese und Neuropathie) zeigte auch späterhin bei Darmaffektionen aus geringstem Anlaß enorm gesteigerte Reaktionen.

Umgekehrt erscheint nicht selten infolge auffallend milder Allgemeinsymptome die Diagnose Invagination so wenig gestützt, daß der Chirurg die Operation ablehnt.

Differentialdiagnostisch kommen Henochsche Purpura, Dysenterie, Appendizitis in Betracht.

Die **Therapie** ist bei gesicherter Diagnose überwiegend eine chirurgische. Nur ganz im Beginn, höchstens während der ersten 24 Stunden ist durch vorsichtige Massage, Hochheben des Kindes an den Füßen oder hohe, alle

2 Stunden wiederholte (im ganzen etwa 3 mal) Wassereinläufe eine Reposition zu erzielen, doch sollen solche Versuche nur in der Narkose und wenn alles zur Laparotomie vorbereitet ist, vorgenommen werden, da die unblutigen Repositionsversuche infolge von Darmruptur momentane Gefahr mit sich bringen können. Meteorismus höheren Grades schließt Repositionsversuche aus. Ist die Reposition gelungen, so treten sofort oder sehr bald darauf Stuhlentleerungen auf. Gelingt bei der Laparotomie die Reposition und erweist sich das Invaginat als so wenig geschädigt, daß von einer Resektion abgesehen werden kann, so ist in den nächsten Tagen durch Opium und Darreichung einer möglichst wenig kotbildenden Nahrung Ruhigstellung des Darms notwendig. Ist die Resektion unvermeidbar, so erfolgt die Weiterbehandlung nach chirurgischen Grundsätzen.

Salge empfiehlt einen Versuch mit Lufteinblasungen. Diese werden mit einem T-Rohr vorgenommen, dessen einer Schenkel mit dem Darm verbunden ist, der zweite mit dem Gebläse, der dritte ist durch einen Quetschhahn verschlossen. Sobald durch Einblasen von Luft der Darm gebläht ist, wird der Quetschhahn geöffnet, etwas Luft herausgelassen, um eine zu große Spannung zu vermeiden, dann wieder Luft eingeblasen und so weiter mehrere Male hintereinander.

Sind 2—3 derartige Versuche erfolglos geblieben, dann Operation.

Monrad (Kopenhagen) gelang die Reposition von Dickdarminvaginationen in 82% durch Taxis und nachfolgenden Wassereinlauf in Chloroformnarkose. Die Manipulationen und Einläufe dürfen jedoch nicht länger als eine Viertelstunde fortgesetzt werden.

Lit.: Finkelstein-Meyer, in Feer, Lehrb. d. Kinderheilk. Jena, Fischer. 1911. S. 289. — Neumann, Briefe a. e. jungen Arzt. 6. Aufl. Berlin, Coblentz. S. 195. — Dreesmann, Münch. med. Wochenschr. 1914. S. 103/104. — Monrad ebenda 267. — Nagel, Mon. f. Kind. 1916. 501.

Kuhmilchidiosynkrasie.

Seltenes Krankheitsbild bei neuro-psychopathisch veranlagten Säuglingen. Extrem selten als angeborene Form der Überempfindlichkeit gegen die erste Kuhmilchmahlzeit — je selbst gegen ein paar Tropfen Kuhmilch — z. B. beim Abstillen von Brustkindern, Häufiger als erworbene Form bei Flaschenkindern, die wegen Ernährungsstörung mit Frauenmilch ernährt, nach Abheilung der Erkrankung wieder auf Kuhmilch überführt werden sollen.

Symptome: Die einer akut einsetzenden — unter Umständen lebensgefährlichen — Toxikose. Die Intensität hängt ab von dem Grade der neuropsychopathischen Belastung des Säuglings.

Therapie: Siehe alimentäre Toxikose. Nach mehreren Wochen macht man einen zweiten Versuch abzustillen. Setzt wieder eine Attacke ein, so ist sie doch wohl immer nicht mehr so bedrohlich wie die erste. Das dritte, vierte usw. Rezidiv wird dann immer weniger eindrucksvoll, und schließlich erlischt nach einigen Monaten die Idiosynkrasie spontan.

Magenspülung.

Wird mit mindestens bleistiftdickem Katheter (am besten Nélaton 12—20) ausgeführt. Einführung desselben wie unter Sondenfütterung beschrieben. Mittelst ca. 10 cm langen Glasschaltstückes an einen ca. 1/2 Meter langen Gummischlauch angeschlossen, der an seinem anderen Ende mit einem Trichter armiert wird.

Zunächst wird der Trichter mit körperwarmem Wasser oder 0,5—1% Karlsbaderwasser (von Sal. carolin. factit.) gefüllt und aus gleichem Niveau mit dem Magen langsam hochgehoben, bis fast alle Flüssigkeit abgeflossen ist. Dann schnelles Senken, Umdrehen des Trichters und Ablaufenlassen des mit Mageninhalt verunreinigten Spülwassers. Die Prozedur wird solange fortgesetzt, bis klares Wasser abläuft. Die ganze Manipulation ist unendlich viel einfacher als beim Erwachsenen.

Am zweckmäßigsten nimmt das Kind oder der Säugling Seitenlage ein, damit bei ev. Austritt von Mageninhalt der Kehlkopfeingang neben der Sonde frei bleibt.

Kontraindikationen: Zyanose, Tetanie.

Milchnährschaden.

Entsteht durch an und für sich einwandsfreie Kuhmilch, mag sie unverdünnt oder mit Zuckerwasser verdünnt und selbst zweckmäßig dosiert sein. Überfütterung, abnorme konstitutionelle Veranlagung, Überstehen einer Infektion, Absetzen von der Brust wirken prädisponierend.

Die Säuglinge werden zunächst blaß (durch vermehrte abdominelle Blutfülle), der pralle Turgor der Haut läßt nach, die Immunität sinkt (Furunkulose, multiple Abszesse).

Die Temperaturkurve verläuft unregelmäßig. Der Schlaf wird unruhig. Charakteristischer Stuhl: Harte, weißliche Kotballen, die nicht an der Windel haften, oder graue lehmartige übelriechende Entleerungen = Seifenstuhl.

(Bei Ernährung mit Sahneverdünnungen bleiben Seifenstühle meist aus. Voraussetzung für Seifenstühle ist ferner eine keimarme Kuhmilch.) Starker Ammoniakgeruch der Windeln. Mangelhafte Gewichtszunahme. Diese führt meist dazu, die Nahrungsmenge, welche nach Ansicht der Mütter zu gering ist, zu steigern. Fast immer erfolgt aber darauf keine Zunahme sondern Abnahme.

Stärkerer Meteorismus (durch Zirkulationsstörung bedingt), zunehmendes Wundsein, Schwellung der Lymphdrüsen.

Unterbleibt eine geeignete Therapie, dann sinkt das Körpergewicht mehr und mehr, Durchfälle treten auf, heilen ab und rezidivieren. Schließlich wird die Toleranz gegen Milchfett, Zucker, Salze immer geringer, Untertemperaturen kommen dazu, es resultiert das bekannte Bild der Atrophie (Finkelstein hat hierfür den prägnanteren Namen: Dekomposition vorgeschlagen).

Ätiologie: Intoleranz gegenüber dem Milchfett (Olivenöl, Lebertran, Sesamöl wird meist toleriert!).

Die Menge der Erdseifen im Stuhl ist stark vermehrt.

Durch den Salzverlust wird die Möglichkeit neuen Gewebaufbaues verhindert.

Charakteristisch für den Milchnährschaden ist also die Chronizität.

Besteht Zweifel, ob es sich — bei untergewichtigen Säuglingen — um Inanition handelt, so schafft einfache Steigerung der Milchmenge schnell Klarheit. Beim Milchnährschaden erfolgt Abnahme.

Bekommt man den Milchnährschaden noch in den ersten Stadien zu Gesicht (Bilanzstörung nach Finkelstein), so ist die **Behandlung** einfach und dankbar, selbst dann, wenn Ernährung an der Brust ausgeschlossen ist. Nur bei ganz jungen Säuglingen sei man mit der Prognose vorsichtig. Vor Ablauf des ersten Lebensquartals ist die künstliche Ernährung immer ein Risiko.

Man sucht die Milchfettmenge zu beschränken (Budinsche Zahl: $^1/_{10}$ des Körpergewichts pro Tag an Milch) und ersetzt die Wasserverdünnung zunächst durch Schleim und Milchzucker, und da dies erfahrungsgemäß fast immer nicht genügt (aber notwendig ist, um den Darm allmählich an stärkere Kohlehydratmengen zu gewöhnen), durch Mehlabkochung.

Auch diese Modifikation erweist sich jedoch oft noch als unzureichend. Das Gewicht beharrt auf seinem Stillstand, und die Stuhlbildung ist oft, wenn auch nicht mehr vom Charakter des Seifenstuhls, so doch immer noch angehalten.

Hier ist der Loeflundsche Malzsuppenextrakt strikt indiziert und hervorragend nützlich. Man beginne mit kleinen Mengen Malzsuppenextrakt (5 g pro Flasche), um Durchfälle zu vermeiden. Toleriert der Darm das neue Kohlehydrat gut, dann steigere man die Malzextraktmenge vorsichtig und allmählich bis auf 50 oder 75 g bei älteren Säuglingen.

Bei Säuglingen unter 3 Monaten ist Malzsuppe (s. diese) nur mit größter Vorsicht zu verabreichen (Dyspepsie).

Nicht selten aber kommt man auf diese einfache Weise nicht zum Ziel. Das sind namentlich schon weiter fortgeschrittene Fälle, welche bereits an mehr oder minder schweren und häufigen dyspeptischen Zuständen erkrankt gewesen sind, oder rachitische etc. Säuglinge.

Hier muß das Milchfett beschränkt werden. Das geschieht am einfachsten durch Verwendung von abgerahmter Kuhmilch, die zunächst mit Schleim, dann mit Mehl und schließlich mit Malzextrakt versetzt wird.

Mans tellt einen Liter Vollmilch in flachen Schalen kühl, zum Aufrahmen hin und schöpft nach mehreren Stunden die Rahmschicht ab. Der Fettgehalt der Milch schwankt dann von 1—2%. Magermilch des Handels ist fast immer stark bakteriell verunreinigt und ungeeignet.

Oder aber man verwendet von vornherein Kellers Malzsuppe, die bekanntlich Milch und Wasser im Verhältnis 1 : 2 enthält, so daß das differente Milchfett stark reduziert ist.

Ähnlich wirkt die Buttermilchsuppe (s. diese). Hat man keine Buttermilch zur Verfügung und kann aus pekuniären Rücksichten auch die fabrikmäßigen — übrigens recht zuverlässigen — Buttermilchpräparate und Konserven nicht verordnen, dann kann zur Herstellung der Buttermilchsuppe ebensogut Magermilch benutzt werden.

Beide Nahrungsmischungen sollen — ausschließlich verabreicht — nie länger als einige Wochen gegeben werden. Der außerordentlich hohe Kohlehydratgehalt birgt die Gefahren eines akuten Gärschadens in sich. Ferner erweist sich die dauernde Ausschaltung eines so wichtigen Nährstoffes wie das Fett es ist, als aphysiologisch.

Man kann daher nach einiger Zeit beiden Nährmischungen sehr vorsichtig (teelöffelweise) Vollmilch oder Sahne zusetzen, auch versuchen, nebenher teelöffelweise Lebertran, Olivenöl per os zu verabreichen. Sicherer geht man, wenn von Anfang an keine ausschließliche Ernährung mit Malzsuppe oder Buttermilch eingeschlagen wird, sondern nur 2—3 Flaschen der Milch-Mehlmischung durch Malzsuppe oder Buttermilchsuppe ersetzt werden.

In letzter Zeit hat sich die Eiweißmilch (Finkelstein und Meyer) (s. diese) auch bei der Therapie des schweren, mit dyspeptischen Erscheinungen einhergehenden Milchnährschadens Bürgerrecht erworben.

Die Eiweißmilch hat den Vorzug, daß man bei akut dyspeptischen Symptomen, eine längere — unter Umständen gefährliche — Inanitionsperiode umgehen und dem an Milchnährschaden erkrankten Säugling bald wieder die für ihn ganz besonders wichtigen Kohlehydrate zuführen kann.

Spezielle Technik der Ernährung.

Handelt es sich um leichte Fälle, so ist weiter nichts nötig, als das Kind an die Brust zu legen; nach kurzer Gewichtsabnahme steigt die Kurve langsam wieder an. Manchmal zieht sich jedoch das Reparationsstadium über Wochen hin. Deshalb nicht etwa Amme wechseln! Ob durch Zulage von Eiweiß (Kasein, Plasmon) das Rekonvaleszenzstadium abgekürzt werden kann, ist noch nicht generell bewiesen. Auf alle Fälle aber erweist sich der Ersatz einer Brustmahlzeit durch eine Flaschenmahlzeit Buttermilch oder Malzsuppe als nützlich.

Einige Worte noch zu den auch beim Milchnährschaden nicht fehlenden dyspeptischen Zuständen, die meist auf Überfütterung (abnormer Magenchemismus) oder auf zersetzte Nahrung zurückzuführen sind.

Hier fehlt natürlich der Seifenstuhl. Es werden zerfahrene, schleimhaltige, an der Luft bald grün werdende Dejektionen gehäuft abgesetzt. (Die weißen Bröckel in den Fäzes sind Konglomerate von Erdseifen, nicht Kasein!) Man vermißt ferner nicht Appetitlosigkeit und gelegentliches Erbrechen. Die Mundschleimhaut ist gerötet und läßt Soorauflagerungen erkennen. Die Temperaturen sind mäßig erhöht. Das Allgemeinbefinden ist nicht eingreifend geschädigt.

Auch hier gilt therapeutisch die Regel: Säuglinge unter drei Monaten genesen langsam aber sicher an der Brust. Bei künstlicher Ernährung so junger Kinder sind Fehlschläge bis zum letalen Ausgang leider nicht selten.

An der Brust in den ersten Tagen nicht ad libitum trinken lassen, sondern knapp halten (höchstens 100 g Frauenmilch pro Körperkilo). Sich durch anfänglichen Gewichtssturz nicht beirren lassen. Ev. Zugabe leicht gesalzenen Tees, oder von Haferschleim mit Saccharin bei älteren Säuglingen.

Später Vorsicht mit Kohlehydraten bei Einleitung des Allaitement mixte (am besten zuckerfreie Buttermilch mit 3% Mondamin und etwas Nährzucker).

Bei künstlicher Ernährung führen viele Wege nach Rom. Ein hundertfach erprobtes Verfahren ist das folgende: Nahrungsaussetzung für einen Tag und Salzteediät. Dann Verabreichung von unverdünnter Molke mit Saccharin. Man kann bei Säuglingen jenseits des dritten Monats auch von Anfang an die Molke zur Hälfte mit Schleim verdünnen und ein lösliches Eiweißpräparat z. B. Plasmon (bis 3%) zusetzen.

Hierbei bleiben die Stühle noch unbeeinflußt und sehen völlig grün aus. Dann folgt Verdünnung der Molke mit Milch, teelöffelweise, am besten Magermilch, oder allmählicher Ersatz der einzelnen Molkeflaschen durch Milch-Schleimverdünnungen, mit vorsichtigem Soxhletzuckerzusatz.

Beliebt ist auch die Verabreichung von Haferschleim oder Mehlabkochungen ohne Milch und ohne Zucker. Bei älteren Säuglingen läßt sich nichts dagegen einwenden — zumal ein derartiges Vorgehen bei praktischen Ärzten gang und gäbe ist — nur darf die Unterernährung mit Schleim nicht länger als drei Tage dauern. Statt des Schleims oder der Molke kann bei älteren Säuglingen auch Eichelkakao verwendet werden, dem dann später sukzessive Milch zugesetzt wird. Cave die dextrinisierten oder milchhaltigen Kindermehle.

Eine weitere sehr zweckmäßige Modifikation ist das Verfahren nach Steinitz und Weigert:

Nach sehr kurzer (oder keiner) Teediät wird Molke mit 4% Mondaminzusatz verabreicht. Je nach der Schwere der Erscheinungen, 1, 2, 3 Mahlzeiten pro Tag, daneben die dem Alter entsprechenden Milch-, Wasser- oder bei ganz leichten dyspeptischen Erscheinungen auch Mehlsuppenverdünnungen.

Dasselbe Prinzip — kein Ausschalten der Milch auch bei dyspeptischen Stühlen — befolgt die Methodik Stoltes. In der Kost — die Milchverdünnungen dürfen selbstverständlich keine irgendwie erheblichen Zucker- oder Malzzusätze enthalten — werden 1—3 Mahlzeiten durch Buttermilchsuppe ersetzt, welche mit Saccharin gesüßt ist und 4—5% Mondamin enthält.

Der hohe Eiweißgehalt der Buttermilch wirkt gärungswidrig, und der Mondaminzusatz verhindert ein zu starkes Absinken des Gewichts. Mondamin selbst ist ein sehr langsam und schwer vergärbares Mehl. Leider ist einwandsfreie Buttermilch nicht überall erhältlich, und das Aufkochen mit 5% Mondamin macht die Mischung so dickflüssig, daß sie den Sauger nicht passiert.

Ausgezeichnete Erfolge hat man endlich wie schon erwähnt mit der Finkelstein-Meyerschen Eiweißmilch. Gerade hier bei dünnen Stühlen ist ihre stopfende Wirkung — durch Bildung von Seifenstühlen — eklatant. Nach kurzer Teediät — von höchstens 12 Stunden — gibt man 300 g Eiweißmilch auf 5—6 Mahlzeiten verteilt, dazu Tee und Saccharin ad libitum. Nach 24 Stunden Zusatz von 1—2% Soxhletzucker oder Loeflunds Nährmaltose (kein Milchzucker, kein Küchenzucker!), d. h. auf 100 g Eiweißmilch eine Messerspitze. Bei Säuglingen über drei Monate kann statt dieser Zuckerzusätze auch Mehl (Weizenmehl, Mondamin) oder Grieß gewählt werden. Man steigt mit den Trinkmengen flott an, auch wenn die Stuhlabsetzung noch häufiger erfolgt, bis auf 180 oder 200 pro Körperkilo. Der Zuckerzusatz wird allmählich bis auf 6% gesteigert, kann schließlich ohne Schaden auch auf 8% getrieben werden, auch können bei älteren Säuglingen Mehl und Zucker — also zwei Kohlehydrate — vereinigt werden. Auch ein Malzzusatz erweist sich schließlich nützlich.

Nach ca. 6 Wochen setzt man auf eine dem Alter entsprechende Milch-Mehlsuppenmischung ab, und zwar ohne weitere Manipulationen alle 5 Flaschen auf einmal.

Diese leichteren dyspeptischen Zustände kommen ungeheuer oft in der Praxis vor, sie bilden wohl das Hauptkontingent aller leichteren, landläufigen Ernährungsstörungen. Die Therapie ist so überwiegend oft und so relativ schnell erfolgreich, daß von tiefgreifenderen Stoffwechselstörungen wohl kaum gesprochen werden kann.

Medikamentöse Behandlung: Obsolet. Man kann aus rein diplomatischen Rücksichten und um Eltern zu beruhigen, bei denen sich die ganze Sorge um die Quantität und Qualität der Stühle dreht, Bolus alba (1 Eßlöffel auf jede Flasche) oder Bismuth. subgall. 0,3, Tannalbin, Tannigen oder dergleichen messerspitzenweise ordinieren.

Sehr beliebt sind in der Praxis Diagnosen wie: „Leichte Dyspepsie infolge schwieriger Zahnung", oder „Dyspepsie infolge Erkältung". Im Prinzip stellen diese subakut verlaufenden Ernährungsstörungen jedoch eine mehr oder minder abortive Form der alimentären Toxikose dar. Es fehlt demgemäß nicht an Übergängen bis zum voll ausgebildeten Syndrom des berüchtigten Brechdurchfalls. Eine nosologische Selbständigkeit der Dyspepsie (Finkelstein) etwa als Etappe des Milchnährschadens auf dem Wege zur Atrophie hin, kann ich nicht anerkennen. Dyspepsien sind im Prinzip nichts anderes als mild verlaufende alimentäre Toxikosen, die gesunde und an Nährschäden aller Art leidende Säuglinge befallen. Nur bringt das Bestehen eines Nährschadens die Gefahr mit sich, daß die Erkrankung schwerer verläuft, schwerer heilt und daß leichter Rückfälle eintreten.

Beim Milchnährschaden handelt es sich um eine Schädigung durch unzersetzte Nahrung. Doch kann Überernährung mit einer unzersetzten Nahrung oder Verabreichung einer unzweckmäßig (zuviel Fett, zuviel Kohlehydrate) zusammengesetzten Nahrung, durch Steigerung der enteralen Säurebildung die gleichen Folgen haben, wie eine bereits exogen zersetzte Nahrung.

Kurz sei noch des **atrophischen Stadiums** gedacht.

Das ganze Aussehen eines solchen Kindes verrät selbst dem Laien den lebensbedrohlichen Zustand.

Bemerkenswert ist das im Gegensatz zur akuten Toxikose ganz freie Sensorium, die ständige, den Schlaf vertreibende Unruhe, die unheimliche Nahrungsgier. Die Pulszahl geht ständig herunter, die Herztöne werden leise. Die Stühle sind entweder tadellos, oder zeigen Wechsel von Seifenstuhl und dyspeptischen Entleerungen. Charakteristisch ist der stetige Gewichtssturz; sobald $^1/_3$ der Körpermaße eingeschmolzen ist, kann eine Heilung nicht mehr erwartet werden. Der Exitus erfolgt oft unerwartet unter schnellem Kollaps oder unter viele Stunden selbst Tage dauernder Agone. Vielfach bereiten oft ganz geringfügige Infektionen dem Dasein ein Ende. „Ex alimentatione erkranken die Kinder, ex infectione sterben sie" (v. Pfaundler).

Die **Therapie** ist wenig befriedigend; selbst Frauenmilch versagt bei schwer atrophischen Säuglingen leider noch oft genug.

Steht Frauenmilch zur Verfügung, so gebe man sie in den ersten zwei Wochen, mit geringen Mengen anfangend, ca. 200 g pro Tag, aus der Flasche. Ein Plus an Frauenmilch kann unter Umständen bei der selbst gegenüber dem Frauenmilchfett gesunkenen Toleranz, zu ganz akuter Azidose führen. Bestehen durchfällige Stühle, so kann die Verabreichung von 1—2 Mahlzeiten zuckerfreier Buttermilch mit Mondaminzusatz von Nutzen sein. In ganz schweren Fällen gebe man häufige aber sehr kleine Mahlzeiten und führe, das gilt für alle atrophischen Säuglinge, reichlich Tee ad libitum zu. Die Reparationszeit an der Brust ist sehr langdauernd.

Einen Atrophiker künstlich zu ernähren und zur Genesung zu bringen, ist das schwerste Problem der Säuglingsheilkunde.

In jedem Falle erfordert es reifliche Überlegung ob der Zustand des Kindes einen Hungertag erlaubt. Meist wird man darauf verzichten müssen. Die Nahrung, welche für einen Milchnährschaden schwerster Gattung in Frage kommt, muß fett- und zuckerarm sein: man wählt also Magermilch, Buttermilch, Molke und wird nach einigen Tagen ein schwer vergärbares Kohlehydrat: Mondamin, Grieß in geringen Mengen addieren können. Zeigt es sich, daß die Prognose sich zum Guten wendet, dann dürfen nach einigen Wochen auch leichter resorbierbare Kohlehydrate verabreicht werden. Auch kann der Fettgehalt der Nahrung sehr vorsichtig gesteigert werden. Statt des soeben geschilderten, leider viel zu oft erfolglosen Vorgehens, wird neuerdings mit etwas besseren Resultaten die Eiweißmilch empfohlen. Ihre Anwendung wurde bereits geschildert.

Medikamentös: Sobald Kollaps droht: Coffein. natr. benz. 1%, 3stündlich 5 g oder 0,5: 5,0 Aqua, stündlich 3 Teilstriche intramuskulär, Kampfer — kein Äther — subkutan oder per os stündlich 0,03. Digalen und verwandte Pharmaka sind zwecklos.

Durch Wärmeflaschen oder warme Bäder ist für Wärmezufuhr zu sorgen.

Die subkutane Injektion von physiologischer Kochsalzlösung ist im Kurs gesunken. Dennoch sollte sie nicht ganz von der Bildfläche verschwinden. Ich injiziere zweimal täglich 75—100 ccm einer vorher aufgekochten Lösung von 7,5 Kochsalz, 0,1 Kaliumchlorid, 0,2 Kalziumchlorid in 2000 Wasser.

Lit.: Czerny-Keller, Des Kindes Ernährung. Bd. 2. S. 10ff. — Finkelstein, Lehrbuch d. Säuglingskrankh. 2. Hälfte S. 189 ff. — Keller, Malzsuppe. Jena 1898. — Langstein-Meyer, Säuglingsernährung und Säuglingsstoffwechsel. Wiesbaden 1910. — Neumann, Briefe a. e. jungen Arzt. 6. Aufl. Berlin 1913. S. 258. — Salge, Einführung in die moderne Kinderheilkunde. 2. Aufl. Berlin.

Mehlnährschaden.

Bei Ernährung mit Kuhmilchverdünnungen treten bekanntlich häufig akute Störungen auf. Auf ärztliche Verordnung oder ohne dieselbe wird die Milch fortgelassen und Schleim oder Mehlsuppe verabreicht. Meist kommt der Durchfall dabei zum Stillstand. Weil nun die Kinder die milchfreie Diät gut vertragen, oder auf Zusatz von Milch erneut dünne Stühle bekommen, bleiben die Mütter oft monatelang bei ausschließlicher Mehlernährung. Höchstens wird etwas Butter und Salz zugesetzt.

In anderen Fällen werden Säuglinge aus regionären Gepflogenheiten von vorneherein mit Mehl, Zwieback, Grieß usw. ohne Milch aufgezogen.

Die Folge dieser einseitigen Kost ist der Mehlnährschaden.

Anfänglich Zunahme und täuschendes gutes Aussehen, vor allem geregelte Stuhlbildung. Dann Gewichtsstillstand oder Abnahme. Endzustand: Atrophie.

Auffallend ist die außerordentliche Rigidität der Muskulatur, die den Uneingeweihten an zerebrale Affektionen, Little denken läßt. Der Tonus aller Muskeln ist stark erhöht; nicht selten wird Opisthotonus beobachtet.

Oftmals geht die bekannte physiologische Tendenz der Mehle zur Wasserretention ins Pathologische, besonders dann, wenn wie erwähnt, die Mehlsuppe stärker gesalzt wird (universelle Ödeme). Erhöhte Disposition zu Infektionen. Diese setzen gewöhnlich dem Leben bald ein Ende. Die Gewichtsabstürze solcher Mehlkinder im Verlauf parenteraler Infektionen sind oft kolossal (locker gebundenes Wasser). Auffallend häufig ist bei atrophischen Mehlkindern die Xerophthalmie.

Die Pathogenese des Leidens ist durchsichtig. Nicht das Mehl an sich ist der Schädling, sondern der Mangel an anderen Nährstoffen: Eiweiß, Fett, Salzen. Er wird beim Chlor z. B. so groß, daß keine Salzsäure mehr gebildet, kein Chlor mehr im Harn ausgeschieden wird.

Therapie: Eine einigermaßen gute Prognose kann nur erhofft werden, wenn die Ernährung an der Brust eingeleitet wird. Hier muß — um nicht durch zu rapide Wasserabgabe eine akute Lebensgefahr heraufzubeschwören — neben der Frauenmilch zuckerfreie Buttermilch mit 3—4% Mondamin, bzw. eine prozentual analoge Molkenmondaminsuppe zugefüttert werden. Auch Eiweißmilch mit Mehlzusatz käme in Betracht. In leichteren Fällen genügt anfängliche Beigabe von Salztee oder Schleim mit Saccharin.

Bei künstlicher Ernährung sind die Aussichten wesentlich ungünstiger. Bestehen keine Durchfälle, und ist der Zustand noch nicht als atrophisch anzusehen, dann kann — ohne jede Hungerperiode, die das Mehlkind fast immer schwer schädigt — mit Kuhmilchverdünnungen begonnen werden (Schleim, Mehlsuppe).

Bestehen aber Durchfälle, dann beginnt man zunächst — neben reichlicher Wasserzufuhr — mit der bekannten Drittelmilch, steigert nach Maßgabe der klinischen Erscheinungen allmählich Milch- und Zuckermenge und geht schließlich zu Schleim-Mehlzusatz über.

Ist das atrophische Stadium bereits erreicht, und bestehen gar noch durchfällige Stühle, dann engt sich der Rahmen unseres an und für sich geringen diätetischen Könnens noch mehr ein und wird die Prognose noch trüber. Hier ist noch das Meiste von der Eiweißmilch zu erwarten.

Lit.: Czerny-Keller: Des Kindes Ernährung usf. Bd. 2. S. 62. — Finkelstein, Lehrb. d. Säuglingskrankh. 2. Hälfte. S. 285. — Keller, Mehlkinder. Berlin. klin. Wochenschr. 1906. Nr. 36. — Langstein-Meyer, Säuglingsernährung und Säuglingsstoffwechsel. Wiesbaden 1910. Bergmann. S. 174. — Rietschel, Deutsche med. Wochenschr. 1908. Nr. 19. — Salge, Einführung in die moderne Kinderheilkunde. 2. Aufl. S. 103.

Milchnährschaden älterer Kinder.

Folge einseitiger Ernährung mit Kuhmilch oder Frauenmilch (bei über den 12. Monat hinaus gestillten Kindern, welche wenig bzw. nur mehl- und kuhmilchhaltige Beikost erhalten).

Diagnose leicht zu stellen durch das charakteristische Äußere der betreffenden Kinder. Sie zeigen universelle Blässe und ein reichliches, schlaffes Fettpolster, meist Meteorismus. Die Agilität ist oft herabgesetzt. Die Muskulatur ist dürftig entwickelt. Fast immer Obstipation, (Kalkseifenbildung durch hohen Kalkgehalt der Kuhmilch). Besteht der Milchnährschaden längere Zeit, dann kann sich bei gewissen konstitutionell abnormen Kindern aus der

Blässe echte alimentär bedingte Anämie entwickeln (s. „Anämie“). Diese Anämie ist außer dem Absinken der Hämoglobin- und Erythrozytenwerte durch keine weiteren prägnanten zytologischen Veränderungen charakterisiert.

Werden neben der Milch reichlich Vegetabilien genossen, dann kommt es für gewöhnlich nicht zur Ausbildung eines Milchnährschadens.

Therapie: S. „Anämie“, „Obstipation“.

Milchschorf.

Charakteristisches Frühsymptom der exsudativen Diathese des Säuglings: auf die Wangen beschränkte, scharf begrenzte, dreieckförmige Rötung der Haut, feine Risse und weißliche Schüppchen. Juckt meist und wird infolge des Kratzens sekundär infiziert. Mitunter bildet er den Ausgangspunkt eines das ganze Gesicht und den behaarten Kopf überziehenden Ekzems (s. dieses).

Die diätetische Therapie richtet sich gegen die konstitutionelle Anomalie. Mitunter gelingt es durch Einfetten mit Zinkpaste, Lanolin oder dergleichen die Desquamation zu beseitigen. Den Juckreiz mildern „Kokainol“ (eine 10% Anästhesinsalbe) oder „Bromokoll“ (Bromtanninleimsalbe). Bei Neigung zum Kratzen muß dies durch Manschetten um die Ellbogen, durch Anbinden der Hände an die Seitenteile des Bettes, Kürzung der Nägel, „Fäustlinge“ (vorn blind endigende, ans Betttuch festgesteckte Ärmel) verhindert werden.

In schweren Fällen Beruhigungsmittel, 2% Chloralhydrat, teelöffelweise.

Möller-Barlowsche Krankheit. (Infantiler, Säuglingskorbut).

Tritt so gut wie nie bei Brustkindern auf. Charakterisiert durch Blutungen in die Orbita, nicht selten mit Protusio bulbi, in das subperiostale Gewebe, besonders der langen Röhrenknochen, Hämaturie, Suffusionen, Sugillationen der Haut. Typisch ist die blaurote Verfärbung des geschwollenen Zahnfleisches um schon vorhandene Zähne (andernfalls ist die Gingiva normal!). Die Kinder sind seit langem appetitlos und werden zunehmend blässer. Meist sind es schlaffe, pastöse, mehr oder minder rachitische Säuglinge.

Typisches Symptom: Große Schmerzhaftigkeit der Knochen, bei jeder, auch sanfteren Berührung. Intelligentere Säuglinge brechen schon in klägliches Geschrei aus, wenn man die Bettdecke fortnimmt oder fortnehmen will, oder sich nur dem Bette nähert. Nicht selten veranlassen die Knochen- und Gelenkschmerzen das Kind zu absoluter Bewegungslosigkeit; es liegt da, wie gelähmt. Gelegentlich uncharakteristisches Fieber. Die Zahnfleischaffektion, die Knochenschmerzen, die Schwellungen der Epiphysenenden werden oft als Rachitis fehldiagnostiziert. Breiten die Blutungen am Oberschenkelknochen sich flächenhaft aus, so veranlassen sie bei längerem Bestand Ödem, das oft nicht nur die ganze Unterextremität befällt, sondern bis zum Rücken hinaufreicht. Scharf begrenzte Blutungen sind oft wie ein prall dem Knochenschaft aufsitzender Tumor zu palpieren. (Fehldiagnose Sarkom!)

Der Verlauf ist chronisch.

Die Symptome setzen meist sukzessive ein. Formes frustes weisen nur dieses und jenes Symptom auf, z. B. nur Hämaturie. Prädilektionsalter: Zweites Halbjahr.

Ätiologisch spielt die längere Zeit dauernde monatelange Monotonie künstlicher Ernährung oder einseitige oft zu „wissenschaftliche“ Ernährung eine Rolle. Besonders häufig wurde Säuglingsskorbut bei Ernährung mit über 100° erhitzter oder intensiv pasteurisierter Milch beobachtet. Auch bei Perhydrasemilch, Bachhausmilch, Gärtnerscher Fettmilch und anderen Milchkonserven kann Skorbut auftreten. Da tausende von künstlich genährten Kindern dagegen ceteris paribus keinen Skorbut akquirieren, andererseits prophylaktisch in antiskorbutischem Sinne ernährte Säuglinge trotzdem skorbutisch erkranken, so kommt man ohne Annahme einer Disposition nicht aus.

Therapie: Ernährung mit kurz abgekochter Kuhmilch; rohe Milch ist nicht unbedingt nötig. Zugabe von zerquetschten Apfelsinen, geschabten oder Bratäpfeln, Tomatenfleisch und von frischem Gemüse in Püreeform. Es gibt kaum eine Erkrankung, die so absolut sicher, schnell und — sit venia verbo — elegant lediglich durch Diätetik zu heilen ist.

Lit.: Czerny-Keller, Des Kindes Ernährung usf. Bd. 2. S. 92. — Finkelstein, Lehrb. d. Säuglingskrankh. 2. Hälfte. S. 470. — Frangenheim, Krankheiten des Knochensytems im Kindesalter. Stuttgart 1913. (Reiche Literatur!) — Hart und Lessing, Der Skorbut der kleinen Kinder. Stuttgart 1913. — Heubner, Berlin. klin. Wochenschr. 1903. Nr. 13. — Neumann, Über die Behandlung der Kinderkrankheiten. 6. Aufl. S. 290. — v. Recklinghausen, Untersuchungen über Rachitis und Osteomalazie. Jena 1910. — v. Starck, Zur Diagnose der Barlowschen Krankheit. Münch. med. Wochenschr. 1907. Nr. 54. — Derselbe, Barlowsche Krankheit, in Pfaundler-Schloßmann, Handb. d. Kinderheilk. 2. Aufl. Bd. 2. S. 70.

Mongolismus.

Schwere angeborene Störung auf körperlichem und geistigem Gebiet, deren Ursache unbekannt ist.

Die Gesichtszüge erinnern an die mongolische Rasse: runder, bzw. kurzer Schädel, schrägstehende Lidspalte, schräge, sichelförmige Hautfalte über dem inneren Lidwinkel (Epikanthus), Sattelnase, hervorspringende Jochbögen.

Weitere körperliche mongoloide Stigmata: Kurze und einwärts gekrümmte fünfte Finger, plumpe, kurze Hand, schlaffe Haut, schlaffe Muskulatur, wodurch abnorme Exkursionen der Gelenke (Hampelmänner) ermöglicht werden. Meteorismus, Nabelbruch. Oft Diastase der Rekti. Leichter Strabismus. Chronische Blepharitis ciliaris, großer, meist offener Mund, Salivation, Ohrmißbildungen. Meist — nicht immer — bleiben die mongolichen Idioten klein. Die Dentition beginnt spät. Auch Kombination mit Rachitis findet sich natürlich sehr oft. Die Widerstandslosigkeit der Mongolen gegen Infekte z. B. Tuberkulose ist auffallend. Selten wird ein hohes Alter erreicht.

Die Rückständigkeit auf geistigem Gebiet schwankt von leichterer Imbezillität bis zu schwerer Idiotie. Nur wenige Mongolen werden schulfähig, bzw. hilfsschulfähig. Vielfach findet man bei ihnen die Neigung zu Imitation und Clownismus.

Nicht selten Kombination mit Myxödem bzw. formes frustes desselben (teigig-pastöse Epidermis, Makroglossie).

Lit.: Scholtz, Kretinismus und Mongolismus. Ergebn. d. inn. Med. u. Kinderheilk. Bd. 3. S. 507ff. — Siegert, In Pfaundler-Schloßmann, Handb. d. Kinderheilk. 2. Aufl. Bd. 3. S. 587. — Siegert, Der Mongolismus. Ergebn. d. inn. Med. u. Kinderheilk. Bd. 6. 1910. — Weygandt, Über Mongolismus. Münch. med. Wochenschr. 1905. S. 1513. — Wieland, In Brüning-Schwalbe, Handb. d. allg. Path. u. d. path. Anat. d. Kindesalters. 2. Bd. Abt. 1. S. 200.

Nabelbruch.

Der Nabelring hat die physiologische Tendenz, zu schrumpfen (im Gegensatz zur Leistenbruchpforte!). Operationen zum Schluß eines kleinen Nabelbruchs sind immer entbehrlich. Man erhebt zwei senkrecht verlaufende Hautfalten über dem reponierten und ev. mit Wattebausch bedeckten Nabel, und zieht mehrere lange Leukoplaststreifen straff darüber. Dieselben müssen seitlich weit auf die Bauchhaut übergreifen. Damit kann das Kind ruhig gebadet werden. Erneuerung alle Woche. Die Ernährung ist zu regeln, auf Meteorismus zu zu achten.

Rezidivierende Nabelkolik.

Anfallsweise bei älteren Kindern auftretende Leibschmerzen im Epigastrium in der Appendixgegend, am häufigsten jedoch in der Nabelgegend.

Die Schmerzen[1]) setzen oft mitten im Spiel, beim Turnen, beim Spazierengehen, nach einer Gemütsbewegung, bei Tage oder auch bei Nacht ein. Sie sind intermittierend, minuten- bis stundenlang.

Der Anfall kann mit wechselnden Remissionen bis zu 12 Stunden und länger dauern und wiederholt sich nach Tagen, Wochen, Monaten. Die Schmerzen werden meist als heftiges Kneifen bezeichnet. Die Kinder werfen sich jammernd im Bett herum. Es besteht oft Tenesmus, jedoch ohne Stuhlentleerung. Druck auf den Unterleib verstärkt zumeist die Schmerzen nicht. Mitunter folgt Erbrechen. Die Temperatur ist nur ganz ausnahmsweise erhöht. Der Puls ist oft klein, die Extremitäten sind kühl. Schweißausbruch, Verdrehen der Bulbi.

Diese schwereren Anfälle sind in der Regel selten. Meist werden sie von abortiven leichteren abgelöst, die oft täglich auftreten. Sehr charakteristisch ist das schnelle Abklingen der oft bedrohlichen Symptome.

Die Untersuchung ergibt meist außer Meteorismus und Obstipation, die aber auch fehlen können, nichts Positives. Dagegen bestehen immer mehr oder minder zahlreiche Zeichen von Neuro-, Psychopathie: morgendliches oder periodisches Erbrechen. Schulkopfschmerz und diffuse andere regionäre Schmerzen, Enuresis, Pavor nocturnus, Schreckhaftigkeit, Neigung zu Ohnmachten, Herzpalpitationen etc.

Objektiv findet man Fazialisphänomen, oft spasmophile Antezedentien, Tics, jähes Erröten und Erblassen, Dermographie, Headsche Zonen, Rosenbachsches Phänomen, labile Herzaktion, systolische Geräusche. Moro beobachtete gelegentlich orthotische Albuminurie, Asthma. Auch psychopathische Züge: Zwangsvorstellungen, Gewitterfurcht, Waschsucht, Nägelkauen, Pedanterie, werden gelegentlich beobachtet. Oft handelt es sich um die sattsam bekannten „einzigen" Kinder. Niemals in Anstalten beobachtet!

Der Symptomenkomplex verleitet den Unerfahrenen zur Erwägung einer Appendixaffektion und Befürwortung einer Operation. Besonders wenn in der rechten Flanke leichte Druckschmerzhaftigkeit besteht und einige Zeit anhält, die Temperatur etwas über 38 beträgt und die Koliksymptome recht dramatisch in Szene gesetzt werden, ist die Verführung zu operativem Eingreifen begreiflich. Die Operation ist jedoch unnötig. Küttner behauptet allerdings, daß solche Nabelkoliken oft auf Appendixaffektionen beruhen und durch die Operation geheilt werden. Dies wird durch Moro, Czerny u. a. energisch bestritten. Selbstverstädnlich kann eine Operation durch Suggestion Heilerfolg bewirken. Doch sind auch Fälle beobachtet worden, wo nach dem operativen Eingriff die Koliken wiederkehrten.

Therapie: Suggestiv. Moro empfiehlt Faradisation und Bedecken der Nabelgegend mit einem Leukoplaststreifen.

Bei Obstipation gebe man Rizinus oder einen Kamilleneinlauf und modifiziere die Ernährung. Sind die Sensationen sehr stark, dann verschreibe man Belladonnatropfen: Extract. Bellad. 0,06—0,1 Aq. ad 200, mehrmals einen Kinderlöffel, oder Codeonal: $1/2$—1 Tablette, ev. wiederholt.

---

[1]) Ob die Leibschmerzen sich als extreme Steigerung leichter abnormer Sensationen durch Darmspasmen, Hernia epigastrica, (sehr selten) Meteorismus oder Obstipation erweisen, läßt sich nur vermuten, erscheint aber wahrscheinlich.

Ferner lasse man warme Kataplasmen oder einen Thermophor auf das Abdomen applizieren, die aber mehr suggestiv wirken.

Außerdem natürlich Behandlung der neuro-psychopathischen Konstitution.

Lit.: Friedjung, Arch. f. Kind. 36. Seite 361. — Herbst, Monatschr. f. Kinderheilk. 1914 102 — Küttner, Berlin. klin. Wochenschr. 1914. S. 264. — Moro, Münch. med. Wochenschr. 1913. S. 2827.

Obstipation.

Ausbleiben der Stuhlentleerung über 24 Stunden hinaus bei kalorisch ausreichender Ernährung. Fast immer kein selbständiges Leiden, sondern ein Symptom. Im Säuglingsalter nicht ganz selten bei Brustkindern. Bleibt die Entleerung gelegentlich über 2 mal 24 Stunden aus, dann gebe man ein Öl-, Glyzerinklysma oder Seifenzäpfchen. Die Menge des verwendeten Öls, Glyzerins betrage 5—10 ccm.

Bei dauernder Obstipation der ersten drei Monate verabfolge man teelöffelweise Milchzucker oder Malzextrakt in Wasser gelöst, bis zum Erfolg. Nach dem 3. Monat Einleitung eines Allaitement mixte zunächst mit einer Grießbrühemahlzeit, dann mit Zugabe von Gemüse.

Das dauernde „Klistieren" eines Kindes ist als falsch zu bezeichnen.

Bei künstlich genährten Säuglingen meist Symptom des „Milchnährschadens" und nach den unter diesem Stichwort entwickelten Grundzügen diätetisch zu behandeln.

Als Folge von Rhagaden. Die Kinder halten wegen der Schmerzen bei der Defäkation den Stuhl an.

Bei Hirschsprungscher Krankheit (s. diese), Tumoren im Abdomen, welche das Darmlumen einengen oder knicken (s. auch Invagination) und Darmstenose.

Auch jenseits des ersten Lebensjahres ist ein Milchnährschaden die häufigste Ursache einer Obstipation.

Die Therapie besteht in Herabsetzung der Kalkseifenbildung durch Beschränkung der Milchmenge, erforderlichenfalls bis zu $^1/_4$ Liter pro Tag. Ersatz durch Malzkaffee, Fruchtsaft, Limonade, Buttermilch.

Neuropathie: Häufig geben besorgte Eltern ihren Kindern eine Kost, welche so vorsichtig zusammengesetzt ist (Milch, Mehlspeisen, Eier u. dgl.), daß nur wenig Schlacken im Darme verbleiben, und der Reiz zur Defäkation minimal wird. Tritt hierzu nun noch — wie sie so häufig bei Neuropathen — verringerte Nahrungsaufnahme, dann resultiert Obstipation. Es werden, wie Czerny treffend schildert, nach langer Verweildauer im Darm kleinkugelige, harte, ziegenkotähnliche Fäzes abgesetzt (Scheinobstipation).

Die Therapie ist einfach. Voluminöse Fäzes werden durch eine vernünftige, Fleisch, Obst, Gemüse, Graubrot enthaltende Kost erzielt. Auf Mandeln, Nüsse, Feigen sei noch speziell hingewiesen.

Eine andere neurogen bedingte Obstipation ist diejenige infolge Abusus von Klysmen oder Abführmitteln. Sie findet sich in neuropathischen Kreisen, wo der geregelten Stuhlentleerung der Kinder minutiöse Aufmerksamkeit geschenkt wird, und die Gefahren einer Koprostase extrem überschätzt werden. Es gibt sensible, verschroben erzogene Kinder, welche glauben, nur noch auf Klysmen Stuhl entleeren zu können.

Die Therapie ist eine rein pädagogische. Am schnellsten hilft Versetzung in ein anderes Milieu.

Bei einseitiger Ernährung mit fleischhaltiger Kost, tritt gelegentlich Obstipation auf. Obstipation als Folge von Fieber, Bettlägerigkeit, findet sich auch beim Kind.

Klistiere bei Obstipation nicht rationell. Es kommt darauf an, eine echte Sekretion zu erzeugen, welche die Peristaltik auslöst. Klistiere sind nur bei mangelndem Defäkationsreiz und weichem Stuhl indiziert, d. h. in relativ seltenen Fällen.

Gelingt es nicht, durch geeignete, speziell schlackenreiche Kost (grobes Brot, Pumpernickel mit viel Butter, Malzkaffee, Sauermilch, Buttermilch, Pflaumen, Apfelmus, rohes Obst, Mandeln, Nüsse, Feigen, Gemüse — welches mit viel Fett zubereitet werden kann —), Massage u. dergl. den Torpor intestinalis zu beheben, so sind Abführmittel gestattet.

Pulvis liq. compos., teelöffelweise. Oder
Ol. Rizini
Syr. Mannae aa 50,0.
Vor dem Gebrauch umzuschütteln.

Als prompt und milde wirkendes Laxans wende ich Sagrada-Tabletten (z. B. Liebes Sagradatabletten) an.

Osteopsathyrosis congenita (foetalis et tarda).

Synonyma: Osteogenesis imperfecta congenita, fötale Osteoporose, Osteomalacia congenita, Aplasia periostalis, myeloplastische Malazie, Fragilitas ossium, Osteopsathyrosis idiopathica (maladie de Lobstein), Osteogenesis imperfecta tarda.

Die Krankheit ist durch eine bereits intrauterin sich offenbarende Störung des Knochenwachstums charakterisiert (Frühform). In anderen Fällen (Spätform) treten die ersten Frakturen am Ende des Säuglingsalters auf, oder beim Beginn des Schulalters. Endlich kommt es bei einer kleinen Kategorie nicht zu Frakturen, sondern zu Verbiegungen. Die Veranlassung zu den Knochenbrüchen ist oft eine ganz geringfügige.

Wahrscheinlich lassen sich alle diese Sonderzustände auf eine Osteogenesis imperfecta foetalis et tarda zurückführen.

Fötale Form: Tot- oder Frühgeburt. Multiple Frakturen, Schädel weich, modellierbar. Überwiegend ungünstige Prognose. Meist geringe Schmerzhaftigkeit und schnelle Frakturheilung. Die Zahl der Frakturen geht oft bis zu vielen Dutzenden. Je häufiger der Knochen frakturiert, um so plumper und kürzer wird er. So kann eine Mikromelie resultieren.

Ätiologie dunkel, häufig familiär und regionär.

Spätform: Prognose wesentlich günstiger quoad vitam. Klinisch drei Typen. Nur multiple Frakturen, Frakturen mit Verbiegungen und endlich (sehr selten) Gelenkversteifungen. (Brucksche Krankheit). Häufig Kombination mit Rachitis und intellektueller Rückständigkeit. Gelegentlich fielen Neigung zu intensiven Schweißausbrüchen auf, ferner reichliche und persistierende Lanugo. Bei komplizierender Rachitis tarda ev. in osteomalazischer Form, ist die Differentialdiagnose ohne pathologisch anatomische Untersuchung nicht möglich.

Differentialdiagnose: Knochenbrüchigkeit findet sich bei Rachitis, Lues hereditaria und cerebrospinalis, Inaktivitätsatrophie, Tabes, Karzinosis, Phosphorvergiftung, bei Psychosen.

Pathologisch-anatomisch finden sich: erhöhte Resorption, verminderte periostale Anlagerung. Angriffspunkt der pathologischen Vorgänge in den Diaphysen (Gegensatz Chondrodystrophie: Epiphysen; auch ist hier die periostale Anlagerung intakt bzw. verstärkt).

Im allgemeinen ist also nur das Dickenwachstum nicht das Längenwachstum beeinträchtigt.

Röntgenbild: Zeigt Aplasie der Kortikalis und Spongiosa bei guter Verkalkung, keine Verdoppelung der Epiphysenlinie, normales Auftreten der Knochenkerne, ermöglicht aber keine Differentialdiagnose.

Interne Therapie: Im akuten Stadium, wo die Kalkretention unternormal ist, haben Schilddrüse Hypophysispräparate keine eindeutigen Erfolge. Ein Versuch mit Verabfolgung von Phosphorlebertran mit Kalksalzen (siehe Rachitis) ist dagegen anzuraten. Zu warnen ist vor Verabfolgung von Strontiumsalzen. Frakturen sind nach chirurgischen Regeln zu behandeln. Gelegentlich ist über gute Wirkung der Milch thyreoidektomierter Ziegen berichtet worden.

Man hüte sich übrigens, Vernachlässigung in der Pflege anzunehmen, wenn rachitische Kinder Frakturen aufweisen und fahnde auf Osteopsathyrosis.

Lit.: Bookman, Monatschr. f. Kinderheilk. 1914. Seite 126. — Frangenheim, Die Krankheiten des Knochensystems im Kindesalter. Stuttgart 1913. — v. Recklinghausen, Untersuchungen über Rachitis und Osteomalazie. Jena 1910. — Segara .Zeitschr. f. Kinderheilk. 12. 246. — Wieland, In Brüning u. Schwalbe, Handb. d. allg. Path. u. path. Anat. d. Kindesalt. Bd. 2. Abt. 1.

Peritonitis.

1. Fötale Peritonitis.

Ursachen: Lues, septische Erkrankungen der Mutter, Perforationen des Darms, Achsendrehungen, Urinerguß in die freie Bauchhöhle bei Mißbildungen des Harnapparates. Ob kongenitale Atresien und Stenosen des Darms auf fötale peritonitische Prozesse zurückzuführen sind, oder nicht vielmehr umgekehrt, ist fraglich. Peiser nimmt primäre Achsendrehung des Darms und sekundäre Peritonitis an.

Ein Teil der Kinder stirbt im Uterus, ein anderer kommt als Frühgeburt zur Welt, atrophisch, ikterisch, oft mit Aszites; gelegentlich aber auch in gutem Ernährungszustande. Bald treten Erbrechen, Meteorismus, Stuhlverhaltung auf. Ein chirurgischer Eingriff kann versucht werden. Czerny-Peiser ließen ein 6monatiges Kind mit Erfolg operieren. Anatomisch findet man als Residuen der fötalen, aseptischen Peritonitis Strangbildungen, flächenhafte Adhäsionen u. dgl.

2. Peritonitis der Neugeborenen.

Früher eine der häufigsten Krankheiten der Neugeborenen, jetzt eine Rarität. Man nimmt die Nabelwunde als Eintrittspforte der Infektion an und beobachtet Peritonitis im Anschluß an Arteriitis, Nabelerysipel, Nabelgangrän. Meist wurden Streptokokken, selten Staphylokokken gefunden.

Symptome: Erbrechen (Galle, Darminhalt), Meteorismus, Diarrhöen, Ödem der Bauchhaut. Fieber kann gering sein, aber auch hohe Grade erreichen.

In anderen Fällen soll die Peritonitis fast symptomlos latent (Stooß) verlaufen.

Seltenere ätiologische Faktoren: Metastasen, von den Brustorganen fortgeleitet, Ulcus duodeni, ventriculi perforatum.

Die Diagnose ist schwer zu stellen, da bei der Häufigkeit der Sepsis beim Neugeborenen nicht an eine Peritonitis gedacht wird. Nach Lage der Dinge ist ein operativer Eingriff fast immer aussichtslos. Der Exitus erfolgt im Kollaps nach kurzer Zeit.

Akute Peritonitis des Säuglingsalters.

Pneumokokkenperitonitiden sind sehr selten. Perforationsperitonitiden ebenfalls. Gut abgekapselte Abszesse infolge Appendizitis sieht man im Säuglingsalter kaum, immer kommt es zu multiplen Abszessen oder diffuser eitriger Bauchfellentzündung.

Als außerordentlich seltene Komplikation findet sich bei akuten und chronischen Ernährungsstörungen „Durchwanderungsperitonitis“ (bei der Sektion) vor

Im Verlauf von Ernährungsstörungen werden gelegentlich Phasen beobachtet, welche den Gedanken an eine „Durchwanderungsperitonitis“ nahelegen. (Fieber, Erbrechen, enorme Auftreibung des Abdomens, schmerzhaftes Geschrei, Verfall u. dgl.) Wer daraufhin operieren läßt, erlebt immer eine Enttäuschung.

Bei Vulvovaginitis weiblicher Säuglinge, bei Sepsis sind ebenfalls Peritonitiden beschrieben worden. Endlich beteiligt sich auch das Peritoneum an der mehrfachen eitrigen Entzündung seröser Häute bei der sog. Polyserositis.

Die Diagnose wird meist verfehlt, wenn es sich nicht um ganz typische Fälle handelt.

Akute Peritonitis jenseits des Säuglingsalters.

Ausgangspunkte: Pleura, Darm, Harnwege, Mesenterial-, Retroperitonealdrüsen und weibliche Genitalien. Außer dieser direkten Peritonitis kommt auch die hämatogene Peritonitis häufiger als beim Erwachsenen in Betracht (nach Scharlach, Masern, Diphtherie, Erysipel, Angina). Ausgang vom Magen: außerordentlich selten. Nur beim Säugling infolge Ulcusperforation öfters beobachtet (Stooß - Bern).

Leber, Gallenblase: Enorm seltene Ätiologie, da Neoplasmen, Abszesse, Echinokokken in diesem Alter selten sind.

Darm: Geschwürsperforationen, z. B. bei Typhus, selten. Brucheinklemmungen. Hauptsächlich kommt Appendizitis in Betracht.

Pneumokokkenperitonitis: Beginnt stürmisch mit Erbrechen, hohem Fieber, Diarrhöen, Bauchschmerzen. Die bedrohlichen Erscheinungen klingen bald ab, es kommt zum eitrigen Erguß, der sich von den Darmschlingen getrennt in der Tiefe des Abdomens abkapselt. Nur in wenigen Fällen bildet sich eine diffuse, eitrige Peritonitis aus.

Es kann durch den Nabel hindurch zum spontanen Durchbruch des rahmigen, übrigens nicht stinkenden Eiters kommen. Seltener perforiert derselbe in die Scheide oder am Poupartschen Band.

Befällt fast ausschließlich Mädchen von 3—10 Jahren.

Differentialdiagnose: Gegen Appendizitis: Défense musculaire, Obstipation, klassischer Druckschmerz am Mc. Burneyschen Punkt fehlen.

Gegen Typhus sprechen die diffusen Kolikschmerzen, das gehäufte Erbrechen. Auch Leukozytose spricht gegen Typhus. Trotzdem aber ist die Differentialdiagnose sehr schwierig.

Gegen tuberkulöse Peritonitis: Eine lang bestehende Pneumokokkenperitonitis kann ein sehr ähnliches Bild bieten. Wichtig sind akuter Beginn und schnelle Exsudatbildung.

Therapie: Nur bei sicherer Perforation sofortiger chirurgischer Eingriff. Sonst abwarten unter minutiöser Kontrolle von Herz, Temperatur, Allgemeinzustand, und die große Tendenz zur Abkapselung nicht voreilig stören. Später Operation. (Über die erforderliche Diät s. Appendizitis.)

Opium ist streng genommen unnötig. Sollten die Schmerzen seine Verordnung dennoch wünschenswert machen, so gebe man je nach dem Alter 2—8 Tropfen Tinct. Opii. simplex 2—3 mal täglich als Klysma mit Gummi arab. oder Salep. Immer aber ist zu bedenken, daß die Darmparese das Krankheitsbild verschleiert. Es empfiehlt sich daher, lieber ein Sedativum zu wählen: Codeonal: 1—1½ Tabletten, Luminal 0,2—0,3, Adalin 0,5.

Ob man Eisblase oder feuchtwarme Kataplasmen wählt, hängt ganz davon ab, ob die Kranken das eine oder das andere wohltätiger empfinden.

Die diffuse eitrige Peritonitis erfordert natürlich sofortiges operatives Eingreifen. Bei festgestelltem abgesacktem Empyem ist selbstverständlich ebenfalls zu operieren und nicht der spontane Durchbruch abzuwarten.

Streptokokkenperitonitis. Weit seltener, aber gefährlicher. Setzt ebenfalls stürmisch ein. Es kommt jedoch bald zu schwerster Intoxikation und zu Verfall. Die Tendenz zur Abkapselung fehlt.

Kommt als Teilerscheinung der Streptokokkensepsis vor nach Diphtherie, Scharlach, Erysipel, Tonsillitis.

Frühdiagnose anzustreben durch Venenblutentnahme.

Gonokokkenperitonitis. Umschriebene, anscheinend nicht seltene Pelveoperitonitiden, seltener diffuse Peritonitiden bei Mädchen mit Fluor gonorrhoicus.

Die Peritonitis kann akut, stürmisch einsetzen, doch sind die Allgemeinsymptome in der Regel nicht so bedrohlich. Die Prognose bleibt selbst bei den (seltenen) diffusen Erkrankungen des Bauchfells, die sehr schwere Erscheinungen machen können, eine günstige. Allerdings sind auch letale Ausgänge beschrieben.

Therapie sobald Gonorrhöe sichergestellt ist: konservativ. Ob eine spätere Operation sich vernotwendigt, ist von Fall zu Fall zu entscheiden.

Differentialdiagnose der Peritonitis (und Appendizitis) im Säuglings- und Kindesalter gegenüber beginnender Pneumonie und Meningitis oft außerordentlich schwer, bzw. unmöglich.

Andererseits kann bereits eine schwere Peritonitis bestehen, und die Temperatur normal oder subnormal oder subfebril sein.

Drachter gbt folgendes diagnostische Hilfsmittel an: Man hebt das im Knie gestreckte Bein leicht hoch und stößt mit der Faust gegen die Fußsohle. Besteht ein entzündlicher Zustand im Peritonealraum, so wird durch den Stoß ein Schmerz ausgelöst, bezw. vorhandener gesteigert. Ein negativer Ausfall dieses Symptoms spricht nicht gegen die Diagnose Peritonitis.

Lit.: Drachter, Zur Diagnose der Peritonitis usw. Münch. med. Wochenschr. 1914. Nr. 11. — Finkelstein u. Meyer, In Feer, Lehrb. d. Kinderheilk. Jena 1911. S. 296 ff. — Stooß, In Pfaundler u. Schloßmann, Handb. d. Kinderheilk. 2. Aufl. Bd. 3. S. 247.

Perlèche, faule Ecken.

Strahlig von den Mundwinkeln ausgehende, kleine Rhagaden. Greifen nie nach innen über und gehen nie so tief, daß Blutungen entstehen. Die Haut in der Peripherie ist leicht erythematös. Keine Drüsenschwellungen.

Kontagiös: Z. B. wenn mehrere Kinder dasselbe Eßgeschirr, die gleiche Zahnbürste benutzen.

Therapie: Tuschieren mit dem Lapisstift.

Rachitis.

Außerordentlich häufige, nach Czerny auf abnormer Konstitution beruhende Erkrankung, welche durch mannigfache Schädigungen: unzweckmäßige Ernährung, besonders Monotonie derselben und Überernährung, ungünstige soziale Verhältnisse, klimatische Schäden u. dgl. ausgelöst wird. Das Wesen der rachitischen Skeletterkrankung besteht im Ausbleiben der Kalkablagerung im neugebildeten Knochen, in übermäßiger Bildung osteoider Substanz.

Kalkarmut der Nahrung an sich erklärt diese Erscheinung nicht, wenigstens nicht beim Flaschenkind, welches reichlich Kalk zugeführt erhält. Die Frauenmilch ist allerdings relativ kalkarm, und Ernährung an der Brust schützt nicht vor Rachitis. So berichtet Feer, daß die Kinder von Italienern in der Schweiz, trotzdem sie ausreichend gestillt werden und die Eltern schon gebaute Menschen sind, an schwerster Rachitis erkranken infolge des Mangels an frischer Luft und an Sonne in den engen, schlechten Behausungen. Die

Überernährung mit Kuhmilch führt häufiger zu Rachitis als die einseitige Ernährung mit Mehl. Die Ursache der schädlichen Milchwirkung ist noch strittig (Verarmung des rasch wachsenden Organismus an Kalk, Alkali, Eisen, Schädigung durch das Kuhmilchfett). Stoffwechseluntersuchungen sprechen für knappe Milchkost.

Die Rachitis ist, obwohl durch Abtrennung von Chondrodystrophie, Spasmophilie und Barlowscher Krankheit erheblich eingeengt, auch heute noch ein vielgestaltiger, nicht exakt zu definierender Symptomenkomplex.

Am sinnfälligsten sind die Skeletterscheinungen: Kraniotabes, großer Schädel, Caput quadratum, Kreuzschädel, Sattelschädel u. dgl., flaches Hinterhaupt, prominente Tubera parietalia, frontalia, offenbleibende Fontanelle (bis ins 3. Jahr), Deformation der Kiefer. Zahnmißbildungen (s. Rachitikergebiß). Kyphose, dextrokonvexe Skoliose im Thorakal- und Lumbalteil der Wirbelsäule. (Rachitischer Buckel, meist rund, gleicht sich durch Bauchlage aus; der tuberkulöse Gibbus, oft spitzwinklig, dagegen nicht). Rachitischer Rosenkranz, Kielbrust, Trichterbrust. Umkrempelung der Rippenbogen nach außen, Erweiterung der unteren Thoraxapertur, Beckenanomalien, Coxa vara, Krümmung des Femur nach vorn und außen. Genu valgum, varum, Plattfuß. Auftreibungen der Epiphysen großer Röhrenknochen (doppelte Gelenke), Perlschnurfinger.

Vielfache Brüche, fast immer durch das verdickte Periost geschient bleibend, mächtige Kallusbildungen. Oft monströse Verkrümmungen der Arme und Beine (osteomalazische Rachitis).

Rachitiker können im Längenwachstum zurückbleiben (rachitischer Zwergwuchs). Ob das verspätete Gehenlernen oder Wiederverlernen des Gehens auf schmerzhaften Sensationen beruht, oder ob nicht viel mehr das bei florider Rachitis unverkennbare psychisch abnorme Verhalten daran Schuld hat, ist strittig.

Reihenfolge des Auftretens: Erst Schädel, Thorax, dann Extremitäten.

Kraniotabes, große Fontanelle, Rosenkranz sind die ersten, nicht so selten schon nach Ablauf des zweiten Monats auftretenden Erscheinungen.

Andere Symptome: Meteorismus (hindert die Zwerchfellexkursionen, die ebenfalls infolge der nachgiebigen Rippen keine ausreichende Lüftung der Lungen bewirken können). Die Zirkulationsstörungen (der Meteorismus ist eins ihrer sinnfälligsten, ersten Symptome und nicht bloß durch ungeeignete Ernährung bedingt), führen zu Hypostasen in den Lungen und Bronchopneumonien. Nach Czerny treten selbst bei hochgradiger Thoraxrachitis nur dann Deformitäten (Trichter-, Hühnerbrust) ein, wenn sich Lungenkomplikationen — die zu forcierter Atmung zwingen — hinzugesellen.

Durch eine richtig geleitete Ernährung können wir die Nährschäden mit ihren ganzen unheilvollen Folgen (Meteorismus, Hypostasen, Pneumonien) verhüten.

Wichtig ist, daß hochgradige Thoraxdifformitäten Herzgeräusche bedingen können, die später wieder verschwinden. Daher nicht bei derartigen Kindern vitium cordis diagnostizieren!

Vergrößerung von Leber und Milz (Gitterfasservermehrung). Abartung der Knochenmarkzellelemente.

Hypotonie der Muskulatur (rachitische Myopathie). Abnorme Exkursionsfähigkeit der Gelenke. (schlangenmenschartige Stellungen, Hagenbachsches Symptom.)

Neigung zu Schweißen, stechender Uringeruch (der frischgelassene Urin riecht normal).

Wahrscheinlich ist das Nervensystem stets mitbefallen. Rachitiker, die heute ängstlich bei jeder Berührung des Körpers schreien, zeigen oft schon nach 1 Woche Spitalaufenthalt, nach Einlebung in das neue Milieu, nichts mehr von derartiger Schmerzhaftigkeit. Bekannt ist die Herabsetzung der Geschmacksempfindung bei Rachitikern. Dieselbe ist nach Ausheilung der Rachitis nicht mehr vorhanden. Bemerkenswert ist die häufige Kombination mit Spasmophilie (s. d.).

Große Tendenz zu spontaner Ausheilung, mit oft überraschend weitgehendem Ausgleich der Difformitäten. Vor dem 6. Lebensjahr sind osteoplastische Operationen nur ausnahmsweise angezeigt.

Gefährdung der Rachitiker: durch Bronchopneumonien, akute Ernährungsstörungen, welche wohl immer die Rachitis verschlimmern, Spasmophilie.

Nach vollendetem 2. Lebensjahr tritt Rachitis nur selten noch auf: Rachitis tarda (s. diese).

Tibiae rachiticae sind erst im 2. Lebensjahr zu diagnostizieren. Im ersten ist die O-Krümmung physiologisch. Rachitische Tibien sind meist im unteren Drittel geknickt; die physiologische krumme Tibia bildet einen sanften, nach außen geschwungenen Bogen.

Die reine rachitische Kyphose ist wahrscheinlich durch die Muskelschwäche mitbedingt und kann später wieder ganz verschwinden. Sobald jedoch Torsion hinzutritt (Kyphoskoliose) bleibt sie bestehen.

Ernährungstherapie. Brustkind (Brustmilch schützt nicht vor Rachitis): Wenn die Diagnose feststeht, 4 Brustmahlzeiten und einmal Beikost (Grießbrühe, Reis, Tapiokasuppe). Vom 6. Monat ab Gemüse. Im 9. Monat Abstillen. Vom 12. Monat ab täglich 1 Eßlöffel fein zerkleinertes Fleisch. Bei schwerer Rachitis 2 mal am Tage.

Flaschenkind: Milchmenge reduzieren und Milchfett einschränken. $^1/_2$ Liter Milch ist Ende des 1. Jahres das Maximum des Erlaubten. Grießbrühe bei frühzeitig einsetzender Rachitis schon vom 3. Monat ab. Frühzeitig Gemüse, Obst, Fleisch (Thymus, Leberbrei in Suppen suspendiert) teelöffelweise.

Im 2. Lebensjahr 4 Mahlzeiten.

Sonstige therapeutische Maßnahmen.

Phosphorlebertran 0,01%, 2 mal täglich 5 g. Kalkpräparate per os sind im floriden Stadium ohne Nutzen.

Göppert empfiehlt bei der Rachitis der Brustkinder und im Heilungsstadium der Rachitis künstlich genährter Kinder (also in einem Stadium, wo Neigung zu energischer Kalkretention besteht) Kalkzulagen. Hierzu bediene man sich kalkreicher Nährpräparate wie z. B. des Plasmons, Larosans in einer Menge von 10—15 g. Auch Trikalkol messerspitzenweise ist zu empfehlen. Man verrührt diese Präparate bei Brustkindern in Haferschleim; bei Flaschenkindern setzt man sie direkt der Flasche zu. Will man einfache Kalksalze geben, dann verordne man Calc. acetic. 1,0—1,5—2,0 pro Tag. (Sol. Ca. acet. 10% 2 mal tgl. 10 g.)

Meteorismus, der immer Darmverlängerung zur Folge hat, ist natürlich nicht von heute auf morgen zu beseitigen.

Luft und Licht sollen dem Rachitiker im reichstem Maße zuteil werden. (Hochgebirge bei Säuglingen der Praxis aurea, wenngleich spezifisch antirachitische Heilfaktoren des Hochgebirgklimas kaum anzunehmen sind.) Mit sensiblen rachitischen Kleinkindern an die Nordsee, Ostsee zu gehen, wie die Thalassotherapeuten empfehlen, hat keinen Zweck.

Die Kinderstube sei gut ventiliert. Das Bett werde ganz besonders sauber und trocken gehalten. Im Sommer schlafe der Säugling tagsüber im Kinderwagen draußen im. Freien.

Auch im Winter soll der Säugling, wenn irgend angängig ins Freie gefahren oder getragen werden. Bei Schutz vor Abkühlung erkältet sich kein Säugling.

Die gefürchteten Erkältungen sind wohl immer Infektionen, welche er von seiner Umgebung akquiriert.

Zu frühes Sitzen ist besonders bei schlechtem Gewebsturgor und Muskeltonus hintanzuhalten. Dagegen lege man den Säugling zur Kräftigung der Rückenmuskeln mehrmals täglich auf den Bauch, wobei man ihn durch allerlei Maßnahmen zur Hochrichtung des Kopfes veranlaßt.

Für Kinder, welche bereits sitzen können, ist der Epsteinsche Schaukelstuhl sehr zu empfehlen.

Bei Kopfschweiß benutze man ein flaches, sehr lockeres, luftdurchlässiges Kopfkissen. Bei ausgebildeter Kyphose harte Matratze oder Rauchfußsche Schwebe (nur achte man darauf, daß der Rücken auch wirklich fest auf dem ausgespannten Drell liegt.) Auch ein Gipsbett, das man aus Stärkekleister- und Alabastergipsbinden leicht improvisieren kann, ist zu empfehlen. Cave Inaktivitätsatrophie!) Durchnässung des Gipsbettes wird durch Bestreichen mit Zelluloidlack verhindert. Skoliosen sollen sofort in Behandlung genommen werden.

Rachitische Kinder wollen (wie alle kranken Kinder, die sich elend fühlen) oder können sich nicht bewegen; daher häufiger Lagewechsel oder Umhertragen nützlich.

Wenngleich es für viele Autoren nicht erwiesen ist, daß das Sitzen auf dem Arm (schiefe Ebene) wirklich Skoliosen begünstigt, so lasse man doch prophylaktisch Rachitiker nie auf einem Arm tragen, sondern abwechseln. Es gibt doch zu denken, daß 70% aller Skoliosen rechtskonvexe Skoliosen sind. Das Schuhwerk soll das schwache Fußgelenk stützen (keine absatzlosen Schuhe, bzw. Sandalen).

Salz-Solbäder, 1—3%, wirken erfahrungsgemäß im Winter herzlich wenig, um so mehr aber im Sommer (Fortfall des Überwinterungsklimas u. dgl.). Jedenfalls schaden sie nichts, regen die Kinder zu Bewegungen an und führen zu lebhafter Hautdurchblutung. Spirituöse Abreibungen (z. B. mit Kalmustinktur) leisten genau das gleiche.

Kraniotabes der Neugeborenen.

Früher als Rachitis congenita aufgefaßt. Von Wieland als angeborener Weichschädel bezeichnete Anomalie der Verknöcherung. Hauptsächlich auf der Scheitelhöhle zwischen beiden Tubera parietalia lokalisierte nachgiebige Partien: Kuppenerweichung. Im Gegensatz zu der rachitischen Erweichung, die sehr selten vor dem zweiten Monat auftritt, ist das Hinterhaupt von der Erweichung verschont, auch sind die Erweichungsherde im Gegensatz zu den rachitischen scharf umgrenzt. Mikroskopisch bestehen weitgehende Differenzen.

Die Entstehung des Weichschädels wird darauf zurückgeführt, daß das rasch wachsende Gehirn seine knöcherne Hülle, welche nicht gleichen Schritt im Wachstum hält, stellenweise usuriert. Die Konsolidierung beginnt spontan bald nach der Geburt, fast immer im ersten Lebensquartal.

Die physiologische Osteoporose findet sich meist erst im zweiten Lebensquartal und sitzt wie die rachitische Kraniotabes am Hinterhaupt.

Lit.: Czerny-Keller, Des Kindes Ernährung usf. Bd. 2. S. 377. — Feer, Med. Klinik 1914. Nr. 8. — Frangenheim, Die Krankheiten des Knochensystems im Kindesalter. Stuttgart 1913. (Sehr viel neue und alte Literatur.) — v. Hansemann, Über Rachitis als Volkskrankheit. Berlin. klin. Wochenschr. 1906. Nr. 9. — Vogt, In Mohr u. Stähelin, Handb. d. inn. Med. Berlin 1912. Bd. 4. S. 700. — Wieland, In Brüning-Schwalbe, Handb. d. allg. Path. u. d. path. Anat. d. Kindesalt. Bd. 2. Abt. 1. S. 244. — Zybell, Beihefte z. med. Klinik 1910. Heft 12. (Daselbst die wichtigere neuere Literatur.) — Vergl. ferner die Handbücher und Lehrbücher der Kinderheilkunde von Heubner, Finkelstein, Feer (Abschnitt Rachitis von Pfaundler), Kassowitz, Pfaundler-Schloßmann, 2. Aufl. (Abschnitt Rachitis von Stöltzner, Bd. 2. S. 80.)

Rachitis tarda (Spätrachitis).

Seltene, überwiegend im Pubertätsalter auftretende Form der Rachitis. Mitunter in Gestalt eines Wiederaufflackerns abgeheilter, infantiler Rachitis.

Es gibt auch — noch viel seltenere — bis in die Pubertät fortgeschleppte Fälle von infantiler Rachitis.

Befällt vorzüglich das Skelettsystem. Schmerzen in den Knieen, Knöcheln, Oberschenkeln beim Gehen, Stehen, Sitzen.

Oft sind nur die Unterextremitäten befallen (X-, O-Beine).

Epiphysenverdickungen, Rosenkranz, Verkrümmungen der Schlüsselbeine, Rippen; X-, O-Beine u. dgl. Manche der schlechten Schulbank zugeschobene Skoliose gehört wahrscheinlich ins Gebiet der Rachitis tarda. Schädel, Gebiß bleiben frei. Leber, Milz desgleichen. Keine Anämie. Auffallende Hypogenesis (Kleinheit). Verzögertes Auftreten der sekundären Geschlechtscharaktere. Geistige Rückständigkeit.

Ursache unklar: Alimentäre Schädigungen sicher nicht ätiologisch von Bedeutung. Die Domestikationsschäden: andauernder Aufenthalt in schlecht ventilierten Räumen wirken unterstützend.

Therapie: Phosphorlebertran. Luft, Licht, Sonne. Die Deformitäten sind chirurgisch-orthopädisch zu behandeln.

Lit.: Tobler, Verhandl. d. Gesellsch. f. Kinderheilk. Wiesbaden 1912. S. 144.

Rectumprolaps.

Zwei Formen: Prolapsus ani und Prolapsus recti, die aber oft ineinander übergehen.

Wird überwiegend bei Kindern von 1—6, 7 Jahren beobachtet und zwar fast ausschließlich bei neuro-psychopathisch belasteten Individuen. In sehr seltenen Fällen Mastdarmpolypen, Blasensteine als einzige Ätiologie sichergestellt.

In der Regel sind Anomalien des Verdauungsablaufes bei sensiblen Kindern: Obstipation, Durchfälle die Ursache des erstmaligen Prolapses, der dann rezidiviert oder chronisch wird, auch nachdem die primäre Störung beseitigt wurde.

Therapie: Aus der Legion von Mitteln sei nur das folgende beschrieben: Man reponiert schonend und klebt mehrere Leukoplaststreifen quer über das fest zusammengezogene Gesäß. Nach Beschmutzung mit Kot werden sie erneuert. Dies wird so oft wiederholt, bis der Prolaps dauernd behoben ist. Sind die Nates zu dürftig entwickelt, dann drückt man auf beiden Seiten des Anus je ein kleines Watteröllchen fest in das lockere paraanale Gewebe und zieht darüber die Leukoplaststreifen kräftig zusammen.

Diese Therapie ist also lediglich eine psychische. Selbstverständlich sind gleichzeitig Erkrankungen wie Durchfall, Obstipation, Husten entsprechend zu behandeln. Auch kann man in den ersten Tagen die Defäkation derart vornehmen lassen, daß man die Beine nicht auf den Boden aufstemmen läßt (man plaziert den Topf auf dem Tischrand oder dgl.), um die Bauchpresse auszuschalten. Bei profusem Durchfall ist ausnahmsweise ein Stypticum freigegeben, z. B.

Pantopon	0,2
Mucil. Gummi arab.	30,0
Aq. dest.	ad 100,0

10 g mehrmals täglich.

(Vom 2. Lebensjahre ab mit Pantopon 0,002 anfangen, je nach Reaktion des Kindes auf das Medikament dann steigern.)

Bei sehr veraltetem, oft geschwürigem Prolaps wird ein dickes Drainrohr eingeführt und dann wie vorher geschildert verfahren. 2—3 mal täglich ist durch das Drain eine Darmspülung vorzunehmen; komplizierender Husten, Diarrhöen sind mit Sedativis, Stypticis zu behandeln.

Roux (Lausanne) behandelt den Mastdarmvorfall durch Injektion von Alkohol in das pararektale Bindegewebe. Genauere Technik dieses in Narkose vorzunehmenden Eingriffs: Therap. Monatsschr. 1914, S. 574.

Lit.: Czerny-Keller, Des Kindes Ernährung. Bd. 2. S. 413. — Neumanns Briefe an einen jungen Arzt. 6. Aufl. Berlin 1913. S. 304.

Rumination (Wiederkäuen).

Seltene Neurose neuro-psychopathischer Säuglinge, nie angeboren, meist im Anschluß an eine Ernährungsstörung.

Therapie: Sehr vielgestaltig; Erfolg nicht sicher vorauszusagen. Bei manchen Säuglingen genügen Milieuwechsel, Entlassung in Einzelpflege, Ablenkung zur Heilung. Wieder andere ruminierten besonders gerne sobald man sich mit ihnen beschäftigt. Andere reagieren auf strenge pädagogische Maßnahmen (Drohen, Schelten u. dgl.). Ferner wird über Heilung durch Verstopfen der Nasenlöcher mit Watte berichtet. In einem anderen Fall erfolgte Heilung, als nach einer Diphtherie mit Gaumensegellähmung die ruminierte Nahrung durch die Nase herausfloß und nunmehr dem lustbetonten Affekt das Vergnügliche abging.

Vielfach wird berichtet, daß im Gegensatz zu dünnflüssiger Nahrung dicke Breie: Grieß-, Hafer-Breie, Bohnenpüree u. dgl. nicht ruminiert wurden und zur Heilung führten.

Peiser spült vor jeder Mahlzeit den Magen aus und gießt dann die Milch durch eine Sonde ein.

Pylorospasmus.

(Vgl. Kleinschmidt, Bd. 1, therap. Fortbild. 1914. S. 258.)

Meist mit elementarer Gewalt einsetzendes Erbrechen bei jungen Brustkindern. Die Sektion deckt oft eine Hypertrophie der Antrummuskulatur auf. Die Frage, ob nur ein funktioneller Pylorospasmus mit sekundärer kompensatorischer Muskelhypertrophie vorliegt, oder ob die Stenose primärer, organischer Natur ist, kann noch nicht als entschieden gelten, doch ist die erste Annahme wahrscheinlich die richtigere.

Die Symptome entwickeln sich in der ersten bis vierten Lebenswoche. Knaben sind bevorzugt. Explosives, oft quantitatives Erbrechen der Nahrung unter schmerzvollen Schreien. Nach der Nahrungsaufnahme deutlich sichtbare Peristaltik des Magens; die hypertrophische Pylorusmuskulatur ist oft als harter, wurstförmiger Tumor palpabel. Eingesunkenes Abdomen. Hungerstuhl. Unaufhaltbare, langsame Gewichtsabnahme. Beträgt der Gewichtsverlust ca. 30% des Anfangsgewichtes, dann ist Heilung so gut wie ausgeschlossen.

Therapie: Große Dissonanz der Ansichten. Die einen lassen — um dem erkrankten Organ Ruhe zu gewähren — vierstündlich anlegen unter Einschränkung der Trinkdauer. Erlischt das Erbrechen hierbei nicht, dann empfiehlt Czerny Frauenmilchklysmen neben der stomachalen Zufuhr.

Andere Autoren empfehlen häufige kleine Mahlzeiten — anfänglich 10 g, dann steigend — eisgekühlter, abgedrückter Frauenmilch und spülen den Magen mit 0,5% warmem Karlsbaderwasser aus. Pfaundler empfiehlt dagegen mit kühler 0,1% Lösung von Sal. Carol. fact. zu spülen, um die Magenmuskulatur zu erschlaffen. Czerny gibt 1 Eßlöffel Karlsbader Mühlbrunnen nach jeder Mahlzeit, Finkelstein verabreicht ihn vor der Mahlzeit. Anästhetika haben gelegentlich symptomatischen Erfolg: Kokain 0,01%, 10 ccm vor jeder Mahlzeit (pro die 5 mg). Das gleiche gilt vom Belladonnaextrakt. (0,003 mehrmals täglich)

Extr. Belladonnae 0,1
Aq. dest. ad 100,0.
Ds. 3mal täglich 1 Kaffeelöffel.

Popper empfiehlt Papaverin hydrochlor. 0,005—0,01 mehrmals täglich per os oder 1—2 Kaffeelöffel einer 0,1%igen Lösung vor dem Trinken. Wird es erbrochen, dann Anwendung per Klysma oder subkutan 5—15 mg. Ochsenius rühmt Atropin, 0,01: 10,0, 3—4mal täglich 1—3 Tropfen vor der Mahlzeit. Andere Autoren sahen allerdings keine Erfolge.

Peiser hebert vor jeder Mahlzeit den Magen aus — ein auch für den Ungeübten leicht auszuführender Eingriff — und läßt dann die Nahrung durch die Sonde einfließen.

Dauernde ausschließliche Verabreichung von Frauenmilch per Klysma ist ebenfalls mit Erfolg zur Anwendung gelangt.

Ferner wäre ein Versuch mit der Anwendung konsistenter Grießsuppen im Allaitement mixte zu raten.

Bei künstlicher Ernährung sind zunächst fettarme Mischungen zu verordnen (Buttermilch — manchmal steigert sich hierbei das Erbrechen vehement — Malzsuppe, Magermilch). Von der Eiweißmilch ist abzuraten. Erst nach Fehlschlag dieser Versuche, vom 4. Monat ab, Ernährung mit konsistenter Kost (6% Grießbreie).

Gegen die starken Wasserverluste, Kochsalzklysmen, sehr zweckmäßig in Form rektaler Dauerinstillation (s. alimentäre Toxikose).

Neuerdings empfiehlt Heß die Sondierung des Pylorus vom Munde aus, die bei Geduld und Geschick auch dem Ungeübten gelingen soll — was ich sehr bezweifle — und Ernährung durch die Sonde.

Versagen alle Mittel[1]), nähert der Gewichtsverlust sich bedenklich der ominösen Questschen Zahl (30%), dann zögere man nicht zulange mit der Operation. Die an und für sich ungünstigen Operationsresultate — ca. 40% Mortalität — werden um so schlechter, je reduzierter der Körperzustand ist. Die neueste Methode nach Weber-Ramstedt — longitudinale Durchschneidung der Serosa und Muscularis des Pylorus — scheint dagegen berufen, die schlechten Operationsresultate ganz erheblich herabzudrücken.

Überwiegend oft, nach manchen Autoren in 90%, gelingt jedoch die Heilung bei geduldiger, konservativer Therapie.

Sistiert das Erbrechen, dann sei man mit der Steigerung der Nahrungszufuhr sehr vorsichtig. Die Toleranz ist durch die lange Inanitionsperiode so schwer geschädigt, daß eine sorglose Dosierung der Milchmengen — selbst an der Brust — zu tödlichen Toxikosen führen kann.

Lit.: Czerny-Keller, Des Kindes Ernährung. Bd. 2. S. 407. — Heß, Deutsche med. Wochenschr. 1913. — Ibrahim, Ergebn. d. i. Med. u. Kinderheilk. Bd. 1. S. 208. — Peiser, Mon. f. Kinderheilk. 1914. S. 121. — Pfaundler, in Pfaundler-Schloßmann, Handb. d. Kinderheilk. 2. Auf. Bd. 3. S. 193.

Stomatitis ulcerosa.

Häufig bei Kindern, welche bereits ihr Gebiß vollzählig haben. In schweren glücklicherweise seltenen Fällen können durch ulzerative Prozesse die Zahnwurzeln freigelegt werden und die Zähne soweit gelockert werden, daß man sie mit den Fingern entfernen kann.

Allgemeinerscheinungen wie bei aphthöser Mundentzündung. Beginnt stets am Zahnfleisch. Drückt man auf diesen und jenen Zahn (meist

---

[1]) Ferner wäre ein Versuch mit dem ganz neuerdings in die Therapie eingeführten Papaveruè Reche, 3—5mal tägl. vor dem Trinken 1—2 Kaffeelöffel, angezeigt.

sind die Molaren befallen), dann quillt aus der Alveole dünner Eiter hervor. Prognose nur bei sehr schwächlichen oder heruntergekommenen Kindern schlecht (tiefe Nekrosen, Noma, Sepsis). Bei Stomatitis ulcerosa besteht immer Foetor ex ore, bei Stomatitis aphthosa dagegen weniger oft. Prophylaktisch empfiehlt sich eine frühzeitig einsetzende Zahnpflege und die Extraktion faulig-kariöser Milchzähne.

Differentialdiagnostisch könnte die skorbutische Gingivitis Schwierigkeiten machen. Doch ist Skorbut bei älteren Kindern eine außerordentlich seltene Krankheit. Auch an Quecksilberstomatitis ist bei Erhebung der Anamnese zu denken.

Therapie: Als sehr wirksames Mittel sei Einblasen von Jodoform. cristall. empfohlen (mit Pulverbläser oder zur Not durch eine fidibusartig gerollte lange Papierröhre).

Man läßt die Einblasungen nach jeder Mahlzeit vornehmen.

Gelegentlich kommt es im Höhestadium der Erkrankung zu mehrtägiger Nahrungsverweigerung, die bei herabgekommenen jungen Kindern bedenklich ist. Dann verordne man Einstäubung von Anaestheticis vor den Mahlzeiten; z. B.

Propesin 1,0
Sacch. lact. 2,0

oder Orthoform, Anästhesin. Aneson ist flüssig und muß daher durch Auftupfen oder mittels schonend applizierter Wattebäusche in Berührung mit der Schleimhaut gebracht werden. Siehe auch Aphthen (Stomatitis aphthosa).

Ulzera in der Tiefe der Backentaschen bekämpft man durch Einlegen eines gefalteten oder gerollten, mit Jodoform, Vioform, Omorol, gefüllten Gazestreifens. Nachbehandlung mit Myrrhentinkturpinselung.

Bei starkem Foetor ex ore Ausspülen des Mundes mit Permanganat- oder Wasserstoffsuperoxydlösung durch Einführen eines kleinen Gummiballons in die Backentaschen.

Tetanie (Arthrogryphosis, Karpopedalspasmen).

Außerordentlich charakteristische Erscheinungsform der manifesten spasmophilen Diathese.

Symptome: Kardopedalspasmen: Schreibfeder- oder Geburtshelferstellung der Hände. Mitunter vereint mit spastischer Beugekontraktur im Ellenbogengelenk und Adduktion des Armes: Pfötchenhand. Diese schmerzhaften, starren Spasmen dauern stunden, tage-, ja — seltenerweise — wochenlang. Öfters Hand- und Fußrückenödem (Stauung). Die Füße zeigen starke Plantarflexion (Hohlfuß).

Seltene Erscheinungen sind Opisthotonus, Nackenstarre und Pupillendifferenz (Spasmus des Musc. ciliaris).

Auch Ischurie und Meteorismus (Tetanie der Sphinkteren) werden beobachtet.

Die nicht seltenen Fälle von plötzlichem, unvorhergesehenen Herztod bei Spasmophilie, welchem zumeist pastöse Säuglinge mit Status thymolymphaticus oft kurz nach reichlicher Nahrungsaufnahme erliegen, sind vielleicht auf Herztetanie zurückzuführen (Ibrahim).

Sehr häufig ist die Koinzidenz von manifester Tetanie mit Laryngospasmus und Eklampsie.

Selten ist die Tetania perstans bei atrophischen, besonders durch einseitige Mehlkost geschädigten Säuglingen.

Diagnose: Unschwer bereits semiologisch zu stellen und durch Nachweis der spasmophilen Diathese zu sichern.

Besonders auffallende Abhängigkeit von der Jahreszeit (Winterende und Frühling) und der Ernährung. Tetanie der Brustkinder ist eine Rarität.

Als Residuen überstandener Tetanie finden sich gelegentlich Schichtstaar (Tetaniekatarakt) und Schmelzhypoplasien (horizontal verlaufende Furchen der bleibenden Zähne). (Siehe Tetaniezähne.)

Eine seltene Komplikation ist die Anteilnahme der Bronchialmuskulatur in Gestalt tonischer Spasmen, die Atelektase zur Folge haben.

Die Prognose der Bronchialtetanie ist sehr ungünstig.

Therapie: Laxans. (1—2 mal täglich 1 Teelöffel Rizinus), 24stündige Teediät und Einleitung der Ernährung an der Brust. Ist letzteres unmöglich, dann Schleim- bzw. Mehlsuppendiät. Man gebe die Mehlabkochungen ungesalzen und nie länger als 5—6 Tage lang. Dann teelöffelweiser Zusatz von Milch·

Die Mehlsuppendiät (Fischbein) erfreut sich recht großer Verbreitung. Sie wirkt rein symptomatisch und ermöglicht die Hinausschiebung der Wiederaufnahme der Kuhmilchernährung. Immer bleibe man nach erfolgter Heilung unter der Budinschen Zahl[1]) und ersetze den Ausfall an Kuhmilch durch Amylazeen, Obst, Gemüse. Gleichzeitig Phosphorlebertran, der allerdings erst nach ca. 2 Wochen seine, die Erregbarkeit herabsetzende Wirkung offenbart und Kalk (s. unten). Diese Regeln gelten nur für normalgewichtige Säuglinge. Bei im Körpergewicht reduzierten muß man auf Hunger und Schleimdiät verzichten.

Je nach der Ursache, welche die Ernährungsstörung veranlaßt hat, wird man dann nach Maßgabe der in den Kapiteln „Ernährungsstörungen" entwickelten Grundsätze verfahren. Dabei können sich gelegentlich, besonders wenn auch noch parenterale Infektionen hineinspielen, unlösliche Schwierigkeiten ergeben. In solchen Fällen erweist sich die Eiweißmilch als eine Nahrung, mit der man nie Schaden stiften kann, auch wenn keine strikte Indikation für sie vorliegt.

Von vielen Seiten — allerdings nicht ohne Widerspruch — wird die die Erregbarkeit herabsetzende Wirkung des Kalziums dringlich empfohlen.

Zuerst zwei-, dann dreistündlich 1,5—2,0 Calc. chlor. crist. Innerhalb von 24 Stunden sind 8—14 g Calc. chlor. zu verabreichen, und zwar die Hauptmasse tunlichst in den ersten Stunden. Dadurch ist dem spasmophilen Zustand das akut Bedrohliche genommen. Auf die Erhaltung dieses günstigen Zustandes zielen alsdann die folgenden Maßnahmen hin. Man gibt 6 mal täglich 1,5 Calc. chlor. crist. oder 1,25 Calc. acetic. Am vierten Tage dieselbe Dosis nur 5 mal; und ungefähr jeden zweiten Tag die Dosis mindernd, verfährt man weiterhin so, daß vom achten Tage an nicht mehr als 5—6 g Calc. chlor. verbraucht werden. Dann fällt man weiter bis auf 4,0, das ständig weitergegeben wird. Bei diesem etappenweisen Vorgehen mit fallenden Kalkgaben kommt es nicht selten zu Rezidiven. Dann gebe man wieder 3 mal zweistündlich die initiale Dosis und beginne wieder mit den vierstündlichen Dosen des zweiten Tages. Die Spasmophilie wird, wie Göppert betont, durch dieses Vorgehen nicht geheilt, sie wird nur ausgeschaltet, und man kann, ohne zur Nahrungskarenz greifen zu müssen, sofort die jeweils indizierte Form der Nahrung verabreichen lassen.

Der Kalksalzbehandlung haftet ein sehr großer Übelstand an: der abscheuliche Geschmack. Es ist gar nicht selten direkt unmöglich, Säuglingen und jüngeren Kindern die Kalksalzlösung beizubringen. Göppert empfiehlt folgende Rezeptformel:

[1]) Budinsche Zahl: $^1/_{10}$ des Körpergewichts an Kuhmilch.

Liq. ammon. anis. 2,0
Gummi arabic. 3,0
Solut. Calc. chlor. 30,0: 250,0
Sir. simpl. ad 300,0

Zunächst versuche man aber, das Kalzium einfach der Milch oder Mittagssuppe zuzusetzen. Man gibt dann am ersten Tage siebenmal kleinere Mahlzeiten, am zweiten und dritten Tage sechs und dann erst, wie üblich fünf. Gelegentlich Erbrechen, Meteorismus. Schloß. empfiehlt bei akut einsetzender Eklampsie sofort neben der Kalkmedikation Chloralhydratklysmen. 0,5 pro dosi. Auch gebe man den altbewährten 0,01 %igen Phosphorlebertran, 2mal tägl. 1 Teelöffel lange Zeit hindurch.

Bei spasmophilen Kindern mit seltenen Anfällen genügt die dauernde Anwendung von kleineren Kalkgaben, z. B. als Kalziumbromidharnstoff: Ureabromin 3mal täglich 0,5—2,0 pro die bei Säuglingen. Bei epileptischen Krämpfen ist Kalk wirkungslos.

Statt Chloralklysmen kann man auch Luminalnatrium 0,05—0,1 subkutan anwenden.

Milch- und essigsaurer Kalk sind ohne zuverlässige Wirkung (Blühdorn).

Schloß empfiehlt

Ca. phosph. tribas. 10,0
Ol. jec. aselli 100,0
2mal tägl. 10 g (vor dem Gebrauch schütteln).

Ähnlich wird Bromkalzium empfohlen.

Im Versuchsstadium befindet sich noch die Magnesiumsulfatbehandlung (Berend). Bei Tetanie und Eklampsie (weniger bei Laryngospasmus) soll sich die ev. wiederholte Injektion von 15—20 ccm einer 8% Magnesiumsulfatlösung außerordentlich wirksam erweisen. Kontraindikation: Pyelitis, Nephritis. Wichtig für die Mg-Wirkung ist ferner kochsalzarme Kost.

Endlich wird neuerdings von sehr maßgebender Seite Front gemacht gegen die Nahrungskarenz, die Schleimdiät, die Furcht vor der Kuhmilch und die Wertschätzung der Frauenmilch. Hungerdiät habe überhaupt nur Berechtigung bei Ernährungsstörungen; sonst empfehle sich lediglich „Kontrasternährung": Kuhmilch, bei einseitig mit Amylazeen, Kohlehydrate bei einseitig mit Milch ernährten Säuglingen. Bestätigung dieser Auffassung bleibt abzuwarten. Die Tatsache, daß die elektrische Erregbarkeit bei Brusternährung fast immer absinkt, daß die Tetanie fast ausschließlich eine Krankheit der Flaschenkinder ist, daß man mit der natürlichen Ernährung bei Spasmophilie niemals Schaden anrichten kann, läßt sich nicht aus der Welt schaffen.

Lit.: Escherich, Die Tetanie der Kinder. Wien, Leipzig 1909. — Ibrahim, In Feer, Lehrb. d. Kinderheilk. Jena 1911. S. 459 ff. — Klose: Monatschr. f. Kinderheilk. 1916. S. 517. — Lederer, Monatschr. f. Kinderheilk. 1913. — Lust, Die Pathogenese der Tet. im Kindesalter. Deutsche med. Wochenschr. 1913. Nr. 23. — Lust, Über den Einfluß der Alkalien usf. Münch. med. Wochenschr. 1913. Nr. 27. — Rietschel, Monatschr. f. Kinderheilk. 1913. — Thiemich, in Pfaundler-Schloßmann, Handb. d. Kinderheilk. 2. Aufl. Bd. 4. S. 288 ff. — Thorspecken, Beihefte z. Med. Klinik 1913. Heft 6. (Daselbst die neuere Literatur.) — Wickman in Lewandowsky, Handb. d. Neurologie. Berlin 1914. Schlußband. (Daselbst die neuere Literatur.) — Wieland, Monatschr. f. Kinderheilk. 1914, 205.

Überernährung.

Die häufigste Ursache aller akuten und chronischen Ernährungsstörungen im Säuglings- und Kindesalter.

Überernährung: Relativer Begriff. Kinder mit großem Wachstumsdrang haben ein größeres Nahrungsbedürfnis als normale. (Über Normalwerte für Brust- und Flaschenkinder siehe Technik der Ernährung an der Brust und Entwöhnung.) Frühgeburten brauchen mehr Nahrung als rechtzeitig Geborene.

Überernährung mit Frauenmilch hat — allerdings durchaus nicht bei jedem Kinde — Dyspepsie, Milchnährschaden zur Folge, steigert die Erscheinungen von exsudativer Diathese. Überernährung mit Kuhmilch ist die Basis, auf der der Milchnährschaden, die exsudative Diathese, die Spasmophilie, die Rachitis, oft auch die Toxikose entstehen.

Auch jenseits des ersten Lebensjahres ist Überernährung gang und gäbe. Mit dem Einsetzen der ersten Streckung magern viele Kinder scheinbar ab. Die Eltern glauben daher mit viel Milch, wohl auch Eiern, der vermeintlichen Unterernährung abhelfen zu müssen. Die Folgen sind der Milchnährschaden jenseits des ersten Lebensjahres (s. d.), akute Ernährungsstörungen (s. d.), Anämie (s. d.) und Erbrechen durch den fortwährenden Zwang zur Nahrungsaufnahme.

Außer diesen Krankheitsbildern zeitigt die Überernährung noch mannigfache andere krankhafte Erscheinungen, wie Anorexie, Kolitis, Hyperhidrosis, Adipositas, körperliche und geistige Trägheit, vorzeitige Pubertät, ganz abgesehen von der Persistenz und Verschlimmerung bereits vorhandener rachitischer oder exsudativer Erscheinungen.

Ferner Hypertrophie der Tonsillen (im Verein mit rezidivierenden Infektionen). Wenn letztere schon gewisse anatomische Veränderungen gesetzt haben, gelingt es nicht mehr, durch planvolle Ernährung die Hypertrophie zu beheben. Immerhin nimmt jedoch die Neigung zu Infekten ab. Weiterhin Milztumor, Drüsenschwellungen, Darmfollikelhyperplasie, oft Thymushypertrophie. Tritt die Summe aller dieser Symptome vereint auf, was besonders bei Kindern mit exsudativer Diathese der Fall ist, so resultiert das Bild des Status thymolymphaticus.

Speziell die Überernährung mit Milch macht blaß, appetitlos, obstipiert. Eier bewirken graugelbes Kolorit, hartnäckige Diarrhöen.

Fleisch (Überernährung mit Fleisch ist selten) macht noch die wenigsten Erscheinungen. Die Kinder sehen gut aus, leiden aber oft an Pollakiurie, Vulvitiden. Neuropathen bekommen Colitis membranacea.

Ferner finden sich bei allen drei Nahrungsmitteln gelegentlich Follikulitiden, Abnahme des Turgors, Hyperhidrosis.

Die Erscheinungen der neuropathischen Konstitution werden mit seltenen Ausnahmen durch Überernährung verschlimmert, und bleiben nur — günstigstenfalls — unbeeinflußt.

Außer mit Milch, Eiern, Fleisch wird ebenso oft mit Kohlehydraten (Schokolade, Bonbons, Backwerk) gemästet. Die Durchfälle des 2., 3. Jahres sind vorwiegend durch einmalige oder chronische Überernährung bedingt.

Sind hiermit die Folgen der Überernährung erschöpft? Die bedeutungsvollste liegt auf einem anderen Gebiete.

Jede längerdauernde Überernährung (Milch, Eier, Kohlehydrate) führt oft zur Adipositas. Nun liegt in der Anhäufung von Fett an und für sich kein Grund zu Befürchtungen. Mit Recht beargwöhnt wird nur eine ganz besondere Kategorie von Kindern, die sog. pastösen, aufgeschwemmten. Sie zeichnen sich durch eine abnorm geringe Widerstandskraft gegen jede Infektionskrankheit aus. Die Schar der überernährten, pastösen Kinder wird durch Diphtherie, Scharlach, Masern, Pneumonie dezimiert.

Wir sehen also gerade das Umgekehrte dessen eintreten, was erstrebt wurde: statt die Kinder durch eine forcierte Ernährung gegen Infektionen abzuhärten, werden sie direkt dazu prädisponiert.

Eine direkte Indikation zur Überernährung geben nur Fälle von verzögerter Gewichtszunahme nach schwerem, langdauerndem Kranksein

(Typhus, Meningitis). Aber auch hier heißt es rechtzeitig mit der Überernährung wieder aufzuhören.

Lit.: Czerny-Keller, Des Kindes Ernährung. Bd. 2. S. 270ff. — Siegert, Nervosität und Ernährung im Kindesalter. Münch. med. Wochenschr. 1908. S. 1963. — Vogt, Les Lésions de suralimentation chez l'enfant. Anvers. J. E. Buschmann. 1910.

Verdauungsinsuffizienz (schwere chronische jenseits des Säuglingsalters).

(Intestinaler Infantilismus.)

Betrifft durchweg neuro-psychopathische Kinder mit abnorm labiler Innervation des Verdauungssystems. Im Anschluß an eine alimentäre oder parenterale Ernährungsstörung beginnt eine Anfälligkeit des Verdauungstraktus und wird schließlich stationär, die zu einer so tiefgreifenden chronischen Ernährungsstörung führt, daß die Kinder mit 4—5, ja 7 Jahren nicht mehr wiegen als 1, 2jährige Säuglinge. Gewöhnlich bildet sich eine extreme Intoleranz gegen Kohlehydrate und Fett heraus. Ein minimales Plus daran in der Nahrung führt zu Durchfällen, Gewichtssturz und unendlich langsamer Reparation. Die Atrophie der älteren Kinder ist äußerst selten in armen, kinderreichen Familien; man findet sie fast ausschließlich in hochkultiviertem und demgemäß sensiblem Milieu. Die betreffenden Kinder sind fettarm, muskelschwach, kleiner als dem Alter entsprechend, und fallen durch starken Meteorismus bei massigen, sauren Stühlen auf. Die Intelligenz ist normal, aus dem abgemagerten Gesicht blicken lebhafte, altkluge Augen. Herter in New-York hat das Krankheitsbild intestinalen Infantilismus benannt und glaubt die Persistenz der Säuglingsdarmflora als pathogenetisches Moment annehmen zu müssen.

Die Kenntnis dieses Krankheitsbildes ist wichtig, da es oft als Tuberkulose mißgedeutet wird. Oft findet man auch einen Pseudoaszites, d. h. die mit flüssigem und gashaltigem Inhalt gefüllten Dünndarmkonvolute sinken bei Lagewechsel derart zusammen, daß der am tiefsten liegende Punkt jeweils Dämpfung, der höchste Tympanites zeigt. Bei Rückenlage ist häufig Undulation nachzuweisen.

Therapie: Langstein und Heubner empfehlen in besonders schweren Fällen zunächst mehrwöchige Ernährung mit Frauenmilch (auch bei mehrjährigen Kindern). 500—800 g pro Tag. Dann nach etwa 6—8 Wochen feinst püriertes Gemüse, kleine Fleischmengen, Quarkkäse. Von vornherein erweist sich die Toleranz Eiweiß gegenüber als normal und man beginne daher systematisch mit einer das Eiweiß bevorzugenden Diät (Weißkäse, fein püriertes Fleisch, gewiegter roher Schinken, fettfreie Gänsebrust u. dgl.). Mit Kohlehydraten sei man sehr vorsichtig; trotz aller psychogenen Momente besteht unzweifelhaft eine sehr herabgesetzte Toleranz für Kohlehydrate. Man bevorzuge also die schwer vergärbaren Mehle (Weizenmehl, Kartoffelmehl, Reis, Mondamin). Buttermilchsuppe mit sehr wenig Zucker erweist sich anfänglich als ein gutes Diätetikum. Ferner dicke Breie aus Mondamin, Grieß, Tapioka, Hygiama, Reis (mit Saccharin gesüßt). Als Fruchtsäfte können Apfelsinen und im Frühsommer Erdbeerensaft hierzu genossen werden. Als Getränk ist für länger dauernden Gebrauch Eichelkakao angezeigt.

Mit Milch sei man außerordentlich vorsichtig, Eier sind besser zu meiden, süße Kompotts und Gemüse gleichfalls. Letztere können aber in Gestalt der jüngst von Friedenthal angegebenen Gemüsepulver verabreicht werden. Gegen einen Versuch mit Takadiastase, Pankreontabletten ist nichts einzuwenden.

Mit der Fettdosierung muß anfangs äußerst vorsichtig verfahren werden. Ist die Kohlehydrattoleranz wieder gestiegen, so zeigt sich auch die Rückständigkeit der Fettverdauung behoben. Von Anfang an besteht oft keine besondere Empfindlichkeit gegenüber Fetten wie Sesamöl, Olivenöl, Mandelöl. Wichtig ist die Rücksichtnahme auf die Psyche. Zu verbieten: Alle Zwangsmaßregeln, alles Aufdrängen nicht zusagender Speisen. Auf die Launen, Wünsche des Kindes ist weitgehende Rücksicht zu nehmen. Mitunter richten sich dieselben absonderlicherweise auf Nahrungsmittel wie Blutwurst, Wienerwurst, rohes Fleisch usw. Man gebe diesen bizarren Wünschen ruhig nach. Es ist ferner zu bedenken, daß ein Milieuwechsel in diesen Fällen keineswegs immer von Erfolg begleitet ist.

Lit.: Czerny-Keller, Des Kindes Ernährung. Bd. 2. S. 411. — Herter, Intestinaler Infantilismus. Wien 1909. — Heubner, Über schwere Verdauungsinsuffizienz beim Kinde usw. Verhandl. d. Gesellsch. f. Kinderheilk. Wiesbaden. 1910. S. 169. — Langstein, Ther. Monatschr. 1917. 102.

Zahnanomalien.

1. Dentitio difficilis.

Die Dentitio difficilis ist ein im Lauf der Jahrhunderte Laien und Ärzten in Fleisch und Blut übergegangener, bequemer Autoritätsglaube.

Die Zahnung fällt in eine „kritische Zeit des Säuglings": Entwöhnung, Überwinterung, Zimmerklima, Ernährungsstörungen (besonders zur Sommerszeit), gesteigerte Motilität und dadurch bedingte größere Infektionsmöglichkeiten, Manifestation von Diathesen. Läßt sich keine sichere Diagnose stellen, dann bleibt immer die Dentitio difficilis als diagnostischer Nothafen.

Speichelfluß: Hängt damit zusammen, daß der Säugling mehr sitzt. Hört mit Ende des 12. Monats auf, also bald nach Beginn der Zahnung. Bei schwachsinnigen Kindern erlischt dagegen das Geifern oft nie.

Schmerzen: Beweis dafür, daß der Zahndurchtritt sich nicht schmerzlos vollzieht, seien die Schmerzen und unangenehmen Sensationen beim Durchtritt des Weisheitszahnes. Irriger Vergleich; der Weisheitszahn nimmt eine Sonderstellung ein, er findet normalerweise oft kaum mehr Platz im Gebiß.

Der „durchbrechende" Zahn braucht keine Alveole zu „sprengen" diese erweitert sich aktiv für ihn. Der einzige Widerstand geht vom Zahnfleisch aus und ist prinzipiell so gering, daß zahllose Kinder ohne jede abnorme Sensation zahnen. Das Zahnfleisch ist über den durchtretenden Zähnen nie schmerzhaft, nie abnorm verändert, höchstens über einem Molaren stärker kongestioniert.

Husten: Merkwürdigerweise „zahnen" die Kinder nur im Winter und Frühling „durch die Brust". Im Sommer und Herbst gibt es keinen „Zahnhusten".

Zahnkrämpfe: Fast immer rachitische, spasmophile Kinder, die auch ohne Zahndurchtritt spasmophil erkranken. Feer hat gefunden, daß die Dentition niemals eine Steigerung der galvanischen Erregbarkeit bewirkt.

Zahnpocken (Lichen urticatus, Strophulus): Diese Dermatose befällt ebensooft zahnlose Säuglinge. Charakteristische Hautaffektion für die exsudative Diathese.

Zahnfieber, Zahndiarrhöe: Wird diagnostiziert, wenn das Latein des Arztes zu Ende ist (auf Pyelitis, Adenoiditis fahnden; auf Neuropathie achten!).

Feer hat bei jahrelang darauf gerichteter Aufmerksamkeit nie Zahnkrämpfe, nie Zahndiarrhöe, nie Gewichtsabfall usw. feststellen können. Er kommt zu dem Schluß, den auch jeder einsichtige Arzt unserer Tage ziehen sollte: Es gibt keine Dentitio difficilis.

Lit.: Feer, Gibt es eine erschwerte Zahnung usf. Korr.-Blatt f. Schweiz. Ärzte 1911. Nr. 25. —

2. Dentitio praecox.

Selten. Frühzeitige Zähne müssen, da sie das Saugen an der Brust für die Mutter zu einer Qual machen, fast immer gezogen werden, was sehr leicht ist, da sie meist sehr locker implantiert sind.

Bei Knaben auf ev. hämophile Belastung (außerordentlich selten) achten, bevor man extrahiert.

3. Hutchinsonsche Zähne.

Hutchinson selbst verstand darunter nur die bekannte, halbmondförmige Exkavation der medianen, bleibenden Incisivi, deren Achsen zudem schräg gegeneinander konvergieren sollten. „Ce n'est pas la ma dent" pflegte er andernfalls zu sagen.

Heute bezeichnen wir jeden halbmondförmigen Ausschnitt an bleibenden (selten auch an Milchzähnen) so.

Immer aber besteht die Affektion am prägnantesten bei bleibenden, inneren, schräggestellten Schneidezähnen. Hutchinson verlangte außerdem noch Keratitis und Taubheit, um auf Grund dieser Trias die Diagnose Lues zu stellen.

Hutchinsonsche Zähne (sensu latiori) kommen auch bei nicht luetischen Kindern vor, fehlen oft bei sicherer, aber schon behandelter Lues.

Wir können heute bei der Luesdiagnose die Hutchinsonsche Zahndifformität entbehren.

4. Tetaniezähne.

Es sind gewisse Schmelzveränderungen an den bleibenden Zähnen als charakteristisch für die Tetanie des Säuglings beschrieben worden.

(Horizontale Rillen und Furchen in den Incisivi, ganz ähnlich den Zahnveränderungen bei parathyreopriven Ratten.)

Solche Tetaniezähne werden bei spasmophilen Kindern fraglos beobachtet. Sie kommen aber

1. auch bei Individuen vor, die nie an Tetanie erkrankt gewesen sind, und finden sich bereits
2. an den Milchzähnen von Kindern im zweiten Lebensjahr. In diesem Falle ist nach entwicklungsgeschichtlichen Gesetzen der Insult in eine sehr frühe, antenatale Zeit zurückzudatieren, hat also mit der Tetanie nichts zu tun.

5. Zirkuläre Karies.

Befällt den Hals der Milchzähne. Früher für ein tuberkulöses oder skrofulöses Stigma gehalten. Findet sich vorzugsweise bei exsudativer Diathese. Das gleiche gilt von grünlichen oder gelblichen, festhaftenden Belägen der Zähne.

Zungenbändchen.

Eine auch heute noch beliebte gänzlich obsolete „Operation" ist das Durchtrennen des Frenulum linguae. Ein zu kurzes Zungenbändchen hindert niemals das rechtzeitige Erlernen der Sprache, hindert ferner niemals am Saugen.

Die ganze Manipulation kann niemals nützen, nur schaden (starke Blutungen, Infektion, habituelles Umschlagen der Zunge nach hinten und Suffokationsgefahr).

Produzione sottolinguale (Riga-Fedesche Krankheit). Selten in Deutschland. Granulationsfibrom, von Zungenbändchengeschwüren ausgehend, infolge mechanischen Reizes des Frenulums durch überlange Stilldauer. Therapie: chirurgisch.

Zungenbändchengeschwür. Kleine, aphthenähnliche Exkoriation am Frenulum linguae über den unteren Inzisivi. Gilt fälschlicherweise als pathognomonisch für Keuchhusten, kommt gelegentlich aber bei allen mit heftigen Hustenparoxysmen verlaufenden Affektionen vor.

Eine besondere Therapie ist nicht erforderlich; allenfalls Tuschierung mit dem Lapis.

Sonstiges.

Anämie (Blutarmut).

Nicht jedes blasse Kind ist anämisch. Blässe ist vasomotorischen Ursprungs und kann bei normalem Blutbild bestehen. Anämie darf erst diagnostiziert werden, wenn Erythrozyten- und Blutfarbstoffgehalt vermindert und auch die Schleimhäute blaß sind. Häufig treten Leber- und Milzschwellungen hinzu. Fast alle akuten und chronischen Nährschäden haben Blässe zur Folge. Blässe ist ferner — häufig vereint mit Obstipation — ein außerordentlich häufiges Zeichen neuropathischer Veranlagung.

Echte Anämie kommt vorwiegend in den ersten 2 Lebensjahren vor und entsteht durch infektiöse oder alimentäre Schädigungen, begünstigt durch abnorme konstitutionelle Veranlagung. Durch einseitige Ernährung oder Überfütterung mit Milch, d. h. also durch eine eisenarme Nahrung wird das kongenitale Eisendepot in der Leber vorzeitig aufgebraucht, auch durch Blutverluste (Barlow). Es muß aber noch mit einer besonderen, bisher unbekannten direkten Schädigung des Blutes durch die Milchkost gerechnet werden. Besonders disponiert sind dysgenetische, von kranken oder schwächlichen Eltern abstammende Kinder. Bringen die Kinder auch die Veranlagung zu einer exsudativen Diathese mit auf die Welt, so tritt schon frühzeitig ein Milztumor auf. Noch häufiger ist die Kombination von Anämie mit der Veranlagung zu Rachitis, doch besteht keine Parallelität. Daß endlich auch neuropathisch veranlagte Kinder anämisch werden, kommt vor. Heilt die Anämie durch sinngemäße Ernährung ab, dann können diese Kinder trotzdem noch ebenso blaß aussehen wie zuvor, da sie ihre neurogen bedingte Blässe behalten.

Fast immer ist die alimentäre Anämie vereint mit Adipositas; das Fett ist blaß, schlaff. Auch die Muskulatur ist meist dürftig entwickelt und hypotonisch. Herzgeräusche fehlen in der Regel.

Bei Überfütterung mit Kohlehydrat findet sich Anämie sehr viel seltener.

Therapie: Milchmenge einschränken und Beikost verabreichen, welche reich an Alkali und Eisen ist (Spinat, Tomaten u. dgl.). Man muß auf $^1/_3$ l Milch, ja in schweren Fällen auf 200—100 g pro Tag zurückgehen. Täglich ferner, schon vom 12. Monat ab, 1—2 Eßlöffel feingewiegtes Fleisch (auch Leber, Thymusbrei). Eisenpräparate, Arsen, sind entbehrlich bei einer rationellen Ernährungstherapie. Das Eisen wird, um mit Pfaundler zu sprechen, besser vom Markte als von der Apotheke bezogen. Gibt man Eisen, ändert aber die Milchdosierung nicht, so bleibt alles beim alten: die Milch ist das schädigende, zu eliminierende Agens.

Aus äußeren Gründen wird man oft nicht umhin können, Eisenpräparate zu ordinieren. Welches man dann wählt, ist absolut gleichgültig.

Heubner empfiehlt besonders für Säuglinge:

Ferr. pyrophosph. c. ammon. citrico	2,0
Sirup	20,0
Aqua	ad 100,0

3mal tägl. 10 g.

Liq. ferri album. 3 mal täglich 8 bis 10 Tropfen erstes Lebensjahr, 3 mal tägl. 15 Tropfen 2. u. 3 Jahr, 3 mal täglich 1/2 Teelöffel Kinder der nächsten Jahre; große Kinder: teelöffelweise.

Ferner

Tinct. ferri acet. aeth.
Tinct. Chin. comp. aa 10,0

3 mal täglich 15 Tropfen nach dem Essen (durch Glasröhre) zu nehmen. Oder Tinct. ferri Athenstaedt, 3 mal täglich 1 Likörgläschen beim Essen, oder Pill. Blaudii, Hämatogen, Bioferrin, Arsentriferrin, Arsenferratose u. dgl.

Sekundäre Anämie entwickelt sich bei chronischen Infektionskrankheiten, besonders bei Tuberkulose, Lues, Malaria, Bronchiektasie, Pyodermien, Osteomyelitis, Sepsis etc.

Die Therapie deckt sich mit der der Grundkrankheit, für genügende Eisenzufuhr in der Nahrung muß Sorge getragen werden.

A. pseudoleucaemica infantum (Jacksch), A. splenica, charakterisiert durch harten, großen, scharfrandigen Milztumor, der häufig die Medianlinie erreicht oder überschreitet und nach abwärts bis in die Gegend der Spina superior herabreicht; dabei häufig geringe Leberschwellung, Verminderung der Zahl der roten Blutzellen um 1—3 Millionen und des Hbgehaltes auf die Hälfte des normalen und darunter; kein strenger Parallelismus zwischen Oligozythämie und Oligochromämie, häufig mäßige Leukozytose. Beginn der Erkrankung zwischen der Mitte des ersten und der Mitte des zweiten Lebensjahres, meist bei chronisch ernährungsgestörten Kindern in ungünstigen Wohnungs- und Pflegeverhältnissen. Ein Teil der Fälle ist nach Czerny nicht nur alimentär bedingt, sondern verdankt der Kombination mit Infekten seine Entstehung. Kleinschmidt tritt neuerdings mit gewichtigen Gründen dafür ein, das Krankheitsbild als solches aus der Klinik der Anämien des Kindesalters zu streichen.

Die Therapie besteht in ausreichender Pflege, Sorge für gute Luft (Freiluftbehandlung), Darreichung gemischter Kost mit feingewiegtem Fleisch, Gemüse, Suppen u. dgl. neben beschränkter Milchzufuhr (auf 1/2—3/4 l pro Tag je nach dem Alter des Kindes).

Speisezettel bei alimentärer Anämie (nach Kleinschmidt).

1. 100 Milch + 100 Mehlsuppe (bei älteren Kindern Malzkaffee); dazu eingeweichten Zwieback oder Brot mit wenig Butter, Marmelade.
2. Frisches Obst mit Gebäck.
3. Grieß oder Reis oder Haferflockensuppe mit Gemüsepüree und 1—2 Eßlöffel Fleischpüree. Kartoffelbrei.
4. Wie 3. oder bei älteren Kindern Butterbrot mit Wurst.

Für Kinder, die feinzerkleinertes Fleisch zurückweisen, empfiehlt sich Leber oder Kalbsmilch, welche sich nach dem Kochen durch ein Sieb drücken läßt.

Medikamentös ist Eisen erfolglos, ev. kann Arsen die Heilung befördern.

Perniziöse Anämie ist im frühen Kindesalter bisher nicht einwandsfrei beobachtet worden. Auch die aplastische Anämie ist eine Rarität.

Die echte **Chlorose** (Bleichsucht im engeren Sinne), welche durch viel stärkere Herabsetzung des Hbgehaltes als der Zahl der roten Blutkörperchen und Verdünnung des gesamten Blutes, durch stärkere Blässe der Haut und Schleimhäute und durch subjektive Beschwerden (Kopfschmerz, Schwindel, Mattigkeit etc.) charakterisiert ist, ist keine eigentliche Kinderkrankheit, sondern gehört der Pubertät oder der Zeit nach der Pubertätsentwicklung an.

Die **Leukämie** und **Pseudoleukämie** in ihren verschiedenen Formen sind ebenfalls, ob zwar gelegentlich bei Kindern vorkommend, keine eigentlichen Kinderkrankheiten und bedürfen hier keiner besonderen Schilderung.

Die Leukämiediagnose ist an und für sich leicht. Zu beachten sind die großen Zahlunterschiede hinsichtlich roter und weißer Blutkörperchen bei Neugeborenen, Säuglingen und Erwachsenen.

	Neugeborene	Säuglinge	Erwachsene
Rote	5—7 Millionen	4—5 Millionen	4—5 Millionen
Weiße	20—30 Tausend	12—13 Tausend	7—9 Tausend

Die bei Erwachsenen sehr seltene myeloische Leukämie ist bei Säuglingen relativ öfter beobachtet worden. Die Prognose der Leukämie im Säuglingsalter ist absolut infaust. Tod in längstens 3—4 Monaten.

Auch die sog. **Schulanämie** ist keine Krankheit der Schuljahre. Es handelt sich vielmehr um vasomotorisch übererregbare neuropathisch veranlagte Kinder, welche infolge der psychischen Erregungen, welche das Schulleben mit sich bringt, blaß aussehen. (Siehe „Neuropathie älterer Kinder"). Daß andererseits Kinder, welche aus ärmlichem Milieu stammen, schlecht und billig ernährt werden, in ungesunden Wohnungen hausen, womöglich noch erwerblich tätig sein müssen und am ausgiebigen Schlaf gehindert werden, wirklich anämisch werden können, bedarf keines Hinweises. Nehmen doch namhafte Psychiater an, daß als Folge derartiger gehäufter Schädlichkeiten sogar Infantilismus resultiert.

Eine Blutarmut infolge kariösen Gebisses gehört ins Buch der Hypothesen. Unzählige Kinder mit schwer defektem Gebiß sehen vorzüglich aus. Andererseits kauen die meisten Kinder mit gutem Gebiß zumeist nur recht unvollkommen, besonders wenn sie hungrig sind. Ein dauernder Schaden erwächst ihnen aus diesem „Schlingen" nicht.

Daß Würmer, besonders Botriocephalus, Trichocephalus, Anchylostomum, Anämie zur Folge haben können (auch zahlreiche Askariden können schließlich in nicht so seltenen Fällen denselben Effekt haben) ist zu bedenken.

Lit.: Adler, Jahrb. f. Kinderheilk. 1914. 290. — Czerny-Keller, Des Kindes Ernährung usf. Bd. 2. S. 425. — Finkelstein, Lehrb. d. Säuglingskrankh. 2. Hälfte. S. 445. — Kleinschmidt, Jahrb f. Kinderheilk. 1916 97. — Pfaundler, Krankhafte Veränderungen des Blutes usf. in Feer, Lehrb. d. Kinderheilk. 1911. S. 130.

Cystitis (besser Pyelocystitis) des Kindesalters.

Viele Fälle unklaren hohen Fiebers im Säuglingsalter würden durch eine Harnuntersuchung geklärt werden.

Die Pyelozystitis befällt mit Vorliebe aber keineswegs ausschließlich weibliche Säuglinge. Verläuft meist ohne zystitische Beschwerden; selten Tenesmen (Harndrang), Druckempfindlichkeit über der Symphyse. Dagegen überwiegen die Allgemeinsymptome: Fieber, oft unregelmäßig remittierend, Appetitlosigkeit, Blässe und — recht häufig — akute Magen-Darmerscheinungen (s. Parenterale Infektionen). Selten toxische Form, die als Meningitis imponieren kann. Gelegentlich Vergesellschaftung mit Ikterus. Auch eine Appendizitis kann anfänglich vorgetäuscht werden.

Diagnose: Nur durch Urinuntersuchung gesichert. Urin wird erforderlichenfalls durch Katheterisieren oder besser durch ein über den Penis, bzw. die gespreizte Vulva gestülptes Reagenzglas, welches mit Leukoplast fixiert wird, gewonnen.

Makroskopisch alle Übergänge von leichter Trübung (mitunter einzelne, ganz klare Urinproben!) bis zu intensiver Pyurie.

Mikroskopisch Leukozyten, Zellzylinder und zahlreiche, lebhaft bewegliche Kurzstäbchen (Escherischs, Kolizystitis). Bei letzterer häufig saure Reaktion. (Nur im Zentrifugat nachweisbare spärliche Leukozyten sind physiologisch.) Eiweißgehalt häufig gering. Meist wird die Blasenschleimhaut normal befunden, auch klinische, zystitische Erscheinungen fehlen meist. Immer dagegen ist die Schleimhaut des Nierenbeckens entzündlich verändert.

Entstehung: Hämatogen oder lymphogen (rechts sichere, links wahrscheinlich sichere direkte Lymphbahnen vom Darm zur Niere. Flexura coli dextra adhäriert am Nierenpol) nach akuten Magen-Darmerkrankungen, Obstipation, Hirschsprungscher Krankheit (Langstein) u. dgl. Häufig nach Ernährungsstörungen, grippalen Infektionen.

Ausgang meist günstig, doch sind Übergänge in Nephrose (Langstein) und in Chronizität sichergestellt.

Therapie: Salol bei von vornherein alkalischer Reaktion, 3—4 mal täglich 0,25 g bei Säuglingen, bei größeren Kindern entsprechend mehr. Helmitol 0,5, 3 mal täglich 1 Tablette oder Borovertin, 0,5 3—4 mal $^1/_2$ Tablette. Ferner reichliche Durchspülung der ableitenden Harnwege mit Lindenblütentee (Teebereitung siehe Kochrezepte). Bei älteren Kindern Bärentraubenblättertee.

Urotropin wirkt nur durch sein Umwandlungsprodukt, das Formaldehyd. Die Abspaltung findet nur im sauren Harn statt.

Alkaleszenz des Harns begünstigt Pyurie und Bakterienwachstum, Azidität setzt beides herab. Nur Bact. coli wächst auch reichlich in saurem Harn. Bei saurem Urin:

Urotropin 4,0—5,0
Aq. ad 100,0
3 mal täglich 10 ccm in Milch.

Goeppert und Langstein empfehlen das Hippol, 1,5—2,0 pro Tag.

Ferner häufig erfolgreich Kal. citric. 0,5—1,0 bei Säuglingen, 2,0 bei älteren Kindern, mehrmals täglich bis zur alkalischen Reaktion des Urins.

Blasenspülungen sind im Säuglingsalter entbehrlich. In seltenen gegen die geschilderte Therapie refraktären Fällen käme ein Versuch mit der Vakzinationsbehandlung in Frage. Langstein berichtet über einen bemerkenswerten Heilerfolg bei einer durch Bact. lactis aerogenes bedingten schweren Pyelozystitis.

Die Ernährung ist sinngemäß zu regeln, falls primäre akute Erscheinungen von seiten des Darmes bestehen. Sind sie dagegen nur als parenteral bedingt aufzufassen, so ändere man nur dann etwas am Ernährungsregime, wenn grobe Verstöße gegen die Grundregeln der Ernährungslehre vorliegen. Wer sicher gehen will, wird immer zur Ernährung an der Brust raten. Hochgradige Anorexie erfordert unter Umständen zeitweilige Sondenernährung.

Bei älteren Kindern selbstverständlich Bettruhe, warme Umschläge auf die Blasengegend. Getränke: Lindenblütentee, Bärtraubenblättertee, Fruchtlimonaden, Selter, Fachinger, Wildunger, Buttermilch, Kefir, Sauermilch. Stark gesalzene Speisen sind zu meiden. Der Fleischkonsum ist einzuschränken. Empfohlen wird bei großen Kindern eine Phosphorlimonade:

Acid. phosph. 10%
Syr. Rub. Id. 50,0
Aq. dest. ad. 1000,0

Primäre tuberkulöse Zystitiden sind im Kindesalter sehr selten. Diagnose und Therapie wie beim Erwachsenen.

Lit.: Czerny, Über zykl. Albuminurie. Reichsmedizinalanz. Febr. 1913. — Götzky, Zur Kenntnis der orthotischen Albuminurie. Berlin 1910. — Langstein, Jahreskurse f. ärztl. Fortbild. 1913. Juniheft und Therap. Monatschr. 1914. Nr. 1.

Hautaffektionen.

1. Konstitutionelles Säuglingsekzem.

Synonyma: Crusta lactea, Grind, Vierziger (siehe ferner Milchschorf).

Entsteht meist auf dem Boden einer Kopfseborrhoe und eines Milchschorfs exsudativ veranlagter Säuglinge infolge von Sekundärinfektionen und unzweckmäßiger Ernährung. Letzteres gilt ganz besonders für die nässende, krustöse Form des Ekzems fetter Säuglinge.

Symptome: Zwei Formen. Nässend und krustös, nur auf den Kopf beschränkt. Besonders bei fetten, überernährten Säuglingen. Trocken, disseminiert, weitgehend auch den ganzen Körper befallend, bei mageren Kindern.

Es kommen jedoch sehr häufig alle Übergänge zwischen beiden Formen vor.

Das nässende Ekzem nimmt durch Sekundärinfektion bald eitrigen Charakter an und manifestiert sich als krustös-impetiginös. Durch Autoinokulation infolge Kratzens wird es weiter verbreitet. Oft — nicht immer — finden die massigsten Borken sich in der Gegend der Nasenlöcher, des Mundes, um die Augen herum. Anschwellung der Kiefer-, Rachen-, postaurikulären Drüsen. Diese Form des Ekzems befällt mit Vorliebe Brustkinder und beginnt schon im ersten Lebenssemester.

Die trockene, disseminierte Form magerer, exsudativ veranlagter Kinder setzt dagegen in der Regel später ein.

Diätetische Therapie: Bei fetten Säuglingen Vermeidung der Überfütterung. Herabsetzung der Nahrungsmenge an der Brust: 4 Mahlzeiten, davon eine künstlich (Buttermilch); frühzeitig Gemüse.

Bei Flaschenkindern: Milch — zum mindesten den Fettgehalt — stark beschränken, Ersatz durch Kohlehydrate, Gemüse.

Versuch mit Finkelsteins Ekzemsuppe: 1 l rohe Kuhmilch wird mit 1 Kaffeelöffel Pegnin (oder entsprechenden Mengen anderer Labpräparate) versetzt und in einen Topf mit Wasser von ca. 45^0 gestellt. Nach ca. $^1/_2$ Stunde ist die Milch koaguliert. Der Käse wird (ohne Druck) von der Molke abgeseiht, letztere wird bis auf 200 ccm fortgegossen. In diesen 200 ccm schwemmt man den Käse auf, setzt 800 ccm Schleimsuppe und Zucker (kein Soxhletzucker!) zu, und treibt das Ganze durch ein Haarsieb. (Statt der 200 g Molke kann auch die gleiche Menge Buttermilch verwendet werden.)

Die Ernährung mit dieser salzarmen Suppe (Finkelstein vermutet das schädigende Agens beim konstitutionellen Ekzem in der salzreichen Kuhmilchmolke) soll nicht über allzulange Zeiträume ausgedehnt und Gewichtsstürze vermieden werden.

Auch ist vor Anwendung bei jüngeren als halbjährigen Säuglingen abzuraten.

Kontraindikation: Ernährungsstörungen und alle Kinder des mageren exsudativen Typus.

Bei kräftigen Säuglingen des zweiten Halbjahres kann die Kuhmilch unter Umständen wochenlang, jenseits des dritten Halbjahres gegebenenfalls monatelang eliminiert und eine Amylazeen-Gemüsekost (Plasmon, Nutrosezulagen) eingeleitet werden.

Cave: Eier, Bouillon.

Sehr viel weniger erfolgreich ist die Ernährungstherapie bei mageren Säuglingen, namentlich solchen, welche nicht stark untergewichtig sind. Hier ist die Milchfettmenge zu reduzieren und für Ersatz durch Kohlehydrate zu sorgen. Es sind Heilungen bei Ernährung mit den heterogensten Nährmischungen beschrieben worden. Eines besonderen Rufes erfreuen sich Buttermilch, ev. alkalisiert nach Moll (Zusatz von etwa 3 g Natr. carbon. pro Liter), Yoghurtmilch, saure Magermilch, Molken.

Stark untergewichtige Säuglinge suche man zunächst einmal zur Zunahme und auf Normalgewicht zu bringen. Es liegt bereits eine große Reihe von Beobachtungen dafür vor, daß diese exsudativ veranlagten Säuglinge auch die ekzematösen Erscheinungen verlieren, sobald sie an Körpergewicht zunehmen.

Streng kontraindiziert ist bei diesem Typus die oben beschriebene „Ekzemsuppe".

Lokale Therapie: Verhinderung des Kratzens (s. Milchschorf). Bei starker Unruhe und extremem Pruritus: Chloralhydrat 1—2%, teelöffelweise.

Reinigung der Haut: Gewöhnliche warme Vollbäder nur bei stärkerer Zersetzung von Sekretmassen. Ekzematöse Stellen werden nach dem Bade mit Watte, welche in Mull gewickelt ist, tupfend getrocknet. Sonst am besten einige Zeit Vermeidung von Wasser. Reinigung der intertriginösen Stellen mit Olivenöl, Speiseöl, oder Rizinusöl. Ekzemfreie Stellen können natürlich mit Wasser und Seife behandelt werden.

Gegen akute, nässende Ekzeme: Umschläge mit essigsaurer Tonerde, Bleiwasser (Liquor Plumb. subacet. oder Liq. alum. acet. 1 Kinderlöffel auf 1 große Tasse [250 ccm] Wasser) oder Borsäure. Ferner käufliche 1‰ Suprareninlösung, 3—5 mal am Tage gewechselte Mullkompressen. Goeppert empfiehlt ferner eine Kalkwasserzinkpaste:

Aq. calcis	20,0
Zinc. oxyd.	10,0
Adeps lanae ad	50,0

Gegen subakute nässende Ekzeme: Puder (besonders zu empfehlen Vasenol-, Lenizetpuder). Pasten (Zinkpaste, Lenigallolzinkpaste, 1—2%, teuer!). Pinselungen: Argent. nitric. 1—5% (Vorsicht im Gesicht: Hornhautverätzungen!). Besonders erprobt Zinkpaste mit Kreide und Schwefel:

Sulf. praecip.	
Calc. carb.	aa 10,0
Pasta Zinci	aa 100,0

oder Pittylensalbe, Pellidolsalbe, 1—2%; Pellidol darf jedoch nicht länger als 4—5 Tage hintereinander angewendet werden.

Nach Abklingen der akuten Erscheinungen 50% Zinköl, Borsalbe 5% oder bei Subchronizität Teerzusätze, z. B. 1—2% Teerzinkpaste, oder 2%-Tumenolzinkpaste. Ferner bei gegen Fett empfindlicher Haut Schüttelmischungen. Z. B.

Tumenol	2—5%
Zink. oxyd	
Talc. venet	aa 20,0
Glyzerin	10,0
Aq. dest. ad	100,0

Auch Pinselungen mit Anthrarobin sind oft vorzüglich.

Anthrarobin	5,0
Tinct. Benzoes ad	50,0

Endlich Kombinationen (Arning):

Tumenol-Ammon	8,0
Anthrarobin	2,0
Tinct. Benzoes	30,0
Aether sulf.	20,0.

Krustöses Ekzem des Kopfes und Gesichtes: Abweichen der Borken mittelst Ölkappe, bzw. Ölgesichtsmaske. Statt des reinen Öls kann man auch 3% Salizylöl nehmen. Morgens und abends gewechselt. Nachbehandlung mit roter Quecksilbersalbe oder Schwefelmitinsalbe:

Sulfur praec. 1,0—2,0
Acid. tartar. 2,0
Ol. jec. asell. 5,0
Pasta Mitin. 20,0

Trockene disseminierte Ekzeme. Pinselungen mit Tinct. rusci, 2 mal täglich, Anthrarobin, Tumenolzinkpaste. Teerbäder. Über die weiteren Finessen bei torpiden, verdickten, squamösen Ekzemen siehe Dermatologie.

Eine Grundregel sei zum Schluß noch aufs nachdrücklichste betont: Niemals zu große Ekzemflächen auf einmal in Angriff nehmen! Plötzliche Todesfälle bei dicken, pastösen ekzematösen Säuglingen!

Anhangsweise sei noch die sog. Erythrodermia desquamativa (Leiner) erwähnt. Sie ist anscheinend keine selbständige Dermatose, sondern eine universell gewordene Dermatitis ex intertrigine bei exsudativ veranlagten Brustkindern. Die ganze Körperhaut ist krebsrot, gespannt, mit Krusten und Schuppen bedeckt. Das Korium liegt bloß. Am behaarten Kopf Seborrhoe. Häufig Sekundärinfektionen.

Therapie: Fast immer bestehen leicht dyspeptische Erscheinungen (Überfütterung). Einleitung eines Allaitement mixte mit Buttermilch.

Lokal: Lagerung des Körpers in Kleie. Eichenrindenbäder: 500 g Cortex quercus in 3 l Wasser abgekocht, und dem Badewasser zugefügt. Täglich 1 Bad

Tanninbad: 20 g Acid. tannicum auf 1 Säuglingsbad (ca. 20 l Wasser). Salizylstreupuder (cave Salizylresorption), besser durch Bolus alba, oder Blenolenizetpuder, Vasenolpuder ersetzt. Keine Bleisalben!

Lit.: Feer, Das Ekzem usf. Ergebn. d. inn. Med. u. Kinderheilk. Bd. 8. S. 316. — Finkelstein, Lehrb. d. Säuglingskrankh. 2. Hälfte. S. 527ff. — Finkelstein, Med. Klinik. 1907. Nr. 37. — Moro, In Feer, Lehrb. d. Kinderheilk. 1911. S. 697.

2. Sklerem (Fettsklerem).

Verhärtung der Kutis und Subkutis. Beginnt an der Rückseite und befällt nach und nach den ganzen Körper.

Die Haut ist steif, lederartig und läßt sich nicht in Falten erheben. Hautfarbe grau, glanzlos. Auf Fingerdruck meist keine Delle. Genitale oft frei.

Subnormale Temperaturen, aber auch Hyperpyrese beobachtet. Ist immer Zeichen höchster Lebensgefahr (bei schweren Ernährungsstörungen, Wasserverlusten) und findet sich besonders bei alimentärer Intoxikation, Sepsis. Eine spezielle Therapie ist nicht bekannt.

3. Sklerodermie.

Vorzugsweise in den ersten vier Lebenswochen, besonders bei Brustkindern auftretende, derbe bis knorpelharte, flache oder knollige inselförmige Verhärtungen der Haut und Unterhaut des Rumpfs, Gesichts. Die einzelnen Plaques können sich vergrößern und konfluieren. Dellen lassen sich nicht eindrücken.

Ätiologie unbekannt. Prognose gut. Meist Allgemeinbefinden unbeeinflußt. Die Verhärtungen verschwinden langsam ohne Atrophie zu hinterlassen. Therapie symptomatisch: laue Bäder, Jodvasogen, Massage.

4. Sklerödem.

Eigenartige Veränderung des Unterhautzellgewebes, welches sich teigig, prall, geschwollen anfühlt. Haut oft glänzend, blaß, blaurot oder schneeweiß, auf Fingerdruck Delle. Beginnt meist an den Füßen und steigt aufwärts bis zur Mitte des Körpers, doch wird gelegentlich auch das Gesicht befallen. Findet sich vorzugsweise bei ganz jungen Säuglingen mit Zirkulationsschwäche, besonders bei asphyktischen Frühgeburten. Mangelnde Erwärmung spielt eine große Rolle. Temperatur sinkt auf 34, 30, ja 25°.

Finkelstein glaubt ätiologisch die lange Unterkühlung und dadurch bedingte Schädigung oder Gefäßendothelien (kongelatives Ödem) als Erklärung annehmen zu können.

Prognose zweifelhaft.

Die Therapie muß für sorgfältige Erwärmung sorgen, die oft allein genügt, um das Ödem zu beseitigen. Ferner Hebung der Ernährung (Brust), Analeptika, (Kampfer, warme Bäder mit Nackendusche.)

Vielfach findet man Bäder mit Kamillenzusatz empfohlen.

30 g Kamillen (ein Tassenkopf voll) werden in 1 l Wasser auf das Feuer gesetzt und bei bedecktem Topf 5 Minuten lang gekocht. Der Tee wird durch ein Sieb gegossen und mit dem Badewasser vereinigt. Die gebrauchten Kamillenblüten können noch ein zweites Mal verwendet werden, indem man sie unter Zusatz von $^1/_2$ Tassenkopf frischer Kamillen etwas länger ziehen läßt.

5. Pemphigus im Kindesalter.

Der sog. Pemphigus neonatorum ist nicht nur auf die Neugeborenenperiode beschränkt, sondern kann Kinder jeden Alters befallen. Tritt mit Vorliebe epidemisch auf. Bei weiterer Verschleppung und Übertragung auf Erwachsene sieht man vielfach impetigoähnliche Formen. Je älter das befallene Kind ist, um so leichter in der Regel die Infektion. Verlauf meist fieberfrei. Nur ausnahmsweise letaler Ausgang an Sepsis.

Durch Konfluieren der einzelnen Pemphigusblasen können große Hautflächen von Epidermis entblößt werden, die Haut blättert in mehr oder minder großen Fetzen ab. Hand und Fuß stecken dann in einer handschuhartigen Hauthülle. Eine Abgrenzung von der sog. Dermatitis exfoliativa neonatorum (Ritter) ist in diesem Falle ganz unmöglich. Wahrscheinlich sind Pemphigus neonatorum und Dermatitis exfoliativa überhaupt nur quantitativ verschiedene Äußerungen ein und desselben Krankheitsprozesses. Denn für die Dermatitis exfoliativa ist erwiesen, daß die Annahme Ritters von ihrer Nichtkontagiosität irrig war.

Auch eine ätiologische Trennung nach Staphylo- bzw. Streptokokken ist ohne Belang, da beide Formen klinisch leicht und schwer verlaufen können.

Therapie: Bäder mit Kal. hypermanganicum (Holzbadewanne; die Farbe des Bades soll frischrot sein, nicht dunkel oder gar blaurot).

Abtrocknen bzw. Abtupfen mit Bolus alba sterilisata oder Dermatol. Einzelne Blasen können nach Entfernung der Hautdecke energisch mit dem Lapisstift eingerieben werden (ev. nach vorheriger Anästhesierung). Man erreicht dadurch namentlich bei Initialfällen Kupierung. Liegt das Corium weitgehend bloß, dann Salbenbehandlung:

Lig. alum. acet.	10,0
Adeps lanae	20,0
Vaselin.	ad 100,0

Man hüte sich aber vor großen Okklusivverbänden: Sekretstauung, Fieber!

Nachbehandlung mit Schwarzsalbe oder 2%iger Pelliodolsalbe.

Lit.: Heinsmüller, Monatschr. f. Kinderheilk. 1916.

6. Erythrodermia desquamativa (Leiner).

Eine universelle Dermatose bei jungen Brustkindern. Die Kopfhaut ist mit dicken, fetten Borken belegt; der übrige Körper flammend gerötet und mit Schuppen bedeckt. In den Hautfalten (Hals, Achsel, Leisten) näßt die Haut, sonst ist sie im allgemeinen trocken, vielfach sogar rissig. Nach Leiner fallen die erkrankten Säuglinge durch eine große Empfindlichkeit des Verdauungskanals auf; Todesfälle sind nicht selten.

Zur Zeit herrscht noch keine Einigung darüber, ob wir es bei der Erythrodermia desquamativa mit einem selbständigen Krankheitsbild zu tun haben, oder ob es sich nicht um eine schwere Erscheinungsform exsudativer Diathese handelt. Endlich scheint die Dermatose auch nicht streng auf Brustkinder beschränkt zu sein.

Therapie: Rein symptomatisch. Siehe Säuglingsekzem.

Lit: Leiner, Verhandlg. Gesellsch. f. Kinderheilk. 1907. — Moro, Münch. Med. Wochenschr. 1911. 299. — Stolte, Monatsschr. f. Kinderheilk. 1916. 168.

Herzfehler.

1. Angeborener Herzfehler.

Dieselben verlaufen oft symptomlos und werden deshalb häufig zufällig bei Gelegenheit einer Untersuchung entdeckt durch die Herzgeräusche. Nicht alle Herzfehler machen deutlich Herzgeräusche, und es besteht ferner kein Parallelismus zwischen der Intensität der Geräusche und der Störung der Arterialisation des Blutes. Solange keine Vergrößerung nachzuweisen ist, kann die Prognose als benigne gelten. Im allgemeinen bleiben Kompensationsstörungen sehr lange aus, nur größere Septumdefekte und Pulmonalstenosen verursachen Zyanose, Morbus coeruleus und allmähliche Trommelschlägelfinger und -Zehen. Auch Koinzidenz von Infantilismus mit Vit. cord. cong. wird beobachtet. Derartige Persönlichkeiten können trotz ihres Herzfehlers ein hohes Alter erleben.

Während einer fieberhaften Erkrankung kann das Herzgeräusch verschwinden um nach Genesung wieder aufzutreten. Hat man keine Kenntnis von dem Vitium gehabt, so wird eine Endokarditis diagnostiziert. Andererseits deuten allgemeine Zyanose, leichte zyanotische Extremitäten, ein auffallend hypotonischer Zustand der Muskulatur, auf ein Vitium cordis cong. hin. Hier ist die Prognose wesentlich ungünstiger zu stellen.

Eine Therapie der angeborenen Herzfehler gibt es nicht. Die Kinder sind vor übermäßigen körperlichen Anstrengungen (kein Sport, keine forcierten Abhärtungsprozeduren, keine kalten Bäder), seelischen Aufregungen und vor Infektionen, gegen die sie wenig widerstandsfähig sind, zu bewahren. Besonders zu fürchten sind auch starke Hustenanfälle bei Kindern mit kongenitalem Herzfehler.

Bezüglich der Ernährung ist darauf zu achten, keine Obstipation aufkommen zu lassen, da plötzliche ungewohnte Anstrengungen beim Defäkationsakt eine Katastrophe zur Folge haben können. Ferner ist eine Überernährung selbstverständlich durchaus zu vermeiden. Kinder, bei denen von Geburt an Kompensationsstörungen bestehen, erliegen für gewöhnlich bald ihrer Herz- bzw. Gefäßanomalie.

Lit.: Feer, Lehrb. d. Kinderheilk. 1911. S. 340. — Hochsinger, In Pfaundler-Schloßmann, Handb. d. Kinderheilk. 2. Aufl. Bd. 3. S. 457ff.

2. Endokarditis.

Tritt zumeist als Komplikation des Gelenkrheumatismus — oft ganz leichter Formen desselben — und der Chorea auf. Schließlich kommen alle anderen Infekte ätiologisch gelegentlich in Betracht. Sie ist selten bis zum 5. Jahr. Am häufigsten zwischen 10 und 15 Jahren. Gewöhnlich stellt sich bei Polyarthritis rheum. und Chorea nach einer Woche unter uncharakteristischem oft auch fehlendem Fieber ein progressiv zunehmendes, systolisches Geräusch an der Mitralis, seltener der Aorta ein. Nicht selten fehlen jegliche Hinweise auf die Komplikation; die voll ausgebildete Endokarditis wird eines schönen Tages ganz zufällig entdeckt. Das Geräusch ist meist weich, blasend, in größter Intensität oft unterhalb der Auskultationsstelle der Pulmonalis hörbar und wenig über anderen Ostien fortgeleitet vernehmbar. Eine Akzentuierung des 2. Tones an der Pulmonalis bleibt oft lange aus. Dies erklärt sich durch die großen Reservekräfte des kindlichen Herzmuskels, vermöge deren das linke Herz die Störung überwindet.

Die Aorta wird seltener ergriffen, besonders bei länger dauernder oder rezidivierender Endokarditis. Später, wenn schrumpfende Prozesse auftreten, tritt hier an Stelle des systolischen Geräusches ein diastolisches Geräusch. Sehr viel später als unter analogen Verhältnissen beim Erwachsenen tritt gegebenenfalls Dilatation und Hypertrophie auf. Der Puls ist dauernd frequent — ca. 120 — in reinen Fällen sonst aber ohne weitere Besonderheiten.

In einem kleineren Teile der Fälle verschwindet nach kürzerer oder längerer Zeit das Geräusch und tritt auch — wenn keine weitere Manifestationen der rheumatischen Veranlagung erfolgen — nie wieder in Erscheinung. Meist bleibt jedoch das Geräusch dauernd bestehen.

Selten sind die von Anfang an unter bedrohlichen Symptomen verlaufenden Formen, welche meist mit einer Pankarditis (Perikard, Myokard) einhergehen, oder wo schwere ulzeröse Zerstörungen an den Klappen bestehen. Hier ist hohes Fieber, oft Hyperpyrese vorhanden. Die Kranken verfallen, werden zyanotisch, somnolent oder maniakalisch erregt (sog. Chorea magna). Bei einer anderen, mit Perikarditis vergesellschafteten Form der Endokarditis, gehen die Kinder nicht akut zugrunde. Das Exsudat wird resorbiert, aber beide Blätter des Perikards verlöten mehr oder minder ausgedehnt miteinander. Die Folge ist eine schwere Kreislaufstörung (Dyspnoe, Leber-, Milzschwellung, Polyserositis u. dgl.).

Trotz dieses schweren Leidens können die Kinder, wie Salge treffend bemerkt, ihr Krankenbett verlassen und die Schule besuchen. Aber nach einigen Jahren tritt doch spontan, oder durch neue rheumatische Infekte Herzinsuffizienz ein.

Wir können weder einer Endokarditis noch einer Perikarditis bei Rheuma und Chorea vorbeugen, noch die Entstehung einer malignen Form verhüten.

Therapie: Bettruhe. Die erkrankten Kinder sollen sich nicht spontan aufrichten, sondern immer passiv aufgesetzt werden, was im übrigen möglichst einzuschränken ist. Jede Aufregung der Kranken ist zu vermeiden. Der Eisbeutel wirkt weniger auf das Herz, als auf die Psyche und soll daher stets verordnet werden. Ein Versuch mit Salizylaten darf angeraten werden (s. Gelenkrheumatismus). Unruhe, Schlaflosigkeit sind symptomatisch zu bekämpfen (Luminal: 0,1—0,2, Codeonal: 1—$1^1/_2$ Tabl., Diogenal: 0,5—1,0, Adalin 0,5). Kaffee, Tee, Alkohol sind zu verbieten. Obstipation ist diätetisch zu behandeln. Bei Kreislaufschwäche Exzitantien (s. Pneumonie).

Bei frischer Perikarditis Versuch mit Derivantien. (Großes Senfpflaster oder Kantharidenpflaster.) Ein Exsudat ist nach den Prinzipien zu behandeln, welche in der internen Medizin üblich sind.

Die Behandlung der akuten Endokarditis mit Digitalis ist entbehrlich. Bei sich länger hinziehender Krankheit, besonders bei Komplikation mit Chorea, ist eine vorsichtige Digitalistherapie durchaus zu empfehlen. Sehr bequem ist dieselbe z. B. mit Hilfe des Digalens oder des Digitalysatum durchzuführen. Bettruhe muß so lange beibehalten werden, bis die Abendtemperatur unter 38⁰ bleibt. Im Sommer kann man die Kinder im Freien auf Liegestühlen oder in Hängematten betten. Auch die Pulsfrequenz ist für den Termin des ersten Aufstehens maßgebend: 100 dürfen in der Ruhe nicht überschritten werden. Dann beginnt man mit Widerstandsgymnastik, läßt ein Paar Treppenstufen steigen, massiert Arme und Beine u. dgl. Turnen,

Radfahren, Sportrudern, anstrengende Märsche stehen für mehrere Jahre (mindestens 2) auf dem Index.

Nach Überstehen der Attacke ist eine sehr vorsichtige, vernünftige Abhärtung des Körpers zu erstreben.

Die Behandlung des chronisch insuffizienten Herzens unterscheidet sich nicht von der des Erwachsenen. Herzkranke Kinder schicke man nicht ins Gebirge. Für kompensierte Herzfehler geeignete Badeorte sind Pyrmont, Kudowa; dekompensierte sende man nach Nauheim.

Die **ulzeröse Endokarditis** ist beim Kinde selten. Sie verläuft in der vom Erwachsenen her bekannten Weise unter schweren klinischen Erscheinungen (sepsis-, typhusartig). Es besteht Unruhe, die bis zu Delirien wächst, hohes, septisches Fieber, septische Hautblutungen u. dgl. Die Herzsymptome sind anfangs oft wenig ausgeprägt, gelegentlich weisen Zyanose und hochgradige Pulsfrequenz frühzeitig den richtigen Weg. Die Diagnose wird leichter gefunden, wenn Geräusche und Dilatation vorhanden sind. Der Exitus tritt nach einigen Wochen, oft auch schon in den ersten Tagen ein.

Die **Endokarditis der Säuglinge** ist die seltenste Form akuter Herzklappenentzündung. Sie schließt sich an rheumatische und septische Prozesse an. Finkelstein weist darauf hin, daß in 10 von 15 Fällen nichts weiteres als Nasen-Rachenkatarrhe voraufgegangen waren.

Das Fieber ist ganz uncharakteristisch, oft subfebril, oft hochfebril; Gelenkschwellungen fehlen oft, gelegentlich treten Exantheme auf. Geräusche werden so oft vermißt, daß meist die Diagnose überhaupt verfehlt wird. Dagegen sind drei Symptome (Finkelstein - Lempp) sehr beachtenswert: Aschfahles, leicht zyanotisches Gesicht, schnappende, jagdhundähnliche Atmung und periodische Zyanose (ohne Stockung der Respiration).

Myo- oder Pankarditis kann natürlich die gleichen Erscheinungen machen. Auch Miliartuberkulose wird schwer auszuschließen sein.

Es kommen seltenerweise Heilungen vor, meist erfolgt Exitus in 1-bis 4 Wochen.

Therapie: Bei ulzeröser Endokarditis Versuch mit Ungt. colloid. Credé. Die Haut wird mit Benzin gereinigt und 2 g Ungt. Credé 15 Minuten lang einmassiert. Täglich oder einen um den andern Tag. Schneller wirken 2 bis 5 ccm einer 2 prozentigen Lösung von Argent. colloidale intravenös, oder falls technisch nicht durchführbar, intramuskulär. Endlich werden auch Kollargolklysmen — 30 ccm einer 1—2 prozentigen Lösung — gerühmt.

Lit.: Feer, Lehrb. d. Kinderheilk. 1911. S. 349ff. — Finkelstein, Lehrb. d. Säuglingskrankh. 2. Hälfte. S. 87. — Göppert, Die akuten Herzerkrankungen im Kindesalter. Med. Klinik 1910. Nr. 49. — Salge, Einführung i. d. mod. Kinderheilk. 2. Aufl. 1910. S. 268.

Infektionskrankheiten.

1. Adenoiditis (Rachenmandelentzündung).

Fieber, Abgeschlagenheit, Appetitlosigkeit, Foetor ex ore, erschwerte Nasenatmung, belegte Zunge. Später Nackendrüsenschwellungen.

Außerordentlich häufig periodisch besonders bei anfälligen Kindern; vielfach übersehen.

Oft steht die Anorexie so im Vordergrund, daß in erster Linie an eine Verdauungsstörung, besonders an eine Magenerkrankung gedacht und demgemäß behandelt wird. Es fällt Arzt und Eltern nicht weiter auf, daß die Kinder nach wenigen Tagen bereits alles vertragen und das Versäumte nachholen. Anorexie und Heißhunger wechseln bei diesen Kindern oft periodisch ab. (Resorption stagnierender Sekretmassen in den Buchten der Rachentonsille.)

Therapie: der akuten Entzündung. Pyramidon 0,2, 0,3, 1—2 mal täglich. Ausspülen der Nase mit Wasserstoffsuperoxydlösung 2—3% oder 0,3% Zinksulfatlösung, wodurch auch der Foetor ex ore beseitigt wird.

Adenoide Wucherungen sind Zeichen abnormer Veranlagung. Die Entfernung der Wucherungen muß also mit einer Behandlung der Diathese verknüpft werden. Es können bei Kindern, die in völlig staub-, rauchfreier Luft leben, sich die höchsten Grade von Adenoiden entwickeln, wenn eine falsche Ernährung die Diathese manifest macht.

Selbstverständlich wird man trotzdem bei derartigen Kindern auf speziellen Schutz vor rauchiger, staubiger Luft dringen.

Göppert empfiehlt regelmäßige Anwendung folgender Salbe:

Liq. alum. acetici	2,0
Adip. lanae	10,0
Paraff. liq.	ad 10,0

mehrmals täglich in beide Nasenlöcher eingestrichen.

Die höchsten Grade von adenoiden Vegetationen findet man bei exsudativ veranlagten mit Milch und Eiern überernährten Kindern. Es ist daher von größter Wichtigkeit, sich über die Ernährung der Kinder genau zu informieren und diese richtig zu stellen.

Indikationen zur Adenoido- (I) bzw. Tonsillotomie (II):

I. Erschwerte Nasenatmung, Schwerhörigkeit, rezidivierende Entzündungen (Gefahr von Mittelohrentzündung), nasale Sprache.

II. Mundatmung, Schluckbeschwerden, rezidivierende Entzündungen, Tonsillarabszesse, chronische Drüsenschwellungen.

Neben den akuten gibt es auch einen chronischen Verlaufstypus, der dem Arzt durchaus geläufig sein muß. Es besteht oft wochenlang hohes, kontinuierliches oder remittierendes Fieber, so daß an Typhus, Tuberkulose gedacht wird. Dabei sind die lokalen Erscheinungen minimal oder fehlen gelegentlich ganz. Andererseits kommt es besonders bei neuropathisch belasteten Kindern im Verlauf einer akuten Adenoiditis zu Zuständen, welche an eine Meningitis, Enzephalitis u. dgl. denken lassen.

Lit.: Czerny-Keller, Des Kindes Ernährung usw. Bd. 2. S. 296 u. 337. — Finkelstein-Meyer, In Feer, Lehrb. d. Kinderheilk. 1911. Jena. S. 211.

2. Angina lacunaris.

Graues oder graugelbes Exsudat, welches eine oder beide Mandeln bedeckt und vorzugsweise in den mechanisch geschützt liegenden Krypten festhaften bleibt. Beschränkt sich stets auf die Tonsillen. Nie dehnt sich, wie die Diphtherie, ein dicker, membranöser Belag auch auf die Uvula aus. Eine häufige Abart ist die grippale Angina, bei welcher von vornherein nur eine fleckenweise Exsudation auftritt. Allgemeinsymptome außerordentlich wechselnd. Zumeist besteht (oft sehr hohes) Fieber. Häufiger Beginn mit Erbrechen, Kopfweh, Schüttelfrost, Durchfall. Krämpfe sind bei Neuropathen nicht selten. Gelegentlich sind die Initialsymptome so schwer, daß zerebrale Prozesse diagnostiziert werden. Ferner Schluckschmerzen, Drüsenanschwellungen, schwere Anorexie u. dgl.

Therapie: Bettruhe. Versuch einer Kupierung durch energische Schwitzpackung (Aspirin). Oder man läßt heiße Milch mit Selterwasser trinken und schlägt das Kind von Kopf bis zu den Füßen in ein nasses, warmes Laken, darüber wollenes Tuch, Bettdecke). Auch heiße Bäder, Glühlichtbäder tun den gleichen Dienst.

Bei hohem Fieber 0,3 Pyramidon. Ferner Gurgeln mit essigsaurer Tonerde, Kal. hypermang. Kann nicht gegurgelt werden, dann läßt man Formamint- oder die billigen Stomantabletten kauen.

Im akuten Stadium Eiskravatte, später bei Drüsenschwellungen und Schluckschmerz, Prießnitzsche oder Speck-, Ölwickel um den Hals.

Vielfach begegnet man in der Praxis der Verordnung von Kali chloricum, Hydrarg. cyanat. oder von Benzoe. Der Nutzen aller drei Drogen ist nicht zu beweisen, der Schaden, den Kali chlor. und Hydrarg. cyan. oft angerichtet haben, bekannt. Es kommt also höchstens die Benzoemedikation in Frage, die wenigstens nicht schaden kann. Natr. benzoic. 10,0—15,0: 200,0 (mit Sirup oder dgl.). In den ersten 24 Stunden stündlich 10 g, dann 2 stündlich.

Man beachte ferner die große Kontagiosität der Angina lac. und gebe dementsprechende Anordnungen.

Leichte Formen der akuten Mandelentzündung sind die Angina catarrhalis (flammende Röte, kleine Hämorrhagien, glasiger Schleimbelag, keine Pfröpfe) und Angina punctata, die wie Moro hervorhebt, auch Säuglinge nicht verschont. (Siehe ferner Scharlach, Influenza, Meningitis cerebrospinalis, Syphilis usw.)

Nach Ablauf der Angina Harnkontrolle!

Über Plaut-Vincentsche Angina, deren Verlauf im Kindesalter dem bei Erwachsenen gleich ist, siehe das betreffende Stichwort.

Alle Erkrankungen vom Typ der Angina sind im Säuglingsalter selten.

3. Drüsenfieber. (E. Pfeiffer.)

Durch Rachenrötung, Schwellung der Kieferwinkel- und Nackendrüsen- auch Mesenterial-, Mediastinaldrüsen — charakterisierte, akut fieberhaft einsetzende Erkrankung.

Beginnt meist einseitig, greift aber auch auf die andere Seite über.

Die Bewegungen des Kopfes sind schmerzhaft. Das Fieber kann oft mehrere Wochen alle anderen Erscheinungen überdauern. Selten kommt es zur Abszedierung.

Im Quellgebiet der hauptbeteiligten Drüsen — dem Nasopharynx — fehlen nicht selten objektiv nachweisbare pathologische Vorgänge.

Das ganze Syndrom wird von Czerny, Finkelstein u. a. nicht als selbständiges aufgefaßt, sondern als entzündlicher Prozeß der Rachenmandel mit geringfügigen lokalen Veränderungen gedeutet. (S. Adenoiditis.)

Gelenkrheumatismus, akuter (Polyarthritis rheumatica).

Ähnlich wie der Typhus abdominalis verläuft auch der Gelenkrheumatismus beim Kinde in etwas abweichender Form. Die Gelenkerscheinungen treten besonders bei jungen Kindern stark zurück und können wegen ihrer außerordentlichen Flüchtigkeit ganz übersehen werden. Wie beim Erwachsenen werden besonders Knie-, Fuß- auch Schultergelenke befallen. Aber die Lokalsymptome sind weniger intensiv und wechseln schnell ihren Ort. Auffallende Rötung fehlt in der Regel, häufiger ist schon Schwellung, aber auch diese nimmt sehr selten die imponierenden Formen an, die wir beim Erwachsenen sehen. Relativ häufig ist die Halswirbelsäule beteiligt (Torticollis rheum.). Die abortiven Gelenkerscheinungen äußern sich in Schmerzhaftigkeit und Schwellung der Gliedmaßen. Das Fieber ist wenig charakteristisch, selten bedrohlich hoch und rezidiviert oft nach afrebilem oder subfrebrilem Intervall. Die Dauer der Gelenkerscheinungen beträgt eine, meist zwei Wochen, selten mehr. Bekannt sind die Rückfälle bei gewissen dazu veranlagten Individuen. Es läßt sich nie voraussehen, ob mit der erstmaligen Erkrankung alles erledigt ist, oder ob das erkrankte Kind ein Rheumatiker bleibt. Nicht selten tritt beim Rheumatiker ein gewisser Turnus ein; auf die Polyarthritis folgt nach Monaten oder Jahren eine Endokarditis, dann eine Chorea oder umgekehrt, dann wieder eine

Gelenkaffektion usw. Oft vereinigen sich auch zwei derartige Komplikationen, gelegentlich in ernsten Fällen alle 3 — kurz, es kommen verschiedene Varianten vor. Die bekannteste und häufigste Komplikation ist die Endokarditis. Sie setzt oft gegen Ende der ersten Woche, akut ein und verläuft typisch. Andererseits sieht man sie oft genug regellos auftreten, ja nicht selten wird sie vollkommen übersehen und erst später erkannt an der zurückgebliebenen Mitralinsuffizienz. Auch nach Ablauf des eigentlichen Gelenkrheumatismus kann, wie schon erwähnt, eine Endokarditis auftreten, auch hier gelegentlich unter so minimalen Symptomen, daß sie übersehen wird. (Siehe Stichwort Endokarditis.)

Selten ist die Beteiligung des Perikards, die sich an die des Endokards mehr oder minder schnell anschließt. Diese Komplikation fordert zu großer Vorsicht in der Prognose auf, da hierdurch eine akute Erlahmung des Herzens in bedrohliche Nähe gerückt wird. Oder aber es kommt infolge Chronizität zu Adhäsionen, Obliteration des Herzbeutels und meist letalem Ausgang. Nach alledem wird der Arzt gut tun, leichte Herzgeräusche, welche er im Beginn der Erkrankung feststellt, nicht als febrile, funktionelle usw. zu bewerten. Die Phänomene können völlig verschwinden, Dilatation, Akzentuation des 2. Pulmonaltons können niemals nachzuweisen gewesen sein und dennoch ist nach einigen Monaten die Mitralendokarditis unableugbar.

Pleuritis, zerebrale Erscheinungen sind im ganzen seltener. Nicht so selten sind gewisse Hautsymptome: Erythema exsudativum, nodosum usw., die in ihrer Verlaufsweise nicht vom Herkömmlichen abweichen. Chorea tritt akut als eine der Endokarditis koordinierte Erscheinung mitten während eines Gelenkrheumatismus, kurze aber auch längere Zeit nach Abklingen der Gelenksymptome auf.

Differentialdiagnostisch sind luetische Gelenkaffektionen (Osteochondritis), Barlow, Rachitis, auszuschließen. Der akute Gelenkrheumatismus ist vom 2.—5. Lebensjahr eine Rarität. Nach Pneumonie, Pleuropneumonie, Empyem treten gelegentlich eitrige Gelenkmetastasen auf. (Pneumokokkenarthritiden.) An Scharlachrheumatismus ist zu denken (vorzugsweise Handgelenk). Die gonorrhoische Arthritis verläuft meist monoartikulär (Knie-Hüfte) und ist sehr selten. Der oft doppelseitige Hydrops genu bei älteren hereditär-luetischen Kindern verläuft meist beschwerdelos und fieberfrei.

Die Hüftgelenkentzündung kann durch Projektion der schmerzhaften Sensationen ins Knie auf eine falsche Fährte locken.

Bei tuberkulösen Kindern treten gelegentlich Gelenkschmerzen und -Anschwellungen auf, flüchtig, aber auch hartnäckig, welche mitunter schwer vom akuten Gelenkrheumatismus zu trennen sind und zumeist als solcher diagnostiziert werden.

Sind die Gelenkerscheinungen nur flüchtiger Natur, dann ist der momentane Schaden infolge der falschen Diagnose nicht groß, zumal anderweitige Erscheinungen bald auf die tuberkulöse Genese hinweisen werden. Handelt es sich um hartnäckige Gelenkaffektionen, dann kann eine Verkennung mit der Arthritis deformans verhängnisvoll werden. Denn die Therapie der beiden Affektionen ist grundverschieden. Bei der tuberkulösen Arthritis ist Ruhigstellung geboten, welche dagegen bei der deformierenden Gelenkentzündung kontraindiziert ist. Klarheit bringen das Röntgenbild, welches den tuberkulösen Knochenherd aufdeckt und die Anstellung der Pirquetschen bezw. der intrakutanen Tuberkulinreaktion. Bei Arthritis deformans finden sich in den beginnenden Fällen keine deutlichen röntgenologischen Veränderungen, in fortgeschrittenen Stadien dagegen die bekannten Zerstörungen der Gelenkkapsel.

Gegen chronischen Gelenkrheumatismus spricht das Fehlen von Endokarditis.

Therapie: Bettruhe, Salizylate: Natr. salicyl. 3 mal 0,25 bei Säuglingen, 3 mal 0,5 vom 2.—5. Jahr, 3 mal 1,0 vom 6.—10. Jahr. Vielfach ist es üblich, die Gaben in kurzen 1—2 stündigen Intervallen zu geben. Ähnlich ist Aspirin zu dosieren; viele Autoren geben dagegen geringere Gaben. Nach Abklingen des Fiebers schleicht man sich mit sukzessive kleineren Dosen innerhalb von ca. 1—$1^1/_2$ Wochen mit der Salizylbehandlung wieder aus. Gegen Salizyl refraktäre Fälle (oder falls Ohrensausen, Erbrechen usw. auftreten), sprechen auf Antipyrin, Melubrin an. Doch gibt es seltene Formen irregulären Rheumatismus, die auf keins dieser Mittel ansprechen.

Antipyrin 0,05—0,1 1. Jahr, 0,1—0,2 2. Jahr, 0,2—0,3 2.—4. Jahr, 0,3—0,5 5.—10. Jahr. Melubrin 0,5—1,0 3 mal täglich.

Stets empfiehlt es sich neben den Medikamenten durch hydriatische Prozeduren (heißes Bad oder Schwitzpackung), Tee, heiße Milch, den Schweißausbruch zu fördern. (Beachtung der Herzaktion!)

Lokal: Mesotan mit Adeps lanae anhydr. aa (Teuer!) oder Spirosal (Bayer). Die Gelenke sind in Watte einzuwickeln, eventuell zu schienen. Auch 10 % Ichthollanolin oder eine Salbe folgender Zusammensetzung

Acid. salicyl.	10,0
Ol. terebinth.	20,0
Ungt. moll.	ad 100,0

werden lokal gerne angewendet. Wenn die Lokalisation es erlaubt und die schmerzhafte Affektion dieses und jenes Gelenkes sich hartnäckig erweist, sind dieselben ferner mit Sand-, Glühlichtbädern, Fönheißluftdusche nachzubehandeln. Auch Fango wird gelobt.

Rheumatische Kinder sollen keine Objekte für energische Abhärtungsprozeduren sein. Allenfalls sehr vorsichtige, abgestufte Abhärtung im Luft- und Sonnenbad. Schwimmen im Warmwasserbassin, erst wenn mehrere Jahre rezidivfrei verstrichen sind, im Fluß- oder Seewasser. Vernünftiger, maßvoller Wintersport. Schutz vor schnellen Abkühlungen: Gutes wollenes oder seidenes Unterzeug. Naßkaltes Klima, feuchte, sonnenarme Wohnungen befördern die Disposition zu Rezidiven. Badenachkuren in Warmbrunn, Wildbad, Teplitz.

Die Rolle der Tonsillen als Ausgangspunkt des Gelenkrheumatismus, besonders der Rezidive und Komplikationen, ist noch nicht so einwandsfrei klargelegt, daß die empfohlenen lokalen Eingriffe generelle Gültigkeit beanspruchen könnten. Allerdings würde unbedingt zu raten sein, bei stark vergrößerten Tonsillen und Neigung zu Anginen und rheumatoiden Erkrankungen die Tonsillektomie vornehmen zu lassen, neben entsprechender diätetischer Allgemeinbehandlung (Exs. Diathese).

Der seltene **Rheumatismus nodosus,** der fast nur bei Kindern beobachtet wird, ist dadurch charakterisiert, daß bis haselnußgroße oft sehr zahlreiche Knötchen (aus fibrösem Gewebe) in der Nähe der Gelenke auftreten und sich wenig druckempfindlich erweisen. Eine besondere Therapie ist nicht nötig. Die Fibroide verschwinden wieder ohne Residuen zu hinterlassen. Es ist nicht richtig, sie als Zeichen schlechter Prognose anzusehen.

Der **Rheumatismus musculorum** ist im Kindesalter selten. Relativ am häufigsten zeigt er sich als rheumatischer Schiefhals (Torticollis rheum.), meist im Anschluß an Anginen. Der Kopf ist nach der Seite des erkrankten Musc. sternocleido hin, das Gesicht nach der gesunden Seite verzogen. Drüsenschwellungen, ferner Wirbelkaries können zu ähnlichen Bildern führen, lassen sich aber unschwer ausschließen.

Lit.: Siehe die Lehrbücher der Kinderheilkunde von Heubner, Feer, Seitz, Bendix, das Handbuch von Pfaundler-Schloßmann. Ferner Salge, Einführung in die moderne Kinderheilkunde, Kassowitz, Prakt. Kinderheilk. — Rhonheimer, Jahrb. f. Kinderheilk. Bd. 85. 1917.

5. Gelenkrheumatismus, chronischer.

Der Ausgang einer akuten Polyarthritis rheum. in chronischen Gelenkrheumatismus ist selten. Ein erfahrener Kinderarzt wie Hugo Neumann hat ihn nie gesehen. Außerdem ist die klinische Scheidung von infantiler Arthritis deformans nicht exakt möglich.

Folgen wir einer Anzahl namhafter Autoren, dann lassen sich zwei Formen unterscheiden. Bei der einen stellen sich gehäufte Rezidive ein, die schließlich dauernde Gelenkdeformierungen (fibröse Verwachsungen, Epiphysenlösungen usw.) hinterlassen, welche aber oft noch durch Salizyl u. dgl. heilbar sind. Immer besteht — bei der Chronizität nicht verwunderlich — Komplikation mit Endokarditis. Besonders fallen die knotigen Veränderungen an den kleinen Gelenken auf.

Die andere Form entsteht durch unmittelbaren Übergang aus einer akuten erstmaligen Erkrankung und befällt auch Kiefer-, Sternokleidogelenk; sie ist meist therapeutisch unbeeinflußbar.

Die Therapie dieser Formen ist im Prinzip die gleiche wie der akuten Attacke. Nur treten die physikalischen Heilfaktoren noch mehr in den Vordergrund: Hyperämisierung nach Bier, Lichtkästen, Saugapparate, Sand, Fango und endlich Badekuren in Teplitz, Warmbrunn, in Moorbädern. Fibrolysininjektionen sind gelegentlich nützlich. (Wöchentlich 2 mal eine Ampulle in der Nähe des erkrankten Gelenkes). Neuerdings würde auch Radium zu versuchen sein. (Am bequemsten ist die Radiumtrinkkur).

Recht unbefriedigend in therapeutischer Hinsicht stellt sich eine zweite seltene Gruppe chronisch deformierender Gelenkprozesse dar: die

Arthritis deformans des Kindesalters.

Sie beginnt oft schon im Säuglingsalter mit hartnäckigem, uncharakteristischem, oft nur geringfügigem Fieber und befällt meist Hände und Füße, geht aber bald auch auf Ellenbogen, Knie, Hüfte über. Beginn mit Erguß oder Verdickung der Gelenkkapsel bzw. des periartikulären Gewebes. Die Gelenkkapseln schrumpfen dann, es bilden sich starr federnde Ankylosen aus und die Muskeln atrophieren. Das letzte Stadium: Destruktionsprozesse an Knorpeln und Knochen finden wir meist erst beim Erwachsenen. Das Wesen dieser fürchterlichen Krankheit ist noch durchaus in Rätsel gehüllt. Wir können den betroffenen Kindern nur wenig helfen. Trostlos ist die Situation besonders bei ankylotischer Wirbelsäule. Manchmal tritt ein Stillstand ein, so daß die orthopädische Chirurgie durch operative Maßnahmen etwas Hilfe bringen kann. Es sollen gelegentlich auch Heilungen beachtet sein. Bezüglich der Therapie gilt das vorher Erwähnte. Auf jeden Fall ist Radium (Trinkkur oder Inhalation) zu versuchen. Ferner Kuren in Teplitz, Gastein, Wildbad. Massage, Elektrizität usw. wie bei chronischem Gelenkrheumatismus. Wichtig ist ferner Vermeidung der Ruhigstellung (vgl. das unter akuter Gelenkrheumatismus über Verwechslung mit tuberkulöser Gonitis Gesagte).

Daß auf hereditär luetischer Basis gelegentlich chronische Gelenkentzündungen meist schmerzlos und fieberfrei mit Ausgang in Versteifung vorkommen, sei erwähnt. Es empfiehlt sich daher stets bei derartigen deformierenden Gelenkaffektionen die Wassermannsche Reaktion anstellen zu lassen. Von Jodnatrium, Schilddrüse, Crédéscher Salbe, Fibrolysin, Heliotherapie, Menzerschem Serum — habe ich keine Erfolge, geschweige denn Heilung gesehen.

Die auffallende Symmetrie der Deformitäten, welche sich gelegentlich findet, hat Veranlassung gegeben, das Leiden als Trophoneurose anzusprechen.

Endokarditis fehlt fast immer, was auf die fragliche Zugehörigkeit zur Polyarthritis ein bezeichnendes Licht wirft.

Zu Verwechslung mit Arthritis deformans könnten endlich auch hämophile Gelenkaffektionen führen.

Sie treten im Anschluß an mehr oder minder heftige Traumen auf oder ohne nachweisbare Veranlassung. Meist sind die Kniegelenke befallen. Wird der Hämarthros nicht resorbiert, dann kann das Gelenk äußerlich einem Tumor albus gleichen. In chronisch-progressiven Fällen kommt es dann zur Organisation der Blutmassen, Bindegewebswucherung, Verwachsungen und endlich zu Schrumpfungsprozessen mit Ankylose. Die Differentialdiagnose ist nicht schwer, wenn die hämophile Veranlagung erkannt wird. In anderen, seltenen Fällen kann die Diagnose jedoch mangels anderweitiger hämophiler Erscheinungen sehr schwer sein. Durch Anstellung der Wassermannschen Reaktion und der Tuberkulinproben schließt man Lues und Tuberkulose aus. Aufschluß gibt ferner das Röntgenbild.

Die Therapie richtet sich gegen das Grundleiden durch Injektion von Gelatine und Kalzium. Die Behandlung der befallenen Gelenke muß zwischen Ruhigstellung und Übungstherapie die geeignete Mittelstraße suchen. Bewährt haben sich portative Schienenhülsenapparate.

Prophylaktisch ist Vermeidung aller Traumen gehoben. Alle Bewegungsspiele, Turnen, Sport sind zu verbieten.

Stillsche Krankheit: Von kompetenten Kinderärzten abgelehntes, von anderen wieder anerkanntes, sehr seltenes Krankheitsbild, welches Ähnlichkeit mit einem chronischen Gelenkrheumatismus hat.

Unter dauerndem oder periodischem Fieber entwickeln sich meist schmerzlose spindelförmige Gelenkverdickungen und Versteifungen an den Knien, Händen, Fingern, Knöcheln. Deformierungen treten jedoch nicht ein. Bei Bewegungen können auch Schmerzen beobachtet werden. Die Bewegungseinschränkung kann so hochgradig werden, daß totale Steifheit resultiert. Die Krankheit schreitet zentrifugal fort, zuletzt werden Finger und Knöchelgelenke befallen. Alle Drüsen in der Nähe der erkrankten Gelenke sind vergrößert, mit dem Schwinden der Gelenkaffektion bilden sich auch die Drüsenschwellungen wieder zurück.

Meist ist ein Milztumor vorhanden, nie eine Endokarditis, gelegentlich jedoch eine Perikarditis. Auffallende anämische oft wachsgelbe Hautfarbe, in einigen Fällen Exophthalmus. Die Stillsche Krankheit beginnt meist vor der zweiten Dentition und ist oft mit körperlichem Infantilismus kombiniert. Eine Ausheilung wurde gelegentlich beobachtet (Piske), öfters langdauernde Besserung (besonders deutlich nach interkurrenten Infektionen: Masern, Scharlach, Ikterus). Die Sektion einiger Fälle ergab als Grundlage eine Verdickung der Kapsel und benachbarten Sehnen ohne destruktive Veränderungen.

Koeppe weist darauf hin, daß ein Zusammenhang mit Tuberkulose nicht besteht. Pollitzer glaubt dagegen die Möglichkeit eines metatuberkulösen Prozesses nicht von der Hand weisen zu können.

Eine Therapie gibt es nicht.

Lit.: Ibrahim, In Pfaundler-Schloßmann, Handb. d. Kinderheilk. 2. Aufl. Bd. 2 S. 407. — Piske, Med. Klinik 1913. S. 1968. Pollitzer, Med. Klinik 1914. Nr. 39.

6. Infektionen, parenterale im Säuglingsalter.

Infektionen aller Art, welche Säuglinge treffen, haben Rückwirkungen auf die Verdauungssphäre, von einfacher Anorexie bis zur schwersten Toxikose.

Reine Infektionen sind im Säuglingsalter nicht gerade häufig. Meist sind es ernährungsgestörte oder konstitutionell abnorme Kinder, bei welchen die Infektion haftet.

Gerade die Fälle, wo ein Kind mit Milch- oder Mehlnährschaden eine Infektion akquiriert (Furunkulose, Pyelitis, Otitis, Grippe, Pneumonie) sind ie häufigeren, prognostisch ungünstigeren und diagnostisch schwierigeren. Vieviel geht auf das Konto der Infektion, wieviel auf das des Nährschadens, ieviel auf das der abnormen Konstitution? Unlösbar wird das Dilemma ft, wenn Erscheinungen einer schweren Toxikose bestehen. Hier müssen ir dem Praktiker die Antwort auf seine Frage nach Direktiven schuldig leiben. (Vergleiche ferner das Kapitel Mischformen.)

Anorexie: Fast immer vorhanden, gelegentlich aber auch gänzlich hlend. In der Regel der Intensität und der Art der Infektion proportional. erminderte Salzsäureproduktion und verzögerte Magenentleerung.

Erbrechen: Meist toxisch bedingt, oft schon bei minimalen Nahrungsnengen. Im Verein mit Durchfall und Fieber oft die ersten Zeichen einer Grippe (intestinale Form der Grippe), die den unerfahrenen verführen, ine fieberhafte Magendarmerkrankung anzunehmen.

Obstipation: Selten, meist besteht beschleunigte Stuhlenteerung (gesteigerte Peristaltik und Darmsekretion. Stürmische Erscheiungen besonders bei konstitutionell abnormen Kindern).

Körpergewicht: Selten Stillstand, fast immer langsame, aber ständige bnahme. Relative Kongruenz mit der Art der Infektion: längerdauernde nfektionen (Pertussis, Bronchopneumonie, Grippe, Meningitis, Folliculitis lisseminata) können trotz qualitativ und quantitativ einwandsfreier Nahrung – selbst an der Brust — bis zur Atrophie führen. Der Gewichtsabsturz ist lurch forcierte Fütterung (mit Schlundsonde) nicht aufzuhalten.

Fieber: Abhängig von der Art und Intensität der Infektion. Trotz chwerster Infektion, selbst bei stark herabgekommenen und unterernährten Säuglingen, gelegentlich subfebrile Temperaturen.

Da schwere Anorexie oft der Höhe des Fiebers proportional verläuft, cann man durch vorsichtige Gaben von Pyramidon 0,05—0,1—0,2 1 mal äglich die Höhe des Fiebers herabdrücken.

Sorgfältige körperliche Untersuchung! Stets Urin auf Pyelitis prüfen! Inspektion der Ohren! Ist die parenterale Natur der Ernährungsstörung zweifelsfrei diagnostiziert, keine forcierte Ernährung. Steigeung der Nahrungsmengen schadet stets. Wenn keine irgendwie bedenkichen Durchfälle bestehen, am besten nichts am Ernährungsmodus ändern. Bei bedrohlichen Durchfällen (selten) natürlich ernährter Kinder, Allaitement nixte, mit zuckerfreier Buttermilch. Bei künstlich genährten Säuglingen Reduktion des Zuckers, und ebenfalls 1—2 Mahlzeiten Buttermilch mit 3—4% Mondamin; ferner Eiweißmilch. Auch kann man durch Zugabe von Eiweiß (Weißkäse, Nutrose, Plasmon) die Gärungserscheinungen herabsetzen.

Erfahrungsgemäß verlaufen parenterale Infektionen bei Brustkindern mmer günstiger als bei Flaschenkindern. Der Praktiker geht also sicherer, wenn er gegebenenfalls die natürliche Ernährung einleitet.

Meist sind die Kinder nach Ablauf der Infektion nicht mit der vor dem Infekt verabreichten Nahrung zum Gedeihen zu bringen. Hier ist dann so zu verfahren, wie beim Milchnährschaden. In anderen Fällen, namentlich bei gesunden Säuglingen wird der Gewichtsverlust schnell wieder eingeholt, ohne daß die Nahrung hochwertiger gestaltet zu werden braucht.

Die wichtigste Prophylaxe: Zweckmäßig ernähren. Je kohlehydratreicher eine Nahrung ist, um so größer ist die Gefahr, daß bei parenteralen Infektionen Durchfälle und Gewichtssturz eintreten und bedrohliche Grade erreichen. Gesunde Säuglinge, welche von gesunden Eltern stammen, haben bei künstlicher richtiger Ernährung dieselbe hohe natürliche Immunität wie Brustkinder. Schutz des Säuglings vor hustender, an Katarrhen leidender Umgebung. Asepsis bei der Pflege.

Lit.: Czerny-Keller, Des Kindes Ernährung usw. Bd. 2. S. 217. — Meyer, L. F., Infektion und Verdauung. Berl. klin. Wochenschr. 1913. Nr. 17. — Müller, E., Akute Infektionen im Säuglingsalter. Med. Klinik 1913. Nr. 28. — Salle, Über den Einfluß hoher Sommertemperaturen auf die Funktion des Magens. Verhandl. d. Gesellsch. f. Kinderheilk. 1911. S. 72.

7. Kuhpockenimpfung.

(Vgl. Bd. 2. Rezepttaschenbuch. S. 449f.).

Technisches.

Vor dem Impfen wird die Außenseite des rechten Oberarms (bei Revakzinanden des linken) mit Benzin gereinigt und 4 mal seicht mit der Impflanzette (am besten mit Platin-Iridium-Spitze) inzidiert.

Die Lanzetten sind nach jeder Impfung mit Watte abzuwischen und dann in einer Spiritusflamme auszuglühen. Bei Massenimpfungen arbeitet man zweckmäßigerweise mit mehreren Lanzetten.

Es darf kein Blut fließen! Die vier Schnitte sind etwa 1 cm lang, paarweis übereinander, in ca. 3 cm Distanz zu setzen. Die Vakzine braucht nicht eingerieben zu werden. Man läßt einfach eintrocknen (5—10 Minuten). Dann kommt über die Impfschnitte ein steriles Mullläppchen, welches mit 2 dünnen Leukoplaststreifen, einer quer, der andere senkrecht, befestigt wird.

Die Impfschnitte sind nicht zu nahe dem Schultergelenk zu setzen, sonst scheuern die Kinder mit den Wangen daran, oder versuchen die Impfstelle mit dem Mund zu erreichen.

Der Mullverband ist luftdurchlässig und an zahllosen Kindern bei Massenimpfungen erprobt. Feer empfielt die Impfstellen mit Kollodium und Watte zu schützen. Luftundurchlässige Schutzverbände sind ungeeignet. Es ist wünschenswert, daß alle Kinder vor der Impfung ein Reinigungsbad nehmen. Nach der Vakzination darf ca. 2 Wochen lang nicht gebadet werden.

Klinisches.

Das Allgemeinbefinden ist anfänglich in keiner Weise beeinflußt; beginnt Fieber aufzutreten (5, 6. Tag), dann werden die Kinder verdrießlich, wohl auch appetitlos u. dgl. Die Impfstelle und die regionären Drüsen werden schmerzhaft, oft tritt Ödem am Oberarm ein. Je älter das betreffende erstzuimpfende Individuum ist, um so stärker sind alle Erscheinungen ausgeprägt. Im Sommer verläuft in der Regel die Impfreaktion beschleunigter als im Winter.

Störungen der Digestion bei erstgeimpften Säuglingen kommen gelegentlich vor. Bei chronisch ernährungsgestörten oder sonstwie in der Ernährung zurückgebliebenen Säuglingen können während des Impffiebers parenterale nicht unbedenkliche Darmstörungen auftreten. Albuminurie ist nach meinen Erfahrungen eine Seltenheit. Fehlimpfungen sind jenseits der 6. Woche sehr selten. Dagegen haftet von der ersten bis sechsten Woche die Vakzine recht oft nicht (ca. 20%) und muß oft 3—4 mal wiederholt werden.

Auszuschließen von der Impfung sind Säuglinge mit Spasmophilie, Impetigo, Blepharitis ekzematosa, juckenden Hautausschlägen und mit Ekzem, mag dieses noch so geringfügig sein. Auch Säuglinge, welche vor einigen Wochen an Ekzem gelitten haben, werden besser für einige Monate zurückgestellt. Kommt es zur Vakzinose (Überimpfung von Vakzine auf ekzematöse Flächen durch Kratzen u. dgl.), so können außerordentlich unangenehme „Impfschäden" entstehen. Es sind schon oft genug Todesfälle infolge komplizierender Sepsis, Meningitis beobachtet worden. Leider kommen derartige Autoinokulationen noch oft genug vor und liefern den Impfgegnern Agitationsmaterial.

Andererseits instruiere man die Angehörigen geimpfter Kinder, daß ekzemkranke Säuglinge möglichst nicht in Kontakt mit den Impflingen kommen, z. B. nicht in demselben Bett schlafen usw.

Bevor der Arzt impft, achte er auf Wundsein hinter den Ohren, in den Hals- und Handgelenkfalten. Säuglinge mit diesen und anderen manifesten Symptomen der exsudativen Diathese sind solange impfuntauglich bis die entzündlichen Prozesse der Epidermis beseitigt sind. Streng genommen sollten auch an und für sich gesunde Säuglinge nicht geimpft werden, wenn in der Familie Ekzem und juckende Dermatosen herrschen.

Die Konstitution des zu impfenden Kindes sollte nicht außer acht gelassen werden. So harmlos die Impfung bei gesunden Kindern verläuft, so unangenehme Überraschungen kann sie bei konstitutionell abnormen im Gefolge haben.

Leider können wir allerdings nicht verhüten, daß eine bis dahin latente Veranlagung zu exsudativer Diathese infolge der Erstimpfung manifest wird. „Seit der Impfung ist das Kind skrofulös.“ Häufig hört man diese Klage der Mütter. Sie ist ganz richtig. Aber genau den gleichen Erfolg wie die Erstimpfung können Keuchhusten, Masern u. dgl. haben. Kinder, die schon vor der Impfung an Hautaffektionen gelitten haben, werden seit der Impfung ihre Neigung zu Furunkulose, Pyodermien nicht los oder erkranken an Impetigo, impetiginösem Ekzem.

Weil gelegentlich im Gefolge einer Impfung Erysipel auftreten kann und dieses um so maligner verläuft, je jünger der Säugling ist, impfe man nicht ohne zwingende Veranlassung vor dem 6. Monat.

Der geeignetste Zeitpunkt ist das Alter von 6—12 Monaten, aber anch Säuglinge der ersten Lebenswochen und -monate können unbesorgt geimpft werden. Am indifferentesten gegen die Vakzination verhält sich der Neugeborene, er zeigt nur ausnahmsweise ein Impffieber.

Je jünger der Säugling ist, um so geringer ist die lokale Reaktion. Erst vom 3., 4. Monat ab machen sich Fieber und Lokalreaktion stärker bemerkbar. Zwischen der Intensität der Lokalreaktion und der des Fiebers bestehen nach meinen Erfahrungen keine gesetzmäßigen Zusammenhänge.

Klinisch gesunde, kunstgerecht geimpfte Säuglinge zeigen nie Ulzeration der Impfpapeln, doch ist die Lokalreaktion vielfach Ende der 2. Woche noch nicht abgeklungen. Die Kruste fällt sehr oft erst Ende der 3. oder gar 4. Woche ab. Dagegen können bei atrophischen, luetischen oder schwer rachitischen Säuglingen die Impfstellen exulzerieren und langdauernde Behandlung nötig machen. Ich empfehle daher — im Gegensatz zur Auffassung anderer Autoren — bei florider Säuglingslues nicht zu impfen. Desgleichen nicht bei schwer anämischen, atrophischen und rachitischen Säuglingen. Hier verschiebe man die Impfung bis Ende des 2., 3. Lebensjahres.

Je älter die erstzuimpfenden Kinder sind, desto kräftiger ist oft das Impffieber. Antipyretische Maßnahmen sind entbehrlich. Wenn das Fieber jedoch über den 12. Tag dauert, so liegt in der Regel eine Komplikation vor. Solche sind Erysipel, Wundscharlach, Drüsenabszeß. Durch peinliche Sauberkeit bei der Impfung und Schutz der Impfstelle vor Sekundärinfektion und durch einwandsfreies Impfmaterial lassen sich diese Komplikationen so gut wie sicher vermeiden und würden noch seltener sein, wenn nicht bei den alljährlichen Massenimpfungen der Proletarierkinder hie und da gegen die Regeln der Impftechnik verstoßen würde. Nach Lage der Dinge muß man aber bekennen, daß hier weniger den impfenden Arzt die Schuld trifft, als die Umstände, unter welchen geimpft werden muß.

Derartige Impfschädigungen sind nach chirurgischen Prinzipien zu behandeln.

Göppert empfiehlt dem Arzte zur Vermeidung von Impfschädigungen an jede einzelne Mutter vor der Impfung folgende Fragen zu richten:

1. Ist das Kind in der letzten Zeit krank gewesen?
2. Hat es früher oder jetzt an Durchfall gelitten?
3. Hat es an Hautausschlägen gelitten?
4. Husten?
5. Krämpfe?
6. Ist in der Wohnung jemand erkrankt?

Die Impfschädigungen sind es, welche den Impfgegnern Jahr für Jahr Agitationsmaterial liefern. Mit den Impfgegnern sich auseinanderzusetzen ist zwecklos, da Impfgegner nicht zu überzeugen sind.

Der Einwand, daß die Blatternepidemien nicht durch die Schutzimpfung sondern infolge der Aufklärung der Menschheit, der enorm verbesserten Lebenshaltung des Einzelnen und der Gemeinwesen, der Fortschritte der Hygiene usw. zu Raritäten in kulturell hochstehenden Ländern geworden seien, ist falsch. Warum ist beispielsweise die Krätze heute noch genau so häufig wie vor hundert Jahren? Obwohl jeder halbwegs Gebildete weiß, was Krätze ist, wie sie zu vermeiden ist? Nur die zwangsweise Vakzination hat die Blattern bei uns zu einer solchen Rarität gemacht, daß Tausende von Ärzten heute gar nicht wissen, wie echte Pocken aussehen. Eine Übertragung von Lues, Tuberkulose ist heute bei unseren animalischen Impfstoffen ausgeschlossen.

Die Impfnachschau soll eine Woche nach der Impfung stattfinden. Naturgemäß ist die Akme des ganzen Prozesses um diese Zeit noch nicht erreicht. Die Nachschau soll darüber belehren, ob die Impfung erfolgreich war. Dies ist der Fall, wenn mindestens eine der vier Impfstellen ein wohl entwickeltes Jennersches Bläschen zeigt. Von Nebenbefunden seien erwähnt:

1. Nebenpocken. Entwickeln sich besonders bei hochvirulenter Lymphe als höchstens linsengroße Jennersche Bläschen, welche den gleichen Verlauf nehmen, wie Hauptpocken.

2. Vakzinale Exantheme treten gewöhnlich nach Verlauf einer Woche als scharlach- oder masernartige diffuse Exantheme ohne gesetzmäßige Lokalisation auf. Solche Fälle sind meldepflichtig, damit die betreffende Lymphe ausgeschaltet wird.

3. Die Paravakzine (v. Pirquet) tritt gelegentlich bei Vakzination und Revakzination auf. Es handelt sich um ein kleines, rotes, stark erhabenes Knötchen, welches sich langsam ausbildet, in der 2. Woche etwa 4—6 mm im Durchschnitt mißt und ohne Narbenbildung verschwindet. Die Paravakzine ist übertragbar und hinterläßt eine spezifische Allergie, dagegen keine Immunität und Allergie gegen Vakzine. Die Paravakzine stellt eine ganz unerhebliche Infektion dar, macht keinerlei Allgemeinerscheinungen, kann nur gelegentlich zu einer Verwechslung mit vakzinalem Impferfolg führen.

v. Pirquet glaubt, daß die Paravakzine durch Keime bedingt ist, die neben dem Vakzineerreger in der Kälberlymphe vorkommen.

Therapeutisches.

Kommt es zu Ödem oder stärkerer entzündlicher Röte, so lasse man mit Bleiwasser oder essigsaurer Tonerde kühlen. Besteht sehr starker Juckreiz, so verordne man Bromokollsalbe oder Ungt. Obermeyer (Viljacrème).

Zerkratzte Pusteln bedeckt man mit Bleno-Lenizetsalbe, Borsalbe u. dgl.

Geschwürige Pusteln behandle man zunächst mit Umschlägen (Kal. hypermangan. Essigsaure Tonerde etc.) bis zur Reinigung und dann mit unverdünntem Perubalsam. (Die Gefahr einer Nierenreizung durch Perubalsam ist minimal und praktisch bedeutungslos.)

Vakzinale Erytheme, Exantheme: Puder.

Revakzination.

Die Erstimpfung verändert die Reaktionsfähigkeit des Organismus. npft man kurze Zeit (Wochen) nach der Erstimpfung wieder, so tritt schon n nächsten Tage eine lokale Reaktion auf, die so geringfügig sein kann, aß sie ganz übersehen wird. Nach mehreren Jahren ist die Empfänglichkeit hon größer und steigt mehr und mehr an. Im allgemeinen rechnet man mit ner etwa siebenjährigen Dauer des Impfschutzes. Die Technik der Wiederapfung ist die gleiche wie die der Erstimpfung.

Die Klinik der Revakzination im Kindesalter ist demgemäß eine weit eniger vielgestaltige. Die Lokalreaktion ist nach einer Woche meist beadigt, die Intensität der lokalen Erscheinungen wenig ausgesprochen, von ieber kaum zu reden. Die Narbenbildung ist minimal. Oft entwickelt ch überhaupt keine Pustel, sondern nur eine Papel. Die Wiederimpfung t erfolgreich, wenn ein Knötchen oder Bläschen zur Entwicklung kommt.

Gesetzliche Vorschriften (Impfgesetz 1874).

Jedes gesunde Kind ist bis zum Schluß des Kalenderjahres, welches uf das Geburtsjahr folgt, zu impfen und im 12. Lebensjahr wiederzuimpfen.

Die Lymphe ist aus einem staatlichen oder privaten konzessionierten astitut zu beziehen und darf höchstens 3 Monate alt sein. Staatliche In:itute liefern Impfstoff für öffentliche Impfungen kostenlos. Bestellungen aüssen 2 Wochen vorher erfolgen.

Rote Impfscheine für Erstimpflinge, grüne für Wiederimpflinge.

Die Erstimpfung ist erfolgreich, wenn mindestens eine Impfpustel, ie Wiederimpfung, wenn ein Knötchen oder Bläschen konstatiert werden ann.

Lit.: Feer, Lehrb. d. Kinderheilk. 1911. Jena. S. 552. — Göppert, Ther. Monatschr.)14. S. 674. — Klotz, Impfung im ersten Lebensjahr. Berl. klin. Wochenschr. 1910. Nr. 16. v. Pirquet, Klinische Studien usf. Wien 1907. — v. Pirquet, Zeitschr. f. Kinderheilk. 3, 309. — Süpfle, Leitfaden der Vakzinationslehre 1910. Wiesbaden.

8. Paratyphus im Kindesalter.

Infektion durch rohe Milch, Molkereiprodukte, Trinkwasser, Fleisch, /urst, Konserven und durch Kontakt mit Bazillenträgern.

Diese Tatsachen bringen es mit sich, daß eine Prophylaxe des Paraphus nur sehr bedingt möglich ist.

Man unterscheidet beim Erwachsenen bekanntlich mehrere Formen, nter welchen die paratyphöse Erkrankung auftritt. . (Typhöse, gastroitestinale, choleriforme, influenzaähnliche Form.)

Leider sind die Erfahrungen über Paratyphus so überwiegend an Er·achsenen gewonnen, daß von einer Klinik des Paratyphus im Kindesalter och kaum gesprochen werden kann. Schon beim Erwachsenen wird die ielseitigkeit der Erkrankungsform unangenehm empfunden. Noch viel :hwieriger wird aber das Studium der Paratyphuserkrankung des Kindeslters sein, denn die außerordentlich häufige Beteiligung des infantilen Verauungssystems bei den oft heterogensten Erkrankungen und die Seltenheit oezifischer enteraler Infektionen wird den Gedanken an Paratyphus nicht ufkommen lassen.

Blühdorn wies darauf hin, daß Paratyphus beim Brustkinde völlig nter dem Bilde einer akuten Toxikose auftreten kann. In anderen Fällen egann die Erkrankung wie eine Dysenterie.

Prognose vorsichtig zu stellen.

Bact. paratyphi A. Bei Erwachsenen verhältnismäßig selten, bei :indern nur in wenigen Fällen beobachtet, z. B. bei eitriger Otitis und Ieningitis.

Bact. paratyphi B.: Häufiger. Typhöse Form: Milztumor fehlt oder ist gering. Roseola und Diazo sind inkonstant. Remittierendes Fieber, auch Darmblutungen. Häufig Herpes. Pathologisch anatomisch: leichter Katarrh bis zu schwerer hämorrhagischer Entzündung im unteren Dünn- und oberen Dickdarm. Vereinzelte Geschwüre. Aus den Fäzes leicht zu isolieren.

Cholera nostras und akute infektiöse Kolitis der französischen Pädiater gehören nach Czerny wahrscheinlich auch ins Gebiet des Paratyphus.

Bact. paratyph. B. wurde ferner im Kindesalter bei septischen Säuglingen, bei eitriger Meningitis gefunden. Ebenfalls in Abszessen (ohne paß eine Darmerkrankung voraufgegangen war). Plazentare Übertragung mit tödlichem Ausgang für den Neugeborenen wurde beobachtet. Desgleichen eine Kontaktinfektion beim Brustkind (klinische Erscheinungen: hohes Fieber, schwere Intoxikation, schnelle Besserung durch Magen-Darmspülung).

Was die Therapie anbelangt, so entspricht dieselbe bei der typhösen Form der Erkrankung den unter Typhus entwickelten Grundlinien, oder bei Symptomen akuter alimentärer Toxikose den unter diesem Stichworte niedergelegten Regeln.

Selbstverständlich gehört zur Diagnose der Nachweis von Paratyphusbazillen. Agglutination kann erst sehr spät positiv werden.

Lit.: Blühdorn, Münch. med. Wochenschr. 1914. Nr. 24. — Breuning, Über Paratyphus bei Kindern in München. Münch. med. Wochenschr. 1914. Nr. 19. (Daselbst Literatur.) — Czerny-Keller, Des Kindes Ernährung usf. Bd. 2. S. 329. — Mayerhofer, Med. Klinik 1915. 1398.

9. Purpuraerkrankungen.

Die verschiedenen klinischen Formen der Purpura sind keine selbständigen Krankheitsbilder. Die verschiedenartigsten Schädlichkeiten können Purpura zur Folge haben. So sind infektiöse Momente akuter (Diphtherie, Angina, Scharlach) und chronischer Natur (Tuberkulose) im Spiel; ferner Erkältung, Überanstrengung usw. Indirekte, prädisponierende Ursachen sind reduzierter, im Verlauf von Krankheiten geschwächter Ernährungszustand, schlechte Wohnungs-, Pflegeverhältnisse, unzweckmäßige Ernährung.

Auch die spezielle Genese der Blutungen ist unklar.

Purpura simplex. Charakterisiert durch Hautblutungen. Oft Prodrome: Kopfweh, Abgeschlagenheit, Erbrechen, Anorexie.

Die Blutergüsse sind klein, flohstichartig bis linsengross, oft reihenweise, „striemenartig“, konfluieren nicht, verschwinden nicht auf Druck. Gesicht und Hände oft frei. Streckseiten bevorzugt, aber auch Rumpf häufig förmlich übersät.

Mit dem Erscheinen der Purpura wird das Allgemeinbefinden wieder besser. Manchmal nehmen die Petechien urtikarielle Formen an.

Die Ausschüttung der Petechien erfolgt auf einmal (schnelle Genesung) oder schubweise (langsame, oft Monate dauernde) Reparation. Prognose quoad vitam stets günstig. Selten kommt es zur Ausbildung einer Anämie.

Purpura fulminans. Äußerst seltene, stets letal endigende Erscheinungsform der Purpura simplex. Meist sind beide Seiten gleichförmig befallen. In wenigen Stunden wird die Haut einer ganzen Extremität von einem kontinuierlichen Bluterguß durchsetzt; Blasen mit sanguinolentem Inhalt erscheinen, so daß eine Gangrän vorgetäuscht wird.

Eine Therapie gibt es nicht, die Ätiologie ist unbekannt.

Peliosis rheumatica. Unterscheidet sich klinisch nicht von der des Erwachsenen (s. Innere Medizin). Säuglinge und Kinder bis zu 3 Jahren erkranken sehr selten.

Die Blutungen sitzen immer am zahlreichsten periartikulär. Die Gelenkschwellungen hinterlassen nie Residuen. Keine Herzkomplikationen.

Häufig kombiniert mit Erythema exs. multiforme, Erythema nodos., Urtikaria und Ödem (Skrotum, Augenlider, Unterschenkel u. dgl. ohne Albuminurie). Gelegentlich Fieber. Verlauf ähnlich wie Purpura simplex.

Purpura abdominalis (Henochsche Purpura) gehört begrifflich zur Purpura rheumatica.

Die bereits einige Zeit bestehenden Erscheinungen einer Purpura rheumatica werden plötzlich durch Erbrechen (auch Bluterbrechen), heftige Kolikanfälle, blutige Diarrhöen mit Tenesmen kompliziert. Es besteht Meteorismus und umschriebene Druckempfindlichkeit. Gelenkschmerzen und -schwellungen, die schon vordem aufgetreten waren, rezidivieren, neue Hautpetechien erscheinen. Auch hier sitzen die Hautblutungen am dichtesten periartikulär.

Die Erkrankung ist meist nicht mit einer Attacke abgemacht, sondern rezidiviert in uncharakteristischen oft vielmonatigen Intervallen, allerdings in abnehmender Intensität.

Purpura hämorrhagica. (Morbus maculosus Werlhof.) Blutungen in der Haut, Unterhaut, in den Schleimhäuten und inneren Organen.

Beginn meist akut ohne Prodome, mit unregelmäßig geformten Hautblutungen, die bis handflächengroß werden können und konfluieren. Mitunter derbe flächenhafte Infiltrate, oder verschieden große knotige Resistenzen.

Ferner profuses Nasenbluten, Blutextravasate vorzugsweise in den Lippen, am Gaumen. Blutige Stühle, Koliken und Hämaturie sind dagegen verhältnismäßig selten, desgleichen Gelenkergüsse. Die Haut ist außerordentlich vulnerabel, der kleinste Druck genügt, um Hämorrhagien entstehen zu lassen. Allgemeinbefinden mehr oder weniger gestört. Fieber kein obligates Symptom. Die Blutverluste können sehr häufig sein und zu großer Hinfälligkeit führen.

Der Verlauf ist überwiegend günstig. Nach 7 Tagen haben die Hämorrhagien ihre größte Ausdehnung erreicht und werden langsam resorbiert. Selten findet sich schleichender, monatelanger Verlauf mit rezidivierenden Blutungen. Hier ist die Prognose vorsichtig zu stellen: Todesfälle durch Erschöpfung sind beobachtet, können übrigens auch (extrem selten) bei der akut einsetzenden Form auftreten.

Nicht immer geht die Purpura simplex den abdominellen Erscheinungen voraus, es ist auch das umgekehrte Verhalten beobachtet worden.

Andere Fälle legen die Vermutung nahe, daß neben der Enterorrhagie auch eine Intussuszeption besteht.

Therapie: Bettruhe, selbst bei leichten Fällen. Die Ernährung hat keinen Einfluß auf das Krankheitsbild. Ein Klimawechsel erweist sich besonders in der Rekonvaleszenz als nützlich. Das profuse Nasenbluten erfordert oft schnelles Eingreifen (s. Boenninghaus).

Bei internen Blutungen Gelatina sterilisata (Merck) 15—25 ccm oder steriles Serum subkutan. Ferner Injektion von Kalzine (Merck), einer 5%igen Chlorkalziumgelatine, 3—5 ccm. Adrenalinstammlösung, 3—4 mal täglich, 1—3 ccm subkutan. Unter Umständen 1 ccm stündlich. Der längere Gebrauch eines Kalkpräparates ist eines Versuches wert: Z. B. Ca. lact. 5% (ohne weiteres Korrigens) 3 mal täglich 1—2 Eßlöffel 1 Stunde vor dem Essen. Noch mehr werden Ca. chlorat (schmeckt scheußlich) und Ca. acetic., 5%, empfohlen und zwar innerhalb von 24 Stunden 3—5 g Kalk.

Calc. chlor. sicc.	10,0
Liq. ammon. anis.	2,0
Gummi arab.	1,0
Saccharin q. s.	
Aq.	ad 200,0.

6 mal täglich 10 ccm.

Zur Seruminjektion benutzt man entweder Diphtherieheilserum oder defibriniertes Venenpunktat vom Menschen. Man entnimmt 30 ccm Blut mit Pravazspritze aus der Armvene und schüttelt in sterilem Glaskölbchen $^1/_4$ Stunde. Dann entnimmt man ca. 10—15 ccm Serum und injiziert intramuskulär.

Bei Purpura abdominalis: Absolute Bettruhe, Eisbeutel, völlige Nahrungskarenz (s. Appendizitis), bis die akuten Symptome verschwunden sind. Hochgradige Schmerzparoxysmen verlangen Opium bzw. Morphium oder Atropin.

Sol. Atropini 0,1$^0/_0$ 3 Teilstriche der Pravazspritze.

Lit.: Hecker, In Pfaundler-Schloßmann, Handb. d. Kinderheilk. 2. Aufl. Bd. 2. S. 50ff. — Pfaundler, In Feer, Lehrb. d. Kinderheilk. Jena 1911. S. 156ff.

10. Typhus abdominalis.

Es wird gewöhnlich angenommen, daß der Kindertyphus in seinem klinischen Verlauf sich nicht von dem des Erwachsenen unterscheidet, bzw. daß die Erkrankung in der Regel milde verläuft. Das ist nur bedingt richtig. Je jünger das Kind ist, um so mehr weicht das klinische Bild von dem Schema ab, welches für den Erwachsenen gilt. So kann z. B. der Milztumor — trotz längerdauernder Kontinua — fehlen, noch häufiger die Roseola. Das Fieber kann nur wenige Tage dauern. Vor allem aber fehlt der oftmals für den typhös erkrankten Erwachsenen so charakteristische Status typhosus. Das Allgemeinbefinden ist bei jungen Kindern — selbst bei hohem Fieber — vielfach so wenig gestört, daß der Arzt gar nicht auf den Gedanken kommt, einen Typhus zu mutmaßen. Trotz einer Temperatur von 40^0 können die Kinder im Bett sitzen, spielen und singen. Auch die Durchfälle können fehlen.

Nach alledem behalte man bei unklaren fieberhaften Erkrankungen auch trotz fehlenden Milztumors usw. die Möglichkeit eines Ileotyphus im Auge.

Konstitutionelle Anomalien spielen nur insofern eine Rolle, als bei neuro-psychopathisch belasteten Kindern die nervösen Faktoren im Bilde des Typhus sich stärker bemerkbar machen (hartnäckiges Erbrechen, Delirien, Stupor, Meningismus u. dgl.). Dikrotie des Pulses wird nach Vogt bei Kindern selten beobachtet. Mit dem Absinken des Fiebers sind oft Irregularität und Verlangsamung des Pulses vergesellschaftet. Gleichzeitig wird der erste Herzton schwächer und unrein. Eine Dilatation besteht dabei nicht. Schlieps stellte fest, daß es sich hierbei um die harmlose Form der Sinusirregularität handelt.

Die Veränderungen der Zunge sind selbst bei typischen Fällen nur selten so charakteristisch wie beim Erwachsenen.

Der Milztumor wird gewöhnlich nach Ablauf der ersten Woche palpabel. Die Häufigkeit des Milztumors bei Infektionen des Kindesalters schränkt die diagnostische Bewertung sehr ein.

Roseolen werden bei jungen Kindern fast immer vermißt, bei älteren muß man oft genug sorgsam suchen, um überhaupt hie und da (von der 2. Woche ab) eine zu entdecken.

Auch die bekannten Typhusstühle werden mindestens in der Hälfte der Fälle vermißt. $^1/_3$—$^1/_5$ der Kinder sind nach Feer obstipiert, auch solche, bei welchen später Darmblutungen auftreten können.

Das relativ eindrucksvollste Symptom bleibt noch das Fieber, welches, je älter das Kind ist, je mehr die typische Staffelung zeigt. Je jünger das Kind, um so kondensierter die Fieberkurve. Schon nach wenigen Tagen Kontinua, die etwa eine Woche andauert, dann steiles remittierendes Absinken.

Alles in allem ist die rein klinische Diagnose eines Typhus abdominalis — besonders eines sporadischen Falles — beim Kinde eine ganz unsichere. Ohne die Agglutinationsprobe käme die Diagnostik nur zu oft über eine gewisse Wahrscheinlichkeit nicht hinaus. Von der zweiten Woche ab pflegt das Serum zu agglutinieren.

Einzelne Autoren legen der Leukopenie und der Diazoreaktion großen diagnostischen Wert bei. Auch die Untersuchung von Stuhl und Harn auf Typhusbazillen ist vorzunehmen.

Komplikationen: Bei schweren Fällen Stomatitis aphthosa oder ulcerosa. Bronchitis, Bronchopneumonie, welche als paravertebrale Pneumonie beginnt. Otitis media ist häufig, dsgl. Periostitiden mit Ausgang in Abszeßbildung. Rezidive werden besonders häufig im späteren Kindesalter beobachtet und treten 3—10 Tage nach der Entfieberung auf.

Die klinische Diagnose des Kindertyphus ist sehr oft nur eine Wahrscheinlichkeitsdiagnose gegenüber zentraler Pneumonie, Adenoiditis, Miliartuberkulose, Sepsis, Periappendizitis.

Namentlich der Säuglingstyphus wird wohl immer, wenn er sporadisch auftritt, fehldiagnostiziert. Der lymphoide Apparat des Darms ist bei Säuglingen — wie Feer erwähnt — selbst in tödlichen Fällen nur wenig beteiligt.

Therapie: Die Art der Ernährung hat an und für sich keinen Einfluß auf den Krankheitsverlauf. Besonders die Furcht vor Darmblutungen und Perforationen drückt der Ernährungstherapie vielfach den Stempel der einseitigen, bzw. Unterernährung auf. Vielfach wird aber jetzt auch in der internen Medizin einer ausreichenden Ernährung das Wort geredet und auf die Gefahren der Inanition hingewiesen.

In den ersten Tagen nach der Erkrankung ist absolute Karenz geboten und nur Saccharin, gesüßter Tee und Wasser gestattet. Bei weiterer Auswahl unter den Nahrungsmitteln sollte in erster Linie nicht die Leichtverdaulichkeit, d. h. flüssige, bzw. breiige Konsistenz berücksichtigt werden, sondern die Gasbildung. Alle blähenden, leicht vergärbaren Substanzen, welche den Darm dehnen und meteoristisch auftreiben, müssen ausgeschaltet werden. Die Mono- und Disaccharide sind daher vorsichtig zu dosieren, desgleichen leicht vergärbare Mehle wie Hafer und Gerste, ferner Obst, Kohl, Kraut, Graupen, Hülsenfrüchte, fette Saucen, Schwarzbrot, Zuckergebäck.

Schwer vergärbar sind dagegen Weizenmehl, Reis, Mondamin, Kartoffelstärke. Dieselben können als Suppen, Puddings, Aufläufe und Kartoffelpürees Anwendung finden. Läßt die Anorexie nach, besteht lebhafte Eßlust, dann schiebe man die Verabreichung (selbstverständlich bescheidener Mengen) von fein zermahlenem Fleisch, rohem Schinken, von Ei, Brühsuppe u. dgl. nicht zu lange hinaus. Von Milch soll nur in sehr beschränktem Umfange Gebrauch gemacht werden. Zweckmäßig ist z. B. die Verabfolgung von Milch und Malzkaffee zu gleichen Teilen, dazu eine Wassersemmel, später auch Zwieback. Das feinzermahlene Fleisch kann entweder als Belag zu Weißbrot oder in einer Brühsuppe verabreicht werden. Die von Friedenthal angegebenen Gemüsepulver ermöglichen uns, Typhuskranken von Anbeginn an Gemüse zu gestatten. Bestehen Durchfälle, so gebe man jüngeren Kindern Eichelkakao oder saccharingesüßte Buttermilch mit 3—4% Mondamin, oder Molke ebenfalls mit Mondaminzusatz (3—4%). Älteren ebenfalls Eichelkakao, Mondaminsuppe mit Blaubeersaft, Weißkäse u. dgl. (S. Durchfälle älterer Kinder.)

Medikamentöse Therapie: Bei hohem Fieber, dauernder Anorexie wiederholte Gaben von Pyramidon von 0,1—0,3. (Im Gegensatz zu anderen Autoren haben wir an der Czernyschen Klinik auch bei monatelangem Gebrauch von Pyramidon bei größeren und kleineren Kindern z. B. bei Tuberkulose niemals einen Schaden gesehen.)

In der Praxis endlich hat die Salzsäuremixtur, mit welcher von jeher die Behandlung eingeleitet worden ist, auch heute noch viele Freunde.

Acid. hydrochlor. dil. 2,0—4,0
Syr. Rub. Idaei 30,0
Aq. dest. 150,0.
DS. 3mal täglich 10 ccm in Wasser.

Die hydriatische Behandlung gestaltet sich folgendermaßen: Sobald die Temperatur 39,5 erreicht, laues Bad von ca. 32° C, 5—10 Minuten lang. Der Körper wird im Wasser energisch frottiert. Besteht ein Status typhosus oder Zeichen von Kreislaufschwäche, dann beendet man das laue Bad durch einen ev. wiederholten kalten Nackenguß (ca. 1 Liter ganz kaltes ev. eisgekühltes Wasser wird in dünnem Strahle aus gelinder Höhe auf den Nacken gegossen).

Bei weniger kräftigen Kindern und bei kühler, zyanotischer Haut, nehme man die Bäder lieber blutwarm und lasse nach 2—3 Minuten den kühlen Nackenguß folgen. Bei Kontinua über 40° werden mehrmals täglich kalte Ganzwickel und außerdem nebenher kalte Abreibungen empfohlen.

Bei Unruhe, Kopfweh: Eisblase auf den Kopf. Zur Vermeidung von Dekubitus Lagerung auf Wasserkissen oder Hirseunterlagen. Tägliches Abreiben gefährdeter Stellen mit Essig und Spiritus.

Bei Darmblutungen Mercksche Gelatine per os oder 10—20 ccm subkutan. Eisbeutel auf das Abdomen. Absolute Nahrungskarenz.

Die vielen Unbequemlichkeiten für den Kranken und das Wartepersonal, welche die Wasserbehandlung mit sich bringt, haben viele Ärzte dazu geführt, Bäder nicht mehr systematisch sondern nur gelegentlich (z. B. als Exzitans) anzuwenden und eine Antipyrese (falls dieselbe erforderlich wird, was durchaus nicht immer der Fall ist) mit Pyramidon durchzuführen. Ich halte beide Methoden für gleichwertig.

Lit.: Baginsky, Therap. d. Gegenwart 1911. S. 49ff. — Czerny-Keller, Des Kindes Ernährung usf. Bd. 2. S. 325ff. — Feer, Ileotyphus. Lehrb. d. Kinderheilk. Jena 1911. S. 605ff. — Salge, Einführung in die moderne Kinderheilkunde. 1910. 2. Aufl. S. 242.

Nervenkrankheiten.

1. Chorea minor (Veitstanz).

Infektionskrankheit, welche in engen Beziehungen zum Gelenkrheumatismus und zur Endokarditis steht; charakterisiert durch die bekannten ausfahrenden Bewegungen, Hypotonie der Muskulatur, und psychische Veränderungen. Schleichend oder plötzlich beginnt das Kind häufig mit dieser oder jener Extremität zu zucken, unruhig hin und her zu rutschen, zappelig zu werden — was zuerst oft in der Schule auffällt.

Die Schultern zucken in der bekannten Art des Zweifelausdrückens. der Mund wird gespitzt, als wolle gepfiffen werden, die Zunge wird herausgeschnellt, der Mund verzerrt, die Stirn gerunzelt. Schreiben, Nähen werden immer mehr durch inkoordinierte Bewegungen gestört bzw. unmöglich gemacht. Gegenstände können nicht mehr fest in der Hand gehalten werden und fallen oft zur Erde. Essen und Trinken bereiten immer größere Schwierigkeiten.

Als eins der ersten Symptome findet man nach Czerny eine charakteristische Veränderung des Atemtyphus. Läßt man die Kinder tief einatmen, so steigt das Zwerchfell nicht wie es die Regel verlangt nach unten und wölbt das Abdomen vor, vielmehr tritt eine Ansaugung gegen die Lunge und demgemäß eine Einziehung des Bauches ein.

Die Anfänge dieser Neurose werden oft falsch beurteilt, die Eltern sehen in ihr eine Unart der Kinder, Mitschüler hänseln und necken, der Lehrer straft nicht selten. — Endlich beteiligt sich auch der Sprachmechanismus: Die Worte werden in abgebrochenen Sätzen hervorgestoßen, das Gesicht wird in auffallender Weise verzerrt, schließlich resultiert ein unverständliches Lallen.

Fieber spielt keine Rolle; vielfach wird über Schwindel, Kopfweh geklagt. Auffallend ist oft jäher Stimmungswechsel. Die Affizierung der Psyche erweist sich ferner in seltenen Fällen als schwere Psychose.

Gelegentlich wird auch eine Hemichorea beobachtet. Die Prognose ist an und für sich gut. Nur die Komplikation mit Endokarditis bzw. mit Polyarthritis rheumatica mahnen zur Vorsicht.

Gelegentlich finden sich auch bei Chorea Knötchen nach der Art der beim Rheumatismus nodosus beschriebenen. Man schreibt ihnen eine üble Vorbedeutung zu. Das stimmt und stimmt auch nicht. Wenn zugleich eine Endokarditis auftritt und sich womöglich noch anderweitige rheumatische Erscheinungen hinzugesellen, dann sind die Noduli ein Ausdruck dafür, daß der Organismus sich in einer schweren Krise befindet.

Therapie: Strenge Bettruhe, solange bis die choreatischen Bewegungen völlig verschwunden sind oder wenigstens freies Umhergehen ohne Gefahr für das Kind möglich ist. Polstern der Seitenwände des Bettes zum Schutz gegen Verletzungen bei heftigen Bewegungen. In schwereren Fällen, bei welchen der Schlaf beeinträchtigt ist, am besten völlige Isolierung. Zur Beruhigung können auch lange, warme Bäder und besonders protrahierte feuchte Packungen des ganzen Körpers nützlich sein, ferner Narkotika (s. weiter unten). Sorge für Hautpflege, ausgiebige Ernährung und Regelmäßigkeit der Stuhlentleerung.

Die Ernährung muß in vielen Fällen anfangs eine breiigflüssige sein, da feste Speisen schlecht gekaut und ebenso schlecht geschluckt werden können. Messer und Gabel dürfen keinem an Chorea erkrankten Kinde belassen werden.

Medikamentös ist Arsen am meisten gebräuchlich und zwar in der Form der Sol. Fowl. gewöhnlich aa mit Aq. amygdal. amar. oder Aq. foeniculi, 3 mal täglich mit 6—8 Tropfen beginnend und bis 3 × 12 — 15 Tropfen steigend nach mehr oder minder langem Gebrauche langsam absteigend; nie auf leeren Magen. Die Antirheumatika (Salizylpräparate) versagen meistens, aber nicht immer, und sind jedenfalls des Versuches wert (s. Polyarthritis rheumatica)

Weil empfiehlt angelegentlich das Antipyrin; vom 6. Jahre ab 1,0 pro Tag, später ansteigend auf 3,0—5,0 bis zur Heilung. Weil gibt Arsen — am besten als arsenige Säure — von 5 mg pro die ansteigend auf 20—25 mg und innerhalb von 14 Tagen wieder auf 5 mg zurückgehend. Die Form der Darreichung ist folgende: Vermischung des Arsens mit der 20fachen Menge Milchzucker oder Kochsalz, Verreibung in 10 g Butter, die auf Brot gestrichen, während oder nach der Hauptmahlzeit verabreicht wird. (Die ganze Tagesdosis auf einmal.)

In recht seltenen Fällen, in denen die geschilderte Therapie versagt, ist man genötigt auch tagsüber Brom, Opium Belladonna, Hyoszin, Adalin, Luminal u. dgl. anzuwenden.

Ich rate, zur Hyoszintherapie nicht bloß in ganz verzweifelten Fällen von Chorea zu greifen. Sobald eine Chorea nicht in der durchschnittlichen Frist (ca. 8—10 Wochen) abgeklungen ist, beginne man Hyoszin per os zu verabfolgen. Aber ein unbedingt zuverlässiges Präparat (Mercksches Hyoscin. hydrobrom.) ist nötig.

Hyosc. hydrobrom. 0,01%, 3 mal täglich 5 Tropfen, alle acht Tage um 5 Tropfen steigern bis zu 60 Tropfen. Dann in gleicher Weise wieder zurückgehen.

Neuerdings findet auch Salvarsan erfolgreich Verwendung; z. B. 0,2 bis 0,3 in 150 Wasser, dreimal wiederholt als Klysma, oder intravenös (0,1 bis 0,3, wiederholte Injektionen).

Choreapsychosen sind selten und verlaufen meist günstig, doch kommen, besonders bei Komplikation mit Polyarthritis und Endokarditis, letale Ausgänge vor.

In schweren Fällen vernotwendigen sich Sedativa. Man versuche Brom.

Natr. brom.
Ammon. brom. aa 5,0—10,0
Aq. menth. pip. ad 200,0
3 mal täglich 10—20 g.

Adalin: 2—3 mal täglich 0,25—0,5. Luminal: 0,25—0,3—0,4 einmal am Tage.

An Stelle von Solutio Fowleri wäre auch das neue Arsenpräparat der Elberfelder Farbenfabriken, Elarson, von welchem bisher Arsenintoxikationen nicht bekannt geworden sind, zu versuchen. Man beginnt mit 2 Tabletten und steigt in kurzen Zwischenräumen auf 6 Tabletten.

Lit.: Czerny Monatsschr. f. Kinderheilk. 1916. S. 1. — Vogt, H., Chorea minor in Lewandowsky, Handb. d. Neurol. Bd. 3. 1912.

2. Enuresis nocturna et diurna (Incontinentia urinae, Bettnässen, Einnässen).

Häufig kombiniert mit Pollakiurie und Incontinentia alvi. Das Einnässen ist physiologisch bis zum Ende des Säuglingsalters, der Termin des Eintritts der Gewöhnung zur Sauberkeit ist weitgehend abhängig von der auf die Erziehung verwendeten Mühe und der Geschicklichkeit. Normalerweise muß das Kind spätestens im Laufe des 2. Lebensjahres am Tage zuverlässig sauber sein und spätestens im Laufe des 3. Jahres es auch nachts werden. Über diesen Termin hinaus dauernde Enuresis, falls nicht gröbere Vernachlässigung in der Pflege und Erziehung vorliegt, ist pathologisch und findet sich als funktionelles Leiden bei schwachsinnigen oder bei neuropathischen Individuen. Bei ersteren ist Sauberkeit zu erzielen, wenn sie sehr häufig abgehalten oder auf den Topf gesetzt werden, bei letzteren tritt als Erfolg der strengeren Erziehung oft Pollakiurie, d. h. sehr häufige Entleerung kleiner Urinmengen auf.

Für sehr lange, ins schulpflichtige Alter dauernde Enuresis nocturna wird vielfach abnorm große Schlaftiefe als Ursache angenommen; meist erfolgt die nächtliche Urinentleerung in jeder Nacht oder alle paar Nächte. Hier hilft oft die Einschaltung eines längeren Mittagsschlafes die abnorme Tiefe des Nachtschlafes und damit die Enuresis beseitigen. Bei längeren, ziemlich regelmäßigen Intervallen der Enuresis nocturna ist an die seltene Möglichkeit sonst unbemerkt verlaufender nächtlicher epileptischer Anfälle zu denken und das Verhalten des Kindes am nächsten Tage (Schläfrigkeit, verdrießliche Stimmung ev. postepileptische Albuminurie) zu beachten. Nach längerer Zeit der vollständigen Sauberkeit wieder einsetzende Enuresis nocturna — z. B. nach akuten Erkrankungen, während deren viele Eltern auf jede erzieherische Maßnahme verzichten zu müssen glauben — ist vielfach psychogen bedingt und dann durch energische, suggestiv wirksame Maßregeln zu beseitigen.

Die Therapie der Enuresis richtet sich zunächst auf sorgfältige Erziehung, besonders bei indolenten Kindern; bei an und für sich erethischen Kindern ist Maßhalten im Strafen und Ermahnen dringend notwendig, weil die Kinder an und für sich den besten Willen haben, das für sie beschämende Leiden los zu werden. Neben der Erziehung steht die Sorge für die möglichste Hebung des allgemeinen Kräftezustandes durch zweckmäßige Ernährung und Pflege im Vordergrunde. Der Erfolg ist kein schneller, aber er erweist sich als zuverlässig. Bei begründetem Verdacht auf epileptische Grundlage: Brombehandlung.

Die Entziehung oder starke Beschränkung der Flüssigkeitszufuhr im Laufe des Nachmittags und Abends zwecks Verminderung der nachts produzierten Harnmenge ist meist schon von den Angehörigen versucht worden, ehe sie den Arzt fragen und hat sich als wirkungslos herausgestellt. Immerhin empfiehlt sich bei Pollakiurie Beschränkung der Kochsalzzufuhr. Eine große Menge anderer Maßnahmen: z. B. das Hochstellen des Fußendes des Bettes, die operative Beseitigung einer zumeist durchaus physiologischen Phimose, oder adenoider Vegetationen, oder die subdurale Injektion von Novokain oder physiologischer Kochsalzlösung, die subkutane Injektion von Strychninlösung in die Oberschenkel oder den Mons veneris, die Faradisation oder Galvanisation des Blasenschließmuskels mit Hilfe tief in die Harnröhre eingeführter Metallelektroden, usw. geht von falschen Voraussetzungen über den Nerven- und Muskelapparat der Harnblase aus und wirkt entweder gar nicht oder nur suggestiv. Das gleiche gilt von allen Medikamenten, von denen einzelnen z. B. dem Extr. fluid. Rhois aromat. (3 mal täglich 5—10 Tropfen je nach dem Alter in Zuckerwasser), irrtümlicherweise eine spezifische Wirkung zugeschrieben wird. Daher ist jede Ordination bei enuresiskranken Kindern von vornherein in unbedingt kategorischer Weise mit suggestiv wirkendem Beiwerk vorzunehmen. Der „gute Onkel Doktor" wird nie eine Enuresis heilen!

Dem suggestiv wirkenden Äußern ihrer Behandlung verdanken die Naturheilkundigen, Magnetopathen u. dgl. ihre Erfolge und den großen Zulauf.

Wirkt das erste Amarum nicht (am besten Tinct. amara oder Tinct. asae foet.), dann ist es verfehlt, ein zweites zu ordinieren. Allenfalls ist noch eine energische Faradisation oder ein Senfpflaster, eine subkutane Injektion oder dgl. erlaubt. Schlägt auch diese Medikation fehl, dann rate der behandelnde Arzt ruhig zur Zuziehung eines anderen Kollegen, der dem Kinde mehr imponiert. Man versuche endlich eine milch- und fleischarme, vorzugsweise Gemüse enthaltende Kost. Die Vegetabilien haben einen außerordentlich voluminösen, wasserreichen Kot zur Folge, ein Teil des Wasserstromes wird daher von den Nieren auf den Darm abgelenkt. Im Sommer empfiehlt sich bei geeigneter Lokalität eine Freiluftkur, d. h. die Kinder sollen sich in der freien Luft in geeigneter Bekleidung (nackte Arme, nackte Beine, freier Hals) tagsüber solange wie möglich im Freien herumtummeln. Versagen alle Mittel, dann ist immerhin beim geistig normalen Kinde (und auch in der Hälfte aller schwachsinnigen Kinder) eine Heilung fast immer möglich durch konsequentes Wecken. Erst zwei-, dreimal stets zur selben Zeit, dann einmal weniger und schließlich — oft nach vielen Monaten allerdings — gar nicht mehr. Allerdings reicht die elterliche Energie und Opferwilligkeit erklärlicherweise nicht soweit, um diese Methode monatelang durchzuführen. In der Hand von Dienstboten oder Kinderfräuleins versagt sie meistens. Wo es die pekuniäre Lage ermöglicht, empfehle man daher Aufnahme in eine Anstalt.

In sehr seltenen Fällen — meist inkonsequent behandelten — verliert sich bei schwer neuropathischen Individuen die Enuresis erst während und nach der Pubertät, mitunter gegen Ende des 2. Lebensdezenniums, falls sie — in sehr seltenen Ausnahmen — nicht überhaupt lebenslänglich besteht.

Eine sorgfältige Urinuntersuchung, die den Bestand einer die Pollakiurie wie die Enuresis erklärenden Pyelozystitis, von Blasensteinen ausschließen muß, ist selbstverständlich.

Lit.: Fürstenheim, Enures. nocturna inf. Therap. Monatsh. 1908. Heft 1. — Klotz, Behandlung der Enuresis nocturna. Deutsche med. Wochenschr. 1912. Nr. 49. — Thiemich, in Pfaundler-Schloßmann, Handb. d. Kinderheilk. 2. Aufl. Bd. 4. S. 366ff.

3. Masturbation.

Systematisch wird Onanie meist erst innerhalb der Pubertät betrieben. Sie ist ein außerordentlich häufiges Übel, bzw. eine Krankheit des Willens.

Körperliche Schädigungen durch intensiv betriebene Onanie gibt es nicht. Ob spinale Symptome, Kreuzweh, Parästhesien in den Beinen, Abgeschlagenheit damit zusammenhängen, ob Herzklopfen, Beklemmungen, Stiche u. dgl. (Cor masturbantium), Kopfschmerzen als Folgeerscheinungen zu deuten sind, ist nicht sicher.

Dagegen ist die deprimierende Wirkung des oft täglichen Erliegens im Ankämpfen gegen die Libido, das ständige Schwelgen in sexuellen Vorstellungen bei sensiblen Kindern unverkennbar: Arbeitsunlust, Zerstreutheit, Appetitlosigkeit, schlechtes Aussehen, scheues Wesen u. dgl.

Quälende Selbstvorwürfe über die Energielosigkeit, Furcht vor gesundheitlichen Schädigungen, vor Entdeckung, verkümmern manchem ethisch hervorragend veranlagten Kind das Dasein und sind der Schlüssel zu oft monatelang dauerndem abnormen psychischen Verhalten, das von den Eltern meist verkannt und als Ungezogenheit u. dgl. gedeutet wird. Mit der Zeit tritt natürlich eine Abstumpfung ein, und das masturbierende Kind versteht dann geschickt seine Neigung zu verbergen. Den weniger sensiblen Naturen, die sich nichts aus ihrer Onanie machen, sieht kein Mensch das Übel an.

Die **Therapie** der habituell gewordenen Onania pubescentium ist denkbar schlecht. Die meisten bleiben Masturbanten bis zur Ausübung des sexuellen Verkehrs. Dagegen sind die Anfangsstadien der Onanie auch bei Knaben und Mädchen im Pubertätsalter durchaus therapeutisch zu beeinflussen. Man fahnde auf Ekzem, Phimose, Accumulatio smegminis, Oxyuren (bei Mädchen), Obstipation, die oft die ersten onanistischen Versuche auslösen.

Schon frühzeitig sollten Eltern und Erzieher jedes Spiel der Kinder mit den Genitalien inhibieren, oder die obenerwähnten Anomalien, welche der Onanie den Boden ebnen, beseitigen lassen.

Bei jüngeren Kindern, auch onanierende Säuglinge sind keine Seltenheit, sind rein mechanische Mittel wohl immer von Erfolg. (Festbinden der Extremitäten, Tragenlassen einer hinten zugeknöpften Hemdhose.)

Bei Säuglingen, welche durch Reiben der Beine onanieren, lasse man aus Holz, Papiermaché, Schellackfilz u. dgl. ein kleines dreieckiges Gestell konstruieren, ähnlich denen, die bei Littlescher Krankheit die Beine in Spreizstellung zwingen.

Bei älteren Kindern, namentlich Pubeszenten kommt es auf zielbewußte Ablenkung an. Tagsüber keine Gelegenheit zum Müßiggang und zum Alleinsein (man achte auf auffallend langes Verweilen auf dem Kloset). Abends sollen die Kinder müde ins Bett gehen. Zu diesem Zweck kann man sie tüchtig Freiübungen machen, hanteln lassen u. dgl. Morgens gleich heraus aus dem Bett.

Der Verkehr der Kinder (Freunde, Dienstboten u. dgl.) ist sorgfältig zu beaufsichtigen. Die Lektüre nicht minder. Teilnahme an gesellschaftlichen Veranstaltungen, für welche sie noch nicht reif sind, Besuch von zweideutigen Theaterstücken, Varietétheatern ist zu verbieten.

Ablenkung durch maßvolle Sportbetätigung, Naturgenuß, Liebhaberkünste wie Photographieren, Botanisieren. Alkohol. starker Kaffee, Tee sind nicht zu gestatten.

In refraktären Fällen muß eine zuverlässige Persönlichkeit, am besten die Mutter, sich so lange ans Bett des Kindes setzen, bis es eingeschlafen ist.

Naturgemäß ist der Eintritt der Ermüdung verschieden. Die Kinder sind also nicht schematisch täglich zur gleichen Stunde zu Bett zu schicken. Ein Fehler ist es ferner, Kinder tagsüber „zur Strafe“ ins Bett zu stecken.

Auf die Kleidung ist zu achten. Die Hosen sollen nicht prall am Damm anschließen. Das turnerische Klettern an Tauen, dünnen Stangen, wodurch eine energische Reibung der Genitalien stattfindet, wird leider nicht zu beseitigen sein. Daß die ersten Wollustempfindungen bei dieser Gelegenheit ausgelöst werden können, ist unzweifelhaft erwiesen.

Radfahren, Reiten, lösen zumeist bei Knaben keine Reizungen der Geschlechtssphäre aus, wohl aber bei Mädchen.

Schließlich sind das alles nebensächliche Dinge. Das Gefühl des ersten Orgasmus wird ja doch schließlich einmal durch diese oder jene Veranlassung über kurz oder lang eintreten.

Endlich bleibt noch die medikamentöse Behandlung zu besprechen. Man kann sie ruhig in ernsteren Fällen zur Unterstützung heranziehen.

Z. B. Natr. brom.
Ammon. brom. aa 1,5
Natr. bicarb. 3,0
Aq. dest. ad 100,0 (6—9 Jahr)

(Die doppelten Gaben auf 100 Aq. vom 9. Jahre ab.)
2—3 mal täglich 1 Kinderlöffel in Milch.

Beruhigungsmittel sind ferner Neuronal, 0,5, 1—2 mal täglich 1 Tablette, ev. abends $1^1/_2$. Diogenal 0,5, 1—2 mal.

Verläßliche narkotische Wirkung ohne Nebenerscheinungen haben Codeonal 1—$1^1/_2$ Tabletten, Veronazetin 1—2 Tabl., Luminal 0,1—0,2—0,3, Adalin 0,5—0,75. Von hydrotherapeutischen Maßnahmen haben gute Erfolge nur tüchtige kalte Abreibungen und Duschen vor dem Schlafengehen. Da sensible Kinder — und Onanisten sind eben fast immer neuro-psychopathisch belastet — in der Regel nicht günstig reagieren, so ist die Anwendung der Hydrotherapie problematisch. Eher würde sich eine rite ausgeführte Hypnose empfehlen.

4. Neuropathie des Säuglings.

Überempfindlichkeit auf nervösem Gebiet kann sich auf dem Boden abnormer Veranlagung schon im frühesten Säuglingsalter offenbaren.

Die Zahl psycho-neuropathisch belasteter Säuglinge ist nicht so groß, wie die der rachitischen oder exsudativ veranlagten. Fast immer kombiniert sich die Neuropathie jedoch mit einer dieser beiden Diathesen.

Symptome: Empfindlichkeit gegenüber Reizen der Seh-, Hörsphäre (Geräusche, grelle Beleuchtung). Schlafstörungen (erschwertes Einschlafen, unruhiger Schlaf, geringe Schlaftiefe, geringes Schlafbedürfnis). Hier sind allerdings anderweitige somatische Störungen (Ernährungsstörungen, Infektionen, unrichtige Pflege u. dgl.) vorerst auszuschließen.

Auffallende Unruhe am Tage, häufiges Schreien; unruhig aus Hunger sind nicht die normalen, sondern die psychopathischen Brustkinder. Rasche Gewöhnung an beruhigende Manipulationen, die — zum Bedürfnis geworden — immer weiter gesteigert werden müssen. Es handelt sich fast immer um geistig rege, frühreife Säuglinge, die an ihrer Umwelt aufs lebhafteste interessiert sind. Frühes Erlernen des Fixierens, der statischen Funktionen.

Unregelmäßige, gelegentlich subfebrile Temperaturen. Der Muskeltonus ist erhöht, oft deutliche Rigiditäten. Außerordentlich bedeutungsvoll: Fazialisphänomen, welches nicht selten schon im ersten Lebensjahr auftritt.

Vasomotorische Erregbarkeit der Haut: Dermographie[1]), flüchtige Erytheme.

---

[1]) Aus einer gesteigerten partiellen Irritabilität darf man nicht auch gesteigerte Empfindlichkeit des ganzen Nervensystems schließen Für die Diagnose der Neuropathie ist Dermographismus nur im Verein mit anderen Symptomen von Bedeutung.

Laryngismus stridulus. Respiratorische Affektkrämpfe. (Siehe Wegbleiben.)

Ein besonders bedeutungsvoller Symptomenkomplex, welcher sich bei neuropathischen Säuglingen häufig findet, ist die Spasmophilie (s. d.).

Vielfache Beziehungen zur Ernährung: Unregelmäßige, oft sehr langsame Zunahme auch bei Brustkindern. Geradezu charakteristisch für neuropathisch belastete Brustkinder sind — Überernährung, Infektionen ausgeschlossen — unregelmäßige, abnorm gehäufte, sog. dyspeptische Stuhlentleerungen, Meteorismus, Flatulenz, die oft das ganze erste Lebensjahr persistieren. Solche Kinder haben niemals einen sog. typischen Brustkindstuhl.

Neigung zum Erbrechen, alle Stufenleitern der Skala vom leichten Speien bis zum schwersten Pylorosspasmus (s. d.).

Therapie. Bei starker Unruhe tagsüber wirkt häufigeres, 6—8 maliges Anlegen oft kausal. Andererseits durchaus darauf achten, daß trinkfaule, sensible Kinder die Brust auch leer trinken, sonst ist Milchstauung die Folge des häufigen Anlegens.

Eine harte, pralle, schwergehende Brust kann von einem sensiblen Säugling unter Umständen so wenig ausgiebig entleert werden, daß sie bald versiegt.

Bei zögernder Gewichtszunahme abzustillen (wie es noch vielfach geschieht), liegt keine Veranlassung vor.

Auch die dyspeptischen Stühle neuropathischer Brustkinder bilden ein Noli me tangere.

Dürfen neuropathische Säuglinge gewiegt werden? Es ist meines Erachtens besser, sie zu wiegen, als sie durch immer neue Reizmittel zu beruhigen, wobei oft selbst der erfahrensten Kinderfrau das Latein ausgeht.

Das gleiche gilt vom Lutscher. Normale Kinder bedürfen keinen Lutscher. Neuropathische kann man oft nur durch Lutscher zur Ruhe bringen. Irgendwelche Kiefer- oder Zahnanomalien entstehen aber dadurch nie und nimmer.

Gegen pathologische Unruhe, besonders zur Nachtzeit: Chloralhydrat, 1—2%, teelöffelweise, bis zum Einschlafen oder Adalin (siehe Beruhigungsmittel für unruhige Säuglinge).

Kombination der Neuropathie mit exsudativer Diathese.

Juckreiz und Intensität des Hustens hängen bei exsudativ veranlagten Säuglingen weitgehend ab von der Koinzidenz mit Neuropathie.

Schwerster Milchschorf, universelle Prurigo, verlaufen oft ohne jeden Juckreiz, umgekehrt sind ganz leichte Erytheme und Ekzeme von heftigem Pruritus begleitet. Eine leichte Pharyngitis löst keuchhustenähnliche Paroxysmen aus, während die schwere Bronchitis eines Kindes mit unkomplizierter Diathese ganz milde verlaufen kann.

Habituelles Erbrechen. Auszuschließen ist Erbrechen infolge von Überfütterung, akuten, alimentären Störungen, zerebralen Affektionen, parenteralen Infektionen, akuter und fötaler Peritonitis, inkarzerierten Hernien u. a. mehr.

Vom Pylorospasmus wird hier abgesehen, er unterscheidet sich durch relativ früheres, stürmischeres Auftreten, durch die schmerzvollen Schreie, die Magensteifung, den palpablen Pylorustumor, den Hungerstuhl in charakteristischer Weise vom habituellen Erbrechen.

Man lasse den Säugling nicht zu lange — über 15 Minuten — an der Brust und halte die 4stündigen Pausen streng ein. Eine Herabsetzung der Nahrungsmenge ist zwecklos.

In hartnäckigen Fällen Allaitement mixte mit Buttermilch, Malzsuppe, oder was meist wirksamer ist, mit 1, 2, 3, Grießmahlzeiten. Karlsbader Mühlbrunnen, 30 g, 1/2 Stunde vor der Mahlzeit ist empfohlen worden, bleibt aber meist wirkungslos. Sehr empfohlen wird neuerdings das ungiftige Papaverin Roche, 3—5 mal täglich vor dem Trinken 1—2 Kaffeelöffel.

Habituelles Erbrechen der Brustkinder verschwindet, falls jede Therapie erfolglos bleibt, später spontan, bei Übergang zu konsistenter Nahrung. Im übrigen wird der Ernährungszustand durch die Magenneurose nicht alteriert, die Kinder nehmen langsam aber ständig zu.

Leichter ist die Therapie des habituell brechenden Flaschenkindes. Man gibt 5—6 Mahlzeiten eines 6% Grießbreies (mit abgerahmter Milch bereitet). Ersatz des Grieß durch Mondamin, Zwieback, bringt Abwechslung in die Monotonie der Nahrung.

Lit.: Czerny, Kinder neurop. Eltern. Deutsche Ärzte-Ztg. 1901. Nr. 10. — Czerny. Das sensible Kind. Zeitschr. f. ärztl. Fortb. 1911. Nr. 12. — Czerny-Keller, Des Kindes Ernährung usf. Bd. 2. S. 393ff. — Langstein, Neurop. Säuglinge. Zeitschr. f. ärztl. Fortb. 1911. Nr. 7. — Oppenheim, Die ersten Zeichen der Nervos. des Kindesalters. Berlin 1904. — Peiser, Über das habituelle Erbrechen usf. Berl. klin. Wochenschr. 1907. Nr. 29.

5. Neuropathie älterer Kinder.

Objektiv nachweisbare Symptome: Steigerung der tiefen Reflexe, Fazialisphänomen, Herabsetzung des Würgreflexes. Nicht selten fehlt der Rachenreflex vollkommen. Tremor der Lider beim Schluß der Augen (Rosenbachsches Phänomen). Jäher Wechsel der Farbe, Dermographie, labile Herzaktion (Pulsirregularität, Bruits de consultation). Lokalisierte Hyperhidrosis, Headsche Zonen.

Bekannt muß dem Arzte sein, wie neuropathische Kinder auf Infekte reagieren können. Ein Teil verschläft die Krankheit, der andere ist nicht zum Schlafen zu bringen. Die eine Kategorie wird apathisch bis zum Stupor, die andere gebärdet sich unleidlich, unsinnig aufgeregt (bekommt Krämpfe), wird verwirrt bis zur scheinbaren Psychose und verleitet nicht selten zur Fehldiagnose einer tuberkulösen Meningitis. Die Appetitlosigkeit kann bei der ersten Gruppe mitunter eine unheimliche Intensität annehmen.

Beide Formen können übrigens schon bei Kindern im zweiten Lebensjahr auftreten.

Sehr bemerkenswert sind Schlafstörungen: Erschwertes Einschlafen, Zähneknirschen, Schlafsprechen, Schlafwandeln, Enuresis nocturna (seltener auch diurna) Pavor, Jactatio capitis nocturna.

Vielfach nachweisbar ist eine abnorm leichte geistige Ermüdbarkeit und Unfähigkeit zur Konzentration, häufig vereint mit Zerstreutheit, Unstätheit. Gelegentlich leichtere Zwangsvorstellungen, Grübel-, Fragesucht, krankhafte Ordnungsliebe, hypochondrische Selbstbeobachtung u. dgl. Nur andeutungsweise kann das Heer weiterer Symptome hier gestreift werden: Appetitlosigkeit, Magendruck, Erbrechen (morgendliches der Schulkinder), Schmerzen in der Herzgegend, im Abdomen (Nabelkolik, s. d.), Stirnkopfschmerz, Augensymptome (Flimmern, Tränen u. dgl.).

Auf die komplizierteren Erscheinungsformen endogener Nervosität und psychopathisch-degenerativer Veranlagung kann hier nicht eingegangen werden. Ob die bekannten induzierten hysterischen Erscheinungen (zumeist bei Schulkindern klassenweise, seltener bei einzelnen) auch völlig gesunde Kinder befallen können (Suggestibilität der kindlichen Psyche) scheint mir fraglich.

Therapie: Vergleiche Enuresis, Mastdarmprolaps, Kolitis, Anorexie, Obstipation, Pavor nocturnus, Durchfälle älterer Kinder, Masturbation, Anämie, respiratorische Affektkrämpfe.

Zunächst ist die Ernährung, die oft in bizarrster Weise gehandhabt wird, richtig zu stellen, und auf eine vernünftige, gemischte Kost zu dringen. Kaffee, Tee, Alkohol sind zu meiden. Bei Kindern mit sensiblen Verdauungsorganen ist bezüglich der Gemüse Vorsicht am Platze, da die Zellulose örtlich reizt. Abusus von Milch, Eiern, sog. „kräftige Kost“ ist abzustellen. Ca. $^1/_4$ l Milch am Tag, am besten Buttermilch, Kefir u. dgl. Gelegentlich, aber nicht täglich ein Ei. Hinsichtlich des Fettes (Sahne) ist oft Vorsicht zu empfehlen. Fleisch in sinngemäßer Beschränkung ist durchaus gestattet. Nicht das Fleisch macht nervös, sondern der Zwang, es in übergroßer Menge essen zu müssen. Selbst eine derbe Kost bedeutet für viele neuropathische Kinder eine wahre Erlösung; erleben es doch Eltern gelegentlich, daß ihre Kinder, welche die eigens für sie ausgesuchte, leichtverdauliche Kost widerstrebend zu sich nehmen, am Dienstbotentisch sich heimlich schadlos halten.

Selbstverständlich macht nicht die „kräftige Kost“ an sich nervös, sondern nur der Zwang, fortwährend essen, und eine oftmals durch ihre Einseitigkeit Widerwillen erregende Kost zu sich nehmen zu müssen. Erziehung und Milieu sind es also, welche die Neuropathie groß züchten. Noch heute wird das Erbrechen, welches durch den Ekel vor dem Eßzwang ausgelöst wird, häufig auf eine zu lange Uvula geschoben. Bekannt ist die in der präpuberalen Zeit so häufig auftretende Polyphagie, welche ebenfalls pädagogisch zu behandeln ist.

Kau- und schluckfaule Kinder trifft man unvergleichlich viel häufiger in den besser situierten Kreisen an. Vielfach ist als Quelle dieser Neurose eine falsche Handhabung der Überführung auf gemischte Kost im 2. Lebensjahr aufzudecken. (Natürlich muß man örtliche Leiden vorerst ausschließen, Kinder mit adenoiden Vegetationen würgen z. B. stark beim Essen). Die Therapie ist ebenfalls eine pädagogische; am promptesten wirkt Milieuwechsel.

Nägelkauen: Man bestreicht die Finger mit
Chin. sulf.
Asa foetida aa in Mastix oder Kollodium suspendiert
oder bepinselt sie mit Tinct. chinae, Tinct. Absynthi aa.

Ferner Eintauchen der gut gesäuberten Finger in eine Abkochung von Lignum quassiae oder in Ochsengalle.

Viele neuropathische Erscheinungen, die von der Hysterie oft schwer abzugrenzen sind, müssen durch bewußte Vernachlässigung geheilt werden. Die Eltern sollen in erster Linie hierbei mitwirken, sollen Stirnkopfweh, Leibweh, Augenschmerzen u. dgl. bewußt vernachlässigen, bzw. sie als belanglose, unvermeidliche, uninteressante Bagatellen bewerten. Eine Polypragmasie mit Stomachizis, Kräftigungsmitteln ist durchaus verwerflich. Jeder Löffel Arznei löst beim intelligenten, sensiblen Kind die Assoziation aus: Du bist krank. Hilft das erste Amarum nicht, dann ist es falsch, ein zweites zu probieren. Dann versuche man andere Heilfaktoren: Faradisation, Hydrotherapie u. dgl.

Vielfach wird der Stirnkopfschmerz, die schnelle Ermüdbarkeit usw. auf adenoide Wucherungen zurückgeführt, oder auf Anämie (welche gar keine Anämie ist und sich schon bei 3—4jährigen Kindern findet). Adenoidotomien können gelegentlich durch den Shock wirksam sein, sind es aber oft genug nicht, wenn die tieferliegende Wurzel: die Neuropathie der Eltern und des Kindes nicht erkannt wird.

Wieweit Refraktionsanomalien, Nasenleiden hierbei ätiologisch in Betracht kommen können, ist noch nicht systematisch erforscht.

Man findet oft neuropathische Kinder — besonders die einzigen — aus Furcht vor Infektionen nach Möglichkeit vom Verkehr mit gleichaltrigen Kindern abgeschlossen. Diese pädagogische Verschrobenheit — verschroben, weil auch Erwachsene Infekte übertragen können — muß beseitigt werden; gleichaltrige Spielgefährten, keine zu scharfe Bevormundung, Ablenkung durch vernünftige sportliche Betätigung in freier Luft, Teilnahme an Wandervogelfahrten, gärtnerische Beschäftigung u. dgl. Mit Kaltwasserprozeduren wird in der Regel weniger genützt als geschadet. Mit Dispens vom Schulbesuch — besonders beliebt sind Befreiung von Turnen, Singen, von Handarbeiten — sei man vorsichtig und nicht zu liberal.

Dringt man mit der ganzen Revolution in Ernährungs- und Erziehungsfragen nicht durch, dann rate man zum radikalen Milieuwechsel (Krankenhaus, Kindersanatorium, Alumnat, Seehospiz u. dgl.). Dort wird der Neuro-Psychopathie meist sehr bald der Garaus gemacht.

Allerdings gibt es seltenerweise, wie Czerny hervorhebt, psychopathische Kinder, die es eher darauf ankommen lassen, der Inanition zu erliegen, als sich z. B. von jemand anders als der Mutter, Großmutter füttern zu lassen.

Wirksamste Prophylaxe: Vernünftige Erziehung. Nicht ständig mit den Kindern sich beschäftigen, ihrer Fragesucht Vorschub leisten, dem jugendlichen Gehirn Leistungen zumuten, die normalerweise späteren Jahren vorbehalten sind. Verkehr mit Erwachsenen auf das zulässige Mindestmaß reduzieren, dagegen den mit gleichaltrigen Kindern fördern. Hierdurch wird Unterdrückung egoistischer Gefühle, anmaßender Strebungen herbeigeführt, Unterordnung unter den Willen der Gemeinschaft erzwungen. An Stelle vorwiegend zerebraler Betätigung trete die physische. Neuropathische Kinder, welche sich trotz aller Ermahnungen der Eltern schlecht halten, nehmen sich zusammen, sobald sie im Kreis ihrer Spielgefährten ihrer schlaffen Haltung wegen gehänselt werden. Die Eitelkeit erwacht!

Falsch ist es, solche Kinder wegen körperlicher Schwäche auf 1—2 Jahre vom Schulbesuch zurückzustellen. Vom 6. Jahre ab sind sie zu Hause gar nicht mehr zweckmäßig zu beschäftigen. Die Langeweile wird chronisch. Die rein körperlichen Vorgänge — Stuhlentleerungen, Mahlzeiten, Schlaf, Befinden — werden innerhalb der Familie zum Gegenstand eines pathologischen Interesses.

Privatunterricht ist für neuropathische Kinder nur dann ersprießlich, wenn eine gereifte Persönlichkeit, von gediegenem medizinisch-pädagogischen Wissen, ihn erteilt. In solchen Fällen empfiehlt es sich, stets 2, 3 Kinder gleichzeitig zu unterrichten.

Langstein empfiehlt bei blassen, leicht erregbaren und ermüdenden, schreckhaften und schlecht schlafenden Kindern längerdauernde (8 Wochen) Kalkgaben, 3,0 pro Tag, später 2,0 (Calc. chlor. sicc.). Statt des überaus schlecht schmeckenden Chlorkalziums empfiehlt sich das Glykalz. effervescens Ritsert. (Chlorkalziumbrausesalz.)

Für zappelige, unstäte, ihre Umgebung tyrannisierende kleine Neuropathen und Psychopathen empfahl Cramer seinerzeit Turn-, Exerzier-, Freiübungenunterricht durch einen geeigneten Unteroffizier. Vor einem solchen ernsten, barschen Mann in Uniform bekommen die Kinder meist einen heillosen Respekt. (Siehe auch Masturbation, Schulhygiene.)

Lit.: Siehe Säuglings-Neuropathie. Ferner Cramer in Bruns-Cramer-Ziehen, Handb. d. Nervenkrankh. im Kindesalter. Berlin 1912. — Langstein, Therap. Monatshefte 1916. 16. — Neumann, Briefe an e. jungen Arzt. 6. Aufl. S. 563ff. — Thiemich in Pfaundler-Schloßmann, Handb. d. Kinderheilk. 2. Aufl. Bd. 4.

6. Pavor nocturnus.

Neuro-psychopathisch veranlagte Kinder (nur solche!), fahren mitten im Schlaf meist in den ersten Schlafstunden, der Zeit der größten Schlaftiefe mit allen Zeichen der Angst empor, ohne aber in der Regel wirklich zu erwachen und völlig orientiert zu sein. Es besteht fast immer Amnesie. Die Gegenstände der Angst: Hunde, schwarze Männer, Diebe, Mörder, Gespenster u. dgl. stehen immer mit Tagesereignissen, mit ungeeigneten, die Phantasie aufreizenden Gesprächen, mii falscher pädagogischer Behandlung, seltener mit körperlichen krankhaften Zuständen im Zusammenhang. Charakteristisch ist die schablonenmäßige Wiederkehr der Angstträume.

Behandlung: Vielfach werden voller Magen, späte Mahlzeit beschuldigt. Ohne von dieser Ätiologie überzeugt zu sein, empfehle ich dennoch, derartigen sensiblen Kindern die Abendmahlzeit früh zu verabfolgen und knapp zu bemessen. Kaffee, Alkohol, Tee sind zu meiden. Das Schlafzimmer ist bei sehr ängstlichen Kindern nicht völlig zu verdunkeln.

Wichtig ist die pädagogische Behandlung. Durch teilnahmsvolles, eingehendes Besprechen der Pavoranfälle im Familienkreise wird beim sensiblen Kind eine Fixierung des psychogen bedingten Leidens bewirkt. In promptester Weise heilt man Pavoranfälle durch Ortswechsel. Aber auch weniger radikale Mittel sind wirksam, wofern sie sich zum Ziele setzen, den pathologischen psychogenen Reflex zu stören. Man läßt das Kind in einem andern Zimmer schlafen, man wechselt das Pflegepersonal. Oder in einfachster Weise: der Arzt verspricht dem Kinde in eindrucksvoller Rede Heilung und verordnet ein suggestiv wirkendes Amarum (je bitterer desto besser). Dieses (Tinct. amara oder Tinct. Val. aetherea, 15 Tropfen) ist im Bette, vor dem Einschlafen, einzunehmen. Mit Bestrafungen sei man vorsichtig; sie schaden zumeist. Kleinere Kinder, im 2.—3. Jahr, kann man durch Wegnehmen von Spielzeug etc. „strafen." Als Äquivalente des Pavor nocturnus faßt Hamburger gewisse seltene Schlafstörungen wie Hustenanfälle, Bauchschmerzen, Erbrechen, Angina pectoris vasomotoria auf.

Auf Beseitigung von Obstipation ist zu achten, auch die Blase vor dem Schlafengehen entleeren zu lassen. Gelegentlich sind warme Vollbäder ($^1/_2$ Stunde lang) vor dem Schlafengehen nützlich.

Schlägt in relativ sehr seltenen Fällen die pädagogische und Bittermittelbehandlung fehl, dann verabfolge man einige Abende ein Narkotikum, z. B. 0,1—0,2 Luminal, welches sehr prompt wirkt. Daß in sehr seltenen Fällen den Pavoranfällen echte Epilepsie zugrunde liegt, sei schließlich noch erwähnt.

Von jeher sind adenoide Wucherungen (behinderte Nasenatmung und hypothetische Kohlensäureintoxikation) ätiologisch beschuldigt und in zahllosen Fällen entfernt worden. Eine Tonsillektomie oder Adenoidotomie lediglich auf die Indikation des Pavor nocturnus hin, kann nicht gutgeheißen werden.

Lit.: Siehe unter Neuropathie des Säuglings und älteren Kindes. Ferner: Hamburger, Monatschr. f. Kinderheilk. 1914. 23.

7. Pseudotetanus.

Seltene, gutartige Erkrankung meist älterer Kinder, die bis auf das fehlende Fieber größte Ähnlichkeit mit dem Tetanus traumaticus hat. Die Spasmen beginnen gewöhnlich in den Beinen und steigen dann aufwärts. Hände, Arme, Augenmuskulatur, sind meist viel weniger befallen, bzw. bleiben frei. Doch ist auch Beginn mit Trismus beobachtet.

Psychische und taktile Reize lösen Krampfanfälle aus. Ein Zusammenhang mit echtem Wundstarrkrampf besteht nicht. Selbst nicht, wenn anamnestisch ein Trauma voraufgegangen ist.

Die Ätiologie ist noch ganz ungeklärt; ein Zusammenhang mit Spasmophilie ist nicht erwiesen. Rezidive sind nicht beobachtet. Eine gewisse Affektiertheit im Gebaren des Kindes läßt an eine psychogen bedingte Erkrankung denken. Zum mindesten spielen im weiteren Verlauf psychogene Faktoren mit.

Therapie: Rein symptomatisch. Chloral bei hochgradigen Krampfparoxysmen. Bei starkem Trismus: Sondenernährung.

Lit. Escherich, Die Tetanie der Kinder. 1909. — Hirsch, Monatschr. f. Kinderheilk. 1915. 451. — Pfaundler, Monatschr. f. Kinderheilk. 1904. 198. — Witzinger, Zeitschr. f. Kinderheilk. Bd. 5. 455.

Schädelanomalien.

Physiologisches. Beziehung des Verhältnisses Kopfumfang. Brustumfang zur Sprachbildung. Mikrozephalie. Hydrozephalie. Turrizephalie.

I.

Physiologisches.

Größenverhältnisse der Fontanelle. 1.—3. Monat 2,5 cm, 4. s 6. Monat 3 cm, 7.—9. Monat 3,6 cm, 9.—12. Monat 3,1 cm, 13.—15. Monat cm.

Mitunter ist im 16. Monat der Fontanellenschluß bereits vollendet, in er Regel jedoch im 18. Monat.

Zu früher Schluß der Fontanelle, etwa im ersten Lebensjahr, ist uspekt auf psychische Schwächezustände. Neugeborene, welche mit fest erwachsener Fontanelle geboren werden, sind fast immer schwachsinnig.

Ein Hauptcharakteristikum des Säuglings ist der große Kopf. Vährend die Kopfhöhe (Entfernung: Scheitel-Kinn) des Erwachsenen $^1/_8$ ler Körpergröße darstellt, beträgt sie beim Neugeborenen $^1/_4$, beim zweiährigen $^1/_5$, beim 6jährigen $^1/_6$, beim 12jährigen $^1/_7$.

Das Verhältnis von Hirn- und Gesichtsschädel ist beim Neugeborenen lirekt umgekehrt wie beim Erwachsenen. Es beträgt beim Erwachsenen $1^1/_2$: 1, beim Säugling dagegen 6: 1. Je jünger das Kind, um so gewaltiger ler Schädel, um so kleiner das Gesicht.

Die Schädelhöhle des Neugeborenen ist um $^1/_4$—$^1/_3$ größer als die les Erwachsenen.

Kopfumfang.

Kopfumfang bei Neugeborenen		34—36	cm
„ mit	3 Monaten	41	„
„ „	6 „	43	„
„ „	9 „	45	„
„ „	12 „	46	„
„ „	1,5 Jahren	47	„
„ „	2,4 „	48	„
„ „	3,3 „	49,2	„
„ „	4,4 „	49,5	„
„ „	5,4 „	50,2	„
„ „	7,3 „	52	„
„ „	10,3 „	52,2	„
„	11,4 „	52,5	„
Nach Fröhlich am Ende	12. Jahres	55,5	„

Alle Kopfmaße schwanken um 3—4 cm nach oben und unten.

Brustumfang.

	Alter	Wachstum d. Brustumfangs in cm
1. Lebensjahr	1. Monat	34,2
	3. „	37,2
	6. „	41,0
	9. „	44,0
	12. „	46,0
2. „	15. „	45,9
	21. „	47,0
	24. „	47,3
3. „		47,0
4. „		49,0
5. „		52,0
6. „		54,0
7. „		55,4
8. „		58,0
9. „		60,2
10. „		61,9
11. „		63,7
12. „		65,0
13. „		69,0

Das **Verhältnis von Kopf- und Brustumfang** hat nicht nur geburtshilfliches Interesse. Es lassen sich aus vergleichenden Messungen beider Größen nämlich Beziehungen zur Sprachbildung feststellen.

Normalerweise überholt das Wachstum des Brustumfangs rasch das des Schädels. Schon am Ende des ersten Lebensjahres, spätestens mit ca. 15 Monaten stehen beide Größen auf pari. Nach dem 15. Monat muß der Kopfumfang kleiner sein als der Brustumfang, andernfalls besteht — natürlich bei Ausschluß pathologischer Prozesse des Thorax — eine Anomalie der zerebralen Entwicklung. Als Ausdruck derselben zeigt sich eine verzögerte Sprachbildung (normalerweise beginnt die Entwicklung einer artikulierten Sprache mit $1^1/_2$ Jahr).

Übertrifft also bei einem $1^1/_2$jährigen oder älteren Kinde der Schädelumfang den Brustumfang, so ist die Sprachentwicklung in der Regel nicht zur normalen Zeit zu erwarten. Je früher sich die Differenz zugunsten des Brustumfangs verschiebt, um so günstiger liegen die Aussichten für eine frühzeitige Sprachentwicklung.

Die Rachitis hat keinen Einfluß auf das Wachstum des Gehirns. Der Kopf des rachitischen Kindes ist groß infolge des Mißverhältnisses zwischen Länge und Breite des Kopfes einerseits, Höhe andererseits. Letztere ist nämlich bei großer Höhe und Breite zu klein. Es besteht kein Unterschied im Volumen des Kopfinhaltes normaler und rachitischer gleichaltriger Kinder.

Lit.: Compayré, Entwicklung der Kindesseele. Altenburg 1900. — Gutzmann, Sprachhemmungen und ihre Bedeutung f. d. geist. Entwickl. bei Kindern. Berl. klin. Wochenschr. 1898. Nr. 13. — Kiewe, Über die Beziehungen zwischen Schädelgrösse und Sprachentwicklung. Breslau 1902. Inaug.-Diss. — Sachs, Lehrb. d. Nervenkrankh. d. Kindesalt. Wien 1897. — Sawidowitsch, Monatschr. f. Kinderheilk. 1914. 240.

Kopfumfang und Intelligenz.

Aus dem Kopfumfang von Schulkindern sind Rückschlüsse auf die Intelligenz nur mit sehr großer Reserve und nur im Verein mit vielen anderen Kriterien gestattet. Thesen wie die folgenden (Bayerthal), welche bereits in die Lehrbücher übergegangen sind, haben nur sehr bedingt Geltung und sind auch von schulärztlicher Seite beanstandet worden:

„Bei Knaben (und Mädchen) von $9^1/_2$—$10^1/_2$ Jahren sind 52 (bzw. 51) cm Kopfumfang nötig, um hervorragende Klassenleistungen zu zeitigen. Sechsjährige mit Kopfumfang unter 50 (bzw. 49) cm sind schlechte Schüler."

Turmschädel (Pyrgozephalie, Turrizephalie): Schädeldeformität, gekennzeichnet durch schmale Schädelbasis, (daher oft normaler oder kleiner Schädelumfang) steil ansteigende Scheitelbeine, schmale, hohe, emporstrebende Stirn. Besonders die Gegend der (verknöcherten) großen Fontanelle bildet oft den Höhepunkt des Schädels.

Die Gegend der Pfeilnaht zeigt oft einen von der Stirn nach dem Hinterhaupt laufenden First (Sturmhaubenform). Meist sind Knaben betroffen.

Nach Heubner handelt es sich um vorzeitige, sehr starke Verknöcherung. Das Röntgenbild zeigt diffuse Aufhellungen, „Wabenstruktur", die als Verdünnungen der Knochensubstanz vom Schädelinnern her aufzufassen sind.

Die Augenhöhlen sind verkürzt, da die großen Keilbeinflügel frontal stehen, es besteht daher meist Exophthalmus. Hoher Gaumen. Prognathia inferior.

Turrizephalie des Neugeborenen ist eine außerordentliche Seltenheit. Meist zeigt die Deformität sich erst nach den ersten Lebensjahren.

Die Augenveränderungen treten meist vor dem 7. Jahr auf; nach dem 7. Jahr bis zur Pubertät tritt ein gewisser Stillstand ein, bedingt durch den Abschluß der ersten Wachstumsperiode des Schädels (Küttner-Uhthoff).

Gelegentlich, aber durchaus nicht immer, Kombination mit Intelligenzschwäche bis zur Idiotie. Häufig sind progrediente Sehstörungen bis zur Erblindung Doch kommen auch Fälle ohne Beeinträchtigung des Optikus vor. Unsicherer Gang, periodische Anfälle von Kopfweh und Erbrechen.

Die bedrohlichen Hirndruckerscheinungen (durch den Wachstumstrieb des Gehirns, nicht durch Hydrozephalus bedingt) erfordern oft operatives Eingreifen. Die Operation der Wahl ist die Entlastungstrepanation, die rechtzeitig auszuführen ist, bevor es zu irreparablen Sehstörungen gekommen ist. Balkenstich und Lumbalpunktion haben nur therapeutischen Wert bei komplizierendem Hydrozephalus.

Lit.: Jaenicke, Die Augenveränderungen bei Turmschädel. Inaug.-Diss. Rostock 1911. — Küttner, Der angeborene Turmschädel. Münch. med. Wochenschr. 1913. S. 2209. — Reyher, Röntgenverfahren in der Kinderheilkunde. Berlin 1912. S. 48.

8. Hydrocephalus chronicus (internus).

Hydrocephalus externus: sehr selten, bei Wasseransammlung zwischen Dura und Leptomeninx z. B. nach Pachymeningitis haemorrhagica.

Hydrocephalus ex vacuo: bei schweren Gehirnmißbildungen.

Hydrocephalus chronicus internus: Hochgradige Flüssigkeitsansammlung in den erweiterten Hirnventrikeln. Je größer die Flüssigkeitsmengen, um so erheblicher die Kompression der Hemisphären. Die Hirnoberfläche wird abgeflacht, oft bildet das Gehirn zwei dünnwandige mit Flüssigkeit gefüllte Säcke. Angeborene und erworbene Fälle bieten klinisch meist das gleiche Bild.

Kongenital bei dysgenetischen Kindern (Potatorium in der Aszendenz). Erworben nach Genickstarre, seröser Meningitis, Sinusthrombose. Ferner nach Operation von Spina bifida, bei Tumor cerebri, bei Lues, Rachitis.

Kinder großer Eltern haben oft im 1. ev. auch 2. Lebensjahr unförmlich große Köpfe. Das Mißverhältnis gleicht sich aber bei der Streckung des Körpers aus.

Prädilektionsalter: 1. und 2. Lebensjahr. Ein Kopfumfang, der nach dem 18. Monat den Schulterumfang übertrifft, ist pathologisch. Hydrozephali von 60—70 cm Temporalumfang sind beobachtet.

Charakteristisches Mißverhältnis zwischen dem kleinen Gesicht und der riesigen Schädelkapsel. Fontanellen maximal erweitert; breite, klaffende Nähte. Augäpfel nach unten gedrängt, der obere Lidrand läßt die Sklera mehr oder minder unbedeckt.

Bei hochgradigem Hydrozephalus kann der Kopf nicht mehr aus der Horizontalen erhoben werden

Häufig Nystagmus horizontalis, Strabismus, träge oder fehlende Pupillarreflexe. Endzustand meist Neuritis optica und Erblindung.

Tremor der Hände, Spasmen der Beine, Littleartige Kontrakturen, gesteigerte Reflexe. Gelegentlich — aber durchaus nicht obligat — eklamptische Anfälle.

Lumbalpunktion ergibt gesteigerten Druck.

Prognose: Zweifelhaft. Nicht so selten spontane Rückbildung bzw. Stillstand leichterer Grade, vom 2. Jahr ab. Schwerere Grade können ebenfalls in seltenen Fällen stillstehen, doch persistieren dann auch vielfach erhebliche Gehstörungen. Vielfach intellektuelle Störungen: Debilität, Imbezillität, Idiotie.

Bei älteren Kindern mit bereits verknöchertem Kranium stehen Hirndrucksymptome im Vordergrunde: rasende Kopfschmerzen, Schwindel. Erbrechen, zerebellare Ataxie, Tremor, epileptiforme Krämpfe, gesteigerte Reflexe, Schwachsinn. Das Bild des Hydrozephalus älterer Kinder weist sehr viele Besonderheiten auf, die hier nicht geschildert werden können.

So leicht die Diagnose ausgebildeter oder auch leichterer Fälle im Säuglingsalter ist, so schwer die Erkennung der Anfangsstadien.

Bei Lues häufig skaphoide Kopfform. Bei Rachitis caput quadratum, Tubera parietalia et frontalia prominent, Kraniotabes, keine nervösen Ausfallserscheinungen, keine Hirndrucksymptome. Bei kongenitalem Wasserkopf oft anderweitige Mißbildungen.

Bei Meningitis erhöhter Eiweißgehalt des Liquor. Hämorrhagischer Liquor (aber ev. auch klarer) bei Pachymeningitis.

In jedem Fall von Hydrozephalus Wassermannsche Reaktion anstellen!

Therapie: Bei Lues spezifische Behandlung. Aber auch ohne Lues Versuch mit einer regulären Inunktionskur.

Systematische Lumbalpunktionen, frühestens alle 14 Tage wiederholt. Man entleert je nach Lage des Falles 20—50 cm. Die Punktionen können unter Umständen jahrelang fortgeführt werden. Nach jeder Punktion gut sitzender, komprimierender Kopfverband mit Stärkebinden.

Bei geringem Lumbaldruck und raschem Aufhören des Abflusses aus der Punktionsnadel (Blockierung des Abflusses der Ventrikel durch Verlegung des Aquäduktus, der Foramina Magendie. Monroi) Ventrikelpunktion. Ferner ist ein Versuch mit dem Balkenstich durchaus anzuraten.

Lit.: Ibrahim, in Feer, Lehrb. d. Kinderheilk. 1911. S. 414ff. — Ziehen, in Bruns-Cramer-Ziehen, Handb. d. Nervenkrankh. im Kindesalter. Berlin 1912. — Zappert, in Pfaundler-Schloßmann, Handb. d. Kinderheilk. 2. Aufl. Bd. 4. S. 146ff.

9. Spasmophilie (spasmophile Diathese).

Durch bestimmte Merkmale gekennzeichnetes, häufiges Syndrom aus der großen Gruppe der Krampfkrankheiten des Säuglings- und Kindesalters.

Pathognostisches Merkmal: Galvanische Übererregbarkeit (Erbsches Phänomen). Stintzingsche Normalelektrode (3 qcm) auf den Medianus in der Ellbogenbeuge. Jede Kathodenöffnungszuckung unter 5 Milliampère spricht für Spasmophilie.

Weitere Zeichen: Mechanische Übererregbarkeit Beim Beklopfen des Fazialis blitzartige Kontraktion der von ihm versorgten Gesichtsmuskeln (Chvosteksches Zeichen). Ein analoges Phänomen ist die bei Perkussion des Peroneus am Fibulaköpfchen erfolgende Kontraktion (Lust). Bei Säuglingen ist das Fazialisphänomen so gut wie immer pathognomonisch, nach dem ersten Lebensjahr nicht mehr (Stigma neuropathicum).

Durch längerdauernde Kompression des Gefäßnervenbündels in der Bizipitalfurche entsteht das Trousseausche Phänomen (Geburtshelferstellung der Hand). Sehr unzuverlässig! Bei Säuglingen mit Stimmritzenkrampf besser zu unterlassen!

Man unterscheidet manifeste, spasmophile Erscheinungen: Laryngospasmus, Eklampsie, Tetanie

und latente: Erbsches Phänomen, Chvosteksches Phänomen, Trousseausches Phänomen.

Das latente Stadium zu erkennen, ist sehr wichtig, da derart latent spasmophile Säuglinge jederzeit manifest erkranken können, diesem Ereignis jedoch oft durch prophylaktische Maßnahmen vorgebeugt werden kann.

Auf die elektrische Erregbarkeit, das Kardinalsymptom haben viele Faktoren Einfluß.

Ernährungsweise: Brustkinder werden sehr selten spasmophil.

Alter: Neugeborene erkranken nie; im ersten Lebensquartal ist Spasmophilie selten, doch sind Frühgeburten und Debile ganz besonders zu Spasmophilie disponiert. Prädilektionstermin: 6.—18. Monat.

Dysgenität: Neuropathische, degenerative Veranlagung. Frühgeburt, Debilität.

Jahreszeit: Winter und Frühling steigern die Erregbarkeit.

Ferner Infektionen, Ernährungsstörungen.

Ätiologie unbekannt. Zwei Theorien: Epithelkörpercheninsuffizienz, Kalkstoffwechselstörung.

Gewöhnlicher Verlauf: Erst Erbsches Phänomen, dann Chvostek, dann Tetanie. Es darf als Regel gelten, daß die manifeste Spasmophilie sich auf die latente aufpfropft, allerdings kommen auch Ausnahmen vor. So können zuerst Krämpfe auftreten, denen erst nach Monaten galvanische Übererregbarkeit folgt. Immerhin sind solche Beobachtungen außerordentlich selten.

Alle drei Typen treten einzeln oder vereint, oft auch nacheinander bei demselben Kinde auf. Am häufigsten ist die Kombination von Laryngospasmus und Eklampsie.

Fast immer ist auch Rachitis vorhanden. (Dagegen ist das Umgekehrte weit weniger oft der Fall.)

Plötzliche Todesfälle bei ganz banalen Gelegenheiten (hydropathische Umschläge, Racheninspektion, Magenspülung u. dgl.) betreffen wohl immer neuropathisch belastete, spasmophile Säuglinge und Kinder. (Ätiologie nach Ibrahim: Herztetanie.)

Mit großer Thymus zusammengebracht. Druck auf Trachea und große Gefäße. Zur Trachealkompression ist aber ein mächtiger Druck nötig. Ob bei der Sektion eine große oder kleine Thymus gefunden wird, hängt ganz vom Ernährungszustande des Kindes ab. (Die Thymus ist ein exquisit mästbares Oran). Meist ist bei Thymushypertrophie der linke (Herzbeutel) Lappen der Thymus vergrößert, nicht der supratracheale. Andererseits sind Fälle von extremer Kompression der Trachea autoptisch sichergestellt. Auch ist eine Anschwellung der vergrößerten Thymus im Gefolge von Infektionskrankheiten, Erkältungen beobachtet worden.

Laryngospasmus (Glottiskrampf): Sehr ernste Teilerscheinung des manifesten Stadiums der spasmophilen Diathese. Lauttönendes, krähendes Inspirium, besonders bei Erregung des Säuglings. In schweren Fällen wird das Kind blaß, apnoisch und sinkt hintenüber. Es macht vergebliche Anstrengungen zu inspirieren, wird immer beängstigender blau, die Augen quellen hervor, Schaum steht vor dem Munde, kalter Schweiß auf dem Gesicht. Kurze, blitzartige Zuckungen um den Mund herum, mit den Augenlidern, in den Beinen. Die Fäuste sind meist geballt. Dann schwindet das Bewußtsein, und das Kind liegt anscheinend leblos, schlaff da. Plötzlich dringt ein pfeifender, krähender Ton aus dem Mund, der Krampf der Glottis löst sich, Luft strömt ein und nach wenigen Minuten ist der ganze alarmierende Zustand vorüber.

Oft genug jedoch Exitus in schwerem Kollaps, nie an Atemlähmung. Vielfach häufen sich die Anfälle bedrohlich zu Dutzenden. Oft auch Übergang in allgemeine Krämpfe. (Eklampsie.)

Laryngospasmen kommen fast nie jenseits des zweiten Jahres vor. Laryngospasmus ohne begleitende Rachitis ist eine Seltenheit. Eine ebensogroße Seltenheit sind Glottiskrämpfe beim Brustkind.

Therapie: Vermeidung jeder Aufregung, jedes psychischen Insultes, jeder stärkeren Unluststimmung, welche zu Weinen, Schreien führt. Man unterlasse auf Trousseau zu prüfen. Keine plötzlichen erschreckenden — auch im Scherze nicht — Geräusche. Ferner äußerste Vorsicht bei Halsinspektion, kurz allen ärztlichen, das Kind irritierenden Maßnahmen.

Beim Anfall spritze man das Kind mit kaltem Wasser an, drückt den Zungengrund mit dem Finger nieder und mache künstliche Atmung. Ev.

von Anfang an Kampfer subkutan. Als erfolgreich wird auch die subkutane Injektion von 1% Narkophinlösung, soviel Teilstriche wie Jahre, — ev. auch einen Teilstrich mehr — empfohlen. Dazu Chloralhydratklysma (0,5 pro dosi).

Sobald die Atmung wieder spontan einsetzt, haben alle Manipulationen aufzuhören.

Dann Darmentleerung durch Rizinusöl oder hohen Einlauf. Prophylaktisch für die nächsten Tage Bromnatrium, 2—3%, 2—3 mal täglich 10 g.

Aussetzen der Milch für 1—2 Tage und Verabfolgung von Haferschleim mit Zucker und Tee. Dann Wiederaufnahme der Ernährung mit Buttermilch, Malzsuppe. Ist das aus äußeren Gründen nicht möglich, dann kaffeelöffelweiser Zusatz von Milch zum Schleim und vorsichtige Steigerung.

Sicherstes, aber nicht unfehlbares Mittel: Ernährung an der Brust, 2—3 Monate lang.

Gegen Ende des ersten Lebensjahres kann bei laryngospastischen Kindern die Milch erforderlichenfalls mehrere Wochen hindurch ganz ausgeschaltet werden.

Behandlung der Rachitis. Auf jeden Fall von Anfang an Phosphorlebertran.

Leitet man die Ernährung an der Brust ein, so beachte man, daß die Brust leicht fließen muß. Die ungewohnte Anstrengung des Saugens kann erneute laryngospastische Anfälle provozieren.

Exspiratorische Apnoe. Kombiniert sich mit dem Krampf der Glottisverengerer noch ein solcher des Zwerchfells und der gesamten Atmungsmuskulatur, so entsteht die außerordentlich gefährliche exspiratorische Apnoe (nach Thiemich die häufigste Ursache der ungeklärten, plötzlichen „Herztodesfälle").

Eklampsie (Gichter, Fraisen, Zahnkrämpfe u. dgl.): Anfallsweise auftretende, universelle oder partielle, klonisch-tonische Krämpfe mit Bewußtseinsverlust.

Fast immer ist das Gesicht mit beteiligt, oft Koinzidenz mit Stimmritzenkrampf. Die Augen zucken ruckweise und in schneller Folge und werden oft so extrem verdreht, daß nur die Skleren sichtbar sind. Die Zungenmuskulatur beteiligt sich ebenfalls an den Krämpfen. Regelmäßige oder unregelmäßige Stöße erschüttern den ganzen Körper. Die Atmung vollzieht sich ruckweise. Arme und Beine werden, jede Extremität für sich, oder auch gemeinsam tonisch, klonisch, oder kombiniert innerviert. Die Hände sind krampfhaft zu Fäusten geballt. Flatus, Stuhl, Urin gehen ab. Von Anfang an besteht Bewußtlosigkeit. Die Pupillen reagieren nicht auf Lichteinfall.

Als „stille Krämpfe" werden von den Laien kurze Zuckungen im Gesicht, Verdrehen der Augen, Blaßwerden bezeichnet.

Das ganze vollausgebildete Syndrom ähnelt durchaus einem schweren epileptischen Anfall. Unter Umständen gehäufte Anfälle, wie bei Status epilepticus mit oft hyperpyretischen Temperaturen. Trotz des sehr eindrucksvollen äußeren Bildes ist der eklamptische Anfall weit weniger lebensgefährlich als der laryngospastische.

Es kann — seltenerweise — beim singulären Anfall bleiben, meist ziehen sie sich jedoch intermittierend, gehäuft, ganz unberechenbar auftretend, über Wochen hin. Akute Infekte — oft ganz banaler Art — und Ernährungsstörungen pflegen auslösend zu wirken. „Keuchhustenkrämpfe" sind wohl meist spasmophil.

Differentialdiagnose. Gegen Epilepsie: Nachweis spasmophiler Symptome bzw. Fehlen. Ein einmaliger Krampfanfall, besonders im ersten Quartal, ist stets epilepsieverdächtig, besonders bei Brustkindern. Zwischen dem Primärinsult und dem Wiederauftritt epileptischer Krämpfe (Schule, Pubertät) können viele Jahre liegen.

Organische Erkrankungen des Hirns und der Hirnhäute: (Mißbildungen, Blutungen, Porenzephalie, Sklerose, Lues, Hydrozephalus, Meningitis (auch tuberkulöse), Enzephalitis.)

Auch hier entscheidet der Nachweis spasmophiler Symptome bzw. ihr Fehlen und anderweitige zerebral bedingte Erscheinungen (Lumbalpunktion). Der spasmophile eklamptische Anfall geht nie mit wildem Schrei einher. (Fieber findet sich auch beim Status eclampticus.)

Postparoxysmale — auch nur passagere — Paresen oder Paralysen sprechen immer für organische Erkrankungen. Rindensymptome finden sich oft auch bei spasmophilen Krämpfen.

Seltene Ursachen von Krämpfen:

Ileus. Intussuszeption, Zirkulations- und Atmungsstörungen (Vitium cordis congen.).

Urämie: Ödeme, Coma, Urinuntersuchung.

Diabetes: Urinuntersuchung. Komatöser Zustand.

Gifte: Anamnese und genaue körperliche Untersuchung.

Meist bei Knaben, zur Pubertätszeit, werden sogenannte intermediäre Krampfanfälle mit Bewußtseinsverlust beobachtet. Neuropathie ist nicht immer festzustellen, dagegen lordotischer Habitus. Es handelt sich um Individuen mit großer Labilität der Vasomotoren. Mit Hysterie und Epilepsie haben diese funktionellen Krämpfe, welche alle paar Wochen oder Monate auftreten, nichts zu tun. Mit Vorliebe treten sie bei längerem Stehen oder beim Verlassen der Horizontallage auf.

Prognose anscheinend gut, wenn Epilepsie ausgeschlossen ist.

Therapie bisher ohne Erfolg.

Die schweren sog. terminalen Krämpfe, die bei akut und chronisch ernährungsgestörten Säuglingen sub finem auftreten, können differentialdiagnostische Schwierigkeiten kaum machen.

Jede akute Infektion kann schließlich durch Krämpfe eingeleitet werden. Besonders leicht werden spasmophile Säuglinge und Kleinkinder derart reagieren. (Eklamptischer Anfall als Äquivalent des initialen Schüttelfrostes?)

Auch die Gelegenheitskrämpfe älterer Kinder bei akuten Magen-Darmerkrankungen, bei Fremdkörpern (Askariden), schwerer Obstipation (Autointoxikation), bei Appendizitis u. dgl., sind wahrscheinlich auch spasmophiler Natur. Neuropathisch belastet sind derartige Kinder wohl immer.

Es ist also festzuhalten: Krämpfe während des ersten Quartals sind selten spasmophil.

Krämpfe vom ersten Quartal bis zum Ende des zweiten Jahres sind überwiegend spasmophil.

Krämpfe älterer Kinder sind vielfach auch funktioneller Art und im übrigen der Differentialdiagnose viel leichter zugänglich als im Säuglingsalter.

Nachteilige Folgen echt spasmophiler Krämpfe für die spätere geistige Entwicklung des Kindes sind keine Seltenheit. Nur $^1/_3$ spasmophiler Säuglinge entwickelt sich intellektuell und psychisch normal. Daß die Säuglingsspasmophilie dagegen eine Prädisposition zu epileptischer Erkrankung hinterläßt, ist nicht bewiesen.

Therapie akuter, eklamptischer Anfälle. Die Angehörigen eklamptischer Säuglinge verlangen in erster Linie Beseitigung der Krämpfe. Die Ausmittelung der Diagnose kommt für sie erst in zweiter Linie.

Hoher Einlauf, dann Chloralhydratklysma und zwar 0,5 selbst bei jüngsten Säuglingen, ev. wiederholt.

Bei Status eclampticus habe ich von Lumbalpunktionen nichts in die Augen fallendes gesehen, wohl aber von Venaesektio (ca. 50 ccm Blut) und nachfolgender Kochsalzinfusion (200 ccm subkutan, ev. 2 mal täglich) oder wiederholten hohen rektalen Eingießungen.

Ferner kommt in Frage: Subkutane Injektion von Luminalnatrium (0,05—0,1) oder Magnesiumsulfat (s. Tetanie). Nach Beseitigung der akuten Gefahr würde eine Herabsetzung der Krampfbereitschaft durch Bromnatrium 3%, 3 mal täglich 10 g oder Ca. chlor. (s. Tetanie) rätlich erscheinen.

Bei gehäuften Anfällen sind auch protrahierte laue Bäder nützlich. Bei hohem Fieber kühle Kopfwickel und Pyramidon (0,1—0,2).

Sind die alarmierenden Symptome behoben, so ist die Differentialdiagnose zu stellen und danach weiter zu behandeln.

Bei spasmophiler Eklampsie wird also die Milch für einige Zeit auszusetzen, mindestens minimal zu dosieren sein (s. Laryngospasmus). Erlaubt es der Zustand des eklamptischen Säuglings, so evakuiere man sofort den Darm auch stomachal durch Rizinusöl.

Bei den sog. terminalen Krämpfen ist die Therapie fast immer machtlos. Chloralhydrat, Nahrungskarenz, sind ganz zwecklos.

Lit.: Siehe Tetanie.

10. Spasmus nutans et rotatorius.

Vorwiegend bei Rachitikern und zwar nur schwächlichen Individuen auftretende, rollende, wackelnde Kopfbewegungen. Die Kinder wetzen, in Bett liegend, unablässig den Kopf auf dem Kissen, wodurch die Haare vollständig weggescheuert werden. Werden Gegenstände fixiert, so fällt ein — übrigens oft auch sonst vorhandener — Nystagmus auf. Die Rollbewegungen sind häufiger als die nickenden und nicht intendiert, wie die bohrenden, scheuernden, beabsichtigten Bewegungen bei Rachitikern mit Hyperhidrosis, Ekzem, Furunkulose.

Ein Zusammenhang mit mangelhaften Belichtungsverhältnissen (dunkle Zimmer, besonders im Winter) ist einwandsfrei nachgewiesen.

Therapie: Lichtes, luftiges Zimmer, antirachitische Behandlung.

Differentialdiagnostisch kommen in Betracht: Stereotypien bei idiotischen Kindern, durch Hornhauttrübung bedingter Nystagmus.

11. Spina bifida (Rachischisis).

Spaltbildung im Wirbelsäulenkanal mit Vorwölbung der Rückenmarkshäute bzw. des Rückenmarkes.

Ein kirsch-, ei-, apfel- bis kindskopfgroßer Tumor sitzt der Wirbelsäule in der Sakral-, Lumbal- oder Nackengegend prall auf.

Diagnose: Der Wirbel ist gespalten, so daß man 2 Dornfortsätze palpiert. Lipome, Teratome, kalte Abszesse können (sehr selten) diagnostische Schwierigkeiten machen, die durch Punktion geklärt werden.

Man unterscheidet: Meningocele: Hernie der Meningen.

Meningocele spuria traumatica. Ausschließlich bei Kindern. Durch ein Trauma (Schädelbruch) wird die Dura eingerissen, und es erfolgt eine Ansammlung von Liquor unter der Haut. Der pralle Tumor läßt sich durch Druck verkleinern und enthält für gewöhnlich nur Liquor, kein Hirn, keine Hirnhäute. (Über Operation siehe Lehrbücher der Chirurgie.)

Meningomyelocele: Beteiligung des Rückenmarkes. Drei deutlich erkennbare „Zonen“. Zentral die rötliche Zona medullo-vasculosa des Rückenmarks, dann die graue, glänzende, sehr dünne Zona epithelo-serosa der Pia und endlich die von Epidermis bedeckte Zona dermatica, die je nach der Größe der Myelomeningocele mehr oder minder weit den Bruch überkleidet.

Enzephalocele und Hydromeningocele (Hernien des Schädelinhalts durch Spaltbildung im knöchernen Schädel). Meist an der Nasenwurzel oder im Nacken, sackförmig, elastisch, fluktuierend, unter Umständen pulsierend und beim Schreien anschwellend. Bei Reposition gelegentlich Zuckungen, Tremor und dergleichen. Tastbare Knochenlücke.

Spina bif. anterior: Spaltbildung der Wirbelkörper nach vorne zu. Sehr selten. Je nach dem Grade und Sitz der Geschwulst: Paresen, schlaffe seltener spastische Lähmungen, Incontinentia alvi et urinae.

Oft Kombination mit anderen Mißbildungen (Klumpfüße, Wasserkopf).

Therapie: Chirurgisch, wenn keine schweren Ausfallssymptome bestehen, wie z. B. bei reinen Meningocelen. Nicht selten schließt sich an die operative Verschließung der Wirbelspalte ein akuter Hydrocephalus internus an.

Häufig tritt in den ersten Lebenswochen durch Bersten der Zona vascularis und aufsteigende Infektion (Pyocephalus internus, Meningitis) der Tod ein. Der Tumor ist daher gleich nach der Geburt sorgfältig mit steriler oder antiseptischer Mullgaze zu umhüllen.

Bei hochsitzender Spina bifida und ausgebreiteten Lähmungen ist eine Operation zwecklos.

Lit.: Zappert, in Pfaundler-Schloßmann, Handb. d. Kinderheilk. 2. Aufl. Bd. 4 S. 135.

Spina bifida occulta: Fast immer in der Lumbalgegend. Dort gelegentlich abnorme Behaarung, trichterartige kleine Einstülpung der Haut in der Steißbeingegend. In einigen Fällen lipomatöse Vorwölbung der Haut. Häufig anderweitige Mißbildungen: Klumpfuß, Schwimmhautbildungen.

Diagnose: Tastbare Knochenlücke oder Röntgenbild. Nach Fuchs können auch Kreuzbeinmißbildungen und Anomalien der Cauda equina vorliegen. Die Aufmerksamkeit wird auf eine okkulte Spina bifida gelenkt, wenn im späteren Kindesalter oder noch später wegen Enuresis ärztlicher Rat geholt wird. Andererseits ist betont worden, daß in sehr vielen derartigen Fällen keine Spina bifida gefunden wird.

Überwiegend treten die Symptome: Plattfußschmerzen, leichte symmetrische Parese an den Beinen, Mal perforant usw. erst nach der Pubertät auf.

12. Wegbleiben (respiratorische Affektkrämpfe).

Bei Säuglingen und Kleinkindern vorkommende, stets durch psychische Traumen bedingte apnoische Anfälle. Mitten im Schreien bleibt plötzlich der Atem weg, das Kind blickt hilfesuchend umher, wird stärker und stärker zyanotisch, fuchtelt mit den Armen in der Luft umher und wird, kommt die Atmung nicht alsbald wieder in Gang, ohnmächtig. Unter Umständen Zuckungen des Körpers und der Gesichtsmuskulatur. Dann löst sich die Inspirationssperre, und das Kind liegt einige Minuten schlaff da.

Es handelt sich um einen inspiratorischen Krampf der Atmungsmuskulatur. Andere Autoren lassen auch exspiratorische Apnoe gelten.

So kann z. B. ein Säugling, dem man den Schnuller aus dem Munde nimmt, dadurch so in Wut geraten, daß er „wegbleibt". Bewußtseinsverlust ist nicht obligat. Kein Konnex mit der Spasmophilie, sondern das Leiden ist ein rein neuropathisches Frühsymptom. Meist besteht homologe Belastung.

Diagnose: Gegen Epilepsie spricht die ausschließliche Abhängigkeit von Gemütserregungen. Die Lichtreaktion der Pupille ist im Anfall erhalten. Gegen Spasmophilie die normalen elektrischen Werte.

Prognose: wohl immer gut. Wichtig ist die Prophylaxe: Dem Kind soll nicht sklavisch jeder Wunsch erfüllt werden, sonst provoziert es (pathologischer Bedingungsreflex) durch Schreien die Anfälle und ertrotzt sich seinen Willen. Sobald es den Atem anhalten will, hat man energisch einzugreifen (Drohung, leichter Klapps, Ablenkung der Aufmerksamkeit).

Beim vollausgebildeten Anfall ist das schnellste Heilmittel nach Biedert ein Glas kaltes Wasser ins Gesicht. Ferner unter Umständen Bromkur, Milieuwechsel.

Lit.: Ibrahim, in Feer, Lehrb. d. Kinderheilk. Jena 1911. S. 484.

13. Zähneknirschen.

Im Verein mit anderen Stereotypien oft bei Idiotie, Mikrozephalie, Tumor cerebri, ferner bei Meningitis (hier besonders mit Flockenlesen, Lippenzupfen). Ferner gelegentlich als harmlose Erscheinung bei schlafenden Kindern; die ihm zugeschriebene diagnostische Bedeutung als Frühsymptom einer Meningitis oder eines zerebralen Reizzustandes (Meningismus) besitzt es nicht; es findet sich aber anhaltend nur bei neuropathischen Kindern. Lokale Therapie ist meist nicht notwendig und kann nötigenfalls nur in mechanischer Verhinderung festen Kieferschlusses im Schlaf bestehen.

Nierenleiden.

1. Albuminurie.

Häufiges, aber weder pathognomonisches noch obligates Symptom der Nephritis. Von den Albuminurien, die nicht als Zeichen einer Nephritis gelten können, ist zunächst die der Neugeborenen zu erwähnen. Sie besteht bei einem sehr großen Prozentsatze aller Neugeborenen während der ersten 8 Tage — am häufigsten am 4. Tage — und wird von vielen Autoren als eine physiologische Erscheinung angesprochen. Vielleicht bestehen Beziehungen zum Harnsäureinfarkt. Der Harn des Kindes ist unmittelbar nach der Geburt eiweißfrei. Nach Heller ist ein Zusammenhang mit Ernährungsstörungen abzulehnen. Im übrigen ist die physiologische Albuminurie der Neugeborenen eine rein theoretische. Sie bedarf keiner Behandlung.

Durch die Ausscheidung des „Essigsäurekörpers" charakterisiert ist die zyklische oder orthotische Albuminurie. Der Zyklus der Eiweißausscheidung ist dabei gesetzmäßig so, daß die erste Harnportion nach der Nachtruhe oder nach jeder längeren horizontalen Lage eiweißfrei ist, während einige Zeit nach Eintritt aufrechter Körperhaltung Eiweiß im Harn erscheint. Neben dem „Essigsäurekörper" gelangt häufig Serumalbumin in mehr oder weniger großer Menge zur Ausscheidung. In den reinen Formen, bei denen es sich mit Sicherheit nicht um die Ausgangsstadien akuter oder subakuter Nephritiden handelt, fehlen morphologische Bestandteile, vor allem Zellzylinder. Jedenfalls muß der Befund von anderen Formbestandteilen im Sediment als höchstens vereinzelter hyaliner Zylinder oder roter Blutkörperchen Anlaß sein, sorgfältig nach anderweitigen Zeichen einer Nephritis oder einer Niereninsuffizienz zu fahnden. Nicht alle im Laufe des Tages entleerten Harnportionen pflegen eiweißhaltig zu sein, besonders nach der Hauptmahlzeit tritt häufig zeitweiliges Verschwinden ein. Die Erkrankung betrifft überwiegend das weibliche Geschlecht etwa vom 4.—5. Lebensjahre an bis zur Pubertät und oft darüber hinaus. Ein Teil der erkrankten Kinder ist zart, blaß, vasomotorisch labil und entweder mit allen möglichen nervösen Erscheinungen behaftet oder mit einer gewissen Disposition zu Erkrankungen der Luftwege, so daß die französischen Pädiater die orthotische Albuminurie direkt als eine prätuberkulöse Erscheinung bezeichnet haben. Andererseits sieht man aber auch eine erhebliche Zahl sonst völlig gesunder, kräftig entwickelter Individuen, bei welchen außer der Albuminurie nichts auffällt, als eine in vielen Fällen stärker als gewöhnlich ausgesprochene Lordose der Lendenwirbelsäule. Jehle hat in den letzten Jahren gezeigt, daß bei diesen Individuen der Ausgleich der Lordose, z. B. durch Sitzen oder durch Hochstellen eines Beines, ausreicht, die Albuminurie innerhalb 15—20 Minuten zum Verschwinden zu bringen. Bruck wies nach, daß es andererseits bei einer Reihe nicht albuminurischer Kinder gelingt, durch künstliche Herstellung einer lordotischen Haltung die Ausscheidung von Eiweiß zu provozieren. Die Prognose des Leidens ist, abgesehen von der Jahre und oft Jahrzehnte fortbestehenden Eiweißausscheidung, durchaus gut.

Eine **Therapie** des Leidens gibt es nicht; vor allen Dingen ist es direkt falsch, die Patienten als Nephritiker zu behandeln und durch Bettruhe oder Beschränkung der Kost u. dgl. zwecklos zu quälen und sie samt den Eltern zu Hypochondern zu machen. Gegen eine maßvolle sportliche Betätigung ist nichts einzuwenden. Mehrfach wird angegeben, daß kalte Seebäder bei Orthotikern Kopfschmerzen, Ohnmachtsanwandlungen auslösen. Wegen der Behandlung etwaiger begleitender Störungen (Blässe, Appetitlosigkeit, Kopfschmerzen, Herzklopfen, Seitenstechen etc.) siehe „Neuropathie älterer Kinder".

Lit.: Bruck, Über Albuminuria provocativa orthostatica. Münch. med. Wochenschr. 1908. S. 2271. — Czerny, Über zyklische Albuminurie. Reichsmed.-Anz. 1913. — Jehle, Die lordot. Albuminurie. Deuticke. Wien 1909. — Langstein, Jahreskurse für ärztl. Fortbildung. 1913. Juniheft. Dortselbst neuere Literatur.

2. Nephritis acuta.

Die Einteilung der Nierenentzündungen in akute und chronische entspringt praktischen Bedürfnissen. Beide Formen sind nicht streng zu scheiden und außerdem weder ätiologisch noch pathologisch-anatomisch einheitlich.

Im Anschluß an Infektionskrankheiten wie Influenza, Angina, Parotitis, Diphtherie, Scharlach. Oft selbständig nach Erkältungen (?). Ferner selten nach Pyelitis, Quecksilbervergiftung, Impetigo u. dgl. Von Wichtigkeit ist ferner kongenitale Veranlagung. Eine Schädigung der Niere durch bestimmte Ernährungsformen ist nicht erwiesen. Das Allgemeinbefinden ist gelegentlich wenig gestört; in den meisten Fällen bestehen Kopf, weh, Abgeschlagenheit, Anorexie, Erbrechen, Fieber unregelmäßiger Art, Blässe. Die Urinmenge nimmt ab, rote Blutkörperchen, vereinzelt oder in Massen, Zellelemente der Nieren (granulierte Zylinder, hyaline Zylinder, Blutkörperchenzylinder, Schleifen u. dgl. m., s. im übrigen unter Innere Medizin) und mehr und minder starke Albuminurie treten auf.

In 1, 2, 3 Wochen klingen in leichteren Fällen alle Erscheinungen wieder ab. Oft tritt zuerst Ödem auf, manifest oder latent als plötzlicher Gewichtsanstieg, dann erst nach einigen Tagen Albuminurie. Bei Brustkindern sind Ödeme sehr selten.

In schweren Fällen mit wesentlich stärkeren Allgemeinsymptomen sinkt die Harnsekretion oft auf 300, 200 ccm ab, und Ödeme treten auf. Gelingt es nicht, die Harnflut wieder in Gang zu bringen, dann kommt es zur Urämie (s. auch Innere Medizin).

Salge macht mit Recht darauf aufmerksam, daß zwar die Beobachtung der Harnmenge an und für sich wertvoller ist als die der morphologischen Elemente, daß jedoch auch bei leidlicher Harnsekretion plötzlich Coma uraemicum (durch heftige Kopfschmerzen und irregulären, verlangsamten Puls eingeleitet) auftreten kann.

Der Ausgang ist selten letal, meist findet Heilung statt, oder aber Übergang in Chronizität. Die Säuglingsniere ist besonders empfindlich und reagiert leicht auf alle möglichen Veranlassungen mit Albuminurie. Ein

Übergang von Säuglingsnephritis in chronische Nephritis ist jedoch sehr selten. Bei Sepsis neonatorum findet sich immer Nephritis, bei Sepsis größerer Kinder dagegen seltener.

Therapie: Bettruhe. Wildunger, Fachinger Wasser. Salzarme Kost. Bei abnehmender Urinmenge ($^1/_2$ l) Diuretika, Trinkenlassen von 5% Traubenzucker- oder Milchzuckerlösungen, von Zitronenlimonade, 2 Liter und mehr pro Tag. Man kann auch 5,4% Traubenzuckerlösung in Mengen von 2—3 Litern als Tropfklistier verabfolgen. Schweißtreibende Packungen nach heißem Vollbad.

Der ganze Körper wird in ein großes, nasses (lauwarm) Laken eingehüllt, aus dem nur der Kopf herausschaut. Darüber dicke wollene Decke.

Wird vor dem Schwitzwickel ein heißes Bad verabfolgt, dann brauchen die Kinder nicht abgetrocknet zu werden, sondern kommen direkt aus dem Bad in den Wickel, der trocken oder mit stark ausgerungenem Tuche angewendet wird. Zugleich mit der Einwicklung sind genügende Mengen von heißem Tee oder Milch zu geben. In dem Wickel verbleibt das Kind bis genügender Schweißausbruch erzielt ist.

Voraussetzung bei dieser Maßnahme ist fieberfreier Zustand. Bei mit Fieber einhergehenden Fällen empfiehlt Baginsky die kalte Schwitzpackung. Das Kind wird von Kopf bis zu den Füßen in ein kaltes (22° C.) nasses Laken eingeschlagen und darüber eine wollene Decke gewickelt. Über 1—2 Stunden soll man diese kalte Schwitzpackung nicht ausdehnen.

Bei Erfolglosigkeit dieser Maßnahmen Breiumschläge auf die Nierengegend, hohe warme Darmeinläufe mit 5% Traubenzuckerlösung, oder am wirksamsten: Aderlaß. Dieser ist auch bei bereits ausgebrochener Urämie unbedingt indiziert. Man läßt 100—200 ccm Blut abfließen (in der Regel $^1/_{1,}$ der Blutmenge des Kindes).

Wiegt dieses z. B. 20 Kilo, so hat es 20/13 = 1,5 l Blut, man würde also beim Aderlaß ca. 150 g Blut entfernen.

Nach dem Aderlaß Kochsalzinfusion (mindestens die gleiche Menge, besser jedoch etwas mehr) oder hohe, warme Traubenzuckereinläufe (mindestens 1 l) mit ein Paar Tropfen Opiumtinktur.

Bei Komplikationen von seiten des Herzens Digitalis z. B.

Fol. Digit. titrat. 0,05 oder
Digipurat. 1 Tabl., oder
Digalen 0,3—0,5
1—3 mal täglich.

Ferner Tinct. Strophanti, 3 mal 1 Tropfen (2. und 3. Jahr), 2 Tropfen (4—5 Jahr), 3 Tropfen (6—8 Jahr), 5 Tropfen, spätere Jahre.

Rp. Tinct. Strophanti 2,0
Extr. fluid. Colae 8,0
3 mal tägl. 2 Tropfen (2. Jahr) usf.

Ferner Dionin 0,005
Dig. fol. titr. 0,05
Diuretin 0,25—0,5

3 mal täglich 1 Pulver. Ev. nur 1 Pulver täglich wochenlang.

Bei Asthma urämic: Dionin 0,01.

Bei Erbrechen: Versuch mit trockener Ernährung.

Man erlebt nicht selten, daß nach einer glücklich überwundenen Urämie die Nephritis rapide heilt. (Auch Erysipele haben den gleichen Effekt.)

Die alte französische Regel „le lait ou la mort" gilt heute nicht mehr. Werden doch z. B. bei ausschließlicher Milchdiät die höchsten Werte für das Harneiweiß gefunden. Vergleichende Untersuchungen haben gezeigt, daß von Anbeginn an mit und ohne Fleisch ernährte scharlachkranke Kinder in gleichem Prozentsatz an Nephritis erkranken. Andererseits ist zweifelsfrei der Ausgang der Nephritis bei beiden Kostformen der gleiche.

Zudem ist die Milch — in großen Mengen genossen — nicht so salzarm, wie vielfach angenommen wird. Man schränke daher den Milchkonsum auf höchstens $^1/_2$ l pro Tag ein.

Die Diät soll so beschaffen sein, daß sie Überernährung vermeidet, weil dieselbe dem Kreislaufsystem eine größere Arbeit zumutet, als rätlich erscheint. Auch Obstipation und stärkere Darmfäulnis müssen vermieden werden.

Fleisch im akuten Stadium vom Diätzettel zu streichen, ist vielfach noch üblich aber durch keinerlei Beweis der Schädlichkeit des animalischen Eiweißes für die akute Nephritis erhärtet. Fällt es doch keinem Arzt ein, bei Übergang der akuten Nephritis in die chronische seine Patienten ad infinitum weiter fleischlos zu ernähren. Trotz blandester Diät lassen sich ferner beim Scharlach die Nephritiden nicht verhüten und gehen genau so oft in Chronizität aus wie bei skrupellos ernährten Kindern. Nur die Ödeme können wir durch die Dosierung des Salzgehaltes der Nahrungsmittel beeinflussen. Es ist bezeichnend, daß man gerade bei ganz auf Milchdiät gesetzten Kindern oft kolossale Ödeme sehen kann. Nach neueren Forschungen ist eine völlige Salzentziehung nicht nötig. Man kann wie Noeggerath und Zondeck bei Ödemen bis zu 5 g Kochsalz und mehr mit der Nahrung zuführen, wenn man die Eiweißmenge gleichzeitig beschränkt. Exakte Zahlen für die Dosierung von NaCl und Eiweiß lassen sich nicht geben; das optimale wechselseitige Verhältnis muß jeweils empirisch gefunden werden. Die Kochsalzausfuhr sinkt bei steigender Eiweißzufuhr, und Ödeme lassen sich nicht bloß durch Kochsalzbeschränkung, sondern auch durch Eiweißreduktion beseitigen. Übernimmt man die Behandlung einer mit Ödemen vergesellschafteten Nephritis, so sei man mit der Durchführung der salzarmen Kost vorsichtig. Eine zu schnelle Ableitung der Ödeme bringt die Gefahr der Urämie mit sich. Deshalb soll die kochsalzarme Kost auch nie so weit getrieben werden, daß Chlorhunger auftritt. Verweigern sensible Kinder die schwachgesalzene, fadschmeckende Kost, so kann man sich durch Süßen der Nahrung behelfen. (Über salzarme Kost s. Bd. 1 (Therap. Fortbild. 1914, Hürter, S. 387).

Gewissen Vegetabilien wird Reizwirkung auf die Nieren zugesprochen: Knoblauch, Radieschen, Rettich, Dill, Petersilie. Dagegen sind unschädlich: Sauerampfer, Spinat, Tomate. Empfohlen wird reichlicher Genuß von Spargel.

Besonders für den Dauergebrauch geeignet sind Reis, Kartoffeln, Mehlspeisen, Weißkäse. Auch Eier sind durchaus unschädlich, nur sollen sie nicht im Übermaße verwendet werden (Darmfäulnis).

Diuretika sind im akuten Stadium kontraindiziert und sollen erst gegeben werden, wenn die Harnmenge auffallend absinkt oder Ödeme auftreten.

Diuretin:	2mal tägl.	0,25	(2—3 Jahr)
	3 „ „	0,25	(4—6 Jahr)
	2 „ „	0,5	(7—10 Jahr)
	3 „ „	0,5	(vom 10. Jahr ab).
Theozin:	3mal tägl.	0,1	(3.—5. Jahr)
	3 „ „	0,15	(6.—9. Jahr)
	3 „ „	0,2	(vom 10. Jahr ab)

immer nur einen Tag um den andern.

Baginsky empfiehlt bei nephritischem Hydrops schweißtreibende Prozeduren. Wo heiße Bäder und Packungen nicht angezeigt sind — bei hohem Fieber und Herzschwäche — bewährt sich die kalte Schwitzpackung. Die Kinder werden von Kopf bis zu den Füßen in kalte nasse Laken eingeschlagen, in warme Decken eingehüllt und unter Zuhilfenahme von Wärmflaschen, Thermophoren u. dgl. $1^1/_2$—2 Stunden lang zum Schwitzen gebracht.

3. Chronische Nephritis.

Chronische Nierenerkrankungen sind in den ersten Lebensjahren Raritäten, vom 6. Jahr ab bis zur Pubertät nimmt dann die Häufigkeit (relativ) zu. Das Schulalter stellt jedenfalls das Hauptkontingent. Die besonderen Verhältnisse des Kindesalters bringen es mit sich, daß der Vorgang einer akuten Nephritis in Chronizität keine Seltenheit ist, und daß, wenn dieselbe eintritt, gewisse Besonderheiten im Verlauf unverkennbar sind. Heubner unterscheidet klinisch eine Reihe von Typen.

Zunächst leichtere Formen.

Die eine kommt so gut wie nie diesseits des Spielalters vor. Ätiologisch sind Streptokokkenanginen und vor allen Dingen Scharlach bedeutungsvoll. Anatomisch handelt es sich um geringfügige vaskuläre und interstitielle Prozesse.

Diese Form wurde von Heubner **Pädonephritis** benannt. Sie kommt selten im Krankenhaus zur Beobachtung, weil die Kinder nicht ernstlich krank sind. Ihre Beschwerden liegen meist in der Richtung, der wir bei Neuropathen begegnen. Die Kinder sind blaß (nicht anämisch), appetitlos, ermüden leicht, bekommen leicht Kopfweh, klagen auch über Leibweh u. dgl. Ihr Gesamthabitus ist meist recht dürftig.

Die Urinuntersuchung deckt dann überraschenderweise eine chronische Nephrose auf. Die Urinmenge ist normal. Die Albuminurie nicht hochgradig (1—2$^0/_{00}$) ja, gelegentlich fällt eine Probe negativ aus. Im Sediment hyaline und Zellzylinder. Bei Gelegenheit von Infekten (Grippe, Angina) wird leicht hämorrhagischer Urin entleert. Der Typus der Eiweißausscheidung kann ein orthotischer, d. h. an die aufrechte Haltung geknüpft sein. Vor der Verwechslung mit der zyklischen Albuminurie schützt jedoch der ständige Befund von Formelementen.

Ödeme fehlen immer. Die Prognose ist vorsichtig zu stellen, obwohl Heilungen beobachtet werden. Die Chronizität der Pädonephritis ist erstaunlich. Heubner stellte unter anderem eine Dauer bis zum 21. Jahre fest, ohne daß der Organismus sich irgendwie geschädigt erwies. Auch Fälle, welche bereits erhöhten Blutdruck haben, können noch ausheilen. Eine ganz optimistische Beurteilung ist jedoch nicht anzuraten. In einem zur Sektion gekommenen Falle wurden zahlreiche, kleinzellige Infiltrationsherde und Epithelverfettung gefunden.

Die Pädonephritis ist die häufigste Form der Kindernephrose. Manche Neuropathie oder Schulanämie mag, wie Langstein bemerkt, in Wirklichkeit eine Pädonephritis sein.

Besonders auffallend ist die ätiologische Bedeutung des Scharlachs.

Dieser Form verwandt, aber wesentlich seltener ist **eine Nephrose von intermittierender Albuminurie.**

Gegenüber diesen relativ leichten Typen stehen andere Formen von schwerer hämorrhagischer und prognostisch infauster Nephrose.

Die chronische, hämorrhagische Nephrose der Kinder unterscheidet sich weitgehend von der des Erwachsenen. Sie ist stets mit oft sehr hochgradigen Ödemen (auch Hydrops der Körperhöhlen) verbunden. Der Urin ist stark eiweißhaltig und ständig, jahrelang, hämorrhagisch beschaffen. Die Harnmenge ist meist vermindert. Das Sediment zeigt viele Erythrozyten, auch Leukozyten, Fettkörnchenzellen, Zylinder aller Art. Anatomisch liegt eine Vereinigung tubulöser und vaskulöser Prozesse vor. Die Niere nähert sich dem Bild der großen bunten Niere, jedoch mit keilförmigen Schrumpfungen der Glomeruli und Bindegewebsneubildung.

Die subjektiven Symptome sind gering und treten nur bei erhöhten Ansprüchen an Geist und Körper hervor. (Mattigkeit, Anorexie, Kopfschmerzen.)

Heubner beobachtete bei einem Drittel seiner Kranken Zeichen des Lymphatismus. Die Bedeutung spezifischer Infektionen trat zurück.

Bei Urämie finden sich gelegentlich prämonitorische Diarrhöen und die übrigen charakteristischen Symptome. Herzkomplikationen können lange Zeit ausbleiben.

Die letzte Gruppe endlich ähnelt der vorhergehenden. Sie geht stets mit Hydrops einher — aber ohne Blutharnen. Die Ödeme sind sehr hartnäckig. Die Urinmenge ist spärlich, extrem eiweißreich. Bis auf die spärlichen oder fehlenden roten Blutkörperchen ist das mikroskopische Bild das gleiche, wie bei der hämorrhagischen Nephrose. Bei der Sektion findet man eine große, weiße Niere. Der Blutdruck kann sehr hoch sein, in weniger intensiven Fällen wird er normal befunden. Die Bedeutung der lymphatischen Konstitution tritt sehr zurück; Infekte scheinen ebenfalls keine große Rolle zu spielen.

Die Prognose ist auch hier ganz ungünstig. Der Tod kann nach einigen Monaten eintreten, es kommen jedoch auch sehr lang andauernde trügerische Remissionen vor.

Die reine Schrumpfniere spielt in der chronischen Nephrose des Kindesalters keine Rolle. Sie ist extrem selten.

Häufiger scheint dagegen eine im Anschluß an Pyelozystitis sich entwickelnde chronische Nephrose zu sein und vorzugsweise Mädchen zu befallen. Goeppert sah einmal vier Jahre lang Albuminurie (ohne Formelemente). Nach Heubner dauert die Erkrankung jedoch nur Monate. Sie äußert sich in universellem Hydrops, Blässe, Fieber, Pyurie, Zylindurie (auch rote Blutkörperchen).

Ätiologisch spielt der Bac. coli eine Rolle. Die Nieren erweisen sich bei der Palpation als vergrößert.

Nach Beseitigung der hydropischen Erscheinungen kann nach 1 bis 2 Wochen Aufstehen erlaubt werden.

Therapie der Pädonephritis: Eine besondere Diät ist nicht erforderlich. Überhaupt ist es das Beste, die Kinder so wenig wie möglich mit ärztlichen Maßnahmen zu behelligen. Es liegt kein Grund vor, das Kind vom Schulunterricht fernzuhalten und ihm die Jugendzeit durch stetige ärztliche Bevormundung zu verderben. Gänzlich verfehlt wäre Bettruhe, oder überhaupt die Vorschrift, viel zu ruhen.

Natürlich wird man darauf hinarbeiten, das Kind den Einflüssen ungünstiger klimatischer Verhältnisse zu entziehen und es, ohne in das Extrem der Verzärtelung zu verfallen doch vor jähen Abkühlungen etc. zu schützen suchen, es von gewissen Sportbetätigungen (Radfahren, sportmäßiges Rudern u. dgl.) zurückhalten. Abhärtende Prozeduren soll man unterlassen. Heubner empfiehlt als einzige medikamentöse Maßnahme eine milde Karlsbaderkur, d. h. 2—300 ccm Wasser pro Tag, am besten an Ort und Stelle. Wildungen kommt weniger in Betracht. Natürlich sind extrem gewürzte und gesalzene Speisen und Alkohol zu meiden. Schließlich ist auch die Psyche des Kindes zu berücksichtigen und hier vor allen Dingen den Eltern, welche meist den Kindern das Krankheitsbewußtsein erst von Grund aus einimpfen, Reserve aufzuerlegen. Da die Pädonephritis in der Regel ausheilt, liegt kein Grund vor, die ohnehin vorhandene Sensibilität der betreffenden Kinder durch ständiges Lamentieren zu steigern. Für viele Kinder wäre es besser gewesen, die Albuminurie wäre nie entdeckt worden.

Therapie der hämorrhagischen Nephrose: Bettruhe. Milchdiät (Heubner), auf die man sich aber, besonders wenn der Appetit leidet, nicht versteifen soll. Es geht auch mit einer gewürz- und salzbeschränkten Kost nicht schlechter. Statt Milch reiche man Buttermilch, Kefir u. dgl.

Ödeme sind durch salzarme und milcharme (höchstens $^1/_2$ l pro Tag) Kost zu bekämpfen. Versagt das chlorarme Regime, was gelegentlich vorkommt, dann Diuretika.

Diuretin 2 mal tägl. 0,25 (2.—3. Jahr), 3 mal (4.—6. Jahr), 2 mal 0,5 (7.—10. Jahr), 3 mal (spätere Jahre). Ferner Agurin: 0,2—0,5 4—5 mal pro Tag, je nach dem Alter.

Theozin 3 mal täglich 0,1—0,15—0,2 stets auf vollen Magen oder als Klysma.

Von der Anwendung der Diaphorese rät Heubner ab.

Bei Urämie Aderlaß.

Ein Klimawechsel ist bei begüterten Patienten durchaus anzuraten. Wüstenklima gilt als ultimum refugium. Ich habe eine aufgegebene Nephrose geheilt von dort zurückkommen sehen. Auch die Vermeidung der in den Städten überreichlich vorhandenen Gelegenheit zu banalen Infektionen, ist wichtig.

Sind die Tonsillen vergrößert, und bestehen rezidivierende Anginen oder Rheumatoide, so empfiehlt sich eine genaue Untersuchung auf latente Infektionsherde innerhalb der Gaumenmandeln.

Die Bedeutung der familiären Disposition (Nephritisfamilien) ist noch wenig erforscht.

Lit.: Czerny-Keller, Des Kindes Ernährung usf. Bd. 2. S. 345 ff. — Heubner, Über chronische Nephrose im Kindesalter. Verhandl. d. Gesellsch. f. Kinderheilk. Wiesbaden 1913. S. 1. — Langstein, Jahreskurse f. ärztl. Fortb. 1913. Juniheft. — Noeggerath und Zondeck. Münch. med. Wochenschr. 1914. Nr. 31.

Meningeale Erkrankungen.

1. Meningismus.

Dupré verstand darunter meningitisähnliche Symptome ohne anatomisches Substrat in den Meningen und der Kortikalis. Nach Thiemich, Ziehen und vielen andern Autoren hat die Diagnose Meningismus keine Daseinsberechtigung.

Die Zeichen des Meningismus sind flüchtig, die Lokalsymptome wenig ausgeprägt, selten Pulsanomalien, Trismus, niemals Retinitis, Papillitis. Konvulsionen nur in den ersten Lebensjahren. Sobald die spezifischen Krankheitszeichen des Grundleidens hervortreten, gehen die Erscheinungen des Meningismus zurück.

Derartige als Meningismus bezeichnete zerebrale Zustandsbilder gehören entweder der Meningitis serosa an, der leichten Form der Meningoenzephalitis oder sind toxische (Santonin, Atropin, Jodoform, Alkohol usw., meist afebril!) oder autotoxische (Urämie, periodisches Erbrechen, Cholämie, Koprostasis, Helminthiasis.)

Ferner funktionelle infektiöse Rindenläsionen (kruppöse Pneumonie, Typhus, Diphtherie, Scharlach, Influenza, Erysipel, Osteomyelitis, Polyarthritis rheum., Poliomyelitis, ferner Bronchopneumonien, Otitis media und akute Toxikosen im Säuglingsalter) und Erschöpfungszustände des Gehirns[1]), die scheinbar lokalisiert sind oder endlich hyperämische zirkulatorische Rinden- und Meningealstörungen ev. mit Transsudation. Schließlich können sich alle drei Formen auch kombinieren. Auch beim urämischen Meningismus handelt es sich nach Ziehen um hyperämische

[1]) Z. B. leichte Ataxie, aphasische, anarthrische Zustände im Gefolge akuter Infektionen — besonders Diphtherie, Typhus — ferner scheinbar lokalisierte Erschöpfungszustände des Gehirns (Ziehen).

Zustände und autotoxische Störungen der Ganglienzellenfunktion. Die Diagnose Meningismus ist also als „Bequemlichkeitsdiagnose" nicht mehr statthaft.

Lit: Thiemich, in Pfaundler-Schloßmann, Handb. d. Kinderheilk. 2. Aufl. Bd. 4. S. 384 ff. — Ziehen, in Bruns-Cramer-Ziehen, Handb. d. Nervenkr. i. Kindesalt. Berlin 1912.

2. Meningitis serosa.

Meningitis serosa externa: Seröser Erguß in den Subarachnoidealraum.
Meningitis serosa interna: Erguß in die Ventrikel.

Bei letzterer sind die erweiterten Hirnhöhlen mit klarem Liquor gefüllt, die Hirnsubstanz ist häufig komprimiert. Bei der externa ist die Pia ödematös durchtränkt und auch die Hirnsubstanz ödematös.

Setzt in seltenen Fällen akut ein mit schweren Hirndrucksymptomen (Pulsverlangsamung, Nackenstarre, Krämpfe, Hyperpyrese, gespannte Fontanelle) bis zum Koma. Der Tod kann besonders im Säuglingsalter in wenigen Stunden oder Tagen erfolgen.

Meist verläuft die Erkrankung jedoch weniger stürmisch, Nackensteifigkeit kann nur angedeutet sein, die Temperaturen sind mäßig, das Bewußtsein ist wenig oder gar nicht, wenigstens nicht dauernd getrübt. Je älter die befallenen Kinder sind, desto seltener treten Krämpfe auf.

Das Krankheitsbild kann hier gelegentlich die Symptome eines Hirntumors annehmen.

Allgemeinsymptome: Schwindel, Kopfweh, Erbrechen, ferner Stauungspapille, Strabismus, Krämpfe und Lähmungen, Hemianopsie, Sehnervenatrophie. Die Augensymptome werden durch Druck des vorgetriebenen 3. Ventrikels auf das Chiasma erklärlich. Auch können Erscheinungen resultieren, die denen einer Erkrankung der Hypophyse ähneln (Dystrophia adiposo-genitalis).

Endlich kann eine tuberkulöse Meningitis vorgetäuscht werden.

Letal verlaufende Eklampsien bei spasmophilen Kindern besonders im Anschluß an Pertussis beruhen wohl auf komplizierender seröser Meningitis.

Die Meningitis serosa entsteht idiopathisch oder meist sekundär (Typhus, Pneumonie, Keuchhusten, Masern, bei Säuglingen akute Ernährungsstörungen), und häufig sind die entsprechenden Infektionserreger im Lumbalpunktat gefunden worden. Es handelt sich aber anscheinend um wenig virulente Keime oder um eine rein toxisch bedingte Entzündung, ähnlich wie Stauungspapille nicht selten als reine Toxinwirkung entstehen kann. — Ferner sind rhinogene, otogene, ophthalmogene seröse Meningitiden beobachtet worden. Auch psychische Erregungen, Traumen sind ätiologisch beschuldigt worden. — Das Lumbalpunktat hat erhöhten Eiweißgehalt, ist klar oder fast klar, steht unter gesteigertem Druck und zeigt mikroskopisch spärliche Bakterien aller Spezies. Ferner spricht für Meningitis serosa der lange Verlauf, die häufigen Remissionen, die Inkonstanz des Krankheitsbildes bei demselben Kranken.

Der Ausgang ist in mehreren Wochen meist günstig, doch kommt auch Ausbildung eines Hydrozephalus vor. Ferner ist Optikusatrophie beobachtet worden. Endlich soll in einigen Fällen Neigung zu Rezidiven (auf der Grundlage vasomotorischer Störungen (Quincke) bestehen.

Therapie: Behandlung des Grundleidens.

Einreibungen mit Ung. ciner. am Hinterkopfe und Nacken. Heiße Bäder ev. mit kühler Nackendusche als Exzitans.

Vor allem: Wiederholte Lumbalpunktionen. Fließt wenig Liquor ab, so kann man einen Äthylchloridspray auf die Innenseite der Oberschenkel richten. Man sieht dann gelegentlich den Liquorabfluß in Gang kommen. Bei Erfolglosigkeit der beschriebenen Maßnahmen und zunehmender Sehschwäche Ventrikelpunktion, Balkenstich.

Auch Trepanation hat oft Heilungen zur Folge.

Im übrigen sind Spontanheilungen häufig.

Bei spasmophiler Grundlage Ernährungstherapie; laue Bäder mit kalter Nackendusche, kombiniert mit Lumbalpunktion. Ferner Chloralhydratklysmen (s. Spasmophilie).

Lit.: S. sub Meningismus.

3. Meningitis purulenta (simplex).

Sehr selten primär, meist metastatisch z. B. nach eitriger Mediastinitis, Kolizystitis oder fortgeleitet. Ätiologisch kommen Pneumokokken, Strepto-, Staphylokokken, Influenza-, Typhus-, Coli-, Pyozyaneusbazillen in Betracht. (Meningokokken: s. Meningitis cerebrospinalis epidemica im Abschnitt Innere Medizin).

Pathogenese: Schädelfraktur, infizierte Myelomeningocele, Sepsis (selten eitriger Schnupfen der Säuglinge, Otitis media nach Masern, Scharlach, Erysipelas faciei (selten), infiziertes Kephalhämatom, Karbunkel, Furunkel des Gesichts (oft sehr geringfügige Lymphangitis), Orbitalphlegmone, dagegen merkwürdigerweise fast nie nach Panophthalmie.

Befällt schon Neugebornene und zeichnet überhaupt das Säuglingsalter durch Häufigkeit aus.

Beginnt im Gegensatz zur tuberkulösen Hirnhautentzündung akut mit heftigem diffusem Kopfweh und Erbrechen (namentlich bei Kindern die Regel). Schüttelfrost — bei Säuglingen mit dem Äquivalent desselben, einem Krampfanfall — und unregelmäßig remittierendes hohes Fieber. Gelegentlich subnormale Temperaturstürze. Frequente Respiration. Bei Kindern eigentümlich ächzendes Exspirium (Heubner). Bald treten Nackenstarre, Hyperästhesie, Somnolenz hinzu. Delirien bei Erwachsenen, Konvulsionen oder Dauerspasmen mehr bei jüngeren Kindern. Lichte Zeiten werden immer seltener, tiefes Koma tritt ein. Je nach der Intensität und Lokalisierung der eitrigen Meningitis wiegen kortikale oder basale Symptome vor. Halbseitensymptome, Mono- und Hemiplegien, zentrale Fazialislähmung, Aphasie (letztere selten). Oder Augenmuskellähmungen, Fazialisparese, Starre oder Ungleichheit der Pupillen, Neuritis optica.

Das Kernigsche Symptom ist oft schon in den ersten Tagen nachweisbar. Kann aber gelegentlich fehlen bei sehr großen eitrigen oder hämorrhagischen Ergüssen. Unter zunehmendem rapiden Verfall, Harn-, Stuhlinkontinenz, bei Kindern unter häufigen Krämpfen oder tetanusähnlichen reflektorischen Zuckungen (die aber auch schon früh vorhanden sein können) erfolgt mit 1, 2 Wochen der Tod.

Nackenstarre, Opisthotonus fehlen oft. Auch machen sich die Hirndruckerscheinungen bei Säuglingen oft sehr spät bemerkbar (Nachgiebigkeit der Schädelkapsel), wenngleich die Fontanelle oft straff gespannt ist. So erwähnt Finkelstein, daß Kinder mit sichergestellter Influenzameningitis spielend im Bette gefunden werden können. Auch Somnolenz und Sopor werden bei jungen Säuglingen gelegentlich vermißt.

Andererseits sind beim Säugling von jeher die ganz akut einsetzenden Formen bekannt (akut konvulsivische Form von Barthez-Rilliet), welche schon in 24—36 Stunden tödlich enden können. Andere, seltene Fälle entwickeln sich schleichend wochenlang wie eine tuberkulöse Meningitis. Ebenfalls selten kommen sichere Meningitiden namentlich der Konvexität vor, die völlig als Sepsis verlaufen können.

Prognose: Sehr ungünstig. Gelegentlich Heilungen mit Residuen (Taubheit, Erblindung, Lähmungen).

Diagnose: Schwer, wenn die Meningitis andere fieberhafte ernste Erkrankungen des Säuglings kompliziert.

Schwierigkeiten kann eine Oberlappenpneumonie mit zerebralen Erscheinungen machen.

Gelegentlich fehlen die Krämpfe. Beobachtung der Fontanelle ist wichtig. Herpes fehlt im Gegensatz zur Meningitis epidemica meist. Kernig! Vor allen Dingen Lumbalpunktion (getrübter oder eitriger Liquor.)

Therapie: Ernährung mit Schlundsonde. Heiße Bäder 1—2 mal täglich. Wiederholte Lumbalpunktionen. Intradurale Injektion von 5—10—15 ccm Pneumokokken- usw. serum.

Ferner alle bei der tuberkulösen Meningitis geschilderten Maßnahmen.

Heilt eine Meningitis pur. anscheinend völlig aus, so können doch noch nach vielen Jahren (30, 40 Jahren) Defekte sich zeigen.

Lit.: Finkelnburg, Die Erkrankungen der Meningen. In Lewandowsky, Handb. d. Neurologie. Berlin 1911. Bd. 2. Spez. Neurol. — Renault-Levy zitiert nach Monatschr. f. Kinderheilk. Ref. Bd. 13. S 444 — Rothmann, Erkrankungen des Großhirns usw. In Mohr-Stähelin, Handb. d. inn. Med. Berlin 1912. Bd. 5

4. Meningitis tuberculosa.

(Basilarmeningitis, Hydrocephalus acutus internus.)

Entsteht durch miliare Aussaat von Tuberkeln längs der Gefäße an der Basis cerebri und Bildung eines sulzigen Exsudates und akuten entzündlichen Hydrocephalus.

Die miliare Aussaat geht meist hämatogen von tuberkulösen Bronchialdrüsen, Halsdrüsen, selten von Lungen-, Knochentuberkulose aus. Die Pathogenese ist allerdings noch gänzlich unklar.

Oft sind Traumen, weniger des Schädels als des Körpers, verantwortlich gemacht worden, auch tritt die Aussaat nach Hüftgelenksoperationen, Drüsenauslöffelung, nach Gibbusredressement auf. Ebensooft ist aber nicht die geringste Veranlassung zur Mobilisierung der Bazillen aufzudecken, und die Kinder erkranken scheinbar mitten aus voller Gesundheit heraus. Czerny vermutet, daß ein alter Hydrozephalus der locus minoris resistentiae für das auffällige Haften der Bazillen ist. Nach Masern und Keuchhusten kommt es ferner bekanntermaßen zur Aktivierung einer bis dahin latenten Tuberkulose und zur Generalisation der Infektion.

Im Säuglingsalter selten. Prädilektionsalter: 2.—7. Jahr. Die Fälle häufen sich im Frühjahr. Oft familiäre Disposition.

Beginn schleichend, uncharakteristisch, mit Appetitlosigkeit, Unlust, Scheu vor Geräuschen, hellem Licht. Stumpfes Vorsichhinbrüten. Zunehmende Kopfschmerzen, ferner Fieber, Obstipation und gehäuftes, von der Nahrungsaufnahme unabhängiges Erbrechen. Kahnförmig eingezogenes Abdomen. Bei Säuglingen und sehr jungen Kindern anfänglich parenteral bedingte Durchfälle. Langsam bildet sich eine Hyperästesie der Haut aus. Erythema fugax-ähnliche Rötungen, zirkumskripte Wangenröte treten auf. Motorische Reizerscheinungen zeigen sich, die stereotypen Charakter annehmen: an den Kopf greifen, Zupfen an der Bettdecke, Zähneknirschen, lautes Seufzen, Gähnen. Leichte Somnolenz setzt ein. Nackensteifigkeit ist in diesem Stadium meist schon vorhanden, desgl. das Kernigsche Symptom. (Unmöglichkeit, in Rückenlage das gestreckte Bein in der Hüfte rechtwinklig zu flektieren, oder bei Aufsitzen das Bein im Knie gestreckt zu halten). Die Pupillen reagieren, sind meist eng; Reflexe teils gesteigert, teils normal.

Das Sensorium wird mehr und mehr getrübt. Stundenlanges, wie gelähmtes Daliegen wechselt mit automatischen Bewegungen, mit bizarren Stellungen der Extremitäten ab. Der Puls bleibt irregulär, wie schon einige Zeit vorher, nimmt aber an Frequenz ab. Gewöhnlich tritt eine Woche später der Tod ein. (Ausnahmen kommen recht oft vor.) Gelegentlich (inkonstante Erscheinung!) gellende Schreie (cri hydrocéphalique der Franzosen), Strabismus, Nystagmus, seltener Lidschlag. Bei Säuglingen hervorgewölbte Fontanelle.

Weiterhin Cheyne-Stokessches Atmen, Schluckstörungen, schließlich klonisch-tonische Krämpfe. Hyperpyrese, extrem hohe Pulsfrequenz, und — als Erlösung betrachtet — Exitus.

Nicht selten mitten im präterminalen Lähmungsstadium stunden- selbst tagelange, zauberhafte Besserung, die aber fast immer trügerisch ist.

Dauer 2—3 Wochen, doch kommt Abweichung in beiden Richtungen vor, namentlich sind Remissionen von monatelager Dauer möglich.

Vielfache hier nicht zu schildernde Abweichungen modifizieren das klinische Bild oft so sehr, daß die Diagnose keine leichte ist. Afebriler Verlauf kommt bei Säuglingen vor. Mitunter bestehen von Anfang an Koma, Krämpfe oder Herdsymptome. (Monoplegien, Hemiplegien Aphasie u. dergl.)

Bei zerfallenden Solitärtuberkeln oder verkäsenden Hirnhautinfiltraten, bei denen es erst zuletzt zu miliarer Aussaat kommt, können wochen- und monatelang unter intermittierendem Fieber meningitisähnliche Symptome auftreten. Bei Säuglingen leiten eklamptische Krämpfe oftmals die Szene ein, oder Anorexie, Erbrechen, durchfällige Stühle verleiten zur Annahme einer akuten Ernährungsstörung. Fieber kann fehlen, die Bradykardie ebenfalls. Medin berichtete über einen Säugling mit absolut typischer pathologisch-anatomisch sichergestellter Meningitis tuberculosa, welcher in vivo überhaupt keine klinischen Symptome gezeigt hatte.

Wichtig für die Diagnose: Kernig, Lumbalpunktion. Liquor klar oder leicht getrübt, gibt deutlich Eiweißreaktion, fließt unter erhöhtem Druck ab.

Man fängt das Punktat steril auf und bewahrt es vor Erschütterungen geschützt auf. Nach ca. 12—24 Stunden findet man ein zentrales spinnewebenartiges, flottierendes Häutchen. Bei keiner von vielen Dutzenden von tuberkulösen Hirnhautentzündungen habe ich das Gerinnsel vermißt. Man kann dasselbe auch färben und auf Lymphozyten und Tuberkelbazillen fahnden, die spärlich, aber zu finden sind. Sind keine Bazillen zu finden, so können die pseudomeningitischen Erscheinungen durch tuberkulotoxischen Meningismus oder Hirntuberkel und Hydrocephalus bedingt sein (Brockmann-Feer).

Chorioidealtuberkel: Ganz unzuverlässiges Merkmal; werden nur selten beobachtet. Häufiger bei älteren Kindern Stauungspapille.

Kutanreaktion: fehlt zumeist.

Diagnose im Säuglingsalter ganz besonders schwer, aber durch Lumbalpunktion immer zu entscheiden.

Differentialdiagnose hat Typhus, Urämie, Tumor cerebri zu berücksichtigen. Heubner fand unter 55 Fällen nur 8 mal keine Bradykardie.

Prognose: mit verschwindend seltenen Ausnahmen infaust.

Therapie: Rein symptomatisch, von dem Gefühl ausgehend, dem Kind körperlich und den Angehörigen seelisch Linderung zu verschaffen. Die absolute Anorexie wird durch Sondenfütterung oder Nährklysmen zu bekämpfen sein.

Eisblase auf den Kopf. Einreibungen des Nackens und Hinterhauptes mit grauer Salbe oder 2—3 g Ung. colloidale Crédé.

Bei starken motorischen Reizerscheinungen Chloralhydratklysmen, Morphium[1]).

Eventuell einen Tag um den andern Lumbalpunktion, wodurch manche Kinder — leider nicht alle — freier werden und die Kopfschmerzen weniger quälend empfinden. Auch das Erbrechen wird gelegentlich günstig beeinflußt.

Lagerung auf Wasser- oder Hirsekissen.

Tuberkulinkur gänzlich unzuverlässig und entbehrlich.

Pubertät.

Periode der Entwicklung am Ende des Kindesalters, aber noch vor beendetem Wachstum, welche unter zahlreichen körperlichen und geistigen Veränderungen von statten geht und zur Geschlechtsreife des Menschen führt.

Physiologisches: Reifung der Samenfäden in den Hoden, der Eier in den Ovarien. Eintritt der Menstruation.

Ausbildung der sekundären Geschlechtscharaktere: Sprossen des Bartes; Behaarung der Pubes. Dehnung des Thorax im Breitendurchmesser, Wachstum der Lungenkapazität oft um 500 ccm in einem Jahr. Kostaler Atmungstypus beim weiblichen, abdomineller beim männlichen Geschlecht, früher inkonstant, wird jetzt stationär.

Erweiterung der Beckendimensionen, Entwicklung der Büste, Massenzunahme der Schenkel und Hüften bei den Mädchen.

Vergrößerung des Kehlkopfes, sagittal bei Knaben, vertikal bei Mädchen. Kongestion und parenchymatöse Schwellung der Schilddrüse beim weiblichen Geschlecht.

Das Herz beteiligt sich mit ca. 20 % (sonst 6—7 %) am jährlichen Wachstumszuwachs.

Der Zeitpunkt der Geschlechtsreife erfolgt beim weiblichen Geschlecht früher als beim männlichen, wo er innerhalb des 15. und 18. Jahres fällt. Klima, Rasse, erbliche Anlage, soziale Herkunft, Lebensweise (Überernährung wirkt stimulierend), beeinflussen den Eintritt bei beiden Geschlechtern. In Deutschland erfolgt die Menstruation gewöhnlich im 14. bis 15. Jahr, seltener vor diesem Termin, noch seltener nach dem 18. Jahr. Die weibliche Landbevölkerung wird im allgemeinen später menstruiert. Mädchen aus höheren Ständen, nervöse Naturen, zeigen durchschnittlich einen früheren Menstruationstermin.

Der Eintritt der Menstruation äußert sich in Druckgefühl, Ziehen, Schwere im Abdomen, anfallsweisen Kreuz- und Leibschmerzen u. dgl. Auf eine Schilderung der Entwicklung des Sexualgefühls und der Psyche in den Pubertätsjahren („Backfisch-“, „Flegeljahre“) kann hier nicht eingegangen werden. Charakteristisch ist die Inkonstanz in Stimmungen und Anschauungen, die periodische Unfähigkeit sich zu konzentrieren, die herabgesetzte Fähigkeit zu geistiger Arbeit. Nicht umsonst heißt diese Periode die „Aprilwetterzeit des Lebens“ (Seitz).

---

[1]) Dosierung von Morphium nach Döbeli: Um die jeweilige Tages- oder Einzeldosis Morphium für ein bestimmtes Kind zu erhalten, dividiere man die Morphiumdosis, welche man einem Erwachsenen von 65—70 kg geben würde, durch den Quotienten $\frac{65 \text{ bis } 70 \text{ kg}}{x \text{ kg}}$. x bedeutet das Körpergewicht des Kindes. Bei Säuglingen unter 10 Monaten halbiere man das Resultat noch durch 2.

Für Kodein gilt die gleiche Formel, jedoch ohne die Division durch 2. Dagegen ist Pantopon wie Morphium zu dosieren.

Über die Dosierung von Morphium herrscht unter den Kinderärzten keine Einigkeit. Die Ansicht, Opiate prinzipiell im Säuglings- und frühen Kindesalter nicht zu verordnen, besteht aber keinesfalls zu recht.

1. Pathologie der Sexualsphäre: Menstruatio praecox relativ häufig beobachtet, schon in den ersten Lebensjahren. Selbst über Schwangerschaften im 8., 9. Jahre ist berichtet worden. Oft kombiniert mit (hypophysärer) Fettsucht und rückständiger Intelligenz.

Amenorrhoe. Dysmennorhoe (s. Geburtshilfe, Gynäkologie). Wegen Amenorrhoe werden nicht selten Mädchen zum Arzt gebracht, die dann bei lokaler Untersuchung als Scheinzwitter (penis-skrotale Hypospadie + Kryptorchismus) erkannt werden. Oft ist die Diagnose recht kompliziert. In Zweifelsfällen muß ein Gynäkologe und Laryngologe zugezogen werden. Der Letztere kann oft durch das Ergebnis der Kehlkopfuntersuchung (Ossifikationsdifferenzen des Schildknorpels) einen strittigen Fall entscheiden.

Verzögerung des Eintritts der Menstruation findet sich bei Schwachsinnigen.

Männliche Präpubertät ist weit seltener. Gelegentliche Erektionen ohne Samenerguß treten allerdings schon sehr frühzeitig, oft bereits bei Säuglingen auf. Pollutionen ebenfalls bereits einige Zeit vor der Pubertät.

Rückständigkeit der Geschlechtsentwicklung findet sich als eine der wichtigsten Teilerscheinungen des Infantilismus (s. diesen).

Mastitis adolescentium. Selten kommt es zu einer Mastitis adolescentium, die symptomatisch, antiphlogistisch zu behandeln ist. Ev. ut fiat aliq. eine indifferente Salbe. Schuldispens meist nicht nötig, nur Befreiung vom Turnen, 1—2 Wochen, nicht länger.

Retentio testis: Retentio testis abdominalis = Kryptorchismus.

Retentio inguinalis = Steckenbleiben im Leistenkanal.

Im achten Fötalmonat soll der Deszensus vollendet sein. Man findet Kryptorchismus nicht selten bei Neugeborenen, doch gleicht die Störung sich noch während des Säuglingsalters aus. (Ausbleibender Deszensus durch Adhäsionen im Peritonealraum, zu engen Leistenkanal.)

Retentio testis ist ein abnormer Zustand, der häufig Einschreiten erfordert. (Hernien, Hydrozele, Samenstrangtorsion, Skrotumgangrän, Hodenentzündung mit Ausgang in Atrophie, Peritonealreizungen.)

Zur Zurückhaltung des Hodens empfiehlt sich Massage und die Heidenheinsche Bruchbandpelotte. Falls erfolglos: Orchidopexie bzw. Ablatio (s. Chirurgie).

Der Zeitpunkt zum operativen Eingriff wird verschieden angegeben: 5.—6. Jahr oder 10.—14. Jahr. Am richtigsten scheint es, bis zum 7. Jahr zu warten. Manche Autoren operieren inkompletten Deszensus, der keine Symptome macht, überhaupt nicht.

Ziehende Schmerzen in der Genitalgegend weisen auf einen bisher unbeachtet gebliebenen, unvollkommenen Deszensus. Pubertätsvergrößerungen, auch Traumen, steigern gewöhnlich die lokalen Beschwerden der Retentio testis inguinalis.

Gelegentlich Komplikationen eines unvollkommenen Deszensus mit Leistenbruch. (Einklemmung, Samenstrangtorsion.)

Bei Mädchen werden inguinale oder femorale Ovarhernien beobachtet.

Phimose: kann zur Verhaltung und Zersetzung von Smegma führen, welches reichlicher in der Pubertät sezerniert wird. Folge: Balanitis.

Von anderen Krankheiten während der Pubertät seien noch erwähnt: Chlorose (s. innere Medizin), Tuberkulose (s. innere Medizin), Skoliose (s. Chirurgie), Genu valgum (s. Chirurgie und das Stichwort: Rachitis tarda.)

Am wachsenden Knochen entwickeln sich gelegentlich multiple meist symmetrische, schmerzlose kartilaginäre Wachstumsexostosen, anfangs in der Nähe der Epiphysen, später mit zunehmendem Wachstum weiterrückend.

Die Genese der sog. Wachstumsschmerzen ist noch ungeklärt. Sie treten vorzugsweise bei muskelschwachen, sonst gesunden oder bei neuropathischen und anfälligen Knaben auf. Meist werden sie in die Inguines lokalisiert, dort kann man gelegentlich leichte Drüsenschwellungen konstatieren.

Therapie: Einige Tage Schonung.

2. Cor. juvenum. Mit mannigfachen Symptomen beteiligt sich der Zirkulationsapparat an der Revolution der Pubertätszeit.

Herzklopfen, wohl auch Schwindel, Nasenbluten, Kopfschmerz, Beklemmungen, Kurzatmigkeit, gelten als präpuberale Zeichen.

Objektiv findet man außer erregter Aktion normale Verhältnisse oder aber eine leichte Vergrößerung des Herzens mit akzentuiertem zweiten Aortenoder verstärktem Pulmonalton. Der Spitzenstoß ist gelegentlich verstärkt, deutlich sichtbar.

Zu bedenken ist, ob die Dilatation nicht bloß durch Senkung oder durch Schmalheit des Thorax vorgetäuscht wird, denn auch die Durchleuchtung spricht meist gegen eine Vergrößerung und zeigt eher ein relativ kleines Herz.

Der Puls ist öfters frequent, unregelmäßig.

Häufig findet sich Komplikation mit Pubertätsalbuminurie.

Systolische Geräusche sind sehr häufig. Die Deutung derartiger Geräusche ist oft keineswegs leicht. Die neueren Forschungen über Herzgeräusche bei Kindern haben gezeigt, welche außerordentlich wichtige Rolle beim Zustandekommen von Geräuschen die neuropathische Konstitution spielt, und z. B. gelehrt, wie sehr die Bedeutung myokarditischer Prozesse im Kindesalter überschätzt wird.

Es ist also festzustellen, ob das systolische Geräusch kardio-pulmonaler oder atonischer Natur ist (Schlieps) oder ob es auf Dilatation, Klappenfehlern, Mißbildungen beruht.

Ob das sog. Cor masturbantium, eine Herzvergrößerung, die durch häufige heftige seelische Erregungen zustande kommen soll, wirklich zu Recht besteht, scheint zweifelhaft. Bei der außerordentlichen Häufigkeit der Onanie müßte diese Herzanomalie eigentlich oft anzutreffen sein, was aber keineswegs der Fall ist.

Man spricht ferner von Wachstumsinsuffizienz des Herzens bei verzögerter Körperentwicklung. Von Herzhypoplasie (Tropfenherz), welche angeboren und latent, erst in der Pubertät Erscheinungen macht. Von normaler Entwicklung des Herzens einerseits, verzögerter des Gefäßsystems andererseits bzw. umgekehrt.

Fast immer gleichen sich diese sog. Pubertätsstörungen des Zirkulationsapparates restlos bis zum 18. Jahr wieder aus.

Gelegentlich sollen Residuen (verstärkter Spitzenstoß, funktionelle Schwächezustände, Schwindel, Ohnmachten Palpitationen) zurückbleiben.

Prophylaxe: der frühzeitige Genuß von Alkohol, starkem Kaffee ist zu meiden. Desgleichen Überernährung, die durch große Flüssigkeitsmengen dem Kreislaufsystem unnötige Arbeit aufbürdet, ferner Obstipation.

Kinder mit Herzklappenfehlern und Rheumatiker sind besonders in bezug auf ihre körperliche Betätigung zu beaufsichtigen. Hier wird man bei der Erlaubnis zur Beteiligung an sportlichen Übungen zurückhaltend sein, vom Turnunterricht am besten ganz dispensieren. Kalte Seebäder sind besser zu meiden. Schwimmen geschehe nur unter Aufsicht.

Gegen stärkere Herzpalpitationen, Schwindelanfälle verordne man Baldrianpräparate, bzw. deren Ersatzmittel z. B. Validol, 5—10 Tropfen auf Zucker, mehrmals täglich. Bornyval, 0,25 mehrmals täglich, Adamon, 0,5, Valylperlen, mehrmals täglich.

3. Struma pubescentium: Bevorzugt überwiegend das weibliche Geschlecht und entwickelt sich, falls Veranlagung besteht, durch keine Prophylaxe aufhaltbar, aus der normalen kongestiven und parenchymatösen Pubertätsschwellung. In anderen Fällen wird zu enge Halsbekleidung, Tragen schwerer Lasten auf Kopf und Rücken beschuldigt.

Auf jeden Fall ist während der Pubertät auf die beiden erwähnten Momente zu achten, und ebenso vor ihnen zu warnen wie vor übertriebener sprachlicher und gesanglicher Betätigung.

Besteht Husten (Pharyngitis, Bronchitis u. dgl.) so ist Codein oder ein ähnliches Präparat am Platz, ev. in Verbindung mit Baldrian.

4. **Pubertätsalbuminurie.** Die Mehrzahl der Eiweiß ausscheidenden Kinder in der Pubertätszeit gehört zur Kategorie der Kinder mit orthotischer Albuminurie (s. d.). Selbstverständlich sind Formen chronischer Nephrose auszuschließen.

Die Klagen, welche von Kindern geäußert werden, sind differenter Art. Kopfweh, Abgeschlagenheit, nicht bestimmt zu lokalisierende schmerzhafte Sensationen im Rücken, Neigung zu Ohnmachten, Schwindel, unmotiviertes, (seltenes) Erbrechen, Herzklopfen u. dgl. mehr.

Der Habitus der Kinder ist meist derjenige zarter, blasser, muskelschwacher Individuen. Weniger oft findet man muskelkräftige, frische Kinder. Beim ersten Typ ist das Zirkulationssystem immer mitbeteiligt: labile Herzaktion, hebender Spitzenstoß, Geräusche, Dermographie, vasomotorische Blässe.

Über Herzbefund: s. Cor. juvenum.

Ob ganz normale Kinder nur tagsüber während der Pubertät — nach Erlangung der Geschlechtsreife jedoch nicht mehr — Eiweiß ausscheiden können, und ob diese orthotische Pubertätsalbuminurie intermittierend in Perioden stärkeren Wachstums auftritt, ist nicht erwiesen. Auch ist unsicher, inwieweit hier körperliche Anstrengungen, reichliche Mahlzeiten u. dgl. mit hineinspielen.

Nach der Meinung mancher Autoren tritt diese Albuminurie bei gesunden, aber im allgemeinen Ernährungszustand zurückgebliebenen, langaufgeschossenen, schmalbrüstigen Kindern auf.

Die Literaturangaben hierüber sind unbefriedigend. In der überwiegenden Anzahl der Fälle verschwindet diese Albuminurie nach der Erlangung der Geschlechtsreife, bei einigen Kindern dauert sie an, ist jedoch klinisch anscheinend ganz ohne Bedeutung.

Wissen wir doch auch, daß von Leube untersuchte, ganz gesunde Soldaten, zu einem Drittel Eiweißharn hatten, und daß die Zahl der Eiweißausscheider noch stieg, sobald körperliche Anstrengungen voraufgegangen waren.

Die gewöhnliche zyklische Albuminurie findet nicht immer mit der Beendigung der Pubertät ihren Abschluß.

Differentialdiagnose gegen Nephritis durch Mikroskopierung des Zentrifugensediments. Regelmäßig zu findende, selbst spärliche hyaline Zylinder oder andere morphotische Elemente insonderheit auch rote Blutkörperchen, sind nephroseverdächtig. Im selben Sinne spricht ein selbst geringer Eiweißbefund im Nachturin. Erleichtert wird die Diagnose durch ausgeprägte Beteiligung des Zirkulationsapparates.

Behandlung: Am besten keine. Gegen vernünftiges, maßvolles Sporttreiben, (selbst Schwimmen, Rudern, Radfahren) ist nichts einzuwenden. Die Diät sei einfach, gemischt, vermeide Extreme in bezug auf Salze, starke Gewürze. Alkohol, starker Kaffee und Tee stehen auf dem Index. Langes Stillstehen auf einem Fleck, oder prolongiertes Knien (welche zur Lordose führen) sollen vermieden werden. Tragen von wollenem Unterzeug. Schutz vor brüsken Abkühlungen.

Sobald gleichzeitig Zeichen von seiten des Herzens bestehen, sind die sub Cor juvenum gegebenen Winke zu befolgen.

Durch Tragen beengender Kleidungsstücke kann es bei disponierten Mädchen zur Wanderniere kommen.

Lit.: Seitz, Erkrankungen der Pubertätszeit, in Pfaundler-Schloßmann, Handb. d. Kinderheilk. 2. Aufl. Bd. 1. S. 426ff.

5. Psychopathologie der Pubertät: Es ist selbstverständlich, daß eine so gewaltige körperliche Revolution wie die Pubertät auch dem Geist ihren Stempel aufdrückt. Schon der völlig normale Mensch bietet in dieser Periode das Bild geistiger Unausgeglichenheit, unbeherrschter Affekte. Selbst ganz normale Kinder können in diesen Jahren eine so phantastische Pseudologia — leider oft mit sexuellem Einschlag — zeigen, daß der Arzt konsultiert wird.

Weit häufiger und weit extremer reagieren dagegen neuro-psychopathisch belastete Kinder. Diebstahl, bewußter Zerstörungstrieb, Unterschlagungen, Denunziationen, Poriomanie, u. dgl. kommen vor, können aber bei geeigneter ärztlich-pädagogischer Behandlung eine absolut vorübergehende Erscheinung bleiben. Nichts ist in solchen Fällen verfehlter, als drakonische brutale elterliche oder pädagogische Strenge. Mancher sog. Schülerselbstmord wäre vermieden worden, wenn versucht worden wäre, der Psyche des Jünglings nahe zu kommen.

Andererseits ist bekannt, daß oftmals die durch die Pubertät ausgelösten pathologischen Strebungen stationär bleiben und zunehmen. Sie bilden dann den Ausgangspunkt zahlreicher psychischer Erkrankungen.

Auch Pubertätssinnestäuschungen, die tagsüber epileptischen Absencen sehr ähnlich sehen, mit Vorliebe nachts beim Einschlafen auftreten, geben eine gute Prognose.

Ähnlich wie der Stimmübergang sich oft nicht vollzieht, ohne daß das Stimmorgan einen mißtönenden Klang zeigt, so geht auch der geistigen Reifung ein wenig anmutendes Zwischenstadium vorauf. (Weygandt). Die Zeit der Backfischjahre, der Dummejungenstreiche ist so charakteristisch, daß die Anfangsstadien der häufigsten Geisteskrankheit der Pubertät, der Hebephrenie, einer Erscheinungsform der Dementia praecox, gar nicht exakt von ihnen ablösbar sind und außerordentlich oft verkannt werden. Über Diagnose und Therapie (wenn von letzterer die Rede sein kann), der Dement. praecox s. Psychiatrie.

Akute Psychosen werden gewöhnlich erst vom Pubertätsalter ab, vor diesem fast nie beobachtet. Als Typ ist die akute halluzinatorische Verwirrtheit zu bezeichnen. Sie entsteht spontan, nach schweren körperlichen Erschöpfungen, nach starken Blutverlusten und im Gefolge von Scharlach, Diphtherie, Typhus, Polyarthritis rheumatica mit Chorea. Die Prognose ist eine sehr gute.

Der **Prophylaxe** fällt namentlich bei sensiblen Kindern eine wichtige Aufgabe zu. Umgang, Lektüre der Pubeszenten sind unauffällig zu beobachten und zu regeln. Besonders ist ein vorzugsweiser Umgang mit Erwachsenen keineswegs wünschenswert. Die Teilnahme an gesellschaftlichen Veranstaltungen, der Besuch zweideutiger Theaterstücke, abstruser Filmdramen u. dgl., der Genuß von Alkohol und Tabak ist auszuschalten. Die Gefahren des Großstadtlebens in dieser Hinsicht sind unverkennbar. Daher ist die Ablenkung durch vernünftigen Sportbetrieb, durch Weckung der Liebe zur Natur auf alle erdenkliche Weise zu fördern. Die Beteiligung an der Wandervogel-, Pfadfinder-, Jungdeutschlandbewegung ist für solche Kinder geradezu ein Segen. Nützt das nicht, dann ist ein Milieuwechsel, Landerziehungsheim u. dgl. anzuraten.

Eine große Anzahl schwach begabter Knaben der besseren Stände wird leider von den Eltern mit allen Zwangsmitteln durch die höheren Schulen zu pressen gesucht. Die Folge ist nicht etwa Erschöpfung des Geistes, wie man oft hört, sondern ein mehr oder minder starker nervöser Zusammenbruch. Für solche bedauernswerten Schüler besteht natürlich die Schulüberbürdung zu recht.

Von Nervenkrankheiten, welche durch die Pubertät eine Steigerung erfahren, seien die Neurasthenie, Hysterie, Epilepsie erwähnt.

Lit.: Strohmayer, Vorlesungen usw. Tübingen. 1910.

Respirationskrankheiten.

1. Bronchiolitis.

(Bronchitis capillaris).

Ganz überwiegend das früheste Kindesalter, besonders Rachitiker, betreffende Bronchitis, bei welcher sich der eitrige Katarrh mit starker Schleimhautschwellung auf die feinsten Bronchiolen ausdehnt. Dadurch wird die Krankheit sehr viel ernster als die einfache Bronchitis. Meist besteht erhebliche Dyspnoe, Zyanose und die Gefahr der Herz- oder Respirationslähmung, ähnlich wie bei Pneumonie.

Die Therapie erstrebt eine möglichst intensive Ableitung des Blutstroms von den erkrankten Schleimhautgebieten auf die Haut mittelst heißer Bäder oder Umschläge oder mittelst Senfbads oder Senfwickels.

Wegen der Reizwirkung der Senfdämpfe auf die Schleimhäute der Respirationsorgane ist das Senfbad fast völlig aus der Mode gekommen und wird durch den sehr energisch wirkenden Senfwickel ersetzt. Die Technik ist folgende: In etwa einem Liter sehr warmem aber nicht kochendem Wasser werden ungefähr drei Hände voll Senfmehl so verrührt, daß eine ziemlich dicke, sehr intensiv — nach ca. 5 Minuten — nach Senföl riechende Aufschwemmung entsteht. Darin wird ein mehrfach (6—8fach) zusammengelegtes Leinentuch von ausreichender Größe eingeweicht, rasch auf einer großen wollenen Decke ausgebreitet und nun das Kind mit am Rumpfe entlang ausgestreckten Armen so daraufgelegt und eingewickelt, daß sein ganzer Körper mit Ausnahme von Kopf und Hals durch den Umschlag bedeckt wird. Beim Zusammenlegen des wollenen Senftuches muß darauf geachtet werden, daß am Halse keine Senfdämpfe hervorquellen und sich der Inspirationsluft des Kindes beimischen können. Nach 15—20 Minuten wird das Kind herausgenommen, rasch durch ein bereit gehaltenes warmes Bad oder durch Abwaschung von den anhaftenden Senfmehlresten gesäubert, angezogen und ins Bett gelegt. Man kann auch noch einen warmen feuchten Wickel folgen lassen; Flanelltuch darüber und warm zugedeckt. Nach 2 Stunden wird der Wickel entfernt und das schwitzende Kind abgetrocknet.

Ist der Erfolg des Senfwickels der erwartete, so zeigt sich dort, wo er der Haut angelegen hat, eine flammende Rötung, die längere Zeit anhält. Ist dies nicht der Fall, so beruht es entweder auf mangelhafter Technik (schlechtes Senfmehl oder zu langsames Arbeiten, so daß der Umschlag nicht gehörig heiß auf die Haut gekommen ist), oder auf Herzschwäche, welche die Entstehung der reaktiven Rötung nicht zustande kommen läßt und dann eine sehr ungünstige Prognose gestattet. Die Anwesenheit des Arztes bei der Senfwickelapplikation ist notwendig, da Kollapszustände bei geschwächter Herzkraft sofortiges Eingreifen (Entfernung des Wickels; Kampferinjektion) erfordern können.

Von der Behandlung der Bronchiolitis und Bronchopneumonie mit heißen Bädern (40 °C, 3 bis 4 mal täglich, 5—10 Minuten lang) habe ich nichts

Besseres gesehen als von der sonst üblichen Hydrotherapie. Bei hohem Fieber und fieberglühender Haut möchte ich im Gegensatz zu anderen Autoren von heißen Bädern abraten. Dagegen ist bei kühler, blutleerer Kutis ein heißes Bad (40 ^{0}) mit kühler Dusche am Schluß indiziert.

Günstig wirken besonders bei hochgradiger Dyspnoe Inhalationen von Sauerstoff. Sauerstoffinhalationen sollen nicht ununterbrochen gemacht werden. Man läßt das komprimierte Gas in schwachem Strom (wovon man sich selbst durch Einatmung aus dem mitgelieferten Mundstück oder besser noch aus einem größeren gläsernen Trichter, den man durch Gummischlauch an die Bombe anschließt, überführt), ca. 5 Minuten lang über Mund und Nase des Kindes streichen und pausiert dann wieder doppelt solange wie man hat inhalieren lassen.

Ein starkes Exzitans sind warme Bäder mit kalten Übergießungen. Das Kind kommt in ein Bad von ca. 35^0 C und wird in diesem auf Brust und Rücken frottiert, wenn möglich bis zur Rötung der Haut. Nach 5 Minuten wird es über Hals und Nacken abwechselnd mit ganz kaltem Wasser (im Sommer am besten eisgekühlt) schnell übergossen.

Wird die Dyspnoe und Zyanose durch die geschilderten Maßnahmen nicht beeinflußt, dann ist die Vornahme einer **Venaesectio** gerechtfertigt. Um den Oberarm wird ein Gummischlauch gelegt. Kleiner Hautschnitt in der Ellenbeuge, nach vorheriger Jodtinkturpinselung, Durchtrennung des Fettgewebes und Inzision der zuerst in das Gesichtsfeld tretenden Vene. Man läßt durchschnittlich 50 ccm abfließen und verschließt die Wunde durch Kompressionsverband mit steriler Gaze.

In verzweifelten Fällen endlich versuche man Aspiration des Sekrets durch Katheter und mache Schultzesche Schwingungen.

Anregung des erlahmenden Herzens erfolgt durch folgende Maßnahmen:

Kampfer. Säuglingen 0,05, alle Stunde 1 Pulver in Schleim.
oder
Camph. trit. 1,0
Spir. 5,0
alle halbe Stunde 3 Tropfen oder
Olei camphorat. 5,0—10,0
Gummi arab. q. s.
u. f. c. Aqu. Emuls. 100,0
Teelöffelweise. Man setzt $^1/_2$—1 Tablette Saccharin hinzu.
Endlich subkutan in 10 $^0/_0$ Lösung als Kampferöl.

Ferner Coffein natr. benz. 0,03 (1 Jahr), 0,06 (2—3 Jahr), 0,1 (4—6 Jahr), von da ab 0,2. Alle 3 Stunden.
Säuglingen 0,3/50,0 stündlich 1 Teelöffel. Subkutan 10 $^0/_0$ 3—5 Teilstriche, bis 6 mal am Tage, älteren Kindern in 20 $^0/_0$ wäßeriger Lösung.

Starker Kaffee (3 gestrichene Esslöffel auf eine kleine Tasse), davon Säuglingen kaffelöffelweise, älteren Kindern esslöffelweise. Bestehen Durchfälle, so rühre man in den kochenden Kaffee 1 kleinen Löffel Stärkemehl.

Auch Adrenalin oder Suprarenin (1 : 1000) 3—4 mal täglich subkutan 1—3 ccm. Rohmer empfiehlt die Kombination von Adrenalin, (1$^0/_{00}$) 0,5 ccm, mit 0,25 ccm Pituitrin (1$^0/_{00}$), 6 stündlich, dazwischen Kampfer und Koffein. Bei älteren Kindern können die Adren. — Pituitrin-Dosen auch verdoppelt werden.

Gegen die Verwendung von Alkohol bei bedrohlichem Zustande besteht kein Bedenken.

Aus der Mode gekommen, aber bei Praktikern und Kinderärzten der älteren Schule noch beliebt ist die Anwendung eines Brechmittels ganz im Beginn der Erkrankung.

Rp. Pulv. rad. Ipecac. 4,0
Syrup Althae. ad. 30,0
M.D.S. Alle 10 Minuten 1 Teelöffel bis zur Wirkung. Dazwischen lauwarmes Wasser trinken lassen. Oder

Rp. Vin. stibiat 20,0
Dreimal hintereinander in Pausen von 10 Minuten $^1/_2$—1 Teelöffel, bis Erbrechen erfolgt.

Über den Wert dieser Maßnahmen läßt sich streiten; rationell dagegen ist der Versuch einer Ableitung auf den Darm durch ein mildes Laxans (Pulv. liq. comp. und dgl.).

Die Ernährung von Säuglingen mit Bronchitiden und Pneumonie muß derart geregelt werden, daß die Entstehung von Meteorismus verhindert, vorhandener tunlichst zum Schwinden gebracht wird. Säuglinge atmen mit dem Zwerchfell. Besteht Meteorismus, so werden dei Exkursionen des Zwerchfells eingeschränkt und demgemäß die Respiration behindert. Später sind besonders die Kohlehydrate vorsichtig zu dosieren, wie überhaupt jede Überernährung zu vermeiden ist.

2. Bronchitis catarrhalis.

(Bronchialkatarrh.)

Der akute Katarrh setzt meist mit Husten, dessen Charakter (trocken oder feucht) und Intensität individuell sehr verschieden ist, und mit Fieber von gleichfalls sehr wechselnder Höhe ein. Auswurf fehlt gewöhnlich, bzw. wird verschluckt; um ihn zu gewinnen, muß man ihn im Rachen selbst auffangen, entweder mit dem Mundspatel, durch dessen Einführung bis an die hintere Rachenwand ein Hustenstoß provoziert wird, oder aber auf einem kleinen Wattebausch, der an einer kleinen Kornzange oder dgl. befestigt ist. Die Perkussion ergibt nichts oder höchstens geringen tympanitischen Beiklang, die Auskultation, je nachdem es sich um einen mehr trockenen oder feuchten, mit starker Sekretion einhergehenden Katarrh handelt, die charakteristischen Rasselgeräusche.

Der Katarrh betrifft meist den gesamten Bronchialbaum. Längere Zeit auf einzelne Abschnitte lokalisiert bleibende Bronchitis muß den Verdacht einer tuberkulösen Erkrankung erwecken. Nach längerem Bestand pflegt das Fieber abzusinken und dauernd zu fallen, während Husten und Auskultationsbefund bei meist wenig gestörtem Allgemeinbefinden fortdauern.

Die Therapie ist teils hydriatisch teils medikamentös. Vorweg sei genommen, daß gewisse eingebürgerte Hausmittel bei Erkrankungen der Trachea und Bronchien, heiße Milch mit Selterswasser oder Emser Kränchen aa, Sodener Pastillen, nur für ganz leichte Fälle ausreichen. Hier sieht man auch von Pantoponsirup, 2—3 mal täglich 1 Kaffeelöffel, gutes. Auch durch eine Schwitzpackung gelingt es mitunter, leichtere ganz frische Tracheo-Bronchitiden zu kupieren.

Das gebräuchlichste hydrotherapeutische Mittel bei **fieberhafter** Bronchitits ist der Priessnitzsche Wickel. Wer am eigenen Körper die wohltuende Wirkung eines solchen richtig applizierten Wickels verspürt hat, wird nicht geringschätzig von ihm sprechen. Bei erheblichem Fieber lassen sich die Kinder den Umschlag meist ohne Widerstand stark gekühlt anlegen; wird er aber sehr unangenehm empfunden und führt er zum Sträuben der Kinder, so genügt es, ihn lauwarm zu applizieren, da die Hauptabkühlung durch die Verdunstung des Wassers in dem feuchten Umschlage erfolgt.

Soll der Umschlag dagegen erwärmend wirken, bei subfebriler oder fieberloser Bronchitis oder bei besonders schwachen Säuglingen, so wird er in bekannter Weise mit einem wasserdichten Stoff (Billrothlint, Guttaperchapapier) zwischen dem feuchten leinenen inneren und dem trockenen äußeren wollenen Tuch versehen. Wegen der Empfindlichkeit der Haut vieler junger Kinder (Auftreten eines kleinpustulösen Ekzems) ist es zweckmäßig, die Haut vor dem Umlegen nasser Umschläge mit Öl oder Vaseline einzufetten.

Gern benutzt werden zum Zwecke der Erwärmung auch Ölumschläge [1]), diese können z. B. die ganze Nacht über liegen bleiben.

Angenehm empfunden wird meist ausgiebige Anfeuchtung der Zimmerluft. In primitivster Weise erreicht man Feuchthaltung der Zimmerluft durch aufgehängte nasse Laken oder Tücher. Am besten jedoch durch einen Sprayapparat oder einen sog. Bronchitiskessel. (Der Bronchitiskessel ist von Hausmann in St. Gallen, Depot in München, Dachauerstr. 28, für 13 Mk. zu beziehen). Man kann auf das Wasser im Kessel auch ätherische Öle, Ol. Pini pum., Eukalyptus, Cypressenöl u. dgl. tropfen. Achtung, daß der heiße Dampf keine Verbrühung bewirkt (40—50 cm Abstand vom Gesicht).

Das Kind darf nicht dauernde Rückenlage einnehmen. Es ist alle 2—3 Stunden aufzunehmen und umherzutragen oder soll angehalten werden, falls es sitzen kann, aufrecht zu sitzen. Auch mehrmaliges Umdrehen auf den Bauch, unter ständiger Aufsicht, wirkt gut. Wenn es die Außentemperatur und Staubfreiheit der Luft gestattet, kann möglichst reichlich Freiluftbehandlung verwendet werden.

Um die Respiration nicht zu sehr mechanisch zu behindern, lege man übrigens den Prießnitzwickel nicht zu straff um die Brust. Ich lasse ihn nie länger als 1 Stunde, dreimal täglich liegen.

Säuglinge, welche auf kühle Wickel mit Zyanose, kühlen Extremitäten, Unruhe reagieren, werden zweckmäßig mehrmals täglich warm (35^0 C) gebadet.

Von Medikamenten dienen von altersher zur „Lösung“ des Katarrhs:

Inf. rad. Ipecac. 0,5—1,0/80,0
Liq ammon anis. 1,0
Sir. Alth. ad 100,0

2—3stündlich ein Teelöffel bis ein Kinderlöffel. Oder Extract. fluid. rad. Seneg. 3stündlich 2—10 Tropfen in Zuckerwasser. Die expektorierende Wirkung der Ipecacuanha ist bei Kindern so unzuverlässig, daß erfahrene Kinderärzte (Czerny) nicht von ihr Gebrauch machen. Des weiteren ist es fraglich, ob man bei Kindern überhaupt zähes Sekret lösen, verflüssigen kann. (Jod, Inhalationen von Salzlösungen, lassen oft im Stich). Außerdem haben Untersuchungen bei Keuchhusten gelehrt, daß der Husten um so geringer ist, je zäher das Sputum ist.

Wann ist überhaupt eine Einwirkung auf den Husten erwünscht? Bei Gefahr von Blutungen und bei hochgradiger Rückstauung im Jugularisgebiet, bei schwerer Störung des Schlafes, und endlich bei zu Erbrechen führender Intensität der Hustenparoxysmen (sogenannte spastische Bronchitis der Säuglinge).

Man ordiniere: Bromkali, (bei Säuglingen bereits 0,5 pro dosi) Kodein, oder als ultima ratio Morphium. Siehe auch unter Erbrechen und Beruhigungsmittel für unruhige Säuglinge.

Die Dosierung beider Narkotika wird in allen Lehrbüchern usw. durchweg zu gering angegeben. Wer Erfolge sehen will, muß die traditionellen Dosen überschreiten. Nur bei neuro-psychopathischen Kindern beginne man

[1]) Ein um die Brust gewickeltes Stück Barchent wird mit lauwarmem Öl befeuchtet und mit Flanellbinden befestigt.

vorsichtigerweise mit den Pharmakopöcdosen und steigere sie erst, sobald man die Reaktion des Kindes kennen gelernt hat (siehe ferner Fußnote Seite 547).

Will man der Wirkung des Kodeins sicher sein, so verschreibe man es außerdem in Originalröhrchen (Knoll). Schon bei Säuglingen kann man folgende Mixtur ordinieren: Kodein (Knoll) 0,1/80,0 zweimal einen Kaffeelöffel voll. Vom Morphium hydrochlor. etwa 0,01 pro Tag. Um die erforderliche Dosis nicht zu überschreiten, andererseits den gewünschten narkotischen Effekt doch zu erzielen, empfiehlt sich die Verabreichung von Kodein und Morphium in refracta dosi. Meist genügt dann zur Aufrechterhaltung der Wirkung eine viel kleinere Dosis als anfangs zur Erreichung der Beruhigung nötig war. Auf die während des akut fieberhaften Stadiums meist bestehende Appetitlosigkeit ist in der bei dem Stichwort „Anorexie" angedeuteten Weise Rücksicht zu nehmen. Obstipation, eine häufige Begleiterscheinung des Infektionszustandes, die durch die reizlose Kost und die Bettruhe verstärkt wird, bedarf besonderer Aufmerksamkeit und diätetischer oder medikamentöser Bekämpfung.

Ist man genötigt, aus äußeren Gründen gegen Husten leichteren und mittleren Grades Medikamente ordinieren zu müssen, so empfehlen sich:

Liq. ammon anis.
Aq. amygdal. am. aa 1,0 : 100 (1—6 Monat)
2,0 : 100 (6—12 „)
3,0 : 100 2. Jahr
2stündlich 1 Teelöffel.

oder

Tinct. opii benz. 1—2: 100 (1. Jahr)
3 : 100 (2. Jahr)
4—5: 100 (3. Jahr)
2stündlich 1 Teelöffel.

vom 4. Jahr ab 2stündlich 5 Tropfen in Zuckerwasser.

Ferner sehr anzuraten Pantoponsirup Roche teelöffelweise.

Nach erfolgter klinischer Heilung müssen die Kinder noch mindestens einige Tage im Zimmer behalten werden, um Rezidive zu verhüten. Da ferner eine gesteigerte Disposition zu Reinfektionen einige Zeit fortbesteht, ist der Verkehr der Rekonvaleszenten mit katarrhalisch infizierten Personen, Kindern und Erwachsenen, nach Möglichkeit zu vermeiden.

Man fahnde ferner auf ev. vorhandene Symptome exsudativer Diathese und regele die Kost dementsprechend.

Die Therapie der **chronischen Katarrhe** ist wenig befriedigend. Chronische sekretarme Katarrhe sind im Kindesalter sehr selten. Man mache einen Versuch mit Inhalation von Salzlösungen. Mit Jod innerlich sei man vorsichtig und schließe vorher eine Tuberkulose unbedingt aus, denn tuberkulöse Katarrhe werden durch Jod nicht gebessert, fast stets verschlimmert. Kreosot dagegen reizt nicht wie Jod die Mukosa.

Innerlich: Terpinhydrat 0,15 (2. Jahr), 0,25 (4—5. Jahr), als Pulver in einem Eßlöffel Schleim, mehrmals täglich. Inhalation von Terpentin- oder Eukalyptusöldämpfen. In primitivster Weise durch Auftropfen von Terpentin oder Eukalyptusöl auf kochendes Wasser, 3—4mal täglich etwa 10 Minuten lang. Nachts tropfe man Eukalyptusöl auf das Schlafkissen.

Nützlich erweist sich mitunter der Kreosotlebertran 0,5 %—1 %, 1—2mal täglich 1 Kaffeelöffel. Oder Kreosot 3,0, Tinct. Gentianae 12,0, 3mal täglich 8—10 Tropfen (nie nüchtern).

Thiocol (am angenehmsten zu nehmen) 0,5 dreimal täglich, bekannt in der als Sirolin (Roche) bezeichneten Lösung. Ähnlich wirken Sulfosot, Kreosotal, Duotal.

Kreosotal 3mal tägl. 5 Tropfen (2. Jahr)
10—15 „ (vom 3. Jahr ab), in Milch, Schleim, Kaffee, Apfelmus oder dergl.

Kreosotal kann auch zweckmäßig in Lebertran verordnet werden: Kreosotal 3,0 (2. Jahr), 5,0 (3. Jahr), 100,0 Lebertran, teelöffelweise.

Duotal (Guajakolkarbonat) ist geschmacklos, während Guajakol noch stark nach Kreosot schmeckt.

Man gibt Guajakol 1:10 Ol. Oliv., 2mal 5 Tropfen (kleine Kinder).

Ohne jeden Erfolg sind sog. Atemübungen. Zu versuchen wäre bei profuser Sekretion die jüngst empfohlene Trockendiät, d. h. die weitgehendste Beschränkung der Flüssigkeitsaufnahme in der Nahrung.

3. Empyem.

Die außerordentliche Häufigkeit der eitrigen Pleuritis im frühen Kindesalter gegenüber späteren Altersperioden ist auffallend, aber nicht geklärt. Besonders betroffen sind zweites Lebenssemester und das ganze zweite Lebensjahr.

Als Erreger der eitrigen Pleuritis kommt überwiegend der Pneumokokkus in Betracht. Dies wird erklärlich durch die ständige Vergesellschaftung mit präliminarer Pneumonie. Die Symptome der Pneumonie gehen oft fließend in die des Empyems über. Ein primäres Empyem ist sehr selten.

Hohes, unregelmäßig remittierendes Fieber, Anorexie, Dyspnoe, quälender Husten, oft tiefe Blässe, oder graues, später zyanotisches Kolorit. Bei ganz akuten Fällen schwere Allgemeinerscheinungen und schneller Verfall.

In andern Fällen schleichender Beginn und wochen-, monatelanges Dahinsiechen.

Je jünger der Säugling ist, um so häufiger stehen anfänglich Magendarmsymptome im Vordergrund und leiten auf falsche Fährte. In seltenen Fällen kommt afebriler oder subfebriler Verlauf vor.

Perkussion: Absolute Dämpfung, ev. Rauchfußsches paravertebrales Dreieck. Tastperkussion ergibt vermehrte Resistenz.

Auskultation: Fehlendes Atmungsgeräusch oder entfernt klingendes Bronchialatmen, das besonders laut an der oberen Grenze der Dämpfung ist. Oft verdecken die auskultatorischen Erscheinungen der Pneumonie die des Empyems vollkommen. Bei der Atmung bleibt die kranke Seite zurück, man fühlt oft die dilatierten Zwischenrippenräume. Die Kinder liegen häufig der Schmerzen wegen auf der erkrankten Seite. Je nach der Intensität und Lokalisation des Ergusses ist das Herz nach links oder rechts verdrängt.

Die Auskultation ist sehr unzuverlässig, da trotz sicherer Anwesenheit eines großen Ergusses oft Bronchialatmen gehört wird. Oft schwingt auch schon bei leichter Perkussion die Lunge mit und verdeckt die Dämpfung.

Schnelle diagnostische Klarheit bringt die Probepunktion die mittelst Pravazspritze — möglichst weite Kanüle — sofort ausführbar ist (Jodtinkturpinselung). Man steche stets am oberen Rande einer Rippe ein, um die am unteren Rippenrande verlaufende Arteria intercostalis zu vermeiden. (Gegenindikation gegen die Probepunktion ist eigentlich nur das Bestehen von Bronchiektasen.)

Täuschung ist möglich durch Hineingeraten in abszedierendes pneumonisches Exsudat.

Kleine Empyeme kommen oft von selbst zur Resorption unter Adhäsionsbildung. Größere brechen entweder in die Lunge, oder nach außen (E. necessitatis) durch.

Die Prognose des Säuglingsempyems ist schlecht infolge der Tendenz zu metastatischer eitriger Entzündung.

Therapie. Jahrzehntelang von der Rippenresektion beherrscht. Resultate sehr wenig ermutigend, besonders bei jungen Säuglingen. Eine Mortalität von 20 % (v. Pirquet) ist noch günstig zu nennen. Die schlechten Erfolge beruhen wie schon erwähnt auf der ungünstigen Beeinflussung der komplizierenden Pneumonie. Der Lufteintritt in die Pleurahöhle verkleinert die Atmungsfläche, die der Säugling bekanntlich nur wenig zu kompensieren vermag.

Heute wird in erster Linie die Punktion angewendet, die wesentlich bessere Resultate ergibt.

Eine Trokarkanüle wird eingestoßen. Nach Passieren der Haut und Muskelzüge Zurückziehen des Stachels und stumpfes Eindringen in den Pleuraraum. Dann gänzliche Enfernung des Dorns und Ansetzen einer gut ziehenden Spritze. Um während dieser Manipulation Luftaspiration zu vermeiden, verschließt man die Ausflußöffnung durch Watte. Die Aspiration des Eiters erfolge langsam und ohne Gewalt. Die Punktion ist nach Bedarf zu wiederholen.

Auf jeden Fall muß geraten werden, zunächst die Punktion zu versuchen und die Abheilung der Pneumonie abzuwarten. Besonders bei heruntergekommenen Säuglingen ist das dringend zu empfehlen. Auch dickflüssiger Eiter indiziert durchaus nicht die Thorakotomie.

4. Laryngismus stridulus.

(Kongenitaler Larynxstridor.)

Bald nach der Geburt fällt bei Erregungszuständen die eigentümlich hochtönende, krächzende Inspiration auf, welche nicht unzutreffend mit den Tönen verglichen wird, die ein in Angst versetztes Huhn ausstößt.

Die Exspiration ist lautlos. Zyanose ist nicht obligat. Verschwindet immer spontan im ersten Lebenshalbjahr.

Ursache: Wahrscheinlich anatomische Besonderheiten im Bau der Epiglottis und des Larynx. Findet sich nicht selten mit neuropathischer Veranlagung vereint vor.

Cave: Verwechslung mit Laryngospasmus (s. das betr. Stichwort).

5. Pneumonie.

Pneumonie des Kindesalters ist eine Sammelbezeichnung, unter der eine Reihe klinisch recht verschiedenartiger und ätiologisch ganz differenter Krankheitsbilder vereinigt werden.

Der häufigste Typ pneumonischer Erkrankungen im Kindesalter ist die Bronchopneumonie. Sie entsteht meist im Gefolge einer Koryza, Tracheitis, Bronchitis; der katarrhalische Prozeß greift auf die Alveolen und das interalveoläre Gewebe über, diese auf mehr oder minder weite Strecken hin in einen intensiv entzündlichen Zustand versetzend. Werden weitere Gebiete des Lungengewebes ergriffen, so kommt es, neben der Resorption toxischer Produkte, zu einer Behinderung der Zirkulation und zu einer Verkleinerung der Respirationsfläche.

Die lobuläre Pneumonie entsteht durch Zusammenfließen kleinerer Herde zu größeren, schließlich einen Lobulus ausfüllenden. Auf die gleiche Weise werden besonders bei rapider Ausbreitung der Entzündung aus lobulären Pneumonien lobäre.

Die Primäraffektion (Nasopharyngitis, Bronchitis) kann 1—2 Wochen bestehen, bevor es zur Pneumonie kommt, nicht selten aber tritt dies Ereignis schon nach wenigen Tagen ein.

Ob es eine akute lobäre Pneumonie im Säuglingsalter gibt, ist strittig. Jedenfalls ist die kruppöse Pneumonie erst bei älteren Kindern häufiger anzutreffen bzw. exakt zu diagnostizieren.

Warum einmal nur die Bronchien und Bronchiolen, das andere Mal das eigentliche Lungengewebe erkrankt, ist unbekannt. Die Virulenz der Infektionserreger kann nicht ausschlaggebend sein, denn es gibt einfache Bronchitiden, deren Sekret sich als ungemein kontagiös erweist und schwere Bronchopneumonien hervorrufen kann.

Die klinischen Erscheinungen differieren nach Art der Infektion, dem Alter und Temperament des Kindes sehr. Gewöhnlich tritt starke Appetitlosigkeit und Apathie auf, außerdem zeigt sich Blässe. Das Fieber erreicht hohe Grade, fällt wieder ab, steigt wieder an. Puls und Atmung werden frequent und nehmen mehr und mehr zu. Dyspnoe tritt hinzu, die Tätigkeit der Atmungshilfsmuskulatur wird sichtbar (Nasenflügelatmen). Schließlich erfolgt, wenn die Therapie sich als machtlos erweist, unter tiefem Erbleichen und schwerster Dyspnoe der Exitus an Herzinsuffizienz.

Das Ergebnis der Perkussion und Auskultation ist beim pneumoniekranken Kinde ein so trügerisches, daß es niemals als Richtschnur für die Therapie und Prognose gelten kann. Die Perkussion namentlich läßt, wenn nicht ausgebreitete Hepatisation besteht, oft ganz im Stich, besonders je jünger die erkrankten Kinder sind.

Die Auskultation ergibt bei ausgesprochenen Fällen den typischen Befund umschriebenen dichten Knisterrasselns und bronchialer Atmung. Oft aber ist der Auskultationsbefund minimal, und trotzdem bereits ein ausgebreiteter pneumonischer Prozeß vorhanden.

Daß normalerweise die Atmung rechts schärfer ist als links, darf nicht vergessen werden.

Die Prognose richtet sich nach dem Allgemeinzustande des Kindes, der Ausbreitung des Prozesses und der Veranlagung. Kinder mit Rachitis sind bekanntermaßen besonders gefährdet. Auch Masernkinder, welche eine Pneumonie akquirieren, beweisen dadurch von Anfang an eine besondere Veranlagung, denn durchaus nicht jedes masernkranke Kind bekommt eine Pneumonie. Neuro-psychopathisch veranlagte Kinder mahnen zur vorsichtigen Prognosestellung.

Therapie: Prophylaktisch sorge man dafür, daß von bettlägerigen Kindern nicht ständig Rückenlage eingenommen wird. Säuglinge sind umherzutragen. Auch kann das Bett unbeschadet direkt in die freie Luft oder in einen entsprechend ventilierbaren Raum gestellt werden. Feuchthaltung des Zimmers.

Bei geringem Fieber Priessnitzsche Wickel. Höheres Fieber erfordert kühle Stammwickel (ohne wasserdichten Stoff) oder kalte Abwaschungen. Bei kühler zyanotischer Haut ist jedoch trotz hohen Fiebers von kalten Wasserprozeduren abzusehen. Hydrotherapeutisch bewähren sich bei fortschreitender Erkrankung wiederholte (2mal täglich) warme Bäder (35°) bis zu 10 Minuten mit kühlem Nackenguß (20°). In dieser Form wirkt die Maßnahme leicht exzitierend. Ein starkes Exzitans ist das heiße Bad mit eiskaltem Nackenguß. Über die hydriatische Behandlung detaillierte Angaben zu machen, ist weder notwendig noch gerechtfertigt, da niemand behaupten wollen wird, durch die Hydrotherapie eine Pneumonie heilen zu können. Der eine Autor berichtet über glänzende Erfolge mit kühlen Bädern, Stammwickeln u. dgl., der andere über solche mit heißen Bädern (41°, 3—5mal täglich). Ein Zuviel an hydriatischen Prozeduren ist für den Kranken außerordentlich belästigend und obendrein nutzlos. Viel wichtiger ist die genaue Beobachtung des Herzens. Sobald Herzschwäche droht, Digitalis.

Digalen: 3mal 2 Tropfen 1. Jahr, 3mal 3 Tropfen 2. Jahr, 3mal 5 Tropfen 3. und 4. Jahr, 3mal 0,5 ccm vom 5. Jahr ab.

Digipuratum (Pulver oder Tabletten). 3mal 0,01 1. Jahr, 3mal 0,015 2. Jahr, 3mal 0,02 3. Jahr, 3mal 0,03—0,07 4.—10. Jahr, 3mal 0,1 vom 10. Jahr ab.

Stets nach den Mahlzeiten. (Siehe ferner Adrenalin-Pituitrinbehandlung Seite 553.

Gegen hohes Fieber, besonders bei sehr schwächlichen Kindern, Pyramidon 0,2—0,3 pro dosi. Man erreicht durch Antipyrese oft auch eine Besserung der Nahrungsaufnahme.

Dyspnoe und Zyanose werden durch Sauerstoffinhalation günstig beeinflußt. Wenn auch kein Heilmittel, so mildert der Sauerstoff die qualvollen Beschwerden der Atemnot (siehe Bronchiolitis). Bei gefahrvollen Phasen der Säuglingspneumonie erweist sich der Senfwickel (s. Bronchiolitis) oft außerordentlich wirksam. Gegen extreme Dyspnoe und Zyanose richtet sich ferner ein Aderlaß.

Klinisch kann die pneumonische Erkrankung im Kindesalter (selten bei Säuglingen) die Form der genuinen, kruppösen Pneumonie annehmen.

Sie befällt vorzugsweise beide Unterlappen und den rechten Oberlappen und beginnt bei älteren Kindern wie beim Erwachsenen mit Schüttelfrost, Seitenstechen und hohem Fieber. Bei Säuglingen treten statt des Schüttelfrostes oft Krämpfe auf. Wichtig ist ferner, daß Kinder, welche bereits lokalisieren können, die Schmerzen in das Abdomen zerlegen. Die Perkussion läßt sehr oft vollkommen im Stich. Auch das rostfarbene Sputum wird zumeist vermißt. Dagegen ist die Röntgenuntersuchung als großer Fortschritt anzusehen. Wo irgend eine Gelegenheit dazu vorhanden ist, sollte im Zweifelsfalle der Arzt eine Durchleuchtung empfehlen. Sie enthüllt eine Pneumonie, welche Auskultation und Perkussion nicht haben aufdecken können. Die pneumonische Infiltration beginnt wohl immer am Hilus und breitet sich peripher aus.

Vielfach besteht das bekannte typische hohe Fieber, Herpesbläschen erscheinen, ein Milztumor ist zu palpieren. Schwere Benommenheit findet sich ferner häufig. Am 7. Tage kann die Krise einsetzen; oft aber erweist sie sich als Pseudokrise; nach erneutem jähen Fieberanstieg erfolgt dann definitive kritische oder lytische Abfieberung. Oder die Infektion geht auf andere Lappen über, als die vom Erwachsenen her bekannte Wanderpneumonie. Sehr oft tritt jedoch die Krise ganz irregulär auf.

Keiner besonderen Besprechung (weil ohne Besonderheiten) bedürfen ferner die Komplikationen von seiten der serösen Häute (Pleuritis, Perikarditis — die oft übersehen wird — Gelenke).

Zerebrale Symptome sind nicht selten: Nackensteifigkeit, Strabismus, ungleiche Pupillen, Erbrechen, Sopor, Spasmen in den Extremitäten, Aphasie, Hyperästhesie der Haut. Gegenüber Typhus, Miliartuberkulose ist differentialdiagnostisch die Leukozytenzählung von Wert. Sie zeigt bei Pneumonie eine oft hochgradige Vermehrung der Leukozyten (40 000 pro qmm).

Ferner sind die Harnchloride stark vermindert.

Rein klinisch und therapeutisch hat die Trennung von kruppöser und katarrhalischer Pneumonie keinen Zweck.

Die **Therapie** ist bei beiden die gleiche.

Bei zögernder Lösung und bei Pneumonia migrans wird von manchen Autoren Salicyl empfohlen

Natr. salicyl. 3,0—5,0: 100,0

2mal tägl. in 3stündl. Pause 10 ccm. Oder Antipyrin 3,0—5,0: 100,0

2 Tage hintereinander, dann Pause von mehreren Tagen (Salge).

Im übrigen ist der Ausgang zumeist günstig. Gefährdeter sind besonders die Kinder mit Vitium cordis congenitum.

Die arzneiliche Behandlung der Lungenentzündung steht leider auch heute noch auf symptomatischem Boden. Bei außerordentlich quälendem Husten sind Kodein, Dionin, (s. Bronchitis) angezeigt. Auch Morphium kann bei schweren Hustenparoxysmen und Schlaflosigkeit nötig werden (s. Bronchitis). Über die Behandlung der Herzschwäche siehe Bronchiolitis.

Von den sog. Expektorantien sieht man wenig Überzeugendes; sie verderben gar nicht so selten den kaum erst wieder erstarkten Appetit und sind entbehrlich.

In neuerer Zeit wird das Kreosotal in der Pneumoniebehandlung viel gerühmt, was ich aus eigener Erfahrung allerdings nicht bestätigen kann.

Kreosotal 3mal tägl. 3 (1. Jahr), 3mal tägl. 5 (2. Jahr), 3mal tägl. 10—15 Tropfen (vom 3. Jahr ab) in Milch (nach H. Neumann). Man kann unbesorgt auch von vornherein doppelt so große Dosen wählen.

Vielfach findet sich die Mahnung, pneumoniekranke Kinder kräftig zu ernähren. Dies ist nur bedingt richtig. Bei einer Kategorie von Kindern ist direkt eine Beschränkung der Nahrung, wenn Anorexie nicht schon dazu führt, angezeigt: bei Kindern mit Meteorismus. Dieser hindert die Zwerchfellatmung (der Säugling und das Kleinkind atmet in erster Linie mit dem Zwerchfell). Die Nahrung soll daher knapp sein und vor allem keine leicht gärenden Bestandteile (Kohl, Kraut, Hülsenfrüchte, fette Saucen, viel Kartoffeln, Graubrot, Schwarzbrot, Zucker usw.) enthalten. Alkohol (Kognak, Südwein, Tokayer) wird noch vielfach in der Praxis an Pneumoniker verabreicht. Ob mit Nutzen, scheint fraglich. Höchstens bei drohender Herzlähmung scheint seine Verwendung statthaft.

Bei hochgradiger Aufgeregtheit (postpneumonische Delirien) Urethan; entweder einmal 2,0 als Klysma, oder 1,0 im 1. Jahr, 1,5 im zweiten, 2,0 jenseits des zweiten Jahres mehrmals per os.

Eine charakteristische Form der Säuglingspneumonie ist die sog. **paravertebrale Pneumonie.** Sie findet sich sekundär bei schwer ernährungsgestörten Säuglingen und entsteht durch Blutaustritt in das Lungenparenchym, vorzugsweise in den abhängigsten Partien längs der Wirbelsäule. Jede Beteiligung von Mikroorganismen oder entzündlichen katarrhalischen Erscheinungen der Bronchien fehlt. Sie verraten sich klinisch, wenn überhaupt, durch feines Rasseln; Husten, Dyspnoe fehlen. Erst bei langem Bestand kommt es zu bakterieller Infektion der Hypostasen.

Im Kapitel: Parenterale Infektionen der Säuglinge ist bereits darauf hingewiesen worden, daß häufig die Säuglingspneumonie mit mehr oder minder heftiger Beteiligung des Verdauungstraktus einherzugehen pflegt. Mitunter können die gastrointestinalen Erscheinungen derartig im Vordergrund stehen, daß die Aufmerksamkeit fälschlicherweise ganz von der eigentlichen Quelle abgelenkt wird.

6. Chronische Pneumonie.

Bei einer viel größeren Zahl von Kindern als gemeinhin angenommen wird, heilt die Bronchopneumonie nur scheinbar aus. So gibt es Kinder, die angeblich alle Jahr eine frische Pneumonie durchmachen. Die erste derartige Attacke, eine gewöhnliche Bronchopneumonie, datiert nicht selten schon aus dem Säuglingsalter. Oder aber die Kinder sind seit den Masern, dem Keuchhusten nie wieder ganz gesund geworden. In Wirklichkeit handelt es sich immer um eine mit Residuen ausgeheilte Bronchopneumonie, die zu bindegewebiger Induration, Pleuraadhäsionen und Bronchiektasen bzw. Bronchiolektasen geführt hat. Nach Lederer können aber auch die Bronchialdrüsen sekundär chronisch entzündlich erkranken und die in ihnen fixierten Mikroorganismen gelegentlich wieder in die Zirkulation gelangen und neue entzündliche Lungenprozesse hervorrufen.

Gewöhnlich wird der Ausgang einer Bronchopneumonie in Chronizität besonders bei Masern, Keuchhusten, Influenza gefürchtet. Das scheint viel weniger oft der Fall zu sein, als die Herleitung aus einer banalen Bronchopneumonie oder Bronchitis. Die Prognose ist bei indurativen Prozessen, Bronchiektasen im allgemeinen ungünstig. Doch kommen auch Ausheilungen noch nach Jahren vor, besonders in rein pneumonischen Fällen.

Daß bei Rachitis mit schweren Thoraxdifformitäten für die Ausheilung einer Bronchopneumonie ungünstige Verhältnisse vorwalten, liegt auf der Hand. Die bevorzugte Lokalisation derartiger chronischer Prozesse sind der linke Oberlappen und rechte Unterlappen.

Die betreffenden Kinder sind meist in schlechtem Ernährungszustand, blaß, fiebern häufig wochenlang, haben keinen Appetit, husten viel und werfen viel aus. Bei der Untersuchung findet man Dämpfungen an umschriebener, meist genau der gleichen Stelle, Rasselgeräusche aller Qualitäten, bronchiales oder abgeschwächtes Atmen. Oft bleibt eine Seite deutlich bei der Atmung zurück. Schreitet die Höhlenbildung fort, dann wird amphorisches Atmen gehört, der Auswurf wird kopiös und riecht faulig.

Vielfach werden diese Kinder (ohne Sputumuntersuchung) für tuberkulös erklärt und dieserhalb oft jahrelang vom Schulbesuch ferngehalten.

Die Therapie der chronischen Pneumonie ist eine traurig rückständige. Sie kann lediglich im Auge behalten, die Kinder zweckmäßig zu ernähren, sie aus schlechten sozialen Verhältnissen zu entfernen und lange an die See, ins Gebirge, zu schicken.

Medikamentös empfiehlt sich Lebertran mit einem Kreosotpräparat. (Vergleiche ferner die unter „Bronchitis" aufgezählten Mittel und den entsprechenden internistischen Abschnitt.)

Atemübungen, Thoraxmassage, Gymnastik haben wenig Erfolge gezeitigt. Vielleicht gelingt es, durch Anlegung eines Pneumothorax die Heilungsaussichten günstiger zu gestalten.

Die Diagnose hat natürlich eine Fremdkörperpneumonie auszuschließen.

Lit.: Bronchitis, Pneumonie: Lehr- u. Handbücher d. Kinderheilk. von Heubner, Seitz, Bendix, Pfaundler-Schloßmann, Feer, ferner Salge, Einführung in die moderne Kinderheilkunde. 2. Aufl .1910. S. 136ff. — Bartenstein u. Tada, Beiträge usw. Wien-Leipzig 1907. — Vogt, Höhlenbildung in der kindlichen Lunge. Fortschr. d. deutsch. Klinik. Bd. 2. S. 473. (Neuere Literatur!) — Empyem: Buttermilch-Stettiner, Zur Empyembehandlung im Säuglings- und frühen Kindesalter. Verhandl. d. Gesellsch. f. Kinderheilk. Wiesbaden 1914. S. 290ff.

Schnupfen der Säuglinge.

Akut einsetzende, schleimig-wäßrige, selten eitrige, einige Tage bis zu einer Woche dauernde Sekretion aus der Nase.

Allgemeinbefinden bei kräftigen Brustkindern wenig beeinträchtigt, gelegentlich geringe Gewichtsabnahme. Fieber wechselnd. In andern Fällen, bei schwächlichen oder konstitutionell abnormen Kindern starkes Krankheitsgefühl, Anorexie bzw. erschwerte Nahrungsaufnahme.

Klingt das Fieber nach einer Woche nicht ab, so ist Übergang auf den hinteren Nasopharynx wahrscheinlich. Sehr selten wurde komplizierende Meningitis, Nephritis, häufiger dagegen Otitis media und Pneumonie beobachtet.

Differentialdiagnose: Lues hereditaria. Besonders achte man auf Nasendiphtherie. Dauert ein Schnupfen länger als eine Woche, dann denke man stets an Nasendiphtherie, besonders wenn nur eine Seite befallen ist (bakteriologisch Untersuchung). Bei positivem Bazillenbefund untersuche man auch die Umgebung auf Bazillenträger.

Prophylaktisch: Vermeidung der Übertragung von Infektionen seitens akut oder chronisch erkrankter Erwachsener (mit Schnupfen, Adenoiditis,

Angina u. dgl.). Schutz vor staubiger und rauchiger Luft, vor unvermitteltem Temperaturwechsel u. dgl.

Säuglinge mit Schnupfen können sehr schlecht trinken. Normalerweise atmet der Säugling ausschließlich durch die Nase, die Mundhöhle ist durch den Saugakt in Anspruch genommen. Verlegung der Nase erfordert Mundatmung und fortwährende Unterbrechung des Saugens; das Trinken wird endlos verzögert, ja in schweren Fällen resultiert Inanition.

In solchen Fällen bringe man Tupfer mit der käuflichen Suprareninlösung getränkt einige Minuten vor dem Trinken abwechselnd in die Nasenlöcher. Oder man verschreibt eine Adrenalinsalbe: Suprarenin 0,03, Paraff. liq. 5,0, Ungt. bor. 25,0. Andere Autoren empfehlen eine 1 %ige Adrenalin-Kokainsalbe.

Unter Umständen ist man genötigt, 2stündlich anlegen zu lassen.

Täglich ferner mehrmals Einträuflung von 0,3 % Zinksulfatlösung. Man taucht einen Wattebausch in die Zinklösung und drückt ihn, während der Säugling auf dem Rücken mit etwas tiefergelagertem Kopfe liegt, langsam aus, so daß die Tropfen in die Nasenlöcher fließen. Bei profuser Sekretion ist Einführung von Tampons mit schwacher Silbernitratlösung, 1—2 %, indiziert; ca. 10 Minuten lang, 3—4mal täglich, abwechselnd in jedes Nasenloch. Bei schwächlichen Kindern häufiger Lagewechsel, Umhertragen.

Ferner Arg. proteinic.
Arg. colloid. aa 0,1
Aq. dest. ad 10,0
3mal 6 Tropfen in die Nase träufeln.

Eine Kupierung durch heißes Bad mit nachfolgender Schwitzpackung (ev. vorher 0,3—0,5 Aspirin) sollte bei ganz frischen Fällen stets versucht werden. Nur bei spasmophilen Säuglingen verzichte man lieber auf diese Maßnahme.

Schulhygiene.

Es kann nicht geleugnet werden, daß die körperliche Entwicklung der Kinder im Schulalter lange Zeit neben der des Geistes vernachlässigt wurde. Andererseits muß zugegeben werden, daß der Kampf gegen Schule und Schulkrankheiten vielfach maßvoller Einsicht entbehrte und die schulhygienischen Forderungen nicht selten Extreme darstellten. Es sei hier nur an den Streit über die Schulüberbürdung erinnert.

Schulkrankheiten.

Es ist richtiger, von kranken Kindern im Schulalter, als von Schulkrankheiten zu sprechen.

Man spricht dagegen von „Schulanämie", von „Schulkopfschmerz", von „Schulerbrechen".

In Wirklichkeit liegen die Wurzeln dieser unendlich weit verbreiteten krankhaften Erscheinungen nicht in der Schule, sondern im Individuum. Ausnahmslos sind es neuro-psychopathische Kinder, welche unter dem erregenden Einfluß, den der Schulbesuch auf sie ausübt und infolge verkehrter Erziehung morgendlich erbrechen oder appetitlos werden. Die „Anämie" ist sehr selten echte Blutarmut, sondern eine Scheinanämie, die sich aus der abnormen Konstitution der Kinder und falscher Ernährung herleitet (s. „Anämie", „Anorexie").

Das Heer weiterer neuropathischer Symptome: Schlaflosigkeit, Aufgeregtheit, Kopfweh, Einnässen, abnorm leichte Ermüdung usw. hat seine

Wurzeln selbstverständlich in der Neuropathie der Schulkinder, nicht in der Überbürdung durch den Schulbetrieb. Die Überbürdung ist zum Schlagwort geworden. Mit großem Unrecht. Mag auch der Lehrstoff der Schule viel Ballast enthalten, so ist er nicht derart, daß ein normal begabtes und normal erzogenes Kind ihn nicht ohne große Mühe bewältigen könnte.

Die Überbürdung kommt in der Volksschule kaum vor und ist das Vorrecht der höheren Schulen.

Die zunehmende Zahl neuro-psychopathisch belasteter Kinder zwingt die Schule seit Jahrzehnten bereits zu Verminderung der Anforderungen. Ein sensibles Kind ermüdet, besonders wenn der Lehrstoff wenig anregend vorgetragen wird, leichter als ein Durchschnittskind, kommt unablässig in Konflikt mit der Schuldisziplin, mit den Mitschülern. Es bewältigt oft das Pensum nicht mehr, bleibt zurück; die Eltern, die meist selbst Neuropathen sind, schieben die Schuld auf den gesamten Unterricht oder auf diesen oder jenen Lehrer u. dgl. mehr.

In zweierlei Hinsicht kann die Schule das primäre Moment sein: maschinenmäßige Handhabung an und für sich wenig anregender Unterrichtsfächer und Wärmestauung (hohe Zimmertemperatur, Kohlensäureanhäufung, mangelnde Ventilation, „Luftsumpf").

Im übrigen liegt der sog. Überbürdung, falls es sich nicht um unzulänglich begabte Schüler handelt, stets eine abnorme Konstitution zugrunde. Wer genau nachforscht, findet, daß derartige Kinder, die bis um Mitternacht über den Schulbüchern sitzen, ihre Zeit ganz erstaunlich schlecht ausnutzen bzw. einteilen. Es fällt den kurzsichtigen Eltern nicht ein, Spielbetätigung, ausgiebige Spaziergänge, Lesebedürfnis, Kindergesellschaften, Kinematographen-Besuche, musikalischen Unterricht usw. ihrer Kinder derart zu regeln, daß dadurch nicht der ganze Nachmittag oder Abend absorbiert wird, wie dies leider oft der Fall ist.

„Einzige Kinder", von Anbeginn an verwöhnt, schon im Spielalter mit Genüssen überhäuft, die ihren Jahren noch nicht angemessen sind, ohne Stetigkeit beim Spiel und bei ernster Beschäftigung, ohne Disziplin, die ganze Umwelt egozentrisch betrachtend, dabei oft durchaus unternormal begabt, solche sensiblen Kinder sind die „Opfer der Schultyrannei", der „Überbürdung", des „Schulelends".

Die wissenschaftliche Feststellung der geistigen Ermüdung stößt vorläufig auf unüberwindliche Hindernisse. Auch die Behandlung mit Antikenotoxin ist problematisch.

Bezüglich der Rolle der Schule für die Entstehung der Schulskoliose sind auch heute die Ansichten noch geteilt. Das Gros der Orthopäden vertritt die Auffassung, daß das Schulsitzen nur in einer ganz geringen Anzahl von Fällen als Ätiologie einer in den Schuljahren entstandenen Skoliose anzuerkennen ist. Wohl selten darf übrigens ein Kind in der Schule auch nur kurze Zeit so schlecht sitzen, wie zu Hause oftmals stundenlang!

Einzig die erworbene Myopie ist gewissermaßen als Schulkrankheit zu bezeichnen.

Ferner kämen hier noch die auf dem Boden der Imitation entstehende gelegentlich klassenweise auftretende Chorea hysterica und andere induzierte Neurosen in Betracht. Die Verbreitung akuter Infektionen durch die Schule ist durch zahlreiche gesetzliche usw. Verordnungen auf ein unvermeidbares Mindestmaß beschränkt.

Schulhaus, Schulutensilien, Schulbetrieb.

Forderungen der Hygiene an das Schulgebäude: Glatte Wände ohne Verzierungen, Stuck u. dgl. Schränke am besten in die Wände eingebaut.

Einfarbiger, waschbarer Anstrich (grau, blaugrau, grünlich; nicht weiß). Kleiderablage außerhalb des Schulzimmers. Pro Schüler 0,64—0,74 qm Bodenfläche, mindestens 2,5 cbm Luftraum (im Mittel 4). Die geringste Höhe des Zimmers soll 3,2 m, die größte Länge 9 m betragen. Fensterfläche mindestens $^1/_5$ der Bodenfläche. Die Schulbänke müssen das Licht von links erhalten. Minimum an Helligkeit pro Schreibplatz 10 Meterkerzen, wünschenswert ist eine Lichtstärke von 50 Meterkerzen.

Die komplizierten Details über Ventilation, Heizung können hier übergangen werden.

Aborte sollen tunlichst im Schulgebäude, nicht auf dem Hofe installiert werden (Waschbecken!). Bezüglich des Schulhofes gelten 2 qm pro Kind als wünschenswert.

Die Gefahr der Übertragung von Krankheiten durch Trinkbecher ist sicher nicht groß. Immerhin dürfte auch hier einwandsfreie Trinkgelegenheit (eigene Becher für jedes Kind oder Springbrunnen) wünschenswert sein.

Höchstzulässige Schülerzahl für einklassige Schulen 80, für mehrklassige 70.

Die Zahl der im Handel befindlichen Subsellien ist so groß, daß auf die Empfehlung irgend eines bestimmten Systems verzichtet werden muß. Ganz allgemein sollen folgende Regeln beobachtet werden:

Die Sitzhöhe muß der Länge des Unterschenkels entsprechen, die Füße müssen mit ganzer Sohle auftreten. Die Sitzfläche sei ein wenig geneigt, so daß der vordere Rand etwas höher liegt.

Differenz (senkrechte Entfernung der vorderen Sitzbankkante von der darüberliegenden Schreibpultkante) bei Knaben $^1/_6$—$^1/_8$ der Körperlänge, bei Mädchen der Röcke wegen 1,5—3 cm mehr. Der Tisch sei gerade, zwischen den Füßen keine Querleisten. Die Tischplatte soll in Höhe des Ellenbogengelenkes des sitzenden Kindes verlaufen. Die dem Körper zugewendete Tischkante muß 2—5 cm über die vordere Sitzbankkante hinausragen (Minusdistanz). Die Lehne sei leicht hintengeneigt, ohne Kreuz- oder Lendenwölbung (Spitzy). Schädlich ist die Sitzhaltung, welche den Rumpf ungestützt in vorderer Sitzlage auszuharren zwingt (Kauerstellung) infolge zu großer Plusdistanz, zu geringer Differenz.

Durch einen Stuhl mit hohen Beinen (Füße ruhen auf Fußbank), der einfach etwas unter den Schreibtisch geschoben wird, lassen sich auch im Privathaus einwandsfreie Schreibgelegenheiten herstellen. Wird das Kind älter und größer, so entfernt man die Fußbank und läßt von den Stuhlbeinen entsprechende Stücke absägen (Baginsky-Spitzy).

Beim Schreiben soll auch der linke Arm auf der Tischplatte ruhen. Steilschrift ist wünschenswert, scheint aber schwer einführbar zu sein.

Schultafel: nicht lackiert, links vom Katheder.

Druckschrift: Eine Druckschrift, bei welcher das n kleiner als 1,5 mm ist, eignet sich nicht für Schulbücher. Draht soll für Einbände von Heften und Büchern nicht benutzt werden.

Bis zum 10. Lebensjahre empfiehlt sich der Schultornister. In der ferneren Zeit ist darauf zu achten, daß die Schultasche nicht nur in einer Hand getragen, die Bücher nicht mit einem Riemen verschnürt unter dem Arm auf den Hüftbeinkamm gestützt getragen werden.

Hygiene und Prophylaxe des Schulkindes.

Die körperliche Entwicklung ist sorgfältig zu beobachten, um entstehende oder zunehmende Skoliosen, Kurzsichtigkeit, Schwerhörigkeit (durch Adenoide) rechtzeitig festzustellen.

Eine maßvolle Teilnahme an sportlichen Betätigungen (Schwimmen, Rudern, Radfahren, Rodeln, Schlittschuhlaufen, Fußwanderungen) ist dringend zu empfehlen.

Der Schlaf soll während des Schulalters stets reichlich bemessen sein. Das Postulat von 10 Stunden wird wohl vielfach ein frommer Wunsch bleiben, wenn Kinder erwerbstätig sein müssen oder durch Hilfeleistung im Haushalt usw. gezwungen werden, ihre Schularbeiten erst spät abends zu erledigen. Die Überanstrengung durch den Unterricht wurde schon gestreift.

Eignung zur Einschulung: Kinder unter 1 m bis 1,10 m sind besser zurückzustellen, da sie der Forderung nicht entsprechen können, das Auge 35 cm vom Lese- oder Schreibheft entfernt zu halten. Desgleichen sollen sehr zarte oder im Ernährungszustand durch längeres oder gehäuftes Kranksein reduzierte Kinder noch auf einige Zeit zurückgehalten werden.

Befreiung vom Turnunterricht: Schwere Herz- und Nierenleiden, chronische Gelenkaffektionen, Gibbus, schwere Skoliose, Krämpfe, Hernien, Asthma. „Schwächliche, blutarme Kinder", sollten durchaus nicht so häufig befreit werden, wie es heute noch der Fall ist. Schulkinder mit chronischer Mittelohreiterung sollen, wenn sie Schwimmunterricht nehmen, stets Wattepfropfen im Ohr tragen.

Bei den Schularbeiten zu Hause sollte darauf geachtet werden, daß die Kinder nicht ununterbrochen sitzen, womöglich schief und krumm vor den Büchern hocken. Auswendig zu lernende Pensa können im Umhergehen memoriert werden. Ein Zwang der Kinder zum Frühaufstehen, besonders um restierende Schularbeiten zu erledigen, ist nicht zweckmäßig. Die weit verbreitete Annahme, daß Morgenlernen besser als Abendlernen sei, trifft, was definitives, nicht momentanes, Behalten anbelangt, nicht zu, wie experimental-psychologische Untersuchungen entschieden haben.

Das Frühstück, welches die Kinder mitnehmen, soll nicht in Zeitungspapier eingewickelt sein.

Die Sanierung der Zähne der Schulkinder, die heute in großzügiger Weise durch Schulzahnkliniken erstrebt wird, ist freudig zu begrüßen. Und zwar aus ästhetischen und humanen Gründen. Die oft wiederholten Behauptungen, daß ein schlechtes Gebiß schlechten Ernährungszustand zur Folge habe, daß hohle Zähne die Eingangspforte des Tuberkulosevirus und überhaupt der akuten Infektionen bilden u. dgl. mehr, sind unbewiesen und tagtäglich am Material großer Kinderpolikliniken zu widerlegen. Eine Relation zwischen Schulleistung und Zahnschmerz besteht nicht; wie ebensowenig ein tadelloses Gebiß vor Scharlach, Diphtherie usw. schützt.

Es ist bemerkenswert, daß eine statistische Steigerung der Schulleistungen auf die verschiedenste Art und Weise erreicht wird. So berufen sich z. B die Anhänger der Schulspeisung auf die besseren Schulleistungen ihrer Schützlinge. Ja, auch die Behandlung der kalten Füße soll die Schulleistungen derartiger Kinder steigern!

Die Lehrer sollten über Anfangssymptome von Chorea, Tic usw., vor allem aber der akuten und chronischen Infektionskrankheiten, unterrichtet sein.

Durch Schulstrafen ist schon viel Unheil angerichtet worden. Die Zahl der Selbstmorde im jugendlichen Alter hat zweifellos zugenommen. Nur wenige Lehrer geben sich die Mühe, vor der Verhängung von Schulstrafen die Psyche des Schülers kennen zu lernen. Hier winkt dem Schularzt ein dankbares Feld! Durch Lehrer- und Elternabende sollte das Interesse der Eltern und Pädagogen mehr und mehr auf das körperliche und geistige Wohl des Schulkindes gelenkt werden.

Lit.: Bendix, in Pfaundler-Schloßmann, Handb. d. Kinderheilk. 2. Aufl. Bd. 1 S. 52ff. — Selter, in Kruse-Selter, Gesundheitspflege des Kindes. Stuttgart 1914. S. 519ff. — Spitzy, Körperliche Entwicklung des Kindes. Berlin-Wien 1913.

Tuberkulose.

(Vgl. Kleinschmidt; die Tuberkulose des frühen Kindesalters, Bd. 1. therap. Fortbildung 1914.)

1. Bronchialdrüsentuberkulose.

Die Diagnose der Bronchialdrüsentuberkulose ist in den meisten Fällen unsicher und nur dann mit einiger Wahrscheinlichkeit zu stellen, wenn die Bronchialdrüsen stark vergrößert, verkäst oder verkalkt sind und typische Schatten im Röntgenbilde verursachen. Der Nachweis durch Perkussion (paravertebrale Dämpfung zwischen Mitte und Spina scapulae, parasternale Dämpfung, meist im 2. Interkostalraum, Schallverkürzung über den entsprechenden Rückenwirbeln), Druckempfindlichkeit der zugehörigen Wirbeldornfortsätze, Venensausen über dem oberen Teil des Sternums bei rückwärts gebeugtem Kopfe, ist vieldeutig und unsicher, ebenso die Pupillenerweiterung auf der Seite der stärkeren Erkrankung durch Sympathikusreizung. Fieber ist unregelmäßig und selten vorhanden. In größeren Zeitintervallen auftretendes Fieber, für das sich sonst keinerlei Ursache auffinden läßt und welches durch Bettruhe unbeeinflußt bleibt, könnte im Verein mit anderen Zeichen Verdacht auf Bronchialdrüsentuberkulose erregen. Auch das d'Espinesche Zeichen (Bronchophonie über der Wirbelsäule) ist nicht absolut zuverlässig. Technik: Man läßt 33 sprechen und auskultiert die Hals- und Brustwirbeldornfortsätze. Vom 7. Halswirbel abwärts soll die Bronchophonie normalerweise aufhören. Andere Autoren geben für kleine Kinder den 7. Halswirbel, für das 8. Jahr den 1. Brustwirbel, für das 12. den zweiten, für das 15. den dritten Brustwirbel an. Die ganze Frage ist noch nicht spruchreif.

Der Husten bei Bronchialdrüsentuberkulose ist bellend, metallisch, oft auch spastisch, es fehlt ihm die zur Unterscheidung von Keuchhusten so wichtige Reprise. Es gibt aber auch Fälle, welche diesen Reizhusten ständig vermissen lassen. Hereditäre Belastung ist meist vorhanden. Exspiratorische Dyspnoe tritt meistenteils auf durch Druck der Hilusdrüsenpakete auf die Trachea und großen Bronchien, besonders den rechten.

Die Therapie der Bronchialdrüsentuberkulose deckt sich mit der der allgemeinen Tuberkulose im Kindesalter.

Will man Kinder mit geschlossener Tuberkulose oder Gefährdete, hereditär Belastete an die See schicken, so bemesse man von vornherein die Zeit für die in Aussicht genommene Kur nicht unter einem Jahr. Ob Ost- oder Nordsee, Adria (Abbazia) oder Riviera ist im Grund ohne Unterschied. Auch Waldsanatorien, Mittel- und Hochgebirge haben dieselben Erfolge. Solche Kinder, welche zugleich aus rheumatischen Familien stammen, sende man lieber nicht an unsere Seeküsten.

2. Darmtuberkulose.

(Einschl. Mesenterialdrüsentuberkulose und Peritonitis tuberculosa.)

Die geschwürige Tuberkulose des Darmes ist bei Kindern, welche infizierte Milch lange Zeit und in großen Mengen roh genießen (Landkinder viel häufiger als Stadtkinder), eine nicht so ganz seltene primäre Lokalisation der Tuberkulose. Meist ist sie jedoch sekundär bedingt durch verschluckte Bazillen aus Sputum oder durch hämatogene Aussaat. Charakteristische klinische Erscheinungen können sehr lange fehlen, insbesondere bildet das bei der Darmtuberkulose der Erwachsenen häufige Auftreten von Durchfällen bei Kindern durchaus nicht die Regel. Periodisch treten gelegentlich sehr übelriechende Durchfälle auf, verbunden mit Leibschmerzen. In der Zwischenzeit sind die Stühle und das Allgemeinbefinden gänzlich normal. So kann es kommen, daß derartige Kranke ein ganz ähnliches Bild bieten, wie sehr magere, hochgradig neuropathische Kinder mit rezidivierenden Durchfällen, die sich bei der extrem labilen Innervation des Darmkanals durch keine Art der Ernährung vermeiden lassen. Wahrscheinlich sprechen auch bei den periodischen tuberkulösen Durchfällen neurogene und psychogene Faktoren mit. Es ist also der Psyche der Kinder ebensogroße Aufmerksamkeit zu widmen wie der Ernährung (bezügl. letzterer s. Typhus).

Klinisch diagnostizierbar wird die Darmtuberkulose oft erst, wenn Erscheinungen von Kachexie auftreten, und durch positiven Ausfall der Pirquetschen Reaktion (mit bovinem Tuberkulin häufig stärker entwickelte Impfpapel als mit humanem) die Infektion des Körpers mit Tuberkulose festgestellt ist. In diesem Stadium weisen gewöhnlich die Mesenterialdrüsen stärkere tuberkulöse Veränderungen auf, nicht selten ist es bereits zur Bildung größerer, von außen fühlbarer Knoten (Konglomerattuberkel) im Mesenterium bzw. im Peritoneum gekommen. Daneben braucht kein flüssiges Exsudat vorhanden zu sein. In anderen Fällen führt die Darmtuberkulose verhältnismäßig schnell zum Auftreten einer exsudativen tuberkulösen Peritonitis. Subjektive Beschwerden fehlen sowohl bei der geschwürigen Darmschleimhaut- als auch bei der Mesenterialtuberkulose vollständig, oder sie sind gering und uncharakteristisch. Die Sicherung der Diagnose ist nur durch den Nachweis von Tuberkelbazillen im Darminhalte möglich, wenn gleichzeitig eine offene Lungen- oder Kehlkopftuberkulose ausgeschlossen werden kann, welche zum Verschlucken von bazillenhaltigem Sekret und damit zum Auftreten von Bazillen im Stuhl führen kann. Der früher zeitraubende und unsichere Nachweis von Tuberkelbazillen im Stuhl ist heute mit Hilfe der Antiforminmethode wesentlich einfacher geworden. Fieber kann bei Kindern ohne sonstige tuberkulöse Lokalisation wochen- und monatelang fehlen.

Der Verlauf der geschwürigen Darmschleimhauttuberkulose ist anscheinend meist ungünstig, soweit eben die Unsicherheit der Diagnose ein Urteil gestattet.

Im Anschluß an eine tuberkulöse Läsion des Darmes, die selbst ohne Residuen zu hinterlassen abheilen kann, pflegen nicht selten auch die mesenterialen und retroperitonealen Drüsen tuberkulös zu erkranken. Diese bilden dann mehr oder weniger dicke, mit einander und mit den Mesenterien und dem Netz verlötete Tumoren, die als wurstförmige oder knotige Resistenzen palpabel sind.

Gewöhnlich besteht Meteorismus. Die Kinder sind mager und fiebern hektisch. Nicht selten finden sich Ödeme der Beine. Die Prognose ist wenig günstig, jedoch nicht aussichtslos.

Der beschriebenen Drüsentuberkulose in ihren klinischen Erscheinungen ähnlich ist die adhäsive Form der Peritonitis tuberculosa. Aus miliaren Knötchen, mit und ohne freies Exsudat, entstehen allmählich verkäsende Granulationsmassen, welche mit Darmschlingen verlöten. Schließlich beherbergt die Bauchhöhle oft ein großes Konvolut untrennbar verwachsener Darmschlingen, welche durch das schrumpfende Mesenterium in die rechte Flanke hinübergezogen werden. (Thomayersches Symptom). Die Palpation ist nicht selten schmerzlos. Man findet Knoten, Knollen, kindskopfgroße Tumoren u. dgl. Gelegentlich kommt es zu Perforationen von Käse durch den Nabel.

Die Prognose ist wesentlich schlechter als bei der exsudativen Form

Die **Peritonitis tuberculosa exsudativa** pflegt schleichend, anfangs oft mit wenig gestörtem Allgemeinbefinden und ohne Fieber einzusetzen, doch kommt es nach einigen Wochen gewöhnlich zur Abmagerung, Störung des Appetits und der Verdauung (helle, atlasglänzende Fettstühle). Dieselben können jedoch auch vollkommen fehlen.

Ätiologisch sind Traumen (Stoß, Fall, anstrengendes Turnen, Fußballspiel, Eislauf und dgl.) so häufig verantwortlich gemacht worden, daß diesen Momenten eine Bedeutung zugesprochen werden muß.

Der physikalische Nachweis des Exsudats erfolgt in der bekannten Weise. Die im Zweifelsfalle vorgenommene Probepunktion, welche bei sensiblen Kindern besser in Äthylchloridnarkose ausgeführt wird, gibt ein klares, wenig getrübtes, hell- bis dunkelgelbes Exsudat mit mehr oder minder reichlichen Lymphozyten und hohem spezifischen Gewicht. Die Menge des Exsudats kann so groß werden, daß im Laufe von Wochen oder Monaten eine starke Auftreibung des Bauches zustande kommt; dann ist gewöhnlich der Nabel vorgewölbt, die Haut in seiner Umgebung verdünnt, und es kann dort zum spontanen Durchbruch kommen.

Die **Therapie** der geschwürigen Darmschleimhauttuberkulose deckt sich mit der der Tuberkulose im Kindesalter überhaupt, ist also eine rein diätetische und wenig aussichtsvolle. Subkutane Tuberkulinkuren erhöhen die Aussichten einer Heilung nicht. Nur das Bestehen heftiger Durchfälle, welche durch die Art der Ernährung nicht zu beheben sind, erfordert medikamentöse Behandlung: Opium mit oder ohne Tannin.

Therapie der exsudativen tuberkulösen Peritonitis: Neben den durch die Tuberkulose an und für sich angezeigten hygienischen und diätetischen Maßnahmen, ist die Resorption des Exsudats durch Anwendung warmer bis heißer Umschläge, von Glühlichtbädern, Sonnenbestrahlung, Bettruhe, (am besten als Freiluftliegekur), zu befördern. Auch ist ein Versuch mit salzarmer Kost und mit Diureticis zu machen, unter denen gelegentlich der Harnstoff, 10% Lösung, 4—5 mal täglich 10 g, eine ganz überraschende Steigerung der Diurese zur Folge hat. Gelingt es auf diese Weise nicht, den Erguß zum Verschwinden zu bringen, so empfiehlt sich, auch für den nicht speziell geschulten Praktiker, die Vornahme der Punktion.

Im Gegensatz zur Probepunktion ist bei der kurativen Punktion, welche sogleich auf maximale Entleerung des Aszites hinzielen soll, die Chloroformnarkose angezeigt. Nach Beendigung der Punktion straffer Kompressionsverband. Die Wiederholung der Punktion kann unter Umständen mehrmals erforderlich werden.

Ist nach 14 Tagen das Exsudat nicht rezidiviert, dann gestatte man erst ein einstündiges, dann zweistündiges usw., vorsichtig steigernd, Aufsein. Daß durch dieses frühzeitige Aufstehen die Disposition zu neuen Ergüssen gesteigert wird, habe ich nicht beobachtet. Vermag doch auch Bettruhe nicht das Wiederauftreten von Exsudat nach der Punktion zu verhüten.

Punktiert man einen mit Bettruhe, Diureticis usw. vergebens behandelten Aszites nicht, sondern läßt die Kinder aufstehen und spielen, dann beobachtet man dreierlei: entweder nimmt der Erguß zu, oder er bleibt stationär, oder aber er nimmt spontan ab bis zum völligen Verschwinden.

Will man die Punktion umgehen oder wird dieselbe nicht zugelassen, so mache man einen Versuch mit der Schmierseifenbehandlung.

Die Schmierseifenbehandlung wird so durchgeführt, daß von einer weichen, von störenden Beimengungen (harten Körnchen) usw. freien Kaliseife, z. B. der Sapo kalinus transparens, etwa 1 Teelöffel voll mit wenig warmem Wasser auf der Bauchhaut verschäumt wird; nach oberflächlichem Eintrocknen des Schaumes wird der Leib bedeckt;nach einer halben Stunde wird die Seife abgewaschen, wobei sich die Haut deutlich gerötet zeigt, und nun für 2 Stunden ein gewöhnlicher Prießnitzumschlag angelegt. Wiederholung jeden 2. oder 3. Tag; später, wenn die Bauchhaut sich als resistent genug erweist, ev. täglich. Andere Autoren reiben Bauch, Brust und Oberschenkel etwa 10 Minuten lang ein und verwenden bis zu 25 g Seife 2—3 mal wöchentlich auf einmal. Statt Schmierseife wird auch lokale Applikation von Soole empfohlen.

Unter dieser konservativen Behandlung erfolgt in einer großen Anzahl von Fällen, wenn keine anderweitige Lokalisation der Tuberkulose das Leben bedroht, vollständige Heilung.

Die chirurgische Behandlung: wiederholte Punktion oder, weil wirksamer, Laparotomie mit nachfolgender Drainage, welche bis vor wenigen Jahren als einzig erfolgreiche Therapie galt, bleibt ein in der übergroßen Mehrzahl der Fälle entbehrliches ultimum refugium.

Lit.: Bandelier u. Röpke, Klin. d. Tub. Würzburg. 2. Aufl. 1912. — Cornet. Die Tuberkulose. Nothnagels Handb. d. spez. Path. u. Therap. Wien 1899. — Ferner die Lehr- und Handbücher der Kinderheilkunde von Heubner, Pfaundler-Schloßmann, Seitz, Bendix, Feer, Baginsky, Salge, Einführung in die moderne Kinderheilk. — Czerny, Zur Prophylaxe der Tuberkulose. Berl. klin. Wochenschr. 1909. Nr. 46. — Czerny-Keller, Des Kindes Ernährung. Bd. 2. S. 341. — Hamburger, Die Tuberkulose des Kindesalters. Leipzig-Wien. 2. Aufl. — Lubarsch, Zur Pathologie der Tuberkulose im Säuglings- und Kindesalter. Reichsmed. Anzeiger 1913. Nr. 9. — Müller, Tuberkulose im Kindesalter. Med. Klinik 1914. Nr. 4. — Stricker-Vogt, Die Diagnose der Lungentuberkulose im Kindesalter. Fortschr. d. deutsch. Klinik. Bd. 3. 1913. S. 293. (Viel neue Literatur.)

3. Skrofulose.

Man versteht darunter eine Summe von Erscheinungen, die im Kindesalter außerordentlich häufig, nach der Pubertät nur noch selten anzutreffen sind.

Entzündete Augen, gerötete, verklebte Lidränder, Phlyktänen, chronischer Schnupfen, dicke, wulstige Oberlippen; Ekzem um den Mund, die Nase, an und hinter den Ohren. Häufig auch Haut-, Knochen-, Drüsentuberkulose. Ferner lichenartige Effloreszenzen, Skrofuloderma u. dgl. m. Die Drüsenpakete am Hals sind nicht immer tuberkulöser Natur. Immerhin ist die Vergesellschaftung mit Tuberkulose so häufig, daß bereits der Laie das Wort Skrofulose mehr oder minder mit Tuberkulose identifiziert. Daher auch die Bezeichnung: Skrofulo-Tuberkulose.

Das Ganze ist ein viel diskutierter klinischer Begriff, keine nosologische Einheit. Czerny läßt ihn vollkommen fallen. Er trennt ihn in zwei Teile: Exsudative Diathese und Tuberkulose. Die Kombination zweier Komponenten, abnorme Veranlagung und Infektion, äußert sich als sog. Skrofulose. Und zwar ist jede Infektion hierzu imstande. Auch die Kuhpockenimpfung gar nicht so selten.

Der infektiöse Reiz braucht also nicht unbedingt vom Tuberkelbazillus auszugehen.

Durch geeignete Ernährung gelingt es, die Diathese latent zu gestalten. Dann hat man „blühende Kinder mit (äußerer) Tuberkulose", aber ohne „skrofulösen Habitus" vor sich. Die Prüfung nach Pirquet ergibt in der Tat, daß es, allerdings nicht häufige, Fälle von Skrofulose gibt, welche negativ reagieren.

Therapie: Behandlung der Diathese (s. das betreffende Stichwort).

Bei fetten, pastösen Kindern Einschränkung der Milch auf das geringste Maß. (Nur als Zusatz zu Kaffee und zu gewissen Mehlspeisen.) Jede Mästung mit Fett, Kohlehydrat vermeiden. Als Getränk Malzkaffee, Fruchtsäfte, Tee, Buttermilch. 4 Mahlzeiten im zweiten, 3 im dritten Jahr. Beharren die Angehörigen auf 5 Mahlzeiten, dann gestalte man das Frühstück rein vegetarisch.

Beim mageren (erethischen) Typus: Erreichung des Normalgewichtes durch eine gute, gemischte Kost. Als Kräftigungsmittel sind Haferkakao, Malzextrakt, Honig zu empfehlen. Ein Verzicht auf die

Butter ist nicht notwendig. Eier sind entbehrlich. Bezüglich der Ernährungstherapie steht man vor einem gewissen Dilemma. Eine fettreiche Kost erweist sich erfahrungsgemäß bei Tuberkulose als nützlich, ist dagegen bei exsudativer Diathese nicht zweckmäßig. Eine Reihe von Autoren erklärt jedoch die letztere Eventualität für die weniger bedeutungsvolle und empfiehlt fettreiche Kost. So verordnet Engel bis zu 500 g Sahne pro Tag. Müller schließt sich ihm an. (Siehe auch Allgemeine Gesichtspunkte bei der Ernährung tuberkulöser Kinder).

Allgemeines: Lebertran, ev. als 0,5 % Kreosotlebertran bis zu zwei Eßlöffeln pro Tag. Ferner der altehrwürdige Syrup ferri jodati. Vom 2. Jahr ab 2 mal tägl. 10 Tropfen, später mehrmals 15 Tropfen. Die Färbung des Jodeisensirup darf nicht stärker als leicht gelblich sein, braune Färbung deutet auf zu starke Jodabspaltung.

Viel Luft und Sonne. Die erstaunlichen Heilerfolge der Heliotherapie bei sog. chirurgischer Tuberkulose sind bekannt.

Ob Ost- oder Nordsee, Adria oder Riviera, ist im Prinzip ganz gleichgültig. Hauptsache ist die ausgiebige, möglichst in Freiluftkostüm sich vollziehende Bewegung in der freien, sonnigen Natur. Auf Aufenthalt in rauch- und staubfreier Luft sollte möglichst geachtet werden.

Auch die sog. Soolbäder wirken nur durch die obigen Faktoren. Bekanntlich ist der Erfolg von warmen Soolbädern, welche in einem Badeorte zur Wintersaison genommen werden, gänzlich unbefriedigend. Freiluft, Sonne, Sommer, das sind die geheimnisvollen Kräfte. Jedenfalls kann ein Versuch mit Soolbädern gegebenenfalls unbesorgt gemacht werden.

Man beginnt etwa mit 2 bis 3 % Salzgehalt und steigt langsam mit der Konzentration bis auf 6, 7 %. Ich empfehle zwei Bäder pro Woche, ausnahmsweise drei; die Badedauer beträgt $^1/_4$ Stunde, später gegen Ende der Kur (d. h. der Schulferien) $^1/_2$ Stunde. Die Temperatur des Soolbades soll derart sein, daß das Kind sich im Wasser wohl fühlt; auf keinen Fall darf es frösteln.

Sooletrinkkuren sind entbehrlich, oft direkt schädlich (durch erhöhte Salzzufuhr bedingte Wasseranreicherung der Gewebe). Tuberkulinkuren sollten nur vorgenommen werden, wenn der Arzt Erfahrung in dieser sehr differenten Behandlung besitzt.

Vor ambulanten Injektionen sei gewarnt. Relativ harmlos ist die von Wolff-Eissner angegebene Vakzination. Man setzt auf dem Unterarm 2, 3, 4, 5 Impfpapeln (nach Art der bekannten Kutanprobe v. Pirquets) und wiederholt diese Kutanimpfungen, sobald die allergische Reaktion abgeklungen ist. Die Narben verblassen allmählich. Die Dauer der Vakzinationsbehandlung kann auf viele Monate ausgedehnt werden. Nie entstehen Tuberkulinschädigungen, da nur minimalste Bruchteile in den Blutkreislauf gelangen. Vorsicht anfangs bei stark pastösen Kindern, deren Haut sehr intensiv reagieren kann.

Lit.: Cornet, Die Skrofulose. 2. Aufl. Leipzig u. Wien 1912. — Czerny, Exsudative Diathese, Skrofulose und Tuberkulose. Verhandl. d. Gesellsch. deutsch. Naturf. u. Ärzte. 1909. Bd. 1. — Czerny, Therap. d. Gegenw. 1912. S. 49. — Engel, Skrofulose und ihre Behandlung. Med. Klinik 1913. S. 2099. — Escherich, Was nennen wir Skrofulose? Wien. klin. Wochenschr. 1909. Nr. 7. — Freund, Die moderne Wandlung des Skrofulosebegriffs. Fortschr. d. Med. 1910. Nr. 23. — Müller, Tuberkulose im Kindesalter. Med. Klinik 1914. Nr. 4. — v. Pirquet, in Feer, Lehrb. d. Kinderheilk. Jena 1911. S. 655. — Salge, Einführung in die moderne Kinderheilkunde. 2. Aufl. S. 293.

Hals-, Nasen- und Ohrenkrankheiten.

Von **Prof. Dr. Georg Boenninghaus,**
Breslau.

I. Halskrankheiten[1]).

A. Beschwerden[2]).

Atemhindernis, charakterisiert durch pfeifendes, keuchendes oder gurgelndes Stenosengeräusch, *Stridor*, vom leichtesten, nur beim Schreien (Kinder), Sprechen, Treppensteigen hörbaren, bis zum schwersten, mit Todesangst, Schweiß, Zyanose, Benommenheit einhergehenden Grade. Ceteris paribus macht chronische Stenose durch Gewöhnung geringerer Dyspnöe. als akute.

Ursache der Stenose: 1. *Bei Kindern* a) akut: Stimmritzenkrampf (siehe diesen), Pseudokrupp (s. Lar. cat. ac.), Krupp (s. Ang. diphth.), Fremdkörper (s. diese); b) subacut: Retropharyngealabszeß (s. Pharyng. phlegm. post.); c) chronisch: Thymusschwellung (tiefes Gurgeln im 1. Lebensjahre), Larynxpapillome (s. Stimmbandpolypen). 2. *Bei Erwachsenen* a) akut: Genuines Larynxödem (Nephritis, Jodgebrauch, Angina resp. Phar. ac. bes. phlegmonosa, Phlegmone und Verletzung des Kehlkopfes); b) chronisch: Laryngitis tuberk. und syph., Larynxkarzinom, doppelte Postikuslähmung (s. Stimmbandlähmung), auch Hysterie; endlich Struma, Aortenaneurysma, syph. Trachealstenose u. a.

Die Larynxstenose ist durch gleichzeitige Heiserkeit charakterisiert, ausgenommen bei doppelter Postikuslähmung (Tabes), Hysterie und Laryngospasmus der Kinder und meist bei akutem Larynxödem. Bei Pseudokrupp besteht an Stelle der Heiserkeit bellender Husten. — Bei Larynxstenose ist die Dyspnöe inspiratorisch, verbunden mit starker Exkursion des Larynx und Einziehung der Brust. Bei Trachealstenose ist sie vorwiegend exspiratorisch, verbunden mit geringer Bewegung des Larynx. Das Stenosengeräusch ist hier von dumpfem, entfernten Charakter.

Halsbrennen s. Halsschmerz.

Halsdruck, einfaches, lediglich *unbequemes*, aber nicht schmerzhaftes Druckgefühl, häufige Begleiterin vieler Halskrankheiten mit objektivem Befund. Ohne diesen cf. Parästhesie. Über *schmerzhaften* Druck cf. Halsschmerz.

Halsempfindlichkeit, „anfälliger Hals", häufige Klage. Zunächst zu entscheiden, ob habituelle Mundatmung (s. diese), ob Mandelpfröpfe (s. Ang.

---

1) Über Erkrankungen des *äußeren* Halses s. *Danielsen*, *Chirurgie*.

2) In dem vorliegenden Kapitel ist der Versuch gemacht, die Diagnose und somit die Therapie dadurch in leichtere Bahnen zu lenken, daß die subjektiven Symptome, d. h. die Beschwerden, derentwegen der Arzt aufgesucht wird, an die Spitze gestellt sind, unter Hinweis auf die betr. Stichworte im therapeutischen Teil.

habitualis), ob einfacher chronischer Halskatarrh (s. Pharyng. und Laryng. cat. chron.), oder ob vollkommen gesunder Hals resp. Nase. (In diesem Falle nützt allein vernünftige Abhärtung, besonders morgendliches Übergießen mit stubenwarmem Wasser, dann Abreiben und Herumgehen. Tägliches Gurgeln, morgens und abends, mit stubenwarmem Wasser oder Adstringentien (s. Gurgelwasser) wirken unterstützend. Für Redner und Sänger vgl. auch „Stimmschwäche".)

Halshusten s. Halskitzel.

Halskitzel, Halskratzen, das den „Halshusten" auslösende Moment, häufige Klage bei den verschiedensten Erkrankungen der Luftwege. Oft kitzelt pathologisches Sekret den Larynx, das ihm selbst, oder dem Rachen, der Trachea, den Bronchien und Lungen entstammt („feuchter Husten"), oft ist es der Reiz der Entzündung an sich, besonders der hinteren Larynxwand, welcher kitzelt („trockener Husten"). Der Husten ist heiser bei gleichzeitiger Heiserkeit der Stimme, nur bei hysterischer Stimmlosigkeit (s. Stimmbandlähmungen) ist er tönend. Er ist bellend bei Krupp (s. Lar. cat. ac.) und oft bei Hysterie. Er stört häufig den Schlaf, nur der rein nervöse Husten (ohne objektiven Halsbefund!), der am Tage oft fast kontinuierlich ist, sistiert vollkommen im Schlaf. Paroxysmaler Husten, besonders nächtlich, mit ziehender Inspiration und Erbrechen, charakterisiert den Keuchhusten; auch die Lar. cat. ac. vermag bei Nervösen dem Keuchhusten ähnlichen Krampfhusten auszulösen; ohne Laryngitis aber kommt es gelegentlich bei beginnender Tabes zu ähnlichen „Larynxkrisen". Krampfartig einsetzender und nicht mehr verschwindender Husten ist charakteristisch für aspirierte Fremdkörper, z. B. Knochenstückchen beim Essen, Gebisse im Schlaf, kleine Spielsachen bei Kindern.

Halsschmerz. Schmerzhaftes Drücken oder Brennen im Halse ist die konstante Begleiterin aller akuten und exazerbierenden chronischen Halsentzündungen; beim Schlingen steigert es sich oft zum Schlingschmerz (Dysphagie). 1. Schwerer Schlingschmerz, die Nahrungsaufnahme erschwerend. Am schlimmsten ist dieser bei Ang. phlegmonosa. Praktisch wichtig ist nun, daß jeder, die Nahrungsaufnahme wesentlich behindernde Schlingschmerz, der länger, als etwa 14 Tage dauert, einen ernsteren Hintergrund hat. Es liegt hier am häufigsten vor: Ang. syph. sec. des Gaumens und der Mandeln, Pharyngitis syph. tert. des Mund- oder Nasenrachens, Laryngitis tub. der Epiglottis oder Arygegend. Alle diese Orte sind daher der Reihe nach zu untersuchen. Auch an Trichinose ist zu denken. 2. Leichter Schlingschmerz, nur beim Leerschlingen vorhanden, ist milder zu beurteilen, auch wenn er länger besteht. Es liegt gewöhnlich vor: Ang. habitualis (Mandelpfröpfe), Pharyngitis lateralis oder Neuralgia laryngea (Druckpunkt meist seitlich zwischen Zungenbein und Larynx).

Halsverschleimung, die Folge aller akuten und chronischen Entzündungen von Rachen und Kehlkopf, besonders der chronischen Katarrhe. Aus dem Rachen wird der Schleim durch Ziehen, Räuzen, Krächzen, Würgen entfernt, aus dem Larynx durch Räuspern, Hüsteln, Husten. — Schleim, der sich im Halse findet, kann auch aus der Nase oder Brust stammen. Bald fühlen die Patienten den Ort der Herkunft, bald nicht. Bei jeder „Halsverschleimung" aber muß grundsätzlich Hals, Nase und Brust untersucht werden. — Bei Hysterie handelt es sich bei Klagen über Verschleimung jedoch häufig um vermehrte Speichelabsonderung oder vielmehr um die Angewohnheit, den Speichel durch Saugen im Munde anzusammeln. Findet man also keinen Schleim im Halse, so muß man hieran denken. Der ausgespiene Speichel ist rein wässerig-schaumig.

Heiserkeit, Stimmstörung vom leichtesten Belegtsein bis zur Stimmlosigkeit (Aphonie), entsteht im weitesten Sinne durch Beeinträchtigung der

Schwingungsmöglichkeit der Stimmbänder, z. B. durch Schwellung und Schleimbelag (s. Laryngitis cat.), Schwäche und Lähmung (s. Stimmbandlähmung), Infiltration und Zerstörung (s. Lar. tub., auch Lar. syph. und Larynxkarzinom), Polypenbildung (s. Stimmbandpolypen). Die Diagnose gibt der Kehlkopfspiegel, einen Hinweis die Krankengeschichte: Akute Heiserkeit mit Schnupfen und Husten spricht für Lar. cat. ac., auch bei kleinen Kindern ohne Mandelbelag („Pseudokrupp", vgl. dagegen „Krupp" bei Angina diphth.); akute Aphonie ohne Erkältung bei jungen Mädchen für Hysterie (s. Stimmbandlähmung). Chronische Heiserkeit, jahrelang, fast unverändert und in mäßigem Grade, spricht für Lar. cat. chron. (auch bei Kindern, „Schreikindern"); chronische Heiserkeit, aber subchronisch entstanden, meist mit starker Rauhigkeit und Vertiefung der Stimme, spricht bei Jugendlichen für Lar. tub. (Lungenuntersuchung!), bei Männern nach 40 Jahren auch für Karzinom; chronische Heiserkeit mit doppeltem Stimmklang (Diphonie) spricht für Stimmbandpolyp (Lehrer!) und Stimmband-(Rekurrens)-Lähmung (ältere Leute!). Vgl. auch Stimmschwäche, sowie Halshusten und Atemhindernis.

Mundatmung, notwendige Folge von Nasenverstopfung. Wenn letztere nicht absolut, wird auch der Mund nur bei Körperanstrengung, in unbewachten Augenblicken und im Schlaf geöffnet. — Die Konstatierung der Mundatmung ist wichtig, weil rezidivierende Hals- und Bronchialkatarrhe häufig die Folge sind. Verkappte Mundatmer muß man beobachten, besonders im Schlaf. Der Mund steht bisweilen nur so wenig auf, daß man die Zähne gerade sieht. Schnarchen fehlt auch häufig. Dagegen sind die Lippen oft aufgesprungen. Die gewöhnliche Ursache der Mundatmung bei Kindern ist Tons. phar. hyperpl. — Bei Kieferabnormitäten, wo die Schneidezähne nicht schließen, (Prognathie etc.) und bei kurzer Oberlippe sieht man übrigens die Zähne oft, ohne daß Mundatmung besteht. Idioten endlich haben den Mund auf, trotz freier Nase.

Mundgeruch (Foetor ex ore) wird zunächst verursacht durch jede idiopathische oder andere Magenstörung, ferner durch Stomatitis acuta oder Angina septica, zerfallenes Zungen- oder Halskarzinom, Lungengangrän. Bei sonst gesunden Menschen aber liegt amhäufigsten chronische Gingivitis vor, erkennbar daran, daß das Zahnfleisch auf Druck blutet (Therapie s. unter Gurgelwässer). Dann folgen Mandelpfröpfe (s. Ang. habit.). Bei Hysterie gibt es auch einen rein subjektiven Mundgeruch. Mancher „Mundgeruch" aber ist ein verkannter Nasengeruch (s. diesen).

Mundsperre, akut, kann verursacht sein durch Krampf der Kaumuskeln bei Wundstarrkrampf (Trismus, selten), durch akute, meist rheumatische Entzündung des Kiefergelenks (häufig), Infiltraton der Internmaxillarfalte (am häufigsten), sei es durch erschwerten Durchbruch oder Parulis der Weisheitszähne, sei es durch Ang. phlegmonosa (s. diese).

Schlingbeschwerden lassen sich einteilen in:

1. Schlingschmerz, cf. Halsschmerz.

2. Schlinghindernis: Die Speisen bleiben im Halse stecken bei Rachentumoren (besonders Karzinom des Hypopharynx) und Rachenlähmungen, sei es zerebraler (Hysterie), bulbärer (besonders Bulbärparalyse), oder peripherer (besonders Diphtherie) Natur. Oder sie bleiben in der Speiseröhre stecken: Ösophagusstenosen (s. diese).

3. Fehlschlingen: Die Speisen gelangen in die Nase bei Gaumensegellähmung (besonders Diphtherie) oder Perforation des Gaumens (Syphilis); oder sie gelangen in den Kehlkopf (Husten!) bei mangelndem Glottisschluß durch Tuberkulose, Lues und Karzinom des Larynx oder doppelseitige Rekurrenslähmung (bulbäre Affektionen, Diphtherie, Ösophaguskarzinom).

4. Schlingkrampf: Jeder Versuch zu Schlucken führt zu krampfartiger Kontraktion des Halses, bei Lyssa, Tetanus und in geringerem Grade besonders bei Hysterie.

Schnarchen, gelegentlich erzeugt durch Zurücksinken der Zunge bei Rückenlage in tiefem Schlaf, im übrigen aber durch Flattern des Gaumensegels bei Mundatmung durch Nasenverstopfung.

Speichelfluß, bei allen entzündlichen Mundkrankheiten (s. diese), bei allen Schlinghindernissen (s. Schlingbeschwerden), bei Mundatmung (s. diese), bei Fazialislähmung, bei Idiotismus (besonders wichtig zur Diagnose bei Kindern), bei Sympathikuserkrankung und bei Hysterie. (In den letzten beiden Fällen empfiehlt sich längerer Gebrauch von Brom 2 g pro Tag oder von Fet. opii spl. 3 mal täglich 5—10 Tropfen, weniger von Atropin.)

Stimmschwäche, d. h. abnorm leichtes Versagen der Stimme, siehe Phonasthenie.

Trockenheit des Halses resp. Mundes kommt vor bei Mundatmung (s. diese), Phar. sicca (s. diese), bei alten zahnlosen Leuten (hier hilft Gebiß), bei schweren Infektionen, auch bei Hysterie. Bei mangelndem Befund denke man jedoch an Diabetes, auch an Myxödem und auch Morphinismus.

B. Therapie.

Angina (faucium) [1]), schmerzhafte Entzündung des Isthmus faucium, also der Gaumenmandeln und Gaumenbögen, oft mit Beteiligung des Rachens. Im Vordergrunde aber steht meist die Mandelentzündung, weshalb Angina vielfach synonym mit Tonsillitis gebraucht wird.

Die Mandeln sind ein Organ von größter klinischer Bedeutung, das sehr häufig und meist genuin, nicht selten aber auch symptomatisch erkrankt. Drei wichtige Grundsätze sollte sich der Praktiker stets vor Augen halten: 1. Bei jeder fieberhaften Erkrankung unklarer Genese, also besonders bei kleinen Kindern, in den Hals zu sehen. 2. Bei jeder Mandelentzündung daran zu denken, daß sie auch symptomatisch, besonders skarlatinös (Kinder) und luetisch (Erwachsene) sein kann, also die ganze Körperoberfläche zu untersuchen. 3. Bei und bis 14 Tage nach jeder fieberhaften Mandelentzündung den Zustand des Herzens und der Nieren zu beobachten.

Angina catarrhalis (simplex) acuta, akute Entzündung der Mandeln mit Schwellung der Substanz und Rötung der Oberfläche ohne Exsudatbildung, Teilerscheinung eines akuten Katarrhs der oberen Luftwege. Gelbe Flecke, die gelegentlich vereinzelt und unregelmäßig auf der roten Mandel erscheinen und an Angina follic. erinnern, sind herausgepreßte alte Mandelpfröpfe. Therapie: Prießnitzumschläge, Gurgeln (s. Gurgelwässer) usw.

Angina catarrhalis (simplex) chronica s. Angina habitualis.

Angina diphtherica (Diphtheria faucium, Diphtherie). Akute, durch den Bac. Löffler verursachte Entzündung der Mandeln, mit Bildung von flächenhaftem, weißen Belag und ausgesprochener Neigung zur Ausbreitung auf Gaumen, Rachen, selbst Kehlkopf und Luftröhre. Auf letzterer beruht die eine große Gefahr der Diphtherie; auf den postdiphtherischen Lähmungen, besonders des Herzens, die zweite; auf der häufigen Kombination mit septischer Angina aber die dritte.

[1]) Entgegen dem Brauch sind hier die entzündlichen Erkrankungen der Rachenenge wegen ihrer häufigen klinischen Sonderstellung als „Angina" aus der allgemeinen Rachenentzündung (Pharyngitis) herausgenommen. Vergl. auch Tonsilla palat.

Bei der Diagnose ist der klinische Befund höher zu bewerten als der bakterielle, denn bei klinisch sicherer Diphtherie können D. Bazillen im Präparat fehlen, selbst wenn der Ausstrich ohne Fehler erfolgte. Des Bazillennachweises bedarf es also erst nicht, wenn bei Kindern beide Mandeln flächenförmig weiß belegt sind, wenn gar Gaumen und Rachen mitbelegt sind, oder der Belag sich an den Rändern schon rollt. Wenn aber nur herdförmige Beläge da sind, die hier und dort konfluieren, so ist der bakteriologische Befund zur Abgrenzung gegen Angina lacunaris wichtig; doch vergl. andererseits die Bemerkung über „Bazillenträger" bei Angina lacunaris. — Nicht alle Fälle von flächenhaftem Tonsillenbelag sind diphtherisch; verdächtig auf andere Genese sind alle unter starker Prostration, Foetor ex ore, und grünlicher oder schwärzlicher Verfärbung des Belages verlaufenden Fälle (Ang. septica), alle einseitigen Fälle (Ang. syph. III, Ang. Vincenti), alle mehr chronischen Fälle (Ang. syph. II und III, Angina Vincenti, auch zerfallendes Tonsillenkarzinom), schließlich alle Fälle bei Erwachsenen überhaupt. Hier ist die bakterielle Untersuchung von ganz besonderem Wert.

Therapie: Sobald die Diagnose auch nur klinisch wahrscheinlich, soll man spezifisch behandeln, denn das D. Antitoxin beeinflußt den spezifischen Prozeß der Membranbildung zweifellos, wie Experiment und Krankenbeobachtung übereinstimmend zeigen. Überzeugend ist vor allem der Einfluß auf den Larynx, wie allgemein anerkannt ist, und ich selbst sah wiederholt Larynxstenosen im Beginn zurückgehen, die früher sicher zur Tracheotomie gekommen wären. Diese heilsame Wirkung des D. Serums ist auch heutzutage so sehr in das Volksbewußtsein eingedrungen, daß jeder Arzt, der bei D. nicht „spritzt", bei tödlichem Ausgange seinen Ruf bedenklich gefährdet.

Dieser vieltausendfachen Rettung gegenüber müssen die Schädigungen durch Anaphylaxie („Serumkrankheit") zurücktreten. Die ernsten Schädigungen treten meist bald nach der Injektion auf als Ödeme der Bronchiolen, selten der Glottis; auch als einfacher Kollaps, einfacher Atmungsstillstand (Lähmung des Respirationszentrums bei gutem Puls). Sie können zum Tode führen (bisher 30—40 Fälle bekannt, s. Zentralbl. f. Laryngol. 1911, S. 66). Therapeutisch: Abklatschungen des Körpers, künstliche Atmung, auch Strychnin und Atropin sind empfohlen. Man beugt am besten vor, indem man das hochwertige Serum nimmt und von ihm zunächst probatorisch nur einige Tropfen, nach Stunden aber den Rest injiziert. Besonders gefährdet erscheinen Personen mit Neigung zu Heuschnupfen, Bronchialasthma und Urtikaria, vor allem aber, vor längerer Zeit schon einmal Gespritzte. Im übrigen ist ja diese bösartige Form der Anaphylaxie sehr selten. Nicht selten ist dagegen eine andere Form, das Serumexanthem. Als Prophylaktikum gegen dieses: Calcii chlorati 8, Aq. cinnam. 192; 4 mal tgl. ½ Eßlöffel.

Dosis des Serums: Kleine Kinder bis zu 2 Jahren 500 Immunitätseinheiten = 1 ccm des hochwertigen Serums, das kleinste Fläschchen; ältere Kinder 1000—1500; Erwachsene 2—4000 (Höchst, Merck, Schering, Rüte, diese 4 Präparate sind staatlich kontrolliert und als gleichwertig zu betrachten). Bei Kindern mit Larynxstenosen oder sonstigen schweren Erscheinungen nimmt man von vornherein die doppelte Dosis; ev. am nächsten Tage noch einmal dieselbe Dosis. — In neuerer Zeit besteht die Neigung mit der Dosis zu steigen. Eine Besserung der Resultate wird dadurch nicht erzielt. (Reiche, Med. Klin. 1913, Nr. 1). — Hat man nicht eine besondere Spritze zur Verfügung, so genügt vollkommen eine Pravazsche. Die Einspritzung geschieht subkutan in der gewöhnlichen Weise am Oberarm, Oberschenkel, Rücken; Vene vermeiden! In der Landpraxis empfiehlt es sich, zu Zeiten von D. Epidemien genügende Mengen von D. Serum gleich mitzuführen.

Örtlich wird gegurgelt oder zerstäubt, nicht aber gepinselt, am besten mit Wasserstoffsuperoxyd 1—3%ig, 2stündlich (s. Gurgelwässer), zwischendurch eine Formaminttablette. Pyocyanase (s. Ang. sept.) 3mal tgl. einzustäuben, ist wertvoll, und zwar nach dem Gurgeln. Die ganze örtliche Behandlung versagt aber bei kleinen und ungebärdigen Kindern; man muß sich hier mit dem membranlösenden Kalkwasser, als Zusatz zur Milch, begnügen. Um den Hals kommt eine Eiskrawatte, bei Mangel derselben Kaltwasserumschläge $\frac{1}{4}$ stdl.; Ernährung hauptsächlich durch Milch, wenn sie verschleimt mit dünnem Thee versetzt.

Unter den postdiphtherischen Lähmungen steht die Herzlähmung an Wichtigkeit obenan. Sie tritt bei reiner Diphtherie, im Gegensatz zur septischen „Diphtherie" (s. Ang. sept.), erst in der Rekonvaleszenz auf und ist zu befürchten, wenn der Puls dauernd beschleunigt bleibt. Absolute Ruhe, also horizontale Bettlage, selbst bei der Defäkation, ist geboten. Innerlich Alkohol, Koffein. Natr. benz., ev. Kampferspritzen. Die weniger fatalen Schlund-, Augen- und Beinlähmungen gehen meist spontan vorüber, doch kann man Strychnin (Tct. nuc. vom., 3—10 Tr., 2mal tgl. in Wasser) verordnen.

Prophylaktisch: Isolierung und nachher Desinfektion. Über die prophylaktischen Serumeinspritzungen (250 I.-E.) sind die Meinungen geteilt. Sie sind nur gestattet mit Rinderserum (jüngst hergestellt in Höchst), zur Vermeidung der Anaphylaxie, falls hinterher doch therapeutische Serumeinspritzungen (vom Pferd) nötig werden.

Angina habitualis, permanente Mandelentzündung mit akuten Schüben, ist die Folge einer Tonsillitis chronica, die sich aus der einfachen Hyperplasia tons. palati des Kindesalters durch wiederholte Entzündungen allmählich entwickelt. — Die Mandeln sind verhärtet, öfter verkleinert als vergrößert, mit der Umgebung, besonders den Gaumenbögen, verwachsen. und mit den sog. Mandelpfröpfen, dem Produkt einer desquamativen Entzündung der Lakunen, durchsetzt, die faulen und zu neuer Entzündung reizen. Die Tons. chron. ist nicht nur die Ursache der habituellen Angina, der peritonsill. Phlegmone und mancher chronischen Rachenkatarrhe, sondern auch die häufige Quelle von akutem Gelenkrheumatismus und kryptogener Sepsis durch Einwanderung von Streptokokken in das Blut von den entzündeten Lakunen aus.

Die Mandelpfröpfe sammeln sich besonders massenhaft in der sog. Mandeltasche an, dem etwa 1 cm tiefen Raum am oberen Mandelpol, der vom vorderen Gaumenbogen gedeckt ist, umschriebene Röte und Schwellung des oberen Teiles des vorderen Gaumenbogens und der Gaumenmandel sprechen für ihre Anwesenheit. Man stellt sie fest, indem man den vorderen Gaumenbogen mit einer rechtwinklig gekrümmten Sonde abzieht oder mit einem gewöhnlichen Zungenspatel kräftig drückt, oder indem man die ganze Mandel mittelst eines gefensterten Zungenspatels ausquetscht.

Therapie: Regelmäßige Selbstausquetschung mittelst Löffelstiels oder Hartmanns Mandelquetschers, verbunden mit Zahn- und Mundpflege, erschwert die Ansammlung der Pfröpfe und die Fäulnis zurückbleibender. Mehr aber leistet schon die Mandelschlitzung: Mittelst einer rechtwinkelig abgebogenen Sonde oder eines besonderen Mandelschlitzers zerreißt man die Wände zwischen den zugänglichen Lakunen und ätzt die Wunden mit an die Sonde angeschmolzenem Höllenstein. Wo die Ansammlung in der Mandeltasche prävaliert, muß man schon den oberen Mandelpol mittelst einer Löffelzange entfernen. Alle diese Eingriffe kann man in der Sprechstunde nach Pinselung mit Kokain 20%ig und einigen Tropfen Suprarenin 1‰ machen. — In allen schweren Fällen aber, und hierzu rechnet man diejenigen mit Gelenkrheumatismus, muß die ganze Mandel, inkl. Kapsel entfernt werden. Die Tonsillektomie macht man in Lokalanästhesie mittelst Cowperscher Schere, während man die Mandel mittelst Pinzette weit aus ihrer Nische hervorzieht. Bei starker Verwachsung kann die Operation schwer sein, doch gefährlich ist sie kaum, denn stärkere Blutung ist bei ihr merkwürdig selten. Auch macht die vollkommene Entfernung beider Mandeln keinerlei Ausfallserscheinungen, wenigstens nicht bei älteren Kindern und Erwachsenen, wo sie allein in Frage kommt.

Angina lacunaris seu follicularis, akute, wahrscheinlich durch Streptokokken verursachte Entzündung des Mandelparenchyms mit Bildung von hellen Flecken auf ihrer Oberfläche, die meist aus den Lakunen hervorquellendes entzündliches Sekret (A. lac.), seltener auf der Oberfläche der Follikel sich bildende Geschwürchen vorstellen (A. foll.). — Verlauf unter dem Bilde einer Infektion mit Schüttelfrost, Continua und starker Mattigkeit.

Die Mandeln zeigen mit ihren gelblichen oder grauen Punkten das klassische Bild des „gestirnten Himmels", im Gegensatz zum Flächenbelag bei Diphtherie. Doch können hier und dort Herde konfluieren, dann wird das Bild schon ähnlicher der Diphtherie, und erst der nächste Tag bringt die definitive Entscheidung. Ein gutes Zeichen aber ist es schon jetzt, wenn sich der Belag leicht und ohne Blutung abwischen läßt.

In manchen Fällen wurden in diesem herdförmigen Belag Diphtheriebazillen gefunden. Es ist unentschieden, ob es sich hier um ein „Diphtheroid" oder um Zufall handelt, da selbst im gesunden Munde in 1—2%, bei Schulkindern sogar 10%, Diphtheriebazillen vorkommen („Bazillenträger"). Immerhin soll man auch bei herdweisem Belag vorsichtshalber isolieren. Dagegen gleich bei jedem weißen Punkt auf der Mandel angstvoll und kritiklos zum Serum zu greifen, ist zu verdammen, schon in Anbetracht möglicher Anaphylaxie.

Therapie: Prießnitzsche Umschläge, Gurgeln usw. (s. Gurgelwässer), dazu Aspirin 0,5 oder Pyramidon 0,3, 3 mal tgl. Komplikation: Akuter Gelenkrheumatismus usw. Rezidive verhütet man durch Tonsillotomie, Tonsillektomie, Freimachung der Nasenatmung, je nach Lage des Falles. Prophylaktisch: Zahn- und Mundpflege, morgens und abends Gurgeln (s. Gurgelwässer), zur Vernichtung der Streptokokken.

„Angina" leptothricia, Pharyngomycosis leptothr. seu benigna, eigenartige, auf die Mandelkrypten beschränkte Hyperkeratose des Epithels, anscheinend durch Leptothrix verursacht. Aus den Lakunen sprießen weiße, spitze oder zerzauste, fest haftende Epithelbüschel hervor. Gewisse Ähnlichkeit mit Ang. lac., doch ist die Mandel selbst unverändert und Beschwerden fehlen; daher zu Unrecht als „Angina" bezeichnet. — Der seltene Prozeß erschöpft sich nach Jahr und Tag spontan. Therapia nulla, nur muß man den Patienten beruhigen über die meist von ihm zufällig entdeckte Krankheit.

Angina phlegmonosa, Peritonsillitis phlegmonosa, peritonsillärer Abszeß, akute, eitrige Entzündung des zwischen Mandel und seitlicher Rachenmuskulatur gelegenen, meist durch Mandelpfröpfe infizierten Zellgewebes. Häufige, einseitige, nach etwa 8 Tagen meist mit Genesung endigende, aber äußerst qualvolle und leicht rezidivierende Affektion Erwachsener.

Therapie: Anfangs, solange Zweifel an der Diagnose, Behandlung wie Ang. simpl., bald aber, wenn der enorme, einseitige, in das Ohr ausstrahlende Schlingschmerz, die schiefe Kopfhaltung, die kloßige Sprache, die beginnende Mundsperre, die Sachlage klar machen, Reifung des Abszesses durch heiße Wasserumschläge ¼ stdl., durch Breiumschläge ½ stdl., nachts durch Prießnitz- oder Spiritusumschläge. Gurgeln mit Kamillentee usw., nachts ev. Morphium.

Man sieht die Gegend des vorderen, selten des hinteren Gaumenbogens allmählich sich vorwölben und den infiltrierten Gaumenbogen beim Phonieren unbeweglich werden (eigene Beobachtung), letzteres im Gegensatz zur einfachen, aber starken Schwellung tief gelegener Mandeln und zu dem sehr seltenen Mandelabszeß. Schließlich zeigt die prominenteste Stelle Fluktuation und oft gelbliche Verfärbung.

Die Qualen drängen meist zur Eröffnung. Kokaineinpinselung 20%ig mit einigen Tropfen Suprarenin $1^0/_{00}$ mildern hierbei etwas den Schmerz. Der Ort der Inzision, entsprechend der Höhe der Vorwölbung, liegt fast stets 1 cm nach außen vom freien Rande des vorderen Gaumenbogens am oberen Mandelpol. Schnittrichtung parallel dem Gaumenbogen und genau in sagittaler Richtung. Bei frühzeitiger Inzision trifft man erst auf Eiter, nachdem man das Messer bis zum Heft eingesenkt hat. Bei Innehaltung der sagittalen Richtung ist aber hierbei eine Gefäßverletzung (Art. phar. ascend. oder gar Car. int.) ausgeschlossen, da der infiltrierte Gaumenbogen weit medianwärts gedrängt ist. Beim Zurückziehen des Messers verlängert man den sonst nicht klaffenden Schnitt ausgiebig nach oben zum harten Gaumen hin. Mißerfolg hat man, wenn man nicht tief genug oder zu nahe am Gaumenbogen, also in die Mandel hinein, inzidiert. Zaghafte warten entweder mit der Eröffnung bis deutliche Fluktuation da ist, ja der Eiter schon durchschimmert, oder sie inzidieren nur etwa ½ cm tief und stoßen, wenn jetzt noch kein Eiter kommt, die leicht gekrümmte Hohlsonde in verschiedener Richtung dreist in das Gewebe hinein bis auf den Eiter und erweitern mit eingeführtem Péan. Oder aber, sie suchen mit einer sehr stark gekrümmten Hohlsonde von der Mandeltasche aus, d. h. zwischen vorderem Gaumenbogen und Mandel, durch Druck nach oben und außen hin den Eiterherd zu erreichen. Bei zu kleiner Öffnung muß man die Retention in den ersten Tagen durch Eingehen mit der Hohlsonde heben.

Üble Ausgänge sind sehr selten und hauptsächlich durch Verblutung herbeigeführt (23 Fälle bekannt). Sie wird veranlaßt durch Arrosion der großen Gefäße. Die Blutung erfolgte sofort nach spontanem Durchbruch 7mal, später nach spontanem Durchbruch 8mal, sofort nach der Inzision 5mal, später nach Inzision 4mal. Die Blutung soll man stillen durch Tamponade des Abszesses, manuelle Kompression der Karotis, ev. Unterbindung der Car. com., wovon 16 Fälle mit 11 Heilungen bekannt sind. Jedenfalls aber tut man gut, sich vor jeder Inzision zu überzeugen, daß der Gaumenbogen nicht pulsiert. — Von tödlichem Larynxödem sind nur einige Fälle bekannt. Ich selbst erlebte einen solchen, wo die Inzision verweigert wurde. Es kündigt sich an durch Stridor, nicht immer durch Heiserkeit. Sofortige Inzision des Abszesses und Eisblase ist hier indiziert. — Endlich führte verschleppte Inzision einigemale zu Hirnabszeß, Mediastinitis oder allgemeiner Sepsis.

Rezidive werden nur sicher verhütet durch Tonsillektomie.

Angina septica, akute, durch Streptokokken verursachte Entzündung der Mandeln mit schmutziggrauer, grünlicher, selbst schwärzlicher Verfärbung der Oberfläche durch Nekrotisierung. — Schwere septische Allgemeininfektion mit Benommenheit, kleinem Puls und starkem Foetor ex ore. Sie kommt selten idiopathisch und dann fast nur bei Erwachsenen vor. Bei Kindern tritt sie entweder bei schwerem Scharlach oder zu Zeiten von Diphtherieepidemien, anscheinend idiopathisch, doch so gehäuft auf, daß irgendeine Beziehung zur Diphtherie angenommen werden muß („septische Diphtherie"), obwohl Diphtheriebazillen meist vollkommen fehlen.

In schweren Fällen wendet man am besten und zwar frühzeitig, Antistreptokokkenserum an, dessen Wert vielfach erprobt (Lit. cf. Kocher und Tavel, Die Streptomykosen, Jena 1909), wenn auch ebensowenig durch Zahlen bewiesen ist, wie der Wert des Diphtherieserums. Den Nachweis der Streptokokken braucht man nicht abzuwarten, denn die septischen Anginen sind so gut wie ausnahmslos Streptomykosen. Gabe: Streptokokkenserum Menzer (Merck): am 1. und 2. Tage je 20. an den nächsten Tagen je 10 ccm; Antistreptokokkenserum Aronson (Schering): je nach Alter und Schwere des Falles sofort 20—100 ccm, ev. am 2. Tage noch einmal. Preis beider Sera 10 ccm 5 Mk.

Billiger ist jedenfalls Kollargol, welches nach Kausch (Chirurgischer Kongreß 1913) bei Sepsis mit remittierendem Fieber nie versagt: Sol. arg. colloidalis 2 %, davon morgens und abends je 50 ccm mittelst Trichters oder Glyzerinspritze in das vorher durch Wassereinlauf gereinigte Rektum zu injizieren. Nach intravenösen Injektionen dagegen sind üble Zufälle, ja Tod, selbst bei tadelloser Technik beobachtet.

Zur Anregung der Phagozytose und Herabsetzung des Fiebers dienen Salizylpräparate (Aspirin), zur Hebung des gesunkenen Blutdruckes Salzwasserinfusionen. Als lokales Mittel ist zur Zeit am aussichtsvollsten die Pyozyanase (Emmerich, Münchn. med. Wochenschr. 1907, Nr. 45), d. h. das in Pyozyaneuskulturen gebildete bakteriolytische Enzym, welches man mittelst Zerstäubers dreimal täglich in einer Menge von etwa 3 ccm lauwarm einsprayt (Fläschchen von Lingner in Dresden à 10, 50 und 100 ccm, 10 ccm = 1,65 Mk., der beigegebene Zerstäuber = 1,25 Mk.). Mir selbst haben sich Jodoformeinstäubungen 3mal täglich gut bewährt. — Um den Hals kommt eine Eisblase, unter das Kinn, wie bei Lungengangrän, ein Schwamm oder Watte getränkt mit Terpentinöl. Von vornherein Alkohol, Coffein, bei drohender Herzlähmung Kampferölinjektionen. Ernährung hauptsächlich durch Milch, ev. mit Tee; Durststillung durch Eisstückchen.

Angina syphilitica, primäres Stadium, syphilitischer Primäraffekt der Tonsille, nicht ganz seltene, durch Kuß oder Coitus perversus erworbene, nicht besonders schmerzhafte, bald mehr der Angina simplex, bald mehr der Angina Vincenti gleichende, einseitige Affektion, auffallend durch ihre knorpelige Härte und durch die relativ starke und oft schmerzhafte Schwellung der submaxillaren Drüsen, (also abweichend von der syphilitischen Leistendrüsenschwellung). Differentialdiagnose besonders gegenüber dem langsamer verlaufenden Tonsillenkarzinom, durch Nachweis sekundärer Erscheinungen, durch Wassermann und Spirochäten, deren Nachweis aber wegen der anderweitigen Mundspirochäten nicht leicht ist. Ev. Probeexzision. Allgemeintherapie.

Angina syphilitica, sekundäres Stadium, fast konstant auftretende, mehrfach wiederkehrende, durch Bildung und Zerfall von Papeln bedingte, doppelseitige Affektion der Mandeln und Gaumenbögen, die bald mehr einer A. simplex, einer A. lac. oder einer A. diph., je nach Menge und Zerfall der Papeln ähnelt, doch stets weniger akut verläuft und oft jahrelang rezidiviert. — Bei unbekannter Anamnese häufige Verkennung besonders der Form mit geringem Belag. Charakteristisch ist hier die scharf gegen den Gaumen abgesetzte Rötung der vorderen Gaumenbögen und die leichte, geschwürige Zackung ihres freien Randes. Feinere Diagnose siehe vorhergehenden Artikel; cf. auch Mund. Therapie: Außer der spezifischen Allgemeinbehandlung Gurgelungen (s. diese) und tägliche Bepinselung mit Chromsäurelösung 10—20 %. (Lit.: Besonders Zinsser, Syphilis des Mundes. Urban u. Schwarzenberg 1912.)

Angina syphilitica, tertiäres Stadium, gummöse Infiltration des weichen Gaumens, selten der Tonsillen, mit oft schnellem Zerfall. Meist einseitige Affektion, die im Stadium des Infiltrates der peritonsillären Phlegmone ähnelt, im Stadium der Ulzeration wegen des scharf geschlagenen und speckig belegten Geschwürs aber nicht zu verkennen ist. Beginn des Zerfalls meist unerkannt auf der Rückseite des weichen Gaumens. Jede nicht stürmisch verlaufende einseitige Schwellung und Rötung des weichen Gaumens, besonders eines hinteren Gaumenbogens legt den Verdacht auf Gumma nahe, eine praktisch sehr wichtige Tatsache (Velumperforation!). S. übrigens auch Lues der Nase und des Pharynx. Therapie: Jodkalium 4 g pro die wirkt sofort. Dazu bei Ulcus Jodoformeinblasung und Gurgelungen (s. diese).

Angina tuberculosa, primär sehr seltene und sekundär bei Lungenphthise nicht häufige Affektion des weichen Gaumens, die ein der Ang. syph. sec. ähnliches Bild liefert. Jedoch sind in der Nähe der Geschwüre oft kleinste Knötchen, Tuberkel, nachweisbar. Therapie; besonders des starken Schlingschmerzes, ähnlich wie bei Laryngitis tuberculosa.

Angina Vincenti, A. ulcero-membranacea, akute, durch im Mund stets schmarotzende, gelegentlich aber pathogen werdende spindelförmige Bazillen (Bac. fusiformis Vinc.) und Spirochäten (Sp. Vinc.) verursachte, zuerst membranöse, dann meist ulzeröse Entzündung der Mandeln und Gaumenbögen, mehr an Lues als an Diphtherie erinnernd. Nicht sehr seltene, meist einseitig und bei jugendlichen Erwachsenen vorkommende, mit mäßigen Beschwerden, doch Foetor ex ore einhergehende, in 1—4 Wochen mit Genesung endigende Affektion. Öfter ist Zahnfleisch und Wangenschleimhaut mit erkrankt. Diagnose durch Anstrichpräparate (Karbolfuchsin) leicht, doch nur dann sicher, wenn fast Reinkulturen der betreffenden Organismen vorhanden sind. Therapie: Pinselung mit Jodtinktur, 30 % Wasserstoff, 50 % Chromsäure wirken gut. In den seltenen Fällen sehr protrahierten Verlaufs das Spirochäten tötende Salvarsan empfohlen. Lit.: Gerber, Münchn. med. Wochenschr. 1911, Nr. 9.

Fremdkörper. 1. Des Rachens. Meist Gräten, die sich in Mandeln und Mandeltaschen, seltener in den Zungengrund, noch seltener in den Sinus pyriformis einspießen. Oft besser fühl- als sichtbar. An den Mandeln ist die Extraktion mit Kornzange leicht. Im übrigen Extraktion im Spiegel. Vgl. aber Parästhesie.

2. Des Kehlkopfes. Meist beim Essen, bei der Arbeit, im Spiel aspirierte Gräten, Knochen, Nadeln, die sich gewöhnlich quer in die Ventrikel einklemmen. Krampfhusten, Heiserkeit und Dyspnöe sind die Symptome, ganz plötzlich entstanden, welche besonders bei kleinen Kindern ohne Anamnese höchst beachtenswert sind. Extraktion im Spiegel, bei kleinen Kindern auch mit dem Finger. Tracheotomie höchst selten nötig.

3. Der Luftröhre und Bronchen. Aspirierte Fremdkörper, welche den Larynx passieren, geraten in die Luftröhre und von da in die Hauptbronchen, besonders den rechten. Krampfhusten ist das Hauptsymptom; Dyspnöe fehlt oft. Zurückbleiben der Lunge beim Atmen nicht immer ausgesprochen. Folgen für die Lunge: Pneumonie, eitrige Bronchitis, Bronchektase. — Fremdkörper der Bronchen sind relativ häufig, werden aber bei mangelnder Anamnese, besonders also bei Kindern, wo sie aber gerade am häufigsten sind, oft nicht erkannt. Jede Pneumonie, Bronchitis und Bronchektase, welcher vor kurzer oder langer Zeit plötzlicher Krampfhusten vorherging, ist fremdkörperverdächtig. Diagnose stets sicher durch Bronchoskop, durch Röntgen häufig nicht. Extraktion im Bronchoskop, bei kleinen Kindern ev. nach Tracheotomie.

4. Der Speiseröhre. Meist Knochen, Gebisse, Münzen, Fleisch, die gewöhnlich im Halsteil stecken bleiben. Schlingvermögen nicht immer aufgehoben, Schlingschmerz oft gering. Bei allen kleinen Kindern, die ohne Rachenbefund nicht schlingen wollen, denke man an Fremdkörper. Röntgen und Sonde versagen oft, Ösophagoskop nie. — Fleisch kann hinabgestoßen, Münzen mit dem Münzenfänger extrahiert werden. Knochen und Gebisse sollten nur durch Ösophagoskop ev. Ösophagotomie entfernt werden. Alle

forcierten Sondenversuche zeitigen jedenfalls die Gefahr tödlicher Mediastinitis.

Gurgeln. Beim gewöhnlichen Gurgeln, bei welchem ein gutturales R laut ausgesprochen wird, erreicht das Gurgelwasser nur den vorderen Gaumenbogen und allenfalls noch die Mandel, doch wirkt es auch auf die tieferen Teile günstig, indem durch die Bewegung der Rachenmuskulatur die dort befindlichen Sekrete gelöst werden. Es wirkt vor allen Dingen bei Angina günstig.

Bei Pharyngitis dagegen, besonders chronischer, muß das Gurgelwasser die hintere Rachenwand selbst erreichen. Das geschieht durch das wenig bekannte tiefe Gurgeln: Man nimmt etwas Gurgelwasser in den Mund, läßt es bei nach hinten gebeugtem Kopf, oder besser im Liegen, so weit in den Hals laufen, bis man es gerade nicht herunterschluckt. Das gelingt am ehesten bei zugehaltener Nase. Beim Aufrichten fließt das Wasser unter Umständen zur Nase hinaus, ein Zeichen, daß es sogar den Epipharynx bespülte. Dieses Gurgeln muß man dem Patienten zeigen. Es gelingt jedoch nur bei gutem Willen und geringer Reizbarkeit des Halses.

Wegen der im allgemeinen schwierigen Technik, besonders des tiefen Gurgelns, wendet man jetzt mehr und mehr Zerstäuber (s. Inhalation) an. Es genügt für Nase, Mund und Rachen ein gewöhnlicher Zerstäuber mit geradem Ansatz und Doppelgebläse. Man zerstäubt dieselben Flüssigkeiten, mit denen man gurgelt.

Gurgelwässer und Halspastillen. Man gurgelt lauwarm bei akuten, stubenwarm bei chronischen Halsaffektionen und prophylaktisch. In ersteren Fällen bevorzugt man desinfizierende, in letzteren adstringierende Gurgelwässer.

Nur desinfizierend: Wasserstoffsuperoxyd 3 % (das käufliche ist 3 %, 100 g = 20 Pfg ; aus dem säurefreien Perhydrol — Perhydroli 10, Aq. dest. 90 = 3 % — etwa fünfmal teurer), rein oder die Hälfte, oder weniger mit Wasser, das wertvollste Präparat bei allen akuten Prozessen. — Statt dessen auch Menthoxol (zugleich schmerzlindernd, Menthol, Wasserstoff, Spiritus, 100 g = 1,10 Mk.) 1 Eßlöffel auf 1 Glas Wasser. Ferner auch Borsäure oder Borax, 1 Teelöffel auf 1 Glas Wasser, oder übermangansaures Kali, einige Kristalle auf 1 Glas Wasser.

Desinfizierend und adstringierend: Essigsaure Tonerdelösung 8 % (Liq. aluminii acet.), 1 Teelöffel auf 1 Glas Wasser, oder essigsaure-weinsaure Tonerdelösung 50 % (Liq. alsoli, haltbarer), 5—10 Tropfen auf 1 Glas Wasser; oder, angenehmer und bewährt in chronischen Fällen: Liq. alum. acet. (8 %) 150, Aq. menthae pip. 75, Glycerini 75, ½ Eßlöffel auf 1 Glas Wasser.

Nur adstringierend: Alaun oder Tannin, 1 Messerspitze auf 1 Glas Wasser.

Nur Schleim lösend: Kochsalz, 1 Teelöffel auf 1 Glas Wasser; kochsalzhaltiger Brunnen, Salbeitee, Kamillentee.

Zum Gebrauch in den Gurgelpausen oder außerhalb des Hauses dienen Halspastillen etc., die man wie Bonbons im Munde zergehen läßt und hinunterschluckt. Zahlreiche, oft fast nur durch den geschützten Namen sich unterscheidende, verhältnismäßig teure Präparate; die bekanntesten sind: Formaminttabletten (Formaldehyd), gutes Desinfizienz, wohlschmeckend, auch von kleinen Kindern genommen. Pergenol-Mundpastillen (Wasserstoff-Borsäure), wie vorher. Valdapastillen (Menthol-Eucalyptol), scharf schmeckend, aber gut wirkend; auch schwächer wirkende, aber billigere Menthol-Eucal.-Bonbons verschiedener Marken. Dragées Bengué (Menthol-Borsäure), Coryfinbonbons (Mentholester). Im wesentlichen gegen den Schluckschmerz sind Anginapastillen, Anästhesinpastillen usw., die Kokain, Anästhesin, Antipyrin, Menthol, Borax usw.

enthalten. Endlich die altbewährten Brunnensalze: Emser-Sodener-Pastillen, erstere auch mit Mentholzusatz usw.

Auf einem anderen Prinzip beruhen die Kautabletten von Bergmann; sie nützen, abgesehen von der desinfizierenden Kraft des Thymol, Natr. benz., die heilende Kraft des Speichels aus, indem sie durch Kauen der harzigen Tabletten die Speichelabsonderung anregen. Bewährt besonders bei Phar. sicca.

Inhalationsmethoden, zur Selbstbehandlung besonders der Katarrhe der oberen Luftwege von großer Bedeutung, doch ärztlich wenig bekannt:

1. Spontanverdunstung: Flüchtige Substanzen, z. B. Menthol (wirkt schleimvermehrend, also lösend) oder harzige Öle (wirken schleimvermindernd) werden auf Watte gegossen, oder auf die Drahtmaske von Hartmann (Preis 2,25 Mk.[1])) gepinselt und täglich stundenlang eingeatmet. Die Dämpfe dringen mit der Luft bis in die Lungen ein. — Menthol wird als Oleum Menthae benutzt oder in Äther āā gelöst. Von den harzigen Ölen kommen in Betracht, in aufsteigender Linie nach der Stärke geordnet: Ol. juniperi, Ol. pini pumilionis (am teuersten), Ol. pini silvestris, Ol. terebinthinae rect., Ol. eucalypti rect., Eucalyptol; sie werden rein, oder beliebig miteinander gemischt, eingeatmet. Bequemes, mildes, sparsames Verfahren bei Bronchitis, Keuchhusten, Phthise usw.

2. Wasserverdampfung:

a) Kessel (auch der Siegelschen Inhaliermaschine) oder einfacher Topf mit fortkochendem Wasser. Die Wasserdämpfe werden per Trichter und Schlauch oder lange Düte eingeatmet. Dem Wasser kann man die flüchtigen Substanzen sub 1 zusetzen, also Menthol, einige Kristalle, oder harzige Öle 10—20 Tropfen. Die Verdampfung erfolgt brüsk und reizt oft zu Husten. Ziemlich primitives Verfahren, nur bei akuten Katarrhen.

b) Sängersche Inhaliermaschine (Preis 4,25 Mk.): Aus Dampfkessel strömender Wasserdampf saugt, mittelst kapillaren Winkelrohres, aus einem in den Kessel eingebauten Behälter die durch die Wärme sich stark verflüchtigenden Substanzen: Menthol und die genannten harzigen Öle. Sicherer, angenehmer und billiger Betrieb, auch für Krankenhäuser geeignet; für akute und chronische Katarrhe.

c) Siegelsche Inhaliermaschine (Preis 1,50—3,00 Mk.) und deren neuere Modifikationen: Aus Dampfkessel strömender Wasserdampf saugt mittelst kapillaren Winkelrohres aus einem Glase kaltes Wasser, in welchem Kochsalz oder Emser Salz (zur Schleimlösung) gelöst sind. Der Wasserdampf geht bis in die Lungen; die zerstäubte Salzlösung aber schlägt sich schon vorher nieder. Billig, aber betriebsunsicher. Nur bei akuten Katarrhen.

3. Zerstäubung, feuchter Spray: In Flasche oder Reagenzglas wird mittelst Gebläses Luft getrieben, welche die Flüssifgkeit, teils gesogen, teils gepreßt, in Tröpfchenform durch ein enges Rohr entweichen macht. Der kräftige Strahl schlägt sich schon beim ersten Hindernis nieder, dringt also höchstens bis in den Rachen, resp. den Kehlkopf und ev. in die Luftröhre. Zu Nase und Rachen (bei letzterem a sagen mit heruntergedrückter oder herausgezogener Zunge, je nach den individuellen Verhältnissen) genügt meist ein kurzer, zum Nasenrachen ist ein langer, durch den unteren Nasengang einzuführender, zum Kehlkopf ein nach unten gebogener[2]), hinter die herausgestreckte Zunge bei Intonierung von a zu führender Ansatz, erforderlich. Zerstäubt werden bei gutem Gebläse selbst Öle, z. B. Ol. vaselini, ja noch Glyzerin, wenn es um ein $\frac{1}{3}$ verdünnt ist. Preis

[1]) Die Preise der Apparate sind größtenteils dem Katalog von Pfau, Berlin, Louisenstraße 48 entnommen.

[2]) Die üblichen Kehlkopfrohre sind zu lang gebogen. Pfau konstruiert sie auf meine Veranlassung kürzer.

eines Zerstäubers mit Doppelgebläse etwa 4 Mk. Die Zerstäubung ist im allgemeinen das Normalverfahren für chron. Hals- und Nasenerkrankungen. — Zerstäubungsmittel: Adstringierend (schleimvermindernd) z. B. Arg. nitr. 1—2 %, Protargol 1—5 %, Ac tannicum oder Alumen ustum 1—2 %, alles auch mit 10 % Glyzerin. Schleimvermehrend (lösend): Menthol 10 % in Ol. vaselini gelöst, oder Jodi puri 1. Kali jodati 4. Aq. dest. 30. Glycerini ad 100 (dünne Lugolsche Lösung). Bei akuten Katarrhen auch Kochsalz und Emser Salz, lauwarm. Im übrigen vgl. Rhinitis, Pharyngitis, Laryngitis chron.

4. Vernebelung, trockener Spray.

a) Glaskugelapparate: In einer Glaskugel vermitteslt Doppelgebläses zerstäubte Flüssigkeit wird gegen deren Wand geschleudert, wodurch die Trennung der (wieder an der Wand zurückfließenden) Tröpfchen von dem (nach außen entweichenden) Nebel stattfindet. Der Nebel dringt wie Luft und Dampf durch Nase oder Mund bis in die Lungen. Bequeme, sparsame, aber sehr milde Methode, indiziert hauptsächlich bei chronischer Bronchitis. Hauptmittel zur Vernebelung sind: Menthol 10 %, gelöst in Ol. vaselini und die anfangs genannten harzigen Öle; auch Menthol bis 10 %, gelöst in diesen Ölen. — Bekanntere Apparate: Tascheninhalator von Dr. Hentschel (Preis mit Gebläse und Flasche Ol. eucalypti 8 Mk.), handlich, zierlich. Arzneivernebler von Apotheker Dr. Fellerer in Freising, Bayern (Preis mit Gebläse 7 Mk.), größerer, widerstandsfähiger Apparat, durch Umschaltung der Dampföffnung als Zerstäuber und Vernebeler zu benutzen; vernebelt, im Gegensatz zu den beiden anderen Apparaten auch gut Wasser und schwache Salzlösung, also wie die „Rauminhalatoren" in Bädern. Inhalator von Tancré, Wiesbaden (Preis mit Gebläse und Ol. eucalypti 8,50 Mk.). Mittelding zwischen den beiden anderen; im Publikum durch starke Reklame als Allheilmittel sehr verbreitet. — Nach meinen Versuchen mit Ol. eucalypti vernebelt am schnellsten Hentschel und Fellerer, viel langsamer Tancré.

b) Sprayapparate mit aufgesetztem krummen Rohr, durch dessen Krümmung die Trennung von Tröpfchen und Nebel wie bei a bewirkt wird. Nach diesem einfachen Prinzip sind die sog. „Ölzerstäuber" verschiedener Marke konstruiert. Doch arbeiten sie sehr mangelhaft, stoßweise und unsauber. Preis etwa 6 Mk. Ein ganz vorzüglicher Apparat aber ist der Inhalationsapparat „Emser System" von Apotheker Ronkarz, München, Romanstr. 74. Er ist als Zerstäuber ohne Rohr, wie als Vernebler mit Rohr gleich leistungsfähig. Er eignet sich besonders gut zur Verneblung von Salzwasser, Emser Salz usw., dem man harzige Öle nach Belieben zusetzen kann. Der kräftige Apparat wird sehr zweckmäßig mit einer Luftpumpe betrieben. Er ist eine Art Universalapparat. Preis mit Luftpumpe 15 Mk., mit Doppelgebläse billiger. Indiziert bei allen akuten und chronischen Katarrhen der oberen Luftwege.

Intubation des Larynx s. unter Larynxstenose.

Laryngitis cat. acuta Erwachsener, akuter Kehlkopfkatarrh, meist Teilerscheinung eines absteigenden Katarrhs der oberen Luftwege, macht akut Husten, Heiserkeit, Verschleimung ohne wesentlichen Schlingschmerz. Bald der ganze Larynx rot und leicht geschwollen, bald nur die Stimmbänder, bald nur der obere Teil, doch stets symmetrisch. Sekret, sichtbar in Larynx und auch Trachea, grau, grauschwarz, später gelblich, bisweilen zu Leim oder Borken erstarrend (Lar. sicca), die blutig tingiert sein können (Lar. haemorrh.).

Therapie: Schwitzen, warme Halsumschläge, Trinken von ¼ heißer Milch mit ¾ Selters, Emser oder Salzbrunn. Inhalieren (s. Inhalationsmethoden) von Wasserdämpfen (Topf), auch mit Salz resp. Emser Salz (Siegelsche Inhaliermaschine); bei Trockenheit kochendes Wasser mit einigen

Mentholkristallen zum Einatmen. Oder Kehlkopfspritze mit Menthol 1 und Ol. vaselini 9. — Bei Verborkung auch Spritzen oder Pinseln mit dünnem Lugol: Jodi puri 1, Kali jod. 4, Glycerin ad 100; auch Jodkali 2 g pro die innerlich. — Bei Hustenreiz am Tage Pastillen, z. B. Emser, Sodener, Anästhesin (s. Gurgelwässer). Bei nächtlichem Hustenreiz abends Morphium 0,01—0,02 (sehr nützlich!). Bei Beteiligung der Bronchien Amm. mur., z. B. Mixt. solvens (Amm. mur., succi liqu. āā 5 auf 190 Wasser) zweistündlich 1 Eßlöffel; oder Elixir pect. ½—2stündlich 1 Teelöffel; oder Liqu. amm. anis. 10—20 Tropfen in einem Glase Wasser oder 1 Tasse Brusttee, dreimal täglich; oder Liqu. amm. anis. 10. Elix. pect. 90. ½—1 Teelöffel auf 1 Tasse Brusttee, dreimal täglich. — Bei sehr starker Bronchialsekretion Einatmen von Olei tereb. rect. usw. 10 Tropfen auf kochendes Wasser oder mit Maske, dreimal täglich. — Im übrigen s. auch Rhinitis und Pharyngitis acuta.

Laryngitis cat. acuta kleiner Kinder, meist im Anfang eines deszendierenden Katarrhs, führt durch Schwellung der unteren Stimmbandflächen (Laryngitis hypoglottica) mit Vorliebe nachts zu Erstickungsanfällen mit giemender Inspiration und bellendem Husten (falsche Bräune, Pseudokrupp), die bedrohlich erscheinen, es aber selten werden. Spiegeldiagnose oft unmöglich, doch stets wenigstens Inspektion des Pharynx auf Diphtherie.

Trinken von warmer Milch, feuchte, heiße Schwämme auf den Hals genügen meist. Brechmittel (Sol. Cupri sulf. 1—2 %, alle 5 Minuten 1 Teelöffel bis zum Erbrechen), zur Entfernung von etwaigem Schleim, nur wenn Symptome nicht nachlassen. Tracheotomie jedenfalls sehr selten erforderlich, doch war ich selbst zweimal dazu genötigt (einmal mit Erfolg, einmal ohne in der Agone). Zur Vermeidung des Rezidivs Entfernung etwaiger hyperplastischer Tons. phar. und Abhärtung.

Laryngitis cat. chron. Erwachsener, chronischer Kehlkopfkatarrh, Folge von gehäuften akuten Katarrhen, habitueller Mundatmung, Mißbrauch der Stimme usw., macht chronische Stimmstörungen mit Husten und Verschleimung ohne Schlingschmerz. — Stimmbänder nicht weiß oder grauweiß, sondern schmutziggrau, graurot, braunrot, oft in toto etwas gewulstet, bisweilen lokal etwas gebuckelt, gut beweglich, doch oft nicht ganz schließend, aber alles annähernd symmetrisch; Taschenbänder oft verdickt, wodurch Stimmbänder verschmälert erscheinen, oft nicht gänzlich symmetrisch. Epiglottis und Arywülste oft gerötet und leicht geschwollen, aber wieder annähernd symmetrisch, wobei jedoch zu berücksichtigen ist, daß speziell Arywülste häufig physiologisch asymmetrisch; hintere Larynxwand bisweilen verdickt, doch so, daß die physiologischen Falten bei tiefem Inspirium wenigstens annähernd verstreichen. Oft Schleim, besonders in Klümpchen auf den Stimmbändern, der fest sitzt, durch Husten, resp. Abspritzen aber stets entfernbar ist, im Gegensatz zum Belag bei Ulcus.

Zur Selbstbehandlung empfiehlt sich am meisten der Zerstäuber (s. Inhalationsmethoden), besonders mit Ac. tannic 1—2%ig, Zinc. chlorat. 0,5%ig, Protargol 1—2%ig. Bei Trockenheit des Larynx: Jodi puri 0,5, Kali jodati 2, Aq. dest. 30, Glycerini ad 100. Oft ist man in der Praxis auch auf Partialbehandlung der Tonsillen und des Pharynx durch Gurgeln (s. Gurgelwässer) oder Selbstpinselung des Rachens (s. Phar. chron.) angewiesen, was besonders bei Rauch-, Trink-, Schrei- und Singverbot auch für den Larynx Gutes leistet. Von Bädern eignen sich Salzbrunn, Reichenhall, Ems, Wiesbaden, See. — Zur ärztlichen Behandlung am besten Pinselkuren mit Arg. nitr. 4—20%ig oder Zinc. chlorat. 1—5%ig steigend (s. Phar. chron.). Auch können die bei der Selbstbehandlung genannten dünnen Lösungen statt zerstäubt mit der Kehlkopfspritze eingespritzt werden. — Endlich Berücksichtigung von Nase und Rachen. Bei Berufssprechern s. auch Phonastenie.

Laryngitis catarrhalis chronica der Kinder, oft mit lokaler Verdickung der Stimmbänder, „Sängerknötchen“, verbunden, entsteht durch gehäufte Katarrhe oder durch übermäßiges Schreien. Wenn jedoch mit der Heiserkeit Stridor verbunden ist, so s. Stimmbandpapillome. — Unter Berücksichtigung der Ätiologie (Entfernung der hyperplastischen Tonsilla pharyngea, Stimmschonung) erfolgt meist langsam spontan Heilung.

Laryngitis syphilitica, primär unbekannt, sekundär meist in Form von Papeln zugleich mit solchen am Isthmus faucium. Tertiär am häufigsten: Gummata sind meist ausgedehnte, glatte Infiltrate, oft lange nicht ulzerierend; Geschwüre sind bald typisch, d. h. rundlich, scharf geschlagen, speckig und multipel, oft aber atypisch; dann Körperuntersuchung auf andere tertiäre Herde, Anamnese, Wassermann; zur Unterscheidung von Tuberkulose resp. Karzinom s. „Larynxgeschwür“. — Wenn auf Jodkalium, 4 g pro die, wie häufig, nicht baldiger Erfolg, so unbedingt Hg, besonders aber Salvarsan.

Laryngitis tuberculosa, Kehlkopfschwindsucht, äußerst selten Primär-, fast immer Sekundäraffektion und zwar durch Lungenphthise. Deshalb bei jedem nicht vollkommen klaren Larynxbefund Lungenuntersuchung! Jedoch ist bei Phthise auch einfache Laryngitis häufig. — Stimmbänder gerötet, geschwollen, meist asymmetrisch, später zernagt, belegt oder mit Granulationen bedeckt. Hintere Larynxwand charakteristisch wulstig oder zackig verdickt, beim Inspirieren nicht verstreichend. Taschenbänder, Arywülste, Epiglottis verändert wie die Stimmbänder, bei Perichondritis zugleich enorm geschwollen. Alles später zwar in verschiedenster Kombination, doch unverkennbar. Anfangs aber Lokalisation, und jede asymmetrische Schwellung oder Rötung der Stimmbänder, sowie Verdickung der hinteren Wand ist zunächst auf Tuberkulose verdächtig. Vergl. auch „Larynxgeschwür“.

Therapie: Im Anfangsstadium Heilungsversuch: Kurettement und Kaustik, vereint mit allgemeiner Phthiseotherapie und Schweigekur, leisten am meisten, sind aber nur indiziert bei nicht progredienter Lungenphthise. Unterbrechung der Schwangerschaft indiziert in der ersten Hälfte. — Im übrigen Menthol und Milchsäure: Menthol 10—20% in Ol. vaselini, appliziert mit Kehlkopfspritze (Arzt), 1 mal tgl., oder mit Zerstäuber (Patient oder Angehörige, s. Inhalation) 2 mal tgl. Dazwischen alle 8 Tage Pinselung (Arzt) mit Ac. lact. 50—100%, nach Aufspritzung von Cocain 20% mit Suprarenin 1‰. — Tuberkulin leistet dagegen wenig. Ob die Pfannenstillsche Methode (s. Rhin. tbc.) etwas schafft, ist abzuwarten. Blumenfeld (Handb. d. Chir. der oberen Luftwege, 1913, Bd. 4) gestaltet sie recht einfach: Das gewöhnliche, leicht angesäuerte H_2O_2 (3%) wird 3 mal tgl. mit Spray selbst appliziert, dazu Jothionöl 10% 3 mal tgl. auf den Hals gepinselt.

Bei Aussichtslosigkeit symptomatisch: Menthol 1, Ol. vaselini 5, Gi. arab. 3, fiat emulsio ad 100 (bei anfänglichem Brennen auch mit Wasser zu verdünnen), öfter täglich zerstäubt (Patient oder Angehörige), löst gut Schleim, nimmt Brennen, mildert Wehgefühl (Heindl). Oder auch Einatmung von Menthol auf Maske gepinselt (s. Inhalation), oder von Wasserdämpfen (s. Inhalation) mit oder ohne Bals. peruv. 20, Spir. vini 10, 10 Tr. auf kochendes Wasser. — Gegen heftigen Schlingschmerz: Orthoform, Anästhesin, Cycloform in Substanz, 10 Min. vor der Mahlzeit appliziert, mittelst Kehlkopfpulverbläsers (Patient oder Angehörige), oder mittelst Saugens an einem weiteren Glasrohre (Patient), dessen eines Ende, 1 cm lang rechtwinklig abgebogen, hinter der Zunge ruht, dessen anderes Ende in ein Gläschen mit dem Pulver taucht; oder auch das Pulver trocken geschluckt, am einfachsten und oft auch wirksam. Auch Stauungsbinde (Gummiband mit Haken und Ösen, unterhalb des Kehlkopfes durch Achselbänder in der Lage gehalten) 2 mal tgl. bis 8 Stunden lang, so fest, daß leichte

Stauung im Gesicht bemerkbar ist, beeinflußt oft gerade den Schmerz günstig. Zu berücksichtigen, daß breiige Speisen, ev. in Seiten- oder Bauchlage, oft am besten heruntergehen. Auch die perineurale Alkoholinjektion (Hoffmann, Münch. med. Wochenschr. 1908, Nr. 14) nimmt, richtig ausgeführt, oft 3 Wochen lang den Schlingschmerz und ist bei Perichondritis das einzige Mittel: Zwischen Zungenbein und oberem Schildknorpelrand, ganz seitlich, nahe dem Kopfnicker (gewöhnlich wird zu median injiziert), wird mit Pravazscher Nadel flach von außen nach innen eingestochen und herumgestastet, bis der Patient Ohrenstechen fühlt, d. h. der N. laryng. sup. getroffen ist; dann bei liegenbleibender Nadel wiederholt Injektion von 1 Spritze Alk. absol. in kleinen Intervallen, bis schließlich beim erneuten Spritzen kein Ohrenstechen mehr entsteht. Bei doppelseitiger Affektion genügt meist Injektion der schlimmeren Seite. — In Extremis ist schließlich Morph. subkutan nicht zu entbehren. Bei Erstickung durch Larynxstenose ist Tracheotomie geboten.

Larynxcarcinom: 1. Das häufigere Stimmbandkarzinom entsteht in seiner typischen Form als weiße, grobpapilläre Geschwulst, die breit einem Stimmbande aufsitzt, es schon früh in der Beweglichkeit beschränkt und bei Sondenuntersuchung hart und schwer beweglich ist. Es macht frühzeitig Heiserkeit, infiziert aber spät die Lymphdrüsen und ist nach Exstirpation prognostisch günstiger.

2. Das seltenere Karzinom des übrigen Kehlkopfes macht ein großes, derbes, exulzerierendes Infiltrat, zunächst keine Heiserkeit, aber in das Ohr beim Schlingen ausstrahlende Stiche. Es infiziert früh die Halsdrüsen und ist deshalb nach Exstirpation prognostisch ungünstiger. Im übrigen s. „Larynxgeschwür".

Larynxfraktur: Wenn nach Kontusion des Halses Dyspnöe mit oder ohne Blutauswurf, Heiserkeit und Hautemphysem auftritt, handelt es sich um Larynx- resp. Trachealfraktur. Tracheotomie wird oft sehr plötzlich nötig. Im übrigen Eis.

Larynxgeschwür und -Infiltrat, mit Spiegel erkannt, kann sein Tuberkulose (sehr häufig), Lues tertiär (viel seltener), Karzinom (selten): 1. Tuberkulöses Geschwür ist unregelmäßig zernagt, oft mit Knötchen (Tuberkel) in der Umgebung, bevorzugt Stimmbänder und Hinterwand. 2. Syphilitisches Geschwür, scharf, rund, speckig, bevorzugt Kehldeckel. Beide oft multipel. 3. Karzinomatöses Geschwür hat starken Infiltrationswall, oft atypischer Lues ähnlich. In praxi ist jedes solitäre Kehlkopfgeschwür resp. Infiltrat nach 40 Jahren, ohne Rückbildung auf 3—4 g Jodkali pro die 14 Tage lang, karzinomverdächtig und erfordert zunächst die Probeexzision!

Larynxödem, „Glottisödem", im Spiegel als durchscheinende Wulstung der Schleimhaut erkennbar, praktisch wichtig wegen der oft schnell eintretenden Dyspnöe, kann sein: 1. nicht entzündlich, blaß, diffus bei Nephritis, Jodgebrauch, Bienenstich, auch „idiopathisch".

2. entzündlich, rötlich bis rot und lokalisiert, bei allen schweren akuten Infektionen des Halses, besonders aber Phlegmone und Erysipel, am häufigsten aber über einer Perichondritis bei Tuberkulose, Lues, Karzinom, Typhus.

Therapie: Skarfikation von innen, Inzision bei Abszedierung (von innen resp. außen), Eis bei Entzündung; Sauerstoffeinatmung, ev. Tracheotomie.

Larynxstenose, am häufigsten durch Diphtherie, seltener durch Fraktur, Geschwür, Infiltrat, Ödem der Larynx erzeugt, erfordert bei Lebensgefahr Tracheotomie (s. diese). Die Intubation, als Ersatz der Tracheotomie bes. bei Diphtherie ausgeführt, eignet sich für den praktischen Arzt nicht, da bei Aushustung der Tube der Kranke ohne sofortige ärztliche Hilfe verloren ist.

Ösophagusstenosen lassen zunächst feste Speisen schlechter passieren und werden nachgewiesen durch dicke Sonden. Fischbeinsonde mit verschiedenen Oliven genügt für allgemeine Praxis. Vorher ist Aortenaneurysma auszuschließen. Besonders bei Karzinom ist aber das Schlinghindernis eher vorhanden, als durch Sonde nachweisbar. In dubio entscheidet das Ösophagoskop.

1. Karzinom, bei weitem am häufigsten: Wenn bei sonst gesundem Mann — seltener Frau — nach den Vierzigern allmählich das Schlingen schwerer wird, handelt es sich im allgemeinen um Karzinom und zwar meist des Brustteils. Bougierung täglich, auch durch den Patienten, schafft oft Erleichterung, bis schließlich allein noch Gastrostomie übrig bleibt, die das sonst etwa 1 Jahr dauernde Leiden um Monate verlängern kann. Exstirpation nur bei hohem Sitz zu erwägen.

2. Kardiospasmus, erzeugt spastische Stenose, charakterisiert dadurch, daß die Speisen sich in der Speiseröhre ansammeln und dann auf einmal, „als ob ein Schieber fortgezogen würde", in den Magen rutschen. Die Sonde gelangt bald mit, bald ohne Zuwarten in den Magen (40 cm). Ösophagoskopisch kann aber die Cardia klaffen (eigne Beobachtung), es handelt sich dann vielleicht um einfache Knickung am Hiatus des Zwerchfells. Diagnose gegen Karzinom und Ulcus pepticum der Cardia oft schwer. Nicht gerade seltener, jahrelang dauernder, lästiger Zustand bei Hysterie und Neurasthenie. Dilatation der Cardia gibt die besten Resultate.

3. Divertikel, Hernie des Halsteils der Speiseröhre, nur bei Männern und selten beobachtet. Sehr langsam sich steigerndes Schlinghindernis mit Abknickung der Speiseröhre. Durch Röntgen leicht nachweisbar. Der Sack ist später am Hals palpabel und wird von Zeit zu Zeit durch Würgen entleert. Operation aussichtsvoll.

4. Narbenstriktur durch Verätzung. Sondenerweiterung.

5. Luetische Stenose durch Gumma ist beschrieben. Bei Verdacht Jodkali.

6. Ulcus pepticum an der Cardia ist bei Chlorose und Anämie beobachtet.

7. Struma, Aneurysma, Bronchialdrüsen usw. führen bisweilen zu Kompressionsstenose, doch nicht hohen Grades. — Vergl. auch Fremdkörper.

Parästhesie des Halses, Gefühl von Druck oder Kratzen in Rachen, Kehlkopf, auch Luftröhre, lediglich psychogen veranlaßt. Bald liegt Carcino-Syphilido-Phthiseo-Phobie vor, bald Hysterie oder Neurasthenie. Bei Hysterie gibt besonders häufig den Anstoß das vermeintliche oder wirkliche Verschlucken von Gräten, Knochen, Obststückchen usw., auch wenn von alledem nichts mehr im Halse ist. Eine besondere Art der Parästhesie ist der Globus hystericus, das Gefühl einer aufsteigenden, im Halse steckenbleibenden Kugel, dem vielleicht ein Krampf des Pharynx oder Ösophagus zugrunde liegt.

Die Diagnose darf nur gestellt werden nach Ausschluß jeglicher Veränderungen der Halsorgane, wobei zu berücksichtigen ist, daß selbst leichte Katarrhe bei Disponierten starke Symptome machen können. Prinzipiell zu trennen aber ist von der Parästhesie der Halsschmerz (s. diesen).

Die Parästhesie ist eine Crux der Behandlung. Einfache Beruhigung hilft meist nicht; man muß suggestiv behandeln, durch Gurgeln (s. dieses), Spritzen oder Pinseln (s. Pharyng. und Laryng. chronica), Umschläge, Einreibungen, dazu ev. auch Tct. valerianae aeth. 20, Tct. castorei 10, dreimal täglich 15 Tropfen in Wasser.

Pharyngitis cat. ac., akuter Rachenkatarrh, sehr häufige, bald den ganzen Rachen, bald nur den oberen oder unteren Teil befallende, oft mit Rhinitis, Angina und Laryngitis verbundene, diffuse Rötung und Schwellung der Rachenschleimhaut, die durch Erkältung entsteht, aber auch Influenza, Scharlach, Masern u. a. ein- und begleitet. Therapie: Gurgeln, (s. dieses) usw. Prießnitzumschläge, auch Schwitzen und Aspirin, besonders bei Influenza. Bei Neigung des Sekretes zum Eintrocknen (Phar. ac. cat. sicca) Zerstäuben oder Pinseln mit dünner Lugolscher Lösung (s. Phar. sicca).

Pharyngitis cat. chron., chronischer Rachenkatarrh, schwer zu beseitigende und häufigste aller chronischen Halskrankheiten Erwachsener. Hintere Rachenwand, auch Gaumenbögen und Uvula sind mehr oder minder gerötet, verdickt, von erweiterten Venen durchzogen und oft mit Schleim bedeckt; der ganze Rachen ist meist überempfindlich. — Klagen über Brennen, Druck und Verschleimung. Die Beschwerden stehen oft im umgekehrten Verhältnis zum Befund.

Ätiologie: Habituelle Mundatmung durch Nasenverstopfung, chronisch entzündete Reste der Rachenmandel, Pfröpfe der Gaumenmandeln, Nebenhöhleneiterung. Trinken, Rauchen, Schnupfen, Priemen, berufliches Vielreden, Aufenthalt in staubiger oder trockener (Luftheizung!) Luft, Plethora. Endlich familiäre Anlage.

Therapie: Nach Berücksichtigung der Ätiologie Gurgeln (s. dieses) oder Zerstäuben (s. Inhalation) von adstringierenden oder schleimlösenden Mitteln. — Energischer wirkt das Einpinseln, was der Patient, soweit die Pars oralis des Rachens in Betracht kommt, nach Anleitung sich selbst machen kann. Wichtig ist, daß der übliche Rachenpinsel keinen zu biegsamen Drahtstiel hat. Man läßt pinseln mit einer Lösung von: Zinc. chlorat. 1—5 %, Protargol 1—5 %, Arg. nitr. 2—4 %. — Handelt es sich aber, wie häufig, um Ausdehnung des Prozesses auch auf die Pars retronasalis und auf den Kehlkopf, so muß der Arzt alle diese Orte in derselben Sitzung selbst pinseln. Zu einer solchen Pinselkur eignet sich am besten Arg. nitr. in steigender Lösung: Man steigt von 4 %, immer um 2 %, ev. bis auf 20 %, nachdem die vorige Nummer nicht mehr länger als zwei Srunden gebrannt hat, und pinselt jeden zweiten bis dritten Tag. — Besondere Formen der chronischen Pharyngitis erfordern besondere Maßnahmen (s. Phar. granulosa, lateralis, retronasalis, sicca; vgl. übrigens auch Parästhesie.) — Als Trinkkuren endlich kommen in Betracht: Salzbrunn, Ems, Wiesbaden, Reichenhall usw.; als Sommeraufenthalt See oder Hochgebirge.

Pharyngitis granulosa nennt man linsengroße, hochrote, in der Mitte oft mit einer Delle (Schleimdrüse) versehene, abgeirrte Lymphfollikel, die bald in die normale, bald in die katarrhalisch veränderte Schleimhaut der Pars oralis der hinteren Rachenwand eingestreut sind.

Entfernung an sich überflüssig. Nur wenn sie bei Sondenberührung Brennen oder Hustenreiz auslösen, oder, vom Träger zufällig entdeckt, Anlaß zu hypochondrischen Betrachtungen geben, zerstört man sie. Hierzu nimmt man, abgesehen vom Galvanokauter, Arg. nitr., nicht als Stift (Gefahr des Hineinfallens in den Ösophagus oder Larynx!), sondern an eine dicke Knopfsonde dadurch angeschmolzen, daß man sie erhitzt an den Lapisstift hält. Viel wirksamer aber ist die Chromsäure, doch ist ihr Anschmelzen schwerer: Mit der erwärmten Sonde fischt man einige Kristalle aus dem Fläschchen auf und schmilzt sie über einer kleinen Spiritusflamme unter wiederholtem Entfernen und Annähern langsam derart an, daß sich die Kristalle ohne Rauchbildung verflüssigen. — Zur Touchierung selbst ist Anästhesie der hinteren Rachenwand durch Bepinseln oder besser Bespritzen mit Kokain 20 % und einigen Tropfen Suprarenin 1 ‰ nötig, weniger um den Schmerz, als das Würgen zu vermeiden, durch welches die Lokalisation erschwert wird. Bei Chromsäure muß wegen ihrer Zerfließlichkeit der Überschuß sofort nach dem Ätzen durch Ausspritzen des Rachens mit Wasser (nicht durch Gurgeln) entfernt werden. Der Schorf der Chromsäure haftet bis acht Tage.

Pharyngitis lateralis, Konglomerat von entzündeten Lymphfollikeln und Schleimdrüsen der seitlichen hinteren Rachenwand der Pars oralis, das besonders beim Würgen als bleistiftdicker, roter Strang hinter dem hinteren Gaumenbogen, gleichsam wie eine Verdoppelung desselben, aus der normalen oder katarrhalisch affizierten Schleimhaut hervortritt. Wegen der größeren Sensibilität der seitlichen Rachenwand machen diese Stränge viel häufiger Reizerscheinungen, als die Granula der Phar. granulosa, bestehend in Drücken, Brennen und Reizhusten. Therapie: Wie bei Pharyngitis granulosa, doch besonders gute Anästhesie. Bei richtiger Indikation hat die Ätzung großartigen Erfolg.

Pharyngitis phlegmonosa posterior (Retropharyngealabszeß) des frühesten Kindesalters, typische, nicht sehr seltene, aber oft verkannte, im ersten Lebensjahre häufiger als im zweiten auftretende „idiopathische" Vereiterung einer der (später atrophierenden) Lymphdrüsen der hinteren Rachenwand. — Beginn allmählich mit Unruhe, Fieber und Schlingschmerz (schmerzhaftes Verziehen des Gesichtes beim Schlingen!), dann Schnarchen und Atemnot, besonders in Rückenlage bei meist klarer Stimme. Verlauf in einigen Wochen meist zum Tode durch Erschöpfung oder Erstickung, falls nicht inzidiert wird. — Vermutet man erst einmal die Erkrankung, so ist ihre Erkennung relativ leicht durch Nachweis einer polsterartigen Schwellung der hinteren Rachenwand vermittelst oraler Palpation, während die Inspektion bei der Kleinheit des Mundes oft versagt.

Die Inzision wird an dem umwickelten und auch sonst gut fixierten sitzenden Kinde mit einem spitzen Skalpell gemacht, das bis nahe der Spitze mit Heftpflaster umwickelt ist. An den auf die Schwellung gesetzten, linken Zeigefinger angelehnt, wird das Skalpell genau in der Mittellinie in die Schwellung eingestoßen. Damit der sofort hervorquellende Eiter nicht aspiriert wird, muß der Kopf des Kindes im Moment der Inzision auf Kommando von der Assistenz mit dem Mund nach unten gedrückt werden, was vorher eingeübt werden muß. Blutung unwesentlich. Reinzision bisweilen nötig. Erholung auffallend schnell.

Pharyngitis phlegmonosa posterior (Retropharyngealabszeß) des späteren Lebensalters. Senkungsabszeß hinter den Rachenschlauch von einem tuberkulösen Halswirbel oder einer Mastoiditis aus; auch nach Scharlach und Diphtherie durch direkte Infektion des retropharyngealen Bindegewebes. Seltene Affektion, die sich als weiche, Eiter (Probepunktion!) enthaltende Vorwölbung der hinteren seitlichen Rachenwand bemerkbar macht. In jedem Falle ist zu überlegen, ob die interne oder externe (Hautschnitt am hinteren Rand des Kopfnickers) Eröffnung praktischer ist.

Pharyngitis retronasalis ac. der Kinder. Akute Entzündung der vergrößerten oder nicht vergrößerten Rachenmandel, mit Entzündung der Gaumenmandeln, aber auch ohne diese einhergehend. In letzterem Falle macht die Diagnose Schwierigkeit: Schmerzhafte Schwellung der Zervikaldrüsen bei Kindern, verbunden mit längerdauerndem Fieber (Pfeiffersches Drüsenfieber) und mit Herabfließen von Schleim hinter dem Gaumensegel, bei sonst negativem Befund, sichert die Diagnose auch ohne Spiegeluntersuchung. Therapie wie bei Pharyngitis ac. cat. Vgl. auch: Pharyngitis phlegmonosa post kleiner Kinder und Tonsilla phar. hyperpl.

Pharyngitis retronasalis chronica Erwachsener, meist mit allgemeiner Rhinitis und Pharyngitis verbundene, aber doch am intensivsten im Nasenrachenraum lokalisierte, exquisit chronische Entzündung der hypertrophischen oder atrophischen Schleimhaut. — Der Schleim hat die ausgesprochene Neigung, an diesem abgeschiedenen Orte zu Borken zu erstarren. Ihre Entfernung leitet meist das Tagewerk der Patienten ein, denn die Beschwerden, welche die Borken erzeugen, sind wegen der Sensibilität des Rachendaches recht erhebliche. Differentialdiagnostisch ist die Feststellung wichtig, daß der Schleim am Rachendach selbst und nicht in der Nase (Nebenhöhleneiterung, Ozäna) produziert wird.

Therapie: Der Nasenrachen wird von Schleim gesäubert mittelst lauen Wassers (1 Glas), mit Zusatz von Glyzerin (1 Eßlöffel) und Kochsalz (1 Teelöffel). Man läßt es in die Nase mit einem Eßlöffel oder einem der vielen Nasenkännchen unter Intonierung eines langen „I" langsam eingießen, oder läßt mit ihm tief gurgeln (s. Gurgeln). • Hinterher stäubt der Patient sich Flüssigkeit in den Nasenrachen. Hierzu führt er das gerade Zerstäuberrohr (s. Inhalation) durch den unteren Nasengang bis in den Nasenrachen. Man zerstäubt nur geringe Mengen und nimmt bei hypertrophischem Katarrh Arg. nitr. 1—2 % (Hartgummizerstäuber), bei atrophischem eine dünne Lugolsche Lösung: Jodi puri 1. Kali jod. 4. Aq. dest. 30, Glycerini ad 100. — Geschickte Patienten können sich hiermit auch den Nasenrachen pinseln, mittelst watteumwickelter Nasentamponschraube, die durch den unteren Nasengang eingeführt wird (s. Phar. sicca). Oder der Arzt pinselt den gereinigten Nasenrachen mit einem hinter das Velum geführten Kehlkopfpinsel. Er nimmt hierzu steigend stärkere Lösungen von Arg. nitr. 2—20 % (s. Phar. cat. chron.) resp. Jod, (s. Phyar. sicca). Nötig ist es aber, daß vorher etwaige Reste der Rachenmandel entfernt werden, denn in ihren Buchten sitzt die Quelle der Entzündung.

Pharyngitis septica, sog. akute infektiöse Phlegmone des Rachens, seltene, „idiopathische" Erkrankung Erwachsener, die unter den Erscheinungen schwerster Sepsis (Benommenheit, kleiner Puls, gelbe Gesichtsfarbe) in kurzer Zeit zum Tode führt. Der Pharynx ist blaurot, ödematös gedunsen (eigene Beobachtung). Mandelbelag und Foetor ex ore, wie bei Angina septica, fehlen. Zur nachweisbaren Abszedierung intra vitam kommt es nicht, obwohl bei der Sektion die Submukosa diffus vereitert gefunden wird. Therapie: S. Angina septica.

Pharyngitis sicca, Sammelname für alle Pharyngitiden, bei welchen der Schleim auf der Rachenwand eintrocknet. Bald liegt eine gewöhnliche Phar. cat. ac. oder chron. vor, bald aber auch eine Phar. atrophica als Fortsetzung einer Rhinitis atrophica, welche häufig übersehen wird, wenn über die Nase nicht geklagt wird. Zu trennen hiervon sind alle Zustände von Austrocknung des Halses ohne Pharyngitis, so bei allen konsumierenden Krankheiten, bei vorübergehender Mundatmung und, was diagnostisch von besonderer Bedeutung ist, bei Diabetes und Morphinismus.

Therapie: Man pinselt den Rachen mit zur Schleimsekretion reizenden Mitteln; obenan steht Jod, gelöst in Jodkali (Lugolsche Lösung); z. B. Jodi puri 4. Kali jodati 16. Olei menthae guttas XX. Glycerini ad 100. Diese starke Lösung wird bald unverdünnt vertragen, bald muß sie nach Bedarf zu ½ oder ¾ mit Glyzerin verdünnt werden. Auch Pinselung mit Menthol 5—10. Olei vaselini ad 100. wirkt gut. Dazwischen Kauen von Mentholbonbons, Kautabletten von Bergmann (s. unter Gurgelwässer) oder auch gedörrten Zwetschgen. Dazu natürlich Berücksichtigung der Ätiologie. S. auch: Pharyngitis retronasalis chronica.

Pharyngitis syphilitica. Im Gegensatz zum Gaumen (s. Ang. syph.) kommt im eigentlichen Rachen fast nur die tertiäre Syphilis vor. In der Pars oralis ist das scharf geschlagene speckige syphilitische Ulcus nicht zu verkennen, in der Pars retronasalis bleibt es sehr häufig unerkannt. Es macht hier die Erscheinungen einer heftigen und ziemlich akut entstandenen Phar. retronasalis (s. diese), und in der Praxis ist es wichtig, in allen derartigen durch Spiegelung nicht zu klärenden Fällen den Nasenrachen zu palpieren. Der Finger gelangt hierbei über einen typischen Gewebswall hinweg in das meist am Rachendach sitzende tiefe Ulcus. Therapie Jodkalium usw.

Pharynxkarzinom. Halsdrüsenschwellung, tritt sehr früh auf und führt den Kranken oft zum Arzt. Regel ist, bei allen, besonders einseitigen Halsdrüsenschwellungen des reiferen Alters den Pharynx zu revidieren. Es müssen untersucht werden: Seitenwand, Sinus pyriformis, Hypopharynx, Nasopharynx, Zungengrund. Vgl. auch Tonsillen- und besonders Larynxkarzinom.

Pinselmittel s. unter Phar. cat. chron.

Stimmbandlähmungen und -Schwächen lassen sich rein praktisch einteilen in

1. Symmetrische Lähmungen: Stimmbänder schließen vorn, hinten, oder im ganzen schlecht oder gar nicht. Ursache: Lar. cat. ac. und chron. (Stimmbänder rot, graurot, matsch, verdickt); allgemeine Schwäche und Anämie, besonders junger Mädchen (Stimmbänder weiß, doch mangelhaft schließend); Hysterie mit veranlassender psychischer Erregung, z. B. Schreck (Stimmbänder weiß, ohne eine Spur von Bewegung beim Sprechen, doch tadellos schließend beim Husten).

2. Einseitige Lähmungen: Das Stimmband steht beim Sprechen und Einatmen (vollkommene Rekurrenslähmung), oder nur beim Einatmen (beginnende Rekurrens = Postikuslähmung) nahe der Mittellinie still, im ersten Fall mit exkaviertem, im zweiten mit geradem Rand. Ursache: Struma, Ösophaguskrebs, Aortenaneurysma (links), Mediastinaltumoren (besonders Hilusdrüsen), pleuritische Schwarten; Bulbärparalyse und Tabes; Influenza, Diphtherie, Nikotin, Alkohol und andere Gifte.

Symptome: Bei Katarrh und Anämie fällt weniger Heiserkeit, als mangelnde Ausdauer, Stimmschwäche, auf. Bei Hysterie besteht vollkommene Aphonie, bisweilen sogar mit Stummheit. Bei vollkommener Rekurrenslähmung besteht heisere Doppelstimme mit Luftverschwendung, später aber wird die Stimme besser durch Überbewegung der gesunden Seite. Bei Postikuslähmung ist Stimme und Atmung unverändert, bei zufälliger, doppelter Affektion aber, wie sie besonders bei Tabes vorkommt, besteht bei klarer Stimme Dyspnöe, die sogar tödlich enden kann.

Therapie: Behandlung des Larynxkatarrhs, besonders auch fehlerhaften Sprechens (s. „Stimmschwäche"), der Anämie. der Struma usw. Bei Hysterie psychische Beeinflussung durch ernstliche Vorstellung, Hypnose oder Stimmerziehung, z. B. vom tönenden Husten ausgehend, läßt man ein tönendes „a", „ei" usw. anschließen. Wenn bei Rekurrenzlähmung die gewöhnliche Besserung ausbleibt, kann man das schlottrige Stimmband durch Paraffineinspritzung fixieren. (Brünings) Bei Erstickung durch Postikuslähmung muß man tracheotomieren. — Schließlich kommt man bei allen Formen um das Selbstelektrisieren meist nicht herum: Faradischer Strom, Elektroden, davon eine Unterbrechungselektrode, seitlich am Larynx, langsam zählen lassen, bei jeder Zahl Stromschluß.

Stimmbandpolypen. 1. „Sängerknötchen", „Kinderknötchen", grauweiße, zackige oder knötchenartige symmetrische Verdickung des Randes der Stimmbänder in ihrem vordersten Teil, besonders bei mit falschem Ansatz singenden Frauen und bei „Schreikindern". Therapie: Stimmschonung resp. Änderung des Stimmansatzes. 2. Pachydermie, graue bis rote, wulstige Verdickung an den Proc. vocales, auf der einen Seite keulen-, auf der anderen schalenförmig, besonders bei trinkenden Männern mit chronischer Laryngitis. Therapie gegen letztere und den Potus. 3. Fibrom, grauer bis grauroter, knotiger Auswuchs am freien Rande eines Stimmbandes im vordersten Teil. Sprecher-, besonders Lehrerkrankheit. Therapie: Exstirpation. 4. Papillom, grauer bis roter, traubenförmiger, meist multipler Tumor mit Bevorzugung der Stimmbänder, besonders bei Kindern; chronische Heiserkeit mit Dyspnöe kleiner Kinder ist gewöhnlich die Folge von Papillomen. Therapie: Endolaryngeale Entfernung in Verbindung mit Arsenkur; bei Dyspnöe auch Tracheotomie.

Stimmritzenkrampf, Laryngismus stridulus, Laryngospasmus; 1. Bei Kindern bis zu zwei Jahren in Anfällen auftretender, kurz dauernder Glottiskrampf von verschiedener Intensität, mit giemender Inspiration, Stillstand der Atmung, Zyanose, ja Bewußtlosigkeit einhergehend, die selten in Exitus übergeht. Häufig ist die Kombination mit allgemeiner Eklampsie. Therapie: Im Anfall kalte Übergießung der Brust, Kitzeln der Nase mit Gänsefeder, Vorziehen der Zunge. Zur Vermeidung der häufigen und schnellen Rückkehr am sichersten (Henoch): Mf. mur. 0,01—0,03, Aq. dest. 35, Syrup 15. 2—4 mal täglich 1 Teelöffel, bis Ruhe und Schlaf eintritt. Ätiologisch Rachitis und Verdauungsstörungen zu berücksichtigen. 2. Bei Tabikern kommt es gelegentlich zu ähnlichen Zuständen, „Larynxkrisen", die aber von einem intensiven Hustenanfall eingeleitet werden. Erstickung ist auch hier beobachtet.

Stimmschwäche, habituelle Phonasthenie, vorzeitige Ermüdbarkeit der Stimme bei lauter Unterhaltung, beim Vorlesen, beim Vortrag. Ursache ist neben allgemeiner Muskelschwäche und chronischer Laryngitis mangelhafter Gebrauch der Lungen zum Anblasen der Stimmbänder. Beim Vorlesen — meist handelt es sich um Lehrer und Pastoren — bemerkt man bei erstaunlich seltener Inspiration die Stimme immer gepreßter und matter werden, bis sie in schweren Fällen unter Schmerz vollkommen versagt: Sprechkrampf, analog dem Schreibkrampf. Heilung ist nur durch systematische Schulung durch Sprechlehrer möglich.

Tonsilla palati hyperplastica, große „Mandeln" resp. „Seitenmandeln", häufige, im Kindesalter beginnende, später bald sich rückbildende, bald in chronische Tonsillitis ausgehende (s. Angina habitualis) Vergrößerung der Gaumenmandeln. Die vergrößerten Mandeln überragen beim ruhigen Atmen — beim Würgen tun es auch die unvergrößerten — die Ebene der Gaumenbögen oder wölben letztere kugelig vor.

Die Verkleinerung der Mandeln, Tonsillotomie, ist nicht an sich indiziert, sondern nur bei rezidivierender Angina und bei ganz abnormer Größe. Bei Kindern verbindet man sie aber in der Regel mit der Entfernung der hier meist gleichzeitig vergrößerten Rachenmandel (s. diese), welche die größere Störung (Mundatmung usw.) macht. — Die Tonsillotomie macht man mit einem ringförmigen Tonsillotom. Der einfache Eingriff erfordert bei Kindern gute Assistenz, bei Erwachsenen Berücksichtigung von Nachblutung, daher ist er keine Sprechstundenoperation des praktischen Arztes. Bei Nachblutung aber kalte Umschläge auf Herz und Nacken, Schlucken von Eisstückchen, Betupfen mit Suprarenin 1‰ oder Liq. ferri sesquichlor. rein, digitale Kompression vermittelst eines zwischen die Gaumenbögen gepreßten Gazebäuschchens, Fassen und Unterbinden eines etwa spritzenden Gefäßes, Zusammennähen der Gaumenbögen. Allgemeine Maßnahmen wie bei „Nasenbluten".

Tonsilla pharyngis hyperplastica, adenoide Vegetationen, „Rachenmandel", Vergrößerung des normaliter nur flachen adenoiden Polsters am Rachendach (Tonsilla pharyngea), häufige, bei Kindern sich entwickelnde, in der Pubertät meist spontan verschwindende Affektion von der größten praktischen Bedeutung; denn die meisten Nasenverstopfungen, ewig rezidivierenden Schnupfen, Mandelentzündungen, Mittelohraffektionen, Kehlkopf- und Bronchialkatarrhe des kindlichen Alters werden durch sie veranlaßt. — Die vergrößerte Rachenmandel ist von der Nase aus (nach Einspritzen einiger Tropfen Suprarenin 1‰ mittelst Augenpipette bei kleinen Kindern), oder vom Rachen aus (Rhinoscopia post. bei größeren Kindern) zu sehen, oder vom Munde aus zu fühlen (ungebärdige Kinder), oder auch per exclusionem bei freien Nasengängen, aber gestörter Nasenatmung mit höchster Wahrscheinlichkeit zu vermuten.

Therapie: Die „Rachenmandel" bedarf ebensowenig wie die „Gaumenmandel" (s. Tons. pal. hyperpl.) ihrer selbst wegen der Entfernung, sondern nur bei den genannten Störungen, zu denen oft noch Enuresis noct. und im schulpflichtigen Alter leichte Ermüdung der Aufmerksamkeit (Aprosexie) hinzutritt. — Die Entfernung der Rachenmandel ist bei richtiger Indikation und Technik eine Operation von relativ unvergleichlichem Segen, denn meist hören alle geschilderten Beschwerden mit einem Schlage auf, stets aber werden sie, selbst bei der ausgesprochendsten sog. exsudativen Diathese, gemildert. Der erdrückenden Gewalt dieser Erfahrungstatsache mit allerhand Einwänden (Gefahr der Operation, mögliche Rezidive, voraussichtliche Rückbildung, aber nach jahrelanger Quälerei!) zu widerstreben, ist unmöglich. — Die Herausnahme der Rachenmandel (Adenotomie) selbst ist eine Operation, die gute Assistenz, Geschick und Erfahrung in viel höherem Maße verlangt, als die der Gaumenmandeln. Sie wird gemacht mit dem Ringmesser. Hauptsache ist, nichts zurückzulassen, Hauptgefahr die, wenn auch seltene Nachblutung. Sie wird mit Sicherheit allein gestillt durch Tamponade des Nasenrachens, d. h. durch seine vollkommene Ausfüllung mit Gaze oder feuchter Watte mittelst des gekrümmten Fingers vom Munde aus für 24 Stunden. — Die Adenotomie ist keine Sprechstundenoperation. Zögern die Eltern, die Adenotomie machen zu lassen, so kann man drüsenverkleinernde Therapie, See- und Soolbäder, Lebertran, Jodeisensyrup verordnen, der Erfolg ist aber gleich Null.

Tonsillenkarzinom, selten. Die vergrößerte Gaumenmandel zerfällt früh und macht früh Halsdrüsenschwellung (s. auch Pharynxkarzinom). Probeexzision bei jedem zweifelhaften Ulcus des reiferen Alters.

Tonsillensarkom, noch seltener. Die vergrößerte Gaumenmandel zerfällt spät und macht spät Halsdrüsenschwellung. Jede schnell entstehende einseitige Mandelvergrößerung ist mit Argwohn zu betrachten. Probeexzision.

Trachealstenose, s. „Atemhindernis", erfordert ev. Tracheotomie mit langer Königscher Spiralkanüle.

Tracheotomie s. im Kapitel über Chirurgie von Danielsen.

Unfallbegutachtung Halsverletzter: In Betracht kommt fast nur die (recht seltene) Kehlkopffraktur (s. diese), insofern sie häufig Larynxstenose hinterläßt. Rentenabschätzung von Fall zu Fall, je nach dem sehr verschiedenen Grade der Erwerbsverminderung.

II. Nasenkrankheiten.

A. Beschwerden.

Geruchsverlust ist Folge von Verlegung der Riechspalte, meist durch Schnupfen oder Polypen (respiratorische Anosmie); ferner von Degeneration der Nervenendigungen, z. B. bei Ozäna und von zentralen Störungen, z. B. Hysterie, Tabes (nervöse Anosmie). Respiratorische Anosmie verschwindet nach Freilegung der Riechspalte, z. B. bei Schnupfen durch Kokain, nervöse Anosmie nicht. Mit Anosmie ist stets Geschmacksverlust für aromatische Substanzen verbunden.

Nasenbluten, 1. akzidentelles: Stammt meist aus dem vorderen unteren, sehr gefäßreichen Teil des Septums, seltener aus dem hinteren Teil, am seltensten aus den Muscheln und dem Nasenboden. Ursache ist erhöhter Blutdruck durch Plethora, Arteriosklerose, Herzhypertrophie, Nephritis, Keuchhustenanfälle, wodurch Rhexis eintritt.

2. habituelles: Stammt stets aus dem vorderen unteren Teil des Septums, sei es aus einem Ulcus oder einer Erosion (s. Rhin. sicca ant.), sei es aus einer bloßen Teleangektasie. Meist handelt es sich um anämische Jugendliche mit zarter Schleimhaut. Bluter sind bevorzugt. Veranlassung zur Rhexis gibt Reinigung der Nase mit oder ohne Bohren, Waschen des Gesichts, Bücken, Turnen, Aufregung. Die wiederholte Blutung führt schließlich zu erheblicher Anämie.

3. „perniziöses": Bei Blutauflösung durch perniziöse Anämie, Leukämie, Ikterus usw. kommt es bisweilen in den letzten Lebenstagen zu schwachem, aber ständigen Aussickern des immer wässeriger werdenden Blutes aus der ganzen Nasenschleimhaut durch Diapedese, meist mit gleichzeitiger Blutung aus dem Zahnfleisch, wodurch langsam, aber unaufhaltsam der Tod herbeigeführt wird.

Nasengeruch (Foetor ex naso). In absteigender Häufigkeit ist die Ursache Ozäna (s. Rhin. atroph. foetida), Sequester (s. Rhin. syph. tert.), Fremdkörper, zerfallenes Karzinom und Sarkom. Nur subjektiv empfunden wird Fötor in der Regel bei Nebenhöhlenempyem. Rein subjektiv aber ist die Cacosmia hysterica.

Nasenröte, wegen der Auffälligkeit häufig Gegenstand ärztlicher Konsultation, ist das Hauptsymptom vieler, gerade für die Nase typischer Krankheiten, befällt meist nur die Nasenspitze und pflanzt sich von hier gern auf die Wange fort.

1. Akute, diffuse Röte der Nase ist einfaches Erythem oder aber Erysipel, beide ausgehend von Ekzema narium (s. dieses), anfangs oft nur durch das Thermometer zu unterscheiden.

2. Flüchtige Nasenröte, immer nur bei gewisser äußerer Veranlassung, schnell kommend und wieder verschwindend, s. Erythema fugax nasi.

3. Zirkumskripte Röte an der Nasenspitze wird durch Ekzem oder Furunkel des Naseneinganges erzeugt; s. Ekzema narium.

4. Chronische Nasenröte mit Gefäßerweiterung und meist mit Knötchen resp. Pusteln, s. Acne rosacea.

5. Chronische Nasenröte mit Knötchen und Ulzerationen ist Lupus vulgaris, s. Rhin. tuberculosa.

6. Chronische Nasenröte von Scheibenform, mit derber Infiltration der Haut, Bildung von Schüppchen, die Fortsätze in die Talgdrüsengänge senden und mit späterer zentraler Vernarbung, ist der seltene Lupus erythematodes. Fast nur bei Frauen von 20—40 Jahren.

Nasenschmerz: 1. äußerlicher a) an der Spitze: Fissur des vorderen Winkels des Nasenlochs, Ekzem oder Furunkel. b) An der Seite, am Rande der Apertura pyriformis (Abtasten mit der Sonde): Neuritis des vorderen Nasennerven bei anämischen Mädchen und Frauen. c) Am Rücken (oft mit Schwellung verbunden): Periostitis resp. Perichondritis septi bes. durch Syph. tert., von bes. Wichtigkeit, da ohne Jodkalium Sattelnase. d) An der Stirn, s. Stirnschmerz. 2. Innerlicher: Relativ selten, am ehesten bei Nebenhöhleneiterung und, bes. nachts, bei Syph. tert. nasi. Vgl. auch Stirnschmerz.

Nasensprache. 1. Gaumensprache (Rhinolalia clausa), Symptom von vollkommener Nasen- oder Nasenrachenverstopfung, zumeist bei Kindern mit Tons. phar. hyperpl. (s. diese); sie sprechen: „Zibberbad" statt „Zimmermann". 2. Näseln (Rhinolalia aperta), Symptom von Lähmung (Diphtherie) und Insuffizienz (habituell bei jungen Mädchen) des Gaumensegels oder von Perforation des Gaumens (angeboren oder durch Lues tert.). Geschlucktes Wasser kommt dabei oft zur Nase heraus.

Nasenverstopfung. Wenn inkonstant vorhanden, bald rechts, bald links, in Rückenlage am meisten, auf Kokain resp. Adrenalin sich bessernd, liegt im allgemeinen Schwellung der unteren Muscheln durch Rhinitis cat.

chron. vor; wenn konstant vorhanden, liegen konstante Hindernisse vor, wie Deviatio septi, Nasenpolypen. Häufig finden sich konstante und inkonstante Hindernisse gleichzeitig vor. Die häufige Nasenverstopfung der Kinder ist meist die Folge von Tons. phar. hyperpl.

Nießkrampf ist die häufige Begleiterscheinung von Rhinitis vasomotoria.

„**Schnupfen**" nennt man schlechtweg jede abnorme Absonderung aus der Nase; ist gleichzeitig Verstopfung vorhanden, so spricht man von Stockschnupfen (s. Nasenverstopfung). Einen Fingerzeig für die spezielle Diagnose liefert die Art der Absonderung:

1. Doppelseitig. Der gewöhnliche, akute Schnupfen (Rhin. cat. ac.) ist anfangs wässerig, später schleimig, eiterig; der chronische Schnupfen (Rhin. cat. chron.) ist schleimig eitrig. Der nervöse Schnupfen (Rhin. vasomotoria) hat eine plötzlich auftretende, profuse wässerige Sekretion von höchstens stundenlanger Dauer; ebenso verhält sich der Heuschnupfen (Rhin. vas. aestiva), nur tritt er immer zur Gräserblüte auf, wo katarrhalische Schnupfen selten sind. Schnupfen mit geringer Borkenbildung findet sich bei Rhin. sicca ant., auch bei Rhin. atroph. spl.; Schnupfen mit starker und stinkender Borkenbildung ist charakteristisch für Rhin. atroph. foetida (Ozäna). Selten sind diese Schnupfen einseitig.

2. Einseitiger eiteriger Schnupfen ist charakteristisch für Nebenhöhleneiterung. Zunächst nur einseitiger Stockschnupfen mit sehr profusem, sanguinolenten Sekret ist sehr charakteristisch für Rhin. syph. tert.; riechend wird dieses Sekret erst später bei Knochennekrose.

3. Bei Kindern hat der Schnupfen meist eine andere Bedeutung: Schnupfen der Säuglinge, der längere Zeit dauert, ist sehr verdächtig auf Rhin. syph. hereditaria. Akuter, sehr profuser, oft sanguinolenter Schnupfen der ersten Lebensjahre zeichnet die Rhin. diphtherica aus. Einseitiger, oft riechender Schnupfen wird meist durch einen Fremdkörper verursacht. Fast jeder chronische oder stets rezidivierende Schnupfen des Kindesalters aber ist die Folge von Tons. phar. hyperpl.

Stirnschmerz. 1. Akut: Häufige Komplikation des Schnupfens durch Beteiligung der Stirnhöhle (s. Rhinitis cat. ac.). Anfälle meist vormittags, nie nachts. Druck- resp. klopfschmerzhaft ist die vordere und untere Wand (innere obere Orbitalwand) der Stirnhöhle, im Gegensatz zu der selteneren Neuralgia supraorbitalis, wobei die Incisura supraorbitalis druckschmerzhafter ist. 2. Chronisch: Wirklicher Schmerz besteht bei vielen chronischen Stirnhöhleneiterungen. Bloßer Druck aber ist Begleiterscheinung aller möglichen chronischen Nasenkrankheiten, besonders solcher mit Nasenverstopfung.

B. Therapie.

Acne rosacea nasi, Kupfernase, chronische diffuse Rötung der Nasenspitze mit späterer Erweiterung der Gefäße („Erythema teleangiectaticum"). Akneknötchen können anfangs sehr im Bilde zurücktreten. Konsekutive Hypertrophie der Nase (Pfundnase) fast nur bei Potatoren. Selten Ulzeration. — Unter Berücksichtigung der Ätiologie (Potus, Uterin- und Magenleiden, Abkühlung durch hauchfeuchte Schleier, Stauung durch enge Brillenbügel): 8tägig mit spitzem Messer stichförmige Skarifikation der Knötchen und ektatischen Gefäße, gitterförmige der diffusen Röte. Große Knoten werden mit gebogener Schere abgetragen. Gegen die Röte zwischendurch nur nachts: Ichthyol 3, Pasta zinci 27 (schwach); statt deren: Ichthyol 3, Aq. dest., Glycerini, Dextrini āā 10 (Firniß). Oder (stärker): Sulf. praec. 3, Vaselini 27. Oder (noch stärker): Sulf. praec. 3, Resorcini 1,5, Vaselini 25,5. Oder (stark, aber in renitenten Fällen wirksam): Sulf. praec. Ac. salicyl. āā 2,5,

Vaselini 25. Die Wirkung aller Salben wird verstärkt, wenn kurz vorher, zur Erzeugung stärkerer Hyperämie, Schaum von Karbol-Teer-Schwefelseife aufgetragen wird. Häufig tritt bei jeder Kur zunächst stärkere Reizung ein, dann einige Tage nachts nur Zinkpaste, tags Reispuder. — Auch Galvanisation (s. Kapp, Berl. klin. Wochenschr. 10. 9. 1906, auch eigene Erfahrung) beeinflußt oft günstig die Röte.

Eczema narium, Ekzem der Nasenlöcher, Affektion von sehr verschiedener Verlaufsart, fast immer durch abnorme Sekretion der Nase, „Schnupfen" erzeugt:

1. Akutes Ekzem: ist gewöhnlich Folge akuten Schnupfens. Abweichen der Borken und Einschmieren mit Vaselin, Ugt. leniens, Byrolin, über Nacht Zinkpaste. Die Nasenlöcher werden hier, wie überall, nach jedem Nasenputzen am einfachsten, schonendsten und gründlichsten mittelst des sauberen kleinen Fingers unter rotierender Bewegung eingesalbt, trotz Glasstäbchen und Wattepinsel der Ästhetiker und Hyperhygieniker Selbst 2—3jährige Kinder lernen das schon sehr schön.

2. Ekzem der Säuglinge s. bei Rhin. syph. neonat.

3. Chronisches Ekzem der Kinder und Halbwüchsigen zeigt oft das Bild der sog. Skrofulose: Geschwollene Nase, Oberlippe und Halsdrüsen, entzündete Augen. Sehr hartnäckige Affektion. Konsequente Anwendung von Ugt. hydr. praecip. alb., rein oder mit Ugt. leniens auf Watte, tags in das eine Nasenloch, nachts in das andere; die nicht verschlossene Seite wird eingeschmiert; dazu Lebertran, Soolbäder, besonders jodhaltige: Kreuznach, Tölz, Goczalkowitz etc., Seebäder, bes. warme, z. B. Colberg; Baden in Staßfurter- oder Seesalz. Tonsilla phar. hyperpl. zu entfernen. Ohne Nasenbehandlung heilen die oft prävalierenden Augenentzündungen nicht. Vgl. auch Rhin. tuberculosa (Lupus).

4. Chronisches Ekzem Erwachsener lokalisiert sich gern im vordersten Winkel und erzeugt hier schmerzhafte Fissur, Quelle für Nasenröte, Nasenfurunkel, Gesichtserysipel. Ugt. diachylon oder Bismuth subnitr. 1, Lanolin 6, Vaselin 3. Bei Männern von vornherein, auch wenn keine nachweisbare Sykose, gründlich epilieren, ruckartig mittelst Péans unter Beleuchtung.

Erythema fugax nasi „Erröten der Nase", anfallsweise, durch Temperaturwechsel, Kaffee, Tee, Suppe, Alkohol, psychische Erregung, fast nur bei jungen Mädchen und Frauen auftretende vasomotorische Störung. — Unter Berücksichtigung der Ätiologie palliative Behandlung: Ein Stückchen Flanell, gerade so groß wie der Rötebezirk, mit Benzin getränkt, wird einige Sekunden auf die Nase gelegt, wodurch die bedeckte Haut für längere Zeit weiß wird. Das kann auch prophylaktisch, z. B. vor jeder Gesellschaft, geschehen (Bruck, Med. Klinik 5, 1907).

Fremdkörper der Nase, meist Bohnen, Erbsen, Knöpfe, die sich Kinder in die Nase stecken. Sie erzeugen einseitige fötide Eiterung und inkrustieren sich nach längerer Zeit mit Kalksalzen (Rhinolithen). Sie sitzen, unangetastet, meist ganz vorn und sind leicht zu extrahieren, wenn man einige Tropfen Kokain 20%ig und Suprarenin 1‰ mit Pipette einspritzt, das Kind gut fixiert und die Nase beleuchtet. Zur Extraktion benutzt man nie eine Pinzette, sondern eine Häkelnadel, oder eine lange, dünne Haarnadel, die, vertikal am Septum entlang tief eingeführt und dann horizontal gedreht, den Körper mit Sicherheit faßt. Erst einmal tief in die Nase gestoßene Fremdkörper sind schwer und bisweilen nur in Narkose zu entfernen.

Furunkel des Naseneinganges, meist auf dem Boden des Ekzems (s. dieses) sich entwickelnd, führt zu akuter, schmerzhafter Schwellung und Rötung des betr. Nasenflügels. Aufweichen durch essigsaure Tonerde-Einlage und -Umschläge, ev. Inzision, am besten von innen.

Lupus erythematodes nasi, scheibenförmige, rote, schuppende, derbe Papel der Nase, die sich sehr langsam, unter zentraler, glattnarbiger Abheilung, peripher auf die Wange in Schmetterlingsform ausdehnt, niemals exulzeriert und fast nur bei Frauen zwischen 20—40 Jahren vorkommt. — Zunächst milde Therapie: Ugt. diachylon oder Empl. hydrarg., dann erst ev. Ichthyol, Schwefel, Resorzin, wie bei Acne rosacea.

Nasenbluten, Epistaxis. Technik der Blutstillung:

1. Im Anfall: Nützt kräftiges Andrücken des Nasenflügels gegen das Septum bei erhobenem Kopf und gelockertem Kragen nicht, so folgt zunächst stets:

a) Die Tamponade der vorderen Nasenhälfte: Bei fixiertem Kopf und emporgestülpter Nasenspitze (Assistenz) schiebt man mit einem Federhalterschaft, einer Pinzette, einer Zange so viel dünn ausgezogene Wundwatte (Eisenschloridwatte ist überflüssig) oder Streifengaze sukzessive 3—4 cm weit horizontal nach hinten in die Nase, wie ohne größeren Zwang hineingeht. Bei richtiger Technik stehen so die meisten Blutungen, da sie aus der vorderen Hälfte der Nase kommen (s. Nasenbluten unter „Beschwerden"). — Steht die Blutung nicht, so handelt es sich um die seltenere, aber bei älteren Leuten häufigere und schwerere Blutung aus der hinteren Hälfte der Nase. Hier ist nötig:

b) Die Tamponade der ganzen Nase, inkl. Choane, nachdem man den ersten Tampon entfernt hat: Ein 1 m langer, 3 Finger breiter Gazestreifen wird an einem Ende der Quere nach fingerbreit, je nach der Weite der Nase, 4—8 mal zusammengelegt. Dieses zusammengelegte Ende faßt man in seiner Längsrichtung, also quer zum ganzen Streifen, mit einer Hartmannschen Nasentamponzange, erweitert den Naseneingang durch ein Nasenspekulum und führt die Zange mit der Gaze so in horizontaler Richtung dreist fingerlang in die Nase bis in den Nasenrachenraum. Dann stopft man die übrige Gaze sukzessive nach, bis die Nase voll ist, und schließt das Nasenloch mit einem Wattepfropf. Endlich stopft man das im Nasenrachen liegende Kopfende des Streifens mit dem Finger vollkommen und fest in die Choane zurück, damit auch diese verstopft wird und der Streifen nicht in den Rachen hinabrutscht. So gelingt es relativ leicht die schwerste Blutung, abgesehen von der perniziösen Blutung, zu stillen (eigene Erfahrung), ohne besondere Gefahr für das Ohr, wie sie das für die Praxis auch viel zu komplizierte Bellocsche Verfahren in sich birgt — und es ist bei irgendwie starker Blutung falsch, die Zeit zunächst mit Aufsuchen der blutenden Stelle, Kokainisieren usw. zu verlieren.

Die Blutung ist jedoch erst dann als gestillt anzusehen, wenn kein Blut mehr geschluckt wird und auch nicht mehr ausgespieen werden kann. — Nach 2 Tagen entfernt man den Tampon, denn jetzt erst ist er durch Schleim so glatt, daß er sich ohne Blutung entfernen läßt. Bei der Entfernung gibt man zur Vorsicht ein warmes Fußbad und kalte Umschläge auf Nacken, Stirn und Herz.

Nach der Tamponade gibt man mehrere Tage Gelatine mit Himbeersaft zu essen und läßt wenig trinken. Innerlich dazu Calcii chlorati 8, Aq. cinnam. 192. 2 stdl. 1 Eßlöffel. Später auch Berücksichtigung von Anämie, Plethora etc.

Bei perniziöser Blutung (s. Beschwerden) tränkt man die Tampons mit Surparenin $1^0/_{00}$ oder Gelatinelösung; nach der Tamponade kann man auch noch seine Zuflucht zu subkutaner Injektion von Gelatine sterilisata Merck, Diphtherieheilserum, Menschenblutserum, nehmen.

2. Außerhalb des Anfalls. Nach dem Anfall oder im Intervall (bei habitueller Blutung) muß man die blutende Stelle aufsuchen, indem man bei guter Beleuchtung mit watteumwickelter Tamponschraube die Nase vorsichtig danach absucht. Findet man sie, so drückt man sofort den mit Kokain

und Suprarenin getränkten Tupfer einige Minuten gegen sie und ätzt sie dann mit Chromsäure (s. Phar. gran.) oder schwacher Galvanokaustik.

Nasenkarzinom und -sarkom (inneres), sehr seltene Tumoren der Nasenhöhle resp. deren Nebenhöhlen, die mit Nasenverstopfung, Nasenbluten, doch ohne Halsdrüsenschwellung einhergehen und sich als derbere, rötliche oder graue Polypen in der Nase bemerkbar machen. Alle derartige Polypen, die bei Sondenberührung oder Extraktion außergewöhnlich stark bluten, sind Karzinome, Sarkome oder auch Nasenrachenfibrome (s. diese) und müssen mikroskopisch untersucht werden. Möglichst frühzeitige Operation, doch bei Sitz der Geschwulst in der oberen Nasenhälfte meist aussichtslos.

Nasenpolypen, „Schleimpolypen der Nase", meist gallertartige, glatte, mit der Sonde bewegliche Tumoren (ödematöse Fibrome), Abkömmlinge degenerierter Siebbeinschleimhaut, fast stets multipel und selten vor der Pubertät auftretend. — Entfernung, nach gründlicher Bepinselung mit Kokain 20 %ig und einigen Tropfen Suprarenin 1‰, schmerzlos mit der kalten Schlinge, doch unter Berücksichtigung stets möglicher postoperativer, stärkerer Blutung (s. Nasenbluten). Gründliche Entfernung ist jedoch meist nur durch Ausräumung des Siebbeines mit der Zange möglich. Das aber ist keine Sprechstundenoperation. Vgl. auch Nasenrachenpolyp, sowie Nasenrachenfibrom, Nasenkarzinom und -sarkom.

Nasenrachenfibrom, seltene, vom Rachendach ausgehende, nach vorn in die Nase und nach unten in den Pharynx starke Fortsätze schickende Geschwulst, die nur bei jugendlichen männlichen Individuen sich entwickelt, im dritten Dezennium aber sich oft spontan involviert, wenn sie nicht bis dahin durch Blutung, Erstickung, Erschöpfung zum Tode geführt hat. Die harte Geschwulst ist durch Palpation des Rachens leicht erkennbar. Die Nasenfortsätze bluten bei Sondierung resp. Entfernung meist so stark wie bösartige Tumoren. Die Verkleinerung mit Glühschlinge liefert die annehmbarsten Resultate.

Nasenrachenpolyp, Choanenpolyp, ein solitärer, nicht seltener Schleimhautpolyp, meist der Kieferhöhle entstammend, in die Nase und den Nasenrachen wachsend, die Choane total verstopfend, von vorn schlechter als vom Rachen aus sichtbar, resp. fühlbar. Wegen seiner Größe und Beweglichkeit ist er fast nie mit der Schlinge, sondern nur mit einem stumpfen Haken abzureißen.

Nasenspülung ist nur indiziert zur Entfernung von stagnierendem Eiter und Borken, besonders also bei Rhinitis atrophica foetida. Bei einfacher Rhinitis vorgenommen aber verstärkt sie Absonderung und Verstopfung. Man spült mit lauwarmem Salzwasser. Am schonendsten ist das Eingießen vermittelst Eßlöffels oder Kännchens (vgl. Phar. retronas. sicca). Bei Rhin. foetida aber bedarf es des Druckes einer Gummipumpe oder Irrigators, der in Scheitelhöhe hängt. Läßt man ein hohes I intonieren, so fließt das Wasser nicht in den Hals, sondern durch das andere Nasenloch ab. Man muß stets durch die engere Nasenseite ausspülen, um Sprengung des Tubenverschlusses zu vermeiden, denn Wasser erzeugt im Mittelohr Entzündung.

Nebenhöhlenentzündung, Sinuitis maxillaris, frontalis, sphenoidalis, ethmoidalis. 1. Akute N. begleitet wohl jeden ordentlichen Schnupfen, macht höchstens Symptome an der Stirnhöhle (s. Rhin. cat. ac. und „Stirnschmerz") und heilt meist spontan mit dem Schnupfen. 2. Chronische N., Empyem im engeren Sinne, entsteht aus nicht heilender akuter N. oder, an der Kieferhöhle, auch durch Wurzelkaries der Backzähne.

Hauptsymptom ist neben gelegentlichem Kopfschmerz die Eiterung. Der Eiter markiert oft Rachenkatarrh. Fast alle einseitigen Naseneiterungen Erwachsener werden durch N. erzeugt (s. „Schnupfen").

N. ist sicher, wenn in von Eiter gereinigter Nase neben der mittleren Muschel bald wieder Eiter erscheint, sei es spontan, sei es durch Saugen.

Zum Saugen setzt man eine Nasenolive vom Politzerballon, die mittelst Schlauches mit einer Ohrenspritze verbunden ist, luftdicht in das eine Nasenloch, hält das andere luftdicht zu, läßt den Patienten ein lautes, langes „I" intonieren oder einen Schluck Wasser trinken und heißt ihn in demselben Moment am Spritzenstempel langsam ziehen. Über weitere diagnostische Einzelheiten und die meist operative Therapie s. d. Lehrbücher. — N. macht sehr selten intrakranielle Komplikationen; diese machen dieselben Symptome wie bei Otitis.

Lit.: Boenninghaus im III. Bd. des Handbuches der Chirurgie des Ohres und der oberen Luftwege 1914.

Rhinitis atrophica. 1. foetida, Ozäna, Stinknase, diffuse Atrophie der Nasenschleimhaut mit Bildung stinkender Borken, von unbekannter Ätiologie, doch gewisser Heredität, um die Pubertät beginnend und meist Mädchen befallend. — Bisher leistet quoad Borkenbildung nur die submuköse Paraffininjektion Gutes, doch nur bei noch haltbarer Schleimhaut. Kochsalzausspülung mit Gummipumpe oder Irrigator, jeden Morgen ausgeführt, nimmt Borken, Fötor und Kopfdruck für den Tag. Nur selten ist außerdem gelegentlich Selbsttamponade mit Watte für Stunden zur Aufweichung nötig. — 2. non foetida: Ätiologie ebenso unbekannt; hier leistet Gutes Spray (s. Inhalation) oder besser Selbstmassage mittelst watteumwickelter Tamponschraube mit schwächerem Lugol (s. Phar. sicca) oder 1—3 %igem Mentholöl, alles nach vorheriger Reinigung.

Rhinitis cat. ac., Coryza ac., akuter Schnupfen, häufigste Erkältungskrankheit, von 1—2, aber auch mehrwöchiger Dauer.

Anfangs: Sicheres Abortivum gibt es nicht, nur Milderung des Verlaufes: Schwitzen (röm.-irisches Bad oder heißes Vollbad ½ Stunde lang, dann Einwicklung in wollene Decke 2 Stunden lang mit Trinken heißer Limonade), englisches Riechsalz und Aspirin 2 g pro die etc. helfen am besten über das erste Stadium der trockenen Verstopfung hinweg. — Dazu örtlich: Kokain zur Hebung der Verstopfung, bes. nachts; erst später andere Mittel, da sie sämtlich anfangs reizen, also nach Bedarf steigend: Coc. mur. 0,2, Sacch. lact. 10, Schnupfpulver 2—4stündl. Statt dessen auch: Sol. Coc. mur. 0,2 : 10, einige Tropfen einzuspritzen mit Augenpipette. — Weiter: Coc. mur. 0,2, Mentholi 0,1, Ac. bor. pulv., Sacch. lact. āā 5. — Endlich Mentholi 0,2—0,5, Ac. bor. pulv. 10. — Andere Mittel: Zunächst statt Sacch. lact. Coffea tosta pulv. Weiter statt Kokain Supraren. synthet., als Lösung 1 ‰ einzuspritzen mit Pipette, oder als Schnupfpulver kristallisiert 0,01 : 10 Pulvermasse (nicht synthet. Suprarenin vermehrt oft den Schnupfen durch Anaphylaxie). Statt Mentholpulver Öl: Mentholi 0,2, Olei vasel. 10, einzuträufeln; bequemer Salbe: Mentholi 0,2, Lanol. 7, Vasel. 3, einzufetten. Auch Corryfin (Mentholester), einzupinseln. Endlich Menthol oder Formantabletten (Formalin und Menthol) in Dampfform, in warmem Wasser gelöst, einzuatmen.

Bei verzögertem Ablauf des Schnupfens Adstringentien: Mentholi 0,2, Bism. subnitr. oder Bism. subgallic. 10, oder mit Ac. bor. āā 5, 4mal tägl. Weiter s. Rhin. cat. chron.

Bei Stirnschmerz, häufiger Komplikation des Schnupfens durch Verstopfung. Katarrh oder Eiterung der Stirnhöhle, muß Kokain 2 %ig als Pulver mittelst Pulverbläsers, oder als Lösung mittelst Pipette im Liegen nach oben gegen die Stirnhöhlenmündung dirigiert werden. Auf die Stirn heißer Wasserumschlag, heißer, feuchter Schwamm; innerlich gleich anfangs Aspirin, Pyramidon. Das Politzersche Verfahren (s. Lufteinblasung unter Ohr) beseitigt oft momentan den Schmerz durch Öffnung des Stirnhöhlenverschlusses. — Erkrankt bei jedem Schnupfen die Stirnhöhle mit, so ist am besten der vordere Teil der mittleren Muschel zu resezieren.

Die Neigung zu Schnupfenrezidiven aber wird nur eingeschränkt durch Abhärtung (s. unter Halsempfindlichkeit).

Rhinitis cat. ac. neonatorum, Schnupfen der Neugeborenen. Das Saugen ist sehr erschwert. Zum Saugakt Reinigung der Nase durch Ausdrücken oder Ausblasen mit Gummiballon. Dann einige Tropfen Sol. supraren. 1 : 10 000 einzupinseln. Im übrigen nichts machen, speziell nicht Mentholsalbe oder Mentholöl anwenden, wodurch mehrfach schwerer, selbst tödlicher Glottiskrampf beobachtet ist (Zentralbl. f. Laryngol. 1912, S. 570 und Berl. klin. Wochenschr. 1912, Nr. 6). Bei jeder, auch anscheinend harmlosen Rhin. neonat., besonders wenn sie länger als 14 Tage dauert, an Rhin. syph. neonat. (s. diese) denken.

Rhinitis cat. chron., Coryza chron., chronischer Schnupfen. Folge wiederholter Nasenkongestionen durch Schnupfenrezidive, sitzende Lebensweise bei kalten, besonders Schweißfüßen, staubige Arbeit, Alkoholmißbrauch, unzweckmäßiges, trompetenartiges Schneuzen.

Verstopfung bald rechts, bald links, bald beiderseits mit schleimig-eitriger Absonderung. Konstant ist die Schwellung der unteren Muschel durch Hyperämie oder Hypertrophie. Bei Hyperämie ist sie eindrückbar durch die Sonde und abschwellend schon durch 1 %ige Kokain-Lösung, oder selbst durch die psychische Einwirkung der Untersuchung. Bei Hypertrophie hat sie lappige Dauerschwellung, besonders des hinteren Endes, das oft schwer sichtbar, besser aber sondierbar ist.

Therapie: Unter Berücksichtigung der Ätiologie in aufsteigender Linie: Schnupfpulver von Bism. subnitr. oder subgallic. 10 mit Menthol oder Kokain 0,1, 3 mal täglich zu schnupfen. — Arg. nitr. 0,1—0,3, Sacch. lactis 10, mit oder ohne Kokain 0,2, früh in das eine, abends in das andere Nasenloch am besten mit Pulverbläser einzublasen. Bes. bei Beteiligung des Nasenrachens: Zerstäubung (s. Inhalation) von Sol. Protargoli (färbt nicht die Haut) 1—5 %ig, 1—2 mal täglich; Sol. Arg. nitr. (färbt die Haut) ½—1 %ig, 1 mal täglich; Sol. ac. tannic. 1—2 %ig, 1—2 mal täglich.

Ferner durch den Arzt: Einpinselung von Arg. nitr. 2—5 %ig, 2 mal pro Woche, unter Spiegelleitung mit watteumwickelter Sonde; Chromsäureätzung (Technik s. bei Phar. gran.) der mit Kokain 20 %ig und etwas Suprarenin 1 ‰ änasthesierten unteren Muschel; auch galvanokaustische Verschorfung der unteren Muschel, souveränes Mittel bei Hyperämie und leichter Hypertrophie. — Bei starker Hypertrophie aber Amputation mit der kalten Schlinge. Ist allein das hintere Ende hypertrophisch, so faßt man es mit der Schlinge, zieht sie fest an, läßt sie so ¼ Stunde zur Vermeidung der Blutung liegen und schnürt dann erst durch. Ist aber die ganze Muschel hypertrophisch, so faßt man zwar ebenfalls das hintere Ende in die Schlinge, zieht auch fest, schnürt aber nicht durch, sondern reißt mit langsamem, kräftigen Zug am hinteren Ende die ganze Hypertrophie von hinten nach vorn vom Knochen los. Diese einfache und elegante Sprechstundenmethode erfordert aber die Tamponade der ganzen Nase (s. Nasenbluten).

Rhinitis diphtherica. 1. schwere Form mit serös-eitrig-blutigem Ausfluß, Drüsenschwellung, schlechtem Allgemeinbefinden, ist die Begleiterin von schwerer Rachendiphtherie. Behandlung wie diese. 2. leichte Form, sog. Rhinitis fibrinosa, mit gewöhnlichen Schnupfenerscheinungen und gutem Allgemeinbefinden, bleibt stets auf die Nase, ja auf eine Seite beschränkt; doch haben ¾ der Fälle (Gerber, Berl. klin. Wochenschr. 1905, Nr. 31) Diphtheriebazillen. Behandlung mit Serum unnötig, aber Isolierung des Bazillenträgers. Einblasen von Ac. bor. in die gereinigte Nase. Membranen in Ruhe lassen, da sie sich doch erneuern bis zur Spontanheilung nach 2—3 Wochen.

Rhinitis syphilitica neonatorum, konstante Begleiterin der S. hered., stets in den ersten Lebenswochen und meist als erstes Symptom auftretend, auf Geschwürsbildung, meist der unteren Muschel, beruhend. — Jeder Schnupfen von Neugeborenen, der länger als 14 Tage dauert, ist verdächtig. Anfangs Beginn mit Nasenverstopfung und eigentümlichem Schnüffeln, oft verbunden mit wachsartiger Blässe und Milzschwellung. Erst oft nach Wochen schleimig-eitrig-blutiges Sekret, das zu charakteristischen Krusten an den Nasenlöchern erstarrt. Jetzt bestehen meist auch schon die bekannten Hautexantheme. Diagnose schon früh gesichert durch Spirochäten im Nasensekret. Folge der Nichtbehandlung ist Aplasie der Nase, mit oder ohne Sattelnase, durch einfache Schrumpfung. Therapie: Vor allem Kalomel 0,01—0,015 innerlich 2 mal täglich, oder Schmieren mit Ugt. cin. 0,5 pro die; oder, bei wunder Haut Sublimatbäder. Wiederholung der Kur einigemal im 1. Jahre. Lit.: Hochsinger in Festschrift f. Neumann, Leipzig und Wien 1900.

Rhinitis syphilitica tertiaria, nicht gerade seltene Affektion Erwachsener, auf Gummabildung am knöchernen Septum, seltener am Nasenboden, am seltensten an den Muscheln, beruhend. — Beginn unter dem Bilde eines einseitigen, starken Schnupfens, der später, nach Zerfall des Gumma, sanguinolent, und schließlich, nach Nekrose des Knochens, fötid wird. Schmerz, bes. nachts, fehlt selten (s. Nasenschmerz). Schwellung des Nasenrückens tritt ein beim Sitz am vordersten Teil des knöchernen Septum. — Jeder einseitige starke Schnupfen mit sanguinolentem Ausfluß bei Erwachsenen ist eo ipso verdächtig, besonders wenn die Nasenpassage auf Kokain nicht frei wird. — Jodkali 2—4 g pro die, in dubio probatorisch, leistet Glänzendes.

Rhinitis tuberculosa. Vorn unten am Septum entwickelt sich statt des gewöhnlichen Septumgeschwürs (s. dieses) bisweilen, besonders bei jungen Mädchen, ein tuberkulöses Geschwür, charakterisiert durch Häufung von Granulationen und Neigung auf Nasenspitze und Nasenflügel als typischer Hautlupus mit Knötchen und Geschwürsbildung (vgl. dagegen Ekzema narium) überzugreifen. — Therapie: Am einfachsten Gazetampon mit 80 %iger Milchsäure getränkt, wochenlang täglich durch 3 Stunden in die Nase zu legen. Oder aber nach Pfannenstill (s. Berl. klin. Wochenschr. 1911, 4) Gazetampon mit 3%igem H_2O_2 + 1 %iger Essigsäure getränkt, wochenlang täglich in die Nase zu legen, alle 10 Minuten H_2O_2 nachzuträufeln; gleichzeitig intern 2—3 g Jodnatrium pro die (Prinzip: Abspaltung von Jod im kranken Gewebe). — Äußerlich: Ulzera ätzen mit Chromsäure, daneben alle schon eindrückbaren Hautstellen mit Chromsäuresonde (Technik s. Phar. gran.) unter Rotierung separat ätzen; Revision jahrelang alle 4 Wochen; liefert gutes Resultat nach eigener Erfahrung.

Rhinitis vasomotoria, nervöser Schnupfen, heißt die in Anfällen auftretende vasomotorische Neurose einer hyperästhetischen Nasenschleimhaut, die mit Nießen beginnt, profuses, wässeriges Sekret liefert und durch normaliter schadlose Reize ausgelöst wird (leichte Temperaturdifferenz z. B. beim Aufstehen und Waschen, Nervenerregung z. B. durch Tee und Alkohol, Staub z. B. auf der Eisenbahn, Blütenstaub, bes. des Grases). Als Prototyp kann der Schnupfenanfall dienen, wie er durch eine kräftige Prise Schnupftabak erzeugt wird. Fraglich ist nur bisweilen, ob Heuschnupfen oder anderer nervöser Schnupfen vorliegt. Hier entscheidet eine Lösung von Pollentoxin (Heufieber-Diagnostikum) in die Nase gebracht, von Schimmel & Cie. in Miltitz bei Leipzig unentgeltlich zu haben.

Die Rhin. vasom., bes. aber der Heuschnupfen ist eine sehr lästige Krankheit, welche Behandlung erfordert. Die Nasenempfindlichkeit ist herabzusetzen durch Ätzen der bes. reizbaren Nervenpunkte (Sondendiagnose!) oberhalb des vorderen, oberen Randes der unteren Muscheln und an den etwa gegenüber liegenden Tubercula septi, mittelst Chromsäure (s. Phar. granulosa) oder Kaustik. Es folgt wochenlang Vernebelung (s. Inhalation) von ½—1 %iger Lösung von Protargol oder Zinc. sulf. 2 mal täglich. Vorher aber sind Knochenauswüchse und vergrößerte Muscheln zu beseitigen. Die meist vorhandene Neurasthenie, ebenso Hysterie ist zu berücksichtigen, ebenso Gicht.

Bei Heuschnupfen kommt hinzu das Schließen der Fenster, das Tragen von Wattebäuschchen in der Nase im Freien, ein Aufenthalt in Helgoland (Sitz des Deutschen Heufieberbundes), eine Seereise, alles zur Zeit der Grasblüte. Endlich Pollantin (Serum von mit Pollentoxin geimpften Pferden) oder Graminol (Serum von einfach mit blühendem Gras gefütterten Pferden), am besten in Form von Pulver mehrere Male täglich in Nase und Augen gebracht. Erfolg etwa in 50 %. Auch Suprarenin. synth. (s. unter Rhin. cat. ac.) wirkt bisweilen günstig. Ein gutes Linderungsmittel ist auch meist die „Heufieber-Crême-Déhné" durch ihren Gehalt an Anästhesin und Hamamelis. Auch gibt es noch eine wachsende Zahl von anderen Spezialmitteln. — Am besten wird die Heufieberattacke mit diesen Mitteln überstanden, wenn kurz vor dem Beginn der Schnupfenperiode die vier Nervenpunkte geätzt werden.

Schnupfpulver s. unter Rhin. cat. ac. und chron.

Septumabszeß, Abhebung des Perichondriums oder Periosts vom Nasenseptum durch Eiter, entsteht meist durch Septumfraktur, selten durch Septumgeschwür oder Ekzema narium. Ein praller, roter Tumor verlegt meist beide Nasenlöcher total. Baldige ausgiebige Inzision nach Kokain-Suprarenin-Pinselung zur Vermeidung von Knorpelnekrose und Sattelnase.

Septumdeviation, Abweichung der Nasenscheidewand von der Sagittalen, oft zugleich mit kammartigem Auswuchs (Crista), ist fast stets das Resultat einer Fraktur und zwar meist infolge von Fall auf die Nase im Kindesalter. Erkennung leicht schon bei einfach emporgehobener Nasenspitze. Beseitigung mit Sicherheit durch Resektion. Indikation aber nur vorhanden bei Nasenverstopfung, die durch Verkleinerung etwa geschwollener Muscheln allein nicht zu heben ist.

Septumfraktur, (frischer) Bruch der Nasenscheidenwand, ist stets anzunehmen, wenn es nach Stoß oder Fall auf den Nasenrücken aus der Nase blutet. Durch Einführung je eines Fingers in die Nasenlöcher ist genau zu untersuchen, ob die Fragmente deviiert sind. In diesem Falle schnappen sie durch gleichzeitigen Zug an der Nase fast mühelos in die normale Lage und bleiben darin. Reposition mit gepolsterter Kornzange in der Narkose ist selten nötig, ebenso hinterher Ausfüllung der Nase mit Jodoformgaze. — Die Nasenfraktur kleiner Kinder wird häufig übersehen; entsteht nachher Deviation oder gar Schiefnase, treffen den Arzt die Vorwürfe. Vgl. auch Septumabszeß und Septumdeviation.

Septumgeschwür, Erosio resp. Ulcus simplex septi nasi. Am vorderen unteren Teil des Sept. cart. nasi, dem Locus Kießelbach, kommt es häufig zu einer lokalen Atrophie der Schleimhaut (Rhin. sicca ant.) und, soweit der bohrende Finger reicht, bes. über einem deviierten Septum, zu chronischer Erosion resp. Ulzeration, der Quelle von Borkenbildung und Blutung: Hydrarg. oxyd. rubri 0,1, Lanolini 7, Vaselini 3, so häufig mit dem Finger einzureiben, daß keine Borken sich bilden. Auch Ätzung mit Chromsäure (Technik s. bei Phar. gran.) oder Kaustik. — Liegt erst der Knorpel weit frei, so tritt keine dauernde Überhäutung mehr ein! Resektion des ganzen Septums in der Ausdehnung des Ulcus. Liegt bereits Ulcus septi perforans vor und überhäutet sich der Geschwürsrand nicht, so Ätzung dieses mit Chromsäure oder Abknipsen. — Ulcus septi simplex sitzt immer am knorpeligen Septum und hat glatte Ränder; sind sie gewulstet, so besteht Verdacht auf Rhin. tub. (s. diese). Mit Syphilis (s. Rhin. syph.) dagegen hat die Affektion nichts zu tun.

Unfallbegutachtung Nasenverletzter: Meist handelt es sich um durch Septumdeviation (s. diese) gestörte Nasendurchgängigkeit. Die Erwerbsfähigkeit wird durch sie fast nur bei Kopfarbeitern herabgesetzt, und diese drängen auch fast allein auf die (operativ mit Sicherheit zu erzielende) Beseitigung der Störung. Die selteneren Zertrümmerungen der Nasenbeine und Oberkieferfortsätze der Nase, ferner die entstellenden Defekte der äußeren Nase sind von Fall zu Fall abzuschätzen.

III. Ohrenkrankheiten.

A. Beschwerden.

Doppelhören. Ein Ton wird doppelt gehört, d. h. von jedem Ohr verschieden hoch gehört (Diplacusis dysharmonica), oder zweimal gehört, quasi als Echo (Diplacusis echoica). Seltene, meist vorübergehende Affektion bei Labyrinth- und Akustikuserkrankung vorkommend, aber auch bei akutem Mittelohrkatarrh.

Kopfschmerz vom Ohr aus, d. h. Ohrenschmerz (s. diesen), der in den Kopf ausstrahlt, kommt bei jeder Otalgie, sowie bei Furunkel und Otitis med. ac. vor dem Durchbruch vor, nach dem Durchbruch und trotz guten Eiterabflusses bes. bei Influenza. Im übrigen aber ist Kopfschmerz bei Ohreneiterung, bei akuter und chronischer, ein Symptom, welches zur Vorsicht mahnt (s. Intrakranielle Komplikationen).

Ohrenbluten, Blutung aus dem Ohr: Traumatisch bei Verletzung des Gehörgangs resp. Trommelfellruptur, bes. aber bei Labyrinth- und Gehörgangsfraktur. Spontan und gering oft bei Ohrpolypen, profus, selbst tödlich durch Arrosion der Karotis oder eines venösen Sinus, bisweilen bei Otitis tuberculosa und scarlatinosa, sowie bei Karzinom des Ohres.

Ohrendröhnen wird oft vom Patienten das direkte Eindringen der eigenen Stimme in das Ohr beim Offenstehen der Ohrtrompete genannt (s. Tubenklaffen).

Ohreneiterung, -fluß, -laufen, -nässen: Akut und geringfügig bei Furunkel; akut und meist sehr stark, anfangs wässerig, auch blutig-wässerig, später schleimigeitrig bei Ot. med. ac. pur.; akut oder chronisch mit dünnem, oft riechenden Sekret, verbunden mit Jucken, bei Ekzem des Gehörgangs. Chronisch mit schleimigeitriger Absonderung, nur bei Vernachlässigung riechend, bedeutet Ot. med. pur. chron. simplex. Chronisch oft mit Häutchen vermischt, übelriechend auch bei häufiger Ausspülung, bedeutet Ot. med. pur. chron. cholest.

Ohrenjucken ist abhängig von Ekzem des Gehörgangs (s. dieses).

Ohrenknipsen, dem Nagelknipsen vergleichbares, oft weit hörbares Geräusch von schneller Schlagfolge, s. Tubenkrampf.

Ohrensausen, häufiges und besonders nachts störendes Symptom von sehr verschiedener Bedeutung:

1. „Organisches Sausen" häufige Begleiterscheinung aller gehörvermindernder Prozesse. Bei Mittelohrschwerhörigkeit hat es tiefen, brausenden, brummenden, sausenden, bei Labyrinthschwerhörigkeit hohen, zischenden, zirpenden, heulenden Charakter. Das organische Sausen ist am häufigsten und oft störender als die Hörverminderung. Es ist oft einseitig oder einseitig stärker.

2. „Nervöses Sausen", bei allen Reizzuständen der Hirnrinde durch Kummer, Sorge, geistige Überarbeitung. Hörstörung fehlt.

3. „Anämisches Sausen" (wahrscheinlich Hören des Venensausens), bei Anämie, Chlorose. Hörstörung fehlt.

4. „Pulsierendes Sausen“, Klopfen, bei Herzfehlern, Herzerregung, auch bei akuter Mittelohreiterung. Hörstörung nur bei letzterer.

Von diesem eigentlichen Sausen zu trennen ist: Blasenspringen und Schleimrasseln bei akutem Mittelohrkatarrh; verstärkter Schall der eigenen Stimme (Autophonie) bei klaffender Ohrtrompete; Knipsen durch Krampf des Tubenöffners; endlich natürlich Hören von Worten und Melodien, d. h. Gehörshalluzinationen (auch bei Geistesgesunden). Alles das aber nennt das Publikum oft schlechtweg „Sausen“, und man hat die Aufgabe, es zunächst zu analysieren. Das Weitere aber s. bei Ohrensausen unter „Therapie“.

Ohrenschmerz, Ohrenstechen: Ist der Gehörgang auf Druck oder auf Zug an der Ohrmuschel schmerzhaft, so handelt es sich meist um einen Furunkel (s. diesen). Ist das nicht der Fall, aber das Trommelfell gerötet oder seine Epidermis in Blasen oder Fetzen abgehoben, so handelt es sich um Otitis med. ac. (s. diese); ist hierbei der Schmerz nur kurz, so nennt man das Ohrenzwang, besonders bei Kindern nächtlich auftretend. Ist Gehörgang und Trommelfell aber nicht entzündet, so handelt es sich um Otalgie (s. diese). Vgl. aber auch „Kopfschmerz vom Ohre aus“.

Ohrenschwellung, akute: Schwellung des Gehörgangs beruht auf Furunkel oder Ekzem, der Ohrmuschel auf Ekzem, Perichondritis, Othämatom. Knötchenartige Schwellung vor, unter oder hinter dem Ohr bedeutet Lymphdrüsenschwellung durch Furunkel oder Ekzem des Gehörganges, durch Ekzem der Ohrmuschel oder der Kopfhaut. Diffuse Schwellung vor dem Ohr ist gewöhnlich eine Parotitis, hinter dem Ohr meist eine Mastoiditis, über oder unter dem Ohr eine irregulär durchbrechende Mastoiditis (selten). Diffuse Schwellung hinter dem Ohr wird aber auch nicht selten durch einen Gehörgangsfurunkel erzeugt und zwar in Form einer ödematös eindrückbaren Schwellung, die in Abszedierung übergehen kann.

Ohrenschwindel wird vom Patienten meist richtig auf sein Ohr bezogen, weil mit ihm Sausen und Schwerhörigkeit sich verbindet, oder, wenn schon vorhanden, sich verstärkt. Der richtige Ohrenschwindel tritt plötzlich auf nach Art der Seekrankheit, d. h. mit Erbrechen, Schweißausbruch, dem Gefühl des Vergehens, der Drehung („Drehschwindel“), aber mit Erhaltung des Bewustßeins. Sein objektivstes Symptom ist der Nystagmus, der meist beim Blick nach der gesunden Seite am stärksten hervortritt (s. statische Prüfung). — Praktisch zu unterscheiden ist der Schwindel bei nicht eiterndem Ohr (s. Labyrinthblutung und -embolie, Labyrintherschütterung und -fraktur, Otosklerose und auch Akustikusneuritis und -atrophie) und bei eiterndem Ohr (s. Labyrinthentzündung).

Ohrenverstopfung, d. h. das Gefühl des Verstopftseins des Ohres, kommt nicht nur bei Gehörgangsverstopfung vor, sondern auch bei Otitis med. cat. und bei Otosklerose (s. diese).

Schwerhörigkeit: Plötzlich beim Waschen, Baden eintretende und bisweilen ebenso plötzlich spontan wieder verschwindende Schwerhörigkeit beruht auf Auf- und Abschwellen eines Ceruminalpfropfes (s. diesen). Im Verlauf von Schnupfen etc. auftretende Schwerhörigkeit beruht auf Otitis med. ac. (s. diese). Mit Eiterung einhergehende Schwerhörigkeit beruht auf Otitis med. pur. ac. oder chron. (s. diese). — Schwerhörigkeit im Kindesalter, öfter rezidivierend, hängt in der Regel von einer Tonsilla phar. hyperpl. (s. unter Halskrankheiten) ab. Schwerhörigkeit, doppelseitig in den Zwanzigern allmählich beginnend und langsam fortschreitend, beruht meist auf Otosklerose (s. diese). Im höheren Alter beginnende doppelseitige Schwerhörigkeit beruht meist auf Arteriosklerose (s. Akustikusneuritis und -atrophie). Schwerhörigkeit bei Schmieden und Schlossern etc. beruht auf Schallschädigung (s. ebenda). — Über den Grad und Sitz der Schwerhörigkeit orientiert die Hörprüfung (s. diese).

B. Therapie.

Akustikusneuritis und -atrophie. Wenn allmählich ohne Mittelohreiterung und meist doppelseitig nervöse Schwerhörigkeit (s. Hörprüfung) ohne besonderen Schwindel (vgl. dagegen Labyrinthblutung) eintritt, so ist, wenn es sich nicht um Influenza, Masern, Scharlach, Typhus oder Schallschädigungen (Schmiede etc.) handelt, auf Gifte, besonders Chinin, Salizylsäure, Tabak, Alkohol, auf Diabetes, Tabes und Arteriosklerose zu fahnden. Therapie kausal, dazu auch Strychnin wie bei Labyrintherschütterung. Die üblichen Lufteinblasungen dagegen nützen nichts, aber schaden öfter.

Akustikustumor ist ein gutartiger Kleinhirnbrückenwinkeltumor, macht zunächst einseitig progressive nervöse Schwerhörigkeit mit Schwindel, dann aber Kopfschmerz, Schwäche, Stauungspapille. Operation nicht aussichtslos.

Ausspritzen des Ohres wird vorgenommen zur Reinigung bei Ohreneiterung und Entfernung von Ohrenschmalz und Fremdkörpern. Man benutzt zur Vermeidung von Schwindel nur laue Flüssigkeit. Als solche dient Wasser, Borwasser, Kamillentee, je nach der Lage des Falles. Die Spritze soll leicht gehen. und keinen spitzen Ansatz haben. Beleuchtung mit Reflektor ist in schwierigen Fällen unbedingt nötig. Das Ohr wird nach hinten oben abgezogen, die Spitze der Spritze an den häutigen Gehörgang angedrückt zur Vermeidung von Verletzungen. Kinder müssen gut fixiert werden. Zum Selbstausspritzen genügt ein Gummiball.

Das Ohrausspritzen darf keinen Schmerz bereiten. Bei schon bestehendem Schmerz aber durch Ohrfurunkel oder akute Mittelohrentzündung erhöht es den Schmerz, wenn man rücksichtslos ist.

Kontraindiziert ist es nur bei mutmaßlicher Verletzung des Ohres (s. Trommelfellruptur), nicht aber bei akuter und chronischer Mittelohreiterung. Hier ist und bleibt es die schonendste und gründlichste Art der Reinigung, trotz der jezt vielfach zum Dogma erhobenen „Trockenbehandlung" durch Austupfen.

Ceruminalpfropf nennt man den Gehörgang vollkommen verschließende, Schwerhörigkeit erzeugende Ansammlung von Ohrenschmalz Ausspritzen mit lauem Wasser, Austrocknen des Gehörgangs, Lufteinblasung, wenn noch Hörstörung besteht. Folgt der Pfropf der Spritze nicht, so kann man ihn vor weiterem Ausspritzen mit der Sonde lockern, auch mit der Pinzette fassen. Kommt er auch so nicht, erweicht man ihn durch mehrmaliges Eingießen von lauem Glyzerin oder Sol natr. carb. 2:48. Anwendung von Gewalt beim Ausspritzen aber ist bei festsitzendem Pfropf verboten, denn es sind schwere Verletzungen durch die Spritze bekannt. Vgl. auch Epidermispfropf.

Ekzem des Gehörganges, Jucken und auch Nässen erzeugend, sehr lästige und ziemlich häufige Affektion, teils selbständig, teils durch Mittelohreiterung. — Im nässenden Stadium täglich Bestreichen des ganzen Gehörganges mit Arg. nitr. 2 %ig oder Zinkpaste. Im trockenen Stadium Bestreichen mit Tct. rusci. 1, Spir. vini 9 oder mit Thymolspiritus 1 %ig oder Karbolsäure 2 %ig, immer mittelst Watte umwickelten Streichholzes seitens des Patienten. Dazu ev. Mittelohreiterung behandeln. — Bleibt trotz Heilung des Ekzems Juckreiz, so handelt es sich um Pruritus nervosus, der durch dieselben Pinselungen gelindert wird.

Epidermispfropf des Gehörgangs sieht zunächst aus wie Ceruminalpfropf, dann aber stößt man auf häutige Massen. Man sucht sie zu entfernen, wie Ohrenschmalz, was oft, wenn auch schwerer, gelingt. Gelingt es aber nicht, so handelt es sich um ein von dem Mittelohr in den Gehörgang gewachsenes, „trocknes" Cholesteatom. Seine Entfernung mit Pinzette und Häkchen ist sehr mühsam und nur bei Spiegelbeleuchtung möglich, oft auch erst nach Schrumpfung der Massen durch Eingießen von Glyzerin und Alkohol abs. āā.

Fremdkörper des Gehörganges sollen im allgemeinen mit der Spritze entfernt werden. Bei Mißerfolg muß man sie extrahieren, nicht aber mit der Pinzette, sondern mit einem Häkchen oder einer Häkelnadel, z. B. ein Stück Knoblauch. Im übrigen aber überlege man sich, daß Fremdkörper im Ohr keinerlei Gefahr bedeuten und extrahiere nur, wenn man genügend Übung besitzt. Gefährlich sind besonders große, runde, feste Körper, z. B. Erbsen, Bohnen, Johannisbrotkerne, Knöpfe, Perlen, und es sind 20 Todesfälle nach der Extraktion solcher Dinge bekannt.

Furunkel des Gehörganges, sehr häufige, sehr schmerzhafte, oft mehrfache und doppelseitige Infektion durch Staphyl. pyogenes, macht Ohrschmerz, der auf Zug und Druck am Ohr sich vermehrt.

Inzision nie im Frühstadium, erst wenn Vorwölbung, lokal oder diffus, Reifung anzeigt. Man muß aber die härtere, auf Sondendruck schmerzhafte Stelle inzidieren, nicht die weiche, schmerzlos eindrückbare, gegenüberliegende Stelle, das kollaterale Ödem.

Bis zur Reifung ist die Hauptsache Schmerzstillung. Am besten legt man mittelst Tamponschraube einen Vaseline-Wattetampon täglich in den Gehörgang. Er soll einen mäßigen Gegendruck ausüben. Der Tampon hat die richtige Stärke, ist weder zu dick noch zu dünn, wenn $\frac{1}{4}$ Std. nach dem Einlegen der Schmerz sich lindert. Bei Schlaflosigkeit nachts dazu kalte Umschläge, am besten aber Eisblase auf das Ohr. Warme Umschläge befördern zwar die Reifung, aber verstärken den Schmerz.

Nach Durchbruch des Furunkels geht man sofort zur Eingießung von Sublimat 0,1 : 100 über, 2mal täglich lauwarm $\frac{1}{4}$ Stunde lang, 8 Tage hindurch, wodurch das häufige Rezidiv fast mit Sicherheit vermieden wird. Dann folgt ev. Behandlung des Ekzems (s. dieses).

Hörprüfung: Werden irgendwelche Ansprüche an Diagnose, Prognose und Therapie gestellt, so ist nötig: Prüfung mit Flüstersprache, mit mittlerer (a^1 oder c^2) und tiefer (C) Gabel und mit Galtonpfeife (altes Modell, Katalog Pfau Nr. 140, Preis 7 Mk.), und zwar jede Seite für sich.

Normales Gehör ist vorhanden, wenn gehört wird: Flüsterton in 7 m (gewöhnliche Länge des Zimmers) und zwar sowohl hohe S-Laute als tiefe U-Laute, dazu a^1 resp. c^2 und C vor dem Ohr bis zu Ende, Galton als Pfeifen bis an die obere Hörgrenze und bei tieferer Einstellung auch durch das ganze Zimmer[1]).

Ist auf diese Weise ein Hörmanko gefunden, so ermittelt man weiter den Sitz der Schwerhörigkeit: Es fragt sich: 1. Liegt Schalleitungs- (Mittelohr-) Schwerhörigkeit oder 2. nervöse (Labyrinth-) Schmerhörigkeit vor. Beide zeigen ein diametrales Verhalten: Bei 1 ist die Knochenleitung (a^1 oder c^2 auf den Warzenfortsatz) verlängert, bei 2 verkürzt; bei 1 werden höhere Töne (S-Laute, Galton) gut gehört, tiefe (U-Laute, C-Gabel) schlecht, bei 2 ist es umgekehrt. Nervöse Schwerhörigkeit aber ist von vornherein anzunehmen, wenn Flüstern am Ohr nicht mehr gehört wird.

Hörrohre und Telephone für Schwerhörige. Bei stark gesunkenem Gehör ist das Hörrohr oft von großem Nutzen. Die Auswahl überläßt man dem Kranken. Metallrohre schmettern zu sehr. Bei Überempfindlichkeit des kranken Hörnerven wird das Hörrohr nicht vertragen. — Die modernen, schön konstruierten Telephone, Berliner und Frankfurter Musters — „Akustikapparate" und „Otophone" — sind eleganter, aber auch viel teurer als das Hörrohr und leisten besonders in Gesellschaft ev. mehr. Doch stören oft

---

[1]) S. Boenninghaus, Lehrbuch der Ohrenheilknude. Gute Hörprüfung erfordert Vert fung, hier können nur die Grundzüge gegeben werden, soweit sie zum Verständnis der therapeutischen Erörterungen nötig sind.

sehr die Nebengeräusche. Von 10 Patienten meiner Klientel, welche ein Telephon besitzen, gebrauchen es nur 3 mit Erfolg. — Ablesekurse für Schwerhörige nützen im Verein mit den Prothesen am meisten.

„Intrakranielle Komplikationen“ beruhen auf Infektion des Endokraniums von einer akuten oder chronischen Mittelohreiterung aus, ohne oder mit Vermittlung einer Labyrinthitis (s. diese). Extraduralabszeß macht das Bild einfachen chronischen Kopfschmerzes, Sinusthrombose der Päymie (Fieber mit Schüttelfrost), Hirnabszeß des langsam wachsenden Hirndruckes (Kopfschmerz, Benommenheit, auch Aphasie, Pulsverlangsamung, Abmagerung), Meningitis der akuten fieberhaften Hirnreizung (Benommenheit, Unruhe, Nackenstarre, Erbrechen, Kernig). Selten treten diese Komplikationen bei scheinbar unkomplizierten Fällen ganz unerwartet und plötzlich auf, meist geht vielmehr längere Zeit Ohrenschmerz, resp. Kopfschmerz voraus; deshalb erfordert längerer Kopfschmerz bei Ohreneiterung stets Operation. Sie sucht den intrakraniellen Herd vom eröffneten Mittelohr aus auf und gibt gute Prognose beim Extraduralabszeß, ziemlich gute bei Sinusphlebitis, mäßige bei Hirnabszeß, fast ungünstige bei Meningitis.

Labyrinthblutung und -Embolie. Wenn plötzlich ohne Mittelohreiterung Hörstörung und Menière auftritt, ist auf Leukämie, perniziöse Anämie, Nephritis ac. und chron. und Herzfehler zu fahnden und die kausale Therapie einzuleiten. Ist nichts von alledem zu finden, so handelt es sich wahrscheinlich um einen akuten Schub bei Otosklerose (s. diese). Therapie kausal, zunächst aber gegen den Menière (s. diesen) gerichtet.

Labyrinthentzündung. 1. Bei Mittelohreiterung: Tritt bei Otitis media pur. ac. (besonders bei Scharlach) oder chronica (besonders bei Cholesteatom) nervöse Schwerhörigkeit, Schwindel, Nystagmus und Erbrechen auf, so ist das Labyrinth serös oder eitrig infiziert. Wegen des Mangels von Adhäsionen ist das bei der akuten Eiterung viel gefährlicher (Meningitis) als bei der chronischen. — Bei akuter Eiterung breite Parazentese, Eisblase, auch Eröffnung der Warze mit Fräse. Bei chronischer Eiterung nach Abklingen des Anfalls durch Ruhe und Eis Radikaloperation mit oder ohne Labyrintheröffnung. 2. Bei Zerebrospinalmeningitis wird das Labyrinth von den Meningnen aus infiziert. Die Überlebenden bleiben fast immer taub und, wenn es kleine Kinder sind, auch stumm. Therapie: Jodkalium, Schwitzkur.

Labyrintherschütterung und -fraktur. Wenn selbst nach einem leichten Schädeltrauma nervöse Schwerhörigkeit und Sausen, auch Schwindel, eintritt, so handelt es sich um Labyrintherschütterung; wenn aber vollkommene Taubheit mit oder ohne Blutung aus dem Ohr eintritt, so liegt Labyrinth-(Schädelbasis-)fraktur vor. Bei Unfallverletzten ist das Gehör sofort zu prüfen, ehe traumatische Neurose die Sache verschleiert. Therapie: Bei Kommotio Jodkali oder Tct. nuc. vom., 10 Tropfen in Wasser 2 mal täglich; oder Sol. strychnini nitr. 0,1 : 10, täglich $^1/_4$ bis $^3/_4$ Spritze steigend (1 Spritze gleich 0,01 !), in die Schläfe einzuspritzen. Bei Fraktur Eisblase, bei Blutung nicht ausspritzen (s. Trommelfellruptur)!

Lufteinblasung in das Mittelohr, wichtigste Methode zur Behandlung aller akuten und chronischen Mittelohrkatarrhe, wird in seiner primitivsten Form so ausgeführt, daß man bei geschlossener Nase kräftig pressen läßt: Valsalvascher Versuch. Viel wirksamer aber ist das Politzersche Verfahren und der Katheterismus. Das „Politzern“ ist das Normalverfahren für den praktischen Arzt, denn es ist leicht zu erlernen, bei Kindern fast stets, bei Erwachsenen wenigstens in $^5/_6$ der Fälle von Erfolg. Trotzdem und trotz seiner ungeheuren Wichtigkeit wird es nur von wenigen Praktikern genügend beherrscht — das lehrt die tägliche Erfahrung — und deshalb sei es hier eingehender geschildert: Man faßt den mit einer Nasenolive versehenen Gummiballon in die volle rechte Faust, aber von der Seite. Man führt die Olive in die Nasenöffnung ein, bis sie dieselbe luftdicht abschließt. Man wählt am besten die linke Nasenöffnung, weil die rechte „gegen die Hand" ist. Man darf jedoch die Olive nicht in das Nasenloch hineindrängen, sondern muß den Nasenflügel mit dem linken Zeigefinger über die Olive hinabziehen, um Schmerzen zu vermeiden. Der linke Daumen drückt gleichzeitig den rechten Nasenflügel zu. Dann läßt man „Kaffee" oder „Kuckuck" sagen und komprimiert denselben Augenblick. Wenn sich hierdurch die Tube nicht öffnet — kontrollierbar durch den Hörschlauch —, so läßt man Wasser schlucken und komprimiert im Moment des Schlingens. Das wiederholt man, bis die Luft etwa 6 mal in die Ohren gedrungen ist.

Ursachen von Mißerfolg können sein:

1. Das Loch der Nasenolive liegt nicht frei im Nasenlumen, sondern wird gegen das Septum angedrängt.

2. Die Nasenolive schließt das Nasenloch nicht luftdicht ab.; das gelingt trotz guter Technik nur mit Sicherheit, wenn die Olive kolbenförmig ist und die entsprechende Größe hat, 1, 1½ und 2 cm im Durchmesser, je nach der Größe des Nasenlochs. (Einen Satz solcher Oliven muß man sich drechseln lassen, er vermeidet manchen Mißerfolg.)

3. Die Kompression des Ballons erfolgt nicht während des Phonierens oder Schlingens.

4. Die Kompression geschieht zu zaghaft.

5. Der Hörschlauch schließt nicht luftdicht, ist abgeknickt oder verstopft oder aber

6. Der vorliegende Verschluß ist zu stark. In diesem Falle und nur in diesem, sollte man zum Katheter greifen, ev. auch zur Bougie. Das Katheterisieren aber erfordert viel Übung, die man vom Praktiker nicht verlangen kann, sonst wird es zur Quälerei. Über diese Methode aber s. die Lehrbücher der Ohrenheilkunde.

Patienten nun, welche nicht regelmäßig den Arzt besuchen können, können sich nach richtiger Anweisung häufig selbst Politzern, oder (Kinder) von den Angehörigen Politzern lassen, eine weitere praktische Überlegenheit des Politzern über den Katheter.

Mastoiditis, rarefizierende Ostitis des Warzenfortsatzes, „Karies" der Älteren: Bei jeder Ot. med. pur. ac. findet sich Eiter in der Warze, doch nur bei länger gehindertem Abfluß oder bei Körperschwäche (besonders Diabetes) kommt es zur eiterigen Einschmelzung des Knochens, d. h. zur Mastoiditis (vgl. Ot. med. pur. ac.). Diese fordert die Aufmeiselung. Einfache Spaltung des den Durchbruch anzeigenden Abszesses genügt höchstens bei Säuglingen, kann aber bei schwerer Scharlachotitis in der Not provisorisch gemacht werden.

„**Menièresche Krankheit**" nennt man nach altem Brauch den Zustand akuter Labyrintherkrankung, der sich durch Schwindel, Nystagmus, Erbrechen, Hörverminderung und Sausen kundgibt. Das hervorstechendste Symptom ist der Schwindel, wie er unter „Ohrenschwindel" geschildert wurde.

Trotz der verschiedenen Ursachen eines „Menière" (s. Ohrenschwindel) ist die Behandlung des Anfalls immer dieselbe: In leichten Anfällen Ruhe und Brom. In schweren Anfällen: Bettruhe, Verstopfung der Ohren, Eis oder kalte Umschläge auf den Kopf, Leib- und Wadenpackung. 3—6 g Bromnatrium pro die, ja Morphium subkutan 0,01—0,02. Gegen das Erbrechen Eisstückchen, Beschränkung der Nahrung. Weitere Maßnahmen erfordert aber die „Labyrinthentzündung bei Mittelohreiterung" (s. diese).

Nachbehandlung: Zur Resorption von Blut und Exsudat Sol. natri. jod. 20: 300, 2 mal täglich ½ Eßlöffel in Milch nach der Mahlzeit. Dann, zur Tonisierung, Chin. sulf. 6, Succi liq. ad Pil. 60, 2 mal täglich 1 Pille. Bei kräftiger Konstitution aber beginnt man die Nachbehandlung am besten mit der klassischen Pilokarpin-Schwitzkur: Entweder intern steigend 10 bis 40 (!) Tropfen, bis Schweiß eintritt, oder besser subkutan Sol. Pilocarp. mur. 0,2: 20, ½—2 (!) Spritzen, ebenfalls anfangs tastend, bis nach 5—15 Minuten profuser Schweiß und Speichelfluß eintritt. Wiederholung des Pilokarpins jeden oder jeden 2. Tag. Im ganzen 24 Schwitztage, doch, wenn gar kein Erfolg, nur 12. Rezidive der Anfälle sind trotz alledem im ersten Jahr häufig, und oft bildet sich ein Angstzustand vor den Anfällen heraus: Menière-Neurose. Hier hilft Suggestivbehandlung mit schwachem galvanischen Strom.

Ohrensausen (Therapie): Von den unter „Beschwerden" aufgezählten Ursachen des Sausens sind die Ohrenerkrankungen die häufigsten und qualvollsten. Lufteinblasung (s. diese) mildert oft Sausen und Benommenheit selbst dann, wenn keine Besserung des Gehörs eintritt. Oft aber verschlimmert es das Sausen. Dagegen schafft Trommelfellmassage (s. Otosklerose) fast immer Erleichterung. Wo sie nicht nützt, ist das Galvanisieren zu versuchen: Große Anode, ev. geteilt, auf das resp. die Ohren Kathode in die Hand, ½—2 M.-A. (Rheostat!), 5—10 Min. tgl., Aufhören, nach 12 Sitzungen, wenn kein Erfolg. Allgemeine Diätetik, besonders Vermeidung von Aufregungen, Alkohol, Tee, Kaffee.

In schweren Zeiten Brom, am besten in Erlenmeyerscher Mischung: Kali brom., Natri brom. āā 8, Ammonii brom. 4, Aq. dest. ad 300, 3mal tgl. 1 Eßlöffel in Wasser. Auch Baldrian, am besten in Form der Valylperlen, 6 Stück pro die, leistet oft dasselbe. In ganz schweren Fällen hat man öfter Erfolg durch wiederholte Lumbalpunktion.

In milden Zeiten gibt man Chin. sulf. in Pillen zu 0,1, tgl. 2 Pillen, oder: Tct. aconiti, 3mal tgl. 3 Tropfen (0,5 pro dosi!), oder Tct. nuc. vom., 3mal tgl. 6 Tropfen (1,0 pro dosi!).

Ist nur das Einschlafen gestört, so genügt es bisweilen, eine laut gehende Uhr in die Nähe des Bettes zu stellen; oder abends längeres laues Bad, oder Wassertreten mit Beinpackung; auch Einreibung hinter das Ohr mit Veratrin 0,5, Chloroform 20, Opodeldoc ad 100; oder endlich 2 Eßlöffel Brom. —

Liegt aber gleichzeitig keine Ohrenerkrankung vor, so soll man das Ohr auch nicht behandeln. Es sind das meist leichtere Fälle, die auf Diätetik und irgendeine der Maßnahmen, besonders Galvanisieren, etwas Brom oder Baldrian gut reagieren.

Ohrmuschelerkrankungen. 1. Ekzem, akut, besonders bei akuter Ohreneiterung, wird behandelt mit Zinkpasteverband; chronisch, besonders bei Skrophulose, wird behandelt mit Hebrasalbeverband.

2. Erfrierung: anfangs feuchter oder Alkoholverband, später Ichthyolpinselung.

3. Perichondritis serosa. Punktion, Anstrich mit Jodtinktur.

4. Perichondritis purulenta, schwere Entzündung der ganzen, stark geschwollenen Ohrmuschel. Breite Inzision in Narkose.

5. Othämatom, Blutung unter das Perichondrium, heilt spontan, doch schneller nach Punktion.

Otalgia nervosa, Schmerz, der nicht im Ohr entsteht, aber dorthin verlegt wird (s. Ohrenschmerz), wird verursacht in absteigender Häufigkeit durch Karies der Backzähne, besonders der unteren, Halsentzündung, besonders durch Mandelpfröpfe, Neuralgie des Auriculo-temporalis (Druckpunkt zwischen Tragus und Kiefergelenk) und des Occipitalis minor (Druckpunkt an der Warze), Kiefergelenkentzündung u. a. Behandlung des ätiologischen Moments.

Otitis media cat. ac., akuter Mittelohrkatarrh, durch Fortpflanzung einer Rhinitis oder Pharyngitis durch die Ohrtrompete erzeugt, macht in seiner mildesten Form nur Schwerhörigkeit durch serös-schleimiges Sekret in der Pauke, das oft schwerer durch das nicht gerötete Trommelfell hindurch zu sehen, als beim Lufteinblasen zu hören ist. In ihrer schweren Form aber tritt diese Otitis mit Schmerzen und mit Rötung des Trommelfells auf, so daß man dann zunächst nicht wissen kann, ob nicht eine Otitis med. pur. (s. diese) daraus wird.

Therapie: Zunächst Schwitzkur und Schnupfpulver (s. Rhin. ac.), auch Gurgelwässer (s. diese). Lufteinblasung (s. diese), aber nur bei Schmerzlosigkeit.

Bei Schmerzhaftigkeit dagegen: feuchter Umschlag mit Wasser, verdünnter essigsaurer Tonerde viermal täglich. beim Wechsel Eingießen von Ac. carbol. 1. Glyzerin (am besten das nicht offizinelle anglicum) ad 10; bei Kindern 0,5:10. Die Hauptwirkung, Wasserentziehung aus dem Mittelohr, findet durch Osmose statt, daher muß das Glyzerin möglichst wasserarm (anglicum) sein Statt Karbol bewährt sich auch gut (Obermüller): Extr. opii 0,5, Antipyrin 0,5, Glycerini anglic. ad 10. (Unter dem Namen „Otalgan" ist es in Originalflaschen für 2 Mk. aus der Schwanen-apotheke Mainz erhältlich.) — Man füllt mit diesen Tropfen den Gehörgang voll und läßt sie ¼ Stunde lang darin. Schlechter wirkt das Einlegen eines mit den Tropfen getränkten Wattebäuschchens 24 Stunden lang, wie man es poliklinisch machen muß.

In den Schmerzattacken: Heiße Wasserumschläge alle 5 Minuten aufs Ohr, ebenso oft lauwarmes Wasser eingießen oder alle halbe Stunden Karbol- resp. Opiumglyzerin. Dazu innerlich Aspirin. Lassen die Schmerzen nicht nach, so bereitet sich Durchbruch des Exsudats vor und es handelt sich um Otitis med. pur. ac. (s. diese).

Otitis media acuta der Säuglinge. Wenn ein Kind im ersten Lebensjahre ohne offenkundige Ursache fiebert und unruhig ist, wenn es den Kopf in die Kissen bohrt, sich an die Ohren faßt und beim Waschen der Ohren schreit, so liegt wahrscheinlich Otitis media vor. Behandlung wie bei Erwachsenen, also auch gelegentlich Parazentese.

Otitis media cat. chron., Residuum nicht geheilter akuter Katarrhe, bestehend in Verdickung der Paukenschleimhaut, Einziehung des Trommelfells, Fixierung der Gehörknöchelchen und Tubenschwellung, mit oder ohne Schleimansammlung in der Pauke; erzeugt Schwerhörigkeit, auch Sausen und Eingenommenheit. Therapie: Verhinderung weiterer Nachschübe durch Nasen-Rachenbehandlung, bei Kindern besonders Entfernung der Rachenmandel, im übrigen aber systematische Lufteinblasung (s. diese).

Otitis media pur. ac., akute Mittelohreiterung. Das gerötete Trommelfell wölbt sich vor oder stößt sein Epithel ab, das oft in Form weißer Häute das Trommelfell be- und verdeckt. Schließlich tritt Ohrenfluß ein. Der Schmerz aber hört meist auf.

Therapie: Wenn warme Umschläge den Schmerz vermehren, so legt man Eis auf den Warzenfortsatz und fährt mit Karbolglyzerin (cf. Ot. med. cat. ac.) fort, bis der Durchbruch spontan erfolgt. Tritt aber dieser nach zwei Tagen nicht ein und lassen die Schmerzen auch nicht erheblich nach, so macht man die Parazentese (s. diese).

Ist Ausfluß spontan oder künstlich eingetreten, so behandelt man möglichst milde: Entfernung des Sekrets mittelst Spritzballes und lauen Kamillentees oder lauer 1%iger Borsäurelösung, nicht aber mittelst Auswischens. Danach Eingießen von H_2O_2 1—3%, lauwarm, 5 Minuten lang, alles dreimal täglich. Das vielfach übliche Einlegen von Gazestreifen in den Gehörgang bis ans Trommelfell aber ist nur dem Geübten erlaubt und keineswegs den Angehörigen zu überlassen, denn es wird oft zur Quälerei und bildet, zu fest eingelegt, geradezu ein Abflußhindernis.

Im weiteren Verlauf tritt häufig Mazeration der Gehörgangshaut ein, bemerkbar durch Brennen, besonders nach H_2O_2. Dann bläst man mit Pulverbläser nach dem Ausspritzen pulverisierte Borsäure in Substanz ein, wodurch keine Verlegung des Abflusses eintritt, wie oft behauptet wird, da die Borsäure sich im Sekret löst.

Im Verlauf der Eiterung kann nun der Ohrschmerz wiederkehren, dann handelt es sich um frühzeitigen Schluß der Perforation, und man greift auf Karbolglyzerin oder Parazentese zurück; oder aber es bildet sich ein Furunkel (s. diesen), und das ist häufig.

Schmerzhaftigkeit und Schwellung des Warzenfortsatzes aber besteht häufig anfangs ohne Knochenerkrankung und geht auf Eisblase und Regelung des Abflusses zurück. Ist das nicht der Fall, so handelt es sich um Mastoiditis (s. diese). Mastoiditis besteht ebenfalls, wenn die Eiterung im Verlauf von Wochen auch ohne Schmerz und Schwellung zu-, statt abnimmt. In beiden Fällen muß operiert werden.

Kopfschmerz, der trotz freien Abflusses und Aspirin nicht schwindet, ist verdächtig auf intrakranielle Komplikationen (s. diese). Fieber dagegen hört bei Kindern trotz guten Abflusses erst nach Tagen auf. Verdächtig (Sinusphlebitis) aber ist Fieber, das trotz freien Abflusses besonders unter Schüttelfrost wiederkehrt. — Alle diese ernsteren Komplikationen inkl. Mastoiditis sind jedoch relativ selten und die meisten akuten Otitiden heilen restlos in Tagen und Wochen, ausgenommen besonders die Otitis media scarlatinosa (s. diese).

Otitis media pur. chron. simplex, „Schleimhauteiterung" des Mittelohres, entsteht aus nicht heilender akuter Mittelohreiterung, besonders nach Masern, Diphtherie, Typhus und vor allem Scharlach. Das Sekret ist schleimig-eitrig, nur bei Vernachlässigung riechend. Die Trommelfellperforation erreicht meist nicht den Gehörgang. Diese Form der Eiterung führt selten zu intrakraniellen Komplikationen.

Therapie: Ausspülen mit lauem Wasser leistet viel mehr, als das vielfach fanatisch gepredigte bloße Austrocknen. Dem Ausspülen folgt Austrocknen, dann Einblasen von pulverisierter Borsäure, zunächst unvermischt, später, wenn erfolglos, vermischt mit Xeroform bis zur Hälfte.

Hilft Pulver allein nicht, so gießt man (Arzt) vor dem Pulver 10 Tropfen Arg. nitr. (bei glatter Schleimhaut), 2—10 %, zweimal pro Woche 2 Minuten lang mit der Pipette ein, oder (Patient) Alkohol abs. (bei granulierender Schleimhaut), zur Abwechslung auch Jodalkohol ½ %, 15 Minuten lang täglich. Bei Arg. nitr. richtet sich die Konzentration nach der sehr verschiedenen Empfindlichkeit und der Überschuß wird sofort ausgespritzt. Der Alkohol aber wird meist anstandslos konzentriert vertragen und wird nicht ausgespritzt.

Größere Granulationen aber ätzt man am besten mit an die Ohrsonde angeschmolzenem (Technik s. bei Phar. gran.) Höllenstein nach Kokainisierung. Große Granulationen, Polypen, extrahiert man mit der Schlinge.

So heilen viele dieser Eiterungen und zwar oft nach überraschend kurzer Zeit. Ein Rest bleibt ungeheilt und bedarf fortgesetzter Pflege.

Otitis media pur. chron. cholestematosa, „Cholesteatom", tritt ein, wenn durch ein Trommelfellloch die Gehörgangsepidermis in das Mittelohr einwandert, sich hier ständig abstößt, in Haufen ansammelt und faulig zersetzt. Das Sekret ist eitrig-faulig, mit Häutchen untermischt und bleibt faulig auch bei genügender Reinigung. Diese Form der Eiterung führt relativ häufig zu intrakraniellen Komplikationen.

Therapie: Wie vorher, also Ausspülung, Eingießung, Pulver, doch alles in etwas anderer Weise: Wer geschickt ist, spült statt mit der Spritze mit dem Paukenröhrchen; zur Eingießung benutzt man, um die Häute zu lösen, täglich Salizylspiritus 2 %, als Pulvereinblasung Borsäure 8 mit Salizylsäure 2. Wenn Salizylsäure nicht nützt, greift man zu: Formalin, Natr. carb. āā 5. Glyzerin 10, alle acht Tage 15 Minuten lang einzugießen. Dazwischen aber täglich Alcohol. absol. und Borsäure.

Der Erfolg bleibt hier oft aus, dann muß man die Radikaloperation vorschlagen. In manchen Fällen genügt auch die Extraktion der Gehörknöchelchen. Unbedingt aber muß operiert werden bei Kopfschmerz und Fieber, die auf intrakranielle Komplikationen schließen lassen.

Otitis media scarlatinosa. Auf der Höhe des Exanthems kommt es nicht selten zu einer besonders bösartigen Ohreneiterung — 12 % aller chronischen Ohreneiterungen sind postskarlatinös. Merkwürdigerweise sind die Schmerzen gering oder fehlen, und man muß also Herz, Nieren und Ohren bei Scharlach überwachen. Therapie wie bei der gewöhnlichen Form, doch soll man möglichst früh parazentesieren (s. auch Labyrintheiterung).

Otitis media tuberculosa. Wenn bei einem Phthisiker Schwerhörigkeit und einige Zeit nachher schmerzlos Ohreneiterung eintritt, so handelt es sich um Mittelohrtuberkulose mit Zerfall des Trommelfells, hervorgerufen durch Infektion der Pauke mit tuberkulösem Sputum durch die Ohrtrompete hindurch. Umgekehrt — und das ist praktisch sehr wichtig — wird durch einen derartigen Verlauf nicht selten die Lungenphthise erst erkannt. Therapie: Jodoformglyzerin 10 %, einmal täglich $\frac{1}{4}$ Stunde lang in das gereinigte Ohr einzugießen.

Otosklerose, „Erbliche Schwerhörigkeit". In den Zwanzigern bei normalem Trommelfell und Mittelohr langsam beginnende, durch Lufteinblasung nicht zu bessernde doppelseitige Schallleitungsschwerhörigkeit (s. Hörprüfung) beruht, besonders wenn Erblichkeit nachweisbar (50 %), höchstwahrscheinlich auf Otosklerose, d. h. Fixierung der Stapesplatte durch einen Knochenprozeß, welcher der Arthritis deformans ähnelt. Der nicht seltene Prozeß verläuft progressiv, doch sehr verschieden schnell. Akute Schübe treten besonders durch Krankheiten, auch Schwangerschaft und Stillung, ein. Bisweilen tritt auch „nervöse" Schwerhörigkeit mit Schwindelanfällen hinzu.

Therapie: Systematische Bewegung der Stapesplatte durch Selbstmassage des Trommelfelles und Darreichung von Phosphor, beides Jahre hindurch, beeinflussen den Prozeß relativ günstig, besonders wenn keine Krankheiten, Erkältungen, Graviditäten eintreten und die Lebensweise geregelt ist. Zur Massage eignet sich am besten die Trommelfellluftpumpe von Delstanche (6 Mk., Katalog von Pfau); man macht morgens $10 \times 10 = 100$ Züge, die man stets mit Pressung von einer Mittelstellung aus beginnt. Der Masseur muß leicht gehen, die Ohrolive gut passen, die Anwendung gezeigt werden. Erleichterung von Sausen und Benommenheit tritt hiernach fast immer ein. Den Phosphor (Einzeldose 0,001, Tagesdose 0,003!) verordnet man folgendermaßen: Phosphori 0,2, Olei amygd. dulc. ad 100,0. D. in vitro patentato nigro. 2 mal täglich 8 Tropfen nach der Mahlzeit (8 Tropfen = 0,0005). Preis 2,50, bei weitem am billigsten. Oder: Phosphorgeloduratkapseln (Pohl) à 0,0005. 2 mal täglich 1 Kapsel nach der Mahlzeit (sind bekömmlicher, da sie sich erst im Dünndarm lösen). Preis 100 Stück = 3,50 Mk. Oder: Phytintabletten 0,25, 2 Stück pro Tag, 20 Stück = 1,60 Mk., also sehr teuer, doch bekommt der organische Phosphor am besten.

Statische Prüfung. Besteht oder bestand Schwindel, so spricht gleichzeitige nervöse Hörstörung für Ohrenschwindel: Bei geschlossenen Augen taumelt der Kranke beim Stehen, Drehen, Vor- und Rückwärtsgehen meist nach der kranken Seite. Besteht noch Nystagmus — das objektive Symptom des Labyrinthschwindels — so tritt er meist beim Blick nach der gesunden Seite am stärksten hervor Besteht kein Nystagmus mehr, oft schon nach einer Reihe von Tagen, so läßt er sich bei Zerstörung des Labyrinths auch durch Einspritzen kalten Wassers in das kranke Ohr nicht mehr hervorrufen — Fehlen des kalorischen Nystagmus. Im übrigen s. Anmerkung bei Hörprüfung.

Taubstummheit. Wenn Kinder nicht zur rechten Zeit sprechen lernen, so handelt es sich um Imbezille oder Taube. Taube reagieren nicht auf den unbemerkt hervorgerufenen Pfiff der Vogelpfeife. In Grenzfällen ist die Unterscheidung schwer. Taube gehören in die Taubstummen-, Imbezille in die Idiotenanstalt.

Trommelfell, künstliches. Das Bedecken eines Trommelfellloches verstärkt bisweilen das Gehör. Ein gedrehtes Wattebäuschchen in Glyzerin getaucht, vom Patienten selbst eingelegt, ist das beste künstliche Trommelfell. Angezeigt nur bei beiderseitigem starken Hörverlust und bei wenigstens annähernd trockenem Mittelohr. Vgl. auch Hörrohre und Telephone.

Trommelfellruptur, entstanden durch Stich ins Ohr, Ohrfeige, Kontusion des Schädels, Detonation, macht Sausen und Mittelohrschwerhörigkeit. Wichtig für die Begutachtung ist der Blutschorf an den Rändern der Perforation. Bei verkürzter Knochenleitung liegt gleichzeitig Labyrintherschütterung (s. diese) vor, bei Taubheit aber Fraktur. — Nicht Ausspritzen oder Eingießen (Otitis med. ac. pur.!), sondern nur Watte ins Ohr.

Trommelfellschnitt, „Parazentese", indiziert bei jeder Otitis media acuta (s. diese) mit zögerndem Durchbruch, ist ein segensreicher kleiner Eingriff, der mit einem Schlage eine quälende und beunruhigende Situation beseitigt, und jeder Arzt, der auf sich selbst angewiesen ist, sollte sie ohne Bedenken machen.

Technik: „Man fixiert im Trichter bei guter Beleuchtung den hinteren unteren Trommelfellquadranten, sticht mit einem spitzen Trommelfellmesser auf der Grenze zwischen hinterem oberen und hinterem unteren Quadranten, nahe am Gehörgang, die Schneide nach unten gerichtet, langsam aber ohne Zögern so tief ein, bis man die Promontorialwand mit der Spitze des Skalpells fühlt, und spaltet von dem Stich aus mit langsamen, sägenden Zügen, immer nahe der Gehörgangswand und parallel mit ihr, das Trommelfell möglichst weit bis in den vorderen unteren Quadranten" (zitiert nach Boenninghaus, Lehrbuch der Ohrenheilkunde).

Nun gibt es aber häufig Fälle, in denen Einzelheiten des Trommelfells gar nicht zu erkennen sind, wenn Trommelfell und hintere Gehörgangswand eine einzige rote Fläche bilden, oder wenn beide mit Blasen oder mit Epithelfetzen bedeckt sind, oder wenn der Gehörgang hochgradig geschwollen ist. In allen diesen Fällen folgt man mit dem Messer einfach der hinteren Gehörgangswand und erreicht das Trommelfell mit Sicherheit, wenn man nicht aus dieser Richtung abweicht und die Spitze gegen die hintere Gehörgangswand kehrt, was wenig Geübten gern passiert.

Die Parazentese bei entzündetem Trommelfell ist sehr schmerzhaft. Man kann die Empfindlichkeit erheblich herabsetzen, wenn man ¼ Stunde vorher folgende Mischung eingießt und im Ohr läßt: Cocaini mur. 2. Mentholi 2, Ac. carbol. 0,5, Spir. vini ad 10. Dazu vor dem Gebrauch dem Gebrauchsquantum zweckmäßifg 5 Tropen Sol. supraren. 1 ‰ hinzusetzen. Bei Säuglingen ist Anästhesie überflüssig. Bei größeren Kindern aber gibt man zweckmäßig im Sitzen einige Tropfen Chloroform, bis das Erregungsstadium vorbei ist.

Es sind sechs Fälle bekannt, in welchen der Parazentese eine starke Blutung folgte, die indes durch Tamponade des Gehörgangs gestillt wurde. Dieses sehr seltene Ereignis tritt ein, wenn der Bulbus der Vena jugularis durch eine Knochendehiszenz in die Pauke hineinragt, was sich vorher nicht erkennen läßt.

Die Behandlung nach der Parazentese ist wie bei Ot. med. pur. ac. (s. diese).

Tubenkatarrh, akut bei akutem Schnupfen und Rachenkatarrh als „Tubenschnupfen", häufig zugleich mit Otitis media cat. ac., führt zu Obstructio Tubae, wodurch Resorption der Paukenluft, Einsinken des Trommelfells, Fixierung der Gehörknöchelchen, Schwerhörigkeit entsteht. Reiner akuter Tubenkatarrh liegt vor, wenn Lufteinblasung kein Rasselgeräusch, aber normales Gehör erzeugt. Tubenkatarrh, chronisch ist ständiger Begleiter der Otitis media cat. chron. — Therapie wie bei Ot. med. cat., vor allem also Lufteinblasung.

Tubenklaffen erzeugt Hineindröhnen der eigenen Stimme ins Ohr — Autophonie. Lästiger, nicht häufiger, aber vom Arzt bei ungeschickter Angabe oft verkannter Zustand, bei Abmagerung aber auch bei Tubenkatarrh vorkommend. Therapie: Pinselung des Nasenrachens mit Arg. nitr. 5 %. Linderung durch festes Verstopfen des Gehörgangs.

Tubenkrampf, klonischer Krampf des Tubenöffners, erzeugt ein lästiges, knipsendes, oft weit hörbares Geräusch in schneller Folge. Der Zustand ist vergleichbar dem Gesichtszucken, daher allgemeine Nervenbehandlung, Arsen.

Unfallbegutachtung Ohrenverletzter (vgl. Labyrintherschütterung und -fraktur, sowie Trommelfellruptur) hat besondere Schwierigkeiten, weil bei der Funktionsprüfung (vgl. Hörprüfung und statische Prüfung) zu beachten sind: 1. Verschleierungsversuche. Die Hörschärfe ist wiederholt zu prüfen und zwar für Flüstersprache mit verbundenen Augen, für Stimmgabeln mit der Sekundenuhr. Die statische Prüfung hat, bei Nichtvorhandensein des Schwindel allein beweisenden Nystagmus, zu konstatieren, ob das Schwanken auch beim Kleiderausziehen und beim Romberg mit abgewandter Aufmerksamkeit zu beobachten ist. 2. Ermüdungserscheinungen, Teilerscheinung der traumatischen Neurose, bestehend in progressivem Sinken der Hörschärfe bei längerer Hörprüfung (vgl. Boenninghaus, Verhandl. Deutscher Otologen 1911).

Einbuße an Erwerbsfähigkeit: Im Mittel rechnet man auf: Einseitige geringe Schwerhörigkeit (Flüstersprache über 4 m) gar keine Entschädigung; einseitige mittlere Schwerhörigkeit (Flüstersprache 4—2 m) 10 %; einseitige starke Schwerhörigkeit (Flüstersprache 2 m bis am Ohr) 15 %; einseitige Taubheit 20 %. Doppelseitige geringe Schwerhörigkeit höchstens 10 %; doppelseitige mittlere Schwerhörigkeit 20 %; doppelseitige starke Schwerhörigkeit 40 %; doppelseitige Taubheit 60 %. — Schwindel wird sehr verschieden je nach der Stärke und dem Beruf („Höhenarbeit") zu beurteilen sein. — Dauernde einfache Durchlöcherung des Trommelfelles durch den Unfall erhöht die Rente um 10 %, dauernde Mittelohreiterung um 20 %.

Geschlechtskrankheiten.

Von **Prof. Dr. H. Hübner,** Elberfeld

Balanitis, Entzündung der Vorhaut, tritt oft infolge Zersetzung des Smegmas bei angeborener oder erworbener Verengerung der Präputialöffnung (Phimose) ein. In dem rein eitrigen Sekret werden meist zahlreiche grobe Spirochäten gefunden.

Nach gründlicher Ausspülung des Vorhautsekrets mit einer indifferenten Flüssigkeit (Borwasser) wird man oft Ulcera (dura oder mollia), Papeln oder akute Urethralgonnorrhoe als Ursache der sekundären Entzündung der Vorhaut entdecken. Zu bedenken ist aber, daß auch die einfache Balanitis flache, kreisrunde Erosionen auf der Glans setzt, die vom beginnenden Primäraffekte schwer — ev. nur durch den negativen Pallidabefund — zu unterscheiden sind.

Die Balanitis heilt bald unter austrocknender Behandlung (Einstreuen von Xeroform, Tannoform etc.) oder, bei starker Sekretion, durch öftere Ausspülungen mit Borwasser, 1 %iger essigsaurer Tonerde und Einlagerungen von feuchter Gaze. Bei bestehender Phimose wird nach der Heilung zur Vermeidung von Rezidiven die operative Erweiterung des Vorhautringes anzuraten sein.

Lit.: Scherber, i. Handb. d. Geschlechtskrankh. Wien. Hölder. 1910.

Bubo inguinalis nennt man die Entzündung der Leistendrüsen durch das Virus des weichen Schankers (Streptobazillen). Auffallenderweise erkranken die von dem Ulcus zu der Lymphdrüse ziehenden Lymphbahnen durchaus nicht immer in sichtbarer Weise. Die Entzündung führt in der Regel zu einer Vereiterung der erkrankten Drüsen, falls nicht nach den ersten Symptomen (stechender Schmerz, Schwellung der Drüse und Rötung der darüberliegenden Haut) völlige Bettruhe verordnet und antiphlogistische Maßnahmen (Eisblase) ergriffen werden.

Lit.: Tomasczewsky, Arch. f. Dermat. Bd. 21.

Falls unter diesen Maßnahmen die Entzündung nicht zurückgeht, sucht man durch Wärme (Thermophor, Leinsamen) möglichst schnell die völlige Einschmelzung des ganzen Drüsenpaketes zu erreichen. Die dann folgende breite Inzision und Jodoformgazetamponade des Eiterherdes führt meist rasch zur völligen Heilung. Noch nicht völlig vereiterte, kleinere Bubonen können ev. durch Injektion eine Pravazspritze ½—1 %ige Arg. nitric.-Lösung mit folgenden Druckverband zur Resorption gebracht werden. Zum selben Zwecke kann 10 %iges Jodoformglyzerin oder Jodoformvaselin verwendet werden.

Chorda venerea nennt man die Krümmung des eregierten Penis nach der Seite eines in den Schwellkörpern sitzenden periurethralen Infiltrates hin. Sie kommt durch die verminderte Füllungs- und Ausdehnungsfähigkeit des entzündeten Teiles des Schwellkörpers zustande. Im akuten Stadium der

Gonorrhoe kann auch die Urethralschleimhaut sich nicht in dem Maße ausdehnen, wie es die Erektion des Penis erfordert. Der letztere erhält dadurch eine Krümmung (Chorda) nach unten.

Durch innere Medikamente können die Erektionen, die während der akuten Gonorrhoe durch den Reiz der Entzündung ausgelöst werden, nur in sehr geringem Maße bekämpft werden. Das viel verordnete Lupulin (Lupulin 0,2, Sachar. alb. 0,3) hat nur eine geringe anaphrosiatische Wirkung. Ev. ist man genötigt, abends Brom zu geben. Lokale Umschläge mit 1 %iger essigsaurer Tonerde wirken ebenfalls schmerzlindernd.

Lit.: Scholz, Vorlesungen über die Pathologie und Therapie der Gonorrhoe des Mannes. Jena. Fischer. 1914.

Condylomata acuminata (Syn. Papillomata acuminata, spitze Feigwarzen) sind typische epitheliale Wucherungen an den Schleimhäuten der Genitale, die dort durch den Reiz der normalen, aber vermehrten oder pathologischen, z. B. — häufig — der gonorrhoischen oder balanitischen Sekrete hervorgerufen werden. Ihre Größe schwankt von einzelnen stecknadelkopfgroßen weichen, spitzen Knötchen bis zu faustgroßen, blumenkohlartigen Wucherungen.

Kleine spitze Kondylome fallen nach einigen Tagen ab, wenn ihr Stiel mit Chloräthyl vereist wurde, oder nach mehrfachen Betupfungen mit Liqu. ferri sesquichlorati. Größere Wucherungen werden am besten chirurgisch entfernt, durch Abschneiden mit der Schere oder Abkratzen mit dem scharfen Löffel, dessen Zuge sie leicht folgen. Da sie verhältnismäßig stark mit Gefäßen versorgt sind, ist für sorgfältige Blutstillung (Abbindung, Jodoformgazetamponade) Sorge zu tragen.

Lit.: Dreyer, Deutsche med. Wochenschr. 1907. Nr. 18. — Unna, Histopathologie 1894.

Condylomata lata sind syphilitische Papeln, die, in engen Hautfalten (z. B. After, Genitale) gelegen und dort durch gegenseitige Reibung und durch die Sekrete des Körpers gereizt sind. Sie werden dadurch hypertrophisch und oberflächlich mazeriert. Sie enthalten in ihrem schleimig-eitrigen Sekret viele Spirochäten und sind mithin hochgradig infektiös. Daher erfordern sie neben der Allgemeinbehandlung (siehe Kap. Syphilis) auch eine lokale Therapie (Aufstäuben von Kalomel, Aufkleben von grauem Quecksilberpflaster).

Lit.: Die Lehrbücher der Syphilis. Z. B. Lesser, Lehrb. d. Haut- u. Geschlechtskrankh. 13. Aufl. 1914. — Scholtz, Lehrb. d. Geschlechtskrankh. 1914. usw.

Ehekonsens. Vorehelich akquirierte Gonorrhoe und Syphilis können in der Ehe auf den anderen Ehegatten übertragen werden; daneben bietet die Syphilis die Gefahr der Vererbung auf die Nachkommenschaft mit großer Mortalität derselben, die Gonorrhoe die Gefahr schwerer Unterleibserkrankungen und dadurch die Sterilisierung der Frau, hauptsächlich nach dem ersten Wochenbett. Der Arzt hat daher die Pflicht, den früher Infizierten vor Eingehen der Ehe zu beraten, ob die genannten Gefahren bei ihm noch bestehen. Zu dem Zwecke ist der möglichst genaue Nachweis darüber erforderlich, ob die Krankheit in latenter bzw. chronischer Form bei ihm fortbesteht oder schon völlig erloschen ist.

1. Bei der **Gonorrhoe** wird dieser Nachweis erbracht durch die Untersuchung der Harnröhre auf irgendwelche chronischen Entzündungsherde. Diese dokumentieren sich beim Manne durch die Beimischung von leukozytenhaltigen Schleimfäden zu dem Urin oder durch ein schleimig-wässeriges Sekret der Harnröhre. Finden sich solche Zeichen einer chronischen Entzündung, so sind sie aufs genaueste und vielfach, zu verschiedenen Zeiten, auf Gonokokken, am besten mittelst der Gramschen Färbemethode zu untersuchen. Bei negativem Befund müssen Reizungen chemischer (z. B. mit Argentumausspülung) oder mechanischer Art (z. B. Massage der Schleimhaut

auf der Knopfsonde) vorgenommen werden, um ev. versteckt sitzende Gonokokken zu „provozieren". Eine lokale Reaktion latenter Krankheitsherde bewirkt auch die intramuskuläre — noch schärfer, aber mit unangenehmen allgemeinen Nebenerscheinungen. die intravenöse — Injektion von 0,2—0,5 Gonokokkenvakzin (Arthigon, Gonargin). Das nach diesen Injektionen ev. auftretende Sekret ist auf Gonokokken zu untersuchen.

2. Hinsichtlich der **Syphilis** haben wir jetzt ein äußerst feines diagnostisches Mittel zur Feststellung der Heilung der Krankheit in dem dauernden, Jahre hindurch nachgewiesenen Negativbleiben der Wassermannschen Reaktion. Ein einmaliger negativer Befund läßt noch kein Urteil auf den Bestand der Heilung zu. Doch darf man unter der Voraussetzung, daß mehrere systematische kombinierte Salvarsan-Quecksilberkuren gemacht, äußere Erscheinungen der Krankheit seit 3 Jahren nicht mehr aufgetreten, und die Wassermannsche Reaktion während derselben Zeit dauernd negativ geblieben ist, annehmen, daß die Krankheit wirklich geheilt ist und somit kein Ehehindernis mehr abgibt.

Ausführliches über dieses Thema siehe in dem Aufsatz von Neisser an einer anderen Stelle dieses Buches.

Lit.: Jullien, Blenorrhagie et Mariage. Müller, Ehekonsens bei Syphilis. Würzburger Abhandlungen.

Epididymitis, Nebenhodenentzündung, entsteht meist durch Übergreifen des gonorrhoischen Prozesses von der Urethra posterior auf dem Wege der Funiculi spermatici (oder der Lymphbahnen) auf die Nebenhoden. Zur Prophylaxe lasse man daher stets während der Dauer einer Urethralgonorrhoe ein Suspensorium tragen, am besten das Neisser-Langlebertsche, und verbiete schwere körperliche Arbeiten, die die Bauchpresse in Tätigkeit treten lassen, ferner Reiten und Radfahren.

Bei bestehender Epididymitis wirken kalte oder warme Umschläge auf das hochgelagerte, erkrankte Organ schmerzstillend und resorbierend auf den Erguß, später, nach dem Abklingen der akuten Reizerscheinungen, genügt ein festsitzendes, allseitig etwas komprimierendes Suspensorium. Während der Dauer der Epididymitis ist die lokale Gonorrhoetherapie am besten zu unterbrechen; man beschränke sich dann auf die interne: Ol Santali usw. Gute Erfolge hat häufig die Vakzinetherapie, z. B. mit dem Bruckschen Arthigon (Schering), von dem jeden 2. Tag ½—2 ccm intramuskulär injiziert werden. Es tritt eine allgemeine Temperatursteigerung (um 1°) und lokale Reaktion ein, nach deren Abklingen die Resorption weitere Fortschritte gemacht hat.

Lit.: Finger, Die Blenorrhoe der Sexualorgane u. a. Lehrbücher.

Gonorrhoea urethrae, eitriger Oberflächenkatarrh der Urethralschleimhaut, hervorgerufen durch den Gonococcus Neisseri.

Er beginnt nach einer Inkubationszeit von 2—3 Tagen mit Brennen beim Urinlassen, Schwellung und zunächst seröser, dann bald eitriger Sekretion der Schleimhaut. Die Entzündung macht in der Regel an dem äußeren Schließmuskel (zwischen Urethra anterior und posterior) Halt. Doch kann durch zu brüske, instrumentelle Behandlung, durch Koitus usw. auch eine Infektion des Pars posterior zustande kommen, von wo aus die Prostata, und auf dem Wege der Funiculi spermatici, auch die Nebenhoden, seltener die Blase und Nierenbecken erkranken können. Die Miterkrankung der Posterior kann, da subjektive Erscheinungen oft dabei fehlen, am besten aus einer charakteristischen Veränderung des Urins diagnostiziert werden: Wenn er in zwei Gläser gelassen wird, sind beide Portionen gleichmäßig getrübt, weil der in der Posterior gebildete Eiter in die Blase zurückfließt und sich dem Gesamturin beimischt. (Bei Gonorrhoea anterior wird der in der vorderen Harnröhre gebildete Eiter durch den ersten Urin hinausgespült und die zweite Urinportion ist infolgedessen klar.)

Bei der Behandlung ist die topische Diagnose der Entzündung unbedingt notwendig, da die Methoden der Therapie bei der Erkrankung der Anterior und Posterior durchaus verschiedene sein müssen. Bei der ersteren ist die Injektionsbehandlung mit der gewöhnlichen Tripperspritze die beste Therapie, die von dem Patienten selbst durchgeführt werden kann. Bei der Gonorrhoea posterior muß die Injektionsflüssigkeit mittelst der Spülmethoden oder mittelst des durch den Schließmuskel hindurch geschobenen Gyonschen Kapillarkatheters an den Ort der Erkrankung gebracht werden. Die besten antiseptischen Eigenschaften gegenüber den Gonokokken entfalten die Silberverbindungen, die organischen (Protargol usw.) haben eine größere Tiefenwirkung als das anorganische Argentum nitricum. Die Injektionen (Spülungen, Pinselungen) müssen stets dem Grade der Entzündung angepaßt sein, d. h. um so weniger oft, kürzer, schwächer prozentuiert gemacht werden, je akuter der Entzündungsprozeß noch ist. Man beginnt bei Protargol z. B. mit ¼%igen Lösungen, die von Woche zu Woche um ¼% bis auf 1½% gesteigert werden, macht 3 mal täglich Injektionen von 10 Minuten bis ½ Stunde Dauer, und setzt diese antiseptische Therapie bis zum dauernden Verschwinden der Gonokokken fort. Dann folgt zur Heilung der meist noch zurückbleibenden Urethritis eine Nachbehandlung mit adstringierenden Lösungen (z. B. Zinc sulfuric. ¼—½%). Die interne Gonorrhoetherapie (Balsamica) kann die Gonokokken nicht zum Verschwinden bringen; sie bekämpft nur die Symptome der Gonorrhoe, nicht die Erreger. Sie ist daher nur zu empfehlen für die Fälle, in denen wegen bestehender Komplikationen (akute Posterior, Zystitis, Epididymitis) die lokale antiseptische Therapie zeitweise fortgelassen werden muß. Genaueres siehe in dem Aufsatze: „Die Behandlung der Gonorrhoe durch den praktischen Arzt" an anderer Stelle dieses Buches und die Kapitel „Epididymitis", „Parurethritis", „Prostatitis" und „Vulvovaginitis".

Lit.: Schultz, Vorlesungen über die Pathologie und Therapie der männlichen Gonorrhoe. Jena. Fischer.

Mollusum contagiosum, eine gutartige epitheliale, durch ein noch nicht genau bekanntes filtrierbares Virus übertragbare Geschwulstform, die mit Vorliebe an der weichen Haut des männlichen Genitale und der Augenlider auftritt. Die Gestalt des kleinen Tumors ist knopfförmig, mit einem deutlichen Einschnürungsring an der Basis und einer Delle in der Mitte der Oberfläche. Das Mollusum contagiosum hat nicht, wie man früher annahm, Beziehungen zu den Talgdrüsen. Es entsteht durch eine Wucherung der Zellen des Stratum Malpighi, die später in der Mitte des Tumors eine eigentümliche Art von Degeneration eingehen. Diese zu vakuoligen Gebilden, sog. Molluscumkörperchen, veränderten Zellen lassen sich durch seitlichen Druck auf das Gebilde als ein milchiger Saft exprimieren.

Diese Expression mit nachfolgender Desinfizierung der umgebenden Haut (mit einer schwachen Sublimatlösung) dient auch zur therapeutischen Entfernung der an sich harmlosen Gebilde.

Lit.: Bollinger, Arch. f. Dermatol. 1899. — Caspary, Arch. f. Dermatol. 1882. — Kromayer, Virchows Arch. Bd. 132. — Neisser, Arch. f. Dermatol. 1888. — Virchow Virchows Arch. Bd. 33.

Orchitis. Die praktisch wichtigste Hodenerkrankung ist die spätluetische Entzündung, die zu einer Gummibildung im Organ, dadurch zu einer tastbaren Vergrößerung derselben und ev. im späteren Verlaufe zum Durchbruch durch die Hüllen des Hodens und die Skrotalhaut führt. Differentialdiagnostisch wichtig gegenüber der Tuberkulose ist die relative Schmerzlosigkeit des erkrankten Organs und das Freibleiben des Nebenhodens und Vas deferens, an dem die Tuberkulose meist gleichzeitig tastbare, kleinknotige Veränderungen setzt. Hinsichtlich der Behandlung siehe den Abschnitt Syphilistherapie.

Paraphimose nennt man den Zustand der Stauung, die am männlichen Genitale durch die Verlagerung des verengten (phimotischen) Präputialringes hinter die Corona glandis entsteht. Man unterscheidet die Paraphimosis externa von der Paraphimosis interna. Bei der ersteren bildet das nach dem Zurückziehen des Präputiums rasch ödematös werdende innere Vorhautblatt das hauptsächlichste Hindernis für die Reposition; bei der Paraphimosis interna hat sich die Vorhaut nach innen eingerollt, während der äußere Präputialring den Penis dicht unterhalb der Corona einschnürt. Entzündliche Prozesse (Gonorrhoea acuta) und Ulcera mollia können bei bestehender, wenn auch geringer Phimose zu einer Paraphimose führen.

Die Paraphimosis externa kann in der Regel manuell reponiert werden, indem man mit den Daumen beider Hände die Glans komprimiert und gleichzeitig mit beiden Mittel- und Zeigefingern das Präputium nach vorne zu ziehen sucht. Zweckmäßig drückt man dabei das Ödem des Präputium nach abwärts (in die Gegend des Frenulums) und von dort nach hinten. Falls diese Reposition nicht gelingt, ist man genötigt die inkarzerierende Hautpartie operativ zu entfernen. Bei Knaben genügen meist antiphlogistische Umschläge mit essigsaurer Tonerde zur Behebung des Repositionshindernisses.

Bei der Paraphimosis interna entferne man das Ödem der Glans durch Umwickeln derselben mit einer feuchten Gazebinde, über welche man ein elastisches Band enge herumlegt. Man kann dann meist einen kleinen Spatel unter den einschnürenden Vorhautrand einführen und letzteren nach Entfernung der Binde nach vorne über die Glans ziehen.

Lit.: Ehrmann, Die Paraphimoses und ihre Behandlung. Internat. klin. Rundschau 1889.

Parurethrale Gänge nennt man präexistierende, von Epithel ausgekleidete Gänge am Penis. Man unterscheidet (nach Stieda) 1. Ductus parurethralis, von der Fossa navicularis ausgehende, dicht unter der Schleimhaut der Harnröhre verlaufende Gänge. 2. Ductus praeputiales, die zwischen den Blättern des Präputiums verlaufen. 3. Ductus dorsales, Hautgänge am Rücken des Penis. 4. Ductus cutanei in der Raphe auf der Hinterseite des Penis. Sie werden durch Entwicklungsstörungen bei der Bildung der zuerst rinnenförmig angelegten Harnröhre erklärt. An sich bedeutungslos, gewinnen diese Bildungen ein besonderes Interesse, wenn es zu einer gonorrhoischen Infektion kommt. Sie können bei einer solchen isoliert erkranken und dadurch zur Bildung von gonokokkenhaltigen Pseudoabszessen Veranlassung geben. Manchmal tritt erst von diesen letzteren aus eine Infektion der Harnröhre auf. Fälle von scheinbar ungewöhnlich langer Inkubationszeit nach einem infektiösen Koitus sind so durch eine primäre Infektion eines parurethralen Ganges zu erklären. Gonorrhoisch infizierte Hautgänge am Penis werden am besten in toto exstirpiert, die auf der Glans penis sitzenden, in die Harnröhre mündenden Gänge können durch Elektrolyse zerstört werden.

Lit.: Stieda, Arch. f. klin. Chir. 1905. Bd. 77.

Paraurethritis (sprachlich richtiger Parurethritis), Entzündung, meist gonorrhoischer Natur, eines parurethralen Ganges (siehe dieses Stichwort).

Phimose nennt man die angeborene oder erworbene Verengerung des äußeren Präputialrandes, die das Zurückziehen der Vorhaut über die Eichel nicht zuläßt. Balanitis, akute Gonorrhoe, spitze Kondylome, weiche und harte Schanker, sowie die Narben der letzteren können zu Phimose Veranlassung geben. Die Therapie hat sich also zunächst gegen diese Krankheitszustände zu richten. Bei der kongenitalen und narbigen Phimose ist die operative Behandlung einzuschlagen. Sie besteht entweder in der Zirkumzision oder in der Dorsalinzision des verengten Präputiums. Die kleine Operation kann leicht unter Lokalanästhesie mit 2%igem Novokain oder mit Oberstscher Leitungsanästhesie ausgeführt werden.

Lit.: Föderl, Phimosenoperationen. Wien. klin. Wochenschr. 1908. — Kaufmann Verletzungen und Krankheiten des Penis. Deutsche Chir. Stuttgart 1886.

Prophylaxe der Geschlechtskrankheiten. Der gewissenhafte Arzt darf dem ihn nach einem prophylaktisch wirkenden Mittel fragenden Patienten eigentlich nur den Kondom nennen: weil er allein, vorausgesetzt, daß es sich um eine gute, fehlerfreie Ware handelt, gegen jede der drei Geschlechtskrankheiten schützt und auch eine Schwängerung bzw. Infektion des weiblichen Teiles durch den ev. latent gonorrhoischen Mann verhütet. Die Instillationsapparate schützen nur gegen Gonorrhoe, nicht gegen Syphilis. Auf die prophylaktische Wirkung der ihnen zum Teil beigegebenen Desinfektionssalben gegen die luetische Infektion wird man sich nicht immer verlassen dürfen. Und in diesen Dingen kann ein Mittel, das einen Schutz nur vortäuscht, schlimmer sein als keines. Zu beachten ist auch, daß die häufige Anwendung der Instillationen leicht aseptische Katarrhe und Reizungen der Harnröhrenschleimhaut hervorrufen kann, die geradezu das Bild einer akuten Gonorrhoe vortäuschen können.

Einem fragenden erwachsenen Patienten gegenüber darf man so den Wert des einzelnen Schutzmittels charakterisieren, sie zu empfehlen, liegt keine Veranlassung vor; die Verantwortung, die man durch eine solche Empfehlung auf sich nehmen würde, wäre bei der Unsicherheit der Mittel eine zu große. Will man die heranwachsende Jugend vor den Gefahren der Geschlechtskrankheiten wirklich bewahren, so suche man in ihr das Verantwortungsgefühl für die sexuellen Handlungen zu wecken. Man präge es den jungen Leuten bei jeder Gelegenheit ein, daß sie dem Staate, der Familie und sich selbst gegenüber die Pflicht haben, sich von den Geschlechtskrankheiten und den Personen, die sie verbreiten, den Prostituierten, fernzuhalten. Man präge den jungen Leuten immer wieder und wieder ein, daß es wirkliche „Abstinenzkrankheiten" nach dem Urteil aller erfahrenen Ärzte nicht gäbe, daß ein fester Wille und Ablenkung der Sinne durch Arbeit und Sport etwaige Unbequemlichkeiten der Abstinenz überwinden ließe. Rücksichtslose Aufklärung über die Gefahren und Folgen der Geschlechtskrankheiten, über den minimalen Schutz, den die polizeiliche Kontrolle und über den unsicheren, den die persönlichen Schutzmittel bieten, das sollte die beste Prophylaxe der Geschlechtskrankheiten sein.

Lit.: Zeitschr. f. Bekämpfung der Geschlechtskrankh. Leipzig. Ambr. Barth.

Prostatitis. Die wohl stets gonorrhoische bzw. postgonorrhoische Entzündung der Prostata kommt in folgenden 3 Formen vor:

1. **P. catarrhalis**: sie ist eine Fortsetzung der Gonorrhoea posterior auf die Oberfläche der Drüse. Dieselbe ist weder geschwollen, noch schmerzhaft. In dem exprimierten Sekret finden sich jedoch Leukozyten und Gonokokken. Die Therapie besteht in der Expression mit folgender Instillation von 1%igem Argent. nitric. mittelst der Gyonspritze.

2. **P. follicularis.** Der gonorrhoische Entzündungsprozeß ist in die Drüsenfollikel hineingekrochen und hat einzelne von ihnen nach Verstopfung der Ausführungsgänge zu kleinen Abszessen umgewandelt. Bei der Palpation kann man ev. diese Abszesse als vorgebuckelte, bei Berührung sehr schmerzhafte, Partien in der im übrigen nicht vergrößerten Drüse nachweisen. Die Therapie deckt sich mit der der Gonorrhoea posterior (siehe Abschnitt Gonorrhoe), lokal werden warme Sitzbäder, Umschläge, ev. bei sehr heftigen Schmerzen Morphinsuppositorien angewandt.

3. **P. parenchymatosa.** Die Entzündung ist von den Ausführungsgängen auf die Drüsensubstanz selbst übergegangen. Dieselbe erweist sich bei der Palpation als stark geschwollen und im ganzen sehr schmerzhaft.

Es kann zur Vereiterung der Drüse und zum Durchbruch nach dem Rektum oder nach der Harnröhre kommen. Die Therapie kann zunächst nur eine symptomatische sein. Sehr angenehm wird die Anwendung des Arzbergerschen Kühlapparates empfunden. Es ist dies eine Doppelröhre, die in das Rektum eingeführt wird und durch welche eisgekühltes Wasser zirkuliert. Erst nach Schwinden der akuten Symptome darf mit vorsichtiger Prostatamassage begonnen werden. Stets ist eine Gyonsche Instillation oder eine Spülung zur Entfernung der exprimierten Gonokokken anzuschließen.

Lit.: Goldberg, Prostata und Gonorrhoe. Zentralbl. f. d. Krankh. d. Harn- u. Sexualorgane. Bd. 10. 1899. — Scholtz, Vorlesungen über die Pathologie und Therapie der männlichen Gonorrhoe. Jena. Fischer.

Prostitution ist die gewerbsmäßige Hingabe des Körpers gegen Entgelt zum Zwecke der Befriedigung der Geschlechtslust. Während die männliche Prostitution durch § 175 R.St.G.B. verboten ist, ist die weibliche Prostitution straffrei, sofern die Prostituierte den zur Sicherung der Gesundheit, der öffentlichen Ordnung und des öffentlichen Anstandes erlassenen polizeilichen Vorschriften nicht zuwiderhandelt. Bestraft wird dagegen diejenige „Weibsperson", die, ohne einer Aufsicht unterstellt zu sein, gewerbsmäßig Unzucht treibt (§ 366[6] R.St.G.B.). Bestraft wird ferner auch wegen Kuppelei (§ 180), wer „gewerbsmäßig oder aus Eigennutz durch seine Vermittlung oder durch Gewährung oder Verschaffung von Gelegenheit der Unzucht Vorschub leistet", also z. B. an Prostituierte Zimmer vermietet.

Durch diese gesetzlichen Bestimmungen sucht der Staat über die Prostituierten eine in erster Linie ärztliche Kontrolle zu verhängen, in der im Prinzip richtigen Erwägung, dadurch der Verbreitung der Geschlechtskrankheiten Einhalt zu tun. So richtig es aber ist, daß die Prostitution der Hauptherd der Geschlechtskrankheiten ist, so sicher hat es sich gezeigt, daß die polizeilichen Bestimmungen nie ausgereicht haben, die Gesamtzahl der sich Prostituierenden, ja in den Großstädten nur deren Mehrzahl zu fassen. So finden wir neben den polizeilich konzessionierten Prostituierten noch überall die heimliche, nicht kontrollierte Prostitution, die in gesundheitlicher Beziehung die weit gefährlichere ist. Aber auch bei dem geringen Bruchteil der Prostituierten, die der ärztlichen Kontrolle zugeführt werden, reichen die den Untersuchungsärzten gewährten Möglichkeiten kaum je aus, eine exakte, d. h. mikroskopische Gonorrhoediagnose zu stellen. Erkannt werden in der Regel nur die Fälle von Ulcera mollia und von syphilitischen Erscheinungen an den äußeren Genitalien, aber selbst diese Kranken werden, nach der geltenden Instruktion der Untersuchungsärzte, nicht unbedingt einem Krankenhause zugeführt. Nur ein Teil der Prostituierten steht unter Kontrolle, nur ein Teil der Kontrollierten wird bei der Untersuchung als krank erkannt, nur ein Teil der als krank Erkannten in das Krankenhaus gebracht, nur ein Teil der ins Krankenhaus gebrachten dort geheilt.

So leistet die ärztliche Kontrolle hinsichtlich der Sanierung der Prostitution und der Prophylaxe der Geschlechtskrankheiten nur sehr Geringes, andererseits spiegelt sie den mit den tatsächlichen Verhältnissen nicht vertrauten jungen Männern eine Sicherheit vor, die sie nicht bietet, und führt dadurch oft geradezu zu den Infektionen, die sie verhüten soll. Die große und immer noch steigende Zahl der Geschlechtskranken zeigt, daß das System der Reglementierung, das unter Napoleon I. begründet wurde und unserem heutigen Rechtsempfinden durchaus nicht mehr entspricht, Bankrott gemacht hat. Die Prostitution hat heutzutage mit dem Wachsen der Großstädte einen so großen Umfang angenommen, daß ihr mit kleinlichen, meist schikanösen Polizeimaßregeln, nicht mehr beizukommen ist. Will man sie und mit ihr die enormen gesundheitlichen und moralischen Schäden, die sie dem Volke bringt, verringern, so müssen andere, viel weitergehende

Fragen einer Lösung entgegengeführt werden. Es sind dies die schwierigsten Fragen unserer sozialen Politik: des Wohnungswesens, der Überwachung der schulentlassenen Jugend, der Fabrikarbeit der Frauen und des weiblichen Gesindewesens.

Lit.: Münsterberg, Prostitution und Staat. Flugschr. d. Deutsch. Gesellsch. z. Bekämpf. d. Geschlechtskrankh. H. 9.

Quecksilberkur. Die Bedeutung des Quecksilbers als Antisyphilitikum ist durch die Einführung des Salvarsans nicht gemindert worden. Die meisten Dermatologen stehen heute auf dem Standpunkt, daß durch die kombinierten (Quecksilber und Salvarsan) Kuren die besten Behandlungsresultate hinsichtlich der dauernden Negativierung der Wassermannschen Reaktion ergeben.

Die Zuführung des Quecksilbers kann auf verschiedenen Wegen erfolgen: auf endermalem[1]), hypodermalem (subkutanem, intramuskulärem) und enteralem Wege.

Die älteste, nie durch modernere Methoden verdrängte und in neuester Zeit von autoritativer Seite (Touton) wieder warm empfohlene Art der Quecksilberkur ist die Inunktion mit Quecksilbersalbe. Man nimmt zu ihr das offizinelle Ung. hydrargyr. ciner., Quecksilberresorbin oder andere 33%ige Salben. Von diesen werden je nach der Konstitution des Kranken 3—5—6 g täglich, am besten des Abends vor dem Schlafengehen, in die Haut eines bestimmten Körperabschnittes eingerieben. Wir wählen in der Regel folgenden Turnus: Rechtes Bein, linkes Bein, rechter Arm, linker Arm, rechte Flanke, linke Flanke. Am siebenten Abend folgt ein Vollbad, um die Haut zu reinigen und für die nächste Tour aufnahmefähig zu machen. 4—5—6 solcher Touren bilden eine Kur.

Die Injektionskuren können mit leicht- oder schwerlöslichen Quecksilbersalzen gemacht werden. Zu den ersteren gehören z. B. Hydrargyr. bichlorat. (Sublimat), Hydrargyr. oxycyanat. u. v. a., zu den letzteren Hydrargyr. chlorat. (Kalomel), Hydr. salicyl., welch letzteres eigentlich in der Mitte zwischen beiden Gruppen steht, da es zwar in den gebräuchlichen Vehikeln schwer löslich, in den Körpersäften aber leichter löslich ist. Von den leicht löslichen Salzen wird 1 ccm der 1—2%igen Lösung jeden bzw. jeden zweiten Tag injiziert, von den schwerlöslichen 1 ccm der 10%igen Emulsion (in Ol olivar., Ol. dericini, Paraffin liquid. usw.) jeden 6. bis 7. Tag. Neuerdings werden auch 40%ige Quecksilberpräparate hergestellt (z. B. Mercinol, ein 40%iges Ol, ciner., von der Scheitniger Apotheke in Breslau und Ol. calomelani 40%ig Merck), von denen 1/4 ccm mittels genau graduierter Zielerscher Spritze wöchentlich einmal intragluteal injiziert werden. Auch diese Hg-Kuren sollen über 5—6 Wochen ausgedehnt werden.

Die interne Hg-Kur ist am wenigsten beliebt. Die Nebenerscheinungen des Quecksilbers treten, bei Erwachsenen wenigstens, am unangenehmsten auf und die Resorption ist infolge des meist bald sich einstellenden Darmkatarrhes eine geringe und unberechenbare. Trotzdem werden in England die „Blue pills" viel gebraucht. Sie sind hergestellt nach der Formel:

Ung. Hydrargyr. ciner. 4,5
Pulv. rad. Liquir. 5,0
Glycerin gtt. V
Mucilago gummi arab. quant. sat. ut fiant. pill No. 60
S. 3mal tägl. 1 Pille nach dem Essen.

[1]) So bezeichnen wir die Einreibungskur nach dem Orte der Anwendung des Mittels, obwohl wir wissen, daß die Resorption des Hg bei ihr in erster Linie durch die Lungenalveolen erfolgt.

Verhältnismäßig gut vertragen wird das Mergal (Kapseln mit gallensauren Quecksilberoxyd und Tannalbin, 3 mal tgl. 1—3 Kapseln), das wegen seiner geringen spezifischen Wirkung ev. bei diskret durchzuführenden, milden Wiederholungskuren (nie als erste Kur) gebraucht werden kann. Im allgemeinen beschränkt man die internen Kuren auf die Behandlung der Syphilis der Säuglinge, die das Quecksilber im Darm erfahrungsgemäß besser vertragen als die Erwachsenen. Man gebe z. B.:

Calomelani 0,005
Sachar. lact. 0,3
Dent. tal dos Nr. X
S. 3 mal tgl. $\frac{1}{2}$ Pulver in die Milch.

Da die Haut des Neugeborenen Quecksilber sehr gut resorbiert, kann man auch durch Bekleben größerer Hautpartien mit Quecksilberpflaster oder durch Zusatz von 0,5—2,0 g Sublimat zum Badewasser Hg in genügender Menge dem Organismus zuführen. Bei Erwachsenen eignen sich nur die ulzerösen Syphilide zu einer Sublimatbadekur (5—10 g Holzbadewanne!).

Von den Nebenwirkungen der Hg-Kur ist die Stomatitis mercurialis die häufigste. Sie wird durch eine sorgfältige Mundpflege während der Kur fast mit Sicherheit vermieden. Wir verordnen zu einer solchen häufige Mundspülungen mit 1 %iger Kali chloricum-Lösung. Die stärkeren Hg-Vergiftungserscheinungen, wie Enteritis mercurialis, zwingen zum sofortigen Abbrechen der Kur und zu entsprechender interner Behandlung.

Die Quecksilberkuren sollen, wie oben schon bemerkt, möglichst in Kombination mit Salvarsan und bis zum völligen Verschwinden der Wassermannschen Reaktion durchgeführt werden. Am kräftigsten wirken die Injektionen der schwerlöslichen Salze und das 40 %ige graue Öl, doch garantiert auch die gut geleitete Inunktionskur eine gleichmäßige und durch Steigerung der Menge des zu inungierenden Quantums gut dosierbare Hg-Wirkung. Ein besonderer Vorteil der letzteren liegt in der jederzeit vorhandenen Möglichkeit, die Kur abbrechen zu können, was bei beginnenden Intoxikationserscheinungen von größter Bedeutung sein kann.

Die Quecksilberkur soll so früh wie möglich begonnen werden: die besten Chancen in bezug auf Dauerheilung geben die frühbehandelten Fälle, bei denen es möglichst noch gar nicht zur Ausbildung einer positiven Reaktion gekommen ist. Daher soll jedes irgend verdächtige Ulcus auf Spirochaete pallidae untersucht werden. Die Kuren sollen in den ersten Jahren nach der Infektion wiederholt werden. Einen guten Anhaltspunkt für die Indikation zu einer solchen Wiederholungskur gibt die Wassermannsche Reaktion: ihr positiver Ausfall ist als ein Symptom aktiver Lues zu deuten und zwingt in jedem Fall zu einer erneuten Hg-Salvarsankur. Aber auch bei negativer Reaktion soll die Weiterbehandlung der Krankheit nicht unterlassen werden. Eine dauernde Heilung der Syphilis kann bei Frühbehandlung nach einer kombinierten Kur bereits eingetreten sein, wir können aber erst an sie glauben, wenn mehrere (3—4) Jahre hintereinander keine sichtbaren Erscheinungen der Krankheit und kein positiver Ausfall der Wassermannschen Reaktion aufgetreten ist. Während dieser Zeit ist der Patient noch chronisch-intermittierend weiter zu behandeln.

Salvarsan, das salzsaure Salz des Dioxydiamidoarsenobenzol, von Ehrlich hergestellt und 1910 in den Handel gebracht, enthält das Arsen in einer sehr entgifteten Form, in der es dennoch stark spirillotoxische Eigenschaften hat. Es heilt im Tierversuch in Dosen, die die Tiere nicht schädigen, die Hühnerspirillose und die experimentelle Kaninchensyphilis (Keratitis und Orchitis specifica) eventuell durch eine Injektion. Bei der menschlichen Syphilis zeigte es sich, daß eine solche Sterilisatio magna durch eine Injektion in der Regel nicht vorkommt (vielleicht, aber sicherlich selten bei der

Frühbehandlung). Man ist nach dieser Erfahrung daher allgemein dazu übergegangen, an Stelle des Versuches der Sterilisation durch einen Schlag die Sterilisation in refracta dosi zu versuchen, d. h. mehrere Injektionen im Zwischenraum von 3—5—8 Tagen zu geben. Diese Methode wird von den meisten Therapeuten kombiniert mit einer Quecksilberkur (s. o.), weil man den Eindruck gewonnen hat, daß diese beiden Medikamente sich auf das glücklichste ergänzen und die Erfolge dieser kombinierten Behandlung besser sind, als die jedes der beiden Verfahren einzeln genommen.

Die Form der Darreichung ist fast allgemein die intravenöse Injektion der stark verdünnten, schwach alkalischen Lösung. Die Dosis der jedesmaligen Injektion ist 0,3—0,4 bei Frauen, 0,5—0,6 bei Männern. Doch wähle man als Anfangsdosis 0,1, um zu sehen, ob — wie es in seltenen Fällen vorkommt — eine Überempfindlichkeit der Niere gegenüber dem Mittel vorhanden ist. Es würde sich eine solche innerhalb der nächsten 24 Stunden nach der Probeinjektion durch eine Verminderung der Urininjektion, Eiweiß und Zylinder in Urin, Kopfschmerzen und Erbrechen äußern. Beim Auftreten dieser Symptome ist die Behandlung mit Salvarsan strengstens kontraindiziert. Im anderen Falle kann nach 2—3 Tagen die erste größere Injektion gegeben werden. Man verwende stets frisch destilliertes Wasser, da sich in dem aus den Apotheken bezogenen, schon einige Tage alten Wassers fast immer eine reiche Flora an sich harmloser Bakterien befindet, deren Eiweißgehalt bei parenteraler Zuführung zu Temperatursteigerungen und Überempfindlichkeitserscheinungen Veranlassung geben kann („Wasserfehler"). Man löse die aus der eben eröffneten Phiole geschüttete Menge Salvarsan in etwa 50 ccm warmen Wassers (ohne Zusatz von NaCl) und setze zu der klaren Lösung des sauren Salzes so viel der offizinellen Natronlauge tropfenweise hinzu, daß sich der entstehende Niederschlag wieder löst. Die so erhaltene vollständig klare Lösung wird dann mit steriler physiologischer Kochsalzlösung derart verdünnt, daß 0,1 Salvarsan auf 50 ccm Flüssigkeit kommt Diese Lösung wird dann nochmals durch sterile Gaze filtriert und dann sofort in die angestaute Kubitalvene injiziert. Hierzu sei der Wechselmannsche Kugelventilapparat (zu beziehen durch Hirsch, Berlin N) warm empfohlen. Mit ihm gelingt die Injektion fast stets spielend leicht, ohne daß ein Tropfen des meist infektiösen Blutes über die Finger des Operateurs fließt, was sich bei dem einfacheren Weintrautschen Trichterapparat kaum vermeiden läßt. Bei diesen wird die Vene erst mit einer Hohlnadel punktiert und letztere dann mit dem Schlauche eines etwa 1 m über den liegenden Patienten befestigten Trichter verbunden. Die Lösung fließt dann aus diesem durch ihr eigenes Gewicht in die Vene langsam und gleichmäßig ein. Bei beiden Apparaten ist die peinlichste Desinfektion, besonders des Inneren der Schläuche Vorbedingung für die gefahrlose Einführung des Mittels. Bei aseptischem Vorgehen pflegen die Nebenerscheinungen minimale zu sein, und man kann dann die Injektionen in den genannten Dosen während der 4—5wöchentlichen Quecksilberkur (s. o.), die zweckmäßigerweise schon eine Woche vor der Salvarsankur begonnen wurde, in Abständen von 5—8 Tagen wiederholen. Einige Autoren (z. B. Scholtz) empfehlen, zu Beginn und bei Beendigung der Quecksilberkur je zwei kurz aufeinander folgende Salvarsaninjektionen zu geben. Die Erfolge scheinen bei beiden Arten des Vorgehens gleichmäßig gute zu sein. Im allgemeinen kann man sagen, daß die kombinierte Kur bis zur Negativierung der Wassermannschen Reaktion fortgesetzt werden soll, und daß Wiederholungskuren stets beim Wiederauftreten der positiven Reaktion, womöglich aber auch ohne diese Indikation in ¼—½jährlichen Zwischenräumen vorgenommen werden sollen.

Die intravenöse Injektion der schwach alkalischen Lösung hat zweifellos für sich den Vorzug der besten Verträglichkeit, während die Injektionen schwachsaurer Lösungen vielleicht eine schnellere Wirkung, jedenfalls aber eine größere Toxität haben. Die intramuskulären Injektionen von Salvarsansuspensionen sind heute wohl gänzlich verlassen worden; sie führen, einschließlich des Joha, leicht zu Abszessen.

Salvarsanderivate: Neosalvarsan, Salvarsannatrium

Da die Neutralisierung der sauren Salvarsanlösung in der Praxis zuweilen Schwierigkeiten machte, gab Ehrlich noch zwei weitere Salvarsanpräparate heraus, die sich in kleinen Mengen Wassers (3—5 ccm) spielend leicht mit schwach alkalischer Reaktion lösen: das Neosalvarsan und das Salvarsannatrium. Diese beiden Präparate haben sich schnell in die Praxis eingeführt, da sich mit ihnen die Technik der Injektionen sehr vereinfacht hat: Man braucht zu ihr nichts anderes mehr als eine 10 ccm Rekordspritze und einen Gummischlauch zum Stauen der Armvene. In die Spritze werden 5—6 ccm destilliertes, aufgekochtes und wieder erkaltetes Wasser aufgezogen und in diesem, also in der Spritze selbst, das aus der eben eröffneten Phiole geschüttete Präparat gelöst. In ganz kurzer Zeit erhält man so die gebrauchsfertige, klare, bernsteinfarbene Lösung, die mit einer spitzen und feinen Kanüle in eine Kubitalvene nach Lösung der Staubinde langsam injiziert wird. Die richtige Lage der Kanüle im Venenlumen erkennt man durch das Einströmen von Blut in die Spritze beim Zurückziehen des Kolbens. Man mache diese Probe stets vor dem Beginn der Entleerung der Spritze, da die Neo- und besonders die Salvarsannatriumlösung heftige Schmerzen auslöst, wenn sie in das Unterhautbindegewebe eindringt.

Die Dosis des Neo- wie des Natriumsalvarsans wähle man stets um $^1/_3$ höher als die des Altsalvarsans, um die gleiche Salvarsanmenge zu haben, also 0,45—0,6.

Neosalvarsan zeichnet sich durch besonders gute Verträglichkeit aus: Man sieht kaum je irgendwelche unangenehmen Folgen nach der Injektion. Die therapeutische Wirkung scheint allerdings nicht ganz die gleiche zu sein wie die des Altsalvarsans: die Zahl der Injektionen bis zum Umschlagen der Reaktion muß oft erhöht werden. Salvarsannatrium wirkt scheinbar ebenso energisch wie das Altsalvarsan, und man erlebt auch nach seiner Anwendung zuweilen (besonders nach der 2.—3. Einspritzung) unangenehme Zufälle, die an anaphylaktische Krankheitssymptome erinnern: schnell auftretendes Gesichtsödem, Atemnot, Unruhe, nervöse Reizerscheinungen, die sich ganz selten zu bis Krämpfen steigern können. Als Gegenmittel gegen diese, offenbar auf Gefäßlähmung beruhenden Zustände wird die sofortige, am besten intravenöse Injektion von 1 ccm einpromilliger Adrenalinlösung empfohlen.

So bedrohlich diese, wie immer betont werden muß, sehr seltenen Zufälle auch aussehen, so schnell gehen sie meist ohne Schaden zu hinterlassen vorüber. Salvarsantodesfälle sind bei Anwendung von Neosalvarsan bei richtiger Technik und strenger Asepsis nicht vorgekommen. Der „Wasserfehler" (s. Kap. Salvarsan) kann wegen der geringen Menge des benötigten Lösungswassers beim Neosalvarsan und Salvarsannatrium überhaupt nicht zur Geltung kommen.

Die Salvarsan-Quecksilberbehandlung soll bis zur Negativierung der Wassermannschen Reaktion und über diese hinaus fortgesetzt und wiederholt werden, sobald die Reaktion wieder umgeschlagen ist. Daher ist der Patient anzuhalten, in den ersten Jahren seiner Erkrankung stets in vierteljährlichen Zwischenräumen in dauernder Blutkontrolle zu verbleiben, damit aus ihr die Indikationen zu eventueller Weiterbehandlung hergeleitet werden könnten. Man weise die Kranken, um ihnen den Segen dieser ständigen Kontrolle zu sichern, an die Beratungsanstalten für Geschlechtskranke, die die Landesversicherungen in allen größeren Städten ihrer Bezirke eingerichtet haben. Diese Beratungsanstalten haben die Aufgabe, die Kranken von Zeit zu Zeit vorzuladen und je nach dem Ausfall der Untersuchung auf eine erneute Kur (bei dem Arzte ihrer Wahl) zu dringen.

Sexuelle Aufklärung. Es ist eine unbestreitbare Tatsache, daß ein großer Teil der heranwachsenden Jugend in sexuelle Laster (Onanie) verfällt oder ein Opfer sexueller Infektionen wird, weil bei der Erziehung keinerlei Aufklärung über die Fragen des Geschlechtslebens gegeben wird. Aus dieser Not heraus sind viele Ärzte und Pädagogen zu der Einsicht gekommen, daß eine rationelle Sexualerziehung an die Stelle des heute den Kindern gegenüber beliebten Vertuschungssystems treten müßte. Diese sexuelle Aufklärung setzt ein zielbewußtes Zusammenwirken von Eltern, Lehrern und Ärzten voraus. Im Elternhaus soll die Grundlage gelegt werden. Die Frage nach der Herkunft der Kinder soll hier schon möglichst wahrheitsgemäß, aber dem Verstande des Kindes angemessen beantwortet werden. In der Schule sollen beim naturwissenschaftlichen Unterricht die Kenntnisse von der Fortpflanzung und Entwicklung im Tier- und Pflanzenreich in einfacher und verständlicher Weise übermittelt werden. Aufgabe eines Arztes wird es dann sein, auf einer Oberklasse (nicht erst nach dem Abiturientenexamen!) die Schüler über die Gefahren der Geschlechtskrankheiten und über die wahren Verhältnisse der Prostitution aufzuklären. (Vergl. hierzu die Schriften und Flugblätter der Deutschen Gesellschaft zur Bekämpfung der Geschlechtskrankheiten.)

Sexuelle Hygiene. Aus der Fülle der hierher gehörenden Fragen sei hier nur eine herausgegriffen, die den Ärzten häufiger vorgelegt wird: nämlich die: ob die sexuelle Abstinenz gesundheitsschädlich sei oder nicht. Hierauf ist zu erwidern, daß die geschlechtliche Enthaltsamkeit für den Gesunden mindestens bis zur Mitte der zwanziger Jahre durchführbar und für die körperliche Entwicklung sogar von Vorteil ist und daß nur neuropathisch veranlagte Individuen unter ihr leiden. Durchaus abzulehnen ist aber die Behauptung, daß durch die Abstinenz wirkliche körperliche Schädigungen, wie Impotenz und Geisteskrankheit, entstehen könnten. Die bei Nervösen eventuell auftretenden Beschwerden, wie Schlaflosigkeit, Unruhe u. dgl., können durch einen Appell an die Willenskraft, durch Ablenkung der Psyche vom Erotischen, durch Sportbetätigung usw. meist überwunden werden. Zum außerehelichen geschlechtlichen Verkehr wird der gewissenhafte Arzt niemals raten dürfen. Schon wegen der möglichen geschlechtlichen Infektion, die stets viel größere Gesundheitsstörungen mit sich bringt, als die Abstinenz.

Lit.: Tonton, Über die wissenschaftlichen Fundamente der Lehre von den sexuellen Abstinenzerkrankungen. Leipzig. Ambr. Barth. 1911.

Syphilis, eine chronische Spirillose des Menschen, hervorgerufen durch die im Jahre 1905 durch Schaudinn und Hoffmann entdeckte Spirochaete pallida.

Dieser Parasit ist in sämtlichen Erscheinungsformen der akquirierten und angeborenen Syphilis des Menschen und der experimentellen Lues der Tiere zu finden. Am leichtesten gelingt der Nachweis im Reizserum frischer unbehandelter Primäraffekte und auf der Oberfläche von breiten Kondylomen (dort meist im Verein mit groben Spirochäten). Die Spirochaete pallida ist ein äußerst dünnes, mit Giemsaschem Farbstoff sich blaßrosa färbendes Schräubchen von zahlreichen, oft 20—30, sehr regelmäßigen Windungen, die höher als breit sind. Sie läuft in feine, lange Endfäden aus; weitere Struktureinzelheiten, wie Kern, Blepharoblast usw., sind noch nicht mit Sicherheit nachgewiesen. Infolgedessen ist ihre Stellung im System noch immer zweifelhaft. Nach jahrelangen Bemühungen ist neuerdings auch die Reinkultur (in erstarrtem Pferdeserum) und die experimentelle Hervorrufung spezifischer Erscheinungen (Retinitis) mit diesen Kulturspirochäten gelungen, so daß irgend ein Zweifel an der ätiologischen Bedeutung der Spirochäte für die Syphilis heute nicht mehr erlaubt ist.

Da der Nachweis der Spirochaete pallida in Erosionen oft schon gelingt, ehe die klinischen Erscheinungen des Primäraffektes ausgebildet sind, seien hier wegen der Wichtigkeit der Frühdiagnose einige Darstellungsmethoden dieses Parasiten angegeben:

1. Zur Färbung eignet sich auch heute noch am besten der Giemsasche Farbstoff Eosin-Azur (von Dr. Grübler-Leipzig zu beziehen). Die vorher peinlichst gereinigten Objektträger werden mit Reizserum beschickt, das man nach Abschaben der nässenden Papeln, Sklerosen usw. gewinnt. Fixierung der lufttrocken gewordenen Anstriche 10 Minuten lang in absolutem Alkohol und Färbung 1 Stunde lang in stark verdünnter Giemsa-Lösung (10 Tropfen auf 10 ccm Wasser, dem 10 Tropfen $^1/_{10}$ %iger Kali carbonic.-Lösung zugesetzt war).

2. Deutlicher noch erscheinen die Spirochäten mittels des Burrischen Tuschverfahrens: Schwarze chinesische Tusche (z. B. Pelikantusche von Günther Wagner-Hannover) wird mit Aqua destillata $^1/_{10}$ verdünnt, mit einem Tropfen Reizserum vermischt und auf einen Objektträger in dünner Schicht ausgestrichen: bei Betrachtung mit Ölimmersion erscheinen die Spirochäten weiß im schwarzen Grunde.

3. Im Schnitte werden die Spirochäten nach einer komplizierten Methode nach Levaditi durch Versilberung sichtbar gemacht.

4. Im lebenden Zustande sieht man die Spirochäte mit ihren charakteristischen drehenden Bewegungen im verdünnten Reizserum im sog. Dunkelfeldapparat, in den mit Hilfe eines besonderen Kondensors ein jedes Mikroskop verwandelt werden kann.

Bei der hier folgenden Schilderung des Verlaufes der Syphilis ist angenommen, daß dieser nicht durch therapeutische Maßnahmen verändert ist.

An der Stelle des Körpers, wo die Spirochaete pallida in einen Substanzverlust der Epidermis eindringt, kommt es nach 3—5 Wochen zur Ausbildung einer harten Induration, über welcher sich bald eine Erosion ausbildet: dem harten Schanker. Charakterisiert wird derselbe durch die knorpelige Härte des Grundes und durch seine spiegelnde siegellackrote Farbe. In dem serösen Sekret finden sich meist zahlreich die Spirochäten. Während derselben Zeit ist es schon zu einer charakteristischen indolenten Induration der nächstgelegenen Lymphdrüsen gekommen. Der Primäraffekt ist kein lokales Symptom, sondern das erste Zeichen der Allgemeinerkrankung: dies wird durch die dann bereits am ganzen Körper ausgebildete Immunität der Haut gegenüber den — eigenen oder fremden Spirochäten — beweisen. Doch ist diese Immunität zeitlichen Schwankungen ausgesetzt: durch solche sind wohl die Haut- und Schleimhauteruptionen zu erklären, die nach Beendigung der sog. zweiten Inkubationsperiode, d. h. einige Wochen nach der Ausbildung des Primäraffektes, während der nächsten Jahre nach der Infektion in der Regel auftreten. Dabei pflegt die erste Eruption unter allgemeinen Krankheitserscheinungen, Fieber, allgemeine Mattigkeit, mehr gleichmäßig den Körper zu überschütten, während spätere Rezidive mehr gruppiert auf kleinen Bezirken der Hautdecke auftreten. Der Grad der anatomischen Läsion in der Haut, die durch diese Spirochätenembolien hervorgerufen werden, kann — je nach der Virulenz des Stammes (?) oder der Widerstandsfähigkeit des Körpers — ein sehr verschiedener sein: wir sehen einfache in der Haut liegende Erytheme (Roseolae), Papeln, Pusteln, ja ulzerös zerfallende Syphilide. Im klinischen Bilde unterscheiden sich die Roseolen der ersten Eruption von den späteren Rezidiven dadurch, daß die ersteren mehr scharf begrenzte Flecken bilden, während die letzteren verwaschene größere, oft in der Mitte abblassende, dadurch annulär werdende und gruppiert auftretende Erytheme sind. Die Erscheinungen der Sekundärperiode erschöpfen sich aber durchaus nicht auf der Haut: wie die in dieser Periode häufigen Knochenschmerzen und Auftreibungen zeigen, spielen sich auch im Periost entzündliche Prozesse ab, und was besonders wichtig und früher oft übersehen ist: auch im Liquor cerebrospinalis lassen sich mit Hilfe der Spinalpunktion sehr oft schon in Frühstadien entzündliche Vorgänge nachweisen und auch am peripheren Nervensystem (besonders des Hirnnerven) können nicht selten dann schon spezifische Erkrankungen vorkommen (Neurorezidive).

Mit dem zunehmenden Alter der Infektion nehmen die Erscheinungen der Syphilis mehr und mehr einen anderen Charakter an: die Eruptionen beschränken sich auf einzelne Herde, aber es handelt sich dann um tiefere Infiltrationen, die die Neigung zum Zerfall und zur Narbenbildung haben. Doch ist die früher beliebte scharfe Trennung in sekundäres und tertiäres (gummöses) Stadium heute nicht mehr aufrecht zu halten, seitdem wir wissen, daß auch diese Spätformen durch dieselben, wenn auch spärlicheren Spirochäten bedingt sind. Auch die Darstellung, daß die Syphilis in den ersten Jahren die Haut, im tertiären Stadium mehr die inneren Organe befällt, daß bei den Hauterscheinungen das Quecksilber, bei den Spätformen das Jodkali spezifisch wirke, ist nach neueren Anschauungen zu schematisch und unrichtig: die Syphilis ist von Anfang an eine allgemeine Infektionskrankheit alle ihre Erscheinungen werden durch dasselbe Virus hervorgerufen und dieselben Mittel — Quecksilber, Salvarsan, Jodkali — heilen sie in gleicher Weise.

Von den durch die Spirochäten direkt hervorgerufenen Prozessen der irritativen Periode sind prinzipiell zu trennen die degenerativen Prozesse, die meist erst nach jahrelangem Bestande der Infektion und wohl durch die Wirkung von Spirochätentoxinen bedingt am Zentralnervensystem sich ausbilden können. Es sind dies jene Krankheitsbilder, die als nervöse parasyphilitische Nachkrankheiten bezeichnet werden: die progressive Paralyse, wenn die Großhirnrinde, die Tabes dorsalis, wenn die Hinterstränge des Rückenmarks degeneriert sind.

Auf die Differentialdiagnose der verschiedenen sekundären Syphilide kann hier nicht näher eingegangen werden. Im allgemeinen ist zu bemerken, daß die Syphilide an den Extremitäten mehr die Beugen, als die Streckseiten befallen, daß für sie ein stumpf braunroter, kupferner Farbton charakteristisch ist, und daß sie alle ein deutlich tastbares resp. bei der Roseola nach Fortdrücken des Blutgehaltes sichtbares Infiltrat haben.

Neben diesen klinischen Merkmalen ist für die Diagnostik der Syphilis in den letzten Jahren eine biologische Reaktion, nämlich die Wassermannsche, von der allergrößten Bedeutung geworden. Über die Theorie dieser Reaktion ist noch immer keine Klarheit geschaffen: nur so viel kann man sagen, daß durch sie ein seinem Wesen nach noch unbekannter Stoff nachgewiesen wird, der — mit verschwindenden Ausnahmen (während des Scharlachs, bei Lupus erythematodes und einigen Tropenkrankheiten) — nur bei aktiver Lues im Blute vorkommt. Der positive Ausfall der Wassermannschen Reaktion ist ein Beweis dafür, daß der Patient noch unter dem Einfluß einer syphilitischen Infektion steht, für die luetische Natur des gerade vorliegenden Krankheitsprozesses sagt sie allerdings nichts aus: so beweist z. B. eine positive Reaktion bei einem Tumorkranken nicht, daß die Geschwulst ein Gumma ist, sondern eben nur, daß der Patient ev. klinisch latent syphilitisch ist. Andererseits beweist der negative Ausfall durchaus nichts gegen Syphilis. Denn es liegt in der Eigentümlichkeit der Reaktion begründet, daß sie in einem gewissen Prozentsatz der Fälle negativ ausfällt. Sie bildet sich überhaupt erst während der zweiten Inkubationsperiode, d. h. nach dem Primäraffekt aus. Zur Entscheidung darüber, ob eine suspekte Erosion am Genitale luetisch ist oder nicht, eignet sie sich also nicht. Hier ist der Spirochätennachweis weit überlegen. Während des weiteren Verlaufes der Krankheit ist die Reaktion vielfachen Schwankungen unterlegen. Sie ist in einem sehr hohen Prozentsatz (90—95%) positiv zur Zeit oder vor Ausbruch von Rezidiven, nicht selten negativ (50—60%) zur Zeit der klinischen Latenz. In dem sog. tertiären Stadium ist die Zahl der positiven Fälle wieder eine höhere und steigt bis zu 100% an bei der gefürchteten parasyphilitischen Erkrankung, der progressiven Paralyse. Hieraus ergibt sich, daß man sein Urteil wohl abgeben kann auf Grund eines positiven Ausfalles, aber nie auf Grund eines negativen. In letzterem Falle ist vielmehr die Reaktion in gewissen Zeitabständen zu wiederholen; nur eine lückenlose Serie stets negativer Reaktionen (am besten auch nach einer provozierenden Salvarsaninjektion nach Gennerich) läßt den Schluß zu, daß keine Syphilis vorliege, resp. daß sie geheilt ist.

Soviel über die diagnostische Bedeutung der Wassermannschen Reaktion; hinsichtlich ihrer Bedeutung für die Therapie hält man sich am besten vor Augen, daß sie als ein Symptom der Lues zu bewerten ist, und daß man daher die Kuren so oft, so lange und so intensiv ausführen muß, bis sie geschwunden ist. Die Wassermannsche Reaktion ist zu einem vorzüglichen und jedem Therapeuten unentbehrlichen Maßstab für die Behandlung der Syphilis geworden, die es sich zum unverrückbaren Ziele setzen muß, den Kranken dauernd wassermannnegativ zu machen.

Dies ist nur zu erreichen durch eine Blutkontrolle, die sich über mehrere Jahre nach der Infektion zu erstrecken hat, und durch welche allein die Indikationen für die Behandlung abgeleitet werden können. Ob diese mit Quecksilber oder Salvarsan oder mit beiden Mitteln ausgeführt wird, ist weniger wichtig als die Erfüllung der Forderung: daß sie mit Energie bis zur dauernden Negativierung der Blutreaktion durchgeführt werde. Erreichen läßt sich dies Ziel mit beiden Mitteln, zu warnen ist nur vor einer Verzettelung der Kur durch Verabreichung von zu wenigen, zu seltenen und zu geringen Dosen, speziell des Salvarsans: Man hat nach solchen einen erschreckend hohen Prozentsatz von Nervenaffektionen schon im Frühstadium der Lues gesehen. Es scheint sich dann eine Sterilisatio incompleta des Körpers auszubilden, die zu einer Entwicklung der Spirochäten im Lumbalsacke und in den Nervenscheiden (Opticus, Acusticus!) führt. Diese Nervenaffektionen sind nicht toxischer, sondern spezifischer Natur; sie werden aber durch eine ungenügende, weil zu geringe Hg- bzw. Salvarsanbehandlung provoziert. Ihre Verhütung und Heilung liegt in der konsequenten Weiterbehandlung mit Quecksilber bzw Salvarsan in den richtigen — mittleren — Dosen. Siehe darüber die Kapitel „Salvarsan-" und „Quecksilber"kur.

Lit.: Die neuen Lehrbücher der Geschlechtskrankheiten. Z. B. Lesser, 13. Aufl. Berlin Springer. — Scholz, Leipzig. B. Hirzel. — Wolff, Stuttgart. Enke.

Vulvovaginitis gonorrhoica. Während bei erwachsenen Frauen die Vagina selten, bei solchen, die geboren haben, niemals gonorrhoisch erkrankt, ist die zarte Vaginalschleimhaut kleiner Mädchen recht häufig Sitz einer sehr hartnäckigen gonorrhoischen Entzündung, die übrigens weit häufiger durch zufällige Übertragungen durch Badeschwämme von anderen erkrankten Kindern oder durch Zusammenschlafen mit gonorrhoisch infizierten Frauen, als durch Stuprum zustände kommt. Die klinischen Zeichen der Vulvovaginitis infantum bestehen in einer starken eitrigen Sekretion aus dem geröteten Introitus vaginae. Im Eiter lassen sich leicht Gonokokken nachweisen. In seltenen Fällen kann es zu einer aszendierenden Gonorrhoe wie bei Erwachsenen kommen, meistens bleibt die Erkrankung auf die unteren Geschlechtswege lokalisiert, trotzt dort aber allen therapeutischen Versuchen, weil die Heilmittel bei der Enge der kindlichen Genitalien schwer an den Ort der Entzündung zu bringen sind.

Am besten bewähren sich Spülungen mit schwachen Argentumlösungen 1 : 4000,0—1 : 2000,0, die mit einem Nelatonkatheter und einer großen Wundspritze täglich 2 mal gemacht werden sollen. Unter dieser Behandlung schwinden die Gonokokken bald, Rezidive sind aber leider die Regel. In jüngster Zeit sind gute Erfolge publiziert worden durch intramuskuläre Injektionen von Arthigon (Anwendungsweise siehe Kapitel Epididymitis); aber auch dies Mittel hat in einigen Fällen versagt.

Bei der eminenten Ansteckungsgefahr für andere Kinder ist strengste Isolierung der erkrankten (auf Kinderstationen, Waisenhäusern usw.) anzuordnen.

Lit.: Menge, Gonorrhoe des Weibes, in Handb. d. Geschlechtskrankh. von Finger, Jadassohn u. a. Bd. 2. Wien. Hölder 1913.

Wassermannsche Reaktion, eine im Jahre 1906 von Wassermann, Neisser und Bruck angegebene biologische Reaktion auf Syphilis. Sie fußt auf dem schon früher von Bordet und Gengou angegebenen Verfahren der Komplementablenkung. Bordet und Gengou hatten gefunden, daß eine Mischung von Antigen und Antikörpern nach Zusatz zu einem hämolytischen System (z. B. rote Hammelblutkörper — inaktiviertes Serum eines gegen Hammelblut immunisierten Kaninchens — Meerschweinchenserum) das Komplement an sich reißt und dadurch die Hämolyse hemmt. Bei der damaligen Unmöglichkeit, aus Spirochätenreinkulturen ein Antigen herzustellen, nahm Wassermann an dessen Stelle einen Extrakt aus der Leber eines hereditärluetischen Kindes, die ja mit Spirochäten geradezu vollgestopft ist. Dieses Organextrakt mit dem Serum eines Syphilitischen gemischt, lenkte das Komplement ab, hemmte also die Hämolyse, mit dem Serum eines Nichtsyphilitischen dagegen vermischt, trat die Hämolyse ein: es war also eine deutlich sichtbare Reaktion dadurch gegeben, daß in dem ersten Falle das Hammelblut deckfarben, undurchsichtig blieb (positive Reaktion), im zweiten Falle durchsichtig, lackfarben wurde (negative Reaktion).

Die Ausführung dieser Reaktion, über deren Bedeutung für die Diagnose und Therapie der Syphilis in dem Abschnitte „Syphilis“ das Wichtigste gesagt worden ist, kann nicht Sache des praktischen Arztes sein, sondern muß wegen der Menge und Labilität der Reagentien stets größeren Laboratorien mit eingearbeitetem Personal vorbehalten bleiben. Dorthin ist in sterilen Glasröhrchen, die von den Laboratorien ausgegeben werden, etwa 5—6 ccm Blut zu schicken, das am einfachsten durch Punktion der Kubitalvene gewonnen wird. Zum Zwecke der Blutentnahme staut man die oberflächlichen Armvenen durch einen in der Mitte des Oberarmes angelegten Gummischlauch, reibt die Ellbogenbeuge mit Äther und Alkohol ab und sticht mit einer Hohlnadel mit abgeschrägter, scharfer Spitze (man kann dazu die Straußsche oder Meirowskysche Nadel, aber auch jede gewöhnliche Rekordspritzennadel nehmen) durch die Haut in die vorspringende oder doch wenigstens deutlich sichtbare Vene. Das Blut fließt meist sofort im Strahl durch die Kanüle in das darunter gehaltene Röhrchen. Nach Entnahme von 5—6 ccm Blut zieht man die Hohlnadel heraus und komprimiert die Punktionsstelle kurze Zeit mit einem Wattebausch, während man den Schlauch löst und den Arm nach oben halten läßt. Die Blutung steht sofort und die Punktionsstelle wird mit einem Leukoplaststreifen bedeckt. Bei sehr ängstlichen Patienten und bei Säuglingen kann man auch das Blut mit einem Schröpfkopf vom Rücken entnehmen. Das Röhrchen mit dem Blut kann mit den nötigen Angaben über den Patienten als Muster ohne Wert durch die Post den Untersuchungsstellen zugeschickt werden.

Lit.: Bruck, Die Serumdiagnostik bei Syphilis. Referat auf dem 10. Kongreß Deutsch. Dermatol. Gesellsch. Verhandlungen S. 144. Berlin. Springer. 1908.

Hautkrankheiten.

Von **Professor Dr. H. Hübner,** Elberfeld.

Acanthosis nigricans (Syn. Dystrophia papillaris et pigmentosa). Abnorme Hyperpigmentierung, Papillarhypertrophie und Hyperkeratose in Hals und Nacken, Achselgruben, Ellen- und Kniebeugen, Crena ani und Nabelgegend bei älteren Leuten, die meist — nicht immer — an einer malignen Neubildung des Verdauungstraktus leiden. Bei operativer Entfernung der letzteren ist in einigen Fällen ein Zurückgehen der Hautveränderungen gesehen worden. Im übrigen ist nur eine symptomatische Behandlung mit erweichenden Salben möglich, z. B.:

Acid. salicyl. 10,0
Ung. suilli ad 100,0,

oder mit juckstillenden Betupfungen, z. B.:

Mentholi 1,0
Spirit. vini dil. ad 100,0.

Lit.: Groß, Wien. klin. Wochenschr. 1902. Nr. 5. — Janowsky, in Mraceks Handb. d. Hautkrankh. Bd. 3.

Adenoma sebaceum, eine kongenitale, nävusartige Mißbildung, bestehend aus kleinen rötlichen oder gelblichen Knötchen im Gesicht, die sich aus stark vermehrten und vergrößerten Talgdrüsen zusammensetzen. Meist finden sich bei den Individuen mit Adenoma sebaceum noch andere, nämlich psychische Defekte.

Lit.: Caspary, Arch. f. Dermatol. 1891. — Pringle, Monatsschr. f. Dermatol. 1890.

Aknekeloid (Syn. Folliculitis scleroticans; Dermatitis papillaris nuchae), eine chronische, zur Sklerosierung der Kutis führende Entzündung der Nackenhaut, die infolge einer Infektion der dort besonders tiefen Haarbälge mit Staphylococcus aureus zu einer Vereiterung derselben und zu einer derben, knorpelharten Erhebung über das Niveau der Umgebung führt, aus der einzelne Haare büschelförmig herausstecken.

Die Therapie hat sich in erster Linie gegen die Bildung der Pusteln zu wenden, die am besten durch Elektrolyse zerstört werden. Die brettharte Induration schwindet auf Bestrahlungen mit mittelharten Röntgenstrahlen.

Lit.: Ehrmann, Wien. klin. Wochenschr. 1894 und Handb. d. Hautkrankh. v. Mracek, Bd. 2.

Akne varioliformis (Syn. A. necrotica, frontalis; pockenähnliche Finne). An der Stirnhaargrenze, und zwar einige Zentimeter in die Stirne und ebensoweit in das Haar hineingehend, bilden sich linsengroße, braunrote Knötchen, die sich bald auf der Kuppe mit einer schlappen, kleinen Pustel bedecken und dann zu einer Kruste eintrocknen. Wenn die letztere schließlich abfällt, so bleibt ein pockenähnliches Narbengrübchen zurück. Die Krankheit ist nicht, wie die Akne vulgaris, an die Entwicklungsjahre gebunden; ihre

Ätiologie ist noch nicht geklärt. Sie ist mit ziemlicher Sicherheit zu heilen durch Einreibungen einer 5%igen weißen Quecksilberpräzipitalsalbe:

Rp. Hydrargyr. praecipit. albi 2,5
Ung. lenient ad 50,5.

Lit.: Bock, Arch. f. Derm. 1889. – Ehrmann, in Mraceks Handb. d. Hautkrankh. Bd. 1.

Akne vulgaris, Finne (eigentlich ἀκμή = Spitze, Hügelchen), eine chronische, zur Eiterung tendierende Follikulitis. Das Primäre ist wohl eine abnorme Verhornung des Ausführungsganges der Talgdrüse, die den letzteren verengt und starr macht. Es kommt dadurch zu Verstopfungen der Talgdrüse (Comedonen) und sekundär unter Mitwirkung von banalen Kokken und Bakterien zu chronisch-entzündlichen Vorgängen in dem perifollikulären Gewebe. Die Krankheit tritt zur Zeit der Pubertät auf, in der sich die Haut- (und Geschlechts-) drüsen in einem Zustande gesteigerter Tätigkeit befinden.

Aus der geschilderten Pathogenese der Akne ergeben sich folgende Grundsätze für die Therapie: 1. Mechanische Entfernung der Comedonen mittels des sog. Comedonenquetschers. 2. Desinfizierende Abreibungen zur Vernichtung der mit den Comedonen herausgedrückten Bakterien (z. B. 1%igem Salizylsäurealkohol). 3. Auftragen eines keratolytisch wirkenden (z. B. Sapo viridis) und antiseborrhoischen (d. h. die krankhaft gesteigerte Sekretion der Talgdrüse vermindernden) Mittels. Als solches nimmt der Schwefel den ersten Rang ein. Man kombiniert die beiden Mittel zweckmäßig in Form einer flüssigen Schwefelseife, z. B.:

Sulfur. praecipitat. 10,0
Spirit. sapon. kalin. 60,0
Spir. vini dil. ad 100,0.

Je nach dem Grade der Erkrankung und der Empfindlichkeit der Haut ist der Schwefel- und Seifengehalt zu modifizieren. Tägliche, 10 Minuten lange Einreibung mittels eines Flanellläppchens bis zur Entstehung einer oberflächlichen Dermatitis, unter der die Akneknötchen resorbiert werden. Die mit viel Reklame propagierten Hefepräparate zur internen Aknebehandlung wirken als milde Abführmittel in geringem Maße „ableitend" auf den Hautprozeß, die lokale äußere Behandlung kann durch sie nicht ersetzt werden.

Lit.: Jeßner, Dermatol. Vorträge. Heft 2.

Alopecia areata (Syn. Area Celsi), kreisförmiger Haarausfall. Ohne subjektive Erscheinungen bilden sich in kurzer Zeit von einem oder mehreren Punkten der Kopfhaut aus durch zentrifugalen Haarausfall Stellen von kreisförmiger Kahlheit. Die Haut der haarlosen Flecken zeigt keinerlei entzündliche Veränderungen, höchstens eine ganz geringe Verdünnung und Veränderung der Sensibilität. Die Größe der Herde kann sehr verschieden sein, wächst in der Regel bis zu Fünfmarkstückumfang an. In malignen Fällen kann aber auch ein Herd den ganzen Körper überziehen, sich also zu einer Alopecia totalis auswachsen. Meist tritt nach wochenlangem Bestande Wiederersatz der Haare ein, indem sich zuerst im Zentrum des Herdes farblose Lanugohaare bilden, die später, erst weißen, dann normal pigmentierten Langhaaren Platz machen. Sobald die ersten Lanugohaare sich im Mittelpunkt des kahlen Fleckes zeigen, ist die Prognose des Wiederersatzes gut zu stellen, bis dahin zweifelhaft, da einzelne maligne Fälle auf keine Weise zur Regeneration zu bringen sind. Die alte Streitfrage, ob trophoneurotische oder parasitäre Einflüsse die Haare zum Ausfallen bringen, ist noch immer nicht mit Sicherheit entschieden. Vielleicht sind beide Anschauungen richtig, und es gibt zwei verschiedene Arten von Alopecia areata mit verschiedener Ätiologie unter gleichem klinischen Bilde.

Hinsichtlich der **Therapie** wird beiden ätiologischen Theorien gerecht die Einreibung der erkrankten Partien und ihrer Umgebung mit 1%igem Sublimatalkohol, der antiparasitär und durch Erregung einer Hyperämie ernährungsverbessernd wirkt. Neuerdings werden auch Bestrahlungen der erkrankten Partien mit der Quarzlampe empfohlen.

Lit.: Pöhlmann, Arch. f. Dermat. Bd. 114. 1913. – Sack, in Mraceks Handb. d. Hautkrankh. Bd. 4.

Alopecia seborrhoica (Syn. Al. pityrodes), Haarausfall als Folge eines eminent chronisch verlaufenden seborrhoischen Ekzems der Kopfhaut. Der dauernde, wenn auch leichte Entzündungszustand der Kopfhaut wirkt schließlich deletär auf die haarausbildenden Epithelien der Papillen: die Haare werden erst dünner, dann fallen sie schließlich aus, ohne daß ein Ersatzhaar angebildet worden ist. Die Kopfhaut ist, im Gegensatz zur Alopecia areata, stets leicht verändert: etwas gerötet und mit trocknem (Seborrhoea sicca) oder fettigem (Seb. oleosa) Sekret der übermäßig sezernierenden Talgdrüsen bedeckt. Subjektiv besteht leichtes Spannungs- und Juckgefühl in der Haut.

Die **Therapie** hat die Beseitigung des chronischen seborrhoischen Ekzems in erster Linie anzustreben. Hierzu verwenden wir, nach vorhergehender Entfernung der fettigen Auflagerungen durch Seifenwaschungen, den Schwefel. Als flüssige Kopfseife empfiehlt sich der verdünnte Hebrasche Seifenspiritus: etwa

Rp. Spiritus saponat. kalin. 120,0
Spir. coloniens. 10,0
Spir. vini dilut. ad 200,0.

Der Schwefel wird auf die gereinigte Kopfhaut als 10%ige Salbe eingerieben mit Ung. pomadin.) oder, sauberer, als Bodensatz der folgenden Suspension aufgetragen:

Rp. Sulfur. praecipitat. 15,0
Glycerin gutt. V.
Spir. vin. dilut. ad 100,0.
DS. Nicht umschütteln! Den Bodensatz mit Pinsel zwischen den gescheitelten Haaren auftragen.

Diese Behandlung erhält den Status quo ante therapiam. Der Wiederersatz der ausgefallenen Haare kann durch Einreibungen hautreizender spirituöser Flüssigkeiten usw. versucht werden. Siehe darüber Lassarsche Haarkur.

Lit.: Jeßner, Vorträge. Heft 1. – Pincus, Berl. klin. Wochenschr. Bd. 6. Nr. 32.

Arzneiexantheme sind Ausschläge von sehr verschiedenem klinischen Charakter, die als Erytheme, Blasen, Knoten usw. nach der Inkorporierung bestimmter Medikamente auftreten können. Da immer nur einzelne Individuen, diese aber dann auch nach kleinsten Mengen der Mittel, befallen werden, so müssen wir vorläufig noch an dem, freilich durchaus unklaren Begriff einer „Idiosynkrasie diesen Stoffen gegenüber" festhalten. Arzneiexantheme sind gesehen worden nach verschiedenen Antipyreticis, nach Quecksilber, Arsenikalien (auch Salvarsan), Copaivbalsam, Santelol, Brom- und Jodpräparaten. Die letztgenannten verursachen akneartige oder knotige Effloreszenzen (Acne jodica bzw. bromica; Jodo- resp. Bromoderma tuberosum), die ersteren können sehr verschieden ausgedehnte Erytheme hervorrufen, die dem Scarlatina- und Masernexanthem ähnlich sein können. Besonders wichtig sind die universellen Quecksilbererytheme, die unter schweren septischen Allgemeinerscheinungen zum Tode führen oder mit großlamellöser Schuppung abheilen können. Nach Arsengebrauch sieht man in einzelnen Fällen akute Blaseneruptionen entweder in Form von Zosteren, oder nach Art des Pemphigus auftreten. Bei chronischem

Gebrauch kann Arsen diffuse braune Verfärbung der Haut oder Hyperkeratosen an Handinnenflächen und Fußsohlen hervorrufen. Die quaddelartigen Eruptionen nach wiederholten Seruminjektionen sind wohl sicher als eine anaphylaktische Erscheinung an der Haut aufzufassen.

Die Behandlung der Arzneiexantheme kann nur eine symptomatische sein: man wird durch Pudern und Betupfungen mit 1 %igem Salizylalkohol den Juckreiz zu mindern suchen, auf stark geschwellten Partien antiphlogistische Umschläge applizieren. Die Hauptsache bleibt natürlich die strikte Vermeidung des Mittels, das den Ausschlag hervorgerufen hat. Wenn nach Injektionen schwerlöslicher Quecksilbersalze ein Hg-Exanthem sich einstellt, kann eventuell die chirurgische Entfernung des gesetzten Quecksilberdepots zur Vermeidung weiterer Resorption zu einer lebensrettenden Operation werden.

Lit.: Jarich, Lehrb. d. Hautkrankh. 1908.

Cancroid (Syn. Ulcus rodens, Epithelioma malignum), Hautkrebs; die atypische Wucherung des Epithels, meist der Stachelzellenschicht, die zu einer Infiltration des Bindegewebes und der Lymphbahnen, seltener zu echter Metastasierung führt. Klinisch erscheint die Wucherung zunächst als ein hartes, wachsartig glänzendes Knötchen, das, während es nach der Peripherie hin langsam sich vergrößert, im Zentrum Tendenz zur Narbenbildung oder auch zum geschwürigen Zerfall zeigt. So wandelt sich die Verhärtung allmählich in ein Geschwür um (Ulc. rodens), das durch den auffallend harten, aufgeworfenen Rand als Krebs zu erkennen ist. Lokalisiert ist es meist im Gesicht (Unterlippe bei Rauchern!), seltener am Genitale.

Die Exzision in Gesunden ist, wenn technisch noch durchführbar, die sicherste Therapie der Hautkarzinome. Daneben hat die Röntgentherapie in den letzten Jahren mit der Vervollkommnung der Meßinstrumente an Bedeutung mehr und mehr gewonnen. Über ihre Handhabung siehe die Lehrbücher der Röntgenologie. — In derselben Weise wie die Röntgenstrahlen wirkt auch die vom Radium ausgehende Strahlung deletär auf die Krebszellen. Klein beginnende Hautkarzinome können auch durch energische Ätzmittel zerstört werden. In diesem Sinne wirkt die seit Jahrzehnten bekannte, dann fast vergessene Wiener Ätzpaste

(Rp. Acid. arsenic.	1,0
Hydrarg. sulf. rubr.	3,0
Vaselin flav.	15,0)

ebenso wie das neueste Zellersche Krebsheilmittel.

Lit.: Winiwarter, Deutsche Chir. Bd. 23 und Mraceks Handb. d. Hautkrankh. Bd. 4.

Chloasmata nennt man unregelmäßig begrenzte Pigmentflecke, die bei Frauen während der Gravidität, sonst auch bei Leberleiden und Kachexien verschiedener Art meist im Gesicht auftreten.

Ihre Beseitigung während der Dauer des Grundleidens, das sie bedingt, ist schwer. Man versuche Abreibungen mit Zitronensaft oder 1 %iger Salzsäure. Eventuell müssen noch stärkere Schälkuren (Seifenspiritus, β-Naphtholpaste siehe Kap. „Rosacea") angewandt werden.

Clavi, Hühneraugen, sind runde, zapfenartig in der Haut sitzende Verdickungen der Hornschicht, die meist über den Knochenvorsprüngen des Fußskelettes sitzen und durch den Druck des Schuhwerkes dort entstehen. Sie verursachen, da ihre Umgebung sich leicht entzündet, oft starke Schmerzen. Zu ihrer Entfernung werden die Keratolytica verwandt, in erster Linie die Seife und die Salizylsäure, z. B. beide vereint in dem 33 oder 50 %igen Salizylsäureseifenpflaster, von dem entsprechend groß geschnittene Stückchen mittels Leukoplast auf dem Klavus befestigt werden. Gut wirkt auch Resorzin-Salizylsäure-Kollodium nach der Formel:

Resorcini albissimi 3,0
Acid. salicyl. 5,0
Collodii elastici ad 30,0
M.D.S. Abends und morgens aufzupinseln.

Lit.: Janowsky, in Mraceks Handb. d. Hautkrankh. Bd. 3.

Comedonen, Mitesser, nennt man die Anhäufungen von Hauttalg in den Ausführungsgängen der Talgdrüsen, die, zumal sie an ihrem äußeren Ende durch Schmutzpartikelchen schwarz verfärbt sind, kleinen Würmchen ähnlich sehen. Sie kommen durch eine übermäßige Tätigkeit der Drüse (Seborrhoe) und eine abnorm tief in den Ausführungsgang hineingehende Verhornung des Ausführungsganges, die den letzteren verengt und starr macht, zustande. Da die Comedonen oft zu perifollikulären Entzündungen (Akne) Veranlassung geben, soll man sie durch Ausdrücken mittels eines Comedonenquetschers zu entfernen trachten. Über die meist gleichzeitig nötige, die Seborrhoe und die abnorme Verhornung betreffende Behandlung siehe das unter Akne Gesagte.

Lit.: Ehrmann, in Mraceks Handb. d. Hautkrankh. Bd. 1.

Dariersche Dermatose (Psorospermosis follicularis Darier), eine sehr seltene Hautkrankheit, bei der es zur Bildung von braunroten, grießkorngroßen Hornknötchen an verschiedenen Stellen des Körpers kommt, die an den Kontaktstellen der Haut sich zu großen papillären Vegetationen auswachsen können.

Die Therapie ist machtlos: Keratolytica, Paquelinisierung, Bäder usw. wirken nur vorübergehend und symptomatisch.

Lit.: Darier, Annales de Dermatol. 1889. — Jarisch, Arch. f. Dermatol. Bd. 41.

Dermatitis herpetiformis Duhring, (Dermatite polymorphe doloureuse) ein mit zweifelhaftem Recht vom Pemphigus vulgaris abgetrenntes Krankheitsbild, das sich durch die bessere Prognose (gute Beeinflussung durch Arsen), im klinischen Bilde durch die Polymorphie der Effloreszenzen (Auftreten von Erythemen, Quaddeln, Blasen und Pusteln gegenüber dem eintönigen Bilde der Blasen beim Pemphigus), ferner durch den stärkeren Juckreiz vom Pemphigus unterscheidet. Wie bereits erwähnt, wirkt Arsen — auch in der Form des Salvarsans — meist prompt, wenn auch oft nur vorübergehend. Empfohlen wird ferner noch die „Blutwaschung" nach Bruck: Intravenöse Injektion von Kochsalzlösung nach vorhergehenden größerem Aderlaß. Siehe auch „Schwangerschaftsdermatitis".

Lit.: Bettmann, in Mracek, Handb. d. Hautkrankh. Bd. 2.

Ekzem ist eine „juckende, oberflächlich beginnende Hautentzündung, die unter Bildung von Knötchen und Bläschen zur Exsudation von Serum, dadurch zur Krusten- und Borkenbildung führt, dann entweder unter Schuppung abheilt oder unter Verdickung der Haut chronisch wird" (Kreibich). Es ist das Produkt eines äußeren Reizes und einer vermehrten Reizbarkeit der Haut. Meist findet man mehrere Stadien des Ekzems nebeneinander, indem an der Stelle des Reizes das höchste Stadium (Ecz. madidans), nach der Peripherie hin die geringeren Stadien (Eczema papulosum) zu finden sind. Daraus ergibt sich das wichtige differentialdiagnostische Moment der unscharfen Begrenzung des Ekzems, des allmählichen Überganges in das Gesunde.

Hinsichtlich der Therapie ist zu beachten, daß die verschiedenen Stadien des Ekzems eine verschiedene Behandlung erfordern, daß daher die Therapie dem Grade der Erkrankung stets angepaßt werden muß.

Solange sich das Ekzem im Zustande der akuten Reizung befindet, solange Schwellung, Rötung, heftiger Juckreiz das Bild beherrschen, verträgt die Haut keinerlei Salben: dann ist Antiphlogose die einzig richtige Therapie

Diese wird herbeigeführt durch eisgekühlte essigsaure Tonerde (1—2 %), Borwasserumschläge, Boraxsalizylwasser (10 : 1 : 1000) usw. Daneben sorge man durch leichte Kleidung und starkes Pudern für das Fernhalten aller Hautreize (Schweiß, Reibung der Hautfalten etc.).

Wenn unter dieser entzündungshemmenden Therapie die akuten Reizerscheinungen abgeklungen sind, suche man durch Zinkpaste austrocknend auf die ödematöse Haut zu wirken. Die Zinkpaste ist auch ein vorzügliches Vehikel zum Einschleichen in den Teer, der bei der Behandlung des chronischen Ekzems fast unersetzlich ist, zu früh angewandt, aber oft Reizerscheinungen macht. Man beginne die Teerbehandlung, die eine Resorption des entzündlichen Infiltrates und die Verengerung der erweiterten Blutgefäße zum Ziele hat, daher stets in der Weise, daß man ihn (z. B. Pix liquida, Oleum rusci) in schwachem Prozentverhältnis (¼—½ %) der Zinkpaste zusetzt und zunächst eine gesunde Hautpartie damit messerrückendick bestreicht. Wird der Teer dort gut vertragen, so versuche man dasselbe auf der erkrankten Stelle und steigere die Konzentration, falls keine Reizerscheinungen auftreten, allmählich (1—3—5—10 %), bis man zum reinen Teer (Ol. cadini) übergehen kann. Die zahlreichen Teerpräparate der chemischen Fabriken (z. B. Anthrasol, Carboneol, Lianthrol, Empyroform usw.) haben kaum einen Vorteil vor den vorher genannten offizinellen Holzteeren; als brauchbarer Teerersatz ist, weil fast immer reizlos, wenn auch nicht rasch wirkend, das Tumerol ammonium zu nennen.

Das oben gegebene kurze Schema der Ekzembehandlung erleidet durch die besonderen Formen und Lokalisationen des Ekzems gewisse Modifikationen, von denen hier nur einige aufgeführt sein mögen.

Bei den seborrhoischen Ekzemen (gelbrote, ziemlich scharf begrenzte Plaques mit fettiger Schuppung) ist der Schwefel von fast spezifischer Wirkung. Er wird in Salbenform (5—10 %) angewandt.

Bei der Lokalisation des Ekzems auf stark behaarten Stellen (Kopf, Bart) ist die Zinkpaste nicht verwendbar, weil sie die Haare zusammenbackt. Sie wird dort durch weiche Salben (Ung. suilli., Ung. emolliens) ersetzt, der zur Erweichung der Borken 1—10 %ige Salizylsäure zugesetzt wird. Die Haare sind während der Behandlung ganz kurz zu halten.

Analekzeme vertragen und heilen oft überraschend schnell unter anfangs schwachen, dann stärkerem Kalomelzusatz zu Zinkpaste, beziehungsweise weichen Salben (Ung. emolliens bei stark infiltrierten Formen).

Bei hyperkeratotischen Handekzemen sind Salbenverbände mit 1 bis 10 %igem, langsam steigenden Zusatz von Hydrargyr. salicyl. oft von ausgezeichneter Wirkung.

Lit.: Lassar, Dermatol. Zeitschr. 1895. — Riecke, Praktische Ergebnisse auf dem Gebiet der Haut- und Geschlechtskrankh. Herausgeg. v. Jesionek 1910.

Ektyma gangraenosum, schubweise bei kachektischen Kindern am Stamm und After auftretende entzündliche Infiltrate, die bald zu einem scharfrandigen, „wie mit dem Locheisen ausgestanzten" Geschwür zerfallen. Die Therapie muß in erster Linie die Hebung des Allgemeinzustandes ins Auge fassen; lokal: feuchte Verbände mit essigsaurer Tonerde.

Lit.: Hitschmann und Kreibich, Arch. f. Dermatol. 1899.

Epheliden, Sommersprossen, sind kleine, punkt- bis fleckförmige Pigmentanhäufungen, die bei Personen mit zarter Haut, besonders bei rotblonden, unter dem Einfluß der chemisch wirksamen Strahlen des Sonnenlichtes im Frühjahr kommen, im Herbst meist von selbst schwinden. Sie finden sich hauptsächlich im Gesicht, aber auch an einzelnen bedeckt getragenen Körperstellen, z. B. Oberarm, Gesäß, Oberschenkel. Ihre, meist nur vorübergehende Beseitigung gelingt durch Aufpinseln des Bodensatzes folgender Schüttelmixtur:

Rp. Hydrargyr. bichlor. corros. 1,0
Talc. venet. 15,0
Glycerini 1,5
Spirit. vini. dil. ad 100,0.

Zur **Verhütung** der Sommersprossen ist den disponierten Personen das Tragen von blauen und roten Schleiern im Frühling und Sommer zu empfehlen.

Lit.: Miller, Bibl. medic. 1890.

Erythema. Zur Gruppe der Erythemerkrankungen gehört das Erythema exsudativum multiforme und das Erythema nodosum.

Das erstere bildet anfangs ziegelrote, später blaurot werdende Effloreszenzen, die Flecken oder Knötchen bis zu Talergröße sind und auf denen die Haut durch die starke Exsudation in Blasen abgehoben sein kann. Die Lokalisation der Hautveränderungen ist immer sehr typisch: Hand- und Fußrücken, Streckseite der Extremitäten, eventuell Nacken und selten das Gesicht.

Das Erythema nodosum tritt in Form subkutan gelegener, auf Druck sehr schmerzhafter großer Knoten, über denen die Haut rot verfärbt ist, auf der Vorderseite der Unterschenkel auf.

Beide Erythemformen sind als Infektionskrankheiten aufzufassen und die nicht seltene Kombination mit dem akuten Gelenkrheumatismus legt die Annahme nahe, daß es sich bei diesen beiden Krankheiten um den gleichen Erreger (Streptokokken?) handelt. Jedenfalls führen fließende Übergänge von den schweren septischen Allgemeinerkrankungen mit Hautblutungen zu den leichten Erythemfällen, bei denen Allgemeinerscheinungen kaum nachzuweisen sind.

Die **Therapie** wird, entsprechend der Auffassung der Erytheme als „Hautrheumatismus", meist mit Salizylpräparaten durchgeführt, z. B.

Acid. acetylo-salicylic. 0,5
Dent. tal dos. Nr. XX in tabl.
S. 3mal tgl. 1 Tablette.

Lokal kann wegen des Spannungs- und Juckgefühls auf den Effloreszenzen 1 % Salizylspiritus mehrmals täglich aufgetupft werden.

Lit.: Immermann, in Ziemßens Handb. Bd. 13.

Erythrasma, runde, scharf begrenzte Flecken von braunrötlicher Farbe mit minimaler Schuppung auf der Oberfläche, die durch die Wucherung eines Hautpilzes, Mikrosporon minutissimum, entstehen.

Der Pilz entwickelt sich nur dort, wo Hautfalten an einander reiben, am häufigsten an der Innenseite der Oberschenkel und am Skrotum. In den Schuppen gelingt der Nachweis der sehr zarten Pilzelemente leicht.

Die subjektiven Erscheinungen sind minimal.

Die Entfernung gelingt leicht durch Aufpinseln eines Anthrarobinlackes.

Rp. Anthrarobini 3,0
Tinct. benzoes ad 10,0.

Lit.: Richl Wien. med. Wochenschr. 1884.

Favus, Erbgrind, eine meist schon bei Kindern beginnende, durch das Achorion Schönleinii hervorgerufene Pilzkrankheit.

Die Hauptlokalisation ist der behaarte Kopf, wo die Pilzwucherungen, die die Form honiggelber, runder, gedellter Scheibchen (Skutula) haben, an den Haarfollikeln sitzen und durch Druckatrophie die Haarpapille derart schädigen, daß allmählich Kahlheit mit narbiger Veränderung der Kopfhaut eintritt. Selten finden sich einzelne Skutula an anderen Stellen des Körpers und ekzematös herpetische Veränderungen auf der unbehaarten Haut, die durch das Achorion bedingt sind.

Die **Diagnose** des Favus wird außer durch die Form der Kahlheit und die Narbe der Skutula durch den charakteristischen Geruch aller favösen Affektionen nach Schimmel oder Mäuseurin erleichtert.

Die **Therapie** hat die völlige Epilation der befallenen Kopfhaut zur Voraussetzung, die am schonendsten und raschesten durch Röntgenisierung (mit weichen Strahlen) erreicht wird. Darauf ist eine energische Desinfektion der befallenen Stellen (z. B. mit Sublimatalkohol) vorzunehmen. Die Empfindlichkeit des Favuspilzes gegen höhere Temperaturen hat Veranlassung gegeben zu der Wärmebehandlung der Kopfhaut mittels einer aus Leiterschen Röhren zusammengesetzten Kappe.

Lit.: Schuster, Monatsh. f. Dermatol. Bd. 9. — Wolff, in Eulenburg, Realenzyklopädie Artikel Farm.

Haarfärbung. Am häufigsten wird die Blondfärbung dunkler Haare verlangt, die eigentlich eine Entfärbung ist, da die natürliche Farbe der Hornsubstanz der Haare eine gelbblonde ist. Diese Entfärbung kann erzielt werden, durch Einreiben einer 10—20%igen Wasserstoffsuperoxydlösung. Zur Braunfärbung entfette man die Haare durch Waschung mit Sodalösung und behandle sie dann nacheinander mit

Sol. natrii hydrosulfurat. 5,0/100,0
D. Äußerlich. Lösung I.
und Sol. kalii hypermanganat. 10,0/1000,0
D. Äußerlich. Lösung II.

Zur Schwarzfärbung ergrauter Haare empfiehlt Saalfeld am meisten das Eugatol, ein sulfuriertes p-Phenylendiamin.

Lit.: Saalfeld, Kosmetik. Berlin. Springer. 1908.

Hautjucken. Hinsichtlich der Pathogenese des Hautjuckens, des häufigsten Symptoms der verschiedensten Krankheitszustände der Haut, läßt sich folgende Einteilung[1]) aufstellen:

1. Juckzustände durch Parasiten.
   a) tierische (Pediculi, Phthirii, Cimices, Pulices — Acarus scabiei.
   b) pflanzliche (Hyphomyzeten).
2. Juckzustände ohne äußere Ursache:
   a) durch chemische, im Blut zirkulierende Stoffe (z. B. bei Diabetes, Ikterus),
   b) bei primär nervösen Grundleiden (Basedow, Hysterie) oder reflektorisch bedingt (bei Gravidität usw.),
   c) Pruritus essentialis, senilis etc.
3. Jucken bei bestimmten Hautkrankheiten:
   a) als Symptom z. B. bei Ekzem, Lichen ruber, Dermatitis herpetiformis,
   b) als Teilerscheinung der Urtikaria, Strophulus, Prurigo.

Die Therapie bekämpft, wo es irgend geht, den Erreger des Juckens, sofern dieses bekannt ist (siehe den Abschnitt Scabies, Herpes tonsurans etc.), das Symptom des Juckens kann durch Betupfen mit 1%igem Mentholspiritus oder durch Auflegen von Kühlsalben gemildert werden. Kühlsalben sind solche, die eine verhältnismäßig große Menge Wasser enthalten, das beim Verdunsten der Haut Wärme entzieht und die dadurch kühlend und juckstillend wirken, z. B.:

Rp. Ung. Zinc. benzoat	20,0
Adip. lanae	10,0
Menthol	1,0
Aqua carbol. (6 %)	29,0
M.D.S. Äußerlich oder	

[1]) Nach Neisser: Über das Jucken und die juckenden Hautkrankheiten in „Die Deutsche Klinik von Leyden und Klemperer." Bd. X, 2.

Rp. Adipis. lanae 6,0
Ung. Zinc. benzoat. 12,0
Liq. alum. acet. 24,0
Aquae rosar. 20,0
M.D.S. Äußerlich.

Lit.: Genaueres siehe in dem Aufsatze von Klingmüller an anderer Stelle dieses Buches und bei Neisser, Deutsche Klinik von Leyden u. Klemperer Bd. 10. S. 2.

Herpes. Als Herpesbläschen bezeichnet man kleine, etwa stecknadelkopfgroße, prall gefüllte, von einem roten, entzündlichen Hofe umgebene Bläschen, die in Gruppen oder in Bogenlinien aneinander gereiht in verhältnismäßig kurzer Zeit auf vorher gesunder Haut aufschießen.

Ihre Entstehung wird meist auf trophoneurotische Ursachen zurückgeführt. Man unterscheidet 1. Herpes zoster, wahrscheinlich eine Infektionskrankheit, die Zerstörungen (Blutungen etc.) in einem Spinalganglion setzt, welch letztere dann zu Zostereruptionen in dem Gebiet des betroffenen Nerven, oft auch zu sensiblen Störungen dortselbst führt. Therapie: Äußerlich Puder und Trockenverband, innerlich Antipyrin, Aspirin usw.

2. Herpes simplex (labialis, genitalis, menstrualis, febrilis), tritt im Gegensatz zum Zoster häufig doppelseitig auf und hat eine entschiedene Neigung zum Rezidivieren. Er tritt schubweise auf, mit Vorliebe am Übergang von Schleimhaut zur äußeren Haut mit geringen subjektiven Beschwerden (Jucken, Brennen). Der Herpes genitalis kann zu Verwechslungen mit syphilitischen Affektionen führen (differentialdiagnostisch ist der fehlende Spirochätennachweis von Bedeutung). Der Herpes simplex heilt meist rasch spontan; eine besondere Therapie erübrigt sich dadurch.

Lit.: Blaschko, Herpes in Mraceks Handb. d. Hautkrankh. Bd. 1.

Hyperhidrosis. Zur Beseitigung der übermäßigen Sekretion der Schweißdrüsen kann der deletäre Einfluß der Röntgenstrahlen auf die sezernierenden Epithelien der Haut mit Vorteil verwandt werden: nach wenigen, schwachen Bestrahlungen mit weichen Röhren ist die Schweißsekretion bedeutend eingeschränkt. Von Medikamenten sind bei der Hyperhidrosis vor allem die Formalinpräparate beliebt. Man verordnet entweder das Formalin selbst in 10%iger Lösung als Pinselung, oder seine Verbindung mit Gerbsäure, Tannoform, als Puder. Im übrigen sind zur Vermeidung der Zersetzungen des Schweißes häufige Waschungen mit alkoholischen, adstringierenden Flüssigkeiten, wie Eau de Cologne und Franzbranntwein, zu empfehlen, während zu vieles Waschen mit Wasser und Seife, als hautreizend zu vermeiden ist.

Lit.: Török, Hyperhidrosis in Mraceks Handb. d. Hautkrankh. Bd. 1.

Hypertrichosis. Objekt der Behandlung der übermäßigen Behaarung ist fast ausschließlich der Frauenbart. Das idealste Verfahren ist die Elektrolyse; sie ist aber schwierig und außerordentlich zeitraubend. Röntgenbestrahlungen, die eine Zeitlang viel zur Epilation empfohlen wurden, werden heute nur noch selten dazu verwandt, weil man die Erfahrung machen mußte, daß erst solche Dosen eine dauernde Verödung der Haarpapille zuwege brachten, die auch andere Veränderungen der Haut (Verdünnung, Kapillarektasien) hervorriefen, daß man also nur einen Schönheitsfehler mit einem anderen vertauscht hatte. Auch die chemischen Epilationsmittel (Kalziumsulfhydrat, Baryumsulfurat usw.) werden auf die Dauer wohl von keiner Haut vertragen. Dagegen hat sich ein von Schwenter-Trachsler angegebenes mechanisches Verfahren in der Praxis gut bewährt. Es besteht in systematischen Abreibungen der hypertrichotischen Hautstellen mit Bimsstein nach vorhergehendem einmaligen Abrasieren. Die Abreibungen sollen zweimal täglich gegen die Richtung der Haare und so lange ausgeführt werden, als es die Empfindlichkeit der Haut zuläßt. Nach dem Abreiben wird auf die behandelten Stellen zur Milderung der Reizung etwas Mitin eingerieben.

Lit.: Schwenter-Trachsler Arch. f. Dermatologie. Bd. 111.

Ichthyosis, Fischschuppenkrankheit, wird eine angeborene Verhornungsanomalie der Epidermis genannt. Man unterscheidet die an die Follikel gebundene Ichthyosis follicularis von den diffusen Formen. Bei der seltenen Ichthyosis follicularis — nicht zu verwechseln mit dem häufigen und ähnlichen Lichen pilaris — sieht man kleine, bis 1 mm große solide Hornkegel aus den Haarfollikeln hervorragen. Bei den (häufiger vorkommenden) diffusen Formen unterscheidet man nach der Ausbildung der Anomalie 1. die Ichthyosis simplex (leichtester Grad: mäßige Verdickung der Hornschicht, vermehrte Abschuppung, dadurch Rauheit der Haut, geringe Schweißsekretion).

2. Ichthyosis nitida (stärkere Bildung von Schuppen, die im Zentrum festhaften, an der Peripherie sich ablösen).

3. Ichthyosis serpentina (hystrix). (Die Affektion wird durch Verdickung ev. graue Färbung der Schuppen der Schlangenhaut ähnlich.)

Handinnenflächen und Fußsohlen, sowie die Gelenkbeugen bleiben stets frei.

Die an sich nur ein kosmetisches Leiden bildende Anomalie wird für ihren Träger dadurch bedeutungsvoll, daß sie entschieden zu Ekzem disponiert.

Therapeutisch kann man durch Schwefelbäder (mit 75—100 g Schwefelleber bereitet) oder Schwefelsalben vorübergehende Besserung erzielen. Die der Affektion zugrunde liegende Verhornungsanomalie kann man aber, bei dem Mangel jeder Kenntnis über die Ätiologie, nicht beeinflussen, und so kehrt das Leiden nach Aussetzen der symptomatischen Therapie stets wieder

Lit.: Gaßmann, Histol. u. klin. Untersuchungen über Ichthyosis. Wien u. Leipzig 1904.

Impetigo contagiosa nennt man in den obersten Schichten des Stratum corneum sitzende, durch Strepto- oder Staphylokokken hervorgerufene Eiterbläschen, die infolge der Dünne ihrer Decke bald platzen und sich dadurch zu honiggelben bis grünschwarzen Krusten umwandeln. Sie werden meist auf den unbedeckt getragenen Körperstellen der kindlichen Haut gefunden, die viel mehr zu Blasenbildung disponiert ist, als die der Erwachsenen (so treten z. B. Lues und Urticaria nur bei Kindern in bullösen Formen auf).

Therapie. Unter Bedeckung mit Zinkpaste trocknen die Blasen rasch ein und fallen bald unter Hinterlassung eines leicht geröteten Fleckes ab. Auf dem behaarten Kopfe ist Zinkpaste wegen der unangenehmen Verklebung der Haare, die sie herbeiführt, nicht anwendbar; dort werden die Borken durch 5—10%ige weiche Salizylsalben, z. B. mit Adeps suill., abgeweicht.

Lit.: Lewandowsky, Arch. f. Dermatol. Bd. 114.

Insektenstiche. Die Weibchen mancher Insektenarten, wie Bienen und Wespen, tragen an ihrem Leibe einen Stachel, durch den sie ein dem Schlangengift ähnliches, stark saures Sekret einer Giftdrüse entleeren können. An der gestochenen Hautstelle bildet sich ein stark schmerzendes Ödem mit hämorrhagischem Zentrum, mehrfache Stiche können allgemeintoxische Erscheinungen, selbst den Tod zur Folge haben.

Die lokalen Reizerscheinungen der Insektenstiche können durch Neutralisieren des Giftes mittels Salmiakbetupfungen vermieden werden. Der in der Wunde zurückgebliebene Bienenstachel ist — möglichst ohne Läsion des an ihm hängenden Giftbläschens — zu entfernen. Übrigens stellt sich nach einigen Bienenstichen (bei Imkern etc.) eine Immunität gegenüber dem Bienengift ein.

Lit.: Jesionek, in Riecke, Lehrb. d. Dermatol. 1912. S. 496.

Intertrigo nennt man ein akutes nässendes Ekzem, das an Hautstellen, die sich berühren (Schenkelgegend, Perineum, herabhängende Brüste) unter der Wirkung der Reibung und des Schweißes entsteht. Die Behandlung ist die gleiche wie die des akuten Ekzems (s. d.): in erster Linie ist die Beseitigung der Reibung durch in die Hautfalten eingelegte Wattebäusche und die Aufsaugung des Schweißes durch reichliches Pudern zu erstreben.

Keloide sind streifen- oder plattenförmige, narbenartig gefärbte, gutartige Tumoren der Haut, die aus dicht verflochtenen Bindegewebsfibrillen (ohne elastische Fasern) bestehen. Die Unterscheidung in spontane und Narbenkeloide ist wahrscheinlich unrichtig, weil auch die ersteren wohl nach unscheinbaren, daher übersehenen Hautverletzungen entstehen. Die Keloide wachsen langsam und nur bis zu einer gewissen Größe; sie zerfallen nie und werden nie bösartig.

Die chirurgische Entfernung ist nicht zu empfehlen, weil die Operationsnarbe fast immer wieder zu einem Keloid wird. Viel empfohlen werden dagegen Fibrolysininjektionen. Das Thiosinamin kann auch in Form von Pflastern lokal angewandt werden.

Lit.: Joseph, Arch. f. Dermatol. Bd. 49.

Keratoma hereditarium palmare et plantare. So wird die in einzelnen Familien erblich vorkommende Verdickung der Hornschicht an den Handinnenflächen und Fußsohlen genannt. Die Anomalie schneidet an dem Übergang von Dorsal- zur Plantarfläche scharf, meist mit einem rötlichen Hofe ab. Die Oberfläche des Keratom zeigt die normale Furchung der Haut in starker Vergröberung. Histologisch zeigt sich eine starke Verlängerung der Papillen und eine Hypertrophie sämtlicher Zellschichten der Epidermis. Veränderungen an den Schweißdrüsen, wie sie Vörner beschrieben hat, scheinen nicht konstant zu sein.

Therapeutisch läßt sich bei dieser hereditären Affektion wenig erreichen. In der Regel wird man sich darauf zu beschränken haben, die häufigen Rhagaden der hypertrophischen Hornschicht durch Pflaster zu decken.

Lit.: Vörner, Arch. f. Dermat. u. Syph. Bd. 56. 1901. — Hahn, Dermatol. Zeitschr. Bd. 18. 1911.

Kriegsdermatosen. Unter dieser Bezeichnung kann man eine Reihe parasitärer Hautkrankheiten zusammenfassen, die wegen der Unmöglichkeit einer sachgemäßen Hautreinigung und -pflege im Felde gehäuft auftreten. Die Erreger sind tierischer, pflanzlicher oder bakterieller Natur.

Von den tierischen Parasiten hat im Felde, besonders im Osten, die Kleiderlaus große Bedeutung gefunden, weil sie als die praktisch wichtigste, wenn nicht einzige, Überträgerin des Fleckfiebervirus erkannt ist. Zu ihrer Bekämpfung sind zahllose Mittel angegeben worden, von denen sich die wenigsten bewährt haben, manche, wie die ätherischen Öle (Anisöl, Fenchelöl) durch Nieren- und Hautreizung nicht unbedenklich sind. Am sichersten ist die gründliche Desinfektion der gesamten Kleidung im strömenden Dampf, während der Patient selbst ein warmes Seifenbad nimmt, ein Verfahren, wie es im großen in den Entlausungsanstalten an der Grenze bei jedem heimkehrenden Soldaten durchgeführt wird. Durch diese Maßnahmen sind Verschleppungen der Pediculosis und des Fleckfiebers ins Innere Deutschlands vermieden worden.

Die Pilzkrankheiten der Haut (Pityriasis versicolor, rosea, Trichophytie, Erythrasma, Favus) sind ebenfalls zeitweise gehäuft bei einzelnen Truppenteilen beobachtet worden. Die Behandlung der oberflächlichen Formen kann mit einfachen desinfizierenden Mitteln (Jodtinktur, Alkoholabreibungen) im Felde selbst vorgenommen werden; die tieferen Formen erfordern jedoch klinische Behandlung (siehe Sycosis parasitaria).

Von den bakteriell erzeugten Dermatosen beanspruchen die Staphylodermien im Felde oft viel Aufmerksamkeit. Durch die starke Verschmutzung der Haut kommt es nicht selten zu pustulöser Dermatitis, Follikulitis, Furunkulosis und Ektymageschwüren. Auch hier sind Alkoholabreibungen der Haut das beste Mittel gegen die Weiterverbreitung der Eitererreger. Die Eröffnung der einzelnen Furunkel geschieht nach Unna am besten improvisiert durch eine in der Flamme rotglühend gemachte Haarnadel, die zur Handhabung in einen Kork gesteckt ist. Umschläge mit essigsaurer Tonerde oder 1—2 %-iger Resorzinlösung beseitigen die entzündliche Gewebsspannung um den Eiterherd. Wo es irgend möglich ist, werden Bäder, ev. mit leicht desinfizierenden Zusätzen (Kalium permanganicum 1 : 4000), zu verabreichen sein.

Lit.: Perls Archiv für Dermatologie. Bd. 122. H. 7.

Lassarsche Haarkur, eine vielgebrauchte Methode zur Anregung der Haarpapillen nach seborrhoischem oder kreisförmigem Haarausfall usw. Sie beginnt mit einer ausgiebigen Waschung der Kopfhaut mit verdünntem Seifenspiritus, z. B.:

Mp. Spirit. saponat. kalin. 120,0
Spir. coloniens. 20,0
Spir. vin. dilat. ad 200,0.
MS. Flüssige Seife zum Waschen der Kopfhaut.

Auf die so gereinigte Kopfhaut wird nach Abtrocknen der Haare eingerieben:

Rp. Hydrargyr. bichlorat. corros. 0,5
Aqua. Rosar. ad 300,0
MS. Kopfwasser I.

oder bei Kindern: Solut. acid. salicyl. 2,0 : 200.0.

Darauf folgt eine zweite Einreibung mit einer alkoholischen Flüssigkeit, die die Kopfhaut wieder trocknet, nämlich mit

Rp. β-Naphthol 0,5
Alkohol absol. ad 200,0
MS. Kopfwasser II.

oder mit Rp. Thymol. 0,5
Spiritus vini ad 200,0.
MS. Kopfwasser II.

Zum Schluß folgt eine Einreibung der Haare mit

Rp. Acid. salicyl. 1,0
Tinct. Benzoes 2,0
Ol. provinciale ad 50,0.
MS. Haaröl.

Diese Prozeduren werden zunächst wöchentlich 1 mal, später mit größeren Zwischenräumen vorgenommen.

Lit.: Lassar, Über Haarkuren. Deutsche Klin. Bd. 10. Abt. 2.

Leichentuberkel nennt man eine warzenähnliche Form der Hauttuberkulose, die besonders bei Pathologen und bei Schlächtern als Folge der Infektion der Haut mit menschlichen oder bovinen Tuberkelbazillen an den Händen vorkommt. Der Leichentuberkel steht im klinischen und histologischen Bilde der Tuberculosis verrucosa cutis nahe; er wird wie die letztere am besten chirurgisch — durch Exzision, ev. Auskratzung — beseitigt.

Lichen ruber acuminatus (spitze Schwindflechte), eine chronisch entzündliche Hauterkrankung, bei der es zur Bildung von kleinen, spitzkegeligen, rotbraunen, soliden Papeln, die meist um die Follikel der Haut gruppiert sind, kommt. Die geschilderten Effloreszenzen können einzeln, oft in strich- oder kreisförmiger Anwendung vorkommen, oder auch in größeren zusammenhängenden Plaques, deren Oberfläche sich wegen der spitzen Hornkegelchen dann eigentümlich reibeisenartig anfühlt. Solche Plaques können ev. die ganze Haut bedecken (Lichen ruber universalis); es entwickelt sich dann ein schweres Krankheitsbild: unter immer weitergehenden Marasmus kann der Tod eintreten. Da auch bei anfänglich wenig ausgedehntem Lichen ruber acuminatus sich solche universale Eruptionen entwickeln können, ist die Prognose dieser Dermatose stets mit Vorsicht zu stellen und auf eine energische Arsenkur zu dringen, die auch den Acuminatus fast mit Sicherheit zur Heilung bringt. Über die Handhabung dieser Kur siehe den Abschnitt Lichen ruber planus.

Lit.: Neisser, Über den gegenwärtigen Stand der Lichenfrage. Arch. f. Dermatol. Bd. 28.

Lichen ruber planus (Schwindflechte), eine chronisch entzündliche Erkrankung der Haut, bei der es zur Bildung von stecknadelkopfgroßen, korallenroten, oberflächlich planen, sechseckig-polygonalen Knötchen kommt, die nach längerem Bestande, ohne sich in andere Effloreszenzen umgewandelt zu haben, wieder resorbiert werden. Prädilektionsstellen für die Lichenpapeln sind die Innenseite der Unterarme, besonders die Handgelenksgegend, die Haut über dem Kreuzbein, das männliche Genitale und die Schleimhaut des Mundes, wo der Lichen nach Art eines Spitzenmusters als weiße Knötchen, die durch zarte strichförmige Ausläufer miteinander verbunden sind, oft in sehr charakteristischer Anordnung gefunden wird. An den Unterschenkeln tritt der Lichen ruber oft in Form von warzenartigen, dicken, bläulichroten Infiltraten mit höckriger Oberfläche auf (Lichen ruber verrucosus).

Die Differentialdiagnose gegenüber Lues stützt sich auf die hellere Farbe (der Lichen syphiliticus — richtiger das mikropapulöse Syphilid — ist dunkelbraunrot) und auf die dem Lichen fehlende Fähigkeit zur Umwandlung der Papeln (in nässende Kondylome usw.). Gegenüber der Psoriasis ist die Lokalisation bemerkenswert: Der Lichen bevorzugt die Beugen, die Psoriasis die Streckseiten; die letztere macht nie Schleimhauterscheinungen.

Der Lichen ruber planus hat eine gute Prognose. Durch eine planmäßig durchgeführte Arsentherapie ist er sicher zu heilen. Man gibt das Arsen am besten in Form der asiatischen Pillen mit hohem As-Gehalt, z. B.

Mp. Acid. arsenicus 0.5!
Massa pill. quant. sat. ut fiant pill. No. 100.
S. 3mal tgl. 1 Pille, steigend jeden dritten Tag um 1 Pille bis zu 3mal tgl. 3 Pillen. Nur nach dem Essen zu nehmen.

Man steigt mit den Pillen bis zur beginnenden Involution der Papeln an, bleibt dann einige Zeit auf dem erreichten Niveau und geht dann erst langsam wieder zurück. Eine äußere Behandlung ist dabei meist unnötig. Empfohlen wird zu ihr die Unnasche Karbolsublimatsalbe, deren Formel lautet:

Acidi carbolici (4%)	20,0
Hydrargyr. bichlorat. corros.	0,5—1,0
Ung. Zinc. benzoat.	500,0.

DS. Morgens und abends einzureiben.

Zur intramuskulären bzw. subkutanen Arsenbehandlung eignet sich wegen seiner guten Verträglichkeit und prompten Wirkung in erster Linie das Solarson (Bayer & Co.). (Jeden zweiten Tag ein Kubikzentimeter der Lösung. In sterilen Ampullen käuflich.)

Lit.: Riecke, Lichen ruber in Mracek, Handb. d. Hautkrankh. Bd. 2.

Lichen ruber verrucosus. An den abhängigen Partien des Körpers (Unterschenkel), nimmt der Lichen ruber planus durch Agglomeration der einzelnen Papeln oft die Form derber Infiltrate mit warzenartiger Oberfläche an. Neben der internen Arsentherapie (siehe diese im Abschnitt Lichen ruber planus) wird man zur Therapie mit Vorteil noch die äußere Anwendung resorbierender Pflaster (Collemplastrum Hydrargyri ciner. oder Collemplastr. saponat-salicyl) und vor allem Röntgenbestrahlungen heranziehen.

Lit.: Crocker, Brit. Journ. of Dermat. 1900.

Lupus vulgaris, die häufigste und wichtigste Form der echten Hauttuberkulose. Sie beginnt — meist schon im Kindesalter — mit der Bildung stecknadelkopfgroßer, milchkaffeefarbener Flecken, die histologisch ein Konglomerat von Miliartuberkel in der entzündlich veränderten Kutis darstellen. Diese treten in der entzündlich geröteten Haut besonders deutlich hervor, wenn die letztere, etwa durch Glasdruck, blutleer gemacht wird. Die Morschheit des tuberkulösen Gewebes zeigt sich am besten durch die bleibende Delle, die auf den Flecken nach dem Aufdrücken eines stumpfspitzen Gegenstandes zurückbleibt: es bricht dort ein, wie der Fuß im halbgefrorenen Schnee. Das klinische Bild des Lupus kann ein sehr verschiedenes sein, je nachdem das Gewebe mit entzündlicher Wucherung (Lupus tumidus), die ulzerös zerfallen kann (Lupus exulcerans) oder mehr mit Narbenbildung reagiert. Die Diagnose läßt sich durch den Nachweis der geschilderten Primäreffloreszenzen stets stellen.

Die beste Lupus-Therapie des praktischen Arztes, dem die kostspieligen Lichtheilapparate nicht zur Verfügung stehen, ist die Pyrogallusmethode. Sie beruht auf der Tatsache, daß die Pyrogallussäure elektiv das lupöse Gewebe herausätzt: nach mehrtägigen Vorbinden einer 10%igen Pyrogallussalbe (mit Vaselin als Grundlage) sieht man die Lupusherde als schwarze nekrotische Stellen in dem sonst nicht geschädigten Gewebe liegen. Von der größten Wichtigkeit für die Vermeidung von Rezidiven ist es nun, die Pyrogallussäure noch längere Zeit einwirken zu lassen, nachdem die makroskopisch sichtbaren Lupusherde bereits zerstört sind. Deshalb soll die Konzentration der Salbe nur ganz allmählich, von Woche zu Woche, vermindert werden, bis man schließlich zu ½—¼%igen Pyrogallussalben angelangt ist, unter denen die Epithelisierung der erodierten Hautpartie einsetzt.

Einfach in der Anwendung ist auch die Abreibung der lupösen Hautpartien mit Acid. lactic. Liq. stibii chlorati ãã 5,0. Die entstehende Hautentzündung wird unter Zinkpaste zum Schwinden gebracht. Die Abreibung der Lupusknötchen wird wiederholt, so oft sich noch Reste von solchen vorfinden.

Für kleine isolierte, günstig gelegene Lupusherde empfiehlt sich am meisten die chirurgische Exzision im Gesunden mit nachfolgender Naht (oder Transplantation). Das früher viel geübte Verfahren der Auskratzung der Herde mit dem scharfen Löffel mit nachfolgendem Jodoformgazeverband wird heute wegen der Gefahr des Hineinbringens der Tuberkelbazillen in die Blutbahn (mit folgender Miliartuberkulose) wenig mehr ausgeführt. Nach jeder Behandlung sollte durch Tuberkulininjektionen geprüft werden, ob der therapeutische Effekt ein vollständiger ist: falls in der Umgebung des Herdes oder in der Narbe noch kleinste Lupusknötchen vorhanden sind, werden sie dann durch die Lokalreaktion sichtbar gemacht, und diese letztere gibt damit die Indikation zu einer weiteren Behandlung.

Lit.: Lewandowsky, in Lubarsch-Ostertag, Ergebnisse. 1913.

Mikrosporie, eine pilzliche Infektionskrankheit der Kopfhaut jüngerer Knaben, die zum Abbrechen der Haare auf kreisrunden, weißschuppenden Stellen führt. In den letzten Jahren sind mehrere, äußerst hartnäckige Endemien in Schulen usw., auch im rechtsrheinischen Deutschland beschrieben worden, während früher die Krankheit nur links des Rheines vorzukommen schien. Der mikroskopische Nachweis der kleinsporigen Pilze (Microsporon Audouini) in und an den erkrankten Haaren gelingt leicht.

Zur Bekämpfung sind umfassende Maßnahmen in den Schulen (Isolierung der erkrankten Kinder in besonderen Klassen), Einreibung desinfizierender, pilzabtötender Salben und das Tragen abschließender Kopfverbände notwendig. Unbehandelt pflegt die Krankheit erst in den Pubertätsjahren von selbst zu schwinden.

Lit.: Plaut in Mraceks Handb. d. Dermatol. Bd. 4.

Miliaria crystallina nennt man kleine, Schweiß enthaltende Bläschen, die nach schweren fieberhaften Krankheiten manchmal auf der sonst unveränderten Haut aufschießen. Man erklärt ihr Zustandekommen durch eine Verstopfung der Schweißdrüsenausführungsgänge mit abgestorbenen Hornzellen, die während der Dauer des Fiebers aus dem Lumen des Ganges nicht herausgeschwemmt wurden, weil der Schweiß infolge der erhöhten Körpertemperatur nicht aus dem Porus austrat, sondern innerhalb des Kanals verdunstete. Die Bläschen verschwinden stets bald wieder ohne Therapie.

Lit.: Töröck, Monatsh. f. prakt. Dermatol. Bd. 12. Nr. 10.

Milien sind kleine Hornzysten, die hauptsächlich in der Augengegend ohne erkennbare Ursache entstehen.

Man entfernt sie durch Schlitzen der darüberziehenden Hornschicht mit der Spitze eines Skalpells und darauffolgendes Ausdrücken des Inhaltes oder auch durch Betupfen mit Acid. carbol. liquefactum.

Lit.: Gerson, Dermatol. Zeitschr. 1901. Heft 6.

Milzbrand tritt an der Haut als Milzbrandpustel bzw. Milzbrandödem auf. Beides sind die Erscheinungen der Infektion der Haut mit dem Milzbrandbazillus. Die Milzbrandpustel entwickelt sich nach mehrtägiger Inkubation an der Infektionsstelle (Hand, Gesicht) als ein auf einem Infiltrat aufsitzendes Eiterbläschen, welch letzteres sich bald in einen schwärzlichen Schorf umwandelt. Das livid gerötete Infiltrat kann Handtellergröße erreichen und ist von einem derben Ödem umgeben. In anderen Fällen nimmt der Hautmilzbrand nur die Form eines größeren, teigig-elastischen Hautödems an. Die Infektion kann in den geschilderten Formen auf der Haut lokalisiert bleiben und doch narbig abheilen, oder sie führt zur Allgemeininfektion mit meist tödlichem Ausgange.

Die Diagnose gründet sich auf den färberischen Nachweis des Erregers im Pustel- resp. Ödeminhalt. Man denke an die Krankheit bei Karbunkeln solcher Personen, die berufsmäßig mit Tieren, Fellen usw. zu tun haben.

Die Therapie sei zur Verhütung einer Allgemeininfektion keine allzu aktive, chirurgische, sondern beschränke sich auf desinfizierende Umschläge, ev. Exzitantien u. dgl. Wenn rasch zur Hand, hat sich das Milzbrandserum oft gut bewährt.

Mycosis fungoides, ein zur Gruppe der sarkoiden Geschwülste der Haut gehörendes Krankheitsbild, das mit der Bildung großer schuppender, ekzematöser, stark juckender Plaques beginnt. Dieses (prämykotische) Stadium, in dem die Krankheit nur schwer diagnostiziert werden kann, kann jahrelang andauern, bis es zur Entwicklung von größeren oder kleineren, pilzförmig aufsitzenden Tumoren kommt, die ihren Sitz auf der äußeren Haut und Schleimhaut, aber auch in den inneren Organen haben können. Diese Tumoren, die sich aus Lymphozyten, Plasma- und Mastzellen zusammensetzen, haben oft Neigung zu ulzerösem Zerfall, können aber auch spontan sich zurückbilden.

Die Prognose des Leidens ist ungünstig. Die meisten Fälle endigen, oft allerdings erst nach jahrelangem Bestande, letal.

Gute symptomatische Erfolge hat man bei der internen Arsenbehandlung mit gleichzeitigem Röntgenisieren der prämyoktischen Plaques und der Tumoren gesehen. Das As wird in hohen Dosen in Form der asiatischen Pillen gegeben. (siehe Lichen ruber); gleichzeitig werden die erkrankten Hautstellen mit mittelharten Strahlen behandelt.

Lit.: Herxheimer u. Hübner, Arch. f. Dermatol. Bd. 84.

Naevi, Muttermäler, sind angeborene Mißbildungen der Haut. Man teilt sie ein (nach Tomasczewski in Rieckes Lehrbuch) in:

1. Gewebsnaevi, das sind Naevi, die ausschließlich oder wesentlich aus einem Gewebsanteil der Haut bestehen. Hierzu gehören die weichen

Naevi, deren Charakteristikum Zellanhäufungen in der Kutis sind. Die Herkunft dieser Naevuszellen ist noch strittig. Sie werden von einigen Autoren vom Epithel hergeleitet, von anderen vom Bindegewebe. Beides scheint vorzukommen. Bei maligner Degeneration können sie sich zu Karzinomen, nie zu Sarkomen entwickeln. Die Größe und der Pigmentgehalt dieser Naevi schwankt in sehr weiten Grenzen.

2. Organnaevi. Umschriebene, angeborene Wucherungen einzelner Organteile der Haut, so der Blutgefäße (Naevi vasculosi), der Lymphgefäße (Naevi lymphangiestatici), der Talgdrüsen (Adenoma sebaceum).

3. Systematisierte Naevi. Streng lineär, dem Verlaufe bestimmter Liniensysteme der Haut, und zwar meist den Voigtschen Grenzlinien entsprechend angeordnete papillomatöse, dunkel pigmentierte Naevi. Sie entstehen wohl sicher durch eine Keimverlagerung infolge embryonaler Entwicklungsstörungen bei der Bildung der Haut aus ihren metameren Anteilen.

Kleinere Naevi können durch Exzision entfernt werden, für die großen gibt es keine Therapie.

Lit.: Tomasczewski, in Riecke, Lehrb. d. Hautkrankh.

Nagelkrankheiten. Veränderungen der Nagelsubstanz sind meist bedingt durch Erkrankungen der Matrix, welch letztere wieder entweder auf Allgemeinleiden beruhen oder als Teilerscheinungen von Hautkrankheiten anzusehen sind. Vorübergehende Ernährungsstörungen der Matrix (z. B. bei fieberhaften Krankheiten) zeigen sich später an der Nagelplatte in Form von Querfurchen[1]). Bei länger dauernden, erschöpfenden Krankheiten, aber auch bei der nicht seltenen angeborenen Minderwertigkeit der vom äußeren Keimblatte abstammenden Anhangsgebilde (Nägel, Haare, Zähne) sehen wir die Nägel in ihrer Totalität verdünnt, oft in der Mitte direkt napfförmig ausgehöhlt (Koilonychie). Längsfurchung der Nägel ist die Folge und der Ausdruck einer partiellen Erkrankung der Matrix: von der erkrankten Stelle aus schiebt sich eine zu weiche, mangelhaft gebildete Nagelsubstanz vor. Bei Psoriasis sieht man häufig grübchenartige Vertiefungen in der Nagelsubstanz entstehen. Bei Ekzem kommt es zu Bildung von Hornmassen unter dem Nagel (Hyperkeratosis subungualis), ein Krankheitsbild, das bei längerem Bestehen des entzündlichen Prozesses in die sog. Onychogryphosis übergehen kann, bei der der Nagel in eine große dicke, krallenförmig gekrümmte Hornmasse sich umgebildet hat.

Die beste Therapie des Nagelbettekzems besteht nach Veiel in dem 2 mal täglich vorgenommenen Einreiben von Schmierseife auf die Nägel mittels einer in warmes Wasser getauchten Zahnbürste. Der Seifenschaum bleibt 5 Minuten auf den Nägeln und wird dann mit heißem Wasser abgespült. Dann werden die Nägel mit Glyzerin eingerieben. Bei den atrophischen Formen der Nagelerkrankung wird mit Vorteil innerlich Arsen, lokal graues Quecksilberpflaster verwendet.

Lit.: Heller, Krankheiten der Nägel. Berlin 1900.

Pediculi, Insekten, und zwar Halbflügler, von denen drei Gattungen auf der menschlichen Haut bzw. in der Kleidung leben.

1. Pediculi capitis. Kleine graue Insekten, die in den Kopfhaaren leben und ihre Eier in Chitinhüllen, die an die Haarschäfte geklebt werden, ablegen. Diese letzteren sind am leichtesten in der Nackengegend, bei weiblichen Patienten unter dem Zopf und an den Haaren hinter dem Ohr zu finden. Die Pediculi lösen einen ziemlich starken Juckreiz aus. Durch das Kratzen wird die Leibessubstanz der Tiere zum Teil in die Haut des Kopfes und

[1]) In gleicher Weise erscheinen die während einer fieberhaften Krankheit gebildeten Teile der Haarschäfte im Mikroskop deutlich verdünnt gegenüber den in gesunden Tagen gewachsenen.

durch die Fingernägel auch ins Gesicht eingerieben. Die Körpersäfte der Pediculi capitis bewirken dabei das Auftreten von Impetigines, das sind Eiterbläschen, die in den obersten Schichten des Str. corneum auf unveränderter Haut sitzen, bald platzen und sich dabei zu Borken und Krusten umwandeln. Diese Impetigines sind bei Kindern fast immer durch Pediculi capitis bedingt und heilen in diesen Fällen nach Abtötung der Parasiten. Diese wird durch mehrtägiges Verbinden des behaarten Kopfes mit Sabadillessig oder mit einer Mischung von Ol petrae und Ol olivar. zu gleichen Teilen erreicht. (Am besten unter einer Badekappe. Die Kopfhaare müssen mit der genannten Flüssigkeit völlig durchtränkt sein. Bei Knaben und bei Mädchen unter 10 Jahren — bei älteren wachsen sie nicht mehr in der früheren Länge nach — werden sie am besten kurz abgeschnitten.) Die Pediculi und ihre Brut ist durch diese Prozedur sicher abzutöten; die Entfernung der Nisse (Eierhalter) gelingt erst nach langen Kämmen mit einem feinen, mit Essigwasser benetzten Staubkamme.

2. Pediculi pubis. (Phthirii) sind kleiner als die vorigen und farblos, so daß sie noch schwerer entdeckt werden. Leichter zu finden sind die Nisse, die sich an den Schamhaaren, aber auch an den übrigen Körperhaaren, mit Ausnahme der eigentlichen Kopfhaare, befestigen. Außerdem verraten sich die Pediculi pubis bei einem Teil der Patienten, besonders oft bei brünetten, durch die Bildung blaßblaugrauer Flecke (Maculae coerulaeae), die an den Seitenteilen des Rumpfes meist am besten zu sehen sind. Diese runden kleinen Flecke entstehen dadurch, daß die Filzlaus ein Sekret durch ihren Rüssel unter die Haut spritzt, das den Blutfarbstoff in einen grünen Farbstoff verwandelt. Dieser letztere schimmert durch die Hornschicht als ein samtgraublauer Fleck durch.

Zur Abtötung der Pediculi pubis bediene man sich nicht der vielverwandten grauen Quecksilbersalbe, die erfahrungsgemäß gerade bei der Anwendung in der Schamgegend zum Auftreten einer heftigen Dermatitis leicht Veranlassung geben kann, sondern wähle lieber die 10%ige weiße Präzipitalsalbe, oder benetze die Haare öfters mit ½%igem Sublimatalkohol. Auch das Rasieren der befallenen Haarbezirke führt zum Ziele der Entfernung der Parasiten.

3. Pediculi vestimentosum sive corporis. Sie sind die größten der drei hier genannten Gattungen und leben in der Leibwäsche der Patienten, hauptsächlich dort, wo diese durch Gurten zusammengezogene Falten wirft, also in der Nacken- und Gürtelgegend. Von dort aus gehen sie auf die nächstliegenden Hautbezirke nur zum Zwecke der Nahrungsaufnahme. Sie lösen durch ihre Stiche einen sehr starken Juckreiz aus, der zu tiefen, streifenförmigen Kratzeffekten an Nacken, über den Schultern und auf den unteren Partien des Rückens führt. Aus dieser Lokalisation der bis auf das Blut gehenden Defekte kann die Anwesenheit des Pediculi corporis fast mit Sicherheit geschlossen werden. Da die Pediculi vestimentorum nur in der Wäsche leben, genügt eine Desinfektion der letzteren zur Beseitigung der Parasiten. Die sekundären Kratzeffekte der Haut heilen dann rasch unter einer Zinkpinselung (Zinc. oxyd. Talc. venet. Glycerin. Aqua. āā).

Der Krieg hat die Wichtigkeit der systematischen Läusebekämpfung erwiesen. Hat es sich doch herausgestellt, daß die Kleiderlaus, wenn nicht die einzige, so doch die hauptsächlichste Überträgerin des Fleckfiebervirus ist. Zur Verhütung der Verschleppung dieser gefährlichen Infektionskrankheit aus den verseuchten Gebieten Rußlands werden deshalb großzügig angelegte Entlausungsanstalten eingerichtet, in denen täglich Tausende von Menschen gebadet werden konnten, während ihre Kleider desinfiziert wurden. Die vielfach empfohlenen Mittel zur persönlichen Prophylaxe gegen die Läuse haben sich wenig bewährt, zum Teil waren sie direkt gefährlich (Nierenreizung durch Einreibung ätherischer Öle!).

Lit.: Mosler und Peiper, Tierische Parasiten. Nothnagels spezielle Pathologie und Therapie. Wien 1894. — Oppenheim Arch. f. Dermatol. Bd. 57.

Pemphigus vulgaris, Blasenausschlag, eine chronische Dermatose, deren Charakteristikum in dem schubweisen Auftreten von Blaseneruptionen auf der unveränderten Haut und Schleimhaut besteht. Die Blasen können von sehr verschiedener Größe sein und haben keine Prädilektionsstellen Die Ätiologie der Krankheit ist noch strittig; in jüngster Zeit werden im Blaseninhalt Protozoen gefunden und als Erreger angesprochen. Das Krankheitsbild des Pemphigus ist sehr vielgestaltig. Es können nur einige wenige Blasen vorhanden sein, oder die Eruptionen bedecken den größten Teil der Haut. In der Regel ist die Tendenz zur narbenlosen Heilung der befallenen Hautstellen eine gute; sie kann aber in einzelnen malignen Fällen auch fehlen, so daß sich die erkrankten Partien mit einer blätterteigähnlichen Masse von Epidermislamellen und eingetrockneten Serum bedecken, unter der keine Heilung eintritt (P. foliaceus). In anderen, ebenfalls prognostisch infausten Fällen bilden sich auf dem Blasengrund Vegetationen, die gleichfalls eine Epidermisierung nicht zulassen.

Die Prognose ist in allen Fällen eine ernste, besonders schlecht in denjenigen Fällen, die auf der Mundschleimhaut beginnen.

Die Behandlung des Pemphigus kann bei dem Mangel sicherer ätiologischer Kenntnisse meist nur eine symptomatische sein. Die Defekte werden mit indifferenten Salben (z. B. Borsalbe) verbunden. In schweren Fällen ist nur der Aufenthalt in den Hebraschem Wasserbett imstande, die Qualen der Patienten etwas zu lindern. In einzelnen Fällen sind Erfolge gesehen worden nach Arsen, auch in Form des Salvarsans (s. d.), sowie nach intravenösen Chinininfusionen. Bei dem Fehlen jeder spezifischen Therapie wird man Versuche mit diesen Mitteln bei jedem Falle von Pemphigus vulgaris machen müssen.

Lit.: Spiegler, in Mraceks Handb. d. Hautkrankh. Bd. 2.

Pernionen, Frostbeulen, sind erythematöse Flecke und Infiltrate, die unter der Einwirkung der Kälte auf die Haut, besonders der Gliedmaßen, entstehen können. Von den zahlreichen gegen die Pernionen empfohlenen Mittel seien hier nur folgende, die sich mir bewährten, aufgeführt: Waschungen mit heißen Abkochungen von Nußblättern, Einreibungen von 10 %igen Bromokollsalben, von Ichthyol, Thiol liquidum in 10 %igen spirituösen Lösungen, ferner besonders die von Binz angegebene Salbe:

Rp. Calcar. chlorat. 1,0
Ung. parafin. 9,0
MOS. Abends fünf Minuten lang auf die befallenen Stellen einreiben.

Lit.: Binz, Zeitschr. f. prakt. Ärzte 1897.

Pityriasis rosea, die rosenfarbige Kleienflechte, wahrscheinlich eine Pilzkrankheit der Haut, deren Erreger aber noch unbekannt ist. Die Pityriasis rosea tritt auf in Form von trocken schuppender, gelbrosafarbener Herde, die scharf begrenzt und meist oval sind und mit dem längeren Durchmesser parallel zu den Spaltrichtungen der Haut stehen. Zum Unterschied von dem klinisch sehr ähnlichen Herpes tonsurans maculosus et squamosus finden sich in den Schuppen der Pityriasis rosea keinerlei Pilzelemente. Die Pityriasis versicolor wird durch den ihr eigenen milchkaffeefarbenen Ton unterschieden.

Die Pityriasis rosea befällt meist nur den Stamm, sehr selten die unbedeckt getragenen Hautpartien. Sie vergeht in der Regel nach einigen Wochen spontan. Im übrigen werden zur Therapie die bei der Behandlung der Pityriasis versicolor genannten pilzabtötenden Mittel verwandt, auch werden Schmierseifeneinreibungen zur Abstoßung der Hornschicht empfohlen. In der Regel genügen aber auch methodisch durchgeführte Betupfungen mit 1 %igem Salizylspiritus oder Einreibungen mit einer 5%igen Schwefelzinkpaste zur Beseitigung der Affektion.

Lit.: Blaschke, Lubarsch-Ostertag, Ergebnisse 1899. 4. Jahrg. — Tendler, Arch. f. Dermatol. Bd. 37.

Pityriasis versicolor, die wechselfarbige Kleienflechte, stellt sich dar als milchkaffeefarbene bis gelbliche, größere oder kleinere, mit trockenen Schüppchen bedeckte Flecken auf den bedeckt getragenen Partien des Körpers. Bei der mikroskopischen Untersuchung der in einem Tropfen Kalilauge aufgehellten Schüppchen sieht man, daß diese fast Reinkulturen eines Pilzes, und zwar des Microsporon furfur, darstellen. Dieser Pilz löst nur sehr geringe pathologische Erscheinungen auf der Haut aus, auf der er wuchert: nämlich die geringe kleienartige Schuppung und vielleicht ein wenig Jucken. Das Microsporon furfur wächst nur auf disponierter Haut. Es ist aber schwer zu sagen, worin diese Disposition besteht. Häufige Schweiße, z. B. die der Phthisiker, scheinen sie zu verstärken.

Es ist nicht schwer, durch Mittel, die die Pilze abtöten und die obersten Lagen der Hornschicht zur Abstoßung bringen, die Pityriasis versicolor zu beseitigen. Es genügen dazu einige Einreibungen mit Ung. sulfur. Wilkinson:

Rp. Sulfur praecipitat.		
Ol. rusci	āā	10,0
Sapon viridii		
Lanolin	āā	20,0
Cretao alb.		3,0.

Kleinere Herde verschwinden nach Betupfungen mit Jodtinktur. Da aber die Disposition der Haut nicht verändert werden kann, so werden aus Pilzen, die in den Hautfollikeln stecken geblieben waren, meist nach einiger Zeit Rezidive sich ausbilden.

Lit.: Matztmann, Arch. f. Dermatol. 1901. Bd. 56. — Spietschka, Arch. f. Dermatol. Bd. 37.

Prurigo, Juckblattern, eine für das Kindesalter charakteristische chronische Hautkrankheit, bei der es zur Bildung stark juckender Knötchen an den Streckseiten der Extremitäten, besonders der unteren kommt, die stets bald zerkratzt werden. Man sieht daher diese Primäreffloreszenzen, die mikroskopisch kleine Urtikariaquaddeln darstellen, nur selten, wohl aber tiefgehende, mit Blutborken bedeckte Kratzeffekte, deren Zahl und Intensität von unten nach oben hin am Körper rasch abnimmt, ferner — wohl infolge sekundärer Infektionen — starke Anschwellungen der Leistendrüsen, die aber keine Tendenz zur Vereiterung haben. Das Allgemeinbefinden leidet unter dem starken Juckreiz meist außerordentlich: die an Prurigo leidenden Kinder werden erfahrungsgemäß selten alt. Doch hat man hinsichtlich der Prognose zwei Formen der Krankheit zu unterscheiden: die Prurigo agria und die Prurigo mitis. Die erstere ist therapeutisch kaum zu beeinflussen, die Kranken werden durch die Schlaflosigkeit in ihrer Konstitution so sehr geschwächt, daß sie anderen Infektionskrankheiten meist erliegen.

Die Ätiologie der Prurigo ist durchaus unklar. Sie kommt in den ärmeren Bevölkerungsklassen entschieden häufiger vor, als in den gut situierten. Oft ist bei Prurigo mitis das Verbringen in bessere Verhältnisse, wie sie für viele Prurigokranke das Krankenhaus mit sich bringt, genügend, um eine erhebliche Besserung des Hautleidens herbeizuführen. Im übrigen ist mit Bädern eine bessere Pflege der Haut zu erstreben. Zusatz von Schwefel (75 g Schwefelleber zum Bade) oder Einstreichen einer Teersalbe (z. B. Ol. rusci 2,0 Adipis. suilli 100,0 vor dem Bade) wirken oft sehr juckstillend.

Auch Abschälungen der Hornschicht durch Einreiben von Wilkinsonscher Salbe werden gegen die Rauheit und Sprödigkeit der Haut empfohlen. Die Hauptsache bleibt die Kräftigung der Allgemeinkonstitution durch entsprechende diätetische und medikamentöse Behandlung (Arsen).

Lit.: Riehl, Arch. f. Dermatol. 1884.

Pruritus, Jucken, ein Symptom zahlreicher, wenn nicht der meisten Dermatosen. Man spricht aber auch von Pruritus essentialis, wenn man keine Hautveränderung oder Erkrankung als Ursache des Juckreizes findet und daher an eine Sensibilitätsstörung der Haut denken muß. Allerdings werden oft sekundär durch das Kratzen Hautveränderungen hervorgerufen (Lichenifikation, Ekzematisation der Haut). Der Pruritus kann seine Ursache in einer allgemeinen „nervösen" Belastung des Patienten haben, oder auch durch toxische Momente bedingt sein. In diesem Sinne wirken z. B. Stoffe, die bei gewissen inneren Krankheiten im Blute auftreten (Jucken bei Diabetes, Gallensäuren bei Ikterus). Bei Greisen spricht man von einem Pruritus senilis, bei Kranken, die in bestimmten Jahreszeiten, ohne erkennbare Ursache, von Jucken befallen werden, von Pruritus aestivalis und hiemalis.

Die Diagnostik hat alle juckenden Hautkrankheiten, wie Ekzem, Prurigo, Scabies, Urtikaria usw. auszuschließen; Pruritus essentialis darf nur diagnostiziert werden, wenn, wenigstens primär, keinerlei Hautveränderungen vorhanden sind.

Die symptomatische Behandlung des Hautjuckens bedient sich beruhigender äußerer und innerer Medikamente. Zu den ersteren zählen Menthol, Karbol, Teer, die in spirituösen Lösungen auf die juckenden Hautstellen aufgetupft werden. Beliebt sind ferner Einreibungen von Kühlsalben z. B.

Ung. Zinc. benzoat.	20,0
Adip. lanae	10,0
Menthol	1,0
Aqua carbolic. (5 %)	29,0
M.D.S. Äußerlich.	

oder

Adip. lanae	6,0
Ung. Zinc. benzoat.	12,0
Aquae rosar.	20,0
Liq. alum. acet.	24,0
M.D.S. Äußerlich.	

oder

Liq. alumin. acet.	3,0
Ung. molle ad	100,0
M.D.S. Äußerlich.	

Innerlich kommen in erster Linie die verschiedenen Brompräparate in Frage.

Lit.: Sack, Pruritus in Mraceks Handb. d. Hautkrankh. Bd. 4.

Psoriasis, Schuppenflechte, ist eine chronische, zu Rezidiven neigende Hautkrankheit, deren Primäreffloreszenz ein kleines hellrotes Knötchen ist, das sich bald mit einer Schuppe bedeckt und meist zu einem markstückgroßen roten Fleck durch peripheres Wachstum vergrößert. Diese scheibenförmigen Herde sind mit großen, silberartig glänzenden Schuppen bedeckt. Entfernt man letztere mit dem kratzenden Nagel, so tritt aus dem eröffneten, hyperämischen Kapillaren nach einigen Augenblicken eine siebförmige Blutung auf. Die Größe der schuppenden Herde ist sehr variabel, sie hönnen durch Konfluenz große Partien der Haut bedecken; die stets scharf begrenzten Plaques sind dann durch Kreissegmente begrenzt. Durch Abheilung im Zentrum sieht man in nicht ganz seltenen Fällen Gyri und annuläre Formen entstehen. Die Psoriasis bevorzugt die Streckseite der Extremitäten, besonders die Haut über den Ellbogen und unterhalb der Kniescheiben, ferner die Kreuzbeingegend und den behaarten Kopf (wo sie keinen Haarausfall herbeiführt). Im Gesicht wird sie in kleineren Effloreszenzen gesehen, niemals aber auf den Schleimhäuten.

Die Ätiologie der Erkrankung ist noch durchaus dunkel; ihr Zusammenhang mit der arthritischen Diathese für die Mehrzahl der Fälle jedenfalls unbewiesen. Zweifellos unrichtig ist die Annahme eines direkten oder indirekten Zusammenhanges mit Tuberkulose. Meist sieht man gerade besonders kräftige und gesunde Individuen an Psoriasis leiden. Die Psoriasis, oder wahrscheinlicher die Disposition der Haut zu ihr, ist wahrscheinlich vererbbar: sie tritt in einigen Familien entschieden gehäuft auf. Übertragungen auf gesunde Individuen sind nicht beobachtet.

Die Prognose quoad vitam ist unbedingt gut, quoad sanationem completam schlecht: in der Regel treten Rezidive ein. Nur Unna glaubt, diese durch intensive Behandlung, die zur Beseitigung auch der letzten Krankheitsherde führt, vermeiden zu können.

Hinsichtlich der Behandlung hat man zu unterscheiden zwischen frischen Eruptionen und alten inveterierten Fällen. Bei den ersteren sowie auch bei den Rezidiven solcher Fälle, die früher schon einmal gut auf Arsen reagiert haben, gebe man Arsen in hohen Dosen und längere Zeit hindurch intern in derselben Weise, wie es vorher bei der Behandlung des Lichen ruber beschrieben worden ist. Für die zweite Gruppe, die älteren, inveterierten Fälle, wähle man die äußere Lokalbehandlung. Das beste Mittel für diese ist, trotz seiner unangenehmen Nebenwirkungen noch immer das Chrysarobin. Auch der Teer führt zur Resorption der alten Psoriasisinfiltrate. Sehr bewährt ist die sog. Dreuwsche Salbe, die diese beiden Antipsoriatika zusammen enthält.

Rp	Acid. salicyl.	10,0
	Chrysarobin	
	Ol. russi āā	20,0
	Sapon. virid.	
	Vaselin flav. āā	25,0

M.D.S. 6 Tage hindurch auf die psoriatischen Stellen aufzupinseln.

Es sind eventuell mehrere solcher sechs Tage lange Turni der Salbenbehandlung notwendig. Auch die Pyrogallussäure wird in 5—10 %iger Salbe als Antipsoriatikum gebraucht. Sie darf aber nur bei wenig ausgedehnten Herden gebraucht werden, da sie sonst Hämoglobinurie und Nephritis hervorrufen kann. Jeder externen Psoriasisbehandlung hat die Entfernung der Schuppen mittels 3 %igem Salizylvaselin, warmen Wasser und Seife vorauszugehen. Erst dann sind die Antipsoriatika auf die geröteten Hautstellen mit einem steifen Borstenpinsel einzureiben.

Lit.: Pinkus, Deutsche Klinik Bd. 10. Abt. 2. — Polotschnoff, Monatsh. f. prakt. Dermatol. Ergänzungsh. 1. 1891.

Purpura (Morbus maculosus Werlhofii), Blutfleckenkrankheit. Die Ausdehnung des Krankheitsbildes schwankt in weiten Grenzen. In einigen Fällen sieht man nur einige wenige kleine Blutpünktchen (dann meist an den Unterschenkeln), ohne weitere Symptome entstehen, in anderen Fällen treten größere Blutextravasate in die Haut, während fieberhafte Allgemeinerscheinungen, Gelenkschwellungen, Störungen der Herztätigkeit das Krankheitsbild zu einem schweren stempeln. Die Purpura gehört mithin zu der Gruppe der rheumatischen bzw. septischen Erkrankungen und steht dem Erythema exsudativum nahe.

Entsprechend dieser Ätiologie werden zur Behandlung die Salizylpräparate (Aspirin etc.) in erster Linie verwandt. Bettruhe ist, zur Verhütung von Komplikationen, in jedem Falle anzuordnen; für die Anregung des in schweren Fällen oft geschwächten Herzens ist besonders zu sorgen.

Lit.: Finger, Arch. f. Dermatol. 1893.

Rosacea nennt man die Rötung der Gesichtshaut infolge einer dauernden Erweiterung der Gefäße. Sie ist meist kombiniert mit follikulären und perifollikulären Eiterungen, so daß man in der Regel von einer Akne rosacea sprechen kann, und sie führt nach langem Bestande zu einer Hypertrophie des Bindegewebes der Haut, die sich speziell an der Nase zu wahren Geschwülsten, Pfundnase, Rhinophym, steigern kann. Der Grund zu der primären Erweiterung der Kapillaren liegt oft im Abusus Alcoholici (wobei zu bemerken ist, daß der Branntwein zu einer starken Erweiterung der Hautarterien, aber eher zu einer Verdünnung der Haut, Bier zu einer Erweiterung der Hautvenen und diffuser Verdickung der Haut, Wein zu der Kupferfarbe und großen knolligen Tumoren führt.)

Die Therapie deckt sich bei der geringen Form der Rosacea mit der der Acne vulgaris (s. d.). Bei den stärker ausgeprägten Formen ist die Schälkur mit der Lassarschen Schälpaste am meisten zu empfehlen. Diese wird hergestellt nach der Formel:

β-Naphthol	10,0
Sulfur depurat.	50,0
Vaselin	
Sapon. viridis āā	25,0.

Diese Paste wird täglich einmal messerrückendick auf die vorher mit Benzin abgeriebene Haut mit einer Holzspatel aufgetragen und bleibt so lange auf ihr, als sie ohne wesentliche Schmerzen ertragen wird (¼—½ Stunde). Nach 8—10 Tagen beginnt sich die behandelte Haut abzuschälen. Jetzt wird die eingetretene Dermatitis unter Kühlsalben (s. unter Pruritus) zum Abklingen gebracht. Eventuell wird der Turnus noch ein oder einige Male wiederholt.

Das ausgebildete Rhinophym erfordert chirurgische Behandlung, am besten durch die technisch leicht ausführbare Dekortikation (Abschälung mit dem parallel zur Oberfläche geführten Skalpell). Die Blutung steht meist auf Kompression, die Überhäutung geht von den stehen gebliebenen Resten der stark verlängerten Talgdrüsen in kurzer Zeit vor sich.

Lit.: Bergh, Monatsh. f. prakt. Dermatol. Bd. 26. 1898.

Rotz der Haut, eine chronische Infektionskrankheit der Pferde, die bisweilen auch auf den Menschen übertragen wird. Der Erreger ist ein schlankes, gekrümmtes Stäbchen, das am Orte der Infektion — meist die Nasenschleimhaut — ein geschwürig zerfallendes, zunächst unter einer Pustel liegendes Infiltrat bildet. Unter hohem Fieber, Milzschwellung und polymorphen Exanthemen tritt der Tod meist im Laufe der ersten drei Wochen ein. Bei den mehr chronisch verlaufenden Fällen kann nach langwierigen Haut- und Drüseneiterungen Heilung eintreten.

Die Diagnose gründet sich auf den tinktoriell leicht möglichen Nachweis des Erregers, der, männlichen Meerschweinchen in die Bauchhöhle gespritzt, enorme spezifische Hodenanschwellungen bei letzteren hervorruft. Bei schweren akuten Allgemeinerkrankungen von Pferdewärtern, Kavalleristen etc. denke man stets an Rotz.

Die Therapie kann nur eine symptomatische, ev. chirurgische sein (Auskratzung und Ätzung der Abszesse).

Röntgendermatitis. Weiche Röntgenstrahlen, die in den oberen Schichten der Haut zur Resorption gelangen, bewirken, wenn sie in zu hoher Dosis (oder mehrmals innerhalb der Latenzzeit in mittleren Dosen) dieselbe Hautstelle treffen, dort Veränderungen, die unter dem Namen Röntgendermatitis zusammengefaßt werden. Der geringste Grad derselben ist ein Erythem, das nach einer Latenzzeit von 8—10 Tagen auftritt und von einem einfachen Haarausfall gefolgt ist. Höhere Dosen haben nach 4—5 tägiger Latenzzeit entzündliche Erscheinungen der Haut mit blasiger Abhebung der Hornschicht zur Folge und ganz starke Überdosierungen führen nach noch kürzeren Zwischenzeiten zu schwerheilenden Ulzerationen. Chronische Schädigungen der Haut durch Röntgenstrahlen sehen wir bei Patienten, die berufsmäßig viel mit Röntgenröhren zu tun haben, in Form von Hautatrophien mit Gefäßneubildungen und Pigmentverschiebungen. Andererseits können die Röntgenstrahlen nach jahrelanger, wenn auch geringer Einwirkung zu Epithelhyperplasien, auch zu Karzinombildung (z. B. an den Händen) führen.

Die Prognose der Röntgenschädigungen der Haut ist schlecht. Die regressiven Veränderungen haben dauernden Charakter, die progressiven gehen meist in maligne Tumoren über.

Die Therapie des entzündlichen Stadiums deckt sich mit der des akuten Ekzems (s. d.), bei den Röntgenulzera sind gute Erfolge mit der epithelanregenden Scharlachrotsalbe erzielt worden. Bei Röntgenkarzinomen ist die chirurgische Entfernung dringend indiziert. Bei der schlechten Prognose aller Röntgenschädigungen ist der äußerste Schutz vor den Strahlen, auch vor den aberrierenden, aller berufsmäßig in den Röntgenlaboratorien tätigen Personen dringende Pflicht der Institutsleiter, die beim Fehlen dieser Schutzmaßregeln von den Geschädigten zivilrechtlich wie strafrechtlich verantwortlich gemacht werden können. Über die Technik dieser Schutzmaßregeln siehe die Lehrbücher der Röntgenkunde.

Salben nennt man Verreibungen äußerlich wirkender Arzneistoffe mit mehr oder weniger festen Fetten (oder ähnlichen Ersatzmitteln) zum Zwecke der Auftragung dieser Stoffe auf die Haut. Die Fette entstammen zum Teil dem Tierreich, wie z. B. das Unguent. suilli, dem zur Verhütung des Ranzigwerdens 1—3% Benzoesäure zugesetzt wird (Ung. benzoat.). Von anderen tierischen Produkten, die zu Salbengrundlagen verwendet werden, ist zu nennen das Wallrat (Cetaceum), Hammelfett (Sebum), Wachs. Das Ung. diachylon wird durch Zusatz von Bleipflaster zu kochendem Sesamöl gewonnen. Das Lanolin wird durch Extraktion von Schafwolle hergestellt; Vaselin ist ein Nebenprodukt bei der Petroleumgewinnung, ihm chemisch nahe stets das Paraffin, das ebenfalls zu Salbengrundlagen genommen wird. Eine für kosmetische Zwecke sehr brauchbare Salbe ist das Ung. glycerini das aus Glyzerin, Spiritus und Tragakanth (50 : 10 : 1), nach einer anderen Vorschrift aus Glyzerin, Wasser und Amylum (50 : 10 : 5) hergestellt wird.

Kühlsalben sind solche, die größere Mengen Wasser aufgenommen haben (wie es z. B. Lanolin-anhydric. u. v. a. können). Sie wirken nach dem Auftragen auf die Haut angenehm kühlend durch Verdunstung des Wassers.

Im Gegensatz dazu stehen die Pasten, d. s. Salben, die viel puderartige Stoffe enthalten, und dadurch eine dicke Konsistenz erhalten haben. Sie dienen zur Austrocknung entzündeter Hautgebiete.

Die Salben werden entweder mit einem Pinsel auf die Haut aufgetragen (z. B. die antiparasitär wirkenden Salben) oder mit der Hand in sie hineinmassiert (z. B. bei der Syphilis- und Skabiesbehandlung). Bei der Ekzembehandlung ist dagegen ein Salbenverband unbedingtes Erfordernis für die Wirkung. Hierzu wird die Salbe mit einem Spatel auf Leinwand, Lint oder, am besten, Flanell messerrückendick aufgestrichen. Die Stücke werden in 2—3 cm breite Streifen geschnitten, die besonders an Gelenkstellen so auf die Haut aufgelegt werden, daß sie sich dachziegelartig zum Teil decken. Es wird dadurch erreicht, daß auch bei Bewegungen des Gelenkes die erkrankte Haut von den Salbenflecken bedeckt bleibt. Über die auf die Haut aufgelegten Flanellstreifen kommt dann eine dünne Lage Watte. Eine Binde fixiert alles an dem erkrankten Körperteil.

Die Pasten werden direkt auf die Haut aufgestrichen. Sie bilden, wenn sie angetrocknet sind (was durch Bepudern beschleunigt wird), eine feste schützende und austrocknende Schicht auf der Haut, die zum Schutze der Kleidungsstücke mit einer dünnen Lage Watte und einer Binde bedeckt werden kann.

Lit.: v. Innsbruck, Therap. d. Hautkrankh. Wien 1908.

Sarkome der Haut, atypische, vom Bindegewebe der Kutis ausgehende Geschwülste von malignem Charakter. Sie beginnen als knollige, subkutan gelegene, derbe Tumoren, die bei späterem Wachstum die Haut durchbrechen und ulzerös zerfallen oder sich, oft auf dem Wege der Blutbahn, verbreiten. Besonders rasches und bösartiges Wachstum haben die aus Naevi hervorgehenden Melanosarkome.

Die Prognose der letzteren ist sehr ungünstig; die einfachen Hautsarkome können durch frühzeitige Radikaloperation meist dauernd geheilt werden.

Lit.: Winiwarter, Deutsche Chir. Bd. 23. 1892.

Skabies, Krätze, eine durch die Anwesenheit der Krätzemilbe (Sarcoptes hominis, Acarus scabiei) hervorgerufene, stark juckende und ansteckende Hautkrankheit. Die weibliche Milbe bohrt sich in das Stratum corneum der Epidermis ein, während die kleinere männliche nur auf der Haut lebt und nach der Begattung bald zugrunde geht. Das Weibchen kriecht unter der Hornschicht, auf den obersten saftreichen Schichten der Epidermis weiter und legt dabei hinter sich in dem Gange, den es gräbt, ihre zahlreichen Eier ab. Von oben gesehen präsentiert sich dieser Gang als ein leicht s-förmig gewundener, durch eingedrungene Schmutzpartikelchen schwarz gefärbter, feiner Kratzer in der Haut, der an dem Ende, in dem die Milbe sitzt, oft ein ganz winziges Bläschen zeigt. Durch den von dem Parasiten ausgehenden Reiz wird eine geringe Exudation aus den Gefäßen hervorgerufen, die zur blasigen Abhebung der Oberhaut mitsamt dem Gange führen kann. Diese Milbengänge finden sich hauptsächlich auf der Haut der Interdigitalfalten, der Beugeseite der Handgelenke, der vorderen Achselfalten, äußeren Fußrand, ferner der Mamma und des Penis, das konkomittierende Kratzekzem pflegt in der Bauch- und Achselgegend am deutlichsten ausgesprochen zu sein. Milbengänge können sich in einzelnen Exemplaren auch an den nicht genannten Körperregionen zeigen, nur der Kopf bleibt stets von ihnen frei.

Aus diesem letzten Satze ergibt sich, daß die Behandlung stets die ganze Körperhaut vom Halse abwärts umfassen soll, und daß es ein Grundfehler wäre, etwa nur die juckenden Hautpartien mit den milbenabtötenden Mitteln einzureiben. Praktisch wird man ferner daran festhalten, in Proletarierkreisen, wo die Krätze überhaupt am häufigsten vorkommt, die ganze Familie, mindestens insoweit sie ein Bett mit einem Isolierkranken zusammen benutzt, gleichzeitig einer Krätzekur zu unterziehen, da die Übertragung in der Bettwärme außerordentlich leicht vor sich geht, und im anderen Falle der Geheilte bald wieder von den anderen, noch infizierten Bettgenossen angesteckt werden würde.

Der Behandlung muß — in der Regel — ein ausgiebiges Reinigungsbad vorausgehen, in dem die Haut durch Schmierseifeneinreibungen aufnahmefähig für das Antiscabiosum gemacht wird. Wir bevorzugen in der Massenpraxis des Krankenhauses den Schwefel hauptsächlich wegen seiner Billigkeit und Geruchlosigkeit, bei der Einzelbehandlung den Perubalsam und seine Derivate.

Den Schwefel verwenden wir als hochprozentigen Zusatz zu einer weichen Salbe, die außer ihm noch Kalium carbonicum zur Erweichung der Hornschicht enthält.

Rp. Sulfur praecipit. 50,0
Kali. carbon. 25,0
Adip. suill. ad 300,0.

Im Laufe eines Tages werden 3—4 Einreibungen mit Bevorzugung der Prädilektionsstellen gemacht. Zwei Stunden nach der letzten folgt ein Reinigungsbad. Das Kratzekzem erfordert noch eine Nachbehandlung mit Zinkpinselung (s. u.). Diese nach Art der sog. französischen Schnellkur durchgeführte Behandlung hat sich im Krankenhausbetrieb durchaus bewährt.

In der Privatpraxis bevorzugen wir das Peruol (farb- und geruchloses Derivat des Perubalsams), das an 2—3 aufeinanderfolgenden Tagen in gleicher Weise eingerieben wird. Bei starkem Kratzekzem wird der Körper noch einige Tage eingepinselt mit der Zinkpinselung:

Rp. Zinc. oxydat.
Talc. venet.
Glycerin āā 25,0
Aqua
Spir. vin. dil. āā 25,0.

Die Leib- und Bettwäsche wird während der Behandlung einer Desinfektion unterzogen, im Privathause genügt zu diesem Zweck die gründliche Waschung mit heißem Wasser und Seife.

Lit.: Sack, in Mraceks Handb. d. Hautkrankh. Bd. 4. 1907.

Schwangerschaftsdermatitis (Herpes gestationis), ein Blasenausschlag, der an die Gravidität gebunden ist, bei einzelnen Frauen bei jeder Schwangerschaft eintritt und mit letzterer wieder schwindet (auch nach Fehlgeburt), im übrigen aber in seinem klinischen Bilde (Polymorphie und herpetiforme Anordnung der Effloreszenzen, Juckreiz usw.) durchaus der Dermatitis herpetiformis Duhring entspricht (s. a.). Durch Injektion von Normalserum erzielte Linser bei dieser quälenden Krankheit neuerdings überraschende Heilungen.

Lit.: Linser, Med. Klinik. Bd. 4. 1911.

Sklerodermie. Bei dieser Krankheit bildet sich nach einem rasch vorübergehenden Stadium der teigischen Schwellung langsam eine Verhärtung der Haut aus, die dann in äußerst chronischer Weise in eine Atrophie mit Verkürzung der Haut oder, besonders in den lokalisierten Formen, in Heilung übergehen kann. Die progressiven Formen beginnen meist an den Fingern (Sklerodaktylie) und im Gesicht, breiten sich von dort symmetrisch aus und endigen meist nach jahrelangem Bestehen letal. Der Prozeß befällt nicht allein die Haut, sondern auch die darunterliegenden Faszien und Muskeln: An den Händen hat die Sklerodermie im Beginn Ähnlichkeit mit der Raynaudschen symmetrischen Gangrän und führt dann später zu Mutilationen und Ulzerationen an den steif gewordenen Fingern. Wenn die Brustmuskeln befallen werden, so kann durch die Behinderung des Atmens schließlich der Tod eintreten.

Die von vornherein lokalisierten Formen der Sklerodermie, die oft in das Ausbreitungsgebiet einer Hautneurose fallen, haben im Gegensatz zu den symmetrisch beginnenden eine gute Prognose. Sie bleiben als nicht besonders auffallende Schönheitsfehler bestehen oder sind auch einer spontanen Rückbildung zugänglich.

Die Ätiologie ist noch durchaus unklar. Vielleicht liegen der Sklerodermie noch unbekannte intermediäre Stoffwechselstörungen zugrunde Auffallend ist das häufigere Befallensein des weiblichen Geschlechtes.

Die Therapie sucht die durch die Gefäßverengerung entstehenden Störungen durch Massage oder durch Biersche Stauung (besonders bei Sklerodaktylie anwendbar) zu beseitigen. Empfohlen werden auch zur

Erweichung der verhärteten Haut Fibrolysininjektionen bzw. Aufkleben von Thiosinaminpflaster (von Merk-Darmstadt).

Lit.: Lewin und Heller, Sklerodermie. Berlin 1895.

Skrophuloderma, eine Form der Hauttuberkulose, bei der die Infektion der Haut nicht wie beim Lupus vulgaris von außen her erfolgt, sondern von der Subkutis aus durch den Durchbruch tuberkulöser Lymphdrüsen bzw. Lymphgefäße, Gelenke oder Knochen. Entsprechend dieser Entstehung sehen wir zunächst einen die Haut vorwölbenden Tumor, der sich später blaurot verfärbt, fluktuierenden Inhalt bekommt und nach außen durchbricht. In der Umgebung des so entstehenden Ulcus, das nach Entleerung des käsigen Eiters schlaffe Granulationen und einen unterminierten Rand zeigt, sieht man häufig typische Lupusknötchen entstehen.

Die Therapie muß eine chirurgische sein: der Herd wird ausgekratzt, die überhängenden Ränder angefrischt und die Wunde mit Jodoformgaze tamponiert. Daneben ist die Allgemeinbehandlung mit roburierenden Mitteln (Lebertran bei Kindern!) nicht aus den Augen zu verlieren.

Lit.: Besnier, Annales de Dermatol. 1883. — Brooke, Monatsh. f. prakt. Dermatol. 1892. Bd. 14.

Sycosis parasitaria (syn.: Trichophytia profunda), die durch verschiedene pathogene Pilze hervorgerufene Erkrankung der Haare und Haarfollikel des Bartes (Bartflechte). Durch die Kriegsverhältnisse sind neuerdings zahlreiche neue pathogene Hautpilze eingeschleppt worden, die, vielleicht z. T. durch das massenhafte Papiergeld, sehr stark verbreitet worden sind und zu ganzen Endemien von Bartflechte geführt haben. Am häufigsten wurden nachgewiesen das Trichophyton gypseum, rosaceum, niveum und cerebriforme. Diese Pilze, die auf der von Lanugo bedeckten Haut scharf begrenzte, entzündlich gerötete, mit Bläschen und Schuppen bedeckte Kreise hervorrufen, wachsen in der Bartgegend in den Follikeln des Barthaares in die Tiefe der Haut und erzeugen dort knotige Abszesse. Sie durchwachsen ferner die Haare selbst und bringen sie dadurch kurz nach ihrem Austritt aus dem Follikel zum Abbrechen.

Die höchst entstellende und schmerzhafte Affektion erfordert zur Heilung die Entfernung sämtlicher befallener Haare (mittels der Cilienpinzette oder Röntgenbestrahlung, die auch die Entfernung der Infiltrate bewirkt) und eine ausgiebige Abschälung der von den Pilzen durchsetzten Hornschicht. Doch müssen bei sehr starken Reizerscheinungen Umschläge mit essigsaurer Tonerde oder mit einer Mischung von essigsaurer Tonerde, Alkohol und Wasser im Verhältnis von 1 : 1 : 4 und ev. die Eröffnung der Abszesse vorausgehen. Sobald es die entzündlichen Prozesse zulassen, werden die Pilze mitsamt der Hornschicht eliminiert durch kräftiges Einreiben der Wilkinsonschen Salbe:

Rp.	Sulfur. praecipat.	
	Ol. rusci āā	10,0
	Sapon. viridis	
	Lanolin. āā	20,0
	Cretae alb.	3,0

oder durch die sehr empfehlenswerte Brooksche Paste:

Rp.	Hydrargyr. olein. (5%)	28,0
	Vaselin. flav. amer.	14,0
	Zinc. oxyd.	
	Amyl. āā	7,0
	Ichthyol	
	Acid. salicyl. āā	1,0

Neuerdings hat die Behandlung der tiefen Trichophytie mit spezifischen Pilzkulturextrakten große Erfolge erzielen lassen. Diese Präparate (Trichophytin-Höchst, Trichon-Schering) werden intra- (nicht sub-) kutan injiziert und bewirken neben Allgemeinerscheinungen (Fieber usw.) und einer Stichreaktion heftige Reaktionen am Krankheitsherde, die zu einer deutlichen Resorption der letzteren führen. Nach 2—3 solchen Lokalreaktionen ist oft schon die Heilung erreicht.

Lit.: Plaut, in Mraceks Handb. d. Hautkrankh. Bd. 4.

Sycosis vulgaris (coccogenes), besser Folliculitis barbae genannt, zur Unterscheidung von der ätiologisch streng von ihr zu trennenden Sycosis parasitaria (s. d.), der echten, durch den Herpes tonsurans-Pilz entstehende Bartflechte. Bei der Sycosis vulgaris handelt es sich um eine Infektion der Haarbalgtrichter mit Staphylokokken (meist St. aureus), die zu einer Pustelbildung um die Barthaare führt. Die Krankheit hat ihren Sitz am häufigsten in der Oberlippe, wohin die Erreger durch das katarrhalische Nasensekret gelangen, im Barte, seltener an den Augenbraunen. Sie ist meist mit einem oberflächlichen schuppenden oder vesikulösen Ekzem verbunden und wie dieses stets, im strikten Gegensatz zu der durch Pilze bedingten Bartflechte, unscharf gegen das Gesunde begrenzt. Hierin und in der oberflächlichen Lage der Pusteln — der Herpes tonsurans-Pilz führt zu tieferen follikulären Abszessen — liegt das wichtigste differentialdiagnostische Moment zwischen diesen beiden oft durcheinander geworfenen und doch prinzipiell zu trennenden Bartaffektionen.

Die Unterscheidung ist um so wichtiger, weil die Therapie durchaus verschiedene Wege einschlagen muß: während bei der Pilzbartflechte die Abschälung der Haut, also die Anwendung reizender Desinfektionsmittel nicht zu umgehen ist, steht bei der Folliculitis barbae die Antiphlogose, die Beseitigung der eitrigen Entzündung im Vordergrunde. Diese wird herbeigeführt durch Umschläge mit 1%iger essigsaurer Tonerde oder 1%iger Resorzinlösung. Die Epilation der Haare ist zur Eröffnung der follikulären Pusteln notwendig. Nach jeder Epilation ist eine Abreibung mit 1%igem Salizylspiritus zur Vermeidung der Infektion weiterer Follikel vorzunehmen. Nach Abklingen der akuten Entzündungserscheinungen werden die letzten Reste der Erkrankung unter 10%igen Schwefel- oder 5%igen weißen Präzipitatsalben zum Abheilen gebracht.

Lit.: Unna, Sycosis staphylogenes in Histopathologie der Hautkrankheiten. Berlin 1894

Trichorrhexis nodosa, eine Erkrankung der Haare, bei der es zu knötchenartigen Auftreibungen des Haarschaftes kommt, an denen das Haar leicht abbrechen kann. Im Mikroskop sieht man, daß es sich um eine Auffaserung der die Rinde zusammensetzenden Elemente an einer zirkumskripten Stelle handelt. An der aufgesplitterten Stelle finden sich natürlich zahlreiche Pilze; ihre ätiologische Bedeutung für die Affektion ist aber nicht bewiesen. Wahrscheinlicher ist, daß die Trichorrhexis nodosa die Folge mechanischer Schädigungen der Haare (durch enges Flechten, zu häufiges Bürsten etc.) bei Personen ist, deren Haaranlage von Natur aus etwas minderwertig ist. Man findet denn auch meist bei den Befallenen eine geringere Ausbildung der übrigen Anhangsgebilde des äußeren Keimblattes: der Nägel und der Zähne.

Die Therapie hat diese Verhältnisse zu berücksichtigen: man wird das zu enge Flechten der Zöpfe, allzu vieles Bürsten usw. verbieten und für eine vernünftige Haarpflege durch maßvolles Waschen und Kämmen sorgen. Einreibungen mit alkoholischen Haarwässern, z. B. 1%igem Resorzinspiritus, werden eine bessere Durchblutung der Kopfhaut und damit eine Anregung der Haarpapille zur Folge haben.

Lit.: Hübner und Walter, Über Trichorrhexis nodosa. Münch. med. Wochenschr. 1912.

Tuberkulide nennt man eine Gruppe von Hautkrankheiten, deren klinisches Bild eine Reihe von gemeinsamen Zügen hat, die auf eine gleiche ätiologische Ursache hindeuten. Man glaubte diese letztere in Toxinen von Tuberkelbazillen gefunden zu haben, die von tuberkulösen Herden (Lymphdrüsen etc.) des Körpers aus schubweise in die Blutbahn kommen und dadurch auf der Haut Veränderungen hervorrufen. Nach anderen Forschern sind es tote (Jadassohn) oder lebende (Lewandowský) Tuberkelbazillen, die von inneren Krankheitsherden aus embolisch in die Blutbahn gelangen und in der Haut nicht schwerere destruktive, sondern nur leichtere entzündliche Veränderungen machen, weil sie durch die Antikörper des schon lange tuberkulösen Organismus gleichsam im Zaum gehalten werden.

Die Krankheiten, die auf diese Ätiologie zurückgeführt werden, sind

1. das papulonekrotische Tuberkulid (Aknitis, Folliklis),
2. das Erythema induratum Bazin,
3. der Lichen scrophulosorum,
4. der Lupus erythematosus.

Gemeinsam ist diesen vier, im übrigen recht verschiedenen Krankheiten folgendes:

1. Sie treten schubweise, in symmetrischer Lokalisation, unter leichten, fieberhaften Allgemeinerscheinungen auf; man hat bei ihnen allen den Eindruck, daß eine Noxe, seien es nun Toxine oder tote Bazillen, in die Blutbahn eingebrochen ist und auf die Haut projiziert wird.

2. Sie treten nur bei Patienten auf, die irgendwelche tuberkulöse Veränderungen an den inneren Organen haben: Dieses Moment, auf welches früher viel Gewicht gelegt wurde, hat heute an Bedeutung verloren, seitdem wir wissen, daß die tuberkulöse Durchseuchung der Bevölkerung so groß ist, daß kaum ein Erwachsener der tuberkulösen Infektion entgangen ist.

3. Tuberkelbazillen sind, mit den modernen Methoden des Nachweises, allerdings in verschwindend geringer Zahl, jetzt bei allen Tuberkuliden gefunden worden, die Tierversuche sind jedoch meist negativ ausgefallen. Alle Tuberkulide zeichnen sich ferner durch ihre klinische Benignität vor den echten Tuberkulosen (Lupus vulgaris) aus.

Im übrigen muß gesagt werden, daß durch die Befunde von einzelnen Tuberkelbazillen in den Tuberkuliden und durch die Annahme, daß nicht nur die Tuberkulotoxine, sondern auch tote oder halbtote Bazillen die Tuberkulide hervorrufen, die Grenzen zwischen diesen und den echten Hauttuberkulosen mehr und mehr verwischt sind. So gibt denn auch die obige Zusammenstellung durchaus nicht die Meinungen aller Autoren wieder. Manche stellen den Lichen scrophulosorum (als Tuberculosis miliaris aggregata) zu den Tuberkulosen, die Meinungen über den Lupus erythematosus sind noch durchaus geteilt und von einigen Autoren wird die Zahl der Tuberkulide noch erhöht durch Hinzurechnen von Affektionen wie des Angiokeratoms und der Pernionen.

Die hervorstechendsten klinischen Merkmale der vier obengenannten Tuberkulide sind folgende:

1. Das papulo-nekrotische Tuberkulid bildet an den Streckseiten der Extremitäten scharf abgegrenzte, schrotkorn bis erbsengroße, subkutan gelegene, braunrote Knoten, die meist vereitern, nach außen durchbrechen und mit charakteristischen Narben abheilen.

2. Das Erythema induratum Bazin ähnelt dem Erythema nodosum. Es stellt sich dar als große, subkutan gelegene Knoten von blauroter Farbe an der Vorderseite der Unterschenkel, die lange unverändert bestehen, aber auch nach außen durchbrechen können und dann mit pigmentierten Narben abheilen.

3. Der Lichen scrophulosorum setzt sich zusammen aus zahlreichen hirsekorngroßen, blaßrotbraunen Knötchen, die hauptsächlich am Stamm, vorn und am Rücken in symmetrischer Anordnung auftreten Die Knötchen,

die an der Spitze eine Pustel tragen können, gruppieren sich zu verwaschenen kreisförmigen Plaques.

4. Der Lupus erythematodes tritt in zwei Formen auf: als Lupus erythematodes discoides, bei dem sich in langsamer Weise in symmetrischer Anordnung im Gesicht, meist auf der Nase und den angrenzenden Partien der Wangen scharf begrenzte Infiltrate bilden, die sich auf der Oberfläche mit fest anhaftenden trockenen Schuppen bedecken, welch letztere mit apfenartigen Fortsätzen in den erweiterten Follikelgängen stecken. Nach längerem Bestande tritt im Zentrum der Herde oberflächliche Narbenbildung ein, die einen dauernden kosmetischen Defekt gibt. Analoge Prozesse können. sich an den Ohrmuscheln, dem Lippenrot und auf der behaarten Kopfhaut abspielen, wo sie zu dauerndem Haarverlust führen.

Bei dem Lupus erythematodes disseminatus acutus kommt es unter starken Allgemeinerscheinungen und hohem Fieber zu einer allgemeinen Eruption von knotigen Infiltraten, die zum Teil spurlos vergehen, zum Teil sich aber auch in typische Lupus erythematodes-Herde umwandeln können. Die Krankheit verläuft oft tödlich.

Mit Ausnahme der letztgenannten Affektion, die ihrem Wesen nach in die Gruppe der septischen Allgemeinerkrankungen gehört, ist die Prognose der Tuberkulide eine gute. Ihre Bedeutung liegt in dem Hinweis auf das tuberkulöse Grundleiden, den sie geben. Gegen dieses wird sich die Therapie in erster Linie zu richten haben. Besonders erfolgreich ist das Tuberkulid der skrofulösen Kinder, der Lichen scrophulosorum, durch die äußere und innere Anwendung des Lebertrans zu behandeln. Eine besonders schwierige Aufgabe ist dagegen die Behandlung des Lupus erythematodes. Man muß zwischen hautreizenden und entzündungswidrigen Methoden meist abwechseln. Empfohlen wird Bepinselung der Flecke mit Acid. carbol. liquefactum, ferner mit 5 %igen alkoholischen Pyrogallollösungen, mit Jodtinktur, letzteres bei gleichzeitiger interner Verabreichung von Chinin usw. Eine Reihe von Fällen heilt durch alle zwei Stunden wiederholtes Betupfen mit einer Mischung von Alkohol. absol. und Äther zu gleichen Teilen.

Lit.: Darier, Annalis de Dermatologie et Syphilis. 1896. Lewandowsky, in Lubarsch-Ostertag, Ergebnisse 1913. — Derselbe, Die Tuberkulose der Haut in Enzyklopädie der klinischen Medizin. Berlin. Springer 1916.

Tuberkulose der Haut. Die beiden wichtigsten Formen sind bereits unter den Stichworten „Lupus vulgaris" und „Skrophuloderma" behandelt worden. Höchst selten ist ferner bei allgemeiner Miliartuberkulose in extremis auch eine Miliartuberkulose der Haut beobachtet worden: ein akutes Aufschießen zahlloser kleiner Pusteln, in deren Eiter sich Tuberkelbazillen fanden.

Lit.: Jadassohn, in Mraceks Handb. d. Hautkrankh. Bd. 4.

Urtikaria, Nesselsucht, ist eine rezidivierende, stark juckende Hautkrankheit, bei der wir sehr rasch Quaddeln auf unveränderter Haut aufschießen und nach kürzerem Bestande wieder verschwinden sehen. Die urtikarielle Quaddel zeichnet sich durch ihren porzellanartigen matten Glanz aus. Ihre Farbe ist weiß, oder auch blaßrötlich, die plateauartige Erhebung ist oft von einem rötlichen Saum eingefaßt. Oberflächenveränderungen, wie Schuppung oder Krusten, bestehen nie. Oft findet man bei Urtikariakranken das Phänomen der Dermographie: d. h. man kann durch äußere Reizung der Haut mit einem stumpfspitzen Gegenstand Quaddeln hervorrufen, die genau die Form des Reizes haben. Oft klagen Urtikariakranke über Beschwerden von seiten des Magen- und Darmkanals, Obstipation, Durchfall usw. und nicht selten hört man, daß die Eruption nach dem Genuß bestimmter Speisen, wie Erdbeeren, Krebsen, Fischen usw., eintritt. In diesen Fällen wird man die Urtikaria als ein Überempfindlichkeitsphänomen aufzufassen haben.

Die Therapie hat auf diese Angaben in erster Linie Rücksicht zu nehmen: man muß jene Speisen absolut verbieten, nach deren Genuß Urtikaria auftritt. Bei ausgebrochener Eruption wird ein Laxans dazu dienen müssen, den Magendarmkanal von der aufgenommenen Noxe möglichst rasch zu befreien. Interne Desinfektientien waren früher sehr beliebt, z. B. Karbolpillen nach der Formel:

Rp. Acid. carbol. cryst. 3,0
Boli alb. quant. sat. ut fiant. pill. Nr. XXX
S. 3 mal tgl. 1—2 Pillen.

Extern werden besonders gern Betupfungen mit juckstillenden alkoholischen Flüssigkeiten angewandt, z. B.

Menthol 1,0
Spir. vini dil. ad 100,0,

oder ein Teerspiritus nach der Formel:

Rp. Tinct. rusci 5,0
Spir. vini dil. ad 100,0

Lit.: Kreibich, Die angioneurotische Entzündung. Wien 1905. — Török und Hari Arch. 1903. Bd. 65.

Vakzinebehandlung. Dieselbe gründet sich auf dem Prinzip der aktiven Immunisierung: Steigerung der Antikörperbildung durch Injektion abgetöteter Bakterien. Von den Dermatosen sind in erster Linie die Staphylokokkenkrankheiten der Haut einer Vakzinebehandlung zugänglich. Doch ist meist nur ein aus den eigenen Staphylokokken der Patienten hergestelltes Vakzin wirksam (bei Furunkulose, Akne u. dgl.). Eine lokale Gewebsimmunität gegenüber Eitererregern an Stellen, die erfahrungsgemäß bei einzelnen Patienten häufig einer Staphylokokkeninfektion ausgesetzt sind (z. B. Nacken), versucht Wassermann durch Einreiben seines Staphylokokkenvakzins „Histopin" (in Lösung und als Salbe von der Nitritfabrik Akt.-Gesellschaft Köpenik hergestellt). Ihm wird eine prophylaktische Wirkung nachgerühmt.

Ein weiteres Gebiet der Vakzinebehandlung sind die Komplikationen der Gonorrhoe. Bei der einfachen, offenen Urethralblennorrhoe scheinen die Antikörper durch den Eiterfluß und den Urin schnell eliminiert zu werden, bei den gonorrhoischen Prozessen dagegen, die sich in geschlossenen Höhlen (Epididymitis, Gonitis) oder schwer zugänglichen, engen Drüsen und Gängen (Prostatitis, eventuell Vulvovaginitis infant.) liegen die Voraussetzungen für eine Vakzinebehandlung entschieden günstiger. Ihre Handhabung ist bei dem Kapitel „Epididymitis" besprochen worden.

Lit.: Bernheim, Therapeutische Monatshefte 1913. Juni.

Vasomotorisch-trophische Hauterkrankungen. 1. Akutes umschriebenes Hautödem (Quinckesches Ödem) tritt ohne nachweisbare Ursache, ohne entzündliche Erscheinungen meist im Gesicht, selten an anderen Körperstellen auf, entwickelt sich innerhalb weniger Stunden zu talergroßen Beulen und verschwindet nach stunden- oder tagelangem Bestande ebenso rasch wieder. Die subjektiven Beschwerden sind gering, wenn das Ödem auf der äußeren Haut sitzt, stärker, eventuell durch das Atemhindernis lebensbedrohend, wenn der Mund oder die Schleimhaut der Trachea befallen ist.

Therapeutisch wird man im letzteren Falle durch Schlucken von Eisstückchen die Anschwellung zu verringern trachten; unter Umständen wird aber die Tracheotomie als Ultima ratio gemacht werden müssen. Die akuten umschriebenen Ödeme der äußeren Haut werden lokal mit Umschlägen von essigsaurer Tonerde (1 : 10) behandelt; gegen die vorhandene Disposition zu der Erkrankung sind innere Mittel machtlos.

Lit.: Quincke Monatsh. f. prakt. Dermatol. 1882.

2. Acrodermatitis chronica atrophicans, eine Form der erworbenen Hautatrophie, bei der die Hautveränderungen an den Extremitäten in Strich- und Bandform, oft einem Nervengebiet (z. B. dem Ulnaris) entsprechend, peripherwärts nach den *Ακρα* (Enden) hin fortkriechend in äußerst chronischer Weise sich ausbilden. Dabei gehen der Atrophie der Haut, die sich in der Verdünnung, Erweiterung der Kapillaren und dem Elastizitätsschwund dokumentiert, mehr oder weniger sichtbare oder nur mikroskopisch nachweisbare chronisch-entzündliche Vorgänge voraus.

Die Therapie ist gegenüber dem Folgezustand der schleichenden Entzündung, der Atrophie, machtlos. In jenen Fällen, in denen die chronisch-entzündlichen Erscheinungen deutlich hervortreten, könnte gegen diese die Massage angewandt werden.

3. Erythromelalgie, eine seltene vasomotorische Neurose der Haut von unbekannter Ätiologie. An Hand- und Fußrücken bildet sich in äußerst chronischer Weise bei älteren Patienten eine Rötung aus, die sich bis zum Knie bzw. Ellbogen auszudehnen pflegt und allmählich zur Atrophie der tieferen Hautschichten führt. Dieser Prozeß ist häufig, aber nicht immer mit Schmerzen in dem befallenen Hautgebiet verbunden. Der Endeffekt ist eine ungemein verdünnte, unelastische, zigarettenpapierartig gefältelte Haut mit erweiterten Blutgefäßen.

In den Anfangsstadien kann Massage und Stauung des erkrankten Gliedes Besserung bringen. Daneben wird die interne Verabreichung von Chinin oder Arsen empfohlen.

4. Raynaudsche Krankheit, eine vasomotorisch-trophische Neurose, die am häufigsten die Finger und Zehen, viel seltener Nase und Ohren befällt. Im ersten Stadium der Krankheit zeigen sich an den befallenen Stellen die vasomotorischen Phänomene der lokalen Synkope und der lokalen Asphyxie. Das erstgenannte Symptom besteht in Blässe, Kühle und Anästhesie der Haut, das zweite in ihrer schwarzblauen Verfärbung und Anschwellung. Diese, durch einen Arterienkrampf, bzw. durch venöse Starre bedingten Erscheinungen treten anfallsweise, oft mit heftigen Schmerzen auf. Oft, aber nicht in allen Fällen, führen diese Gefäßstörungen zu einer Gangrän der Endphalangen, die in symmetrischer Weise die Finger bzw. Zehen ergreifen kann.

Die Raynaudsche Gangrän wird einerseits nach Infektionskrankheiten (Typhus, Pneumonie, Malaria, auch [in 3—7% der Fälle] im Gefolge der Syphilis) gesehen, andererseits bei neuropathisch belasteten Patienten in Komplikation mit anderen trophischen Neurosen, wie Sklerodermie, Sklerodaktylie, Erythromelalgie, auch bei anderen Nervenkrankheiten: Epilepsie, Syringomyelie, Muskeldystrophie. Sie wird von der Mehrzahl der Autoren als eine zentrale vasomotorische Neurose, von anderen als eine reine Angioneurose aufgefaßt.

Therapeutisch kann man in den Anfangsstadien durch häufige, vom Patienten selbst vorgenommene Massagen der erkrankten Finger und durch Warmhalten der Glieder (Fausthandschuhe! Heiße Handbäder) viel erreichen. Bei manchen Fällen (Raynaud nach Malaria und Lues) ist eine kausale Therapie häufig noch wirksam. In der Regel wird man sich an Roburantien, Arsen etc. zu halten haben. Fausthandschuhe zur Prophylaxe!

Lit.: Cassierer, Vasomotorisch-trophische Neurosen. Berlin 1912. S. 275—505.

5. Die multiple neurotische Hautgangrän, das Gangräneszieren umschriebener Hautstellen, ist ein Symptomenkomplex, der einerseits im Gefolge einiger organischer Nervenkrankheiten (Gliosis spinalis, Tabes, Syringomyelie, Neuritis) gesehen wurde, meist aber ohne solche bei neuropathisch veranlagten, speziell hysterischen Patienten vorkommt. Es handelt sich bei den letzteren um eine außerordentliche Labilität des Hautgefäßnervenappa-

rates, die (nach Kreibich) zu angioneurotischen Entzündungen und dadurch zur Gangrän führen kann. Oft ist die Ursache der Gangrän auch ein echter hysterischer Artefakt (Verätzungen mit Säuren oder Alkalien). Nach einer neueren Theorie sollen auch die Produkte des intermediären Stoffwechsels, die aus den Ovarien stammen und normalerweise die Gerinnungsfähigkeit des Menstrualblutes aufheben, wenn sie in zu großer Menge gebildet werden, die Ursache der multiplen Hautgangrän werden können.

Die Therapie fällt mit der des Grundleidens zusammen; die gangränösen Herde heilen mit Narbenbildung unter abschließenden Verbänden.

Lit.: Kreibich, Die angioneurotische Entzündung. Monographie. Wien 1905.

Verrucae, Warzen, sind typische, gutartige, epitheliale Neubildungen. Man unterscheidet 1. Verrucae planae juveniles, 2. Verrucae vulgares, 3. Verrucae seniles.

Die Verrucae planae juveniles sind flache, 1—3 mm große, meist runde Erhebungen über das Hautniveau. Sie finden sich oft in großer Anzahl auf den Handrücken und im Gesicht und sind, mit langer Inkubationszeit, überimpfbar Sie verschwinden fast mit Sicherheit auf innere Arsendarreichung (asiatische Pillen à 0,002, 3 mal täglich eine Pille.)

Die Verrucae vulgares sind bis erbsengroße Knötchen mit zerklüfteter Oberfläche. Sie kommen, ebenso wie die Verrucae planae meist bei jugendlichen Individuen, an Handrücken und Fingern vor, aber nie in so großer Anzahl wie diese. Zu ihrer Entfernung sind Ätzungen mit Säuren, z. B. rauchende Salpetersäure, sehr beliebt; diese gehen aber oft zu weit in die Tiefe und ins Gewebe und machen dadurch übergroße, entstellende Narben. Man entfernt sie daher besser durch Betupfungen mit Milchsäuresalizylkollodium nach der Formel:

Rp. Acid. lactici.
Acid. salicyl. āā 1,0
Collodii ad 10,0.
MD. Mehrmals auf die Warzen aufpinseln.

Auch kann man, wenn man die umgebende Haut anspannt, die Warzen im Niveau der Haut durch einen Schlag mit der Cowperschen Schere fast schmerzlos abschneiden. Die Blutung steht unter einem komprimierenden Verband.

Auch durch Elektrolyse gelingt die Entfernung der Warzen leicht.

Die V. seniles kommen, wie ihr Name besagt, nur im Alter zur Beobachtung, und zwar bei Männern häufiger am Rücken, bei Frauen meist im Gesicht. Sie sind größere, flache Erhebungen mit zerklüfteter, fettig sich anfühlender Oberfläche und grauer bis brauner Farbe. Sie haben, im Gegensatze zu den juvenilen Warzen, nicht selten die Tendenz karzinomatös zu entarten, und sollten daher stets entfernt werden. Dies geschieht am besten auf chirurgischem Wege mittels Ovalärschnittes oder mittels Auskratzung mit dem scharfen Löffel, der eine Ätzung mit 10%iger Pyrogallussalbe zu folgen hat.

Lit.: Unna, Histopathologie der Hautkrankheiten. Berlin 1894. — Winiwarter Chirurgische Krankheiten der Haut in Deutsch. Chir. Bd. 23. 1892.

Vitiligo nennt man den meist erst im Alter auftretenden, erworbenen Pigmentschwund. Er tritt aus unbekannter Ursache in der Regel an symmetrischen Stellen an den Händen, Genitalien und der Kreuzbeingegend auf und verbreitet sich über größere, in Kreissegmenten begrenzte Bezirke. Auf den vitiliginösen Stellen sind auch die Haare entfärbt. Außer dem Pigmentschwund scheint es sich auch um eine periphere Abwanderung des Pigmentes zu handeln; denn die an die entfärbten Hautpartien angrenzenden Bezirke erscheinen dunkler als normal.

Da wir keine Mittel kennen, die eine Pigmentierung der vitiliginösen Hautpartien herbeiführen könnten, müssen wir uns begnügen, den Kontrast zwischen der hyperpigmentierten Umgebung und der depigmentierten Zone dadurch zu verringern, daß wir die angrenzenden dunklen Bezirke zum Bleichen bringen. Dies wird durch Betupfen mit 3%igem Wasserstoffsuperoxyd erreicht.

Lit.: Schwimmer, Die neuropathischen Dermatosen. Wien 1883. – Mare, Virchows Arch. 1894. Bd. 136.

Weichselzopf, Plica polonica, nennt man den höchsten Grad des impetiginösen, durch Läuse hervorgerufenen Kopfekzems, bei dem die Haare durch das aussickernde Serum völlig untereinander verfilzt sind und wie eine einzige, dicke, von Läusen durchwimmelte Schwarte dem Kopfe aufliegen. Man trifft den Weichselzopf wohl nur in den unkultiviertesten Gegenden des Ostens und Polens, wo er als ein Noli me tangere behandelt wird, weil ihm die Eigenschaft zugeschrieben wird, andere Xrankheiten aus dem Körper herauszuziehen.

Die Therapie ist die unter „Pediculi capitis" angegebene; ohne Entfernung der Haare mit der Schere wird sie sich aber bei dem Grade der Verlausung, wie ihn die Plica polonica darstellt, kaum durchführen lassen.

Xanthome sind gutartige Hautgeschwülste von einer auffallend strohgelben Farbe, die durch eine Ansammlung eigentümlicher wabiger Zellen, die mit Fetttröpfchen erfüllt sind, gebildet werden. Man unterscheidet zwei Formen des Xanthoms, das X. planum, das als glatte, von unveränderter Epidermis überzogene, kaum tastbare Verlagerung fast nur an den Augenlidern vorkommt und das X. tuberosum, das disseminiert am Körper, hauptsächlich an den Druckstellen der Gelenke als derbe, bis erbsengroße Knoten von gelber Farbe in seltenen Fällen gesehen wird. Regressive Metamorphosen und maligne Degeneration werden an den Xanthomen nicht gesehen. Sie scheinen in einer noch durchaus dunklen Beziehung zu Leberkrankheiten (Cirrhose und Ikterus) und Diabetes zu stehen, die in etwa der Hälfte der Fälle von X. tuberosum gefunden werden.

Die Xanthome sind bei ihrer klinischen Gutartigkeit und Schmerzlosigkeit mehr als kosmetische Defekte zu bewerten, die allerdings nicht selten auf schwerere innere Krankheiten hindeuten.

Die Behandlung des etwa vorhandenen Grundleidens ist demnach stets die Hauptaufgabe der Therapie. Mit ihm pflegen übrigens auch die Xanthome zurückzugehen, ev. zu schwinden. Im übrigen kann ihre Entfernung nur auf chirurgischem Wege oder durch Elektrolyse erfolgen.

Lit.: Touton, Arch. f. Dermatol. 1885. – Waldeyer Virchows Arch. Bd. 53. – Geyer, Arch. f. Dermat. 1897. Bd. 40.

Augenkrankheiten.

Von **Professor Dr. Wilhelm Grüter,**
Marburg.

1. Erkrankungen der Lider.

Vorbemerkung. Bei Lichtscheu, Lidkrampf und entzündlicher Schwellung der Lider nicht gewaltsam die Augen öffnen, sondern zur lokalen Beruhigung zunächst mehrere Male einen Tropfen 5%iges Kokain. Jeder Druck auf den Augapfel ist zu vermeiden, da sonst beispielsweise ein vor dem Durchbruch stehendes Hornhautgeschwür zur sofortigen Perforation gebracht wird. Bei entzündlicher Schwellung der Lider der Neugeborenen nicht vergessen, daß hinter der geschlossenen Lidspalte infektiöser (gonorrhoischer) Eiter sitzen kann, der beim gewaltsamen Öffnen der Lider dem Arzt leicht ins Auge spritzt und eine schwere Infektion hervorruft. Die Lider werden, wenn sie durch schleimige Absonderung schlüpfrig geworden sind, am besten mit einem kleinen Wattebausch bedeckt und dann mit dem Daumen, ohne einen Druck auf das Auge auszuüben, gegen den Orbitalrand gepreßt. Gelingt dieses nicht, dann Desmarressche Lidhalter einlegen.

Vor Beginn der Untersuchung der Lider und der Bindehaut ist der Lidschluß zu prüfen. Folgen des mangelhaften Lidschlusses siehe bei Lagophthalmus.

Es ist ferner zu achten auf scheuernde Zilien (Trichiasis), auf Einwärts- oder Auswärtsrollung des Lidrandes (En- und Ektropium), bei einseitigen Katarrhen auf Tränensackerkrankung.

Veränderung der **Lidspaltenweite** beruht auf:

a) Affektion der die Lidmuskulatur versorgenden Nerven. 1. Abnorm weite Lidspalte bei Fazialislähmung (M. orbicularis, Erschlaffung des Unterlides), Sympathikusreizung (M. palp. sup., Scheinbarer Exophthalmus. 2. Abnorm enge Lidspalte bei Fazialisreizung (Lidkrampf), Sympathikuslähmung (siehe Hornerschen Symptomenkomplex), bei Ptosis durch Oculomotoriuslähmung (Lev. palp. sup.). Scheinbarer Enophthalmus.

b) Auf Narbenbildung in der Lidhaut oder Bindehaut. (Folge von Periostitis orbital., Verletzungen, Verätzungen, Verbrennungen, nekrotisierenden Prozessen).

c) Auf Ex- und Enophthalmus. Siehe dieses Kap.

Lidödem. Ein vielen Augenkrankheiten gemeinsames Symptom. Entzündliches und nicht entzündliches Ödem. Man versäume nicht, die Lider zu öffnen zwecks Information, ob eine Entzündung der tieferen Teile (Bindehaut, Bulbus und Orbita) vorliegt.

Differentialdiagnose:

I. Die tieferen Teile sind normal. Es handelt sich um eine rein lokale Erkrankung der Lider.

a) Entzündliches Ödem. Rötung umschriebene Schmerzhaftigkeit und Verhärtung. 1. Am freien Lidrand: Hordeolum. 2 Im inneren Augenwinkel meist Dakryozystitis. Selten Furunkel, Periostitis, Siebbeinzellenerkrankung (schmerzhafte Schwellung oberhalb des Lidbandes). 3. Ein harter und schmerzhafter Knoten in der Lidhaut: Furunkel. Bei tiefem Sitz und größerer Ausdehnung: Abszeß oder Phlegmone. 4. Bei Verdickung des Orbitalrandes und Druckschmerzhaftigkeit: Periostitis (bei Kindern meist tuberkulös, bei Erwachsenen oft luetisch). 5. Bei gleichmäßiger Infiltration und Rötung des Lides mit Übergang auf den Nasenrücken Verdacht auf Erysipel. 6. Bei Lidödem durch Trauma Blutung unter die Haut. 7. Bei Insektenstich oberflächliches Ödem; Nachweis der Stichstelle.

b) Nicht entzündliches Ödem. (Stauungsödem). Bei Herzfehlern und Nephritis.

II. Es liegt eine Erkrankung der tieferen Teile (Bindehaut, Bulbus und Orbita) vor.

1. Conjunctivitis catarrhalis acuta (Schwellungskatarrh) = blennorrhoica = diphtherica. 2. Hornhautgeschwür, Iritis oder Glaukom (Differentialdiagnose S. 686). 3. Exophthalmus und Beweglichkeitsbeschränkung: Panophthalmie, Orbitalabszeß und -phlegmone, Tumor der Orbita. (Differentialdiagnose siehe Exophthalmus.)

Entzündung der Lidhaut. Vielfach Teilerscheinung von Entzündung der übrigen Gesichtshaut. Zu erwähnen ist Lidhautentzündung bei: 1. Ekzem (häufig impetiginös), 2. Erysipel. Kann auf das Orbitalgewebe übergreifen und zur Phlegmone führen. 3. Herpes zoster. Bläschen, Geschwüre, Neuralgien im Bereiche des ersten Trigeminusastes, Hornhautgeschwüre bzw. Keratoiritis. Selten Augenmuskellähmungen. Abheilung unter Hinterlassung von tiefen Narben. Diagnostisch wichtig ist die scharfe Abgrenzung der Geschwüre in der Mittellinie des Kopfes. Therapie: Siehe die entsprechenden Kapitel.

Lidgeschwüre. 1. Vakzinegeschwüre. Übertragung von geimpften Kindern. Besonders gefährlich bei bestehendem Gesichtsekzem. Flache weißbelegte Geschwüre am Lidrande. Meist glatte Abheilung. Können auf die Hornhaut übergreifen und zur Bildung von großen und tiefgreifenden Geschwüren führen. Differentialdiagnose: Impetiginöse und diphtherische Geschwüre. Therapie: Borsalbenverband. Wichtig die Prophylaxe: Ekzematöse Kinder dürfen nicht geimpft werden. 2. Tuberkulöse Geschwüre (Lupus). 3. Selten luetische Geschwüre (Ulcus durum, zerfallendes Gumma).

Lidnekrose. Seltene Erkrankung. Ätiologie: Infektionskrankheiten, Quetschung, Erfrierung. Bakteriologische Untersuchung. Serumtherapie bei Diphtherie und bei Milzbrand.

Lidabszeß. Meist Furunkel der Lanugofollikel, der in die Tiefe greift. Auch infizierte Verletzung und Periostitis des Orbitalrandes (Tuberkulose, Lues) kommt ätiologisch in Betracht. Therapie: Inzision oder spez. Behandlung.

Blepharitis ciliaris (die Entzündung des Lidrandes) Zwei Hauptformen: 1. Blepharitis squamosa: Feine weiße Schüppchen zwischen den Zilien. Die Lidhaut hyperämisch. 2. Blepharitis ulcerosa: Der Lidrand mit gelben Krusten bedeckt. Nach Abweichen der Krusten finden sich Abszesse oder Geschwüre, die um den Haarbalg sitzen. Schließlich Verlust der Zilien. Beschwerden: Tränen, Empfindlichkeit der Augen gegen Rauch

Staub, Hitze. Lider morgens verklebt. Das Leiden zieht sich über Jahre hin. Häufig Rezidive. Folgezustände: Verlust oder Schiefstellung der Zilien (Trichiasis), Verdickung und Abrundung der Lidränder, Eversion des unteren Tränenpunktes und Ektropium des Unterlides. Lokale Ursachen: Chronische Katarrhe der Bindehaut. Tränenträufeln, Phthirii. Allgemeine Ursachen: Anämie, Skrofulose, Allgemeines Ekzem, Rauch, Staub, Hitze. Therapie. Allgemein: Sorge für gute Luft, reichliche Ernährung und Sauberkeit, Solbäder, Höhensonne, Ausschaltung der Schädlichkeiten. Lokal: Behandlung von Katarrhen der Bindehaut und der Tränenwege. Gegen die Veränderungen am Lidrande in der Hauptsache Salbenbehandlung nach sorgfältiger Abweichung der Borken. Vergleiche auch Conjunctivitis simplex und -ekzem.

Nr. 1. Rp. Acid. boric. 0,3,
Vaselin. americ. alb. ad. 10,0,
DS. Abends auf die Lidränder zu streichen.
1 Glasstab.

Nr. 2. Rp. Hydrargyr. oxydat. flav. v. h. p. 0,1—0,2,
Vaselin. americ. alb. ad. 10,0.

Nr. 3. Rp. Hydrargyr. praecipitat. alb. 0,1,
Zinc. oxydat.
Amyli āā 1,5,
Vaselin. alb. american. ad 10,0.

Die Salbe wird abends auf die geschlossenen Lider aufgestrichen. Bei nässendem Ekzem empfiehlt es sich, Lintläppchen aufzulegen, die mit einer messerrückendicken Schicht von weißer Präzipitatsalbe bedeckt sind; keine Augenwässer anwenden. Empfohlen wird auch Zink-Wismutsalbe (Neisser) Rezept Nr. 22. Bei impetiginösem Ekzem des Gesichts und Kopfes verwende man Lassarsche Zinnoberpaste:

Nr. 4. Rp. Hydrargyr. sulf. rubr. 1,0
Sulfur. sublimat. 24,0
Vaselin. flav. 75,0
Ol. Bergamott. gutt. XXX.
M. f. ung.

Abszesse der Haarbälge werden mit einem feinen Messer gespalten und die Zilien mit einer Zilienpinzette entfernt.

Bei hartnäckiger Blepharitis squamosa 1 %ige Resorzin- oder Salizylsalbe oder eine Kombination mit Schwefel.

Nr. 5. Rp. Resorcin oder Acid. salicyl. 0,2,
Vaselin. americ. alb. ad 20,0.

Nr. 6. Rp. Sulfur. praecip. 1,0,
Acid. salicyl. 0,5,
Tctr. Benzoës 0,5,
Vaselin. americ. alb. ad 20,0.

Hordeolum (Gerstenkorn) ext. und intern. Akute Entzündung der Lidranddrüsen oder der Meibomschen Drüsen. Therapie: Heiße Aufschläge. Wenn ein Abszeß vorhanden ist, Inzision. Zur Vermeidung von Rezidiven Behandlung der Blepharitis mit entsprechenden Salben. (Siehe oben). Staphylokokkenvakzine Höchst oder Merck nach Vorschrift.

Chalazion (Hagelkorn). Chron. granulierende Entzündung der Meibomschen Drüsen. Therapie: Inzision und Auskratzung in Lokalanästhesie. (Injektion einer 2 %igen Novokainsuprareninlösung in die Umgebung der Geschwulst.)

Kalkinfarkte in den Meibomschen Drüsen. Gelbe Höckerchen, die durch ihre rauhe Oberfläche einen Reizzustand des Auges unterhalten. In Lokalanästhesie Entfernung mit einer Fremdkörpernadel.

Trichiasis. Schief gegen die Hornhaut gerichtete Stellung der Zilien Ursache: Erkrankung der Zilien oder Narbenzug (Trachom). Folge: Chronischer Reizzustand, selbst Hornhautgeschwüre und pannöse Trübungen Therapie: Die Epilation hilft nur vorübergehend, da die Zilien stets nachwachsen. Am besten Entfernung mit der elektrolytischen Nadel (negativer Pol, 1 Milliamp.) Prozedur sehr schmerzhaft, daher vorher Injektion von 2 %iger Novokain-Suprareninlösung. Steht die ganze Wimperreihe schief, Verlagerung des Zilienbodens nach Jaesche-Arlt (näheres siehe Lehrbücher).

Entropium (Einwärtsrollung des Lidrandes). Häufig zusammen mit Trichiasis. 1. Entropium spasticum infolge von Lidkrampf (Blepharospasmus) meist bei älteren Leuten mit tiefliegendem oder verkleinertem Bulbus und schlaffer Lidhaut. Therapie: a) Behandlung des Lidkrampfes bzw. seiner Ursachen. b) Abziehen des Unterlides durch Aufkleben eines Heftpflasterstreifens oder Aufpinseln von Kollodium auf die Lidhaut c) Es kann auch die Exzision eines ovalären Hautläppchens oder die Gaillardsche Naht versucht werden. Siehe Lehrbücher. 2. Entropium cicatriceum (durch Narbenzug), bei Trachom, Diphtherie, Verätzungen, Verbrennungen Therapie. Verlagerung des Zilienbodens nach Jaesche-Arlt.

Ektropium (Auswärtsrollung des Lidrandes). 1. Ektropium spasticum. Entsteht bei Kindern mit Bindehautkatarrhen und Blepharospasmus dann, wenn die geschwollenen Lider gewaltsam geöffnet werden. Behandlung des Grundleidens. 2. Ektropium paralyticum. Infolge von Fazialislähmung. 3. Ektropium cicatriceum. Durch Narbenzug bei Verätzung und Verbrennung der äußeren Haut. Bei Kindern im Anschluß an tuberkulöse Karies des Orbitalrandes. Nur operative Behandlung (s. Lehrbücher). 4. Ektropium senile. Bei alten Leuten infolge von Erschlaffung der Lidmuskulatur und chronischen Katarrhen. Meist auch Eversion des Tränenpunktes (Tränenträufeln). Therapie: Behandlung des Grundleidens. Bei Eversion des Tränenpunktes, wenn Tränensack noch durchgängig, Schlitzung des unteren Tränenröhrchens mit dem Weberschen Messer, um den Tränenabfluß wieder herzustellen. Abwischen der Tränen nach oben, nicht nach unten. Nachts fester Verband auf die Lider. Wenn keine Besserung eintritt, Ektropiumoperation. (S. Lehrbuch).

Blepharospasmus (Krampf des M. orbicularis). Ursache: Fremdkörper unter dem Oberlid, Conjunctivitis ekzem., Trigeminusneuralgie, Hysterie. Therapie: Beseitigung der Ursache. Lokal zur Beruhigung einige Tropfen einer 3—5 %igen Kokainlösung (Rezept Nr. 12) mehreremal täglich oder Akoinöl (Heyden) 5 %. Umstülpen des Oberlides und Entfernung des Fremdkörpers (s. auch Fremdkörper).

Lagophthalmus (mangelhafter Schluß der Lider). 1. Bei Lähmung des Orbicularis. 2. Narbenektropinm. 3. Exophthalmus. 4. Bei Bewußtlosen infolge von Aufhebung der Korneasensibilität. Die mangelhafte Bedeckung der Kornea bedingt Keratitis e lagophthalmo. Therapie: Borsalbenverband oder Verengerung der Lidspalte durch Vernähung des äußeren Lidwinkels (Tarsorhaphie).

Ptosis (Herabhängen des Oberlides). 1. Angeboren, vielfach doppelseitig. Dann vererbt. 2. Erworben. a) Lähmung des Lev. palp. sup., der vom Oculomotorius versorgt wird. Oft noch Lähmung anderer Muskeln (Siehe Oculomotoriuslähmung.) b) Lähmung des vom Sympathikus versorgten M. tarsalis sup. Mit der Ptos. sympath. ist meist verbunden Miosis und Enophthalmus (Hornerscher Symptomenkomplex). c) Durch Verletzung. d) Bei Trachom. e) Hysterie. f) Selten progressive Muskelatrophie. Therapie: Bei frisch erworbener Ptosis Behandlung des ursächlichen Leidens Lokal konstanter Strom. Bei älteren erworbenen und bei angeborenen Lähmungen Ptosisoperation nach Heß, Payer oder Motais (s. Lehrbuch).

Geschwülste der Lider: Karzinom, Sarkom, Angiom, Dermoide, Xantelasma (flache gelbe Erhöhungen in der Lidhaut bei älteren Frauen), selten Molluscum contagiosum (rundliche Geschwulst, in der Mitte eingezogen). Therapie: Karzinom und Sarkom werden exstirpiert oder mit Röntgen-Radiumstrahlen behandelt. Bei Angiom Elektrolyse (negativ. pol. in die Geschwulst).

Epikanthus. Eine Hautfalte, die den inneren Augenwinkel verdeckt (Mongolenfalte). Therapie: Exzision einer Längsfalte auf dem Nasenrücken und Vereinigung der Wundränder.

2. Erkrankung der Konjunktiva.

Conjunctivitis simplex acuta (catarrhalis). Akuter Schwellungskatarrh. Lidschwellung, Rötung und Schwellung der Lidbindehaut und der Übergangsfalte. Manchmal Blutungen unter die Bindehaut des Augapfels. Komplikationen: Randständige oberflächliche Hornhautgeschwüre (Ulcus catarrhale), die meist unter Behandlung des Bindehautkatarrhs abheilen. Schleimig-eitrige Sekretion. Lidränder morgens verklebt durch eingetrocknetes Sekret. Untersuchung des Tränensackes, besonders bei einseitiger Erkrankung! Ätiologie: Infektion mit Koch-Weeksschen Bazillen, Pneumokokken, Diplobazillen. Seltener physikalisch-chemische Reize: Rauch, Staub, reizende Dämpfe, Fremdkörper, Schneeblendung, Heuschnupfen. Manchmal steckt hinter akutem Katarrh ein frisches Trachom. Therapie: Bei den infektiösen Katarrhen während des akuten Stadiums am wirksamsten das Tuschieren mit Argent. nitric. (½—1 %) einmal täglich, nicht abends.

Nr. 7. Rp. Sol. Argent. nitric. 0,05—0,1/10,0
DS. Zu Händen des Arztes.

Sofortiges Nachspülen mit dünner Kochsalzlösung zur Neutralisierung des Überschusses. Wiederholung nicht vor Abstoßung des bläulichen Ätzschorfes. Bei langdauerndem Gebrauch von Silberpräparaten (auch organischen) tritt Argyrosis auf (bräunliche Färbung der Bindehaut durch Silberniederschläge). Deswegen soll das Mittel nicht zu lange und nur vom Arzte angewandt werden. Ersatzpräparate, aber weniger wirksam: Protargol und Sophol.

Nr. 8. Rp. Sol. Protagol. oder Sophol. 5—10 % (rec. frigide par.) 10,0
DS. 2 × täglich einige Tropfen einzuträufeln.

Bei leichteren Formen des Katarrhs

Nr. 9. Rp. Sol. Zinc. sulfuric. 0,03—0,05/10,0,
DS. Täglich mehreremal einzuträufeln.

Bei stärkerer Absonderung mehreremal täglich Umschläge mit Alumin. acet. (¼ %), Alsol. 10 Tropfen auf ¼ Liter Wasser, Borlösung 3 %. Kein Bleiwasser!

Wegen der Verklebung der Lider wird abends eine Lidsalbe aufgestrichen.

Nr. 10. Rp. Acid. boric. 0,3,
Vaselin. alb. americ. ad 10,0.
DS. Nachts auf die Lidränder zu streichen.
adde 1 Glasstab.

Nr. 11. Rp. Hydrargyr. praecip. alb. 0,1,
Zinc. oxydat.,
Amyl. āā 1,5,
Vaselin. alb. americ. ad 10,0.

Bei akuten Katarrhen nie Verband anlegen! Bei den durch chemisch physikalische Einflüsse bedingten Katarrhen keine Adstringentien, sondern anästhesierende Tropfen oder Salbe!

Nr. 12. Rp. Cocain. mur. 0,3
Suprarenin. hydrochloric. (1,0/1000,0) 1,0,
Aqu. dest. ad 10,0.
DS. Einigemal täglich einzuträufeln.

Nr. 13. Rp. Cocain. mur. 0,3
Suprarenin. hydrochloric. (1,0/1000,0) 1,0,
Vaselin. alb. americ. ad 10,0.

Prophylaxe: Vermeidung der Schädlichkeiten (Tabakrauch, Staub, Arbeiten bei künstlichem Licht). Bei infektiösen Katarrhen soll das Sekret mit Watte, die gleich verbrannt wird, abgewischt werden. Verbot des gemeinsamen Gebrauches von Waschbecken, Handtüchern etc.

Conjunctivitis simpl. chron. Objektiv geringe Veränderungen. Rötung des Lidrandes und der Lidbindehaut. Morgens schaumiges Sekret in den Lidwinkeln. Beschwerden können fehlen. Sonst Fremdkörpergefühl, Brennen, Schwere in den Lidern, besonders abends. Lichtscheu. Häufig außer der Hyperämie der Bindehaut kleine scharfbegrenzte Follikel in den Lidwinkeln, besonders in der unteren Übergangsfalte (**Conjunctivitis follicularis**). Bei Follikeln in der oberen Übergangsfalte Verdacht auf Trachom. Ätiologie: Chronische Reize, die im Beruf einwirken: Staub, Rauch, chem. Dämpfe. Außerdem lokale Schädlichkeiten. Aus diesem Grunde empfiehlt es sich bei chronischen Katarrhen stets eine genaue Lokalinspektion vorzunehmen. Es ist auf folgendes zu achten: Lagophthalmus, Trichiasis, Ektropium, Chalazion, Gesichtsekzem, Tränensackeiterung, Stenose der Tränenwege, Erkrankungen der Nase und Nebenhöhlen. Manchmal ist Weitsichtigkeit Ursache eines chronischen Katarrhs (Klagen über schlechtes Sehen in der Nähe, Kopf- und Augenschmerzen). Therapie: Nach Ausschluß der vorgenannten Schädlichkeiten milde adstringierende Mittel, die bei längerem Gebrauch wegen Angewöhnung häufig zu wechseln sind. Zinc. sulf. ⅓—½ % (Rezept Nr. 9). Manchmal leistet ausgezeichnete Dienste das Collyrium adstringens luteum:

Nr. 14. Rp.	Ammonii. chlorat.	0,5,
	Zinc. sulfuric.	1,25,
	solve in Aqu. dest.	200,0,
	adde Camphorae 0,4 sol. in Spirit. vini. dil.	20,0,
	adde Croci	0,1,
	Digere per 24 horas saepius agitando, filtra.	

Das Mittel ist zu gleichen Teilen mit Wasser zu verdünnen und wird 1—2 mal tgl. zu Waschungen verwandt. Weiterhin empfiehlt sich gegen die Follikel 1 mal täglich mildes Tuschieren mit dem Alaunstift, ½ % Argent. nitric. (Rezept Nr. 7) oder Bleisalbe:

Nr. 15. Rp. Plumb. acet. 0,1,
Vaselin. alb. americ. ad 10,0.

Bei Hornhautulzerationen darf keine Bleisalbe verwandt werden! Gelegentlich verwendet man auch die früher genannten organischen Silberpräparate (Sophol etc. Rezept Nr. 8). Angenehm werden warme Waschungen mit milden adstringierenden Lösungen empfunden: 3 % ige Borsäure, Boraxlösung (2 Messerspitzen auf ½ Liter Warmwasser), Sandows Emser Salz für Augenbäder. Anweisung liegt bei.

Conjunctivitis blennorrhoica (gonorrhoica). Starke Rötung und Schwellung der Lider und der Bindehaut. Beim Öffnen der Lider wälzt sich die dunkelrote Übergangsfalte in dicken Wülsten hervor. Die anfangs seröse Absonderung wird in wenigen Tagen eitrig. Die eitrige Sekretion ist oft so stark, daß der Eiter aus der gechlosssenen Lidspalte hervorquillt. Dauer mehrere Wochen. Die Krankheit heilt, wenn nicht Hornhautgeschwüre auftreten, glatt ab. Die Hornhautgeschwüre sind die größte Gefahr bei der Blennorrhoe und bei Erwachsenen kaum zu verhüten! Ätiologie: Bei den schweren Blennorrhoen handelt es sich um Infektion mit Gonokokken. Die Infektion findet entweder in der gonorrhoischen Vagina der Mutter statt, oder wird durch Unsauberkeit (Badeschwämme) übertragen. Beim Erwachsenen Übertragung von gonorrhoischem Urethralsekret. In seltenen Fällen, insbesondere bei den milden Formen der Neugeborenen, kommen Staphylokokken und andere Bakterien ätiologisch in Betracht. Sichere Diagnose nur durch mikroskopische Sekretuntersuchung (Gramfärbung), da manche Staphylokokken morphologisch im Sekretpräparat den Gonokokken gleichen. - **Therapie: Schwere Fälle, besonders die Blennorrhoe der Erwachsenen sollen dem Spezialisten überwiesen werden.** In erster Linie kommt es darauf an, dem Eiter dauernd Abfluß zu verschaffen. Halbstündlich, in der ersten Woche auch nachts Ausspülen mit Borwasser 3 %, Kal. hypermanganic. (1/5000) oder hydrargyr. oxycyanat 1/5000. Beim Öffnen der Lidspalte Vorsicht, da der infektiöse Eiter manchmal herausspritzt. Der behandelnde Arzt schützt sein eigenes Auge durch Brille mit großen runden Gläsern. Einmal tägliches Tuschieren mit einer 1 %igen Argent. nitric. Lösung durch den Arzt, jedoch erst bei Beginn der Eiterung. Bei milderen Formen der Blennorrhoe oder lange haftenden Ätzschorfen kann auch 10 % Protargol oder 10 % Sophol (Rezept Nr. 8) mehreremal täglich angewandt werden. Bei Blennorrhoe der Erwachsenen werden von mancher Seite die genannten organischen Silbersalze, weil sie sich in allen Buchten der Schleimhaut verteilen, bevorzugt. Kinder werden, um das Hinüberfließen des Sekretes auf die gesunde Seite zu vermeiden, auf die erkrankte Seite gelegt. Außerdem Schutz des gesunden Auges durch einen festen Heftpflasterverband. Bei Erwachsenen Schutz durch ein Uhrglas, das rings mit Heftpflaster angeklebt wird. Das Uhrglas wird nicht gewechselt. Geschwüre bilden keine Kontraindikation gegen Argentum. Man muß nur die Hornhaut durch Hervordrängen der Übergangsfalte bei der Einträufelung schützen. Die Geschwüre bedürfen zunächst, abgesehen von der Einträufelung von Atropin (1 %), keiner besonderen Behandlung. Siehe auch Hornhautgeschwüre. Bei Nachlassen der stark eitrigen Sekretion Übergang zu 10 %igem Protargol oder 10 %igem Sophol. Gegen die oft zurückbleibende Hypertrophie der Bindehaut einmal tägliches Tuschieren mit Cuprum sulfuricum-Stift. Prophylaxe: Bei Neugeborenen gleich nach der Geburt in beide Augen 1 Tropfen einer 1 %igen Argent. nitric., 10 %igen Protargol- oder 10 %igen Sophollösung (Rezept Nr. 8).

Conjunctivitis pseudomembranacea (diphtherica). Bei den oberflächlichen Formen bilden sich auf der geschwollenen und geröteten Bindehaut dünne Fibrinmembranen, die leicht abgezogen werden können. Verlauf meist günstig ohne Störung des Allgemeinbefindens. Bei den tiefen Formen ist die Schleimhaut in ganzer Dicke nekrotisch. Die „Membran" läßt sich nicht abziehen. Die Lider sind bretthart geschwollen. Die Nekrose der Bindehaut kann auch zur Nekrose der Lider und der Hornhaut führen. Heilung unter Hinterlassung von Narben und Verwachsungen zwischen Bulbus und Lidern (Symblepharon). Bei den tiefen Formen haben wir oft hohes Fieber; gleichzeitige Rachendiphtherie ist selten; Gefahr der allgemeinen Sepsis. Differentialdiagnose: Verbrennungen und Verätzungen. Ätiologie: Bei beiden Formen kommt zunächst eine Infektion mit Diphtheriebazillen in Frage, dann mit Streptokokken. Therapie:

Bei schweren Fällen ohne Rücksicht auf das Ergebnis der bakteriologischen Untersuchung subkutan Diphtherieserum (3000—5000 I. E.). Antistreptokokkenserum ist unwirksam. Lokale Behandlung: Stündlich lauwarme 3 %ige Borauswachungen, keine Eisaufschläge. Danach Einstreichen von Sublimatsalbe:

Nr. 16. Rp. Hydrargyr. bichlorat. corr. 0,003
Vaselin alb americ. ad 10,0.

Bei schweren Fällen Versuch mit Aufpinseln von Pyozyanase zur Lösung der Membranen. Kein Argent. nitric.! Das gesunde Auge wird durch Uhrglasverband (s. Blennorrhoe) geschützt.

Conjunctivitis trachomatosa (Trachom, ägyptische Augenentzündung, Körnerkrankheit, Granulose). Äußerlich abgesehen von den Zeichen eines Bindehautkatarrhs meist nichts Auffallendes. Beim Abziehen der Lider sieht man auf der geröteten und geschwollenen Schleimhaut glasig graue Körner (Follikel). Nie das Ektropionieren des Oberlides und die Besichtigung der oberen Übergangsfalte vergessen, da hier die Follikelbildung meist besonders stark ausgeprägt ist! Manchmal wenig Follikel. Die Bindehaut sammetartig geschwollen, wie von feinsten Wärzchen bedeckt (papilläre Hypertrophie). In schweren Fällen ist auch der Tarsus erkrankt. Begleiterscheinung ein mehr oder minder starker Bindehautkatarrh. Das follikuläre Stadium kann jahrelang anhalten. Das Endresultat ist narbige Schrumpfung des Bindehautsackes, Symblepharon post., kahnförmige Verkrümmung des Tarsus, Entropium, Trichiasis. In 50 % der Fälle Übergreifen der Entzündung auf die Hornhaut: Pannus trachom.; meist von oben her und in der Horizontalen scharf abschneidend. Im Pannus treten bisweilen Geschwüre auf, die aber keine Neigung zur Progredienz haben. Verlauf chronisch. Jahrelange Dauer. Ständige Neigung zu Rezidiven. Gefährdung der Sehkraft durch den Pannus und die Narbenschrumpfung mit ihren Folgen (Trichiasis, Xerosis der Bindehaut). Diagnose: Manchmal schwer! Oft Verwechslung mit harmlosen Follikularkatarrhen. Letztere haben ihren Sitz meist in der unteren Übergangsfalte oder in den Lidwinkeln, nie in der Tarsusbindehaut. Schneller Rückgang auf energisches Tuschieren mit 1 % Argent. nitric. spricht gegen Trachom. Das Vorhandensein von Narben und Follikeln oder von Narben und einem typischen Pannus spricht für Trachom. Es darf aber nicht vergessen werden, daß Diphtherie, Verätzungen und Verbrennungen ebenfalls zu Bindehautnarben führen können. Auch Verwechslung mit Frühjahrskatarrh und Tuberkulose der Bindehaut ist möglich. Ätiologie: Infektion mit bisher unbekannten Erregern. Die Prowakzekschen Einschlußkörperchen sind nicht spezifisch. Therapie: Das Leiden dauert Jahre, selbst jahrzehntelang und erfordert mit gewissen Intervallen eine ständige Behandlung und Kontrolle durch den Arzt. Zunächst Beseitigung der infektiösen Sekretion durch täglich einmaliges Tuschieren mit Argent. nitric. (1 %). Siehe auch Rez. 7. Dann Ausrollung oder Ausquetschung der Körner mit der Knappschen Rollpinzette oder dem Kuhntschen Expressor nach vorheriger Anästhesierung. (Injektion einer 2 %igen Novokain-Suprareninlösung unter die Übergangsfalte, nachdem zuvor 1 Tropfen einer 5 %igen Kokainlösung in den Bindehautsack geträufelt worden ist.) Nach der Ausquetschung kühle Aufschläge mit 3 %iger Borlösung oder ¼ %iger essigsaurer Tonerde. Einmaliges sorgfältiges Ausquetschen oder Ausrollen ist im allgemeinen hinreichend, um für längere Zeit die Follikel zu zerstören. Milder ist das täglich einmalige energische Abreiben der kokainisierten (5 %) Bindehaut mit Sublimatlösung 1/1000,0. Man verwendet dazu ein mit Watte umwickeltes Glasstäbchen. Kombiniert wird die Wattemassage mit der Kupferstiftbehandlung oder, wenn diese nicht vertragen wird, mit Alaunstiftbehandlung. Zweckmäßig verfährt man so, daß 2 mal wöchentlich morgens die Bindehaut mit Sublimat energisch abgerieben und nachmittags mit Kupferstift geätzt wird. Der Kupferstift ist besonders zur Behandlung der papillären Hypertrophie geeignet. Zur häuslichen Behandlung läßt man Bor- oder essigsaure Tonerdeaufschläge anwenden und abends eine Kupfersalbe einstreichen:

Nr. 17. Rp. Cupri citric. 0,5
Vaselin alb. american. ad 10,0.

Empfohlen wird auch Terminolsalbe (Originaltube) als völlig reizfreies Präparat.

Der noch frische Pannus geht meist überraschend gut unter der Behandlung der Bindehaut zurück. Besteht ein pannöses Geschwür (oft Pneumokokken), so wird Atropin 1 % ev. mit 1 % Optochin hydr. chloric. (Rezept Nr. 25) einmal täglich eingeträufelt. Die Folgeerscheinungen des Trachoms: Verengerung der Lidspalte, die kahnförmige Verkrümmung des Tarsus, Entropium, Trichiasis bedürfen operativer Behandlung. Prophylaxe: Das Trachom ist ansteckend. Die Übertragung findet durch Kontakt statt. Deswegen sind sezernierende trachomatöse Katarrhe möglichst einer Augenklinik zu überweisen. Sorge für besondere Bettwäsche, Handtücher, Waschgeräte, eigenes Eß- und Trinkgeschirr! Anzeigepflicht!

Conjunctivitis vernalis (Frühjahrskatarrh). Die Conjunctiva tarsi ist mit „pflastersteinartigen" Papillen besetzt und milchig getrübt. Der Limbus (Korneoskleralgrenze) verbreitert und verdickt, mit graurötlichen Wucherungen besetzt. Beschwerden: Lichtscheu, Tränen, Jucken. Das Leiden tritt besonders heftig im Frühjahr und Sommer auf, läßt im Herbst nach. Nach jahrelanger Dauer erfolgt Spontanheilung. Ätiologie: Unbekannt. Diagnose: Das Leiden wird häufig mit Trachom verwechselt und mit Argent. nitric. behandelt, wodurch die Beschwerden noch erhöht werden. Therapie: Symptomatisch Eisumschläge. Schutzverband; grüngelbe Schutzgläser (Hallauer- oder Euphosgläser), die die ultravioletten Strahlen des Tageslichtes absorbieren, werden empfohlen, da man den ultravioletten Strahlen einen Einfluß auf die Entstehung der Krankheit zuschreibt. Manchmal wird Massage mit gelber Salbe 1—2 % angenehm (Rezept Nr. 2) empfunden. Zur Beseitigung der Beschwerden Kokain-Suprareninlösung (Rezept Nr. 12) oder Akoinöl (Heyden) 5 %.

Conjunctivokeratitis ekzematosa (phlyctaenulosa, scrophulosa). Die Ekzemknötchen finden sich überall in der Bindehaut in wechselnder Größe und Anzahl, am häufigsten am Limbus. Durch Zerfall der Knötchen entstehen kraterförmige Geschwürchen, die in wenigen Tagen abheilen. Die Hornhautveränderungen sind mannigfacher Art. 1. Oberflächliche Infiltrate oder Geschwüre, die ohne Narben abheilen können. 2. Tiefe, gelbliche Infiltrate ohne Geschwürsbildung. 3. Tiefgreifende Geschwüre, die perforieren können. Abheilung meist mit Iriseinheilung (Leucoma adhaerens). 4. Progredientes Wachstum eines Infiltrates nach dem Hornhautzentrum zu: **Gefäßbändchen (Keratitis fascicularis).** 5. Gefäßreiche Oberflächeninfiltration **(Pannus ekzematosus).** Die tieferen Hornhautfiltrate und -Geschwüre gehen in der Regel mit Iritis (s. d.) einher. Die Conjunctiva palpebrar. ist manchmal in Form eines ekzematösen Schwellungskatarrhs beteiligt. Lidrandekzem, Rhagaden in den Lidwinkeln, Nasen-, Ohr- und Kopfekzem (Pedikulosis) finden wir besonders dann, wenn auch noch andere Zeichen der skrofulösen Diathese: Drüsenschwellungen und -Narben, Knochentuberkulose, Verdauungsstörungen etc. vorhanden sind.

Aber auch ohne Diathese sehen wir bei ganz Gesunden ekzematöse Konjunktivitis auftreten; nur sind die Erscheinungen meist nicht so schwer und so hartnäckig. In der Nase finden sich oft Muschelschwellungen, adenoide Wucherungen, deren Beseitigung schnelle Heilung herbeiführen kann. Beschwerden: Lichtscheu und Lidkrampf (Blepharospasmus). Die Krankheit tritt bei Kindern, seltener bei Erwachsenen auf und kann wegen der häufigen Mitbeteiligung der Hornhaut das Sehvermögen sehr gefährden. Diagnose: Die Vielgestaltigkeit des Krankheitsbildes sichert die Diagnose (Infiltrat, Geschwür, Narbe; gehäuft oder vereinzelt; mal mehr auf der Bindehaut des Augapfels, mal mehr auf der Hornhaut). Therapie: Örtlich und allgemein. Bei Blepharitis nach sorgfältigem Abweichen der Borken mit Borvaseline (Rezept Nr. 1) Tuschieren des Lidrandes mit 1 % Argent. nitric. Danach Aufstreichen einer 1—2 %igen gelben Salbe (Rezept Nr. 2). Empfindliche Patienten vertragen manchmal die gelbe Salbe nicht, dafür eine 3 %ige Borvaseline (Rezept Nr. 1), oder Zink-Quecksilbersalbe:

Nr. 19.	Rp. Hydrargyr. praec. alb.	0,1
	Zinc. oxydat.	
	Amyl. āā	1,5
	Vaselin. alb. americ. ad	10,0.

Vergleiche auch Blepharitis ekzematosa.

Bei katarrhalischen Erscheinungen an der Bindehaut einmal täglich vorsichtiges Tuschieren mit ½—1 %igem Argent. nitric. Bei Infiltraten und Pannus gelbe Salbe (Rezept Nr. 2). Die Salbe wird in den Bindehautsack mit einem Stäbchen eingestrichen und dann nach Schließen des Auges 1 Minute lang in Kreistouren mit einem Wattebausch verrieben. Nur Geschwüre ohne iritische Reizung vertragen die Massage gut. Die gelbe Salbe soll auch nach Abheilung des Ekzems noch mehrere Monate lang eingestrichen werden. Besteht Iritis, so träufelt man einmal täglich oder jeden 2. Tag eine 1 %ige Atropinlösung ein:

Nr. 20. Rp. Sol. Atropin sulfuric. 0,1/10,0
D. Sub signo veneni.
Einmal täglich 1 Tropfen einzuträufeln.

Bei frischen Effloreszenzen ist oft Kalomeleinstäubung (1 mal tägl. mit einem trockenen Pinsel oder Wattebausch) von Nutzen. Bei interner Darreichung von Jodkali kein Kalomel einstäuben und keine Hg-Salben einstreichen, da sich auf der Bindehaut ätzendes Quecksilberjodür bildet. Bei tiefgreifenden Geschwüren ist Verband mit Noviformsalbe und Bettruhe notwendig.

Nr. 21. Rp.	Noviform	1,0
	Atropin sulf.	0,1
	Vaselin. alb.	
	Lanolin āā ad	10,0.

Wegen der Behandlung der drohenden Geschwürsperforation siehe das Kapitel: Hornhautgeschwüre. Bei lichtscheuen Kindern ist auf Rhagaden in den Lidwinkeln zu achten. Dieselben werden mit dem Argent. nitric.-Stift vorsichtig betupft. Ausgezeichnet ist oft bei lichtscheuen Kindern das Eintauchen des Gesichtes in kaltes Wasser. Die Prozedur ist mehreremal am Tage zu wiederholen. Bei sehr hartnäckiger Lichtscheu kann eine 3 %ige Kokainsalbe versucht werden (Rezept Nr. 12):

Bei enger Lidspalte (Blepharophimosis) operative Erweiterung des äußeren Lidwinkels (Blepharotomie). Der Pannus erfordert keine besondere Behandlung. Das Gefäßbändchen wird, wenn es progredient ist, kauterisiert oder mit scharfem Löffel abgekratzt. Zur Behandlung des Gesichts- und Kopfekzems zunächst Aufweichung der Borken mit warmem Olivenöl, dann Tuschierung mit 5 % Argent. nitric., und gleich anschließend Zink-Wismutsalbe (Neisser) oder Lassarpaste. Bei Impetigo des Kopfes Zinnoberpaste (Rezept Nr. 4). Gegen Pedikulosis 24 Stunden lang Kopfkappe mit Sabadillessig.

Nr. 22. Rp. Zinc. oxyd. 1,0
Bismuth. sub. nitric. 1,0
Ung. spl.
Ung. leniens ää 10,0 (Neisser).

Wegen Allgemeinbehandlung vergl. die entsprechenden Kapitel. Untersuchung und Behandlung der Nase durch einen Spezialisten ist nicht zu vergessen. In allen Fällen, wo die geschilderten Maßnahmen und eine peinliche Sauberkeit sich schwer zu Hause durchführen lassen, ist Anstaltsbehandlung zu empfehlen.

Tuberkulose der Bindehaut ist selten. Flache Geschwüre in der Lidbindehaut oder Übergangsfalte mit speckigem Grund oder trachomähnliche graue, manchmal auch polypöse Wucherungen. Vielfach vergesellschaftet mit Gesichtslupus. Therapie: Kauterisation oder wiederholte Ätzung mit 50 % Milchsäure.

Syphilis der Bindehaut kommt als Primäraffekt, Papel und Gumma vor. Allgemeinbehandlung.

Symblepharon, narbige Verwachsung zwischen Conjunctiva bulbi und palpebr. (ant. und post.), entsteht bei Verätzung, Verbrennung, Diphtherie, Trachom, Pemphigus. In schweren Fällen ist die Bewegung des Bulbus gestört; manchmal der Lidschluß unvollkommen (Lagophthalmus). Therapie: Versuch mit Transplantation von Lippenschleimhaut.

Pterygium (Flügelfell). Eine dreieckige Bindehautfalte im Lidspaltenbereich, die auf die Hornhaut hinüberwuchert; sie kann bis ins Pupillargebiet wachsen und dadurch erhebliche Sehstörung bedingen. Therapie: Frühzeitige Abtragung. Nach Kokainisierung wird der „Kopf" von der Hornhaut abpräpariert, einwärts gestülpt und vernäht. Dann wird der obere und untere Wundrand durch feine Nähte sorgfältig vereinigt.

Pinguecula (Lidspaltenfleck), ein gelber Fleck in der Lidspaltenzone zu beiden Seiten der Hornhaut, entsteht durch Einwirkung von Rauch und Staub. Behandlung unnötig.

Subkonjunktivale Blutungen. Infolge von Pertussis, Trauma. Bei Erwachsenen oft ein Anzeichen von Brüchigkeit der Gefäße. Deswegen Untersuchung auf Arteriosklerose, Nephritis. Lokale Behandlung nicht nötig.

Primäre Xerose der Bindehaut. Weiße trockene Schüppchen in der Bindehaut des Augapfels. Das Leiden tritt bei allgemeinen Ernährungsstörungen auf. Beschwerden: Nachtblindheit (**Hemeralopie**). Lokale Therapie nicht notwendig. Kräftige Kost. Bei Säuglingen, die durch Magendarmkatarrhe in ihrer Ernährung sehr gestört sind, kann infolge von allgemeiner Xerose der Bindehaut die Hornhaut eitrig zerfallen. (**Keratomalazie.**) Nur Hebung der Allgemeinkonstitution kann das Auge retten.

Sekundäre Xerose. Vollständige Vernarbung und Vertrocknung der Binde- und Hornhaut im Endstadium von Trachom und Pemphigus. Therapie machtlos.

Von **Geschwülsten der Bindehaut** kommen vor: Polypen, Dermoide, Angiome, Lipome, Karzinome, Sarkome. Operative Entfernung oder Bestrahlung (Karzinom, Sarkom). Bei Angiomen Versuch mit Elektrolyse (neg. Pol in die Geschwulst).

3. Erkrankungen der tränenableitenden Wege.

Dacryocystitis chron. (Dacryocystoblennorrhoe). Vorwölbung in der Gegend des Tränensackes. Auf Druck entleert sich eitrige oder wässerig-schleimige Flüssigkeit aus den Tränenpunkten. (Aus einem völlig normalen Tränensack entleert sich auf Druck nichts.) Manchmal wird vom Pat. angegeben, daß sich das Sekret in die Nase entleert. Weiterhin findet sich meist Rötung im inneren Lidwinkel und einseitige Konjunktivitis. Beschwerden:

Tränenträufeln. Ätiologie: Stenosen im Tränennasenkanal, die vielfach sekundär durch Erkrankung der Nase (Polypen, Muschelschwellung, Ozaena) und Nebenhöhlen (Siebbein-, Oberkiefer) bedingt sind. Die Ansiedelung von Pneumokokken im gestauten Sekret führt zum Katarrh. Bei Kindern liegt oft tuberkulöse Karies des Tränenbeins zugrunde. Der Bakteriengehalt des Tränensekrets bedingt eine große Gefahr für die Hornhaut insofern, als bei der geringsten Epithelabschürfung Infektion (Ulcus serpens) erfolgen kann. Therapie: Bei der arbeitenden Bevölkerung, die keine Zeit zu einer langwierigen konservativen Therapie hat, Exstirpation des Tränensackes in Lokalanästhesie (Technik siehe Lehrbücher). Sonst Sondenbehandlung und Durchspülungen mit $\frac{1}{2}$%iger Zinc. sulf.-Lösung. Vorbedingung: Gründliche Anästhesie und Anämie der Schleimhaut durch Injektion einer 5%igen Kokain-Suprareninlösung in den Tränensack. Weiteres siehe Lehrbücher. Häufig Rezidive bei der konservativen Therapie. Nicht selten führt die Behandlung der Nasen- und Nebenhöhlenerkrankungen zur Abheilung des Tränensackkatarrhs. Eventuell Operation nach Toti oder West.

Dacrycystitis acuta (Phlegmone des Tränensackes). Entzündung des den Tränensack umgebenden Gewebes, vom chronisch entzündeten Tränensack ausgehend. Starke Schwellung und Rötung in der Gegend des Tränensackes und der Lider. Fieber und Schmerzen. Nach einigen Tagen Abszeßbildung und Perforation. Abheilung unter Hinterlassung einer Tränenfistel. Es kommt zum Rezidiv, wenn eine Stenose im Tränennasenkanal vorhanden ist. Therapie: Zu Anfang feuchter Verband. Bei Abszeß Inzision und Drainage. Wenn eine unpassierbare Stenose besteht, Exstirpation des Tränensackes nach Abklingen der Entzündung.

4. Erkrankungen der Hornhaut.

Allgemeine Vorbemerkungen. Untersuchung zunächst bei Tageslicht. 1. Größe der Hornhaut (Mikro- und Megalokornea). 2. Wölbung (Keratokonus und -Globus, Keratektasie, Staphylom, Aplanatio). 3. Oberfläche. Man läßt das Reflexbild des Fensterkreuzes über die Oberfläche gleiten. Die Oberfläche kann matt oder glänzend, eben, vertieft oder erhaben sein. 4. Die Durchsichtigkeit prüft man bei seitlicher Beleuchtung und im durchfallenden Licht. Siehe bei Linse. Man achtet darauf, ob eine Trübung oberflächlich (Infiltrat, Geschwür, Pannus, Narbe) oder tief liegt (Keratitis parenchymatosa, tiefes ekzem. Infiltrat oder sklerosierende Keratitis), ob Gefäßbildung (oberflächlich: Pannus oder tief: Keratitis parenchym.) vorhanden ist. Dann untersucht man die Hinterwand der Hornhaut auf Präzipitate (feinste graue oder braune Beschläge: Zyklitis). 5. Sensibilität. Prüfung mit einem spitz ausgezogenen Wattebausch. (Sensibilität herabgesetzt bei Trigeminuslähmung, Herpes corneae; erhöht bei Erosio). Die Feststellung, ob Epitheldefekt (Erosio, Geschwür) vorliegt, bereitet manchmal Schwierigkeiten. Man träufelt deswegen einen Tropfen einer 2%igen Fluoreszeinkaliumlösung auf die Kornea, spült mit Wasser nach. Jegliche geschädigte Partie hat dann eine intensiv grüne Farbe.

Bei allen entzündlichen Hornhautaffektionen besteht ziliare oder perikorneale Injektion, das ist eine blauviolette, aus der Tiefe durchschimmernde schmale Zone um die Hornhaut. Bei der konjunktivalen Injektion liegen dagegen die einzelnen Bindehautgefäße als injiziertes Netzwerk der Sklera auf. Fernerhin ist die konjunktivale Injektion stets in der Übergangsfalte am stärksten.

Erosio corneae (traumatischer Epitheldefekt). Siehe auch Kap. 17. Fluoreszeinfärbung! Ursache: Fremdkörper-, Fingernagelverletzung, scheuernde Zilien. Differentialdiagnose: Herpes corneae (Sensibilität herabgesetzt). Therapie: Beseitigung des ursächlichen Momentes: von Fremdkörpern unter dem Oberlid, scheuernden Zilien. Verband. Akoinöl (5%).

Herpes corneae febrilis. Unter Fieber und Schnupfen treten feine Geschwüre auf. Diese können sich baumförmig verästeln (**Keratitis dendritica**). Sensibilität herabgesetzt. Starke Schmerzen. Wochenlange Dauer.

Therapie: Abkratzung des erkrankten Epithels nach Kokainisierung. Zu empfehlen ist auch vorsichtiges Betupfen der Geschwürslinien mit Jodtinktur oder schwachroter Glühschlinge. Bei Iritis Atropin.

Herpes zoster (ophthalmicus). Siehe auch bei Entzündungen der Lidhaut. Sehr schmerzhaft und von langer Dauer. Sensibilität herabgesetzt. Heilung unter Hinterlassung von Narben. Komplikation: Augenmuskellähmung. Ätiologie noch unbekannt. Therapie: Akoinöl, Dioninsalbe (Rezept Nr. 24). Oft ist Morphium subkutan notwendig. Bei Iritis Atropin (1 %).

Keratitis vesiculosa. Seltene Erkrankung. An Augen, die an Glaukom oder Iridozyklitis erblindet sind, bilden sich unter heftigen Schmerzen klare Bläschen. Therapie: Akoinöl (5%), Dionin (Rec. 24).

Keratitis neuroparalytica. Degenerative Trübung der Kornea infolge von Trigeminuserkrankung bzw. Lähmung. Auch unter dauerndem Verband ist die Bildung von Geschwüren nicht zu verhüten.

Keratitis e lagophthalmo (bei mangelhaftem Lidschluß). 1. Bei Fazialislähmung. 2. Bei Exophthalmus. 3. Bei Koma. Therapie: Verband. Operative Verengerung oder Verschluß der Lidspalte.

Pannus corneae (Gefäßreiches Granulationsgewebe in den oberflächlichen Hornhautschichten). Pannus ekzematosus, trachomatosus und reparatorius (im Abheilungsstadium von größeren Geschwüren wuchern Bindehautgefäße in die Hornhaut). Behandlung des Grundleidens. Vergleiche die entsprechenden Abschnitte. Differentialdiagnose: Zunächst Keratitis parenchym. ausschließen. Bei Pannus ekzematosus keine Bindehautnarben; bei Pannus trachom. Bindehautnarben oder Trachomfollikel. Der trachomatöse Pannus hat mit Vorliebe seinen Sitz in den beiden oberen Hornhautquadranten und schneidet in der Horizontalen scharf ab. Der ekzematöse Pannus kann in allen Quadranten der Hornhaut auftreten.

Ulcus corneae (Hornhautgeschwür) entsteht aus einem Infiltrat, dessen Oberfläche sich abstößt oder aus infiziertem traumatischen Defekt. Das Geschwür dehnt sich in der Fläche und Tiefe aus. Kommt der Prozeß zum Stillstand, so reinigt sich das Geschwür. Der Grund spiegelt. Gefäße wachsen vom Rande her hinein und der Defekt wird durch Narbengewebe ausgefüllt. Geht das Geschwür in die Tiefe und erreicht die Descemetsche Membran, so buckelt sich diese infolge des intraokularen Druckes bläschenartig vor (**Keratocele**). Bei eintretender Perforation fließt das Kammerwasser ab. Der Patient fühlt, wie plötzlich die warme Kammerflüssigkeit aus dem Auge rinnt. Die Iris fällt in die Wunde und verwächst, wenn nicht eingegriffen wird, mit der Geschwürsnarbe (**Leucoma adhaerens**). Objektiv stellen wir die Perforation an der Aufhebung der Vorderkammer und der Hypotonie des Bulbus fest. Bei größeren perforierten Geschwüren besteht die Gefahr einer Dehnung und Vorwölbung der mit der Iris verwachsenen Narbe (**Staphylom**). Schließt sich ein perforiertes Geschwür nicht, so kommt es zur **Fistelbildung.** Große Geschwürnarben können sich abflachen (**Aplanatio corneae**). Ätiologie: 1. Im Anschluß an Verletzungen der Hornhaut, wenn ein chronischer Bindehautkatarrh oder eine eitrige Tränensackentzündung besteht (Ulcus serp.). 2. Ohne Verletzung am häufigsten beim Übergreifen von akuten oder chronischen Bindehautkatarrhen auf die Hornhaut (ekzematöse Geschwüre, trachomatöse Geschwüre, katarrhalische Randgeschwüre). Therapie: Außer der Geschwürsbehandlung Behandlung von Bindehaut und Tränensackleiden.

Bei Dacryocystitis chron. Exstirpation des Tränensackes. Bei Bindehautkatarrhen Tuschierung mit Argent. nitric. (1 %) Rezept Nr. 7. (Vorsicht, daß die Lösung nicht die Hornhautgeschwüre berührt!) oder mehreremal täglich Zinc. sulf. (Rezept Nr. 9). Gegen die stets vorhandene sekundäre Iritis Atropin 1 % (Rezept Nr. 25). Bei drohender Perforation Eserin $^1/_2$ %. (Rezept Nr. 28). Verband, Bettruhe. Bei Progredienz des Geschwüres (siehe auch Ulcus serpens) Kauterisation mit der Glühschlinge nach vorheriger Kokainisierung (5 %). **Jedes größere Geschwür und solche mit Neigung zur Progredienz und Perforation werden am besten sofort dem Spezialisten überwiesen, da eine zweckmäßige Behandlung große Erfahrung voraussetzt.**

Bei Patienten mit größeren frischen Narben ist darauf zu achten, daß die Arbeit nicht zu früh wieder aufgenommen wird, da nicht selten die dehnungsfähige Narbe dem intraokularen Druck nachgibt (Bildung einer Keratektasie oder eines Staphyloms), was unter Umständen **Sekundärglaukom** zur Folge hat. Geschwürsnarben können sich bei rechtzeitiger energischer Nachbehandlung mit 1 oder 2 % gelber Salbe (Rezept Nr. 2) noch aufhellen. In manchen Fällen verbessert eine optische Iridektomie das Sehvermögen. Bei beginnendem Staphylom ist durch eine rechtzeitige Iridektomie oft Rückbildung zu erzielen. Große Staphylome erfordern die Abtragung des vorderen Bulbusabschnittes.

Ulcus serpens. Vorbedingung zur Entstehung des Geschwürs ist Epithelschädigung und sekundäre Infektion infolge eines bestehenden Bindehautkatarrhs oder Tränensackleidens. Daher häufig im Anschluß an Verletzung der Hornhaut. Die Infektionserreger sind fast regelmäßig Pneumokokken. Das Ulcus serpens kriecht über die Oberfläche weg, kann aber auch in die Tiefe eindringen. Unbehandelt zerstört es manchmal in wenigen Tagen die ganze Hornhaut. Diagnose: Zentral sitzende Geschwüre mit Hypopyon (Eiter in der Vorderkammer) sind fast immer Ulcera serp. Charakteristisch ist der sichelförmige progrediente Rand. Untersuchung des Geschwürsabstrich auf Pneumokokken (Deckglaspräparat mit Gramfärbung). In seltneren Fällen finden sich Diplobazillen (gramnegative plumpe Doppelstäbchen) als Erreger Therapie: Bei Pneumokokkeninfektion Betupfung des Geschwürs mit 2 % Optochin nach vorhergehender Kokainisierung (5 %). Die Betupfung geschieht einmal täglich mit einem watteumwickelten und mit der Optochinlösung getränkten Stäbchen. Außerdem 6 mal täglich 1 % Atropin-Optochinsalbe. Das Mittel hilft nur bei oberflächlichen Geschwüren, bei tiefer greifenden Formen Versuch mit Jodtinkturbetupfung. Versagt auch diese, dann Kauterisation oder Spaltung. Bei Diplobazillenbefund: 6 mal täglich Zinc. sulf. $^1/_2$ %. Die Exstirpation eines erkrankten Tränensackes ist nicht zu vergessen.

Ulcus catarrhale (katarrhalisches Randgeschwür). Es tritt bei akuten Bindehautkatarrhen auf. Durch Behandlung der Bindehaut mit Argentum nitricum 1 % (Rezept Nr. 7) oder Zincum sulfuricum $^1/_2$ % (Rezept Nr. 9) gelingt es meist, das Geschwür zum Abheilen zu bringen.

Ulcus ekzem. (Keratitis ekzematosa) kann überall auf der Hornhaut seinen Sitz haben. Man findet meist die verschiedensten Stadien: Infiltrat, Geschwür, Narbe. Therapie: Siehe oben und Conjunctiv. ekzem.

Unterscheidung der praktisch wichtigen Geschwüre. 1. Ulcus serpens: Zentral mit Hypoyon. 2. Ulcus catarrhale: Randständig, vielfach Sichelform. 3. Ulcus ekzematosum: Meist mehrere Effloreszenzen in den verschiedensten Stadien und an einer beliebigen Stelle der Hornhaut sitzend.

Nr. 22a. Rp.	Optochin hydr.	0,1
	Atropin. sulf.	0,2
	Vaselin. alb. ad	10,0

DS. 6 mal täglich einstreichen.

Keratitis parenchymatosa. Unter ziliarer Injektion treten am Rande oder in der Mitte der Hornhaut fleckchenartige Trübungen auf, über denen das Epithel matt ist. Die Trübungen konfluieren zu größeren Herden und schließlich ist die ganze Hornhaut getrübt. Nie Geschwürsbildung! Oft Verwechslung mit Pannus. Bei letzterem oberflächliche aus der Bindehaut kommende Gefäße, bei Kerat. parenchym. tiefe sklerale „besenreiserartige" Gefäße. Im Laufe von Monaten erfolgt langsame Aufhellung. Bei schweren Prozessen bleibt eine dauernde Trübung zurück. Immer ist Iritis vorhanden, vielfach auch Zyklitis (Präzipitate) und Chorioiditis. Gelegentlich Drucksteigerung. Fast regelmäßig, wenn auch erst nach Monaten, erkrankt das zweite Auge. Ätiologie: In 90 % Lues hereditaria (Schwerhörigkeit, Hutchinsonsche Zähne, periostale Knochenverdickungen, Rhagaden an den Mundwinkeln etc.), selten acquisita; der Rest ist Tuberkulose. Therapie. Lokal: Wärme, Atropinsalbe.

Nr. 23. Rp.	Atropin. sulfuric.		0,1
	Vaselin. alb. american.	ad	10,0

Bei Drucksteigerung Pilokarpin 1 % (Rezept Nr. 26). Die Allgemeinbehandlung richtet sich nach dem Grundleiden. Bei Lues Versuch mit Salvarsan oder Hg-Kur. Eine sichere Wirkung dieser Mittel auf das lokale Leiden ist bisher nicht erwiesen. Bei Tuberkulose Tuberkulinkur (siehe diese).

Keratomalacie siehe bei primärer Xerose der Bindehaut.

Keratokonus (kegelförmige Vorwölbung der Hornhaut, ohne daß Entzündung vorausgegangen ist). Starke Herabsetzung der Sehschärfe infolge von astigmatischer Verzerrung der Bilder. Therapie: Durch Operation oder Vorsetzen von Kontaktgäsern (Firma Müller, Wiesbaden) Besserung der Sehschärfe möglich.

Verletzungen der Kornea siehe bei Verletzungen des Auges.

Geschwülste. Übergreifend von der Konjunktiva, Karzinom und Sarkom. Therapie: Versuch mit Röntgen- und Radiumbestrahlung. Bei zunehmendem Wachstum Enukleation des Bulbus.

5. Erkrankungen der Sklera.

Episkleritis (oberflächlich) und **Skleritis** (tief) sind seltene Erkrankungen. In der Nähe des Hornhautrandes bilden sich unter umschriebener blauroter Injektion flache Verdickungen der Episklera oder Sklera. Der skleritische Knoten bleibt wochen- und monatelang bestehen, zerfällt niemals, bildet sich langsam zurück, während in der Nachbarschaft ein neuer Knoten entsteht. Die tiefen Herde hinterlassen graublaue Narben und führen infolge von Verdünnung der Sklera zur Vorbuckelung derselben (Skleralstaphylom). Bei den tiefen Formen Mitbeteiligung der Uvea (Iridozyklitis) und Kornea (**sklerosierende Keratitis**). Bei der Diagnose ist Ekzemknoten auszuschließen. Letzterer ist verschieblich, da er in der Bindehaut sitzt, der Skleralknoten nicht. Ätiologie: Gicht, Rheumatismus, Arteriosklerose Diabetes, Tuberkulose, Lues. Therapie. Lokal: Wärme, Massage mit gelber Salbe (Rezept Nr. 2) oder Dionin.

Nr. 24. Rp.	Dionin		0,3—1,0
	Vaselin alb. american.	ad	10,0

Bei Iritis Atropin. Wichtiger als die Lokal- ist die Allgemeinbehandlung. In Betracht kommt je nach der Ätiologie Aspirin, Hg-Kur, Salvarsan, Jodkali, Tuberkulinkur oder Atophan und Diät.

Dionin ist ein stark lymphtreibendes Mittel. Nach dem Einstreichen tritt zunächst Brennen, dann Chemosis (Ödem der Bulbusbindehaut), unter Umständen Schwellung der Lider, manchmal auch des Gesichts auf. Die Schwellung kann bei empfindlichen Patienten mehrere Tage bestehen bleiben. Deswegen soll man das Mittel zunächst in der Sprechstunde ausprobieren.

Wegen der schnellen Angewöhnung Anwendung in steigender Konzentration; schließlich in Substanz.

6. Erkrankungen der Uvea (Iris, Corpus ciliare, Chorioidea).

Iritis (Iridozyklitis), Regenbogenhautentzündung. 1. Ziliare Injektion. 2. Hyperämie und Exsudation in die Iris: Schwellung des Gewebes, Verwaschenheit der Zeichnung und grünliche Verfärbung der Iris, Verengerung der Pupille. 3. Exsudation in die Vorderkammer: Trübung des Kammerwassers, Präzipitate; bei eitriger Exsudation Eiteransammlung am Boden der Vorderkammer (Hypopyon). 4. Exsudation in die Pupille und Hinterkammer: Hintere Synechien (Verklebung bzw. Verwachsung zwischen Irishinterfläche und Vorderlinsenkapsel). Bei ringförmiger Synechie und Verschluß der Pupille durch Exsudat (Seclusio und Occlusio) kommt es zur intraokularen Drucksteigerung. 5. Exsudation in den Glaskörper: Glaskörpertrübungen. 6. Manchmal Drucksteigerung (sek. Glaukom), ohne das Seclusio vorhanden ist. Beschwerden: Kopfschmerzen über der befallenen Seite, Lichtscheu und Sehstörungen. Verlauf akut oder chronisch. Bei der chronischen Form **(Iridocyclitis serosa)** ist das Auge gering ziliar injiziert oder blaß. Im Anfangsstadium des Leidens Präzipitate und Glaskörpertrübungen. Jahrelange Dauer. Die akute Form **(Iritis acuta)** tritt unter starker ziliarer Injektion, Lichtscheu, Schmerzen und Erguß eines serofibrinösen manchmal auch eitrigen Exsudates ins Pupillargebiet auf; das Leiden dauert meist einige Wochen und kann spurlos abheilen. Bei beiden Formen vielfach jedoch Folgezustände durch Rezidive: 1. Hintere Synechien. 2. Seclusio und Occlusio pupillae mit sekundärer Drucksteigerung. 3. Cataracta complicata. 4. Ablatio retinae. 5. Erblindung und Atrophia bulbi. **Bei der Differentialdiagnose ist immer Glaukom zu berücksichtigen.** (Vergl. S. 686.)

Ätiologie. 1. Primäre Iritis infolge von Lues, Gonorrhoe, Tuberkulose, Rheumatismus, Gicht, Diabetes, akuten Infektionskrankheiten. 2. Sekundäre (lokale) Iritis durch Hornhautgeschwüre, Skleritis, Verletzungen. (Siehe sympathische Ophthalmie.)

Wenn keine lokale Ursache für Iritis vorliegt, immer Allgemeinuntersuchung!

Therapie: 1. Behandlung des Grundleidens. Siehe die entsprechenden Kapitel. Bei Iritis luetica Salvarsan oder Schmierkur, bei Iritis tuberculosa **Tuberkulinkur.** In der Augenheilkunde wird therapeutisch Bazillenemulsion, Neutuberkulin oder bei leicht fiebernden Patienten albumosefreies Tuberkulin verwandt. Zweimal wöchentlich subkutane Injektion von steigenden Dosen unter dauernder Temperaturkontrolle. Beginn mit Dosis: 0,01 mg. Weiteres siehe unter allgemeiner Tuberkulintherapie. 2. Lokale Behandlung: Atropin (1 %), um die Pupille weit zu halten, bzw. gebildete Synechien zu zerreißen.

Nr. 25. Rp. Sol. Atropin. sulfuric. 0,1/10,0
DS. 1—3 mal täglich einzuträufeln.

Wird Atropin nicht vertragen (Idiosynkrasie gegen **Atropin oder Intoxikation:** Trockenheit im Halse, Röte des Gesichtes, Übelkeit, aufgeregtes Wesen, Pulsbeschleunigung. Gegengift: Morphium), Skopolamin (**sehr giftig!**).

Nr. 26. Rp. Scopolamin. hydrobrom. 0,02
Cocain mur. 0,5
Vaselin. alb. americ. ad 10,0
DS. 1—3 mal täglich einzustreichen.

Gegen die Schmerzen Aspirin, gelegentlich Morphium (speziell bei gichtischer und gonorrhoischer Iritis). Feuchtwarmer Verband. Vermeidung aller Schädlichkeiten, die Blutandrang zum Kopf bewirken. Verbot von Alkohol, Kaffee etc. Bettruhe. Sorge für leichten Stuhl. Wegen der Lichtscheu Schutzbrille. Bei Steigerung des intraokularen Druckes Atropin weglassen, dafür Pilokarpin (Rezept Nr. 27).

Länger bestehende und durch starke Atropingaben nicht zu beseitigende ringförmige Synechie erfordert, wenn Drucksteigerung eintritt, Iridektomie. **Alle Fälle mit starker Exsudation und Drucksteigerung sollen dem Augenarzte überwiesen werden.**

Gegen die zurückbleibenden Glaskörpertrübungen subkonjunktivale NaCl-Injektion (4 %), Jodkali (10/200,0 zweimal täglich ein Eßlöffel) und zweimal wöchentlich Schwitzen.

Hyphaema, Vorderkammerblutung bei Verletzungen der Iris, bei Iritis infolge von abnormer Brüchigkeit der Gefäße (Arteriosklerose).

Tumoren der Uvea. Primär: Melanosarkome; sekundär: Karzinom etc. Im Beginne des Leidens Netzhautablösung, dann intraokulare Drucksteigerung, schließlich Durchbruch durch die Sklera und Metastasenbildung. Bei sicherer Diagnose (nur durch Spezialisten) muß das Auge enukleiert werden; auch dann, wenn es noch volle Sehschärfe hat.

Iriszysten, nach Verletzungen vorkommend und der Irisvorderfläche aufsitzend, erfordern Exstirpation wegen Gefahr der Drucksteigerung.

Iridodonesis (Irisschlottern) findet sich bei Luxation bzw. Subluxation der Linse. Gefahr des sek. Glaukoms.

7. Pupillenstörungen.

Normale Pupillenreaktion.

A. Verengerungsreaktionen.

I. **Lichtreaktion.** Bei Belichtung eines Auges tritt gleichmäßige Verengerung der Pupille dieses Auges (direkte Lichtreaktion) als auch des zweiten Auges (indirekte oder konsensuelle Reaktion) auf. II. **Naheinstellungs-** (Konvergenz-) **Reaktion.** Verengerung der Pupille beider Augen bei Einstellung auf einen nahen Gegenstand. III. **Lidschlußreaktion.** Verengerung der Pupille bei krampfhaftem Lidschluß.

B. Erweiterungsreaktionen.

I. Durch aktive **Reizung** des **Halssympathikus.** II. Durch **sensible, sensorische und pyschische Reize.**

Pupillenprüfung. Praktisch wichtig ist allein die Prüfung der Licht- und Naheinstellungs- (Konvergenz-) Reaktion.

Die Prüfung auf Lichtreaktion findet am besten in einem abgedunkelten Raume mit elektrischer Taschenlampe oder guter fokaler Beleuchtung statt. Der Patient muß in die Ferne sehen (nicht gegen eine helle Fläche), um so akkommodativer Verengerung der Pupille und Vortäuschung einer Lichtstarre zu entgehen. Bei Parese eines Rectus intern. wird manchmal beobachtet, daß Patient die störenden Doppelbilder durch Fusion (Konvergenzbewegung) zu verschmelzen sucht. Dabei entsteht eine maximale Pupillenverengerung, die Lichtstarre vortäuscht. Soll die Untersuchung mit künstlichem Licht in einem hellen Raume vorgenommen werden, dann unbedingt die Augen durch das Vorhalten der hohlen Hand abschatten. Bei alten Leuten besteht an sich schon eine relativ enge Pupille (senile Miosis), daher am besten Untersuchung im Dunkelzimmer und mit starkem künstlichen Licht. Wird die Pupillenreaktion mit Tageslicht geprüft, so muß Patient daran erinnert werden, daß er auch unter der deckenden Hand des Arztes den Blick in die Ferne richtet. Gutes Tageslicht ist dabei unbedingt erforderlich. Beide Augen sind durch die Hände des Arztes verdeckt. Abwechselnd wird schnell eine Hand weggezogen. Eine normale Pupille muß sich schnell und ausgiebig verengern. Voraussetzung bei jeder Lichtprüfung der Pupille ist die Feststellung, daß keine pupillenverengernde (Morphium-Alkohol, Pilokarpin) und pupillenerweiternde Mittel (Atropin, Kokain) vorher eingewirkthaben. (Siehe auch absolute Starre.) Ferner ist festzustellen, daß keine Verwachsung der Pupille infolge von Iritis und keine Schädigung des Irisgewebes durch Verletzung etc. besteht. Schließlich achte man auf Netzhaut- und Sehnervenerkrankung, größere zentrale und periphere Gesichtsfelddefekte. (Siehe auch amaurotische Pupillenstarre und hemianopische Pupillenreaktion bei Hemianopsie.) Die Prüfung auf Naheinstellungs-(Konvergenz-) Reaktion geschieht so, daß Patient seinen eigenen, in etwa 10 cm Entfernung vorgehaltenen und vom Arzt festgedrückten Finger fixiert. Gute Konvergenzreaktion erhält man auch dann, wenn man den Patienten auffordert, den Sekundenzeiger der dicht vor das Auge gehaltenen Taschenuhr anzusehen. Die Konvergenzreaktion ist bei sehr enger Pupille noch prompt auslösbar, wenn sonst keine lokale Veränderung an der Iris vorliegt.

Pupillenstörungen.

A. Pathologie der Iris.

Mydriasis (Erweiterung der Pupille, ein- oder doppelseitig) durch Lähmung des Sphincter iridis, meist auch Lähmung der Akkommodation, wird bedingt durch Gifteinwirkung: Atropin-, Fleisch-, Wurst-, Pilz-, Fisch-, Pflanzenvergiftung (Bilsenkraut, Tollkirsche), zerebrale Lues (Okulomotoriuslähmung), Trauma (Einrisse in den Sphincter pupillae). Erweiterung der Pupille bei Netzhaut-Sehnervenerkrankungen mit hochgradiger Sehschwäche bzw. Amaurosis (siehe amaurotische Starre). Weite Pupille infolge von Erhöhung des intraokularen Druckes bei akutem Glaukom. Mydriasis kann auch durch Reizung des Dilatator pupillae (Sympathikusreizung) entstehen. Symptome: weite, klaffende Lidspalte, Exophthalmus und Mydriasis. Beispiel: Kokain.

Miosis (Verengerung der Pupille, ein- oder doppelseitig) bei Tabes, Paralyse; bei Lähmung des Halssympathikus durch Drüsenschwellung, Neubildung, Struma, Schußverletzung, (Hornerscher Symptomenkomplex: Ptosis, Miosis, Enophthalmus), durch Einwirkung von Eserin, Pilokarpin, Morphium, Chloroform, Alkohol, nach Kontusionen, bei entzündlicher Verwachsung des Pupillensaumes (Seclusio), im Alter.

Anisokorie (Ungleichheit der Pupillen): Wenn gering und bei runder prompt auf Licht und Konvergenz reagierender Pupille ohne pathologische Bedeutung. Sonstige Ursachen siehe bei Mydriasis, Miosis und beim Abschnitt: B.

B. Pathologie der Pupillenreaktionen.

Reflektorische Pupillenstarre. Fehlen der direkten und in direkten Lichtreaktion bei prompter Konvergenzreaktion. Fast immer doppelseitig und spinale Miosis. Ätiologie: Tabes, Paralyse, Lues cerebri, in seltenen Fällen chronischer Alkoholismus.

Amaurotische Pupillenstarre. Wenn einseitig, Pupille meist etwas weiter als die des gesunden Auges. Fehlen der direkten Lichtreaktion auf dem erblindeten und der indirekten auf dem sehenden Auge (Unterbrechung der zentripetalen Bahn). Vom sehenden Auge läßt sich direkte und indirekte Reaktion gut auslösen. Wichtig zum Nachweis einseitiger Blindheit bzw. hochgradiger Sehschwäche bei normalem Augenhintergrund (frische Schädelbasisfraktur, Neuritis retrobulbaris). Bei doppelseitiger amaurotischer Starre weite lichtstarre Pupille bei prompter Naheinstellungs- und Lidschlußreaktion.

Absolute Pupillenstarre. Fehlen der Licht- (direkten-indirekten) und Konvergenzreaktion auf dem betroffenen Auge. Meist verbunden mit Mydriasis und Akkommodationslähmung. Bei zentralem Sitz der absoluten Starre ist die Pupillenstörung oft nicht völlig ausgeprägt. Es besteht eine sogenannte unvollständige absolute Starre (im Beginne oder im Rückgang befindlich), die eine reflektorische Starre vortäuschen kann. Man beobachtet eine verzögerte (myotonische) Konvergenzreaktion bei übermittelweiter lichtstarrer Pupille. Die Pupillenstörung wird dann fälschlicherweise reflektorische Pupillenstarre genannt. Zum typischen Bilde der reflektorischen Starre gehört eine abnorm enge Pupille (spinale Miosis) bei prompter Konvergenzreaktion. Praktisch wichtig ist diese Feststellung insofern, als die absolute Pupillenstarre häufig bei Lues cerebri, die reflektorische Pupillenstarre fast regelmäßig bei Tabes und Paralyse gefunden wird.

Ursache: Entweder Schädigung der Okulomotoriusbahn (Kern-Wurzel- und Stammläsion; vielfach Lues cerebri) oder lokale Störung an der Iris (Synechien, Sphinkterriß, Irisatrophie, Atropineinträuflung).

Topische Diagnostik der Pupillenstörungen siehe bei Hemianopsie.

8. Erkrankungen der Chorioidea.

Am häufigsten die chronisch verlaufende **Chorioiditis disseminata.** Einzelne graugelbe Herde in der Aderhaut. Meist auch Glaskörpertrübungen. Nach Resorption des Exsudates bleiben weiße, von schwarzem Pigment umsäumte Flecken zurück. Bei Beteiligung des Ziliarkörpers Präzipitate und hintere Synechien. Neigung zu Rezidiven. Ausgang: entweder Aufhellung des Glaskörpers und Vernarbung der Aderhautherde oder seltner Organisation und Schrumpfung des Glaskörperexsudates; Cataracta complicata; Netzhautablösung. Atrophia bulbi. Beschwerden: In frischen Fällen Flimmern und Funkensehen; gerade Linien erscheinen verkrümmt (Metamorphopsie). Entsprechend den Entzündungsherden Skotome im Gesichtsfeld. Bei zentralem Sitz der Entzündung erhebliche Sehstörung. Ätiologie: Tuberkulose, angeborene oder erworbene Lues. Therapie: Bei frischer Lues Hg-Kur oder Salvarsan, bei Tuberkuloseverdacht Tuberkulinkur. Bei unklarer Ätiologie Schwitzkuren, NaCl subkonjunktival (4 %), Jodkali 10,0/300,0 dreimal täglich ein Eßlöffel.

Chorioditis suppurativa. Glaskörperabszeß. Starke entzündliche Injektion des Augapfels, gelber (eitriger) Reflex aus der Pupille. Ausgang entweder in Organisation und Schrumpfung (Atrophia bulbi) oder Übergreifen der Eiterung auf die Orbita (Panophthalmie). Ätiologie: 1. Endogene Infektion (Puerperale Sepsis, Osteomyelitis, Meningitis, akute Infektionskrankheiten), 2. Exogene Infektion (Perforierende Verletzung und -Hornhautgeschwüre). Der Glaskörperabszeß bei Kindern kann mit Gliom verwechselt werden. Therapie: Wenn starke Schmerzen auftreten oder Panophthalmie, Exenteratio bulbi (Abtragung des vorderen Bulbusabschnittes und Auslöffelung des gesamten Inhaltes). Siehe auch sympath. Ophthalmie.

Panophthalmie. Übergang einer eitrigen Chorioiditis auf die umgebende Orbita. Symptome: 1. Protrusio bulbi (Das Vordrängen des Augapfels aus der Orbita), 2. Beschränkung der Beweglichkeit, 3. Chemosis (entzündliches Ödem der Bulbusbindehaut), 4. starke Schmerzen, 5. Fieber. Ätiologie: Die gleiche wie bei Glaskörperabszeß. Differentialdiagnose: Bei Orbitalphlegmone besteht ebenfalls Protrusio, Chemosis und aufgehobene Beweglichkeit des Augapfels, aber keine intraokulare Vereiterung. Verlauf: Es dauert meist eine Reihe von Tagen, ehe der Eiter die Sklera durchbricht. Deswegen ist sofortige Exenteratio zu empfehlen.

Tumoren. Siehe Tumoren der Uvea.

9. Glaskörpererkrankungen.

Mouches volantes, vereinzelte feinste Trübungen des Glaskörpers, sind meist ohne Bedeutung. Opazitates, stärkere Trübungen, sind Ausdruck krankhafter Veränderungen der angrenzenden Netz- und Aderhaut oder des Glaskörpers selbst. Alle Glaskörpertrübungen werden entoptisch als fliegende Mücken, schwimmende Fäden, Spinngewebe, schwarze bewegliche Schleier etc. wahrgenommen. Sie heben sich, wenn sie nicht zu fein sind, bei der Untersuchung des Auges im durchfallenden Lichte (am besten mit lichtschwachem Planspiegel) als „bewegliche Trübungen" vom Rot des Augenhintergrundes ab (siehe allgemeine Vorbemerkung zum nächsten Kapitel). Ursache: 1. Exsudate der Uvea und Retina (Iridozyklitis und Chorioretinitis). Abszeß des Glaskörpers siehe unter Chorioiditis supp. 2. Blutungen aus Netz- und Aderhaut (Arteriosklerose, Lues, Tuberkulose, Trauma). 3. Degenerative Trübungen des Glaskörpers (bei hoher Myopie und im Alter). Bei dichten Glaskörpertrübungen besteht erhebliche Sehstörung. Folge: Exsudate und Blutungen können sich resorbieren; vielfach bindegewebige Organisation und Schrumpfung mit anschließender Netzhautablösung. Letztere auch bei hoher Myopie infolge von Verflüssigung und Schrumpfung des Glaskörpers. Die Therapie richtet sich nach dem Grundleiden. Symptomatisch: Schwitzkuren, Jodkali, Abführmittel. Lokal: Subkonjunktivale NaCl-Injektionen (4%). Bei stärkerer entzündlicher Exsudation und bei ausgedehnter Blutung ist unter Umständen wegen Sekundärglaukoms hintere Skleralpunktion nötig

10. Erkrankungen der Linse.

Allgemeine Vorbemerkung. Man begnüge sich nicht damit, einen grauen Reflex aus der Pupille als Star zu diagnostizieren, sondern untersuche stets das starverdächtige Auge. 1. Bei seitlicher Beleuchtung. (Das Licht steht seitlich vor dem Patienten. Mit einer Konvexlinse von 20 D werden die Lichtstrahlen aufgefangen und die Spitze des Lichtkegels auf die Pupille eingestellt.) Linsentrübungen heben sich als grauweiße Partien vom Schwarz der Pupille ab. Irrtum durch senilen Kernreflex möglich. Daher immer den Befund im 2. durchfallenden Licht kontrollieren. (Mit dem Spiegel wird das Licht aus etwa 15 cm Distanz in das Auge des Patienten geworfen und nun beobachtet, ob die Pupille gleichmäßig rot aufleuchtet oder ob einzelne Teile sich als Trübung abheben.) Da nicht nur Linsentrübungen, sondern auch Trübungen anderer Art mittelst Durchleuchtung festgestellt werden, so ist folgendes noch auszuschließen: 1. Hornhaut- und Vorderkammertrübungen (seitliche Beleuchtung). 2. Glaskörpertrübungen (bewegliche Trübungen). Linsentrübungen sind vielfach erst bei weiter Pupille festzustellen. Man erweitert mit Kokain (5 %) oder Homatropin (1 %), nicht mit Atropin! **Vor Einträufelung eines Mydriatikums muß man sich durch Palpation überzeugt haben, daß kein erhöhter Druck im Auge besteht. Wird akuter Glaukomanfall trotz aller Vorsichtsmaßregeln ausgelöst, träufle man gleich Eserin (½ %) ein und überweise an den Augenarzt.**

Angeborene (meist stationäre) Katarakte.

Cataracta polar. ant. oder **post.** Umschriebene Trübung am vorderen oder hinteren Linsenpol. Die Cataracta polar. ant. kann auch erworben sein. (Nach Perforation eines zentral gelegenen Hornhautgeschwüres.)

Cataracta zonularis (perinuclearis oder **Schichtstar**). Schalenförmige Trübung zwischen Kern- und Rinde. Dem Rande der trüben Scheibe aufsitzend „Reiterchen“ (strichförmige Trübungen in der äquatorialen Zone). Diese Kataraktform kann auch in den ersten Lebensjahren erworben sein.

Total-, Zentral- und Spindelstar finden sich selten.

Erworbene (meist progrediente) Katarakte.

Cataracta senilis (grauer oder Altersstar), vielfach kombiniert mit Kernstar, tritt nach dem 50. Lebensjahr auf und befällt meist beide Augen. Es vergehen in der Regel mehrere Jahre, ehe der Star zur Reife kommt. Schnell reifender Star vor dem 50. Lebensjahr ist vielfach durch Allgemeinerkrankung bedingt (Diabetes, Nephritis).

Cataracta nuclearis (Kernstar). Altersklerose des Kerns. Bei weiter Pupille und seitlicher Beleuchtung hebt sich die trübe Kernzone von der schwarzen Randzone ab. Im durchfallenden Licht ist die Kerntrübung weniger auffällig.

Cataracta traumatica (Wundstar). Völlige oder partielle Trübung der Linse durch Verletzung der Linsenkapsel. Siehe auch Kap. Verletzungen.

Cataracta cortic. post. Rosettenförmige Trübung der hinteren Rindenschichten, meist bei Chorioidalerkrankung.

Cataracta complicata bei Iridozyklitis, Glaukom und Ablatio retinae (Irisatrophie, hintere Synechien; Tensions- und Lichtprüfung) bietet vielfach das gleiche Bild wie der reife Altersstar.

Cataracta secundaria (Nachstar). Nachträgliche Trübung der bei der Extraktion zurückbleibenden Linsenkapsel oder Kortikalisreste in der Pupille.

Therapie.

In ganz seltenen Fällen Spontanresorption beobachtet. Im allgemeinen Operation nötig. Wegen der Einzelheiten der Operation (Diszission, Extraktion) muß auf die Lehrbücher verwiesen werden. Viel wichtiger ist für den Arzt zu wissen, 1. wann operiert werden soll, 2. welche Vorbedingungen erfüllt sein müssen. Ad 1. Wir operieren heutzutage nicht nur den reifen Star, sondern auch dann, wenn bei noch nicht reifem Star die Sehkraft soweit gesunken ist, daß der Patient seiner gewohnten Beschäftigung nicht mehr nachgehen kann oder in seinem Lebensgenuß erheblich beeinträchtigt ist. Ad 2. Eine Störung der Netzhautfunktion muß mit Sicherheit ausgeschlossen sein. Wir fordern daher, daß der Patient im Dunkelzimmer Kerzenschein noch in 6 Meter Entfernung erkennt und die Richtung, aus der Licht mit dem Spiegel in das Auge geworfen wird, richtig angibt (Prüfung der Projektion). Manchmal findet sich Katarakt im Auge mit glaukomatöser Optikusatrophie; daher immer die Tension prüfen. (Siehe Glaukom.) Schließlich ist Bindehaut- und Tränensackleiden auszuschließen.

Luxation der Linse. Am häufigsten durch Trauma, gelegentlich spontan. 1. Luxation in die Vorderkammer. Die Linse sieht dann wie ein Öltropfen aus. 2. Einklemmung in die Pupille. Die Pupille ist verzogen, die Iris nach einer Seite verschmälert und zurückgeschlagen. 3. Luxation in den Glaskörper. Infolgedessen tiefe vordere Kammer und Irisschlottern. Die Linse ist meist mit dem Augenspiegel beim Durchleuchten des Glaskörpers festzustellen. 4. Luxation unter die Skleralbindehaut bei Skleralruptur. Therapie: Bei den erworbenen Luxationen besteht die Gefahr der Drucksteigerung (Sekundär-Glaukom). Die Linse muß deswegen, wenn möglich, bald extrahiert werden.

11. Glaukom.

Glaukom (grüner Star) beruht auf einer Erhöhung des intraokularen Druckes. Längeres Bestehen führt zur totalen atrophischen Exkavation des Sehnerven und zum Verlust des Sehvermögens. Drucksteigerung in einem vorher gesunden Auge bezeichnen wir als **primäres Glaukom**, Drucksteigerung im Zusammenhang mit einer anderen Augenerkrankung als **sekundäres Glaukom.**

Tension prüfen wir in der Weise, daß wir den Patienten nach unten blicken lassen und mit beiden Zeigefingern durch die Lider abwechselnd einen Druck auf den Bulbus ausüben. Der normale Bulbus fühlt sich prallelastisch an und läßt sich etwas eindellen. Im akuten Anfall ist dagegen der Bulbus steinhart. Mäßige Drucksteigerung ist mit dem Finger nicht mit Sicherheit zu palpieren. Zur exakten Tensionsprüfung dient das Tonometer von Schiötz. Der normale Augendruck schwankt zwischen 13 und 28 mm Hg-Druck.

Hypotonie: bei frischer Bulbusperforation durch Geschwür, Verletzung; ferner bei Iridozyklitis, Netzhautablösung, Atrophia bulbi.

I. Primäres Glaukom.

Glaucoma inflammatorium (entzündliches Glaukom). Symptome: Zeitweilige Verdunklung vor dem Auge. Die Gegenstände sind wie in einen Nebel gehüllt, die Lichtflamme ist von Regenbogenfarben umgeben. Gesichtsreißen, dumpfe Schmerzen über der Stirn. Objektiv: Bei einem solchen „prodromalen Anfall" findet sich eine leichte Trübung der Kornea, flache Vorderkammer, weite Pupille und deutliche Druckerhöhung. Der Anfall dauert einige Stunden, kehrt aber periodisch in Wochen oder Monaten wieder. Es stellen sich allmählich dauernde entzündliche Veränderungen am Auge ein: Glaucoma inflammatorium chron. Ziliarvenen erweitert, Vorderkammer flach, Pupille weiter als die des gesunden Auges, dauernde Druckerhöhung. Das Sehvermögen wird schlechter und im Gesichtsfeld tritt eine nasale Einschränkung auf. Dieses Stadium kann jahrelang dauern. Häufig tritt jedoch infolge von venöser Stauung bei Herzkranken, Gemütsbewegungen, Erweiterung der Pupille (Atropin!) ein akuter Glaukomanfall auf: Plötzlich heftige Kopfschmerzen, Übelkeit und Erbrechen. Starke Abnahme der Sehkraft. Objektiv: Lidödem, düsterrote Injektion des Augapfels, Hornhaut matt, fast unempfindlich gegen Berührung, Vorderkammer seicht, die Pupille weit und reaktionslos. Tension stark erhöht. Ein akuter Anfall kann zur sofortigen Erblindung führen. Meist erholt sich das Auge in den nächsten Tagen oder Wochen, aber es bleiben Veränderungen wie beim Glaucoma inflammatorium chron. zurück. Endstadium: Glaucoma absolutum: Erblindung. Blauweiße Sklera, weite starre Pupille; totale atrophische Exkavation des Sehnerven; Bulbus steinhart. Disponierend wirkt Weitsichtigkeit, höheres Alter, Arteriosklerose und Gicht, Race (bei Juden relativ häufig). Das Leiden betrifft Frauen häufiger als Männer.

Glaucoma simplex. Das Auge ist äußerlich normal, der Innendruck fast normal oder nur wenig erhöht. Mit dem Spiegel wird, vielfach zufällig, eine mehr oder weniger große randständige Exkavation festgestellt. Symptome: Gelegentlich leichte Verdunklung vor dem Auge, langsame Abnahme der Sehkraft. Nasale Gesichtsfeldeinengung. Bei der Gesichtsfeldprüfung nach Bjerrum ein kometenschweifartiger Defekt vom blinden Fleck ausgehend. Die Patienten kommen meist, um sich eine passende Brille ordinieren zu lassen. In einzelnen Fällen Übergang ins akute Stadium. Ätiologie: Das Leiden tritt schon in jungen Jahren auf und ist stets doppelseitig. Auch Myopen können davon befallen werden. Unbehandelt führt es zur Erblindung.

Differentialdiagnose zwischen Iritis und akutem Glaukom: 1. Die Hornhaut ist bei Glaukom matt, die Oberfläche gestippt und unempfindlich; bei Iritis unverändert und die Sensibilität nicht herabgesetzt. 2. Bei Iritis hat die Kammer eine normale Tiefe, beim akuten Glaukomanfall ist sie seicht, manchmal fast aufgehoben. 3. Bei Iritis, wenn kein Atropin gegeben ist, die Pupille eng und durch Synechien verklebt, bei Glaukom weit und nie Synechien. 4. Bei Iritis gelegentliche Drucksteigerung (Iridozyklitis), beim akuten Glaukom immer starke Druckerhöhung.

Glaukom-Therapie: Bei Verdacht auf Glaukom unverzügliche Überweisung an den Augenarzt, da ein einmaliger Anfall die Sehkraft vernichten kann. Beim akuten Anfall Iridektomie oder Trepanation der Sklera nach Elliot. Erfolg meist dauernd.

Beim Glaucoma simplex ist der Erfolg der Operation wesentlich geringer als beim Glaucoma inflammatorium. Gelegentlich rapide Verschlechterung. Deswegen lehnen manche Autoren den operativen Eingriff bei Glaucoma simplex ab und begnügen sich mit der Einträufelung von Pilokarpin oder Eserin. Eserin wird nicht immer gut vertragen (Kopfschmerzen, Erbrechen).

Nr. 27. Rp. Sol. Pilocarpin 0,1/10,0
DS. Nach Bedarf ein- bis mehreremal täglich einzuträufeln.

Nr. 28. Rp. Sol. Eserin 0,05/10,0
DS. Ein- oder mehreremal tgl. einzuträufeln.

Zur Vorbeugung des Glaukomanfalles: Sorge für leichten Stuhl. Vermeidung von Aufregungen, Nikotin und Alkohol.

Hydrophthalmus (Buphthalmus, kindliches Glaukom). Die intraokulare Drucksteigerung führt infolge der Nachgiebigkeit der jugendlichen Augenhüllen zur Vergrößerung des Augapfels. Das Leiden kann spontan zum Stillstand kommen, oder führt zur Erblindung infolge von Druckatrophie des Sehnerven. Ätiologie: Angeborene Verwachsung des Kammerwinkels. Therapie: Iridektomie; vordere Sklerotomie oder Zyklodialyse. In letzter Zeit wird die Elliotsche Skleraltrepanation gerühmt.

II. Sekundärglaukom

hat mit dem primären Glaukom nur das Symptom der Drucksteigerung gemeinsam. Es kann durch verschiedene Ursachen bedingt sein: Ektasien der Sklera und Kornea, Verwachsung der Iris mit Hornhautnarben, Iridozyklitis, Seclusio pupillae, Linsenluxation, Quellung der Linsenmassen bei Cataracta traum., intraokulare Tumoren, Glaskörper- und Netzhautblutungen (Glaucoma haemorrhagic.).

Therapie: Entsprechend der vorliegenden Störung. Bei Seclusio Iridektomie, bei Luxation der Linse Extraktion, bei quellender Cataracta traum. Atropin, sonst Entfernung der Linsenmassen. Bei Blutungen in die V. K. Kammerpunktion, bei Blutungen in den Glaskörper hintere Sklerotomie. Bei Glaucoma haemorrhagisch vorsichtige Iridektomie, vorher Aderlaß.

12. Erkrankungen der Retina.

Die Störungen im Gesichtsfeld siehe Kap. Gesichtsfeldstörungen. Veränderungen im retinalen Gewebe und an den Gefäßen sind der Ausdruck einer Allgemeinerkrankung. Die Therapie richtet sich daher im wesentlichen nach den Grundleiden.

Netzhautblutungen und Gefäßveränderungen. Ätiologie: Lues, Tuberkulose, Nephritis, Diabetes, Arteriosklerose, Purpura haemorrhagica, Anämie, Leukämie, Sepsis, Trauma.

Bei **Embolie der Arteria centralis** sofortige Erblindung des befallenen Auges. Gelegentlich gelingt es in ganz frischen Fällen, durch Punktion der Vorderkammer und Massage den Embolus weiter zu treiben, so daß totale Erblindung vermieden wird.

Bei der **Thrombose der Vena centralis** zahlreiche Blutungen. Die verstopften Venen stark gefüllt und geschlängelt.

Retinitis. Weiße Flecken oder graue Trübungen, die die Netzhautgefäße verdecken. Außerdem Blutungen. Vielfach beteiligt sich der Sehnerv (Neuroretinitis). Ätiologisch unterscheiden wir eine **Retinitis album.** Weißglänzende Stippchen, die in Sternfigur die Makula umgeben. Am häufigsten bei Schrumpfniere. Exitus meist innerhalb der nächsten zwei Jahre. Netzhautherde und Blutungen bei Schwangerschaftsnephritis und Scharlach haben im allgemeinen eine günstige Prognose. **Retinitis diabetica.** In der Umgebung der Makula verstreut liegende kleine Blutungen und weiße Stippchen. Das Bild ähnelt manchmal demjenigen der Ret. album. und findet sich fast nur bei schweren Formen des Diabetes. **Retinitis luetica** meist mit Chorioiditis. Graue Trübung der Retina, Verwaschenheit der Papille, staubförmige Glaskörpertrübungen. **Retinitis bei Bluterkrankungen.** Vorwiegend in den späteren Stadien. Blutungen, weiße Herde. Ätiologie: Perniziöse Anämie, Anämie bei kachektischen Krankheiten (Karzinom, Ankylostomum), Leukämie, Skorbut, Purpura, Sepsis.

Atrophie der Netzhaut. Tritt sekundär nach jeder länger bestehenden Retinitis auf (luetische Retinitis und Schwangerschaftsretinitis). Primäre Atrophie nur bei der sogenannten Retinitis pigmentosa.

Atrophie der Netzhaut infolge von hereditärer Lues. In der Peripherie beginnend. Körnige Pigmentklumpen, dazwischen gelbe und weiße Fleckchen. Neuritische Optikusatrophie. Die Kinder werden entweder blind geboren oder erblinden in den ersten Jahren. Bei einem Teil bleibt ein Rest von Sehvermögen erhalten.

Retinitis pigmentosa. Pigmentdegeneration der Retina in Gestalt von schwarzen Fleckchen, die in ihren zarten Verästelungen Knochenkörperchen ähneln. Sehr enge Gefäße. Der Prozeß beginnt in der Peripherie und schreitet nach der Mitte vor. Im Endstadium neuritische gelbe Atrophie des Sehnerven. Symptome: **Hemeralopie (Nachtblindheit).** Bei Tageslicht keine erhebliche Sehstörung, bei Dämmerung müssen die betr. Individuen wie Blinde umhertappen (vgl. auch Xerose der Bindehaut). Ursache unbekannt. Das Leiden zieht sich jahrzehntelang hin, befällt stets beide Augen und endet mit Erblindung. Die Therapie ist machtlos.

Ablatio retinae (Netzhautablösung). Graue, in frischen Fällen fast durchsichtige Falten, die bei Bewegungen des Auges flottieren. Die Netzhautgefäße sind den Falten entsprechend abgeknickt. Mit dem Spiegel am besten im durchfallenden Licht zu erkennen. Bei durchsichtiger Netzhautablösung erscheinen die Gefäße auffallend schwarz. In einzelnen Fällen Riß in der Netzhaut. Dann Therapie aussichtslos. Ätiologie: Die Netzhaut wird durch Veränderungen, die entweder hinter derselben oder vor derselben liegen von der Aderhaut abgedrängt. a) Veränderungen hinter der Netzhaut: Exsudative Chorioiditis, Blutungen aus den Aderhautgefäßen, Tumoren der Aderhaut. b) Veränderungen vor der Netzhaut: Verkleinerung des Glaskörpervolumens durch Glaskörperverlust (Trauma, Operationen) oder Glaskörperschrumpfung (organisiertes Glaskörperexsudat). Die Narbenstränge ziehen die Netzhaut von der Unterlage ab. Ferner Verflüssigung des Glaskörpers bei Myopie. Prognose: Nur in frischen Fällen und auch dann selten gelingt es, die Netzhaut zum Wiederanliegen zu bringen. Spontanheilung ist beobachtet. Günstig ist die Ablatio bei Schwangerschaftsnephritis zu beurteilen, da sie sich vielfach von selbst wieder anlegt. Therapie: Druckverband, Bettruhe, Schwitzkur, subkonjunktivale NaCl-Injektion (4 %). Wenn konservative Maßnahmen nichts nützen, Versuch mit Operation: Absaugung der subretinalen Flüssigkeit durch Punktion der Sklera, dann Druckverband (weiteres siehe Lehrbücher). **Bei jeder Ablatio muß der intraokulare Druck geprüft werden, um einen**

chorioidalen Tumor nicht zu übersehen. Ein Tumor führt bei seinem weiteren Wachstum immer zur Drucksteigerung, während bei Ablatio aus anderen Ursachen der Druck meist herabgesetzt ist.

Glioma retinae wird nur bei Kindern bis zum 5. Lebensjahre beobachtet. Häufig doppelseitig. Wiederholt bei mehreren Kindern derselben Familie beobachtet. Gelber Reflex aus der Pupille des erblindeten Auges. Bei seitlicher Beleuchtung (weite Pupille) sieht man eine höckrige gelbrötliche Geschwulst hinter der Linse. Die Geschwulst wuchert in den Sehnerven und geht auf das Gehirn über. **Wenn nicht rechtzeitig das Auge enukleiert wird, immer Exitus.** Differentialdiagnostisch kommt chron. Glaskörperabszeß und tuberkulöses Granulom in Frage. In zweifelhaften Fällen immer Enukleation, da das Auge stets erblindet.

13. Erkrankungen des Optikus.

Neuritis nervi optici (Papillitis, Sehnervenentzündung). Der Optikus gerötet und verschleiert. Die Grenzen verwaschen. Die Venen stärker gefüllt. Blutungen, vielfach weiße Exsudate. Bei Hypermetropie höheren Grades oft unscharf begrenzter und scheinbar geröteter Optikus wie bei Neuritis. Im allgemeinen liegt jedoch kongenitale Anomalie (Scheinneuritis) vor. Bei stärkeren Glaskörpertrübungen ist der Optikus im Spiegelbild ebenfalls verschleiert und gerötet. Regel: Bei hoher Hypermetropie und bei Glaskörpertrübungen die Diagnose auf Neuritis opt. vielfach Fehldiagnose. Sicherheit bietet nur der Nachweis von Blutungen oder Exsudat am Optikus. Ätiologie: Lues, multiple Sklerose, Meningitis, Infektionskrankheiten, chronische Nephritis, Anämie und Chlorose, orbitale Prozesse und Nebenhöhlenerkrankung.

Entwickelt sich eine stärkere Schwellung am Sehnervenkopfe (im Spiegelbilde pilzförmige Schwellung, die Gefäße „klettern" über den Rand der Papille) so bezeichnen wir diesen Zustand als **Stauungspapille.** Ätiologie: Bei doppelseitiger Stauungspapille in erster Linie Hirntumor (Kleinhirn), dann Lues cerebri, Tuberculosis cerebri, Hydrozephalus, Hirnabszeß, Meningitis, Sinusthrombose, Zystizerkus, Turmschädel, Nephritis, multiple Sklerose, Anämie, Erkrankung in der Gegend des Chiasmas (Hypophyse). Einseitige Stauungspapille bei orbitalen Prozessen (Tumor, Abszeß, Gumma) und Nebenhöhlenerkrankung, selten bei multipler Sklerose, Schrumpfniere und Infektionskrankheiten. Bei Schädelbasisfraktur gelegentlich einseitige Stauungspapille durch Blutung in die Optikusscheiden. Ein Sinken der Sehschärfe konstatieren wir meist erst dann, wenn die Entzündung in Atrophie übergeht. Die Therapie richtet sich nach dem Grundleiden. Bei jeder Stauungspapille muß, ehe Tumor diagnostiziert wird, Lues mit Sicherheit ausgeschlossen werden. Eventuell zunächst Einleitung einer energischen Schmierkur und Darreichung hoher Jodkalidosen. Besteht Gefahr für das Sehvermögen, dann Trepanation oder Balkenstich.

Retrobulbäre Neuritis. Im Beginn ist keine Veränderung oder nur leichte Rötung der Papille festzustellen. Die hochgradige Sehstörung beruht auf einem zentralen Skotom, das dauernd bestehen bleiben kann. Schließlich erscheint eine temporale Abblassung als Folge der Entzündung. In leichteren Fällen vollständige Heilung. Ätiologie: In allen Fällen von retrobulbärer Neuritis zumal bei den scheinbar gutartig verlaufenden ist in erster Linie an multiple Sklerose, dann an Lues und Nebenhöhlenerkrankung zu denken; bei doppelseitiger temporaler Abblassung an Alkohol, Nikotin und multiple Sklerose. Selten kommt Vergiftung durch Schwefelkohlenstoff, Blei, Methylalkohol und andere Stoffe in Frage. Bei doppelseitiger temporaler Abblassung auch an Hypophysentumor denken

Das dabei vorhandene zentrale Skotom ist vielfach weiter nichts als das Übergreifen der bitemporalen Hemianopsie auf das Gesichtsfeldzentrum.

Die Therapie erfordert Berücksichtigung des Grundleidens.

Atrophia nervi optici. I. Genuine totale Atrophie. Papille weiß, scharf begrenzt. Keine Gefäßveränderungen. Bei höherer Myopie wird oft irrtümlich Diagnose auf Atrophia n. opt. gestellt. Die weiße halbmond- oder ringförmige Aderhautatrophie unmittelbar um den Optikus wird als Teil des Optikus angesehen und daraufhin die Fehldiagnose gestellt. Ursache: Tabes, Paralyse, selten Lues. Einseitige genuine Atrophie manchmal durch Trauma bedingt (Schädelbasisfraktur, orbitale Stichverletzung vgl. Kap. 15). II. Neuritische Atrophie. Graue, unscharf begrenzte Papille. Die Gefäße häufig weiß eingescheidet. Die gleichen Ursachen wie bei Neuritis optici. III. Retinitische Atrophie bei Retinitis pigmentosa, Chorioretinitis luetica, Retin. album. Verwaschene gelbe oder graue Papille mit engen Gefäßen. IV. Glaukomatöse Atrophie, grau oder grünlicher Optikus mit randständiger Abknickung der Gefäße. V. Partielle Atrophie bei retrobulbärer Neuritis und partiellem Gefäßverschluß; bds. temporale Atrophie auch bei Hypophysentumor. Bei fortschreitender partieller Atrophie entsteht schließlich das Bild der totalen Optikusatrophie. Therapie: Bei genuiner Atrophie Versuch mit Jodkali. Schmierkur und Salvarsan-Injektionen müssen mit Vorsicht angewandt werden, da rapide Verschlechterung des Sehvermögens im Anschluß an die Behandlung beobachtet ist. Bei langsam wachsendem Hypophysentumor Versuch mit Jodkali.

14. Erkrankungen der Orbita.

Das Kardinalsymptom, der **Exophthalmus,** tritt auf 1. bei entzündlichem Prozeß: Panophthalmie, Orbitalphlegmone, Periostitis. 2. Bei nicht entzündlichem Prozeß: Tumor, Blutung, Emphysem, Lähmung der äußeren Augenmuskeln, Basedow, Leukämie.

Scheinbarer Exophthalmus findet sich bei hoher Myopie (großer Augapfel) und bei weiter Lidspalte (Sympathikusreizung, z. B. Kokain).

Bei der Untersuchung ist auf folgende Punkte zu achten: 1. Auf Verdickung und Druckempfindlichkeit des Orbitalrandes (Periostitis); 2. auf Resistenz und Schmerzhaftigkeit bei der Palpation der tieferen Teile (Tumor, Abszeß); 3. auf die Stellung und Beweglichkeit des Augapfels (Tumor, subperiostaler Abszeß und Phlegmone); 4. auf intraokulare Veränderung (Glaskörperabszeß, Stauungspapille, Atrophia n. opt.); 5. auf Nebenhöhlenerkrankung; 6. auf allgemeine Störung (Lues, Tuberkulose, Leukämie, Basedow, fieberhafte Erkrankung, die zur Metastase führt).

Starker Exophthalmus führt zu Lagophthalmus, Lidektropium, Störung der Beweglichkeit und Doppeltsehen. Die Sehkraft kann leiden infolge von Keratitis e lagophthalmo.

Enophthalmus (das Zurücksinken des Augapfels). Angeboren oder erworben. In letzterem Falle Abnahme des Orbitalinhaltes infolge von 1. Schrumpfung des Orbitalfettes bei auszehrenden Krankheiten, 2. Verlust oder Schrumpfung von orbitalem Gewebe bei Operationen, 3. von Zerstörung der knöchernen Wand durch Trauma. 4. Enophthalmus bei Sympathikuslähmung siehe Miosis.

Scheinbarer Enophthalmus bei kleinem hypermetropischen Auge, Phthisis bulbi und enger Lidspalte (partielle Ptosis).

Periostitis orbitalis. Am Orbitalrande oder in der Tiefe der Orbita sitzend.

Entzündungen am Orbitalrande. Bei Kindern am häufigsten eine umschriebene tuberkulöse Erkrankung (vielfach im Anschluß an Trauma), die sekundär zur Abszeßbildung und Nekrose des Orbitalrandes führt. Bei

Erwachsenen häufig gummöse Verdickung des Orbitalrandes mit sekundärem Zerfall und Eiterung.

Bei tiefsitzender Periostitis ist die Ursache fast regelmäßig eine akute Erkrankung der Nebenhöhlen (Stirnhöhle, Siebbein, Oberkiefer- und Keilbeinhöhle). Selten kommt Lues und Tuberkulose in Betracht. Es kommt bei der akuten Entzündung in wenigen Tagen zur Bildung eines **subperiostalen Abszesses** (Exophthalmus, Dislokation nach der dem Abszeß gegenüber liegenden Seite, relativ gute Beweglichkeit, keine oder geringe Chemosis). Wenn nicht rechtzeitig eingegriffen wird, geht der subperiostale Abszeß auf das orbitale Zellgewebe über (siehe Orbitalphlegmone).

Therapie: Oberflächliche tuberkulöse Abszesse werden eröffnet und der kranke Knochen gründlich mit dem scharfen Löffel abgekratzt. Sequester werden entfernt. Die Verwachsung der Haut mit dem Orbitalrand führt zu häßlichen Narben, die manchmal Ektropium bedingen. — Bei gummösen Prozessen Hg-Schmierkur, Jodkali und Salvarsan. **Bei Verdacht auf subperiostalen Abszeß und bei beginnender Phlegmone am besten Überweisung an den Facharzt.** Da die subperiostalen Abszesse meist innen oder innen oben sitzen, so wird der Hautschnitt wie bei der Killianschen Stirnhöhlenoperation durch die Augenbraue gelegt und nach dem Nasenrücken zu verlängert. Dann Abhebelung des Periostes. Man kann so bis in die Tiefe des Orbitaltrichters gelangen, ohne das orbitale Zellgewebe zu verletzen Die Ausräumung der erkrankten Nebenhöhlen ist unbedingt erforderlich.

Orbitalphlegmone. Der Bulbus stark vorgedrängt, unbeweglich, starke Chemosis, Schmerzhaftigkeit, Fieber. Im Gegensatz zur Panophthalmie ist die Hornhaut klar, kein Eiter oder Exsudat in der Pupille. Gefahren: Sehnervenatrophie durch Neuritis oder Kompression, Augenmuskellähmungen; weiterhin Meningitis, Thrombose der Orbitalvenen, Sinusthrombose, Hirnabszeß. Ätiologie: 1. Infizierte Verletzungen. Übergang eines Erysipels auf die Orbita. 2. Durchbruch von subperiostalen von den Nebenhöhlen ausgehenden Abszessen. 3. Metastase bei Infektionskrankheiten. Therapie: Auch wenn noch keine Eiterbildung nachweisbar ist, tiefe Inzision ins orbitale Gewebe unter möglichster Vermeidung der Muskeln.

Geschwülste der Orbita. Dermoide (am äußeren oder inneren Orbitalrande), Enzephalozelen (am inneren oberen Orbitalrande zwischen Stirnbein- und Siebbeinzellen), Gefäßgeschwülste, Sarkome (diese können von allen Teilen des orbitalen Gewebes und vom Sehnerven ausgehen), Karzinome, Osteome, Tumoren der Tränendrüse (außen oben). Gumma und tuberkulöse Herde können echte Tumoren vortäuschen. Auch an leukämische Tumoren ist zu denken.

Die tiefer sitzenden Geschwülste bedingen Exophthalmus, Beweglichkeitsstörungen und Doppelbilder. Therapie: Bei Geschwülsten, die hinter dem Augapfel sitzen, kommt die Krönleinsche Resektion der äußeren Orbitalwand in Frage.

15. Verletzungen der Orbita

betreffen die Weichteile und die Knochen.

Weichteilverletzungen: Gefäß-, Muskeln-, Nerven- oder Sehnervenquetschung, bzw. Zerreißung. Folgeerscheinung: Blutung, Exophthalmus Lähmung von Augen- und Lidmuskeln, Erblindung infolge von Atrophie des Sehnerven.

Knochenverletzungen: Infraktionen oder Frakturen des Orbitalrandes, der Lamina papyracea, des Orbitaldaches und -Bodens und des knöchernen Kanales des Optikus. Bei Verletzung der Lamina papyracea Emphysem der

Orbita, bei Fraktur des Orbitalbodens kann Enophthalmus, bei Fraktur des Daches Hirnprolaps (Abszeß) auftreten; bei Läsion des knöchernen Optikuskanals Zerreißung oder Quetschung des Sehnerven mit Erblindung.

Zustandekommen der Orbitalverletzung: I. Direkte Verletzung. Der verletzende Fremdkörper dringt in die Orbita ein und kann hier stecken bleiben (Schußverletzungen, abgebrochene Messerklingen etc.) oder der Fremdkörper verläßt wieder die Orbita (Heugabel-, Stockverletzungen etc.). Am häufigsten findet sich die Perforationsstelle am Oberlid oben innen. II. Indirekte Verletzung. Sturz auf den Kopf mit Basisfraktur. Bei dieser Art der Verletzung wird die Diagnose aus dem plötzlich auftretenden Exophthalmus und der Blutung unter die Lider und die Bindehaut gestellt. Bei momentaner Erblindung und normalem Augenbefund ist an Fraktur im knöchernen Kanal des Sehnerven zu denken. Siehe amaurotische Pupillenstarre.

Therapie und Prognose: Bei allen perforierenden Verletzungen der Orbita besteht außer den eben genannten Komplikationen die Gefahr der Infektion (Orbitalphlegmone, Tetanus). Deswegen Reinigung, eventuell Tamponade der Wunde. Bei Verdacht auf Fremdkörper in der Orbita vorsichtige Sondierung und, wenn möglich, Extraktion. Fremdkörper, die glatt einheilen können, brauchen nicht entfernt zu werden. Bei Phlegmone Inzision (siehe auch Orbitalphlegmone). Bei Verdacht auf Tetanus sofortige Injektion von 100 A. E. Prognose: Vollkommene Heilung möglich. Oft beobachtet man dauernde Augenmuskellähmungen und Erblindung.

16. Verletzungen des Augapfels.

Vorsichtiges Öffnen der Lider unter Vermeidung jeglichen Druckes. Wenn notwendig, zunächst mehrere Male Kokain (5 %). Bei Kindern wird gelegentlich Narkose notwendig sein, um sich über eine vorhandene Verletzung genauer zu orientieren.

Der praktische Arzt überweist, abgesehen von äußeren oberflächlichen Verletzungen (siehe Kap. 17), am besten jeden Patienten mit einer Augenverletzung sofort dem Augenarzt, nachdem ein gutsitzender Verband angelegt worden ist.

A. Perforationsverletzungen.

Bei der Inspektion eines verletzten Auges muß man sich stets folgende Fragen vorlegen: I. Ist der Bulbus perforiert? II. Steckt ein Fremdkörper im Bulbus? III. Ist Infektion eingetreten?

I. Ist der Bulbus perforiert oder nicht?

Die Besprechung der äußeren nicht perforierenden Augenverletzungen sowie der Verätzungen und Verbrennungen erfolgt im nächsten Kapitel.

Um die Perforation des Bulbus festzustellen, genügt vielfach ein Blick. Wir finden eine klaffende Hornhautwunde mit Irisvorfall oder wir sehen, wie aus der geborstenen Sklera sich schwarze mit Glaskörper vermischte Massen herausdrängen (Aderhaut oder Ziliarkörper). Ist jedoch die Perforationsstelle sehr klein (Eisensplitter) oder ist die Verletzung nicht mehr frisch, so liegen die Verhältnisse nicht so einfach.

a) **Perforierende Verletzung der Kornea.** In frischen Fällen ist das Kammerwasser abgeflossen und die Kammer so seicht, daß die Iris der Kornea anliegt. Starke Herabsetzung des intraokularen Druckes. Bei größeren Verletzungen meist Irisprolaps. Die Vorderkammer mit Blut gefüllt. Haben ganz kleine scharfe Fremdkörper die Hornhaut durchschlagen oder ist die Wunde durch Fibrin bereits verklebt, so fehlt die Abflachung der Vorderkammer und die Tensionsverminderung. In solchen Fällen müssen wir bei seitlicher Beleuchtung genau die Kornea und die dahinterliegenden Teile untersuchen. Eine die ganze Dicke der Hornhaut durchsetzende strichförmige Trübung, Iriseinrisse und Katarakt werden in der Mehrzahl der Fälle die Annahme einer perforierenden Verletzung rechtfertigen.

b) **Perforierende Verletzungen der Sklera.** Vielfach ist auch die Aderhaut und Netzhaut eingerissen, daher häufig Glaskörperprolaps. In frischen Fällen ist das Auge weich. Bei älteren Verletzungen ist die Feststellung von pigmentierten Skleralnarben wichtig. Mit dem Augenspiegel entdeckt man an den entsprechenden Stellen der Aderhaut oft weiße oder pigmentierte Herde.

c) **Perforationsverletzungen der Korneaskleralgrenze** ziehen immer den Ziliarkörper in Mitleidenschaft. Lebhafte Schmerzen und Reizerscheinungen. Bei größeren Wunden kann Ziliarkörper, Iris, Aderhaut, Glaskörper vorfallen und die Linse infolge Zerreißung der Zonulafasern aus der Wunde schlüpfen.

d) **Verletzungen der Iris,** meist im Anschluß an Hornhautverletzungen, führen zu Zerreißung des Irisgewebes und Blutungen in die Vorderkammer (Hyphaema). Die Iris liegt vielfach in der Hornhautwunde.

e) **Verletzungen der Linse** haben stets Katarakt zur Folge. Die Cataracta traumatica kann umschrieben oder total sein. Starke Quellung der Linsenmassen führt zu Glaukom.

II. Steckt ein Fremdkörper im Bulbus?

a) Die **Anamnese** läßt vermuten, daß ein Eisensplitter ins Auge gedrungen ist. (Beim Zerkleinern von Steinen, beim Hämmern auf Eisen ist etwas gegen das Auge geflogen.)

b) Der **lokale Befund** ist oft charakteristisch. Es findet sich eine feine strichförmige Narbe in der Kornea, ein Iriseinriß, eine umschriebene Linsentrübung in der Flugrichtung des Fremdkörpers. Unter Umständen läßt sich mit dem Spiegel im Fundus der Fremdkörper feststellen. Liegen die Verhältnisse nicht so sicher, so muß zunächst mit dem Eisenspäher (Sideroskop) festgestellt werden, ob ein Eisensplitter im Auge vorhanden ist. Extraktion desselben mit dem großen Magnete. Bei winzigen, tief im Bulbus sitzenden Eisensplittern gibt das Sideroskop nicht immer einen sicheren Ausschlag. Der Splitter kann auch den Bulbus durchschlagen haben und in der Orbita stecken.

c) Wenn der Magnetversuch negativ ist, muß sogleich **Röntgenaufnahme** angeschlossen werden. Fremdkörper anderer Natur (Kupfer, Messing, Blei) sind, wenn nicht mit dem Spiegel, ebenfalls nur durch Röntgenaufnahme festzustellen. Zur Orientierung über den Sitz des Fremdkörpers wird nach vorhergehender Kokainisierung der Bindehaut eine Wesselysche Röntgenschale vor den Bulbus gesetzt. Front- und Seitenaufnahme. Gleich gute, wenn nicht bessere Resultate liefert eine Frontalaufnahme, bei der während der Belichtung der Patient (nachdem er vorher darauf eingeübt ist) mal extrem nach rechts, mal extrem nach links blickt. Bei extraokularem Splitter haben wir einen einfachen Fremdkörperschatten, bei intraokularem, da sich der Fremdkörper mit dem Augapfel bewegt, einen Doppelschatten.

III. Ist Infektion eingetreten?

Verdächtig auf Infektion ist immer das Auftreten eines starken Lidödems und einer ziliaren Injektion. Die Infektion nimmt entweder einen akuten oder chronischen Verlauf.

Akute Infektion. Bei Hornhautinfektionen zeigt sich ein schmutziger Belag an den Wundrändern. Das Kammerwasser ist trüb oder es liegt Eiter am Boden der Vorderkammer (Hypopyon). Die Iris ist hyperämisch und die Pupille eng. Bei perforierenden Hornhautverletzungen beschränkt sich die Infektion manchmal auf die Vorderkammer. Sind dagegen auch die tieferen Teile verletzt, was bei Skleralverletzungen fast Regel ist, so kommt es schnell zum Glaskörperabszeß oder zur Panophthalmie (Seite 683). Sympathische Ophthalmie selten.

Chronische Infektion. Es entwickelt sich eine fibrinös plastische Iridozyklitis mit Seclusio und Occlusio pupillae. Gefahr der sympathischen Ophthalmie.

Therapie. Zur Verhütung der Infektion sofortige Exstirpation von eiternden Tränensäcken. Bei sezernierenden Katarrhen den Verband öfter wechseln und Behandlung der Bindehaut mit Argent. nitric. (1 %). Bei perforierenden Verletzungen wird das vorgefallene Gewebe abgetragen und die Wundränder werden mit der Schere geglättet. Bei Infektionsgefahr Kauterisation der Wundränder und des Wundkanals, dann, wenn möglich, Bindehautdeckung. Die Bindehaut wird unterminiert, herübergezogen und durch Nähte fixiert (Kuhntsche Plastik). Bei quellender Katarakt wegen Gefahr der Drucksteigerung Atropin. Bei den ersten Anzeichen der beginnenden Infektion Atropin, feuchtwarmer Verband. Salizylpräparate in hohen Dosen. Es wird auch Hg-Kur (3—6 g pro die), subkonjunktivale Injektionen von 1/2 ccm Hydrargyrum oxycyanat. (1/3000) empfohlen. Bei Panophthalmie Exenteration des Auges. Bei chronischem Verlauf abwarten, ob unter Anwendung der konservativen Maßnahmen die Entzündung in den nächsten Wochen abheilt. Bleibt ein nicht mehr sehfähiges druckempfindliches Auge zurück oder geht der Prozeß in Phthisis bulbi aus, so ist wegen Gefahr der Entstehung einer sympathischen Entzündung auf dem gesunden Auge unbedingt das verletzte Auge zu entfernen.

Sympathische Ophthalmie. Fibrinös plastische Entzündung eines Auges im Anschluß an eine perforierende Verletzung des anderen Auges. Vorbedingung ist immer eine ektogene Infektion (insbesondere eine chronische Iridozyklitis, seltener eine Panophthalmie) des verletzten Auges.

Die Krankheit tritt am häufigsten 4—8 Wochen nach der Verletzung, frühestens nach 14 Tagen auf; sie kann jedoch auch nach Jahren das zweite Auge befallen. Der Beginn des Leidens ist vielfach schleichend. Lichtscheu, Tränen, Klagen über Ermüdbarkeit beim Lesen. Bei der Untersuchung finden sich leichte ziliare Injektion und vereinzelte Präzipitate. Manchmal Neuritis optici. Allmählich stellen sich unter ständigen Rezidiven Exsudate in der Pupille und die weiteren Folgeerscheinungen ein, wie sie bei der chronischen Iridozyklitis beschrieben sind, so daß ungefähr die Hälfte aller Augen, die an sympathischer Ophthalmie erkrankt sind, erblinden. Das Leiden tritt häufiger bei Kindern als bei Erwachsenen auf. Ätiologie: Wahrscheinlich bakterielle Infektion. Diagnose: ist immer nur eine Wahrscheinlichkeitsdiagnose, da manche Formen von chronischer Iridozyklitis, insbesondere die schleichende tuberkulöse Iritis, fast die gleichen Bilder liefern. Es ist daher durch Allgemeinuntersuchung, diagnostische Tuberkulininjektion und Wassermannsche Reaktion das Vorhandensein von anderen Krankheitsursachen auszuschließen. Therapie: Im Beginn des Leidens, wenn noch kein Exsudat in der Pupille ist, hilft meist die sofortige Enukleation des verletzten Auges. Später hat dieselbe keinen sicheren Einfluß mehr auf das Fortschreiten der Entzündung. Bei länger bestehender sympathischer Ophthalmie wird das erst infizierte verletzte Auge nur dann enukleiert, wenn es keine nennenswerte Sehkraft mehr besitzt. Denn die Erfahrung hat gelehrt, daß nach dem Ausbruch der sympathischen Entzündung auf dem 2. Auge die Entzündung auf dem

1. Auge meist milder verläuft. Außerdem werden Quecksilber-Schmierkur bis zu 6 g pro die und Salizylpräparate per os bis zu 10 g pro die empfohlen. Prophylaxe: Grundsätzlich sollten alle Augen, bei denen im Anschluß an eine perforierende Verletzung eine chronische Iridozyklitis mit Ausgang in Erblindung auftritt, enukleiert werden.

B. Kontusionsverletzungen.

Wir unterscheiden zwischen direkten Kontusionsverletzungen (die Gewebsläsion tritt am Orte der Gewalteinwirkung auf) und indirekten Kontusionsverletzungen (die Gewebsläsion wird auf eine entfernte Stelle übertragen).

a) Kontusionsverletzung ohne Ruptur der äußeren Bulbuskapsel. Diese kann zu folgenden Veränderungen führen:

1. An der Konjunktiva zu Rissen, Blutungen.
2. An der Kornea zu umschriebenen Trübungen des Parenchyms oder zu Epithelabschürfung (siehe Erosio corneae im nächsten Kapitel).
3. An der Iris und am Corpus ciliare zu Hyphaema, Iridodialyse (Abriß der Iris am Ziliarkörper), Einrissen in dem Sphincter pupillae, Mydriasis und Miosis, Druckherabsetzung, Akkommodationslähmung oder -Krampf.
4. An der Linse zu Katarakt, Luxation und Subluxation.
5. An der Aderhaut zu Blutungen und Rupturen (direkten und indirekten).
6. An der Netzhaut zu Trübungen, Ablösung, Riß, Blutungen.
7. Am Sehnerven zu Quetschung und Zerreißung (siehe Orbitalverletzungen).

Verlauf und Therapie: Es können nur allgemein wichtige Punkte hervorgehoben werden. Bei den Hornhautverletzungen Gefahr des Ulcus serp., zumal dann, wenn chronischer Tränensackkatarrh besteht. Kleinere Blutung in der Vorderkammer oder im Glaskörper gehen unter Verband und Ruhe von selbst zurück. Bei stärkeren Blutungen ist mit dem Auftreten eines Sekundärglaukoms zu rechnen. Geht dieses in einigen Tagen nicht zurück, dann Punktion der vorderen Kammer bei Kammerblutung oder hintere Skleralpunktion bei Glaskörperblutung. Bei schnell entstehender traumatischer Katarakt, Luxation und Subluxation der Linse ist ebenfalls auf Sekundärglaukom zu achten. Beseitigung der quellenden Linsenmassen durch Starschnitt, Extraktion der luxierten Linse. Blutungen in Netz- und Aderhaut erfordern nur bei zutretender größerer Glaskörperblutung operativen Eingriff. Bei frischer Netzhautablösung strikte Bettruhe und fester Verband. Erst wenn in einigen Wochen keine Besserung eventuell Operation (hintere Sklerotomie). Bei Sehnervenverletzung ist die Therapie machtlos.

b) Kontusionsverletzungen mit Ruptur der äußeren Bulbuskapsel.

Die direkte Bulbusruptur, am häufigsten bei seitlicher Stoßrichtung auftretend, äußert sich als korneale, korneosklerale oder sklerale Rißwunde. Infolge der starken Gewalteinwirkung sind oft die benachbarten Teile (Iris, Ziliarkörper, Aderhaut, Glaskörper) mitverletzt und liegen in der Wunde. Große Infektionsgefahr.

Bei der indirekten Skleralruptur zeigt sich am Orte der Gewalteinwirkung meist nur eine stärkere subkonjunktivale Blutung oder eine Quetschung der Sklera ohne Perforation, während die Hauptverletzung an der gegenüberliegenden Seite des Bulbus (Corneoskleralgrenze) liegt. Manchmal das Bild der subkonjunktivalen Skleralruptur mit subkonjunktivaler Linsenluxation. Da die Konjunktiva regelmäßig feinste, wenn auch klinisch nicht erkennbare Einrisse zeigt, so ist diese Verletzung ebenso wie die perforierenden Verletzungen des Bulbus zu behandeln (Gefahr der sympathischen Ophthalmie).

Verlauf und Therapie: Alle Kontusionsverletzungen mit Ruptur der äußeren Bulbuskapsel sind wie perforierende Verletzung zu behandeln. Die Aussicht auf Erhaltung der Sehkraft wegen der Schwere der Verletzung meist gering. Bei den Verletzungen im Bereiche der Sklera und Chorioidea nach scheinbar guter Heilung oft nach Monaten noch Netzhautablösung durch Narbenzug. Bei allen schwereren Kontusionen wegen der Schwierigkeit der Diagnose am besten Überweisung an den Augenarzt.

17. Praktisch wichtige äußere Augenverletzungen.

Wenn ein Patient angibt, es sei ihm etwas ins Auge geflogen, so achten wir nach Ausschluß einer perforierenden Verletzung auf folgendes:

1. **Fremdkörper unter dem Oberlid.** Diese sitzen meist im Sulcus subtarsalis und rufen, da sie auf der Hornhaut scheuern, ein intensives Schmerzgefühl hervor. Manchmal größerer Holzsplitter, Granne etc. in der oberen Übergangsfalte. Bei längerem Verweilen derselben tritt eitriger Katarrh auf. Diese Fremdkörper können so versteckt sitzen, daß das Lid doppelt ektropioniert werden muß. Bei typischem Sitz im Sulc. subt. genügt Umstülpung des Oberlides. Entfernung mit einem feuchten Wattebausch. Wenn notwendig, vorher Kokain (5 %).

2. **Fremdkörper in der Hornhaut.** Da feine Fremdkörper sich nicht immer deutlich vom Untergrunde abheben, Untersuchung bei fokaler (seitlicher) Beleuchtung. Therapie: Zunächst Kokainisierung (dreimal in Abstand von einigen Minuten 1—2 Tropfen einer 5 %igen Kokain-Suprareninlösung).

Nr. 29. Rp. Cocain 0,5
Suprarenin (1,0/1000,0) 1,0
Aq. dest. ad 10,0.

Der Fremdkörper läßt sich manchmal mit einem Glasstäbchen von der Hornhaut abwischen, sonst Entfernung mit der Fremdkörpernadel oder dem Hohlmeißel. Nach Entfernung von Eisenpartikelchen die Abkratzung des zurückbleibenden Rosthofes nicht vergessen! Wenn größere Schmerzen, Kokainsalbe 3 %. Kontrolle wegen Gefahr des Ulcus serpens.

3. **Erosio corneae.** Vielfach ist durch die Verletzung nur das Epithel an einigen Stellen zerstört. Die Reizung der freiliegenden Nervenendigungen verursacht erhebliche Schmerzen. Zunächst Kokain, dann die Hornhautoberfläche auf Epitheldefekte absuchen. (Spiegelnlassen des Fensterkreuzes auf der Kornea oder Einträufelung von Fluoreszein Näheres siehe bei Korneauntersuchung.) Bei allen Hornhautverletzungen kann Ulcus serp. entstehen. Therapie: Acoinöl (5 %) oder Verband mit Kokainsalbe 3 %.

Nr. 30. Rp. Cocain mur. 0,15
Vaselin. alb. american. ad 5,0
DS. Mehrere Male tägl. einzustreichen.

Bei Verätzungen und Verbrennungen findet sich Rötung und Schwellung der Bindehaut; in schweren Fällen Bildung eines grauen Ätzschorfes. An der Kornea weißliche Trübung. Bei tiefen Nekrosen Sensibilitätsverlust der Kornea; unter Umständen totale eitrige Einschmelzung der Kornea. Nach Abstoßung des nekrotischen Schorfes bleiben intensivgraue Trübungen zurück. Therapie: Bei Säureverätzungen spült man mit dünner Sodalösung aus, bei Laugenverätzung mit verdünntem Essig. Bei Kalkverätzungen sorgfältige Entfernung der Kalkpartikelchen nach vorheriger Kokainisierung und reichliche Ausspülung des Bindehautsackes mit Wasser. Später Augenbäder mit 10 % Ammonium tartaricum zur Aufhellung der Hornhauttrübungen.

Bei größeren Verätzungen und Verbrennungen der Konjunktiva besteht die Gefahr der Symblepharonbildung, die Beweglichkeitsstörung und Entstellung zur Folge hat. Deswegen werden solche Patienten am besten einer Klinik überwiesen.

Pulver- und Steinsplitterverletzung des Auges und seiner Umgebung werden häufig bei Arbeiten im Bergbau oder Steinbruch beobachtet. Die Gesichtshaut, Bindehaut, Horn- und Lederhaut sind manchmal übersät mit feineren und gröberen Pulver- oder Steinpartikelchen. Nicht selten gröbere Fremdkörperteilchen tief in der Kornea. Ist die Hornhaut durchschlagen, so beobachtet man vielfach Cataracta traumatica. Wochenlanger Reizzustand der Augen. Therapie: Die oberflächlichen Fremdkörperteilchen werden nach Kokainisierung des Auges möglichst entfernt. Tritt Entzündung hinzu, so ist auf Ulcus serp. zu achten. Oft heilen feine Stein- und Pulverteilchen reizlos ein. Wegen des Reizzustandes anfänglich Kokainsalbe mit Atropin (siehe oben), Schutzverband und Wärme.

18. Begutachtung von Augenverletzungen.

Abgesehen von manchen anderen, hier nicht näher zu erörternden Faktoren richtet sich im allgemeinen die Rentenhöhe nach der verbliebenen Sehschärfe des verletzten Auges. Als obere Grenze der gewerblichen Sehschärfe gilt bei Arbeitern mit höheren Ansprüchen (Mechaniker, Buchdrucker etc.) $^2/_3$—$^3/_4$, bei Arbeitern mit geringeren Ansprüchen (land- und forstwirtschaftliche Arbeiter, Schmiede, Maurer, Bergarbeiter etc.) $^1/_2$ der wissenschaftlichen Sehschärfe. Als untere Grenze der gewerblichen Sehschärfe gilt Fingererkennen in 3 Meter Entfernung. Augen, die Finger nur in 2 Meter Entfernung erkennen, sind erwerblich blind.

Die folgende Tabelle von Maschke gibt in Prozentzahlen eine Übersicht über die Größe der Erwerbsbeschränkung unter Zugrundelegung des Grades der Sehschärfe beider Augen.

	$^2/_3$—1	$^1/_2$	$^1/_3$	$^1/_4$	$^1/_6$	$^1/_{10}$	$^3/_{50}$	0
$^2/_3$—1	0	0	5	10	10′	15	20	25
$^1/_2$	0	5	10	10′	15	20	25	30
$^1/_3$	5	10	15′	20	20′	25	30	35
$^1/_4$	10	10′	20	30	30′	35	40	45
$^1/_6$	10′	15	20′	30′	45	45′	50	55′
$^1/_{10}$	15	20	25	35	45′	60	65	70
$^3/_{50}$	20	25	30	40	50	65	80	90
0	25	30	35	45	55′	70	90	100

Ein Häkchen an einer Zahl besagt, daß in besonderen Fällen der nächst höhere Rentensatz zu befürworten ist. Die Feststellung der Prozentzahl erfolgt in der Weise, daß die wagerechte Reihe die Sehschärfe des einen, die senkrechte diejenige des anderen Auges anzeigt; der Schnittpunkt beider Reihen ergibt die gesuchte Zahl. Beispiel: Ein Auge normale Sehschärfe, auf dem zweiten Auge die Sehschärfe auf $^1/_6$ herabgesetzt; Rente = 10 %. Oder Sehschärfe des einen Auges = $^1/_4$, des anderen = $^1/_3$; Rente = 20—25 %.

Aphakie eines Auges wird, wenn mit Starglas gute Sehschärfe zu erzielen ist und das Gesichtsfeld keine nennenswerte Störung aufweist, mit 15 % entschädigt. Augenmuskellähmungen sind dem Verluste des Auges (25 %) gleichzusetzen, wenn die Doppelbilder so störend sind, daß dauernd das gelähmte Auge durch Mattglas vom Sehakt ausgeschlossen werden muß. Erhebliche Entstellung der Umgebung des Augapfels, Blendung, chronischer Bindehautkatarrh, Empfindlichkeit gegen Licht, Staub, scharfe Luft können eine Erhöhung der Rente um 5—10 % bedingen. Gesichtsfelddefekte sind nach Lage und Größe zu bewerten. Bei zentralen Skotomen ist die Einbuße an zentraler Sehschärfe und die Ausdehnung des Skotoms zu berücksichtigen. Es gibt ganz winzige Skotome, die keine nennenswerte Sehstörung machen und solche von 30° und mehr, die dem Verluste des Auges gleichkommen. Rente zwischen 0 und 25 %. Hemianopsie (Halbseitenblindheit) ist dem Verluste eines Auges gleichzusetzen, wenn der Defekt bis an den Fixierpunkt reicht. Bei rechtsseitiger Hemianopsie unter Berücksichtigung des Berufes und der subjektiven Beschwerden (das Verfolgen der Zeile beim Lesen kann außerordentlich erschwert sein) ist die Rente eventuell höher als bei linksseitiger Hemianopsie anzusetzen. Gänzlich Erblindeten steht außer der Rente von 100 % noch eine Hilflosenrente zur Beschaffung einer Pflege- und Aufsichtsperson zu.

Praktisch wichtige Kapitel aus der Funktionsprüfung des Auges.

1. Die Bestimmung der Sehschärfe und die Anomalien der Refraktion.

Zur **Prüfung der Sehschärfe** bedient man sich einer nach dem Snellenschen Prinzip angefertigten Zahlen-, Buchstaben- oder Hakentafel (für Analphabeten). Die kleingedruckte Zahl über einer Reihe gibt die Entfernung an, in der die Reihe von einem Auge mit voller Sehschärfe erkannt wird. Wird nun beispielsweise eine Zahlenreihe, die in 50 m Entfernung erkannt werden soll, nur in 5 m erkannt, so beträgt die Sehschärfe $\frac{5}{50}$ der normalen. Die Sehschärfe wird also durch einen Bruch ausgedrückt, dessen Zähler angibt, in welcher Entfernung die Reihe von dem zu untersuchenden Auge, und dessen Nenner angibt, in welcher Entfernung die gleiche Reihe von einem normalsichtigen Auge (50 m) erkannt wird. Die kleinste noch eben erkannte Reihe dient zur Bestimmung des Grades der Sehschärfe. Wird in der üblichen Distanz von 5 m die größte (oberste) Zahlenreihe nicht mehr erkannt, so ist festzustellen, ob diese Reihe noch in 4 m 3, 2 oder 1 m erkannt wird ($^4/_{50}$, $^3/_{50}$, $^2/_{50}$, $^1/_{50}$ Sehschärfe). Bei noch schlechterer Sehschärfe prüft man auf Erkennen von Handbewegung oder Unterscheidung von Hell und Dunkel. Im allgemeinen ist es zweckmäßig, die Sehproben in einer konstanten Entfernung aufzuhängen, die nicht unter 4 m Entfernung betragen soll. Am besten prüft man in 5 m Entfernung. Die Tafel wird gegenüber dem Fenster in Kopfhöhe an einer durch Tageslicht oder künstliches Licht gut erleuchteten Wand befestigt. Jedes Auge wird für sich und zunächst ohne Glas untersucht.

Die Prüfung der Sehschärfe benutzt man auch zur **subjektiven Feststellung der Refraktion** (des Brechzustandes in Akkommodationsruhe). Wird bei normaler Sehschärfe (S = 5/5) nach Vorsetzen eines Konvexglases (Plusglases) die Sehschärfe schlechter, so liegt **Emmetropie (Normalsichtigkeit)** vor. Ist sie dagegen nach Vorsetzen eines Konvexglases ebenso gut wie ohne Glas oder besser, so liegt **Hypermetropie (Weitsichtigkeit)** vor. Das stärkste Konvexglas, mit dem die beste Sehschärfe erhalten wird, gibt den Grad der „manifesten" Hypermetropie an, d. h. denjenigen Teil, der durch Entspannung der Akkommodation frei wird. Um die „totale" Hypermetropie (manifeste plus latente) zu bestimmen, bedarf es der völligen Entspannung der Akkommodation durch wiederholtes Einträufeln von Atropin.

Bei normaler Sehschärfe ist das Vorsetzen von Konkavgläsern überflüssig. Schwache Konkavgläser werden von einem Normalsichtigen durch Akkommodationsanspannung (entsprechend stärkere Wölbung der Linse) überwunden und es wird so Myopie vorgetäuscht.

Wird nur ein Teil der Zahlenreihen gelesen, beträgt beispielsweise die Sehschärfe ohne Glas $^5/_{15}$, so kann Hypermetropie oder Myopie vorliegen. Bessert sich nach Vorsetzen eines Konvexglases die Sehschärfe, so besteht Hypermetropie.

Sieht der Patient die unterste Zahlenreihe mit Konvexglas 3,0 ebenso deutlich wie mit Konvexglas 2,0, so würde das Konvexglas 3,0 die manifeste Hypermetropie angeben.

Bei der **Myopie (Kurzsichtigkeit)** liegen die Verhältnisse umgekehrt. Das schwächste Konkavglas (Minusglas), mit dem die beste Sehschärfe erreicht wird, gibt den Grad der Myopie an, weil stärkere Minusgläser durch Akkommodationsanspannung überwunden werden. Wird also die eben angegebene Sehschärfe von $^5/_{15}$ schon durch —1,0 auf $^5/_5$ gebracht, so ist —1,0 und nicht —2,0 oder —3,0, mit denen auch $^5/_5$ gelesen wird, das korrigierende Glas.

Praktisch geht man bei der Sehprüfung so vor, daß man zunächst Konvexgläser vorsetzt. Werden dieselben als schlechter abgelehnt, so geht man zu Konkavgläsern über.

Astigmatismus ist eine verschieden starke Brechkraft des Auges in allen Meridianen. Die größte Differenz besteht in zwei zueinander senkrecht stehenden Meridianen. Ursache: Entweder angeborene (Krümmungsfehler der Hornhaut, seltener der Linse) oder erworben (Hornhautnarben). Wir unterscheiden einen regulären und einen irregulären Astigmatismus. Nur der reguläre Astigmatismus ist durch Gläser zu korrigieren. Die Verordnung derselben (Zylindergläser) muß dem Augenarzt überlassen werden.

Anforderungen an die Sehschärfe in den verschiedenen Berufen.

Im Eisenbahndienst soll die Sehschärfe auf jedem Auge mindestens $^2/_3$ ohne Glas betragen bei allen Angestellten, die unmittelbar mit dem Fahrdienst zu tun haben. Über weitere Einzelheiten muß auf die Spezialvorschriften hingewiesen werden. Aus den Friedensbestimmungen für die Armee ist folgendes hervorzuheben: Tauglichkeit zum aktiven Dienst besteht dann, wenn die Sehschärfe auf dem besseren Auge nach Korrektion mehr als $^1/_2$ der normalen beträgt. Kurzsichtige bis zu 6,5 D. sind diensttauglich, solange die Sehschärfe auf dem besseren Auge mehr als $^1/_2$ beträgt. Aktiver Dienst mit der Waffe ist ausgeschlossen bei Herabsetzung der Sehschärfe auf beiden Augen, wenn sie auf dem besseren Auge nur die Hälfte oder weniger nach Ausgleich etwaiger Brechungsfehler beträgt. Bei der Marine wird auf dem besseren Auge eine Sehschärfe von mindestens $^1/_2$ ohne Glas verlangt. Kraftwagenführer müssen auf dem besseren

Auge ohne oder mit Glas $^2/_3$, auf dem schlechteren $^1/_3$ der normalen Sehschärfe haben. Gröbere Gesichtsfeldstörungen, Lähmungen der Augenmuskeln, hochgradiges Schielen sowie Nachtblindheit schließen im allgemeinen die Befähigung zum Wagenführer aus.

2. Anomalien der Akkommodation und Asthenopie.

Presbyopie (Alterssichtigkeit) beruht auf einer Abnahme der Elastizität der Linse infolge von Kernsklerose. Sie macht sich praktisch erst dann störend bemerkbar, wenn die Naheinstellung des Auges für feine Schriftproben auf eine Distanz von ca. 25 cm nicht mehr möglich ist. Die Einbuße an Elastizität der Linse beim Nahesehen wird durch ein Konvexglas ausgeglichen. Die Naheinstellung („Nahpunkt") des Normalsichtigen liegt beispielsweise im 50. Lebensjahre bei 40 cm (in Brechkraft ausgedrückt $= \frac{100}{40} = 2{,}5$ Dioptrien). Soll nun für 25 cm (in Brechkraft ausgedrückt $= \frac{100}{25} = 4$ Dioptrien) das Auge scharf eingestellt werden, so bedarf das Auge einer Zusatzlinse von 1,5 Dioptrien. Nach dem 65. Jahre hat die Linse ihre ganze Elastizität eingebüßt. Es muß infolgedessen die ganze, für die Naheinstellung notwendige Brechkraft durch ein Konvexglas ersetzt werden. Bei Naheinstellung auf 25 cm würde ein Konvexglas von $\frac{100}{25} = 4$ Dioptrien nötig sein. Zur schnellen Orientierung füge ich eine Tabelle derjenigen Konvexgläser bei, die ein Normalsichtiger für eine Lesedistanz von 25 cm braucht:

Im Alter von	Ein Konvexglas von
45 J.	+ 0,75 Dioptrien
50 „	+ 1,25 „
55 „	+ 2,25 „
60 „	+ 3,0 „

Jeder Bestimmung der Nahbrille muß die Feststellung der Refraktion (siehe Sehschärfe) vorausgehen. Haben wir bei der Prüfung der Sehschärfe festgestellt, daß eine Hypermetropie vorliegt, so wird das die Hypermetropie korrigierende Glas zu dem dem Alter entsprechenden Nahglas addiert. Hat beispielsweise ein Patient von 50 Jahren eine Sehschärfe von $^5/_{10}$, nach Vorsetzen eines Konvexglases von + 1,0 D. eine Sehschärfe von $^5/_5$, so würden wir dieses Glas zu dem für 50 Jahre notwendigen Nahglas von + 1,25 D. addieren. Der Patient bekäme also + 2,25 D. als Leseglas. Haben wir nun einen Kurzsichtigen, der — 4,0 Dioptrien trägt, so müssen wir, um bei dem vorigen Beispiel zu bleiben, im Alter von 50 Jahren ebenfalls + 1,25 Dioptrien addieren. Wir geben in diesem Falle, da sich die Wirkung der Gläser von entgegengesetzter Brechkraft aufhebt, ein um + 1,25 D. schwächeres Glas, also — 2,75 D., oder, was noch besser ist, der Patient setzt bei der Naharbeit sein Konkavglas ab, da der Fernpunkt bei Kurzsichtigkeit von 4 D. in 25 cm Entfernung gelegen ist, d. h. es kann feinste Druckschrift ohne Anspannung der Akkommodation in einer Entfernung von 25 cm deutlich erkannt werden. Bei mittleren Graden von Kurzsichtigkeit werden wir also im allgemeinen ohne Nahglas auskommen. Bei höheren Graden wird das entsprechende Altersglas vom Fernglase subtrahiert.

Bei der Bestimmung der Presbyopie hätten wir demnach so vorzugehen, daß nach Feststellung der Refraktion (des Korrektionsglases für die Ferne) das korrigierende Fernglas bei

Hypermetropie zu dem entsprechenden Altersglas eines Normalsichtigen zugezählt und bei Myopie das entsprechende Altersglas vom Fernglase abgezogen wird.

Akkommodationslähmung tritt ein- und doppelseitig auf, meist mit Pupillenlähmung. Die Störung äußert sich bei der Naharbeit. Hinausrücken des Nahpunktes. Ätiologie: Einseitig meist mit Mydriasis bei Lues, Tabes, Paralyse, Blutungen im Okulomotoriuskern, doppelseitig bei Botulismus (vgl. Kapitel 7). Doppelseitige Akkommodationslähmung ohne Beteiligung der Pupillen bei Diphtherie. Die Therapie richtet sich nach dem Grundleiden. Symptomatisch wegen der Störung bei der Naharbeit vorübergehend ein entsprechendes Konvexglas.

Asthenopie. Schnelle Ermüdbarkeit bei Naharbeit. Beschwerden: Verschwimmen der Schrift beim Lesen, Augenschmerzen, Stirnkopfschmerzen.

Ursache: 1. Asthenopie accommodativa. Es kann nicht dauernd genügend Akkommodation zur Naheinstellung aufgebracht werden. Presbyopie, Hypermetropie (oder beides); Akkommodationsparese, Astigmatismus (verzerrte Bilder, daher muß die Schrift zu sehr dem Auge genähert werden).

2. Asthenopia muscularis. Bei Konvergenzschwäche (nicht auskorrigierte Myopie) und bei latentem Vertikalschielen.

3. Nervöse Asthenopie. Wenn 1. und 2. nicht vorliegen, so beruhen die Nahbeschwerden auf abnorm leichter Ermüdbarkeit, sei es infolge von allgemeiner Nervosität (Hysterie) oder infolge von erschöpfenden Krankheiten.

Vielfach kombinieren sich die genannten Ursachen. Es kann z. B. ein Hypermetroper infolge einer allgemeinen Erschöpfung nach schwerer fieberhafter Erkrankung nicht mehr wie früher das Plus an Akkommodation für die Nähe aufbringen.

Die asthenopischen Beschwerden sind nicht mit Supraorbitalneuralgien oder Stirnkopfschmerzen bei Stirnhöhlen- und Siebbeinzellenerkrankung zu verwechseln.

Therapie: Je nach der zugrundeliegenden Ursache. Meist fachärztliche Untersuchung nötig.

3. Die Motilitätsstörungen des Auges.

Strabismus (Schielen) kann sein **konkomittierend** (Begleitschielen) oder **paralytisch** (Lähmungsschielen). Besteht Zweifel, ob ein Auge schielt, so macht man die Deckprobe; d. h. beim Verdecken des fixierenden Auges macht das Schielauge eine Einstellungsbewegung zum fixierten Objekt hin.

Für den praktischen Arzt kommen als **wichtigste Unterscheidungsmerkmale** folgende in Betracht: Bei Strabismus paralyt. Subjektiv: Doppeltsehen, Orientierungsstörung, Schwindel. Doppelbilder mit zunehmender Distanz im Wirkungsbereich des gelähmten Muskels. Objektiv: Beschränkung der Beweglichkeit im Bereiche des gelähmten Muskels. Der sekundäre Schielwinkel ist größer als der primäre, d. h. die Schielablenkung nimmt zu, wenn bei gleicher Blickrichtung das gelähmte Auge zum Fixieren gezwungen wird. Bei Strabismus concomittans im allgemeinen keine Klagen über Doppeltsehen; sind Doppeltbilder durch gefärbte Gläser nachzuweisen, so ist der Abstand bei verschiedenen Blickrichtungen gleich. Objektiv keine nennenswerte Beschränkung der Beweglichkeit. Der sekundäre Schielwinkel gleich dem primären.

Strabismus concomittans

erfordert eine genaue Analyse des Einzelfalles und gehört in das Spezialgebiet des Augenarztes. Es seien drum hier nur einige allgemeine Bemerkungen gebracht.

Strabismus convergens (Einwärtsschielen) tritt bei Kindern in den ersten Lebensjahren, vielfach nach einer schwächenden Krankheit (Masern, Scharlach) auf. Das Schielauge hat meist schlechte Sehschärfe. Das Leiden bedarf einer frühzeitigen Behandlung. Da ein nicht geringer Teil (etwa 80%) des Einwärtsschielens durch Weitsichtigkeit verursacht ist, kommt es zunächst darauf an, festzustellen, ob durch Korrektion der Weitsichtigkeit (nach mehrmaligem Einträufeln von 1% Atropin) das Schielen zu beseitigen ist. Gelingt dieses nicht, kommt also der andere ursächliche Faktor: Anomalie der Ruhelage mit Schwäche oder Fehlen der Fusion in Betracht, so ist durch einen entsprechenden operativen Eingriff (Rücklagerung des Rect. int., Vorlagerung des Rect. ext. oder beides) die Gradstellung des Auges anzustreben.

Strabismus divergens (Auswärtsschielen). Ursache: Anomalie der Ruhelage; wird vielfach bei erworbener Sehschwäche eines Auges (nach Verletzungen, Hornhautgeschwüren, intraokularer Erkrankung), ferner bei hochgradiger Myopie beobachtet. Behandlung: nur operativ (Vorlagerung des Rect. intern. kombiniert mit Rücklagerung des Rect. ext.).

Strabismus paralyticus.

Die Lähmung betrifft einen oder mehrere Muskeln. Bei Lähmungen geringen Grades ist es meist schwierig, objektiv die Beschränkung der Beweglichkeit eines Muskels festzustellen, dagegen läßt sich durch Prüfung der Doppelbilder (Vorsetzen eines dunkelroten Glases vor das eine Auge) sehr genau die Lähmung diagnostizieren. Als Merkregel gilt, daß das Bild des gelähmten Auges dort steht, wohin normalerweise der gelähmte Muskel das Auge zieht. Der Abstand der Doppelbilder nimmt im Bereiche des gelähmten Muskels zu. Nach der entgegengesetzten Richtung ab.

Abduzenslähmung. Am häufigsten von allen Augenmuskellähmungen. Das Auge steht in Konvergenz und bleibt beim Versuche, nach auswärts zu sehen, mehr oder minder deutlich zurück. Gleichnamige Doppelbilder, deren Abstand beim Blick nach außen zunimmt.

Trochlearislähmung. Das gelähmte Auge schielt nach oben und bleibt bei höhergradiger Lähmung deutlich bei Blicksenkung gegenüber dem anderen Auge zurück. Doppelbilder mit Vertikaldistanz. Der Seitenabstand ist uncharakteristisch. Zunahme der Vertikaldistanz beim Blick nach unten; größte Distanz beim Blick nach unten innen (im Hauptsenkungsbereich des Obliquus sup.). Differentialdiagnostisch ist zu erwähnen, daß bei Lähmung des Rectus inf. das Maximum der Vertikaldistanz unten außen ist. Die Lähmung ist besonders störend beim Blick nach abwärts (Treppensteigen).

Okulomotoriuslähmung. Bei **totaler Lähmung:** Ptosis, Auge schielt nach unten und außen (infolge der antagonistischen Wirkung des nichtgelähmten Obl. sup. und Rect. ext.). Weite starre Pupille und Lähmung der Akkommodation (Lesen nicht möglich). Manchmal nur **partielle Lähmung:** Äußere Lähmung (Lähmung der äußeren Augenmuskeln) oder innere Lähmung (Lähmung des Sphincter pupillae und Musc. ciliaris. Siehe auch unter Mydriasis.) Entsprechende Doppelbilder im Wirkungsbereiche der gelähmten Muskeln.

Assoziierte oder Blicklähmung. Beide Augen sind gleichsinnig in ihrer Bewegung beim Blick nach rechts, links, oben oder unten beschränkt. Am häufigsten die déviation conjugué; bei frischen subkortikalen Hemiplegien infolge von Blutungen Erweichungen, Tumoren. Beide Augen sind seitwärts gewandt, sie sehen den Herd an.

Sympathikuslähmung siehe Hornerschen Symptomenkomplex.

Topische Diagnostik der Lähmungen siehe den Abschnitt: Neurologie.

Ätiologie der Lähmungen. In erster Linie Lues cerebri, ferner Tabes, progressive Paralyse, multiple Sklerose, Arteriosklerose, Tumoren, Infektionskrankheiten, Blei, Alkohol, Polioencephalitis sup. haem., Verletzungen (Basisfraktur); schließlich lokale orbitale Affektion (Verletzungen, Phlegmone, Tumoren, Verletzung der Trochlea bei Stirnhöhlenoperationen. In seltenen Fällen kongenitale Beweglichkeitsdefekte bei Aplasie der Hirnnervenkerne.

Therapie der Augenmuskellähmungen: Bei luetischen Lähmungen Salvarsan, Hg-Kur, Jodkali. Bei rheum. Lähmungen Schwitzen, Salizyls., Natr. Symptomatisch konstanter Strom (Anode auf das Auge, Kathode im Nacken). In frischen Fällen wegen der störenden Doppelbilder Mattglas vor das gelähmte Auge. Bei alten Lähmungen, die zu Sekundärkontraktur geführt haben, operative Beseitigung der Schielstellung.

Nystagmus (Augenzittern). Angeboren bei schwachsichtigen Augen. Erworben als Beschäftigungsneurose bei Bergarbeitern. Nystagmus in den Endstellungen bei multipler Sklerose, Labyrintherkrankung, Tumor cerebri, Meningitis.

4. Gesichtsfeldstörungen.

Zur schnellen Orientierung über größere Gesichtsfelddefekte (**Skotome**) geht man in folgender Weise vor: An einer vom Tageslicht gut erhellten Stelle des Zimmers nimmt der Arzt gegenüber dem Patienten Platz und zwar so, daß der Patient dem Lichte den Rücken zukehrt. Jedes Auge wird für sich geprüft. Man fordert den Patienten auf, beispielsweise mit dem rechten Auge das gegenüberliegende linke Auge des Arztes zu fixieren, bewegt bei der Prüfung des peripheren Gesichtsfeldes von verschiedenen Seiten einen Wattebausch, eine weiße oder farbige Marke nach der Mitte zu und läßt vom Patienten den Moment angeben, wo das Objekt erkannt wird. Bei normalen Gesichtsfeldgrenzen muß Patient und Arzt zur selben Zeit die von der Seite her bewegte Marke erkennen. Voraussetzung ist natürlich, daß der Arzt selbst ein normales Gesichtsfeld hat. Bei einem vorgeschrittenen Glaukom wird man bei dieser Versuchsanordnung eine nasale Gesichtsfeldeinengung feststellen. Die Skotome sind anfangs nur für farbige Objekte (grün, rot, blau) nachweisbar, später auch für weiße Objekte. Genauere Gesichtsfeldprüfung mittels Perimeter. Sektorenförmige Defekte finden sich bei genuiner Optikusatrophie und partieller Embolie der A. central. ret. Ausfall der oberen Gesichtsfeldhälfte häufig bei Ablatio retinae. Ringskotome bei Retinitis pigmentosa und Chorioretinitis. Konzentrische Einengung bei allen chronischen Erkrankungen der Netzhaut und des Sehnerven, die in der Netzhatuperipherie anfangen, z. B. Ret. pigment., Chorioidit. luet., Chininvergiftung; konzentrische Einengung rein funktionell bei Hysterie. Fahndet man auf ein zentrales Skotom, so bringt man, während der Patient das Auge des Arztes fixiert, eine 2 mm große, weiße oder farbige, an einem Stäbchen befestigte Marke in die Fixierlinie und fordert den Patienten auf, die vorgehaltene Farbe anzugeben. Bei Vorhandensein von einem zentralen Skotom werden die vorgehaltenen Farben im Zentrum nicht erkannt, während in der Peripherie (vorausgesetzt, daß sonst keine gröbere Gesichtsfeldstörung besteht) die farbigen Werte richtig angegeben werden.

Vorkommen des zentralen Skotoms: bei retrobulbärer Neuritis, bei zentralen Netz- und Aderhauterkrankungen (Chorioret. central.), seniler Makuladegeneration, Blutungen und Entartungen der Makula infolge von hoher Myopie, Zertrümmerung der Makula durch Kontusion.

Hemianopsie (Halbseitenblindheit), homonym oder heteronym. Bei der homonymen Form Ausfall entweder der linken oder der rechten Gesichtsfeldhälften. Bei Traktusaffektionen geht die Trennungslinie mitten durch den Fixierpunkt; bei Rindenaffektionen bleibt eine mehrere Grad große Zone um den Fixierpunkt ausgespart. Da die Pupillenbahn am Ganglion geniculi lat. von der Sehbahn abzweigt, so ist auch bei totaler beiderseitiger Rindenaffektion (Urämie, Konvexitätsblutung) trotz Fehlens jeder Lichtempfindung die Pupillenreaktion erhalten. Wird dagegen die Sehbahn vor dem Abgange der Pupillenfasern (zwischen Chiasma und Ganglion genic. geschädigt, so tritt hemiopische Pupillenstarre ein (Prüfung mit dem Hemikinesimeter von Heß).

Heteronyme Hemianopsie. Entweder sind die binasalen (selten) oder die bitemporalen Gesichtsfeldhälften ausgefallen. In letzterem Falle Schädigung der gekreuzten (zentralen) Partie des Chiasma. Es handelt sich um Tumoren der Hypophyse (Akromegalie oder Dystrophia adiposogenitalis); basale, meist gummöse Meningitis; Tumoren der Keilbeinhöhle, die zur Schädelbasis hinwuchern; Quetschung der Hypophyse bei Schädelbasisbruch. Das Bild der bitemporalen Hemianopsie kann auch durch Fernwirkung (Druck von bösartigen Tumoren aus der Nachbarschaft, Hydrops des 3. Ventrikels) erzeugt sein. Zur Sicherung der Diagnose Röntgenplatte notwendig (Ausbuchtung der Sella turcica bei Hypophysentumor).

5. Farbensinnstörungen

sind angeboren oder erworben. Erworben bei Sehnerven- und Netzhauterkrankungen. (Siehe voriges Kap.) Hier interessiert uns die angeborene Rotgrünblindheit. Sie kommt bei 4% aller Männer vor. Die praktische Prüfung geschieht mit den Holmgreenschen, Stillingschen oder Nagelschen Proben Die letzteren nebst genauer Gebrauchsanweisung sind nur vom Verlage J. F. Bergmann, Wiesbaden, zu beziehen. In zweifelhaften Fällen Überweisung an den Augenarzt. Nachprüfung durch das Anomaloskop von Nagel.

6. Simulationsproben.

Doppelseitige Erblindung mit Erhaltensein der Pupillenreaktion ist äußerst selten (Rindenamaurose infolge von Urämie, Konvexitätsblutungen und Verletzungen im Bereiche der Sehsphäre). Sind diese Schädlichkeiten mit Sicherheit auszuschließen, so liegt Simulation vor. Bei angeblicher Erblindung auf einem Auge Prüfung auf amaurotische Pupillenstarre. Noch einfacher folgender Versuch. Man beleuchtet mit einer starken Lichtquelle zu gleicher Zeit aus nächster Nähe beide Augen und verschließt dann mit der deckenden Hand das sehende Auge. Kurze Zeit später muß dann die Pupille des blinden Auges, die vorher durch den zentripetalen Lichtreiz des sehenden Auges eng gehalten war, sich stark erweitern. Bei angeblicher Sehschwäche auf einem Auge: Prüfung des stereoskopischen Sehens mit Stereoskop oder durch Vorsetzen eines starken Prismas mit einwärts gerichteter brechender Kante. Es erfolgt im letzteren Falle automatisch eine Fusionsbewegung, um die störenden Doppelbilder auszuschalten. Für stereoskopisches Sehen ist eine Sehschärfe von mindestens $^1/_{10}$ auf dem sehschwachen Auge erforderlich. Brauchbar ist auch bei einem sehtüchtigen, aber angeblich sehschwachen Auge die Prüfung der Sehschärfe mit Brille, indem vor das schwache Auge ein Planglas, vor das gute Auge ein starkes Minus- oder Plusglas gesetzt wird. Da der Patient nicht merkt, daß das gute Auge durch das starke Glas von Sehakt praktisch ausgeschlossen ist, so liest er bei der Aufforderung, mit beiden Augen zu lesen, mit dem angeblich schlechten Auge. Ferner kommt Prüfung der Sehschärfe in verschiedener Distanz in Frage. Zum Schluß ist noch bei allen Patienten, deren Angabe bei der Prüfung der Sehschärfe nicht ganz glaubhaft ist, das Gesichtsfeld in verschiedenen Entfernungen zu prüfen. Man setzt den Patienten vor eine große Gesichtsfeldtafel und bestimmt die Außengrenzen des Gesichtsfeldes bei $^1/_2$ m und bei 1 m Distanz. Simulanten geben bei zunehmender Distanz ein immer kleiner werdendes Gesichtsfeld an, während das Gesichtsfeld in Wirklichkeit bei Verdoppelung der Distanz im Quadrate an Umfang zunimmt. Nur bei Hysterie kann das Gesichtsfeld in den verschiedenen Entfernungen gleichmäßig eng bleiben (röhrenförmiges Gesichtsfeld).

Zur genauen Orientierung über die einschlägigen Kapitel verweise ich auf:

1. Handbuch der gesamten Augenheilkunde von Gräfe-Sämisch, W. Engelmann-Leipzig. 2. Lehrbuch der Augenheilkunde von Th. Axenfeld, Fischer-Jena. 3. Lehrbuch der Augenheilkunde von E. Fuchs, Deuticke-Leipzig und Wien. 4. Lehrbuch der Augenheilkunde von P. Römer, Urban und Schwarzenberg-Berlin und Wien

Die Erkrankungen der Zähne.

Von **Professor Dr. Guido Fischer,**
Direktor des zahnärztlichen Instituts in Marburg.

Alveolarabszeß. Von Wurzelresten oder toten Zähnen ausgehender Abszeß der knöchernen Alveole mit Auftreibung der Weichteile bis zur Form der Parulis. Fieber und Schwellung der Lymphdrüsen vorhanden.

Therapie: Spaltung des Abszesses, um dem Eiter Abfluß zu schaffen; feuchtwarme Umschläge, häufig wechseln lassen; innerlich Pyramidon (0,3 pro dosi), Aspirin oder Chinin. (0,3) gegen auftretende Schmerzhaftigkeit. Die Spaltung des Abszesses kann schmerzlos ausgeführt werden entweder durch Anwendung von Äthylchlorid bei Vorderzähnen oder Leitungsanästhesie (Novokain-Suprarenin 2 %) im Backenzahngebiet. In schweren Fällen Ätherrauschnarkose, bei Potatoren kontraindiziert.

Alveolarnekrose. Nach schweren Wurzel- und Zahnfrakturen tritt nicht selten eine Sequestrierung nekrotischer Knochensplitter in der Tiefe der Wunde ein. Durch Hinzutreten von Infektionsstoffen wird eine eitrige Entzündung unterhalten, deren Schmerzhaftigkeit oft recht erheblich zu sein pflegt. Eröffnung der Wunde unter lokaler Anästhesie, kräftige Auskratzung mit scharfem Löffel und Jodoformgazetamponade. Die Wunde wird vor der Tamponade mit reinem Novokain betupft. Fleißige Spülungen mit H_2O_2.

Bei Phosphornekrose kann nur die radikale Resektionstherapie in Betracht kommen.

Ankylosis mandibulae. Kieferklemme. Bei schweren eitrigen Erkrankungen im hinteren Zahngebiete der Mundhöhle, besonders häufig bei Dentitio difficilis oben wie unten, Myositis ossificans der Kaumuskulatur, Parotitis, Kieferfrakturen. Arthritis deformans etc.

Schwellung der Weichteile, starke Schmerzhaftigkeit beim Versuch, den Mund zu öffnen. Foetor ex ore, meist mit Stomatitis ulcerosa acuta.

Therapie: In Ätherrauschnarkose gewaltsame Eröffnung des Mundes und Entfernung der Krankheitsursache, tief verlagerter Weisheitszähne, fauler Wurzeln und dergleichen. Fibrolysin bei chronischer Ankylosis empfehlenswert.

Blutungen nach chirurgischen Eingriffen, Extraktionen etc. Bei tief eingreifenden Operationen, schweren chirurgischen Eingriffen, die ohne Tamponade abgeschlossen werden, kann selbst nach begonnener Thrombusbildung eine profuse Blutung auftreten. Bei Hämophilie ist von vornherein mit Nachblutungen zu rechnen.

Am sichersten wirken Tamponaden mit Eisenchloridwatte oder Jodoformgaze, die man kurz vor der Einlage in Sol. suprar. 1:1000 oder Koagulenlösung Kocher getaucht hat. Man stopft unter kräftigem Druck den großen Gazebausch in die knöcherne Alveole, gibt darüber einen zweiten dickeren Wattebausch und läßt den Patienten unter festem Zubiß eine längere Zeit verharren (vgl. Abschnitt Hämophilie).

Dentitio difficilis. Erschwerter oder komplizierter Durchbruch von Zähnen. a) Beim Säugling und Kinde sind Störungen des Zahndurchbruches oft auf vorhandene Stoffwechselstörungen zurückzuführen. Der normale Durchbruch der Zähne vollzieht sich bei sonst völlig gesunden Kindern schmerzlos und ohne wesentliche Begleiterscheinungen.

b) Bei Erwachsenen machen die Weisheitszähne bei Platzmangel im Kiefer nicht selten schmerzhafte Prozesse, entzündliche Schwellungen im Gebiet des Kieferastes bis zu schwerer Ankylosis. Dazu gesellen sich oft Entzündungen der Mundschleimhaut, Tonsillen, Zunge und Munddrüsen.

Bei genügender Mundöffnung Entfernung des schuldigen 3. Molaren unter Leitungsanästhesie, bei Ankylosis ist die Narkose vorzuziehen. Mundspülungen mit H_2O_2. (Sol. hydrogen. peroxyd. 300,0 Ol. menth. pip. gutt. V. DS. zweistündlich 2 Eßlöffel auf 1 Glas Wasser zum Mundspülen.)

Empyema antr. Highmori (vgl. Nebenhöhleneiterungen bei Bönninghaus). Eitrige Entzündung des Antrums. Dentalen Ursprungs meist bei Vorhandensein fauler Zähne und Wurzeln des oberen Backenzahngebiets. Vorwiegend kommen die Wurzeln des I. und II. Molaren nicht selten der Prämolaren in Betracht. Bei Palpation ist die faziale Knochenwand schmerzhaft, erhöhte einseitige Sekretion der Nase mit akutem oder chronischem Entzündungscharakter; Kopfschmerzen, Benommenheit sind Anzeichen eines Empyems. Im Röntgenbild mehr oder weniger starke Verdunkelung des Antrums. Probepunktion (eitrig-blutiges Sekret).

Extraktion der kranken Zähne und Wurzeln, von den leeren Alveolen aus Erweiterung des Antrumbodens, kräftige und häufige Durchspülung des Antrums mit H_2O_2, Tamponade der Antrumöffnung, bis die Sekretion wieder normal zu sein scheint. Erst dann die Verkleinerung der Antrumöffnung anstreben durch kleinere Gazetamponaden, schließlich Schleimhautnaht nach Anfrischung der Granulationsränder, ev. Pelottenverschluß.

Entzündungen a) der Pulpa (Pulpitis). Bei fortschreitender Karies wird schließlich die Pulpa von der Infektion betroffen und zur Entzündung gebracht. Die Defekte in der Zahnkrone können mehr oder weniger ausgedehnt sein, auch sehr kleine aber tiefe Spalträume können den Fortschritt der Karies unterstützen. Spontanschmerzen anfänglich kurze, dann längere Zeit; bei kalten und warmen Temperaturen sowie auf chemische (sauer, süß) und mechanische Reize (Speisereste) hin sehr schmerzhaft. Solche Zähne sind möglichst zu erhalten und in zahnärztliche Behandlung zu überweisen. Gegen die Schmerzen innerlich Aspirin, Trigemin (0,5), Pyramidon (0,3) oder Morphium. In Radikalfällen Extraktion des Zahnes. b) Der Wurzelhaut (Periodontitis). Total eitrig entzündete Pulpen ziehen meist auch die Wurzelhaut in Mitleidenschaft. Bei gangränösen Zuständen in Wurzelkanälen sind ebenfalls Wurzelhautentzündungen häufig. Charakteristisch ist der empfindliche Aufbißschmerz und der bei einfacher Berührung oder Perkussion auszulösende oft starke Schmerzanfall. Patient empfindet die Zähne als länger hervorgetreten und kann nicht aufbeißen. In einfachen Fällen Jodpinselung der umgebenden Mundschleimhaut (Tinct. jodi, Tinct. aconiti āā 5,0), bei stärkeren Schmerzen Extraktion, wenn nicht die Überweisung an Zahnarzt vorgezogen wird. Innerlich Aspirin, Pyramidon oder Chinin. hydr. (0,3). c) Der Mundschleimhaut. Teils durch Allgemeinleiden, besonders Infektionskrankheiten, Lues, Tuberkulose, Influenza etc., teils durch lokale Störungen (Zahnstein, Alveolareiterungen etc.) bedingt. Neben der Behandlung des Allgemeinleidens oder lokaler Schädigungen fleißige Spülungen mit H_2O_2 verordnen. Zahnärztliche Spezialbehandlung dringend erwünscht.

Epulis (vgl. Danielsen). Bindegewebs-Geschwülste, die auf dem Zahnfleisch oder Alveolarrand aufsitzen, und deren Konsistenz verschieden ist, weich bis knochenhart.

Die weichen sind hell- bis blaurot, die prallen und elastischen weißlichgelb bis blaßrosa. Meist in der Gegend der Frontzähne (vom Periost ausgehend), häufiger gestielt als breit aufsitzend. Braunrote Färbung sarkomverdächtig. Scharfe Wurzelränder, Kanten, Spitzen, Prothesen, kurz reizliefernde Faktoren können ihre Entwicklung veranlassen. Völlige Exstirpation mit Periost und Knochenunterlage, Rezidive nicht selten.

Fraktur der Alveole und des Kieferknochens. Alveolarfrakturen können im Verlaufe von schwierigen Extraktionen stattfinden.

Entfernung der Knochensplitter, Auskratzung mit dem scharfen Löffel und einmalige leichte Gazetamponade, auf den Boden der Wundhöhle Novokain in Substanz zur Anästhesie.

Frakturen im Ober- wie Unterkiefer.

Im Unterkiefer werden Frakturen des Körpers, des Astes und des Proc. alveol. beobachtet. Die Eckzahngegend und Kieferwinkel am Weisheitszahn besonders prädisponiert zu Bruchstellen.

Beweglichkeit der Bruchstücke, große Schmerzhaftigkeit und Weichteilschwellung. Im Oberkiefer meist querverlaufende Brüche oder Trennung der Oberkiefer in der Medianlinie. Reposition der Bruchstücke und Fixierung mit Aluminiumbronzedraht und festen Schienen nach Schröder. Spezielle Schienung durch Zahnarzt erforderlich. Fleißige Mundpflege mit H_2O_2. Besondere Kost. Beachte Nachblutungen aus der Frakturwunde.

Gangrän der Pulpa. Seltener primär infolge von Trauma, meist sekundär nach Entzündungen der Pulpa. Kaltwasserreize geschwunden, dagegen häufig Schmerzen auf heiß, Perkussionsempfindung. Wurzelinhalt faulig flüssig, stark zersetzt, übelriechend. Öffnung des Wurzelkanals oder Extraktion des Zahnes, wo zahnärztliche Hilfe nicht möglich.

Leukoplakia oris (Leukokeratose): Ursachen dieser ungemein chronischen und therapeutisch wenig dankbaren Erkrankung noch dunkel. Prädisposition: Männer; Alkohol-Nikotinabusus; häufiger Genuß starker Gewürze (?); auch scharfe Ecken und Kanten der Zähne; nicht selten anscheinend Kombinationen von Lues und Nikotinabusus. Ärztliche Feststellung meist erst in fortgeschrittenen Stadien: grauweiße, oft an Milchspritzer erinnernde, auf Zunge mehr fleck-, auf Wangen mehr streifenförmige, festsitzende Epithelverdickungen mit Neigung zu Verhornung der Oberfläche. Mitunter maligne, d. h. karzinomatöse Entartung (eventuell Probeexzision!). Behandlungsversuch: fahnde nach Syphilis (Anstellung der Wassermannschen Reaktion; es gibt jedoch auch nichtsyphilitische Formen!). Abstellung etwa möglicher Ursachen, wie Nikotin- und Alkoholabusus; gewürz- und salzarme Nahrung; keine reizenden Zahnpasten und Mundwässer; fachärztliche Kontrolle des Gebisses mit völliger Sanierung desselben; achte auch auf Rachenorgane (Mandelpfröpfe!) sowie begleitende Stoffwechsel- und Verdauungsstörungen. Mundspülungen mit Natrium bicarb., Borax, Borax-Glyzerinlösungen (2 Eßlöffel Borax, 4 Eßlöffel Glyzerin, in Weinflasche Wasser gelöst, Lösung mit heißem Wasser āā jedesmal verdünnen; Seiffert). Tuschierungs- bzw. Ätzungsversuch mit Chromsäure (bis 5%ig), Milchsäure (ebenfalls bis 5%ig). Röntgenbestrahlungen (?). Empfehlenswert tägliche Pinselungen mit gesättigter, wäßriger Gerbsäurelösung mit Zusatz von 1% Methylenblau offic.

Eduard Müller-Marburg.

Mundgeruch, Foetor ex ore (siehe Stomatitis): Ursache teils Erkrankungen innerer Organe (besonders Magen), sowie des Nasen-Rachenraumes, teils Erkrankungen in der Mundhöhle selbst.

Angehäufte und sich zersetzende Speisereste in den Interdentalräumen, faule Zähne und Wurzeln und oft nicht sauber gehaltene Prothesen geben vor allem hierzu Veranlassung.

Nachschmerzen nach Extraktionen. Wie bei Alveolarfraktur Auskratzung der Alveole, Entfernung ev. Wurzelreste (Röntgenbild), Novokainpulver in die Wunde, Jodoformgazetampon. Spülungen mit H_2O_2.

Parulis (vgl. Danielsen). Eitrige Einschmelzung in der Umgebung eines faulen Zahnes oder Wurzel.

Starke Schwellung der Weichteile, Fluktuation, Schmerzhaftigkeit besonders bei Palpation. Kieferklemme bei unteren Backenzähnen.

Extraktion des schuldigen Zahnes, bei ungenügendem Eiterabfluß tiefe Inzision der Geschwulst. Mundspülungen mit H_2O_2, feuchtwarme Umschläge. Innerlich Pyramidon oder Aspirin. Operation möglichst nach Abklingen der akuten Erscheinungen; Beschleunigung der Spontanöffnung der Schwellung durch heiße, bzw. trockene warme Umschläge.

Periodontitis. Wurzelhautentzündung. Ausgehend von pulpitischen oder toten Zähnen. In ersterem Falle wird die Wurzelhaut durch die Prozesse der Pulpaentzündung in Mitleidenschaft gezogen, es besteht meist keine pathologisch-anatomische Veränderung. Schmerzhaft bei kalt und warm, bei Perkussion. Behandlung durch Zahnarzt erforderlich, da der Zahn zu erhalten ist, widrigenfalls Extraktion.

Bei toten Zähnen ist hingegen bereits eine mehr oder weniger schwere eitrige Entzündung des Periodontiums eingetreten. Schmerzhaft bei Perkussion und heiß. Extraktion der unsicheren Behandlung vorzuziehen.

Zahnbehandlung; Mundpflege (besonders Wasserstoffsuperoxyd).

Die Lymphdrüsen — die submentalen und submaxillaren — sind bei einer Periodontitis stets affiziert. Trockene, heiße Umschläge.

Periostitis. Knochenhautentzündung. Meist im Gefolge von schweren Wurzelhautentzündungen, die zur eitrigen Einschmelzung von Knochensubstanz über der Wurzelspitze geführt haben. Palpation schmerzhaft. Spontanschmerz. Beseitigung des oder der erkrankten Zähne bringt die Entzündung zum Stillstand. Mundspülungen mit H_2O_2, feuchtwarme Umschläge.

Pyorrhoea alveolaris. Alveolareiterung. Kasuistik noch unbekannt.

Durch Allgemeinleiden (Stoffwechselkrankheiten aller Art) bedingte Erkrankung. Die knöcherne Alveole ist der Schauplatz chronischer eitrig-entzündlicher Prozesse, durch welche die Zähne gelockert werden und schließlich ausfallen. Bei Kompression auf die Mundschleimhaut über den Wurzeln quillt eitriges Sekret am Papillenrande hervor.

Behandlung durch Zahnarzt geboten, da eine peinliche Entfernung aller Zahnsteinablagerungen bis tief in die Alveole hinein Grundbedingung zur Besserung und ev. Ausheilung ist. Bestehende Allgemeinleiden sind gleichzeitig in Behandlung zu nehmen. Spülungen mit H_2O_2, Solvolith-Zahnpasta, tägl. einmal Tinct. Guajaci (½ Teelöffel auf 1 Glas Wasser zum Spülen!).

Schmerzstillung bei Zahnkrankheiten. Bei akuten entzündlichen Erkrankungen mit starken Schmerzanfällen kann im allgemeinen nur der Zahnarzt rasche und sichere Hilfe bringen; ev. Extraktion des kranken Zahnes. Schmerzlindernd innerlich Aspirin 0,5 oder Pyramidon 0,3—0,5 oder Trigemin 0,5—0,75 ein bis zwei Gaben täglich, Morphium.

Technik der Lokalanästhesie bei Zahnextraktionen: Injektion mit steriler Novokain-Suprareninlösung 2%, Tabletten besser als Ampullen. Nadel stets am Knochen entlang führen, so daß das Wurzelgebiet des betr. Zahnes palatinal wie bukkal mit Lösung umschwemmt wird. Bei Schwellungen keine Injektion in das entzündete Gewebe, sondern nur in dessen Umgebung, ins gesunde straffe Gewebe! Leitungsanästhesie im Unterkiefer am Foramen mandibulare, im Oberkiefer am Tuber maxillare (für Backenzähne) und Fossa canina bzw. Foramen infraorbitale (für Frontzähne). Wartezeit im Oberkiefer 10, im Unterkiefer 20 Minuten.

Stomatitis. Mundschleimhautentzündung (vgl. Danielsen). Man unterscheidet akute und chronische, einfach und kompliziert verlaufende Formen von Mundentzündungen.

Als Stomatitis aphthosa ist eine Erkrankung bekannt, welche kleine oder größere grauweiße rundliche Flecken (nicht Bläschen!), umgeben von rotem Hof, aufweist. Lieblingssitz auf Zungenrücken, Zungenrand, Frenulum Linguae, Lippen- und Wangenschleimhaut. Häufig zur Zeit der ersten Dentition, im Wochenbett bei Frauen, bei Verdauungsstörungen. Mit Fieber verbundene schmerzhafte Erkrankung. Vermehrte Speichelsekretion. Sauberhaltung der Mundhöhle durch fleißige Waschungen oder Spülungen mit H_2O_2. Tuschieren mit Arg. nitr.

Alle Reizmittel, gewürzte Speisen, Rauchen, sind zu vermeiden.

Stomatitis catarrhalis, einfache Mundentzündung. Meist durch mangelhafte Zahnpflege oder Unsauberkeit entstandene Vernachlässigung der Mundhöhle, nicht selten im Gefolge von Schwangerschaft, Influenza, Anämie, Chlorose, Diabetes u. a. Spülungen mit H_2O_2.

Stomatitis toxica. Eine häufig gewerblich erworbene Erkrankung nach Einatmung von Dämpfen in chemischen Fabriken (Jod, Arsen, Blei). Rötung und Schwellung der Schleimhaut, Sekretion gesteigert. Zungenbelag. Grauer Saum am Zahnfleischende bei Bleivergiftung (Buchdrucker, Setzer, Emaillearbeiter). Sauberhaltung der Mundhöhle, Spülungen mit H_2O_2 und Ausschaltung der toxischen Reize.

Stomatitis herpetica. Bläschenflechte der Mundhöhle. Hirsekorngroße Bläschen einzeln oder gruppenweise, Fieber. Kasuistik: Rheumatisch-febrile Zustände, Katarrhe etc. Bläschen mit hellem Inhalt auf gerötetem Boden, Übergang in eitrige Einschmelzung, den Aphthen sehr ähnlich. Spülungen mit H_2O_2. Nahe verwandt dem Herpes zoster, der dem Verlauf bestimmter sensibler Nervenbahnen folgt. Halbseitiges Auftreten, Rezidive häufig, Neuralgien. Fleißige Spülungen mit H_2O_2.

Stomatitis ulcerosa und mercurialis. Entzündung mit Geschwürsbildung der Schleimhaut, wie bei Stomacace. Nach innerlichem Gebrauch von Jod, besonders aber Quecksilber. Stets am Zahnfleischrande der Backenzähne mit eitrigem Zerfall beginnend, Foetor ex ore, Salivation, Lockerung der Zähne, Lymphdrüsenschwellung, Spontanschmerzen. Ausschaltung aller Reize (Rauchen, Gewürze, Quecksilberkur). Häufige Reinigung und Desinfektion der Mundhöhle. Kal. chlor. sehr wirkungsvoll, abwechselnd mit H_2O_2. Tuschierung der Plaques mit 10 %iger Chromsäure und unmittelbar darauf mit Arg. nitr. (Bildung von Chromsilber).

Für alle Formen der Mundentzündungen ist die zahnärztliche Mitbehandlung (Zahnreinigung, Desinfektion) dringend wünschenswert. Die Erkrankungen können meist nur in einer völlig gereinigten und kariesfreien Mundhöhle durch Spülungen etc. zur sicheren Ausheilung gebracht werden!

Zahnbeläge, Zahnstein. Kalksalzablagerungen meist am Ausführungsgange der Speicheldrüsen im Ober- wie Unterkiefer. Durch die poröse Beschaffenheit der Sedimentationen werden reiche Infektionszentren, Fäulnisherde von Speiseresten etc. geschaffen. Foetor ex ore, mehr oder weniger starke Stomatitis vorhanden. Diffuse Blutung der Schleimhaut bei geringer Berührung. Nach mechanischer Entfernung der Ablagerungen und Beläge, Glättung der Zahnoberflächen durch Zahnarzt tritt bald unter Einfluß von H_2O_2-Spülungen Besserung und Heilung ein. Eine öftere Massage des Zahnfleisches durch einen in Glyzerin oder 60 % Alkohol eingetauchten Wattefinger ist zu empfehlen.

Zahnfistel. Ausführungsgang eines Abszeßherdes über der Wurzelspitze nach der Mundschleimhaut, hier in einer wallartig verdickten Gewebsmasse, entzündlich gerötet, endigend (Fistelmaul). Bei Druck oder periodenweise entleert sich spontan gelbes eitriges Sekret. Schmerzhaftigkeit gering oder ganz fehlend. Behandlung und Ausheilung durch Wurzelbehandlung (oder Wurzelresektion) seitens des Zahnarztes zu versuchen, widrigenfalls Extraktion des schuldigen Zahnes (Röntgenogramm).

Zahnpflege. Als wirksamstes Mittel der Zahnpflege muß die geeignete mechanische Behandlung der Zähne durch die Bürste bezeichnet werden. Nach jeder Mahlzeit, besonders nach dem Abendessen, sollen mit einer Zahnbürste und mit Wasser die Zähne gebürstet werden. Dem Wasser kann ein wenig Salz oder einige Teelöffel einer Wasserstoffsuperoxydlösung beigefügt werden. Beim Spülen muß das Wasser kräftig vor- und rückwärts durch die Zwischenräume der Zähne gezogen werden, um Speiseteilchen herauszuschwemmen.

Die Form der Zahnbürste ist ebenfalls wichtig. Die Bürste muß aus einzelnen Borstenbündeln bestehen, die wiederum nicht zu eng aneinander gereiht sein dürfen. Die Bündel am Ende der Bürste müssen länger sein, um auch die Flächen der hinteren Backenzähne zu erreichen. Die Borste selbst darf nicht zu hart und nicht zu weich, also mittelstark sein. Die Führung der Bürste bei der Reinigung ist auch zu beachten. Nicht nur horizontal über die Zahnreihen soll sie geführt werden, sondern auch von oben nach unten; die vorderen und hinteren, wie auch die Kauflächen müssen gebürstet werden. (Dr. Roth-Straßburg i. E. Zahnbürste „Zahnfreund".)

Als Zahnpulver ist Schlemmkreide zu empfehlen.

Als Mundwasser hat sich Odol auch H_2O_2 in Verbindung mit Ol. menth. pip. gutt. III auf 200,0 H_2O_2) oder 5% iger Thymolspiritus bewährt. Die angefeuchtete Bürste wird belegt mit einer geeigneten Zahnpasta (Pebeko, Kolynos, Chlorodont, Biox, Odol oder Solvolith [zahnsteinlösend]). Notwendig ist ferner eine zweckmäßige pflanzenkostreiche Ernährung, kräftiges Roggenbrot, Kommißbrot statt der weichen und schädlichen Weizenbrotsorten! Prophylaktisch soll halbjährlich bei Erwachsenen, vierteljährlich bei Kindern eine eingehende zahnärztliche Untersuchung und Behandlung stattfinden. Die vielfach errichteten Schulzahnkliniken sind in diesem Sinne vorbildlich für die Verbreitung der Zahnhygiene und verdienen in reichstem Maße die ärztliche Unterstützung und Förderung. Sehr wertvoll ist die Überweisung von Patienten nach überstandenem Krankenbett, besonders nach Infektionskrankheiten, an den Zahnarzt; es kann der Arzt gerade hier reichen Segen für die Erhaltung eines guten Gebisses stiften.

Spezielle Angaben über obige Erkrankungen sind in der ärztlichen (inneren Medizin) und zahnärztlichen Literatur nachzulesen.

Literatur: Zahnärztliche Lehrbücher: Angle, Die Behandlung der Okklusionsanomalien der Zähne. 1913. M. 30.—. — Fischer, Zahnärztl. Lokalanästhesie. M. 9.50. — Jessen, Loos u. Schläger, Zahnhygiene in Schule u. Heer. 1904. M. 30.—. — Miller, W. D., Die Mikroorganismen der Mundhöhle. — Derselbe, Lehrbuch der konserv. Zahnheilkunde. 1914. M. 16. — Misch, Lehrbuch der Grenzgebiete der Medizin u. Zahnheilkunde. 1914. M. 18.—. — Preiswerk, G., Lehrbuch u. Atlas der konserv. Zahnheilkunde, J. F. Lehmann. M. 14.—. — Derselbe, Lehrbuch u. Atlas der Zahnheilkunde, J. F. Lehmann. M. 14.—. — Derselbe, Zahnärztliche Operationslehre. J. F. Lehmann. M. 14.—. — Scheff, Handbuch der Zahnheilkunde. 4 Bde. M. 93.50. — Schröder, H., Lehrbuch der zahnärztl.-chirurgischen Verbände u. Prothesen, Teil I. Frakturen u. Luxationen. M. 15.—. — Williger, Zahnärztl. Chirurgie. M. 5.20. — Zeitschriften: Deutsche Monatsschrift f. Zahnheilkunde Leipzig Poststr. 5. Deutsche zahnärztl. Wochenschrift, Berlin C, Rosenthalerstr. 26. Ergebnisse der ges. Zahnheilkunde von Fischer u. Mayrhofer, Verlag J. F. Bergmann, Wiesbaden. Öst.-ung. Vierteljahrsschrift f. Zahnheilkunde, Wien.

Tabellarischer Überblick über die mittlere Durchbruchszeit der Zähne des Menschen.

a) Milchgebiß:

Zahn	Durchbruchszeit (im Alter von)	Resorption der Zähne (im Alter von)
Mittlere Schneidezähne	6.—9. Monat	7.—8. Lebensjahr
Seitl. Schneidezähne	8.—10. Monat	7½.—8½. Lebensjahr
Eckzähne	16.—20. Monat	11.—13. Lebensjahr
1. Milchmolaren	12.—16. Monat	9.—10. Lebensjahr
2. Milchmolaren	20.—30. Monat	10.—11. Lebensjahr

b) Das bleibende Gebiß:

Die normalen Durchbruchszeiten des bleibenden Gebisses hat Röse an 41 021 Schulkindern aus Deutschland, Schweden, Dänemark, Holland, Belgien, Böhmen und der Schweiz wie folgt festgestellt:

	Knaben 21 139			Mädchen 19 882	
	Mittlere Durchbruchszeit		Die Durchbruchszeit schwankt zwischen den Lebensjahren	Mittlere Durchbruchszeit Jahre Monate	Die Durchbruchszeit schwankt zwischen den Lebensjahren
	Jahr	Mon.			
Oberkiefer.					
Incisivus I . . .	7	8	5½—11½	7—5 (—3 Mon.)	5½—11
Incisivus II . . .	8	11	6—?	8—6 (—5 „)	6—?
Caninus	12	2	7½—15	11—7 (—7 „)	7—15
Prämolar I . . .	10	5	6½—14½	10—1 (—4 „)	6½—14½
Prämolar II . .	11	4	6½—15	11—1 (—3 „)	7—15
Molar I	6	7	5—9½	6—6 (—1 „)	5—10
Molar II	12	9	9—15	12—5 (—4 „)	9—15
Unterkiefer.					
Incisivus I . . .	6	10	5—10	6—7 (—3 „)	5—11
Incisivus II . . .	7	11	6—12	7—7 (—4 „)	6—12
Caninus	11	2	7—15	10—3 (—11 „)	7—14
Prämolar I . . .	11	3	7—14½	10—8 (—7 „)	7—14½
Prämolar II . .	12	0	7—15	11—7 (—5 „)	7—15
Molar I	6	5	5—10	6—3 (—2 „)	5—9
Molar II	12	3	9—15	11—9 (—6 „)	8—15
Mittelwert der sämtlichen 14 Durchbruchszeiten		10,0		9.5,4 (—4,6 Mon.)	

Druck der Universitätsdruckerei H. Stürtz A. G., Würzburg.

GPSR Compliance

The European Union's (EU) General Product Safety Regulation (GPSR) is a set of rules that requires consumer products to be safe and our obligations to ensure this.

If you have any concerns about our products, you can contact us on ProductSafety@springernature.com

In case Publisher is established outside the EU, the EU authorized representative is:

Springer Nature Customer Service Center GmbH
Europaplatz 3
69115 Heidelberg, Germany

Batch number: 10844627

Printed by Printforce, the Netherlands